国家出版基金项目
NATIONAL PUBLICATION FOUNDATION

中医良方大典

总 主 编 严世芸
副总主编 王庆其
胡鸿毅

【内科二卷】

本卷主编 张 玮

ZHONGYI
LIANGFANG DADIAN

上海科学普及出版社

中医良方大典编辑委员会

总 主 编 严世芸

副总主编 王庆其 胡鸿毅

编辑委员 （以姓名笔画为序）

王 琛 刘 胜 严 骅 李 刚 李 红 李 林
李 斌 李咏梅 杨佳裕 肖 芸 忻耀杰 沈 琳
宋 瑜 张 玮 张 琥 张殷建 张婷婷 陈 熠
林 江 赵 鋆 贾 杨 徐 燕 徐敏华 将患维
虞坚尔 詹红生 樊建开 滕 磊

统 筹 盛昭园 刘永明

中医良方大典·内科二卷
编 辑 委 员 会

序言 | Preface

习近平总书记指出，中医药学是中国古代科学的瑰宝，也是打开中华文明宝库的钥匙，凝聚着深邃的哲学智慧和中华民族几千年的健康养生理念及其实践经验。中医药学是中华优秀文化的学术结晶和杰出代表，传承和发扬中医药学的丰富遗产，守正创新，是建设健康中国，维护人民健康的重要内容。

方剂是中药临床应用的最基本方式，是中医基础与临床的桥梁课程。作为一门讲求经验性、感悟性的学科，方剂是集历代医家临床经验之大成者，是中医研究成果最为直观的表现。古今就方剂药物的籍著不下数千种，方剂数以万计。随着现代科学技术的迅猛发展，中医药研究方法和研究手段推陈出新，方剂学从基础到临床也有了长足的进步和提高。

遣方用药是中医取效的关键之一。丰富的临床实践，总结出了众多的有效方剂和用药经验。为了记录中医方药研究新成果，推广、应用和研究经验良方，上海科学普及出版社集聚上海中医界大师、领军人才、教授和博导，组成了一支实力雄厚的编写队伍。这些专家学者在各自的研究领域均为学科带头人，教学、临床科研双肩挑，术有专攻，成果丰硕，有口皆碑。由总主编严世芸领军，副总主编王庆其、胡鸿毅统稿，隆重推出《中医良方大典》(全六卷)。分设肿瘤卷、内科一卷、内科二卷、外科卷、妇科卷和儿科卷，总字数 600 余万字，涵盖 900 余个病种，收入方剂 2 万余则。

《中医良方大典》(全六卷)对 1949—2018 年间我国中医类、中西医结合类杂志以及医学论文专刊等资料中的临床治疗经验和所刊方药进行系统梳理，通过归类比较，去粗存精，选出良方，编纂成书。以改革开放后的中医研究成果为重点，彰显现代；从文献学角度、中西医结合角度等多方面展开论述；其书资料翔实、内容宏富、脉络清晰、重点突出；综概之其科学性、系统性、权威性和实用性汇聚一身，尤为可贵。编著以临床现代医学病名设置体例，以中医期刊、中医专著、中医年鉴为参阅，词条以现代西医病名体现。每一病症原则上分为概述、辨证施治、单方、经验方、中成药、预防用药等六部分。深入阐述，追根溯源；一病多方，选择性强；理法方药，逻辑性强；重点突出，实用性强；集治法大成，可读性强。以方引方，以方出药，以方带法，以方讲病，以方述理，引领读者传承中医良方，弘扬中医药精髓，领略中医药的博大神奇。

中医药是一门虽然古老却历久弥新、学术长青的学科，至今仍发挥着重要防病治病，养生保健的作用。2020年在抗击新冠肺炎疫情中又发挥了重要作用，成为中国方案的亮点，产生了重大海内外学术影响。作为一部综合性的大型方剂参考丛书，囊括内科、外科、妇科、儿科、伤科等中医学各学科，可谓学术百花齐放，文采多姿多彩。其内容丰富，融辨证施治、单方、经验方、中成药、预防用药，分类清晰，操作性强。该宏著不仅是广大中医药工作者和普通读者查阅参考的现代工具书，为临床医疗、教学、科研和养生保健提供了便利，也是全国各大图书馆的必备馆藏。“良方”在手，释难解惑，启迪后学；“大典”在案，用之于民，惠之于民。希望丛书的问世，能成为广大读者朋友的良师益友，以推动我国中医药文化事业健康科学地发展。

中国工程院　院　士
天津中医药大学　校　长
中国中医科学院　名誉院长

庚子年暑月于天津团泊湖畔

前言 | Foreword

中医内科学作为中医学的一门主干学科，既是一门临床学科，又是学习和研究中医其他临床学科的基础，在中医学中具有非常重要的地位。它以中医理论系统阐述内科疾病的方方面面，理法方药皆在其中，文化血脉清晰可见。党的十八大以来，习近平总书记对于中医药工作作出了一系列重要论述，对于中医药的继承与发展给予了支持与鼓励。因此，我们更应积极地在中医药宝库中探寻宝藏，守正创新。

在中医内科学中，传染病属于中医"瘟疫"范畴，长久以来，中医药在防治"瘟疫"方面积累了丰富的经验。回顾历史，中医药在对抗传染病的战斗中发挥着重要作用，积累了丰厚的知识，有效宝贵的防治经验和方法，形成了独特的理论临床综合体系，取得了较好的效果。而消化系统疾病、内分泌系统疾病和代谢系统疾病更是临床的常见病和多发病。诸如"胃痞"（胃炎、消化不良）、"胁痛"（肝硬化、肝炎）、"消渴"（糖尿病）、"瘿病"（甲状腺疾病）等病证，随着生活水平的日益提高、检验手段的规范化、体检的常态化，这些疾病的发现与治疗越发便捷。与此同时，中医医师们也不曾让同行专美于前，他们数十年如一日地在临床实践中为患者排忧解难，用孜孜不倦的专注研究为传承悠久的经方与当下时情架起桥梁，追上时代的步伐，凭借中医药独特的优势和特色，从指导理论、治疗方案、治疗手段、预防保健等方面给患者带来更好的疗效与更高的生活质量。

中医药学是中华文明的瑰宝，在几千年的发展中形成了宝贵的中医理论体系，并留下了众多中医医师们的临床经验。随着时代的进步，医师们应用现代科学技术与方法，开展与中医病机、证候、治法、方剂相关的机制研究，探索病证发生、发展、转化的规律，探索中医药在多环节治疗过程中的机制，丰富和完善病机与治法、方剂配伍理论。在传承经典的同时，结合临床经验，与时俱进，因时制宜、因地制宜地化裁经典方剂，形成诸多临床良方验药，其经验、成果散诸众多文刊、杂志之中。感其资料零碎，缺少系统性的归纳整理与更新，总主编严世芸教授决定在《中医良方大典》的编著中分设内科二卷，并委托对 1949 年以来我国中医类、中西医结合类杂志以及医学论文专刊等资料中的临床治疗经验和所刊方药通过归类比较，去粗存精，收录其中。编写体例与丛书其他各卷保持一致，各词条后依次分为概述、辨证施治、经验方、单方、中成药、预防用药等部分，设传染病、消化系统疾病、内分泌系统疾病和代谢性疾病四大篇章，其中包含百余种相关系统病种，共收集3 000余则方剂，涉及穴位注射、中药足浴、艾灸、中药灌肠、针灸、敷贴等多种治疗手段。对近几十年来相关系统所涉病种以及医师使用的临床验方、经验成果进行仔细甄别，择优而取，但凡无临床验证、缺少理论依据或者来源出处不明的方剂，概不予收录，以确保本卷内容皆有据可循，真实可信。中医药遵循辨证论治、对症下药的原则，因此临床借鉴拟方，一定要在专科医生指导下辨证使用。

中华民族能在历史长河中生生不息繁衍至今，与中医药的贡献密不可分。而今，中医医师们切实践行习近平总书记新时代中国特色社会主义思想对健康中国、中医药的重要指示，坚定文化自信，传承精华、守正创新，发挥中医药特色，为守护国民健康添砖加瓦。希望本卷的出版能够使相关中医医师在医疗、科研、教学寻找资料时更便捷有效，使传染、消化、内分泌和代谢等相关疾病的中医药成果更为普及，为中医药的承前启后略作贡献。在本卷修订编撰过程中，不仅得到众多中西医传染、消化、内分泌、代谢疾病专家和相关人员的帮助与指导，还有诸多临床一线的中医内科医师受邀执笔，另有中国中医药年鉴编辑部、上海科学普及出版社的编辑团队对本书资料整合提供大力支持，特于此向上述诸位致以由衷的感谢。编著过程中若有不足、欠妥之处，还望读者多加海涵并不吝指正，以兹再版时精益求精。

张 玮

2022年8月

凡例 | General Statements

一、《中医良方大典》分为《中医良方大典·肿瘤卷》《中医良方大典·内科一卷》《中医良方大典·内科二卷》《中医良方大典·外科卷》《中医良方大典·妇科卷》和《中医良方大典·儿科卷》六卷，系统梳理了1949—2018年间的中医药临床成果。各卷均以现代医学病症为条目，从中医期刊、中医专著中收集良方。每一条目内容分为概述、辨证施治、经验方、单方、中成药、预防用药等六方面。

二、《中医良方大典》遵循去粗存精之原则，收录病症900余种，方剂2万余则。方剂从组成、治疗方法、临床观察等方面进行详细阐述，均有文献可依。

三、《中医良方大典》中，"单方""经验方"按药味数量区分："单方"指包含3味药及以下的方剂，"经验方"指包含3味药以上的方剂。

四、《中医良方大典》收录的临床病例一般以常见而资料又较全者为主，某些少见而确有参考价值的特殊病例亦予以收录。

五、《中医良方大典》收录的无方名方剂，采用"某某经验方"或"某某病方"命名的原则。如果此类方剂有多则，在"某某经验方""某某病方"后加上"1""2""3"等序号，依次排列。

六、《中医良方大典》引用的文献中，凡未说明方剂的煎服法，均为常规煎服法，即每日1剂，水煎服，分2次服用。书中未说明煎服法的方剂，不再一一说明。

七、《中医良方大典》收录的中药材，一般根据《中国药典》的命名；为体现道地药材，则保留原文献的写法，如广木香、云茯苓、川黄连等。凡列入国家保护动物名录的动物药材，均改用药效相似的其他药材替代，或说明"现禁用"。

八、《中医良方大典》中的剂量均使用现行的法定计量单位，原文献中的"钱""两"已换算成"克"(1钱=3克，1两=30克)。剂量单位均使用汉字表述，如"mmHg"为"毫米汞柱"、"ml"为"毫升"、"cm"为"厘米"等。

九、《中医良方大典》参考文献的著录格式如下：

(一) 期刊类

1. 作者一名，著录格式为：

第一作者.文献题名[J].期刊名，年，卷(期)：起止页码.

2. 作者多名，且同时注明通讯作者的文献，著录格式为：

第一作者，通讯作者，等.文献题名[J].期刊名，年，卷(期)：起止页码.

3. 作者多名，但未注明通讯作者的文献，著录格式为：

第一作者，等.文献题名[J].期刊名，年，卷(期)：起止页码.

文献的作者包括单位名或组织名。

（二）专著类

1. 主编一名，著录格式为：

主编.书名[M].出版地：出版单位，出版年：起止页码.

2. 主编多名，著录格式为：

主编，等.书名[M].出版地：出版单位，出版年：起止页码.

（三）论文集

著录格式为：第一作者，等.文献题名[C].出版地：出版单位，出版年：起止页码.

（四）学位论文

著录格式为：第一作者，等.文献题名[D].出版地：出版单位，出版年：起止页码.

（五）专利文献

1. 专利申请者或所有者一名，著录格式为：

专利申请者或所有者.专利题名：专利国别，专利号[P].公告日期或公开日期.

2. 专利申请者或所有者多名，著录格式为：

专利申请者或所有者，等.专利题名：专利国别，专利号[P].公告日期或公开日期.

目录 | Contents

传染病

病毒性疾病

流行性感冒

概　述

流行性感冒(简称流感)的临床表现主要以头痛、鼻塞、流涕、喷嚏、怕风等为特征,重者可见恶寒发热、咽疼咳嗽、肢体痛楚等全身症状。全年均可发病,但以冬春两季为多见。

本病属中医"时行感冒",是风邪病毒侵袭机体所致的一种常见外感疾病,有广泛的流行性和较强的传染性。临床辨证分为六型。(1)单纯型:突然发病,恶寒发热,头昏而痛,鼻塞流涕,食纳不香,身肢痛楚无力。治宜轻宣解表。(2)呼吸型:发热,头昏或痛,鼻塞声重,咽干喉痛,胸闷作痛,咳嗽有痰,呼吸不畅。治宜清解宣肺。(3)消化型:恶寒发热,恶心呕吐,胃脘不适,腹胀或痛,便秘或下利,食纳不香,身肢乏力。治宜宣化和中。(4)风湿型:多为恶寒发热,无汗,头痛,肢节酸楚作痛。治宜祛风利湿。(5)风寒型:恶寒,发热无汗,头痛,肢体酸痛,鼻塞,涕多清稀,咳嗽痰清稀。治宜辛温解表。(6)风热型:发热头胀痛,肢体酸痛较轻,鼻塞,涕少较稠,痰稠量多,咽喉红肿疼痛。治宜辛凉清解。

辨证施治

1. 陈丽秋等分3型

(1)轻症　风温犯卫型,症见发病初期,发热或未发热,咽红不适,轻咳少痰,无汗,舌质红、苔薄或薄腻,脉浮数。治宜疏风解表、清热解毒。方用银翘散合桑菊饮加减:连翘10克、桑叶10克、金银花15克、菊花10克、桔梗10克、牛蒡子15克、竹叶6克、芦根30克、薄荷(后下)3克、生甘草3克;风热犯肺型,症见高热,咳嗽,痰黏咯痰不爽,口渴喜饮,咽痛,目赤,舌质红、苔黄或腻,脉滑数。治宜清热解毒、宣肺止咳。方用麻杏石甘汤加减:炙麻黄5克、杏仁10克、生石膏(打碎先煎)35克、黄芩15克、柴胡15克、知母10克、浙贝母10克、桔梗10克、生甘草10克。

(2)重症　毒热壅肺型,表现为高热不退,咳嗽重,少痰或无痰,喘促短气,头身痛,或伴心悸,躁扰不安,舌质红,苔薄黄或腻,脉弦数。治宜解毒清热、泻肺活络。方用宣白承气汤加减:炙麻黄6克、生石膏(先煎)45克、杏仁9克、知母10克、鱼腥草30克、葶苈子10克、黄芩10克、浙贝母12克、生大黄(后下)6克、青蒿15克、赤芍10克、生甘草3克。

(3)恢复期　症见气阴两虚型,表现为神倦,气短,咳嗽,痰少,纳差,舌暗或淡红,苔薄腻,脉弦细。治宜益气养阴。方用沙参麦冬汤加减:沙参15克、麦冬15克、五味子10克、浙贝母10克、杏仁10克、炙枇杷叶10克、青蒿10克、焦神曲10克、焦山楂10克、焦麦芽10克。

上方均每日1剂,每剂水煎400毫升,每次服200毫升,每日2次。临床观察:陈丽秋等将120例流行性感冒患者分为对照组和观察组各60例。观察组予上方;对照组予连花清瘟胶囊,每次4粒,每日3次。用药期间两组患者禁用烟酒及辛辣食物,疗程为5天。结果:观察组的总有效率为90%,明显高于对照组的71.67%,差异有统计学意义($P<0.05$)。①

2. 江柏华分 2 型

(1) 风热犯肺卫型　症见发热或不发热，干咳少痰，口微渴，咽痛(或)伴咽痒，舌边尖红，苔薄微黄，脉浮数。治宜辛凉解表、清热解毒、止咳利咽。方用清瘟解毒Ⅱ号：金银花 20 克、连翘 20 克、黄芩 15 克、荆芥 15 克、大力子 15 克、薄荷 15 克、桔梗 20 克、枳壳 20 克、大贝母 15 克、枇杷叶 15 克、天花粉 25 克、玄参 20 克、薏苡仁 20 克、赤芍 20 克、甘草 10 克。

(2) 热毒侵肺型　症见发热或高热，咳嗽，黄黏痰或咯痰不爽，口渴喜饮，咽痛，舌质红苔黄或黄腻，脉滑数。治宜清瘟解毒、润肺化痰止咳。方用清瘟解毒Ⅰ号：生石膏 30 克、知母 20 克、金银花 30 克、连翘 20 克、柴胡 10 克、黄芩 10 克、荆芥 15 克、大力子 15 克、七叶一枝花 20 克、桔梗 20 克、枳壳 20 克、大贝母 15 克、薏苡仁 20 克、天花粉 25 克、麦冬 25 克、赤芍 20 克、甘草 10 克。

上方由黑龙江省中医研究院制剂室煎制，每瓶 150 毫升，每日 3 次，每次 50 毫升，饭后温服(初次给药每日 2 次，每次 75 毫升)。临床观察：江柏华用上方辨证治疗 155 例甲型 H1N1 流感患者，疗程 3～10 天。结果：治愈率 100%，核酸检测转阴最快 3 天，最慢 10 天，平均 6.55 天；退热时间最短 1 天，最慢 4 天，平均 1.79 天；咳嗽、咽痛症状消失平均时间为 3.17 天、2.87 天。②

3. 区翠萍等分 3 型

蓝银汤基本方：板蓝根 30 克、金银花 15 克、连翘 15 克、野菊花 15 克、火炭母 15 克、葛根 15 克、牛蒡子 12 克、桔梗 12 克、薄荷 9 克、防风 9 克、甘草 9 克。

(1) 风热犯表型　高热者，上方加石膏 50 克；咳嗽甚者，上方加杏仁 12 克、前胡 12 克；咽喉肿痛者，上方加玄参 15 克、夏枯草 15 克、玉蝴蝶 10 克。

(2) 风寒束表型　外寒里热者，上方加荆芥 10 克；鼻塞流涕者，上方加苍耳子 10 克、辛夷花 10 克。

(3) 暑湿稽留型　上方加滑石 30 克；纳差者，上方加白蔻仁 10 克、厚朴 10 克、薏苡仁 30 克。

每日 1 剂，水煎服。2 日为 1 个疗程，一般服 2 个疗程，儿童用量酌减。临床观察：区翠萍等以上方辨证治疗 162 例流行性感冒患者。结果：治愈(症状消失，无发热及反复)104 例，有效(症状减轻，无发热)54 例，无效(症状不减，体温不降)4 例。风热犯表型 85 例中治愈 64 例，有效 21 例；风寒束表型 56 例中治愈 30 例，有效 26 例；暑热稽留型 21 例中治愈 10 例，有效 7 例，无效 4 例。③

4. 张执中等分 4 型

(1) 单纯型　症见突然发病，恶寒发热，头昏而痛，有汗或无汗，鼻塞流涕，食纳不香，身肢疼楚无力，苔薄白，脉浮数。治宜轻宣解表。方用桑杏汤、甘桂汤加减：豆卷 9 克、桑叶 9 克、杏仁 9 克、薄荷 5 克、紫苏梗 6 克、桔梗 3 克、甘草 3 克、浙贝母 9 克。

(2) 呼吸型　症见微寒或无寒，头昏或痛，鼻塞声重，咽干咽痛，胸闷作痛，咳嗽有痰，呼吸不畅，体乏无力，苔薄白、薄黄或白滑，脉浮数、濡数或滑数。治宜清解宣肺。方用桑菊饮合银翘散合杏苏二陈加减：薄荷 6 克、桑叶 9 克、菊花 9 克、连翘 9 克、金银花 9 克、杏仁 9 克、牛蒡子 9 克、浙贝母 9 克。

(3) 消化型　症见恶寒发热，恶心呕吐，胃脘不适，腹胀或痛，便秘或下利，食纳不香，全身乏力，苔黄腻或黄厚，脉濡数。治宜宣化和中。方用藿香正气散加减：藿香 9 克、豆卷 9 克、紫苏梗 9 克、杏仁 9 克、陈皮 9 克、半夏 9 克、枳壳 9 克、大腹皮 9 克、神曲 6 克、山楂 6 克。

(4) 风湿型　症见恶寒发热，无汗，头痛，肢节疼楚作痛，苔薄白、白腻或白滑，脉濡数或濡弦。治宜祛风利湿。方用大羌活汤合荆防败毒散加减：羌活 6 克、防风 9 克、桑枝 6 克、秦艽 9 克、蔓

---

① 陈丽秋，蔡婷英.辨证论治流行性感冒 60 例[J].江西中医药大学学报，2019，31(1)：43-45.

② 江柏华.清瘟解毒Ⅰ号、Ⅱ号煎剂治疗甲型 H1N1 流感 155 例[J].中国中医药现代远程教育，2010，8(1)：20-21.

③ 区翠萍，等.蓝银汤治疗流行性感冒 162 例[J].湖北中医杂志，2000(7)：29.

荆子9克、杏仁9克、薏苡仁9克、赤茯苓9克、桔梗6克、枳壳6克、羌活6克、桑枝6克。

随症加减：恶寒发热，加桑叶、薄荷、豆卷、香豉、紫苏叶、防风、荆芥、桔梗、金银花、连翘、黄芩、栀子、川黄连；咽关红肿而痛者，加桔梗、甘草、牛蒡子、射干、莱卜英、赤芍；破溃者，加马勃；音哑者，加木蝴蝶、蝉蜕、胖大海；咳嗽有痰，加茯苓、半夏、陈皮、甘草、杏仁、薏苡仁、枇杷叶、前胡、贝母、紫苏子、紫苏梗；胸闷或痛者，加佩兰、枳壳、郁金、桔梗、丝瓜络、全瓜蒌；恶心呕吐者，加姜夏、藿香、炒竹茹、左金丸；腹胀痛者，加茯苓、陈皮、莱菔子、白芍、紫苏梗、藿香梗、佩兰梗、扁豆衣、砂仁、炙香附、大腹皮；便秘，加瓜蒌皮仁、杏仁、浙贝母、枳壳；下利尿少而黄者，加薏苡仁、赤豆衣、白术、赤茯苓、泽泻、车前子、六一散；食纳不香，脘闷不适者，加六曲、山楂、建曲、谷麦芽；头痛，加蔓荆子、白芷、甘菊、桑叶、白蒺藜；腹痛，加杜仲、续断、桑寄生；全身疼楚或重者，加防风、秦艽、桑枝、丝瓜络、羌活、独活、苍术、薏苡仁、赤茯苓、牛膝。临床观察：张执中等用上法辨证治疗200例流行性感冒患者。结果：2天退热者70例，1天退热者59例，3天退热者40例，4天退热者14例，5天退热者7例，6天退热者5例，7天退热者3例。平均退热时间2.38天。其中在3天退热者169例，占84.5%。[①]

5. 福建省人民医院分3型

(1) 伤风型　症见恶寒发热，头痛身痛，鼻塞流涕，舌白，不渴，咳嗽无汗。轻证，方用杏苏饮：紫苏叶、半夏、茯苓、前胡、桔梗、枳壳、甘草、生姜、大枣、橘皮、杏仁。重证，方用荆防败毒散：荆芥、防风、独活、羌活、人参、前胡、柴胡、桔梗、枳壳、茯苓、川芎、甘草。

(2) 湿热型　症见发热不恶寒，鼻塞，咳嗽，头痛，口渴，舌黄，溺赤。轻证，方用银翘散或桑菊饮：杏仁、连翘、薄荷、桑叶、菊花、桔梗、甘草、芦根。重证，方用加减凉膈散（竹茹、连翘、黄芩、薄荷、青蒿、牡丹皮、苍术、甘草）或甘露消毒丹（滑石、茵陈、黄芩、石菖蒲、木通、川贝母、射干、连翘、薄荷、白豆蔻、藿香）。

(3) 胃肠型　症见发热，恶寒，胸闷，呕吐，腹痛，泄泻，舌白淡或口渴舌苔黄燥。寒证，方用藿香正气散（大腹皮、紫苏、白芷、茯苓、半夏、白术、陈皮、厚朴、桔梗、藿香、炙甘草、生姜、大枣）或藿砂合剂（藿香、苍术、春砂仁、陈皮、茯苓）。热证，方用四逆散：炙甘草、炒枳实、柴胡、白芍。

临床观察：福建省人民医院以上方辨证治疗51例流感患者。结果：均愈，用药1天退热者19例，2天11例，3天11例，4天3例，5天4例，6天2例。症状一般在6天内消失。[②]

经验方

1. 翘芪颗粒　金银花10克、连翘10克、黄芩10克、青蒿10克、生黄芪10克、炒白术10克、藿香10克、防风6克、麦冬10克、甘草6克。每日1剂，水煎服，分早晚2次温服，连服3天。杨晓明等用上方治疗30例流行性感冒患者。结果：患者症状缓解，主症积分、次症积分及证候总积分均较治疗前降低，差异均有统计学意义（均 $P<0.05$）。说明该药治疗流感效果良好。[③]

2. 中药方剂　冬虫夏草5克、青黛2～10克、青果9克、大青叶10～20克、蒲公英10～50克、忍冬藤30克、知母5～30克、射干5～10克、山豆根10～15克、蔓荆子5～10克、柴胡5～10克、浮萍5～10克、紫苏子5～10克、华山参0.1克、钟乳石3克、郁李仁10～15克、厚朴5～10克、辛夷5～10克等。每日1剂，水煎服，分2次口服，饭后30分钟服用，3天为1个疗程。清热解毒，疏风解表，宣肺泄热。李谊以上方治疗50例流行性感冒患者（观察组）；另设50例对照组患者，用磷酸奥司他韦口服治疗，每次75毫克，每日2次，共5天。结果：治疗3天后观察组的总有效率为

---

① 张执中，等.治疗流行性感冒200例临床观察报告[J].中医杂志，1959(2)：5-7.
② 福建省人民医院.治疗流行性感冒51例[J].福建中医药，1959(1)：5-6.
③ 杨晓明，等.翘芪颗粒治疗流行性感冒临床效果分析[J].交通医学，2021，35(1)：51-53.

92%,对照组的总有效率为76%。①

3. 蒿芩清胆汤　黄芩15克、陈皮5克、法半夏10克、竹茹10克、茯苓15克、滑石30克、板蓝根30克、枳壳10克、大青叶10克、甘草6克、北杏仁10克、青蒿(后下)10克。每日1剂,水煎服2次,早晚餐后服。扶正祛邪。冯华越等将98例病毒性流行性感冒患者随机分成治疗组和对照组各49例。对照组予利巴韦林颗粒,每次0.3克,每日3次,口服。治疗组口服蒿芩清胆汤。两组均连续治疗3天。结果：治疗组、对照组的总有效率分别为93.88%、79.59%,两组临床疗效的差异有统计学意义。②

4. 流感1号　金银花30克、连翘30克、生石膏30克、板蓝根30克、大青叶20克、柴胡15克、贯众15克、黄芩15克。中药制剂室采用煎煮机制成药液,每日3次,每次180毫升口服。解毒退热。张大宁等将1 560例流行性感冒患者随机分为治疗组960例和对照组600例。对照组口服病毒灵0.2~0.4克,每日3次;板蓝根冲剂5克,每日3次。治疗组服用流感1号。两组均以3天为1个疗程,观察1~2个疗程。结果：治疗组痊愈404例,显效268例,有效211例,无效77例,总有效率91.98%;对照组总有效率60.68%。治疗组疗效明显优于对照组。③

5. 升降散加减　僵蚕10克、蝉蜕6克、川大黄10克、姜黄10克、板蓝根12克、贯众10克。随症加减：高热不退、烦渴引饮,加生石膏30克、知母10克、芦根15克;身有低热、肢节酸楚,加青蒿12克、薄荷6克、丝瓜络10克;咽喉肿痛明显,加桔梗10克、甘草6克、锦灯笼6克;咳吐白黏痰,加杏仁10克、半夏10克;咳吐黄黏痰,加桑皮12克、地骨皮12克、瓜蒌15克;头痛明显,加桑叶10克、菊花10克。上药水煎服,每隔4小时服1次。根据临床病情变化随症加减,儿童用量酌减。杜淑云等用上方加减治疗56例感冒患者。结果：经治疗后治愈49例(87.5%),好转6例(10.71%),未愈1例(1.79%)。总有效率98.21%。平均治愈天数3.2天,发热患者平均退热天数2.3天。④

6. 消毒凉膈散加减　荆芥10克、防风10克、牛蒡子10克、栀子10克、薄荷10克、柴胡10克、石膏10克、半夏10克、党参10克、杏仁10克、连翘15克、生甘草3克、桔梗6克。随症加减：咳嗽较重者,加紫菀、炙枇杷叶、款冬花等;午后身热较重者,加青蒿、茵陈;苔黄腻重者,加竹茹;头痛重者,加菊花;口渴者,加天花粉;大便干者,加大黄。先将中药浸泡30分钟,武火煎开7~8分钟。每剂药煎2次。混合煎液早晚分服。小儿宜少量频服。清上泻下。邓淑莉用上方加减治疗157例流感患者。结果：服药1~3剂痊愈者131例,占83.4%;服药4~6天痊愈者26例。⑤

7. 中药方　荆芥12克、射干12克、防风10克、柴胡10克、葛根10克、杏仁10克、茵陈10克、金银花20克、连翘15克、大青叶15克、生石膏(先煎)40克。水煎服,服药前食一小碗热稀粥,药后覆被取汗。热未退前每日服药2剂,每小时服药1次,热退后改为每日服药1剂,分3次服下。促发汗,预防恶心呕吐。刘征利等用上方治疗201例流行性感冒患者。结果：退热时间,6小时以内者9例,6~12小时79例,12~24小时90例,24~48小时20例,48~72小时3例。其中服药1~2剂在1天内退热者178例,占88.6%。⑥

8. 加减柴胡桂枝汤　柴胡6克、桂枝6克、黄芩9克、白芍8克、党参10克、半夏3克、生姜2片、甘草2克。随症加减：肢节疼痛偏重者,去党参,加生黄芪12克、防风6克;口干者,去半夏,加麦冬10克;咳痰黄黏,去生姜、半夏,加竹茹8克、枳实8克;体质较实者,不用党参;体质弱者,加当

① 李谊,等.中药方剂治疗流行性感冒疗效分析[J].中国医学文摘(耳鼻咽喉科学),2019,34(2):91-93,106.
② 冯华越,等.蒿芩清胆汤治疗病毒性流行性感冒疗效观察[J].中国当代医药,2011,18(22):86,89.
③ 张大宁,等.流感1号治疗流行性感冒960例[J].陕西中医,2004(8):722-756.
④ 杜淑云,等.升降散加减治疗时行感冒56例[J].北京中医,1999(3):33.
⑤ 邓淑莉.消毒凉膈散加减治疗流感157例[J].山东中医杂志,1991,10(2):37.
⑥ 刘征利,等.中医药治疗流行性感冒201例分析[J].中医杂志,1991(1):25-26.

归8克。散邪和中。适用于流感证属太阳少阳并病。刘熙和用上方加减治疗8例流感患者，效果满意。①

9. *竹茹温胆汤* 柴胡6克、竹茹9克、桔梗9克、枳实(麸炒)9克、黄连1.5克、陈皮2.4克、半夏2.4克、茯苓2.4克、香附2.4克、甘草2.1克、人参1.5克、生姜3片、大枣1枚。水煎服。适用于发热，胸胁苦满，烦躁惊惚，梦寐不宁，咳嗽多痰，呕恶纳差，舌苔白腻或黄腻，脉象濡数或弦滑。潘澄濂等以上方治疗多例流感患者，每获良效。②

10. *感冒合剂* 板蓝根20～30克、金银花10克、黄芪10克、连翘12克、桔梗12克、黄芩12克、玄参15克、虎杖15克、甘草6克、蒲公英30克、芦根40克。用温水浸泡20分钟，煎2次共约40分钟，滤得药液200毫升，每日分3次服完。抗御病邪，扶助正气。贾桂凤用上方治疗324例流感患者，服药1剂体温降至正常者45例，服药2剂正常者105例，服药3剂正常者174例。③

11. *柴葛解肌汤加减* 防风1 500克、柴胡1 200克、羌活1 200克、菊花3 000克、生石膏3 000克、甘草1 000克。上药加水75 000毫升，浸泡8小时，浓煎至25 000毫升，分装成50瓶，每瓶500毫升，密封，高压消毒，备用。成人每日2次。每次125毫升。体温39℃以上，临床症状较重者，可加倍给药，小儿酌减，体温较高的个别患者加服消炎痛25毫克；脱水严重者可给予输液。解肌清热。适用于身热感冒。王钦山等用上方治疗393例流感患者，服药48小时内退热，其他症状消失或基本消失者378例，有效率96％。④

12. *银翘散加减* 板蓝根30克、金银花20克、连翘20克、黄芩10克、桑叶10克、菊花10克、荆芥10克、牛蒡子10克、薄荷(后入)6克、桔梗12克、芦根15克、生甘草6克。随症加减：高热不退者，去薄荷，加石膏20克、知母20克；咳嗽较多者，加杏仁10克、前胡10克。朱巧霞用上方加减治疗风热感冒患者，有一定疗效。⑤

13. *升麻四顺加味汤* 升麻3克、葛根3克、赤芍3克、甘草3克、防风6克、栀子仁6克、地骨皮6克、黄芩6克、瓜蒌仁6克、牡丹皮6克、连翘3克、玄参3克。水煎服。艾维天用上方治疗40例病毒性感冒患者，效果显著。⑥

14. *荆防合剂加减* 荆芥穗15克、牛蒡子15克、川羌活15克、浙贝母15克、金银花15克、青防风10克、薄荷叶(后入)4克、嫩前胡7.5克、苦桔梗7.5克、生姜3片。随症加减：热甚，加黄芩、柴胡、栀子、竹叶、石膏、连翘；呕吐，加姜半夏、黄连；咳嗽头痛，加杏仁、郁金、橘络、百部；肺热痰中有血，加白茅根、竹茹、茜草根；失眠，加茯神；咽痛，加射干或山豆根；骨酸楚，加桑枝、秦艽。水煎，每日2次，温服。汪慎之用上方加减治疗128例流感患者，轻者69例1～2天热退，症状消失；中度者26例3～4天痊愈；重者19例5～6天痊愈。⑦

15. *小青龙汤合华盖散* 小青龙汤：麻黄、桂枝、芍药、炙甘草、半夏、干姜、细辛、五味子。华盖散：麻黄、桑白皮、紫苏子、杏仁、炙甘草、赤茯苓、橘皮、生姜、红枣。先服小青龙汤，再予以华盖散。适用于流感。沙明用上方治疗多例流感患者，轻者3～5天，重者7天痊愈。⑧

单　方

1. *一马煎* 组成：一枝黄花50克、马鞭草50克。适用于流感，上呼吸道感染，发热，咽喉肿痛。用法用量：上药切碎，每日1剂，水煎服。儿童酌

---

① 刘熙和.加减柴胡桂枝汤治疗流感的临证体会[J].福建中医药，1989，20(3)：50.
② 潘澄濂，等.竹茹温胆汤对流行性感冒的临床应用[J].福建中医药，1988，19(4)：19.
③ 贾桂凤.感冒合剂治疗流行性感冒324例疗效观察[J].河北中医，1988(5)：10.
④ 王钦山，等.柴葛解肌汤加减治疗流行性感冒393例[J].湖北中医杂志，1984(3)：34.
⑤ 朱巧霞.感冒方治疗流感[J].云南中医杂志，1983(5)：41.
⑥ 艾维天.中药治疗病毒性感冒(非流感性)的疗效观察[J].黑龙江中医药，1966(5)：38.
⑦ 汪慎之.哈尔滨中医，1959(11)：17－20.
⑧ 沙明.小青龙汤-华盖散治疗流感[J].福建中医药，1959(12)：54.

减。临床应用：汪济美用上方治疗50例流感患者，均获痊愈。①

2. 草珊瑚浸膏液　组成：草珊瑚、浸膏等。制备方法：称取比重0.87浸膏10毫升加蒸馏水配成10%溶液，用聚酰胺过柱(去除鞣质)，10磅高压灭菌20分钟，置4℃冰箱保存。功效主治：抑制病毒；适用于流感。②

3. 复方红芋糖浆　组成：海芋(痕芋头)4 000克、羊蹄草(一点红)4 000克。功效：退热止咳。制备方法：上药加水过药面煮沸后，继续煮6小时，浓缩成1 500毫升，过滤后加橙皮糖250毫升、姜糖250毫升、杏仁水50毫升。用法用量：成人每日90毫升，分3次服；1～5岁儿童每日30毫升，分3次服；5～10岁儿童每日45毫升，分3次服；10～15岁儿童每日60毫升，分3次服。临床应用：任文滔用上方治疗81例流感患者。结果：痊愈75例。1～2天退热者19例，3～4天45例，5天以上11例。有效率92%。注意事项：本复方对体质虚弱者应慎用。③

预防用药

1. 中药防疫香囊　组成：制苍术20克、川芎15克、白芷15克、艾叶20克、广藿香15克、佩兰15克、薄荷5克。制备方法：将上述中药打磨成粉，装入棉质布袋内。用法用量：将防疫香囊放置在经常活动的范围1米以内，如办公室、床头、枕边等，不定时嗅吸，每天至少3次，每次超过1分钟。2周之后或感觉防疫香囊内气味消失后更换中药内容物，连续使用1个月。临床应用：陈智文将200例普通受试者随机分为对照组和观察组各100例。对照组不采取任何预防措施。观察组使用中药防疫香囊不定时嗅吸。结果：观察组预防感冒总有效率(92.00%)高于对照组(82.00%)，差异有统计学意义($P<0.05$)；观察组匹兹堡睡眠质量指数(PSQI)评分低于对照组，差异有统计学意义($P<0.05$)；观察组流感症状发生率低于对照组，差异无统计学意义($P>0.05$)；观察组使用中药防疫香囊期间未发生严重不良反应。④

2. 中药自制剂　组成：贯众10克、板蓝根10克、金银花10克、甘草2克。用法用量：上药加水煎熬成汤。每日服用2次，每次口服150毫升，连服4天后，隔2天再服4天。临床应用：刘华明等将2 240例学生分为试验组和对照组各1 120例。试验组使用中药自制剂；对照组仅服板蓝根冲剂，每日3次，每次10克，连服4天，隔2天再服4天。在出现有流感病例时开始服药，服药4天后开始统计两组学生患病例数，凡出现有感冒症状者即计为患病例数，观察30天。结果：试验组发病153例，发病率13.7%；对照组发病327例，发病率29.2%。⑤

3. 复方紫珠汤　组成：生鲜裸叶紫珠叶90克、地胆头30克、芒果叶30克、大枫艾叶15克。制备方法：每剂加水400毫升，煮至200毫升。用法用量：上为成人1次预防量。每晚1次，连服3晚，小孩按年龄大小口服成人量的1/4～1/2。⑥

4. 贯众合剂片　组成：贯众、金银花藤、路边菊、山芝麻(均为全草)等量。制备方法：取上述生药各25 000克放入锅内，加水约480 000毫升煮2～3小时，为头剂，加水再煮2小时为二剂。两次药剂合并以后用纱布过滤，加热深缩成膏，加4%滑石粉或0.3%硬脂酸镁，用炭火烘干后打粉，过20目筛后压片，每片重0.35克，相当上述四种生药新鲜湿重各2.32克。用法用量：服药3天，停药3天，为1个预防程，连服4个预防程。第1个预防程每日口服剂量：3～10岁2片，11～15岁4片，16岁以上6片，分2次服；第2～4个预防程

① 汪济美."一马煎"治疗流感、上感[J].福建中医药，1989，20(4)：26.
② 龙维英，等.草珊瑚浸膏液对流行性感冒病毒的抑制效果观察[J].江西中医药，1989(3)：41.
③ 任文滔.复方红芋糖浆防治流感[J].新中医，1976(4)：37.
④ 陈智文.探讨中药防疫香囊对成人流行性感冒的临床预防效果[J].中国社区医师，2021，37(21)：187-188.
⑤ 刘华明，等.中药预防流感效果分析[J].中国学校卫生，2003(5)：541.
⑥ 广东省琼中县人民医院.复方紫珠汤预防流感效果报告[J].中草药通讯，1977(2)：42，49.

每日口服剂量：3～5岁1片，6～10岁2片，11～15岁3片，16岁以上4片，均1次服。①

5. 复方桂枝气雾剂　组成：桂枝、华茅芒。功效：预防流感和感冒。用法用量：喉头喷雾，每日2次。临床应用：游一中以上方治疗观察215例流感和感冒患者，疗效满意。②

6. 中药自拟方　组成：干藿香6克、干佩兰9克、干薄荷1.5克。用法用量：水煎30分钟，1次顿服，剩渣再煎1次，每日2次。③

7. 中药方1　组成：川芎9克、荆芥9克、白芷9克、薄荷9克、羌活9克、防风9克、藿香9克、细辛3克、辛夷3克、冰片3克、雄黄1.5克。用法用量：上药共为极细末，由早晨开始，每隔3小时闻1次，至睡前止，用1～2日即可生效。④

8. 中药方2　组成：藿香6克、桔梗6克、黄芩6克、前胡6克、芦根9克、生地黄9克、连翘9克、天花粉9克、金银花12克、薄荷3克、川羌活4.5克、甘草4.5克、葛根4.5克。用法用量：每日1剂，水煎服，剩渣再煎1次，每日2次。1剂即可生效。⑤

9. 银翘解毒丸　组成：金银花180克、连翘180克、天花粉120克、黄芩120克、桔梗120克、葛根90克、前胡90克、栀子90克、赤芍90克、川黄连90克、甘草90克、牛蒡子90克、大青叶90克、薄荷60克、紫苏叶60克、荆芥穗60克、生地黄150克、玄参150克、生石膏500克。用法用量：上药轧为细面蜜丸9克重，每次1～2丸。⑥

病毒感染性发热

概　述

病毒感染性发热在临床上最为常见，尤其是上呼吸道感染，大多数为病毒感染所致。本节内容包括病毒性感冒与病毒性肺炎的辨证及选方，其他因病毒感染所致的发热详见各自章节。病毒感染性发热的临床表现主要以发热、恶寒、头痛、身痛为特征。临床上分型主要有五型：(1) 风寒束表型，症见恶寒发热，头痛，无汗，项背强痛，肢节酸痛，鼻塞流涕，咽痒咳嗽，舌苔薄白，脉浮；(2) 风热犯表型，症见发热较高，轻微恶风，头胀痛，咽痛咽红，舌苔白或薄黄，脉浮数；(3) 暑湿袭表型，症见夏日发热，头晕胀痛，鼻塞流涕，面赤无汗，心烦口渴，胸闷欲呕，身困重，小便短黄，舌红苔白腻，脉浮或濡数；(4) 风热闭肺型，发热轻(39℃以下)咳嗽，喘促，不恶寒或微恶寒(小儿表现为肢冷或寒战)，无汗或少汗，口微渴，面赤，舌质红，脉浮数；(5) 气血两燔型，邪在气分又入营血分，属危重症。高热(39℃以上)不退，手足凉，咳嗽痰黏稠，喘重，口干，渴或不渴，睡眠差，尿赤，便干或黏臭，纳呆，恶心呕吐，精神萎靡，面色灰绀，舌苔薄黄燥，舌质红绛，干或见芒刺，脉数。

辨 证 施 治

1. 陆建林分3型

(1) 风热型　方用银翘散(贵阳德昌祥药业有限公司生产，国药准字Z52020075，每袋6克)，每次6克，每日3次。

(2) 风寒化热型　方用麻杏石甘汤：麻黄6克、杏仁9克、生石膏24克、甘草6克。每日1剂，水煎200毫升，每日1次。

(3) 痰热阻肺型　方用杏苏散：紫苏叶6克、橘皮6克、苦桔梗6克、杏仁9克、半夏9克、茯苓9克、前胡9克、甘草3克、生姜3片、大枣3枚。每日1剂，水煎200毫升，每日1次。

临床观察：陆建林以上方联合痰热清(每日20毫升)治疗38例成人病毒性肺炎患者。结果：显效(症状减少>90%)28例，有效(症状减少>

① 广西壮族自治区卫生防疫站，等.贯众合剂片预防流行性感冒效果观察[J].中草药通讯，1977(12)：32-33，49.
② 游一中.复方桂枝气雾剂预防流感和感冒效果初步观察[J].江苏医药，1976(1)：47-49.
③～⑥ 韩大卫.试用中药预防流行性感冒的观察报告[J].中医杂志，1957(12)：653-654.

70%)9例,无效1例,总有效率97.34%。①

2. 叶庆等分4型

(1) 风温袭表型　治宜疏风清热、利咽止咳。方用银翘散:金银花30克、连翘30克、桔梗15克、牛蒡子15克、薄荷15克、荆芥15克、芦根30克、枇杷叶15克、马勃15克、玄参30克、生甘草10克。

(2) 湿温型　治宜化湿清热。方用藿朴夏苓汤:藿香15克、厚朴15克、法半夏15克、茯苓15克、薏苡仁30克、扁豆30克、豆蔻仁15克、苍术30克、陈皮15克、黄连15克、焦山楂30克、甘草10克。

(3) 邪入气分、热毒壅盛型　治宜清热解毒、消肿利咽。方用普济消毒饮:金银花30克、连翘30克、桔梗15克、板蓝根30克、玄参30克、柴胡15克、薄荷15克、牛蒡子15克、马勃15克、黄芩15克、甘草10克、生升麻12克。

(4) 气阴两伤、余热未清型(恢复期)　治宜养阴益气、清余热。方用桑菊饮:桑叶15克、杭菊花15克、桔梗15克、连翘15克、芦根30克、北沙参30克、薄荷15克、麦冬15克、甘草12克、苦杏仁12克。

以上各方均每日1剂,水煎温服。每次150毫升,每日3次(2岁患儿每次服用50毫升,每日3次)。临床观察:叶庆等以上方治疗47例甲型H1N1流行性感冒患者。结果:经纯中药治疗有13例在0.8～1.2天内体温恢复正常,在1.6～6.2天内症状消失,未出现严重并发症。②

3. 姜援朝等分4型

(1) 邪在卫分型　症见发热,微恶寒,头痛,周身酸痛,无汗或少汗,口干,苔薄白,舌尖边红,脉浮数。治宜辛凉解表、宣肺透热。方用基本方:金银花、连翘、荆芥、牛蒡子、薄荷、桔梗、芦根、甘草。随症加减:身重痛,恶寒甚者,加羌活、防风;咽痛甚者,加马勃、山豆根;咳嗽者,加杏仁;苔腻者,加藿香、滑石。

(2) 卫气同病型　症见身热甚,微恶寒,心烦口渴,头痛,小便短赤,苔薄黄或黄腻,舌红,脉数。治宜解表清气。方用基本方:金银花、连翘、生石膏、黄芩、薄荷、荆芥、甘草。随症加减:胸腹痞满、苔腻甚者,加藿香、薏苡仁、滑石;咳喘痰多者,加麻黄、杏仁;咽痛甚者,加射干、山豆根。

(3) 邪在气分型　症见身壮热,不恶寒,但恶热,汗多,口渴喜饮,苔黄燥,脉滑数。治宜辛寒清气、清热解毒。方用基本方:生石膏、黄芩、知母、连翘、芦根、大青叶、甘草。随症加减:便秘,加生大黄。

(4) 邪入营血型　症见身热,口干,烦躁不寐,时有谵语,咳嗽痰中带血,舌红绛,脉细数。治宜清营泄热、凉血止血。方用基本方:生地黄、丹参、麦冬、金银花、连翘、赤芍、牡丹皮、黄连、水牛角。随症加减:神昏、狂躁者,加安宫牛黄丸或紫雪丹。

以上各方均每日1剂,重者2剂,分4次服。临床观察:姜援朝等以上方辨证治疗190例感染性发热患者。结果:痊愈169例,占55.3%;无效22例,占11.7%。服药后有62例在24小时内退热,75例在48小时内退热,20例在72小时内退热。③

经　验　方

1. 麻杏石甘汤合银翘散　麻黄10克、苦杏仁15克、石膏40克、金银花10克、甘草10克、地骨皮15克、连翘10克、大青叶10克。水煎取汁400毫升,分早晚2次温服。李勇等将88例外感发热(风热犯表证)患者随机分为治疗组45例和对照组43例。对照组口服奥司他韦胶囊,每次75毫克,每日2次,及对症退热处理。治疗组在对照组的基础上加用上述中药。治疗3天后观察临床疗效。结果:治疗组在痊愈率(71.11%)和显效率(88.89%)方面明显优于对照组(46.51%、67.44%),

① 陆建林.痰热清联合辨证分型治疗成人病毒性肺炎随机平行对照研究[J].实用中医内科杂志,2014,28(10):55-57.
② 叶庆,等.甲型H1N1流行性感冒47例的中医诊疗与临床证候分析[J].环球中医药,2012,5(4):250-252.
③ 姜援朝,等.辨证分型治疗感染性发热190例[J].湖北中医杂志,1989(5):9-10.

对比有统计学意义(均 $P<0.05$)。麻杏石甘汤合银翘散治疗外感发热有良好的临床疗效。①

2. 柴葛解肌汤加减 柴胡10克、葛根10克、甘草6克、黄芩6克、白芍10克、羌活8克、白芷8克、桔梗10克、生石膏12克。随症加减：恶寒明显,加防风、荆芥;鼻塞流涕明显,加辛夷、薄荷;咳嗽明显,加前胡、桔梗、百部。每日1剂,每剂煎至200～250毫升,分3～4次服用。解表清热。适用于外感风寒郁而化热证。张银娇等将98例病毒感染性外感发热患儿随机分为治疗组和对照组各49例。对照组给予利巴韦林颗粒及对症治疗,治疗组以柴葛解肌汤加减治疗。结果：总有效率治疗组为95.9%,对照组为83.7%,差异有统计学意义($P<0.05$)。②

3. 柴胡升降饮 柴胡15克、黄芩15克、半夏12克、党参12克、蝉蜕12克、僵蚕10克、姜黄10克、大黄12克、牛蒡子12克、羌活9克、荆芥10克、甘草12克、蒲公英30克、紫花地丁30克。每日1剂,水煎分3次服,儿童酌减。抗毒退热,扶助正气。齐群长用自拟方柴胡升降饮治疗80例病毒感染性发热患者,其中75例(93.8%)均在用此方前使用过解热药和(或)中药解表剂,70例(87.5%)用过抗生素和激素,其中静脉滴注抗生素1周以上者10例(14.3%),最长1例达2周多。结果：治愈(服药后2天内体温降至正常无反复,症状体征基本消失或明显减轻)49例(61.3%),显效(服药后体温降至38.0℃以下,3～4天降至正常,症状体征明显减轻)26例(32.5%),无效(4天以上体温未降正常,症状体征未减轻)5例(6.3%)。总有效率93.8%。③

4. 达原饮加减 槟榔20克、厚朴10克、草果9克、知母15克、白芍20克、黄芩15克、甘草3克。随症加减：邪传少阳,恶寒发热明显者,加柴胡;邪传太阳,表证明显者,加羌活;邪传阳明,发热重恶寒轻者,加葛根;邪传入里,出现腹泻、便秘,苔黄者,加大黄。舌无苔者或舌苔出现白燥或黄燥者禁用。每日1～2剂,水煎取汁500毫升分服。解表清里,和解三焦。高蓉等以上方加减治疗42例病毒感染性发热患者,以恶寒发热,头晕口苦,身重倦怠,胸闷纳呆,恶心欲吐,便秘,舌质红苔厚腻,脉弦滑等为特征。查体可见咽部充血,扁桃体肿大,淋巴结肿大等。患者均做常规血、尿、大便等检查,排除细菌感染、免疫系统疾病与变态反应,肿瘤、血液系统疾病和药物反应等引起的发热。结果：显效(体温正常,诸症消失)14例,有效(体温正常,阳性体征消失,自觉倦怠乏力,潮热)14例,总有效率100%。服药最少者3剂,最多者12剂。④

5. 荆防银翘汤 荆芥10克、防风10克、金银花15克、连翘15克、羌活10克、柴胡15克、桔梗10克、前胡10克、薄荷5克、葛根10克、大青叶15克、生甘草5克。每日2剂,6小时服1次。热退、症状消失或明显缓解可止服。苑秀华等将180例冬季流感患者随机分为治疗组120例与对照组60例。对照组给予退热、解痛、抗病毒等西医对症治疗,治疗组服用自拟荆防银翘汤。结果：治疗组服药后24小时体温恢复正常,3天内症状消失20例;2天内体温降为正常,症状基本消失61例;服药后3天内体温降为正常,症状部分消失27例,总有效率90.0%。对照组总有效率71.7%。⑤

6. 荆防散加味 荆芥10克、防风10克、板蓝根20克、贯众15克、生石膏30～60克、知母10～15克、连翘10～15克、蝉蜕6～10克、藿香6～10克、薄荷10克、薏苡仁30克。随症加减：皮肤有出血点,去连翘、薄荷,加牡丹皮15克、紫草30克、水牛角15克;咳嗽,加杏仁10克、贝母10克;咽痛,加桔梗10克、牛蒡子15克;腮痛、肿,加柴胡9克、龙胆草6克、玄参15克、马勃9克;湿重,加茵陈30克、猪苓30克、川厚朴15克;全身酸

① 李勇,等.麻杏石甘汤合银翘散治疗外感发热的临床观察[J].中医临床研究,2020,12(24):8-9.
② 张银娇,等.柴葛解肌汤加减治疗小儿病毒感染性外感发热49例[J].光明中医,2018,33(1):77-78.
③ 齐群长.柴胡升降饮治疗病毒感染性发热80例临床分析[J].医学信息,2007(6):1074-1075.
④ 高蓉,等.达原饮治疗病毒感染性发热42例[J].中国中医急症,2007(11):1357.
⑤ 苑秀华,等.荆防银翘汤治疗冬季流感120例[J].实用中医内科杂志,2003(3):191.

楚，加羌活9克。胡康兴以上方加减治疗50例病毒性感染患者。全部病例给予穿琥宁针240毫克加250毫升葡萄糖注射液静滴，每日1次；病毒唑针加250毫升葡萄糖注射液静滴，每日1次；青霉素、鱼腥草注射液及能量合剂静滴，过敏者选红霉素或克林霉素，肝功能异常者予甘利欣静滴降酶护肝。对体温超过39℃者酌情物理降温或口服退热药。退热后予竹叶石膏汤加减调理。结果：服药5天后体温降至正常48例，并不再回升，诸症获不同程度缓解，临床症状消失。①

7. 寒解汤加味　生石膏30～60克、知母10～15克、连翘10～15克、蝉蜕6～10克、藿香6～20克、薄荷10克、薏苡仁30克。随症加减：皮肤有出血点，去连翘、薄荷，加牡丹皮15克、紫草30克、水牛角15克；咳嗽，加杏仁10克、贝母10克；咽痛，加桔梗10克、牛蒡子15克；腮痛、肿，加柴胡9克、龙胆草6克、玄参15克、马勃9克；湿重，加茵陈30克、猪苓30克、川厚朴15克；全身酸楚，加羌活9克。余锟以上方加减治疗20例病毒感染性发热患者，并对患者予青霉素、鱼腥草注射液及能量合剂静滴，过敏者选红霉素或克林霉素，肝功能异常者予甘利欣静滴降酶护肝。对体温超过39℃者酌情物理降温或口服退热药。热退后予竹叶石膏汤加减调理。结果：20例平均服药4.5天后体温降至正常并不再回升，诸症获不同程度缓解。②

8. 柴葛解肌汤　柴胡6～15克、葛根10～30克、生石膏15～60克、板蓝根5～15克、七叶一枝花5～15克、黄芩3～12克、羌活6～12克、白芷3～10克、甘草2～6克。随症加减：口干咳嗽，加玄参、知母、桔梗、杏仁；胸部满闷、呕恶、舌苔白腻，加苍术、法半夏、厚朴。每日1剂，每日3次。吴少英将84例病毒感染性发热患者随机分为治疗组与对照组各42例。对照组用病毒唑每日每千克体重15毫克，分2次肌注；抗病毒口服液16岁以上口服20毫升，10～15岁口服10毫升，3～9岁酌情减量，每日3次。治疗组以柴葛解肌汤加减治疗。结果：治疗组2天内退热至正常者22例(52.4%)，5天内退热至正常者19例(45.2%)，8天内体温未降至正常1例(2.4%)，治愈率97.6%；对照组治愈率76.2%。③

9. 消毒灵合剂　大青叶40克、金银花20克、羌活10克、山药10克、牛蒡子10克、射干10克、拳参15克、葛根15克、云茯苓15克、大黄8克、炒栀子8克、蝉蜕6克、甘草6克、石膏30克、大枣5枚、生姜3片。上药放入夹层锅浸泡2小时，煮沸30分钟，滤出药液，共煎3次，药液混合过滤，沉淀，浓缩至需要量，分装后流通蒸气(100℃)30分钟。每瓶250毫升，每日分2次口服，小儿用量酌减。调节免疫功能，解除瘀毒，恢复正气。李家明等以上方治疗106例上呼吸道感染患者。结果：痊愈82例，显效14例，有效8例，无效2例。总有效率98.1%。④

10. 秦艽鳖甲饮　柴胡15克、制鳖甲25克、生石膏30克、秦艽10克、青蒿10克、当归10克、知母10克、升麻10克、防风10克、薄荷(后下)6克、甘草6克。随症加减：汗出恶风，加黄芪25克、白术10克；颈项强直，加葛根10克；高热抽搐，加天麻10克、钩藤10克、全蝎3克；热盛无汗兼咳喘，加麻黄6克、杏仁10克。每日1剂，水煎服。健脾除湿，涩肠止泻。适用于小儿脾虚泻。朱守庆以上方加减治疗36例病毒性感冒患者。结果：显效(服1剂痊愈)9例，有效24例，好转3例。⑤

11. 香石清解袋泡剂　香薷、金银花、连翘、薄荷、荆芥、生石膏、知母、射干、板蓝根、藿香、滑石、熟大黄、甘草。10岁以下每次1袋，10～15岁每次2袋，15岁以上每次2～3袋，均2小时1次开水浸泡15～20分钟饭后服。热退后再服1日，量减半，每日3次。发汗解表，清热解毒，化湿利咽。

① 胡康兴.荆防散加减治疗病毒感染性发热50例观察[J].浙江中西医结合杂志，2003，13(4)：49.
② 余锟.寒解汤加味治疗病毒感染性发热20例观察[J].中国乡村医药，2002(8)：11.
③ 吴少英.柴葛解肌汤治疗病毒感染性发热42例[J].实用中医药杂志，2001，17(5)：21.
④ 李家明，等.清毒灵合剂治疗上呼吸道感染106例[J].北京中医，1994(5)：31.
⑤ 朱守庆.秦艽鳖甲饮治疗病毒性感冒36例[J].江苏中医，1992，13(7)：4.

适用于暑令病毒性上呼吸道感染高热。刘征利等将319例病毒性上呼吸道感染高热患者随机分为治疗组239例与对照组80例。对照组肌注青霉素每日2次,每次40~80万单位,口服感冒清热冲剂或板蓝根冲剂每日3次,每次1~2袋;治疗组口服香石清解袋泡剂。结果:治疗组显效179例,有效60例,无效0例。平均退热时间(18.68±9.64)小时,症状消失时间(24.00±10.70)小时;对照组无显效者,有效6例,无效74例,有效率7.5%。①

12. *加味柴胡桂枝汤* 柴胡24克、黄芩10克、党参10克、半夏12克、桂枝12克、白芍10克、生石膏30克、川芎10克、苍术10克、甘草10克、大枣4枚、生姜3片。每日1剂,水煎300毫升。12岁以下分2次服,13岁以上1次服完,重症1日2剂。解热止痛,抗菌,抗病毒。傅永魁以上方治疗112例病毒感染性发热患者。结果:痊愈85例,用药最少5剂,最多8剂;有效13例,服药5剂;无效14例。总有效率87.5%。②

13. *白虎三仁汤* 淡竹叶10克、苦杏仁10克、木通10克、砂仁壳10克、半夏10克、薏苡仁10克、知母10克、生甘草10克、厚朴18克、飞滑石18克、生石膏18克、生谷芽15克。唐化熹以上方治疗23例病毒感染性发热患者,全部痊愈。③

14. *复方退热清暑饮* 藿香10克、滑石10克、生石膏25克、金银花15克、连翘12克、板蓝根12克、薄荷6克、甘草3克。诸药共为粗末,装入透析纸袋,每袋8克。用开水浸泡药袋15~20分钟,可搅拌2~3次。每隔2~3小时服1次,昼夜频服,每日平均服药6~8次。3岁以上每次1袋,4~7岁每次2袋,8~13岁每次3袋,14岁以上每次4袋。药前服下少许热稀粥,以助发汗,且可防止恶心、呕吐。刘征利以上方治疗61例上呼吸道感染高热患者。结果:全部有效。24小时内热退者53例,48小时内症状缓解者8例,总有效率100%。④

15. *石知柴葛汤* 石膏100克、知母25克、葛根15克、柴胡15克。每日2剂,每剂煎2次,每次煎100毫升,共混合为400毫升,每6小时服80~100毫升,儿童酌减。初航以上方治疗69例病毒感染性发热患者。结果:痊愈52例,显效8例,无效9例。有效率87.0%,痊愈率75.4%。⑤

中成药

银马解毒颗粒 组成:甘草、金银花、马齿苋、车前草、大黄(扬子江药业集团四川海蓉药业有限公司生产,国药准字Z20133048,10克/袋)。用法用量:每日开水冲服3次,每次10克。临床应用:张晓青等以上方治疗100例病毒感染性发热患者,效果确切,能够有效缩短患者的发热时间,并降低其生化指标水平。⑥

带状疱疹

概述

带状疱疹是由带状疱疹病毒感染神经节及神经根而引起的一种急性炎症性皮肤病。系皮肤出现集簇疱疹,沿一侧周围神经呈带状分布,伴有剧烈疼痛,全身不适,及局部淋巴结肿大。常累及肋间神经分布区及腰部,愈后极少复发。

本病属中医"火丹"范畴。生于面部称蛇丹,生于肩背部称伴肩龙,生于胸胁部称缠腰火丹、串腰龙,生于其他部位称蜘蛛丹、蛇串疮等。其病理特点是情志内伤,肝胆火盛,气滞湿阻,兼感毒邪等。临床辨证分型有三型:(1)肝胆火盛型,多见胸腰侧位,皮肤起红斑成簇,痛如针刺,水泡明显,

① 刘征利,等.香石清解袋泡剂治疗病毒性上感高热239例[J].中医杂志,1992,33(8):29-30.
② 傅永魁.加味柴胡桂枝汤治疗病毒感染发热112例[J].山东中医杂志,1990,9(6):17.
③ 唐化熹.白虎三仁汤治疗病毒感染发烧[J].四川中医,1989(4):16.
④ 刘征利,等.退热清暑饮治疗病毒性上呼吸道感染高热61例临床观察[J].中西结合杂志,1988,8(12):738.
⑤ 初航.石知柴葛汤治疗病毒感染性发热69例临床观察[J].辽宁中医杂志,1984(3):27.
⑥ 张晓青,等.中药银马解毒颗粒对感染性发热患者的疗效观察[J].中医临床研究,2021,13(9):135-136.

按之灼热，其皮疹多发生在腰胁，口苦咽干，烦躁纳减，小溲红赤，大便干或不爽，舌质红，苔黄或腻，脉弦数。治宜清泻肝火、解毒止痒；(2) 脾胃湿热型，多见胃肠症状或并发感染，患部有明显苍白水泡，数量多或有大泡，血泡，糜烂，流脂水，其痛尤著，夜难成寐，损害多分布于腰以下，胃脘胀闷，不思饮食，小溲混浊，舌淡黄或黄腻，脉濡数。治宜清热利湿、理气和中，佐以解毒；(3) 气滞血瘀型，红斑与水泡大多消退或干固结痂而脱落，但疼痛不止，夜寐欠宁，精神萎靡不振，舌质暗紫，苔薄白，脉细或略弦，多见本症初起或后期，尤其是老年后期。治宜行气化瘀、活血止痛、清解余毒。

辨证施治

1. 辛宗杰分2证

(1) 肝经郁热证　症见皮损鲜红，患处灼热疼痛，口苦咽干，舌红苔黄，脉弦滑，水疱、红斑位于腰腹部及以上位置。药用全瓜蒌 20 克、泽泻 15 克、大青叶 15 克、板蓝根 15 克、生地黄 12 克、黄芩 10 克、当归 10 克、车前子 10 克、紫草 10 克、栀子 10 克、龙胆草 9 克、柴胡 9 克、红花 3 克、甘草 6 克。

(2) 脾虚湿蕴证　症见皮损色淡，疼痛轻微，食少便溏，舌淡苔白腻，脉沉滑，水疱多位于腰部以下位置。药用薏苡仁 30 克、全瓜蒌 20 克、泽泻 15 克、茯苓 15 克、大青叶 15 克、板蓝根 15 克、黄芩 10 克、猪苓 10 克、白术 10 克、紫草 10 克、苍术 8 克、厚朴 8 克、红花 3 克、甘草 6 克、陈皮 6 克。

随症加减：恶寒发热、肢体酸痛者，加荆芥、羌活、黄柏；热盛者，加石膏；伴血疱者，加牡丹皮；气滞血瘀者，加桃仁、延胡索；水疱大而多者，加萆薢、土茯苓；便秘者，加大黄；脘腹胀满者，加砂仁、木香。将诸药用水煎后取药液 300 毫升左右，分早晚 2 次服用，每日 1 剂，连续治疗 10 天。临床观察：辛宗杰以上方辨证治疗 30 例带状疱疹患者。结果：痊愈 16 例，有效 12 例。总有效率 93.3%。[①]

2. 张睿分3型

(1) 肝经郁热型　治宜清热解毒、泻肝除湿。方用龙胆泻肝汤：龙胆草 10 克、柴胡 10 克、泽泻 12 克、车前子 9 克、生地黄 9 克、当归尾 10 克、栀子 9 克、黄芩 9 克、甘草 6 克。

(2) 脾虚蕴湿型　治宜清热健脾、利湿解毒。方用除湿胃苓汤：陈皮 15 克、苍术 8 克、厚朴 8 克、茯苓 10 克、桂枝 3 克、泽泻 5 克、猪苓 5 克、白术 10 克、甘草 6 克。

(3) 气滞血瘀型　治宜活血化瘀、理气止痛。方用逍遥散合金铃子散：柴胡 15 克、当归 10 克、白芍 8 克、白术 8 克、茯苓 10 克、川楝子 6 克、延胡索 6 克、甘草 5 克。

随症加减：心火亢盛，舌尖红赤，大便数日不行者，加黄连；发病初期，高热，伴面赤，烦渴引饮，汗出恶热，脉洪大有力者，配用白虎汤；火毒较重发于头面耳目，加金银花、野菊花、薄荷；肿胀明显者，配伍普济消毒饮；疱疹起于胁肋部，疼痛明显者，加郁金、延胡索、佛手、乳香、没药、五灵脂、川楝子；气血运行不畅，瘀阻不通而痛者，配血府逐瘀汤；体质较弱，气血不荣者，配四物汤加减；疱疹初发于腰部，病程日久，疹退而见腰部酸软无力，喜揉按者，加桑寄生、杜仲；下肢发病者，加牛膝；湿邪偏重者，配三妙散；迁延日久，耗气伤津，气血亏虚者，后期配黄芪、白术、熟地黄、白芍。临床观察：张睿以上方根据症状加减用药，并配合外治法治疗 40 例带状疱疹患者，14 天后判定疗效。结果：疼痛消失，皮损干涸结痂 34 例；疼痛减轻，皮损大部分干涸结痂 5 例；无效 1 例。总有效率 97.5%。[②]

3. 贺玉英分3型

(1) 肝胆湿热型　症见皮损鲜红，灼热刺痛，口苦咽干易怒，小便短赤，大便干结，舌红苔薄黄或黄腻。方用龙胆泻肝汤加减。

---

① 辛宗杰.中医辨证论治联合综合疗法治疗带状疱疹的临床疗效分析[J].中医中药，2017(7)：117.

② 张睿.辨证分型分期内外联合治疗带状疱疹 40 例临床观察[J].实用中医内科杂志，2017，31(3)：36－39.

(2) 脾虚湿蕴型　症见皮损色淡，水疱较大，食少腹胀，大便时溏，舌淡苔白或腻。方用除湿胃苓汤加减。

(3) 气虚血瘀型　症见皮疹减轻或消退后局部疼痛不止，可有放射痛，舌暗苔白脉弦细。方用柴胡疏肝散合桃红四物汤加减。

临床观察：贺玉英以上方辨证治疗30例带状疱疹患者。结果：痊愈29例，好转1例(10天后因工作忙自动放弃治疗)，治愈率96.7%，总有效率100.0%。[①]

4. 叶志强分2证

(1) 肝经郁热证　症见皮损鲜红，灼热疼痛，疱壁紧张，口苦咽干，心烦易怒，舌质红，苔薄黄或黄厚，脉弦滑数。方用龙胆泻肝汤合瓜蒌红花青紫汤化裁：龙胆草9克、生地黄12克、黄芩10克、当归10克、栀子10克、泽泻15克、车前子10克、柴胡9克、全瓜蒌20克、红花3克、板蓝根15克、大青叶15克、紫草10克、甘草6克。

(2) 脾虚湿蕴证　症见皮损色淡，疱壁松弛，疼痛不显，食少腹胀，大便时溏，舌淡苔白或白腻，脉沉缓或滑。方用除湿胃苓汤合瓜蒌红花青紫汤化裁：苍术8克、陈皮6克、厚朴8克、茯苓15克、猪苓10克、泽泻15克、黄芩10克、薏苡仁30克、白术10克、全瓜蒌20克、红花3克、板蓝根15克、大青叶15克、紫草10克、甘草6克。

以上各方均每日1剂，水煎服，早晚分服，10日为1个疗程。随症加减：发于头面者，加牛蒡子、野菊花；发于下肢者，加牛膝、黄柏；有恶寒、发热、一身酸痛不舒等表证者，加荆芥、防风、羌活；有血疱者，加牡丹皮；热盛者，加石膏；便秘者，加大黄；疼痛明显者，加延胡索、制乳香、制没药；脘腹胀满者，加木香、砂仁；瘙痒明显者，加白鲜皮、地肤子；水疱大而多者，加土茯苓、萆薢；气滞血瘀明显者，加桃仁、延胡索，红花加倍使用。

临床观察：叶志强以上方加减辨证治疗78例带状疱疹患者，总有效率94.87%。[②]

5. 李慧霞等分3型

(1) 肝胆湿热型　症见胸胁一侧皮肤局部鲜红、灼热、刺痛，水疱簇成群状，烦躁易怒，口苦咽干，大便便秘，小便赤，舌质红，苔薄黄，脉弦滑。

(2) 脾胃湿热型　症见皮疹红，水疱集簇成群，疱液清，壁松弛，常有渗液糜烂，疼痛较重，伴纳呆腹胀，便溏，舌质红，苔白腻或黄腻，脉濡数或滑数。

(3) 气滞血瘀型　症见皮疹消退留有局部疼痛，情感抑郁，夜不安寐，两胁窜痛，舌质紫暗，苔白，脉弦涩。

刺血：根据疱疹部位先用三棱针或梅花针在疱疹周围从外向内轻轻叩刺至微微渗血(范围稍超过疱疹)，再用火罐拔出血，留罐时间10～15分钟。每日1次。

蒙药：取蒙药伊乐得5味(雄黄20克、黄柏10克、冰片10克、乌梢蛇2条、水银15克)加减适量，泡入适量酒中存放2周后即可使用。用医用棉签或棉球蘸取浸泡药液均匀涂擦于疼痛部位，每日3～5次。

临床观察：李慧霞等以刺血结合蒙药并配合辨证分型刮痧、针灸治疗86例带状疱疹患者，总有效率100%。[③]

6. 朱卉雯分3证

(1) 脾虚湿蕴证　症见水疱颜色较淡，疱壁松弛，易于破溃，渗水糜烂，或起脓疱，疼痛或轻或重，伴口不渴，食少腹胀，大便时溏，舌质淡胖，舌苔白或腻，脉沉缓或滑或濡。治宜健脾除湿、理气止痛。方用除湿胃苓汤加减：苍术10克、陈皮15克、厚朴15克、白术20克、茯苓20克、泽泻15克、栀子20克、薏苡仁30克、炙甘草15克、延胡索15克、川楝子15克。

(2) 肝经郁热证　症见水疱簇集成群，色鲜红，疱壁紧张，甚者有出血性或坏疽性损害，自觉皮损处灼热刺痛，伴口苦咽干，烦躁易怒，溲黄便干，舌质红，苔黄，脉弦滑数。治宜清肝泻火、凉血

---

① 贺玉英.中医特色方法综合治疗带状疱疹30例临床疗效观察[J].医学理论与实践，2017，30(14)：2113－2114.
② 叶志强.中医辨证论治联合综合疗法治疗带状疱疹的效果观察[J].中西医结合研究，2016，23(17)：142－143.
③ 李慧霞，等.中蒙医结合治疗带状疱疹86例疗效观察[J].中国民族医药杂志，2015(6)：25.

解毒。方用龙胆泻肝汤加减：龙胆草20克、黄芩15克、柴胡15克、地黄20克、当归20克、栀子20克、板蓝根30克、大青叶30克、牡丹皮20克、川芎15克、炙甘草15克。

（3）气滞血瘀证　症见皮疹消退后见紫色斑疹及色素沉着，仍疼痛不已，难以忍受，并放射至附近部位，重者可持续数月，多见于年老体弱者，伴头晕、乏力、便秘，舌质紫暗或有瘀斑，苔黄，脉弦涩或弦细。治宜活血化瘀、行气止痛。方用血府逐瘀汤加减：桃仁15克、红花10克、当归20克、川芎15克、白芍20克、丹参20克、郁金10克、延胡索15克、川楝子15克、陈皮20克、枳壳15克、炙甘草15克。

随症加减：发于颜面者，加菊花、金银花、牛蒡子、赤芍；发于躯干者，加柴胡、夏枯草；发于上肢者，加桑枝；发于下肢者，加苍术、黄柏、萆薢、薏苡仁、车前子、牛膝；火毒重者，加金银花、连翘、马齿苋、黄连；疼痛剧烈者，加乳香、没药、羌活、独活；睡眠欠佳者，加酸枣仁、磁石、珍珠母；气虚体弱者，加黄芪、党参、鸡血藤。上方均每日1剂，水煎300毫升，分三餐后温服。外治法：（1）无渗出或渗出较少者，可用三黄洗剂外搽，或用紫草油膏外涂；（2）疱破渗出较多者，以三黄洗剂局部湿敷，以5～6层纱布浸透药液，轻拧至不滴水，湿敷患处。临床观察：朱卉雯以上法治疗122例带状疱疹患者。结果：痊愈93例，显效18例，好转11例。痊愈率76.22%，总有效率90.98%。[①]

7. 曾奇生分5型

（1）肝经郁热型　症见皮损鲜红，灼热刺痛，疱壁紧张，口苦咽干，心烦易怒，大便干燥或小便黄，舌质红，苔薄黄或黄厚，脉弦滑数。治宜清泄肝火、解毒止痛。方用龙胆泻肝汤加减。随症加减：发头面，加牛蒡子、野菊花；有血疱，加水牛角、牡丹皮；疼痛明显，加乳香、没药、延胡索、全蝎、蜈蚣；纳食不香，加鸡内金、枳实。

（2）脾虚湿蕴型　症见皮损淡红，疼痛不显，疱壁松弛，口不渴，食少腹胀，大便时溏，舌淡或正常，苔白或白腻，脉沉缓或滑。治宜健脾利湿、解毒止痛。方用除湿胃苓汤加减。随症加减：发于下肢者，加牛膝、黄柏；水疱大而多者，加土茯苓、萆薢、车前草。

（3）气滞血瘀型　症见皮疹减轻或消退后局部疼痛不止，放射到附近部位，痛不可忍，坐卧不安，重者可持续数月或更长时间，舌暗，苔白，脉弦细。治宜理气活血、通络止痛。方用柴胡疏肝散合桃红四物汤加减。随症加减：心烦寐差者，加珍珠母、牡蛎、栀子、酸枣仁；疼痛剧烈者，加延胡索、乳香、没药、蜈蚣。

（4）肝肾阴虚型　症见病变部位皮肤呈暗褐色，疼痛日轻夜重，伴头晕耳鸣，口干咽燥或心烦失眠，大便干燥，视物不清，舌红少苔，脉细或细数。治宜滋肾养阴、活血通络。方用一贯煎合桃红四物汤加减。随症加减：失眠者，加夏枯草；皮肤发痒者，加蒺藜、钩藤、牡丹皮；便干者，加决明子、大黄、火麻仁。

（5）阳虚瘀阻型　症见疱疹消退后，患处皮肤仍有胀痛窜痛感，得热痛减，或麻木疼痛，痛处喜温喜按，神疲乏力，气短懒言，畏寒喜暖，纳谷不香，口唇色暗，夜尿频，舌质暗淡，苔薄白，脉沉细。治宜温补阳气、活血通络。方用补阳还五汤合桃红四物汤加减。随症加减：阳虚明显者，加黑附片、肉桂；失眠者，加珍珠母、牡蛎；脾虚者，加陈皮、白术、茯苓。

临床观察：曾奇生以上方辨证治疗60例带状疱疹患者，用药7天后皮疹消退并无后遗症42例；皮疹消退30%以上，疼痛减轻12例。总有效率90%。[②]

8. 王军分3型

（1）火毒型　症见焮红皮损上可见丘疹、丘疱疹及疱壁紧张的小水疱，自觉灼热刺痛，夜难成寐，伴有口干口苦，溲赤便秘，舌红，苔薄黄或干黄，脉象弦数。治宜凉血泻火。方用银翘散加减：

① 朱卉雯.辨证分型治疗蛇串疮122例临证体会[J].辽宁中医药大学学报，2014，16(6)：195.
② 曾奇生.中药治疗带状疱疹60例[J].光明中医，2013，28(12)：2547-2548.

大青叶10克、玄参10克、贯众10克、黄芩10克、连翘15克、金银花15克、生地黄15克、马齿苋15克、炒牡丹皮10克、赤芍10克。随症加减：壮热不退，加水牛角3克、绿豆衣15克、金银花炭15克、生地黄炭15克；口苦，溲赤，加焦栀子6克、炒龙胆草6克；大便秘结，加炒枳壳6克、酒大黄(后下)6克、桔梗10克；皮损部位在颜面区，加杭菊花10克、桑叶10克；接近眼角区，加谷精草10克、炒黄连3克；如疱壁紧张欲破，疼痛颇重，外用苦参疱疹酊(中成药)敷贴，每日换药1次。

(2) 湿毒型　症见红晕的皮损上出现数群簇集成窜的水疱，状如绿豆大小，排列成带状，各群疱疹之间夹有正常皮肤，3～5天后，疱液浑浊溃破，进而出现糜烂浸淫现象，甚至形成坏疽性溃烂，自觉痛痒交作，口不渴或渴不欲饮，纳呆腹胀，大便时溏，舌质淡红，苔薄白或白腻，脉濡数或滑数。治宜清化湿热，佐以凉血解毒。方用薏米赤豆汤：薏苡仁15克、赤小豆15克、茯苓皮15克、金银花15克、地肤子15克、生地黄15克、车前子10克、车前草10克、赤芍10克、马齿苋10克、甘草6克。随症加减：皮损渗出糜烂重者，加六一散(包煎)15克、藿香10克、佩兰10克；皮损溃烂，坏死，久不收敛者，加黄芪15克、党参10克、白薇10克、山药30克；皮损溃烂或渗出多者，外用盐酸黄连素油剂(医院制剂)，外涂患处，每日换药1次。

(3) 气滞型　症见患处皮损透发不明显，痛如针刺，或隐痛绵绵，动则加重，常伴心烦，夜寐不安，纳差，脉细涩，舌红，苔薄黄。治宜疏肝理气、通络止痛。方用金铃子散加味：川楝子10克、郁金10克、紫草10克、延胡索10克、醋柴胡6克、青皮6克、炒白芍10克、当归10克、丝瓜络10克、炙乳没各10克。随症加减：头昏目眩，加茺蔚子10克、川芎6克、蔓荆子6克；视物不清，加杭菊12克、枸杞子12克、桑叶10克；疼痛日久不愈，酌加蜈蚣2条、全蝎3克。

凡属火毒型和部分气滞型患者，均采用毫针围刺疗法，即取30～32号毫针，在皮肤四周呈30°斜刺入皮下，施泻法，留针15～30分钟，其间捻转3～5次。每日针刺1次。一般针刺1～2次，疼痛即可明显减轻。以上各型每日1剂，每日服3次，治疗10天为1个疗程。临床观察：王军以上方辨证治疗46例带状疱疹患者，其中火毒型25例，湿毒型15例，气滞型6例。结果：痊愈37例，显效6例，有效2例，无效1例。①

9. 唐艺洪分3期

(1) 早期　症见突起红斑水疱，灼热刺痛，常带状排列，水疱小而清亮。治宜疏风清火、除湿止痛。方用柴胡疏肝散加板蓝根、泽泻、车前草。

(2) 中期　症见水疱成簇，痛如火燎，疱疹大小不一，色暗紫红混浊，分布成带状，有如蛇形缠绕。治宜清肝利湿、解毒通络。方用柴胡疏肝散加大青叶、木通。

(3) 后期　症见疱疹结痂脱落，肤色正常，沿神经支配的皮肤神经分布有持续性疼痛，如针刺、虫咬或刀割状。治宜柔肝养血、活血行滞。方用柴胡疏肝散加当归、熟地黄、西洋参。

以上各方均每日1剂，水煎分早、晚2次服用，7天为1个疗程。临床观察：唐艺洪以上方辨证治疗60例带状疱疹患者。结果：痊愈43例，好转13例，皮疹消退不足30%，仍有疼痛4例。总有效率93.3%。②

10. 郑志广分3证

(1) 肝经湿热证　症见疱疹焮红、灼热刺痛(多见于头面、耳部、胸胁部)，并伴有口苦咽干，饮食纳呆，大便干结，小便溲赤，舌苔略黄腻，舌质红，脉滑数。治宜清肝火、清热利湿。方用龙胆泻肝汤加减：龙胆草20克、板蓝根20克、柴胡110克、生地黄20克、生栀子20克、泽泻15克、黄芩20克、车前子(包煎)12克、当归9克、延胡索12克、枳实12克、甘草6克。随症加减：发于颜面者，加金银花15克、白芷9克、牛蒡子9克；发于

① 王军.辨证分型治疗带状疱疹46例临床观察[J].云南中医中药杂志，2012，33(2)：25.
② 唐艺洪.柴胡疏肝散治疗带状疱疹60例[J].中国中医药现代远程教育，2010，8(9)：47-48.

眼部者，加草决明 12 克；发于上肢者，加姜黄 15 克；发于腰以下者，加川牛膝 9 克；有血疱者，加生侧柏叶 20 克、紫草 15 克；疼痛甚者，加制乳香 9 克、制没药 9 克。外用雄黄酊（雄黄粉 50 克，加 75%酒精 100 毫升）摇匀搽患处，每日 3～6 次。

（2）气滞血瘀证　症见疼痛剧烈、皮疹消退后仍疼痛不已（以老年肿瘤患者多见），伴头晕、乏力，舌紫，苔薄，脉弦。治宜理气活血止痛。方用逍遥散加减：生地黄 30 克、当归 20 克、紫丹参 30 克、延胡索 12 克、川楝子 9 克、枳实 9 克、豨莶草 9 克、柴胡 15 克、郁金 12 克、生甘草 3 克。随症加减：年老体弱气虚者，加生黄芩 30 克、党参 15 克、白术 9 克：血虚者，加红藤 30 克、鸡血藤 30 克：气阴两虚者，加生黄芪 30 克、党参 20 克、白术 20 克、玄参 15 克、麦冬 15 克、炙黄精 30 克；气滞血瘀作痛属寒者，加肉桂 12 克、淫羊藿 12 克、干姜 6 克。

（3）脾胃湿热证　症见水疱易破裂、糜烂、流滋多（多见于腹部、臀部、下肢），伴有食欲不振，苔黄腻，脉滑数。治宜清热健脾利湿。方用除湿胃苓汤加减：苍术 9 克、川黄柏 9 克、蒲公英 15 克、土茯苓 30 克、金银花 12 克、败酱草 12 克、半枝莲 12 克、薏苡仁 30 克、延胡索 12 克、川楝子 9 克、枳实 9 克、生甘草 3 克。随症加减：腹满胀重者，加木香 9 克、枳实 9 克。外用三黄洗剂（大黄、黄柏、黄芩、苦参各等份，共研细末，取 10～15 克，加入蒸馏水 100 毫升，临用时摇匀）外搽患处，每日 3～6 次。

临床观察：郑志广以上方辨证治疗 90 例带状疱疹患者。结果：经治疗后，肝经湿热证痊愈 45 例，有效 4 例，疼痛消失时间为 2～5 天，皮损干涸结痂时间为 4～7 天，痊愈时间平均为 4.2 天；气滞血瘀证痊愈 28 例，有效 5 例，无效 1 例，痊愈时间平均为 7.8 天；脾胃湿热证痊愈 4 例，有效 3 例，疼痛消失时间为 5～10 天，皮损干涸结痂时间为 7～12 天，痊愈时间平均为 7.8 天。①

11. 颜国富分 2 型

（1）肝火型　症见皮肤红赤，疱疹如粟，密集成片，灼热疼痛，一般不易糜烂，舌红，苔黄或黄腻，脉弦滑数。治宜清泄肝火。方用龙胆泻肝汤加减内服：龙胆草 8 克、柴胡 10 克、木通 6 克、生栀子 10 克、黄芩 10 克、生地黄 15 克、板蓝根 30 克、大青叶 20 克、牡丹皮 12 克、赤芍 10 克、生甘草 6 克。

（2）脾湿型　症见水疱大如黄豆，或黄或白，容易糜烂，疼痛较重，舌淡红，苔黄腻或白腻，脉濡或滑数。治宜清脾除湿。方用除湿胃苓汤加减：苍术 10 克、厚朴 10 克、木通 10 克、茯苓 15 克、泽泻 15 克、生栀子 15 克、滑石 20 克、薏苡仁 30 克。

随症加减：以上各型均可加僵蚕 12 克、地龙 15 克、全蝎 5 克以通络止痛；可用板蓝根 30 克、大青叶 30 克、生地黄 20 克、生栀子 20 克煎水外洗患部。临床观察：颜国富以上方辨证治疗 36 例带状疱疹患者。结果：治愈 32 例，占 88.9%；显效 4 例，占 11.1%。全部有效。一般患者 3～9 天内皮损大部分结痂或结痂脱落，3～5 天内疼痛消失，平均治愈天数 8 天。②

12. 谢义达等分 3 型

抗病毒汤（基本方）：柴胡 8 克、茵陈 30 克、黄芩 12 克、生地黄 15 克、金银花 15 克、大青叶 15 克、连翘 10 克、板蓝根 30 克、虎杖 9 克、贯众 9 克、人参叶 9 克、黄芪 9 克、徐长卿 9 克、龙胆草 9 克。

（1）肝经火毒型　多见秋末冬初，症见发病急骤，体温升高，全身症状明显，口苦咽干，渴喜冷饮，烦躁易怒，便秘溲赤，夜难成寐，面色红赤，舌尖鲜红，苔黄或燥，脉弦数，疱疹红赤、疱壁紧张，焮红灼热，分布广泛，常以水疱、丘疱疹和血疱为主，疱疹周围潮红，疱面发亮，多发于头面躯干口腔黏膜等处。治宜泻火解毒、清热凉血、利湿止痛。方用抗病毒汤去黄芪，加黄连。每日 1 剂，煎汤早晚各服 1 次。

---

① 郑志广.中医药治疗带状疱疹的临床观察与分析[J].中国现代医生，2008，46(29)：80.

② 颜国富.辨证分型治疗带状疱疹 36 例[J].湖南中医杂志，1997(3)：51.

(2) 脾经湿毒型　多见于冬末春初或夏季，症见发病较慢，体温较高，全身症状较明显，口不渴或渴不思饮，纳呆腹胀，便溏溲赤，面色无华，舌胖质淡红，苔黄白腻，脉濡数或滑数，疱疹炎症较轻，数群簇集成串水疱，呈带状分布。疱壁较松弛，疱内有混浊性液体，易于溃破，糜烂浸淫或化脓，重则坏死结黑痂。治宜清热解毒、健脾祛湿、通络止痛。方用抗病毒汤去柴胡、龙胆草、连翘、生地黄、黄芪、虎杖、贯众，加苍白术、薏苡仁、赤茯苓、赤小豆、炒莱菔子、川萆薢。

(3) 肝郁气滞型　多见于老年人，症见体质虚弱，面色暗晦，情绪抑郁，常伴心烦，夜寐不安，纳少便溏，舌质紫绛(或淤斑)，苔薄白带黄，脉弦带数或弦细，疱疹消退后仅留下疤痕，但局部刺痛或隐痛，缠绵不止，动则加剧。治宜疏肝理气、活血化瘀、通络镇痛。方用抗病毒汤去龙胆草、茵陈、黄芩、金银花、连翘、生地黄、虎杖、贯众，加丹参、鸡血藤、当归、王不留行、郁金、延胡索、磁石、紫石英。

随症加减：高热和头痛者，加石膏、知母、水牛角、羚羊角、蝉蜕、绿豆衣；心烦者，加竹叶；夜寐不安者，加酸枣仁、夜交藤、合欢皮、伏神、龙齿；神经疼痛甚者，加乳香、没药、刺刁根、罂粟壳、刘寄奴、细辛、蜈蚣、全蝎、珍珠母、代赭石；湿热盛者，加苦参、黄柏、青蒿、桑白皮、地骨皮；合并感染者，加蒲公英、紫花地丁、穿心莲、败酱草、野菊茶、马齿苋；纳呆者，加枳壳、神曲、麦芽、山楂、佛手、炒莱菔子；体质虚弱及年老患者，加党参、白术、灵芝、何首乌、黄精、枸杞子；阴虚阳亢者，加龟甲、鳖甲、石决明。

外敷中药自拟拔毒止痛散：新鲜真珠花菜200克、白花蛇舌草200克、马齿苋200克、雄黄粉60克、青黛粉100克、穿心莲粉100克、白芷50克、徐长卿50克。将新鲜真珠花菜、马齿苋、白花蛇舌草3味捣烂挤汁，与上述5种药粉和适量醋共调匀成糊剂，涂于患处。

临床观察：谢义达以上法配合耳针、激光与西药(维生素 B_1、B_6、B_{12}，部分患者应用盐酸吗啉胍片，个别患者应用倍他米松)治疗33例重症带状疱疹患者。耳针穴位：两耳之肝、胆、神门，埋针5～10天。激光穴位照射：用氦氖激光照射内关、阳陵泉、足三里及局部糜烂坏死处，若神经持续疼痛不止者，可加照射支沟。其中肝经火毒型10例，脾经湿毒型18例，肝郁气滞型5例。结果：全部痊愈，见效天数最短3天，最长5天，平均住院治疗21天。①

13. 胡建华分3型

(1) 热盛型　症见水疱壁紧张，周围皮肤潮红，自觉剧痛或伴瘙痒，常有轻重不等的全身症状，舌质红，苔黄，脉弦滑或数。治宜清热利湿、解毒止痛。药用龙胆草9克、生栀子6克、甘草6克、黄芩10克、连翘10克、泽泻10克、延胡索10克、车前子10克、川楝子10克、大青叶30克、白花蛇舌草30克、板蓝根30克、生地黄15克。

(2) 湿盛型　症见炎症较轻，水疱壁松弛，疼痛较轻多伴痒，舌淡体胖，苔白腻，脉沉缓或沉滑。治宜健脾利湿、解毒止痛。药用白术10克、厚朴10克、车前子10克、泽泻10克、延胡索10克、川楝子10克、陈皮6克、甘草6克、板蓝根30克、大青叶30克、白花蛇舌草30克、薏苡仁30克、茯苓15克。

(3) 气滞血瘀型　症见皮疹消退，但仍自觉疼痛，舌质暗，苔白，脉弦细。治宜活血化瘀、行气止痛、清热解毒。药用当归10克、桃仁10克、红花10克、延胡索10克、全丝瓜10克、木香10克、白芍10克、陈皮6克、鸡血藤15克、大青叶30克、薏苡仁30克、板蓝根30克、白花蛇舌草30克、川芎9克。

临床观察：胡建华以上方辨证治疗132例带状疱疹患者。结果：皮损消退最快者2天，最慢者17天，平均7.5天；疼痛消失最快者3天，最慢者30天，平均10.6天。②

① 谢义达，等.辨证分型治疗重症带状疱疹33例临床观察[J].上海中医药杂志，1990(1)：22.
② 胡建华.辨证治疗带状疱疹132例临床观察[J].中医杂志，1984(7)：49.

14. 徐宜厚等分3型

（1）火毒型　症见焮红皮损上可见丘疹、丘瘤疹和疱壁紧张的小水泡。自觉灼热刺痛，夜难成寐，伴有口干口苦，溲赤便秘结，舌红，苔薄黄或干黄，脉象弦数。治宜凉血泻火。方用大青连翘汤：大青叶9克、玄参9克、贯众9克、黄芩9克、连翘12克、金银花12克、生地黄12克、马齿苋12～15克、炒牡丹皮6克、赤芍6克。随症加减：壮热不退，加羚羊角3克、绿豆衣12～15克、金银花炭12～15克、生地黄炭12～15克；口苦、溲黄，加焦栀子6克、炒龙胆草3～6克；大便燥结，加炒枳壳6克、酒大黄（后下）6克、桔梗10克；皮损部位在颜面区，加杭菊花10克、霜桑叶10克；接近眼角区，加谷精草10克、炒黄连1.5克；如疱壁紧张欲破，疼痛颇重，外用芙蓉膏敷贴。芙蓉膏：鲜芙蓉叶（阴干）置麻油内（按15斤芙蓉叶100斤麻油比例配成）。煎熬至芙蓉叶焦枯，去渣留油，然后兑入适量黄蜡收膏。每日换药1～2次。

（2）湿毒型　症见红晕的皮损上出现数群簇集成串的水泡，状如绿豆大小，排列成带状，各群疱疹之间夹有正常皮肤，3～5天后疱液浑浊溃破，进而出现糜烂浸淫现象，甚至形成坏疽性溃疡。自觉痛痒交作，口不渴或渴不多饮，纳呆腹胀，大便时溏，舌质淡红，苔薄白或白腻，脉濡数或滑数。治宜清化湿热，佐以凉血解毒。方用薏米赤豆汤：薏苡仁15克、赤小豆15克、茯苓皮12克、金银花12克、地肤子12克、生地黄12克、车前子9克、车前草9克、赤芍9克、马齿苋9克、甘草6克。随症加减：皮损渗出，糜烂重者，加六一散（荷叶包煎）15克、藿香10克、佩兰10克；皮损溃烂坏死久不收敛者，加黄芪12～15克、党参10克、白蔹10克、山药30克；皮损溃破或渗出多者，外用冰石散，掺在黄连膏（薄薄涂在纱布上）分块贴敷，每日换药1次；脓腐未脱时，酌用九一丹掺在黄连膏内（稍厚涂在纱布上）分块贴敷，每日换药1次；待脓腐脱净，酌用收敛生肌药，直至结痂为止。冰石散：煅石膏30克、冰片0.6克，研极细末。黄连膏：黄连15克、黄柏10克、姜黄10克、当归尾15克、生地黄30克、麻油360克、黄蜡120克，依法熬为软膏。九一丹：煅石膏27克、红升丹3克，研极细末。

（3）气滞型　症见患处皮损透发不明显，痛如针刺，或隐痛绵绵，动则加重，常伴心烦，夜寐不安，纳差，脉细涩，舌红，苔薄黄。治宜疏肝理气、通络止痛。方用金铃子散加味：川楝子9克、郁金9克、紫草9克、延胡索6～9克、醋柴胡6克、青皮6克、炒白芍12克、当归12克、丝瓜络10克。随症加减：头昏目眩，加茺蔚子10克、川芎6克、蔓荆子6克；视物不清，加杭菊花12克、枸杞子12克、桑叶10克；疼痛日久不除，酌加金头蜈蚣1～2条、全蝎0.9～1.8克；痛处可用樟脑少许，掺于平安膏中外贴，2～3日换药1次；若疼痛日久不瘥，可用丁桂散掺在阳和解凝膏中外贴，2～3日换药1次，若在丁桂散中加入少许麝香通络止痛效果更佳。平安膏：川乌30克、草乌30克、白蔹30克、橡皮30克、肉桂30克、白芷30克、羌活30克、苦参30克、木鳖肉30克、甲片30克、白及30克、赤芍30克、乌药30克、玄参30克、独活30克、生地黄30克、大黄30克、甘草30克、当归30克、麻油5 000克，依法熬膏，每500克药油兑入铅粉240克。丁桂散：丁香、肉桂等份，山柰少许，研细末。阳和解凝膏：干牛蒡子草750克、千白凤仙梗60克、川芎120克、桂枝60克、川附子60克、大黄60克、当归60克、肉桂60克、草乌60克、川乌60克、地龙60克、僵蚕60克、赤芍60克、白芷60克、白及60克、乳香60克、没药60克、川续断30克、防风30克、荆芥30克、木香30克、五灵脂30克、香橼皮30克、陈皮30克、麝香30克、苏合香油120克，依法熬膏。

属火毒型和部分气滞型患者均采用围刺疗法，即取30～32号毫针，在皮肤四周呈30°斜刺入皮下，施泻法，留针15～30分钟，其间捻转3～5次。每日针1次。一般针刺1～2次疼痛即可明显减轻。

临床观察：徐宜厚以上法治疗44例带状疱疹患者，其中火毒型24例，湿毒型16例，气滞型4例。结果：痊愈36例。治疗时间最短5天，最长

19 天。显效 6 例,有效 2 例。①

经 验 方

1. 清肝泻火除湿方　龙胆草、板蓝根、大青叶、车前子、泽泻、甘草。每日 1 剂,水煎服,分早晚 2 次服用。罗秀萍以上方联合刺络拔罐放血疗法治疗 20 例带状疱疹患者,总有效率为 95.0%。清肝泻火除湿方联合刺络拔罐放血能够有效缓解带状疱疹患者的疼痛,改善患者 T 淋巴细胞亚群、细胞因子水平。②

2. 疱疹 1 号方　紫苏叶 6～10 克、荆芥 6 克、桑叶 15 克、葛根 15 克、板蓝根 15～30 克、蒲公英 15～30 克、忍冬藤 15～30 克、当归 9 克、赤芍 10 克、川芎 5 克。随症加减:患者皮肤疼痛剧烈,无法触碰,但疱疹量少,伴发热者,为风毒难以从体表透发,加蝉蜕 6 克、羌活 6 克协助透疹,使毒邪外出;疱疹量多,皮肤红肿显著者,加白花蛇舌草 15 克、半枝莲 15 克、大青叶 15 克以清热解毒;疱疹已透发,但患者皮肤刺痛明显,呈阵发性抽痛者,加金铃子散(延胡索 9 克、川楝子 9 克)以行气止痛,也可加僵蚕、路路通、丝瓜络等通络止痛。每日 1 剂。解郁结于体表之风热毒邪,清体内湿热之气。适用于带状疱疹早期,病程≤1 周,皮损鲜红,局部肿胀,自觉皮肤发热,水疱充盈,疼痛明显,皮肤难以触碰,伴有畏寒或畏风,大便较前干,一般无便秘,舌红,苔薄白,脉浮数。盛平卫以上方加减配合外治复方炉甘石洗剂治疗 100 例带状疱疹患者,复方炉甘石洗剂加入牛黄散 10 克(人工牛黄粉和生大黄粉按 1∶9 的比例预先调配好,放于密封罐中),摇匀备用。调配好的复方炉甘石洗剂,在每次使用前将其内的水与药粉摇匀,涂于皮肤红肿及有丘疱疹处,每日 3～4 次;配制好的洗剂应放于背光阴凉通风处。若患者对炉甘石洗剂过敏,可用 10～20 克牛黄散用适量的绿茶水调成薄薄的糊状涂于患处,每日 2 次。结果:治疗 1 周后,所有患者皮肤疼痛明显好转,红斑、水肿的症状明显减轻,疗效显著。在治疗结束后 3 个月回访,留有后遗神经痛 12 例(12%),发生率明显低于平均水平,经回访未见不良反应。③

3. 柏叶散　炒侧柏叶、黄柏、大黄、雄黄、赤小豆按 5∶5∶5∶3∶3 比例研细粉,过 120 目筛,密封备用;活蚯蚓用生理盐水洗净,用纱布擦干,称重后装入玻璃瓶中,取等量白糖撒入玻璃瓶中,两小时后将渗出液放 4℃密封保存。使用时用蚯蚓渗出液调涂药粉。局部以柏叶散调成糊状外敷,根据创面大小,均匀涂抹 0.2～0.3 厘米厚度,敷料覆盖,纱布绷带适度固定,每日 1 次。清热燥湿,凉血解毒,收湿敛疮,通络止痛。牛丹青等将 42 例带状疱疹随机分为治疗组与对照组各 21 例。对照组服用盐酸伐昔洛韦分散片,每次 0.3 克,每日 2 次,局部以 3%硼酸溶液湿敷,外涂阿昔洛韦乳膏;治疗组内服药物同对照组,局部以柏叶散外敷。结果:治疗组仅 1 例无效,其余均取得良好疗效,有效率为 95.24%;对照组 4 例无效,有效率为 80.95%。④

4. 中医药疗法　(1) 内服方:龙胆草 10 克、牡丹皮 10 克、赤茯苓 10 克、泽泻 10 克、柴胡 10 克、苍术 10 克、知母 10 克、车前子 15 克、板蓝根 15 克、大青叶 15 克、栀子 10 克、黄柏 10 克。随症加减:热甚者,加金银花、连翘;湿甚者,加薏苡仁、土茯苓;痛甚者,加威灵仙、延胡索、御米壳。剂量可临症自定,随症加减。金马合剂:金银花 30 克、马齿苋 60 克、大青叶 15 克、蒲公英 15 克、黄连 9 克、黄芩 9 克、赤芍 9 克、牡丹皮 9 克、延胡索 15 克、甘草 10 克。清热凉血,解毒利湿,祛瘀止痛。每日 1 剂,水煎分 3 次服。5 天为 1 个疗程。(2) 针灸治疗穴位:曲池、合谷、支沟、血海、三阴交、太冲、龙眼(经外奇穴,属小肠经脉,穴位在小指尺侧第 2、3 骨节之间,握拳于横纹尽处取

---

① 徐宜厚,等.辨证治疗带状疱疹 44 例临床观察[J].中医杂志,1984(4):48.
② 罗秀萍.清肝泻火除湿方联合刺络拔罐放血疗法治疗带状疱疹效果观察[J].中国农村卫生,2021,13(24):69-70.
③ 盛平卫,等.疱疹 1 号方合复方炉甘石洗剂治疗早期带状疱疹临床观察[J].中国社区医师,2018,34(34):97-99,101.
④ 牛丹青,等.柏叶散联合伐昔洛韦治疗带状疱疹的临床观察[J].现代中医药,2018,38(2):60.

之)，放血、丘墟透照海。每日1次。如溃烂明显，则在病灶及周围点刺放血。乔锦秀以上法共治疗63例带状疱疹患者，总治愈率100%。①

5. 中医药综合疗法 (1) 电围针：局部选穴阿是穴、相应夹脊穴、期门、曲泉、足窍阴、中渚、支沟、行间、阴陵泉。随症加减：心烦，可加刺郄门穴、神门穴；后遗症疼痛，可加刺内关穴、合谷穴；口苦，可加刺阳陵泉，均用泻法。根据疱疹部位，选用1.5寸毫针，用碘伏棉球常规皮肤消毒后，将毫针于疱疹区边缘正常皮肤处平刺进针。针尖刺疱疹带中心部位，每隔半径2～3厘米刺入1针(针数多少根据疱疹面积大小而定)，捻转使之得气。然后接G6805－2型针灸治疗仪，每隔1～2针接一电极，同一输出电极的正负极要处于相对部位的毫针上，一般每一患处可通电4～8针，即需2～4对输出电极，通电后选用疏密波，强度以肌肉轻微跳动、患者感觉舒适为度，并留针25分钟。每日针刺1次，每5次为1个疗程。(2) 内服中药：龙胆草15克、黄芩12克、栀子12克、泽泻12克、木通12克、当归15克、生地黄12克、柴胡12克、甘草6克、车前子12克。每日1剂，每日3次，每5日为1个疗程。孔祥丽以上法治疗40例带状疱疹患者。结果：痊愈36例，好转4例。总有效率100%。②

6. 中医治疗 (1) 艾灸：在留针期间选取疱疹多发部位及蛇头穴，点燃艾炷在该部位行悬灸，以温热为度。根据疱疹区域的大小确定灸量，每部位1壮，严重的部位可连续灸2壮。(2) 刺络拔罐：针刺与艾灸结束后，选取大椎、肺俞、蛇头、龙眼、局部阿是穴。所选部位常规消毒，无菌操作，用一次性采血针进行刺络，并拔火罐于刺络部位，留罐10分钟，起罐，消毒；不能拔罐的穴位，如龙眼穴，刺络后佩戴一次性无菌手套，将血液用力挤出，血变则止。结束时用碘伏消毒刺络部位，并嘱患者创部不宜沾水或污物，以防感染。(3) 超激光照射：选取疱疹损害相关的神经根、神经支配区、疱疹或疼痛严重部位，用超激光进行照射30分钟。(4) 针刺：取穴大椎、风门、肺俞、合谷、蛇头、龙眼，行泻法。随症加减：肝胆湿热，加太冲、行间；脾虚湿蕴，加脾俞、三阴交、阴陵泉；气虚血瘀，加膈俞、胆俞、血海、足三里。局部取穴，根据疱疹部位与大小，在其周围每隔1寸进行扬刺。局部常规消毒，医者手指消毒，用毫针针刺。针刺完毕，于疱疹局部接通电针仪2～3组，选用连续波，电流量以患者耐受为度，留针30分钟，每日1次。(5) 中药内服：辨证分型给予龙胆泻肝汤、除湿胃苓汤、柴胡疏肝散和桃红四物汤。贺玉英将60例带状疱疹患者随机分为观察组与对照组各30例。对照组给予常规治疗；观察组在常规治疗基础上又给予针刺、艾灸、刺络、超激光、中药内服，2个疗程后对比两组疗效。结果：观察组总有效率明显高于对照组，临床症状改善更为明显；观察组不良反应发生率为3.3%，低于对照组的10.0%，差异均有统计学意义(均 $P<0.05$)。③

7. 中医综合治疗 (1) 口服剂：黄连10克、黄芩10克、人中黄10克、牡丹皮10克、金银花15克、连翘15克、紫草30克、大青叶20克、野菊花15克、板蓝根15克、红花10克、全蝎3克、甘草3克。清热解毒，疏肝通络，活血止痛。每日1剂，煎汤口服，早晚各1次。(2) 中药外用：生大黄30克、川黄柏30克、川黄连30克、制乳香5克、制没药5克。上药共研为细末，依据病灶大小，取适量药粉以凉茶开水调涂病灶，每日数次。(3) 针灸浮针治疗：患者取舒适体位，取病灶周围2～3寸的四边形交界点及各边中点、两对角线相交点为进针点，常规消毒，以2～2.5寸毫针沿皮纵行或横行将毫针平贴于皮下进针1～3厘米(皮下5毫米)，快速捻针至得气，之后做多次弧形扫扇运动，间隔10分钟左右捻针1次，重复做弧形扫扇运动，其后用胶布固定浮针，留针3小时。2日1次，7次为1个疗程。开门祛邪，通经活络，祛瘀止痛。李锋斌等将72例带状疱疹患者随机分为治疗组

① 乔锦秀，等.63例带状疱疹患者的中医药治疗体会[J].中国农村卫生，2017，2(4)：44.
② 孔祥丽.电围针配合内服中药治疗带状疱疹40例[J].健康之路，2017，16(2)：227.
③ 贺玉英.中医特色方法综合治疗带状疱疹30例临床疗效观察[J].医学理论与实践，2017，30(14)：2113－2114.

与对照组各36例。治疗组采用中药口服、外敷结合浮针综合治疗；对照组予以西药常规治疗。结果：治疗组有效率为97.2%，对照组有效率为83.3%，两组相比治疗组疗效明显优于对照组（$P<0.05$）。①

8. 火针加拔罐法　选穴为患处四周、耳部风溪穴（于耳轮结节前方指区和腕区之间）和相应部位敏感点。选用七星针1枚、三棱针1枚、玻璃火罐4～6个、消毒纱布若干。先针患处四周，后针耳穴。患处皮肤充分暴露，安尔碘消毒后，术者左手拇食指绷紧患处四周皮肤，若局部小水疱散在且少，可提捏局部皮肤，右手握七星针后端，食指压在针柄上，使用手腕之力，快速叩刺患部四周皮肤，使皮肤隐隐出血。术后视叩刺面积大小选适当型号玻璃火罐，用闪火法以患处为中心吸附于叩刺部位，使罐内出血数毫升至十几毫升不等，起罐后用纱布将污血擦净；再用按压法找出耳部相应部位敏感点和风溪穴，消毒后左手固定耳部穴位，右手持三棱针点刺，挤出少许血液用干棉球拭去。每日1次，耳部穴位左右轮换。7天为1个疗程。张海存以上方治疗70例带状疱疹患者。结果：临床痊愈38例，显效25例，有效5例，无效2例。总有效率97%。②

9. 自制外用制剂　天花粉、商陆根、当归、医用松节油。将天花粉、商陆根、当归按重量比1∶1∶1混合，加工碎成颗粒（粉碎机加工），过20目筛，把25千克颗粒放入中药多功能提取设备的提取釜中进行萃取；加入75%医用乙醇75毫升，82℃～85℃蒸煮2小时后，再浓缩1小时，浓缩成浓缩膏及结晶体，即天花粉、商陆根、当归复合提取物；取提取物再加入医用松节油，混合均匀，即成为治疗带状疱疹的中药制剂，分别将治疗带状疱疹制剂100毫升装入塑料瓶中密封备用。将上述自制中药混合液摇匀，然后均匀地涂抹在带状疱疹的皮肤上，晾3分钟即可，每日3次，连续使用10天。庞金萍将126例带状疱疹患者随机分为治疗组66例与对照组60例。对照组应用阿昔洛韦软膏，在带状疱疹病变局部涂擦，每2小时1次，每日6次；联合口服泼尼松每日30毫克，疗程10天。治疗组给予自制外用制剂。结果：治疗组愈显率为92.42%，对照组愈显率为66.67%。③

10. 内服药和外用疱疹膏　（1）内服血府逐瘀汤加金铃子散、大青叶、板蓝根。每日1剂，水煎分2次服。（2）外用疱疹膏：金银花60克、白芷60克、紫草60克、黄连60克、黄柏60克、大黄60克、冰片6克、雄黄4克、麻油适量。以传统的方法制膏备用。用时将疱疹患处用75%酒精消毒。有水疱者用无菌针头将水疱刺破，用棉签拭干，将疱疹膏均匀涂抹于无菌纱布上，敷于患处，每日2次。清肝火，解热毒，活血止痛。宋明丽将120例带状疱疹患者随机分为治疗组与对照组各60例。对照组使用阿昔洛韦软膏外涂患处，每日2次；治疗组内服血府逐瘀汤加金铃子散、大青叶、板蓝根，外用疱疹膏。两组病例均以10天为1个疗程。结果：治疗组治愈33例，好转22例，未愈5例，总有效率91.6%；对照组治愈25例，好转24例，未愈11例，总有效率81.67%。④

11. 中药汤剂联合湿润烧伤膏　（1）自拟中药汤剂：生地黄20克、牡丹皮10克、苦参20克、延胡索10克、金银花20克、连翘20克、蒲公英20克、丹参20克、甘草10克、茵陈15克、车前子10克、泽泻10克、龙胆草20克。每日1剂，水煎，早晚饭后半小时口服。清热祛湿，解毒止痛。（2）湿润烧伤膏：黄连、黄芩、黄柏、地龙等（汕头市美宝制药有限公司生产）。局部涂抹，每日早中晚各换药1次。促进创面再生，抗感染，止痛。刘拥军等将60例带状疱疹患者随机分为治疗组与对照组各30例。对照组口服自拟中药汤剂，局部涂抹阿昔洛韦乳膏，每日早中晚各换药1次。治疗组口服

---

① 李锋斌，等.中医综合治疗带状疱72例临床观察[J].内蒙古中医药，2016(1)：24.
② 张海存.火针加拔罐治疗急性带状疱疹70例疗效观察[J].云南中医中药杂志，2015，36(2)：97.
③ 庞金萍.自制外用中药治疗带状疱疹66例[J].中国中医药科技，2015，22(4)：461－462.
④ 宋明丽.疱疹膏外用治疗带状疱疹60例临床观察[J].中国民间疗法，2014，22(5)：23.

自拟中药汤剂，外用湿润烧伤膏。结果：治疗组总有效率为93.33%，对照组总有效率为53.34%，两组比较有统计学差异（$P<0.05$）。[①]

12. 丁香膏　丁香80克、黄芩100克、黄柏100克、青黛100克。将上药打成极细粉末（过150目筛），装入玻璃瓶备用。根据皮损面积用碘伏消毒后，取适量药粉以金银花水调成糊状，制成丁香膏外敷患处，每日2～3次。如果皮肤出现水疱且疱壁破溃或坏死的创面，则先取少许药粉撒在创面上，稍停片刻，再敷上丁香膏。7天为1个疗程。清热解毒。杜志超以上方治疗92例带状疱疹患者。结果：治愈36例，显效50例，未愈6例。总有效率93.5%。[②]

13. 芍药地黄汤加味　水牛角15克、生地黄15克、赤芍12克、牡丹皮9克、枳实9克、栀子12克、酒大黄3克。随症加减：肝经湿热重者，加龙胆草10克、黄芩12克；心火亢盛者，加黄连10克；偏于肝经郁火，酌加柴胡、郁金；偏于气滞血瘀，酌加川芎。每日1剂，水煎服，早中晚饭后服用，每次100毫升。清热解毒凉血，行气活血。适用于带状疱疹。唐燕以上方加减治疗55例带状疱疹患者。结果：均治愈，疗程最短3天，最长10天，平均6天。均无后遗神经痛。[③]

14. 利湿清热解毒方配合蜘蛛穴艾灸法　(1) 口服处方：生地黄20克、黄芩12克、赤茯苓12克、泽泻12克、滑石30克、车前子12克、大青叶12克、蒲公英15克、金银花藤20克。随症加减：发于头面颈部者，加菊花、钩藤、石决明；发于胸腹，腰背部者，加柴胡、香附、赤芍；发于上肢部位者，加羌活；下肢，加薏苡仁、牛膝；疼痛较剧烈者，加全蝎、延胡索；肝热甚者，加龙胆草、夏枯草；便秘者，加生大黄、瓜蒌仁。每日1剂，水煎服。清热解毒。(2) 用艾条灸蜘蛛穴，每日1次，每次灸15～20分钟。可以减轻疼痛，消除红肿、结痂。陈勇将58例带状疱疹患者随机分为治疗组38例与对照组20例。对照组用病毒唑注射液，每次0.2克，肌内注射每日2次，外用阿昔洛韦软膏外擦患处，每日3～4次。治疗组以利湿清热解毒方配合蜘蛛穴艾灸法。两组均以7天为1个疗程，未愈则继续下一个疗程。结果：治疗组1个疗程痊愈21例，2个疗程痊愈17例，未出现皮肤感染。总有效率100%；对照组1个疗程痊愈0例，2个疗程痊愈12例，3个疗程痊愈8例。总有效率100%。[④]

15. 麻黄附子细辛汤加味　麻黄10～15克、制附片30～60克（久煎1.5小时以上无麻味）、北细辛6～10克、乳香10～15克、延胡索15～30克、甘草10克。随症加减：倦怠乏力、心空气短、面黄无泽，合补中益气汤化裁；畏寒肢冷、腹痛便溏者，合附子理中汤化裁；口淡，苔厚，脘痞纳呆，尿短少者，合三仁汤化裁。助阳解表，温化寒湿。曹清文选取18例带状疱疹患者，根据症状、舌脉等情况，辨证为阳气不足，寒湿阻滞，以麻黄附子细辛汤为基础方治疗。结果：经治疗后全部治愈。治疗时间最长为1个月，最短1周。[⑤]

16. 傅青主火丹神方　丝瓜子30克、玄参30克、当归15克、升麻3克、柴胡3克。每日1剂，水煎服，每次300毫升，每日3次，7天为1个疗程。韩晓东将80例带状疱疹患者随机分为治疗组与对照组各40例。对照组给予龙胆泻肝汤加减：龙胆草15克、栀子10克、黄芩10克、生地黄10克、当归10克、柴胡10克、车前子（包煎）10克、泽泻10克、延胡索10克、生甘草6克。7天为1个疗程。治疗组口服傅青主火丹神方。结果：治疗组痊愈33例，显效5例，有效2例，无效0例，总有效率100%；对照组痊愈31例，显效4例，有效3例，无效2例，总有效率95%。[⑥]

---

① 刘拥军，等.自拟中药汤剂联合湿润烧伤膏治疗湿热型带状疱疹的疗效观察[J].中国烧伤创疡杂志，2014，26(1)：60.
② 杜志超.丁香膏治疗带状疱疹92例临床观察[J].承德医学院学报，2014，31(5)：408.
③ 唐燕.芍药地黄汤加味治疗带状疱疹55例[J].实用中医药杂志，2014，30(3)：198.
④ 陈勇.利湿清热解毒方配合蜘蛛穴艾灸治疗带状疱疹38例分析[J].内蒙古中医药，2013，32(16)：40.
⑤ 曹清文.麻黄附子细辛汤加味治疗带状疱疹18例的临床体会[J].内蒙古中医药，2012(23)：47.
⑥ 韩晓东.傅青主火丹神方治疗带状疱疹40例[J].中医杂志，2008，45(9)：438.

17. *复方解毒汤* 马齿苋30克、大青叶30克、紫草15克、败酱草30克、龙胆草15克、柴胡15克、川楝子15克、车前子15克、茯苓皮15克、蝉蜕12克、甘草6克。随症加减：若皮损鲜红，有数片红丘疹，丘疹集簇者，加牡丹皮15克、生地黄15克；若皮损深红，有大量血疱疹成数群成串小疱堆集者，加延胡索10克；若后遗疼痛者，加全蝎粉，每次3克，每日2次；若患处色素沉着而痛者，加桃仁15克、红花12克、赤芍12克。煎250毫升，早晚温服。凉血清热，解毒利湿，行气止痛。薛月梅以上方配合中药泥膏外敷治疗58例带状疱疹患者。结果：治愈42例，显效10例，好转4例，无效2例。[①]

18. *龙胆泻肝汤加味* 龙胆草10克、栀子10克、黄芩10克、柴胡10克、板蓝根10克、生地黄10克、牡丹皮10克、野菊花10克、紫花地丁10克、赤芍10克、生甘草10克、蒲公英15克、延胡索面2包。随症加减：眼部出现疱疹者，加青葙子10克、谷精草10克；大便秘结者，加大黄6克。每日1剂，水煎2次，早晚各服1次(每次100毫升)。李健贤以上方加减治疗11例带状疱疹患者。结果：痊愈10例。因累及角膜病情严重入院1例。痊愈时间3天6例，6天3例，12天1例。[②]

19. *龙胆泻肝汤合导赤散化裁方* 柴胡10克、车前子10克、木通10克、栀子10克、金银花10克、黄芩10克、赤芍12克、白芍12克、延胡索30克、紫花地丁30克、板蓝根30克、甘草6克。随症加减：烧灼刺痛剧烈者，加川楝子15克、郁金12克；皮疹流水渗出多者，重用木通30克，加滑石20克；高热者，重用柴胡30克，加连翘20克；口苦、大便干结者，加龙胆草10克；心烦甚者，加竹叶20克。每日1剂，水煎分3次服。泻肝利胆，清热利湿，消风止痛。配合外敷四黄五香治疱散：生大黄2份、生黄柏2份、黄芩2份、川黄连2份、生乳香1份、生没药1份、五倍子1份。研细末备用。用细茶汁调成糊状敷患处，干则易之，4～5次后，继则用芝麻油调敷。收湿敛疮，活血止痛。杨普选以上方治疗76例带状疱疹患者。结果：全部痊愈，其中68例内服龙胆泻肝汤合导赤散化裁方3剂，外用四黄五香治疱散3天而获痊愈；8例内服6剂，外用6天获痊愈。[③]

20. *自拟方* (1)内服中药方：生栀子12克、龙胆草12克、生地黄15克、黄芩10克、泽泻10克、车前子10克、甘草10克、薏苡仁20克、板蓝根30克、金银花30克。每日1剂，水煎分2次服。(2)外搽方：蜈蚣10条，研碎，用香油50克文火炸10分钟，每日用蜈蚣油搽患处3～5次。张振东将45例带状疱疹患者随机分为治疗组30例与对照组15例。对照组口服病毒灵0.2克，每日3次；肌注维生素B_1 100毫克、维生素B_{12} 0.25毫克，每日1次。治疗组以上法治疗。结果：治疗组痊愈28例，发生后遗神经痛2例；对照组痊愈13例，发生后遗神经痛2例。[④]

21. *毫针刺法* (1)主穴取夹脊，局部围刺；配穴取阳陵泉、血海、三阴交、侠溪、太冲、公孙。背部病变部位向上两椎旁开5分，针与椎体呈75°刺入1寸左右；局部围刺即在疱疹连结成片的周围约离疱疹0.5寸处呈15°角刺入。余传贤采用针刺治疗69例带状疱疹患者，均获痊愈。(2)吴瑞渊采用针刺拔罐的方法治疗100例带状疱疹患者，选用与病变部位相应的夹脊穴，用泻法刺之，加盖火罐10分钟，每日1次，平均痊愈天数为4.7天。(3)阎莉等采用刺络拔罐治疗18例带状疱疹患者，方法是取患侧的华佗夹脊穴刺5～8分，捻转泻法，针感放射至同侧胁肋为度，施手法1分钟，留针15～20分钟，再用三棱针在疱疹周围刺络出血，速将罐按在刺络部位，留罐10分钟，每日1次。结果：痊愈17例，其中14例治疗4次痊愈，好转1例。(4)王木琴等采用针刺治疗50例带状

---

① 薛月梅.内外合治带状疱疹58例[J].陕西中医函授，2002(2)：23.
② 李健贤.应用加味龙胆泻肝汤治疗带状疱疹11例[J].中西医结合杂志，1991(11)：670.
③ 杨普选.中药内服外敷治疗带状疱疹76例[J].陕西中医，1991，12(11)：497.
④ 张振东.中药治疗带状疱疹30例[J].辽宁中医，1991(7)：35.

疱疹患者，其中外感风热者9例，取穴风池、合谷、外关、阳陵泉、血海，用泻法；热毒内蕴34例，取阿是穴、华佗夹脊为主，辅以曲池、外关、阳陵泉，用泻法；脾虚湿盛3例，取足三里、期门、渊腑、丰隆、支沟、阿是穴，用平补平泻法；气滞血瘀4例，取章门、翳风、支沟、阳陵泉，用平补平泻法。结果：痊愈38例，有效12例。（5）任仕蓉取双侧合谷、曲池、患侧内关，另在皮损起始处各选一阿是穴，皮损周围选3～6个阿是穴，用泻法刺之（即截断头尾法），留针10～20分钟，每日1次，共治3次告愈。①

22. *梅花针法*　将皮损处常规消毒后，用梅花针均匀叩刺疱疹及周边皮肤，力量要匀，然后在皮损处拔上火罐，使疱疹内液体全部吸出，再涂上龙胆紫，保持清洁干燥，每日1次，3次为1个疗程。（1）孙桂霞采用梅花针加拔罐治疗53例带状疱疹患者，一般1周左右脱痂而愈。（2）李淑芹等用梅花针治疗60例带状疱疹患者。结果：痊愈30例，显效24例，有效4例，无效2例。（3）陈凤兰等采用梅花针加拔罐的方法治疗39例带状疱疹患者。结果：显效10例，有效29例。（4）王善生采用梅花针治疗192例带状疱疹患者，全部痊愈。②

23. *火针疗法*　循经取穴，以足太阳膀胱经为主，常用肺俞、肝俞、胆俞、脾俞等穴，病变在腰以上者配支沟，腰以下者配阳陵泉；另在皮损周围点刺，深度为1～3毫米。针时将针尖烧灼至红而发亮，速刺疾出。3日针1次。（1）郑学良等采用自控弹簧火针治疗105例带状疱疹患者，经1～3次均获痊愈。（2）许昌楼采用火针治疗30例带状疱疹患者，亦均获痊愈。③

24. *电针疗法*　根据病位局部取穴再加华佗夹脊，用泻法。每日1次，留针20分钟。（1）王咸华等采用电针治疗37例带状疱疹患者，治疗第1天见效者25例，平均痊愈时间9.64天。（2）李爱生等采用低压静电治疗机治疗21例带状疱疹患者，全部痊愈。④

25. *灸法*　施灸时在病变部位均匀缓慢地向左右上下回旋移动。（1）梁波采用回旋灸法治疗120例带状疱疹患者。结果：全部痊愈，平均治疗2.21天。止痛效果在5分钟～24小时出现的有112例，余8例在24～72小时灼痛消失。（2）李慎秋等用艾条围灸的方法治疗23例带状疱疹患者，疗效卓著，认为艾灸可以提高机体细胞免疫及体液免疫功能，加快血液循环，从而加速疗效。（3）金红用围灸法治疗16例带状疱疹患者，其方法是用艾条在病灶处由中心向周围围刺，灸至局部皮肤潮红，患者自觉舒服不痛为度。每日1次，重者可每日2～3次。结果：痊愈15例。（4）刘远坝采用灯火灸八穴治疗52例带状疱疹患者。结果：全部获愈，平均4.8天。一般治疗1～4天疼痛及炎症基本消失，2～5天水疱干涸结痂。⑤

26. *激光疗法*　采用上海医用激光治疗仪，输出功率20～25兆瓦，光斑直径30毫米，功率密度0.028～0.035兆瓦/平方厘米。照射部位：三叉神经带状疱疹照射三叉半月神经节，体表投影区在眉梢至外耳道口连线的后1/3处；面神经带状疱疹照射面神经膝状神经节，体表投影区在外耳道孔处。加照颈椎2～3棘突间旁开2厘米（患侧）。照射时间投影区10分钟，颈椎棘突旁5分钟，每日1次，5～7次为1个疗程。叶春山以上法治疗27例带状疱疹患者，均获痊愈，皮损痊愈时间(4.4±0.25)天，疼痛消失时间(5.29±0.34)天。⑥

27. *电磁疗法*　经络仪头接触穴位，直立与倾斜均可。每次选特定穴（或阿是穴）与配穴2～3组即可，每日1～2次，每次每穴5～15分钟，6次为1个疗程。于正方采用电磁经络仪治疗38例带状疱疹患者。结果：痊愈25例，显效7例，好转5例，无效1例。⑦

28. *液氮冻冷*　棉签浸渍液氮涂患处。王宝章采用液氮冷冻治疗20例带状疱疹患者，16例痊愈。⑧

---

①～⑧　兰茂璞，等.带状疱疹的非药物疗法近况[J].山东中医杂志，1991，10(4)：59－60.

29. 黄柏青黛散　黄柏15克、青黛10克、五倍子10克、冰片1克。上药共研极细末，加香油或葵花油适量调成糊状，外敷患处，每日换药2次。收湿敛疮，泻火止痛。冷长春以上法治疗34例带状疱疹患者，同时口服甲氰咪呱每次200毫克，每日3次，饭后服，睡前再服200毫克，以维持药效至次日。结果：全部痊愈。1～3天痊愈11例，4～6天痊愈18例，7～11天痊愈5例。[①]

30. 中药外敷和内服　疱疹散：菊花30克、苦参30克、煅石膏30克、蛇蜕粉15克、青黛15克、大黄15克、生栀子15克、白芷15克、冰片15克、桑螵蛸25克、龙胆草12克。上药共研成细末，香油调成糊状，外敷患处，每日1～2次。龙胆泻肝汤加味：龙胆草12克、木通12克、炒栀子12克、柴胡10克、黄芩10克、生甘草10克、泽泻15克、车前子15克、生地黄15克、当归6克。随症加减：发热者，加金银花30克、七叶一枝花15克、板蓝根20克；年老体弱者，加党参15克、焦白术10克，或加西洋参(另炖服)10克，并可选加珍珠母20克、生牡蛎20克、制乳香15克、制没药15克。每日1剂，水煎服。高良以上法治疗23例带状疱疹患者。结果：全部痊愈。治疗5天痊愈者8例，6～10天14例，10天以上1例。[②]

31. 复方冰乌油　冰片5克、雄黄8克、朱砂8克、白矾8克、川乌7克、草乌7克、细辛7克、白芷7克。上药分别研成极细粉末(后4味药需焙干再研末)，混匀后加麻油适量和二甲基亚砜3毫升调呈稀糊状，涂于皮损及疼痛区，涂后用薄层纱布覆盖，严禁入口。每日涂搽2～3次，直至痊愈。魏玲等将60例带状疱疹患者随机分为治疗组40例与对照组20例。治疗组全身治疗采用维生素B_{12}肌内注射及口服病毒灵，局部采用复方冰乌油外搽患处；对照组全身治疗与治疗组相同，局部处理用炉甘石洗剂外搽，每日3～4次。结果：全部痊愈。治疗组痊愈时间平均7天，最短2天，最长14天；对照组痊愈时间平均13天，最短8天，最长46天。[③]

32. 解毒消丹汤　菊花30克、大青叶30克、马齿苋30克、金银花15克、紫草15克、玄参10克、赤芍10克、川楝子10克、番泻叶3克、生甘草3克。每剂2煎，头煎内服每日2次。二煎以毛笔蘸涂患处，不计次数。贾美华以上方治疗40例带状疱疹患者。结果：全部痊愈。治疗2～3天痊愈者6例，4～5天痊愈者22例，6～7天痊愈者8例，8天痊愈者3例，1例23天疼痛消失。[④]

33. 黛蝎消疹汤　青黛粉(包煎)10克、生蒲黄10克、牡丹皮10克、赤芍10克、全蝎(研粉吞服)5～10克、板蓝根30克、薏苡仁30克、蚕沙(包煎)20克、萆薢20克、土茯苓20克。随症加减：纳呆者，加木香10克；疼痛甚者，加五灵脂10克；皮损完全消退后，仍遗留有神经痛者，去板蓝根，加丹参20克、红花10克、鸡血藤30克。每日1剂，水煎服。解毒除湿，化瘀止痛。张勇以上方治疗30例带状疱疹患者。结果：全部痊愈，其中10天内痊愈者16例，15天内痊愈者13例，20天内痊愈者1例。[⑤]

34. 解毒行气汤　大青叶30克、板蓝根30克、金银花30克、车前子20克、猪苓15克、延胡索15克、木防已15克、龙胆草12克、赤芍12克、乳香10克、栀子10克。随症加减：舌苔黄，大便干者，加大黄；热盛者，加牡丹皮；湿盛者，加薏苡仁；瘙痒者，加苦参；痛甚者，加罂粟壳；老年体弱者，加黄芪。少儿、老年者剂量酌减。每日1剂，水煎分2次服。江延东以上方加减治疗40例带状疱疹患者。结果：全部痊愈。服药最少者3剂，最多者6剂。[⑥]

---

① 冷长春，等.中西医结合治疗带状疱疹34例[J].广西中医药，1990，13(3)：13.
② 高良.中药外敷内服治疗带状疱疹23例[J].河北中医，1990，12(1)：31.
③ 魏玲，等.复方冰乌油治疗带状疱疹40例[J].中西医结合杂志，1990(8)：506.
④ 贾美华.自拟解毒消丹汤治疗带状疱疹40例[J].新疆中医药，1990(3)：37.
⑤ 张勇."黛蝎消疹汤"治疗带状疱疹[J].四川中医，1990(12)：42.
⑥ 江延东.自拟解毒行气汤治疗带状疱疹40例[J].广西中医药，1990，13(6)：3.

35. 雄黄洗剂　雄黄 20 克、明矾 20 克、侧柏叶 30 克、大黄 30 克、黄柏 30 克、冰片 5 克。除雄黄、冰片外，将其余药物加温水浸泡 20 分钟，然后文火煎 30 分钟，煎至 300 毫升左右滤出，加入雄黄、冰片粉末，充分混匀后，以不烫手为度。用纱布或脱脂棉沾药液洗患处，每日 2～3 次，每次 30 分钟，药液洗后保留，下次加温再用，5 天为 1 个疗程。解毒止痛。适用于带状疱疹。马林以上方治疗 30 例带状疱疹患者。结果：1～2 个疗程痊愈者 23 例，3 个疗程痊愈者 6 例，外院治疗眼带状疱疹 1 例。①

36. 特效蛇丹膏　黄连 30 克、七叶一枝花 50 克、明雄黄 60 克、琥珀 90 克、明矾 90 克、蜈蚣 20 克。先将蜈蚣放入烘箱内烤黄，然后分别取上药研为细粉，经 100 目筛选过，混匀装瓶备用。取药粉适量，用麻油调成糊状，即成本膏。使用时先在皮损处以生理盐水清洗局部，并用灭菌棉球揩干，然后将本膏涂布在灭菌纱布上敷贴患处，胶布固定。每日换药 1 次。赵金虎以上方治疗 560 例带状疱疹患者。结果：均在 5 天内痊愈，其中 1 天痊愈 70 例，2 天痊愈 315 例，3 天痊愈 140 例，4 天痊愈 28 例，5 天痊愈 7 例。②

37. 自拟方 1　(1) 清热解毒汤：当归 15 克、赤芍 15 克、紫花地丁 15 克、连翘 15 克、龙胆草 15 克、乳香 10 克、没药 10 克、甘草 10 克。每日 1 剂，分早、晚 2 次服。(2) 血风散：生石膏 25 克、龙骨 25 克、轻粉 5 克、冰片 5 克。上药共研细末，香油调成稀糊状，每日外搽患处 1 次。刘瑞起以上法治疗 50 例带状疱疹患者。结果：全部痊愈。5 天痊愈 31 例，7 天痊愈 14 例，10 天痊愈 5 例。③

38. 自拟方 2　生南星 10 克、七叶一枝花 10 克、山慈菇 12 克、白酒 200 毫升。将白酒倒入粗糙的瓷碗内，分别将上药入粗碗中，轻轻地在碗中来回摩擦后，搅拌药汁与酒，外搽患处，每日 3 次，一般用药 5 天左右痊愈。易献春等以上方治疗 1 例带状疱疹患者，疗效满意。④

39. 大黄五倍子膏　生大黄 2 份、黄柏 2 份、五倍子 1 份、芒硝 1 份。上药共为细末，过 120 目筛，加凡士林配成 3%的软膏备用。常规消毒皮损部位，按皮损面积大小将药膏平摊于纱布或麻纸上约 0.2 厘米厚，贴敷患处，用胶布或绷带固定，隔日换药 1 次。苦寒清热。适用于湿毒水疱。乔成林以上法治疗 150 例带状疱疹患者。结果：全部痊愈，最多敷药 4 次，最少敷药 2 次。⑤

40. 疱疹净搽剂　板蓝根 30 克、土贝母 30 克、贯众 30 克、甘油 100 毫升、95%乙醇 1 300 毫升、水杨酸粉 15 克、香精适量。将板蓝根、土贝母、贯众三药加水 2 000 毫升，先武火煎煮至沸 10 分钟，至文火煎煮 800 毫升，过滤去渣，再以水 1 000 毫升文火煎煮至 700 毫升，去渣，将两次药液混合煎煮至沸，移火待冷至约 50℃，兑入 95%乙醇 1 300 毫升的水杨酸溶液和甘油快速搅拌(每分钟 1 000 转)至淡黄水透明液体，瓶装备用。用消毒棉蘸药搽皮损区，每日 3～4 次，直至疱疹脱落。若疱溃有糜烂渗出者，则以搽剂 50 毫升兑温开水 300 毫升，湿敷患处，每次 10～20 分钟，每日 2～3 次，直至干燥结痂，待冷至约 50℃，则改疱疹净搽剂至痊愈。谢新剑以上法治疗 119 例带状疱疹患者。结果：痊愈 103 例，显效 15 例，无效 1 例。⑥

41. 自拟方 3　红藤 18 克、忍冬藤 30 克、紫花地丁 30 克、白花蛇舌草 30 克、络石藤 15 克、生地黄 15 克、虎杖 20 克、连翘 20 克、牡丹皮 10 克、贯众 10 克。随症加减：发热者，加知母 10 克、地骨皮 30 克；湿热者，加青蒿 20 克、黄芩 10 克；发于上部者，加牛蒡子 10 克、野菊花 20 克；发于腰部及胸胁部者，加郁金 15 克、绿梅花 10 克；发于下

① 马林，等."雄黄洗剂"治疗带状疱疹 30 例临床观察[J].黑龙江中医药，1990(5)：21.
② 赵金虎.特效蛇丹膏治带状疱疹[J].江苏中医，1989(8)：33.
③ 刘瑞起.中药治愈带状疱疹 50 例[J].广西中医药，1989，12(1)：28.
④ 易献春，等.中药外涂治疗带状疱疹[J].新疆中医药，1989(2)：30.
⑤ 乔成林.大黄五倍子膏治疗带状疱疹 150 例[J].中医杂志，1988(8)：15.
⑥ 谢新剑.中药泡疹净治疗带状疱疹 119 例[J].陕西中医，1988(12)：546.

部者，加川牛膝15克、车前子（包）30克；疼痛甚者，加用消炎止痛酊（千里光30克、白芷30克、薄荷15克、冰片5克，泡入75%酒精500毫升中，半月后即可外搽）外搽。每日1剂，水煎服，早、晚各服1次。凉血解毒，通络止痛。朱波刚以上法治疗50例带状疱疹患者。结果：全部痊愈。其中服药最少者3剂，最多者9剂，痊愈后很少有遗留神经痛者。注意事项：服药期间禁食辛辣荤腥之物，忌烟酒。①

42. *矾冰膏外搽* 雄黄30克、五倍子30克、枯矾20克、冰片3克、75%酒精100毫升。将前4味药研末，再用酒精调至成膏，瓶装备用。用时将膏药涂在皮损部位，每日1次。颜华贤以上法治疗21例带状疱疹患者，全部痊愈。治疗时间最长10天，最短4天。②

43. *龙胆泻肝汤* 龙胆草10克、连翘10克、黄芩10克、柴胡10克、当归10克、生地黄15克、车前草15克、泽泻6克、甘草6克、木通3克。随症加减：若并发热者，先以生石膏30～60克煎水煮群药；疼痛甚者，加大黄；后期痒感明显者，加白鲜皮；发于颜面，加菊花；侵及肩部者，加谷精草；发于下肢，加牛膝；发于肺部，加桑寄生、杜仲；发于上肢，加姜黄。每日1剂，水煎服，早晚分服。幼童酌减，孕妇禁忌。外用雄黄解毒散（雄黄30克、寒水石30克、生白矾120克，共研细末，凉开水调成糊状，敷患处，每日3～4次）。严幼芝等以上法治疗100例带状疱疹患者。结果：痊愈82例，其中59例服药3～5天告愈，好转18例。③

44. *龙胆泻肝汤加减和疏肝活血汤加减* 龙胆泻肝汤加减：龙胆草、生地黄、柴胡、黄芩、栀子、板蓝根、大青叶、车前子、泽泻、木通、羚羊粉等。疏肝活血汤加减：柴胡、黄芩、栀子、当归、赤芍、红花等。每日1剂。毛舒和等以上方配合西药（维生素B_1、B_{12}，部分患者应用强的松）治疗14例重症带状疱疹患者，平均住院22天，发病时间平均8天，疗程4周左右。结果：发热均在2～3天内消退，疼痛明显减轻，皮疹红肿在1周内显著减轻，1～2周皮疹结痂脱落。仅1例留有轻度疼痛。④

45. *龙胆泻肝汤加味* 龙胆草10克、黄芩10克、栀子10克、当归10克、柴胡6克、甘草6克、白芍30克、延胡索30克、川楝子30克。随症加减：皮损在上部，加葛根30克；在下部，加牛膝10克。每日1剂，每剂一半内服，一半外洗患处，6次为1个疗程。陈向东以上方加减治疗11例带状疱疹患者。结果：全部痊愈。痊愈时间最短4天，最长10天，平均6天。⑤

46. *自拟方4* 滑石100克、甘草15克、黄柏30克、地榆30克。上药共为细面，香油调涂患处，每日换药1次。随症加减：若疼痛较甚或皮损面大者，可配服龙胆泻肝汤。刘天骥以上方加减治疗129例带状疱疹患者。结果：痊愈96例，好转21例，无效12例。⑥

47. *金芍一贯煎* 白芍10～50克、生地黄10～50克、郁金10～30克、北沙参10～30克、麦冬10～30克、枸杞子10～30克、当归6～15克、川楝子6～15克。每日1剂，水煎分2次服。以上药量需根据患者年龄、体质、病情及病程灵活掌握。刘远坝将40例带状疱疹患者随机分为治疗组26例与对照组14例。对照组口服病毒炎0.2克，每日3次；维生素B_1 20毫克，每日3次；肌内注射板蓝根4毫升，每日1次；去痛片（痛时服）0.5克，每日3次。治疗组服金芍一贯煎。两组在治疗期间除局部有糜烂面者涂2%龙胆紫外，均不用其他治法。结果：治疗组均全部痊愈，其中服药2剂痊愈4例，服3剂痊愈6例，服药4剂痊愈10例，服药6剂痊愈4例，服药10剂痊愈1例，服药

---

① 朱波刚.凉血解毒通络法治疗带状疱疹50例[J].四川中医，1988(3)：45.
② 颜华贤.矾冰膏为主治疗带状疱疹21例[J].四川中医，1988(1)：41.
③ 严幼芝，等.龙胆泻肝汤治疗带状泡疹100例临床观察[J].天津中医，1988(1)：19.
④ 毛舒和，等.中西医结合治疗重症带状疱疹14例报告[J].天津中医，1987(4)：9.
⑤ 陈向东，等.加味龙胆泻肝汤治疗带状疱疹11例[J].陕西中医，1987(6)：267.
⑥ 刘天骥.带状疱疹[J].广西中医药，1987，10(4)：36.

12剂痊愈1例;对照组痊愈时间为6～21天,平均11天。全病程8～42天,平均14天。①

48. 清肝汤加味 牡丹皮10克、栀子10克、柴胡10克、当归10克、赤芍10克、川芎10克。随症加减:高热者,加生石膏30克;剧痛者,加郁金10克、延胡索15克;肝火盛,湿热内蕴者,加黄柏10克、龙胆草10克、马齿苋20克;感染坏死,热毒较重者,加黄连6克、大青叶15克、金银花15克;气滞血瘀者,加王不留行10克、桃仁10克、丹参15克;大便秘结者,加大黄10克;皮损发于颜面、头部者,加荆芥10克、杭菊花10克、草决明15克;发于上肢者,加桑枝10克;发于下肢者,加牛膝12克。外用药:雄黄30克、青黛30克、枯矾15克、天仙子20克、冰片3克。上药共研极细末,香油适量,调成糊状,瓶装备用。涂患处,每日3次。龚景林以上法治疗57例带状疱疹患者。结果:经内服、局部用药后全部痊愈。痊愈最短时间2天,最长者6天。②

49. Ⅰ号膏 生半夏、五倍子、生黄柏、伸筋草、麦粉各等份。以麦粉炒五倍子至熟,与黄柏、半夏、伸筋草碾为细末过筛成粉备用。用时加入陈醋搅拌为糊状,文火煎至外观呈棕黑色,七八成熟即可装瓶备用,宜当日配制为佳。纱布放入1%的腐植酸水溶液中浸湿,做成腐植酸敷料备用。视皮损情况不同确定,不全性带状疱疹一般只需在局部常规消毒后单纯涂敷Ⅰ号膏。其他型尚需先清除脓液痂皮,再依序敷用腐植酸敷料和外敷Ⅰ号膏,忌与其他药膏同时涂敷。因药膏内水分易于蒸发,一般需每日换药1次。敷贴时,按皮损面积大小,将外敷Ⅰ号膏涂于经消毒过的白麻纸上,一般厚0.5～1厘米,然后贴于患处,固定即可。使疱疹迅速吸收干燥,清疮杀菌,去腐生新。段荣亮等以上法治疗100例带状疱疹患者。结果:均在短期内获愈。治疗换药7天内痊愈69例,14天痊愈24例,14天以上痊愈7例。③

50. 黄连萆术汤 芡实15克、白术15克、猪苓15克、怀山药15克、连翘10克、防风10克、吴白芷10克、白蒺藜10克、桔梗10克、赤小豆10克、萆薢25克、茯苓30克、苍术12克。随症加减:偏热者,加桑白皮10克、金银花15克;偏寒者,加荆芥穗10克;寒重者,可加桂枝10克、附子30克;气虚者,加黄芪15克、防己10克;本病系病毒感染,一般都可加槟榔10～20克、板蓝根15克,还可加白鲜皮引药入皮毛,兼散风毒。2日1剂,重者可每日1剂。水煎20分钟,每日2次。健脾益肺,利水除湿,清热解毒,疏风宣肺。舒尚义等以上方加减治疗16例带状疱疹患者。结果:全部痊愈,治疗时间最短者6日,最长者15日。注意事项:禁忌鱼腥及牛羊肉。④

51. 马齿苋解毒汤 马齿苋15克、大青叶15克、紫草15克、败酱草15克、黄连10克、酸枣仁10克、煅龙骨30克、煅牡蛎或磁石(先煎)30克。随症加减:皮损焮红,有数片红丘疹、丘疱疹集簇者,加牡丹皮10克、生地黄15克;皮损深红,有大量血疱疹或数群成串小疱堆罩者,马齿苋加至20克,酌加金银花10克、连翘10克、泽泻10克;疱溃破且糜烂者,马齿苋加至25克,酌加龙胆草10克、木通10克、蒲公英15克、紫花地丁15克;剧痛者,去酸枣仁,加延胡索10克;无效,加罂粟壳10克;后遗疼痛者,单服全蝎粉,每次2～3克,每日1～2次;年老、年幼用量酌减,年老,可加白术、党参、黄芪等药。每日1剂,早晚各服1次。外治法:(1)皮疹群集,疱壁未破者,外涂四黄膏(黄连30克、黄芩30克、土大黄30克、黄柏30克、芙蓉叶30克、泽兰叶30克,共研细末,另用麻油500毫升入锅加温,加入黄蜡125克溶化,离火再加入上述药末,调和成膏),每日换药1～2次。(2)疱破溃渗出或糜烂者,用湿敷方(生地黄榆30克、马齿苋30克,水煎,去渣取汁500毫升,置凉待用),湿敷患处,每次15分钟,每日2～4

---

① 刘远坝.金芍一贯煎治疗带状疱疹疗效观察[J].中医杂志,1987(5):46.
② 龚景林.清肝汤加味治疗带状疱疹57例[J].新疆中医药,1986(2):28.
③ 段荣亮,等.外敷Ⅰ号膏为主治疗带状疱疹100例[J].陕西中医,1986,7(4):153.
④ 舒尚义,等.自拟黄连萆术汤治疗带状疱疹16例疗效观察[J].云南中医杂志,1985(6):36.

次。李林以上法治疗100例带状疱疹患者。结果：4～7天痊愈53例，8～14天痊愈33例，显效10例，有效4例。①

52. *三紫汤*　紫草10克、车前子10克、甘草10克、紫花地丁30克、紫参15克、茯苓皮15克、细木通6克、延胡索9克、大青叶15克（或板蓝根30克）。随症加减：食不知味，胃脘胀饱者，加鸡内金、炒白术、厚朴；皮疹发生在胸胁腰部者，加川楝子、柴胡、龙胆草；遗留神经痛，本方合归脾汤加减服之；病情重者，同时外涂冰黄酒（冰片10克、雄黄10克，加入70%酒精100毫升，用棉花棍蘸涂患部，1日数次），可缩短病程，增加疗效。此为成人用量，小儿用量酌减。每日1剂，水煎服，分早、中、晚服。秦发中以上方加减治疗84例带状疱疹患者。结果：服药6～8天治愈10例，10～12天治愈70例，20～25天治愈3例，30天治愈1例。②

53. *疱疹散*　山豆根50克、黄连（焙黄研为粉）30克、青黛30克、雄黄20克、密陀僧20克、朱砂10克、轻粉10克、蟾酥10克、冰片10克、炉甘石（火煅，研成极细末）30克。将各药混合和匀后过100目筛，经高压消毒后储瓶备用。局部先用3%碘酊消毒，以三棱针刺破水泡后，取蓖麻油调散呈糊状，涂搽患处每日3～5次，7天为1个疗程，必要时包扎，痊愈为止。消炎，杀菌，生肌，止痛。曾冲以上法治疗24例带状疱疹患者。结果：痊愈18例，有效4例，无效2例。痊愈时间最多8天，最少3天。③

54. *七厘散*　血竭、麝香、冰片、乳香、没药、红花、朱砂等。每支1.2克，每日1次，温开水送服。如用蜂蜜冲服更好。活血祛瘀，止痛收敛。适用于带状疱疹。沈鹏翔以上方治疗20多例带状疱疹患者。结果：疗效显著。患者均于服药第2～3天疼痛减轻，水泡不再增加，第4天水泡干瘪，第5～6天而愈。④

55. *刘华经验方*　当归20克、香附20克、延胡索20克、灵仙根20克、防己20克、陈皮20克、乳香20克、没药20克、甲片20克、柴胡20克、冰片20克、薄荷15克。研细末备用。用苎麻搓成麻线，250克麻线加水2 000克用上药共煮，待水煮干后加冰片磨浆搓晾干即成药线，用时取药线一段，用火点燃沿皮损周围由边沿至中心快速点状灸3次。刘华以上方治疗17例带状疱疹患者。结果：全部痊愈。一般经灸1～4次而愈。⑤

56. *龙胆泻肝汤加减*　车前子10克、柴胡10克、黄芩10克、茯苓10克、牡丹皮10克、泽泻10克、龙胆草6～10克、木通6～10克、生地黄15～30克、金银花24～30克、板蓝根24～30克、薏苡仁24～30克、生甘草3克。每日1剂，水煎服。泻肝胆实火，清热利湿。配合外治法：荆芥10克、防风10克、川椒10克、艾叶10克、威灵仙12克、黄柏15克、蛇床子20克、苦参20克、马齿苋20克、透骨草20克。煎汤用过滤液湿敷患处，每日2～3次，每次30分钟。每剂可用3次。消炎，止痛。许敏修以上法治疗21例带状疱疹患者，3例肌注维生素B_{12}、B_1和内服镇痛剂。结果：全部痊愈。痊愈最短时间3天，最长10天。1例有神经痛后遗症，于疱疹消失后50天神经痛消失。⑥

57. *雄黄雪花膏外用*　雄黄1克、儿茶1克、白矾1克、冰片0.5克。上药共研极细末，加市售雪花膏5克调匀外涂患处，每日2～3次。随症加减：若发热，可加服牛黄解毒片，每次2片，每日2次。张允桐以上方加减治疗24例病毒性皮肤感染患者，均在3～4天痊愈。⑦

58. *虎杖解毒汤*　虎杖15克、板蓝根20克、牡丹皮13克、赤芍13克、蝉蜕10克、甘草5克。

---

① 李林，等.北京中医学院学报，1985，8(4)：15.
② 秦发中.三紫汤治缠腰火丹84例[J].河北中医，1984(4)：24.
③ 曾冲.疱疹散外涂治疗带状疱疹24例[J].黑龙江中医药，1984(4)：45.
④ 沈鹏翔.七厘散治疗带状疱疹[J].新医学，1984，15(5)：239.
⑤ 刘华.带状疱疹[J].广西中医药，1983(6)：31.
⑥ 许敏修.中药治疗带状疱疹21例初步观察[J].山东中医杂志，1983(1)：22.
⑦ 张允桐.雄黄雪花膏外用治疗病毒性皮肤感染[J].辽宁中医杂志，1982(11)：48.

随症加减：发热者，加葛根、黄芩；继发细菌感染者，加金银花、连翘。每日1剂，水煎服，分2次服。蒋森以上方加减治疗13例带状疱疹患者。结果：全部痊愈，其中疗程3天者8例，5天者4例，因继发细菌感染疗程9天者1例。①

59. 芍药蒺藜煎　白蒺藜50克、土茯苓50克、赤芍15克、白芍15克、龙胆草15克、栀子15克、黄芩15克、泽泻15克、牡丹皮15克、木通10克、甘草10克、生地黄40克、防风25克、石见穿25克、槐花30克、马齿苋20克、菊花20克。随症加减：刺痛消失，疱疹干燥，局部结痂脱屑，但食纳欠佳者，去生地黄、龙胆草、菊花，加砂仁10克、扁豆花20克、焦麦芽60克、焦山楂60克、焦神曲60克。每日1剂，水煎服，每日2次。泻心肝之火，清肺脾之湿热。李浩川等以上方加减治疗30例带状疱疹患者，疗效甚著。②

60. Ⅰ号泥膏　五倍子、生黄柏、伸筋草、生半夏、面粉等量，食用醋适量。将面粉与五倍子炒至熟放冷，然后与黄柏、半夏、伸筋草共为细末，过箩成粉为外敷Ⅰ号粉，待用。使用时将粉用醋调成糊，大火煮熟，将本泥膏敷于病变部位皮面，用白麻纸贴其上，再以胶布或布带固定之。为便于观察疗效，每日或隔日换药1次。采用本膏治疗期间，禁用其他药物（特别是止痛剂）及方法治疗。张彩霞以上方治疗22例带状疱疹患者，全部痊愈。③

61. 自拟方5　野菊花30克、苦参30克、煅石膏30克、桑螵蛸24克、龙胆草12克、蛇蜕15克、大黄15克、栀子15克、没药15克、青黛15克、白芷15克、冰片15克。先将8味植物药烘干研末过筛，再把石膏、没药、冰片研末过筛，最后把青黛与全部药粉和匀装瓶，密封。用时将药末调麻油或菜油涂于患处。若有黄水溢出，用药末直接撒布于患处。每次上药时，须用生理盐水或用桉叶煎汤洗涤患处。周康杰以上方治疗65例带状疱疹患者。结果：全部痊愈。一般在用药2～5天痊愈，也有7～9天痊愈者（重者可加服本方药末每次9克，每日2次，开水送服）。④

62. 七厘散　朱砂45克、炒乳香45克、炒没药45克、红花45克、麝香3.6克、冰片3.6克、血竭300克、儿茶60克。上药共研极细末，密封收贮。每包装有2.1克。成人每日3次，每次1包，用温开水或黄酒送下。儿童减至半包，每日2～3次用温开水送下。疏筋，活血，止痛。适用于带状疱疹。张民夫以上方治疗11例带状疱疹患者，全部痊愈。治疗日期3～6天。⑤

单　方

1. 黄连膏　组成：黄连、黄柏、当归。功效主治：清中寓疏，降中寓升，泻中寓补；适用于带状疱疹。制备方法：取黄连、黄柏、当归适量，将黄连干燥后碾为细末，黄柏、当归投入麻油中浸泡数小时后置锅内煎炸，至药材色焦褐为度，滤渣，待冷却后加入黄蜡搅拌成流质状，再加入黄连粉，搅拌后做无菌处理，冷却后即制成黄连膏。用法用量：每日3次涂擦，10天为1个疗程。临床应用：李琳将60例带状疱疹患者随机分为治疗组与对照组各30例。对照组以棉签蘸病毒唑软膏均匀涂抹；治疗组采用黄连膏涂抹。结果：治疗组显效22例，有效8例，总有效率100%；对照组显效18例，有效6例，无效6例，总有效率80%。⑥

2. 瓜蒌散配合刺络拔罐法　瓜蒌散组成：瓜蒌（捣烂）30克、红花10克、甘草20克。用法用量：每日1剂，浓煎200毫升，分2次服，服用7天。刺络拔罐：2%碘酊消毒皮损区皮肤，75%乙醇脱碘。用消毒梅花针沿受损神经区域皮损区叩刺，刺破疱疹、丘疹，随即用消毒中号或小号火罐

① 蒋森.虎杖解毒汤治疗带状疱疹[J].新中医，1982(1)：14.
② 李浩川，等.芍药蒺藜煎治疗带状疱疹[J].吉林中医药，1982(3)：33.
③ 张彩霞，等.中药Ⅰ号泥膏外敷治疗带状疱疹等[J].陕西中医，1981，2(1)：21.
④ 周康杰.带状疱疹验方介绍[J].新医药学杂志，1978(3)：51.
⑤ 张民夫.试用七厘散治疗带状疱疹11例介绍[J].中医杂志，1965(12)：18.
⑥ 李琳.黄连膏治疗带状疱疹疗效观察[J].湖北中医杂志，2014，36(7)：40.

在叩刺部位拔罐3～5分钟，消毒干棉球擦干疱液及血迹。每日1次，共3次。梅花针及火罐用2%戊二醛浸泡消毒。破溃糜烂的皮损区不做刺络拔罐，只用2%碘酊消毒。疱疹融合及大疱型疱疹，直径大于0.5厘米者，头面部皮疹，用毫针刺破疱疹、丘疹，放出疱液即可，不予拔罐。刺络拔罐后3天内不能洗澡。临床应用：江顺奎以上法治疗30例带状疱疹患者。结果：痊愈27例，显效3例。总有效率100%。①

3. 扛板归　组成：扛板归新鲜全草(无鲜品时干品亦可)50～100克。功效主治：活血解毒，利水消肿；适用于带状疱疹。制备方法：上药捣烂加醋调和成泥状。用法用量：敷于患部，然后在其上用干净塑料膜剪成带环状覆盖药面，用胶布固定。每日换药2次。临床应用：张毓华以上方治疗38例带状疱疹患者。结果：4～5天全部痊愈。无神经痛后遗症。②

4. 妙贴散　组成：荞麦面、小麦面、硫黄。功效：祛湿，清热，降火，解毒，止痛。制备方法：荞麦面、小麦面、硫黄等份，共为细面。用法用量：浓茶叶水调和抹患处，每日6次。临床应用：宋纲领以上方治疗30例带状疱疹患者。结果：痊愈29例，好转1例，一般4日痊愈。③

5. 外用膏　二味拔毒膏组成：雄黄、白矾各等份，以3∶7加凡士林调糊状，瓶装备用。湿疹膏组成：硫黄30克、煅石膏30克、枯矾45克、青黛15克、冰片0.5克。制备方法：香油或菜油调成膏，装瓶备用。用法用量：局部先用75%酒精消毒，后用湿疹膏涂布患部，外再覆盖二味拔毒膏。隔日换药1次。临床应用：戴惠玲以上法治疗108例带状疱疹患者。结果：全部痊愈。90%患者3～5次痊愈，10%患者8～10次痊愈。④

6. 鱼二黄软膏　组成：鱼石脂软膏200克、大黄20克、黄柏15克。制备方法：将大黄、黄柏研成细末用蒸馏水调成糊状，再将鱼石脂软膏与二黄搅拌均匀，制成鱼二黄软膏。用法用量：常规消毒皮损部位，按皮损面积大小将药膏平摊于纱布上约0.3厘米厚，贴敷患处，用胶布或绷带固定，隔日换药1次。临床应用：陈作友以上方治疗100例带状疱疹患者。结果：全部痊愈。最多敷药5次，最少敷药2次，平均4次。⑤

7. 王不留行粉　组成：王不留行。制备方法：王不留行焙黄研碎粉，用温开水调成糊状。用法用量：外敷病变部位，每日2次。临床应用：高瑞英以上方治疗50例带状疱疹患者。结果：全部痊愈。重症病例外敷王不留行粉3～4次，治疗10天疼痛消失，皮疹结痂痊愈；中、轻度患者1周痊愈。⑥

8. 雄黄散　组成：雄黄8克、明矾8克、蜈蚣2克。功效：清热解毒，消肿止痛。用法用量：上药共研细末，用香油或冷开水调成糊状搽敷患处，每日3～4次，3天为1个疗程。临床应用：王发书以上法治疗39例带状疱疹患者。结果：全部痊愈。3天痊愈34例，6天痊愈5例。⑦

9. 光明草油膏　组成：光明草、香油。功效：清热解毒，通经活络，祛湿消肿。制备方法：将光明草的果实部分洗净晒干，炒焦碾细，用香油调成糊状装瓶备用。用经消毒的针头将疱疹刺破，然后将光明草油膏直接搽于患赴，其厚度以能遮盖疱疹即可。每日搽药2～3次，直至痊愈。临床应用：孟宪德以上法治疗100例缠腰火丹患者。结果：痊愈86例，好转13例，无效1例。平均治疗时间5.1天。未发现有后遗神经痛者。⑧

10. 军虎搽剂　组成：大黄(或虎杖)30克、煅石膏粉30克。制备方法：大黄(或虎杖)30克放入300～500毫升水中加温至80℃，滤出溶液，待凉后再入煅石膏粉30克，搅拌呈乳白色混悬剂。

① 江顺奎.瓜蒌散配合刺络拔罐治疗带状疱疹30例[J].现代中西医结合杂志，2005，14(21)：2817.
② 张毓华.扛板归外敷治疗带状疱疹[J].湖北中医杂志，1991(1)：44.
③ 宋纲领.妙贴散治疗缠腰火丹[J].河南中医，1991(4)：16.
④ 戴惠玲.外治带状疱疹108例[J].陕西中医，1989，10(8)：351.
⑤ 陈作友.鱼二黄软膏治疗带状疱疹100例[J].陕西中医，1989(10)：450.
⑥ 高瑞英.王不留治疗带状疱疹50例疗效观察[J].河北中医，1989(3)：6，18.
⑦ 王发书，等.雄黄散治疗带状疱疹39例[J].湖南中医杂志，1989(4)：27.
⑧ 孟宪德，等.外用光明草油膏治疗缠腰火丹100例[J].湖北中医杂志，1989(5)：47.

用法用量：涂搽患处(超过病灶范围)，每日4～6次，重者可采取湿敷或喷雾。临床应用：刘光达以上法治疗45例带状疱疹患者。结果：痊愈36例，好转9例。痊愈时间最短4天，最长7天。①

11. 半天青方　组成：半边莲50克、天胡荽50克、青黛(冲服)3克。随症加减：若皮损焮红，口苦溲赤者，加七叶一枝花10克；刺痛舌暗者，加刘寄奴10克。用法用量：每日1剂，水煎服。小儿用量酌减。配合外用方：鲜半边莲4份、鲜天胡荽4份、青黛1份。先将前2味洗净，入石臼中捣成糊状后加入青黛拌匀，外敷患处，厚约0.8厘米，盖上纱布，固定。若药干时用米酒湿润之。每日换药1～2次。亦可将2味鲜品捣烂绞汁，调青黛不时外搽患处。临床应用：刘日以上方治疗32例带状疱疹患者。结果：全部痊愈。平均痊愈时间5天。②

12. 自拟方　组成：龙胆草30克、丹参15克、川芎10克。随症加减：大便秘结者，加大黄12克。用法用量：每日1剂，水煎早晚分2次服。15岁以下儿童酌情减量。临床应用：赵保艾等以上方加减治疗42例带状疱疹患者。结果：平均服药12剂痊愈。有极少数出现轻度恶心，其余均无不良反应。③

13. 韭菜根、鲜地龙　组成：鲜韭菜根30克、全鲜地龙20克。制备方法：将2味药捣烂，加少量香油和匀，置瓶内放阴凉处备用。用法用量：上法制成的药液每日2次外涂，然后用消毒敷料包扎，以防药液外溢。临床应用：刘新府以上方治疗26例带状疱疹患者，均在发病2～3天用药，2～5天内痊愈。④

14. 乌蔹莓冰片　组成：鲜乌梅、冰片。制备方法：鲜乌莓适量洗净晾干，捣汁加冰片1克溶化。用法用量：局部用茶水清洗，然后搽药，每日4次。临床应用：胡发钰以上方治疗80例带状疱疹患者，全部痊愈。⑤

中成药

1. 元胡止痛片　组成：延胡索、白芷(北京东升制药有限公司生产，0.3克/片)。功效：行气通络，活血止痛。用法用量：每次1.5克，每天3次。临床应用：张沛等将100例带状疱疹后遗神经痛患者随机分成对照组和治疗组各50例。所有患者均采取相同的行为调节、心理治疗、健康宣教等非药物治疗。对照组患者口服普瑞巴林胶囊，起始剂量为每次75毫克，每天1次，1周内根据疗效和耐受性将用药剂量增至每次150毫克，每天2次。治疗组在对照组基础上口服元胡止痛片。两组均连续治疗4周。结果：治疗组总有效率为96.0%，显著高于对照组的84.0%($P<0.05$)。治疗组止痛起效时间和疼痛缓解时间均显著短于对照组(均$P<0.05$)。两组血清降钙素基因相关肽(CGRP)、P物质(SP)、TNF-α、IL-1β及IL-6水平均显著下降；且治疗后，治疗组血清学指标的降低作用均较对照组更显著(均$P<0.05$)。元胡止痛片联合普瑞巴林治疗带状疱疹后遗神经痛的整体疗效满意，能快速且安全有效地减轻患者疼痛，改善其睡眠质量，并可显著下调血中相关疼痛介质的表达水平、抑制体内炎症反应。⑥

2. 季德胜蛇药片　组成：七叶一枝花、蟾蜍皮、蜈蚣、地锦草等。功效主治：解毒，消肿，止痛，生肌，抗炎，抗病毒；适用于带状疱疹。用法用量：每次口服5～10片，首量加倍，每日3次。另将适量蛇药片碾成粉末，外敷时未破溃处加50%～60%酒精调成的糊状物涂抹患处，已破溃处用食用白醋调成糊状涂抹，待其干燥后用清水洗净，然后再涂抹，每日3次。临床应用：熊元运以上方治疗28例带状疱疹患者。结果：治愈18例，显效5

① 刘光达.军虎搽剂治疗带状疱疹45例[J].安徽中医学院学报，1988(4)：22.
② 刘日."半天青方"治疗带状疱疹32例[J].广西中医药，1986，9(5)：13.
③ 赵保艾，等.治疗带状疱疹42例报告[J].河北中医，1984(2)：27.
④ 刘新府.韭菜根鲜地龙治愈带状疱疹26例[J].河南中医，1983(6)：14.
⑤ 胡发钰.乌蔹莓冰片治愈带状疱疹80例[J].湖北中医，1981(3)：39.
⑥ 张沛，等.元胡止痛片联合普瑞巴林治疗带状疱疹后遗神经痛的临床研究[J].现代药物与临床，2021，36(12)：2516-2521.

例，有效 5 例，无效 0 例。总有效率 100%。[①]

3. *蛇伤解毒片* 组成：光慈菇、山豆根、拳参、黄连、白芷、红大戟、冰片、雄黄、朱砂、大黄、硫酸镁（南京军区福州总医院制药厂生产）。制备方法：(1) 20%蛇伤搽剂，蛇伤解毒片 40 片，磨粉后加入 50%～70%酒精 100 毫升，充分摇匀即可使用；(2) 15%蛇伤霜，蛇伤解毒片 30 片磨粉后加入冷霜 85 克，调均匀即可使用。用法用量：局部使用蛇伤霜或蛇伤擦剂。病情轻，病变范围小者，用蛇伤霜包扎，每日换药 1 次。病情重，病变范围广，面积大者，用蛇伤搽剂，每日涂搽局部 3～4 次。临床应用：郑光亮等将 37 例带状疱疹患者随机分为治疗组 29 例与对照组 8 例。对照组用常规维生素 B_{12} 250 微克加维生素 B_1 100 毫克肌内注射，每日 1 次；板蓝根 4 毫升肌内注射，每日 2 次；病毒灵 0.2 克，每日 3 次；局部外涂苯樟霜，每日 2～3 次；有渗出用 0.1%利凡诺溶液湿敷。治疗组局部使用蛇伤霜或蛇伤擦剂。结果：治疗组 29 例均痊愈；对照组痊愈 7 例，显效 1 例。[②]

4. *南通蛇药片* 组成：七叶一枝花、蟾蜍皮、蜈蚣、地锦草等（又名季德胜蛇药片，江苏南通制药厂生产）。用法用量：每次取 6～10 片以 50～60°白酒适量溶解搅拌调成稀糊状，搽疱疹，每天搽 4～8 次不等，并内服每次 5 片，每日 3 次，直至痊愈。临床应用：胡道隆以上方治疗 50 例带状疱疹患者，其中 3 例因有感染坏死加用庆大霉素肌注，其他均单独应用蛇南通药片。结果：痊愈 46 例，好转 2 例，无效 2 例。痊愈天数最短 3 天，最长 6 天。服药过程中仅 2 例有恶心，但尚能坚持治疗，余未见其他不良反应。[③]

5. *复方板蓝根针剂* 组成：板蓝根等。功效主治：清热凉血，解毒消斑；适用于乙脑、急慢性肝炎、腮腺炎等病毒性疾病。用法用量：按年龄分为三组，10 岁以下为儿童组，1 支，每日 2 次肌注；11～20 岁为青年组，2 支，每日 1 次肌注；21 岁以上为成年组，2 支，每日 2 次肌注。临床应用：李益平将 73 例带状疱疹患者随机分为治疗组 58 例与对照组 15 例（均为成年人）。对照组予维生素 B_{12} 100～200 微克，每日 1 次肌注，局部封闭，维生素 B_{12}、索米通等口服；治疗组给予复方板蓝根针剂。结果：治疗组儿童组 6 例，4～5 天痊愈各 2 例，7 天者 1 例，不明者 1 例；青年组 8 例，4 天痊愈者 3 例，6 天者 5 例；成年组 44 例，4 天痊愈者 5 例，5 天者 5 例，6 天者 9 例，7 天者 14 例，8 天者 9 例，11 天者 2 例，中断治疗 1 例，后遗神经痛达 1 个月之久 1 例。对照组 6 天治愈者 2 例，7 天者 3 例，8 天者 3 例，9 天者 2 例，10 天者 2 例，16 天者 2 例，平均治愈天数为 9.6 天，较治疗组成年组平均治愈天数约长 2 天。[④]

急性病毒性肝炎（甲型、戊型）

甲型病毒性肝炎

概　述

甲型病毒性肝炎（简称甲肝），是经粪—口途径传播的急性传染病，水源或食物污染可致暴发流行，多发于春夏季节。根据甲型病毒性肝炎的不同表现，本病属中医“黄疸”“胁痛”“积聚”等范畴。其病因是湿邪为患，或外感湿热疫毒，或饮食劳倦，湿自内生。近年来，临床辨证分型可首先分为黄疸型及无黄疸型。黄疸型可分为两型。(1) 热重于湿型：临床表现身目俱黄，黄色鲜明，发热口渴，尿似浓茶，大便秘结，舌红苔黄，脉象弦数。治宜清热利湿，佐以通便。(2) 湿重于热型：临床表现为身目俱黄，黄色鲜明，头重身困，胸脘痞满，恶心呕吐，食欲减退，腹胀便溏，舌苔厚腻，脉象濡数。治宜利湿化浊，佐以清热。无黄疸型可分为

① 熊元运.季德胜蛇药片治疗带状疱疹 28 例[J].湖北中医杂志，2010，32(7)：35.
② 郑光亮，等.蛇伤解毒片治疗带状疱疹 29 例[J].福建中医药，1990(3)：29.
③ 胡道隆.南通蛇药片治疗带状疱疹 50 例临床观察[J].中西医结合杂志，1986(5)：307.
④ 李益平.复方板蓝根针剂治疗带状疱疹[J].新中医，1986(11)：31.

两型。(1) 肝气郁结型：临床表现为胁肋胀痛、乏力，常伴有胸闷不舒，食少嗳气，舌苔薄白，脉弦。治宜疏肝理气。(2) 湿困脾胃型：临床表现为胁痛乏力，胸闷腹胀，泛恶纳呆，口淡口黏，苔白腻，脉弦。治宜芳香化湿、理气解郁。

辨证施治

1. 彭观球等分2证

(1) 肝胆湿热证　治宜清热利湿。方用自拟方1：茵陈30克、栀子12克、大黄6克、板蓝根15克、柴胡12克、黄芩12克、虎杖20克、丹参15克、车前子15克、枳壳12克、郁金15克、山楂15克、白术15克、青皮8克、甘草6克。治疗4天后，若仍为肝胆湿热证，则适量降低剂量维持治疗，维持治疗18天。

(2) 湿邪困脾证　治宜温中健脾。方用自拟方2：茵陈20克、鸡血藤20克、藿香10克、苍术12克、茯苓15克、桂枝10克、白术15克、炙甘草8克、陈皮8克、法半夏15克、生姜10克。连续治疗18天。每日1剂，分早、中、晚3次服用。

临床观察：彭观球等将96例急性黄疸型甲型病毒性肝炎患者随机分为治疗组与对照组各48例。对照组以西药对症治疗为主；治疗组则依据辨证给予相应药物治疗。结果：治疗组中有32例达到痊愈标准，15例有效，1例无效，总有效率97.92%；对照组中有31例达到痊愈标准，14例有效，3例无效，总有效率93.75%。①

2. 禹白絮等分2证

(1) 肝胆湿热证　方用加味茵陈蒿汤：茵陈30克、车前子15克、山楂15克、甘草6克等。

(2) 湿邪困脾证　治宜温中健脾。药用茵陈20克、藿香10克、陈皮8克、生姜10克、茯苓15克。每日1剂，水煎分3次服。

临床观察：禹白絮等将88例急性黄疸型甲型病毒性肝炎患者随机分为治疗组与对照组各44例。治疗组以上方辨证分型治疗。对照组给予甘草酸二铵150毫克、门冬氨酸钾镁20毫升，分别加入10%葡萄糖注射液250毫升，静脉滴注，每日1次。结果：治疗组有效率为95.45%，与对照组88.64%相比，优势显著($P<0.05$)。②

3. 马新等分2证

(1) 湿热黄疸证(阳黄)　症见身热，面目周身黄如橘子色，小便黄赤，短涩，大便不畅，口渴，脘腹胀满，苔黄腻，脉滑数或沉实。治宜清热利湿退黄。药用柴胡12克、黄芩12克、茵陈60克、栀子12克、大黄6克、板蓝根30克、金钱草20克、虎杖20克、郁金12克、枳壳12克、枯矾1.5克、甘草6克、大枣10枚。

(2) 寒湿黄疸证(阴黄)　症见形寒畏冷，肢软，神疲，食欲不振，小便黄而无灼热感，大便溏薄，口渴喜热饮或不渴，怔忡，眩晕，脉沉细或沉弦，舌苔腻等。治宜温中健脾、化湿祛瘀退黄。药用茵陈60克、附子12克、干姜9克、白术20克、苍术12克、姜半夏12克、郁金12克、枳壳12克、泽泻9克、茯苓12克、玉米须12克、枯矾1.5克、甘草6克、大枣10枚。

随症加减：恶寒发热头痛，加柴胡；小便短少黄赤，加白茅根12克、萹蓄12克；大便秘结，加枳实，或重用大黄；恶心欲吐，加半夏12克、藿香12克；腹胀、纳呆、苔白滑，加砂仁6克、神曲15克；头重身困，胸脘痞满，加桂枝12克。每2日1剂，水煎服，每日10次代茶饮，每次100～200毫升。临床观察：马新等将176例黄疸型甲肝患者随机分为治疗组96例与对照组80例。治疗组以上方辨证分型治疗。对照组予复合维生素B片，复方清开灵注射液；10%葡萄糖注射液500毫升+三磷酸腺苷40毫克+辅酶A 100单位+10%氯化钾10毫升+胰岛素8单位静滴；干扰素300万单位肌注，每日1次。结果：治疗组治愈59例(61.46%)，好转32例(33.33%)，无效5例(5.21%)；对照组治愈27例(33.75%)，好转31例(38.75%)，

① 彭观球，等.分期辨证法治疗96例急性黄疸型甲型病毒性肝炎疗效观察[J].中医临床研究，2019，11(5)：47-49.
② 禹白絮，等.中医分期辨证治疗急性黄疸型甲型病毒性肝炎疗效分析[J].临床医药文献电子杂志，2017，4(28)：5417，5419.

无效22例(27.50%)。治疗组未发现明显不良反应;对照组出现头痛15例,倦怠、乏力9例,肌痛8例,粒细胞减少6例,低血压5例,心悸2例。①

4. 周增武等分3型

基本方:茵陈、栀子、大黄(后下)、郁金、白花蛇舌草、叶下珠、板蓝根。常规用量。

(1) 黄疸型　基本方茵陈、栀子用量增重,达30克以上,加虎杖15克。随症加减:热重于湿者,加龙胆草10克、黄芩9克,大黄用15～20克;湿重于热者,加苍术12克、陈皮15克、萆薢12克、通草12克,为加强祛湿可短期少量配用桂枝12克、干姜8克;恶心呕吐,加藿香12克、半夏10克、生姜10克。

(2) 无黄疸型　基本方茵陈、栀子用量10～15克,加疏肝健脾、扶正排毒之品。随症加减:乏力,加党参15克、当归15克、黄芪30克、白术12克;纳差腹胀,加焦三仙各10克、厚朴12克;肝区痛,加延胡索10克、木香10克、柴胡12克。

(3) 瘀胆型　重用金钱草45克、枳壳20克、车前草15克利胆之品。重症型甲肝在中药基础上加用维生素C、B、肌苷,必要时加用支链氨基酸及白蛋白,以护肝养肝,减轻肝脏负担。

临床观察:周增武等以上方辨证治疗97例甲型肝炎患者。结果:患者临床症状均消失,实验室检查甲型肝炎病毒(HAV)转阴,肝功能恢复正常,97例全部治愈,最快3天,最慢1个月,一般7～15天痊愈。②

5. 陈丽蓉等分3型

(1) 湿热蕴盛型　治宜清热利湿。药用茵栀黄注射液10～20毫升,每日1次,稀释后静滴;肝炎退黄降酶合剂(以茵陈蒿汤为主)口服。

(2) 瘀热内蕴型　治宜清热利胆、活血通腑。药用茵栀黄20毫升,丹参注射液10～40毫升加入10%葡萄糖注射液250～500毫升中静滴,每日1次。间歇用大承气汤加赤芍30～60克,水煎服。

(3) 热毒型　治宜清热解毒、护肝消炎。药用板蓝根注射液每日10～20毫升稀释后静滴,强力宁每日60～100毫升稀释后静滴或静注。

临床观察:陈丽蓉等以上方辨证治疗57例病毒性甲型肝炎重度黄疸患者。结果:治愈55例,死于合并症2例。③

6. 周希广分3型

(1) 热重于湿型　方用茵陈汤:茵陈30克、栀子9克、黄柏6克、生大黄5克。

(2) 湿重于热型　方用甘露消毒丹:茵陈30克、滑石15克、黄芩9克、佩兰9克、连翘9克、石菖蒲6克、藿香6克。

(3) 脾虚湿困型　方用平胃散:苍术9克、厚朴9克、陈皮6克、生甘草5克。

以上均每日1剂,水煎2次,分2次服。临床观察:周希广以上方辨证治疗26例急性病毒性肝炎患者。结果:全部治愈。治愈天数,甲型19例22.4天,乙型4例27.1天,甲乙混合感染1例26天,甲乙重叠感染2例28天。④

经　验　方

1. 清肝化瘀方　生地黄30克、茵陈30克、垂盆草30克、赤芍20克、虎杖15克、牡丹皮10克、栀子10克、苦参10克。随症加减:乏力、厌油腻者,加黄芪30克、白术30克、茯苓15克。每日1剂,水浓煎,早晚各200毫升。疗程4周。皇金萍等以清肝化瘀方联合前列地尔治疗20例急性黄疸型病毒性肝炎患者,总有效率为95.00%。清肝化瘀方联合前列地尔治疗急性黄疸型病毒性肝炎疗效确切,可改善患者症状,促进肝细胞修复及胆红素代谢。⑤

2. 小柴胡汤　柴胡20克、法半夏15克、黄芩6克、人参10克、生姜6克、大枣3枚、甘草6克。水煎至100毫升,加入温盐水100毫升,给予保留

① 马新,等.中药治疗黄疸型甲肝96例疗效观察[J].光明中医,2007,22(7):63-65.
② 周增武,等.中药治疗甲型肝炎97例[J].陕西中医,2002,23(4):321.
③ 陈丽蓉,等.中医中药为主治疗57例病毒性甲型肝炎重度黄疸的疗效观察[J].上海中医药杂志,1992(1):3.
④ 周希广.神仙对坐草合剂治疗急性病毒性肝炎138例[J].浙江中医杂志,1989(4):156.
⑤ 皇金萍,等.清肝化瘀方联合前列地尔治疗急性黄疸型病毒性肝炎疗效观察[J].山西中医,2021,37(3):26-28.

灌肠，每日 2 次，早晚各 1 次，疗程 10 天。适用于急性甲型肝炎。赵鹏飞等将 115 例急性甲型肝炎患者随机分为治疗组 58 例与对照组 57 例。对照组采用内科常规保肝治疗方法，包括积极卧床休息，给予半流质易消化食物，提高临床护理质量，给予复方甘草酸苷、还原型谷胱甘肽、维生素等治疗。治疗组在对照组保肝治疗的基础上加用小柴胡汤灌肠治疗。结果：治疗组符合好转指标 49 例，总有效率 84.5%；对照组符合好转指标 36 例，总有效率 63.2%。①

3. *柴平清肝汤* 柴胡 15 克、平地木 15 克、丹参 15 克、蒲公英 30 克、枳壳 10 克、郁金 10 克、赤芍 10 克、栀子 10 克。随症加减：黄染重者，加白茅根 15 克、田基黄 15 克；黄染 20 天不退者，每日加三七 3 克、青黛 3 克、明矾 1 克共研末分 3 次冲服，连服 1 周；发热，加连翘 10 克、金银花 15 克；腹胀纳呆，加厚朴 15 克、苍术 15 克；恶心、呕吐，加砂仁 9 克、陈皮 10 克；肝脾肿大者，加丹参至 30 克，另加甲片 9 克、鸡内金 15 克。每日 1 剂，水煎取 500～600 毫升早晚各服 1 次。清热利湿，理气化瘀，解毒，退黄。陈亚平以上方加减治疗 146 例甲型肝炎患者。结果：患者经治疗 15～60 天，治愈 99 例，显效 35 例，有效 12 例。总有效率 100%。血清总胆红素（TBIL）、转氨酶（ACT），15 天内恢复正常 59 例，15～20 天恢复正常 56 例，20～30 天恢复正常 26 例，30～60 天恢复正常 5 例。②

4. *金银花柴胡汤* 金银花 20 克、柴胡 5～10 克、栀子 3～9 克、大黄 3～12 克、茵陈 12 克、连翘 9 克、白茅根 15 克、益母草 10 克、麦芽 12 克。随症加减：颜面浮肿者，加车前子 15 克、泽泻 9 克；血尿者，加墨旱莲 12 克、茜草 7 克。每日 1 剂，水煎服，连服 3 剂，休息 1 天。1 周为 1 个疗程，1 个疗程观察疗效 1 次，2 个疗程统计疗效，1 个疗程无效者，改用其他治疗方案。罗永以上方加减治疗 15 例小儿甲肝并发蛋白血尿患者。结果：治愈 10 例，有效 4 例，无效 1 例。有效率 93.3%。③

5. *侗药消黄汤* 美人蕉 50 克、栀子 15 克、田基黄 15 克、梅便罗 15 克、散蔓（黄根）10 克、甘草 5 克。上药洗净，配猪瘦肉 100～150 克同煮，喝汤食肉，每日 1 剂，分 2～3 次服，连服 5 剂为 1 个疗程。清热利湿，温阳健脾，解毒凉血，退黄开窍。陈永春以上方治疗 68 例甲肝患者。结果：痊愈 55 例，占 81%；好转 10 例，占 14.7%；无变化 3 例，占 4.3%。总有效率 95.7%。侗药板蓝根、大叶白树枝、茵陈、甘草水煎服，每日 1 剂，连服 3～7 日有预防甲肝的作用。④

6. *凉肝汤* 鲜兖州卷柏（金扁柏）50 克、鲜天胡荽（满天星）30 克、板蓝根 15 克、木通 10 克、黄柏 10 克、白术 10 克、车前子 6 克、鸡内金 6 克、柴胡 6 克。随症加减：腹胀，加枳实、厚朴；胁肋疼，加川楝子、郁金；头晕目眩，加菊花。每日 1 剂，水煎 2 次，加白砂糖频饮。清热利湿，解毒退黄，疏肝健脾。林文宗以上方加减治疗 80 例急性甲型黄疸型肝炎患者。结果：痊愈 69 例，好转 7 例，无效 4 例。总有效率 95%。⑤

7. *泻肝利胆方* 生大黄 20 克、生地黄 20 克、龙胆草 15 克、猪苓 15 克、茯苓 15 克、茵陈 30 克、车前子（包）30 克、广木香 10 克、川厚朴 10 克、炙甘草 6 克。随症加减：热重，加黄柏 15 克、黑栀子 15 克；湿重，加藿香 10 克、佩兰 10 克、苍术 10 克、白术 10 克；食滞，加焦山楂 20 克、谷芽 30 克、麦芽 30 克；胸满，加郁金 10 克、枳壳 10 克；血瘀，加川芎 10 克、当归尾 10 克、赤芍 20 克、丹参 20 克。每日 1 剂，水煎 2 次，分 2～3 次服或频服。姚玉堃以上方加减治疗 564 例甲型病毒性肝炎患者。结果：痊愈 532 例，占 94.3%；无效 32 例，占 5.7%。⑥

8. *降浊汤* 当归 15 克、白芍 15 克、柴胡 15 克、白术 15 克、茯苓 15 克、败酱草 20 克、茵陈（后

① 赵鹏飞，等.小柴胡汤灌肠治疗急性甲型肝炎的临床观察[J].中国医药指南，2014，12(34)：261-262.
② 陈亚平.柴平清肝汤治疗甲型肝炎临床观察[J].医药论坛杂志，2009，30(17)：97-98.
③ 罗永.银花柴胡汤治疗小儿甲肝并发蛋白血尿 15 例[J].河南中医学院学报，2004(5)：56.
④ 陈永春.侗药消黄汤治疗甲肝 68 例[J].中国民族医药杂志，2004(S1)：33-34.
⑤ 林文宗.凉肝汤治疗急性甲型黄疸型肝炎 80 例[J].江苏中医，1994，15(9)：8.
⑥ 姚玉堃."泻肝利胆方"治疗甲型病毒性肝炎的临床验证[J].上海中医药杂志，1993(6)：12.

下)20克、丹参20克、山楂20克、栀子10克、牡丹皮10克、甘草10克。随症加减：胁痛，加延胡索、郁金、川楝子；失眠，加酸枣仁、夜交藤；纳差，加焦神曲、焦麦芽、焦槟榔；胸闷，加全瓜蒌；气短，加党参、黄芪。每日1剂，水煎2次，分2次服。补血养肝，疏肝解郁，健脾化湿，清热活血化瘀。吴权国以上方加减治疗14例麝香草酚浊度升高患者(甲型肝炎8例，乙型肝炎6例)。结果：痊愈(麝香草酚浊度降至正常6单位，自觉症状消失)11例，好转(麝香草酚浊度有所下降但不到正常，自觉症状有改善)3例。有效率100%。[①]

9. 协定方　板蓝根30克、半枝莲30克、田基黄20克、猪苓12克、茯苓12克。随症加减：湿重于热，加苍术10克、白术10克、制川厚朴6克、白豆蔻仁3克；热重于湿，加茵陈20克、栀子10克、制大黄10克。每日1剂，水煎2次，取汁150毫升，早晚2次分服。如有严重呕吐者，配合输液疗法。何焕荣等以上方加减治疗131例急性病毒性(甲型)肝炎患者。结果：痊愈122例，好转9例。[②]

10. 平补清下法　太子参30克、茵陈30克、生白术9克、炒枳壳9克、制川厚朴9克、制半夏9克、佛手片9克、姜竹茹9克、生甘草9克、薏苡仁15克、淡黄芩15克、车前子(包煎)15克、生山楂15克、炒谷芽15克、炒麦芽15克、建曲15克、生栀子12克、制大黄12克、云茯苓20克。每日1剂，水煎150毫升，分2次服。随症加减：便秘或大便不畅，加服青宁丸(大黄制剂)；感冒发热，加服感冒退热冲剂、板蓝根冲剂。补清并施。苏永庆以上方配合西药(复合维生素B_1、维生素C；出血倾向者，加服维生素K)治疗115例急性甲型肝炎患者。结果：胆红素平均20天可完全消退，谷丙转氨酶可降至接近正常。[③]

11. 疏肝三通方　柴胡10克、枳壳10克、佛手10克、生大黄10克、白术10克、陈皮10克、焦楂曲各10克、黄芩30克、女贞子30克、车前草30克、板蓝根30克、茵陈15克、焦栀子9克、甘草6克。每日1剂，水煎100～150毫升，分2～3次服，空腹温服。要求患者服药后，每天大便2～3次。达不到此要求者，另给生大黄泡水饮服。疏肝，通气，通便，通尿。适用于甲肝。邬景祥等以上法治疗112例甲型肝炎患者，疗效较满意。[④]

12. 疏利清肝汤　藿香(后下)6克、薄荷(后下)6克、五味子6克、车前子(包煎)30克、龙葵30克、马鞭草30克、生大黄(后下)3克、飞滑石(包煎)15克、薏苡仁15克、茯苓12克、枸杞子12克、白芍12克。随症加减：黄疸明显，加茵栀黄注射液10～20毫升加入5%～10%葡萄糖注射液500毫升中静滴，每日1次；肝大明显者，加田基黄注射液2～4毫升肌注，每日2次。每日1剂，水煎2次，分2次服。疏肝，利肝，清肝，益肝。王琍琳以上方加减治疗60例急性甲型肝炎患者。结果：痊愈40例，显效14例，有效6例。痊愈率66.7%。[⑤]

13. 复方茵陈汤　茵陈3 000克、玉米须3 000克、金钱草3 000克、黑栀子1 000克、生大黄1 000克、广陈皮1 000克。浓煎成1 000毫升，含生药12 000克的合剂。每次20毫升，每日3～4次。清热解毒，利湿退黄。唐英等将147例甲型急性肝炎患者随机分为治疗组72例与对照组75例。对照组给予垂盆草冲剂，每次1包，每日服3～4次，同时均配以维生素C、B_1等保肝，恶心呕吐纳差明显者短期内予以补液；治疗组给予复方茵陈汤。结果：治疗组治愈60例，好转9例，未愈3例，总有效率95.82%；对照组治愈61例，好转8例，未愈6例，总有效率92%。[⑥]

14. 甲肝方　茵陈15克、青蒿15克、虎杖15克、龙胆草3克、黄芩9克、半夏9克、金钱草30克、牡丹皮12克、茯苓12克、炙甘草6克。每日1剂，水煎2次，分早晚服。清热利湿，凉血化瘀，解

① 吴权国.自拟“降浊汤”治疗麝香草酚浊度升高的体会[J].河南中医，1990(1)：32.
② 何焕荣，等.协定方治疗急性病毒性肝炎131例临床分析[J].江苏中医，1990(12)：18.
③ 苏永庆.平补清下法治疗急性甲型肝炎115例疗效分析[J].上海中医药杂志，1990(6)：18.
④ 邬景祥，等.“疏肝三通方”治疗甲型肝炎112例疗效观察[J].上海中医药杂志，1989(7)：13.
⑤ 王琍琳，等.自拟“疏利清肝汤”治疗急性甲型肝炎60例[J].上海中医药杂志，1989(12)：26.
⑥ 唐英，等.147例甲型急性肝炎临床分析[J].上海中医药杂志，1989(6)：8.

毒。何立人等以上方结合辅助治疗(中成药黄芩苷、三黄片及丹参注射液、维生素类等)治疗75例急性病毒性肝炎患者。结果：谷丙转氨酶恢复正常64例,明显下降10例,转院1例。退黄总有效率92%,总胆红素恢复正常时间平均17.8天,肝肿大在3～4周恢复正常。①

15. *复方薏苦合剂* 薏苡仁30克、茵陈30克、丹参30克、苦参10克、栀子10克、黄柏10克、车前草10克、车前子(包煎)10克、茯苓20克。每日1剂,水煎2次,药液250毫升,分2次口服。若黄疸重,湿重热盛者可每日2剂。如黄疸在5毫克%以上,可加大黄或清开灵1号注射液静脉点滴。适用于湿热型肝炎。王融冰等以上方配合西药(维生素C、复合维生素或肝泰乐)治疗65例病毒性肝炎患者。结果：急性甲型44例与急性乙型19例经治疗后谷丙转氨酶基本恢复正常,中药组急性甲型谷丙转氨酶平均恢复正常时间36.18天,平均每人每天下降幅度是24.82单位;急性乙型谷丙转氨酶平均恢复正常时间35.26天,平均每人每日下降30.31单位。综合治疗组,急性甲、乙型共25例,谷丙转氨酶平均恢复正常时间分别为51.44天、49天,平均每日每人下降幅度分别为12.48单位、14.43单位。②

中 成 药

1. *垂盆草冲剂* 组成：垂盆草(上海中药一厂生产)。用法用量：每次1包,每日服3～4次。15天为1个疗程,可同时配维生素C、B_1等保肝,恶心呕吐纳差明显可给予补液。临床应用：唐英等将147例急性甲型肝炎患者随机分为治疗组72例与对照组75例。对照组给予垂盆草冲剂;治疗组给予复方茵陈汤。结果：治疗组治愈60例,好转9例,未愈3例,总有效率95.82%;对照组治愈61例,好转8例,未愈6例,总有效率92%。③

2. *陆英冲剂* 组成：忍冬科接骨木属植物陆英(江西国药厂生产)。功效：疏肝利胆,健脾和胃,活血化瘀,利尿消肿。用法用量：成人每次1包(相当于陆英干全草30克),每日3次,温开水冲服。6岁以下儿童药量减半。7天为1个疗程,可连续服用,每1个疗程后复查肝功能。临床应用：江西省宜春地区陆英临床研究协作组以上方治疗304例急性病毒性肝炎患者,其中甲型肝炎293例(黄疸型94例,无黄疸型99例),乙型肝炎11例(黄疸型5例,无黄疸型6例)。结果：治愈263例(86.6%),显效22例(8.1%),好转13例(4.3%),无效6例(2.0%)。总有效率98%。平均治愈天数17.4天。④

戊型病毒性肝炎

概 述

戊型病毒性肝炎(简称戊肝)是由戊型肝炎病毒引起的,经粪-口途径传播,以肝脏炎性病变为主的传染性疾病。以乏力、皮肤巩膜黄染、恶心、呕吐、肝大及肝功能异常为主要临床表现的急性病毒性肝炎。戊肝根据其肤目有无黄染,可分为无黄疸型和黄疸型。无黄疸型戊肝症见身倦乏力,或身发热,胁下隐痛,或胀痛不适,胃脘胀满,恶心,大便稀而不爽,小便微黄,舌苔白腻或微黄而腻,脉弦。治宜疏肝理气、化湿解毒。黄疸型戊肝可分为五大证型。(1)卫气失和证：症见倦怠乏力,恶寒发热,或寒热往来,或憎寒壮热,或周身骨节疼痛,胸胁胀痛,食欲不振,恶心呕吐,大便不爽,小便色黄,舌苔腻,脉数。治宜疏肝利胆。(2)邪毒蕴结证：症见身热发黄,色泽鲜明,心烦懊侬,口干口渴,大便秘结,小便黄赤,舌苔黄腻,脉象弦数。治宜清热泻火、利湿退黄。(3)疫毒炽盛,气血两燔证：黄疸迅速加深,其色如金,高热,神昏

① 何立人,等."甲肝方"治疗急性病毒性肝炎——附75例临床分析[J].上海中医药杂志,1989(2):9.
② 王融冰,等.复方薏苦合剂治疗病毒性肝炎123例临床观察[J].中药通报,1988,13(6):50-52.
③ 唐英,等.147例甲型急性肝炎临床分析[J].上海中医药杂志,1989(6):8.
④ 江西省宜春地区陆英临床研究协作组.陆英冲剂治疗急性病毒性肝炎304例疗效观察[J].中草药通讯,1978(7):25.

谵语，烦躁不安，或肌肤瘀斑，吐血、便血、尿血等，舌红而绛，苔黄，脉数。治宜清营凉血。(4) 血脉瘀滞证：黄疸色重，迁延不退，两胁胀痛，或胁下有痞块，胸腹痞满，乏力，食欲不振，或口苦咽干，小便色黄，大便呈灰白色，舌红，苔黄，脉弦。治宜化瘀导滞。(5) 寒湿困脾证：临床见身目发黄，色泽晦暗，皮肤怕冷，手足不温，脘腹痞满，大便溏薄，舌体胖，舌淡苔腻，脉濡缓。治宜温中化湿、疏肝利胆。

辨证施治

1. 王际云等分 3 型

(1) 湿热型　治宜清热利湿、解毒泻下。方用茵陈蒿汤化裁：茵陈 15 克、栀子 9 克、生大黄(后下)6 克、葡茯堇 15 克、半枝莲 12 克、茯苓 12 克、郁金 12 克、车前子(包)9 克、神曲 12 克。

(2) 寒湿型　治宜温化寒湿、健脾和胃。方用茵陈术附汤化裁：茵陈 15 克、白术 12 克、淡附片 12 克、郁金 12 克、丹参 15 克、柴胡 9 克、茯苓 12 克、石菖蒲 10 克、泽泻 10 克、鸡内金 10 克。

(3) 瘀热型　治宜凉血活血、养血柔肝。药用赤芍 30 克、茜草 15 克、葛根 15 克、生地黄 15 克、红花 9 克、白芍 12 克、柴胡 9 克、茵陈 15 克、金钱草 15 克、鸡内金 10 克。

随症加减：伴气虚者，加生黄芪、党参；血虚者，加当归、鸡血藤；肝肾阴虚者，加女贞子、墨旱莲；脾肾阳虚者，加淫羊藿、补骨脂。每日 1 剂，水煎服，早晚各服 1 次。临床观察：王际云等将 72 例老年人戊型肝炎患者随机分为治疗组 42 例与对照组 30 例。两组皆以 30 天为 1 个疗程，基础治疗相同，甘草酸二铵注射液静滴每日 1 次，注射用还原型谷胱甘肽静推每日 1 次。治疗组按中医辨证分别予上方治疗。对照组予注射用丁二磺酸腺苷蛋氨酸静滴每日 1 次。治疗观察期间对症状较重者予维生素 C_1、氯化钾支持治疗，出现低蛋白血症者适当补充氨基酸、人血白蛋白、新鲜血浆。每 10 天化验 1 次肝功能。结果：治疗组总有效率、显效率分别为 97.60%、76.19%，优于对照组的 83.33%、46.66%($P<0.05$)；治疗后 10 天、20 天、30 天降酶、退黄效果治疗组优于对照组。①

2. 沈中良等分 4 型

基本方：茵陈 30 克、赤芍 30 克、泽泻 20 克、制大黄 5～10 克、茯苓 10 克、枳壳 10 克、郁金 20 克、虎杖根 30 克、甘草 6 克。

(1) 湿重于热型　症见明显腹胀，舌苔白腻。基本方加木香 10 克、砂仁 5 克、藿香 10 克、佩兰 10 克。

(2) 热重于湿型　症见大便干结，舌红苔黄。基本方改制大黄为生大黄 5～10 克。

(3) 气滞血瘀型　上方酌情加陈皮 10 克、厚朴 10 克、丹参 30 克、牡丹皮 15 克。

(4) 黄疸型　基本方重用赤芍 60 克，加牡丹皮 15 克。

以上各方均每日 1 剂，煎汤剂 200 毫升，早晚各服 1 次。临床观察：沈中良等将 58 例戊型肝炎患者随机分为治疗组 30 例与对照组 28 例。两组均给予卧床休息、低脂饮食。常规静滴甘草酸二铵、还原性谷胱甘肽、门冬氨酸钾镁。治疗组按中医辨证分别予上药治疗。对照组采用单纯西医基础治疗，当总胆红素大于每升 171.1 微摩尔时，加用腺苷蛋氨酸针静滴。结果：治疗组无论在自觉症状消退，还是肝功能恢复等方面都优于对照组。②

3. 朱云分 4 型

(1) 热重于湿型　症见黄疸色泽很鲜明，口干苦欲饮，大便秘结，烦躁不安，舌红苔黄腻，脉弦数。药用茵陈 30 克、金钱草 30 克、金荞麦 30 克、竹茹 12 克、郁金 12 克、栀子 12 克、车前子 12 克、生大黄 10～60 克。

(2) 湿重于热型　症见黄疸色泽较鲜明，四肢困重，大便溏薄，舌红苔白腻带黄，脉濡数。药

---

① 王际云，等.辨证分型论治老年人戊型肝炎 42 例[J].浙江中医药大学学报，2008(1)：50－51.
② 沈中良，等.中西医结合治疗戊型肝炎 30 例[J].实用中医内科杂志，2008，22(9)：53－54.

用茵陈30克、金钱草30克、金荞麦30克、藿香12克、苍术12克、猪苓12克、茯苓12克。

(3) 气滞血瘀型　症见胁腹胀痛,肝脾肿大,舌布紫斑,脉弦涩。药用柴胡6克、金钱草30克、金荞麦30克、郁金12克、川楝子12克、赤芍12克、三棱12克、熟大黄12克。

(4) 脾虚湿盛型　症见四肢乏力,纳少便溏,舌淡苔白滑腻,脉濡细。药用薏苡仁30克、怀山药30克、金钱草30克、金荞麦30克、党参12克、郁金12克、茯苓12克、白术12克、炙甘草6克。

以上各方均每日1剂,重者2剂,煎汤服之,连续3个月。临床观察:朱云以上方辨证治疗21例戊型病毒性肝炎患者,部分患者在恢复阶段证情有所变化则稍事加减,另以维生素类口服,部分予补液等支持疗法。结果:病患中有20例在治疗3个月内肝功能恢复正常,肝脾肿大回缩,症状基本消失,追踪观察6个月未见反复。除1例合并丙肝者演变为慢性丙肝,21例血清抗戊型肝炎病毒(HEV)均在6个月内复查转阴。①

4. 过建春等分4型

(1) 黄疸型　药用黄柏30克、岩柏15克、过路黄15克、六月雪15克、白茅根15克、凤尾草15克。

(2) 无黄疸型　药用柴胡12克、茯苓12克、白术12克、陈皮12克、车前草15克、延胡索10克、枳壳10克。

(3) 郁胆型　赤芍30～60克、郁金15克、葛根15克、牡丹皮15克、茵陈15克、虎杖根15克、生大黄10～30克。

(4) 重型　生大黄30～60克。煎服,每日4次。羚羊角粉1克、牛黄0.3克口服,每日2次。

临床观察:过建春等将120例戊型肝炎患者随机分为中西组83例与西药组37例。西药组单纯用西药治疗;中西组以上方辨证分型治疗,加用西药护肝药物、维生素等治疗同西药组。疗程为1～3个月。结果:中西组平均治愈时间为(38±5)天,显效率为67%,总有效率为96%;西药组平均治愈时间为(46±8)天,显效率为34%,总有效率为89%。②

经　验　方

1. 茵陈五苓散1　茵陈20克、茯苓15克、猪苓15克、泽泻15克、白术15克、桂枝9克。随症加减:血瘀气滞者,酌量加香附、薤白;瘀热蕴结者,酌量加板蓝根;血瘀气虚者,酌量加人参、黄芪;肝肾阴虚者,酌量加枸杞子、女贞子;脾肾阳虚者,酌量加淫羊藿。水煎服,分早晚2次服用,每次100毫升。健脾和胃,清热解毒,利湿退黄。适用于黄疸湿多热少、小便不利之证。王继平将75例急性戊型肝炎患者随机分为治疗组与对照组各35例。对照组予西药治疗,甘草酸二铵、还原型谷胱甘肽,每次150毫克,用10%葡萄糖注射液250毫升稀释后缓慢滴注,每日1次;门冬氨酸钾镁,每次20毫升加入10%葡萄糖注射液250毫升,静脉滴注,每日1次。治疗组在对照组的基础上给予茵陈五苓散加减治疗。两组疗程周期均为2周。结果:治疗组有32例抗HEV转阴,转阴率91.43%;对照组有20例抗HEV转阴,转阴率57.14%。③

2. 茵陈五苓散2　茵陈15克、泽泻10克、茯苓10克、猪苓10克、赤芍20克、白芍15克、白术12克、生山楂12克、大黄6克、丹参10克、郁金10克、白茅根20克。随症加减:气虚者,加黄芪20克、甘草10克;阴虚者,加生地黄15克、枸杞子15克;气滞者,加佛手10克、陈皮15克;血瘀明显者,加当归15克、川芎15克。每日1剂,煎2次,混合后早晚分服,15天为1个疗程。清肝利胆,清热利湿,解毒退黄。金清明将28例戊肝患者分为治疗组与对照组各14例。治疗组予自拟茵陈五苓散加减,同时给予保肝降酶退黄常规治疗;5%葡萄糖注射液250毫升+甘草酸二铵20毫升,

① 朱云.中医药治疗戊型病毒性肝炎21例临床观察[J].新中医,1995(12):45.
② 过建春,丁汉臣.中西医结合治疗戊型肝炎疗效观察——附83例分析[J].浙江中西医结合杂志,1995(S1):32-33.
③ 王继平.茵陈五苓散加减治疗急性戊型肝炎35例临床观察[J].中国民族民间医药,2015,24(12):64,66.

5%葡萄糖注射液250毫升+多烯磷脂酰胆碱10毫升静脉点滴等保肝降黄治疗。对照组单用以上西药治疗。结果：两组经1个月治疗后，复查肝功能和抗HEV，治疗组有效率优于对照组。①

3. *活血退黄方* 茵陈、栀子、黄芩、虎杖、丹参、赤芍、郁金、茯苓、大黄。随症加减：胁肋胀痛者，加柴胡、姜黄；出现腹水者，加猪苓、泽泻：纳差者，加焦神曲、焦山楂、炒麦芽。每日1剂，水煎取汁300毫升，早晚分服。孙刚等将60例病毒性肝炎戊型急性黄疸型患者随机分为治疗组与对照组各30例。对照组予茵栀黄颗粒加常规保肝降酶退黄治疗；治疗组予活血退黄方，同时加常规保肝降酶退黄治疗。结果：治疗组显效12例，有效15例，无效3例，总有效率为90%；对照组显效10例，有效12例，无效8例，总有效率为73.3%。②

4. *自拟中药方* 赤芍42克、白芍18克、白术18克、茵陈21克、生山楂21克、大黄15克、丹参18克、郁金15克。随症加减：气虚者，加黄芪30克、甘草10克；阴虚者，加生地黄15克、枸杞子15克；脾虚湿滞者，加茯苓18克；气滞者，加佛手10克、陈皮15克；血瘀明显者，加当归15克、川芎15克。每日1剂，煎2次，混合后早晚分服，30天为1个疗程。降酶退黄，改善肝脏功能，促进受损肝细胞恢复。刘静将36例戊型肝炎患者随机分为治疗组与对照组各18例。对照组予保肝降酶退黄常规治疗，治疗组在对照组基础上加服清热凉血、解毒退黄自拟中药方。结果：服用1个月后，治疗组患者肝功能明显好转，谷丙转氨酶(ALT)降低至正常3例，ALT在40.0～200.0单位/升12例；抗HEV转阴及弱阳性15例。对照组肝功能部分得到改善，ALT降低至正常2例，ALT在40.0～200.0单位/升8例，抗HEV转阴及弱阳性8例。③

5. *茵陈大黄六味汤* 茵陈30克、栀子9克、黄柏15克、大黄9克、大青叶30克、川金钱草60克。水煎，每日1剂，重煎，早晚服，连用2周。清热，利湿，解毒，退黄。适用于戊型肝炎黄疸。杨清儒等将63例戊型肝炎黄疸老年患者随机分为治疗组32例与对照组31例。对照组应用苦参碱20毫升、肝泰乐0.4克、水溶性维生素2支，分别加入5%葡萄糖注射液或生理盐水250毫升静滴；肝安250毫升静滴。均每日1次。另据病情必要时应用白蛋白等。治疗组给予茵陈大黄六味汤治疗。结果：治疗组临床症状变化、黄疸指标、肝酶指标及HEV阴转率显著优于治疗前($P<0.01$)及对照组($P<0.01$)。④

6. *柴胡栀子散* 柴胡6克、栀子6克、牡丹皮6克、川芎6克、茯苓6克、白术6克、赤芍10克、白芍10克、当归10克、甘草3克、车前草15克。随症加减：口苦恶心呕吐者，加黄连3克、生姜3克；舌苔黄厚腻者，加砂仁3克、竹茹6克。每日1剂，水煎分2次服。黄疸明显者(TBIL>34.2微摩尔/升)，加用苦黄注射液20～40毫升，不能进食者以输液补充能量，TBIL>171微摩尔/升的重症患者加用血浆、白蛋白支持治疗。俞新中以上方加减治疗33例戊型肝炎患者。结果：全部痊愈(临床症状消失、肝功能正常)出院，住院天数<1个月4例，1个月16例，1.5个月13例。出院后随访未复发。⑤

7. *赤白汤* 赤芍45克、白芍20克、白术18克、大黄15克、丹参20克、茵陈20克、生山楂20克。小儿药量酌减。随症加减：气虚者，加黄芪30克、甘草10克；阴虚者，加生地黄15克、枸杞子15克；脾虚湿滞者，加茯苓18克；气滞者，加佛手10克、陈皮15克；血瘀明显者，加当归15克、川芎15克。每日1剂，煎2次，混合后早晚分服，20天为1个疗程。张奉海等以上方加减治疗52例戊型肝炎患者。结果：服药1个疗程者38例，2个疗程者14例，除个别病例有胃肠不适、轻度恶心外，无其他不良反应。ALT变化情况，治疗前异

---

① 金清明.中西医结合治疗戊肝28例临床观察[J].中医临床研究，2014，6(30)：94-95.
② 孙刚，等.活血退黄汤加减治疗病毒性肝炎戊型急性黄疸型的临床观察[J].吉林医学，2011，32(33)：7046-7047.
③ 刘静.中西医治疗36例戊型肝炎的临床观察及分析[J].吉林医学，2010，31(10)：1331.
④ 杨清儒，等."茵陈大黄六味汤"治疗老年人戊型肝炎黄疸的疗效观察[J].现代医院，2008(9)：70-71.
⑤ 俞新中.柴胡栀子散为主治疗戊肝33例[J].实用中医药杂志，2007(4)：223.

常50例(96.1%),经治疗除1例无变化,其余病例ALT值均明显下降,复常48例,复常时间1～5周,平均2.92周。临床症状经治疗基本上在2周内改善。①

8. 戊肝合剂　茵陈15克、秦艽15克、败酱草15克、郁金15克、赤芍15克、薏苡仁15克、猪苓15克、茯苓15克、车前子(包煎)15克、焦山楂15克、焦神曲15克、黄芩10克、生栀子10克、牡丹皮10克、柴胡5克、玄明粉(分2次冲服)6克。每日1剂,加水煎2次混匀后,上、下午各服1次,连服1个月为1个疗程。清肝,利胆,泻下退黄,凉血解毒。陈卫平将100例散发性戊型病毒性肝炎患者随机分为治疗组与对照组各50例。对照组予茵栀黄注射液30毫升加入5%葡萄糖注射液500毫升中静脉滴注,每日1次,并口服肌苷片0.3克,每日3次,1个月为1个疗程。治疗组予戊肝合剂。结果:治疗组治疗1个月痊愈率84%,总有效率100%,治疗组有效率优于对照组。②

9. 茵陈四金汤　茵陈30克、金钱草30克、金银花15克、广郁金10克、炙鸡内金10克、虎杖30克、丹参15克、赤芍10克、茯苓15克、甘草5克。每日1剂,水煎2次,各150毫升,分早晚服。15天为1个疗程。除湿解毒,清热消瘀,祛邪安正。俞文军等将96例急性戊型肝炎患者随机分为治疗组50例与对照组46例。对照组每日予能量合剂加门冬氨酸钾镁20毫升静滴,口服保肝药,复方益肝灵、肝太乐、维生素C等。治疗组予茵陈四金汤。结果:治疗组显效43例(86%),有效7例(14%),无效0例;对照组显效18例(39.1%),有效25例(54.3%),无效3例(6.5%)。③

10. 肝炎1号　茵陈50克、栀子15克、黄芩15克、虎杖15克、龙胆草15克、泽泻15克、丹参20克、苍术20克、芦根20克、板蓝根30克、大黄10克、甘草10克。水煎取液200毫升,每日50毫升分2次口服。清热利湿,活血化瘀,利胆退黄。成建等将58例急性戊型肝炎患者随机分为治疗组30例与对照组28例。对照组采用常规西药保肝治疗(10%葡萄糖注射液、强力宁、维生素C、肝泰乐);治疗组在对照组的基础上采用肝炎1号治疗。结果:治疗组治愈29例,好转1例;对照组治愈22例,好转4例,无效2例。④

单　　方

丹茵合剂　组成:丹参15克、茵陈30克、板蓝根15克。制备方法:所有药物均采用国产煎药机煎煮,每次煎每人次15天量,其中先煎丹参1小时,再加茵陈、板蓝根同煎半小时,去渣滤汁浓缩装500毫升玻璃盐水瓶。100℃流通空气消毒1小时封瓶备用。用法用量:取消毒瓶装合剂每次50～100毫升,每日3次口服,15天为1个疗程。临床应用:顾本宇等以上方治疗36例戊肝黄疸患者。结果:1个疗程治愈12例,2个疗程治愈22例,显效2例。⑤

慢性病毒性肝炎(乙型、丙型)

慢性病毒性肝炎根据病源不同临床上以乙肝和丙肝最为常见,临床症状以乏力、食欲减退、厌油、恶心、呕吐、肝区疼痛、肝功能损害为多见,症状可轻可重,有的出现蜘蛛痣、肝掌,有的可见低热、黄疸或颜面黧黑、肝脾肿大、腹水等。少数病程迁延反复数年,可发展为肝硬化甚至肝癌。

慢性病毒性肝炎症情复杂,本病属中医"胁痛""黄疸""鼓胀""积聚""肝着"等范畴。临床辨证分为五型。(1)湿热内结证:临床表现纳差食少,口干口苦,困重乏力,小便黄赤,大便溏或黏滞不爽,或伴胁肋不适,恶心干呕,或伴身目发黄,舌红,苔黄腻,脉弦数或弦滑数。(2)肝郁脾虚证:

① 张奉海,等.自拟赤白汤治疗戊型肝炎52例分析[J].实用中医内科杂志,2003(2):115.
② 陈卫平.自拟戊肝合剂治疗散发性戊型病毒性肝炎50例[J].辽宁中医学院学报,2002(4):275-276.
③ 俞文军,等.茵陈四金汤治疗急性戊型肝炎50例[J].辽宁中医杂志,2001(11):679.
④ 成建,等.中西医结合治疗急性戊型肝炎30例观察[J].中国中西医结合杂志,1994,14(11):691.
⑤ 顾本宇,等.丹茵合剂治疗戊肝黄疸36例[J].内蒙古中医药,2004(5):3-4.

临床表现胁肋胀痛，情志抑郁，身倦乏力，纳呆食少，脘痞，腹胀，便溏，舌质淡，有齿痕，苔白，脉弦细。(3) 肝肾阴虚证：临床表现胁肋隐痛，腰膝酸软，两目干涩，口燥咽干，失眠多梦，或头晕耳鸣，五心烦热，舌红少苔或无苔，脉细数。(4) 瘀血阻络证：临床表现胁肋刺痛，面色晦暗，口干但欲漱水不欲咽，或胁下痞块，赤缕红丝，舌质紫暗或有瘀斑点，脉沉涩。(5) 脾肾阳虚证：临床表现畏寒喜暖，面色无华，少腹、腰膝冷痛，食少脘痞，腹胀便溏，或伴下肢浮肿，舌质暗淡，有齿痕，苔白滑，脉沉细无力。①

辨证施治

1. 张镜人分6型

(1) 肝气失疏，脾运少健型　症见胁肋胀痛，纳减，腹满，肢软疲倦，大便时溏，脉细弦，舌苔薄，质淡红。治宜疏肝理气、健脾化湿。方用柴胡疏肝散加减：柴胡、川芎、白术、白芍、薏苡仁、制香附、枳壳、炒黄芩、茯苓、炙甘草等。

(2) 湿郁化热，热扰肝经型　症见胁胀掣痛，胸闷不舒，随情志变化而增减，心烦失眠，小溲黄赤，脉弦数，舌苔薄黄，尖红。治宜柔肝解郁、清热泄热。方用丹栀逍遥散加减：柴胡、当归、白芍、白术、茯苓、炙甘草、牡丹皮、生栀子、广郁金、合欢皮等。

(3) 肝脾两虚，气血不足型　症见胁痛隐隐，时作时已，面色萎黄，头晕目眩，心悸少寐，脉细软，舌苔薄，质淡。治宜益气健脾、养血调肝。方用归芍六君煎加减：党参、白术、当归、白芍、茯苓、枸杞子、半夏、陈皮、远志、酸枣仁等。

(4) 肾阴下耗，水不涵木型　症见右胁灼热疼痛，目糊耳鸣，夜寐盗汗，腰脊酸楚，下肢乏力，脉细弦数，舌呈花剥或光红。治宜滋水育阴、泄肝清热。方用一贯煎加减：生地黄、北沙参、麦冬、枸杞子、山茱萸、赤芍、续断、杜仲、青皮、甘菊花、桑寄生、川楝子等。

(5) 气滞血瘀，肝脾癥积型　症见两胁扪及癥积，胀痛或刺痛，肤色晦暗，面部与颈、胸部出现红缕赤痕，形体消瘦，腹满鼓隆，脉细涩，舌质紫绛而有瘀斑。多见于肝炎后肝掌、蜘蛛痣、肝脾肿大、肝硬化腹水等。治宜活血化瘀、软坚消积。方用桃红四物汤加减：当归、桃仁、红花、川芎、赤芍、牡丹皮、石见穿、八月札、生牡蛎、生地黄、炙鳖甲、香附、大腹皮、陈葫芦等。

(6) 脾土衰败，肝肾亏损型　症见面色黧黑，肌肤晦黄，胁下癥积刺痛，固定不移，胸脘痞闷，形瘦肉削，纳呆便溏，神疲乏力，脉沉迟，舌质淡紫，苔少。治宜温运脾阳、补益肝肾。方用茵陈附子干姜汤加减：茵陈、附子、干姜、白术、陈皮、制半夏、肉桂、菟丝子、巴戟肉、枳实、墨旱莲、女贞子等。

临床观察：张镜人以上方辨证治疗2例慢性病毒性肝炎患者，疗效满意。②

2. 郭广印等分4型

(1) 气滞血瘀型　症见肝脾肿大，大便有秘结，小便呈现黄色，手掌鱼际发红，舌质少量瘀斑呈现微紫暗，苔微黄腻，脉细弦。治宜活血化瘀、疏肝理气。方用桃红四物汤加减：柴胡15克、当归15克、香附10克、丹参15克、赤芍20克、红花10克、桃仁10克、延胡索15克、三棱15克、莪术15克、鳖甲(醋制)20克、牡蛎30克、炙甘草6克。

(2) 肝郁脾虚型　症见两胁明显胀痛，脘腹有胀闷症状，口苦，食欲减退，乏力，大便有溏泄，舌质淡，苔薄白，脉弦。治宜疏肝健脾。药用当归15克、柴胡20克、白芍15克、白术30克、麦芽15克、郁金12克、厚朴12克、党参15克、牡丹皮12克、板蓝根15克、甘草6克。

(3) 寒湿困脾型　症见身目俱黄，黄色晦暗，脘腹胀闷，食欲减少，头感沉重，身体有困乏感，神色疲惫，四肢有冰寒感，大便可见溏泄，小便清长，舌质淡，苔白腻，脉涩缓。治宜燥湿健脾。方用茵陈四逆汤加味：茵陈30克、干姜10克、附子10克、

---

① 中华中医药学会肝胆病分会.病毒性肝炎中医辨证标准[J].临床肝胆病杂志，2017，33(10)：1839－1846.
② 王慧军，王松坡.国医大师张镜人辨治慢性病毒性肝炎的经验[J].辽宁中医杂志，2015，42(9)：1633－1635.

栀子壳15克、甘草6克、白术15克、茯苓12克。

(4) 肝阴不足型　症见头晕并且有心悸感，常有失眠多梦症状，胁肋可见隐痛，身体疲乏无力，并有脾气烦躁易怒症状，可见手足心热，舌质红，苔少，脉弦细数。治宜滋阴养肝。方用养肝汤加味：当归15克、白芍15克、黄芪30克、沙参15克、生地黄12克、枸杞子12克、女贞子12克、麦冬15克、何首乌12克、夜交藤15克、酸枣仁15克、地骨皮12克。

临床观察：郭广印等以上方辨证治疗数例慢性病毒性肝炎患者，疗效满意。①

3. 张俊桥分10型

(1) 肝胆湿热型　症见恶心厌油，纳呆，腹胀，大便黏臭不爽，小便黄赤短涩，或见胁痛，低热，脉滑数，舌苔黄腻。若湿热蕴久化火，则可见口臭口苦，唇角口燥，心烦难寐，大便秘结，小便灼热，右胁灼痛，脉数大，舌苔黄腻而起芒刺。治宜清利肝胆湿热。药用茵陈30克、蒲公英20克、白茅根30克、赤芍10克、牡丹皮10克、车前子20克、郁金10克、六一散15克、藿香10克。

(2) 肝胃不和型　症见胸胁胀满或窜痛，嗳气呃逆，灼心吞酸，纳呆脘胀或疼痛，或恶心呕吐，舌苔白，脉弦。治宜平肝和胃。药用旋覆花10克、代赭石15克、杏仁10克、橘红10克、焦白术10克、酒黄芩10克、当归15克、白芍15克、香附10克、木瓜10克、砂仁6克、藿香10克。

(3) 肝郁脾虚型　症见两胁胀痛，腹胀午后见重，大便稀薄或完谷不化，纳呆口淡，女子经期不准，头晕乏力，脉弦缓，舌质淡或暗红，苔薄白。治宜健脾疏肝。药用醋柴胡10克、党参20克、白术15克、砂仁6克、藿香10克、当归15克、白芍15克、香附10克、木瓜10克、生甘草6克。

(4) 脾失健运型　症见面色㿠白，气短乏力，口黏发甜，腹胀缠绵昼夜不休，或食后饱胀，大便溏泄，脉沉缓，舌体胖，舌边有齿痕，舌苔白腻。若湿邪困脾，可见身肢沉重，头重如裹，下肢水肿，舌苔垢腻。治宜健脾化运。药用党参20克、白术10克、茯苓20克、薏苡仁20克、山药20克、厚朴10克、草豆蔻6克、橘红10克、生甘草6克。

(5) 脾肾两虚型　症见身倦乏力，腰酸腿沉，肢胀浮肿，大便溏泄，小溲清长，或尿意频急，纳少腹胀，完谷不化，脉沉微，舌质淡，苔薄白。若阳虚明显，可见喜暖恶寒，少腹腰膝冷痛，五更泄泻，水臌，脉沉迟，舌苔腻。治宜健脾补肾。药用党参20克、白术10克、茯苓15克、山药20克、续断20克、桑寄生30克、女贞子15克、枸杞子15克。

(6) 肝肾阴虚型　症见腰酸腿软，足跟痛，头晕目眩，耳聋耳鸣，失眠多梦，梦遗滑精，心悸怔忡，右胁隐痛，口干舌燥，五心烦热，或伴低热盗汗，女子经少经闭，脉弦细，舌质红，无苔或少苔。若阴虚内热，则见急躁易怒，鼻衄，牙龈出血，口苦思饮，大便干，小便黄，脉细稍数，舌质绛，苔薄黄。治宜滋补肝肾。药用北沙参15克、麦冬15克、当归20克、生地黄20克、白芍20克、枸杞子20克、川楝子15克、木瓜10克、何首乌15克、生甘草6克。

(7) 气血两虚型　症见面色无华或苍白，头晕目眩，自汗，心悸气短，全身乏力，累后胁痛，纳呆腹胀，口干不思饮，大便软，小溲清，毛发不荣，脉沉细无力，舌质淡，苔薄白或无苔。若兼见阴虚，可见口燥咽干，午后发热，潮热盗汗，腰膝酸软，舌红有裂纹，脉细数无力。治宜补气养血。药用黄芪30克、党参20克、白术10克、茯苓20克、白芍15克、生地黄20克、当归15克、川芎15克、甘草6克。

(8) 气滞血瘀型　症见胸闷气憋，抑郁不舒，两胁痛或周身串痛，气短乏力，善太息，纳呆腹胀，因情绪变化或劳累而加重，胁下痞块，妇女痛经，经血夹有血块或闭经，舌苔白，舌质暗或有瘀斑。若瘀血日久，则可见晦暗或黧黑，肌肤甲错，唇暗舌紫，肝脾肿大坚硬，两胁刺痛，口干不欲饮。治宜行气活血。药用醋柴胡10克、木瓜10克、香附6克、当归20克、白芍15克、泽兰15克、丹参15克、党参10克、白术10克、砂仁6克。

---

① 郭广印，等.辨证治疗慢性病毒性肝炎的临床体会[J].内蒙古中医药，2013，32(20)：22-23.

(9) 气虚血滞型　症见面色黧黑，唇舌紫暗，肌肤甲错，两胁刺痛，痛有定处，肝脾肿大坚硬，口干不欲饮，妇女痛经，经行不畅有血块，纳呆，乏力气短，脉弦，舌质暗或有瘀斑。治宜化瘀行气。药用当归15克、赤芍15克、白芍15克、丹参15克、泽兰15克、生牡蛎30克、炙鳖甲15克、藕节20克、鸡内金20克、香附10克、黄芪20克、水红花子10克。

(10) 痰瘀互结型　症见身体肥胖，面色暗滞，肝脾肿大刺痛，脘胀纳少，恶心厌油，咳吐痰涎，头晕目眩，心悸，肢体沉重，难寐或嗜睡，便溏不爽，舌质胖嫩边有齿痕，舌质暗或有瘀斑，苔腻脉滑。治宜活血化瘀。药用代赭石20克、旋覆花10克、杏仁10克、橘红10克、赤芍20克、白芍20克、丹参15克、香附10克、瓜蒌15克、小蓟10克、藕节10克、泽兰10克。①

4. 杨尧森分3型

(1) 肝胆湿热型　症见中上腹胀满不适，口苦，食欲不振，困倦乏力，舌质偏红，苔白腻，或黄腻，脉弦滑。治宜清热利湿。药用茵陈30克、白花蛇舌草30克、虎杖根30克、薏苡仁15克、郁金15克、车前子15克、焦栀子10克、柴胡10克、枳壳10克、茯苓15克、败酱草30克、陈皮6克。

(2) 脾虚湿滞型　症见面色萎黄，精神不振，四肢困倦，纳谷不香，大便溏薄，形寒肢冷，脘腹不舒，苔白微腻，脉沉细而滑。治宜健脾化湿、解毒。药用茵陈30克、白茯苓30克、炒薏苡仁15克、制半夏15克、淫羊藿15克、仙茅15克、炒苍术15克、炒白术15克、六月雪30克、平地木30克、败酱草30克、白花蛇舌草30克、广木香3克、焦三仙各3克、陈皮6克。

(3) 血瘀邪恋型　症见胁下隐痛，面色暗黑，夜寐不安，神疲乏力，形体消瘦，大便不畅，舌质暗红或淡红边有瘀点，苔薄白，脉弦。治宜柔肝、活血、解毒。药用茵陈30克、制大黄6克、郁金20克、泽兰30克、三棱10克、莪术10克、石见穿20克、丹参15克、生黄芪15克、当归30克、马鞭草30克、土茯苓30克、败酱草30克、白花蛇舌草30克、六月雪30克、平地木30克。

随症加减：各型肝功能检测，酶类增高者，加垂盆草、野菊花；出现黄疸者，重用茵陈，加田基黄；阴虚者，加北沙参15克、川石斛20克、栀子10克；肝胆湿热型中湿偏重者，加苍术15克、厚朴10克。临床观察：杨尧森以上方辨证治疗68例乙型病毒肝炎患者。结果：有效56例，无效12例。②

5. 黄鼎明分6型

(1) 湿热交蒸型　① 热重于湿，症见胁痛胁胀，面目皮肤发黄，色泽鲜明，小便黄赤，身热口苦，胸闷不思饮食，大便不畅，舌红苔黄腻，脉弦数。治宜清热化湿利胆。方用茵陈蒿汤、龙胆泻肝汤、栀子柏皮汤。② 湿重于热，症见胁痛胁胀，面目、皮肤、小便色黄，胸闷纳呆，泛恶欲呕，困倦乏力，大便溏泄，舌红苔白腻或微黄腻，脉弦滑。治宜利湿清热退黄。方用茵陈四逆散、甘露消毒丹、胃苓散。表证明显，发热恶寒者，宜用麻黄连翘赤小豆汤。

(2) 肝郁气滞型　症见胁肋胀痛，以胀为主，胸闷善太息，口苦，倦怠乏力，脘腹胀满，矢气频作，性急易怒，舌暗红，苔薄白，脉弦。治宜疏肝理气解郁。方用柴胡疏肝汤、茵陈四逆散、逍遥散。

(3) 脾气虚弱型　症见面色不华，肌体羸瘦，短气乏力，食欲不振，强食则腹胀，口淡无味，大便溏泄，轻度浮肿，压之应指而起，舌淡胖，苔薄白滑，脉细弱。治宜补中益气，佐以疏肝理气。方用异功散、补中益气汤、香砂六君汤。

(4) 肝肾阴虚型　症见两胁隐痛，食减形瘦，神疲乏力，口燥咽干，五心烦热或午后低热，心烦易怒，失眠多梦，腰膝酸软，舌红绛少苔或无苔，脉细数。治宜滋补肝肾、理气通络。方用一贯煎、滋水清肝饮、六味地黄丸。

(5) 脾肾阳虚型　症见形寒肢冷，腰膝酸软，面目下肢浮肿，尿少或夜尿多，便溏或五更泄泻，舌

---

① 张俊桥.中医辨证治疗慢性病毒性肝炎[J].中国中医急症，2010，19(9)：1630－1631.

② 杨尧森.辨证治疗乙型病毒性肝炎68例[J].浙江中西医结合杂志，2003，13(4)：247－248.

淡胖，边有齿印，苔白，脉沉迟无力。治宜补脾温肾、化气行水。方用右归丸、补肾汤、济生肾气丸。

（6）瘀血型　症见胁痛如刺，面色黧黑，色泽暗晦，神疲乏力，脘腹胀闷，口渴不欲饮水，肝掌及蜘蛛痣色紫暗，舌紫暗有瘀斑或瘀点，脉弦涩或细弦，后期可有痞块。治宜活血化瘀、理气散结。方用血府逐瘀汤、复元活血汤、大黄䗪虫丸加减化裁。

临床观察：黄鼎明以上方辨证治疗数例急、慢性病毒性肝炎患者，疗效满意。[①]

丙型肝炎

辨证施治

1. 薛博瑜分4证

（1）肝郁脾虚瘀阻证　症见胁痛，心情抑郁，嗳气太息，胸闷脘痞，口淡乏力，纳食减少，腹胀便溏，面色少华，体倦乏力。舌质紫暗，苔薄白，脉细弦。治宜疏肝健脾、行气活血。方用逍遥散、四逆散加减：柴胡、枳壳、赤芍、当归、白术、茯苓、生甘草、薄荷、牡丹皮、丹参、白花蛇舌草、垂盆草、陈皮。随症加减：湿浊中阻者，加用二陈汤，或加佩兰、砂仁、蔻仁；脾虚明显者，加淮山药、生黄芪；兼有湿热者，加栀子、蒲公英。

（2）热毒瘀结证　症见胁痛如刺，痛处固定，胁下癥积，面色晦暗，或见赤丝血缕，齿鼻衄血，神疲乏力，纳差便溏，舌红伴有瘀斑，脉细弦或细涩。治宜清热凉血、化瘀解毒。方用犀角地黄汤合四逆散加减：水牛角、生地黄、牡丹皮、赤芍、柴胡、枳壳、生甘草、丹参、白花蛇舌草、垂盆草、紫草、板蓝根、沙参。随症加减：肝气郁结，急躁，两胁胀痛者，加广郁金、广木香；湿浊中阻者，加砂仁、白蔻仁、法半夏；脾气虚者，加黄芪、炒白术；气阴两虚者，加黄芪、制黄精；湿热甚，口苦恶心，甚则身热发黄，黄色鲜明者，加茵陈、龙胆草、车前草、土茯苓；肝肾阴虚者，加女贞子、枸杞子、墨旱莲；瘀血甚者，加三七、莪术、红花；转氨酶反复增高者，加五味子、田基黄、蒲公英。

（3）气虚阴伤证　症见形体消瘦，精神疲惫，动则汗出，胁痛隐隐，心烦口干，头晕目涩，时或齿衄、鼻衄，舌质红或淡红或紫暗，苔少，脉细涩或细数。治宜益气养阴、清化瘀毒。方用四君子汤合生脉散合沙参麦冬汤加减：党参、白术、茯苓、生甘草、麦冬、五味子、北沙参、玉竹、赤芍、丹参、白花蛇舌草、垂盆草、板蓝根。随症加减：胁痛较甚者，加醋柴胡、广郁金；阴虚夹血热较甚者，加犀角地黄汤或紫草、牡丹皮；肾虚腰膝酸软者，加怀牛膝、杜仲、桑寄生；夹有热毒者，加虎杖、蒲公英。

（4）肝肾阴亏证　症见头晕目眩，胁痛隐隐时作，腰膝酸软，耳鸣健忘，失眠多梦，口燥咽干，五心烦热，盗汗颧红，舌红少苔，脉细而数。治宜滋水涵木、养阴柔肝、化瘀通络。方用滋水清肝饮合鳖甲煎丸加减：熟地黄、当归、白芍、酸枣仁、山茱萸、山药、柴胡、牡丹皮、鳖甲、土鳖虫、牡丹皮、丹参、莪术、白花蛇舌草、郁金。随症加减：瘀血明显者，加赤芍、当归；夹有水湿者，加泽兰、泽泻、土茯苓。[②]

2. 康永分5型

（1）湿热壅阻型　症见发热，心中懊侬，泛恶，胸脘痞闷，胁肋胀满，口苦，口中黏腻，口渴但不喜多饮，舌红，苔黄腻，脉濡数。治宜清热化湿。方用茵陈汤或茵陈五苓散加减：茵陈、栀子、大黄、茯苓、苍术、杏仁、薏苡仁、白蔻仁、滑石、木通、黄芩。随症加减：湿邪偏甚者，加重利湿之品或改用黄芩滑石汤加减（黄芩、滑石、白蔻仁、猪苓、茯苓、大腹皮、藿香、茵陈、通草）；热毒较甚者，加板蓝根、连翘、羚羊角、水牛角；湿热困脾致脾虚者，加党参、白术、陈皮、谷芽、麦芽。

（2）肝郁脾虚型　症见胸胁胀满，纳呆，嗳气，大便不调，舌苔白腻，脉弦。治宜疏肝健脾。方用逍遥散加减：白芍、当归、柴胡、茯苓、白术、

---

① 黄鼎明.急、慢性病毒性肝炎的辨证论治[J].福建中医药，1984(6)：41-44.
② 薛博瑜.难治性慢性丙型肝炎的中医辨证论治[J].南京中医药大学学报，2015，31(1)：1-3.

炙甘草、生姜、薄荷、制香附、川楝子。随症加减：脾虚明显者，加党参。

（3）气滞血瘀型　胁肋胀痛，脘痞腹胀，嗳气频作，喜叹气，以血瘀为主者，症见胁肋刺痛、拒按，入夜尤甚；气滞者，舌苔白，脉弦；血瘀者，舌暗或有瘀点瘀斑，脉涩。治宜疏肝理气、活血化瘀。以气滞为主者，方用柴胡疏肝散；以血瘀为主者，方用膈下逐瘀汤。随症加减：两者均可加九香虫、紫苏梗、川楝子、延胡索等。

（4）肝肾阴虚型　症见低热口干，胁痛腰酸，头晕心悸，失眠急躁，手足心热，舌红，少苔，脉细数。治宜滋养肝肾、养阴和血。方用一贯煎加减：制何首乌、川楝子、乌梅、生地黄、熟地黄、沙参、当归、枸杞子、麦冬、鳖甲。随症加减：低热者，加银柴胡、地骨皮、知母；阴虚甚者，加女贞子、墨旱莲、炙龟甲、玄参。

（5）脾肾阳虚型　症见精神萎靡，喜暖怕冷，肢软乏力，纳运不佳，腰膝酸软，大便稀薄，小便清长，舌淡，苔白，脉沉缓弱。治宜温中健脾、补肾助阳。方用附子理中丸合金匮肾气丸加减：炮附子、干姜、人参、制白术、炙甘草、桂枝、山茱萸、山药、熟地黄、伏苓、枸杞子、黄芪。[①]

3. 潘向荣分4型

（1）湿热内结型　症见黄疸明显，恶心，纳差，口干苦，腹胀，大便秘结，小便黄短，舌苔黄腻，脉弦数。方用茵陈蒿汤加味：茵陈25克、栀子15克、连翘15克、大黄12克、黄柏12克、龙胆草12克、虎杖12克、柴胡12克、板蓝根20克、薏苡仁30克、甘草6克、丹参15～30克、半枝莲18～30克。

（2）脾虚湿滞型　症见腹脘满闷，头重，身困，纳呆，大便溏，小便不利，舌质淡润，脉濡缓。方用茵陈五苓散加减：茵陈20克、茯苓20克、猪苓18克、柴胡12克、白术12克、香附12克、泽泻12克、苍术10克、陈皮10克、薏苡仁30克、白扁豆15克、神曲15克、丹参15～30克、半枝莲18～30克。

（3）肝气郁结型　症见两胁胀痛不适，嗳气，口干苦，纳少，舌质红，苔少，脉弦。方用柴胡疏肝散加减：白芍30克、香附15克、柴胡12克、川楝子12克、枳壳12克、白术12克、郁金12克、赤芍12克、神曲18克、淮山药20克、丹参15～30克、半枝莲18～30克。

（4）肝肾阴虚型　症见膝酸软，乏力，失眠多梦，口干，舌质淡红，苔少或无苔，脉弦细，肝功能中ALT单项持续轻度升高。方用一贯煎加减：柴胡12克、当归10克、生白芍30克、菟丝子15克、龟板胶15克、沙参15克、麦冬15克、枸杞子15克、生地黄20克、五味子10克、丹参15～30克、半枝莲18～30克。

以上各方均每日1剂，水煎服。临床观察：潘向荣以上方辨证治疗18例丙型肝炎患者，疗效满意。[②]

4. 李东海等分5型

慢肝复康丸：紫河车30克、紫草10克、黄精10克、黄芪10克、大黄6克、姜黄6克、柴胡10克、鳖甲10克、人参6克、冬虫夏草6克、三七6克、甘草6克。将上药以10倍量共研细末，炼蜜为丸，每丸9克，每次2丸，每日2次。同时根据中医辨证分型，分别以每型加的两味中药为引子，每味3克研末，配服药丸冲服。1个月1个疗程。

（1）湿热中阻型　症见胁胀脘闷，恶心厌油，纳呆，身目发黄而色泽鲜明，尿黄，口黏口苦，大便黏滞秽臭或先干后溏，口渴欲饮或饮而不多，肢体困重，倦怠乏力，舌苔黄腻，脉弦数或弦滑数。方用慢肝复康丸加茵陈、凤尾草。

（2）肝郁脾虚型　症见胁胀疼，胸闷太息，精神抑郁，性情急躁，纳食减少，口淡乏味，脘痞腹胀，午后为甚，少气懒言，四肢倦怠，面色萎黄，大便溏泄或食谷不化，每因进食生冷油腻及不消化食物而加重，舌质淡有齿痕，苔白，脉沉弦。方用慢肝复康丸加郁金、茯苓。

---

① 康永.丙型肝炎辨治体会[J].中国中医药信息杂志，2007，14(3)：66－67.

② 潘向荣.辨证治疗丙型肝炎18例[J].四川中医，2000，18(5)：26－27.

(3) 肝肾阴虚型　症见右胁隐疼，腰膝酸软，四肢拘急，头晕目眩，耳鸣目涩，面色黧黑，毛发不荣，牙龈出血，鼻衄，男子遗精，女子经少经闭，舌体瘦，舌质红少津有裂纹，花绿苔或少苔，或光红无苔，脉细数无力。方用慢肝复康丸加生地黄、知母。

(4) 瘀血阻络型　症见面色晦暗，或见赤缕红丝，两胁刺疼，肝脾肿大，质地较硬，蜘蛛痣，肝掌，女子行经腹疼，经水色暗有块，舌质暗或有瘀斑，脉沉细涩。方用慢肝复康丸加藏红花、土鳖虫。

(5) 脾肾阳虚型　症见畏寒喜暑，四肢不温，精神疲惫，面色不华或晦黄，少腹腰膝冷痛，食少脘痞，腹胀便溏或晨泄，完谷不化，甚则滑泄失禁，小便不利或余沥不尽或尿频失禁，下肢或全身浮肿，甚则水臌，阴囊湿冷或阳痿，舌淡胖有齿痕，苔白或腻或滑，脉沉细弱或沉迟。方用慢肝复康丸加杜仲、菟丝子。

临床观察：李东海等将 300 例慢性病毒性肝炎患者分为治疗组与对照组各 150 例。对照组用口服利肝隆片，治疗组辨证分型用慢肝复康丸。结果：治疗组总有效率为 92%，对照组总有效率为 58%。①

5. 叶醒民等分 4 型

基本方：丹参、当归、郁金、柴胡、焦白术、茯苓。

(1) 肝郁气滞型　症见精神忧郁，胸闷胁痛，腹胀嗳气，不思饮食，心烦喜呕，苔薄白，脉弦。方用基本方加青皮、陈皮、佛手、白芍、广香、枳壳、香附、砂仁、谷芽、麦芽。

(2) 肝胆湿热型　症见胁痛胸闷，呕逆嗳气，食少喜胀，便溏热臭，肤痒红疹，小便短黄，苔黄腻，脉滑数或弦缓。方用基本方加茵陈、黄芩、龙胆草、赤芍、藿香、佩兰、白蔻仁、白茅根、车前草。

(3) 肝肾阴虚型　症见胁肋隐痛，悠悠不休，口干目涩，烦躁多梦，头晕失眠，舌红少苔，脉细数。方用基本方加生地黄、白芍、枣皮、枸杞子、川楝子、墨旱莲、女贞子、鳖甲。

(4) 肝郁血瘀型　症见胁痛如刺，定着不移，入夜尤甚，痞块可触，锁肩脚臂可见红丝赤缕，舌质红暗，舌边瘀点，脉弦。方用基本方加生山楂、鳖甲、红花、玄参、枳壳、青皮、赤芍、黄芩。

以上各方均水煎服，每日 3 次。临床观察：叶醒民等以上方辨证治疗数例慢性病毒性肝炎患者，基本治愈率为 70.512%。②

经　验　方

1. *苓泽柴芍六君子汤*　白扁豆 15 克、白芍 10 克、党参片 15 克、北柴胡 10 克、陈皮 6 克、猪苓 15 克、泽泻 10 克、白术 10 克、薏苡仁 15 克、茯苓 15 克、法半夏 10 克。随症加减：血小板减少者，加茜草 15 克、仙鹤草 15 克。每日 1 剂，水煎服，分早晚 2 次温服。杨来等将 88 例慢性病毒性肝炎患者随机分为对照组和观察组各 44 例。对照组采用常规西药(谷胱甘肽、甘草酸二铵)治疗。观察组在对照组的基础上加用上方治疗。均连续治疗 4 周。结果：治疗后，观察组中医证候积分及丙氨酸氨基转移酶(ALT)、天冬氨酸氨基转移酶(AST)、总胆红素(TBIL)水平均低于治疗前(均 $P<0.05$)；观察组总有效率为 95.45%，高于对照组的 77.27%，差异有统计学意义($P<0.05$)。③

2. *参苓白术散加减*　柴胡 12 克、香附 15 克、生半夏 10 克、陈皮 10 克、泽泻 10 克、白术 10 克、厚朴 10 克、苍术 10 克、党参 15 克、黄芪 15 克、山楂 15 克、山药 20 克、茯苓 20 克、白蔻仁 6 克、扁豆 10 克、砂仁 10 克。随症加减：合并神经病变者，以当归尾、地龙加减；合并心血管疾病者，以红花、丹参、川芎、桂枝、赤芍加减。疏肝健脾，扶正祛邪，燥湿降浊。谷丙亚将 60 例肝郁脾虚型慢性乙型肝炎患者随机分为观察组与对照组各 30 例。对照组给予恩替卡韦分散片口服，每日 0.5 毫克，同时给予复方甘草酸苷片进行护肝治疗。观察组在对照组的治疗基础上予参苓白术散加减治疗。

① 李东海，等.慢肝复康丸辨证治疗慢性病毒性肝炎的临床研究[J].河南中医，1994(3)：152-153.
② 叶醒民，等.慢性病毒性肝炎中医辨证分型与免疫关系的探讨[J].湖北中医杂志，1985(1)：50-52，44.
③ 杨来，等.苓泽柴芍六君子汤治疗肝郁脾虚型慢性病毒性肝炎的临床观察[J].中国民间疗法，2021，29(21)：73-76.

结果：治疗后两组 ALT、AST、TBIL 水平均下降，观察组明显低于对照组；两组中医证候评分明显下降，观察组明显低于对照组；观察组总有效率96.67%，对照组总有效率73.33%。①

3. *自拟方*　牛膝30克、山茱萸30克、熟地黄20克、牡丹皮20克、白芍20克、虎杖15克、栀子15克、柴胡15克、女贞子15克、墨旱莲15克、甘草15克、鳖甲10克。上药加500毫升水煎煮，每日1剂，分早晚2次服用。清热解毒退黄。杨庆坤将59例慢性丙型肝炎患者随机分为联合组30例和对照组29例。对照组患者给予PEG-IFN-2α注射液(派罗欣)皮下注射，每周1次，同时口服利巴韦林片每日1.0～1.2克，分3次服用。联合组在此基础上加用自拟中药复方。两组患者均连续治疗48周。结果：联合组治疗后的胁肋疼痛、腰膝酸软、脘腹胀闷、舌红苔黄、头昏身重、失眠多梦等中医症状分级量化积分均低于对照组治疗后的各中医症状分级量化积分；联合组患者药物治疗48周后的ALT、AST、TBIL改善情况优于对照组的改善情况，但联合组患者在治疗36、48周时的丙型肝炎病毒脱氧核糖核酸(HCV-RNA)转阴率要高于对照组；对照组的总有效率为72.41%，联合组的总有效率为93.33%，联合组的总有效率优于对照组。②

4. *白兰降酶汤*　白花蛇舌草30克、板蓝根30克、垂盆草30克、连翘15克、丹参15克、白芍15克、柴胡12克、郁金10克、五味子(研末冲服)10克、三七粉(冲服)3克、甘草6克。随症加减：湿热偏胜者，去五味子，加虎杖或龙胆草；口干胁痛兼有肝肾阴虚者，去连翘、垂盆草，加女贞子、何首乌、枸杞子、沙参；食欲不振者，加鸡内金、麦芽；肝脾肿大者，加醋鳖甲、三棱。每日1剂，分2次服。1个月为1个疗程，共治疗3个疗程。陈金红以上方加减治疗30例慢性乙肝转氨酶反复异常患者，将肝肾阴虚明显者归为湿热伤阴夹瘀证(18例)，将肝胆湿热证及肝郁脾虚证归为湿热夹瘀证(12例)。结果：有效率80%，ALT和AST复常率分别为96.7%、90%。③

5. *乙肝散*　叶下珠(陕西产打粉、冲服)、麻黄、虎杖、山豆根、生黄芪、茯苓、鸡内金等。每日1剂，水煎服，分2次口服，连服3个月。健脾疏肝，理气祛湿，清热解毒。李厚根将198例慢性乙型肝炎患者随机分为治疗组100例与对照组98例。对照组给予对症、支持治疗，连用3个月。全部病例均未用抗病毒药及免疫调节剂。治疗组给予乙肝散。结果：治疗组总有效率为89.00%，显效38例，有效51例，无效11例；对照组总有效率为63.37%，显效24例，有效28例，无效36例。④

6. *芪苓柴虎汤*　黄芪、云茯苓、柴胡、虎杖、淮山药、女贞子、丹参、茵陈、贯众、甘草。金文君等将186例慢性乙型肝炎患者随机分为治疗组69例、干扰组63例和常规组54例。治疗组采用芪苓柴虎汤；干扰组在常规护肝的基础上应用基因工程干扰素；常规组应用常规护肝治疗。结果：治疗组ALT恢复正常82.5%，乙型肝炎病毒e抗原(HBeAg)转阴率56.5%，乙型肝炎病毒脱氧核糖核酸(HBV-DNA)转阴率33.3%均显著高于常规组(HBeAg转阴率为9.3%，HBV-DNA转阴率为11.1%)，两组比较差异显著($P<0.01$)；治疗组的HBeAg和HBV-DNA转阴率则与干扰素组无显著差异($P>0.05$)。⑤

7. *复方黄芪汤*　黄芪、何首乌、茯苓、丹参等。每日1剂，水煎分2次口服。李筠将53例慢性乙肝患者随机分为治疗组39例与对照组14例。两组均给予常规保肝治疗(施尔康，每次1粒，每日1次；澳泰乐冲剂，每次2袋，每日2次)。对照组给予α-干扰素(α-IFN)300万单位，隔日1次，肌肉注射；治疗组给予复方黄芪乙肝汤。两组疗程均为3个月。结果：治疗组总有效率为74.4%，对

① 谷丙亚.参苓白术散加减治疗肝郁脾虚型慢性乙型肝炎临床观察[J].光明中医，2019，34(6)：880-882.
② 杨庆坤，等.PEG-IFN-2α和利巴韦林联合自拟中药复方治疗慢性丙型肝炎的临床疗效[J].重庆医学，2017，46(32)：4533-4536.
③ 陈金红.白兰降酶汤治疗慢性乙型病毒性肝炎转氨酶反复异常[J].湖北中医杂志，2004，26(9)：42.
④ 李厚根.乙肝散治疗慢性乙型肝炎[J].中西医结合肝病杂志，2002，12(4)：240.
⑤ 金文君，等.芪苓柴虎汤治疗慢性乙型肝炎的临床研究[J].中西医结合肝病杂志，2002，12(5)：268.

照组为 64.3%。①

8. *益肝解毒汤* 生地黄 15 克、山药 15 克、茯苓 15 克、泽泻 15 克、牡丹皮 15 克、女贞子 15 克、沙参 15 克、麦冬 15 克、白芍 15 克、柏子仁 15 克、郁金 15 克、茜草 15 克、佛手 10 克、五味子 10 克、海螵蛸 30 克、茵陈 30 克。上药加清水适量，先浸泡 30 分钟后，煎 60 分钟，连煎 2 次，分 2 次温服。每日 1 剂，3 个月为 1 个疗程。李永情以上方治疗 126 例乙肝患者。结果：痊愈 43 例，显效 54 例，有效 21 例，无效 8 例。总有效率 93.79%。②

9. *赵有爱经验方* 赤芍 20 克、丹参 20 克、栀子 12 克、大黄 15～30 克、苦参 20 克、生山楂 20 克、制白术 15 克、甘草 6 克、白花蛇舌草 30 克、败酱草 30 克。随症加减：脘腹作胀者，加柴胡 6 克、郁金 10 克、枳壳 10 克；胁下疼痛者，加延胡索 10 克、川楝子 10 克；恶心欲吐者，加制半夏 10 克，陈皮 6 克；齿衄、鼻衄者，则赤芍、丹参减半，加仙鹤草 10 克、三七 6 克；气虚者，加黄芪 30 克、党参 15 克。清肝解毒，凉血祛瘀。赵有爱以上方加减治疗 25 例丙型病毒性肝炎患者，总有效率 80%。③

10. *健脾补肾解毒活血方* 黄芪 30 克、丹参 30 克、白花蛇舌草 30 克、白术 15 克、茯苓 15 克、黄精 15 克、菟丝子 15 克、桑寄生 15 克、虎杖 15 克、郁金 15 克、蚕沙 15 克、柴胡 12 克、半枝莲 20 克、甘草 6 克。随症加减：有黄疸者，加茵陈 20 克、栀子 10 克；肝区疼痛者，加白芍 20 克、延胡索 20 克；食欲不振者，加鸡内金 15 克、麦芽 10 克；腹胀者，加枳壳 10 克；恶心厌油腻者，加半夏 9 克；腰膝酸软者，加怀牛膝 20 克、女贞子 15 克。每日 1 剂，早晚各煎服 1 次，30 天为 1 个疗程。补虚而不滞邪，祛邪而不伤正。岳建平以上方加减治疗 72 例慢性乙型肝炎患者，连续用药 3 个疗程。结果：总有效率 88.9%，乙型肝炎表面抗原（HBsAg）转阴率 50%，HBeAg 转阴率 51.39%。④

11. *疏肝健脾方* 黄芪 20～30 克、党参 20～30 克、茯苓 15～20 克、柴胡 15 克、炒白术 15 克、枳壳 15 克、白芍 15 克、陈皮 15 克、当归 15 克、炙甘草 6 克。随症加减：肋痛甚者，加川楝子、延胡索、制香附；肝脾肿大者，加丹参、鳖甲；出血倾向者，加小蓟、蒲黄。每日 1 剂，连续 3 个月为 1 个疗程。朱琳等将 70 例慢性乙型肝炎患者随机分为治疗组 40 例与对照组 30 例。对照组每日用葡萄糖注射液加肌苷、维生素 C、ATP、CoA 静脉滴注；肌注肝炎灵注射液 4 毫升，每日 1 次；口服复合维生素 B，3 个月为 1 个疗程。治疗组用疏肝健脾方加减。两组停药后随访 3 个月。结果：治疗组总有效率为 92.5%，对照组总有效率为 70%。⑤

12. *乙肝 2 号方* 蒲公英、土茯苓、虎杖、白花蛇舌草、黄芪、党参、白术、淫羊藿、丹参、小蓟。每次 30 毫升，每日服 3 次，温开水冲服，小儿酌减。3 个月为 1 个疗程，共 2 个疗程。补虚不滞邪，祛邪不伤正。马金栋以上方联合绞股兰总甙片、降酶汤治疗 90 例乙型肝炎患者。结果：HBsAg 转阴率 16.7%，HBeAg 转阴率 42.1%，乙型肝炎核心抗原（HBcAg）转阴率 26.9%。⑥

13. *乙肝汤* 黄芪 20～50 克、党参 10～30 克、白术 10 克、升麻 10 克、黄柏 10 克、蚕沙 10 克、山药 15 克、茯苓 15 克、当归 12 克、虎杖 12 克、女贞子 10～20 克、连翘 10～15 克。随症加减：肝胆湿热型，加茵陈 30 克、栀子 10 克、大黄 10 克；肝郁脾虚型，加柴胡 10 克、川楝子 10 克、谷芽 15 克、麦芽 15 克；肝肾阴虚型，加生地黄 15 克、麦冬 15 克、枸杞 15 克、沙参 10 克；气滞血瘀型，加枳壳 10 克、香附 10 克、赤芍 10 克、丹参 10 克。每日 1 剂，煎服 2 次，20 天为 1 个疗程。阚霖生将 75 例慢性迁延性乙型肝炎患者随机分为治疗组 40 例与对照组 35 例。对照组用 10%葡萄糖注射液加肌苷、维生素 C、ATP、CoA 等静脉滴注，每

---

① 李筠，等.复方黄芪乙肝汤治疗慢性乙肝 39 例临床观察[J].新中医，2001，33(11)：22－23.
② 李永情.益肝解毒汤治疗乙型肝炎 126 例临床观察[J].新中医，1998，30(8)：43.
③ 赵有爱.清肝凉血解毒治疗丙型病毒性肝炎的临床观察[J].上海中医药杂志，1998，44(12)：16－17.
④ 岳建平.健脾补肾解毒活血法治疗慢性乙型肝炎 72 例[J].新中医，1996，28(3)：48.
⑤ 朱琳，等.疏肝健脾法为主治疗慢性乙型肝炎 40 例[J].中西医结合肝病杂志，1995，5(2)：35.
⑥ 马金栋.乙肝 2 号治疗慢性乙型肝炎 90 例[J].中西医结合肝病杂志，1995，5(3)：40.

日输液量为500～1 500毫升，配合肌内注射辅酶Q_{10}，口服肝泰乐、维生素B_1、复合维生素B、维生素C等(部分患者在黄疸期曾配合服用金酸苹糖浆)。治疗组给予乙肝汤(部分患者曾配合用10%葡萄糖注射液加维生素C静脉滴注约10天)。结果：治疗组黄疸消退率100%，肝大恢复正常90%，谷丙转氨酶(SGPT)恢复正常100%，浊度恢复正常90%，HBsAg转阴35.0%；对照组黄疸消退率100%，肝大恢复正常77.2%，SGPT恢复正常100%，浊度恢复正常74.3%，HBsAg转阴25.7%。①

14. 乙肝合剂　鲜橘叶、黄芪、拔葜、栀子根、莱豆壳、葛根、郁金、甘草等。水煎液，每次30毫升，每日2次。康良石以上方治疗120例乙肝患者。结果：治愈72例，有效36例，无效12例，总有效率为90%，HBsAg转阴率75.86%。②

15. 肝炎Ⅰ号方　太子参12克、黄精15克、甘草9克、茯苓15克、柴胡12克、黄芩10克、虎杖15克。每日1剂，水煎服。随症加减：湿热证者，去黄精、甘草，加白术、苍术、薏苡仁、泽泻、车前子；脾虚证者，太子参改党参，加黄芪、炒白术、山药；阴虚证者，加生地黄、熟地黄、枸杞子、制首乌；遇肝区胀痛者，加川楝子、延胡索；刺痛者，加红花、丹参、归尾；肝脾肿大者，加三棱、莪术、鳖甲；腹胀者，加八月札、枳壳；齿衄者，加仙鹤草、茜草；谷丙转氨酶持续升高者，加夏枯草、败酱草、生山楂等。郝朴等以上方加减治疗73例慢性病毒性肝炎患者。结果：基本痊愈16例(21.9%)，好转32例(43.5%)，无效25例(34.3%)，总有效率为65.7%。③

中成药

1. 八宝丹胶囊　组成：牛黄、蛇胆、羚羊角、珍珠、三七、麝香(厦门中药厂有限公司生产，国药准字Z10940006，0.3克/粒)。功效：清热利湿，解毒止痛。用法用量：口服，每次0.6克，每天2～3次。临床应用：张虎平等将100例乙型病毒性肝炎患者随机分为对照组和观察组各50例。对照组采用替诺福韦治疗，观察组采用替诺福韦联合八宝丹胶囊治疗。两组均连续治疗4周。比较两组患者治疗4周后的肝功能指标，并统计两组患者治疗期间的不良反应发生情况。结果：两组患者血清的TBIl、TBA、AST、ALT水平均低于治疗前，且观察组均低于对照组(均$P<0.05$)；不良反应发生率观察组为4.00%，对照组为8.00%，两组比较差异无统计学意义($P<0.05$)。结论：八宝丹胶囊联合替诺福韦治疗乙型病毒性肝炎的疗效确切，可明显改善患者的肝功能，且安全性较高。④

2. 乙肝康　组成：蜈蚣、三七、山药、郁金、白蒺藜、大黄、鹅不食草等(0.6克/粒)。功效：护肝，调节免疫功能，抗病毒。用法用量：每日分2次服，5～7岁每次服2粒，8～13岁每次服3粒，14岁以上每次服4粒。临床应用：肖才松等将62例乙型肝炎患者随机分为治疗组与对照组各31例。对照组用酵母片捣粉装入胶囊，每日分2次服，5～7岁每次服2粒，8～13岁每次服3粒，14岁以上每次服4粒；治疗组用乙肝康胶囊。两组疗程均为90大。结果：治疗组总有效率为83.9%，痊愈13例(41.9%)，好转7例(22.6%)，有效6例(19.4%)，无效5例(16.1%)；对照组总有效率为29%，痊愈0例，好转1例(3.2%)，有效8例(25.5%)，无效22例(71%)。⑤

肝炎合并症

急性黄疸型肝炎合并症

经验方

1. 自拟方　茵陈40克、生栀子10克、生大黄

① 阚霖生.乙肝汤治疗慢性迁延性乙型肝炎40例[J].湖北中医杂志，1989(3)：14-15.
② 洪文旭，等.病毒性肝炎化验指标异常中医治疗的近况[J].辽宁中医杂志，1989(11)：41.
③ 郝朴，等.慢性病毒性肝炎73例的辨证施治观察[J].中医杂志，1982(8)：29-30.
④ 张虎平，等.八宝丹胶囊联合替诺福韦治疗乙型病毒性肝炎的临床研究[J].临床医学工程，2021，28(9)：1221-1222.
⑤ 肖才松，等.乙肝康对HBV血清学指标的影响——附乙型肝炎62例的疗效观察[J].中医杂志，1993，34(6)：355-357.

10克、茯苓15克、泽泻20克、白术12克、姜黄12克、薏苡仁20克、太子参20克、当归12克、半夏10克、山药20克、天花粉20克、沙参12克、生地黄15克、甘草6克。邱晓堂以上方治疗1例2型糖尿病合并急病患者，同时给予西药短效胰岛素静脉滴注，根据血糖监测调整滴速，任意血糖降至13.2毫摩尔/升，血酮体转阴后，改为诺和灵30R皮下注射，并配合保肝药物治疗。3天后，血糖控制在空腹7.2毫摩尔/升、餐后2小时为12.0毫摩尔/升。同时在以上基础上加用甘露消毒丹加减：茵陈40克、茯苓15克、滑石12克、通草6克、石菖蒲12克、猪苓15克、白术15克、泽泻15克、白茅根15克、丹参15克、莱菔子15克、藿香10克、砂仁6克、厚朴6克、山楂10克、黄芩6克、板蓝根15克、虎杖15克、知母12克、金银花15克。结果：21天后患者自觉症状消失。复查肝功能：TBIL 62.7微摩尔/升，DBIL 49.31微摩尔/升，IBIL 13.41微摩尔/升，谷草转氨酶(GOT)100单位/升，GPT 81单位/升。因症状消失而出院，出院后在糖尿病治疗的基础上，继续守方服中药，2周后复查肝功能正常。①

2. *中药方*　金钱草20克、茵陈40克、虎杖15克、大黄10克、枳实10克、甘草6克。每日1剂，水煎2次，分2次口服。陈长寅等将70例急性黄疸型肝炎合并胆囊炎患者随机分为治疗组36例与对照组34例。对照组单纯采用西药护肝治疗(每日10%葡萄糖注射液500毫升+肌苷0.6克静脉滴注，维生素B_1 20毫克、维生素C 0.2克、维生素E 50毫克口服，每日3次)；治疗组采用上述中药方加西药护肝治疗。结果：治疗组胆囊恢复正常的平均天数为(8.19±0.92)天，对照组为(19.54±0.92)天，两组比较有极显著差异($P<0.001$)。②

3. *通腑泄热方*　茵陈20克、生大黄(后下)10克、黑栀子9克、芒硝(冲服)10克、厚朴10克、生枳实15克、川黄连3克、半夏10克、青皮10克、陈皮10克、大腹皮10克、桃仁(打)10克、冬瓜仁10克。每日1剂，水煎2次，首剂分次缓慢频吞服。王哲身等以上方治疗1例急性黄疸型肝炎合并肠梗阻患者，服药约4小时后，腹胀肠鸣阵作，矢气，继则解出较多咖啡色稀薄奇腥臭大便，腹胀、腹痛、气促始缓。继服2剂，肠结之症消失，病情稳定，能进饮食。但黄疸未退，口苦渴饮，舌红，苔薄黄腻等，守原方去芒硝，大黄减半，加薏苡仁30克，连服药12剂后，黄疸消退。复查血总胆红素<1毫克%，谷丙转氨酶<40单位(正常值<40单位)；胸透两侧胸腔积液吸收而痊愈。③

慢性肝炎合并症

经　验　方

1. *茵陈五苓散化裁*　茵陈15克、虎杖12克、赤芍12克、金钱草15克、车前草15克、丹参12克、茯苓15克、黄芩20克、鸡内金9克、陈皮9克、制半夏9克、枳壳9克、猪苓9克、郁金9克。随症加减：湿邪困脾明显者，加苍术20克、薏苡仁15克、砂仁3克；纳差明显者，加山楂炭9克、六神曲9克；便秘者，加制大黄12克；黄疸消退缓慢者，茵陈改30克，加焦栀子9克。薛建华等以上方配合西药治疗26例乙型病毒性肝炎合并肝功能衰竭患者，好转率为76.9%，改善患者肝功能指标。④

2. *益气活血解毒汤*　甘草6克、红花6克、白术0.1克、黄芪0.1克、蒲公英3克、丹参15克。随症加减：肝胃阴虚者，加白芍、麦冬、北沙参；肝郁脾虚者，加山药、川楝子、柴胡；肝胃郁热者，加栀子、郁金、吴茱萸、黄连。每日1剂，水煎煮，分2次服用。扶正祛邪，祛瘀生新。邹忠传将200例慢性乙肝合并消化性溃疡患者随机分为试验组与对照组各100例。对照组口服0.2克西咪替丁，每日3次，每晚加用0.4克，在此基础上接受抗乙型肝

① 邱晓堂.中西医结合治疗2型糖尿病合并急病临床体悟[J].中国中医药信息杂志，2004(12)：1106-1107.
② 陈长寅，等.中药为主治疗急性黄疸型肝炎合并胆囊炎性改变[J].中医杂志，1991(4)：31.
③ 王哲身.急性黄疸型肝炎合并肠梗阻一例治验[J].江西中医药，1989(2)：8.
④ 薛建华，等.茵陈五苓散化裁联合西药治疗乙型病毒性肝炎合并肝功能衰竭26例[J].河南中医，2021,41(10)：1500-1503.

炎和抗肝硬化治疗；试验组接受单一中药益气活血解毒汤治疗。结果：试验组疗效优于对照组。①

3. 自拟中药方剂　败酱草 15 克、鱼腥草 15 克、龙胆草 12 克、车前草 10 克、满天星 30 克、制大黄 10 克、茵陈 30 克、栀子 10 克、黄芩 10 克、黄柏 12 克、柴胡 12 克、法半夏 10 克、甘草 9 克、郁金 15 克、虎杖 15 克、山楂 15 克、决明子 30 克。每日 1 剂，水煎服，维持治疗 2 个月。化瘀降脂，保肝护肝。戴敏等将 60 例慢性乙肝合并脂肪性肝病患者随机分为研究组和对照组各 30 例。对照组采用西医治疗(甘草酸二铵联合拉米夫定治疗)；研究组实施上述中药治疗。结果：对照组治疗后仅显效 2 例，而研究组显效 23 例，两组对比差异有显著统计学意义；对照组治疗后有效 20 例，研究组有效 3 例；对照组治疗总有效率为 73.33%，研究组为 86.67%，两组对比差异有统计学意义。②

4. 温阳活血祛湿中药　制附子(先煎)10～30 克、干姜(先煎)20～60 克、桂枝 20～35 克、赤芍 20～40 克、茵陈 15～18 克、柴胡 6～8 克、茯苓 30～60 克、蝉蜕 6～8 克、石菖蒲 10～15 克、半夏 10～15 克、十全大补汤 18～25 克、猛老虎(先煎) 25 克。随症加减：肝区疼痛明显者，加郁金 12 克、蒺藜 10 克、旋覆花 6～10 克；合并胆囊赘生物者，加琥珀 4～6 克、生牡蛎 25 克、泽兰 15 克；合并脾肿大者，加姜黄 18～20 克、制鳖甲(先煎) 20～25 克；大便溏烂泄泻者，加山楂 15～20 克、山药 15 克；日暮寒热者，加猪苓 20 克、苍术 8～15 克。每日 1 剂，早晚分服，4 周为 1 个疗程。温肾健脾，活血利湿，化痰驱毒退黄。李海强等将 70 例慢性病毒性肝炎合并重度瘀胆患者随机分为治疗组与对照组各 35 例。对照组予常规治疗。治疗组在常规治疗基础上加用温阳活血祛湿中药，连续治疗 4 周为 1 个疗程。结果：67 例获随访并且临床资料完整，治疗组总有效率 91.18%，对照组总有效率 72.73%，两组对比有统计学意义($P<0.05$)；治疗组肝功能改善程度与对照组比较有统计学意义($P<0.05$ 或 0.01)。③

5. 中药灌肠方　生大黄 30 克、枳实 20 克、厚朴 20 克、虎杖 20 克、赤芍 80 克、蒲公英 50 克、金钱草 20 克、生地黄 30 克、白花蛇舌草 50 克、牡蛎 30 克、水牛角 30 克、马齿苋 30 克、乌梅 30 克。上述中药统一由制剂科每剂煎取药液 200 毫升，分 2 次应用，临床使用时加温至 38℃左右，嘱患者排空膀胱，尽量排尽大便或先行清洁灌肠，将中药灌洗液倒入灌肠桶，挂在输液架上，排空管内气体，选用细小肛管，涂上石蜡油。患者取左侧屈膝卧位，垫高臀部 10 厘米，将肛管缓缓插入肛门内约 20 厘米，缓慢放入药液 15 分钟滴完，灌肠过程中，患者先左侧卧位，逐步变换平卧位，最后变为右侧卧位，灌毕反折导尿管后拔出，以清洁纱布轻按肛门 3 分钟，患者保持右侧卧位 1～2 小时，以利药物存留吸收，保留时间 4 小时左右，患者有便意时应嘱其忍耐，观察患者腹部有无不适等情况。每日 2 次。苏海生等将 60 例慢性重型乙型肝炎合并全身炎症反应综合征患者随机分为治疗组与对照组各 30 例。对照组仅予护肝、抗感染等常规治疗；治疗组在常规治疗的基础上加用中药灌肠方。两组疗程均为 14 天。结果：治疗组总有效率 80%，对照组总有效率 60%，两组总有效率差异有显著性($P<0.05$)。治疗组早期转化为多器官功能障碍综合征(MODS)者 4 例，死亡 0 例；对照组早期转化为 MODS 10 例，死亡 3 例，两组比较具有显著性差异($P<0.05$)。治疗组在疗程结束后细胞因子、内毒素水平、生化指标均有明显改善，其改善程度明显优于对照组($P<0.05$)。④

6. 健脾化痰祛瘀中药　生黄芪 30 克、白术 20 克、茯苓 15 克、半夏 6 克、陈皮 12 克、泽泻 30 克、丹参 30 克、荷叶 10 克、生山楂 15 克、车前草 15 克。健脾化痰，活血祛瘀。李知玉等将 64 例慢性

① 邹忠传.肝病合并消化性溃疡的临床疗效观察[J].基层医学论坛，2015，19(29)：4067－4068.
② 戴敏，等.中医治疗乙肝合并脂肪性肝病的临床观察[J].医学理论与实践，2013，26(15)：2030－2031.
③ 李海强，等.温阳活血祛湿法治疗慢性病毒性肝炎并重度瘀胆临床观察[J].吉林中医药，2012，32(1)：51－53.
④ 苏海生，等.中药灌肠治疗 30 例慢性重型乙型肝炎合并全身炎症反应综合征疗效观察[J].内蒙古中医药，2012，31(17)：53－55.

乙型病毒性肝炎合并脂肪肝患者随机分治疗组与对照组各32例。对照组用干扰素治疗(长效或短效);治疗组在对照组基础上加用健脾化痰祛瘀中药治疗。结果:治疗组血脂、体重指数及腰臀比均明显降低,治疗后两组比较差异有统计学意义($P<0.05$);治疗组脂肪肝的好转率明显升高,两组比较差异有统计学意义($P<0.05$);治疗组抗病毒有效率明显升高,两组比较差异有统计学意义($P<0.05$)。①

7. *中药复方煎剂* 柴胡、陈皮、白术、三七、牡丹皮、茯苓、当归、黄芪、牛膝、党参、甘草等。随症加减:黄疸,加茵陈、大黄;关节疼痛,加威灵仙;月经不调,加红花;干燥综合征,加麦冬;甲亢,加昆布等。每日1剂,水煎成400毫升,早晚温服。王欣欣等将60例自身免疫性肝炎合并慢性乙肝患者分为实验组与对照组各30例。对照组予复方甘草酸苷片75毫克,每日3次口服。实验组予中药复方煎剂150毫升,每日3次口服。疗程均为6个月。结果:实验组实验室指标明显好转,尤其在临床症状方面较对照组改善明显。②

8. *补中柔肝活血方* 党参20克、白术20克、黄芪20克、陈皮20克、白芍20克、生地黄20克、枸杞子20克、当归20克、赤芍20克、延胡索20克、神曲20克、麦芽20克、山楂20克、茯苓15克、甘草15克、升麻15克、泽兰15克、青皮15克、柴胡15克。每日1剂,水煎2次,分2次服。李会学以上方配合西药(云芝肝泰冲剂5克,每日3次,口服;酵母片1.8克,每日3次,口服)治疗1例慢性肝炎并发子宫及直肠脱垂患者。结果:用药3周后,自觉症状消失,食欲增加,肝功能检查恢复正常,子宫及直肠垂脱痊愈。③

9. *魏嘉勤经验方* 茵陈20克、白茅根20克、金银花20克、车前子(包煎)20克、生大黄18克、生栀子10克、黄柏10克、牡丹皮10克、沙参10克、赤芍10克、石斛12克。每日1剂,水煎2次,分2次服。魏嘉勤以上方配合西药(静脉补充葡萄糖每日100～150克,普通胰岛素每日60～74单位,静脉给药20～24单位,其余根据每餐前尿糖变化,皮下注射)治疗1例慢性重型肝炎合并糖尿病患者,用药3周后,停止输液,再继续用药5周。结果:症状缓解,黄疸、水肿消退。复查血总胆红素1.5克%。麝香草酚浊度试验(TTT)8单位,硫酸锌浊度试验(ZnTT)18单位,SGPT 42单位,HBsAg(-),血白蛋白4.2克%,球蛋白2.05克%,空腹血糖204毫克%。④

10. *归脾汤加减* 党参15克、黄芪15克、当归15克、桑椹15克、丹参15克、白术12克、茯苓12克、制首乌20克。随症加减:气滞,加青皮、白芥子、香附;气虚,重用党参、黄芪;HBsAg阳性者,去党参,重用黄芪,加板蓝根、土茯苓、虎杖、夏枯草;腹胀纳差者,加茵陈、厚朴、薏苡仁、山楂;脾大者,加鳖甲、海浮石、甲片;牙龈出血或肌肤瘀斑者,加三七、泽兰;阴虚,加女贞子、墨旱莲、黄精;阳虚,加巴戟天、附子。益气健脾,补血摄血。杨芬明以上方配合西药(肝泰乐、复合维生素B等,按常规用量给药)治疗9例肝炎(慢性迁延型肝炎6例,慢性肝炎3例)伴血小板减少患者,用药25～30天后,复查肝功能及血小板。结果:治愈(症状、体征消失,肝功能、超声波检查正常,血小板恢复正常范围)5例,好转(服药期间症状体征及各项检查均有改善,但停药后疗效不稳)2例,无效2例。⑤

流行性乙型脑炎

流行性乙型脑炎是由一种病毒经过蚊虫叮咬而传播的急性传染病,主要损害脑组织,引起弥漫

① 李知玉,吴其恺.健脾化痰祛瘀中药联合干扰素治疗慢性乙型肝炎合并非酒精性脂肪肝临床观察[J].世界中西医结合杂志,2010,5(3):222-224.
② 王欣欣,等.中医药治疗自身免疫性肝炎合并慢性乙肝疗效观察[J].辽宁中医杂志,2007(9):1269-1270.
③ 李会学.慢性肝炎并发子宫及直肠脱垂1例[J].中西药结合杂志,1986(10):635.
④ 魏嘉勤.慢性重型肝炎合并糖尿病的治疗体会[J].中西医结合杂志,1986(10):617-618.
⑤ 杨芬明.归脾汤加减治疗肝炎伴血小板减少[J].中医杂志,1985(5):32.

性脑实质炎症。流行性乙型脑炎临床表现主要以高热、头痛、呕吐，重者昏谵、痉厥为特征。重症者愈后可有后遗症。本病全年均可发生，由于蚊媒的季节性多发于炎夏盛暑，10 岁以下的儿童最易感染。

本病属中医“温疫”“暑温”“暑痫”“暑厥”“暑湿”“柔痉”“疫痉”“痉瘟”等范畴，是夏季感受暑热病邪而引起的一种急性热病，发病急骤，一般按卫、气、营、血的规律传变且多较迅速，初起即见壮热、烦渴、汗多等气分证候，且易伤津耗气，常有窍闭、动风之变。病急证险，病情变化迅速。临床辨证分型如下。(1) 轻型(卫气型)：发热，微恶风寒或不恶风寒，无汗或有汗不透，头痛项强，轻度惊跳或惊厥，口渴，舌苔薄白或微黄，舌质正常或舌尖红，脉滑数或浮数。治以辛凉透表，兼化湿浊为主。(2) 重型(气营型)：高热，不恶寒，头痛剧烈，呕吐，神志昏迷，烦躁不安，项强，四肢抽搐或痰多气促，便秘或溏泄，小便短赤，舌红或绛，苔黄或白腻，脉弦数或数而不弦。治宜气营双清、解热镇痉。(3) 极重型(营血型)：高热不退，狂躁不安或神昏谵语，抽搐不止，角弓反张，四肢厥冷，两目上吊或斜视，牙关紧闭，唇焦面紫，皮肤发斑，或喘急痰鸣或气微难续，舌绛赤，苔黄而燥，脉细数或沉伏。治宜凉血解毒、安神定志。(4) 恢复期(后遗症)：失语，吞咽困难，肢体软弱，瘫痪不仁，视力障碍，表情异常，痴呆等。治宜养阴清热，可用中药、针刺及按摩等综合治疗。

辨 证 施 治

1. 裴学义分 4 期

(1) 暑温初期(轻型)　此期湿重于热，疾病初起，邪未深陷，多见卫分证或兼见气分证。一般症状较轻，可见发热，微恶风，头疼嗜睡，神志清，无惊厥，有时伴轻度吐泻，口渴不欲饮，舌苔白，脉滑数。治宜辛凉芳化。方用银翘散加减。方药多选用鲜芦根、藿香、生石膏、金银花、连翘、六一散、菊花、荷叶、薄荷、葛根等。此期湿重于热，除辛凉之药，宜佐芳香化浊之品。所用药味多质地轻盈，避免或少用寒滞之品如生地黄、玄参等，以免阻遏气机。

(2) 病重期(中型)　此期热重于湿，多见气营两燔证。临床表现为高热持续不退，神志模糊，面赤口渴，汗出，头身灼热，舌质红，苔黄白，脉洪大。治以辛凉透邪、芳香开窍为主。方用白虎汤加减。方药多选用生石膏、知母、藿香、佩兰、鲜芦根、石菖蒲、郁金、荷叶、金银花、连翘、六一散、竹叶等。因小儿脾常虚，药味多甘寒或咸寒，既避免苦寒败伤脾阳，又顾护津液。

(3) 极重期(重型)　此期湿热俱盛，病邪迅速传变入里，出现气营两燔，或内陷心包等危重症。临床表现为高热，昏迷，角弓反张，口眼歪斜，牙关紧闭，四肢厥冷，口吐白沫，舌红绛，苔黄厚或褐色，脉数。治以辛凉透邪、芳香开窍、镇肝息风为主。方药多用生石膏、藿香、佩兰、鲜芦根、鲜茅根、僵蚕、石决明、全蝎、钩藤、石菖蒲、郁金、金银花、连翘、羚羊角等。

轻、中、重三型用药虽各有所异，但辛凉透邪之法贯穿始终。

(4) 后遗症期　此期为高热、惊厥、昏迷日久，内耗气阴，正虚邪恋，病情迁延难愈，加之久病入络，瘀血与湿热互结，蒙闭清窍，病机虚实夹杂。临床表现可有失音、失语、失明、不能行走等。治疗上侧重开窍醒脑、通经活络、活血化瘀。随症加减：失音、失语，可加用石菖蒲、郁金、蝉蜕、凤凰衣等祛风清热、豁痰开窍；失明，可加用白芍、石斛、天冬、麦冬、生地黄、玄参、密蒙花、青葙子等养阴清热、滋补肝肾；不能行走，可加用桑寄生、龟甲、龙骨、独活、伸筋草、木瓜、威灵仙、川芎、丹参等补肾活血、滋阴缓急。①

2. 陈俊等分 4 证

(1) 毒蕴肺胃证(轻型)　症见发热，体温 38℃～39℃，微恶寒或不恶寒，头痛，或有烦躁不安，神志恍惚，伴恶心，口渴，喜饮，稍抽搐；或有项

---

① 胡艳，等.裴学义治疗流行性乙型脑炎经验[J].北京中医药，2020，39(1)：1－3.

强，舌质红，苔薄白或薄黄，脉浮数或洪数。婴幼儿可有高热抽搐，指纹红紫。治宜辛寒清气、清热解毒。方用白虎汤合银翘散加减：生石膏、知母、连翘、金银花、板蓝根、栀子、六一散、粳米、丹参。随症加减：胸闷、呕吐等湿重者，加鲜佩兰、鲜藿香、鲜荷叶；嗜睡者，加鲜菖蒲、郁金；躁动者，加钩藤、地龙。用药剂量视病情而定，儿童根据体重、年龄等酌情用药。每日 1 剂，水煎服，每次 40～100 毫升，每 4～6 小时口服 1 次。

（2）毒损脑络证（普通型） 症见发热，体温 39℃～40℃，头痛，项强，呕吐明显，口渴或胸闷，烦躁不安，嗜睡昏蒙，肌肉瞤动，偶有抽搐发作，舌质红，苔黄或腻，脉数，指纹红紫或紫暗。治宜清热解毒、气营两清。方用清营汤加减：生地黄、牡丹皮、玄参、金银花、连翘、大青叶、黄连、生石膏、知母、紫草。随症加减：嗜睡者，加石菖蒲、郁金；痰盛、呼吸急促者，加胆南星、天竺黄、鲜竹沥、苏合香丸；壮热不退，加安宫牛黄丸化服；壮热、抽搐，加至宝丹化服；痰盛闭窍，加苏合香丸化服；抽搐者，加羚羊角粉。

（3）毒陷心包证（重型） 症见高热，体温迅速上升至 40℃以上，剧烈头痛，呕吐，颈强明显，呼吸急促，躁动或狂躁，昏迷，剧烈抽搐，舌质红绛，苔黄或燥，或厚腻，脉细数或弦，指纹紫滞，纹达气关。治宜清热解毒、凉血息风。方用清瘟败毒饮合止痉散加减：羚羊角、生地黄、黄连、大青叶、栀子、黄芩、紫草、生石膏、知母、赤芍、玄参、牡丹皮、连翘心、全蝎（研末冲服）、蜈蚣（研末冲服）。随症加减：痰涎阻滞者，加苏合香丸；抽搐者，加紫雪丹或羚羊角粉；神昏者，加安宫牛黄丸。

（4）正虚邪恋证（恢复期） 症见低热多汗，心烦不寐，精神萎弱，或精神异常，痴呆、失语，或消瘦、瘫痪，扭转痉挛、震颤，舌质干绛少苔，脉细无力。治宜清解余毒、益气生津。偏气虚津伤，方用沙参麦冬汤合竹叶石膏汤加减。偏肝肾精亏，方用黄连阿胶鸡子黄汤加减：沙参、石膏、麦冬、淡竹叶、桑叶、天花粉、半夏、玉竹、生扁豆、牡丹皮、生甘草、黄连、阿胶、黄芩、鸡子黄、白芍。随症加减：痉挛、震颤者，加天麻、钩藤、石决明；邪留脉络，肢体瘫痪者，去滋腻之品，加红花、石菖蒲、僵蚕、地龙。

临床观察：陈俊等将 63 例流行性乙型脑炎患者随机分为治疗组 33 例与对照组 30 例。对照组予降温、降颅内压、止痉及对症支持治疗和护理；治疗组在西医常规综合治疗的基础上辨证治疗加用中药。结果：治疗组治愈 27 例，有后遗症者 8 例，无死亡病例，痊愈率 81.8%；对照组治愈 15 例，有后遗症者 14 例，死亡 1 例，痊愈率 53.3%。治疗组治愈率高于对照组，后遗症发生率低于对照组。①

3. 涂晋文等分 2 型

（1）毒蕴肺胃型 症见发热，体温 38℃～39℃，微恶寒或不恶寒，头痛，或有烦躁不安，神志恍惚，伴恶心，口渴，喜饮，少抽搐；或有项强，舌质红，苔薄白或薄黄，脉浮数或洪数。婴幼儿可有高热抽搐，指纹红紫。方用白虎汤合银翘散加减：生石膏 30 克、知母 10 克、连翘 10 克、金银花 10 克、板蓝根 15 克、栀子 10 克、丹参 10 克、六一散 12 克。

（2）毒损脑络型 症见发热，体温 39℃～40℃，头痛，项强，呕吐明显，口渴或胸闷，烦躁不安，嗜睡昏蒙，肌肉瞤动，偶有抽搐发作，舌质红，苔黄或腻，脉数，指纹红紫或紫暗。方用清营汤加减：生地黄 5 克、牡丹皮 10 克、玄参 10 克、金银花 10 克、连翘 10 克、大青叶 15 克、黄连 3 克、生石膏 30 克、知母 10 克、紫草 10 克、甘草 6 克。1～3 岁患者，每日半剂，分 2～3 次口服；3 岁以上患者，每日 1 剂，分 2～3 次口服。早饭前和午/晚饭后各服 1 次。

临床观察：涂晋文等将 176 例流行性乙型脑炎患者随机分为西医组 68 例、中西医结合组 48 例和中医组 60 例。西医组主要以对症、支持、综合治疗为主；中医组以上方辨证治疗；中西医结合组的西医治疗同西医组治疗，中医治疗同中医组。

① 陈俊，等.辨证论治流行性乙型脑炎 33 例临床观察[J].山东中医杂志，2014，33(2)：103-105.

结果：西医组总有效率 85.29%，中医组总有效率 98.33%，中西医结合组总有效率 93.75%。①

4. 王永炎等分 6 证

（1）疫毒浸淫肺胃证　症见发热，微恶风寒，头痛或头痛如裂，项稍强，神倦嗜睡，恶心呕吐，舌质红，苔薄白或微黄，脉浮数或弦。药用金银花、连翘、薄荷、大青叶、莲子心、芦根、葛根、板蓝根、夏枯草、淡竹叶等。

（2）暑热蕴毒夹湿证　症见壮热烦渴，汗多溺短，脘痞身重，苔黄腻或苔灰腻中心黄腻，脉洪大或弦滑数。药用生石膏、知母、甘草、粳米、苍术、滑石、寒水石、薏苡仁、杏仁、竹茹、金银花等。

（3）邪毒燔灼气营证　症见高热灼手，汗多气粗，口渴引饮，头痛呕吐，烦躁不安，嗜睡或昏迷，时有谵语甚或痉厥抽搐，舌红绛，苔黄或黑腻而干，脉洪数或细数。药用生石膏、知母、玄参、生地黄、连翘、金银花、黄连、大青叶、竹叶心等。

（4）毒热内陷营血证　症见高热稽留，入夜尤甚，神昏谵语，舌謇肢凉，反复惊厥，抽搐不止，或呼吸不畅，喉间痰鸣如曳锯，舌红绛，苔黑而干，脉细数。药用生地黄、石膏、石菖蒲、牡丹皮、羚羊角、钩藤、大青叶、板监根、莲子心、牡丹皮、丹参、阿胶等，同时送服安宫牛黄丸或紫雪丹。

（5）气脱阴损风动证　症见高热骤降或低热，午后较著，烦躁或神昏，时有抽搐，突然喘欲脱，呼吸不规则或双吸气样呼吸，舌红少津或舌光红，苔剥脱，脉细数或微细欲绝，甚则出现面色苍白，四肢厥逆，冷汗淋漓。药用人参、麦冬、五味子、炙黄芪、附子、白芍、阿胶、干姜、知母、牡丹皮、炙甘草等。

（6）痰瘀阻滞窍络证　症见神志呆钝，失语，精神异常，肢体瘫痪，面色苍白，舌淡或紫，脉细涩。药用黄芪、当归、赤芍、桃仁、红花、石菖蒲、郁金、贝母、桑枝等。②

5. 黄存垣等分 3 型

（1）热毒偏盛型　方用仿清瘟败毒饮合紫雪丹加减。随症加减：兼肝风内动者，选加羚角钩藤汤类方；热毒犯营血者，选加犀角地黄汤类方；伤津耗气者，加生脉散之类；兼夹外风者，选用新加香薷饮合清络饮之类；兼风痰上壅者，选加胆南星、天竺黄、竹沥、石菖蒲、僵蚕等。

（2）湿毒偏盛型　方用仿清瘟败毒饮合紫金锭化裁。随症加减：兼夹肝风者，选加羚翘解毒丸或银翘马勃散；兼夹痰湿者，选三仁汤加地龙之类；兼脾虚内陷者，选乌蝎六君化裁。

（3）湿热两盛型　按以上两型用药优选。

临床观察：黄存垣等以上方辨证治疗 13 例流行性乙型脑炎患者。西医分为暴发型 4 例，重型 6 例，中型 3 例。结果：暴发型、重型、中型各治愈 1 例、6 例、3 例；暴发型好转 2 例，死亡 1 例。③

6. 常玉和等分 3 型

（1）湿热并重型　症见面色淡白无华，高热，唇干，神志昏迷，渴不多饮，痰涎壅盛，抽风惊厥，舌苔白腻或黄白腻，脉洪数或沉细。病程早期，治宜清热解毒、宣气化湿。方用三仁汤加减：杏仁 12 克、白蔻仁 12 克、薏苡仁 30 克、厚朴 10 克、半夏 10 克、甘草 6 克、滑石 30 克、竹叶 6 克、金银花 20 克、连翘 12 克、黄连 10 克、黄芩 10 克、生石膏 60 克、僵蚕 10 克。极期，治宜清营凉血、开窍醒神。方用清瘟败毒饮加减：生石膏 100～250 克、生地黄 30 克、川黄连 10 克、栀子 10 克、桔梗 10 克、黄芩 12 克、赤芍 12 克、玄参 15 克、连翘 12 克、牡丹皮 10 克、生甘草 6 克、广角粉 30 克、鲜竹叶适量。随症加减：痰涎壅盛，阻塞气道者，加竹沥膏 30 克，也可用涤痰汤；若大便闭结，加大黄；神昏惊厥，抽风频作，加全蝎、钩藤、石决明；四肢冰凉、气息低微者，速用独参汤。

（2）热重型　症见高热，口渴，面赤息急，渴而多饮，舌苔黄而干燥，脉洪数。治宜清营解毒、透热养阴。方用白虎汤加减：生石膏 100～200 克、知母 12 克、粳米 30 克、甘草 6 克。极期，方用化斑汤加味，即白虎汤加水牛角 30 克、玄参 15 克、桑白皮 15 克。或用清营汤。

（3）恢复期　症见舌苔光红剥或腻，瘛疭肢

---

① 涂晋文，等.中医药治疗流行性乙型脑炎轻型、普通型 60 例临床观察[J].中医杂志，2013，54(12)：1028－1030.
② 王永炎，等.当代中医诊治疫病范例——疫痉[J].北京中医药大学学报，2005，28(5)：66－71.
③ 黄存垣，等.辨证论治“乙脑”13 例体会[J].江西中医药，1997，28(6)：21.

僵。治宜养阴息风。方用沙参麦冬汤加生龙牡、生鳖甲、龟甲。随症加减：神志不清或精神障碍，可加郁金、石菖蒲。

临床观察：常玉和等以上方辨证配合西药治疗182例乙脑患者。结果：治愈139例，其中出现恢复期综合征33例，留有后遗症13例。体温恢复正常时间平均6.1天，昏迷清醒时间平均8.2天，平均住院天数22天。①

7. 王崇仁等分3型

（1）暑热偏盛型　① 非神昏者，症见发热头痛，呕吐，嗜睡，舌苔薄白，中心薄黄或全苔黄干厚。治宜辛凉透邪、清热解毒。药用金银花、连翘、薄荷、生石膏、知母、栀子、芦根、黄芩等。② 神昏者，症见高热神昏，惊厥，四肢厥冷，舌红苔薄白中心黄或全苔黄厚干。治宜清心解毒镇惊。药用金银花、连翘、薄荷、生石膏、石菖蒲、知母、钩藤、玄参、全蝎、牡丹皮、生地黄、羚羊角粉、广角粉，加至宝丹或安宫牛黄丸或紫雪丹。

（2）湿邪偏盛型　① 非神昏者，症见发热头痛，呕吐，嗜睡，舌苔白腻。治宜芳香化浊、苦辛化燥。药用藿香、佩兰、香薷、芦根、竹叶、六一散、厚朴、半夏等。② 神昏者，症见高热神昏，惊厥，舌红苔白腻。治宜芳香化燥、镇惊开窍。药用藿香、佩兰、滑石、半夏、青蒿、牡丹皮、石菖蒲、郁金、钩藤、羚羊角粉、广角粉、苏合香丸等。

（3）后遗症期　① 热病伤阴者，症见舌质绛红，少苔或无苔，四肢挛急，意识障碍、失神。药用白芍、生地黄、女贞子、麦冬、钩藤、天竺黄、丝瓜络、桑枝、石菖蒲等。② 病后伤阴，湿郁不化者，症见苔黄白厚腻或白黏腻。药用沙参、木瓜、橘皮、厚朴、石菖蒲、郁金、半夏、白蔻仁、滑石等。②

经验方

1. 白虎汤加减　石膏30克、知母9克、粳米15克、甘草6克、金银花9克、石菖蒲9克。随症加减：呕吐、胸闷，加广藿香6克；高热，加柴胡15克、羚羊角3克，体温恢复正常后将石膏减至20克；呼吸急促、痰盛，加浙贝母6克；食欲差，胃肠道功能差，加炒枳壳9克；气虚津伤乏力，加太子参9克。加水200毫升，浸泡30分钟后，大火烧开，小火煎煮20分钟，饭后口服，每次约50毫升，每日2次。不能自主进食者给以鼻饲，每次20毫升，每日1次。3岁及以下剂量减至1/3，3～6岁剂量减半。石海莎将88例小儿流行性乙型脑炎患者随机分为对照组和观察组各44例。两组均用西医常规治疗。观察组加用白虎汤加减联合针灸治疗，针灸取大椎、百会、风池、太阳穴，选用28号毫针，消毒后采用平刺法进针，每次留针20分钟，留针期间行针2～3次，捻转幅度为3～4圈，捻转频率为每秒3～5个往复，每次行针5～10秒，每日1次。结果：观察组总有效率为95.46%，高于对照组的88.64%，两组比较有统计学差异（$P<0.05$）。③

2. 灌肠方　金银花10克、连翘10克、黄连5克、生地黄10克、玄参10克、生石膏10克、知母10克、栀子10克、黄芩10克、大青叶15克、板蓝根15克、紫草10克、牡丹皮10克。每日1剂，每剂中药浓煎至50毫升，加生理盐水50毫升稀释后用导尿管经肛门滴入直肠，肛管插入深度为25～35厘米，点滴法灌肠，每分钟30滴，保留10～15分钟，每日1次，治疗7天为1个疗程。清热泻下，活血解毒，开窍安神。刘雁等将45例流行性乙型脑炎患者随机分为治疗组20例与对照组25例。对照组给予抗病毒药、抗生素、能量、甘露醇等西医综合治疗方法；治疗组在对照组的基础上使用热毒宁每日每千克0.5毫升加入5%葡萄糖注射液100毫升中静脉滴注治疗及中药灌肠。结果：治疗组治愈14例，好转3例，无效3例；对照组治愈8例，好转6例，无效11例。④

① 常玉和，等.中西医结合救治重症流行性乙型脑炎182例[J].辽宁中医杂志，1996，23(1)：33－34.
② 王崇仁，等.王士相教授治疗流行性乙型脑炎经验[J].中国中医急症，1994，3(1)：26.
③ 石海莎.中西医结合治疗小儿流行性乙型脑炎疗效观察[J].实用中医药杂志，2021，37(6)：1022－1023.
④ 刘雁，过建春.中药灌肠为主的中医方案治疗流行性乙型脑炎的临床分析[J].中华中医药学刊，2011，29(6)：1248－1249.

3. 清瘟败毒饮　生石膏(先煎)30～60克、细生地黄(先煎)30克、乌犀角(水牛角代,磨粉)6～12克、川黄连5～12克、知母12克、玄参12克、栀子9克、桔梗9克、黄芩9克、赤芍9克、连翘9克、牡丹皮9克、鲜竹叶6克、甘草6克。随症加减：桔梗、白芍、玄参、甘草多弃而不用,重用大青叶较重用石膏疗效显著;抽搐,加钩藤、僵蚕;抽而不止者,加羚羊角、全蝎、蜈蚣;昏迷,加石菖蒲、郁金;深昏迷,加安宫牛黄丸;喉中痰鸣者,选用天竺黄、胆南星、鲜竹汤;夹湿者,加广藿香、薏苡仁、通草、六一散;腹胀大便数日不下,加玄明粉、大黄。先煎石膏,煮沸10余分钟后再入其他药同煎。与水牛角磨粉和服或先煎兑入。分2次服。①

4. 董廷瑶经验方　大青叶30克、板蓝根30克、金银花15克、连翘15克、黄芩9克、活芦根50克、生石膏(先煎)60克、生甘草3克。随症加减：如卫分表证,加薄荷3克、杭菊花6克;汗少,可加香薷4.5克、鲜荷叶9克;偏湿,加鲜藿香9克、鲜佩兰12克、滑石15克、杏仁12克;偏热,加川黄连3克;气分热重,加重石膏120克、知母9克;气营两燔,去金银花、连翘、黄芩、芦根,加牡丹皮9克、鲜生地黄30克、玄参12克、紫草9克;或另用紫雪丹1.5～3克化服;痰热盛者,加竹沥30克、胆南星3克、天竺黄6克;大便秘结,加生大黄9克、玄明粉(冲)6克;昏迷,加鲜石菖蒲4.5克、郁金9克、至宝丹1粒或神犀丹1粒另化服;抽搐,加地龙6克、钩藤9克或抱龙丸1粒另化服;湿浊痰阻,或呕吐,用紫金锭0.6～0.9克,分次化服。每日1～2剂。董廷瑶以上方加减治疗1例乙型脑炎患者,疗效满意。②

5. 降利汤　生大黄(后下)9克、生甘草3克、芒硝6克、全蝎(研吞)1.5克、僵蚕10克、钩藤15克、葛根10克、青蒿15克、佩兰10克、石菖蒲10克。每日1剂,分4次服完。防微杜渐,缩短疗程,防止脑水肿、脑疝形成。适用于乙脑急性期(初期)。朱良春以上方治疗1例乙脑患者,疗效满意。③

6. 夺痰定惊散　炙全蝎30只、巴豆霜(自制)0.45克、犀牛黄0.6克、朱砂1.5克、雄精2克、胆南星6克、川贝母3克、天竺黄3克、麝香(后入)0.3克。上药共碾极细末,瓶装备用。每次0.7克,4岁以下者用量0.3克,中病即止。化痰,泄热,定痉。适用于乙脑极期,可缩短疗程,改善后遗症。朱良春以上方治疗1例乙脑患者,疗效满意。④

7. 羚角钩藤汤加减　羚羊角(磨水服)2克、知母6克、钩藤6克、白芍6克、金银花6克、菊花6克、生地黄6克、桑叶6克、生甘草3克。每日1剂,水煎服,分4～6次口服。随症加减：昏迷者,用鼻饲给药;偏湿者,加香薷3克、藿香3克;嗜睡者,加鲜菖蒲10克;喉中痰鸣者,加天竺黄3克、胆南星3克;高热不退者,加生石膏(先煎)50克;大便秘结者,加生大黄(后下)3克、玄明粉(后下)3克;频繁抽搐难以控制者,加全蝎3克、僵蚕3克,或口服安宫牛黄丸,5岁以下每日1～2粒,分3次口服;5岁以上每日2粒,分3次口服。庄云英将117例乙型脑炎患者随机分为治疗组72例与对照组45例。对照组主要是控制体温,采用物理降温和药物降温,可以卧地;治疗组在对照组的基础上加用羚角钩藤汤加减。结果：治疗组治愈66例,好转3例,无效3例;对照组治愈23例,好转5例,无效17例。⑤

8. 清热通下法基本方　生石膏60～150克、生大黄10～15克、知母20克、连翘30克、金银花30克、竹叶10克、生地黄20克、麦冬20克、钩藤20克、石菖蒲20克、甘草10克。随症加减：体温39℃～40℃时,生石膏用60～90克;体温在40℃以上,大黄用至15克,生石膏90～150克;抽搐,加羚羊角粉、地龙、蜈蚣;痰涎壅盛,加胆南星、天

---

① 刘碧山,等.杨从鑫主任医师治疗乙脑的经验[J].中国中医药现代远程教育,2011,9(4):18-19.

② 董廷瑶.治发机先攻逐邪毒[J].中国社区医师,2003,18(11):24-25.

③～④ 邱志济,等.朱良春治疗温热病经验和特色——著名老中医学家朱良春教授临床经验系列之十四[J].辽宁中医杂志,2001,28(2):78-79.

⑤ 庄云英.中西医结合治疗乙型脑炎72例临床观察[J].湖南中医杂志,1998,14(6):8,15.

竺黄；昏迷者，鼻饲安宫牛黄丸或静滴醒脑静针剂。水煎服，煎至500毫升，热势鸱张，体温在40℃以上，不必拘泥于每日1剂。清热通腑。高雪琴等以上方加减治疗30例流行性乙型脑炎患者，疗效满意。①

9. 杨冬明经验方　生石膏、知母、板蓝根、牡丹皮、党参、五味子、钩藤、石菖蒲、僵蚕等。随症加减：痰阻，痰多而黄稠者，加天竺黄、青礞石、竹沥达痰丸或鲜竹沥；痰多而稀者，加制南星、姜半夏或礞石滚痰丸；痰多而不易吸出者，加陈胆星、大贝母、天竺黄或猴枣散。邪入心包者，昏迷热甚，加紫雪散；深昏迷伴高热抽搐，加抗热牛黄散；深昏迷伴抽搐、热不甚，加至宝丹；热极生风者，加生石决明、蜈蚣、全蝎；热结便秘者，加生大黄、玄明粉；脉伏、肢冷、头汗者，加红参、制附子、生牡蛎。杨冬明以上方加减配合西药（给氧、脱水、应用东莨菪碱、皮质激素、扩容、纠酸、强心、抗感染、营养支持及加强护理等）治疗93例极重型流行性乙型脑炎（乙脑）呼吸衰竭患者。结果：治愈75例，2例呼吸衰竭虽解除但并发严重败血症而自动出院，死亡16例。治愈者退热时间平均(10.1±5.6)天，住院时间平均(38.2±9.7)天。②

10. 调胃承气汤加味　大黄、芒硝、钩藤、生石膏、龙胆草、大青叶、僵蚕、石菖蒲、郁金、甘草。随症加减：得泻下后减芒硝，根据病情酌用七叶一枝花、竹叶、天竺黄、连翘等。浓煎鼻饲，每日1～2剂。适用于重症乙脑患者出现暑邪蕴结阳明、热痰胶着、风火相煽的证候。③

11. 罗先悟经验方　金银花20克、连翘12克、生地黄12克、麦冬12克、玄参12克、黄连6克、竹叶心10克、大青叶15克、板蓝根15克、滑石20克、生石膏30克。随症加减：气分大热，加黄柏9克、黄芩9克；阴虚火旺，加龟甲9克、鳖甲（单包先熬2小时）9克、沙参15克、麦冬15克、天冬15克、阿胶（单包烊化兑服）9克、牡丹皮10克、赤芍10克；高热抽搐，加全蝎3克、蜈蚣1条、钩藤10克、地龙10克；气虚脉微者，加人参6克，连用5日；高热口臭、苔黄黑腐腻、脉沉细者，加藿香12克、石菖蒲12克、泽泻12克、茯苓18克、滑石18克、薏苡仁18克。每日1剂，水煎服。羚羊角粉1.8克分3次温开水冲服。安宫牛黄丸1丸，每日分3～4次温开水送服。恢复期配合头针、气功、音乐治疗。罗先悟将40例乙型脑炎分为中药组30例与西药组10例。中药组予上方。西药组予鲁米那，每次每千克体重7毫克肌注，6小时1次以止痉；20%甘露醇每次每千克体重2克静脉推入以减低颅内压，每日2次；氯脂醒每次250毫克肌注，每日3次；酒精外敷以降温。结果：中药组临床治愈16例，好转14例；西药组临床治愈5例，好转2例，无效3例。④

12. 乙脑Ⅱ号方　生石膏（先煎）150克、生大黄（后下）15克、玄明粉（冲服）8克、石菖蒲10克、竹沥10克、半夏10克、竹叶心15克、全蝎3克、钩藤15克。随症加减：喉中痰鸣辘辘，加鲜竹沥30毫升；四肢厥冷，热深厥深者，加羚羊角2克。每剂浓煎成160毫升。3岁以内30毫升，3～5岁40毫升，6～15岁50毫升，成人80毫升，每日3次口服。朱恒兴等将147例流行性乙型脑炎患者随机分为治疗组83例与对照组64例。对照组高热主要以物理降温为主；惊厥用水化氯醛、复方冬眠灵等镇静；有脑水肿征象静脉推注甘露醇脱水；呼吸衰竭者及时吸氧，用呼吸兴奋剂。治疗组给予乙脑Ⅱ号方。结果：治疗组痊愈69例，留有恢复期症状11例，死亡3例；对照组痊愈44例，留有恢复期症状14例，死亡6例。⑤

中成药

1. 安宫牛黄丸　组成：牛黄、郁金、水牛角、

① 高雪琴，等.清热通下法治疗流行性乙型脑炎30例[J].中医研究，1998，11(5)：28.
② 杨冬明.中西医结合抢救极重型流行性乙型脑炎呼吸衰竭93例[J].中西医结合实用临床急救，1997，4(3)：120－121.
③ 虞觐冠.用通下法治疗重症乙脑[J].时珍国药研究，1997，8(6)：491.
④ 罗先悟.乙型脑炎40例临床治疗体会[J].实用中医药杂志，1995(3)：27－28.
⑤ 朱恒兴，等.下法为主治疗流行性乙型脑炎83例[J].江苏中医，1994，15(7)：11.

黄芩、黄连、雄黄、栀子、朱砂、冰片、麝香、珍珠。功效主治：清热解毒，豁痰开窍；适用于温热病，中风，癫痫。用法用量：每丸重 3 克。口服，每次 1 丸，每日 1 次；小儿 3 岁以内每次 1/4 丸，4～6 岁每次 1/2 丸，每日 1 次。①

2. *醒脑静注射液* 组成：麝香、栀子、郁金、冰片（每支 10 毫升，河南天地药业股份有限公司生产，国药准字 Z41020664）。功效：开窍醒脑，安神定志，清热解毒，镇惊止痛，凉血行气。用法用量：小儿每日以每千克 10～20 毫克加入 5%葡萄糖注射液或氯化钠注射液 100～200 毫升稀释后静脉滴注，滴速为每分钟 20～30 滴，每日 1 次；成人 250～500 毫克，每日 1 次，加入 5%葡萄糖注射液或氯化钠注射液 200～500 毫升稀释后静脉滴注。连续应用 15 天。临床应用：董梦久等将 75 例重型流行性乙型脑炎患者随机分为治疗组 30 例与对照组 45 例。对照组为西医常规综合治疗；治疗组在常规西医综合治疗的基础上加用醒脑静注射液。结果：治疗组降温时间为(5.40±1.30)天，平均昏迷时间为(5.64±1.03)天，平均缓解抽搐时间为(2.20±1.17)天，均比对照组短，且恶化和后遗症较少，治愈率高，疗效明显优于对照组。②

3. *局方至宝散* 组成：水牛角浓缩粉 200 克、牛黄 50 克、玳瑁 100 克、人工麝香 10 克、朱砂 100 克、雄黄 100 克、琥珀 100 克、安息香 150 克、冰片 10 克（每瓶装 2 克或每袋装 2 克）。用法用量：口服，每次 2 克，每日 1 次；小儿 3 岁以内每次 0.5 克，4～6 岁每次 1 克；或遵医嘱。③

4. *紫雪散* 组成：石膏 144 克、北寒水石 144 克、滑石 144 克、磁石 144 克、玄参 48 克、木香 15 克、沉香 15 克、升麻 48 克、甘草 24 克、丁香 3 克、芒硝（制）480 克、硝石（精制）96 克、水牛角浓缩粉 9 克、羚羊角 4.5 克、人工麝香 3.6 克、朱砂 9 克（每瓶装或每袋装 15 克）。用法用量：口服，每次 1.5～3 克，每日 2 次；周岁小儿每次 0.3 克，5 岁以内小儿每增 1 岁递增 0.3 克，每日 1 次；5 岁以上小儿酌情服用。④

流行性出血热

概　述

流行性出血热（EHF）属于自然疫源性疾病，是一种急性传染病，其病原体为流行性出血热病毒，其病理基础为小血管和毛细血管广泛性损害。本病起病急骤，以高热、低血压、出血现象、肾脏损害、电解质紊乱等为主要的临床特征。

本病属中医“温病”范畴，温毒夹斑，由温热病邪侵入机体，伏行血脉，分布三焦，导致经络、脏腑、营、卫、气、血的严重受损。临床辨证分期如下。(1) 温热炽盛期（发热期）：恶寒发热，头痛腰痛，眼眶痛，颜面潮红，两目红赤，腋下及上腭有针尖样或抓痕样出血点。舌绛，苔薄白或微腻，脉弦数或洪数。治以清热解毒、凉血化瘀为主。(2) 阳脱阴衰期（低血压休克期）：烦躁不安，口干，汗出，脉细数，舌质红绛，血压下降或脉压差小。病情深入恶化，四肢厥冷，唇指青紫，烦躁恶寒，舌红或青紫，脉沉微欲绝。治以回阳益阴为主。(3) 肾阴欲绝期（少尿期）：尿少或尿闭，便秘，腰腹胀痛，恶心呕吐，口渴，甚则斑疹密集，鼻衄便血，昏睡谵语，脉细散或细涩，舌质红绛，苔光或黄少津。治以通利救阴为主。(4) 肾气不固期（多尿期）：口干食少，腰酸肢软，尿多频数，苔糙或黄，舌质红或淡红。治以补肾益气为主。(5) 邪退正虚期（恢复期）：乏力头晕，腰酸便溏，舌红或光，脉细无力。治以补肾益阴为主。

① 李颖.安宫牛黄丸的临床应用[J].锦州医学院学报，1996，17(5)：4.
② 董梦久，涂晋文.醒脑静注射液治疗重型流行性乙型脑炎临床观察[J].光明中医，2013，28(4)：682-684.
③ 国家药典委员会.中华人民共和国药典（2015 年版）一部[M].北京：中国医药科技出版社，2015：1008-1009.
④ 国家药典委员会.中华人民共和国药典（2015 年版）一部[M].北京：中国医药科技出版社，2015：1587-1588.

辨证施治

1. 宋海波等分2型

(1) 肺胃阴伤型　症见身热不甚，口咽干燥，干咳少痰，干呕，不思饮食，舌质红，少苔或舌苔厚、干燥，脉细数。方用沙参麦冬汤加减：沙参30克、丹参20克、天花粉15克、麦冬15克、冬桑叶10克、玉竹6克、生扁豆6克、甘草6克。随症加减：热甚，加金银花20克、连翘20克、地骨皮15克、知母10克；咳重者，加杏仁10克、贝母10克；尿少，加黄芩15克、栀子15克；大便干燥，加大黄15克。

(2) 肝肾阴伤型　症见低热面赤、口干口渴，手足心热甚于手足背，神倦欲眠，心中憺憺大动，舌绛少苔或干绛枯萎，甚则齿黑，唇裂，脉虚大、结代。形体脏腑衰竭。方用加减复脉汤：干地黄50克、丹参20克、炙甘草18克、生白芍18克、麦冬15克、阿胶10克、麻仁10克。随症加减：心悸，加生龙骨20克、生牡蛎20克；汗多，加龟甲20克、鳖甲20克；气虚者，加人参15克；尿多，加桑螵蛸15克、五味子10克、牡丹皮12克。每日1剂，煎至300毫升，分3次服。

临床观察：宋海波将86例肾病综合征出血热患者随机分为对照组40例与治疗组46例。对照组所有病例均予常规西药治疗，适当补充液体、短期抗病毒、预防弥散性血管内凝血(DIC)。用病毒唑注射液600毫克加入5%葡萄糖注射液250毫升，静脉滴注，每日1次。短期用地塞米松10毫克，静脉滴注，每日1次。根据病情变化一般用药3～5天。低血压休克期给予补充血容量、纠正酸中毒，使用血管活性药物，防治心衰、肺水肿等；少尿期限制入水量，予利尿合剂，每日1次，甘露醇导泻；达到透析指征者予以透析治疗；多尿期以口服、静脉补液、维持电解质、酸碱平衡、防治感染为主等治疗。治疗组在对照组基础上加用上述中药治疗。结果：治疗组治愈20例，治愈率43.5%，显效9例，有效15例，无效2例，总有效率95.7%，平均住院日为2周；对照组治愈11例，治愈率27.5%，显效10例，有效13例，无效6例，总有效率85%，平均住院日为3周。两组总有效率、无效率比较，有显著性差异($P<0.05$)。①

2. 郑志刚等分5期

(1) 发热期　治宜清热泻火护阴。药用金银花15克、连翘12克、板蓝根30克、芦根20克、石膏(先煎)30克、生地黄20克、玄参12克、白茅根30克。随症加减：头痛甚者，加葛根20克；咽痛甚者，加射干12克、牛蒡子15克；口渴甚者，加天花粉20克、沙参15克；斑疹明显，加丹参20克；恶心欲呕者，加竹茹12克、生姜6克；尿血甚者，加茜草15克、大蓟15克、小蓟15克；抽搐高热者，加钩藤15克、羚羊角3克；神昏谵语者，可另用安宫牛黄丸或紫雪丹1粒，每日3次口服。

(2) 低血压休克期　治宜扶正回阳、清热解郁。药用钩藤20克、生地黄15克、红参30克、黄芪30克、龙骨30克、牡蛎30克、五味子10克、金银花15克、贯众12克。随症加减：烦渴思饮者，加石膏(先煎)25克、知母12克；神昏谵语者，加安宫牛黄丸或紫雪丹，每次1粒，每日3次；斑疹甚者，加丹参20克、川芎12克、赤芍15克。

(3) 少尿期　治宜泻下逐瘀、解毒消浊。药用石膏30克、车前子12克、木通6克、滑石15克、白茅根20克、猪苓15克、枳实15克、桑白皮12克。随症加减：口渴甚者，加玄参15克、生地黄20克、天花粉15克；斑疹甚者，加牡丹皮12克、赤芍12克；恶心欲呕者，加生姜6克、竹茹10克、陈皮9克。

(4) 多尿期　治宜补肾固摄。药用熟地黄20克、山茱萸12克、淮山药12克、泽泻12克、枸杞子12克、胡桃肉12克、桑螵蛸15克、金樱子12克、覆盆子12克。随症加减：口干甚者，加生地黄20克、玄参15克、天花粉20克。

(5) 恢复期　治宜健脾益胃养阴。药用党参15克、麦冬15克、五味子9克、甘草3克、扁豆15

---

① 宋海波，等.滋阴法配合西药治疗肾综合征出血热46例[J].陕西中医，2013，34(4)：399－400.

克、白术 10 克、泽泻 10 克、山药 12 克、牡丹皮 10 克、黄芪 20 克。随症加减：腹胀纳差者，加砂仁 6 克、厚朴 12 克、神曲 15 克；头晕目眩者，加枸杞子 12 克、西洋参(研粉冲服)2 克。

临床观察：郑志刚等将 376 例流行性出血热患者随机分为治疗组 178 例与对照组 198 例。对照组发热期予补充液体、激素疗法、对症治疗、免疫药物治疗、中医药治疗；低血压休克期予补充血容量、纠正酸中毒、血管活性药物、肾上腺皮质激素；少尿期予控制氮质血症，维持水、电解质及酸碱平衡，控制进液量、利尿或导泻、透析疗法；多尿期适当补充液体及电解质，防止继发感染；恢复期补充营养、休息。治疗组在对照组基础上结合中药辨证治疗。结果：对照组治愈率 85.6%，治疗组治愈率 96.1%，治愈率治疗组明显高于对照组；对照组死亡 7 例，治疗组死亡 2 例，死亡率治疗组明显低于对照组；治疗组并发症明显少于对照组。①

3. 乔德峰分 9 型

(1) 卫分证期　① 温邪袭卫型，症见恶寒发热，头痛，腰痛，眼眶痛，面红，颈胸红，舌边尖红，苔薄黄，脉浮数。治宜疏表清热。方用银翘散加味：金银花 30 克、连翘 20 克、薄荷 10 克、桔梗 10 克、芦根 15 克、甘草 10 克、白茅根 30 克、丹参 20 克、牡丹皮 10 克、竹叶 10 克。② 湿遏卫气型，症见恶寒发热，无汗或少汗，头痛，腰痛，周身酸痛，心烦口渴或渴不多饮，苔腻，脉濡数。治宜清热化湿。方用黄连香薷饮加味：香薷 10 克、扁豆 15 克、厚朴 10 克、黄连 10 克、藿香 10 克、金银花 30 克、连翘 20 克。每日 1 剂，水煎取浓汁，早晚分服。7 天为 1 个疗程。

(2) 气分证期　① 阳明热炽型，症见壮热不恶寒，酒醉面容，口渴烦躁，舌红苔黄，脉弦数。治宜清热解毒退热。方用白虎汤加味：生石膏 30 克、知母 10 克、竹叶 10 克、金银花 30 克、连翘 20 克、板蓝根 20 克、甘草 10 克、白茅根 30 克。② 湿热蕴蒸型，症见身热缠绵不退，脘痞胸闷，呕恶，心烦口渴不知饮，苔黄白而腻，脉弦滑或濡数。治宜清热利湿。方用黄芩滑石汤加味：黄芩 15 克、滑石 15 克、竹叶 10 克、黄连 10 克、丹参 30 克、麦冬 10 克、金银花 30 克、连翘 20 克、白茅根 30 克、白豆蔻仁 10 克。每日 1 剂，水煎取浓汁，早晚分服。7 天为 1 个疗程。

(3) 气营两燔型　症见壮热口渴，神昏烦躁，斑疹吐衄，舌绛苔黄燥，脉弦数或细数。治宜清气凉营、解毒护阴。方用清瘟败毒饮加减：生石膏 40 克、知母 10 克、生地黄 10 克、栀子 10 克、牡丹皮 10 克、竹叶 10 克、玄参 15 克、金银花 30 克、黄芩 10 克、甘草 10 克。每日 1 剂，水煎取浓汁，早晚分服。7 天为 1 个疗程。

(4) 热入营血型　症见身热夜甚，心烦躁扰，甚至谵语，斑疹隐隐，咽干而不甚渴，舌质红绛，无苔或薄黄，脉细数。治宜清营透热、养阴活血。方用清营汤加味：生地黄 15 克、玄参 15 克、竹叶 10 克、黄连 10 克、丹参 30 克、麦冬 10 克、金银花 30 克、连翘 20 克、白茅根 30。每日 1 剂，水煎取浓汁，早晚分服。7 天为 1 个疗程。

(5) 热厥欲脱型　症见高热烦躁，斑疹隐隐，面赤心烦气促，舌红苔黄而干，脉沉细数。治宜清热解毒、益气生津。方用生脉散合白虎汤：太子参 15 克、麦冬 10 克、五味子 10 克、丹参 30 克、白茅根 30 克、生石膏 30 克、知母 10 克、甘草 10 克、金银花 30 克、连翘 20 克、白芍药 15 克。每日 1 剂，水煎取浓汁，早晚分服。7 天为 1 个疗程。

(6) 肾阴亏虚型　症见腰痛，乏力，精神不振，小便涩少，口干咽燥，心烦不寐，舌红苔少，脉细数。治宜补肾生津。方用知柏地黄汤加味：知母 10 克、黄柏 10 克、山药 15 克、山茱萸 10 克、茯苓 10 克、泽泻 10 克、牡丹皮 10 克、白茅根 30 克、麦冬 10 克、丹参 30 克。每日 1 剂，水煎取浓汁，早晚分服。7 天为 1 个疗程。

(7) 肾气不固型　症见小便频数，尿量多，夜间尤甚，伴口渴多饮，腰酸神疲，乏力，舌淡红苔少而干，脉虚大。治宜补肾固气生津。方用肾气丸合缩泉丸加减：熟地黄 15 克、山药 15 克、益智仁

① 郑志刚，等.中西医结合辨证治疗流行性出血热 178 例[J].福建中医药，2008(1)：43－44.

10克、麦冬10克、党参20克、山茱萸10克、覆盆子10克、丹参30克、五味子10克。每日1剂，水煎取浓汁，早晚分服。7天为1个疗程。

临床观察：乔德峰以上方辨证治疗同时静脉点滴病毒唑0.6～0.8克，每日1次，连续1周，治疗93例流行性出血热患者。结果：治愈84例，有效6例，无效3例。总有效率96.8%。①

4. 万友生分5期

(1) 发热期　① 太阳少阳同病，寒湿郁热型，症见恶寒发热或寒热往来，无汗，头身腰痛，脘痞呕恶，口苦纳少，神疲乏力，渴喜热饮，小便短赤，面红目赤，皮肤黏膜可见出血点，球结膜充血水肿，舌质红，苔薄白腻或薄黄腻，脉浮数或滑数。太阳者，方用麻桂败毒汤：麻黄10克、桂枝10克、杏仁10克、白芍10克、苍术12克、藿香15克、大腹皮12克、陈皮10克、酒常山15克、甘草6克、生姜3片、大枣5枚。少阳者，方用柴桂败毒汤：柴胡15克、桂枝10克、黄芩10克、法半夏10克、党参10克、苍术10克、藿香15克、大腹皮10克、白芍10克、酒常山15克、麻黄10克、甘草6克、生姜3片、大枣5枚。② 湿热郁伏膜原型，症见憎寒壮热，午后热甚，汗出，头身腰痛，心烦胸闷，身重肢倦，颜面浮肿，球结膜水肿，斑疹，呕恶不食，渴不多饮，腹胀，大便不爽，尿短赤，舌质红，苔白厚腻或黄腻，脉濡数或滑数。方用达原败毒汤：草豆蔻10克、槟榔10克、大腹皮15克、黄芩10克、知母10克、白芍10克、柴胡15克、青蒿30克、酒常山30克、杏仁10克、桔梗10克、甘草6克。③ 湿热留恋三焦型，症见发热，午后尤甚，微恶寒或不恶寒，无汗或少汗，头身困重疼痛，心烦胸闷脘痞，呕恶不食，腹胀便秘或溏而不爽，小便短赤，脉滑数，舌质红，苔黄腻或中心焦黑。湿热并重者，方用连朴败毒汤：黄连10克、黄芩10克、生石膏100克、知母15克、大腹皮30克、柴胡15克、苍术10克、石菖蒲15克、酒常山10克、杏仁10克、白蔻仁10克、厚朴10克。热重于湿者，方用三黄败毒汤：黄连15克、黄芩15克、生大黄(后下)30克、生石膏100克、知母15克、栀子15克、大腹皮30克、杏仁10克、白蔻仁10克、青蒿30克、通草10克。④ 热毒炽盛，气营两燔型，症见壮热，头痛欲裂，腰痛，喉痧，斑疹，面目俱赤，心烦不寐，时有谵语，渴喜冷饮，恶心呕吐不食，尿赤便闭，脉洪滑数，舌质红，苔黄燥或焦黑。方用加味清瘟败毒饮：生石膏120克、知母15克、金银花15克、大青叶30克、黄连10克、黄芩15克、竹叶15克、连翘15克、生地黄30克、牡丹皮15克、玄参30克、赤芍15克、生大黄(后下)15克。随症加减：若神识时昧，予清开灵针(北京中医学院实验药厂制)20～40毫升，加入液体中点滴；若腹痛拒按，便黑，皮肤大片瘀斑，神昏谵语，加用犀珀至宝丹。⑤ 太阳少阴两感，表里俱寒型，症见发热恶寒，寒重热轻，无汗，头身腰痛，呕恶，面唇灰青，便下清稀，舌淡苔白，脉沉细。甚则四肢厥冷，寒战不已，汗出不止等。偏于太阳者，方用麻黄附子细辛汤：麻黄6克、制附子30克、细辛3克。偏于少阴者，方用通脉四逆汤：制附子60克、干姜60克、炙甘草30克，静脉注射参附针(四川雅安制药厂生产)20～40毫升。

(2) 低血压休克期　① 气郁型(热厥轻证)，症见发热渐退，血压有下降趋势，前期诸症仍在，神疲，四肢欠温，脉细弱或细数。方用四逆散：柴胡10克、枳实10克、白芍10克、炙甘草10克。② 气阴欲脱型，症见头昏乏力加重，精神萎靡，面色苍白，心烦尿少，口渴，肢冷，自觉心里难过，舌质转暗，脉细数。药用参麦针(四川雅安制药厂生产)100毫升加入500毫升液体中静滴，同时用本品50毫升静注，每15～30分钟1次，至血压复常，厥脱改善，症情稳定止。③ 阳气欲脱型，症见面色苍白，唇青舌暗，四肢厥冷，气怯息促，脉微细欲绝或摸不到，甚至时出冷汗，下利清谷，神志恍惚或躁扰不安。药用参附青针(上海曙光医院研制)或参附针20～40毫升静脉推注，同时用40～80毫升加入10%葡萄糖注射液500毫升静滴；或加用参麦针50毫升直接静注，每15～30分钟重

① 乔德峰.中西医结合治疗流行性出血热93例[J].河北中医，2002(9)：698-699.

复1次，至脱证改善，血压回升并稳定止。④ 内闭外脱型，症见（除上述虚脱证外，兼见）疫毒内闭证。热毒内闭者，症见高热神昏，面赤气粗，斑疹吐衄，四肢厥冷，脉沉伏或沉数，舌绛苔黄燥或唇焦裂。药用清开灵针或牛黄醒脑静40毫升加入液体中静滴，同时用20毫升静推，每1～2小时重复1次，至神清热减止，或口服加减清瘟败毒饮，不能口服者则直肠给药。瘀热内闭者，症见面唇爪甲青紫，舌暗或紫，腹痛便黑如淤泥，甚则神识昏聩，躁扰如狂。方用犀珀至宝丹化服或塞肛，或用加味桃核承气汤：桃仁15克、当归10克、赤芍30克、生大黄（后下）30克、芒硝10克、水蛭10克、虻虫10克。水煎，口服或直肠给药，每日2次。腑热内闭者，症见腹胀痛拒按，便秘，舌红绛干起刺、苔焦黄或焦黑，甚则神昏谵语。方用承气类方口服或（和）直肠点滴。湿毒内闭者，症见神识如蒙，面浮肢肿明显，痰多呕恶，腹胀便溏尿少，苔腻。方用宣畅三焦方口服或直肠点滴（详见少尿期）或菖蒲郁金汤送服苏合香丸。

（3）少尿期　症见小便癃或闭，恶心呕吐明显，呃逆，脘腹胀满，腰痛，甚则从心下至少腹硬满而痛不可近手，不食不寐，神萎，唇干裂，渴不欲饮，大便秘结或黑如淤泥，或兼见鼻塞咳喘，胸闷音哑，甚则吐衄，尿血，大片瘀斑，神昏或躁扰如狂，舌质红绛而干起芒刺，苔黄腻或白厚腻而干或镜面舌，脉弦。方用自拟宣畅三焦方：麻黄20克、杏仁15克、苍术30克、大腹皮30克、陈皮30克、泽泻30克、猪苓30克、广木香10克、藿香15克。随症加减：若见大结胸证有热者，加用大陷胸汤：生大黄15克、芒硝10克、甘遂末3克；若见瘀热内结，便黑如淤泥，小腹硬满拒按，皮肤瘀斑者，加用加味桃核承气汤；若见神昏，谵语者，加用犀珀至宝丹；兼有气阴两虚者，加用参麦针（用法用量同休克期），出现各种危重并发症时，可配合西医疗法对症处理。日夜共2剂。以上方药不能口服时，可用直肠给药法。

（4）多尿期　症见前期以邪实为主者，后期多以正虚为主。方用参麦饮（党参30克、麦冬30克、五味子10克）、洋参丸、补中益气汤、增液汤、益胃汤、金匮肾气丸等。随症加减：余热未尽者，可用栀子豉汤；余湿未尽者，可用鲜白茅根口服液（由鲜白茅根一味浓煎加工而成）、五苓散、利湿方（白茅根60克、赤小豆30克、薏苡仁30克、云茯苓15克、紫荆皮15克、茯苓皮30克、车前子30克、泽泻15克）。

（5）恢复期　大多无证可辨，主要以饮食调养，并注意起居为治。有正虚未复或余邪未尽者参见多尿期治法。

临床观察：万友生等将413例流行性出血热患者随机分为治疗组273例与对照组140例。对照组按全国流行性出血热防治方案治疗；治疗组以上方辨证分型治疗。结果：治疗组痊愈263例，死亡10例；对照组痊愈125例，死亡15例。[①]

5. 罗凛等分3型

（1）温热型　症见温热毒邪侵入人体，伏行血脉，邪热亢盛，充斥内外，出现温热郁表，灼伤血络，耗气伤津，气营两燔，温邪内陷，温热蕴结下焦。① 发热期，症见温热病邪侵入人体，郁遏肌表，正邪相争，发为卫分证。治宜清气泄热、凉营化瘀。方用清瘟合剂：大青叶、金银花、大黄、石膏、知母、鸭跖草、赤芍、升麻等；清气凉营注射液：大青叶、金银花、大黄、知母等（制成针剂，每毫升相当于原汤剂1剂）。临床观察：周仲瑛等分别以上方治疗270例、278例EHF发热期患者，并设对照组分别观察160例、220例。结果：治疗组体温恢复正常时间平均分别为1.44天、1.38天，病死率分别为0.37%、0.36%；对照组体温复常时间均为2.52天，病死率分别为3.75%、5.91%。② 低血压休克期，症见温热毒邪不能迅速从外清解，或因热邪深伏，或因气阴耗伤，或因阴损及阳而导致热厥、气阴两脱证或寒厥、亡阳重证。治宜清热宣郁、行气开闭。药用柴胡、大黄、广郁金、枳实、知母、鲜石菖蒲等。随症加减：内闭者，配合至宝丹

① 万友生，等.应用寒温统一的热病理论治疗流行性出血热的临床研究[J].中医杂志，1991(10)：26.

或安宫牛黄丸；气阴耗伤者，药用西洋参或生晒参、麦冬、山茱萸、玉竹、五味子、炙甘草、龙骨、牡蛎等；阴阳俱脱者，复入四逆汤。③ 少尿期，症见温热毒邪由气入营，血热搏结，毒壅血瘀，三焦气化失宣。治宜泻下通瘀、滋阴利水。方用泻下通瘀合剂：大黄、芒硝、枳实、生地黄、麦冬、白茅根、猪苓、桃仁、牛膝等。临床观察：周仲瑛将279例EHF少尿期患者随机分为治疗组202例与对照组77例。对照组口服硫酸镁、20%甘露醇和静推速尿；治疗组用泻下通瘀合剂。结果：治疗组显效179例，有效15例，无效（死亡）8例，总有效率96.08%；对照组显效33例，有效27例，无效（死亡）17例，总有效率78.82%。④ 多尿期，症见阴虚热郁、余热未清及肾气亏虚。

（2）湿热型　① 发热期，症见太阳少阳同病，寒湿郁热。湿热郁伏膜原，湿热留恋三焦以及热毒炽盛，气营两燔等。太阳者，方用麻桂败毒汤：麻黄、桂枝、杏仁、白芍、甘草、生姜、大枣、苍术、藿香、大腹皮、陈皮、酒常山。少阳者，方用柴桂败毒汤：柴胡、桂枝、黄芩、党参、生姜、大枣、麻黄、甘草、苍术、藿香、大腹皮、白芍、酒常山。湿热郁伏膜原者，方用达原败毒汤：草果、槟榔、大腹皮、黄芩、知母、白芍、柴胡、青蒿、酒常山、杏仁、桔梗、甘草。湿热留恋三焦湿热并重者，方用连朴败毒汤：黄连、黄芩、厚朴、生石膏、知母、大腹皮、柴胡、苍术、石菖蒲、酒常山、白蔻仁、杏仁。热重于湿者，方用三黄败毒汤。热毒炽盛，气营两燔者，方用加味清瘟败毒饮。临床观察：万兰清等以上方辨证治疗225例EHF发热期患者，疗效满意。② 低血压休克期，症见邪盛正虚，湿热疫毒内闭，损伤阳气，导致气阴欲脱或阳气欲脱。可见闭证，脱证或内闭外脱证型。方用宣畅三焦方、玉枢丹、犀珀至宝丹，并配合参麦针、参附针等。临床观察：万兰清等以上方治疗27例EHF内闭外脱型休克患者，疗效满意。③ 少尿期，症见湿热瘀毒夹杂，内闭三焦，阻滞气机。湿热瘀结三焦，以中焦脾胃为巢穴，脾受湿而运化不行，水湿内停，最易波及上焦，致肺失宣降，上源闭塞，波及下焦，致开合不利，形成关格之势。治宜宣畅三焦气机、逐水攻瘀清热、顾护正气。方用宣畅三焦方：麻黄、杏仁、苍术、大腹皮、陈皮、泽泻、猪苓、广木香、藿香。临床观察：万兰清等以上方治疗70例EHF少尿期70例患者，疗效满意。④ 多尿期，症见早期湿热壅遏仍甚，唯气机得畅，邪有出路。后期以湿热余邪未清或肾气不足为主。

（3）伤寒型　① 发热期，太阳病，症见早期出现头痛，畏寒或寒战，继之高热，全身肌肉、关节疼痛。方用麻黄汤。随症加减：小便不利，或兼烦渴或渴欲饮水即口干者，可以麻黄汤合五苓散。太阳少阳并病，症见发热恶寒，关节疼痛，或四肢烦痛，恶心呕吐等，在病初即夹有血分证，皮肤、黏膜有出血点及瘀斑。方用柴胡桂枝汤。少阳病，症见寒热往来，口苦咽干，目眩，皮肤黏膜出血，或出血倾向加重，提示不同程度的蓄血证存在。方用小柴胡汤。少阳阳明并病，症见往来寒热，胸胁痞满，上腹疼痛，或痛连两胁，呕吐不止，或兼微烦不安状。方用大柴胡汤。随症加减：出血倾向加重，或少腹急结者，以大柴胡汤合桃核承气汤。阳明病，症见但热不寒，伴大渴，大汗，脉洪大，腹满腹痛，烦躁，谵语。方用白虎汤合调胃承气汤。蓄血证，症见大便下血，尿血，鼻血，呕血，身上可见大片瘀紫斑，伴神志改变。方用桃核承气汤。② 低血压休克期，少阴热化症，症见手足不温，腹中痛，小便不利，欲寐脉细。方用四逆散。少阴寒化症，症见手足逆冷，吐利不止，脉微细，但欲寐。方用四逆散加人参汤。少阴厥阴并病证，症见手足厥寒，脉微欲绝，四肢麻木、青紫，或皮肤花纹、紫绀。宜中西医结合抢救。随症加减：手足厥寒，脉微欲绝者，当归四逆汤主之；内有久寒者，宜当归四逆吴茱萸生姜汤主之；欲寐，心悸气短，小便不利者，宜真武汤主之；体质壮实之休克患者，患有腑实证时，宜大承气汤治之。③ 少尿期，蓄水证，症见小便不利，尿少，发热口渴，饮水即吐。方用五苓散。蓄血证，症见皮肤出血点增多，或有瘀斑，少腹急结，严重者可有出血倾向。方用桃核承气汤。结胸证，蓄于下焦之病邪上行而至胸中，胸痛，气短，不能平卧，面色晦暗，从心下至少腹胀满而痛。方用大陷胸汤。④ 多尿期及恢复期，症见肾阴肾阳俱虚。方用金匮肾气丸。[①]

6. 王振卿分5期

(1) 发热期 ① 气分证，症见壮热，口渴，面红，目赤，头痛身痛，脉洪大而数。治宜清热解毒、凉血化瘀。方用白虎汤加减：生石膏40克、知母15克、金银花30克、连翘15克、板蓝根18克、牡丹皮12克、芦根30克、白茅根30克、生甘草3克。每日1剂，水煎服。② 气营(血)俱燔证，症见壮热，口渴引饮，烦躁不安，或神昏谵语，肌肤斑疹密布，并成串成片，或鼻衄，或呕吐，或便血，舌红苔黄，脉数。治宜清热解毒、清营凉血。方用清瘟败毒饮：金银花30克、连翘20克、板蓝根20克、大青叶20克、生石膏60克、知母15克、生地黄30克、赤芍15克、牡丹皮12克、丹参30克、白茅根45克、玄参15克、生甘草3克。每日1剂。水煎服。

(2) 低血压期 ① 热厥，症见发热未尽，或高热骤降，口渴，腹部腋下灼热，四肢厥冷，吐衄发斑，口唇紫绀，虚烦不宁，斑疹隐隐，舌质红绛，脉沉细数。治宜清热凉血、扶正祛邪。方用清营汤合生脉散加减：生石膏30克、知母15克、黄连6克、金银花30克、连翘15克、西洋参12克、麦冬30克、生地黄30克、牡丹皮15克、丹参12克、天花粉9克、生甘草3克。每日1剂，水煎服。② 寒厥，症见四肢厥冷，面色白，口唇青紫，冷汗淋漓，舌淡，脉微欲绝。治宜回阳救逆、扶正固脱。方用参附汤合生脉散加减：制附子12克、人参(先煎)15克、麦冬30克、五味子15克、山茱萸15克、桂枝6克、当归9克、炙甘草6克。每日1剂，水煎服。

(3) 少尿期 ① 肾阴耗竭，症见小便量少，一昼夜500毫升以下，甚至尿闭，口渴烦躁，水入即吐，小便色赤，神昏谵语，舌质红绛，苔黄少津，脉细数。治宜滋阴生津、泄热利尿。方用增液汤合犀角地黄汤加减：生地黄30克、玄参30克、知母15克、麦冬30克、赤芍15克、白芍15克、丹参24克、白茅根30克、白薇15克、车前子15克、茯苓15克、甘草6克。每日1剂，水煎服。② 热结下焦，症见少腹胀满，恶心呕吐，尿闭，尿血，四肢浮肿，苔黄腻，脉濡数。治宜清热利湿、化瘀导滞。方用八正散加减：萹蓄15克、瞿麦15克、生地黄30克、车前子(包煎)30克、滑石15克、竹叶10克、丹参30克、牡丹皮35克、白茅根30克。每日1剂，水煎服。

(4) 多尿期 症见尿频量多，夜间尤多，尿色清淡，伴口渴多饮，腰酸神疲，乏力，舌质淡而欠润，脉沉细无力。治宜补肾固摄、养阴生津。方用都气丸加味：五味子12克、生地黄15克、熟地黄15克、山药15克、山茱萸15克、牡丹皮15克、泽泻12克、茯苓15克、杜仲10克、枸杞子15克。每日1剂，水煎服。

(5) 恢复期 症见腰膝酸软无力，头昏耳鸣，舌红，脉细；或少气懒言，畏寒自汗，食少便溏，舌淡，脉细；或口干舌燥，不思饮食，二便不畅，舌红嫩，脉细弱。治宜补益虚损。① 肾阴虚，方用六味地黄丸加减：生地黄15克、熟地黄15克、山药15克、山茱萸15克、枸杞子15克、鳖甲15克、牡丹皮15克、茯苓10克。② 脾气虚，方用参苓白术散加减：党参15克、白术15克、陈皮10克、山药30克、砂仁6克、白扁豆30克、黄芪10克、茯苓10克、生姜6克、大枣6枚。每日1剂，水煎服。③ 胃阴虚，方用益胃汤加减：沙参18克、麦冬18克、玉竹18克、石斛15克、山药24克、丹参21克、生麦芽24克、生山楂15克。每日1剂，水煎服。

临床观察：王振卿以上方辨证治疗40例流行性出血热患者。结果：痊愈39例(97.5%)，好转1例(2.5%)。服药最少9剂，最多35剂，平均22剂。治愈最短9天，最长37天，平均23天。[②]

7. 米伯让分5证

(1) 卫分证 治宜辛凉解表、透热解毒、益气护阴、散血净血。方用银翘散加党参、白芍、升麻、葛根。

---

① 罗凛，等.全国中医药治疗流行性出血热学术研讨会札记(上)(下)[J].江苏中医，1991(7)：42-45.

② 王振卿.辨证治疗流行性出血热40例[J].山东中医杂志，1990，9(6)：19.

(2) 气分证　治宜辛凉清气、养阴解毒。方用白虎增液汤加味。

(3) 营分证　治宜清营解毒、透热养阴。方用清营汤加白茅根等。

(4) 血分证　治宜滋阴补肾、凉血解毒、降火利尿。方用知柏地黄汤加焦栀子、黄芩、阿胶、麦冬。

(5) 厥逆证　① 火郁实热证,治宜清热解毒、凉血救阴。方用清瘟败毒饮。② 气脱血瘀寒厥,治宜益气固脱、回阳救逆。方用六味回阳饮加葱白。③ 后期肾气不固、气化失司、气阴两虚型。方用参味地黄汤、竹叶石膏汤。临床观察:米伯让按上述辨治76例出血热患者,治愈70例。[①]

8. 薛泱洪等分2期

(1) 发热期　方用柴胡桂枝汤。随症加减:出现蓄血证者,用桃核承气汤,重者加水蛭;结胸证者,选用三结胸方(大陷胸汤,小陷胸汤、三物白散)。

(2) 多尿期　方用金匮肾气丸。

临床应用:薛泱洪按上法治疗312例流行性出血热患者,治愈295例,占94.5%;兰克信等治疗112例流行性出血热患者,死亡1例,疗效显确。[②]

9. 周仲瑛等分5期

(1) 发热期　① 气分证,症见壮热有汗,不恶寒,口渴欲饮,气粗,面赤,颈胸潮红,皮肤黏膜隐有少量出血点,恶心呕吐,腹痛,大便秘结或便溏不爽,腰痛,小便短赤,舌质红,苔黄厚或黄燥,脉小数、滑数或大。② 气营两燔证,症见高热或潮热,口渴,面红目赤,肌肤黏膜出血点增多,肌肤隐有瘀斑,烦躁不安,神志恍惚,腹痛,便秘,舌质红或红绛,苔黄或黄燥、焦黑,脉数或小数。治宜清气凉营。方用① 清瘟合剂:大青叶、生石膏、金银花、大黄、升麻。每剂煎水100毫升,每次50毫升,每日4次,口服,连用3～5天。持续高热、中毒症状明显者,加大剂量为每日5～6次。若呕吐频繁,不能口服者,改为鼻饲或保留灌肠,每次150毫升,每日1～2次。② 清气凉营注射液:大青叶、金银花、大黄、知母。每剂药制成20毫升,每次40～60毫升,加入10%葡萄糖注射液250毫升中静脉滴注,每日1次,连用3～5天。持续高热、中毒症状明显者,加大剂量改为每次80毫升稀释后静滴。

(2) 低血压期　① 热毒内陷证,症见发热或高热,烦躁不安,神志淡漠,神识昏聩,口渴欲饮,四肢凉或厥冷,胸腹热,或见便秘尿赤,肌肤斑疹隐隐,苔黄,舌红或红绛,脉细数或模糊不清。治宜理气通脉。扩容纠酸的基础上,血压不能回升者,方用升压灵注射液治疗。收缩压>50毫米汞柱者,用升压灵注射液加入10%葡萄糖注射液250～500毫升中静滴,视血压调整滴速,一般每分钟20～30滴。血压稳定6小时后,逐渐减量至停药。收缩压<50毫米汞柱者,应用升压灵注射液加入50%葡萄糖注射液中缓慢静推,血压回升正常后,改为上述方法静滴。随症加减:唇面指端紫绀,舌质紫暗,酌加丹参、赤芍、红花、川芎。② 气阴耗竭证,症见身热骤降,烦躁不安,颧红,气息短促,口干不欲饮,出黏汗,舌质红,少津,脉细数无力或模糊不清。治宜养阴益气固脱。方用生脉散加味:西洋参或白参、麦冬、五味子、玉竹、生地黄、生山茱萸、煅龙骨、煅牡蛎等。随症加减:唇面指端紫绀,舌质紫暗,酌加丹参、赤芍、红花、川芎。每日2剂,浓煎频服。血压稳定6小时后,逐渐减量至停药。③ 正虚阳亡证,症见面色苍白,唇绀,不发热,四肢厥冷,冷汗淋漓,神志淡漠或昏昧,气息微弱或浅促,舌质淡白,脉微细或沉伏。治宜回阳救逆。方用四逆加人参汤、参附龙牡汤。药用红参、附子、干姜、甘草、生龙骨、生牡蛎、山茱萸等。部分病例用类似注射剂。随症加减:唇面指端紫绀,舌质紫暗,酌加丹参、赤芍、红花、川芎。④ 阴阳俱脱者,两证结合治疗。

(3) 少尿期　① 瘀热蕴结证,症见少腹胀满,或拒按,腹痛,大便秘结,小便赤涩量少,欲解不

---

①～②　吴兆华.流行性出血热临床概述[J].新中医,1990(6):46.

得，甚则尿闭不通，或有血尿，尿中夹有血性膜状物，或有身热，舌质红绛或绛紫，苔黄燥或焦黄，脉滑数或细数。治宜泻下通瘀。方用泻下通瘀合剂：大黄、芒硝、枳实、麦冬、桃仁、木通。随症加减：若见尿中有膜状物，加萹蓄、瞿麦；血尿，加黑栀子、石韦；咳嗽、气虚急喘促，咯泡沫痰或血痰，加葶苈子、桑白皮、瓜蒌。每剂制成100毫升，每次50毫升，每日4次，口服，连用3～5天。若呕吐频繁，不能进药者改为鼻饲，或保留灌肠。每次150毫升，每日1～2次。② 热郁津伤证，症见身热不尽，口渴心烦，小便短赤，量少灼热，腰痛不利，舌质红少津，苔黄燥，脉细数。治宜滋阴利水。方用猪苓汤加减。药用猪苓、阿胶、滑石、生地黄、麦冬、白茅根、泽泻、知母、茯苓。随症加减：津伤口渴，舌绛，加玄参；瘀热在下，加牡丹皮、赤芍。

随症加减(以上三期病程)：衄血、咯血、二便出血量多者，加服止血合剂，每次50毫升，每日4次；神昏，加安宫牛黄丸；咳嗽、痰多质黏或黄脓痰，另用清肺化痰剂；痉厥，加用羚羊角粉，每次0.6克，每日2次；高血容量综合征，肺水肿，喘急痰鸣，面部浮肿，加用十枣汤(甘遂、大戟、芫花等份，研末，每次2～3克，每日1～2次，口服)。

(4) 多尿期　辨别肾气不固证、阴虚热郁证，分别治疗。

(5) 恢复期　辨别气阴两伤证、脾虚湿蕴证、肾阴亏虚证，分别治疗。

临床观察：周仲瑛等将1 127例流行性出血热患者随机分为治疗组812例与对照组315例。对照组采用西药治疗；治疗组以上方辨证分型治疗。结果：治疗组死亡9例，病死率为1.11%，治愈率为98.89%；对照组死亡16例，病死率为5.08%，治愈率为94.92%。[①]

10. 王振勤等分6期

(1) 发热初期　症见发热恶寒或不恶寒，头痛、身痛、四肢倦怠，口渴，舌边尖红，苔薄白或略黄，脉浮数。治宜辛凉透表、清热解毒、凉血。方用① 桑菊饮加减方：桑叶12克、菊花10克、连翘12克、薄荷(后下)3克、桔梗10克、白茅根30克、牡丹皮12克、生甘草6克。水煎服。② 银翘散加减：金银花15克、连翘10克、薄荷(后下)3克、桔梗5克、鲜芦根(去节)30克、白茅根30克、牡丹皮12克、丹参15克、黄芩12克、生甘草6克。随症加减：如伴咳嗽，可加杏仁(后下)12克、贝母10克；咽红，加玄参15克、射干10克；呕吐，加竹茹；苔白腻，加藿香、佩兰。水煎服。

(2) 阳明热炽期　症见发热不恶寒，出现酒醉面容，口渴烦躁，尿不利、大汗出，舌红苔黄，脉弦数。治宜清解里热。方用白虎汤加味：生石膏(先煎)30克、知母12克、金银花30克、连翘15克、玄参15克、麦冬10克、白茅根40克、牡丹皮15克、生甘草10克。随症加减：湿重，加薏苡仁20克、白蔻衣6克、赤苓12克；腹胀者，加厚朴12克、枳实12克；便秘，加生地黄15克，并适量大黄。水煎服。

(3) 气营两燔期　症见壮热，烦渴，目昏，谵语，神志恍惚，皮肤斑疹和黏膜、皮肤出血已明显可见，极重患者还可见吐血、衄血、便血。口干唇焦，舌质绛红，苔黄燥，脉弦细数。治宜气营两清、解毒、凉血止血。方用清瘟败毒饮加减：生石膏30～60克、细生地黄12克、犀角(水牛角代，磨粉冲服)6克、黄连10克、栀子10克、桔梗12克、黄芩15克、知母10克、赤芍12克、玄参15克、连翘15克、牡丹皮10克、竹叶6克、生甘草6克。水煎服。

(4) 厥证期　症见恶心，呕吐，口干，烦躁，精神恍惚，球结膜水肿和出血倾向更为明显，如吐血、衄血、便血等。① 热厥，症见(除上述症状外)手足厥冷，胸腹灼热，面赤心烦气促，舌红苔黄厚而干，脉滑数或沉数。治宜清热解毒、提升正气、复脉、凉血止血。方用白虎汤合生脉散加减：生石膏(先煎)30克、知母10克、板蓝根15克、人参3克、麦冬15克、五味子5克、丹参15克、升麻10克、白芍10克、牡丹皮12克、白茅根30克。水煎服。在临床紧急情况下，应以清心开窍法，可速服

① 周仲瑛，等.中医药治疗流行性出血热1127例的临床分析[J].中国医药学报，1988，3(4)：11.

安宫牛黄丸、至宝丹、紫雪丹等成药。② 寒厥，症见（除上述症状外）畏寒厥冷，气微神疲，倦卧，下利清谷，面白唇青，脉沉迟而细或欲绝等。治宜回阳救脱。方用参附汤加减方：人参 10 克、制附子（先煎）10 克、五味子 10 克、熟地黄 18 克、麦冬 10 克、丹参 15 克、龙骨 30 克、牡蛎 30 克、炙甘草 10 克。水煎服。

（5）尿闭期　症见尿闭或少尿，身体极度疲倦并有头痛、背痛、恶心、呕吐、呃逆等中毒状。各种出血倾向加重，并出现尿毒症状，如衰竭、嗜睡、烦躁、幻觉、抽搐、谵语等。① 肾阴亏损，虚火内生型，症见除尿闭或少尿外，可见身体极度疲倦，嗜睡，精神萎靡，口干咽燥，心烦，舌红苔干，脉细数。治宜滋阴泻火通闭。方用知柏地黄汤加减：知母 10 克、黄柏 10 克、生地黄 10 克、怀山药 10 克、茯苓 15 克、白茅根 30 克、牡丹皮 10 克、麦冬 10 克、山茱萸 10 克、泽泻 10 克。随症加减：尿闭甚者，可酌加猪苓、滑石之类；若见发热口渴，心烦不眠，大便不利，小腹拘满，舌红苔少，脉细数，也可选用增液承气汤加减。水煎服。② 邪陷心包，肝风内动型，症见除尿闭、少尿外，多头痛呕吐，神昏谵语，甚惊厥抽搐严重，舌绛苔干，脉弦细数。治宜清营凉血、解毒散瘀、息风镇痉。方用犀角地黄汤加减：犀角（水牛角代）5 克、生地黄 15 克、牡丹皮 10 克、钩藤 12 克、菊花 10 克、赤芍 10 克、白芍 10 克、竹茹 10 克、车前子（包煎）10 克、白茅根 30 克。水煎服。③ 饮邪壅肺型，症见除尿闭、少尿外，胸满喘急，痰涎壅盛，烦躁不安，舌胖苔黄厚，脉弦数或滑数。治宜泻痰行水、下气平喘。方用葶苈大枣泻肺汤加减：葶苈子 15 克、大枣 10 枚、车前子（包煎）10 克、生大黄（后下）10 克、白茅根 30 克、茯苓 15 克。水煎服。

（6）尿多频期　① 因疫毒已退，正气渐复，阴损及阳，肾气不固，膀胱失约，津少上承，水不蓄藏，故见口渴引饮，尿频尿多，腰膝酸软。一般舌多淡红，苔少而干，脉虚大等。乏力，软弱，口渴。脱水严重时，还会再度出现厥证。治宜滋肾固涩。方用七味都气丸加减：熟地黄 10 克、山茱萸 10 克、淮山药 10 克、茯苓 12 克、牡丹皮 10 克、五味子 10 克、覆盆子 10 克、益智仁 10 克、桑螵蛸 10 克。水煎服。② 除多尿外，因肺胃热盛而出现尿频，口干舌燥，烦渴引饮，干咳少痰，多食善饥，舌红苔黄，脉沉数。治宜清养肺胃、生津润燥。方用沙参麦冬汤加减：沙参 12 克、麦冬 12 克、桑叶 12 克、天花粉 12 克、淡竹叶 10 克、益智仁 10 克、白扁豆 30 克、生甘草 3 克。水煎服。出血热愈后的康复，针对该病对脏腑的伤害，易发肾阴亏损和脾阳不振的病情，可分别服用六味地黄丸和参苓白术散等中成药。[①]

11. 李佩珍分 5 期

（1）发热期　① 卫分兼气分证，症见发热，微恶寒，口渴，无汗或少汗，头痛、身痛、腰痛（即三痛）；眼睑轻度水肿，面、颈、胸潮红（即三红）；舌尖红，苔薄白或微黄，脉浮数。治宜辛凉解表、清热解毒，兼清气热。方用银翘白虎汤加减：金银花 30 克、连翘 30 克、淡豆豉 10 克、竹叶 10 克、桔梗 9 克、紫草 20 克、白茅根 60 克、大青叶 30 克、生石膏 30 克、知母 15 克。随症加减：若高热、口渴明显，加大生石膏、知母用量，加生大黄 9 克；若恶寒已罢，胸腋斑疹隐隐者，加生地黄 20 克、牡丹皮 10 克、丹参 30 克。轻煎，每日 1～2 剂，分 2～4 次口服。② 气分（胃肠）兼营分证，症见壮热口渴，头腰剧痛，出现“三红”，球结膜水肿，心烦失眠，甚或谵语，斑疹隐隐，尿短赤，舌红，苔黄燥，脉洪数。治宜清气凉营、解毒化斑、保津。方用清热解毒汤（自拟方）加减：金银花 30 克、连翘 30 克、大青叶 30 克、紫草 30 克、生石膏（先煎）60 克、知母 25 克、生大黄（后下）9 克、牡丹皮 10 克、丹参 30 克、玄参 30 克、白茅根 60 克。随症加减：若腹痛或苔黄燥，生大黄加至 20～30 克，加芒硝（冲）20 克、生地黄 30 克、麦冬 25 克；高热者，配合服清热解毒散或抗热牛黄散，每次 1 瓶，每日数次；伴抽风者，加羚羊角末（另煎）6 克，或选加青黛 20 克、龙胆草 15 克、生白芍 30 克；若昏谵，舌蹇者，急服“三宝

① 王振勤，等.应用中药对“流行性出血热”的治疗[J].黑龙江中医药，1987(5)：49.

丹”之一，或静推醒脑静每次 6 毫升，每日可连用数次；伴呕吐，热者，加黄芩、竹茹；夹湿者，加姜半夏、生姜；若胸脘痞满，纳呆，神疲乏力，苔黄腻，脉濡数者，改投清热利湿剂。每日 1～2 剂，水煎口服。③ 营血证，症见身热夜甚，烦躁失眠，昏谵，斑疹出血，腰痛，少尿，舌红绛，苔少，脉细数。治宜清营凉血、化瘀开窍。方用加味犀角地黄汤或清瘟败毒饮加减：犀角（水牛角代）10～15 克、生地黄 30～60 克、赤芍 15 克、牡丹皮 15 克、大青叶 30～45 克、紫草 30 克、丹参 30 克、连翘 30 克、玄参 30 克、白茅根 60 克。随症加减：若出血明显，根据出血部位，每次选加小蓟 15 克、地榆 30 克、槐花 30 克、白及 30 克、仙鹤草 30 克，或三七末 3 克，或云南白药半瓶，每日数次口服，以出血停止为度，或配合西药抢救；素体阴亏，或阴伤明显者，可服生脉散或生脉针静注。每日 2 剂，水煎口服。

（2）低血压休克期　① 热厥偏气分证，症见壮热面赤，心烦躁扰，口干舌燥，渴欲凉饮，便结胸腹灼热，手足逆冷，血压下降，斑疹隐隐，舌红，苔黄燥，脉沉数。治宜清气解毒、急下存阴、益气生津、化瘀通阳。方用白虎承气汤合生脉散加减：生石膏（先煎）60 克、知母 25 克、生大黄（后下）10 克、生地黄 30 克、玄参 30 克、丹参 30 克、麦冬 25 克、人参（另煎）9～15 克、五味子 9 克、栀子 15 克、黄连 9 克、大青叶 30 克。随症加减：若神昏肢厥，急投安宫牛黄丸 1 粒，或醒脑静每次 4 毫升，静注；便秘痉厥，投紫雪丹，每次 3 克，每日 3 次；便秘，腹胀者，加生大黄 15～20 克、芒硝 15～30 克；四肢抽搐者，加羚羊角末 3 克，或加玳瑁 15 克、菊花 12 克、钩藤 20 克、生杭芍 30 克、地龙 15 克、怀牛膝 30 克；出血明显者，加犀角（水牛角代，另煎）10 克、三七末或白药，每日数次。水煎，4～6 小时口服 1 次。② 热厥偏营血证，症见身热夜甚，心烦躁扰，甚或谵语舌蹇，斑疹显露，口渴不甚，手足厥冷，血压下降，倦怠乏力，舌红绛，苔薄黄或少苔，脉细数无力。治宜清营凉血化瘀、益气复脉固脱。方用清营汤合生脉散加减：犀角末（水牛角末代，另煎）10 克、丹参 30 克、玄参 30 克、生地黄 30 克、黄连 9 克、麦冬 9 克、连翘 15 克、竹叶 15 克、牡丹皮 15 克、生白芍 30 克、大青叶 30 克、人参 6～10 克。随症加减：若气血两燔明显者，可选用清瘟败毒饮加减。水煎 2 次，每日服 2 剂。③ 寒厥证，症见身冷蜷卧，四肢甚或躁动，渴喜热饮，水入即吐，甚或下利，少尿无尿，面白唇紫，冷汗。舌质变淡，苔少，脉微欲绝，血压明显下降或测不到。治宜回阳救逆、益气养阴、化瘀固脱。方用参附汤合生脉散加减：人参（另煎）30 克、制附子 15～30 克、麦冬 25 克、炙甘草 30 克、生白芍 30 克、丹参 30 克、熟地黄 30 克、当归 20 克、五味子 9 克。随症加减：若渴欲热饮，水入即吐，甚或下利者，加干姜 15～30 克；冷汗，气促者，加煅龙牡各 30 克、山茱萸 30 克、黄芪 30 克。水煎浓缩 200 毫升，首次服 100 毫升，以后每 2 小时 50～100 毫升，根据病情延缓时间或改服其他方药。

（3）少尿期　① 肺胃热炽、阴津耗伤证，症见小便短赤，每日尿量少于 500 毫升，或平均尿量少于每小时 30 毫升。口渴欲饮，唇焦，烦躁，干呕，便结腹胀，或大便色黑，舌红，苔少色黄干，脉沉细数。治宜清泻肺胃、育阴利尿。方用白虎增液承气汤加减：生石膏 60 克、知母 25 克、麦冬 25 克、生地黄 30 克、丹参 30 克、生大黄（后下）15 克、芒硝（冲）20 克、白茅根 60 克。每日 1～2 剂，水煎服。随症加减：肺热重，加黄芩 12 克、桑白皮 12 克；便色黑者，加桃仁 15 克、当归 15 克、赤芍 10 克。② 肝肾阴虚、虚火内生证，症见低热面赤，五心烦热，口咽干不欲饮，腰痛，尿少或尿中有膜状物，甚或血尿点滴难出，舌绛，苔少或无且干，脉细数。治宜滋阴降火、凉血止血、解毒活血利尿。方用知柏地黄汤加减：生地黄 30 克、生山药 30 克、云茯苓 30 克、山茱萸 30 克、泽泻 15 克、牡丹皮 15 克、麦冬 25 克、知母 25 克、玄参 30 克、黄柏 10 克、阿胶（烊化）10 克、焦栀子 30 克、丹参 30 克。随症加减：兼出血者，加三七或白药；尿中有膜状物者，加海金沙 30 克、滑石 20 克、冬葵子 15 克；若头痛，血压高者，加地龙 15 克、怀牛膝 30 克、钩藤 15 克、羚羊角末（另煎）3 克。③ 热结下焦、阴伤血瘀证，症见小腹结痛，尿涩或血尿，肉膜尿，便秘或黑粪，腰痛，舌红或绛，苔黄干或少苔，脉沉数或涩。治宜泄热散结、凉血化瘀、育阴利尿。方用桃核承气汤合猪苓汤加减：桃仁15克、生大黄(后下)15～30克、芒硝15～30克、赤芍15克、当归15克、丹参30克、焦栀子10克、阿胶(烊化)12克、滑石30克、云茯苓15克、白茅根60克。随症加减：血尿，加小蓟30克、茜草15克；肉膜尿，加海金沙、冬葵子；肠出血，加地榆30克、槐花20克，或服三七末、白药。每日1剂，水煎服。本期关键在于育阴、清下、化瘀，而不在于利尿。服药困难者，可改为保留灌肠。体弱津伤者，可用生脉针每日10～20毫升静推。

(4) 多尿期　① 阴亏损精、肾气不固证，症见尿频量多，每日达2 500毫升以上，口渴多饮，食欲增加，五心烦热，失眠，神疲乏力，多汗，腰酸，耳鸣，舌红、苔少而干，脉细数或虚大。治宜滋肾健脾、益气固肾。方用参麦地黄汤合缩泉丸加减：党参15克、麦冬25克、生地黄30克、生山药30克、山茱萸15克、茯苓15克、覆盆子15克、菟丝子15克、牡丹皮12克、煅龙骨30克、煅牡蛎30克、桑螵蛸10克。随症加减：口脉者，加天花粉30克；多饮者，加生石膏30克；尿频、肾气虚明显者，加黄芪30克、肉苁蓉15克。② 肝肾阴亏、虚风内动证(少见)，方用三甲复脉汤加减。③ 阴精亏损，肺复炽证，症见尿频量多，烦渴多饮，多食善饥，口干舌燥，干咳少痰，舌红，苔黄或无苔而干，脉数。治宜辛寒清气、甘寒生津，佐咸寒增液。方用白虎汤合沙参麦冬汤加减：生石膏30克、知母25克、玉竹15克、沙参15克、生山药30克、玄参30克、麦冬20克、石膏20克、生地黄25克、全瓜蒌20克、生甘草9克。

(5) 恢复期　① 气阴两伤、余热未尽证，症见形瘦低热，自汗乏力，纳少口渴，干呕，头昏眠差，舌红，薄黄干，脉细数。治宜清热和胃、益气生津。方用竹叶石膏汤加减：生石膏30克、生山药30克、竹叶9克、沙参15克、麦冬15克、太子参15克、生地黄15克、竹茹9克、生甘草9克。随症加减：便秘者，加生大黄9克。② 肺胃阴伤证，症见食少无味，口舌鼻咽干燥而渴，干咳，舌红，苔少而干，脉细数。治宜滋养肺胃，佐以和胃气。方用益胃汤加减：沙参15克、麦冬15克、生扁豆15克、玉竹15克、生地黄25克、百合30克、生梨(切碎)1个、天花粉15克、生甘草10克。随症加减：肾阴未复证，宜六味地黄汤加减；脾气虚弱，精血未复者，选六君子汤或归脾汤之类加减。①

12. 党继红分5期

(1) 湿热炽盛期　症见气血两燔，血热炽盛。方用竹叶石膏汤(淡竹叶15克、生石膏30克、法半夏10克、党参12克、麦冬12克、粳米15克、甘草3克)去党参，重用生石膏。随症加减：有卫分证者，加金银花、连翘以清热解毒；口渴，加天花粉、生地黄、金石斛等以凉血救阴。

(2) 阳脱阴衰期(低血压休克期)　症见热伤真阴，气虚欲脱。治宜益气固脱。方用竹叶石膏汤(淡竹叶15克、生石膏30克、法半夏10克、党参12克、麦冬12克、粳米15克、甘草3克)重用党参或人参，加五味子等。随症加减：若出现肌肤斑疹、舌红绛、脉弦数等症，加牡丹皮、赤芍、水牛角等以凉血救阴。

(3) 肾气不固期(多尿期)　症见气液两伤，肾气不固，统摄无权，制约失职。治宜育阴生津、补肾益气。方用竹叶石膏汤(淡竹叶15克、生石膏30克、法半夏10克、党参12克、麦冬12克、粳米15克、甘草3克)加生山药、五味子、益智仁、覆盆子、菟丝子、桑螵蛸。随症加减：若伴有肾阳虚者，加肉桂、黑附子等。

(4) 肾阴欲绝期(少尿期)　症见邪热深入营血，津伤液竭。治宜养阴凉血生津。方用竹叶石膏汤(淡竹叶15克、生石膏30克、法半夏10克、党参12克、麦冬12克、粳米15克、甘草3克)重用生石膏，加白茅根、玄参、水牛角等。随症加减：津伤液竭，重用生石膏，加白茅根、玄参、水牛角等；口渴，加天花粉、金石斛；若出现神昏谵语、烦躁等，可加清心开窍之品。

(5) 邪退正虚期(恢复期)　症见邪退正虚。

---

① 李佩珍.流行性出血热辨证分型论治[J].陕西中医，1985，6(3)：132.

方用竹叶石膏汤(淡竹味 15 克、生石膏 30 克、法半夏 10 克、党参 12 克、麦冬 12 克、粳米 15 克、甘草 3 克)。随症加减：若气虚，加生黄芪；血虚，加当归、熟地黄等。

临床观察：党继红以上方加减辨证治疗 32 例流行性出血热患者，全部痊愈。①

13. 东海县人民医院分 4 期

(1) 发热期 ① 热侵气分型，症见尚有卫分证象，类似感冒，头痛，热多寒少，口干，舌赤，小便黄，脉数，症虽有表象，但内有郁热较重。治宜清凉解毒。方用清热解毒汤：鲜茅根 120 克、鲜生地黄 120 克、土牛角 120 克、金银花 30 克、板蓝根 30 克、滑石 30 克、连翘 12 克、黄芩 9 克。随症加减：若大热大渴，加石膏 60 克；头痛剧烈，加龙胆草 15 克。② 热移营血型，症见壮热不寒，心烦口渴少津，面赤两腋下斑疹较多，头痛，腰痛较重，恶心，呕吐，舌苔黄或垢，脉数而洪。治宜清营泄热、凉血化瘀。方用二鲜牛角汤：鲜茅根 120 克、鲜生地黄 120 克、土牛角 120 克、金银花 30 克、滑石 30 克、牡丹皮 12 克、赤芍 12 克、栀子 9 克、通草 9 克、甘草 3 克。随症加减：有出血或高热不退者，土牛角改为广角粉(冲服)13 克，加服紫雪散 4 支。

(2) 低血压期 症见热毒内陷，大伤气阴，患者出现四肢发凉，烦躁不安，面色由赤转暗或白，脉细微而数或隐而不显。方用二鲜牛角汤(同上)加生脉饮[太子参 30 克(或西洋参 9 克)、五味子 12 克、麦冬 24 克]。

(3) 少尿期 症见胸膜胀疼，拒按，恶心加重，呃逆，狂躁，谵语，大便秘或溏而不爽(柏油样便)，尿闭，血尿，脉洪大，舌苔黄燥。治宜消瘀、通便、攻下、利尿。方用化瘀导滞汤：车前子(包)30 克、广角粉 15 克、川大黄 12 克、牡丹皮 12 克、枳实 12 克、赤芍 12 克、栀子 12 克、桃仁 9 克、通草 9 克、黄连 6 克。随症加减：服药呕吐者，以玄明粉 30 克、车前子 30 克、牡丹皮 18 克、川大黄 18 克、枳实 15 克、赤芍 15 克、桃仁 12 克、通草 9 克。水煎成 500 毫升，保留灌肠半小时至 1 小时。

(4) 多尿期 症见口渴多饮，饮而多尿，脉象缓弱，舌光无苔或胖嫩。治宜温阳固肾。方用固肾汤：党参 30 克、山药 30 克、熟地黄 18 克、麦冬 18 克、巴戟天 18 克、玉竹 18 克、覆盆子 15 克、益智仁 15 克、补骨脂 15 克。

临床观察：东海县人民医院以上方辨证治疗 163 例流行性出血热患者，其中危重型 21 例，重型 9 例，中型 28 例，轻型 87 例，非典型 18 例。整个治疗过程，密切配合西医。结果：治愈 162 例，死亡 1 例。②

经验方

1. 桃核承气汤加减 桃仁 30～60 克、生大黄 30～60 克、芒硝 15～30 克，加用厚朴 30 克、枳实 30 克等，促进胃肠动力，增强以通为用功效。③

2. 泻热逐瘀方 大黄 15 克、芒硝 9 克、桃仁 12 克、牡丹皮 9 克、甘草 9 克、白花蛇舌草 15 克、丹参 9 克、红花 6 克、半枝莲 6 克、土茯苓 6 克、六月雪 15 克、炒白术 6 克。每日 1 剂，500 毫升水煎，取汁 300 毫升，早晚各温服 1 次，7 天为 1 个疗程，共治疗 2 个疗程。赵俊等将 72 例流行性出血热合并急性肾功能衰竭患者随机分为观察组与对照组各 32 例。观察组使用血液透析，并以泻热逐瘀方辅助治疗。对照组予单纯血液透析治疗。结果：疗程结束后，观察组的总有效率高于对照组；与对照组比较，观察组肾功能恢复快、住院时间短，差异均有统计学意义。④

3. 生脉散加味 人参 10 克、麦冬 10 克、山茱萸 10 克、玉竹 10 克、五味子 8 克、炙甘草 5 克、煅龙牡各 20 克。每日 1 剂，水煎分早晚 2 次服用，连续服用 2 周。周洪武将 63 例流行性出血热伴窦性心动过缓患者随机分为治疗组 32 例与对照

① 党继红.竹叶石膏汤治疗流行性出血热[J].河南中医，1983(3)：33.
② 东海县人民医院.中西医结合治疗 163 例流行性出血热的临床探讨(摘要)[J].江苏医药.1976(4)：27.
③ 魏秀秀，等.仝小林桃核承气汤加减辨治流行性出血热经验[J].北京中医药，2020，39(7)：695－697.
④ 赵俊，等.自拟泻热逐瘀方辅助治疗对流行性出血热合并急性肾功能衰竭患者尿 NGAL、KIM－1 水平的影响[J].中国地方病防治杂志，2018，33(3)：284－285.

组31例。对照组予阿托品片0.5毫克,每日3次,口服,并根据病情变化予抗病毒、预防感染、改善微循环、维持水及电解质平衡。治疗组在对照组的基础上加服生脉散加味。结果:治疗组痊愈2例,显效6例,有效20例,无效4例,总有效率87.5%;对照组痊愈2例,显效5例,有效18例,无效6例,总有效率80.6%。①

4. *中药方* 金银花12克、连翘12克、半枝莲30克、鲜芦根30克、丹参10克、黄芩10克、桔梗10克、牡丹皮10克、白茅根30克、蔓荆子10克、菊花10克、石膏30克。随症加减:热甚,加大石膏量60～120克;头痛甚,加茜草10克;恶心、呕吐,加旋覆花10克、代赭石15～30克、竹茹12克;大便干,加生大黄10～20克;壮热不退,加水牛角丝30克;口渴甚,加天花粉15克。每日1剂,水煎2次,取汁300毫升。分2次服。3周为1个疗程。刘洪德将63例流行性出血热患者分为治疗组33例与对照组30例。对照组采用喜炎平注射液250毫克溶于5%葡萄糖注射液250毫升中,每日1次静脉滴注;胸腺肽注射液80毫克溶于5%葡萄糖注射液500毫升中,每日1次静脉滴注;注射用复合辅酶200单位溶于5%葡萄糖注射液250毫升中,每日1次静脉滴注。治疗组在对照组基础上加用中药汤剂。治疗1个疗程后统计疗效。结果:治疗组较对照组疗效更佳。②

5. *竹叶石膏汤加减* 淡竹叶15克、生石膏(先煎)30克、太子参15克、麦冬12克、炙甘草10克、山药30克、玉竹10克、知母10克。随症加减:热毒盛者,去炙甘草、太子参,重用生石膏45克,加黄连3克;湿邪未尽,去炙甘草,加茯苓12克、藿香10克、佩兰10克、荷叶10克;阴亏甚,去太子参,改西洋参10克,加白芍15克、生地黄10克、天冬10克、玄参12克、百合30克;气虚甚,重用太子参18克、炙甘草30克,加炙黄芪30克。每日1剂,水煎取汁200毫升,于上午9时、下午3时分服。钟志明将95例流行性出血热伴窦性心动过缓患者随机分为治疗组51例与对照组44例。对照组予阿托品片0.6毫克,每日3次口服,并据少尿期、多尿期病情变化予利尿、导泻、补液、维持电解质平衡及对症、支持治疗。治疗组在对照组基础上服竹叶石膏汤加减。结果:治疗组痊愈15例,显效18例,有效12例,无效6例,有效率88.24%;对照组痊愈7例,显效9例,有效15例,无效13例,有效率70.45%。③

6. *两清排毒汤* 白茅根15克、金银花15克、水牛角30克、牡丹皮12克、玄参12克、连翘12克、生地黄12～15克、麦冬12～15克、大黄3～10克。随症加减:热盛,加生石膏12～20克、知母12克、黄芩12克;小便少,加茯苓12克、泽泻12克、车前子12克;大便秘结,加玄明粉(烊化)15克;出血者,加茜草炭12～15克、陈棕榈炭12～15克、地榆炭12～15克;抽风,加羚羊角2～3克;阴液亏损,加沙参12克、西洋参12克、益智仁15克;低血压,加人参10～15克、丹参12～15克。每日1剂,水煎,早、中、晚服用至多尿前期。清热解毒,清营凉血,排便利尿。适用于流行性出血热。魏兴等以上方配合西药(常规药)治疗120例流行性出血热患者,其中发热期54例,发热低血压期6例,发热少尿期27例,发热低血压少尿期2例。结果:痊愈(症状体征消失,随访3个月无反复)117例,显效(并发症尚未完全控制,肾功能、心功能尚未完全恢复,3个月随访无变化者)0例,死亡3例。治愈率97.6%。④

7. *承气汤加味* 大黄(后下)15克、芒硝(烊冲)6克、赤芍15克、红花10克、板蓝根30克、连翘20克、枳实10克、牡丹皮10克、生地黄30克、玄参30克、麦冬15克。水煎2次,共200毫升早晚分服。孔祥海等以上方并结合西药治疗46例流行性出血热患者。西药:(1)血液透析,少尿≥2天或无尿≥24小时,符合下列条件之一者即开

① 周洪武.生脉散加味治疗流行性出血热伴窦性心动过缓临床观察[J].浙江中西医结合杂志,2013,23(2):125-126.
② 刘洪德,等.中西医结合治疗流行性出血热发热期临床疗效观察[J].河北中医,2011,33(8):1187-1188.
③ 钟志明.竹叶石膏汤加减治疗流行性出血热伴窦性心动过缓51例[J].中国中医急症,2011,20(11):1861-1862.
④ 魏兴,等.两清排毒汤治疗流行性出血热120例[J].陕西中医,2005(8):784-785.

始血液透析，① BUN≥每升21.4毫摩尔（每分升60毫克），每日BUN升高≥每升7.14毫摩尔（20毫克%）；② SCr≥每升530.4微摩尔（每分升6毫克）；③ 血钾≥每升6毫摩尔；高血容量综合征或伴肺水肿、脑水肿者。采用无肝素透析法，隔日透析1次，至尿量每24小时达2 000毫升以上，BUN稳定下降时终止透析。(2) 成分输血，① 输新鲜血浆，凡血压偏低，外渗情况较重（球结膜及下肢明显水肿或并胸水、腹水）或出现低血压休克者，输注新鲜冰冻血浆每日400～800毫升至上述情况缓解。② 输血小板，在DIC消耗性低凝血期，BPC<15×10^9/升，可输注血小板每日12单位，连用1～3天。(3) 凉血解毒，有发热、神志改变及出血倾向者，用生理盐水80～100毫升加清开灵注射液20～30毫升静脉滴注。(4) 扶助正气，从低血压期开始，46例患者全部使用黄芪注射液20～30毫升加入10%葡萄糖注射液100毫升静脉点滴，贯穿少尿、多尿恢复期四期全部过程。结果：治愈44例，占95.6%；死亡2例，占4.4%。死亡原因为颅内出血1例，呼吸窘迫综合征1例。①

8. 中药方　水牛角50克、生地黄20克、牡丹皮15克、玄参20克、麦冬20克、白茅根60克、大黄（后下）15克、芒硝（冲）10克、丹参15克、枳实10克、金银花20克、甘草10克、莱菔子30克。中草药煎剂保留灌肠，每日1剂，水煎取汁1 000毫升，分2次，于早晚高位结肠保留灌肠500毫升，保留30分钟～2小时，7天为1个疗程。清热凉血，通腑泻热，行气导滞，化瘀止血。邓惠以上方配合西药治疗50例流行性出血热患者，西药先予以支持疗法，抗病毒、抗感染、维持水电解质平衡；早期用病毒唑每日0.8克静滴1次，青霉素类抗生素抗感染，输注血浆或人血白蛋白，利尿如速尿、甘露醇、止血合剂。最长者3个疗程。结果：无效2例，治愈48例，治愈率96%。其中1个疗程治愈32例，2个疗程治愈13例，3个疗程治愈3例。②

9. 通腑泻下汤　大黄、芒硝、车前子、泽泻、白茅根。保留灌肠，每日2次。改善肠道循环，降低毛细血管通透性，减轻肾间质水肿，调整肾血流量，解除肾小动脉痉挛，提高肾小球滤过率，促进肾功能恢复。杨巧凤等将50例流行性出血热急性肾功能衰竭患者随机分为治疗组30例与对照组20例。对照组应用速尿静推，甘露醇口服。治疗组在西药（速尿20～40毫克静推，每日1～2次；多巴胺20毫克、酚妥拉明10毫克加入5%葡萄糖注射液250毫升静脉滴注，每日2次）的基础上应用通腑泻下汤保留灌肠。两组均以7天为1个疗程。结果：治疗组显效15例，有效13例，无效2例，总有效率93%；对照组显效0例，有效7例，无效13例，总有效率35%。③

10. 加味连翘双花饮　金银花15克、连翘15克、黄芩15克、板蓝根20克、淡豆豉10克、大力子10克、荆芥10克、薄荷6克、桔梗10克、芦根30克、竹叶10克、甘草10克。随症加减：多尿期，加黄芪15克、桑螵蛸15克；呕吐咖啡样液体，加仙鹤草15克；如高热退去，去掉荆芥、薄荷、淡豆豉；腹痛、腹胀加剧时，加仙鹤草15克、木香9克。每日1剂，水煎早饭前、晚饭后口服。个别呕吐甚者可分开多次服用。15天为1个疗程。杨学军等将70例流行性出血热患者随机分为治疗组与对照组各30例。治疗组予加味连翘双花饮加减治疗。对照组发热期用病毒唑500～800毫克，每日1次；低血压期，予补液706代血浆低分子右旋糖酐；少尿期，予速尿20～40毫克，每日2次，甘露醇导泻；多尿期，予补液。结果：治疗组治愈出院32例，死亡3例，治愈率91.42%(32/35)，平均发热天数4.12天，平均住院天数22.2天；对照组治愈30例，死亡5例，治愈率85.71%(30/35)，平均发热天数5.8天，住院平均天数30.87天。④

11. 十枣汤　大戟、芫花、甘遂各等份（共研细末，每日1次，视病情轻重，每次1～2.5克），大枣

① 孔祥海，等.中西医结合治疗重症流行性出血热46例[J].实用中医内科杂志，2004，18(4)：320－321.
② 邓惠.中西医结合治疗流行性出血热50例[J].实用中医内科杂志，2003(1)：29.
③ 杨巧凤，等.中西医结合治疗流行性出血热急性肾功能衰竭30例[J].实用中医药杂志，2002，18(1)：27.
④ 杨学军，等.连翘双花饮治疗流行性出血热35例的临床观察[J].中国民族民间医药杂志，2002(6)：336－337.

10枚。水煎冲服。随症加减：便秘阴亏，加用增液承气汤加味（玄参30克、生地黄25克、麦冬25克、大黄9克、芒硝5克、人参6克）；发热者，加石膏、金银花、连翘；心衰肺水肿兼肾阳衰者，在增液承气汤加味的基础上，人参增至30克，加葶苈子、附子；血瘀较重者，加桃仁、赤芍、丹参。每日1剂，水煎服。十枣汤用至多尿期停用。呕吐不能服药者，先用镇静止吐药，再服中药。峻下逐水。适用于悬饮，实水。袁毓梅等将63例重症流行性出血热少尿期肾功能衰竭患者随机分为治疗组33例与对照组30例。对照组采用控制输液量稳定内环境，综合利尿、口服甘露醇导泻等常规处理治疗；治疗组在对照组的基础上加用十枣汤。结果：治疗组治愈30例，好转2例，死亡1例，总有效率97%；对照组治愈20例，好转2例，无效5例，死亡5例，总有效率73.3%。①

12. *人参甘草汤*　人参（另炖）3克、炙甘草6克、黄精60克、百合60克。每日1剂，水煎服，3天为1个疗程，同时加服黑米稀粥（病重者可少量静脉输液）。肺津得充，上源得滋，脾土得助（气化有度），肾水得固（下源得润）。适用于出血热多尿期。李正以上法治疗205例流行性出血热多尿期患者。结果：显效133例，有效68例，无效4例。总有效率98%。②

13. *中药方*　大黄30克、黄芪30克、丹参20克、红花20克。水煎成每1毫升相当原生药1克的药液，每次100毫升，加5%碳酸氢钠20毫升，每日4～6次保留灌肠，随病情好转逐渐减到每日2～4次，一般视病情连用3～5天。徐新献等将66例流行性出血热急性肾功能衰竭患者随机分为治疗组34例与对照组32例。对照组采取控制液体量，应用利尿剂，以及对症、支持治疗等；治疗组在对照组的基础上加用上述中药煎剂保留灌肠。结果：治疗组少尿期持续时间、尿蛋白消失、尿素氮恢复正常和住院时间均优于对照组，治愈率94.1%，病死率5.9%。③

14. *玉液汤*　天花粉30克、生山药20克、黄芪20克、知母15克、葛根15克、五味子15克、生地黄10克、麦冬10克。每日1剂，水煎100毫升口服。养阴增液生津。李文英以上方治疗30例流行性出血热多尿期患者。结果：痊愈28例，有效2例。④

15. *导泻方*　桃仁6克、川大黄10克、芒硝10克、川芎15克、玄明粉30克、枳壳10克、牡丹皮10克、赤芍10克、车前子10克、丹参30克、木通6克。煎成200毫升保留灌肠，1剂分2次，早晚各1次。5天为1个疗程。隆义清以上方配合西药治疗36例流行性出血热患者，20%甘露醇200毫升快速静脉滴注，每日1～2次；多巴胺20毫克、速尿80毫克加入10%葡萄糖注射液500毫升静脉滴注，每日1～2次，继甘露醇后使用；利尿合剂（咖啡因0.5克、氨茶碱0.25克、维生素C 1.5克、普鲁卡因0.25克、氢化可的松25毫克加入10%葡萄糖注射液300毫升中）静脉滴注，每日1次。结果：痊愈33例。⑤

16. *犀角地黄汤加味*　广角粉（冲服）9克、鲜生地黄60～120克、赤芍12克、牡丹皮12克、大黄15克。每日1剂，重者2剂，不能口服者则鼻饲。凉血化瘀，清热解毒，导滞通下。徐德先等将600例流行性出血热随机分为治疗组450例与对照组150例。对照组全部采用西药治疗；治疗组在对照组基础上静滴复方丹参注射液，并口服犀角地黄汤加味。结果：治疗组死亡36例（8%），甲皱微循环障碍复常时间为（2.2±1.2）天；DIC转阴为（4.5～1.5）天；对照组死亡24例（16%）。⑥

17. *猪苓汤*　猪苓30克、泽泻30克、茯苓15克、阿胶（隔水烊化约30毫升，加糖另服）30克。随症加减：有腹泻者，加滑石10克。煎药时加水

---

① 袁毓梅，等.以十枣汤为主治疗重症流行性出血热少尿期肾功能衰竭33例[J].中国中西医结合杂志，1995，15(6)：373.
② 李正.人参甘草汤治疗流行性出血热多尿期205例[J].陕西中医，1993，14(4)：157.
③ 徐新献，等.配合中药煎剂灌肠治疗流行性出血热急性肾功能衰竭疗效观察[J].新中医，1993，25(3)：29.
④ 李文英.玉液汤治疗流行性出血热多尿期30例疗效观察[J].中医药学报，1992(5)：53.
⑤ 隆义清.中西医结合治疗流行性出血热急性肾功能不全36例临床观察[J].中西医结合杂志，1991(12)：752－753.
⑥ 徐德先，等.凉血化瘀法治疗重症流行性出血热——附450例总结[J].中医杂志，1985(8)：33.

量每剂不超过300毫升，文火煎2次，每次浓缩至70～80毫升，先服烊化的阿胶，再服第1煎药，分数次或1次服完，以不呕出为原则；半小时后继服第2煎药，服法同前。滋阴清热，利水化湿。程孝慈将25例流行性出血热休克期患者随机分为治疗组13例与对照组12例。对照组任选各种西药扩容液（其中5例加用血管活性药物），如仍无尿或少尿时用速尿加入葡萄糖注射液内静注，4～6小时1次。治疗组口服猪苓汤同时适当补给不同浓度的晶体液（包括纠酸用的碱性溶液）和葡萄糖注射液。结果：治疗组死亡0例，对照组死亡3例。①

18. 清热解毒Ⅳ号　金银花31.25克、大青叶31.25克、七叶一枝花31.25克、半边莲31.25克、龙胆草31.25克。制成100毫升静脉滴注液。清热解毒Ⅳ号注射液200毫升加入10%葡萄糖注射液静脉滴注，每日2次，连用3～5天，高热、中毒症状明显者增加1次。随症加减：后期有出血、DIC阳性或少尿倾向者，加用通脉Ⅱ号；出现少尿、尿闭，则应用导泻疗法（鲜生地黄120克、丹参15克、麦冬30克、大黄15克、芒硝15克、枳实10克、鲜茅根30克、栀子12克、桃仁12克、猪苓20克，每日1剂）和高速利尿剂（速尿每次20～40毫克，加入50%葡萄糖注射液40毫升静注）。清热解毒，凉血化瘀。徐长桂等将57例流行性出血热发热期患者随机分为甲组32例与乙组25例。甲组予上方治疗。乙组应用等渗平衡盐液或3∶2∶1溶液1 000～2 000毫升静滴，每日1～2次。其中有10例加用马兜铃注射液2毫升，在两侧腋淋巴结处皮下注射，每日1次。合并感染者，加用无肾损性抗生素；有低血压者，采取纠酸、扩容、升压、强心等综合治疗措施；合并DIC阳性者加用抗凝解聚药（肝素或阿司匹林、潘生丁）；若出现DIC纤溶亢进者，加用抗纤溶药（6-氨基己酸、纤维蛋白原、输血）；少尿、尿闭者，加用高速利尿剂。结果：甲组降温效果除2例在24小时后开始下降外，其余30例均在24小时内开始下降，其体温降至正常平均时间为1.99天；白细胞总数复常平均时间为3.8天；血小板总数复常时间平均7天。乙组降温效果除3例在24小时后开始下降外，其余22例均在24小时内开始下降，其体温降至正常平均时间为2.88天；白细胞总数复常平均时间为6.1天；血小板总数复常时间平均为7.5天。②

单　方

1. 复方大黄煎剂　组成：大黄（后下）50克、黄芪10克、党参10克。用法用量：每日1剂，水煎服，每日2次。临床应用：吴培俊将200例流行性出血热致急性肾功能衰竭患者随机分为治疗组与对照组各100例。对照组按急性肾功能衰竭常规处理包括补充营养（葡萄糖100克以上，复合维生素B及维生素C，丙酸睾丸酮25毫克，肌注，每日1次，连用7～10天），控制入水量[成人每日进水量约为400毫升（每千克5～7毫升）＋前1天尿量＋肠道丧失量]，纠正电解质紊乱，控制感染（氨苄青霉素每日6克），使用强效利尿剂（速尿40～60毫克）。治疗组在对照组的基础上加用复方大黄煎剂。结果：治疗组治愈（尿量恢复正常，肌酐、尿素氮恢复正常）100例，治愈率100%；对照组治愈70例，有效28例，无效2例，治愈率70%。治愈率治疗组优于对照组（$P<0.05$）。③

2. 生水蛭　组成：生水蛭。用法用量：上药研成细粉，每次口服1.5克，每日3次，发热期连服3天。临床应用：刘光汉以上方配合10%葡萄糖注射液加维生素C，低分子右旋糖酐及甘露醇共治疗11例流行性出血热患者。结果：痊愈10例，另1例因脑溢血死于恢复期。用药后体温在1～2天内降至正常，低血压、少尿期明显缩短；血小板恢复正常，最长9天，最短4天；尿蛋白消失最短1天，最长8天。④

---

① 程孝慈.猪苓汤治疗流行性出血热休克期报告——附25例临床分析[J].中医杂志，1982，34(6)：34.
② 徐长桂，等."清热解毒4号"治疗流行性出血热发热期的疗效观察[J].江苏中医杂志，1981(1)：27.
③ 吴培俊.复方大黄煎剂治疗流行性出血热致急性肾功能衰竭100例临床观察[J].中国中医药科技，2012，19(6)：571.
④ 刘光汉.生水蛭治疗流行性出血热11例疗效初步观察[J].陕西新医药，1975(1)：60.

中成药

1. 八角莲注射液　组成：八角莲提取物(上海第二医科大学附属瑞金医院药剂科制备)。用法用量：取八角莲注射液40毫升加入10%葡萄糖注射液500毫升中，然后再采用静脉滴注的方式对患者进行用药，每日1次。临床应用：徐璨将118例流行性出血热患者随机分为观察组和对照组各59例。对照组常规治疗，即复方乳酸钠注射液1 000～1 500毫升静脉滴注给药，每日1次，每500毫升复方乳酸钠注射液中含有0.03%氯化钾、0.31%乳酸钠、0.65%氯化钠以及0.02%氯化钙。治疗组在对照组基础上加用八角莲注射液。两组均连续治疗5天。结果：治疗组总有效率为96.61%，优于对照组的81.36%，组间差异具有统计学意义。①

2. 双黄连注射液　组成：金银花、连翘、黄芩(哈尔滨制药三厂生产)。功效：抗菌，抗病毒，消炎及增强机体免疫力。用法用量：静滴，每日1次，连用3～7天。临床应用：张文奇将66例流行性出血热患者随机分为治疗组34例与对照组32例。对照组予病毒唑0.8～1.2毫克加入注射液静滴，每日1次，连用3～7天。治疗组采用双黄连注射液。两组均联合使用地塞米松、抗过敏及补液治疗，一般不用抗生素(如考虑合并有细菌感染者可加用)。结果：治疗组痊愈20例(58.82%)，有效12例(35.29%)，无效2例5.88%，总有效率94.12%；对照组痊愈13例(40.63%)，有效14例(43.75%)，无效5例(15.63%)，总有效率84.38%。两组痊愈率及总有效率比较，治疗组均高于对照组。②

3. 泻下通瘀合剂口服液　组成：大黄、芒硝、枳实、生地黄、麦冬、白茅根、猪苓、桃仁、牛膝各适量(南京中医学院研制)。功效：泻下通瘀，利水通便。用法用量：口服，每次50～100毫升，每6小时1次，首次加倍服用。不能口服者则鼻饲或灌肠(灌肠剂量为150～200毫升)，直至尿量正常为止。临床应用：孙景振将60例流行性出血热少尿期患者随机分为治疗组与对照组各30例。对照组① 严格控制入水量，每日所需液量为显性失水加500毫升；② 给予高糖、维生素、能量合剂、胰岛素，保证足够热卡，必要时输新鲜血液；③ 利尿剂，速尿20～120毫克，稀释于50%葡萄糖注射液20～40毫升中，每4～6小时1次，静脉推注，用至尿量正常。治疗组在对照组①②方案治疗的基础上，口服泻下通瘀合剂。结果：治疗组显效26例，有效3例，无效(死亡)1例，总有效率96.7%；对照组显效19例，有效9例，无效(死亡)2例，总有效率93.3%。③

4. 三叶青针　组成：三叶青。临床应用：有医家以上方治疗39例流行性出血热发热期患者。结果：平均退热1.4天，23例越过低血压、少尿期。④

5. 大银注射液　组成：大青叶、白茅根、金银花。临床应用：有医家以上方治疗33例流行性出血热患者，痊愈32例。⑤

6. 升血灵注射液　组成：陈皮等。功效：行气通脉，宣郁开闭。用法用量：收缩压>6.67千帕(50毫米汞柱)者，用升压灵注射液20～30毫升加入10%葡萄糖注射液250～500毫升中静滴，视血压调整滴速，一般每分钟20～30滴。血压稳定6小时后逐渐减量至停药。收缩压<6.67千帕(50毫米汞柱)者，用升压灵注射液5毫升加入50%葡萄糖注射液20毫升中缓慢静推，血压回升正常后，改为上述方法静滴。临床应用：周仲瑛等将1 127例流行性出血热患者随机分为治疗组812例与对照组315例。对照组采用西药治疗，治疗组以上方辨证分型治疗。结果：治疗组死亡9例，病死率为1.11%，治愈率

① 徐璨.八角莲注射液联合西药治疗流行性出血热59例临床观察[J].中国民族民间医药，2018，27(14)：90-91.
② 张文奇.双黄连注射液治疗流行性出血热临床体会[J].中国中医急症，2008(5)：676.
③ 孙景振.泻下通瘀合剂治疗流行性出血热少尿期30例小结[J].江苏中医，1990(10)：14-15.
④～⑤ 吴兆华.流行性出血热临床概述[J].新中医，1990(6)：48-49.

为98.89%；对照组死亡16例，病死率为5.08%，治愈率为94.92%。①

7. 丹参注射液　组成：丹参(西安空军医院制药厂生产)。功效：凉血解毒，化瘀通络。用法用量：丹参注射液10～15毫升加入平衡盐溶液或10%葡萄糖注射液500毫升中静滴，每日2次。少尿期用20～30毫升加入25%葡萄糖注射液500毫升中缓慢静滴，每日1次，休克期可用至40毫升。临床应用：阎晓萍等以上方治疗63例流行性出血热患者。结果：对缩短热程、缩短少尿时间、提高越期率、减少出血等均有较满意的疗效。②

8. 红花注射液和泽兰注射液　泽兰注射液组成：泽兰500克。制备方法：用蒸馏水浸泡0.5小时后进行蒸馏，收集蒸馏液500毫升，重蒸1次，收集2 500毫升备用。蒸馏后的残渣煎煮1次，收集2次煎液合并浓缩成1∶1，放冷后以酒精处理1次，使含醇量达60%以上，以后回收乙醇再加酒精处理，使含醇量达80%以上，放置过滤回收酒精得稠浸膏，将熏蒸馏液分次溶解浸膏并过滤；煮沸后加活性炭10克，充分搅拌，放置30分钟后抽滤，调至pH—7，全量配成2 500毫升，装入5毫升的安瓿中，封口灭菌即成。20%红花注射液制备除不蒸馏外，余与泽兰注射液制法相同。用法用量：各30毫升加于10%葡萄糖注射液20毫升静注，每日1次。临床应用：张先勇将182例出血热DIC患者随机分为红花泽兰组66例、潘生丁组50例和对照组66例。对照组发热期每天常规静脉滴注平衡盐液1 000毫升以上。高热者，酌情加用氢化可的松；如出现休克则采用平衡盐液，以低分子右旋糖酐扩充血容量并适当结合纠正酸中毒，强心使用血管活性药物等措施；如出现急性肾功能衰竭则给予20%甘露醇、速尿等药物，并注意维持水与电解质、酸碱、能量三大平衡。潘生丁组给予潘生丁0.1克口服，每日4次。红花泽兰组给予红花泽兰注射液。结果：出现DIC阳性者对照组有8例，潘生丁组有3例，红花泽兰组有0例。③

登　革　热

登革热是由登革热病毒引起的急性传染病。经伊蚊传播，流行于热带、亚热带地区，多见于夏末秋初气候湿热的季节。临床特点：骤起畏寒高热，剧烈头痛，关节痛与肌痛，疲乏，颜面潮红伴有皮疹及出血倾向，白细胞及血小板减少。

本病属中医"温疫"范畴。其病理特点是暑湿疫邪外袭等。临床辨证分为三型。(1) 初期(卫气同病)：湿重于热，多见恶寒发热，寒重热轻，无汗，头痛身痛，胸闷腹胀，恶心呕吐，苔白厚腻，脉濡缓或濡数。治法以疏利透达膜原为主；热重于湿，多见发热恶寒，热重寒轻，无汗或少汗，头痛身痛，口微渴，小便短，舌苔白腻或黄腻，脉濡数或濡缓。治法以清热利湿透邪为主。(2) 极期：气分热盛(胃热亢盛)，症见壮热有汗不恶寒，或寒战高热，头痛身重或骨节烦疼，面红目赤，口渴或不多饮，便秘尿赤，舌红苔黄干，脉滑数或斑疹隐隐。治宜清热利湿解毒；气血两燔，高热不退，多汗，口渴，头痛如劈，全身肌肉、骨节烦痛，腰如被杖，面红目赤，或吐血、尿血、皮肤斑疹，烦躁谵语，舌红或绛，苔黄燥，脉滑数或沉数。治宜清热凉血解毒。(3) 恢复期：热伤阴液，热退神萎倦怠，口干咽燥，不思饮食，尿短便秘，舌红苔黄干，脉细数或濡数。治宜益气养阴；湿热未尽，热退，但午后潮热，疲倦，纳呆口苦，舌红苔黄腻，脉细数或濡缓。治法以清涤余邪、芳香醒胃为主；脾胃虚弱，面色苍白，神倦，头晕，食欲不振，食后腹胀，大便溏薄，舌淡，苔薄白，脉缓无力。治宜益气健脾。

① 周仲瑛，等.中医药治疗流行性出血热1127例的临床分析[J].中国医药学报，1988(8)：11.
② 阎晓萍，等.丹参静脉注射液在流行性出血热治疗中的应用[J].陕西中医，1984(2)：13.
③ 张先勇.红花泽兰注射液预防流行性出血热DIC效果观察[J].中医杂志，1981(1)：17.

辨证施治

1. 黄郁斌等分5证

(1) 卫气同病证　方用银翘散、新加香薷饮、柴葛解肌汤。

(2) 气血两燔证　方用清瘟败毒饮、犀角地黄汤。

(3) 气分热盛证　方用白虎汤、人参白虎汤。

(4) 邪伏膜原证　方用达原饮、三仁汤。

(5) 余邪未尽证　方用清暑益气汤、青蒿鳖甲汤。

随症加减：皮疹者，加紫草；大渴引饮者，加生地黄、玄参；出血者，加紫珠草、三七、白茅根；肌肉、关节疼痛者，加羌活、独活；恶心呕吐者，加竹茹、生姜。临床观察：黄郁斌等将72例登革热患者随机分为常规治疗组34例和中药组38例。常规治疗组使用中药注射剂，卫表证明显者选用热毒宁；气分证明显者，头痛头晕选用醒脑静；发热者选用柴胡注射液在曲池穴位注射；阴虚症状明显者，选用参麦注射液或生脉注射液，加竹茹、生姜。中药组以上方辨证分型治疗。结果：中药组退热时间明显短于常规治疗组，两组比较差异有统计学意义($P<0.01$)。[①]

2. 卢倩华分3型

基本方：板蓝根10克、金银花8克、连翘8克、杭菊花6克、芦根6克、竹叶6克、甘草6克、薄荷(后下)6克。每日1剂，水煎服，6岁以下分2次服用。

(1) 风热积滞型　基本方加神曲5克、山楂8克、麦芽10克、枳壳6克。

(2) 气营两燔型　基本方加葛根15克、红条紫草8克、荆芥6克、西河柳10克。

(3) 血分热盛型　基本方加藕节炭8克、白茅根10克、生地黄10克、玄参8克。

临床观察：卢倩华以上方辨证治疗23例小儿登革热患者，2天为1个疗程，随病情变化辨证分析改变方药。结果：1个疗程治愈2例，2个疗程治愈18例，3个疗程治愈3例。治愈率100%。[②]

3. 梅广源分2型

(1) 热湿型　治宜温运气机、清热解毒。方用达原饮加减。随症加减：如仍壮热，脉洪数，方用白虎汤加减；如发斑疹，色赤紫，烦渴，脉洪数，用化斑汤合黄连解毒汤加减，或用自拟清热解毒Ⅰ方：青蒿(后下)15克、黄芩15克、大青叶30克、仙鹤草30克、生石膏(先煎)30克、金银花20克、连翘20克、紫花地丁20克、厚朴(后下)9克、郁金9克、甘草9克、槟榔12克。

(2) 暑燥型　治宜清表里气血之热邪、解毒辟瘟。方用清瘟败毒饮加减，或用自拟清热解毒Ⅱ方：青蒿(后下)15克、黄芩15克、大青叶30克、仙鹤草30克、生石膏(先煎)30克、金银花20克、连翘20克、紫花地丁20克、甘草9克。[③]

4. 何世东分5型

(1) 卫气同病型　症见恶寒发热，头痛身痛，疲乏，纳差，舌边尖红，苔白腻或黄腻，脉浮数。方用普济消毒饮加减，或黄芩滑石汤加柴胡、葛根、防风等。

(2) 气分热盛型　症见高热，头痛，面红，目赤，口渴，体痛，舌红，苔黄，脉大数有力。方用白虎汤加板蓝根、一包针、红条紫草、绵茵陈、黄连、黄芩、金银花、大黄等。

(3) 湿热留连型　症见发热头痛头重，体痛身重，疲乏，汗出热不退，恶心纳差，舌红苔黄白腻，脉缓有力或数。方用黄芩滑石汤或连朴饮加金银花、一包针、大黄、大青叶、红条紫草等。

(4) 气血两燔型　症见高热，日晡益甚，头痛如劈，身痛如被杖，骨节烦疼，或吐血、尿血，皮肤斑疹，舌红绛等。方用清瘟败毒饮加白茅根、大青叶、大黄、紫草、板蓝根等。

(5) 邪陷心包，肝风内动型　症见突然神志

---

① 黄郁斌，等.72例登革热患者中医证治分析[J].山西中医，2015，31(4)：11－12，16.

② 卢倩华.清热解毒法治疗小儿登革热23例[J].广东医学，2003(8)：896.

③ 梅广源.应用中药治疗登革热的探讨[J].新中医，1988(2)：13.

不清，四肢抽搐。可选加紫雪丹、安宫牛黄丸、至宝丹、清开灵注射液（中药针剂，供肌注、静脉注射用）、清瘟灵注射液。若发展至神昏抽搐应迅速结合西医抢救。

临床观察：何世东以上方辨证治疗60例登革热患者。结果：痊愈59例，死亡（脑型）1例。平均热程5.7天，出血者15例，占28.3%。[①]

5. 梁映寰分9型

（1）卫气同病型　症见往来寒热，寒重于热，头身痛，无汗，恶心呕吐，舌质淡红，苔白薄腻或白厚腻，脉濡数或浮数。治宜透达膜原。方用达原饮加减：厚朴10克、藿香10克、槟榔10克、法半夏10克、柴胡12克、黄芩12克、甘草3克。

（2）气分兼卫型　症见壮热，恶寒，少汗，头剧痛，全身肌肉、骨节烦痛，恶心呕吐，口微渴，小便黄短，颜面潮红，舌边尖红，苔白黄腻或黄腻，脉濡数或濡缓。方用三消饮加减：柴胡12克、黄芩12克、葛根20克、板蓝根20克、金银花15克、石膏40克、知母10克、羌活10克、藿香10克。随症加减：苔黄干者，去藿香。

（3）胃热亢盛型　症见壮热不退或寒战高热，多汗，口渴，头剧痛，目眶尤甚，全身肌肉、骨节烦痛，小便稍赤，面红眼赤，或见斑疹隐隐，舌边尖红，苔黄腻或黄干，脉滑数。治宜清热解毒。方用白虎银翘加减：石膏45克、金银花15克、连翘15克、板蓝根25克、葛根20克、知母12克、竹叶12克、黄芩12克、甘草3克、新雪丹（先服）2支。随症加减：若血热盛迫血而见斑疹隐隐，可加红条紫草、红花、生地黄、牡丹皮、赤芍、犀角（或水牛角代）等凉血清热药；出血者，加生地黄、牡丹皮、白茅根、侧柏叶等。

（4）气营（血）两燔型　症见高热不退，头痛如劈，两目昏瞀，全身肌肉、骨节烦痛，腰如被杖，口干咽痛，面红目赤，尿短赤，便黑，吐血、衄血，斑疹，烦躁谵语，呕吐频数，舌质深红，苔黄干或灰干，脉滑数或沉数。治宜清热解毒、凉血救阴。方用清瘟败毒饮加减：石膏50克、水牛角（先煎）50克、知母12克、牡丹皮12克、赤芍12克、连翘12克、黄柏12克、竹叶12克、黄芩12克、黄连12克、玄参15克、生地黄15克、金银花15克、栀子10克、板蓝根25克、甘草3克、新雪丹（先冲服）2支。随症加减：神迷谵语，高热抽搐，加安宫牛黄丸或紫雪丹等冲服。

（5）津气暴脱型　症见高热突然下降，体温不升，大汗淋漓，喘喝欲绝，神志迷糊，面色灰白，脉微细数或散大无力，或全身斑疹迅速增加，青紫成片，或大出血不止，如吐血、衄血、便血等。治宜补敛津气、回阳救逆。方用加味生脉散：红参（另炖）10克、山茱萸10克、五味子10克、附子12克、麦冬12克、阿胶（烊化）15克、煅龙骨20克、煅牡蛎20克。针灸人中、中冲、涌泉等穴。危重病例必须中西医结合进行抢救。

（6）恢复期　①湿热未尽型，症见斑疹显露，热减退，但午后潮热，口干渴，便秘，尿短黄，食欲不振，舌质红，苔黄，脉细数或濡缓。治宜清泄余热、养阴生津。方用竹叶石膏汤加减：竹叶10克、法半夏10克、神曲10克、石膏20克、麦冬12克、生地黄12克、北沙参15克、甘草3克。②气阴亏损型，症见神萎倦怠，口干咽燥，尿短便秘，舌质干红，苔黄干或无苔，脉细数或濡数。治宜益气养阴。方用薛氏麦冬汤加减：北沙参15克（或西洋参10克）、谷芽15克、扁豆15克、石斛10克、玉竹12克、麦冬12克、天花粉12克、甘草5克。③脾胃虚弱型，症见面色苍白，神萎乏力，不饥不食，食后腹胀，大便溏薄，舌质淡红，苔薄白，脉濡缓（数）。治宜益气健脾。方用参苓白术散加减：党参15克、扁豆15克、山药15克、炒薏苡仁15克、茯苓10克、白术12克、鸡内金6克、甘草5克。④血燥瘙痒型，症见热退斑疹减，皮肤瘙痒，心烦纳少，甚则夜睡不安，舌质红，苔黄，脉略浮数。治宜滋阴养血、祛风止痒。方用四物汤加减：生地黄18克、赤芍12克、白蒺藜12克、白薇12克、当归12克、玄参15克、蝉蜕6克、防风5克、川芎5克、甘草5克。

---

① 何世东.中医辨证治疗登革热60例临床观察[J].广州中医学院学报,1987,4(1):31.

临床观察：梁映寰以上方辨证治疗136例登革热患者。结果：主症和体征(发热、恶寒、头痛、眶后痛、肌肉关节痛、皮疹、出血及黑便、烦躁等)平均在4天内消失，而颜面潮红平均4.5天消失。①

6. 彭玉林等分3期

(1) 初期(卫气同病型) ① 湿重于热型，症见恶寒发热，寒重热轻，无汗，头痛身痛，胸闷腹胀，口淡或恶心呕吐，苔白厚腻，脉濡缓或濡数。治宜疏利透达。方用达原饮加减：厚朴10克、槟榔10克、黄芩10克、藿香12克、法半夏12克、甘草5克、草果15克、生姜15克。随症加减：苔黄或便秘，加大黄。② 热重于湿型，症见发热恶寒，热重寒轻，无汗或少汗，头痛身痛，口微渴，小便短，舌苔白腻或黄腻，脉濡数或濡缓。治宜清热利湿透邪。方用银翘散加减：连翘20克、金银花15克、北杏仁15克、神曲15克、藿香15克、竹叶10克、青蒿(后下)10克、板蓝根25克、葛根30克。随症加减：高热多汗，可加石膏、知母、新雪丹。

(2) 极期 ① 气分热盛型，症见壮热有汗不恶寒，或寒战高热，头痛身重或骨节烦疼，便秘尿赤，烦渴或不多饮，面红目赤，舌红苔黄干或黄腻，脉数或滑，或见斑疹隐隐。治宜清热利湿解毒。方用白虎加苍术汤加减：石膏(先煎)45克、知母10克、苍术10克、连翘20克、金银花20克、板蓝根25克、葛根30克。随症加减：无汗或少汗，加青蒿；高热，加新雪丹；苔白腻，加藿香、佩兰；斑疹透露，加红条紫草、赤芍、牡丹皮、红花、生地黄；高热有汗，腹泻，口渴，舌苔黄厚腻，改用清热利湿法，方用葛根芩连汤加金银花、连翘、绵茵陈、藿香、神曲。② 气血两燔型，症见高热，甚于午后，多汗，汗出热不退，口渴，头痛如劈，骨节烦疼，斑疹稠密，或出血，面红目赤，舌红或绛，苔黄燥，脉滑数或沉数。治宜清热凉血解毒。方用清瘟败毒饮加减：石膏(先煎)60克、知母12克、生地黄12克、黄柏12克、玄参12克、黄芩12克、栀子12克、牡丹皮12克、赤芍12克、连翘12克、桔梗12克、竹叶12克、板蓝根12克、甘草12克。随症加减：高热，加新雪丹；便秘，加大黄。

(3) 恢复期 ① 热伤阴液型，症见热退神倦，口干，不思饮食，小便短，大便结，斑疹渐隐，舌苔白干，脉细。治宜养阴生津。方用薛氏麦冬汤加减：石斛15克、扁豆15克、天花粉15克、沙参15克、玄参15克、牡丹皮10克、谷芽30克、甘草5克。随症加减：午后微热，舌红少津，脉细数，加银柴胡、白薇、地骨皮、墨旱莲；津气两伤，汗多少气，面苍白者，合生脉散。② 湿热未尽型，症见疲倦，胸满，知饥不食，口干苦，大便烂，舌红，苔黄腻，脉濡缓。治宜芳香醒胃、清涤余邪。方用五叶芦根汤加减：藿香15克、神曲15克、金银花15克、莲叶10克、佩兰10克、芦根20克、薏苡仁30克。随症加减：斑疹未退，加红条紫草、赤芍。③ 脾胃虚弱型，症见热退，神倦，头晕，食欲不振，食后作胀，口淡作呕，大便稀烂，面白，舌淡，苔薄白腻，脉缓无力。治宜益气健脾。方用六君子汤加味：党参20克、茯苓20克、白术15克、炙甘草5克、陈皮5克、法半夏10克、鸡内金10克、藿香10克、砂仁(后下)10克。

临床观察：彭玉林等以上方加减辨证治疗408例登革热患者。结果：痊愈405例，无效3例。平均退热时间为2.51天，平均痊愈时间为4.24天。②

7. 何炎燊分10型

(1) 卫气同病，表寒盛而里热方炽型 症见登革热初起，或2～3日恶寒甚，重裘不温，壮热无汗，体若燔炭(体温40℃以上)，头痛如劈，面赤睛痛，项强拘急，骨楚如被杖，腰脊如折，心烦，微渴，脉浮洪而数，舌不绛不燥，苔白或黄。方用人参败毒散加减：太子参15克、柴胡15克、茯苓15克、葛根15克、前胡10克、羌活10克、独活10克、枳壳10克、桔梗10克、石膏45克、甘草5克。

(2) 卫分之邪未尽，气分之热已燔型 症见登革热2～3日后，恶寒未罢，汗出不畅，壮热不

① 梁映寰.登革热治验摘介[J].新中医，1983(4)：26.
② 彭玉林，等.辨证治疗登革热484例[J].新中医，1980(3)：37.

退，头痛如刺，项强身痛，面红目赤，心烦口渴，尿赤，便溏黄，肛热，或咽痛，衄血，或四肢发疹，舌红苔黄干，脉弦洪而数。方用三石汤加减：滑石30克、寒水石30克、崩大碗30克、一包针30克、石膏45克、金银花15克、连翘15克、板蓝根15克、黄芩15克、葛根15克、柴胡15克。

(3) 疫邪夹湿，盘踞募原型　症见登革热初起，恶寒，发热，头痛而重，或如裹如蒙，肢体沉重酸痛，胸脘满闷喜呕，大便溏滞不爽，脉滞数，舌不绛不燥，苔白厚滑，或白底罩黄，或白如积粉。方用达原饮加味：槟榔15克、黄芩15克、白芍15克、知母15克、柴胡15克、甘草3克、厚朴10克、草果10克、半夏10克、僵蚕10克、蝉蜕10克。

(4) 邪留阳明气分型　症见登革热3～4日以上，恶寒罢，头痛减，汗出而热不退，骨节疼烦，四肢酸楚尤甚，屈伸拘痛，脉洪大，苔黄口渴。方用桂枝白虎汤加味：石膏60克、知母20克、薏苡仁30克、桑枝30克、白茅根30克、甘草6克、桂枝10克、丝瓜络15克、地骨皮15克。

(5) 邪留三焦，枢机不利型　症见登革热热退复热，或寒热往来，额颞疼痛，心烦懊侬，干呕气逆，胁脘痞满，纳呆口苦，肢体倦怠，舌心苔厚，边尖渐薄，脉弦细或滑数。方用柴胡温胆汤加减：柴胡15克、黄芩15克、竹茹15克、焦栀子15克、香豉15克、茯苓20克、滑石20克、陈皮6克、枳实10克、半夏10克、甘草5克。

(6) 表证失治，邪陷肠胃型　症见登革热表证未解，头痛，发热，恶寒，复下痢频频，溏色黄或夹红白黏液，腹痛里急，肛热，口渴心烦，苔黄，脉数。方用葛根芩连汤合白头翁汤加味：葛根20克、黄连10克、黄芩15克、白头翁15克、秦皮15克、黄柏15克、金银花15克、滑石25克、木香6克。

(7) 热邪内陷营血型　症见登革热恶寒渐罢，壮热如燎，头痛剧烈，身重疼痛，四肢拘急，息鼾嗜睡，或烦躁谵妄，甚则神识昏糊，疹多而密，色赤带紫，或吐血、衄血、黑粪、尿血，舌红或绛，苔燥唇焦，脉弦数或沉细数。方用清瘟败毒饮加减：羚羊角5克、玳瑁10克、石膏60～120克、甘草6克、生地黄30克、玄参20克、栀子15克、连翘15克、知母15克、黄连15克、黄芩15克、竹叶15克、赤芍15克、牡丹皮15克。随症加减：狂躁，加紫雪丹；神昏，加安宫牛黄丸；吐衄、黑粪，加大黄；尿血，加白茅根、小蓟。

(8) 余邪留恋，气机不畅型　症见登革热大势已平，仍有低热，头目不清，肢体微痛，纳呆口苦，舌苔未净。方用五叶芦根汤合驾轻汤加减：莲叶10克、藿香叶10克、竹叶10克、枇杷叶10克、佩兰叶10克、焦栀子12克、香豉12克、芦根30克、南豆花15克、冬瓜仁25克。

(9) 病后气津不足型　症见登革热热退，汗多，头项尤甚，口干思水，短气倦怠，舌红苔少，或苔薄而干，脉虚数。方用竹叶石膏汤加减：竹叶15克、麦冬15克、半夏15克、粳米15克、石斛15克、太子参20克、甘草6克、石膏30克、谷芽30克。

(10) 热伤脉络，血从外溢　症见登革热热退净，或仅微热，心烦，口干，舌赤，四肢疹出色深红而痒。方用清营汤加减：玄参25克、生地黄30克、白茅根30克、白芍20克、麦冬15克、牡丹皮15克、墨旱莲15克、金银花15克、蝉蜕10克、甘草6克。

临床观察：何炎燊以上方加减辨证治疗数例登革热患者。结果：登革热流行期间，痊愈患者逾200例。①

经　验　方

1. 自拟方　黄芩15克、黄连12克、玄参12克、甘草6克、炒牛蒡子12克、升麻12克、连翘12克、炒僵蚕15克、马勃12克、橘红6克、柴胡12克、桔梗12克、板蓝根6克、薄荷6克。冲服。体温39.0℃以上，每日2剂，分4次服用(每次间隔4小时)；体温39.0℃以下，每日1剂，早晚各服用1次。治疗10天以上。赵结换等将60例热毒炽盛型登革热患者随机分为对照组和治疗组各30例。

① 何炎燊.试论登革热证治[J].新中医，1987(5)：1.

两组均给予防蚊隔离，对生命体征进行监测等一般处理，并给予注射用还原型谷胱甘肽、维生素C注射液，必要时布洛芬混悬液口服。治疗组另加用上方。结果：治疗组退热时间及症状、体征完全消失时间均短于对照组（均$P<0.05$）；治疗组总有效率为93.3%，高于对照组的73.3%，两组总有效率比较差异有统计学意义（$P<0.05$）。[①]

2. *白虎汤合葛根芩连汤加味* 石膏60克、粳米30克、知母20克、茯苓20克、葛根15克、甘草15克、白头翁15克、败酱草15克、黄芩12克、黄连3克。随症加减：全身关节酸楚疼痛，加桂枝15克、白芍10克；舌红苔黄厚腻者，加苍术15克、白术15克。每日1剂，分2次水煎，分别煎至200毫升，将两次所得药汁混合均匀后早晚分服。马力等将60例热郁气分证登革热患者随机分为西医组和结合组各30例。西医组给予西药治疗，结合组在西医组治疗的基础上给予白虎汤合葛根芩连汤加味治疗。共治疗7天。结果：结合组出血、发热、皮疹、淋巴结肿大症状消退时间均短于西医组，差异均有统计学意义（均$P<0.05$）；治疗后两组患者的主症、次症和中医症状总评分均较治疗前降低，结合组低于西医组，差异均有统计学意义（均$P<0.05$）；治疗后两组患者的WBC、PLT均较治疗前升高，结合组高于西医组，差异均有统计学意义（均$P<0.05$）；结合组和西医组的总有效率分别为96.7%、80.0%，两组比较差异有统计学意义（$P<0.05$）；结合组和西医组的不良反应发生率分别为13.3%、6.7%，两组比较差异无统计学意义（$P>0.05$）。[②]

3. *柴胡加龙骨牡蛎汤加减* 柴胡10克、桂枝15克、黄芩10克、白芍9克、半夏10克、生龙骨30克、生牡蛎30克、大黄10克、石菖蒲10克、郁金10克、炙甘草6克、生姜3片、大枣12枚。每日2剂，水煎服。卢鸿基等以上方治疗1例登革热患者，服2剂后热退，大便通行，神志逐渐好转，能应答。续服3天，无发热，无身痛，神志复常，二便正常。[③]

4. *解毒止痒方* 苦参30克、白鲜皮30克、地肤子30克、大青叶30克、紫草30克、金银花藤30克、生地黄30克、赤芍15克。浓煎取200毫升，分早、中、睡前对皮疹进行外洗，同时进行冷湿敷以促进局部皮肤充分吸收药物。以3天为治疗疗程，患者皮疹消退面积和瘙痒减轻程度达到90%时即可停药，不必用满疗程。清热凉血，解毒止痒。林连升等将80例登革热患者随机分为治疗组42例与对照组38例。对照组参照《登革热诊疗指南》进行西医对症基础治疗，具体包括监测生命体征及出入量，卧床休息、清淡饮食、物理及西药退热治疗、静脉补液治疗、预防出血等并发症治疗。不使用中药口服剂及外洗药物。同时配合皮肤常规护理、皮疹护理及健康教育。治疗组在对照组基础上加用上述外洗方。结果：治愈33例，显效5例，好转3例，无效1例。总有效率97.62%。[④]

5. *清瘟败毒饮加减* 生石膏（先煎）30克、生地黄20克、赤芍20克、土茯苓20克、黄连10克、栀子10克、黄芩10克、知母12克、藿香12克、水牛角（先煎）15克、牡丹皮15克、茵陈15克、紫草15克、甘草5克。每日2剂，分早晚水煎服（儿童减量）；若出现高热不退或脱水，给予对症处理和液体疗法。刘宇将60例登革热患者分为对照组与治疗组各30例。对照组使用病毒唑每千克10毫克加入5%葡萄糖注射液500毫升静脉滴注，每日1次，静脉补液能量合剂，对症处理。治疗组使用双黄连粉针（哈尔滨中药二厂制）每千克60毫克加入5%葡萄糖注射液500毫升静脉滴注，每日1次，加用中药清瘟败毒饮加减。结果：治疗组和对照组全部患者均治愈。治疗后体温完全恢复正常的时间，治疗组最短1.5天，最长5天，平均为（3.1±0.94）天；对照组最短2天，最长6天，平均为（3.7±1.09）天。两组退热时间有显著统计学差

① 赵结换，等.中西医结合治疗登革热热毒炽盛型临床观察[J].实用中医药杂志，2021，37(4)：580－582.
② 马力，等.白虎汤合葛根芩连汤加味治疗登革热热郁气分证疗效观察[J].西部中医药，2020，33(11)：102－105.
③ 卢鸿基，王立新.柴胡加龙骨牡蛎汤治疗登革热脑病临床探讨[J].四川中医，2016，34(8)：32－34.
④ 林连升，等.解毒止痒方治疗登革热皮疹的临床观察[J].中国中医急症，2015，24(12)：2181－2183.

异($P<0.05$)。治疗后白细胞升到 5.0×10^9/升以上、血小板恢复到 100×10^9/升以上的时间，治疗组最短 5 天，最长 8 天，平均为(6.53±0.77)天；对照组最短 6.5 天，最长 9 天，平均为(7.48±0.89)天，两组有非常显著统计学差异($P<0.01$)。①

6. 清热凉血汤　小牛角(先煎)60 克、石膏(先煎)50 克、板蓝根 30 克、金银花 30 克、连翘 15 克、贯众 15 克、柴胡 15 克、黄芩 15 克、牡丹皮 15 克、甘草 12 克。随症加减：头痛，加菊花；头晕，加钩藤；咽痛，加薄荷；呕吐，加竹茹；烦渴，加天花粉；口苦，加龙胆草；厌食，加山楂；尿赤，加车前草；便秘，加大黄；腹泻，加黄连；腹痛，加延胡索；低热不退，加青蒿；鼻出血，加血余炭；牙龈出血，加生地黄；尿血，加白茅根；痰中带血，加藕节；便血，加地榆；子宫出血，加茜草根；皮下出血，加紫草。小儿用量酌减。每日 1 剂，水煎 2 次，分早午晚服。重症者每日 2 剂，3 天为 1 个疗程，至症状消失。清热凉血，泻火解毒。曾冲以上方加减治疗 156 例登革热患者。结果：痊愈 134 例，占 85.9%；好转 18 例，占 11.5%；无效 4 例，占 2.6%。总有效率 97.4%。3 天内体温降至正常者 29 例，5 天内降至正常者 121 例，7 天以上降至正常者 6 例。治疗时间最长 9 天，最短 3 天。②

7. 小柴胡汤加味　柴胡 15 克、黄芩 15 克、姜半夏 15 克、党参 15 克、红枣 10 枚、生姜 3 片、板蓝根 20 克、大青叶 20 克、甘草 3 克。随症加减：热盛者(39℃以上)，加用大柴胡、板蓝根或青蒿 20 克；邪热伤及血分，皮下出血，可加赤芍、紫草、白茅根、仙鹤草等；邪入阳明者有腹满，大便秘结者，可仿大柴胡汤义，加大黄 8～10 克；若伴项背发紧者，可加葛根 15 克；若湿热较重，小便黄赤，舌苔黄厚腻者，可加滑石 15 克、藿香 10 克、薏苡仁 20 克。水煎服。丁世新等以上方加减治疗 37 例登革热患者。结果：12 例于服药后 24 小时内体温降至正常，16 例于 48 小时内体温降至正常，6 例在 48 小时内稍降，3 例无效。总有效率 91.8%。③

8. 登革清Ⅰ号　大黄 5～10 克、青蒿 30 克、白花蛇舌草 30 克、柴胡 15 克、知母 15 克、栀子 15 克、金银花 15 克、石膏 40～100 克。随症加减：伴有出血倾向者，加生地黄、牡丹皮、赤芍，并内服紫地合剂(医院制剂)，每日 3 次，每次 50 毫升，另给复方丹参注射液 20～40 毫升，加于 5%葡萄糖注射液 500～1 000 毫升中静脉滴注；湿重者，在原方中加苍术；腹痛甚者，加四逆散、木香、槟榔；恶心呕吐，加法半夏、竹茹。水煎服。何养中等将 58 例登革热患者随机分为治疗组 28 例与对照组 30 例。对照组采用西药常规治疗；治疗组用登革清Ⅰ号治疗。结果：治疗组平均住院 7.25 天，对照组平均住院 8.74 天。④

单　方

青蒿煎剂　组成：青蒿干草。功效：清热，解暑，截疟，健胃利尿。制备方法：每剂 25～30 克，加适量水，煎沸时间不得超过 3 分钟。每剂仅煮 1 次。用法用量：成人每日 3 剂，连服 5～6 天；儿童量酌减。临床应用：李开国等以上方治疗 21 例登革热患者。结果：显效 14 例，有效 7 例。总痊愈率 100%。体温降至正常时间为 4.4 天。对头痛、肌肉疼痛、骨关节疼痛有明显的减轻作用，疼痛消失时间平均 2.6～3.5 天。⑤

中 成 药

疏风解毒胶囊　组成：虎杖、连翘、板蓝根、柴胡、败酱草、马鞭草、芦根、甘草(安徽济人药业有限公司生产，0.52 克/粒)。功效：疏风清热，解毒祛湿。用法用量：口服，每次 4 粒，每日 3 次。临床应用：郝建志等将 400 例登革热患者随机分为对照组和试验组各 200 例。对照组采用综合治疗方法，包

① 刘宇.中药治疗登革热 30 例观察[J].实用中医药杂志，1998(7)：6.
② 曾冲.清热凉血汤治疗登革热 156 例观察[J].黑龙江中医药，1991(2)：22.
③ 丁世新，等.小柴胡汤加味治疗登革热[J].河南中医，1989(2)：10.
④ 何养中，等.登革清Ⅰ号治疗登革热临床观察[J].中医杂志，1988(6)：26.
⑤ 李开国，等.青蒿煎剂治疗登革热疗效观察[J].中草药，1985，16(6)：16.

括卧床休息，高热时物理降温，病毒唑抗病毒治疗（静脉滴注，每日 0.5 克），适量补液，维持水、电解质、酸碱平衡，消化道症状明显者给予止呕、制酸、护胃等对症处理，肝功能损害者给予药物护肝治疗，出血者适当给予压迫止血、药物止血治疗。试验组在对照组治疗基础上加用疏风解毒胶囊。两组疗程均为 1 周。结果：第 3 天两组体温均较治疗前下降（$P<0.05$），两组比较，试验组下降更加明显（$P<0.05$）；第 7 天试验组血白细胞较对照组降低更加明显（$P<0.05$）；第 5、7 天试验组血小板计数较对照组降低更加明显（$P<0.05$）。治疗期间并发症发生情况，对照组 182 例，消化道症状 48 例（26.37%），皮疹 157 例（86.26%），出血 26 例（14.29%）；试验组 186 例，消化道症状 45 例（24.19%），皮疹 125 例（67.20%），出血 11 例（5.91%）。两组比较，皮疹、出血情况差异有统计学意义（$P<0.05$）。总有效率试验组为 96.77%，对照组为 95.05%，两组比较差异无统计学意义（$P>0.05$）。①

① 郝建志，等.疏风解毒胶囊治疗登革热 200 例临床观察[J].中国中医急症，2015，24(12)：2261－2263.

立克次体病

伤　　寒

概　　述

伤寒病是由伤寒杆菌或副伤寒杆菌引起的急性肠道传染病，以持续高热，腹痛、腹泻，大便秘结，肝脾肿大，白细胞低下，玫瑰疹，相对缓脉为典型临床表现。

本病属中医"湿温病"范畴。治疗以苦寒清热为主。临床辨证分为三型。(1) 湿重于热型：症见发热持续，午后更甚，不渴或渴不多饮，汗出热稍退，旋即热复起，头痛身重，表情迟钝，舌质淡红，苔白厚腻，脉缓。(2) 湿热并重型：高热持续，烦渴腹胀，颈胸腹部灼热为甚，大便秘结，小便短黄，午后面赤，白痦透发。舌质红，苔黄腻，脉洪大。(3) 热入营血型：高热夜甚，烦躁甚则谵语，大便溏烂如酱或下血，腹胀，渴不多饮，斑疹显露，舌质红绛，苔黄干燥，脉弦数。

辨 证 施 治

1. 廖建环分 3 型

(1) 湿重热轻型　症见发热，午后较高，恶寒，纳少体倦，口黏不渴，面色淡黄，体温逐日升高，无汗或微汗，胸闷腹胀，便秘或便溏，舌苔白滑或白腻，脉濡或缓。方用三仁汤合竹叶石膏汤加减：杏仁 10 克、薏苡仁 50 克、白蔻仁 10 克、滑石 30 克、法半夏 15 克、竹叶 10 克、厚朴 10 克、白通草 10 克、石膏 30 克、芦根 15 克、白茅根 20 克、甘草 5 克。

(2) 湿热并重型　症见高热稽留，有汗不解，胸闷腹胀，呕恶纳呆，心烦，渴不多饮，耳聋，重听，呆滞，便溏不爽或便秘，小便黄短，舌红苔黄滑腻，脉濡滑数。方用三仁汤合竹叶石膏汤加大黄、芒硝。

(3) 热重湿轻型　症见壮热汗出，心烦口渴，渴喜冷饮，胸脘痞闷，呕恶纳呆，大便秘结，小便短赤，舌红苔黄腻而干，脉滑数或洪滑数。方用三仁汤合竹叶石膏汤加减：杏仁 10 克、薏苡仁 30 克、白蔻仁 6 克、滑石 15 克、法半夏 10 克、竹叶 10 克、白通草 10 克、石膏 60 克、玄参 30 克。

随症加减：神昏耳聋，加石菖蒲、郁金、至宝丹；呕恶，加竹茹；烦躁不安、便血，加水牛角、地榆、槐花。临床观察：廖建环将 123 例伤寒患者随机分为治疗组 82 例与对照组 41 例。对照组单纯用西药治疗；治疗组在对照组的基础上按上述辨证分型加中药汤剂治疗，每日 1 剂，分 3～4 次服，或作茶频服。结果：治疗组总有效率 96.3%，对照组总有效率 90.24%。①

2. 黄伟震分 4 型

(1) 湿郁卫气型　症见恶寒少汗，身热不扬，午后热甚，头痛身重，纳呆，口不渴，苔白腻，脉濡缓。方用藿朴夏苓汤：藿香 6 克、厚朴 3 克、姜半夏 5 克、茯苓 10 克、杏仁 10 克、薏苡仁 12 克、白蔻仁 2 克、猪苓 3 克、泽泻 5 克、淡豆豉 10 克。

(2) 湿热困阻中焦型　症见发热汗出不解，口渴不欲多饮，脘痞呕恶，便溏溲赤，苔黄腻，脉濡数。方用王氏连朴饮：黄连 3 克、厚朴 6 克、石菖蒲 3 克、制半夏 3 克、淡豆豉 10 克、栀子 10 克。

---

① 廖建环.中西医结合治疗伤寒 82 例疗效观察[J].黑龙江中医药，2004(3)：16－17.

(3) 湿热蕴毒型　症见发热口渴，胸闷腹胀，肢酸倦怠，咽喉肿痛，小便短赤，或身目发黄，苔黄腻，脉滑数。方用甘露消毒丹：滑石 15 克、茵陈 12 克、黄芩 10 克、石菖蒲 6 克、川贝母 6 克、木通 6 克、射干 6 克、连翘 60 克、薄荷 6 克、白蔻仁 6 克。

(4) 热炽阳明型　症见高热汗出，面赤气粗，口渴欲饮，脘痞身重，苔黄微腻，脉滑数。方用白虎加苍术汤：生石膏 60 克、知母 15 克、苍术 10 克、粳米 60 克、甘草 6 克。

以上均随症加减药物或药量。每日 1 剂，水煎分 2 次服。临床观察：黄伟震将 176 例伤寒患者随机分为治疗组 112 例与对照组 64 例。对照组仅予西药治疗。治疗组予中药辨证施治加西药常规治疗(氯霉素注射液每日 1.0 克，每次 0.5 克，间隔 4 小时静脉滴注；口服复方新诺明片，每次 0.96 克，每日 2 次，配服等量碳酸氢钠片，其余对症治疗)。结果：治疗组痊愈 108 例，无效(并发症)4 例，痊愈率为 96.43%；对照组痊愈 59 例，无效 5 例，痊愈率为 92.19%。①

3. 李放然分 3 型

(1) 阴伤余热型　症见口干渴而不欲饮，心烦少汗，夜难成寐，饮食几废，热病即久，阴液多损，余邪难尽。治宜清热扶阴。方用青蒿鳖甲汤加减：青蒿、生地黄、知母、骨皮、麦冬、葛根、黄芩、玄参、生草或鳖甲各适量。临床观察：李放然以上方治疗 1 例肠伤寒发热患者，投予 2 剂，患者翌日清晨热势已退，调理几日出院。

(2) 少阳型　① 少阳证，症见面色黄暗，神情漠然，唇润苔白而滑，舌质偏红，边尖偏深，脉弦略滑。方用小柴胡汤加青蒿(以太子参易党参)。② 少阳并及胆腑证，症见口苦，胁背痛楚，脉弦，苔白滑，舌质仍偏红。触之，心下硬痛，拒按。胆囊区有压痛，并可触及肿大胆囊。治宜和解少阳、利胆腑。方用小柴胡汤加郁金、枳实、白芍、金钱草。临床观察：李放然以上方治疗 1 例伤寒患者，疗效满意。

(3) 湿蕴热结型　症见形体丰腴面色黄垢，神情呆滞，舌苔白厚而垢腻，舌中、根部微呈黄褐而有燥象，饮食无欲，胸脘痞闷，周身酸楚，抑郁思睡而梦魂飘绕，便如酱而溲如油，脉濡而略数。治宜辛开苦降。方用王氏连朴饮加黄芩、佩兰、薏苡仁、滑石或淡豆豉。临床观察：李放然以上方治疗 1 例湿温病患者，疗效满意。②

4. 毛文彬等分 3 型

基本方：生地榆、黄芩、制大黄、白头翁、牡丹皮、虎杖。

(1) 湿重于热型　上方加藿朴夏苓汤。

(2) 热重于湿型　上方加王氏连朴饮。

(3) 湿热并重型　上方加白虎汤。

临床观察：毛文彬等以上方辨证治疗 43 例肠伤寒患者。结果：开始退热时间 1～7 天，平均 3.2 天；体温恢复正常时间最短 1 天，最长 15 天，平均 7.64 天。③

5. 周辉分 4 型

基本方：北杏仁 6～10 克、紫蔻仁 3～6 克、薏苡仁 15～20 克、川厚朴 3～6 克、淡竹叶 10～12 克、滑石 15～30 克、栀子 10～12 克。极期者每日 2 剂，分 3 次服，热退改每日 1 剂，均以冷服为宜。小儿剂量酌减。

(1) 卫分表证型　上方加防风 6～10 克。

(2) 湿重于热型　症见午后热甚，脘痞便溏，苔白滑腻，脉濡滑。上方加藿香 10 克、法半夏 6 克、通草 6 克。

(3) 热重于湿型　症见持续发热，烦渴腹胀，舌边红，苔黄微腻，脉滑数。上方加生石膏 30 克、知母 10 克、黄连 5 克。

(4) 湿热并重型　症见高热汗出不解，口苦咽干，脘闷不饥，大便不爽，苔黄腻，脉滑数。上方加柴胡 10～15 克、黄芩 10～12 克、连翘 12～15 克。

随症加减：大便隐血者，加地榆炭 15～30 克、

---

① 黄伟震.中西医结合治疗伤寒 112 例临床观察[J].山西中医，2001(6)：24-26.
② 李放然.肠伤寒发热三例治验[J].黑龙江中医药，1987(2)：30.
③ 毛文彬，等.清热通腑法治疗肠伤寒 43 例[J].江苏中医杂志，1986(5)：11.

侧柏叶10～12克、金银花炭12～15克；后期热伤气阴者，用竹叶石膏汤加减。临床观察：周辉以上方加减辨证治疗37例伤寒副伤寒患者，不仅疗效满意，且无不良反应。①

6. 杜志恒等分3型

(1) 湿重于热型　症见发热恶寒，头痛身重，咳嗽。治宜清热除湿、芳香化浊。方用葛杏石膏汤：葛根15克、杏仁12克、薏苡仁12克、石膏30克、厚朴10克、茯苓15克、陈皮10克、泽泻10克、川芎10克、羌活10克、竹叶10克、甘草6克。水煎服。

(2) 湿热并重型　症见头蒙如裹，耳聋耳鸣，神志迟钝，表情淡漠，午后热甚，胸闷不饥，脾肿大，大便溏。治宜芳香化浊、渗湿利水。方用三仁汤：藿香15克、杏仁12克、薏苡仁15克、草豆蔻10克、厚朴10克、茯苓15克、陈皮10克、苍术10克、泽泻10克、石膏15克、车前子(另包)10克、竹叶10克、芦根30克、甘草6克。水煎服。

(3) 热入营血型　症见烦躁不安，神昏谵语，斑疹，舌绛，脉细数。治宜清热、凉血、化斑、解毒。方用清玉汤：金银花30克、连翘15克、生地黄24克、玄参20克、牡丹皮12克、石膏24克、牛膝10克、麦冬10克、竹叶6克、知母10克、甘草6克。水煎服。

临床观察：杜志恒以上方辨证治疗105例伤寒患者，疗程最短6天，最长35天，平均20天左右。结果：治愈99例，占94.29%；好转5例，占5.71%。经追访6个月及肥达反应、大便培养复查，除1例带有伤寒杆菌外，均未复发。②

经　验　方

1. 加味杏仁滑石汤　杏仁13克、滑石28克、黄芩14克、法半夏16克、郁金12克、炒栀子18克、甘草7克、黄连12克、厚朴11克、陈皮11克、通草11克、白蔻仁12克。随症加减：若为热重者，可加金银花32克、生石膏28克、连翘14克；若为湿重者，可加大腹皮19克、佩兰14克、苍术14克；若为热势不退者，可加赤茯苓13克、青蒿32克、青黛1.6克。每日1剂，水煎分早、中、晚3次服用。14天为1个疗程。高旭芳将50例伤寒患者随机分为治疗组与对照组各25例。对照组实施西医常规治疗；治疗组在对照组的基础上给予加味杏仁滑石汤治疗。结果：治疗组痊愈20例，有效5例，无效0例，总有效率100%；对照组痊愈5例，有效14例，无效6例，总有效率76%。③

2. 小柴胡汤　柴胡2包、半夏2包、黄芩1包、大枣1包、人参3包、甘草3包、生姜3包。随症加减：不渴，外有微热者，去人参，加桂枝2包；咳者，可去人参、大枣、生姜，加五味子2包、干姜3包；腹胀、纳呆者，加白蔻仁3包、厚朴3包；便秘者，合增液汤。每日1剂，分早晚2次服用。1周为1个疗程，1～3个疗程后评定疗效。王洁将58例伤寒、副伤寒患者随机分为治疗组30例与对照组28例。对照组予菌必治2克加入生理盐水100毫升中静滴，每日1次；环丙沙星100毫升静滴，每日2次。治疗组在对照组的基础上口服小柴胡汤加减。结果：治疗组痊愈28例，有效2例，痊愈率93.3%，体温降至正常时间为2～5天；对照组痊愈20例，有效8例，痊愈率71.4%，体温降至正常时间为4～16天。④

3. 麻杏石甘汤加味　炙麻黄6克、杏仁9克、石膏60克、炙甘草9克、天竺黄6克、姜虫6克、金银花15克、黄芩9克、板蓝根9克、桑白皮12克、藿香9克等。每日1剂，水煎服，早晚各服1次。朱有光将66例伤寒患者随机分为治疗组与对照组各33例。对照组用常规西医治疗，用头孢噻肟钠和氧氟沙星静脉点滴，每日2次。7天为1个疗程。治疗组给予头孢曲松钠和氯霉素静脉点滴治疗。同时煎服麻杏石甘汤加味。结果：治疗

---

① 周辉.伤寒副伤寒治验——三仁汤治疗37例临床观察[J].新中医，1982(7)：23.
② 杜志恒，等.对105例伤寒病的辨证论治[J].新中医，1982(7)：25.
③ 高旭芳.中西医结合治疗伤寒临床特点分析[J].中国卫生产业，2014(23)：190-191.
④ 王洁.中药配方颗粒小柴胡汤加减治疗伤寒、副伤寒30例[J].浙江中医杂志，2009,44(3)：197.

组显效25例，有效6例，无效2例，总有效率93.9%；对照组显效14例，有效11例，无效8例，总有效率75.8%。①

4. *中药方* 麦冬20克、沙参20克、黄芪20克、生地黄30克、野菊花20克、当归10克、白术10克、金银花20克、连翘15克、栀子15克、蒲公英20克、生甘草10克。每日1剂，水煎2次，取汁400毫升，温服。清热解毒，益气养阴。杨芳等将64例伤寒患者随机分为治疗组与对照组各32例。对照组采用氨苄青霉素6～8克，头孢拉啶4～6克，喹诺酮类抗生素，每日1次静脉滴注。治疗组在对照组的基础上加上述中药方。两组均以14天为1个疗程，1个疗程后判定疗效。结果：治疗组显效23例，有效7例，无效2例，总有效率93.7%；对照组显效14例，有效10例，无效8例，总有效率75.0%。②

5. *杏仁滑石汤加味* 杏仁15克、滑石30克、黄连10克、黄芩15克、厚朴10克、法半夏15克、陈皮10克、郁金10克、通草10克、炒栀子15克、白蔻仁10克、甘草6克。随症加减：湿重者，加佩兰15克、大腹皮20克、泽兰15克、苍术15克；热重者，加生石膏30克、金银花30克、连翘15克；大便稀溏、次数较多，加粉葛根15克、败酱草15克；寒热如疟、热势弛张不退者，加青蒿30克、赤茯苓15克、青黛1.5克，每日1剂，水煎，早、中、晚3次分服，小儿用量酌减。李永明等将168例伤寒患者随机分为治疗组与对照组各84例。对照组均采用头孢曲松钠、丁胺卡那、左氧氟沙星、氯霉素等二联或三联抗生素及支持疗法。治疗组在对照组的基础上加用杏仁滑石汤加味。结果：治疗组退热时间平均为5.2天，对照组退热时间平均为7.7天。③

6. *小柴胡汤* 柴胡、黄芩、半夏、人参、甘草、生姜、大枣。随症加减：若不渴，外有微热者，去人参，加桂枝；若咳者，可去人参、大枣、生姜，加五味子、干姜；若腹胀、纳呆，加白蔻仁、厚朴；若便秘，合增液汤。水煎服，早、晚各口服150毫升。和解少阳。王洁将40例伤寒患者随机分为治疗组22例与对照组18例。对照组用菌必治2克溶于生理盐水100毫升、环丙沙星100毫升，每日2次静滴。治疗组在对照组基础上加用小柴胡汤加减。结果：治疗组痊愈22例，体温降至正常时间为2～5天；对照组痊愈16例，有效2例，体温降至正常时间为4～16天。④

7. *三仁汤* 杏仁、薏苡仁、白蔻仁、厚朴、通草、滑石、竹叶、法半夏。随症加减：热甚，加栀子；湿重，加藿香、佩兰。宣畅气机，清利湿热。昝瑛等将90例伤寒患者随机分为治疗组与对照组各45例。对照组常规西药治疗（病原治疗、一般对症支持治疗）；治疗组在对照组的基础上采用清开灵注射液6～30毫升加入50%葡萄糖注射液中静滴，同时口服三仁汤。结果：治疗组显效34例，有效9例，无效2例，总有效率95.6%；对照组显效25例，有效16例，无效4例，总有效率91%。⑤

8. *黄连解毒汤加减* 黄连10克、栀子10克、黄芩10克、黄柏10克。随症加减：热甚者，加石膏、知母、赤芍、牡丹皮、生地黄；胃肠出血者，加地榆、槐花、仙鹤草、侧柏叶；胸闷呕恶者，加藿香、厚朴、半夏；便秘者，加大黄、枳实。每日1剂，分2次温服。清热燥湿，泻火解毒。适用于肠伤寒。聂颖明等将202例肠伤寒患者随机分为治疗组102例与对照组100例。对照组根据患者情况分别选用环丙沙星、氧氟沙星、氨苄青霉素，部分患者选用氯霉素等方法治疗。治疗组在对照组的基础上加用黄连解毒汤加减。结果：治疗组治愈88例(86.3%)，好转14例，总有效率100%；对照组治愈68例(69%)，好转18例，总有效率91%。⑥

9. *伤寒汤加减* 黄连15克、黄芩12克、威灵

---

① 朱有光.中西医联合治疗伤寒66例临床分析[J].现代医药卫生，2008，24(1)：59-60.
② 杨芳，李忠礼.中西医结合治疗伤寒32例疗效观察[J].河北中医，2006，28(4)：284.
③ 李永明，等.中西医结合治疗伤寒84例临床分析[J].贵阳中医学院学报，2005，27(4)：22-23.
④ 王洁.中西医结合治疗伤寒22例报告[J].山东医药，2004，44(22)：75.
⑤ 昝瑛，等.中西医结合治疗伤寒45例疗效观察[J].云南中医中药杂志，2004，25(6)：9.
⑥ 聂颖明，等.中西医结合治疗肠伤寒102例[J].湖南中医杂志，2002(4)：32.

仙10克、广木香15克、柴胡20克、海芋20克、苍术10克、厚朴10克、茯苓10克、泽泻10克、木通10克、白术10克、薏苡仁10克、独活10克、槟榔20克、甘草6克。随症加减：热者，加大黄8克、车前草10克。上述药物每日1剂，连服6剂。解毒，清毒，止痛解痉，清湿热。欧永翔等以上方加减配合氨苄青霉素或环丙沙星治疗56例伤寒患者，均取得良好效果。[①]

10. *清瘟虎军汤加减* 生大黄9克、黄连4.5克、黄芩6克、金银花12克、苦参9克、郁金9克、连翘6克、生石膏60克、知母12克、栀子9克、玄参5克、甘草4.5克。随症加减：若身热不扬，汗出热不解，加柴胡10克；热重，重用生石膏80～100克、黄连6～10克；湿重，加藿香10克、车前子12克、苍术10克、滑石(包煎)30克；脾虚，加党参6克；呕吐，加姜竹茹10克、半夏10克。每日1剂，水煎分4次口服。闵金荣等将300例伤寒患者随机分为治疗组与对照组各150例。对照组服泰利必妥每次200毫克，每日3次，输液、对症支持治疗。治疗组在对照组的基础上加用清瘟虎军汤加减。两组疗程均为10～14天。结果：治疗组显效88例，有效62例，无效0例；对照组显效65例，有效70例，无效15例。[②]

11. *三仁汤合甘露消毒丹加减* 白蔻仁20克、杏仁20克、薏苡仁20克、通草10克、茵陈40克、黄芩15克、藿香20克、滑石10克、竹叶10克、厚朴12克、半夏12克、泽泻45克、淡豆豉10克、炙甘草6克。随症加减：高热者，加石膏60克；热退者，去竹叶；大便不通者，加蚕沙10克。湿邪得利，毒热得解。王树红等以上方加减配合西药(予以5%葡萄糖注射液300毫升加培福星针0.4克静滴，每日2次；凡命注射液250毫升加1支水乐维他静滴，每日1次及平衡液1份，适当补充钾离子)治疗20例伤寒患者。结果：痊愈17例，好转2例，无效1例。[③]

12. *自拟方* 杏仁10克、半夏10克、滑石18克、薏苡仁18克、白通草6克、白豆蔻仁6克、竹叶6克、厚朴6克、栀子10克。随症加减：热甚于湿，身热口渴，加黄连、黄芩；湿重于热，加藿香、佩兰、石菖蒲；腹胀，大便不爽，加广陈皮、枳实等。每日1剂。胡广银将60例伤寒患者随机分为治疗组与对照组各30例。对照组采用艺萨林即羟氨苄青霉素钠针剂每日3～6克，静脉滴注，青霉素过敏者酌用先锋必、庆大霉素等。出现并发症可在足量有效抗菌治疗同时予以对症治疗。治疗组在对照组的基础上加用上述中药方。结果：治疗组全部治愈；对照组治愈28例，显效2例。两者经统计学处理，无显著性差异($P>0.05$)。[④]

13. *自拟方* 茜草根20克、黄芩15克、黄连7克、甘草3克。随症加减：兼有头痛畏寒鼻塞表证者，加金银花25克、连翘15克、大豆卷25克；体温稽留伴纳呆便溏，胸痞腹满，渴不欲饮，舌尖红苔腻者，加藿香15克、川厚朴10克、姜半夏15克；体温在39℃～40℃症见身热口渴引饮，胸闷烦躁，便秘，苔黄浊而干，舌红脉滑者，加大黄6～10克、川厚朴6克、广木香6克、茵陈30克、芦根3克；有伤津劫液者舌红少津，加生地黄15～30克、麦冬15克、石斛20克；神昏谵语，加羚羊角0.4～2.2克、石菖蒲10克；并发肠出血时，伴脉细数，用加减复脉汤；如体温降低不明显，脉滑数，用犀角地黄汤合清营汤。每日1剂，分2次温服。7～15天为1个疗程。夏中纬将80例伤寒患者随机分为治疗组与对照组各40例。对照组用氯霉素每日1.5～2克、氨苄青霉素每日6克、庆大霉素每日16万单位、丁胺卡那每日0.4克，单用1种药或合用2种药。治疗组在对照组的基础上加用上述中药方。结果：治疗组退热时间明显优于对照组，两组相比具有显著差异。[⑤]

14. *自拟方* 移山参10克、桃仁8克、赤芍8克、枳壳8克、地榆8克、炙莲蓬3克、藕节炭10

---

① 欧永翔，陶青芳.中西医结合治疗伤寒56例疗效观察[J].广西医学，2002，24(8)：1308-1309.
② 闵金荣，等.中西医结合治疗伤寒150例疗效观察[J].江苏大学学报(医学版)，2002，12(5)：513-514.
③ 王树红，等.中西医结合治疗伤寒20例[J].包头医学院学报，2002，18(2)：136-137.
④ 胡广银.中西医结合治疗伤寒30例临床观察[J].现代中西医结合杂志，1999(8)：1311.
⑤ 夏中纬，等.中西医结合治疗伤寒40例退热疗效观察[J].浙江中西医结合杂志，1995(S1)：81.

克、茜草10克、槐花10克。上药浓煎，待凉分次频服。徐裕成以上方治疗1例重症肠伤寒合并消化道出血患者，疗效满意。[①]

15. 自拟方　生地黄60克、麦冬30克、玄参30克、金银花30克、党参30克、墨旱莲30克、地骨皮10克、黄芩10克、附子10克、白术10克、槐花10克、地榆20克。急煎，昼夜2剂，4次分用。刚柔相济，滋阴清热，温解。陈子英等以上方治疗1例伤寒并发肠出血患者，疗效较为满意。[②]

16. 凤尾草合剂　凤尾草(小凤尾草)60克、鱼腥草60克、绵茵陈12克、藿香梗9克。随症加减：肠出血，加地榆18克、黑槐花10克；鼻衄，加莲蓬9克、白茅根30克、黑栀子9克；中毒性肝炎，加栀子10克，并加用50%葡萄糖注射液及维生素C推注1周；贫血，输血300毫升。上述为成人量，小儿适当减量，每日1剂，服至体温正常后剂量减半，服1周后可出院。清利湿热，芳化解毒。潘建中以上方加减治疗28例肠伤寒患者，服药至体温恢复正常时间为1～7天，平均3.9天。[③]

单　　方

水杨梅　组成：水杨梅。用法用量：全草煎剂，口服，每次30毫升，每日3次。临床应用：罗端德等将54例伤寒患者随机分为治疗组33例与对照组21例。对照组用复方磺胺甲恶唑＋甲氧苄氨嘧啶治疗；治疗组应用200%水杨梅全草煎剂治疗，并服甲氧苄氨嘧啶0.1克，每日2次。结果：治疗组及对照组所有病例均治愈，无复发者，两组疗效基本相同，且无不良反应。[④]

中　成　药

香连丸　组成：川黄连30克、广木香30克、白芍30克、槟榔30克、厚朴30克、枳实30克(烟台中亚制药厂生产)。适用于伤寒。制备方法：制成小丸，然后分装小包，每包重3克。用法用量：每次2包，每日3次，体温降至正常后1～2周改为每日3次，每次1包，白开水送下。21天为1个疗程。临床应用：杨书田等以上方治疗13例肠伤寒患者，体温多于2～7天逐渐退至正常。[⑤]

斑　疹　伤　寒

斑疹伤寒包括流行性斑疹伤寒和地方性斑疹伤寒。流行性斑疹伤寒是由普氏立克次体引起，通过体虱传播的急性传染病，又称虱传斑疹伤寒。其临床特点为起病急、稽留型高热、剧烈头痛、皮疹及中枢神经系统症状。病程2～3周。地方性斑疹伤寒是由莫氏立克次体引起，通过鼠蚤传播的急性传染病，又称蚤型或鼠型斑疹伤寒。临床表现与流行性斑疹伤寒相类似，但前者症状较轻。少数重型病例与流行性斑疹伤寒很难鉴别，须根据血清学和动物试验诊断。

斑疹伤寒属于中医热病范畴。临床按季节分为六型。(1) 风温型：多见于春冬季节，初起以发热，微恶寒，咳嗽，口渴，脉浮等肺卫症状为特征。治宜宣肺解表、清热散结。(2) 春温型：多见于春季与夏季，发病则见高热，心烦，口渴，有汗不解，肌肤斑疹，衄血，甚至痉厥。治宜两清气营、解毒凉血。(3) 湿温型：多见于夏秋季节，起病多较缓，病初身热不扬，继则热渐增高，朝轻暮重，稽留不退，头重如裹，热重时头疼如劈，身困体重，肢倦，脉闷脘痞，纳呆，便溏或秘，苔腻脉缓，可见有白瘖。(4) 暑温型：多见于秋冬季，初似感冒，继而形如疟疾，但寒热多不规则，后可但热不寒，入夜尤甚，天明得汗稍减，而胸腹灼热不除，或白瘖，或发斑，大便多溏而不爽。(5) 温毒型：局部红肿疼痛，甚则溃破糜烂，以及病初伴有表证。治宜清

---

① 徐裕成.重症肠伤寒合并消化道出血案[J].江苏中医杂志，1984(1)：41.
② 陈子英，等.治愈伤寒并发肠出血一例[J].湖北中医杂志，1983(6)：8.
③ 潘建中.凤尾草合剂治疗肠伤寒28例疗效观察[J].新中医，1981(8)：20.
④ 罗端德，等.水杨梅及TMP治疗伤寒的疗效观察[J].中西医结合，1982(4)：246.
⑤ 杨书田，等.香连丸治疗肠伤寒的初步观察报告[J].中医杂志，1961(2)：18.

热解毒、散结消肿。(6) 感冒型：以恶寒发热，头痛，鼻塞涕等为主要临床表现。治宜疏风清热。按性质分为三期。(1) 初期(邪在卫分)：风寒型症见发热恶寒，头痛无汗，或有皮疹，脉浮紧，舌苔薄白。治宜辛温解表。风热型症见发热恶风，头身疼痛，咽疼咳嗽，或有皮疹，脉象浮数，舌尖红赤，苔薄白或薄黄。治宜辛凉解表。(2) 中期(邪在气营)：湿热型症见高热，汗出，胸胁痞满，小便黄赤，或有下利，或有斑疹，舌苔白腻或黄腻。治宜清热利湿。毒热型症见高热持续不退，汗出，头痛，面红目赤，或谵语，或身起斑疹，舌质红，脉数。治宜清瘟解毒。肺热型症见壮热，咳喘，咽疼，或有斑疹，脉数，舌红苔黄。治宜清热宣肺、止咳平喘。(3) 后期(邪在营血)：余热未尽(低热)，口干唇燥，纳呆，泛恶，脉细数，舌红少苔，或薄黄。治宜清热生津、益气和胃。

辨 证 施 治

郭连澍分 6 型

(1) 风寒型　症见发热恶寒，头痛无汗，或有皮疹，脉浮紧，舌苔薄白。治宜辛温解表。方用柴葛解肌汤加减：柴胡 12 克、葛根 12 克、羌活 9 克、白芷 9 克、黄芩 9 克、桔梗 9 克、生石膏 15 克、生姜 9 克、大枣 5 枚。暑季及夏秋之交，方用新加香薷饮加减：香薷 9 克、川厚朴 9 克、白扁豆 9 克、黄连 9 克、金银花 30 克、芦根 30 克、生姜 9 克。随症加减：兼有呕吐、腹泻，用藿朴夏苓汤加减(藿香 9 克、半夏 9 克、茯苓 9 克、杏仁 9 克、薏苡仁 9 克、厚朴 9 克、淡豆豉 9 克、白芷 9 克、紫苏叶 9 克、生姜 9 克)。

(2) 风热型　症见发热恶风，头身疼痛，咽疼咳嗽，或有皮疹，脉浮数，舌尖红赤，苔薄白或薄黄。治宜辛凉解表。方用银翘散加减：金银花 30 克、连翘 9 克、荆芥 9 克、薄荷 9 克、牛蒡子 9 克、芦根 30 克、桔梗 9 克、淡豆豉 9 克。随症加减：咳嗽重，用桑菊饮加减(桑叶 9 克、菊花 9 克、桔梗 9 克、连翘 9 克、杏仁 9 克、薄荷 9 克、金银花 15 克、芦根 15 克)。

(3) 湿热型　症见高热，汗出，胸胁痞满，小便黄赤，或有下利，或有斑疹，舌苔白腻或黄腻。治宜清热利湿。① 湿重于热，方用三仁汤加减：杏仁 9 克、滑石 15 克、薏苡仁 12 克、白豆蔻仁 9 克、通草 6 克、竹叶 9 克、连翘 12 克、黄芩 9 克。② 热重于湿，方用甘露消毒丹加减：滑石 15 克、茵陈 12 克、连翘 12 克、黄芩 10 克、藿香 9 克、木通 9 克、石菖蒲 9 克、射干 9 克、白豆蔻仁 9 克、栀子 9 克、生石膏 15 克、寒水石 15 克。③ 湿热阻滞肠胃兼有腹泻，方用葛根芩连汤加减：葛根 15 克、黄芩 9 克、黄连 9 克、厚朴 9 克。

(4) 毒热型　症见高热持续不退，汗出，头痛，面红目赤，或谵语，或身起斑疹，舌质红，脉数。治宜清瘟解毒。方用清瘟败毒饮加减：生地黄 15 克、牡丹皮 9 克、黄连 9 克、黄芩 9 克、生石膏 30 克、知母 9 克、玄参 15 克、栀子 9 克、寒水石 30 克、生甘草 9 克。随症加减：上证兼下利小便赤，方用三石汤加减(寒水石 15 克、生石膏 30 克、滑石 9 克、金银花 30 克、杏仁 9 克、竹茹 9 克、通草 9 克、黄连 9 克)；如高热仍不退，加服紫雪散或安宫牛黄丸。

(5) 肺热型　症见壮热，咳喘，咽疼，或有斑疹，脉数，舌红苔黄。治宜清热宣肺、止咳平喘。方用麻杏石甘汤加减：炙甘草 9 克、杏仁 9 克、连翘 9 克、甘草 9 克、生石膏 30 克、鱼腥草 30 克。随症加减：兼有便秘，用宣白承气汤加减(生石膏 30 克、杏仁 9 克、瓜蒌皮 9 克、生大黄 9 克、黄连 9 克、枳实 9 克、半夏 9 克)。

(6) 余热未尽型　症见低热，口干唇燥纳呆，泛恶，脉细数，舌红少苔，或薄黄。治宜清热生津、益气和胃。方用沙参麦冬饮(沙参 9 克、玄参 9 克、天花粉 9 克、麦冬 9 克、玉竹 9 克、甘草 6 克、白扁豆 6 克、桑叶 3 克)或百合甘麦汤(百合 15 克、生地黄 15 克、浮小麦 30 克、大枣 5 枚、杏仁 9 克、炙甘草 9 克、玄参 12 克)加减。

临床观察：郭连澍以上方加减辨证治疗 203 例斑疹伤寒患者。结果：痊愈 200 例，占 98.52%。[①]

---

① 郭连澍.辨证治疗斑疹伤寒 203 例临床分析[J].江苏中医，1989(11)：6.

经验方

1. *白虎三仁汤* 三仁汤为基础,加生石膏10～40克、知母10～40克、黄芩10～40克、栀子10～40克、大青叶10～40克、藿香10～40克、佩兰10～40克。随症加减:高热神昏躁动,加钩藤、僵蚕;呕吐者,加竹茹;皮疹成片或出血斑,加紫草、白茅根;大便秘结,加大黄。每日1剂,水煎服,重者2剂,分3～4次服。宣畅气机,清利湿热。马建政以上方加减治疗26例斑疹伤寒。结果:显效24例,有效2例。①

2. *中药方* 金银花15克、连翘15克、大青叶15克、蒲公英15克、葛根15克、山药15克、生石膏30克、知母10克、柴胡10克、黄芩10克、甘草6克。随症加减:食欲不振,嗳气吞酸,脘胀,加枳实10克、谷麦芽10克、炒神曲10克;舌暗或舌有瘀点,皮肤出现斑疹,加丹参15克、赤芍10克;胸脘痞闷,头晕肢胀,舌苔腻滑,加半夏10克、陈皮10克、贝母10克、竹茹10克;口燥咽干,五心烦热,舌红少苔,加生地黄15克、麦冬10克、玄参10克;便溏,去知母。每日1剂,小儿酌减,将上药先用冷水浸泡1小时,连煎3次,共取药液600毫升混合,分4次徐徐温服,退热后继服1～2剂,巩固疗效。赵修章以上方加减治疗26例地方性斑疹伤寒患者,疗效满意。②

3. *甘露三石汤* 白豆蔻6克、木通6克、菖蒲6克、藿香6克、川贝母6克、薄荷6克、寒水石6克、生石膏16克、茵陈16克、滑石16克、连翘16克、射干10克、黄芩10克、僵蚕10克、板蓝根20克。小儿用量酌减。随症加减:若苔质红绛,加生地黄16克、大青叶12克、白薇10克,去板蓝根;大便溏薄者,去生石膏、寒水石,加黄连6克;恶寒甚,加羌活6克;头痛,加白芷6克。每日1剂,水煎服,每剂2煎,早晚各服1煎。初诊先给3剂,嘱8小时煎1次,2天后可继给3剂,每日1剂,清除余热。以小柴胡汤合三仁汤加茵陈、通草,或原方去生石膏、寒水石收功。少数纳差便溏患者,须给柴芍异功散调理脾胃;舌红少苔,脉细或虚而略数,惟觉夜热但体温不超过38℃者,给青蒿鳖甲散加通草、生首乌。化浊,利湿,清热,解毒。康曰文以上方加减治疗100例流行性斑疹伤寒患者。结果:痊愈86例,好转11例,无效3例。③

4. *银翘化斑汤* 石膏(重用,120克)、知母、甘草、犀角(水牛角代)、玄参、金银花(重用,60克)、连翘、黄芩、栀子、赤芍、大青叶。李健颐以上方治疗8例斑疹伤寒患者,均治愈。④

中成药

1. *清热解毒口服液* 用法用量:1～3岁每次3～5毫升,每日3次;4～7岁每次5毫升,每日3次;7岁以上每次10毫升,每日3次。临床应用:李敬霄等以上方结合供给足量维生素类等对症治疗,口服地霉素片,按每日每千克50毫克,分3次应用相同方法治疗50例斑疹伤寒患者,并发症采取相应抗生素治疗。结果:痊愈48例,有效2例。⑤

2. *针剂* (1)清热解毒Ⅰ号组成:金银花、连翘、大青叶、紫草、甘草。制备方法:金银花、连翘进行蒸馏,其他按常规煎煮,分装消毒,每瓶400毫升,相当原方2剂。(2)清热解毒Ⅱ号组成:石膏、知母、牡丹皮、生大黄。制备方法:石膏先煎,大黄后下,其他按常规煎煮,分装消毒,每瓶400毫升,相当原方2剂。(3)清热解毒Ⅲ号组成:马齿苋、虎杖、菊花、仙鹤草、三七、大黄。制备方法:三七粉冲服,大黄后下,诸药煎服。(4)清热解毒针。制备方法:由清解Ⅰ、Ⅱ号合方化裁而成,制成1∶2和1∶1溶液,每安瓿20毫升。供静脉注射。(5)凉血化瘀针。制备方法:由犀角地黄汤

---

① 马建政.白虎三仁汤治疗斑疹伤寒26例[J].北京中医杂志,1993(3):24.
② 赵修章.中药治疗地方性斑疹伤寒[J].河北中医,1988(4):8.
③ 康曰文.甘露三石汤治疗流行性斑疹伤寒100例[J].陕西中医,1986,7(1):9.
④ 李健颐.斑疹伤寒重用石膏银花治疗的经验[J].江苏中医,1958(1):25.
⑤ 李敬霄,等.中西药合用治疗小儿斑疹伤寒50例[J].河北中医学院学报,1996,11(2):19.

化裁制成1∶1溶液，每安瓿20毫升。供静脉注射用。(6) 养阴针和增液针。制备方法：按重庆中研所之工艺，依据地区特点，将渗透压等略加调整，做为基础大输液用。凡轻型患者不伴发热烦躁口渴者，只服清热解毒Ⅰ号100毫升，每日2～3次。病情较重伴发热烦躁口渴者，加服清热解毒Ⅱ号100毫升，每日2～3次。或服清解Ⅲ号每日1剂。同时均用清热解毒针40～60毫升，每日2～3次，加入养阴针和增液针中静脉点滴或直接推注。凡夜间壮热，舌质红绛，苔黄厚，斑疹显露或伴出血者，静脉点滴凉血化瘀针40～60毫升，每日2～3次，加入大型液体中。范淑惠等以上法治疗55例斑疹伤寒患者。结果：痊愈48例，无效7例。总有效率87%。①

恙虫病

概述

恙虫病是由恙虫的幼虫媒介传染的急性传染病，其病原体为立克次体。又名丛林斑疹伤寒，是由恙虫病立克次体引起的急性自然疫源性传染病。恙虫病立克次体呈圆形，椭圆形或短杆状，大小为(0.3～0.6)微米×(0.5～1.5)微米，革兰染色呈阴性，吉姆萨染色呈紫红色，为专性细胞内寄生的微生物。在涂片染色镜检中，于细胞质内尤其是单核细胞和巨噬细胞的胞质内，常于细胞核的一侧可见呈团丛状分布的恙虫病立克次体。鼠类是主要传染源和贮存宿主，如沟鼠、黄胸鼠、家鼠、田鼠等。野兔、家兔、家禽及某些鸟类也能感染本病。恙螨幼虫是本病的传播媒介。潜伏期为4～20天，一般为10～14天，临床上以高热、皮疹、溃疡或焦痂、淋巴结肿大等为主要表现。多发生于夏季洪水泛滥之后，又称河流热及讯水热。

中医早在晋代葛洪《肘后备急方》中就有记载，称“沙虱毒”。其临床特征为突发高热，热度可持续2周，发热5～6日可出现皮疹，被恙虫叮咬的地方，常会发生溃疡，或为焦痂，在溃疡附近的淋巴腺经常引起肿胀，有轻度压痛。根据临床症状中医多宗温病立法，主要以清凉解毒滋阴法治疗。

辨证施治

叶焰分2型

(1) 暑入阳明型　以白虎汤为主方，药用生石膏、知母、生甘草、怀山药等。随症加减：表未解者，加金银花、连翘、竹叶；咳嗽者，加浙贝母、北杏仁、黄芩；口干渴甚者，加石斛、蔗汁。

(2) 暑入心营型　以清营汤化裁，药用水牛角、生地黄、玄参、麦冬、牡丹皮等。

临床观察：叶焰以上方加减辨证治疗10例恙虫病患者。结果：除1例合用西药外，均1周左右治愈，其疗效尚属满意。②

经验方

1. *参苓承气汤*　大黄(后下)20克、人参15克、茯苓12克、枳实20克、炒白术30克、厚朴10克、乌药12克、大枣10克、槟榔12克、大腹皮30克、炙甘草10克、木香10克。陈维军等将32例恙虫病胃肠功能障碍患者随机分为治疗组和对照组各16例。对照组采用常规西医治疗，治疗组在常规西医治疗基础上加用参苓承气汤治疗。比较两组患者的临床疗效、证候改善情况。结果：总有效率治疗组为87.5%，对照组为75.0%，两组比较差异有统计学意义($P<0.05$)；治疗组证候积分显著低于对照组，两组比较差异有统计学意义($P<0.05$)。③

2. *白虎汤加减*　石膏、知母、甘草、粳米。随症加减：湿热者，加半夏、茯苓；热甚者，加西洋

① 范淑惠，等.清热解毒法治疗斑疹伤寒55例[J].陕西中医，1987，8(9)：393.
② 叶焰.恙虫病从暑论治[J].河南中医药学刊，1998，13(2)：34.
③ 陈维军，龚瑞莹，等.参苓承气汤治疗恙虫病胃肠功能障碍临床观察[J].亚太传统医药，2020，16(10)：147-148.

参、麦冬；头痛者，加藿香、淡豆豉；恶心、呕吐者，加厚朴、杏仁；小便胀痛，尿中见蛋白及隐血者，加滑石、通草；出现皮疹者，加犀角地黄汤加减。经者等将40例恙虫病患者随机分为治疗组与对照组各20例。对照组采用多西环素治疗，治疗组在对照组的基础上加用白虎汤加减治疗。结果：治疗组在退热时间、临床症状改善等方面均优于对照组，其治疗率及总有效率均高于对照组，差异有统计学意义（$P<0.05$）。①

3. *犀角地黄汤合五味消毒饮加减* 水牛角、生地黄、牡丹皮、赤芍、玄参、连翘、蒲公英、紫花地丁、竹叶心。冷水煎煮20分钟，取600毫升汤液，每日1剂，分3次口服，3剂为1个疗程。凉血，散血，驱邪。姚仕权等以上方结合西医治疗41例恙虫病患者，西医治疗以抗生素抗病原治疗为主，结合本地情况首选四环素，成人0.2克，每日1次，连服5～7天，同时给予卧床休息，高蛋白、高热量、容易消化饮食，维持水电解质平衡，视病情补充维生素。结果：显效18例（43.9%），有效20例（48.7%），无效3例（7.3%），总有效率92.6%。平均治疗时间约为4天。②

4. *小柴胡汤加味* 柴胡18克、黄芩15克、半夏15克、党参15克、黄连10克、连翘18克、夏枯草15克、大黄6克、羌活15克、独活15克、草豆蔻18克、青蒿18克、大枣10克、生姜15克。随症加减：大便干结者，大黄可酌情加量。以上药物，小儿剂量减半，每日1剂，开水浸泡30分钟，煎沸即可。和解少阳，清热透热。张兴海以上方加减治疗60例恙虫病患者。结果：痊愈51例，有效9例，无效0例。有效率100%。③

5. *清营汤加味* 水牛角30克、玄参25克、生地黄30克、麦冬12克、赤芍20克、金银花40克、连翘30克、知母12克、竹叶10克。每日1剂，水煎2次，共取液400毫升，早中晚3次口服。清营透热，养阴活血。司鹏先等以上方治疗43例恙虫病患者，治疗7天观察疗效。结果：显效25例，有效14例，无效4例。总有效率90.7%。④

中 成 药

参麦注射液 组成：红参、麦冬等。用法用量：每日每千克体重2毫升，加入100～200毫升5%葡萄糖注射液静脉滴注。临床应用：李蓉将54例恙虫病合并多器官功能障碍患儿随机分为治疗组与对照组各27例。对照组行常规抗生素治疗。治疗组在对照组的基础上给予参麦注射液静脉滴注。疗程7天，对疗效进行比较。结果：治疗组治愈24例，治愈率88.1%；对照组治愈14例，治愈率51.8%。两组患者临床疗效对比差异有统计学意义（$P<0.05$）。⑤

---

① 经者，赵成军.中西医结合治疗恙虫病临床研究[J].中国社区医师，2015，31(27)：101-102.
② 姚仕权，王泽秀.中西医结合治疗恙虫病临床观察[J].中国社区医师（医学专业），2012，14(14)：245.
③ 张兴海.小柴胡汤加味治疗恙虫病60例[J].河南中医，2004(12)：13.
④ 司鹏先，亓军波.清营汤加减治疗恙虫病43例[J].山西中医，2002(2)：27.
⑤ 李蓉.参麦注射液治疗小儿恙虫病并多器官功能障碍疗效观察[J].中国实用医药，2013，8(16)：155-156.

细菌性疾病

细菌性痢疾

概 述

细菌性痢疾简称菌痢，是由痢疾杆菌引起的一种常见肠道传染病，主要临床表现为畏寒发热、腹痛、腹泻、脓血便和里急后重，因致病菌不同和身体免疫情况有异，临床表现轻重悬殊，一般可分为急性和慢性两大类型。

本病属中医"痢疾"范畴，多因外感湿热疫毒，内伤饮食生冷而成，临床辨证分型如下。(1) 湿热痢：腹痛下痢，里急后重，脓血杂下，赤白相兼，肛门灼热，小便短赤，舌红苔黄腻，脉滑数。治宜清热化湿解毒、调气和血导滞。(2) 疫毒痢：发病急骤，壮热烦渴，头痛欲呕，腹痛剧烈，便下脓血，里急后重，甚则躁动不安，神态昏迷，拘急抽搐，舌绛苔黄燥，脉大而数。治宜活血、清热、解毒。(3) 噤口痢：饮食不进，恶心呕吐，腹痛下痢，甚则形体消瘦，神疲乏力，舌苔黄腻，脉濡数。治宜和胃降逆、通腑清热。(4) 寒湿痢：下赤白黏冻，白多赤少，或纯为白冻，伴有腹痛，里急后重，饮食乏味，中脘饱闷，头重身困，舌质淡，苔白腻，脉濡数。治宜温化寒湿、行气散寒。(5) 虚寒痢：久痢不愈，下痢稀薄，食少神疲，四肢发凉，腰酸怕冷，甚则滑脱不禁，舌淡苔薄白，脉沉细而弱。治宜温补下元、收涩固脱。(6) 休息痢：下痢时发时止，经久不愈，发作时下痢脓血，里急后重，腹部疼痛，饮食减少，倦怠肢凉，舌质淡苔腻，脉濡弱或虚大。治宜健脾化滞、协调寒热。

辨 证 施 治

1. 李维奎分 2 型

(1) 湿热蕴滞，气血壅滞型　药用白头翁 10 克、黄柏 5 克、芍药 8 克、肉桂 2 克、甘草 5 克、大黄 2 克、黄连 5 克、秦皮 8 克、当归 8 克、槟榔 8 克、木香 3 克。每日 1 剂，水煎服，分早晚 2 次服用。

(2) 疫邪热毒型　药用白头翁 15 克、黄连 6 克、石膏 18 克、青皮 9 克、当归 9 克、木香 6 克、黄柏 9 克、芍药 9 克、槟榔 9 克、大黄 6 克、甘草 5 克、金银花 9 克、牡丹皮 9 克、生地黄 9 克、钩藤 9 克、玄参 9 克、羚羊角 1 克。每日 1 剂，水煎服，分早晚 2 次服用。

临床观察：李维奎将 84 例细菌性痢疾患者随机分为治疗组与对照组各 42 例。治疗组予单一的西药常规治疗，对照组予白头翁汤合芍药汤加减治疗。结果：治疗组总有效率 95.24%，对照组总有效率 80.95%，两组比较差异具有统计学意义($P<0.05$)。[①]

2. 丁樱等分 5 型

(1) 湿热痢　症见发热，腹痛，里急后重，大便腥臭，下痢赤白脓血，黏稠如胶冻，滞下不爽，肛门灼热，小便短赤，舌质红，苔黄腻，脉滑数。治宜清热利湿、行气和血。方用芍药汤：白芍、当归、黄连、槟榔、木香、甘草、大黄(后下)、黄芩、肉桂。随症加减：兼见表证者，加荆芥、防风、白芷；表邪未解，里热已甚者，加葛根、马齿苋、地锦草；热毒甚者，加白头翁、苦参；湿重于热者，加茯苓、苍术、厚

① 李维奎.白头翁汤合芍药汤加减治疗细菌性痢疾的临床观察[J].光明中医，2018，33(8)：1132－1134.

朴、陈皮。噤口痢，症见持续高热，下痢脓血，腹胀如鼓，腹痛，呕逆不能食，精神疲乏，口干，舌质红，少苔或无苔，脉细数。方用益胃汤（北沙参、麦冬、冰糖、地黄、玉竹）或开噤散（人参、广藿香、陈皮、木香、丁香、胡椒、茯苓、高良姜、甘草、诃子）加减。

（2）寒湿痢　症见腹痛拘急，痢下赤白黏冻，白多赤少，清稀而腥，大便次频，食欲不振，肛门后坠，中脘痞闷，头重身困，舌质淡，苔白腻，脉濡缓。治宜温中散寒、化湿止痢。方用平胃散合不换金正气散加减：苍术、厚朴、陈皮、甘草、广藿香、姜半夏、生姜。随症加减：暑天感寒湿而痢者，加紫苏叶、吴茱萸；寒积内停，腹痛者，加大黄、槟榔、炮姜、肉桂；面色青灰，四肢厥冷者，加大黄、附子；寒逆呕恶较剧者，加姜半夏、丁香；中气下陷，脱肛者，加炙黄芪、升麻、诃子。

（3）疫毒痢　① 邪毒内闭证：症见起病急骤，突然高热，腹痛剧烈，壮热口渴，头痛烦躁，谵妄，恶心呕吐，不能饮食，甚至神志昏迷，反复惊厥，大便脓血，气味腥臭，后重感著，舌质红，苔黄腻，脉滑数。治宜清热解毒、凉血止痢。方用黄连解毒汤合白头翁汤加减：黄连、黄芩、黄柏、栀子、白头翁、秦皮。随症加减：腹中满痛拒按，大便臭秽难闻者，加大黄、枳实、芒硝；壮热狂躁，皮肤紫斑者，加水牛角片、牡丹皮、紫草；热极风动，惊厥抽搐者，加羚羊角粉、钩藤、石决明；神昏痰鸣者，加天竺黄、竹沥。② 内闭外脱证：症见病情进展迅速，病势凶险，突然出现面色苍白或青灰，皮肤发花，四肢厥冷，冷汗出，尿少，甚者神昏，呼吸浅促不匀，喉中痰鸣，脉微弱或脉微欲绝。治宜回阳救逆、益气固脱。方用四逆汤合参附龙牡救逆汤加减：附子、干姜、人参、龙骨、牡蛎、白芍、炙甘草。随症加减：呼吸浅促不匀者，重加五味子、山茱萸；口唇发绀、皮肤有花纹者，加当归、丹参、赤芍、桃仁、红花。

（4）阴虚痢　症见腹中热痛绵绵，脓血便，或下痢赤白，里急欲便，稠黏难下，虚坐努责，食少，形体消瘦，午后潮热，心烦口干，手足心热，小便短黄，舌质红、少苔，脉细数。治宜养阴清热、和血止痢。方用黄连阿胶汤合驻车丸加减：黄连、阿胶、黄芩、白芍、炮姜、当归、鸡子黄。随症加减：口渴，尿少，舌干明显者，加北沙参、石斛；痢下血多者，加牡丹皮、墨旱莲；湿热未清，口苦，肛门灼热者，加白头翁、秦皮；痢久胃气已伤者，加山药、陈皮、白扁豆、莲子、焦山楂。

（5）阳虚痢　症见腹痛绵绵不绝，喜温喜按，痢下赤白清稀或白冻，滑泻不止，无腥臭，肛门坠胀，形寒畏冷，四肢不温，食少神疲，面色苍白，舌质淡，苔白滑，脉迟缓。治宜温补脾肾、收涩固脱。方用真人养脏汤加减：人参、当归、白术、肉豆蔻、肉桂、白芍、木香、诃子、罂粟壳、甘草。随症加减：积滞未尽者，加枳壳、焦山楂、焦六神曲；痢久脾虚气陷，少气脱肛者，加黄芪、柴胡、升麻、党参；浮肿者，加黄芪、茯苓、大腹皮、泽泻、薏苡仁；滑痢日久，脱肛者，加升麻、黄芪、诃子、赤石脂。休息痢，症见时发时止，迁延不愈，食少倦怠，每因饮食不当、受凉、受累诱发，大便次数增多，夹有赤白黏冻，舌质淡，苔腻，脉濡软或虚数。方用连理汤（人参、白术、炙甘草、干姜、黄连、茯苓）加减。

临床观察：丁樱等以上方合中成药、灌肠、针灸、穴位按摩、穴位贴敷治疗细菌性痢疾患者，疗效满意。[①]

3. 马凤岐等分 4 型

（1）痢疾初起　症见脉象或数或弦，舌苔或黄厚（湿轻热重）或白腻（热轻湿重），或受暑身热，或夹食脘闷。初见水泻数次，后即不畅而滞，渐见腹痛里急后重，粪如鱼冻，夹白色黏液或即兼脓血者，日夜十余次。治宜清暑化湿、行气导滞。药用香连丸（包）、川厚朴、青子芩、楂肉炭、藿香梗、枳壳、白槿花、青蒿梗、制苍术、乌药。随症加减：夹食者，加焦六曲；夹暑者，加香薷；热高者，加夏枯花；腹痛甚者，加延胡索，若孕妇不用延胡索，加川楝子；红多白少者，加白头翁；红少白多者，加冬瓜子。

（2）痢疾重症　症见苔厚，脉数，里急后重，

① 丁樱，等.中医儿科临床诊疗指南·细菌性痢疾（制订）[J].中医儿科杂志，2017，13(4)：1－6.

腹痛，便脓血，日夜数十次至百数次。此为肠中湿热炽盛。治宜润下导滞、凉血清肠。药用木香槟榔丸(包)、楂肉炭、白头翁、黄芩、枳壳、川厚朴、白槿花、延胡索、乌药、藿香梗、青蒿子。随症加减：夹食者，加莱菔子；里急后重者，加制大黄；热高者，加夏枯花；不食者，加石莲肉；孕妇，除去木香槟榔丸，加香连丸、油当归、赤芍、砂壳。

(3) 痢疾脱证　症见大便多次，血便如水，肢冷汗出，脉细，噤口不食。多见于痢疾已过2周或20余天未有好转，或因治疗错误，或因失治致邪尚盛而元已虚。此为痢下元脱、阴亏液竭。治宜扶元救急。药用毛西参、油当归、油木香、燕根(即燕窝根脚)、赤芍、淮小麦、石莲肉、北秦皮、白槿花、楂肉炭、藕节、陈仓米。随症加减：腹不痛者，加炒白术以护脾；目眶陷下而汗出甚者，加别直参以救脱；红已无而便如污水或青黑色者，除油当归，加赤石脂、炙甘草以涩肠。

(4) 痢疾坏证　痢疾因治疗不当而致坏证者，所见症状不一。用柴胡、荆芥、防风致津伤液涸者，见舌不被苔、质色光绛而干燥；攻下太过者，诊见排便连肠膜碎屑同粪水排出；亦有肛口下脱痛不可忍者，或排出秽臭如疮脓者。初起失下误用葛根、柴胡等升剂者，诊见热高神昏兼呃逆，药用鲜生地黄、鲜芦根、赤芍、油当归、石莲肉、白头翁、鲜石斛、黄芩、地榆炭、楂肉炭、乌梅肉；肠膜碎屑随便排出者，加川黄连；肛口下脱者，加赤石脂；气臭秽而色如疮脓者，加北槐米、血余炭、藕节；见呃逆者，加柿蒂、刀豆炭、枇杷叶、鲜竹茹。①

经　验　方

1. *自拟方*　法半夏3份、黄连3份、山药3份、生大黄3份、黄芩3份、当归3份、炙甘草3份、槟榔3份、肉桂3份、白芍5份、木香5份、滑石5份、秦皮5份、白头翁10份。水煎服，每日2次。詹美滨将100例中毒性痢疾患儿随机分为对照组和实验组。对照组予常规西医治疗，按照医院正常的流程对其进行物理和药物治疗，用赖氨匹林肌内注射，降低患儿体温；并用头孢曲松钠抗感染，对于休克合并脑水肿用山莨菪碱静脉注射治疗休克、20%甘露醇快速静脉推注治疗脑水肿。实验组则在对照组基础上增加上述中药治疗。结果：实验组患儿的治愈率、有效率均优于对照组，两组比较差异均有统计学意义。②

2. *翁连解毒汤*　黄连6克、白头翁15克、苦参6克、蒲公英15克、黄柏12克、秦皮12克、地榆12克、红景天12克、葛根12克、大血藤12克、陈皮12克、升麻12克、防风12克、白芍12克、茯苓15克、炒白术6克、薏苡仁20克、炙甘草6克。汤剂口服，均取于医院煎药室，每剂煎煮2次取汁400毫升，每日2次，每次200毫升于餐后2小时温服。化浊解毒，凉血止痢。王亚敏将60例浊毒内蕴型溃疡性结肠炎患者随机分为西药组、中药组与结合组各20例。西药组予美沙拉嗪肠溶片。中药组予翁连解毒汤，结合组予翁连解毒汤与美沙拉嗪肠溶片。结果：结合组有效率94.7%，中药组有效率84.2%，西药组有效率80.0%，结合组与中药组、西药组分别对比有效率，差异有显著性($P<0.05$)，中药组与西药组对比有效率，差异无显著性($P>0.05$)。③

3. *当归四逆汤加味*　当归10克、桂枝10克、黄芩10克、白芍10克、细辛10克、枳壳10克、薤白15克、槟榔10克、地锦草15克、赤石脂30克、阿胶10克、生姜10片、红枣10枚。随症加减：湿热重，加黄芩、黄连；气滞，加槟榔、枳壳、薤白；寒重，加阿胶。每日1剂，水煎服。徐书以上方治疗1例痢疾患者，药后症状已除，继以六君子汤善后。凡是慢性腹泻、痢疾，不管寒热虚实皆可应用上方。④

4. *苦参七味方*　苦参9克、陈茶9克、焦山楂

① 马凤岐，等.近代名医裘吉生脾胃病临证经验初探[J].浙江中医药大学学报，2017，41(8)：673-676.
② 詹美滨.中西医结合治疗儿科中毒性痢疾的临床观察[J].中西医结合心血管病电子杂志，2020，8(13)：185，195.
③ 王亚敏，等.翁连解毒汤治疗浊毒内蕴型溃疡性结肠炎临床疗效研究[J].河北中医药学报，2019，34(1)：9-12.
④ 徐樱，黄一茜.徐书活用当归四逆汤临床经验[J].四川中医，2018，36(1)：169-171.

9克、葛根9克、陈皮3克、赤芍3克、麦芽9克。范文虎以上方治疗1例泻痢患者，二诊将愈。治痢下初起白冻多者，每多收效。①

5. *归芍六味汤* 当归18克、白芍18克、槟榔3克、甘草3克、车前子9克、炒枳壳9克、炒莱菔子9克、吴茱萸3克、姜川黄连3克、桂枝3克。本方是痢下通用方。②

6. *中药免煎颗粒* 葛根颗粒1包、黄芩颗粒1包、甘草颗粒1包、马齿苋颗粒1包、泽泻颗粒1包、地锦草颗粒1包。随症加减：针对热重患者，可加藿香9克；大便血多热重患者，加地榆9克、白头翁9克；针对湿重者，加厚朴6克、炒苍术6克；里急后重患者，加木香6克、莱菔子10克，或者各1包颗粒。每日1剂，早晚用水服用，连续服用3～5天。赵学顺将60例细菌性痢疾患者随机分为观察组与对照组各30例。对照组给予葛根芩连汤(葛根10克、地锦草10克、泽泻9克、甘草3克、黄连3克、马齿苋16克、黄芩6克)温水煎服。观察组予葛根芩连汤加减合中药免煎颗粒。结果：观察组总有效率93.33%，显效11例，有效17例，无效2例；对照组总有效率73.33%，显效8例，有效14例，无效8例。两组相比差异有统计学意义($P<0.05$)。③

7. *中药方* 白头翁9克、黄芩10克、黄连15克、黄柏12克、白芍20克、秦皮20克、葛根30克、陈皮12克、白术10克、云茯苓15克、猪苓15克、泽泻10克、大枣5枚、甘草5克。水煎取300毫升，每日3次，每次100毫升，3天为1个疗程。观察2个疗程。清利湿热疫毒，祛除病邪。崔宇以上方结合西药(氟哌酸胶囊0.2克，每日3次)治疗300例细菌性痢疾患者。结果：痊愈262例，占87.3%；好转38例，占12.7%。总有效率100%。④

8. *芍药汤* 仙鹤草30克、当归12克、芍药12克、黄芩9克、木香6克、黄连6克、槟榔6克、大黄(后入)6克、甘草6克、肉桂3克。随症加减：热毒盛者，加金银花15克、穿心莲9克；饮食积滞、腹部胀满者，加莱菔子12克、焦三仙各9克；对于湿重于热，舌苔白腻的患者，去当归、黄芩、大黄，加茯苓12克、苍术12克、陈皮12克；如果热重于湿，则加白头翁9克、秦皮9克、黄柏6克；痢下鲜红者，加地榆30克、侧柏叶15克、牡丹皮12克。每日1剂，用水煎煮2次后混合，再分2次服用。清热解毒，调气行血。李东等将107例急性典型菌痢患者分为治疗组56例与对照组51例。对照组单纯给予喜炎平治疗，治疗组在对照组基础上加用芍药汤治疗。结果：对照组患者治愈率、好转率、无效率以及总有效率分别为43.14%、43.14%、13.73%和86.27%，治疗组分别为85.71%、8.93%、5.36%和94.64%。治疗组患者治愈率和总有效率均明显高于对照组，两组比较差异明显，有统计学意义($P<0.05$)。⑤

9. *芍药汤加减* 芍药0.5～1.5克、当归5～10克、黄连3～6克、槟榔5～8克、木香5～10克、大黄3～8克、黄芩3～8克、肉桂3～6克、白头翁5～10克、党参5～15克、建曲5～15克。每日1剂，水煎取汁100毫升，分2次服用。便脓自愈，后重自除。张俊利将65例急性细菌性痢疾患者随机分为观察组32例和对照组33例。对照组在消化道隔离的基础上，选用敏感抗生素口服或静点，一般不超过5天，有水、电解质丢失者可给予口服或静点补液。发热者根据热度给予物理降温或常规药物降温。观察组在对照组的基础上加用芍药汤加减治疗。结果：两组临床疗效比较，总有效率观察组为96.9%，对照组为78.8%，两组比较有显著性差异($P<0.05$)。⑥

10. *中药方* 白头翁汤加白花蛇舌草60克。邓存国以上方治疗1例湿热痢患者。结果：5剂后，患者诸症若失，再服3剂病告痊愈。⑦

---

①～② 王恒苍.范文虎治疗胃痛泻痢遣方用药经验[J].新中医，2018，50(10)：272-274.

③ 赵学顺.葛根芩连汤加减中药免煎颗粒与传统饮片治疗细菌性痢疾的对照观察实践思考[J].临床医药文献杂志，2017，4(70)：13790.

④ 崔宇.中西医结合治疗细菌性痢疾300例经验总结[J].北方药学，2014，11(12)：67.

⑤ 李东，等.芍药汤联合喜炎平治疗急性典型菌痢疗效观察[J].陕西中医，2014，35(10)：1352-1353.

⑥ 张俊利.芍药汤加减结合西医常规疗法治疗急性细菌性痢疾32例疗效观察[J].内蒙古中医药，2014(7)：47.

⑦ 邓存国.白花蛇舌草善治湿热痢[J].中医杂志，2007，48(5)：434.

11. *马车合剂* 马齿苋60克、车前草30克、川厚朴6克、枳壳6克、木香6克、槟榔10克、黄连10克、栀子10克、黄柏10克。随症加减：若有口渴，加芦根；腹痛，加白芍；呕吐，加半夏；发热，加柴胡。每日2剂，分4次口服。清热解毒，调气行血，利湿导滞。适用于细菌性痢疾。蔡桂盟以上方加减治疗40例急性细菌性痢疾患者。结果：全部治愈，其中2天达到治愈标准27例，3天达到治愈标准13例。①

12. *新加香连和胃汤* 黄连(酒炒)3克、黄芩(酒炒)6克、炒白芍6克、当归6克、厚朴6克、枳壳6克、青皮6克、陈皮6克、槟榔6克、甘草6克、焦山楂9克。随症加减：大便脓多，去黄芩，加白术、砂仁、泽泻、干姜；血多，黄芩增量；久病气虚，加党参、山药。每日1剂，水煎服，加红糖、白糖各1汤匙为引。调气血，清湿热，和胃降浊。适用于孕妇痢疾。张莉香以上方加减治疗46例孕妇痢疾患者，结果：痊愈33例，有效11例，无效2例。总有效率95.6%。②

13. *白地诃片* 白头翁25%、地榆30%、诃子30%、丁香15%。上药制成片，每片重0.3克。每日4～8片，每日4次口服，用7～10日。抑菌。适用于福氏痢疾。韩汉毅将121例急性菌痢患者随机分为治疗组100例与对照组21例。对照组用西药痢特灵或氯霉素，治疗组用白地诃片。结果：治疗组痊愈86例(86%)，好转14例(14%)；对照组痊愈16例(76%)，好转5例(24%)。③

14. *痢泻散* 生大黄30克、熟大黄30克、苍术(米泔水浸)90克、杏仁(去皮炙油)60克、炒羌活60克、川乌(去皮，面包煨透)45克、炒甘草45克。上药研细末(《镜花缘》方)，赤白痢用5克，泄泻用3克，用藿香、薄荷汤调服，每日3次，用4天。泄热通滞，健脾燥湿，温里散寒，止痛安中。适用于急性痢疾。罗世稀以上方治疗35例急性痢疾、泄泻患者，均治愈。④

15. *灌肠液* 黄连15克、黄柏15克、秦皮15克、白头翁15克、木香15克、小蓟15克、党参15克、白术15克。加水500毫升浓煎至100毫升。强的松10毫克研成细末加入中药煎液中混匀备用(1次量)。每晚睡前保留灌肠，每次100毫升，12次为1个疗程。间隔3～4天如未愈再行第2个疗程。灌肠时药液的温度、插管的深度及注药的速度要适当，灌完嘱患者静卧至少2小时，以利药液吸收。灌肠期间停用其他任何药物治疗。李行迎以上方治疗81例慢性菌痢患者。结果：临床痊愈76例，痊愈率93.8%；好转5例，占6.2%。总有效率100%。其中经1个疗程痊愈26例，占32%；经2个疗程痊愈36例，占44%；经3个疗程痊愈14例，占17.3%。方中黄连、黄柏、秦皮清热燥湿、涩肠利水，且黄连的小檗碱有增强白细胞吞噬和广谱抗菌作用，秦皮素和秦皮苷对痢疾杆菌有较强抑制作用；白头翁、小蓟凉血止血，使肠道血管收缩而止血；木香消滞化瘀、行气止痛，可减轻腹痛及里急后重；党参、白术补中益气、燥湿健脾，以增强免疫功能。西药强的松具有抗炎、抗毒、抑制结缔组织增生，减少炎性渗出的作用。⑤

16. *愈痢丸* 大黄3.6克、硫酸镁2.6毫克、山楂1克、活性炭0.9克、白矾0.26克、甘草1.5克。上药清除杂质后，粉成细末，按以上比例调拌水泛成丸(如绿豆大)封装瓶内。成人每次10克，每日2～3次，老人及儿童用量酌减，服药后多饮开水。清泻湿热疫毒。赫炎光等将155例急性细菌性痢疾患者随机分为治疗组125例与对照组30例。对照组用痢特灵、复方新诺明片、黄连素，治疗组用愈痢丸。结果：治疗组痊愈79例，显效37例，好转9例，总有效率100%；对照组痊愈13例，显效6例，好转7例，无效4例，总有效率86.6%。⑥

---

① 蔡桂盟.马车合剂治疗急性细菌性痢疾40例[J].现代医药卫生，2005，21(8)：997.
② 张莉香.新加香连和胃汤治疗孕妇痢疾46例[J].陕西中医，1995，16(6)：245.
③ 韩汉毅.白地诃片治疗急性菌痢临床疗效及实验研究[J].时珍国药研究，1995，6(1)：9.
④ 罗世稀.痢泻散治疗急性痢疾泄泻35例临床观察[J].贵阳中医学院学报，1995，17(2)：49.
⑤ 李行迎.中药煎剂为主保留灌肠治疗慢性细菌性痢疾81例[J].中西医结合杂志，1991(2)：749.
⑥ 赫炎光，等.愈痢丸治疗急性细菌性痢疾125例[J].陕西中医，1991(3)：116.

17. 解毒胶囊　明矾400毫克、白头翁50毫克、蛋黄油20毫克、大豆30毫克(每粒相当生药量0.5克)。每日3次，每次成人量4～6粒，小儿酌减。杨天开等将648例急性细菌性痢疾患者随机分为治疗组与对照组各324例。对照组予复方新诺明片、庆大霉素注射液或氟哌酸片，高热和电解质紊乱者给予补液及解热药物；治疗组口服解毒胶囊。结果：治疗组痊愈302例(93.2%)，有效21例(6.5%)，无效1例(0.3%)，总有效率为99.7%；平均痊愈天数3.7天。对照组痊愈282例(87.0%)，有效38例(11.7%)，无效4例(1.3%)，总有效率为98.7%；平均痊愈天数4.06天。①

18. 菌痢汤　黄芩15克、白芍15克、金银花15克、黄连3克、大黄3克、广木香10克、黄柏10克、当归10克。随症加减：呕吐者，加竹茹；便血多者，加地榆、仙鹤草。杜长江以上方配合西药(复方新诺明0.96克，每日2次)治疗124例急性细菌性痢疾患者。结果：全部痊愈，平均痊愈天数2.5天。②

19. 中药方　黄连、黄芩、金银花、广木香、白芍、当归、枳壳、焦山楂等。邵朝弟以上方治疗1例湿热痢初期患者，连进3剂，诸症不减，反感纳食呆滞，加入槟榔以导滞。2剂后再诊，腹痛缓解，大便得畅，脓血便消失。③

20. 止泻合剂　鲜马齿苋1 000克、鲜水辣蓼1 000克、鲜翻白草1 000克(干品用量减半)、川厚朴250克。水煎浓缩，沉淀过滤后，酌加防腐调味剂至2 000毫升。成人每次40毫升，儿童酌减。亦可按上述药物剂量比例水煎服。王崇光以上方治疗105例泻痢患者。结果：获愈95例，少效10例，痊愈率90%以上。④

21. 止痢汤　葛根15克、白头翁15克、秦皮15克、黄柏15克、白芍15克、广木香10克、甘草10克。陕西省汉中地区医院将113例细菌性痢疾患者随机分为西药组、中药组、中西药结合组。西药组用庆大霉素或卡那霉素配伍痢特灵[或甲氧苄胺嘧啶(TMP)、复方黄连素]，任选1～2种；中药组用止痢汤；中西药结合组用以上中、西两法联合治疗。结果：痊愈率中药组为90.63%，西药组为91.43%，中西药结合组为89.13%。⑤

22. 苦仙合剂　苦参30克、仙鹤草30克、秦皮炭15克、诃子15克、甲氧苄胺嘧啶0.1克。共煎成200毫升，每晚保留灌肠1次，10天为1个疗程。曹旺元将119例慢性迁延型细菌性痢疾患者随机分为治疗组72例与对照组47例。对照组口服磺胺甲基异恶唑、甲氧苄胺嘧啶，治疗组口服苦仙合剂。结果：治疗组第1个疗程痊愈68例，痊愈率94.4%；第2个疗程痊愈率97.2%，未痊愈者2例。平均治疗10.5天。对照组第1个疗程痊愈26例，痊愈率55.3%；第2个疗程痊愈率80.8%，未痊愈者9例。平均治疗14.4天。⑥

23. 中药方　山楂15克、苦参15克、大黄10克、芒硝(冲)10克、甘草3克。随症加减：黏液多者，加苍术健脾燥湿；下血多者，加地榆、槐花凉血止血；腹痛严重者，加白芍、木香和血行气；发热口渴者，加葛根、黄芩、黄连解表清里。每日1剂，水煎分2次服，每次调入蜂蜜30克，重病例日服2剂；体弱者减量，分多次服完。高文豪以上方加减治疗34例急性痢疾患者。结果：全部痊愈，疗程2～4天，最长者5天。⑦

24. 清肠饮　葛根10克、黄芩10克、焦槟榔10克、白芍10克、藿香10克、黄连6克、木香6克、生甘草6克、车前草15克、炮姜1.5克。浓缩煎至100毫升，装瓶密封冷藏备用，每次服50毫升，每日4次。适用于湿热痢。周平安等以上方治疗163例急性菌痢患者。结果：用药3～7天，

---

① 杨天开，等.解毒胶囊治疗急性细菌性痢疾324例观察[J].中西医结合，1990(11)：659.
② 杜长江.中西药结合治疗急性细菌性痢疾124例[J].陕西中医，1987(12)：532.
③ 邵朝弟.浅谈湿热痢初期的辨证施治[J].湖北中医杂志，1986(5)：25.
④ 王崇光."止泻合剂"治泻痢[J].四川中医，1986(2)：22.
⑤ 王子骥.细菌性痢疾的防治[J].山东医药，1983(7)：40.
⑥ 曹旺元.苦仙合剂保留灌肠治疗72例慢性迁延型细菌性痢疾(摘要)[J].人民军医，1983(6)：41.
⑦ 高文豪.便方治愈菌痢32例[J].江苏中医杂志，1982,(5)：63.

临床治愈129例(79%),好转21例(13%)。总有效率为92%。①

25. *葛苓参芍汤* 葛根9克、黄芩9克、茯苓9克、炒山楂9克、炒麦芽9克、陈皮9克、苦参15克、白芍12克、广木香6克。每日1剂,水煎分2次服,5~7天为1个疗程,一般2~3个疗程。张寄銮以上方结合穴位注射治疗20例慢性菌痢患者。选穴天枢、足三里、上巨虚、止泻、大肠俞、气海。将维生素B_1 100毫克、维生素B_{12} 0.1毫克混合,穴位经严格消毒后,用6号或7号针头垂直刺入,选取上述(单侧)2~3个穴,交替使用,得气后将药液快速注入,每穴位1毫升,每日1次,10天为1个疗程,一般1~2个疗程。结果:临床痊愈19例,痊愈率95%。②

26. *翁榆苦榴片* 白头翁23%、地榆23%、苦参23%、石榴皮23%、甘草8%。佐以适量赋形剂压制成片,包糖衣,每片0.5克,含生药3克,成人每日3次,每次6片,小儿酌减。赵奠邦等将570例菌痢患者随机分为第1组318例、第2组131例和第3组121例。第1组内服翁榆苦榴片加TMP;第2组用痢特灵加TMP;第3组单用翁榆苦榴片。结果:第1组痊愈292例,好转10例,无效16例,治愈率91.82%,平均痊愈7.64天;第2组痊愈121例,好转7例,无效3例,治愈率92.37%;第3组痊愈91例,好转9例,无效21例,治愈率75.21%。平均痊愈7.64天。③

27. *老白鹤叶浸羔片* 老蛇盘、老鹳草、仙鹤草、牡丹叶各等份,白芍减半。每片0.2克,相当于原生药8克,每次服10片,每日4次,10天为1个疗程。中国人民解放军第47陆军医院以上方配合TMP治疗19例慢性菌痢患者。结果:痊愈率89.47%;好转2例,占10.53%。无不良反应。④

28. *抗痢片* 苦参45克、生地榆21克、地榆炭15克、葛根30克、白芍39克、木香15克、生蒲黄3克、炒蒲黄6克。水煎,浓缩压片(每片0.5克)。以上为成人1日剂量,分4次口服。儿童酌减,4~7天为1个疗程。邱全选以上方治疗100例细菌性痢疾患者。结果:痊愈99例,好转8例,无效2例。总有效率98%。⑤

29. *抗痢1号* 呋喃唑酮0.2克、甲氧苄氯嘧啶0.1克、贯众中药浸膏粉1.7克、忍冬藤中药浸膏粉1.7克、黄柏中药浸膏粉1.7克、黄芩中药浸膏粉1.7克(以上1次用量)。取贯众等4味中药浸膏粉,呋喃唑酮粉,增效剂混匀用70%乙醇喷撒制成颗粒,烘干,加入润滑剂压片,每片重0.4克。每日2次,每次5片,3天为1个疗程。中国人民解放军212医院传染科以上方治疗1 120例急性细菌性痢疾患者。结果:痊愈率99.92%,平均痊愈天数3.35天。主要临床表现消失平均所需天数,发热1.03天,腹痛1.86天,腹泻1.68天,里急后重1.43天,便镜检正常1.82天,便培养转阴3.17天。⑥

30. *止痢合剂* 白头翁50克、火炭母50克、马齿苋50克、凤尾草50克、石榴皮50克。水煎成60毫升,每日3次,每次20毫升,饭前服。清热解毒,抗菌止痢。钟正宜以上方治疗50例急性菌痢患者。结果:服药3~5天,45例症状消失,大便镜检正常为痊愈,痊愈率90%,好转3例,无效2例。⑦

31. *泻痢丹* 赤石脂34%、枯矾17%、煅龙骨3%、制石粉26%、田三七8%、甘草粉3%、糖粉(市售成药)3%。成人每日服3次,每次1包(重4分);较大儿童量2包,每日分3次服;较小儿童每日服3次,每次半包。李兴培以上方治疗25例泻痢患者。结果:痊愈24例,失去联系1例。其中1~3天和4~6天痊愈者各10例,7~11天痊愈3

---

① 周平安,等.清肠饮治疗急性菌痢163例临床观察[J].湖北中医杂志,1982(3):25.
② 张寄銮.葛芩参芍汤加穴位注射治疗慢性细菌性痢疾疗效观察[J].湖北中医杂志,1981(5):20.
③ 赵奠邦,等.翁榆苦榴片加TMP治疗菌痢318例[J].陕西中医,1981(1):14.
④ 传一科.中国人民解放军第47陆军医院资料汇编[J].1980(4):5.
⑤ 邱全选."抗痢片"治疗细菌性痢疾100例小结[J].新医药学杂志,1978(8):13.
⑥ 中国人民解放军212医院传染科.抗痢1号治疗急性菌痢1120例疗效观察[J].辽宁中级医刊,1978(3):45.
⑦ 钟正宜.止痢合剂治疗急性菌痢50例小结[J].新医药学杂志,1977(6):15.

例,1个月痊愈1例(五更泄)。痢疾患者大多经过2~7天,症状、体征和化验即恢复正常。①

32. 野麻草合剂　野麻草(干品)7.5克、龙牙草(干品)7.5克、凤尾草(干品)3.75克、马齿苋(干品)11.25克。野麻草加水75毫升煎成2毫升,龙牙草加水75毫升煎成2毫升,凤尾草加水37.5毫升煎成2毫升,马齿苋加水11.25毫升煎成4毫升(以上草药如系鲜品,用量须各增1倍)。将上述各种生药,分别洗净,切成半寸长条,加水,各煮沸2小时,倾出煎液,再加适量水,各煮沸1小时,倾出煎液,2次煎液合并,压榨生药,榨药与煎液合并,用两层纱布过滤,分别浓缩备用(以上加水量是第1次的,第2次大约是该水量的2/3。按浓煎液量的比例混合,即成本合剂)。每次15毫升,每日4次,7~10天为1个疗程,必要时可继服1个疗程,少数病例可用3~4个疗程。少数口服疗效不佳之病例合并保留灌肠,每晚1次,每次100~150毫升,保留时间愈长愈好,7~10天为1个疗程。抑菌。徐逸民以上方治疗81例急性菌痢患者,疗效满意。②

33. 痢疾方　木香、黄连、黄芩、槟榔、枳壳(或枳实)、青皮、藿香梗、陈皮、焦山楂、安乐菜、莱菔英、熟大黄。随症加减:兼发热者,加豆卷、紫苏梗、葛根;兼水泻者,加防风、赤茯苓;腹痛甚者,加赤芍、白芍、甘草;胸闷甚者,加佩兰、郁金;呕恶甚者,加半夏;白冻多者,加砂仁、厚朴;红冻多者,加地榆炭、槐花炭、当归、红花。水煎服。中医研究院以上方治疗102例痢疾患者。结果:治愈100例,2例未复诊。平均退热时间27小时,主要症状减轻平均24小时,症状完全消失平均48小时。③

34. 芍药合剂　黄连4克、黄芩4克、芍药6克、槟榔5克、甘草2克、肉桂2克、当归5克、广木香2克。按照中药古有煎法,并提取有效之药用部分,挥发性药物如当归、肉桂、广木香用蒸气蒸馏,其他非挥发性药物即采用20%醇液滤之,合剂系按照药典规定以1∶1含生药流浸膏。成人口服每次20毫升,每日4次,连服1周,儿童酌情予之。张维汉以上方治疗46例杆菌性痢疾患者。结果:均痊愈出院,且无任何不良反应。④

单　方

1. 金荞麦片　组成:金荞麦。功效:清热解毒,消肿止痛,健脾利湿。用法用量:每次5片,每日3次。临床应用:张洪宾等将110例急性细菌性痢疾患者随机分为治疗组与对照组各55例。对照组予口服头孢地尼分散片,每次100毫克,每日2次;治疗组在对照组的基础上口服金荞麦片。结果:对照组治愈26例,显效5例,有效14例,无效10例,总有效率81.8%;治疗组治愈41例,显效9例,有效3例,无效2例,总有效率96.4%。两组临床疗效比较差异具有统计学意义($P<0.05$)。⑤

2. 止泻木-4汤　组成:以止泻木为主。功效:止泻,利胆。临床应用:侯逸凤将80例细菌性痢疾患者随机分为观察组与对照组各40例。观察组用蒙药止泻木-4汤合中药止痢汤治疗;对照组予常规补液,并加用抗生素抗感染治疗。结果:观察组总有效率为95%,而对照组总有效率为76%,两组比较差异显著。⑥

3. 金荞麦片　组成:金荞麦。功效:清热解毒,活血化瘀,健脾利湿。用法用量:口服,每次4~5片,每日3次。如出现脱水现象可给予生理盐水或5%葡萄糖注射液静脉滴注。临床应用:余静将90例急性细菌性痢疾患者随机分为治疗组与对照组各45例。对照组予一般对症治疗及病原治疗;治疗组予一般对症治疗及金荞麦片联合左氧氟沙星进行治疗。结果:治疗组总有效率97.77%,

① 李兴培,等."泻痢丹"治疗泻痢25例报告[J].中医杂志,1965(5):13.
② 徐逸民.野麻草合剂治疗八十一例急性菌痢初步报告[J].福建中医药,1959(6):6.
③ 中医研究院.庆祝建国十周年医学科学成就论文集(上)[C].1959:53.
④ 张维汉.芍药合剂治愈杆菌性痢疾四十六例之疗效分析[J].中医杂志,1955(1):12.
⑤ 张洪宾,等.金荞麦片联合头孢地尼治疗急性细菌性痢疾的临床研究[J].现代药物与临床,2019,34(2):499-503.
⑥ 侯逸凤.蒙中医治疗细菌性痢疾80例疗效观察[J].中国民族医药杂志,2017,1(1):26-28.

高于对照组的84.44%;治愈率为86.67%,高于对照组的64.44%。两组比较差异有统计学意义(均 $P<0.05$)。①

4. 羊开口　组成:羊开口(干品10～20克或生品30～60克)。功效:收敛,止血,解毒。用法用量:年幼体重轻者用药量小,成人或体重重者则用药量大,煎后每日分2～3次口服,7天为1个疗程,有高热或中重度脱水者配合给予3∶2∶1液体静滴治疗。临床应用:吴唐耀以上方治疗68例急性细菌性痢疾患者。结果:治愈53例,占77.94%;好转15例,占22.06%。其中15例好转病例继续按本法治疗3～5天,仅有2例加服抗生素,2例配合液体静脉点滴,均治愈。②

5. 绿胆丸　组成:猪胆汁500毫升、绿豆粉450克。制备方法:两者混合搅烂,阴干,研为细末,装入胶囊内或制成丸。用法用量:每次口服2～3克,每日3次,温开水送服。临床应用:孟祥文以上方治疗100例急性细菌性痢疾患者。结果:用药2天后痊愈者30例,3天痊愈者27例,4天痊愈者32例;用药3天后体温上升,症状加剧,大便镜检无改善者为无效,共11例。③

6. 中药胶囊　(1)肉桂胶囊组成:肉桂。用法用量:1.2～1.5克,1小时后又服同量。隔1小时,开水送服。(2)大黄胶囊组成:大黄。用法用量:1.2～1.5克,连服3次,每次间隔2小时,儿童服肉桂胶囊、大黄胶囊,每次皆0.3～0.9克。临床应用:殷国健将214例急性菌痢患者随机分为治疗组110例与对照组104例。对照组口服痢特灵、庆大霉素,有呕吐者口服或肌注灭吐灵;治疗组口服肉桂胶囊、大黄胶囊,有呕吐者用灭吐灵。结果:治疗组治4天痊愈79例;对照组治4天痊愈57例。④

7. 九里光片　组成:九里光。用法用量:每片含生药2克,每次口服6片,每日4次。临床应用:马天富等将885例急性菌痢患者随机分为治疗组535例与对照组350例。对照组以土霉素或四环素加TMP治疗;治疗组以九里光片加TMP治疗。结果:治疗组痊愈529例(98.8%),无效6例(1.2%);对照组痊愈325例(92.8%),无效25例(7.2%)。⑤

8. 二花煎剂　组成:金银花。功效:抗菌。用法用量:取金银花干品30克或鲜金银花60克,加水300毫升煎至150毫升,将强的松20毫克研末加入上液,加温37℃～40℃,令患者取左侧卧位,以无菌的中粗导尿管一端连于灌肠器,另一端涂少许油类,顺肛门插入10～15厘米,先将0.25%普鲁卡因50毫升灌入肠腔,再将金银花煎剂150毫升徐徐灌入肠内。保留灌肠时间以7～8小时为宜,不得少于4小时,每晚睡前保留灌肠1次,10～14天为1个疗程,疗程间隔期3～5天。临床应用:李国进以上方配合黄连片、TMP治疗40例慢性菌痢患者。结果:痊愈32例,好转7例,无效1例。大部分在2个疗程内痊愈。⑥

9. 隔蒜灸法　组成:大蒜。选穴关元、气海为主穴,配阿是穴(即气海穴旁开各4寸)。用法用量:将洗净的独头大蒜1个切成2.5～3毫米厚的4片,分别放在4个穴位上,将艾叶卷点燃,在离蒜片5～10毫米之间熏灼,根据患者灼痛感,可上下移动,以患者有轻微的灼痛感为妥。主穴灸8分钟,配穴灸2～4分钟,按病情每日4～6次。临床应用:毛长宏以上方治疗36例急性痢疾患者。结果:治愈22例。14例配合中药治疗,先后在5～8天内痊愈出院。⑦

10. 苦翁片　组成:苦参、白头翁。功效:清热燥湿,凉血解毒。制备方法:取苦参和白头翁各25千克,去除杂质,洗净晾干粉碎,筛取细粉2.5千克,余药冷水浸泡半天后煎煮2遍,每遍50

---

① 余静.金荞麦片联合左氧氟沙星治疗急性细菌性痢疾疗效观察[J].中外医学研究,2014,12(10):49-50.
② 吴唐耀.侗药羊开口治疗急性细菌性痢疾68例[J].中国民族医药杂志,2004(S1):32-33.
③ 孟祥文.绿胆丸治疗急性细菌性痢疾100例[J].湖北中医杂志,1991(2):49.
④ 殷国健,等.川大黄胶囊与肉桂胶囊治疗急性菌痢疗效观察[J].天津中医,1989(3):7.
⑤ 马天富,等.以九里光片为主治疗急性菌痢535例[J].中西医结合,1988(9):564.
⑥ 李国进.治疗慢性菌痢40例小结[J].湖北中医杂志,1987(3):26.
⑦ 毛长宏.隔蒜灸法为主治疗急性痢疾36例[J].陕西中医,1985(2):78.

分钟。将药液浓缩，与药粉混合均匀，烘干研细，按操作工艺打成片剂。每片重 0.3 克，含生药苦参、白头翁各 2 克。用法用量：每次服苦翁片 6 克，每日服 2 次，连服 7 天。临床应用：杨怀印等将 114 例急性菌痢患者随机分为治疗组 81 例与对照组 33 例。对照组口服四环素，治疗组口服苦翁片加 TMP。结果：治疗组痊愈 80 例，痊愈率 98.7%；好转 1 例，占 1.23%。对照组痊愈 32 例，痊愈率 96.9%；好转 1 例，占 3.03%。①

11. 导滞散　组成：大黄 10 克、芒硝 10 克、巴豆霜 2.5 克。功效：泻肠胃积滞，荡涤实热。用法用量：入院后立即服导滞散 1 次，2～3 岁 2 克，4～6 岁 4 克，7～9 岁 6 克，10～14 岁 8 克。临床应用：金长凯等以上方治疗 50 例小儿急性菌痢患者，同时口服止痢散（金银花 25 克、川黄连 10 克、木香 7.5 克、黄柏 10 克、白芍 10 克、白头翁 15 克。每次 2～3 岁 2 克，4～6 岁 3 克，7～9 岁 4 克，10～14 岁 5 克，每日 3 次，连服 7～15 天。入院 48 小时后加服）、利复散（白术 15 克、茯苓 15 克、焦山楂 15 克、焦神曲 10 克。剂量同导滞散，每日 3 次，连服 5～13 天）和注射盐酸黄连素（止痢散有效成分，每次 1.5～3 毫克加入 10%葡萄糖注射液 250 毫升中静脉滴注）。结果：临床痊愈（指临床症状、体征消失，连检 3 日便常规均正常）31 例；未愈（指用药 48 小时内无好转，或虽有好转，但 15 日内仍不能痊愈者）19 例，其中 11 例是因不能口服中药而失败的。平均退热时间 2.8 天，平均止痢时间 4.7 天，平均痊愈时间 7 天。②

12. 阿魏丸　组成：阿魏（醋炙）100 克、木香 50 克、槟榔 50 克。制备方法：共为细末，大蒜 100 克捣烂如泥和糖为丸。如赤小豆大。用法用量：成人每次口服 3～4 克，小儿每次服 1～1.5 克，每日 4 次。临床应用：滕书章以上方治疗 22 例急性菌痢患者。结果：平均 3 天痊愈。③

13. 止痢片　组成：苦参 60 克、墨旱莲（提取物）90 克、TMP 0.4 克。制备方法：上述药物提取物和 TMP 0.4 克制成止痢片 15 片。用法用量：每日 3 次，每次 5 片，连服 2 天。临床应用：李文贵以上方治疗 634 例急性菌痢患者。结果：发热平均 0.64 天消失，腹痛、大便形状和大便中炎症细胞平均 1.08 天以内消失。④

14. 贯筋草煎剂　组成：贯筋全草（东北贯众）。功效：抑菌。制备方法：于每年 7～9 月间采集贯筋全草，用水洗净切成 2～3 厘米长，鲜品 100 克加水 600 毫升煎成 200 毫升；或贯筋草切后放阴凉处通风之干品 50 克加水 800 毫升煎成 200 毫升。用法用量：口服，每次 100 毫升，每日 2 次。若症状较重，伴有高热、轻度脱水或电解质紊乱者则每日服 3 次。临床应用：王恩璞以上方治疗 100 例急性菌痢患者。结果：痊愈 98 例，有效 2 例。平均痊愈天数 7.21 天，平均住院 10.3 天。⑤

15. 速灭痢（复方丁香叶片）　组成：丁香树叶、石榴皮、五倍子。制备方法：采 6～9 月之丁香树叶，阴干，加石榴皮、五倍子，按 6∶1∶1 比例共研细末打片，拌糖衣，每片含量 0.25 克。用法用量：每日 2 次，每次 6 片。临床应用：王保义等将 458 例急性菌痢患者随机分为治疗组 270 例、对照 1 组 115 例和对照 2 组 73 例。治疗组口服速灭痢、复方新诺明片、莨菪片、维生素 B_1；对照 1 组口服痢特灵、黄连素；对照 2 组口服复方新诺明片。结果：治疗组痊愈 259 例，痊愈率 95.9%；对照 1 组痊愈 78 例，痊愈率 67.8%；对照 2 组痊愈 64 例，痊愈率 87.6%。⑥

16. 苦参片　组成：苦参制取的流浸膏。功效：杀菌，抑菌。制备方法：压片制成，每片含量为 0.5 克。用法用量：成人日服 3 次，每次 5 片；15 岁以下儿童酌减。7 天为 1 个疗程。最多可服药 4 个疗程。临床应用：姚秀清以上方治疗 114

① 杨怀印，等.苦翁片加 TMP 治疗急性菌痢 81 例总结[J].山东中医杂志，1985(2)：27.
② 金长凯，等.扶正祛邪法治疗急性菌痢 50 例小结[J].吉林中医药，1984(2)：21.
③ 滕书章.阿魏丸治疗急性菌痢[J].吉林中医药，1984(3)：20.
④ 李文贵.止痢片治疗急性菌痢 634 例疗效观察[J].广东医学，1984，5(8)：30.
⑤ 王恩璞.贯筋草煎剂治疗急性菌痢 100 例小结[J].吉林中医药，1982(2)：33.
⑥ 王保义，等.中西医结合治疗急性菌痢 458 例临床分析[J].吉林中医药，1982(4)：25.

例急性菌痢患者。结果：痊愈 81 例，显效 15 例，好转 8 例。总有效率 99.9%。①

17. 中药方　组成：墨旱莲 30 克、川黄连 15 克、百部 15 克。用法用量：上方为 1 剂药量，初期每日 2 剂，每剂煎服 2 次。若症状改善后每日 1 剂，至患者自觉症状消失，大便转阴停药。临床应用：孙济民以上方治疗 30 例痢疾患者。结果：痊愈 27 例。临床症状消失时间，发热者均在治疗 1～2 天退热，腹痛腹泻、里急后重均在 2～3 天内逐渐消失；大便镜检 5 天转阴者 18 例，6 天转阴者 9 例，有 3 例出院时镜检未完全转阴。②

18. 地榆合剂　组成：地榆 50 克、仙鹤草 30 克、女贞子 30 克。用法用量：每日 1 剂，加水煎成 100 毫升，再加适量的糖浆及防腐剂，为 1 剂量，分 2 次服。临床应用：吴文漪等将 80 例急性菌痢患者随机分为治疗组 50 例与对照组 30 例。治疗组以上方首次剂量加倍治疗，对照组口服酞磺胺噻唑。结果：治疗组痊愈 47 例(94%)，无效 1 例，好转 2 例。平均痊愈时间 2.47 天；对照组痊愈 21 例(70%)，无效 4 例，好转 5 例。平均痊愈时间 4 天。③

19. 鸡眼草合剂　组成：鸡眼草 15 克、地锦草 9 克、马齿苋 9 克。用法用量：每日 1 剂，水煎分 2 次服。临床应用：刘春梅等以上方治疗 110 例肠炎菌痢患者，年龄最小的仅出生 40 天，最大者 59 岁。结果：一般用药 1 剂后症状减轻，2～3 剂即可痊愈。④

20. 止痢敏　组成：以柞树皮制成的褐色粉末(有效成分系鞣酸质)。功效：收敛止泻。用法用量：每日 3～4 次，成人每次服止痢敏胶囊 4～6 粒，口服 5～7 天，至症状减退时为止。临床应用：吉林医科大学一院传染科以上方治疗 155 例急性细菌性痢疾患者。结果：痊愈 130 例，占 83.9%；好转 12 例，占 7.7%；无效 13 例，占 8.4%。痊愈的 130 例患者中，5 天以内痊愈 42 例，6～12 天以内痊愈 77 例，13 天以上痊愈 11 例。⑤

21. 白蒿　组成：鲜白蒿 60 克(干品 30 克)。用法用量：每日 1 剂，水煎服，5～7 天为 1 个疗程。临床应用：后字 245 部队第 1 附属医院以上方治疗 100 例急性菌痢患者。结果：有效 93 例，占 93%；无效 7 例，占 7%。其中 1 例服药 8 小时体温复常，第 3 天便次及外观均正常，第 4 天大便镜检及培养转阴，痊愈出院。⑥

22. 水杨梅煎剂　组成：水杨梅。制备方法：水杨梅 50 克，加水 5 倍量，煮沸后密封 5 分钟，用纱布过滤(勿用滤纸或棉花)，配成 50%浓度的药液备用(不能久煮和放置 24 小时以上)。用法用量：成人每次 5 克，3 岁以下小儿每次 1.5 克，3～6 岁每次 2 克，6～13 岁每次 3 克。每日 4 次。保留灌肠量加倍，7 天为 1 个疗程。临床应用：肖继何等以上方治疗 324 例细菌性痢疾患者。结果：急性菌痢 310 例，痊愈率 87.6%，总有效率 97.1%；慢性菌痢 14 例，痊愈率 64%，总有效率 93%。3 天内有效率急性者为 92.5%，慢性者为 57%。⑦

23. 椿根皮流浸膏　组成：椿根皮(臭樗皮)。功效：燥湿，清热，涩肠，固下。制备方法：椿根皮 1 000 克，加温水 5 000 毫升，温浸半小时后，加热煮沸 1 小时，过滤，滤液另器保存；残渣再加水 2～3 倍，渐加热煮沸 40 分钟，过滤后与煎滤液合并，蒸发浓缩至 1 000 毫升，再加入 0.25%苯甲酸钠液适量以防腐，保存备用。用法用量：口服每日 3 次，成人每次 10 毫升，极量不超过 15 毫升；儿童按年龄每岁 1 毫升，一般不超过 2 毫升。饭前服用。如作肛门保留灌肠，其剂量较内服者增大 1 倍，以常水稀释 10 倍使用。临床应用：贾如宝以上方治疗 70 例菌痢患者。结果：痊愈 68 例，占 97.14%；

① 姚秀清.苦参片剂治疗急性菌痢一一四例小结[J].吉林中医药，1981(2)：43.
② 孙济民.治疗痢疾 30 例临床小结[J].湖北中医杂志，1981(4)：32.
③ 吴文漪，等.地榆合剂治疗急性菌痢 50 例疗效观察(摘要)[J].中西医结合，1981(1)：5.
④ 刘春梅，等.鸡眼草合剂治疗肠炎菌痢介绍[J].新医药学杂志，1977(9)：20.
⑤ 吉林医科大学一院传染科.止痢敏治疗急性菌痢 155 例疗效观察[J].中草药通讯，1977(4)：37.
⑥ 后字 245 部队第 1 附属医院.白蒿治疗急性菌痢 100 例疗效观察[J].中草药通讯，1971(1)：26.
⑦ 肖继何，等.水杨梅治疗 324 例细菌性痢疾的综合观察报告[J].中医杂志，1966(6)：32.

无效 2 例，占 2.86%。平均痊愈时间 6.3 天。①

24. 白蜡柿饼煎　组成：柿饼（亦称耿饼）、白蜡。功效：脏气清湿热除，腑病除痢自愈。制备方法：柿饼（重 20～25 克，去蒂）1 只，将柿饼置于锅内烘热，加白蜡 1 块，约 5 克，烊化，煎至如荷包蛋状。用法用量：趁热食之。每日食 1～2 只。临床应用：张赞臣等从事医业数十年，临床中偶遇对久痢赤白而治之不盛者，均采用此法治疗，获得良效。②

25. 马齿苋　组成：马齿苋。用法用量：成人每日 48～146 克，小儿酌减。煎汁分 2 次口服。小儿加适量白砂糖，每日 4 次。临床应用：李凌台以上方治疗 47 例细菌性痢疾患者。结果：痊愈率 95.8%，有效率 100%。③

26. 鹿衔草　组成：鹿衔草（干草）180～360 克。功效主治：抑菌；适用于细菌性痢疾。制备方法：加水 1 000～2 000 毫升，文火煎熬，至沸后再煎 30 分钟，过滤分装 6 剂，即每剂合六衔草 30 克或 60 克。用法用量：每次 1 剂，每日 3 次或每 4 小时 1 次，炖温空腹服。10～15 天为 1 个疗程。必要时尚可酌情延长。临床应用：吕明等以上方治疗 46 例菌痢患者。结果：痊愈 36 例，好转 5 例，无效 5 例。痊愈率 78.26%。④

27. 车辣合剂　组成：车前草 120 克、辣蓼根 60 克。随症加减：高热者，加黄柏或白头汤；有阿米巴混合感染者，加鸦胆子、野麻草或白头翁。制备方法：上药分别洗净后加水适量，煮沸 1 小时许倒出药液，再浓缩至 100 毫升备用。用法用量：每次服 10～15 毫升，每日 3 次。临床应用：李待瑜以上方治疗 158 例急性菌痢患者，痊愈率为 96%。⑤

28. 地杨梅粉藤　组成：粉藤 30 克、地杨梅 30 克。适用于菌痢。用法用量：加水 2 碗，煎成 1 碗，和蜜顿服，渣加水 1 碗，煎成七分，和蜜顿服。临床应用：高墀岩以上方治疗 70 例菌痢患者。结果：获良好效果 54 例，痊愈率 77.1%；症状显著改善 14 例，占 20%；无效 2 例，占 2.9%。⑥

29. 香连丸　组成：黄连 60 克、广木香 60 克、蜂蜜 120 克。制备方法：制成丸剂，如黄豆大小。每丸剂重约 0.3 克，其含有黄连 0.03 克。用法用量：成人服香连丸每日 3～4 克，儿童减半。临床应用：张家兴以上方治疗 38 例杆菌性痢疾患者。结果：发热平均在 32.5 小时降至正常。腹泻平均在服药第 4 天得到控制。一般症状平均在服药后第 3～4 天消失，平均服药后第 3 天大便培养为阴性，且未见 1 例出现不良反应。⑦

中　成　药

1. 肠炎宁糖浆　组成：地锦草、金毛耳草、香枫树叶、香薷、樟树根等（江西天施康中药股份有限公司生产，国药准字 Z36020448）。用法用量：每次 3～5 毫升，每天 3 次。临床应用：连颖萍等将 94 例小儿细菌性痢疾患儿随机分为对照组与观察组各 47 例。对照组予头孢曲松钠治疗，观察组予头孢曲松钠＋肠炎宁糖浆治疗。两组均连续治疗 5 天。结果：治疗组显效 45 例，有效 2 例，总有效率 100%；对照组显效 38 例，有效 8 例，总有效率 97.87%。两组总有效率比较无显著差异（$P>0.05$），但观察组的显效率明显高于对照组（$P<0.05$）。⑧

2. 水黄连浸膏片 1　组成：水黄连（由州第二人民医院药剂科制，每片含生药 1 克）。功效：抗菌。用法用量：口服，成人每次 3 片，每日 3 次。临床应用：田华泳将 501 例菌痢患者随机分为水黄连组 300 例、水黄连加 TMP 组 77 例和庆大霉

---

① 贾如宝.椿根皮流浸膏治疗 70 例菌痢[J].上海中医药杂志，1964(6)：19.
② 张赞臣，等.谈白蜡柿饼煎治久痢脱肛[J].上海中医杂志，1963(9)：26.
③ 李凌台.马齿苋治疗细菌性痢疾 47 例疗效观察[J].上药中医药杂志，1960(6)：258.
④ 吕明，等.六衔草治疗慢性细菌性痢疾四十六例初步报告[J].福建中医药，1959(8)：1.
⑤ 李待瑜.车辣合剂治疗急性菌痢一百六十三例初步观察[J].福建中医药，1959(8)：8.
⑥ 高墀岩.地杨梅粉藤治疗菌痢的临床报告[J].福建中医药，1958(7)：3.
⑦ 张家兴.香连丸治疗 38 例杆菌性痢疾[J].中医杂志，1955(8)：20.
⑧ 连颖萍，余雄韬.肠炎宁糖浆联合头孢曲松钠治疗小儿细菌性痢疾的临床效果[J].临床医学研究与实践，2020，5(5)：89－90.

素加TMP组124例。水黄连组以水黄连浸膏片内服；水黄连加TMP组以水黄连浸膏片内服加TMP；庆大霉素加TMP组口服庆大霉素加TMP。结果：水黄连组痊愈245例，好转15例，无效40例；水黄连加TMP组痊愈74例，好转2例，无效1例；庆大霉素加TMP组痊愈98例，好转20例，无效6例。①

3. 水黄连浸膏片2　组成：水黄连(由州第二人民医院药剂科制，每片含生药1克)。功效：抗菌。用法用量：成人每次3片，每日3次。临床应用：田华泳将424例菌痢患者随机分为治疗组300例与对照组124例。对照组口服庆大霉素加TMP；治疗组口服水黄连浸膏片。结果：治疗组痊愈245例，总有效率86.67%；对照组痊愈98例，总有效率95.16%。②

预防用药

中药　(1) 苦参片组成：苦参(每片0.22克，含生药1.8克)。(2) 萹蓄片组成：萹蓄(每片0.25克，含生药2.2克)。(3) 地榆片组成：地榆(每片0.25克，含生药1.51克)。临床观察：王子骥以上方对2 073人进行细菌性痢疾预防服药。结果：在8、9、10三个痢疾高发月内，仅有4人患痢疾，发病率1.93%。③

感染性肠炎

辨证施治

1. 玄相栋分2型

(1) 毒热炽盛，阻滞中焦型　症见皮肤灼热，腹部疼痛拒按，脉象六部皆滑数有力，舌质红，苔黄厚腻燥。治宜清热解毒通腑。方用当归导滞汤化裁：当归10克、枳壳10克、大黄(后下)10克、甘草10克、白芍15克、木香6克、厚朴6克、黄连7.5克、黄芩7.5克、败酱草50克。每日1剂，水煎服。

(2) 湿热未清，阴分大伤型　症见体温正常，体倦神疲，口干思饮，右下腹部隐隐作痛，大便日两三行呈黄糊状，量少，舌质红，苔薄黄，脉细微数。治宜清营和中。药用黄连10克、阿胶15克、白芍15克、黄芩10克、石斛30克、桃仁10克、红花10克、香附7克。每日1剂，水煎服。

临床观察：玄相栋以上方辨证治疗1例金黄色葡萄球菌性肠炎患者，疗效满意。④

2. 吴葆德分3型

止泻糖浆：秦皮20克、黄柏15克。制成120毫升糖浆，每日4次，每次10～20毫升。5天为1个疗程。

(1) 外感型　症见先发热后腹泻，大便为黄色水样便或黄褐色黏液便，伴有咽红、咳嗽，舌苔薄白或淡黄，脉浮或濡滑。治宜清热燥湿、涩肠止泻。方用止泻糖浆加肠炎Ⅰ号粉(诃子肉、肉豆蔻等量研末，每日4次，每次1～2克，调入糖浆内服用)。

(2) 脾虚型　症见形瘦纳差，肌肉消瘦，呕吐便溏，泻物腐臭，舌淡苔薄，脉缓无力。治宜清热燥湿、健脾消滞。方用止泻糖浆加肠炎Ⅱ号粉(炒白术、炒山楂等量研末，每日4次，每次1～2克，调入糖浆内服用)。

(3) 湿热型　症见发热腹痛，小便短赤，大便黏腻夹有脓血，舌苔黄腻，脉滑数。治宜清热燥湿、行气活血。方用止泻糖浆加肠炎Ⅲ号粉(地榆炭、炒延胡索等量研末，每日4次，每次1～2克，调入糖浆内服用)。

随症加减：腹泻严重(每天超过6次)者，加诃子肉、肉豆蔻等量研末，每日4次，每次1～2克，调入糖浆内服用；食欲减退、腹胀者，加炒白术、炒

---

① 田华泳.水黄连治疗菌痢疗效观察——附501例菌痢三种疗法疗效对比[J].湖北中医杂志，1986(3)：22.
② 田华泳.水黄连治疗急性菌痢300例疗效观察[J].湖北中医杂志，1986(3)：22.
③ 王子骥.细菌性痢疾的防治[J].山东医药，1983(7)：40.
④ 玄相栋.当归导滞汤加减治疗金葡菌性肠炎一例报告[J].黑龙江中医药，1984(3)：44.

山楂等量研末，每日 4 次，每次 1～2 克，调入糖浆内服用；腹痛、便血者，加地榆炭、炒延胡索等量研末，每日 4 次，每次 1～2 克，调入糖浆内服用。上述剂量均为小儿用量，成人可酌情加大用量。临床观察：吴葆德等将 84 例空肠弯曲菌肠炎患者随机分为治疗组 63 例与对照组 21 例。治疗组以上方辨证分型治疗，对照组予红霉素治疗。结果：治疗组显效 44 例，有效 11 例，无效 8 例；对照组显效 8 例，有效 6 例，无效 7 例。[①]

经 验 方

葛根芩连汤加减 葛根 25 克、黄芩 15 克、黄连 10 克、炙甘草 6 克、神曲 15 克、苍术 10 克、山楂 15 克、厚朴 15 克。每日 1 剂，组方加水 500 毫升，煎至 150 毫升，凉服，3 天为 1 个疗程。解表清里。蓝常青将 116 例急性感染性肠炎患者随机分为治疗组 84 例与对照组 32 例。治疗组以葛根芩连汤加味治疗，对照组以西药治疗。结果：治疗组总有效率 97.6%，对照组总有效率 90.6%，两组总有效率比较无显著差异。[②]

单 方

蒙脱石散 组成：蒙脱石(扬子江药业集团有限公司生产，每袋 3 克)。功效：吸附胆盐、金黄色葡萄球菌、大肠埃希菌和轮状病毒。用法用量：3 克溶于 50 毫升温开水中混匀快速服用，每日 3 次口服；待用药后 1 小时再给予盐酸左氧氟沙星胶囊 0.1 克，每日 3 次口服。临床应用：林政煌将 90 例急性感染性肠炎伴严重腹泻患者随机分为标准剂量组和大剂量组各 45 例。标准剂量组患者给予蒙脱石散 3 克与左氧氟沙星口服治疗；大剂量组患者给予蒙脱石散 6 克与左氧氟沙星口服治疗。结果：标准剂量组治愈 18 例，有效 25 例，无效 2 例，总有效率 95.56%；大剂量组治愈 21 例，有效 22 例，无效 2 例，总有效率 95.56%。[③]

化脓性脑膜炎

概 述

化脓性脑膜炎是由各种化脓性细菌引起的脑膜炎，是一种婴幼儿期较多见的疾病。临床上以发热、呕吐、烦躁、头痛、惊厥、脑膜刺激征和脑脊液改变为特点。最常见的致病菌是脑膜炎双球菌、肺炎双球菌、流感杆菌，此外尚有大肠杆菌、葡萄球菌、溶血性链球菌等。

经 验 方

1. *解毒开窍汤* 白僵蚕 9 克、地骨皮 6 克、薄荷 6 克、黄连 6 克、莲子 6 克、甘草 6 克、鲜芦根 30 克、生石膏 30 克、知母 8 克、金银花 18 克、鲜菖蒲 12 克、安宫牛黄丸 3 克。每日 1 剂，水煎温服，早晚分次使用，1～4 岁患儿单次 50 毫升，5～8 岁患儿单次 80 毫升。疗程 1 周。关晓蕾将 122 例化脓性脑膜炎患儿随机分为观察组和对照组各 61 例。对照组给予美罗培南静脉滴注，观察组在对照组治疗基础上联合解毒开窍汤口服。结果：观察组总有效率为 95.08%，高于对照组的 81.97%；治疗后观察组患者的蛋白水平、白细胞计数、脑脊液压力、降钙素原、C 反应蛋白、TNF－α 水平均低于对照组(均 $P<0.05$)。[④]

2. *银翘散加减汤 1* 金银花 20 克、连翘 15 克、桑叶 25 克、牛蒡子 10 克、杏仁 10 克、薄荷 10 克、桔梗 10 克、甘草 5 克。随症加减：高热者，加

① 吴葆德，何馥贞.63 例空肠弯曲菌肠炎中医分型治疗分析(附：西医对照组 21 例)[J].中医药学报，1984(4)：28.
② 蓝常青.葛根芩连汤加味治疗急性感染性肠炎临床观察[J].深圳中西医结合杂志，2005(4)：238－239.
③ 林政煌.蒙脱石散不同剂量与左氧氟沙星对急性感染性肠炎患者伴严重腹泻的涩肠止泻疗效比较[J].抗感染药学，2017，14(8)：1555－1557.
④ 关晓蕾.解毒开窍汤联合西药在小儿化脓性脑膜炎中的疗效评价[J].中国中西医结合儿科学，2021，13(6)：537－540.

菊花等。每日1剂，水煎分早晚2次服用。梅雪蕊等将88例小儿化脓性脑膜炎随机分为对照组与治疗组各44例。对照组给予注射用头孢噻肟钠每千克体重75毫克，静脉滴注，每6小时1次，每日2次。治疗组在对照组基础上加用银翘散加减汤治疗。两组疗程均为14天。结果：显效率及总有效率治疗组均高于对照组(均 $P<0.05$)。银翘散加减汤能显著降低发热和呕吐持续时间，并能有效改善炎症反应水平。①

3. 银翘散加减汤2　金银花15克、连翘15克、桑叶30克、杏仁12克、薄荷12克、桔梗12克、牛蒡子10克、甘草6克。随症加减：如发热者，可加菊花等。将上述中药用水进行煎煮，煎至水约200毫升，口服，每日2次，疗程为14天。抗菌。程贝等将60例化脓性脑膜炎患者随机分为对照组与观察组各30例。对照组患者予青霉素600万单位，静脉滴注，每日1次；予甘露醇每千克1～2克进行快速静脉滴注，以缓解患者颅高压，疗程为14天。观察组患者在对照组治疗的基础上额外给予银翘散加减汤进行治疗。结果：观察组总有效率为83.3%，较对照组的总有效率67.7%有明显提高($P<0.05$)；与对照组比较，观察组患者退热时间明显缩短，格拉斯评分(GCS)明显提高，全血白细胞数及脑脊液白细胞数均明显降低。与治疗前比较，观察组与对照组治疗后血清及脑脊液TNF-α、C反应蛋白(CRP)水平均明显下降；与对照组比较，观察组血清及脑脊液TNF-α水平均明显降低。②

4. 中药方1　大青叶15克、板蓝根15克、连翘15克、金银花15克、芦根31克、七叶一枝花12克、石菖蒲9克、郁金9克。每日1剂，水煎服。清热解毒，开窍醒神。马奎云以上方治疗1例化脓性脑膜炎患者，连服8剂，患者不再发热，神志较前清，去板蓝根，加野菊花15克，约服20剂，能在床上坐，进食有好转，偶说胡话，改用黄芪30克、党参15克、白术9克、茯苓12克、甘草6克、陈皮12克、半夏9克、白芥子6克、柴胡3克、附子0.5克、当归12克，以补气为主兼治脑血栓。照方服20剂左右，患者腿抬离床面，改用补阳还五汤加减。后逐渐能下床，扶之可走至室外。③

5. 中药方2　生石膏50克、生龙齿30克、生石决明30克、白芍20克、地龙10克、蝉蜕7.5克、川贝母15克、冬瓜仁25克、连翘20克、紫雪丹2.5克。前药9味加水600毫升，煎成200毫升，分3次和紫雪丹服。方定之以上方治疗1例化脓性脑膜炎患儿，连服3剂，患儿体温降至正常，神志完全清醒，大小便正常，舌苔退薄，知饥索食，但颈项仍有轻度强硬，头痛未尽清除，脉仍滑数，照前方加减(石决明20克、生石膏25克、龙齿20克、牡蛎30克、白芍15克、川贝母10克、冬瓜仁20克、地龙5克、蝉蜕5克、杭菊花7.5克)。水煎服。服药1剂，患儿颈项已软，头痛消失，能自己起坐，黄苔退净，现舌绛红，口干不多饮水，脉细稍数，改方用甘凉清养药(小环钗10克、北沙参15克、百合15克、南杏15克、生南豆25克、糯稻根10克、生甘草4克、冬瓜仁15克、麦冬15克)。每日1剂，水煎服。连服5剂，患儿精神已复，饮食二便正常，能下床走动，停药观察2天，一般情况良好，饮食增加，精神爽朗，出院后每周到医院检查1次，连续检查3周未发现异常。④

6. 中药方3　兕角12克、羚羊骨12克、生石膏35克、黄连7.5克、知母7.5克、连翘7.5克、白芍15克、蝉蜕5克、僵蚕5克、甘草4克、紫雪丹2.5克。前药10味加水500毫升，煎成150毫升，分2次和紫雪丹服。方定之以上方治疗1例化脓性脑膜炎患儿，连服3剂，热已退净，神志清醒，大小便通利，舌赤少苔，口干不甚饮水，能喝稀粥，脉细数，略现弦象，颈项仍有抵抗，头痛，热退阴伤，改方用养阴潜阳、生液平肝药(石斛15克、石决明30克、龙牙30克、天冬5克、麦冬15克、白芍20

① 梅雪蕊，等.银翘散加减汤联合头孢噻肟钠治疗小儿化脓性脑膜炎临床研究[J].实用中医药杂志，2017，33(7)：795-796.
② 程贝，等.银翘散加减汤联合青霉素治疗化脓性脑膜炎的临床观察[J].西北药学杂志，2016，31(5)：522-525.
③ 马奎云.中药治疗化脓性脑膜炎一例报告[J].河南医学院学报，1983(4)：285.
④ 方定之.广东中医，1960(6)：295.

克、甘草4克、蝉蜕5克、钩藤7.5克)。水煎服。服药1剂,患儿精神大佳,能坐起玩耍,颈项稍见和软,脉细略数,舌仍赤红,饮水少,大便坚实,小便微黄,改用甘凉濡润药(天花粉10克、玉竹25克、白茅根25克、百合20克、沙参20克、冬瓜仁25克、薏苡仁25克、天竺黄10克、甘草3克)。水煎服。服药1剂,患儿能下床玩耍,大小便、舌苔、脉搏正常。照方连服4剂,患儿精神体力已复,眠食、二便均正常,停药观察2天,痊愈出院。[①]

中成药

1. 醒脑静注射液1 组成:麝香、郁金、冰片、栀子等。功效:凉血活血,清热解毒,开窍醒脑。用法用量:每日每千克0.3～0.5毫升加入10%葡萄糖注射液稀释后静滴,每分钟15～30滴,每日1次。临床应用:江秀云将93例儿童化脓性脑膜炎患者随机分为对照组46例与治疗组47例。对照组接受常规综合性治疗,在未明确病原菌前使用头孢曲松钠他唑巴坦钠、氨苄青霉素等可穿透血脑屏障的抗生素静滴治疗;病原菌明确后则依据其药敏结果进行抗生素治疗,并提供输氧、保暖、控制惊厥、使用甘露醇脱水等基础性治疗。治疗组在对照组的基础上加用醒脑静注射液治疗,两组均治疗3周。结果:治疗组痊愈35例,显效6例,有效4例,无效2例,总有效率95.7%;对照组痊愈10例,显效12例,有效14例,无效10例,总有效率78.3%。两组比较差异有统计学意义($P<0.05$)。[②]

2. 醒脑静注射液2 组成:麝香、郁金、冰片、栀子等(无锡济民可信山禾药业股份有限公司生产,国药准字Z32020563,每支装10毫升)。功效:醒神开窍,清热凉血,解毒止痛。用法用量:20～30毫升,用250毫升生理盐水配,静脉滴注,每日1次。临床应用:张建国等将80例化脓性脑膜炎患者随机分为对照组与观察组各40例。对照组予脱水降压治疗,早期予甘露醇每千克体重1～2克快速静脉滴注缓解颅高压;激素治疗,抗炎,稳定血脑屏障,用地塞米松每日10～20毫克,静脉滴注,连用3～5日;抗菌治疗,根据病原菌种类选取足量敏感的抗生素,疗程2周。观察组在对照组基础治疗上给予醒脑静注射液,疗程2周。结果:观察组患者治疗总有效率为82.5%,明显高于对照组;体温恢复时间减少约2.7天,外周血象白细胞恢复正常时间减短约2.9天,两组比较差异具有统计学意义($P<0.05$);经1个星期治疗后再复查脑脊液白细胞恢复正常例数,观察组明显多于对照组,两组间治疗效果对比差异具有统计学意义($P<0.05$)。[③]

3. 醒脑静注射液3 组成:麝香、郁金、冰片、栀子等。功效:减轻脑水肿,改善大脑微循环,降低颅压,抑制炎症反应。用法用量:每日每千克0.4～0.6毫升加入5%葡萄糖注射液50毫升,静脉滴注,连续使用3天。临床应用:卢素琴等将100例化脓性脑膜炎患儿随机分为对照组与观察组各50例。对照组予20%甘露醇(每千克1～2克,静脉滴注)脱水降颅压,物理降温或肌注赖氨匹林(每日每千克10～25毫克,分2次给药)等对症及支持治疗,硬膜下积液者按照积液量穿刺放液;合并病原菌感染者根据药敏结果选择阿莫西林/舒巴坦(每日每千克20毫克,静脉滴注,每12小时1次)、头孢曲松(每日每千克100毫克,静脉滴注,每12小时1次)等敏感抗生素,个别患儿合并使用万古霉素(每日每千克20～40毫克,静脉滴注,每6小时1次)。抗生素均连续使用3天。重症患儿加用地塞米松(每日每千克0.4毫克,静脉滴注,每12小时1次),连续3天。观察组在对照组基础上加用醒脑静注射液,连续使用3天。根据病情对症治疗3～5周,患儿体温平稳,症状消失1周,脑脊液检查正常后停药。结果:对照组痊愈15例,显效22例,无效13例,总有效率74.0%;观察组痊愈27例,显效19例,无效4例,总有效率92.0%。两组总有效率比较差异有统计学意义

① 方定之.广东中医,1960(6):295.
② 江秀云.醒脑静治疗儿童化脓性脑膜炎的疗效观察[J].中国实用神经疾病杂志,2017,20(8):111-112.
③ 张建国,等.醒脑静注射液治疗化脓性脑膜炎40例临床观察[J].中国民族民间医药,2014,23(13):51.

($P<0.05$)。①

4. 醒脑静注射液4 组成：麝香、郁金、冰片、栀子等(云南大理药业有限公司提供)。功效：开窍，醒神止痉，清热凉血，行气活血，解毒止痛。用法用量：20～30毫升醒脑静注射液加入250毫升生理盐水中静脉滴注，每日1次。临床应用：林鑫江等将21例成人化脓性脑膜炎感染患者随机分为治疗组11例及对照组10例。对照组早期予罗氏芬针剂2克，静脉滴注，每日1次；甘露醇每千克1～2克快速静脉滴注缓解颅高压；脑脊液培养后根据细菌种类及药敏调整抗生素。疗程14天。治疗组在对照组治疗的基础上给予醒脑静注射液。疗程14天。结果：治疗组退热时间早，意识障碍明显缓解，全血白细胞数和脑脊液白细胞数明显下降，与对照组比较差异有统计学意义($P<0.01$)。②

5. 醒脑静注射液5 组成：麝香、郁金、冰片、栀子等。用法用量：每日每千克0.4～0.6毫升。临床应用：沈璟将120例新生儿化脓性脑膜炎患者随机分为对照组与治疗组各60例。对照组给予常规治疗，病原菌未明确前，选用能通过血脑屏障的氨苄青霉素、头孢曲松钠抗生素静脉滴注，明确病原菌后根据药敏结果选用抗生素，同时给予应用甘露醇脱水，控制惊厥，保暖，供氧等处理。治疗组在常规治疗的基础上加用醒脑静静脉注射，两组均治疗3周。结果：治疗组痊愈31例，显效27例，无效2例，总有效率96.67%；对照组痊愈22例，显效25例，无效13例，总有效率78.33%。治疗组总有效率显著高于对照组，组间比较差异具有统计学意义($P<0.05$)。③

6. 醒脑静注射液6 组成：麝香、郁金、冰片、栀子等。用法用量：每日每千克0.4～0.6毫克加入5%～10%葡萄糖注射液50毫升静脉注射。临床应用：纪旭等将85例小儿化脓性脑膜炎患者随机分为治疗组45例与对照组40例。对照组予头孢三嗪每日每千克50～100毫克，每日2次，静脉滴注。治疗组在对照组基础上加用醒脑静注射液。两组均静脉滴注激素，应用止惊降颅压和促进脑细胞代谢药物。结果：治疗组痊愈38例，显效4例，无效3例，总有效率93.29%；对照组治愈23例，有效8例，无效9例，总有效率77.5%。两组间比较差异有显著性($P<0.05$)。④

7. 醒脑静注射液7 组成：麝香、郁金、冰片、栀子等。功效：促进清醒，降低发热者的体温，抑制抽搐。用法用量：每日每千克0.4～0.6毫克加入5%～10%葡萄糖注射液50毫升静脉注射，连用1周。临床应用：李春枝将62例小儿化脓性脑膜炎患者随机分为治疗组32例与对照组30例。对照组给予抗感染、止惊、降低颅内压、胞二磷胆碱、激素等常规治疗措施。治疗组在对照组治疗的基础上给予醒脑静治疗。另外，两组患者若有高热、缺氧、呼吸衰竭、休克等症状时应给予相应处理。结果：治疗组退热时间、平均清醒时间、抽搐停止时间、治愈率及后遗症发生率较对照组均有显著性差异(均$P<0.01$)。⑤

新型隐球菌脑膜炎

概　　述

新型隐球菌性脑膜炎(简称隐脑)是由新型隐球菌感染脑膜和脑实质引起的中枢神经系统亚急性或慢性炎症性改变，由于发病隐匿，早期诊断困难，极易误诊，若不能得到及时治疗，病残率和死亡率较高。临床主要表现为发热、呕吐、头晕、四肢抽搐，少数表现为精神症状、步态不稳、呕吐、失语和四肢乏力、后颈部疼痛等亚急性或慢性脑膜炎、脑膜的症状，少数患者可表现为颅内占位病变的临床表现。其病情重，疗程长，预后差，病死率

① 卢素琴，等.醒脑静注射液辅助治疗化脓性脑膜炎患儿观察[J].药物流行病学杂志，2014，23(11)：656-657.
② 林鑫江，等.醒脑静注射液治疗成人化脓性脑膜炎疗效观察[J].中国实用医药，2012，7(3)：10-11.
③ 沈璟，醒脑静治疗新生儿化脓性脑膜炎临床分析[J].中国当代医药，2012，19(14)：65.
④ 纪旭，等.醒脑静联合头孢三嗪治疗小儿化脓性脑膜炎疗效观察[J].中国现代药物应用，2010，4(4)：111-112.
⑤ 李春枝.醒脑静治疗小儿化脓性脑膜炎32例疗效观察[J].河南实用神经疾病杂志，2003，6(5)：64.

高。随着两性霉素B、氟胞嘧啶等药物的问世，隐脑的治愈率达到60%～70%，药物联合应用也缩短了治疗疗程。本病发病率虽低，但临床表现与结核性脑膜炎颇相似，故临床常易误诊。

国内肖杰生、张清波分别报告54例及32例隐脑全部误诊。[①] 使用激素和对症治疗后，部分患者短期内症状有所减轻。根据患者头痛、发热、恶心呕吐，或兼意识障碍，辨病属中医"头痛""呕吐"范畴，病机为外感邪毒基础上内蕴湿热，痰瘀互结，上扰脑络致经络失于濡养，症见颅神经损伤，又因使用组织脱水剂耗竭伤阴，抗真菌药苦寒败胃，因此需采用逐瘀豁痰法治疗，给予醒脑静注射液，豁痰开窍，配伍血塞通、丹红注射液。目前国内外多采用联合用药治疗本病，有报告两性霉素B静滴与鞘内注射5-氟胞嘧啶(5-Fc)联合治疗本病，治愈率达83.3%。[②] 这是由于两性霉素B选择性结合真菌胞膜的麦角固醇，增加了胞膜通透性，以使后者在菌体内的浓度增加而大大加强了杀死真菌的效能，这样既可减少两性霉素B的最小抑菌浓度，又可减少两性霉素B的不良反应。[③]

经验方

中药参芪合剂　金银花20克、黄芩15克、黄芪30克、苦参15克、蛇床子30克。每日1次。有利于隐球菌的快速清除。况卫丰等将61例隐球菌性脑膜炎患者随机分为治疗组30例与对照组31例。对照组以两性霉素B+氟康唑诱导治疗，治疗组在对照组的基础上并加用中药参芪合剂辅助治疗。结果：治疗组均优于对照组。中药参芪合剂可用于辅助治疗隐球菌性脑膜炎，有利于隐球菌的快速清除，改善临床症状，其可能的作用机制为通过免疫调节机体产生IFN-γ和TNF-α等细胞因子，增强机体的抗隐球菌能力。[④]

中成药

针剂　(1)醒脑静注射剂组成：麝香、郁金、冰片、栀子等。功效：开窍醒神，息风止痉。用法用量：30毫升，每日1次静滴，7～14天为1个疗程。(2)脉络宁注射剂组成：牛膝、玄参、石斛、金银花。功效：补益肝肾，增强机体免疫力，减轻大扶康不良反应，缩短疗程，治愈率高。用法用量：4毫升，每日1次静滴，3周为1个疗程。临床应用：董美楠等以上方配合大扶康和对症及全身治疗5例新型隐球菌脑膜炎患者，成活率100%。[⑤]

葡萄膜大脑炎

概　述

葡萄膜大脑炎是严重危害视力的眼病，现代医学尚无特殊疗效，常用激素来控制、缓解症状，但易复发。中医为气血两燔，上熏伤目。治宜清热解毒、凉血养阴。

辨证施治

1. 徐明录等分3型

(1) 肝经风热型　症见伴头晕胀痛，面红目赤，口苦口干，急躁易怒，大便秘结，小便黄短，舌质红，苔黄，脉弦数。药用金银花20克、蒲公英20克、薏苡仁20克、龙胆草20克、茯苓10克、赤芍10克、牡丹皮10克、丹参10克、车前子10克、荆芥6克、防风6克。每日1剂，水煎服。

(2) 气阴两虚型　症见伴头晕目眩，少气懒言，潮热盗汗，心悸失眠，面色淡白或萎黄，舌淡而嫩，脉细弱。药用薏苡仁20克、党参15克、麦冬

① 肖杰生，等.新生隐球菌脑膜炎54例的误诊原因分析[J].新医学，1981，12(9)，467-469.
② 吴鸣鹤，翁心华，徐肇玥.绿脓杆菌败血症43例临床分析[J].上海医科大学学报，1989(2)：142-145.
③ 郭宁如，等.系统性真菌感染的治疗进展[J].新医学，1982，13(5)，270-272.
④ 况卫丰，等.中药参芪合剂辅助治疗隐球菌性脑膜炎临床研究[J].江西医药，2017，52(12)：1340-1343.
⑤ 董美楠，等.大扶康配合中药制剂治疗新型隐球菌脑膜炎5例报告[J].辽宁医学杂志，2005，19(4)：185.

10克、菊花10克、知母10克、茯苓10克、丹参10克、郁金10克、女贞子10克、墨旱莲10克、海藻10克、昆布10克、五味子6克、黄柏6克、荆芥6克、防风6克。每日1剂,水煎服,早晚各1次。

(3) 阴虚火旺型　症见伴形体消瘦,口燥咽干,潮热颧红,五心烦热,盗汗,小便短黄,大便干结,舌红少津少苔,脉细数。药用知母10克、生地黄10克、熟地黄10克、山药10克、山茱萸10克、牡丹皮10克、泽泻10克、茯苓10克、枸杞子10克、女贞子10克、黄精10克、墨旱莲10克、黄柏10克。每日1剂,水煎服,早晚各1次。

临床观察:徐明录等以上方辨证治疗48例葡萄膜大脑炎患者,同时予西药氢化可的松300～400毫克静滴,每日1次,依次每2～3天递减50毫克,当减至每日100毫克时改为强的松口服,并逐渐减至维持量,持续服用半年左右。重症患者加用地塞米松25毫克或强的松龙混悬液0.3～0.4毫升球结膜下或球后注射。前部色素膜炎重者,用0.5%可的松、0.25%氯霉素滴眼液滴眼,每日4～6次。结果:治愈(前房、眼底渗出消失,视力恢复或提高)23例,占47.92%;好转(前房、眼底渗出基本消退,视力显著提高)20.83%;有效(前房、眼底渗出显著消退,视力改善)27.08%;无效(前房、眼底渗出加重,视力下降或失明)4.17%。总有效率95.83%。[①]

2. 陈晨分3型

(1) 肝胆火炽型　症见起病急剧,视物模糊,双目疼痛,伴见头痛耳鸣,心烦易怒,口苦咽干,舌红苔黄,脉数。治宜疏风清热、泻肝胆火。方用丹栀逍遥散(牡丹皮、栀子、赤芍、柴胡、茯苓、白术、当归、甘草等)或龙胆泻肝汤(龙胆草、木通、当归、生地黄、栀子、黄芩、泽泻、柴胡、甘草、车前子等)加减。随症加减:羊脂状KP(角膜后沉着物)严重,玻璃体混浊明显,脉络膜渗出较多而污浊,可酌加薏苡仁、苍术等祛湿之品;眼红痛较甚,或黑睛后有血液沉积,可选加牡丹皮、赤芍、蒲黄等凉血活血之品;口渴便秘、黄液上冲,可加生石膏、大黄、知母等清泻阳明之火。

(2) 湿热交阻型　症见双眼反复发作视物模糊,伴头身困重,倦怠乏力,肢节酸痛,舌苔黄腻,脉濡数。治宜祛风除湿清热。方用抑阳酒连散加减:生地黄、独活、黄柏、防风、知母、蔓荆子、前胡、羌活、白芷、生甘草、黄芩、寒水石、栀子、黄连、防己等。随症加减:热象较重,充血明显,口苦咽干甚者,可酌加茺蔚子、赤芍清肝凉血、活血止痛,减少独活、羌活、白芷等辛温发散的药物;湿象偏重,脘闷苔腻者,可酌减知母、黄柏、寒水石等寒凉之品,酌加厚朴、白蔻仁、茯苓、薏苡仁等宽胸理气之品。

(3) 阴虚火旺型　症见病情反复发作,视物昏花,双眼干涩不适,头晕失眠,五心烦热,舌红少苔,脉细数。治宜滋补肝肾、养阴明目。方用明目地黄汤(熟地黄、生地黄、山茱萸、淮山药、泽泻、茯神、牡丹皮、柴胡、当归、五味子等)或杞菊地黄汤(枸杞子、菊花、熟地黄、山药、山茱萸、茯苓、泽泻、牡丹皮等)加减。随症加减:虚火症象严重,眼红痛较甚者,可酌加知母、黄柏苦寒泄热之品。

临床观察:陈晨以上方加减辨证治疗23例葡萄膜大脑炎患者,同时西药局部点用1%的阿托品眼膏散瞳,抗生素加0.5%可的松或0.1%氟美瞳滴眼液。急性期静脉给予地塞米松每日10～15毫克,病情好转后逐渐减量,或改口服强的松5～15毫克晨服。出院后维持量继服,3～6个月逐渐停掉。炎症严重或复发的患者,眼后部炎症严重的可配合球后注射强的松龙。另外,全身给予维生素B、C,肌苷等。结果:临床治愈(炎症得到控制,KP、光斑消失,玻璃体混浊减轻,网膜复位,视力提高到1.0或恢复至生病前的水平)8例,显效(炎症反应减轻,KP、光斑减少,玻璃体混浊减轻,视力提高5行及以上)14例,有效(炎症得到控制,视力提高2行及以上)21例,无效(炎症控制不理想,视力提高1行或不提高)3例。[②]

---

① 徐明录,等.中西医结合治疗特发性葡萄膜大脑炎48例[J].四川中医,2009,27(4):72-73.
② 陈晨.中西医结合治疗葡萄膜大脑炎23例[J].中医药学刊,2003,21(11):1874-1917.

经 验 方

1. *四妙勇安汤合龙胆泻肝汤加减* 当归12克、玄参12克、金银花12克、蒲公英30克、龙胆草9克、黄芩9克、栀子9克、生地黄15克、柴胡6克、甘草6克。随症加减：头晕头痛，加羚羊角粉；耳鸣耳聋，加石菖蒲、补骨脂、灵磁石；脱发，加何首乌、桑白皮；失眠多梦，加酸枣仁、夜交藤；前房渗出严重者，加石膏、知母、金樱子；视网膜水肿脱离，加赤小豆、淫羊藿、猪苓、茯苓。于入院后开始服用，每日1剂，一般服30～90剂。梁俊芳将58例葡萄膜大脑炎患者随机分为治疗组32例共64只眼睛与对照组26例共52只眼睛。对照组予大剂量激素治疗；治疗组予四妙勇安汤合龙胆泻肝汤加减，同时给予地塞米松10毫克静脉滴注治疗。并逐渐递减，整个激素疗程为1个月左右。所有病例均加用抗生素防止继发感染，并予以1%的阿托品滴眼液每日1次散瞳，可的松滴眼液每日3次点眼，口服维生素C、复方路丁、ATP等。结果：治疗组痊愈42只眼，占65.62%；显效16只眼，占25.00%；好转4只眼，占6.25%。总有效率96.87%。对照组痊愈30只眼，占57.69%；显效8只眼，占15.38%；好转6只眼，占11.53%。总有效率84.60%。①

2. *清热利湿汤* 生地黄30克、牡丹皮20克、赤芍20克、龙胆草25克、土茯苓75克、车前子30克、泽泻15克、丹参30克、地龙20克、夏枯草30克、菊花20克、石菖蒲15克。每日1剂。阚锐以上方治疗1例双眼葡萄膜大脑炎患者，并配合西药激素对症治疗。结果：治疗50天，患者病情明显好转。痊愈出院。②

3. *化斑汤* 生石膏30克、知母12克、甘草5克、粳米15克、玄参10克、水牛角片(另吞)10片、金银花20克、蒲公英20克。孙全章以上方治疗1例葡萄膜大脑炎患者，连服4剂，角膜后沉着物大部分吸收，玻璃体清晰度改善，视网膜水肿积液及眼底静脉怒张迂曲同前，口不干，舌质偏红，苔薄黄，脉数。改为活血利水法为治，方以桃红四物汤合五皮饮(生地黄20克、赤芍10克、归尾10克、川芎10克、桃仁泥10克、红花10克、茯苓皮10克、桑皮10克、大腹皮10克、陈皮6克、生姜皮3克)。共服11剂，患者双眼视力由0.6恢复到1.2，眼底镜下见视网膜水肿消退，积液吸收，呈夕照样眼底，静脉血管怒张迂曲明显改善。痊愈出院。③

病毒性脑炎

概 述

病毒性脑炎是由多种嗜神经性病毒感染引起的脑实质性炎症或症候群，临床上以发热、头痛、呕吐、烦躁、嗜睡、谵妄、昏迷为特征。若病变累及脑膜，还可出现脑膜刺激征，病程凶险，死亡和致残率高，严重威胁人类尤其是儿童的健康。国内学者多认为本病属中医“温病”“暑温”“湿温”等范畴，为暑、温、热、毒等外邪致病。急性期风、火、痰、热俱盛，后期伤津耗气，其病位在心、肝、肾。

临床分为三期。(1)早期：多为暑湿蕴蒸，阻滞少阳三焦，常见寒热，头痛如裂，周身不适，呕吐呈喷射状，神倦纳呆，口干口苦，小便黄，舌红苔腻，脉濡数或滑数。治宜分消暑湿、宣通三焦。(2)极期：由于暑湿之邪蕴蒸不解，进而酿痰内蒙心窍，甚则引动肝风，常见发热不退，昏谵或失语，或精神行为失常，二便失禁，或见痉厥、瘫痪。治宜豁痰开窍、解暑清热。(3)后期：此期是正虚邪恋，多为暑湿合邪，蕴蒸难解，迁延日久，气津耗伤，表现为倦怠、低热汗出、烦躁，甚或失聪、失语、瘫痪，舌质红，苔薄黄，脉细数。治宜育阴清热。

---

① 梁俊芳.中西医结合治疗葡萄膜大脑炎32例[J].上海中医药杂志，2001(4)：32-33.

② 阚锐.中西医结合治疗双眼葡萄膜大脑炎一例[J].辽宁中医杂志，1988(2)：46.

③ 孙全章.江苏中医杂志，1986(9)：18.

辨 证 施 治

1. 李以菊分5型

(1) 卫气同病型　症见面红色赤，发热急骤显著，但热不寒或微恶寒，自汗，恶心呕吐，唇红，口渴喜饮，四肢躁动且嗜睡，大便秘结，小便短赤。治宜解热透邪、调和营卫。方用白虎汤加味：知母9克、石膏(碎)15克、甘草(炙)3克、粳米9克。上4味加水1 000毫升共煮，米熟汤成，去滓服用，每日3次，每次100毫升。随症加减：高热患儿，加剥皮栀子2克；湿热壅盛，加藿香6克或茯苓9克或佩兰5克；恶寒患儿，加砂仁3克；头项强痛、意识障碍、抽搐患儿，加钩藤6克、羚羊角3克；便秘者，加大黄3克；自汗患者，加浮小麦6克或煅牡蛎9克。

(2) 气营两燔型　症见壮热多汗，头痛剧烈，神昏谵语，四肢抽搐，目上视或直视，颈项强硬，唇焦口干，痰浊，烦躁呕吐，大便秘结，小便短赤。治宜凉营泻火、养阴散瘀。方用白虎汤加减：知母12克、石膏(碎)12克、甘草(炙)3克、粳米9克。随症加减：高热不退，加大青叶；头痛剧烈及抽搐，加延胡索3克、全蝎0.5克；神疲乏力，加黄芪6克、党参6克；血瘀痰阻，加车前子1.5克、苍术3克、丹参1.5克；痞满燥实便秘，加减大承气汤；头晕目眩，加菊花6克。

(3) 营血两燔型　症见身热夜甚，烦热不退，四肢拘急，颈项强直，角弓反张，四肢厥冷，两目上视，瞳仁无反应。治宜镇肝息风、开窍醒神、清营凉血。药用知母9克、石膏(碎)9克、甘草(炙)3克、粳米9克、羚羊角6克。随症加减：高热大汗、四肢厥冷，加人参20克急煎服用；急躁易怒、情绪不稳，加用白芍6克、牡丹皮6克；头晕目眩，加夏枯草12克、菊花6克；四肢厥冷者，加制附子3克或桂枝3克或细辛1.5克。

(4) 湿邪困阻型　症见低热，嗜睡，神志稍有明朗，喉间痰鸣。药用知母6克、石膏(碎)6克、甘草(炙)9克、粳米6克。

(5) 阴阳失衡型　症见热退神疲，多汗，神志清明，反应迟钝，运动受限。药用知母6克、石膏(碎)6克、甘草(炙)9克、粳米9克。

临床观察：李以菊将78例病毒性脑炎患儿随机分为对照组与治疗组各39例。对照组予基础治疗，治疗组在对照组的基础上根据辨证分型加用白虎汤加味。结果：经治疗，治疗组治愈率及总有效率较对照组显著提高。①

2. 靳玉兰分3型

(1) 邪犯卫气型　症见发热，头痛，厌食，呕吐，咽部肿痛，喷嚏，流涕，或见抽搐，神烦或嗜睡，舌质红，苔薄白或黄，脉浮数或洪数，指纹青紫。治宜辛凉解表、清热化湿。方用清脑饮1号方：金银花30克、连翘10克、生石膏(先煎)30克、知母10克、粳米10克、柴胡10克、黄芩6克、藿香10克、菊花15克、羚羊角粉0.3克、甘草6克。辛凉解表，清热化湿，卫气双解。每日1剂，水煎分3次服(小于3岁每日服1/4剂，4～6岁每日服1/3剂，7～9岁每日服1/2剂，10～12岁每日服2/3剂，以下类同)。同时加紫雪丹，每日1支，分2次服。

(2) 邪炽气营型　症见高热，头痛加重，呕吐加剧，精神烦躁，谵语，四肢抽搐，颈项强直，喉间痰鸣，口渴欲饮，大便干结，小便黄，舌质鲜红，苔黄腻，脉洪数。治宜清气凉营、泻火涤痰。方用清脑饮2号方：生石膏(先煎)30克、羚羊角粉(冲服)0.3克、生地黄20克、知母10克、牡丹皮10克、黄芩6克、石菖蒲10克、甘草6克。清气凉营，泻火涤痰，以解气营两燔、三焦火炽之证。每日1剂，水煎分3次服。同时加服安宫牛黄丸清热镇惊，每日1粒，分3次服。

(3) 邪炽气营型　症见热势起伏不退，神识昏迷，反复抽搐，四肢厥冷，胸腹灼热，二便失禁，或见吐衄，皮肤斑疹，舌质红绛，少苔，脉沉细数。治宜凉血清心、增液潜阳。方用清脑饮3号方：羚羊角粉(冲服)0.3克、生地黄15克、玄参10克、麦

① 李以菊.白虎汤加味治疗北京地区儿童病毒性脑炎的临床研究[J].中国中医基础医学杂志，2013，19(12)：1443-1444.

冬10克、牡丹皮10克、赤芍12克、板蓝根10克、天竺黄10克、石菖蒲10克、三七粉(冲服)0.5克、甘草6克。清营凉血,增液潜阳,共治邪入营血、伤津耗阴之证。每日1剂,水煎分3次服。随症加减:昏迷不醒者,加安宫牛黄丸,每日1粒,分2次服。7天为1个疗程。

临床观察:靳玉兰将204例病毒性脑炎患儿随机分为治疗组108例与对照组96例。对照组给予抗病毒、支持及对症治疗。颅压增高者,用脱水剂或速尿;抽搐者,用止痉剂。7天为1个疗程。治疗组在对照组的基础上根据中医辨证论治。结果:治疗组治愈104例,好转3例,无效1例,总有效率99.08%;对照组治愈87例,好转3例,无效6例,总有效率93.76%。①

3. 刘仕昌分3期

(1) 早期　症见寒热,头痛如裂,周身不适,呕吐呈喷射状,神倦纳呆,口干口苦,小便黄,舌红苔腻,脉濡数或滑数。治宜宣通三焦。方用蒿芩清胆汤加减:青蒿(后下)10克、菊花10克、柴胡10克、大黄(后下)10克、法半夏10克、黄芩15克、竹茹15克、白蒺藜12克、苍耳子12克、大青叶30克、水牛角(先煎)30克。随症加减:头痛,加菊花、白蒺藜、苍耳子、葛根等;热毒较重者,重用大青叶、板蓝根、金银花、蒲公英、水牛角等;呕吐不止者,可用薛氏止呕散(川黄连、紫苏叶少许,泡开水慢慢呷服)。临床观察:刘仕昌以上方加减治疗1例病毒脑炎患者,治疗半个月,痊愈出院,无后遗症。

(2) 极期　症见发热不退,昏谵或失语,或精神行为失常,二便失禁,或见痉厥、瘫痪。治宜豁痰开窍、解暑清热。急救药为安宫牛黄丸、紫雪丹、至宝丹。药用川贝母6克、黄精10克、石菖蒲10克、郁金10克、连翘10克、胆南星10克、天花粉15克、瓜蒌皮12克。随症加减:热盛,加生石膏、知母、鱼腥草、大青叶、板蓝根;气虚,加西洋参、太子参;痰热较盛,加正牛黄;动风,加羚羊角。临床观察:刘仕昌以上方加减治疗10余例病毒性脑炎深昏迷患者,疗效极佳。

(3) 后期　① 症见神倦,汗多,甚或失聪,失语,瘫痪。治宜清补清养。药用太子参、沙参、石斛、天花粉、生地黄、麦冬、五味子等,尤喜用西洋参补气生津而不温不燥。② 症见津气受伤,若此时早进温补,易出现"食复"。治宜解暑化湿、豁痰开窍。药用麦芽、谷芽、鸡内金等。力主饮食清淡,如白粥、藕粉、马蹄粉等少量多餐。②

4. 谢凤初分2期

(1) 早期　症见高热,乱语狂言,进而昏迷不醒,反复抽搐、惊厥。长期发热,汗出心烦,神志不清,舌质红,苔黄厚或黄干,脉数。治宜清热解毒、清心开窍、清营泄热。方用白虎汤合清营汤化裁:干地黄20克、玄参15克、牡丹皮12克、麦冬12克、金银花15克、连翘12克、黄连6克、板蓝根20克、生石膏30克、知母12克、水牛角20克。随症加减:昏迷较深者,酌加石菖蒲、郁金或安宫牛黄丸;抽搐较甚者,加僵蚕、蜈蚣、地龙。加水800毫升煎至500毫升,分4次口服或鼻饲。

(2) 后期　症见低热持续不退,烦躁,舌质红,苔薄黄,脉细数。治宜育阴清热。方用复脉汤加减:干地黄20克、玄参20克、麦冬15克、板蓝根20克(或大青叶20克)、白芍12克、阿胶12克、水牛角20克、红参6克(或党参15克)。随症加减:如虚风内动,抽搐频繁者,加生牡蛎、鳖甲、龟甲等。加水800毫升煎至500毫升,分4次口服或鼻饲。

临床观察:谢凤初以上方辨证治疗9例病毒性脑炎患者,并根据病情适当给予输液及抗生素、激素及降脑压、镇静等药物。结果:痊愈(体温恢复正常,神志清醒,说话流利清楚,四肢活动自如,已恢复正常工作)7例,好转(体温恢复正常神志清醒,四肢活动自如,唯说话不甚流利,记忆力减退)1例,无效(持续高热,神志模糊,抽搐,肢体瘫痪,患者家属要求自动出院)1例。③

---

① 靳玉兰.中西医结合治疗儿童病毒性脑炎临床研究[J].中医儿科杂志,2007,3(6):22.
② 钟嘉熙,等.刘仕昌教授治疗病毒性脑炎经验介绍[J].新中医,1991,1(11):2-4.
③ 谢凤初.中药为主治疗病毒性脑炎9例[J].广西中医药,1985,8(1):15-16.

经 验 方

1. 菖蒲郁金汤1　石菖蒲9克、郁金6克、竹叶9克、连翘6克、牡丹皮9克、炒栀子9克、灯心草6克。随症加减：兼胸腹灼热者，加用柴胡、黄芩、黄连；发热轻者，去炒栀子。每日1剂，水煎取汁，分早晚2次温服。连续服用7天。高亮等将65例重症病毒性脑炎患儿随机分为观察组32例与对照组33例。对照组予甘露醇静脉滴注治疗，观察组在对照组基础上联合菖蒲郁金汤治疗。结果：观察组患儿脑脊液中中枢神经特异蛋白(S100β)、神经元特异性烯醇化酶(NSE)水平及发热、神昏、头晕、纳呆等中医症状积分均显著低于对照组(均 $P<0.05$)；治疗过程中，观察组患儿神志障碍、抽搐、呕吐、肌力下降等主要症状体征的消失时间明显短于对照组($P<0.05$)。①

2. 菖蒲郁金汤2　栀子9克、石菖蒲9克、连翘6克、郁金6克、牡丹皮9克、竹叶9克、天竺黄6克。用水煎至200毫升，口服，每次100毫升，每日2次。清热通腑，化痰开窍。张伟等将122例重症病毒性脑炎患儿随机分为治疗组和对照组各61例。所有患者均接受常规抗病毒、营养支持及抗感染等常规治疗，对照组患者在常规治疗基础上给予大剂量丙种球蛋白治疗，治疗组在基础治疗的基础上加用菖蒲郁金汤。结果：治疗组有效率为95.08%，明显高于对照组的80.33%，两组比较差异有统计学意义($P<0.05$)。②

3. 加味犀角地黄汤　水牛角50克、生地黄10克、牡丹皮10克、玄参10克、金银花10克、连翘10克、大青叶10克、生石膏30克、知母10克、藿香10克。水煎取汁200毫升，1岁以内服15毫升，3岁以内服30毫升，8岁以内服100毫升，每4小时1次。清热解毒，养阴散瘀，清化湿热。智国防将140例病毒性脑炎患者随机分为治疗组与对照组各70例。在基础治疗一致的基础上，治疗组加用加味犀角地黄汤。结果：经治疗，治疗组临床症状消失时间较对照组明显缩短，治愈率显著提高。③

4. 熄风清热醒脑汤　羚羊角1.5～4.5克、水牛角3～6克、钩藤3～6克、石膏9～12克、知母3～6克、板蓝根9克、黄芩3～6克、石菖蒲3～6克、郁金3～6克、天竺黄3～6克、全蝎1～3克、竹茹3～4.5克、人工牛黄1.5～3克、栀子3～6克等。每日1剂，水煎至50～100毫升，分2次鼻饲或口服，7天为1个疗程。平肝息风，清热化痰，解毒止痉，化痰开窍，避秽止呕，息风止痉，抗病毒。郭玮将64例重症病毒性脑炎患儿随机分为治疗组33例和对照组31例。治疗组和对照组均予退热、抗病毒、降颅压及全身综合治疗，治疗组加用熄风清热醒脑汤。结果：治疗组治愈率90.9%，总有效率97.0%；对照组治愈率67.7%，总有效率77.4%。两组间比较差异具有统计学意义。④

5. 黄芪桂枝五物汤加味　黄芪30克、板蓝根30克、桂枝15克、白芍15克、附子10克、陈皮10克、干地龙10克、干姜8克、白豆蔻8克、全蝎5克、当归12克、炙甘草6克、大枣5枚。每日1剂，开水煎服。益气温阳，祛风活络。张明星以上方治疗2例脑炎后遗症患者，均获痊愈。⑤

中 成 药

1. 热毒宁注射液　组成：栀子、金银花、青蒿等(江苏康缘弘道医药有限公司生产，国药准字Z20050217，10毫升/支)。功效：解热，抗炎。用法用量：5～20毫升溶于50～250毫升5%葡萄糖注射液中静脉滴注，每分钟30～50滴，每日1次。临床应用：贾耀丽将90例病毒性脑炎患儿随机分为观察组52例和对照组38例。对照组予更昔洛韦治疗，观察组在对照组基础上加用热毒宁注射

① 高亮，等.甘露醇联合菖蒲郁金汤治疗小儿重症病毒性脑炎临床研究[J].中西医结合研究，2021，13(4)：234-236，240.
② 张伟，等.菖蒲郁金汤联合大剂量丙种球蛋白治疗小儿重症病毒性脑炎临床研究[J].中医学报，2017，32(230)：1305-1308.
③ 智国防.中西医结合治疗病毒性脑炎疗效分析[J].中国误诊学杂志，2008，8(16)：3838-3839.
④ 郭玮.熄风清热醒脑汤治疗儿童重症病毒性脑炎疗效观察[J].中国中西医结合急救杂志，2004，11(4)：254.
⑤ 张明星.病毒性脑炎后遗症2例治验[J].陕西中医，1983(2)：33.

液联合治疗。结果：观察组总有效率为96.15%，显著高于对照组的73.68%；发热、抽搐、头痛及呕吐消失时间均比对照组短。①

2. 醒脑静注射液　组成：麝香、冰片、栀子、郁金等。功效：开窍醒脑。用法用量：静脉滴注，每千克0.5～1.0毫升，每日1次，连用7～14天。临床应用：王永梅将68例小儿病毒性脑炎患者随机分为治疗组与对照组各34例。对照组予西医常规治疗，治疗组在对照组基础上加用醒脑静注射液治疗。结果：治疗组治愈25例，有效8例，无效1例；对照组治愈12例，有效17例，无效5例。②

3. 清开灵注射液　组成：牛黄、栀子、水牛角、黄芩苷、金银花、板蓝根（山西太行山制药厂生产）。用法用量：清开灵注射液每千克0.5毫升加入10%葡萄糖注射液100～200毫升中静脉滴注，每日1次，5～7天为1个疗程。临床应用：杨学锋等将63例小儿病毒性脑炎患者随机分为治疗组33例与对照组30例。对照组予抗病毒、抗炎、降颅压、止惊、降温等常规治疗。治疗组在对照组的基础上加用清开灵注射液治疗。结果：对照组死亡3例、自动出院1例，治疗组死亡0例。治疗组的退热时间、抽搐缓解时间、神志清醒时间均比对照组明显缩短，经统计学处理，两组有非常显著性差异。③

4. 安宫牛黄丸　组成：牛黄、郁金、犀角、黄芩、黄连、雄黄、栀子、朱砂、冰片、麝香、珍珠。功效：清心醒脑开窍，保护脑细胞，促醒。制备方法：上药研极细末，炼蜜为丸，金箔为衣，蜡护而成。用法用量：每丸重3.5克，溶于10～15毫升温水中，口服或鼻饲，每次0.5～1.0丸，每日2次，连用3～7日。临床应用：王强将62例儿童危重型病毒性脑炎患者随机分为治疗组42例与对照组20例。对照组予西医常规治疗，治疗组在对照组的基础上加用安宫牛黄丸治疗。结果：治疗组治愈率95.24%，在疗效、平均住院周期和平均降温退热时间上皆明显优于对照组。④

5. 双黄连注射液　组成：金银花、黄芩、连翘（哈尔滨制药六厂生产）。功效：抗菌消炎，清热解毒。用法用量：双黄连注射液每千克0.5～1毫升（每千克30～60毫克）以0.9%的生理盐水100毫升稀释后静滴，每日1次，5天为1个疗程。临床应用：张玉先等将266例病毒性脑炎患者随机分为治疗组146例与对照组120例。对照组予青霉素钠、病毒唑、氟美松静滴，治疗组予双黄连注射液静滴。结果：治疗组在退热、缩短住院天数方面明显优于对照组。⑤

布鲁菌病

概　述

布鲁菌病是布鲁杆菌引起的人畜共患的传染病，临床表现轻重不一，主要以长期发热、多汗、肌肉关节疼痛、生殖器腺体肿大等为主要表现，病情可呈慢性化，人群对本病普遍易感。布鲁菌病急性期属中医“温病”范畴，慢性期属中医“痹证”“虚劳”范畴。中医认为该病为热邪、湿邪从口而入侵犯肌表入络，侵犯中焦、渐次入血，伤及肝、脾胃，最后损及全身。热邪、湿邪浸淫，表卫失调，伤及卫气，发热多汗；邪郁经络，气血受阻，关节疼痛。

临床辨证分型如下。（1）湿热内蕴型：恶寒发热，头身疼痛，午后热甚，胸脘痞闷，不饥渴，舌苔黄或黄腻，脉滑数。（2）湿浊痹阻型：发热自汗，午后热甚，身重肢困，肌肉关节疼痛，肝脾肿大，睾丸肿痛，舌苔白腻或黄腻，脉弦滑或濡。（3）气虚血瘀型：乏力，心悸，胸闷，心前区刺痛或隐痛，或睾丸痛或溃疝、癞疝，舌质紫暗，苔薄白，脉沉弦或沉涩无力。（4）阴虚内热型：午后或夜间发热，盗汗，肌肉和关节酸痛，口干咽燥，大便干结，尿少色

① 贾耀丽.小儿病毒性脑炎采用更昔洛韦联合热毒宁治疗的效果和安全性分析[J].中国现代药物应用，2016，10(2)：161-162.
② 王永梅.醒脑静注射液治疗小儿病毒性脑炎68例疗效观察[J].中国农村卫生，2014，13(5)：49-50.
③ 杨学锋，等.中西医结合治疗小儿病毒性脑炎33例[J].实用中医药杂志，2001，17(4)：31.
④ 王强.加用安宫牛黄丸治疗儿童危重型病毒性脑炎42例[J].中西医结合实用临床急救，1999，4(11)：521.
⑤ 张玉先，傅秀敏，商金萍.双黄连治疗病毒性脑炎146例疗效观察[J].中国中西医结合杂志.1997，71(11)：684.

黄，舌质红少苔，脉细数，肝脾、睾丸肿痛，脉细数。(5) 气阴两虚型：乏力，多汗，易于感冒，盗汗，午后潮热，心烦，失眠，舌质淡，苔薄白，脉细弱。(6) 肾阳虚损型：腰酸膝软，乏力头晕，阴囊湿冷，阳痿早泄，苔白，脉沉或沉弱。(7) 正虚邪恋型：烦热失眠，乏力，腰腿疼痛或关节已有变形及活动受限，舌有瘀点，脉沉细。

辨证施治

1. 李忠琴等分3型

(1) 湿热内蕴型　症见发热畏寒，午后热甚，神疲乏力，肢体困重，多汗，动则汗出，脘腹满闷，食少纳呆，舌红苔黄腻，脉濡数。治宜清热利湿、活血化瘀。方用藿朴夏苓汤加减：藿香、厚朴、半夏、茯苓、白蔻仁、黄芩、菖蒲、金银花、连翘。随症加减：食少纳呆者，可加鸡内金、莱菔子健脾和胃。

(2) 湿热伤营型　症见身热夜甚、心烦躁扰，口干咽燥而不渴、多汗，神疲乏力，周身关节疼痛，肝脾、睾丸肿痛，苔黄，脉细数。治宜清营解毒、滋阴养血。方用清营汤合三仁汤加减：玄参、生地黄、麦冬、黄连、连翘、丹参、牡丹皮、杏仁、滑石、芦根。

(3) 正虚邪恋型　症见无热或微热、神疲乏力、心烦失眠多梦，腰膝酸痛，舌边瘀斑，苔白腻，脉沉细。治宜扶正祛邪、益气养血化瘀。方用人参养荣汤合独活寄生汤加减：党参、黄芪、白术、熟地黄、沙参、当归、白芍、丹参、赤芍。随症加减：失眠者，加夜交藤、茯神、酸枣仁以养心安神。

临床观察：李忠琴等将80例布鲁菌病患者随机分为治疗组与对照组各40例。对照组予常规西药治疗，治疗组在对照组基础上给予中药辨证分型治疗。结果：治疗组总有效率为97.5%，明显高于对照组的82.5%($P<0.05$)。[①]

2. 陈利华分7型

(1) 湿热内蕴型　症见畏寒发热，午后热甚，身痛，大量出汗，大便干燥或黏腻不爽，小便短赤，或兼肝、脾、睾丸肿大，关节红肿热痛，阴囊潮湿，脘痞，舌苔黄或黄腻，脉弦数或滑数。治宜清热解毒、利湿化浊。方用清瘟败毒饮或龙胆泻肝汤加减或甘露消毒丹加减。

(2) 湿浊痹阻型　症见身倦乏力，肢体关节、肌肉酸痛，游走不定或固定不移，甚则屈伸不利，严重者关节肿大，舌苔白或白腻，脉沉弦或沉紧或弦滑。治宜通经活络、疏风祛湿。方用独活寄生汤加减。

(3) 气虚血瘀型　症见乏力，心悸，胸闷，心前区刺痛或隐痛，或睾丸痛或溃疝、癞疝，舌质紫暗，苔薄白，脉沉弦或沉涩无力。治宜益气化瘀、软坚散结。方用橘核丸加减。

(4) 阴虚内热型　症见午后或夜间发热，盗汗，肌肉和关节酸痛，口干咽燥，大便干结，尿少色黄，舌质红少苔，脉细数，肝脾、睾丸肿痛，脉细数。治宜滋阴清热、通经活络。方用青蒿鳖甲汤或清营汤合三仁汤加减。

(5) 气阴两虚型　症见乏力，多汗，易于感冒，盗汗，午后潮热，心烦，失眠，舌质淡，苔薄白，脉细弱。治宜益气养阴、扶正固本。方用人参芍药汤加减。

(6) 肾阳虚损型　症见腰酸膝软，乏力头晕，阴囊湿冷，阳痿早泄，苔白，脉沉或沉弱。治宜补肾温阳。方用金匮肾气丸加减。

(7) 正虚邪恋型　症见烦热失眠，乏力，腰腿疼痛，身体虚弱，或已有关节变形及活动受限，舌有瘀点，脉沉细。治宜益气养血化瘀、清除余邪。方用独活寄生汤加减：党参12克、当归10克、熟地黄15克、白芍15克、赤芍10克、川芎10克、丹参30克、茯神12克、桑寄生15克、秦艽15克、独活10克、黄柏10克、鸡内金6克。每日1剂，水煎服，早晚分2次口服。

临床观察：陈利华将102例慢性布鲁氏菌病患者随机分为治疗组59例与对照组43例。对照组予西药按疗程治疗，治疗组在西药治疗的同时根据中医辨证分型治疗。结果：治疗组总体效

---

① 李忠琴，等.布鲁氏菌病中西医治疗疗效观察[J].世界最新医学信息文摘，2017，104(17)：163－164.

果良好，医治结果表明发热、乏力、失眠、多汗、关节酸痛等症状较对照组明显缓解，治愈率在93%以上。①

3. 高辉等分4型

（1）湿热内蕴型　症见恶寒发热，头身疼痛，午后热甚，胸脘痞闷，不饥渴，舌苔黄或黄腻，脉滑数。治宜清热解毒、利湿化浊。药用柴胡10克、黄芩10克、金银花20克、连翘10克、牡丹皮9克、知母9克、杏仁9克、厚朴10克、生石膏30克、防己10克、薏苡仁30克、地龙6克、甘草6克。

（2）湿浊痹阻型　症见发热自汗，午后热甚，身重肢困，肌肉关节疼痛，肝脾肿大，睾丸肿痛，舌苔白腻或黄腻，脉弦滑或濡。治宜利湿化浊、宣络通痹。药用独活10克、桑寄生15克、秦艽10克、防己10克、薏苡仁30克、苍术10克、滑石10克、当归10克、赤芍12克、丹参20克、延胡索10克、川楝子10克、地龙6克、甘草6克。

（3）虚损型　症见慢性布病病程较长，面色无华，乏力，自汗盗汗，五心烦热，气短懒言，身困肢倦，肌肉酸胀，舌质淡，苔白，脉沉细无力。治宜扶正固本、益气养阴。药用黄芪30克、党参15克、白术10克、茯苓15克、沙参10克、麦冬10克、五味子10克、山药10克、肉苁蓉10克、当归10克、生地黄10克、白芍10克、地龙6克、甘草6克。

（4）痹证型　症见神疲乏力，关节肌肉疼痛，游走不定，腰部酸困或疼痛，重者关节肿胀，屈伸不利，活动受限，舌质淡暗，苔白脉沉细或涩。治宜祛风除湿、通经活络。药用独活10克、秦艽10克、桑寄生10克、杜仲10克、防己10克、薏苡仁30克、当归10克、生地黄10克、赤芍10克、木瓜10克、鸡血藤10克、川芎10克、川牛膝10克、威灵仙10克、丹参20克、地龙6克、延胡索10克、甘草6克。

临床观察：高辉等以上方辨证并结合西药（利福平胶囊、多西环素片、复合维生素B片、多维元素片；肝功损害者，加用保肝药）治疗426例布鲁菌病患者。结果：急性期205例，治愈65例，基本治愈116例，好转24例，临床治愈率88.3%；慢性期221例，治愈48例，基本治愈137例，好转36例，临床治愈率83.7%。②

4. 霍素梅分4型

（1）湿热型（常见于急性期）　症见发热恶寒，头身疼痛，大量出汗，口渴引饮或不欲饮，胸闷不饥，大便干燥，小便短赤，或兼肝、脾、睾丸肿大，舌苔黄或黄腻，脉弦数或细数。治宜清热解毒、利湿化浊。药用金银花30克、连翘15克、黄芩12克、黄柏10克、滑石10克、黄连10克、生石膏30克、柴胡10克、葛根12克、草果6克、薏苡仁15克、甘草6克。

（2）阴虚内热型（常见于亚急性期和慢性患者急性发作期）　症见午后或夜间发热，次晨渐降，盗汗，肌肉关节酸痛，口干咽燥，大便干结，尿少色黄，舌质干红无苔或少苔，脉细数。治宜滋阴清热、通经活络。药用银柴胡15克、地骨皮12克、胡黄连10克、知母12克、茵陈15克、秦艽10克、生地黄12克、丹参12克、牡丹皮10克、黄柏10克、川芎12克。

（3）痹证型（慢性期）　症见身倦乏力，肢体关节、肌肉酸痛，游走不定，甚则屈伸不利，严重者关节肿大，舌苔白或白腻，脉弦紧或弦细。治宜通经活络、疏风祛湿。药用独活12克、桑寄生12克、秦艽10克、当归12克、赤芍10克、海风藤15克、鸡血藤12克、乳香10克、没药10克、延胡索12克、丹参15克、防风10克、薏苡仁15克、威灵仙12克、甘草6克。随症加减：上肢痛，加桂枝10克、桑枝12克；下肢痛，加川牛膝15克；腰痛者，续断15克、杜仲15克、菟丝子15克。

（4）气阴两虚型（恢复期和虚性慢性布病）　症见头晕乏力，气短懒言，动则汗出，易于感冒，稍

---

① 陈利华.59例慢性布鲁氏菌病患者的中医辨证论治效果观察[J].医学动物防制，2014，10(30)：1170-1171.

② 高辉，等.布鲁氏菌病426例临床证候与中西医结合治疗分析[J].环球中医药，2012，5(6)：461-462.

一劳作则病情复发，舌质淡，苔薄白，脉细弱。治宜益气养阴、扶正固本。药用黄芪15克、白术20克、党参12克、太子参15克、沙参12克、当归12克、川芎10克、麦冬10克、五味子10克、山药15克、山茱萸12克、枸杞子15克、陈皮10克、甘草6克。①

5. 生永夫等分4型

(1) 湿热内蕴型　症见困乏头痛，潮热汗出，肢体酸沉，关节肿胀，阴器肿痛，口干不欲饮，尿黄赤，舌质红，苔黄腻，脉滑数。治宜清热除湿、祛瘀通络。方用宣痹汤加减：防己15克、杏仁15克、连翘15克、滑石25克、生薏苡仁25克、姜黄10克、海桐皮15克、黄芪15克、白花蛇舌草25克、赤芍10克、地龙10克。

(2) 气虚血亏型　症见疲乏无力，面色㿠白或萎黄，气短自汗，头晕目眩，关节肌肉酸困疼痛，舌质淡，苔白，脉虚无力。治宜补气养血、祛瘀通络。方用自拟双补汤加减：黄芪30克、党参25克、当归30克、丹参15克、川芎10克、红花15克、赤芍10克、地龙10克、白花蛇舌草10克、大枣7枚、甘草10克。

(3) 肝肾阴虚型　症见乏力盗汗，自感发热，心悸烦躁，失眠多梦，口干便秘，关节肌肉疼痛，妇女月经量少或闭经，舌质红，少苔或无苔，脉沉细或细数。治宜滋补肝肾、祛瘀通络。方用独活寄生汤加减：独活15克、桑寄生15克、秦艽15克、当归25克、丹参25克、牛膝15克、续断15克、地龙10克、赤芍10克、白花蛇舌草10克。

(4) 血瘀型　症见乏力出汗，头痛头昏，肌肤麻木，关节刺痛，甚至肿胀变形，活动不利，肝脾肿大，舌质暗紫或有瘀斑，脉沉涩。治宜活血止痛、祛瘀通络。方用身痛逐瘀汤加减：桃仁15克、红花15克、川芎10克、秦艽15克、桂枝15克、苍术15克、丹参30克、黄芪25克、赤芍10克、地龙10克、白花蛇舌草10克。

临床观察：生永夫等以上方治疗150例慢性布鲁氏菌病患者。结果：治愈59例，基本治愈54例，好转25例，无效12例，总有效率92%。②

经验方

独活寄生汤　党参20克、桑寄生15克、独活10克、防风10克、当归10克、白芍10克、熟地黄10克、牛膝10克、秦艽10克、川芎6克、肉桂(后下)6克、甘草5克、细辛(后下)3克。随症加减：疼痛程度较严重者，可加煎煮后的制川乌8克；偏寒者，可加炮附片(久煎)10克；偏热者，可重用秦艽，加知母10克、生地黄10克；湿邪者，可加苍术10克。每日1剂，水煎服，分早晚2次口服。配合中药封包外敷，药物有鸡血藤20克、制川乌20克、怀牛膝15克、杜仲15克、延胡索15克、附片10克、肉桂3克，另有封包控制器、复合磁疗包及远红外线包。放置中药敷包于患处，每日1次，每次30分钟。两组均连续治疗2周。吕嫒嫒等将67例布氏杆菌病腰痛患者随机分为对照组34例和观察组33例。对照组采用常规治疗，观察组在常规治疗的基础上采用独活寄生汤加减联合中药封包治疗。结果：观察组总有效率(93.93%)与对照组(70.59%)比较显著较高($P<0.05$)；观察组中医证候症状积分及视觉模拟评分(VAS)与对照组比较均显著降低(均$P<0.05$)。③

中成药

1. 补肾壮力胶囊　用法用量：每日2次，每次3粒，1个月为1个疗程，3个月为全程。临床应用：王玲以上方治疗139例慢性布鲁菌病患者。结果：经3个月治疗后乏力、出汗症状明显消失，有效率98%。在139例患者中肝脾肿大34例，治疗3个月后，B超检查恢复正常的29例，有效率85.29%。在104例患者中睾丸肿大27例，治疗3

① 霍素梅.布鲁氏菌病的中医辨证论治[J].北京中医，2004,1(23)：32-33.
② 生永夫，胡素华.中医辨证治疗慢性布鲁氏菌病150例[J].中医杂志，1996,5(37)：292-293.
③ 吕嫒嫒，沈佳.独活寄生汤加减联合中药封包治疗布氏杆菌病腰痛临床观察[J].光明中医，2021,36(16)：2730-2732.

个月后临床检查睾丸肿大恢复正常的24例，有效率88.89%；睾丸疼痛的39例，治疗3个月后疼痛消失36例，有效率92.31%。①

2. 清火栀麦片、复方丹参片　清火栀麦片组成：穿心莲、栀子、麦冬（江西清江制药厂生产，ZZ—4598赣卫药准字1997—048002号）。功效：清热解毒，甘凉养阴生津。用法用量：每次4粒，每日3次。复方丹参片组成：丹参、三七、冰片。功效：活血化瘀。用法用量：每次4粒，每日3次。临床应用：惠云杰等将120例慢性布鲁菌病患者随机分为治疗组与对照组各60例。治疗组口服清火栀麦片与复方丹参片，连服30天，休息10天，再服30天，1年后随访。对照组口服穿山龙散，每日服2次，每次1袋，疗法疗程同上。治疗前后详细观察临床症状及体征（发热、关节肿痛、关节功能障碍、自汗、盗汗、头痛、头晕、乏力、食欲不振、胁痛、淋巴结肿大等），并以“减轻”“消失”填写观察表。治疗前后及疗程结束1个月后取血清作布鲁菌培养，两个疗程后观察近期疗效，1年后观察远期疗效。结果：近期疗效，治疗组总有效率为98.33%，优于对照组的88.33%；远期疗效，治疗组总有效率为91.67%，明显优于对照组的60%。②

3. 除痛壮力丸　组成：丹参、桃仁、红花、当归、川芎、香附、穿山龙、黄芪、白术、党参、杜仲、威灵仙、生地黄、黄精、地龙、秦艽、延胡索、枸杞子、甘草（宁夏中药厂生产）。功效：改善血液循环，调节机体免疫功能，改善机体致敏状态，增强机体的抗病能力。制备方法：按不同比例经流水工艺加工成粉末，拌入蜂蜜成丸，每丸净重9克，装盒蜡封。用法用量：早晚服用，每次2丸。30天为1个疗程，一般治疗2个疗程。临床应用：马丁等以除痛壮力丸治疗394例慢性布鲁菌病患者，治愈率42.64%。③

4. 穿山龙注射液　组成：穿山龙（山东省白马山药厂供应）。功效：止咳，平喘，舒筋，活血。用法用量：每支2毫升，内含生药1克，每日肌肉注射1次。15日为1个疗程，治疗2个疗程，疗程之间休息3日。临床应用：高风楼等将317例慢性布鲁菌病患者随机分为治疗组252例与对照组65例。对照组予中药丸（党参、金银花、当归、丹参、羌活、威灵仙、川牛膝、姜黄）。每丸重9克。每日服2次，每次2丸，15日为1个疗程，疗程之间休息2天，共服2个疗程。治疗组予穿山龙注射液。结果：治疗组痊愈81例，基本治愈97例，好转52例，总有效率91.26%；对照组痊愈8例，基本治愈16例，好转14例，总有效率58.46%。④

5. 穿山龙糖浆　组成：穿山龙（山东省白马山药厂供应）。功效：止咳，平喘，舒筋，活血。用法用量：每瓶500毫升，含生药330克，每日口服3次，每次5毫升。15日为1个疗程，共服2个疗程，疗程之间休息3日。临床应用：高风楼等将115例布鲁菌病患者随机分为治疗组50例与对照组65例。对照组予中药丸（党参、金银花、当归、丹参、羌活、威灵仙、川牛膝、姜黄）。每丸重9克。每日服2次，每次2丸，15日为1个疗程，疗程之间休息2天，共服2个疗程。治疗组予穿山龙糖浆。结果：治疗组痊愈12例，基本治愈11例，好转10例，总有效率66.00%；对照组痊愈8例，基本治愈16例，好转14例，总有效率58.46%。⑤

炭 疽 病

概　　述

炭疽病是由炭疽杆菌引起的急性烈性传染病，主要发生于牛、羊、马等草食动物，亦可传给

① 王玲.补肾壮力胶囊治疗139例慢性布鲁氏菌病患者疗效观察[J].中国民族民间医药，2011(15)：45－46.
② 惠云杰，张召.中药治疗慢性布鲁氏菌病60例[J].陕西中医，2003.24(9)：785－786.
③ 马丁，等.除痛壮力丸治疗慢性布鲁氏菌病394例[J].中国人兽共患病杂志，1996，6(12)：61－62.
④～⑤ 高风楼，等.穿山龙治疗慢性布鲁氏菌病302例疗效观察[J].宁夏医药通讯，1982(23)：65－68.

人,引起人类炭疽病。初起患处皮肤上出现直径1～2厘米、5～10个小水泡,连续成不规则圆形,中心部凹陷,粗看好像一个凹陷的、内含紫黑色浆液的大小泡,不作痛,但有麻痒感,1～3日后水泡逐渐蔓延扩展,体温升高,开始漫肿,持续5～8天,为炭疽病势达到最高峰的时期,若在此时,不作适当治疗,很可能引起脓毒败血症,脑膜炎症等而死亡。中医通常称之谓"内陷走黄"。

经 验 方

1. *五味消毒饮加减* 金银花30克、野菊花30克、蒲公英30克、紫花地丁30克、连翘30克、紫背天葵子15克、黄连6克、大青叶20克、甘草10克。每日1剂,水煎服,加水宜盖过药面1寸余,可连煎2～3次,药汁合并,沸热时加酒2匙和服,饮后以出汗为度。早晚各服1次,连服7～10天为1个疗程。刘雅茹等将20例皮肤炭疽患者随机分为治疗组12例与对照组8例。对照组采用单纯西药治疗及局部外敷。治疗组予五味消毒饮加减结合青霉素(对青霉素过敏者使用头孢曲松钠),口服复方新诺明及适当给予对症支持治疗。结果:治疗组总有效率为91.6%,对照组总有效率为75%。①

2. *五苓散* 茯苓20克、猪苓20克、泽泻20克、桂枝15克、生地黄30克、白术10克、金银花10克、连翘10克、紫花地丁10克、栀子10克。利湿解毒。张尧以上方配合三棱针刺破足窍阴、隐白、涌泉穴治疗1例下肢炭疽患者,收到较好的疗效。②

3. *补阳还五汤* 生黄芪60克、当归20克、赤芍20克、地龙10克、川芎20克、桃仁15克、红花10克、桂枝20克。张尧以上方治疗1例下肢炭疽恢复期患者,连服5剂而愈。③

4. *清瘟败毒饮* 犀角粉(冲服)5克、生石膏60克、生地黄30克、牡丹皮10克、赤芍10克、黄连10克、黄芩10克、栀子10克、金银花20克、连翘15克、知母10克、甘草5克、生大黄(后下)10克、安宫牛黄丸(吞服)1粒。每日2剂,水煎,昼夜4次分服。黄福贵以上方治疗1例炭疽病患者,疗效显著。④

5. *清解散* 生石膏300克、藤黄50克、雄黄50克、青黛50克、生大黄50克、黄连50克、生黄柏50克、六神丸200粒。上药共研细末,浓茶水调药涂患处肿胀部位,每日数次,以保持局部表皮湿润为度。黄福贵以上方治疗1例炭疽病患者,使其外毒得解,疗效显著。⑤

6. *中药方* 生晒参10克、麦冬10克、生地黄10克、金银花15克、连翘10克、黄连5克、栀子10克、紫花地丁10克、甘草6克。每日1剂,水煎分2次温服。黄福贵以上方治疗1例炭疽恢复期患者,疗效满意。⑥

7. *中药抗疽方* 中药抗疽方1:金银花40克、蒲公英50克、黄芩15克、黄连12克、黄柏12克、连翘15克、土茯苓30克、败酱草30克、大黄6克、芒硝(冲服)6克、甘草9克。每日1剂,水煎服。任清峻以上方配合青霉素治疗12例皮肤炭疽病患者,上述用药后当日或次日出院,带自订中药抗疽方2(金银花30克、野菊花30克、栀子15克、黄芩10克、连翘15克、丹参15克、赤芍15克、土茯苓25克、败酱草30克、车前子9克;体质虚弱者,加党参15克、黄芪15克)回家煎服。结果:全部治愈,未见任何不良反应。⑦

8. *烫毒汤* 大黄9克、芒硝9克、紫花地丁9克、金银花9克、连翘9克、山慈菇9克、七叶一枝花9克、牡丹皮9克、赤芍9克、池菊9克、川黄连2.4克、甘草4.5克。随症加减:大便闭结者,加泻下剂,取下利三五次为度,不必尽剂;火盛者,加生石膏21克、鲜生地黄21克;腹满甚者,加枳实9克;湿盛者,加薏苡仁12克、茯苓12克;有外感

---

① 刘雅茹,赵梅英.五味消毒饮配合抗生素治疗皮肤炭疽12例[J].陕西中医,2004,25(10):495-496.
②～③ 张尧.五苓散加味治愈1例下肢炭疽杆菌性坏疽[J].云南中医杂志,1991(2):49.
④～⑥ 黄炳初.黄福贵老中医治疗炭疽病验案[J].江西中医药,1987(1):11.
⑦ 任清峻,等.中西医结合治疗皮肤炭疽病12例临床小结[J].新疆中医药,1985(2):23-25.

者，加服蟾酥丸（不必用麻桂、荆防、薄荷等一般疏表药）1次；伴有脓毒症、败血症、脑膜炎等，加犀角4.5克。张文胄以上方配合蟾酥丸等治疗2例炭疽患者，疗效显著。①

破　伤　风

概　　述

破伤风是危害性极大的急性烈性感染性疾病，患者因创伤感染，破伤风杆菌侵入伤口，在机体内生长繁殖，并分泌破伤风外毒素，导致肌肉呈阵发性痉挛与紧张性收缩，出现哭笑面容、角弓反张等症状，其死亡率比较高，尤其潜伏期短的死亡率更高。

中医认为由于创伤后感受风毒湿邪，侵于肌腠经脉，内传脏腑，毒气攻心，侵入肝经，外风引动内风而致角弓反张、四肢抽搐等症。临床辨证分期如下。(1)初期：患者乏力，头晕或恶寒发热，烦躁不安，继则可见口噤难张，饮水即呛，腹肌紧张，颈项强直，时抽搐，但间隔时间较长。(2)中期：抽搐频繁，角弓反张，任何轻微刺激如声、光等均可引起痉抽，饮水即呛，大便秘结，腹硬如板，抽风时大汗淋漓，痰涎壅塞咽喉，舌苔黄厚，脉弦数或沉数。(3)恢复期：牙关渐开，项强稍复，腹硬大减，痉抽不作或间有小抽，食少，睡眠不佳，多梦易惊，舌红少苔，脉虚细数。

辨 证 施 治

1. 赵刚分2期

(1)初期　治宜祛风定痉。方用玉真散加减：胆南星15克、防风20克、白芷15克、天麻15克、羌活15克、白附子5克、蝉蜕30克、全蝎10克。

(2)后期　治宜祛风解毒镇痉。方用木萸散加减：木瓜10克、麻黄15克、炙僵蚕15克。

临床观察：赵刚以上方辨证结合西药治疗200例破伤风患者。西医予伤口处理，患者入院后同时给原发灶清创处理，保持引流通畅，然后用双氧水纱条持续湿敷于伤口内；控制抽搐，患者均采用镇静环、冬眠Ⅰ号全量肌内注射、10%水合氯醛30毫升保留灌肠、地西泮10单位200毫克静脉推注或鲁米那肌内注射。每24小时1.5单位交替给药1次，在痉挛抽搐严重时用硫喷妥钠（必须在气管切开后应用），冬眠状态下患者仍然有局部肌肉的小抽动。疗效满意。②

2. 黄月明等分2期

(1)初期　治宜息风镇痉、清热解毒。方用玉真散合五虎追风散加减：全蝎10克、蝉蜕10克、僵蚕10克、天麻12克、防风10克、白芷10克、羌活10克、制白附子6克、制南星6克、当归20克、钩藤12克、鸡血藤20克。随症加减：若痉挛频作，加蜈蚣2条、地龙10克；若高热不退，加黄芩12克、金银花20克、生石膏30克；若痰涎壅盛，加清半夏12克、天竺黄12克；若口干津伤，加沙参12克、麦冬12克、天花粉12克；若大便秘结，加大黄（后下）10克、枳实10克、川厚朴10克；若尿少，加白茅根20克、云茯苓12克、金钱草10克。每日1剂，水煎胃管注入。

(2)后期　治宜益胃养津、疏通经络。方用沙参麦冬汤加减：沙参12克、麦冬15克、玉竹12克、天花粉15克、葛根12克、木瓜12克、威灵仙15克、鸡血藤20克、白芍15克。配合中药治疗后，患者肌肉痉挛明显减轻，抽搐次数减少，停用安定、苯巴比妥抽搐亦不复发，病情恢复快。

临床观察：黄月明等以上方加减辨证配合西药治疗16例破伤风患者。西医给予患者隔离住单人房间，室内挂窗帘以避光，保持安静，清创，双氧水生理盐水冲洗，碘伏盐水湿敷，给予足量破伤风抗毒素（TAT），抗生素静点，并给予安定或苯巴比妥及其他综合对症治疗，效果满意。③

---

① 张文胄.应用蟾酥合剂治疗“炭疽”的经验介绍[J].中医杂志，1958(1)：37.
② 赵刚.中西医结合治疗破伤风病200例临床观察[J].中国实用医药，2007(31)：115.
③ 黄月明，等.中西医结合治疗破伤风[J].现代中西医结合杂志，2007(35)：5341.

3. 李艾云分3型

(1) 轻型　症见潜伏期10天以上，苦笑面容，牙关紧闭及颈项肌强直均较轻，抽搐不频，无吞咽困难，体温在38℃以内。

(2) 中型　症见潜伏期为7～10天，苦笑面容，牙关紧闭，吞咽困难和全身抽搐，体温38℃～39℃。

(3) 重型　症见潜伏期在7天以内，伴有显著的牙关紧闭，全身肌肉强直，呼吸肌痉挛，呼吸困难或窒息，角弓反张，体温在39℃以上。

方先用五虎追风散：蝉蜕30～60克、全蝎(连尾)9克、天南星6克、明天麻6克、炒僵蚕9克、朱砂(研末另包)1.5克。3～4剂，水煎2次，混合后分2次口服或鼻饲，冲朱砂、黄酒引。此后改用存命汤：羌活9克、川芎9克、大黄9克、青半夏9克、防风9克、姜虫9克、川乌3～6克、草乌3～6克、全蝎9克、天南星9克、白芷9克、蜈蚣9克、蝉蜕9克、白附子12克、天麻9克、甘草9克，另加琥珀3克、朱砂(研粉3包)3克。水煎2次，混合为600毫升，每8小时200毫升，冲朱砂、琥珀粉1包口服或鼻饲1次。

临床观察：李艾云以上方辨证结合西药治疗65例破伤风患者。西医予破伤风抗毒素静滴，重型10万～20万单位，中型5万～10万单位，轻型3万～5万单位，给予1次即可。复方氯丙嗪，成人每次50毫克，小儿每次每千克体重0.5～1毫克；苯巴比妥钠，成人每次0.1～0.2克，小儿每次每千克体重3～5毫克，此2种药物可6～8小时交替使用。肌肉松弛剂，安定对轻型患者成人剂量为10～20毫克，按抽搐频繁程度分次给予肌内注射。对中型或重型病例，采取静脉点滴方法，安定80～100毫克加入5%葡萄糖注射液500毫升中点滴，滴速视病情而定，并严密观察。抗生素可选用青霉素钠盐，以杀灭伤口内破伤风杆菌繁殖体，预防肺部及其他部位感染。肾上腺皮质激素，对重型及高热不退的患者可适当选用氟美松或氢化可的松。结果：治愈55例，治愈率84.61%；死亡10例，死亡率15.38%。[①]

4. 伍世轰等分2期

(1) 发作期　治宜祛风定痉、化痰通络。方用自拟追风定痉汤：生南星5克、白芷10克、蝉蜕10克、天麻10克、全蝎6克、僵蚕10克、黄连6克、红蓖麻根15克、竹茹6克、葛根15克、大黄10克、甘草3克。随症加减：若患者病情危急，有喉头痉挛、呼吸困难等征象，应立即采取急救措施，如给氧、气管切开进行人工呼吸等；若为脱厥之象，宜急煎独参汤内服；对牙关紧闭、抽搐频繁不能口服中药者，可通过胃管进行鼻饲。每日1剂，水煎分2次内服。

(2) 恢复期　治宜扶正健脾、疏经通络。方用沙参麦冬汤加金银花藤、木瓜、葛根、参芪等。

临床观察：伍世轰等以上方加减辨证结合西药治疗38例破伤风患者。西医予① 消除毒素来源，有伤口者应彻底清创，清除坏死组织和异物后用双氧水或1‰高锰酸钾水冲洗伤口，每天换药至伤口愈合；② 中和游离毒素，用破伤风抗毒素5万国际单位+5%葡萄糖注射液500毫升静滴，每日1次，总量用至20万～30万国际单位；也可用破伤风抗毒素5万国际单位+5%葡萄糖注射液500毫升静滴，以后每天肌注5 000～10 000国际单位至症状好转；③ 控制和解除痉挛，常规隔离、避光，尽量减少声音及各种医疗护理刺激。症状较轻者可口服安定5毫克，每6小时1次或肌注安定10毫克，每6小时1次；症状较重，抽搐频繁者予安定每日40～100毫克分次肌注或静脉缓滴，还可加用人工冬眠药物或水合氯醛灌肠；④ 抗生素应用，大剂量青霉素可抑制破伤风杆菌的生长及预防其他感染，灭滴灵能抑制厌氧菌生长，改善缺氧环境，故可联合应用；⑤ 保持呼吸道通畅及防治并发症，注意喉痉挛或窒息的发作，重视支持疗法，预防感染发生。结果：38例中治愈34例，占89.5%；死亡4例，占10.5%，其中2例死于突发喉头痉挛、窒息，2例死于心力衰竭及呼吸衰竭。[②]

---

① 李艾云.中西医结合治疗破伤风65例体会[J].医学理论与实践，2004(10)：1172-1173.

② 伍世轰，等.中西医结合救治破伤风38例[J].现代中西医结合杂志，2000(3)：236.

5. 张洪生分2型

(1) 风毒在表型　症见恶寒，头痛，无汗，张口吞咽困难，肌肉痉挛，苔白，脉浮弦。治宜祛风解痉。方用玉真散加减：蝉蜕15克、羌活9克、防风9克、白芷9克、白附子9克、胆南星9克、麻黄3克。随症加减：有汗，去麻黄，加葛根9克。

(2) 风毒入里型　症见牙关紧闭，角弓反张，全身性痉挛频繁，轻刺激即诱发周身强烈痉挛而色青紫，舌红苔黄腻，脉洪数。治宜息风化痰解毒。方用五虎追风散加减：蝉蜕15克、天麻6克、胆南星9克、全蝎3克、僵蚕9克、朱砂(冲服)1克、雄黄(吞服)0.5克。随症加减：高热口渴，加生石膏60克、知母9克；痰涎壅盛，加天竺黄9克、半夏9克；大便秘结，加生大黄9克、芒硝9克；后期气血亏虚，去蝉蜕、朱砂、雄黄，加黄芪9克、党参9克、当归9克、熟地黄9克。

上述中药加水适量煎30分钟，一般煎成200毫升左右，每日1剂口服。危重患者可早晚各1剂经鼻饲管注入，不超过3天，改为每日1剂。病情好转抽搐减轻，停中药单用镇静药维持。临床观察：张洪生以上方加减辨证配合西药治疗56例破伤风患者。西医予破伤风抗毒血清5万～10万单位加入5%葡萄糖注射液300～500毫升静脉滴注；早晚行破伤风抗毒素蛛网膜下腔注射，成人7 000～10 000单位，儿童4 000～6 000单位，用生理盐水稀释成每毫升1 500单位。用药量可根据患者的年龄、体质及病情程度酌情掌握。一般仅用1次。创口处理，彻底清创，开放伤口用双氧水纱条温敷引流，每日换药1次，直至创口愈合。镇静剂，安定5～10毫克和复方冬眠灵25～50毫克，每4～6小时交替口服。用药间隔期间有痉挛发生时可临时加用10%水合氯醛10～30毫升灌肠。随病情好转可减少药量及延长间隔时间。结果：治愈54例，死亡2例，死亡率3.57%。治愈天数最短5天，最长39天，大部分患者15～20天。①

6. 杨光伦分3期

(1) 初期　症见乏力，头晕或恶寒发热，烦躁不安，继则可见口噤难张，饮水即呛，腹肌紧张，颈项强直，时抽搐，但间隔时间较长，舌质淡红，苔薄黄，脉弦数。治宜息风镇痉，兼解表邪。方用葛根汤合五虎追风散：葛根15克、赤芍10克、桂枝10克、羌活10克、黄芩10克、防风10克、天麻10克、蝉蜕10克、胆南星10克、僵蚕10克。随症加减：热重者，加石膏30克、金银花20克；便秘者，加大黄10克；烦躁夜寐不安者，加朱砂(冲服)1克、琥珀3克。每日1剂，水煎分2次服。

(2) 中期　症见抽搐频繁，角弓反张，任何轻微刺激如声、光等均可引起痉抽，饮水即呛，大便秘结，腹硬如板，抽风时大汗淋漓，痰涎壅塞咽喉，舌苔黄厚，脉弦数或沉数。治宜涤痰通腑、息风镇痉。方用大承气合木萸散：大黄(后下)10克、芒硝(冲服)10克、枳实10克、厚朴10克、木瓜10克、吴茱萸10克、防风10克、胆南星10克、天竺黄10克、黄芩10克、全蝎6克、蜈蚣3条。随症加减：高热者，加金银花30克、连翘20克、川黄连6克、生石膏18克；痰多，加竹沥5～10毫升；抽搐重者，加地龙10克、僵蚕10克；体弱年高者，减大黄、芒硝，加人参15克、黄芪15克。每日1剂，水煎分2次服。

(3) 恢复期　症见牙关渐开，项强稍复，腹硬大减，痉抽不作或间有小抽，食少，睡眠不佳，多梦易惊，舌红少苔，脉虚细数。治宜养阴益气生津、镇惊安神。方用沙参麦冬汤合朱砂安神丸：沙参10克、麦冬10克、生地黄15克、当归10克、川芎10克、玉竹10克、天花粉10克、防风10克、天麻10克、太子参15克、川黄连3克、朱砂(冲服)1克。随症加减：阴虚甚者，合大定风珠；便秘者，合增液承气汤；纳谷差者，加藿香10克、砂仁6克。每日1剂，水煎分2次服。

临床观察：杨光伦以上方加减辨证治疗23例破伤风恢复期患者，疗效满意。②

---

① 张洪生.中西医结合治疗破伤风56例[J].中西医结合杂志，1988(8)：378.
② 杨光伦.中药为主治疗破伤风23例[J].湖北中医杂志，1989(2)：23.

7. 姚公树等分2证

(1) 风毒在表证　症见恶寒，头痛，无汗，周身酸懒，牙关不利，偶见抽搐、肌肉痉挛，舌苔薄白，脉浮弦。治宜祛风解表止痉。方用荆蝉祛风汤加减：荆芥15克、蝉蜕30克、白芷4.5克、羌活9克、白附子6克、制南星6克、制川乌6克。随症加减：若恶寒重，加麻黄6克、葱白2根；若发热有汗，心烦，舌红，苔黄，脉浮数，去羌活、白芷，加金银花、菊花、连翘等。每日1剂，水煎服。

(2) 风毒入里证　症见颈项强直，甚至角弓反张，抽搐频繁，牙关紧闭，对外来声、光、震动等刺激均能引起强烈的惊搐，面唇青紫，腹肌板硬，舌苔厚腻或黄腻，脉弦数或洪数。治宜清热解毒、息风止痉。方用自拟息风止痉汤加减：蝉蜕30克、葛根15克、全蝎9克、僵蚕9克、蜈蚣9克、川乌7.5克、制南星6克、大黄9克、朱砂0.9克。随症加减：若高热口渴，加天花粉12克、生石膏30克、知母12克；神昏谵语，加牛黄散、紫雪丹等；痰涎壅盛，喉中痰鸣气促者，加葶苈子9克、天竺黄6克、射干6克、竹沥膏(冲)15克；腹胀、大便秘结，加芒硝(冲)9克、枳实9克。每日1剂，水煎服。

以上汤药除破伤风初期口服外，其他各期均以鼻饲给药。临床观察：姚公树等以上方加减辨证配合西药治疗55例破伤风患者。西医予破伤风抗毒素5万单位静滴，连用3～5天，等病情缓解后即减量肌内注射；氯丙嗪及苯巴比妥钠，或氯丙嗪与安定联用，若抽搐频繁加用水合氯醛或冬眠疗法。结果：治愈48例，死亡5例，死亡率9%。①

经　验　方

1. 玉真散加减　白附子10克、天南星10克、天麻10克、白芷10克、全蝎10克、僵蚕10克、白芍10克、羌活15克。每日1剂，水煎服。祛风化痰，定搐止痉。适用于破伤风，牙关紧急，口撮唇紧，身体强直，角弓反张，甚则咬牙缩舌，脉弦紧。程志安等以上方治疗1例破伤风抽搐患者，5剂后症状明显较前减轻，继续用上方5剂，基本可以外出与人交流。②

2. 存命汤　羌活10克、防风10克、白芷10克、天麻15克、白附子12克、蝉蜕10克、胆南星10克、钩藤10克、磁石10克、全蝎10克、僵蚕10克、蜈蚣3条。每日1剂。另加朱砂3克、琥珀3克，分成3包，研磨冲服。若患者处于昏迷状态可进行胃管注入。张伟将205例破伤风患者随机分为治疗组103例与对照组102例。所有患者均给予常规治疗，对伤口处进行彻底的消毒清理，静脉滴注青霉素与甲硝唑，营养支持治疗。对照组患者加用巴氯芬口服治疗，其服用方法为初始计量每次5毫克，每日3次；治疗3天后，服用剂量不变，改为每日4次。治疗组患者加用巴氯芬与存命汤治疗。结果：治疗组痊愈39例，好转58例，未愈6例，总有效率94.17%；对照组痊愈35例，好转43例，未愈24例，总有效率76.47%。③

3. 中药方　胆南星10克、蝉蜕30克、防风12克、天麻9克、全蝎9克、僵蚕10克、白附子6克、白芍30克、鲜蓖麻根100克、朱砂(冲服)1克。随症加减：若高热，加黄芩10克、黄连10克、生石膏10克；抽搐痉挛频发，加蜈蚣3克、地龙10克；痰涎壅盛，加竹沥10克、天竺黄10克；瘀血，加当归10克、乳香10克、没药10克；津伤烦渴，加沙参10克、麦冬10克。每次加水300毫升，煎30分钟，取汁250毫升，共煎2次，2次煎汁混合分2次服。祛风化痰，止痉，清热，活血，生津。董世龙以上方结合西医治疗76例破伤风患者。西医予单间隔离，严防交叉感染，避免声、光等任何刺激，保持呼吸道通畅；彻底清创，清除坏死组织和异物，用双氧水冲洗，敞开伤口以利引流；第1日予破伤风抗毒血清5万单位+5%葡萄糖注射液500毫升静滴，再给5万单位肌注、1万单位伤口周围注射，以后每日肌注1万单位，直至症状好转。用前必须皮试；控制痉挛，轻者予安定10毫克静注，每

---

① 姚公树，等.中西医结合治疗破伤风55例分析[J].新医药学杂志，1979(5)：44.
② 程志安，等.玉真散治疗破伤风抽搐医案1则[J].新中医，2017，49(11)：162.
③ 张伟.中西医结合治疗破伤风的疗效研究[J].中西医结合心血管病电子杂志，2015，3(11)：49，51.

日2～3次，重者可用冬眠Ⅰ号疗法；预防并发症及支持治疗，予青霉素钠560万单位＋0.9％氯化钠100毫升静滴，每日2次；5％葡萄糖氯化钠注射液＋5％氯化钾10毫升＋维生素C 2.0克＋维生素B_6 0.2毫克，静滴，每日1次；复方氨基酸500毫升静滴，每日1次。疗效满意。①

4. 玉真散合五虎追风散加减　天麻12克、全蝎（焙黄研末吞服）5克、胆南星12克、白附子8克、蜈蚣（焙黄研末吞服）2条、防风12克、蝉蜕8克、羌活8克、僵蚕12克、蝉蜕8克、朱砂（冲服）5克、白芍25克、生甘草6克。每日1剂，水煎汤内服。平肝息风，祛风疏表，解毒镇痉。付平等以上方结合西药治疗5例破伤风患者，直至痉挛症状消失。方中药物剂量根据患者病情变化作适当调整。破伤风抗毒血清的应用，TAT 5万单位加入5％葡萄糖注射液500～1 000毫升静脉滴注，以后每日3万单位静脉滴注，直至症状好转（用前必须皮试）。或用人体破伤风免疫球蛋白3 000～6 000单位肌注1次，即可代替破伤风抗毒素。控制解除肌肉强直性痉挛给予安定、杜冷丁等肌注，抽搐重者用氯丙嗪50毫克加入5％葡萄糖注射液250毫升缓慢静滴，每日2次。抗生素应用青霉素G 800万～1 000万单位静脉滴注，每日1次（用前皮试）。甲硝唑注射液1克静脉滴注，每日1次。全身支持疗法补充水、电解质和维生素B、维生素C。结果：全部治愈，无骨折、窒息、肺炎等并发症发生，疗程为15～20天。②

5. 自拟方1　全蝎10克、白附子10克、胆南星10克、天麻10克、钩藤10克、蜈蚣2条，蝉蜕15克、金银花15克、地龙12克。随症加减：热甚，加连翘、蒲公英等；大便秘结，加生大黄、火麻仁；抽搐频繁，加羚羊角。每日1剂，水煎分3次口服或胃管内注入，另用琥珀3克、朱砂（水飞）2克碾末分3包冲服。平肝祛风，安神解痉。张伟恒将47例破伤风患者随机分为对照组17例与治疗组30例。对照组予西药：破伤风抗毒素1万～2万单位静脉滴注，每日1次，连用5～7天；氯丙嗪静脉滴注，儿童每小时每千克体重5～7毫克，成人每12小时50毫克；随时调控滴速，儿童每分钟3～5滴，成人每分钟20～30滴；注意补充水和电解质，纠正代谢性酸中毒；同时大剂量使用青霉素。治疗组在对照组的基础上给予中西医综合疗法。结果：治疗组治愈26例，占86.67％；无效4例，占13.33％。治愈率86.67％。对照组治愈10例，占58.82％；无效7例，占41.18％。治愈率58.82％。③

6. 自拟方2　炒白芍20克、当归10克、全蝎15克、蜈蚣3条、制天南星10克、蝉蜕20克、天麻15克、白附子10克、羌活10克、防风15克、炒火麻仁20克、大黄6克、焦麦芽10克、焦山楂10克、焦神曲10克。每日1剂，水煎分2次服。宁更献等将80例破伤风患者随机分为对照组与治疗组各40例。对照组予西药破伤风抗毒素5万～10万单位静脉滴注1～2日；伤口彻底清创，每日用双氧水冲洗6～10次；痰阻或频繁抽搐者行气管切开，采用青霉素或氧氟沙星抗感染，安定与鲁米那或单用安定镇静，支持疗法用复方氨基酸、水溶性维生素、脂肪乳及能量合剂等。治疗组在对照组的基础上以上方治疗，张口困难不能进食者应用中药灌肠，每日2次，上、下午各1次。5天为1个疗程，1～2个疗程后统计疗效。结果：治疗组痊愈30例，好转6例，无效4例，总有效率90％；对照组痊愈16例，好转8例，无效16例，总有效率60％。④

7. 息风汤　人参12克、防风9克、芍药9克、川芎9克、全蝎6克、僵蚕9克、蜈蚣3条、天麻6克、甘草6克、琥珀3克、朱砂1.5克。随症加减：痰涎壅盛者，加天竺黄；热盛者，加犀角粉（水牛角粉代）、生石膏、知母；痉挛甚者，加干地龙；气血虚弱者，加黄芪、当归；大便秘结者，加生地黄；阴阳欲脱者，加制附子。每日1剂，水煎服。祛风止

---

① 董世龙.中西医结合治疗破伤风76例[J].实用中医内科杂志，2011，25(1)：73.
② 付平，等.中西医结合治疗破伤风5例[J].云南中医中药杂志，2010，31(10)：92.
③ 张伟恒.中西医结合治疗破伤风30例临床分析[J].中国医药导报，2009，6(31)：69－70.
④ 宁更献，等.中西医结合治疗破伤风40例疗效观察[J].河北中医，2008(6)：625.

痉，镇静安神。陈泉将70例破伤风患者随机分为治疗组与对照组各35例。对照组予西医治疗：伤口未愈合者均给予彻底清创，彻底清除坏死组织、异物及碎骨，术后用3%过氧化氢冲洗，伤口不缝合、不包扎。成人患者予破伤风抗毒素4万单位加入5%葡萄糖注射液250毫升中静滴，连用3天，或一次给予破伤风免疫球蛋白3 000单位肌注，分3等份肌内注入3个不同部位；新生儿或幼儿给予破伤风抗毒素1万单位加入5%葡萄糖注射液100毫升中静滴，或一次给予破伤风免疫球蛋白3 000单位肌注，分3等份肌内注入3个不同部位。青霉素每日960万单位，分2次静脉滴注，疗程10天，联合甲硝唑每日2克，分2次静脉滴注。对青霉素过敏者，选用头孢曲松钠或红霉素。地西泮40毫克，分4次肌注，中、重型患者用量200～400毫克，分4～6次静脉滴注，儿童每次量为每千克体重0.5～1.0毫克，每日3～4次。苯巴比妥钠成人每次100毫克（儿童为每千克体重4毫克），与地西泮交替使用。10%脂肪乳剂注射液250毫升，每日2次，张口困难较重或吞咽困难者均给予鼻饲营养物质。重症破伤风患者行气管切开，清除呼吸道分泌物，减少死腔，以确保有效给氧，预防多器官功能衰竭（MOF）的发生。治疗组在对照组治疗的基础上同时口服或鼻饲自拟息风汤。2周为1个疗程，2周后观察疗效。结果：治疗组痊愈率85.7%，显效率8.7%，有效率2.9%，无效率2.9%，总体愈显率94.2%；对照组痊愈率62.8%，显效率14.3%，有效率14.3%，无效率8.6%，总体愈显率77.1%。①

8. *解痉汤* 蜈蚣1条、全蝎3克、天南星5克、天麻5克、白芷5克、羌活6克、防风5克、鸡矢白6克。先煎诸药去渣后放入鸡矢白（为干燥鸡屎发白的部分，取出干燥）研末加黄酒1杯，每日1剂，分3次内服。1周为1个疗程。祛风定痉，清热利湿，缓急舒筋。田家敏以上方治疗14例破伤风患者。结果：治疗1个疗程后，痊愈（全身症状完全消失）12例，显效（角弓反张、颈项强直基本消失，仍有乏力、纳差等症）2例。总有效率100%。②

9. *徐平经验方* 全蝎10克、白附子10克、胆南星10克、天麻10克、钩藤10克、蜈蚣2条、蝉蜕15克、金银花15克、地龙12克。每日1剂，水煎分3次口服或胃管内注入，另用琥珀3克、朱砂（水飞）2克碾末分3包冲服。随症加减：如热甚，加连翘、蒲公英等；大便秘结，加生大黄、火麻仁；抽搐频繁，加羚羊角。平肝祛风，安神解痉。徐平以上方加减配合西药治疗33例破伤风患者。伤口局部用3%双氧水或1∶5 000高锰酸钾溶液冲洗和湿敷数日直至伤口愈合，同时根据伤口大小及病情的轻重予破伤风抗毒素（TAT）1 500单位至1万单位，并加利多卡因局部封闭；大剂量使用抗生素（青霉素、头孢菌素）及TAT肌注、静滴剂量与其他报道基本相同；苯巴比妥钠、复方冬眠灵及安定肌内注射。疗效满意。③

10. *天麻钩藤汤加减* 天麻15克、钩藤15克、全蝎4克、蜈蚣3克、僵蚕15克、川芎15克、磁石30克、珍珠母30克、川大黄12克。温水800毫升泡1小时后煎至300毫升，每日分2次保留灌肠，共5～7天。田博成等以上方配合西药治疗85例破伤风患者。西药予安定20毫克，小儿按每千克体重1.5毫克给药，同时给东莨菪碱每次每千克体重0.03～0.05毫克，4～6小时1次，肌注。必要时给冬眠Ⅰ号1/3量肌注，4～6小时重复，与安定交替；中和破伤风游离毒素，对近期伤口周围封闭注射，并彻底清创，用3%双氧水湿敷伤口，改善局部缺氧环境，同时静脉点滴破伤风抗毒素1万单位，每日1次，1周后停用，利用鞘内途径给破伤风抗毒素1万单位，加氟美松10毫克蛛网膜下腔注入。破伤风抗毒素用量为10万～15万单位；大剂量青霉素及甲硝唑的应用，青霉素800万单位静点，甲硝唑0.5克静点，均每日1次。结果：治愈84例，治愈率为98.8%，

① 陈泉.中西医结合治疗破伤风35例疗效观察[J].中国病原生物学杂志，2008(8)：641-642.
② 田家敏.解痉汤治疗破伤风[J].山东中医杂志，2006(9)：624.
③ 徐平.中西医治疗破伤风33例[J].四川中医，2004(11)：80.

死亡1例。①

11. *五虎追风散加减* 蝉蜕50克、胆南星6克、天麻6克、全蝎10克、僵蚕10克、朱砂1克。随症加减：无天麻，改双钩藤50克，加地龙10克；抽搐重者，加蜈蚣1～2条；高热者，加金银花、连翘；大便秘结者，加生大黄。加水2 000毫升，煎至500毫升，慢慢服下，不能口服者，从鼻饲管分次注入，每日1剂。易荣清以上方加减结合西药治疗24例破伤风患者。西药予破伤风抗毒素，首次使用抗毒血清8万～10万单位静脉点滴，2天后减为3万～5万单位，连用2～5天。镇静剂选鲁米那、安定、冬眠灵中任何一种，不联合使用，且用一般剂量。静脉封闭予普鲁卡因0.5～1.0克加入5%～10%葡萄糖注射液500～1 000毫升中，缓慢静脉点滴，每日1次。直至症状明显减轻时则停用。结果：治愈22例，死亡2例，病死率8.33%。②

12. *杨长森经验方* 当归9克、生地黄9克、白芍15克、甘草6克、僵蚕9克、制白附子4.5克、制南星3克、大贝母9克、全蝎粉(分2次吞服)3克、黄芩9克、钩藤(后下)9克。每日1剂，头2煎均分2次服。养血息风，清热化痰。杨长森以上方配合针灸治疗1例破伤风患者。耳针选取颈椎、胸椎、腰椎区；体针选取人中、地仓、颊车、合谷、足三里、丰隆、三阴交，均用补法，留针20分钟。连服3剂，痊愈出院。③

13. *五虎追风散1* 蝉蜕30克、天麻6克、制南星6克、炙全蝎7个、僵蚕7条。水煎服，服药前先用温黄酒60毫升冲服朱砂1.5克，然后服药。药后手足心及心窝部出汗者预后佳。12岁以上儿童用成人量，小儿可酌减为1/4～1/2量。病重者每日再加服焙干研细的蝉蜕末3次，每次15克。冯兰馨等以上方配合破伤风抗毒素1万～3万单位、氯普马嗪、苯巴比妥钠共治疗65例破伤风患者，死亡11例，其中4例因不能服中药及3例在治疗后12小时内死亡，如不予统计，则修正死亡率为6.89%。④

14. *破伤风秘方* 黑桑椹10克、胆南星(炙)10克、蝉蜕(焙黄)6.5克、虎骨3.1克、串肠米(狗吃米后便出未消化者，洗净焙黄)8克、血余(年纪大的白发更好)6.5克。将上药共研为细末，用好蜜125克浸润20分钟，再加黄酒125毫升，香油125毫升煎熬，煮沸后用细火熬成药膏313克左右。成年人第1剂1天服用，白水送下，第2剂2天服完。每20分钟服1次，每次服15克左右。一般1剂即愈，重者不超过3剂。患者多吃流质食物，如大便干燥者，可用甘油灌肠。申元清以上方治疗225例破伤风患者。结果：全部治愈，治愈率100%(如患者口紧不开，可针刺地仓、少商两穴，即能开口服药)。⑤

15. *五虎追风散2* 蝉蜕30克、天南星6克、明天麻6克、全蝎(带尾)7个、僵蚕(炒)7条。水煎服，黄酒60毫升为引。服药应先将朱砂末1.5克冲下。张钧衡以上方配合西药治疗2例破伤风患者。西药予青霉素5万单位肌内注射；破伤风抗毒素4万单位注射；口服维生素B、C。同时予伤口处理：高锰酸钾液洗，磺胺膏外涂，每日换药1次。口服镇静剂。疗效满意。⑥

16. *五虎追风散3* 蝉蜕30克、天南星6克、明天麻6克、全蝎(带尾)7个、僵蚕(炒)7条。以上用水煎服，用黄酒60毫升为引，服前先将朱砂1.5克冲下，每次服后五心(两手心、两脚心和心窝)出汗即有效，但出汗与否，应于第2天再服，每日1剂，服完3剂后，第2日用艾灸伤口。灸伤口：将嫩槐皮切成以纸薄厚片，比伤口略大，敷于伤口之上，再取核桃壳半个，将仁取出，内放入粪，覆于嫩槐皮上，再用水和小麦粉捏成寸宽深5分的面圈1个于核桃壳上，内放绒燃灸，至五心出汗为度。吴书曾以上法治疗6例破伤风患者，灸后视

① 田博成，等.中西医结合综合治疗破伤风85例临床报告[J].中国中西医结合外科杂志，2000(1)：26-27.
② 易荣清.中西医结合治疗破伤风24例报告[J].江西中医药，1985(6)：60-61.
③ 杨长森.破伤风[J].新中医，1974(3)：23.
④ 冯兰馨，等.五虎追风散治疗破伤风65例报告[J].中医杂志，1963(5)：15.
⑤ 申元清.河北省中医临床资料会集，第一集[C].1958：103.
⑥ 张钧衡.治疗“破伤风”的经验介绍“五虎追风散”治疗破伤风的二例介绍[J].中医杂志，1956(8)：420.

身体虚实程度服用琥珀彻底汤[独活 9 克、蜣螂(焙干)3 个、人指甲(焙成黄色)3 克、全蝎 7 个、僵蚕 7 个、蝉蜕 15 克、天南星 6 克],水煎服,服药前用黄酒 30 克为引,将朱砂 1.5 克、琥珀 1.5 克、赤金 3 张为末冲下,每日 1 剂,2 剂即可。除 1 例儿童因未将药服完发生死亡外,其他 5 例均治愈,且无后遗症。[①]

单　方

1. *李仲康治验方*　组成:巴豆(去壳)、苦杏仁(去皮尖)、蜈蚣。制备方法:巴豆 2 粒、苦杏仁 2 粒用绢布包捶如泥,投入用蜈蚣 2 条所煎之 80 毫升水中,再煎至 20 毫升。1 次服用。临床应用:李仲康以上方治疗 1 例破伤风患者,服药 1 小时后即解出坚硬之黑色大便,痉挛大减。又服 1 剂后,神清识爽,乃改服玉真散合补中益气汤 4 剂而告痉愈。继进圣愈汤 2 剂善后。[②]

2. *止痉散*　组成:蜈蚣 5 条、全蝎 16 克、僵蚕 16 克。用法用量:上药烘干共研极细末,每次服 2～7 克,用上方之药液或黄酒开水冲服。功效:息风止痉,定搐。临床应用:季洪平等以上方结合息风汤(钩藤 15～30 克、蝉蜕 10～15 克、羌活 10 克、防风 10 克、细辛 4 克、白芷 10 克、胆南星 10 克、天麻 10 克、白附子 13 克)与西药治疗 105 例破伤风患者。西药予破伤风抗毒素,成人每日 10 万单位加入液体中静滴,连用 3～5 天;新生儿每日 2 万单位加入液体内静滴,连用 3 天,并以 5 000 单位作脐周封闭。同时予抗生素控制感染、镇静剂、补充营养、气管切开等治疗方法。结果:治愈 95 例,治愈率 90.5%。[③]

3. *桑沥*　组成:桑枝。制备方法:取长 65～100 厘米、直径 2～3 厘米的新鲜桑枝 1 段,倾斜架空,树枝中段用烈火烧烤,较低一端用器皿盛接,滴出之黄褐色汁液即为桑沥。用法用量:新生儿每次 3～5 毫升,儿童 10 毫升,成人 20～30 毫升,每日 3 次,口服或鼻饲。多服无任何不良反应,最多 1 日可服 300 毫升。功效:清热化痰,镇惊息风。临床应用:广西北海市人民医院外科将 52 例破伤风患者随机分为治疗组 23 例与对照组 29 例。对照组单用西药,治疗组予桑沥治疗或配合西药。结果:治疗组治愈 19 例,好转 1 例,死亡 3 例,病死率 13%;对照组治愈 10 例,未愈 9 例,死亡 10 例,病死率 34.7%。[④]

4. *雄黄豆腐*　组成:雄黄 15 克、豆腐 250 克。制备方法:豆腐中心挖孔,将雄黄研成细末填于孔内盖好,水煮 1 小时。用法用量:待痉挛停止时将豆腐连汤分 3 次内服,连服 5 天,抽搐逐渐停止,口能张开,停止其他疗法。临床应用:朱云卿以上方治疗 2 例破伤风患者,均治愈,效果满意。[⑤]

5. *蝉蜕粉*　组成:蝉蜕。用法用量:根据年龄给予 3～10 克,伴以黄酒内服(小儿免酒),每日 1 次,7 次为 1 个疗程。临床应用:王重九以上方治疗 130 例破伤风患者,同时予破伤风毒素、镇静剂、封闭(每日注射普鲁卡因 450～1 000 毫克)及针灸治疗,牙关紧闭,用阳白、地仓、颊车、下关、迎香;全身抽搐,用合谷、曲池、足三里、大椎、风府。疗效满意。[⑥]

预 防 用 药

荆防牵正汤加减　组成:荆芥 10 克、防风 10 克、羌活 10 克、独活 10 克、川芎 10 克、白芷 9 克、全蝎 6 克、蜈蚣 3 条、白附子 6 克、僵蚕 12 克、地龙 10 克、薄荷 9 克。适用于开放式损伤,预防破伤风。用法用量:每日 1 剂,水煎服 3 剂。临床应用:吴国红以上方预防 100 例开放性损伤患者,随访未见任何患破伤风迹象。[⑦]

---

① 吴书曾.介绍史传恩治疗破伤风秘方[J].中医杂志,1955(10):21.
② 李仲康.破伤风治验[J].四川中医,1986(10):50.
③ 季洪平,等.中西医结合治疗破伤风 105 例临床体会[J].山东医药,1979(1):15.
④ 广西北海市人民医院外科.桑沥治疗破伤风的探讨[J].新医学,1978(1):21.
⑤ 朱云卿.用雄黄豆腐治疗破伤风两例[J].江苏中医,1963(1):39.
⑥ 王重九.中西结合治疗破伤风的研讨[J].江苏中医,1963(5):17.
⑦ 吴国红.荆防牵正汤预防破伤风 100 例[J].临床和实验医学杂志,2006(11):1829.

败血症

概述

败血症是由各种不同的致病菌侵入血循环而引起的急性全身性感染。致病菌可从人体的局部不断侵入血循环并在血液中生长繁殖，产生毒素。一般以急性起病、寒战高热、白细胞显著增加等严重毒血症症状为主的临床表现。类似中医的“疔疮走黄”“疽毒内陷”“毒邪内攻”等证。临床辨证分型如下。(1) 火毒炽盛型：寒颤高热，头痛，烦躁，关节酸楚，大便干结，小便黄赤，大渴引饮，甚则神志不清，呓言谵语，或有恶心呕吐，咳嗽痰血，苔黄腻而糙，舌质红绛，脉洪大数或弦滑数；局部表现疮势漫肿，焮红剧痛，脓水稠厚。(2) 热毒伤阴型：发热不退，口干唇燥，胃纳不振，大便燥结，小便短赤，或神志昏糊，渴喜冷饮，苔光剥或焦干，舌质红绛，脉细数或虚数；局部表现疮包紫滞，平肿脓少或有血水。(3) 气虚阳虚型：病程较长，无发热或体温反低，神萎气怯，自汗肢冷，口不渴或喜热饮，甚则呼吸急促，手足震颤，苔薄白，舌质淡，脉沉细或细弱；局部表现疮色暗淡，肿势塌陷，脓不稀薄，不知疼痛。[①]

辨证施治

1. 马绍尧分3型

(1) 火毒炽盛型　症见寒颤高热，头痛烦躁，关节酸楚，大便干结，小溲黄赤，大渴引饮，甚则神志不清，呓语谵语，或有恶心呕吐，咳嗽痰血，苔黄腻而糙，舌质红绛，脉洪大数或弦滑数；局部表现疮势漫肿，焮红剧痛，脓水稠厚。治宜凉血清热解毒。方用犀角地黄汤合黄连解毒汤加减：水牛角、鲜生地黄、赤芍、牡丹皮、紫花地丁、金银花、黄芩、栀子、连翘、七叶一枝花、半枝莲、生甘草等。随症加减：神志昏迷，加安宫牛黄丸或紫雪丹；咳嗽痰血者，加贝母、藕节炭、鲜竹沥、鲜白茅根；大渴引饮，加生石膏、肥知母、天花粉等。

(2) 热毒伤阴型　症见发热不退，口干嘴燥，胃纳不振，大便燥结，小溲短赤，或神志昏糊，渴喜冷饮，苔光剥或焦干，舌质红绛，脉细数或虚数；局部表现：疮色紫滞，平肿脓少或有血水。治宜养阴生津，清热解毒。方用增液汤或竹叶黄芪汤合黄连解毒汤加减：鲜生地黄、鲜沙参、天冬、麦冬、生石膏、金银花、连翘、栀子、黄芩、半枝莲、蒲公英、生甘草等。

(3) 气虚阳虚型　症见身无热或体温反低，神萎气怯，自汗肢冷，目不渴或喜热饮，甚则呼吸急促，手足震颤，苔薄白，舌质淡，脉沉细或细弱；局部表现疮色暗淡，肿势塌陷，脓水稀薄，不知疼痛。治宜益气扶正托毒。方用透脓散、托里消毒散加减：生黄芪、党参、淮山药、焦白术、金银花、黄芩、白花蛇舌草、皂角刺、炙甲片等。随症加减：病势重者，加白参另煎冲服，熟附块先煎半小时。

临床观察：马绍尧等以上方辨证配合使用抗生素和补液治疗20例败血症患者，全部痊愈。[②]

2. 唐由君分8型

(1) 热毒炽盛型　症见壮热恶寒，头痛身痛，痈疡疮疔，红肿热痛，舌红口干，苔黄燥，小便黄，大便干。治宜清热解毒。方用五味消毒饮加减：金银花15克、蒲公英9克、紫花地丁9克、野小菊9克、紫背天葵根9克。酒引，水煎服。随症加减：服药5剂后，体温降至39℃以下，细菌培养未见控制，加入金线七叶一枝花9克、半枝莲9克。临床观察：岳美中以上方治疗1例败血症患者，疗效满意。

(2) 邪犯少阳型　症见寒热往来，胸胁苦满，不欲饮食，心烦喜呕，口渴口苦，咽干目眩，苔薄黄或黄腻，脉弦数。方用小柴胡汤加减：柴胡、半

---

① 马绍尧，陆德铭，顾伯华.败血症的辨证施治(附20例临床分析)[J].广西中医药，1983(6)：18－20.

② 马绍尧，等.败血症的辨证施治(附20例临床分析)[J].广西中医药，1983(6)：18－20.

夏、人参、甘草、黄芩、生姜、大枣。随症加减：初用小柴胡汤治疗未效，改用大柴胡汤，青蒿鳖甲汤；症状仍未减，最后再用小柴胡汤，加大黄并将柴胡、黄芩剂量加大(柴胡 12 克、黄芩 9 克)，改人参为太子参 12 克。每日 2 剂，水煎服。临床观察：毛李黎以上方治疗 1 例败血症患者，17 日后痊愈出院。

(3) 湿热阻闭型　症见憎寒壮热，1 日 3 发或发无定时，胸闷呕吐，头痛烦躁，口干不欲饮，苔白腻或白厚，舌质红，脉弦数或濡数。治宜化湿清热。方用达原饮加减：川厚朴、草果仁、白芍、黄芩、甘草、青蒿、白薇、茯苓。水煎服。临床观察：周子容以上方送服清心牛黄丸 1 枚治疗 1 例败血症患者，2 剂后热全退，诸症痊愈。

(4) 热炽气分型　症见壮热头痛，口干舌燥，烦渴引饮，面赤恶热，自汗出，背微恶寒，脉大无力。治宜清热益气。方用人参白虎汤加减：生晒参、石膏、知母、铁皮石斛、金银花、连翘、赤芍、牡丹皮、墨旱莲。临床观察：张伯臾以上方治疗 1 例败血症患者，疗效满意。

(5) 少阳、阳明并病型　症见寒热往来，口苦咽干，耳聋，心烦喜呕，不欲饮食，大便干，小便少，苔薄白或苔黄而干，脉紧弦数。治宜和解少阳、清泄气热。方用柴胡白虎汤加减：柴胡 30 克、石膏 75 克、黄芩 20 克、党参 25 克、金银花 75 克、甘草 10 克。水煎分 2 次口服。临床观察：张琪以上方治疗 1 例败血症患者，5 日后，体温下降，之后加川黄连 10 克、瓜蒌 25 克，10 日后体温正常。

(6) 气血两燔型　症见壮热头痛，口干舌燥，烦渴引饮，时有谵语，肌衄齿衄，或渴或不渴，舌红而干，脉细数。治宜气营两清、清热解毒。方用白虎汤合清营汤加减：生地黄 24 克、牡丹皮 10 克、玄参 10 克、甘草 6 克、石膏 24 克、知母 12 克、沙参 30 克、野菊花 30 克、竹叶 10 克、蒲公英 30 克、芦根 15 克。水煎服。临床观察：李铭以上方治疗 1 例败血症患者，连服 6 剂，全身情况好转。

(7) 火热炽盛型　症见斑色紫暗，舌苔微黄或焦黑，舌质干绛，舌体萎缩，蹇硬，脉细数而虚。治宜增液益气、清热解毒、凉血散血。方用增液汤：细生地黄(先浸捣烂取汁冲服，其中渣同下药煎服)500 克、麦冬 30 克、玄参 30 克、西洋参(另炖)15 克、白芍 15 克、赤芍 15 克、犀角(水牛角代，冲)3 克、生甘草 15 克、牡丹皮 15 克、蒲公英 30 克、金银花 25 克、大青叶 25 克。6 碗水煎至 3 碗，另加梨汁、马蹄汁、橙汁、金汁各半碗调入生姜汁及药汁，分 4 份，每 3 小时服 1 次。临床观察：朱敬修以上方治疗 1 例败血症患者，疗效满意。

(8) 津气大伤型　症见肢冷汗出，口干作渴，气短懒言，肢体倦怠，眩晕少神，脉微细弱。治宜益气生津、回阳救脱。方用参附汤(人参、附子)合生脉散(人参、麦冬、五味子)加减。临床观察：贾北平以上方治疗 6 例败血症患者。结果：治愈 4 例，死亡 2 例。①

3. 张谷才分 2 型

(1) 湿热内蕴型　症见高热烦躁，面红目赤，口渴欲饮，大便胶滞不畅，小便短赤涩痛，舌红苔黄，脉滑数。治宜清利湿热、宣泄通腑。方用葛根芩连汤合导赤散加减：葛根 12 克、黄芩 9 克、黄连 9 克、生地黄 12 克、木通 6 克、竹叶 30 片、生甘草 6 克、生栀子 12 克。临床观察：张谷才以上方治疗 1 例败血症患者，复诊 2 次，辨证加减予药，效果满意。

(2) 毒热内陷型　症见高热口渴，胸闷烦躁，小便黄赤短涩，大便 3 日未行，全身皮疹，躯干尤甚，面色灰滞，舌质红绛，苔灰黄焦燥，脉细数。治宜解毒凉血、通腑泄热。方用解毒承气汤：生大黄(后下)9 克、鲜生地黄 30 克、金银花 30 克、连翘 15 克、牡丹皮 9 克、紫草 9 克、紫花地丁 15 克、玄参 15 克、黄芩 9 克、生甘草 5 克。临床观察：张谷才以上方治疗 1 例金黄色葡萄球菌性败血症患者，服药 2 剂，发热渐解，皮疹消退。原方减大黄至 6 克，续服 2 剂，诸症悉除。②

① 唐由君.中医治疗败血症近况[J].山东中医学院学报，1983(2)：58.
② 吴成，等.张谷才教授用通腑法治疗败血症经验拾萃[J].北京中医，1987(5)：7.

经 验 方

1. 三仁汤加味　杏仁 15 克、薏苡仁 30 克、白蔻仁 10 克、厚朴 15 克、通草 3 克、滑石 30 克、法半夏 12 克、竹叶 10 克、鸡内金 15 克、天花粉 20 克，水煎服。董樵生等以上方结合西药治疗 1 例真菌性败血症患者，西药予参麦注射液（每 10 毫升中含人参 1 克、麦冬 1 克）20 毫升加生理盐水 250 毫升静脉滴注，每日 1 次，连用 10 天；磷霉素 6 克加生理盐水 100 毫升静脉滴注，每日 2 次。1 剂后患者体温下降到 38.4℃，腹胀缓解，胃纳增加，连服 3 剂后患者症状明显缓解，体温＜38℃；血、尿培养均为无名假丝酵母菌生长。西医诊断为真菌性败血症。根据药敏，停用抗生素，加用酮康唑 0.2 克，每日 2 次口服。中药仍守上方加黄连 9 克，连服 4 剂后症状完全消失，体温恢复正常，舌淡红，苔薄白，脉细；继服 1 剂后，予以六君子汤（木香 12 克、白蔻仁 10 克、法半夏 12 克、陈皮 12 克、党参 20 克、茯苓 20 克、白术 15 克、炙甘草 6 克、天花粉 20 克、佩兰 15 克、鸡内金 15 克）调理 1 个月。复查血、尿培养均为阴性，痊愈出院，随访半年未再复发。①

2. 清热解毒饮加减　荆芥 15 克、防风 15 克、金银花 40 克、栀子 15 克、连翘 15 克、桔梗 15 克、牡丹皮 20 克、赤芍 15 克、知母 20 克、生地黄 15 克、菊花 20 克、天花粉 20 克、青皮 20 克、柴胡 15 克、青蒿 20 克、大黄 25 克、石膏 50 克、芒硝（另包冲服）40 克。水煎服，每次 150 毫升，每日 2 次口服。尹燕杰等以上方结合西药治疗 40 例脓毒败血症患者。西药选择药物应依据细菌的种类及其对药物的敏感而定，各种抗生素的剂量应比一般量较大，必要时可采用 2 种以上的抗生素。首选青霉素，每天用量 960 万单位，配用丁胺卡那 0.8 克。如果效果不佳，改用广谱抗生素，如头孢类、先锋 B 等，每天 4 克或曲松那每天 2 克静脉点滴。结果：有效（肿势收束，根脚清，疮口颜色转红，脓汁稠厚、量多，腐脱新生，嫩肉如珠，头痛、心烦消失，热退身安，1 周内体温不升高者）38 例，占 95%；无效（肿势散漫不收，疮口紫暗，脓汁量少，腐肉未脱，头痛、心烦不安，高热、寒战持续 2 周不缓解者）2 例，占 5%。②

3. 白虎人参汤　生石膏 120 克、知母 30 克、牡丹皮 30 克、山药 30 克、生地黄 40 克、黄芩 40 克、连翘 60 克、金银花 60 克、党参 60 克、水牛角 20 克、柴胡 20 克、甘草 10 克。水煎服，每日 2 次分服。每周输新鲜血 300 毫升。随症加减：热重者，另加安宫牛黄丸 1 粒，每日 1～2 次。姜乃忠以上方加减治愈 1 例金黄色葡萄球菌败血症患者。③

4. 中药方　茵陈 20 克、板蓝根 20 克、葛根 20 克、川芎 10 克、羌活 10 克、白术 19 克、肉桂 10 克、白头翁 30 克、炮姜 5 克。水煎服。另以龙眼肉 30 克，包鸦胆子 10 克吞服。张凡鲜等以上方治疗 1 例沙门氏菌败血症患者，服 3 剂后，体温降至 37.7℃左右，但仍乍冷乍热，疲乏，食饮不佳，于方中加柴胡 10 克、山楂 20 克、山药 20 克。再服 3 剂，诸症悉除，纳食有所增加，以六君子汤调理脾胃。临床症状消失，痊愈出院。④

5. 中药方　红参（另煎和服）10 克、制附子 6 克、川黄连 2 克、淡黄芩 10 克、川大黄 6 克、大青叶 20 克、金银花 20 克、净连翘 10 克、生甘草 4 克。张谷才以上方治疗 1 例败血症伴休克患者，服药 2 剂，血压趋于稳定，恶寒退，四肢温，大便通畅，阳气已复。但热度仍在 39℃左右，口渴少饮，多汗，原方去附子、大黄，加知母 10 克、石膏 40 克、栀子 10 克。连服 5 剂，高热渐释，转危为安，后改为清热生津调治，病愈出院。⑤

6. 银黄青蒲汤　金银花 30～120 克、青蒿 30～120 克、大青叶 30～120 克、蒲公英 30～120 克、紫花地丁 30～120 克、黄芩 12 克、黄柏 9 克、

---

① 董樵生，廖静.中西医结合治疗真菌性败血症 1 例[J].中国中西医结合杂志，2001(3)：164.
② 尹燕杰，等.中西医结合治疗脓毒败血症 40 例[J].黑龙江医学，2001(12)：930.
③ 姜乃忠.加味白虎参汤治愈金黄色葡萄球菌败血症 1 例[J].中西医结合杂志，1988(5)：281.
④ 张凡鲜，等.治愈沙门氏菌属败血症一例[J].四川中医，1988(6)：23.
⑤ 张谷才.败血症伴休克[J].江苏中医杂志，1986(5)：20.

黄连3克、生地黄30克、赤芍15～30克、玄参30克、麦冬30克、牡丹皮9克、生石膏30克、知母9克。每日1剂，水煎服。李文中以上方治疗125例外伤继发脓毒血症患者。结果：痊愈110例，中西医结合痊愈10例，转院5例。①

7. *清营汤加减* 犀角(水牛角代，先煎)4.5克、生地黄9克、牡丹皮9克、金银花30克、连翘12克、败酱草90克、生大黄6克、钩藤12克、黄芩6克、黄连6克、生栀子9克、紫雪丹(分2次冲服)3克。服药前先用安宫牛黄丸半粒，融化后从胃管中灌服。王宁以上方治疗1例产碱杆菌败血症患者。4小时后，仍用原方加麦冬9克、大青叶15克。水煎，分2次服。服后改竹叶石膏汤(竹叶9克、麦冬9克、连翘15克、木通4.5克、黄连6克、钩藤15克、栀子9克、败酱草15克、桑枝12克、地龙9克、玄参9克、生甘草4.5克、灯心草3克)，连服4剂，痊愈出院。②

8. *小柴胡汤加味* 柴胡9克、黄芩9克、糖参9克、龟板胶9克、石斛30克、石膏30克、鳖甲30克、白芍12克、当归12克、生地黄15克、川芎6克、淡竹叶4.5克、五味子4.5克。水煎服。季仁甫等以上方治疗1例粪产碱杆菌败血症患者，共住院43天，痊愈出院。③

9. *竹叶石膏汤* 竹叶、石膏、甘草、麦冬、连翘、黄芩、栀子、蒲黄。清热生津，养胃益气。佘宗岱以上方治疗1例金黄色葡萄球菌败血症患者，服药第4天，体温降至正常，调养2周，痊愈出院。④

中成药

安宫牛黄丸 组成：牛黄、水牛角浓缩粉、人工麝香、珍珠、朱砂、雄黄、黄连、黄芩、栀子、郁金、冰片(北京同仁堂制药二厂生产，每丸重3克)。功效：清热解毒，镇惊开窍。用法用量：每次1丸，每日1次。临床应用：王肖蓉将300例败血症患者随机分为治疗组与对照组各150例。对照组予西药选用大剂量、联合用抗生素，如泰能、舒普森、复达新、凯兰欣、新福欣、先锋Ⅴ、先锋Ⅵ、尼泰欣、特子社复等。根据病情选1种或2～3种。同时予输全血、血浆、静注人免疫球蛋白(pH4)、白蛋白。积极创面处理，力争及早控制创面感染和植皮覆盖。治疗组在对照组的基础上加上方治疗。结果：治疗组治愈98例，显效29例，有效20例，无效3例，总有效率98%；对照组治愈42例，显效31例，有效44例，无效33例，总有效率78%。⑤

变应性亚败血症

概　　述

变应性亚败血症是一种原因不明的全身变态反应性疾病。好发于2～10岁的少年儿童，但成人特别是青年患者亦偶有所见，主要临床表现是发热、皮疹、关节痛。病程缠绵，有的可达10余年。中医文献中并无“变应性亚败血症”的病名，但根据临床表现，人部分医家认为它属于中医“温病”范畴。主要根据：(1) 起病急，初起即热象偏盛，发热为其主症；(2) 发热伴恶寒、头痛、身痛、咽痛等外感表证，与外邪感染有关；(3) 发热同时伴有斑疹出现；(4) 后期极易化燥伤阴；(5) 临床病程经过卫气营血的病理变化。临床辨证分型如下。(1) 邪入募原型：多为病初高热弛张，微有恶寒，汗出不多，面色泛红，咽痛口干，伴有周身骨关节酸痛。热退则如常人。舌质偏红，苔薄白或黄白相间，脉弦滑数。(2) 气营两燔型：高热，微有汗出，口干而不欲饮，斑点皮疹，色鲜红艳，关节疼痛，但有红肿，舌红苔薄或红绛，脉弦数。(3) 阴虚发热型：发热如潮，朝轻暮重，皮肤泛红，见点状充血疹，关节疼痛，口干咽痛，但不欲饮，心烦急

---

① 李文中.“银黄青蒲汤”治疗外伤继发脓毒血症[J].辽宁中医杂志，1984(8)：14.
② 王宁.清营汤加减治愈产砼杆菌败血症1例[J].中医杂志，1981(5)：29.
③ 季仁甫，等.粪产碱杆菌菌血症一例治验[J].中医杂志，1965(1)：30.
④ 佘宗岱.竹叶石膏汤治疗金黄色葡萄球菌败血症余热不退一例报告[J].福建中医药，1965(4)：19.
⑤ 王肖蓉.中西医结合治疗败血症150例[J].实用中医药杂志，2001(5)：28-29.

躁，夜寐不安，舌质红绛，苔少或花剥，脉弦细数。(4) 虚阳外露型：高热，面部浮红，但其发热时喜暖，喜热饮，皮疹时有时隐现，咽痛而不红，关节酸痛而不红肿，神疲力乏，舌淡不红，苔少色白，脉沉细数。(5) 寒湿疼痛型：发热不规则，大关节疼痛，热甚痛甚，热轻痛微，关节红肿不显或略有局限性肿胀，活动无明显受限，久则也无畸形发生，发热时微有汗出，无汗臭味，皮疹时而出现，短暂即可消失，舌淡或红，苔薄，脉细滑数。

辨证施治

1. 葛欣分5型

(1) 单纯型　症见嗜睡，精神差，谵语，呓语，兴奋多语，烦躁不安，神志恍惚，短时幻视幻觉，轻微颤动，发热39℃左右(少数畏寒、寒战)无低温，舌质绛或红，薄白或黄白苔，欠津或较润，脉数，呼吸道及消化道症状皆较少，白细胞多偏高，血生化改变少。治宜清热解毒。方用黄连解毒汤合犀角地黄汤加减。

(2) 火炽型　症见壮热，体温多在39℃以上，寒颤明显，可一日数起，但无低温。精神症状明显，为兴奋型。发生较早，多在血培养阳性前1～2天出现。主要表现为兴奋多语、谵语、呓语、迫害妄想等。脉数，每分钟在130次以上。呼吸粗而快，每分钟30次以上。口渴明显，腹胀便秘，少有泄泻者。舌质红绛，苔黄或黄白相间，无津或干燥，有颗粒或芒刺。白细胞多偏高，血生化改变较多，但较轻微。治宜清三焦邪热。方用清瘟败毒饮加味。

(3) 厥脱型　症见气脱则呼吸困难，气微欲绝，常出现呼吸衰竭的症状。血脱则迫血妄行，心慌躁动，心律紊乱，便血，呕血，脉微欲绝。常出现左心衰竭及消化道出血的症状。阳厥则体温下降。阴阳决离则显中毒性休克。精神症状重，但显阴阳虚损的抑制表现。脾胃症状出现早而显著。有腹胀、腹痛、恶心、呕吐等。舌质红绛，苔黄厚、褐或无苔，有芒刺颗粒，干裂或有裂纹。白细胞降低明显；血生化改变较早、较多、较明显。治宜固气救脱。方用独参汤或参芪汤。阳回气固后，再予凉血解毒。

(4) 阴虚型　症见精神症状，神志表现时明时暗，神昏谵语。水不涵木，肝风内动则惊厥、搐动、振颤。体温升高或忽高忽低。夹湿者则腹胀腹泻，夹痰则咳嗽痰稠，夹瘀则血热妄行，吐血，衄血，创面出血，皮肤出现瘀血斑及溃烂等。舌质干绛，苔黄燥或镜面舌；夹湿者则舌质淡红，苔厚腻。白细胞时高时低，晚期多偏低；血生化改变明显，出现较早。治宜养阴清热。方用清营汤加味。

(5) 阴损及阳型　症见持续低温35℃～37℃。呼吸、脉搏增快。精神症状表现为神志恍惚，嗜睡，淡漠，少气懒言，语言含糊。口渴不显，大便稀溏、无脓血，中等腹胀。舌质红绛，光剥无苔，或苔厚舌燥，终末期枯萎暗淡，齿涸唇焦。白细胞偏低；血生化改变较早、较多、较明显。治宜回阳救逆。方用参附汤或附子理中汤。阳回逆转，再予清热解毒。[①]

2. 孟会娟等分2型

(1) 急性期属热入营血型　治宜清营透热、通络止痛。药用柴胡15克、生地黄15克、玄参10克、麦冬10克、金银花10克、连翘10克、防风10克、牡丹皮10克、雷公藤15克、制川乌10克、白芍15克、甘草6克。随症加减：高热不退者，加石膏30克、知母10克；皮疹多且重者，加紫草、大青叶；咽痛者，加射干、马勃；肝功能异常者，加虎杖、五味子；淋巴结、肝脾肿大者，加夏枯草、莪术；心肌炎、心包积液者，加黄芪、茯苓；蛋白尿伴下肢浮肿者，加薏苡仁、泽泻。

(2) 恢复期属阴虚邪恋型　治宜养阴清热、舒筋活络。药用青蒿10克、鳖甲(先煎)15克、生地黄15克、知母10克、牡丹皮10克、徐长卿15克、桑寄生15克、木瓜12克、甘草6克。服激素期间每日1剂，水煎分2次服。临床症状控制后，上方随症加减，改为隔日1剂，以巩固疗效。

---

① 葛欣.烧伤败血症的中医辨证施治[J].辽宁中医药大学学报，2010，12(6)：205－206.

临床观察：孟会娟等以上方辨证结合西药治疗12例变应性亚败血症患者。西药予强的松15毫克，晨8点左右顿服。同时辅以支持疗法，必要时给予抗生素或对症治疗。在症状控制1周后，强的松每隔3日减5毫克直至停药。结果：治愈8例(66.67%)，显效3例(25.00%)，有效1例(8.33%)。2年内对临床治愈及显效病例随访，仅有2例曾复发但未恶化。①

3. 裴正学分3型

(1) 湿热郁阻、寒凝经脉型　症见发热微恶风寒，全身骨节疼痛，气短乏力，呼吸气粗，皮疹隐隐，口干欲饮，小便赤，大便溏，脉沉细，舌质红，苔黄少津。治宜消风除湿、散寒止痛。方用桂枝芍药知母汤加减：桂枝10克、白芍15克、知母10克、麻黄6克、川乌30克、草乌(先煎60分钟)30克、干姜6克、细辛3克、防风12克、生石膏60克、马钱子(油炸)1个、黄芪30克、当归10克、薏苡仁30克。临床观察：裴正学以上方治疗1例败血症患者，服药62剂后，再未发热，患者出院，在家继续服用中药20剂，诸症皆去。

(2) 风寒阻络、中气不足型　症见纳差胃胀，小便清长，大便努责，脉大无力，舌淡苔白。治宜温经散寒、甘温除热。方用桂枝芍药知母汤合补中益气汤：桂枝10克、白芍15克、知母10克、麻黄3克、川乌15克、草乌(先煎60分钟)15克、干姜6克、细辛3克、防风12克、马钱子(油炸)1个、黄芪50克、当归10克、白术10克、党参10克、升麻10克、柴胡10克、陈皮10克。临床观察：裴正学以上方治疗1例败血症患者，服药32剂后患者临床症状消失而出院，在家又服药55剂后，实验室检查全部正常。

(3) 寒湿凝滞、营血受损型　症见发热面赤，自汗盗汗，午后为甚，咽红肿疼，关节疼痛，乏力纳差，头晕心悸，唇燥无华，小便短赤，大便秘结，舌质红，苔薄黄，脉弦数。治宜温经散寒、凉血和营。方用桂枝芍药知母汤合当归六黄汤：桂枝10克、白芍15克、知母20克、麻黄3克、川乌10克、草乌(先煎60分钟)10克、防风12克、马钱子(油炸)1个、黄芪30克、当归10克、白术10克、生地黄12克、熟地黄12克、黄连6克、黄芩10克、黄柏10克、生龙骨15克、牡蛎15克。临床观察：裴正学以上方治疗1例败血症患者，服药27剂后临床病愈出院。②

4. 郁觉初分4型

(1) 邪入募原型　药用香薷6～9克、金银花12～15克、连翘12～15克、板蓝根15～20克、蝉蜕9～12克、淡豆豉9～12克、僵蚕9～12克、大豆卷9～12克、杏仁9～12克、扁豆花3～6克。随症加减：风寒明显者，加荆芥9～12克、防风6～9克；咽喉疼痛明显者，加土牛膝根9～15克；咳甚，加桔梗6～9克、前胡9～12克；热甚，加薄荷9～12克、升麻9～12克。疏风泄卫，透邪外出。

(2) 气营两燔型　症见高热，烦渴，关节瘀痛，皮疹泛发，舌赤苔黄，脉多洪数。治宜清气泄热、凉营透疹。方用白虎汤：生石膏(先煎)15～30克、生地黄12～15克、知母12～15克、牡丹皮9～12克、赤芍9～12克、大青叶9～12克、粳米30～60克、生甘草3～6克。随症加减：对于经络瘀阻，关节疼痛明显者，配服当归拈痛丸以通利关节、缓急止痛。

(3) 阴虚发热型　症见五心烦热两颧潮红，手足心汗出，夜间盗汗，肌肤甲错或脸生痤疮，舌嫩红兼有瘀点瘀斑，脉细数而涩。治宜滋阴养血、活血和络。方用① 增液汤合桃红四物汤：生地黄15～20克、玄参12～20克、知母7～15克、泽泻9～15克、天冬9～12克、麦冬9～12克、泽兰9～12克、桃仁9～12克、红花6～9克。适用于久用激素无效，高热之后阴津亏损明显，伴有经络瘀阻者。② 白虎汤合青蒿鳖甲汤：生石膏9～15克、生甘草3～6克、柴胡6～9克、红花6～9克、制鳖甲(先煎)15～30克、银柴胡9～12克、地骨皮9～12克、知母9～12克、青蒿9～12克、牡丹皮9～12克、土鳖虫9～12克。适用于长期使用激素患

---

① 孟会娟，杨志波.中西医结合治疗变应性亚败血症12例临床观察[J].中医药导报，2005(10)：26-27.

② 张太峰，等.裴正学治疗变应性亚败血症经验[J].中医杂志，2002(8)：576-577.

者。③ 药用乌梅 15～20 克、白芍 9～15 克、生甘草 3～6 克、柴胡 6～9 克、五味子 9～12 克、防风 9～12 克、升麻 9～12 克、葛根 9～12 克。化阴托邪。适用于久病入络之顽固性皮疹。

(4) 阴虚外露型　症见少数患者自汗，畏风，倦怠，少气，舌淡，苔白滑，脉虚弱无力等。治宜益气解表、补益脾肺。方用玉屏风散：生黄芪 15～30 克、炒潞党参 15～30 克、白术 9～12 克、白芍 9～12 克、炙甘草 6～9 克。此为巩固疗效、防止复发。对预防复发有良好效果。

临床观察：郁觉初以上方加减辨证治疗 60 例败血症患者，疗效满意。①

经　验　方

1. *朱银燕经验方*　茵陈 10 克、栀子 5 克、大黄 5 克、金银花 10 克、黄芩 10 克。水煎服，取汁 45 毫升，每次 15 毫升，每日分 3 次服用。朱银燕将 61 例新生儿败血症患者随机分为对照组 30 例与观察组 31 例。对照组给予丙种球蛋白每日每千克体重 400 毫克入液静滴，初始低速为每分钟 5 滴，观察 0.5 小时若患者未发生不良反应，则加快速度，2 小时滴完，每日 1 次。观察组在对照组基础上结合上述中药汤剂治疗。两组疗程均为 5 天。结果：对照组治愈 2 例，显效 10 例，有效 7 例，无效 11 例，总有效率 63.33%；观察组治愈 7 例，显效 6 例，无效 4 例，总有效率 87.1%。②

2. *补中益气汤加减*　黄芪 60 克、党参 30 克、金银花 30 克、升麻 15 克、柴胡 15 克、鸡内金 15 克、白术 10 克、甘草 10 克、西洋参 10 克、生谷芽 60 克、生麦芽 60 克。万友生以上方治疗 1 例脓毒症患者，3 剂后病情明显好转，体温一度降至正常，为 37.7℃，身痛已除，口已不干，大便仍软烂不成形，但见胸闷气逼，持续不解。守上方加瓜蒌皮 15 克、薤白 15 克、桔梗 15 克、枳壳 15 克、冰片 2 克，分 3 次研末服。如此加减调理 40 日痊愈出院。③

3. *四逆人参汤*　制附子 9 克、干姜 9 克、炙甘草 15 克、红参 10 克。每日 1 剂，水煎 400 毫升分早晚 2 次温服。吴正球将 36 例重度烧伤低温败血症患者分为对照组与治疗组各 18 例。两组均给予常规治疗，包括补液、吸氧、清创等，补液量按烧伤面积和体重计算，伤后第 1 个 24 小时，成人的补液量为每千克体重 1%烧伤面积应补胶体液和晶体液共计 1～1.5 毫升。用 5%葡萄糖注射液补充水分，每天补充 2 500 毫升，按照电解质、胶体、水分交替输入，第 1 个 8 小时补足第 1 个 24 小时的一半，余下 2 个 8 小时补充另一半。观察患者有无脱水、渗液等情况。常规行抗休克治疗，纠正酸碱平衡、水和电解质紊乱，保持呼吸道通畅、补充营养及对症治疗，同时监测各项生命体征，对于呼吸道创伤及意识障碍患者给予吸氧。对于污染、污秽创面，首先应冲洗创面，及时清除创面分泌物，及时行血液细菌培养，根据培养结果，有针对性选择使用敏感抗生素预防感染。治疗组在对照组治疗基础上加用四逆人参汤，观察术后创面涂阳率、干痂时间、愈合时间、败血症与死亡情况，以及患者术前术后丙氨酸氨基转移(ALT)、总胆红素、尿素氮、肌酐及治疗后出现全身炎症反应综合征和 MODS 的情况。结果：治疗组在创面涂阳率、干痂时间、愈合时间、败血症及死亡率方面显著低于对照组($P<0.05$)。④

4. *桂枝汤加减*　桂枝 10 克、白芍 10 克、炙甘草 6 克、当归 10 克、红参 10 克、黄芪 30 克、茯苓 10 克、柴胡 10 克、沙参 10 克、麦冬 10 克、生姜 10 克、大枣 6 枚。每日 1 剂，水煎服。调和营卫，调和阴阳，调和脾胃。夏小军以上方结合制霉菌素片治疗 1 例霉菌性败血症患者，中药服 3 剂，制霉菌素片每次 100 万单位，每日 2 次口服。二诊，身

---

① 吴成.郁觉初副教授治疗亚败血症学术经验[J].新中医，1990(8)：7.

② 朱银燕.中西医结合治疗新生儿败血症临床观察[J].中国中医急症，2016，25(6)：1258－1260.

③ 黎波.万友生甘温除热法治疗脓毒症(败血症)经验简介[A]//中国中西医结合学会虚证与老年医学专业委员会、暨南大学.第十三次全国中西医结合虚证与老年医学学术研讨会论文集[C].中国中西医结合学会虚证与老年医学专业委员会、暨南大学，中国中西医结合学会，2013：3.

④ 吴正球.四逆人参汤治疗重度烧伤低温败血症 18 例[J].中国药业，2013，22(8) 113－114.

热始退，精神明显好转，口腔疼痛减轻，唯偶发咳嗽，舌苔微腻，脉细。继续口服制霉菌素片，每次100万单位，每日2次；上方去红参、黄芪，续服2剂。三诊，身热已退，腹痛消失，诸症明显好转，偶有轻微咳嗽，舌苔白，脉细。此乃邪热渐退、气阴两虚之证，治宜益气养阴、止咳。继续口服制霉菌素片，每次100万单位，每日2次；桂枝汤上方加款冬花10克、五味子10克。更进3剂。四诊，症状皆消，鹅口已愈，血常规化验提示正常，停服制霉菌素片及中药汤剂，给予贞芪扶正颗粒，每次5克，每日2次，连续治疗1个月。随访2个月，病情未复发，疾病告愈。①

5. *宣痹汤* 连翘15克、防己9克、薏苡仁15克、半夏9克、蚕沙9克、赤小豆10克、滑石10克、黄芩10克、酒大黄3克、厚朴10克、炒栀子9克、甘草6克、赤芍10克。清热除湿。李少川以上方治疗1例败血症患者，疗效满意。②

6. *秦艽鳖甲汤加味* 生鳖甲30克、秦艽15克、生白芍15克、柴胡12克、黄芩12克、知母9克、生地黄9克、地骨皮9克、青蒿15克、牡丹皮9克、当归10克、乌梅9克。每日1剂，水煎2次，药汁分3次服，每6小时服1次。养阴泄热。刘玉东以上方治疗1例变应性亚败血症患者，患者服上方1剂后热退，继服5剂，未再发热，红疹全部消失，纳食增加，精神大振，舌质转淡红。照原方继服10剂而诸症消失，停药观察6个月未再复发。③

7. *右归丸合二仙汤加减* 附片12克、肉桂10克、熟地黄15克、山茱萸15克、枸杞子15克、桑寄生15克、淫羊藿20克、仙茅20克、巴戟天15克、当归15克、黄柏15克、知母12克、怀牛膝15克。每日1剂。温补肾阳。卢保强等以上方合并西药治疗1例变应性亚败血症患者，西药予强的松每日1次，每次30毫克，消炎痛每日25毫克分次口服。3天后病情逐渐好转，畏寒发热、皮疹、关节冷痛缓解。再进15剂，诸症皆除，体温正常。40天后逐渐停用消炎痛及强的松；中药去附片、肉桂，加何首乌15克，续进20剂而停药。随访至今，未复发。④

8. *桂枝芍药知母汤加减* 桂枝10克、白芍15克、知母10克、麻黄6克、川乌(先煎60分钟)30克、草乌(先煎60分钟)30克、干姜6克、细辛3克、防风12克、生石膏60克、马钱子(油炸)1个、黄芪30克、当归10克、薏苡仁30克。裴正学以上方治疗1例变应性败血症患者，服药62剂后，未再发热，颈部淋巴结不肿大，实验室复查血象正常，患者出院。在家继续服用中药20剂，诸症皆去，追访4年无复发。⑤

9. *清热凉血抗敏汤* 柴胡30克、生石膏(先煎)60～120克、知母10克、乌梅10克、牡丹皮20克、生地黄20克、黄芩30克、生甘草30克。随症加减：关节痛甚，加秦艽20克；热甚，可加羚羊角粉每支0.13克，每日2支，或水牛角(先煎)30克；皮疹严重，加赤芍10克、茜草30克、地肤子30克、白鲜皮30克。李文彩等以上方结合西药治疗30例变应性亚败血症患者。西医治疗停用一切抗生素及易致过敏西药，强的松每日80毫克，消炎痛25～50毫克，每日3次；体温仍持续不退，皮疹不消，严重病例可用甲基强的松龙40～80毫克，静脉推注或加在5%葡萄糖注射液静脉滴注，连用3～5天。汗多、高热，注意水与电解质平衡。病情缓解逐渐撤减，直到用维持量5～10毫克，0.5～1年甚或更长，视情况而定。结果：显效5例，有效24例，无效1例，总有效率97%。⑥

10. *中药方* 石膏30～180克、黄柏6～15克、知母10～30克、土茯苓10～30克、萆薢10～30克、防己10～30克、威灵仙10～30克、生地黄10～30克、丹参10～30克、薏苡仁30～60克、滑

---

① 段赟，李雪松.夏小军主任中医师采用中西医结合治疗霉菌性败血症1例[J].中医研究，2010，23(10)：70－71.

② 杨常泉，等.李少川教授治疗小儿变应性亚败血症临床经验[J].天津中医药，2009，26(1)：5－6.

③ 刘玉东.秦艽鳖甲汤加味治疗变应性亚败血症1例[J].河南中医，2007(10)：82.

④ 卢保强，黄玉敏.中西医结合治疗变应性亚败血症1例[J].现代中西医结合杂志，2003(12)：1305.

⑤ 张太峰，等.裴正学治疗变应性亚败血症经验[J].中医杂志，2002(8)：576－577.

⑥ 李文彩，等.中西医结合治疗变应性亚败血症30例[J].辽宁中医杂志，2001(11)：682.

石10～60克、白檀香6～10克、桂枝3～6克、甘草3～6克。每日1剂，水煎服。随症加减：热入营分者，加牡丹皮10～30克、大青叶10～30克；热入血分者，加连翘10～30克、金银花10～30克；气营两燔者，加羚羊角粉1～2克，分2次冲服；热势仍不退者，可加安宫牛黄丸1/4～1丸，每日1次，口服。王夜等以上方结合中药注射液治疗11例变应性亚败血症患者，中药注射液予清开灵注射液10～60毫升，脉络宁注射液10～20毫升，分别加入5%葡萄糖注射液250毫升中静脉滴注，15天为1个疗程，1个疗程结束后休息2天，进行第2个疗程。治疗2个月后评定结果。结果：痊愈（全身及局部症状、体征消失，实验室检查结果均正常）7例，好转（全身及局部症状基本消失，实验室检查部分恢复正常或较前有明显好转）4例。总有效率100%。①

11. 自拟方　生地黄15克、玄参9克、天冬9克、麦冬9克、老鹳草30克、桃仁9克、红花9克、生甘草9克。随症加减：咽痛，加山豆根15克、土牛膝30克；皮疹明显，加升麻6克、葛根9克；关节痛，加当归拈痛丸每日18克，分3次服。激素减量期间，上方煎成汤剂，每日1剂；激素撤除后，间日1剂或1周2剂连用2～3个月。郁觉初等将11例成人变应性亚败血症患者随机分为治疗组8例与对照组3例。对照组予西药，发作时以应用足量激素为主，及时控制临床症状，一旦缓解则以中药治疗为主，使激素得以按计划减量，顺利撤除。治疗组在对照组基础上以上方治疗。结果：治疗组显效4例，有效3例，无效1例；对照组有效1例，无效2例。②

单　方

黄芪　组成：黄芪。用法用量：每日15克煎服。临床应用：裘锡良以黄芪结合西药治疗4例变应性亚败血症患者。西药予强的松每千克1毫克，每日口服，待症状缓解1周后逐步减少药量，加用雷公藤后每日20毫克分3次口服。当强的松减至每日2.5毫克时开始计算，二药维持3个月后停药，总疗程6个月。结果：全部治愈，停药后随访2年，未见复发。③

中　成　药

血必净注射液　组成：红花、赤芍、川芎、丹参、当归。用法用量：血必净注射液100毫升静脉滴注，每日2次。临床应用：李波等将200例感染性休克患者随机分为对照组与观察组各100例。两组均给予常规治疗，包括抗生素、液体支持治疗、营养支持治疗等，观察组在此基础上给予血必净注射液。14天为1个疗程。结果：两组患者治疗前TNF-α及凝血功能无差异（$P>0.05$），治疗7、14天后两组患者的TNF-α水平降低，血浆凝血酶原时间（PT）、部分活化凝血活酶时间（APTT）以及纤维蛋白（Fbg）水平增加，较治疗前有统计学意义（$P<0.05$）；但治疗7天后两组间TNF-α、PT、APTT以及Fbg水平无明显差异（$P>0.05$），治疗14天后观察组TNF-α水平明显低于对照组，PT、APTT以及Fbg水平明显高于对照组，两组差异有统计学意义。对照组基本痊愈11例，显著改善11例，改善40例，无效38例，总有效率62%；观察组基本痊愈21例，显著改善22例，改善40例，无效17例，总有效率83%。④

肺　结　核

概　述

肺结核病是由结核杆菌所致的一种传染性疾

① 王夜，马艳萍.中医药治疗变应性亚败血症11例[J].新中医，2001(12)：47.
② 郁觉初，等.中西医结合治疗成人变应性亚败血症的探讨[J].江苏医药，1977(3)：7.
③ 裘锡良.中西医结合治疗变应性亚败血症4例[J].实用医学杂志，1992，8(4)：32.
④ 李波，陈国兵，葛利.血必净对于感染性休克患者血清TNF-α及凝血功能的影响[J].辽宁中医杂志，2018，45(5)：977-979.

病。病菌大多由呼吸道吸入肺内，或由消化道食入带菌物而感染。其临床症状主要有全身不适、乏力，长期低热，面颊潮红，盗汗，食欲减退，消化不良，逐渐消瘦；女性可有月经失调，或闭经、咳嗽、咳痰、咯血、腹痛等。

本病属中医“痨瘵”“虚劳”“骨蒸”“传尸”等范畴，又叫肺痨，其辨证论治多从“虚劳”中求之。关于本病的中医分型问题，有颇多不同看法，一般而言，肺结核的活动期多属阴虚，静止期多属阳虚，结核病灶损坏肺组织有严重肺功能障碍者，多属阴阳俱虚。按脏腑分为三型：(1) 肺型，直接由肺虚毒气内动化热伤阴；(2) 肺肾型，由肾虚导致肺虚；(3) 脾肺型，由脾虚导致肺虚。按混合分为三型：(1) 脾肺型，即脾劳和肺劳混合型，主要症状为干咳、胸痛、咽干、倦怠、便秘、食少、脉弱等；(2) 心肺型，即心劳和肺劳混合型，主要症状为头晕、头昏、倦怠、口渴、盗汗、干咳、咽干、胸痛、便秘、尿赤、气短、脉细等；(3) 心脾型，即心劳和脾劳混合型，主要症状为失眠、怔忡、健忘、食少、倦怠、脉弱等。按病情程度分为三型：(1) 初期——轻型，初起甚轻，人多不觉，往往只有轻度咳嗽、胃纳欠佳，微有低热，稍进行则干咳无痰，间或胸痛、潮热、食欲减退，肌肤日见消瘦，甚则痰杂血丝，或咳血，经X射线摄影或透视大多可见一侧肺或两肺第1、2肋间呈现阴影或片条状阴影。治宜甘寒养肺，使水旺气复而咳自已；(2) 中期——重型，病趋严重，长期不愈，气阴两耗，饮食少思，肌肉锐减，咳喘痰少或吐青丝黄稠之痰，咳血反复发作，日晡潮热，五心烦灼，失眠多梦，胸痛盗汗，骨蒸颧红，男子梦遗，女子经闭，舌绛无苔，脉细而数，经X线拍片一侧肺或两肺有透光区之空洞者。治宜滋阴清肺、潜阳安神；(3) 末期——极重型，脉细而疾，精神极度衰惫，卧床难起，形肉尽脱，咳喘气促，声哑音喑，恶候毕露，X线透照有明显之大型空洞者。病到此期多难挽救，必须大补肺肾之阴，以防焦头烂额之虞。

辨 证 施 治

1. 段志荣分4型

(1) 津亏肺燥型　症见咳嗽间断发作或干咳不止，咳出黏痰，伴有口干，咽痒，苔薄白，脉细。治宜抗痨杀虫、润肺生津。药用仙鹤草、百部、苦参、生地黄、沙参、玉竹、紫菀、贝母、桔梗、甘草、乌梅、百合。

(2) 阴虚火旺型　症见咳嗽，咯血，低热，或盗汗，伴有颧红，口干欲饮，舌红而干，无苔，脉细数。治宜抗痨杀虫、滋阴降火。药用仙鹤草、黄连、白及、功劳叶、青蒿、银柴胡、地骨皮、知母、生地黄、枸杞子、乌梅、浮小麦、白芍。

(3) 肺脾两虚型　症见咳嗽无力，咳痰减少，气短乏力，面色淡白，舌质光淡有齿痕，苔薄，脉细弱。治宜益气养阴、健脾补肺。药用党参、白术、甘草、茯苓、扁豆、陈皮、熟地黄、麦冬、山药、白芍、五味子。

(4) 肺肾两虚型　症见咳嗽喘息，气短无力，动则加剧，身体消瘦，舌淡胖嫩，苔白润，脉弱。治宜益气生精、补肺益肾。药用人参、黄芪、白术、熟地黄、山茱萸、枸杞子、五味子、蛤蚧、核桃仁、紫河车、冬虫草、补骨脂。

临床观察：段志荣以上方辨证治疗2例肺结核患者，疗效满意。①

2. 刘忠达等分3型

(1) 肺阴虚型　治宜滋阴润肺。方用自拟补肺汤：南沙参、北沙参、麦冬、玉竹、生地黄、玄参、浙贝母、杏仁、炙紫菀、冬花、功劳叶、丹参、桔梗、鱼腥草、炒二芽、陈皮、生甘草。

(2) 阴虚火旺型　治宜滋阴清热、润肺止咳。方用自拟清肺汤：栀子、黄芪、黄芩、天花粉、野荞麦根、南沙参、北沙参、麦冬、紫花地丁、知母、功劳叶、玄参、淡竹叶、鱼腥草、炒二芽、陈皮、甘草。

(3) 气阴两虚型　治宜益气养阴、化痰止咳。方用自拟补肺益气汤：生黄芪、潞党参、炒白术、

---

① 段志荣.分期辨证治疗肺结核病的临床应用[J].世界最新医学信息文摘，2017，17(32)：115－116.

太子参、黄精、玉竹、桑白皮、麦冬、百合、百部、丹参、功劳叶、鱼腥草、白芍、鸡内金、生甘草。

随症加减：咳血者，加白及、三七、侧柏叶等止血；胸痛者，加郁金、延胡索、赤芍等活血化瘀止痛；气喘者，加五味子、紫苏子、蛤蚧等纳气平喘；肝功能异常者，加虎杖、垂盆草等护肝降酶；胃肠道反应者，加陈皮、炒扁豆、佛手等。临床观察：刘忠达等将400例肺结核患者随机分为治疗组与对照组各200例。对照组采用标准抗痨方案2HRZE/4HR(H为异烟肼，R为利福平，Z为吡嗪酰胺，E为乙胺丁醇；斜杠前表示强化期2个月，斜杠后表示巩固期4个月。以下化疗方案同理)，治疗组在对照组的基础上加用上述辨证中药。结果：治疗组显效118例，有效65例，无效17例，总有效率91.5%；对照组显效95例，有效73例，无效32例，总有效率84%。[①]

3. 吴淡娇分3型

(1) 阴虚潮热型　症见午后潮热，热退无汗，夜间或有盗汗，干咳，舌红苔少，脉细数。方用青蒿鳖甲汤合清骨散加减：青蒿(后下)6克、知母10克、生地黄15克、地骨皮10克、鳖甲(先煎)30克。随症加减：易出汗者，加五味子4克；咳嗽者，加川贝母6克。

(2) 阴虚火旺型　症见高热，夜热早凉，咳嗽痰黄，脉数。方用秦艽鳖甲散加味：银柴胡8克、青蒿6克、地骨皮10克、秦艽10克、鳖甲50克，川贝母8克。随症加减：大便硬结者，加火麻仁10克。

(3) 湿阻阳遏型　症见身热不扬，胸腹痞满，咳嗽痰多，舌淡或灰暗，苔腻，脉濡数。方用二陈汤合二妙散：黄柏10克、苍术6克、陈皮6克、法半夏6克、茯苓30克、北杏仁8克、炙甘草3克。随症加减：痰黏难咳者，去法半夏，加桔梗8克或瓜蒌皮10克。

以上各方均每日1剂，水煎服，连服1周为1个疗程。临床观察：吴淡娇以上方加减辨证治疗58例肺结核发热患者。结果：显效30例，有效28例。退热时间用3天有7例，>7天23例，>10天16例，>14天12例。[②]

4. 李东岱分9型

抗痨散胶囊(基础方)：黄芪1 500克、百部1 500克、白及1 500克、龟甲(打碎，先煎)1 500克、丹参1 500克、冬虫夏草200克、蜈蚣300克、牡蛎(打碎)3 000克、五味子500克、川贝母500克、玄参100克、百合100克。水煎3次，合并药液，过滤，浓缩，烘干，研粉，加紫河车粉300克，混匀，消毒，装胶囊，每粒含生药0.5克。成人2克，小于5岁0.5克，6～10岁1克，10～15岁1.5克。

(1) 肺阴虚型　基础方合养阴清肺汤。

(2) 阴虚火旺型　基础方合百合固金汤合秦艽鳖甲散。

(3) 肺气虚型　基础方合补肺汤。

(4) 气阴两虚型　基础方合人参养荣汤。

(5) 气血两虚型　基础方合八珍汤。

(6) 阴阳两虚型　基础方合补天大造丸。

(7) 肺脾两虚型　基础方合六君子汤。

(8) 脾肾阳虚型　基础方合拯阳理劳汤。

(9) 肺肾阴虚型　基础方合沙参麦冬汤。

合用方剂均水煎服，每日2次，饭后1小时服。疗程2个月。临床观察：李东岱以上方辨证治疗1 367例肺结核患者。结果：痊愈1 224例，占89.54%；好转101例，占7.39%；无效42例，占3.07%。[③]

5. 熊坚分3型

(1) 阴虚火旺型　症见夜寐盗汗，心烦口渴，咳嗽少痰，失眠多梦，骨蒸潮热，形瘦颧红，舌质红绛少津，脉细数。治宜滋阴降火、敛阴止汗。方用当归六黄汤加减：当归、生地黄、熟地黄、黄连、黄芩、黄柏、黄芪。

(2) 肺气虚损型　症见久病体弱，汗出畏寒，动则亦甚，面色㿠白，易感冒，舌淡，苔薄白，脉细弱。治宜益气固表、收敛止汗。方用玉屏风散加

---

① 刘忠达，等.中西医结合治疗肺结核临床研究[J].中华中医药学刊，2013，31(4)：758-760.

② 吴淡娇.辨证分型治疗肺结核发热58例[J].河南中医，2003，23(10)：23-24.

③ 李东岱.以“抗痨散”为主辨证治疗肺结核1 367例临床报道[J].中国医药学报，1995，10(3)：33.

减：黄芪、白术、防风。随症加减：汗多，加麻黄根、浮小麦、煅牡蛎。

(3) 气阴两虚型　症见肺痨日久，盗汗自汗，咳嗽，潮热颧红，神疲气短，倦怠乏力，舌质光红，苔薄或剥，脉细数无力。治宜益气养阴。方用百合固金汤加党参、黄芪：党参、黄芪、生地黄、熟地黄、玄参、百合、麦冬。随症加减：汗多者，加龙骨、牡蛎、五味子、浮小麦。

以上各方均以10天为1个疗程，一般服药1～2个疗程。临床观察：熊坚以上方加减辨证治疗30例肺结核汗证患者。结果：显效15例(50%)，有效13例(43.4%)，无效2例(6.6%)，总有效率93.4%。[①]

6. 武竹年分4型

(1) 正盛邪微型　多为轻症或病变吸收稳定期的患者，临床无明显症状，脉象、舌诊均无异常变化，仅在X线检查时才被发现。治法应采取治本的法则。

(2) 阴虚型(肺肾阴虚)　症见干咳少痰，咯血，痰中带血，口燥咽干，唇干，五心灼热，午后潮热，颧红，骨蒸盗汗，虚烦不寐，梦多易醒，头晕目眩，男子梦遗，女子经闭等，脉象多见沉细数或虚数，舌光红无苔或舌尖红少苔无津。本证以骨蒸灼热、午后颧红、舌红少苔、脉沉细数为辨证要点。治宜养阴清肺、滋阴益肾、增液生津。

(3) 气阴两虚型(脾气虚、肺气阴虚)　症见干咳少痰或痰黏不易咯出，或稀白痰、泡沫痰，或痰中带血，气短胸痛，口燥咽干，手足灼热，午后潮热，体倦乏力，自汗，食少便溏等症，脉细数或弦细无力，舌质淡，舌尖红或边有齿痕，苔薄白中心裂。治宜养阴益气。

(4) 阴阳两虚型　症见咳嗽喘憋不能平卧，痰稀或泡沫痰，或干咳无痰，体倦乏力，心悸气短，自汗，虚烦不寐，骨蒸盗汗，不思饮食，或食后腹胀，浮肿，四肢不温，大便溏薄，男子梦遗滑精，女子经闭或月经错乱等症，肺细数无力，或沉弱，或虚弦，病重者可见沉散，或有结代，舌质淡、体胖，或边有齿痕，或舌红苔剥，或中心裂，或苔白厚腻少津。其特点阴阳两虚症状并存，形体日渐消瘦，其舌质多干红、少苔或胖大剥苔，脉象以沉和虚为主。治宜养阴助阳、调补气血。[②]

经　验　方

1. *健脾润肺愈痨汤*　黄芪20克、百合20克、黄精15克、茯苓15克、白术15克、陈皮15克、桔梗15克、枇杷叶15克、当归12克、白芍12克、薏苡仁12克、半夏12克、白及12克、百部9克、杏仁9克、甘草9克。每日1剂，得药液约300毫升，早晚分服。临床随症加减。两组疗程均为3个月。吴霞等将120例气阴两虚型老年性肺结核患者采取奇偶数字法均分成对照组和观察组各60例。对照组患者参照《肺结核诊断和治疗指南》予以2HRZE/4HR治疗。观察组在接受2HRZE/4HR治疗的同时予中药健脾润肺愈痨汤治疗。结果：总有效率观察组为93.3%，对照组为78.3%，两组比较差异显著($P<0.05$)；治疗后两组的中医证候积分均降低，且观察组显著低于对照组($P<0.05$)；两组治疗后外周血T细胞亚群比较，观察组显著低于对照组($P<0.05$)。[③]

2. *沙参麦冬汤*　沙参20克、麦冬20克、桑叶15克、玉竹10克、扁豆10克、天花粉10克、甘草6克。加水煎煮至150毫升，分早晚2次温服，持续治疗3个月。程建强将80例肺结核患者按治疗方案分为对照组和观察组各40例。对照组应用2HRZE/4HR化疗方案治疗，观察组则额外给予沙参麦冬汤联合微卡(肌注，前3个月为每15天注射1次，每次1支22.5微克，后3个月每月注射1支)治疗。结果：治疗后两组中医症状积分均有降低，且观察组较对照组降低更为显著($P<0.05$)；观察组在治疗2个月与6个月时的痰菌转阴率较对照组明显更高($P<0.05$)；观察组的不良

① 熊坚.辨证分型治疗肺结核汗症30例临床总结[J].湖南中医杂志，1994，10(5S)：14-15.
② 武竹年.肺结核的中医分型辨证论治——附200例疗效分析[J].中医杂志，1980(9)：40-42.
③ 吴霞，方小忠.健脾润肺愈痨汤辅助治疗老年肺结核的疗效观察[J].中国中医药科技，2021，28(6)：966-968.

反应发生率显著低于对照组($P<0.05$)。①

3. 黄子鑫经验方　黄芩20克、北沙参15克、瓜蒌20克、太子参15克、百部15克、枇杷叶6克、川贝母20克、白及20克。随症加减：自觉手足冷者，加附子5克；痰多黏稠者，加竹叶20克；下肢水肿者，加泽泻20克。水煎服，每日2次，口服，疗程为2个月。滋阴润肺，止咳化痰。黄子鑫将80例阴虚内热型肺结核患者随机分为治疗组与对照组各40例。对照组采取常规肺结核治疗，治疗组在对照组基础上使用上方加减治疗。结果：治疗组痊愈5例，显效25例，有效6例，无效4例，总有效率90%；对照组痊愈2例，显效20例，有效8例，无效10例，总有效率75%。②

4. 益气养阴摄血汤　白术15克、麦冬20克、党参15克、茯苓15克、生地黄20克、当归15克、白及15克、鳖甲(先煎)40克、地骨皮15克、杭白芍15克、黄芪30克、知母15克。用水煎至300毫升，口服，每次150毫升，每日2次。清热滋阴，益气补虚，宁络止血。张琪等将152例肺结核患者随机分为治疗组与对照组76例。对照组采用垂体后叶素治疗，治疗组在对照组基础上加用上方治疗。结果：治疗组治愈25例，显效25例，有效21例，无效5例，总有效率93.42%；对照组治愈18例，显效18例，有效25例，无效15例，总有效率80.26%。③

5. 润肺汤　黄芪15克、山药12克、沙参12克、麦冬12克、生地黄10克、百部10克、五味子10克、夏枯草9克、川贝母9克、甘草9克。每日2次，每次1袋，早晚分服，连用1个月。滋阴润肺，抗结核杀虫。任郭侠等将80例肺结核患者随机分为治疗组与对照组各40例。对照组采用正规西药化疗方案(HREZ)，治疗组在对照组基础上加用上方治疗。结果：治疗组显效11例，有效26例，无变化2例，恶化1例；对照组显效8例，有效18例，无变化12例，恶化2例。④

6. 百合固金汤加减　百合10克、生地黄10克、熟地黄15克、当归10克、玄参10克、麦冬10克、芍药10克、浙贝母10克、甘草10克、桔梗10克。随症加减：阴虚骨蒸、午后发热者，加银柴胡、秦艽、鳖甲；口干多饮者，加石斛、地骨皮；火旺较甚，咳嗽痰黏色黄者，加桑白皮、天花粉、知母；咯血者，加仙鹤草、白及、醋大黄；盗汗较甚者，加煅龙骨、牡蛎、浮小麦、乌梅。每日1剂，加水500毫升煎至200～250毫升取汁，再以上法煎汁，两煎兑分2～3次服。7天为1个疗程，期间休息2～3天，再服中药7天，治疗2个疗程。抗炎，镇咳，化痰。杨红莉等将60例阴虚火旺型肺结核患者随机分为治疗组与对照组各30例。对照组单用四联抗痨治疗，治疗组在对照组基础上加用上方加减治疗。结果：治疗组显效10例，有效18例，无效2例，总有效率93.3%；对照组显效5例，有效17例，无效8例，总有效率73.3%。⑤

7. 陈源生经验方　葎草60克、夏枯草30克、百部12克、银柴胡12克、甘草6克。每日1剂，水煎分3次服，连服1个月左右。抗痨而不伤正气。⑥

8. 抗痨解毒汤　黄芪15～30克、太子参10～20克、麦冬10～20克、五味子10～20克、百部10～20克、百合10～20克、白术10～20克、桂枝10～20克、白芍10～20克、麻黄根10～20克、银柴胡10～20克、甘草10～20克。根据体质及中毒症状确定具体剂量，每日1剂，水煎分2次服，7天为1个疗程。翟成武等以上方结合西药标准抗痨疗法治疗60例肺结核患者，显效38例，有效19例，无效3例，总有效率95%。⑦

9. 百合固金汤合秦艽鳖甲散加减　生地黄、熟地黄、麦冬、百合、贝母、当归、芍药、玄参、桔梗、

---

① 程建强.沙参麦冬汤联合微卡治疗肺结核患者的疗效及安全性分析[J].基层医学论坛，2021，25(32)：4680－4681.
② 黄子鑫.中医辨证论治联合常规化疗对阴虚内热型肺痨患者的临床观察[J].光明中医，2018，33(10)：1472－1473.
③ 张琪，等.益气养阴摄血汤治疗肺结核咯血的临床研究[J].中医药导报，2018，24(3)：88－91.
④ 任郭侠，等.润肺汤治疗肺阴亏虚型肺结核临床观察[J].陕西中医，2016，37(11)：1470－1471.
⑤ 杨红莉，弓显凤，等.百合固金汤加减联合抗痨治疗阴虚火旺型肺结核60例[J].河南中医，2016，36(6)：1094－1095.
⑥ 李群堂.陈源生运用草药治疗结核病临床经验[J].中医临床研究，2016，8(11)：70－71.
⑦ 翟成武，等.中西医结合治疗肺结核临床观察[J].实用中医药杂志，2015，31(2)：109－110.

甘草、秦艽、鳖甲、青蒿、地骨皮、柴胡、知母、乌梅等。根据患者症状加减药物，水煎服，每日 2 次，每次 200 毫升。张晓琴等将 75 例阴虚火旺型肺结核患者随机分为对照组 35 例与治疗组 40 例。对照组采用常规抗痨治疗，治疗组在对照组基础上加用上方治疗。两组疗程均为 6 个月。结果：治疗组治愈 26 例，好转 11 例，无效 3 例，总有效率 92.5%；对照组治愈 17 例，好转 10 例，无效 8 例，总有效率 77.1%。①

10. *复方芩部丹方*　黄芩片 18 克、百部 12 克、丹参 12 克、太子参 9 克、南沙参 9 克、玄参 9 克、黄芪 9 克、胡颓叶 9 克、款冬花 6 克、白术 9 克。每日 1 剂，分 2 次口服，疗程为 3 个月。抗痨杀虫，养阴益气。陆城华等将 66 例肺结核患者随机分为治疗组 35 例与对照组 31 例。治疗组予上方治疗，对照组予西药。结果：治疗组有效 29 例，无效 6 例，总有效率 82.86%；对照组有效 8 例，无效 23 例，总有效率 25.81%。②

11. *肺痨灵合剂*　黄芪 30 克、五味子 10 克、百合 15 克、白及 10 克、百部 10 克、黄精 30 克、麦冬 10 克、生地黄 12 克、黄芩 10 克、丹参 15 克、茯苓 20 克、甘草 6 克、山蜡梅 30 克。每日 1 剂，水煎分 2 次服用。扶正祛邪。徐文峥等将 120 例肺结核患者随机分为对照组与治疗组各 60 例。对照组予常规治疗，治疗组在此基础上加用上方治疗。1 个月为 1 个疗程，共治疗 6 个疗程。结果：治疗组治愈 39 例，显效 11 例，有效 8 例，无效 2 例；对照组治愈 27 例，显效 14 例，有效 15 例，无效 4 例。③

12. *百合固金汤加减*　百合 3 克、玄参 3 克、当归 3 克、炒白芍 3 克、川贝母 3 克、熟地黄 9 克、生地黄 6 克、白术 15 克、甘草 5 克、麦冬 5 克。随症加减：盗汗，加煅牡蛎 30 克、浮小麦 30 克；热甚，加地骨皮 15 克、鳖甲 15 克、青蒿 30 克；口苦而干，加代赭石 10 克、龙胆草 15 克；痰稀，加蜜炙紫菀 5 克、款冬花 6 克；痰稠色黄，加桑白皮 6 克、鱼腥草 10 克。每日 1 剂，水煎分 2 次服，15 天为 1 个疗程，治疗 2 个疗程后观察疗效。退虚火，除阴虚。秦晓燕将 120 例肺结核咯血患者随机分为治疗组 68 例与对照组 52 例。对照组采用西药予抗结核（初治 2HRZE/4HR，复治 2HRZE/6HRE）治疗，另用 0.4 克止血芳酸、3.0 克止血敏加入 250 毫升 5%葡萄糖注射液静脉输注，每日 1 次；若有大量咯血症状则用 6～12 单位的垂体后叶素加入 300～450 毫升 5%葡萄糖注射液静脉输注，每日 2 次。治疗组在对照组基础上加用上方加减治疗。结果：治疗组显效 39 例，有效 21 例，无效 8 例，总有效率 88.2%；对照组显效 22 例，有效 12 例，无效 18 例，总有效率 65.4%。④

13. *清金甘桔汤*　桔梗 10 克、玄参 10 克、灯心草 10 克、川贝母 5 克、麦冬 12 克、天花粉 12 克、牡丹皮 12 克、生地黄 15 克、白芍 15 克、粉甘草 6 克。清肺润燥，退热滋阴。麻振平等将 60 例肺结核患者随机分为治疗组 36 例与对照组 24 例。对照组采用标准抗痨方案 2HRZE/4HR。治疗组在对照组基础上加用上方治疗。两组观察周期均为加强期 2 个月，半个月复诊 1 次。结果：治疗组显效 31 例，有效 3 例，无效 2 例，总有效率 94.4%；对照组显效 10 例，有效 7 例，无效 7 例，总有效率 70.8%。⑤

14. *养阴润肺益气健脾汤*　黄芪 30 克、生晒参 30 克、百合 15 克、白及 10 克、百部 10 克、黄精 30 克、麦冬 10 克、生地黄 12 克、黄芩 10 克、丹参 15 克。每日 1 剂，水煎煮分 2 次服，3 个月为 1 个疗程，服用 2 个疗程。周玲霞等将 116 例肺结核患者随机分为治疗组与对照组各 58 例。对照组予左氧氟沙星 0.3 克，每日 2 次口服；帕司烟肼 0.3 克，每日 3 次口服；丙硫异烟胺 0.2 克，每日 3 次口服；吡嗪酰胺 0.5 克，每日 3 次口服；丁胺卡那针 0.4 克，每日 1 次静滴。3 个月强化期治疗，15 个月继续期治疗。治疗组在对照组基础上加用上方

① 张晓琴，袁维真，等.百合固金汤合秦艽鳖甲散加减治疗肺结核阴虚火旺型临床疗效观察[J].中医临床研究，2014，6(2)：44-46.
② 陆城华，张惠勇，等.复方芩部丹方治疗气阴亏虚型耐多药肺结核 35 例临床观察[J].中医杂志，2014，55(21)：1826-1829.
③ 徐文峥，张娜娜，等.肺痨灵合剂联合常规治疗初治肺结核疗效与安全性研究[J].中草药，2014，45(22)：3308-3310.
④ 秦晓燕.中西医结合治疗肺结核咯血 68 例观察[J].实用中医药杂志，2014，30(6)：530.
⑤ 麻振平，等.中西医结合治疗肺结核 36 例疗效观察[J].浙江中医杂志，2014，49(11)：803.

治疗。结果：治疗组临床治愈6例，显效24例，有效23例，无效5例，恶化0例，总有效率91.4%；对照组临床治愈0例，显效18例，有效26例，无效9例，恶化5例，总有效率75.9%。①

15. *殷爱华经验方* 沙参15克、太子参15克、生地黄25克、熟地黄25克、天冬10克、麦冬10克、白芍9克、炙黄芪20克、当归9克、茯苓15克、百合10克、百部10克、甘草6克。随症加减：咳嗽甚，酌加杏仁9克、瓜蒌30克；潮热骨蒸，酌加银柴胡10克、地骨皮10克、功劳叶9克；盗汗甚，酌加浮小麦30克、麻黄根5克、牡蛎15克；咯血，酌加白及9克、仙鹤草12克；胸痛，酌加丝瓜络12克、郁金10克、延胡索10克；便溏者，酌减麦冬、生地黄、熟地黄用量，加炒白术10克。养肺肾之阴，益气健脾。殷爱华将80例肺结核患者随机分为治疗组与对照组各40例。对照组患者采用2HRZE/4HR化疗方案，复治患者采用2HRZSE/4～6HRE(S为链霉素)每日用药方案，强化期2个月，巩固期治疗4个月时痰菌未阴转，可继续延长治疗期2个月。治疗组在对照组化疗的基础上加用上方加减治疗。结果：治疗组治愈8例，好转28例，未愈4例，总有效率90%；对照组治愈4例，好转25例，未愈11例，总有效率72.5%。②

16. *痨康汤* 南沙参12克、北沙参12克、麦冬10克、党参10克、地骨皮20克、猫爪草20克、炙百部15克、制黄精10克、炒黄芩12克、白及10克、百合12克、生黄芪12克、失笑散(包煎)10克、泽漆12克。每日1剂，水煎早晚分服。扶正补虚，解毒活血。邓红霞等将96例肺结核患者随机分为治疗组与对照组各48例。对照组采用化疗方法，治疗组在此基础上加用上方。两组患者均连续治疗2周为1个疗程，12个疗程后统计疗效。结果：治疗组临床治愈18例(37.5%)，好转25例(52.1%)，未愈5例(10.4%)，总有效率89.6%；对照组临床治愈12例(25.0%)，好转21例(43.8%)，未愈15例(31.2%)，总有效率68.8%。③

17. *养肺丸* 沙参100克、百合100克、川贝母100克、蛤蚧1对、蜈蚣30条、黄芪200克、西洋参(去芦头)150克、冬虫夏草20克、白及200克、百部100克、黄芩100克、桑白皮100克、五味子100克。其中白及、百部、桑白皮、黄芩用清水洗去沙泥，其他药物去掉杂质，诸药烘干，研末过筛，炼蜜成丸，每粒约重10克。每日3次，每次服1粒。重养阴益气，固金保肺。杨淑良以上方治疗30例难治性肺结核患者，同时服异烟肼4粒，每日1次。以2个月为1个疗程，连续观察3个疗程。结果：显效18例，有效10例，无效2例，总有效率93.33%。治疗过程中有2例因重症结核出现大咯血、自发性气胸及全身衰竭而亡，这2例均经养肺丸治疗1个疗程，在死亡之前症状皆有明显改善。④

18. *加减保真汤* 鱼腥草30克、山药30克、茯苓30克、生地黄20克、丹参20克、知母15克、百部15克、麦冬12克、党参12克、黄芪12克、白术12克、赤芍12克、柴胡12克、黄柏12克、甘草6克、五味子6克。随症加减：湿热内盛，去党参、黄芪、五味子，加猫爪草、浙贝母、薏苡仁；胸痛明显，加郁金；肝火上犯，加夏枯草；阴虚火旺，去党参，加太子参、鳖甲、地骨皮；食欲不振，去生地黄、知母，加鸡内金、生麦芽。隔日1剂，水煎2次，取汁混合后分别于早、午饭后2小时各服1次。润肺健脾滋肾，清热除痰，活血化瘀。郝小萍等将73例复治菌阳肺结核患者随机分为治疗组37例与对照组36例。对照组单用西药治疗，治疗组在对照组基础上加用上方加减治疗。疗程均为2个月。结果：治疗组显著吸收4例，吸收28例，不变5例，总吸收率86.5%；对照组显著吸收1例，吸收17例，不变18例，总吸收率50.0%。⑤

19. *抗痨补肺丸* 黄芪、猫爪草、夏枯草、黄

---

① 周玲霞，等.中西医联合治疗耐多药肺结核病的临床疗效观察[J].中华中医药学刊，2013，31(4)：942－944.
② 殷爱华.中西医结合治疗肺结核病临床疗效观察[J].湖北中医杂志，2013，35(12)：10－12.
③ 邓红霞，等.痨康汤治疗阴虚毒瘀型复治肺结核48例临床观察[J].中医杂志，2010，51(9)：801－803，829.
④ 杨淑良.养肺丸治疗难治性肺结核30例[J].中国中医急症，2010，19(1)：57，65.
⑤ 郝小萍，等.加减保真汤配合抗痨强化期治疗复治菌阳肺结核37例临床观察[J].中国中西医结合杂志，2007，21(5)：448.

连、蛤蚧、白及、百部、全蝎、甲片、牡蛎、白芍、紫河车、薏苡仁、川贝母、山药、黄精、甘草、生地黄、沙参等。上药烘干，研细末，炼蜜为丸，每丸 15 克，每日 3 次，饭前服用。王刚等将 110 例肺结核患者随机分为治疗组 56 例与对照组 54 例。对照组采用 HRZE 方案，异烟肼 0.3 克，每日 1 次；利福平每天早上空腹口服 0.45 克；吡嗪酰胺 0.5 克，每日 3 次；乙胺丁醇 0.75 克，每日 1 次。治疗组在对照组基础上加用上药。两组均以治疗 2 个月为1 个疗程，连续观察治疗 3 个疗程。结果：治疗组显效 36 例，有效 16 例，无效 4 例，总有效率 92.9%；对照组显效 28 例，有效 12 例，无效 14 例，总有效率 74.1%。①

20. *百合固金汤加减* 百合、生地黄、熟地黄、玄参、川贝母、桔梗、麦冬、白芍、当归、甘草、山楂(炒焦)、神曲、大蓟、黄芩、侧柏叶、大黄等。服药时间最长 1 年，最短 6 个月。赵孟碧以上方治疗 48 例肺结核患者，痊愈 30 例，好转 15 例，无效 3 例，有效率 94%。②

21. *消核散* 生地黄、白芍、山药、沙参、川贝母、甘草、大力子、葶苈子、百部、法半夏、陈皮、丹参等。上药共研成细末装袋。每日 3 次，每次 8 克，饭前用温开水送服。以 1 个月为 1 个疗程，一般治疗 2～3 个疗程。扶正祛邪，抗痨杀虫。李庆生等以上方治疗 50 例肺结核患者。结果：治愈(症状完全消失，X 线胸片检查病灶吸收或钙化者)35 例，好转(症状、体征明显好转者)13 例，无效(症状、体征、X 线胸片检查无改善者)2 例。总有效率为 96%。③

22. *月华丸加减* 生龙骨 30 克、生牡蛎 30 克、山茱萸 30 克、生地黄 15 克、北沙参 30 克、白及 15 克、百部 15 克、川贝母 10 克、广三七(捣细吞)6 克、生山药 30 克、茯苓 10 克、天冬 10 克、麦冬 10 克、阿胶(烊化)15 克。随症加减：年老体弱者，加太子参(或西洋参)；肺火盛者，加黄芩；肝旺者，加大黄；胃热者，加生石膏；阴虚者，加黄柏；胸闷多痰者，去生地黄，加瓜蒌、薤白；盗汗者，加青蒿、鳖甲。每日 1 剂，水煎服。7 剂为 1 个疗程。滋阴降火润肺，祛痰止咳。徐善荪以上方加减治疗 54 例肺结核咯血患者。结果：治愈 30 例，显效 8 例，有效 13 例，无效 3 例，平均止血时间为(4.5±2.5)天。总有效率为 95%。④

23. *五味抗痨散* 白及 150 克、百合 150 克、薏苡仁 150 克、杏仁 150 克、川贝母 30 克。上药共研为末。每日 10 克分 3 次口服。1 剂为 1 个疗程，连用 3 个疗程。滋阴润肺，清热化痰，抗痨抑菌，生肌止血。蔡光斗等以上方结合辨证施以汤药，治愈 1 例空洞型肺结核患者。⑤

24. *葶苈子泻肺汤* 葶苈子 10 克、茯苓 10 克、白芍 10 克、桔梗 10 克、车前子 10 克、丝瓜络 10 克、桑白皮 10 克、麦冬 10 克、陈皮 10 克、枳实 10 克、焦山楂 10 克、远志 10 克、五味子 10 克、牡蛎 30 克、沙参 16 克、丁香 4 克、甘草 6 克。巨效贤等将 104 例早期肺结核患者随机分为观察组 66 例和对照组 38 例。对照组单用化疗，化疗方案是 2SRHZ/7S4R3H3(字母右侧数字表示一周用药的次数。以下化疗方案同理)。观察组在此基础上加用上方治疗。结果：前 3 个月观察组显效 43 例，占 65.15%；对照组显效 16 例，占 42.10%。观察组空洞 31 个，闭合 13 个，占 41.92%；对照组空洞 29 个，闭合 4 个，占 14.08%。痰菌转阴率无明显差异。⑥

25. *王凤君经验方* 百部 1 份、丹参 1 份、五灵脂 1 份、黄芩半份。上药研细末打片，每片 0.5 克，每次 2 克，每日服 3 次。王凤君等将 90 例肺结核患者分为甲组、乙组与丙组各 30 例。甲组予上方加用异烟肼、链霉素，乙组予异烟肼、利福平、链霉素，丙组予异烟肼、链霉素、对氨柳酸。抗结

---

① 王刚，等.中西医结合治疗肺结核 56 例的临床报告[J].时珍国医国药，2006，17(9)：1827.
② 赵孟碧.百合固金汤治疗肺结核 48 例[J].实用中医内科杂志，2002，16(3)：141.
③ 李庆生，等.消核散治疗肺结核 50 例[J].湖北中医杂志，2002，24(6)：42.
④ 徐善荪.月华丸加减治疗肺结核咯血 54 例疗效观察[J].工企医刊，1997，10(1)：59.
⑤ 蔡光斗，等.五味抗痨散治疗空洞型肺结核[J].福建中医药，1993，24(4)：3.
⑥ 巨效贤，等.中西医结合治疗早期肺结核 66 例[J].陕西中医，1991，12(7)：295.

核药物按常规量应用。结果：甲组的空洞闭合、痰菌转阴、病灶吸收与乙组无差别，但高于丙组，且无任何不良反应。[①]

26. 亢士亮经验方　百部500克、白及500克、牡蛎500克、海浮石500克、守宫100条。将百部、白及、牡蛎、海浮石碾细过筛，将守宫捕获后在瓦上焙干，碾细过筛与药混合均匀。每次服15～20克，每日2～3次，老弱幼小者可酌情减量，体壮坚实者可适当加量。一般1剂可控制病情，服2剂能恢复劳动能力，3剂病情可痊愈。[②]

27. 回生膏　猫眼草、蟾蜍皮、守宫、木鳖子、独角莲、乳香、没药等。上药在香油中熬枯，去渣，加入黄丹收膏，至滴水成珠时，再加入麝香混匀，摊在布纸上备用。将此膏用微火烤软，外敷至结核病灶在前胸后背体表相应的部位上以及大椎、膻中、肺俞等穴，隔3天换药1次，2个月为1个疗程。在用回生膏治疗期间，若全身症状较明显者可适当配合中药内服，根据临床表现辨证施治。消肿散结，拔毒散疡。焦起周等以上法治疗355例肺结核患者，除18例配合西药治疗外，一般均单纯以外敷回生膏为主适当配合中药内服。结果：痊愈201例，有效140例，无效5例，结果不明9例，有效率96.1%。[③]

28. 葎草四味散　葎草30克、铁包金15克、鱼腥草15克、夏枯草10克。上药为1日量，将药切碎，水煎分2次服，连服2～3个月。彭岳衡以上方治疗21例肺结核患者，效果满意。[④]

29. 丁银夏枯丸　紫花地丁500克、夏枯草500克、金银花300克、山药300克、白及300克、麦冬300克、尖贝母60克、黄连15克、橘红150克、当归150克、茯苓150克、甘草150克。随症加减：咯血，加三七50克；盗汗，加枣皮150克；潮热，加白薇300克；空洞，加蛤蚧2对、五倍子150克。将上药研细末，以猪油500克、蜂蜜3 000克，文火熟炼除去水分，注意掌握火候，然后将药末和入调匀，为丸300粒，封藏待服，勿令霉变。每日早饭前服3粒，3个月为1个疗程。攻补兼施，扶正祛邪。郑祥吉以上方加减治疗22例肺结核患者，效果满意。[⑤]

30. 薯蓣丸　薯蓣、当归、桂枝、神曲、干地黄、大豆黄卷、甘草、人参、川芎、芍药、白术、麦冬、杏仁、柴胡、桔梗、茯苓、阿胶、干姜、白蔹、防风、大枣。培土生金，生化气血，祛风除邪，通经活络。王玉芝以上方治疗1例肺痨患者。初诊薯蓣丸去桂枝、川芎、干姜、大枣，加仙鹤草30克、侧柏叶炭15克，5剂，水煎服。二诊加五味子15克，服10剂。三诊在原方基础上去仙鹤草、侧柏叶炭，研末以蜜枣为丸，1丸10克，每日1丸，连服3个月。随访2年，病情无复发。[⑥]

31. 月华消瘰汤加减　牡蛎30克、夏枯草15克、浙贝母15克、玄参15克、白及15克、天冬15克、北沙参15克、百部10克、甘草6克。随症加减：吐血，加生地黄15克、阿胶(烊)15克、田三七6克；阴虚，加百合30克、麦冬15克、淮山药15克；潮热盗汗，加青蒿15克、地骨皮15克；血瘀，加当归10克、丹参20克、赤芍15克；纳呆，加鸡内金10克。宋光铸以上方加减治疗46例肺结核患者。结果：痊愈26例，显效16例，好转2例，无效2例。[⑦]

32. 抗痨灵　百部15克、百合20克、白及30克、杏仁5克、黄精30克、猫爪草15克、太子参20克、茯苓15克、丹参10克、桔梗10克、黄芩10克、知母5克。每日1剂，水煎，早晚各服1次。益气养阴，润肺止咳，补脾益精，培土生金。周辉等将214例肺结核患者随机分为治疗组与对照组各107例。对照组按结核病常规治疗；治疗组

---

① 王凤君，等.中药为主治疗肺结核病30例[J].辽宁中医杂志，1990(2)：26，48.
② 亢士亮.治疗肺结核验方[J].河南中医，1990，10(3)：41.
③ 焦起周，等.外敷回生膏为主治疗肺结核355例临床观察[J].山西中医，1989(4)：34.
④ 彭岳衡.葎草四味散治肺结核[J].湖南中医杂志，1989(3)：22.
⑤ 郑祥吉.丁银夏枯丸治疗肺结核[J].四川中医，1988(1)：19.
⑥ 王玉芝.薯蓣丸在慢性疾病中的应用[J].河南中医，1988(3)：10.
⑦ 宋光铸."月华消瘰汤"治肺结核46例[J].新中医，1987(2)：24，26.

以口服上方为主,3个月为1个疗程,另配合异烟肼300毫克,每晨顿服。结果:治疗组显效53例,占49.5%;好转35例,占32.7%;无效19例,占17.8%;总有效率为82.2%。对照组显效7例,占6.5%,好转44例,占41.4%,无效56例,占52.3%;总有效率为47.6%。经统计学处理,两组比较有显著差异($P<0.01$)。①

33. *活化汤* 郁金30克、丹参60克、鸡血藤45克、红花15克、桃仁15克、赤芍15克、海藻15克、夏枯草15克。如无桃仁、郁金,改用三棱、莪术。水煎,浓缩成60毫升,早晚各服30毫升。李夫星等将107例肺结核患者随机分为中药组51例与对照组56例。对照组予化疗,中药组在化疗基础上加服上方。结果:中药组病灶显著吸收39例,部分吸收11例;对照组病灶显著吸收23例,部分吸收27例。中药组空洞闭合30个,缩小8个;对照组空洞闭合5个,缩小6个。可见病灶显著吸收率、空洞闭合率,中药组均比对照组明显增高(均$P<0.01$)。说明活化汤对浸润型肺结核的病灶吸收、空洞闭合有明显作用。中药组有7例痰中带血和间断血痰经用活化汤治疗后,白痰2~43天(平均14.8天)消失。注意事项:大咯血者不宜用活化汤治疗。②

34. *活血化瘀法* 当归、川芎、赤芍、夏枯草、三棱、莪术、陈皮、木香。按辨证论治的原则,随症加减其他药味以调整阴阳平衡。侯玉梅等将100例肺结核患者随机分为活化组与对照组各50例。对照组单用化疗,活化组在此基础上加用上方。结果:活化组35例痰菌阳性患者,治疗9个月后转阴31例,转阴率88%;33例耐药患者中,治疗至9个月痰菌转阴者30例,占91%;X线检查治疗后总吸收率为60%;治疗前有空洞41例,治疗后闭合5例,闭合率为12.2%,显著缩小者9例,占21.4%。对照组45例痰菌阳性者,治疗9个月后转阴31例,转阴率68%;37例耐药患者治疗至9个月,痰菌转阴23例,占62%;X线检查治疗后总吸收率为22%;治疗前有空洞者45例,治疗后闭合2例,闭合率为4.4%,显著缩小者3例,占7%。两组对比各指标均有明显差异(均$P<0.05$),活化组明显优于对照组。③

35. *周霞如经验方* 丹参30克、郁金24克、泽兰15克、赤芍15克、夏枯草30克、蛤粉15克、皂角刺15克、海浮石15克。随症加减:阴虚,加麦冬9克、生地黄15克;气虚,加党参15克、黄芪15克;低热,加地骨皮30克、银柴胡12克;干咳,加百部18克、紫菀9克;痰多,加橘红6克、杏仁6克、枳壳18克。周霞如等将108例肺结核干酪病变患者随机分为治疗组与对照组各54例。对照组单用化疗。治疗组以上方加减结合西药治疗,西药用链霉素、异烟肼、对氨柳酸、卡那霉素,四药可互相配伍,但同时最多用三药。结果:两组治疗前后症状改变,痰菌变化、空洞变化无明显差异($P>0.05$)。但从病灶X线变化来看,治疗组有效(显著吸收和吸收)38例,占70.37%;对照组26例,占48.15%。治疗组显著吸收者22例,占40.74%;对照组9例,占16.67%。两组比较有明显差异。④

36. *抗痨月华丸* 沙参90克、天冬120克、麦冬120克、阿胶90克、百部120克、款冬花150克、夏枯草300克、茯苓120克。上药烘干,共为细末,炼蜜为丸,每丸重10克,蜡纸包装,封入塑料袋备用。成人每次服1丸,每日服2~3次,90丸为1个疗程。滋阴降火,润肺止咳,祛痰杀痨虫。对阴虚型肺结核疗效显著,对阴虚火旺型亦有良效,而对阴阳两虚型疗效较差。金振阁等以上方治疗24例肺结核患者。用药量为90~600丸,平均用药80天,共240丸。其中单用抗痨月华丸治疗的17例,16例疗效满意,有效率为94.1%;患者自行加用他药者7例(其中链霉素27~80克者4例,侧柏叶针剂20支、利福平15克、抗劳息

① 周辉,等.自拟抗痨灵配合雷米封治疗肺结核107例[J].广西中医药,1986,6(4):18-19.
② 李夫星,等.中药加化疗治疗肺结核近期疗效观察[J].中医杂志,1984(8):41-42.
③ 侯玉梅,等.活血化瘀并用化学疗法治疗肺结核的疗效观察[J].山西中医杂志,1984,13(3):169.
④ 周霞如,等.中西医结合治疗肺结核干酪病变的临床观察[J].北京中医,1983(1):25-26,52.

100片者各1例)均获满意疗效,有效率为100%,24例的总有效率为95.8%。①

37. 抗劳丸　南沙参500克、麦冬240克、北五味子240克、人中白240克、百部240克、白及240克、胡黄连240克、生地黄240克、焦白术240克、生甘草240克。以上各药共研细末,水泛为丸如绿豆大。每日2次,每次4.5克,2～3个月为1个疗程。保肺养阴,生肌止血,清热杀虫。徐飞以上方治疗40例肺结核患者,临床症状如咳嗽、胸痛、痰中带血、盗汗等均在20～40天内消失;血沉在20～60天内降至每分钟10毫米以内29例,占血沉增快者的93.5%;痰菌转阴30例,占痰菌阳性者的93%。临床症状消失、痰菌转阴等时间约在20～60天,效果较好。3～6个月X线片复查结果显示病灶吸收好转,范围缩小38例。空洞闭合率较高,时间较短。平均体重增加3千克,无明显不良反应。②

38. 山羊麻根合剂和山葡萄根合剂　山羊麻根合剂:山羊麻根6克、蜂蜜4毫升、龟甲3克、鳖甲3克。每日3次,连服1～2周。山葡萄根合剂:山葡萄根6克、酒15毫升、水15毫升。煎成10毫升,每日3次,连服1～2周。以上两种药剂间隔交替服用。蔡鸿恩以上法治疗32例肺结核患者。结果:有效26例,占81.25%。③

39. 李浩然经验方　(1)南星半夏丸:生南星6克、生半夏9克、明矾3克、枳实15克、陈皮15克、建曲30克、黄芩15克、薄荷3克、牙皂3克、茯苓12克、生姜15克。上药共研末水泛为丸。(2)抗痨膏:党参6克、黄芪6克、百部15克、白及6克、大黄6克、没药15克、黄连3克、黄芩3克、甘草6克、山药12克、薏苡仁12克等。煎取浓汁加蜜收为膏。(3)白及粉:白及120克、百部120克、牡蛎120克、没药90克、沙参120克、金银花90克、甘草60克。上药共研为末。(4)椒辛膏:川椒、细辛、牙皂、杏仁等份。上药研末以凡士林调膏贴肺俞穴。李浩然等将80例肺结核患者分为3组。第1组39例予中西药综合疗法,对曾用抗痨药物治疗而症状仍无明显改进的患者,辨证内服铁破汤(广州市潘高寿联合制药厂生产)、抗痨膏、南星半夏丸、白及粉,加用维生素B_1或0.2%普鲁卡因穴封、链霉素肌内注射、异烟肼内服等,并按体质虚弱情况适当佐以人参养荣丸、八珍汤、归脾汤、补心丸、补肾丸、参桂鹿茸丸等补剂。个别还坚持做气功、电吹、外贴椒辛膏或同时进行针灸。第2组23例予中药汤剂治疗,对于肺阴虚者用抗痨膏,每次服18克,每日2次;有痰湿脾土受困者用南星半夏丸,每次服9克,每日服2次;有空洞者兼服白及粉,每次服3～15克,每日服2次,并随证佐以汤剂。第3组18例予铁破汤治疗,凡经X线诊断为肺结核者,不论类型与病情轻重,单用铁破汤治疗,每次服20～30毫升,每日服2～3次。上述各种疗法均以3个月为1个疗程,每个疗程结束后,经过各项检查,效果肯定,无明显进步可继续治疗。结果:第1组有效率90%,第2组有效率83.2%,第3组有效率39%。说明中西医综合疗法较其他各种疗法效果优越。④

单　方

1. 守百胶囊　组成:守宫2份、百部2份、紫河车1份。功效:抗痨杀虫,补益气血。制备方法:上药焙干,共研细末,装入0号胶囊。用法用量:每次10粒,每日3次,相当于每日守宫粉6克。3个月为1个疗程,一般需连用3～4个疗程。临床应用:蒋卫健将130例肺结核患者随机分为治疗组79例与对照组51例。对照组予用百合固金汤或秦艽鳖甲汤,治疗组予守百胶囊。结果:治疗组治愈49例,显效17例,有效8例,无效5例,总有效率93.6%;对照组治愈6例,显效11例,有效15例,无效19例,总有效率62.7%。⑤

① 金振阁,等.抗痨月华丸治疗肺结核病24例疗效观察[J].湖北中医杂志,1981(1):25-26.
② 徐飞.抗劳丸治疗40例浸润型肺结核疗效分析[J].江苏中医,1964(12):13-15.
③ 蔡鸿恩.山羊麻根及山葡萄根合剂治疗肺结核[J].福建中医药,1961(4):5.
④ 李浩然,等.中西医结合治疗80例肺结核效果观察[J].江西医药,1961(6):9,16.
⑤ 蒋卫健.守百胶囊治疗肺结核79例临床观察[J].湖南中医杂志,2003,19(3):8.

2. 鱼鳞膏　组成：新鲜鱼鳞片500克、橘饼60克、冰糖120克。制备方法：不论何种鱼类，只要体重在500克以上鲜鱼的鱼鳞片皆可。先将鱼鳞片取下，用清水搓洗干净，与橘饼同装入大砂罐内，加水，文火慢煎，约经2小时后，过滤取汁。鳞渣再煎滤如前。先后共煎3次，弃渣取汁1 000～1 200毫升，文火浓缩片剂，待其呈胶水样稠黏，下入冰糖使溶，搅匀退火，倾入瓷器中收贮，待其冷却，即凝成凉粉状之药膏。贮藏于阴凉处备用。必须在冬季或早春气候寒冷时配制。用法用量：成人每日早晚饭前各用1～2匙，口中温化咽下，以温开水送之。1料药膏可服30～40天，服完再制续服，也可按比例大量配制。临床应用：吴一渊以上方治疗1例肺结核患者，疗效满意。[①]

3. 复方白及散　组成：生百部、煅牡蛎、白及。制备方法：三味中药按1∶2∶3的组成比例研粉混合。用法用量：每次温开水冲服4克，每日3次。临床应用：杨玉等将67例肺结核患者随机分为并用西药组47例与单用中药组20例。单用中药组单独使用复方白及散，并用西药组予复方白及散合并服用异烟肼(每日3次，每次100毫克)。结果：67例中好转56例，好转率为83.4%。并用西药组(80.9%)比单用中药组(90%)疗效反而稍逊。[②]

4. 百部丸　组成：童雌鸡(未产蛋)、百部(晒干研细末)。制备方法：上药比为2∶1，即活鸡1千克配百部0.5千克。将鸡杀死去内脏及头足洗净，加水适量煮极烂，去骨，取鸡肉及汁混合百部末杵烂为小丸，晒干贮存。用法用量：每次9克，每日2次，每日早饭前1小时服1次，晚临睡时服1次，开水送下。20天为1个疗程，1个疗程后可进行X线复查。如病灶有进步可继续服用，如无进步但自觉症状减轻者亦可再服。临床应用：陈祥呈用百部丸治疗172例肺结核患者，取得联系的157例中服药后临床症状(如咳嗽、咯血、胸痛、呼吸困难、发热、盗汗、食欲不振、体力疲乏等)消失、显著减轻或减轻的计139例，有效率为90.8%。139例中有51例体重增加，劳动力也有不同程度的提高。治疗后X线复查的有72例，红细胞沉降率多有明显下降，痊愈及进步共56例，占复查例数的77.7%。[③]

5. 大蒜浸液1　组成：大蒜。制备方法：剥去外皮，将蒜薄膜剥去，切去根芽部分，称其重量用蒸馏水洗净，用75%酒精浸3分钟以消毒，取出再用无菌蒸馏水冲洗，放入灭菌的乳钵内捣烂，用生理盐水浸4小时，细纱布过滤，加蒸馏水使成要求浓度。全部过程无菌操作。配成1%～5%五种浓度的大蒜浸液放于冰箱中备用。用法用量：开始时用1%大蒜液，每日1次，每次10毫升，连滴6日休息1日。每周增加浓度1%，直至5%。采用鼻腔插管法，将管自鼻腔插入气管。用5%普鲁卡因2毫升经管注入，作气管麻醉后，每次滴入大蒜液10～20分钟。临床应用：杨健以上法共治疗17例肺结核空洞患者。结果：空洞闭合者8例，占47.06%；好转(空洞缩小痰菌转阴或减少)者8例，占47.06%；无效者1例。[④]

6. 大蒜浸液2　组成：大蒜。制备方法：新鲜大蒜去两头，洗净，酒精消毒(浸5分钟)，蒸馏水冲洗，捣成糊状，将蒸馏水加温40℃以下，冲蒜泥后装入瓶中加盖浸2小时以上。过滤密封备用。滴入方法同上第5。滴入30次为1个疗程。临床应用：中国邮电工会济南疗养院以上法治疗31例肺结核空洞患者。结果：空洞闭合者11例，占35.4%；空洞缩小者15例，占48.4%；无效者5例，占16.1%。[⑤]

中成药

1. 结核丸　组成：醋龟甲、百部、生地黄、熟地黄、牡蛎、北沙参、醋鳖甲、阿胶、白及、川贝母等

① 吴一渊."鱼鳞膏"治肺结核有效[J].江苏中医，1966(2)：41.
② 杨玉，等.复方白及散治疗肺结核67例初步报告[J].江苏中医，1961(2)：21-22.
③ 陈祥呈.百部丸治疗肺结核病153例的疗效初步报告[J].中医杂志，1959(3)：32-35.
④ 杨健.支气管滴入大蒜浸液治疗肺结核空洞17例临床初步观察[J].山东医刊，1959(6)：24-25.
⑤ 中国邮电工会济南疗养院.大蒜浸液气管滴入治疗肺结核空洞情况介绍[J].山东医刊，1959(6)：22-23.

(甘肃天水岐黄药业有限责任公司生产，国药准字Z20025187)。功效：滋阴补血，清热益肺。用法用量：每次3.5克(20丸)，每日2次。临床应用：黄艳等将112例初治涂阳肺结核患者分为观察组和对照组各56例。对照组患者严格按照肺结核标准化疗方案治疗，观察组患者在对照组治疗的基础上口服结核丸治疗。两组患者按疗程规范治疗6个月。结果：总有效率观察组为94.64%，对照组为82.14%，观察组的总有效率高于对照组($P<0.05$)；治疗后两组中医证候积分均明显降低，且观察组低于对照组($P<0.05$)；观察组治疗后痰菌转阴率、病灶吸收有效率和空洞缩小率均高于对照组($P<0.05$)；两组患者血清IgG、IgA、IgM水平均较治疗前升高，且观察组均高于对照组(均$P<0.05$)。①

2. *内消瘰疬丸* 组成：夏枯草、海藻、蛤壳、玄参、白蔹、连翘、当归、贝母、大黄、玄明粉(兰州太宝制药有限公司生产)。功效：提高机体免疫机能，清热解毒，活血祛瘀，散结消肿，泻火凉血。用法用量：每次8例，每日3次，口服。临床应用：徐永先将74例肺结核患者随机分为治疗组与对照组各37例。对照组采用抗结核治疗，治疗组在对照组基础上加用内消瘰疬丸治疗。结果：治疗组治愈率为75.68%，总有效率为97.30%；对照组治愈率为62.16%，总有效率为91.89%。②

3. *黄芪注射液* 组成：黄芪提取物(成都地奥九泓制药厂生产)。用法用量：黄芪注射液20毫升加入5%葡萄糖注射液或生理盐水250毫升中静脉滴注，强化期3个月，连续应用2个月后改为黄芪颗粒6克口服，每日3次。临床应用：刘林刚等将118例肺结核患者分为治疗组60例与对照组58例。两组给予相同的化疗方案，治疗组加用黄芪。两组疗程均为9个月，强化期3个月住院治疗，巩固期6个月，全程管理治疗(家属监督服药，每半个月到结核门诊复查1次)。结果：痰菌阴转率治疗组为93.3%，对照组为79.3%。③

4. *复方柳菊片* 组成：旱柳叶、野菊花、白花蛇舌草(江西国药有限责任公司生产)。功效主治：清热解毒；适用于肺结核。④

5. *抗痨胶囊* 组成：矮地茶、百部、穿破石、五指毛桃、白及、桑白皮(西安康拜尔制药有限公司生产)。功效主治：散瘀止血，祛痰止咳；适用于痨病治疗，肺虚久咳，痰中带血。⑤

6. *抗痨丸* 组成：矮地茶、百部、穿破石、五指毛桃、白及、桑白皮(广东国医堂制药有限公司生产)。功效主治：活血止血，散瘀生新，祛痰止咳；适用于浸润型肺结核痰中带血。⑥

7. *芪贝胶囊* 组成：黄芪、冬虫夏草、蛤蚧、川贝母(哈尔滨华雨制药集团有限公司生产)。功效主治：养阴益气，调补肺肾；适用于痨病气阳两虚证，症见咳嗽，咯血，潮热，乏力，盗汗等。⑦

8. *补金片* 组成：鹿角胶、紫河车、蛤蚧、蛤蟆油、鸡蛋黄油、乌梢蛇、红参、当归、核桃仁、黄精、麦冬、茯苓、陈皮、浙贝母、百部、桔梗、白及。功效主治：补肾益肺，健脾化痰，止咳平喘；适用于肺脾两虚、肾不纳气所致的久病咳喘、神疲乏力、肺结核、慢性支气管炎、肺气肿、肺心病缓解期见上述证候者。⑧

9. *河车大造丸* 组成：熟地黄、龟甲、紫河车、天冬、麦冬、杜仲、牛膝、黄柏。功效主治：滋阴清热，补肾益肺；适用于肺肾两亏，虚劳咳嗽，骨蒸潮热，盗汗遗精，腰膝疲软等，可用于肺结核的对症治疗。⑨

10. *麦味地黄口服液(丸)* 组成：熟地黄、山茱萸、山药、麦冬、牡丹皮、茯苓、泽泻、五味子。功效主治：滋阴养肺；适用于肺肾阴亏、阴虚盗汗、咽干咳血、眩晕耳鸣、腰膝酸软、消渴、肺结核见上述证候者。⑩

11. *阿胶补血膏(颗粒，口服液)* 组成：阿胶、党参、熟地黄、枸杞子、白术、黄芪。功效主治：

---

① 黄艳，张向荣，等.结核丸联合肺结核标准化疗方案治疗肺结核的临床疗效及对IgG、IgA、IgM水平的影响研究[J].中华中医药学刊，2022，40(4)：255-258.
② 徐永先.内消瘰疬丸治疗初治肺结核37例疗效观察[J].中西医结合心血管病杂志，2016，4(3)：72，74.
③ 刘林刚，等.黄芪注射液辅治复治肺结核疗效观察[J].临床合理用药杂志，2012，5(1A)：65-66.
④～⑩ 邵艳新，等.中药在治疗结核病中的作用与临床应用[J].现代中西医结合杂志，2009，18(7)：830-832.

补益气血，滋阴润肺；适用于气血两虚所致的久病体弱、虚劳咳嗽，也可用于肺结核的辅助治疗。①

12. *山东阿胶膏* 组成：阿胶、黄芪、枸杞子、白芍、党参、白术、甘草。功效主治：补益气血，润燥；适用于气血两虚所致的虚劳咳嗽、吐血、妇女崩漏、胎动不安，也可用于肺结核的辅助治疗。②

13. *人参固本丸* 组成：人参、熟地黄、地黄、山茱萸、山药、麦冬、天冬、泽泻、牡丹皮、茯苓。功效主治：滋阴补肾，固本培元；适用于阴虚气弱所致的虚劳久咳、心悸气短、骨蒸潮热、腰酸耳鸣、遗精盗汗、大便干燥、肺结核见上述证候者。③

14. *三七血伤宁胶囊* 组成：三七、大叶紫珠、七叶一枝花、冰片、朱砂、生草乌、黑紫藜芦、山药。功效主治：止血镇痛，祛瘀生新；适用于瘀血所致的各种出血症、肺结核咯血等。④

15. *益气止血颗粒* 组成：白及、党参、黄芪、白术、茯苓、功劳叶、地黄、防风。功效主治：益气止血，固表健脾；适用于气不摄血所致咯血、吐血，也用于肺结核咯血等。⑤

16. *荷叶丸* 组成：荷叶、藕节、大蓟、小蓟、白茅根、棕榈、栀子、知母、黄芩、地黄、玄参、当归、白芍、香墨。功效主治：凉血止血；适用于血热所致咯血、衄血、便血、尿血、崩漏，也可用于肺结核、支气管炎、咯血等。⑥

17. *黄蛤丸* 组成：黄连 19 克、蛤蚧 13 克、白及 40 克、百部 201 克、枯矾 8 克（重庆市国光制药厂生产）。适用于新鲜之浸润性病变，或干酪病灶不多而有薄壁空洞者。制备方法：上药共研细末，水泛为丸，阴干后贮用。用法用量：每日 3 次，每次 10 克，儿童酌减。可连续服用。临床应用：邓孝华单用黄蛤丸治疗 29 例较新鲜之浸润型肺结核患者。结果：经治 3～10 个月后，病灶吸收 1/2 以上 10 例，吸收 1/3 者 13 例，6 例无效，有效率为 82%。7 例空洞患者中闭合 5 例，缩小 1 例，不变 1 例。血沉患者中恢复正常 11 例，显著下降 6 例。痰菌转阴 8 例。症状多消失或减轻。服药期间无任何不良反应。⑦

18. *四黄合剂* 组成：黄芩 2 克、黄连 0.25 克、大黄 2 克、黄柏 2 克、连翘 1.5 克、金银花 1.5 克、知母 1.5 克、赤小豆 0.5 克、冰片 0.03 克（太钢卫生处制药厂生产）。制备方法：加水 90 千克，过滤 2 次，蒸馏 1 次，成无色或微黄色的澄清液。用法用量：(1) 气管内滴入，每日 10 毫升经鼻导管法，滴后卧床 2～3 小时，每周 6 次，星期日休息；(2) 内服，在开始服用时停止其他抗痨药物，每日服四黄合剂 30 毫升，分 3 次，饭后服，连续用 3 个月为 1 个疗程。临床应用：卞岳岭以上方治疗 72 例肺结核患者（多为长期使用抗痨药无效者），近期有效率为 85%以上。⑧

结核性腹膜炎

概　　述

结核性腹膜炎，是由结核杆菌引起的慢性弥漫性腹膜感染，或继发于腹腔内其他结核病灶而导致局限性腹膜炎。

本病属中医“鼓胀”范畴。其病理特点本虚标实。治宜虚实兼顾、半补半消，以健脾利水、宽中消积为原则。

经　验　方

1. *肠功能恢复汤* 蜜百部 24 克、厚朴 24 克、夏枯草 15 克、赤白芍各 15 克、木香 12 克、生白术 12 克、枳实 12 克、桃仁 9 克、生大黄 9 克、炙甘草 9 克、桂枝 6 克。每日 1 剂，煎煮 400 毫升，每日早、晚各服药 200 毫升。李伟等将 80 例结核性渗出型腹膜炎患者随机分为对照组和观察组各 40 例。对照组给予西药抗结核治疗及腹腔穿刺抽液，观察组在对照组的基础上采用肠功能恢复汤

---

①～⑥ 邵艳新，等.中药在治疗结核病中的作用与临床应用[J].现代中西医结合杂志，2009，18(7)：830－832.

⑦ 邓孝华.黄蛤丸治疗肺结核 29 例初步报告[J].中医杂志，1963(7)：34.

⑧ 卞岳岭.四黄合剂治疗肺结核近期观察(附 70 例的分析报告)[J].山西医学杂志，1962(3)：5－9.

进行治疗。1个月为1个疗程，两组均持续接受相应治疗3个疗程。结果：与对照组比较，观察组的腹腔积液消失时间更短，引流总量更少，每个疗程治疗后累计积液完全吸收率明显更高(均 $P<0.05$)；治疗后，两组各项中医证候积分均较治疗前明显降低(均 $P<0.05$)，且观察组低于对照组($P<0.05$)；治疗后，两组的腺苷脱氨酶(ADA)、乳酸脱氢酶(LDH)水平均较治疗前明显降低(均 $P<0.05$)，且观察组低于对照组($P<0.05$)。①

2. *疏凿饮子加减* 槟榔12克、茯苓皮12克、猪苓12克、桂枝15克、赤小豆15克、大腹皮15克、木通9克、蜀椒目9克、泽泻9克、车前子10克、商陆10克、生姜皮10克、炙黄芪30～60克。随症加减：盗汗者，加地骨皮20克、鳖甲25克；恶心者，加竹茹15克。每日1剂，水煎服，腹水消失后停药。分化湿热，消除胀满。宋志国以上方结合西药治疗38例结核性腹膜炎腹水型患者。西医治疗采用标准化疗方案(2H3R3Z3E3/2H3R3)，其中异烟肼、利福平、吡嗪酰胺、乙胺丁醇分别0.6克、0.6克、2.0克、1.2克。进行2个月强化期治疗，2个月继续期治疗，给药每周3次，隔日空腹顿服。腹腔注药，多巴胺、呋喃苯胺酸每次20～40毫克，每日1次，直到腹水减少至300毫升为止，口服激素泼尼松30～60毫克，每日分3次服。结果：治疗后显效、有效、无效的患者分别有21例、17例、0例，治疗总有效率为100%。经B超检查发现，在上述治疗10天内腹水消失、治疗20天内腹水消失的患者分别有21例、14例，之后10天内陆续腹水消失的患者有3例。经过治疗后所有患者的腹水均完全消失、症状缓解、体征消失。②

3. *己椒苈黄丸* 防己、椒目、葶苈子、大黄。每日1剂，水煎服，煎汤400毫升，分2次早晚服。30天为1个疗程。调肝养血，化瘀祛痰，散结消肿，理气止痛。闫宝环等将80例结核性渗出性腹膜炎患者随机分为治疗组与对照组各40例。对照组采用抗结核治疗(异烟肼、利福平、链霉素、吡嗪酰胺、乙胺丁醇等，年龄大者用乙胺丁醇代替链霉素，对利福平不耐受者换用利福喷丁)，并行腹腔穿刺抽腹腔积液，大量腹腔积液者加用激素治疗。治疗组在对照组基础上加用上方治疗。结果：治疗组治愈22例，显效9例，有效7例，无效2例，总有效率95%；对照组治愈9例，显效12例，有效6例，无效13例，总有效率67.5%。③

4. *红藤汤灌肠方* 红藤30克、败酱草30克、紫花地丁30克、蒲公英30克、当归10克、赤芍10克、黄柏20克、桃仁10克、三棱10克、莪术10克、陈皮10克。随症加减：有腹水者，加车前子15克。以上中药加水浓煎为100毫升，温度为38℃～39℃保留灌肠1次，14天为1个疗程，一般用2个疗程。有腹水者，均在B超定位下进行穿刺，每次抽液不超过1 000毫升，缓慢抽尽后，在腹腔内注入异烟肼0.2克及地塞米松5毫克。张秀花等将28例结核性腹膜炎患者随机分为治疗组9例与对照组19例。对照组采用常规抗结核治疗、激素及大量腹水者腹膜穿刺抽液治疗，治疗组在此基础上加用上方加减灌肠。结果：治疗组腹水吸收的时间最短25天，最长35天；对照组最短40天，最长57天。④

5. *腹水散结汤* 白术12克、枳壳15克、黄连3克、百部10克、水蛭6克、猪苓12克、大腹皮12克、炒白芍15克、炙甘草9克。随症加减：腹水量多者，加泽泻12克、车前子15克；腹胀者，加乌药8克、木香9克；便秘者，加大黄9克、当归12克；腹痛明显者，加延胡索12克、鸡矢藤15克；腹泻者，加苍术12克、乌梅10克；腹部有包块者，加鳖甲15克、莪术9克；虚热者，加知母9克、黄柏9克、银柴胡9克；体虚者，加当归10克、薏苡仁15克等。每日1剂，水煎3次混匀后分3次口服。15天为1个疗程，共治疗4个疗程。健脾化湿，行气消胀，消痰活血，利水消肿。罗时琴等将76例

---

① 李伟，崔渊博，等.肠功能恢复汤对结核性渗出型腹膜炎患者腹腔积液吸收效果及血清ADA、LDH水平的影响[J].临床医学研究与实践，2021，6(31)：131-133.

② 宋志国.中西医结合治疗结核性腹膜炎腹水型38例临床疗效分析[J].世界最新医学信息文摘，2018，18(101)：178.

③ 闫宝环，等.中西医结合疗法治疗结核性渗出性腹膜炎40例[J].中国药业，2009，18(24)：58-59.

④ 张秀花，等.中药红藤汤灌肠治疗结核性腹膜炎疗效观察[J].实用医技杂志，2008，15(7)：875.

结核性渗出性腹膜炎患者分为治疗组46例与对照组30例。对照组予西药抗结核治疗，采用2HRZE/4HR方案，予异烟肼0.3克、利福平0.45克、吡嗪酰胺1.5克、乙胺丁醇0.75克，均上午1次顿服；视病情需要每周腹腔穿刺抽液1～2次，每次不超过1 000毫升。治疗组在对照组基础上(不用强的松)加服上方加减治疗。结果：治疗组治愈44例(95.7%)，好转2例(4.3%)，总有效率100%；对照组治愈22例(73.3%)，好转8例(27.7%)，总有效率100%。①

6. 消结除胀汤　桃仁15克、桂枝6克、大黄10克、牡丹皮12克、茯苓15克、槟榔12克、土鳖虫5克、海藻12克、赤芍15克。随症加减：发热者，加柴胡、黄芩、知母；腹痛重者，选加香附、木香、乳香、延胡索；呕吐者，加姜半夏；若心下至腹硬满而痛不可近，按之硬(大结胸证)者，加芒硝；若腹胀以上腹为主(腹皮拘急)者，去土鳖虫、海藻，加柴胡、黄芩、枳壳；便秘且下腹腹力强者，加芒硝，右边甚者，再加冬瓜仁、败酱草；腹泻者，去大黄，加厚朴；腹水重者，加泽泻、海藻(一般不同用甘草)；腹部有硬块(如干酪型或包裹性积液)，选加莪术、鳖甲、水蛭；病程长或体虚腹力弱者，加黄芪10～30克。每日1剂，水煎分3次口服。1个月为1个疗程，共3个疗程。活血祛瘀，温经通阳，利水消肿，止痛除胀，通便导滞，软坚散结。何立荣等将66例结核性腹膜炎患者随机分为治疗组36例与对照组30例。对照组采用西药抗结核治疗，予利福平0.45克早餐前1小时顿服；异烟肼0.4克、吡嗪酰胺1.5克均于早餐后1次口服；中等量以上腹水者加强的松10毫克，每日3次，腹水减轻后递减停药。治疗组在对照组基础上加服上方加减治疗。结果：治疗组治愈36例，总有效率100%；对照组治愈25例，好转5例，总有效率100%。②

7. 实脾饮加减　厚朴12克、白术12克、炙黄芪12克、茯苓12克、木香12克、丹参12克、大腹皮12克、制附子6克、干姜6克、木瓜6克、甘草6克。随症加减：邪实水盛者，加猪苓、桂枝、泽泻；气虚者，加党参；粘连型腹痛剧者，可酌加桃仁、赤芍、延胡索、莪术、三棱；伴发热者，加黄芩、薏苡仁、百部。每日1剂，水煎早晚分服。刘风星等将135例结核性腹膜炎患者随机分为对照组68例和治疗组67例。两组住院后均给予强化抗痨(异烟肼、利福平、吡嗪酰胺、链霉素)治疗，年龄大者用乙胺丁醇代替链霉素，对利福平不能耐受者给予利福喷丁，并腹穿抽液，大量腹水者加激素治疗。治疗组在此基础上加服上方加减。两组均以治疗1个月为1个疗程，1个疗程结束后观察疗效。结果：治疗组治愈16例，治愈率23.9%，显效26例，有效18例，无效7例，总有效率89.6%；对照组治愈7例，治愈率10.3%，显效20例，有效18例，无效23例，总有效率66.2%。两组总有效率比较差异具有显著性意义。③

8. 疏凿饮子加减　桂枝15～30克、炙黄芪30～60克、槟榔12克、商陆10克、茯苓皮12克、蜀椒目9克、赤小豆15克、泽泻9克、木通9克、猪苓12克、车前子10克、大腹皮15克、生姜皮10克。随症加减：盗汗者，加地骨皮20克、鳖甲25克；恶心者，加竹茹15克；小便频数者，加益智仁20克。每日1剂，水煎服。杨东霞等以上方治疗38例结核性腹膜炎腹水型患者，腹水完全消失后停药，改用六君子汤巩固；同时采用2H3R3Z3E3/2H3R3标准化疗方案，其中异烟肼0.6克、利福平0.6克、吡嗪酰胺2.0克、乙胺丁醇1.2克，2个月强化期治疗，2个月继续期治疗，每周3次给药，隔日空腹顿服；腹腔注药多巴胺20～40毫克，呋喃苯胺酸20～40毫克，每日1次，腹水减至300毫升为止(或症状及体征基本消失为止)；泼尼松30～60毫克，每日分3次口服，腹水减少后以每5日5毫克递减，直至腹水消失。结果：患者经上述方法治疗10～20天进行B超检查，其中10天腹水消失者20例，20天腹水消失者15例，仍有少量

① 罗时琴，等.中西医结合治疗结核性渗出性腹膜炎疗效观察[J].辽宁中医杂志，2007，34(4)：488－489.
② 何立荣，等.中西医结合治疗结核性腹膜炎36例临床观察[J].现代中西医结合杂志，2003(10)：1036－1037.
③ 刘风星，等.中西医结合治疗结核性腹膜炎67例疗效观察[J].新中医，2002，34(7)：38－39.

腹水者3例。继续观察10天,所有患者腹水完全消失,症状缓解,体征基本消失,出院后自服化疗药物,至疗程完成。①

9. 桂枝茯苓汤加味　桂枝10克、茯苓10克、牡丹皮10克、赤芍10克、桃仁10克、红花6克、延胡索20克、川楝子10克、蒲黄10克、五灵脂10克、甘草10克。每日1剂,凉水煎,分3次服。腹痛消失后,上述药物制成散剂每日服3次,每次约5克,巩固1个月停药。史有礼等以上方治疗24例结核性腹膜炎腹痛患者,最少服药7剂,最多15剂,平均服药9剂后,患者腹痛症状消失。起效后服散剂1个月,随访1年,腹痛不再复发为治愈,均获愈。②

10. 实脾饮　白术12克、炙黄芪12克、茯苓12克、木香12克、丹参12克、大腹皮12克、制附子6克、干姜6克、厚朴6克、木瓜6克、炙甘草6克。随症加减:邪盛水实者,加猪苓、桂枝、泽泻;腹胀、腹痛、大便干燥、舌红、脉实者,加大黄、枳实。每日1剂,水煎服。攻补兼施,温脾化湿,行气消肿。姜文彦等将60例渗出型结核性腹膜炎患者随机分为治疗组与对照组各30例。对照组予高蛋白、高热量、高维生素、低纤维素饮食,酌情予免疫增强剂,以增强体质,提高免疫力;予异烟肼(INH)、利福平(RFP)、吡嗪酰胺(PZA)、链霉素(SM)或INH、RFP、PZA、乙胺丁醇(EMB)强化抗结核治疗,大量腹水、无其他部位结核病者给予强的松每日30毫克口服治疗,并在超声定位下行腹腔穿刺抽腹水,同时腹腔注入INH和丁胺卡那霉素各200毫克,每周2～3次。治疗组在对照组基础上加用上方加减治疗。两组均以1个月为1个疗程,2个疗程后观察疗效。结果:治疗组治愈16例,显效7例,有效5例,无效2例,总有效率93.9%;对照组治愈7例,显效9例,有效4例,无效10例,总有效率66.7%。③

11. 王全珍经验方　莱菔子(炒)20克、夏枯草20克、党参20克、当归12克、赤芍10克、大腹皮10克、厚朴10克、延胡索10克、川芎6克、桃仁6克、红花6克、甘草6克、熟地黄15克、血竭3克、茯苓16克、枳壳9克。随症加减:包块,加三棱9克、莪术9克;纳差,加焦麦芽30克、焦山楂30克、焦神曲30克。每日1剂,水煎服,30日为1个疗程。王全珍等以上方加减结合西药治疗50例结核性粘连型腹膜炎患者,西药每日用异烟肼0.4克、利福平0.45克、乙胺丁醇1克,口服。结果:用药1～3个疗程,有效48例,无效2例,总有效率96%。④

12. 蠲饮万灵汤加味　焦白术30克、薏苡仁30克、茯苓30克、制半夏9克、陈皮6克、大戟6克、甘遂6克、芫花6克、败酱草20克、黄芩9克、夏枯草15克、炒赤芍12克、红枣15克。每日1剂,水煎服。顾丕荣等以上方治疗1例结核性腹膜炎患者,连服18剂,腹膨得消,但嚏咳则腹部掣痛,上方去甘遂、大戟、芫花,加旋覆花12克、生茜草12克、冬瓜子30克,10剂,调理旬余而安。⑤

13. 苓桂术甘汤加味　茯苓30克、桂枝10克、白术10克、秦艽10克、银柴胡10克、甘草5克。徐裕成以上方治疗1例结核性腹膜炎患者,5剂后发热、盗汗、腹胀等症减退。原方再投5剂,基本恢复正常。⑥

14. 膈下逐瘀汤和阳和汤　膈下逐瘀汤:桃仁10克、红花10克、甘草10克、甲片10克、川芎6克、牡丹皮6克、赤芍6克、乌药6克、延胡索5克、香附5克、枳壳5克、党参20克。阳和汤:熟地黄30克、鹿角胶10克、白芥子(炒)6克、肉桂3克、生甘草3克、姜炭2克、麻黄2克。杜豁然以上方治疗1例肠结核合并结核性腹膜炎患者,用上方交替服用3剂后,诸症大减。又以膈下

---

① 杨东霞,等.中西医结合治疗结核性腹膜炎腹水型38例[J].山东中医杂志,2001,20(3):158.
② 史有礼,等.桂枝茯苓汤加味治疗结核性腹膜炎腹痛24例[J].实用中医内科杂志,2001,15(3):35-36.
③ 姜文彦,等.中西医结合治疗渗出型结核性腹膜炎疗效观察[J].河北中医,2000,22(5):387,389.
④ 王全珍,等.中西医结合治疗结核性粘连型腹膜炎[J].中医药研究,1993(4):39.
⑤ 顾丕荣,等.结核性腹膜炎治验[J].江西中医药,1991,22(5):16.
⑥ 徐裕成.结核性腹膜炎治验[J].江苏中医杂志,1983(3):40.

逐瘀汤加鳖甲 10 克，阳和汤仍用原方，再各服 18 剂痊愈。[①]

单　方

1. 隔蒜灸　取穴分 2 组：水分、气海、水道为一组，有粘连者，加天枢、上巨虚；结核穴、脾俞、大肠俞为一组。用法用量：每日 2 次，上午、下午交替取穴。取独头蒜或大蒜瓣，切成厚 0.3～0.5 厘米薄片，在其上用粗针刺数孔，艾绒制作成蚕豆或枣核大小的艾炷置于蒜片上点燃后放在所选穴位上，每穴灸 3～5 壮，以穴位皮肤红润不起泡为度。每星期治疗 5 天停 2 天，2 个星期为 1 个疗程，2 个疗程统计结果。临床应用：修素梅以上法配合抗结核药治疗 31 例结核性腹膜炎患者，常规抗结核药治疗方案为 4HRZE/8HRE，疗程 1 年。应用抗结核药物治疗同时加强保肝治疗，大量腹水者给予反复抽腹水治疗。结果：患者经 2 个疗程治疗后全部有效，其中治愈 8 例，好转 23 例。[②]

2. 大陷胸汤化裁　组成：大黄 60 克、芒硝 30 克、甘遂 15 克。用法用量：上药共为细末，醋调加热敷腹部。临床应用：刘绍琊以上方治疗 1 例结核性腹膜炎患者。本病例腹水消退后期所表现之诸候为水热互结于胸腹之大陷胸证，可予大陷胸汤内服。但患者病程日久，正气已虚，恐伐其正气，故改内服为外敷，攻邪而不伤正。敷药第 2 天，体温降至正常，腹部胀满减轻，继续敷药数日，痊愈出院。[③]

3. 金牛汤　组成：鸡内金 20～30 克、炒牵牛子 60～80 克、生麦芽 15～20 克。功效主治：消胀消积；适用于结核性腹膜炎、胀满病。临床应用：唐绍周以上方治疗 2 例结核性腹膜炎患者，疗效颇佳。注意事项：根据病情轻重，辨证治疗，酌情增添理气、健脾软坚、消胀利水、化积等药物。[④]

结核性胸膜炎

概　述

结核性胸膜炎可发生于结核病的任何阶段。结核杆菌可由肺结核病灶直接蔓延或经淋巴或血行扩散累及胸膜，出现干性胸膜炎、渗出性胸膜炎和化脓性胸膜炎。

本病属中医“胸胁痛”“悬饮”等范畴。其机理为正邪相搏，气机郁结，肺气失宣，积液停滞。治宜调理气机、祛痰逐饮。

辨 证 施 治

1. 樊璠分 3 型

(1) 邪郁少阳型　治宜和解少阳。方用小柴胡汤加减：柴胡 12 克、黄芪 9 克、半夏(洗)9 克、生姜(切)9 克、人参 6 克、炙甘草 5 克、大枣 4 枚。随症加减：有正气不虚之症者，去人参；有恶心欲吐之症者，加橘皮 6 克、竹茹 3 克；有大便秘结之症者，加瓜蒌 6 克、大黄 6 克。水煎 200 毫升，分 2 次服用。

(2) 脾肾两虚型　治宜健脾补肾、益气利水。方用苓桂术甘汤：茯苓 30 克、半夏 15 克、泽泻 15 克、白术 15 克、桂枝 10 克、炙甘草 6 克。水煎 200 毫升，分 2 次服用。

(3) 络脉不和型　治宜和络化瘀。方用香附旋覆花汤加减：半夏 15 克、薏苡仁 15 克、旋覆花(绢包)19 克、生香附 9 克、紫苏子霜 9 克、茯苓块 9 克、广陈皮 6 克。随症加减：有剧烈疼痛之症

---

① 杜豁然.膈下逐瘀汤与阳和汤治疗肠结核合并结核性腹膜炎 1 例[J].中医杂志，1981(4)：11.
② 修素梅.隔蒜灸配合抗结核药治疗结核性腹膜炎 31 例[J].上海针灸杂志，2014，33(12)：1162.
③ 刘绍琊.外治法治疗结核性腹膜炎[J].四川中医，1987(2)：37.
④ 唐绍周.结核性腹膜炎临床治疗的体会[J].新中医，1977(6)：33－34.

者，加红花3克、没药6克；有积液残留之症者，加冬瓜皮6克、通草3克、路路通3克。水煎200毫升，分2次服用。

临床观察：樊璠将46例急性结核性胸膜炎合并积液患者随机分为观察组与对照组各23例。对照组采用西医常规抗结核加抗炎治疗。观察组采用上方加减辨证治疗。结果：观察组患者临床治疗总有效率为95.65%，对照组患者临床治疗总有效率为69.57%。两组患者总有效率进行对比，差异具有统计学意义（$P<0.05$），观察组患者临床治疗效果优于对照组。[①]

2. 陈子昂等分4型

（1）邪犯胸肺型　症见寒热往来，身热起伏，汗少或发热不恶寒，有汗身热不解，咳嗽少痰，气急，胸胁刺痛，呼吸转侧时疼痛加重，心下痞硬，干呕，口苦，咽干，舌苔薄白或黄，脉弦数。治宜和解宣利。方用柴枳半夏汤加减：柴胡12克、黄芩12克、青蒿15克、枳壳10克、半夏10克、桔梗8克、全瓜蒌18克、赤芍10克、桑白皮10克、甘草6克。随症加减：咳逆气急、胁痛，加白芥子9克；干呕痞硬，加黄连4.5克；高热汗出不解，咳嗽气粗，去柴胡，加麻杏石甘汤。

（2）饮停胸胁型　症见咳嗽，胸胁胀闷，咳唾引痛，呼吸甚则咳逆气喘息促不能平卧，或仅能偏卧于停饮一侧，病侧肋间胀满，甚则可见病侧胸廓隆起，舌苔薄白腻，脉沉弦或弦滑。治宜逐水祛饮。方用椒目瓜蒌汤加减：川椒目10克、瓜蒌15克、桑白皮10克、紫苏子6克、茯苓15克、生姜皮5克、陈皮10克、半夏10克、刺蒺藜10克、冬瓜皮35克、葶苈子10克、百部12克。随症加减：痰浊偏盛，胸部满闷，苔浊，加薤白7克、苦杏仁9克；水饮久停，胸胁支满，体弱食少，加桂枝8克、白术12克、甘草6克；络气不和者，加香附8克、桃仁6克。

（3）络气不和型　症见胸胁疼痛，胸闷不舒，胸痛如灼或感刺痛，呼吸不畅，或有闷咳，甚或迁延日久不已，天阴时更为明显，舌苔薄质暗，脉弦。治宜理气和络。方用香附旋覆花汤加减：香附10克、旋覆花6克、降香4克、紫苏子10克、郁金10克、柴胡8克、枳壳6克、半夏6克、陈皮6克、茯苓10克、杏仁9克、薏苡仁15克。随症加减：痰气郁阻，胸闷苔腻，加瓜蒌10克；久痛不已，痛势如刺，加桃仁9克、红花9克、当归须6克、赤芍药9克、乳香6克、没药6克；水饮不净，加通草4克、冬瓜皮25克、路路通10克。

（4）阴虚内热型　症见呛咳时作，咯吐少量黏痰，口干咽燥，或午后潮热，颧红，心烦，手足心热，盗汗或伴胸胁闷痛，痛久不复，形体消瘦，舌质偏红，少苔，脉小数。治宜滋阴清热。方用沙参麦冬汤合泻白散加减：沙参12克、玉竹15克、麦冬10克、桑白皮10克、地骨皮10克、天花粉15克、白芍10克、橘红3克、川贝母5克、银柴胡6克、桑叶8克、生扁豆12克、甘草8克。随症加减：潮热，加鳖甲（先煎）18克、胡黄连8克；咳嗽，加百部9克、紫菀8克；胸部闷痛，加瓜蒌皮12克、枳壳9克、郁金9克；兼气虚，神疲，气短易汗，面色黄白，加太子参12克、黄芪12克、五味子6克。

临床观察：陈子昂等将162例结核性渗出性胸膜炎患者随机分为治疗组82与对照组80例。对照组予6个月疗程化疗2H3R3Z3S3（或E）4H3R3；胸腔穿刺抽液，积液中量以上应每周2～3次，每次抽液不超过1 000毫升；个别急性及中毒症状严重，胸液较多时酌加强的松，每日30毫克，分3次服。对胸膜炎已转为慢性者，不宜使用激素，免使结核性病变发生扩散。治疗组在对照组基础上予中医辨证用药治疗。结果：治疗组远期疗效62例中治愈24例，显效22例，好转12例，无效4例，总有效率93.5%；对照组远期疗效50例中治愈9例，显效16例，好转13例，无效12例，总有效率76%。[②]

3. 张定华分4型

（1）饮停胁下型　症见胸胁胀痛，胁间饱满，

---

① 樊璠.中医治疗急性结核性胸膜炎合并积液46例临床观察[J].中国卫生标准管理，2015，6(30)：117-118.

② 陈子昂，等.中西医结合治疗结核性渗出性胸膜炎82例临床观察[J].河北中医，2005，27(4)：284-286.

气短息促，甚则不得平卧，苔白或白腻，脉弦数或滑数。治宜攻逐水饮、通阳化浊。方用葶苈大枣泻肺汤或瓜蒌薤白半夏汤：葶苈子、大枣、瓜蒌、薤白、半夏、茯苓、桂枝、白术。

(2) 痰热蕴结型　症见胸脘痞满，咳嗽气促，咯痰色黄，舌红或绛，苔黄腻，脉弦滑数。治宜清热涤痰、宽胸散结。方用柴陷汤：黄连、半夏、瓜蒌、枳实、胆南星。

(3) 阴虚邪恋型　症见干咳少痰，气喘咽燥，手足烦热，舌红少苔，脉细数。治宜养阴清热、润肺化痰。方用百合固金汤：百合、麦冬、生地黄、熟地黄、白芍、当归、玄参、川贝母。

(4) 胸络瘀滞型　症见胸部刺痛，日久不愈或内热烦躁，心悸失眠，舌紫暗，脉弦紧或涩。治宜活血化瘀、行气止痛。方用血府逐瘀汤：桃仁、红花、当归、川芎、牛膝、柴胡、枳壳。

随症加减：兼见口苦纳呆、胁肋胀满，合逍遥散；脾胃虚弱，合六君子汤；邪热袭肺或表邪未尽，合银翘散；盗汗，加牡蛎、浮小麦；胁痛剧，加川楝子、延胡索。临床观察：张定华以上方加减辨证治疗117例结核性胸膜炎患者，同时予常规使用抗结核西药。结果：患者均临床症状消失，体温、血沉恢复正常，其中3日内热退者51例(43.6%)，血沉恢复正常30例(25.6%)，胸水明显减少20例(17%)。[①]

4. 许运明分2期

(1) 停饮期　症见咳唾引痛，胸胁胀满，甚则偏侧胸廓隆起，气喘急促，不能平卧，或仅能偏卧于一侧，舌苔薄白，脉沉弦或滑。治宜泻肺祛饮、疏肝和络。方用椒目瓜蒌汤：葶苈子15～30克、椒目10克、瓜蒌10克、桑白皮10克、紫苏子10克、法半夏10克、白芥子10克、茯苓20～30克、泽泻20～30克、甘草5克。随症加减：酌加香附、旋覆花、郁金、丹参、当归、赤芍；有寒热往来者，加柴胡、黄芩。每日1剂，水煎服。

(2) 吸收期　症见胸水不多，胸胁疼痛，胸闷不舒，呼吸不畅，或有闷咳，舌苔薄，脉弦。治宜疏肝和络。方用香附旋覆花汤：制香附10克、旋覆花10克、当归10克、赤芍10克、延胡索10克、丝瓜络10克、丹参15克、郁金15克、天仙藤15克、泽兰15克、甘草5克。每日1剂，水煎服。

临床观察：许运明等将87例结核性渗出性胸膜炎患者分为治疗组45例与对照组42例。对照组予异烟肼300毫克，每日1次口服；利福平450毫克，每日晨空腹服；链霉素0.75克，每日1次肌注；强的松10毫克，每日3次口服；同时配合抽液。治疗组在对照组基础上予中医辨证用药。结果：治疗组治愈38例，好转6例，无效1例，总有效率97.8%；对照组治愈26例，好转12例，无效4例，总有效率90.5%。[②]

经　验　方

1. 宣肺逐饮汤加减　僵蚕10克、姜黄10克、蝉蜕10克、大黄10克、百部10克、茯苓10克。随症加减：乏力明显者，加黄芪、党参；内热甚者，加柴胡、知母；胸胁隐痛者，加香附、枳壳；胸胁胀痛者，加白芥子、葶苈子。煎前冷水浸泡30～60分钟，水500毫升煎至200毫升即可，每天2次，早晚口服，每日1剂。治疗2个月。汪晓宇等将125例结核性胸膜炎患者随机分为观察组65例和对照组60例。对照组采用抗结核药物联合胸腔穿刺抽液常规治疗，观察组在对照组基础上给予宣肺逐饮汤加减治疗。结果：两组患者的中医证候积分均较治疗前明显下降($P<0.05$)，且观察组低于对照组($P<0.05$)；观察组临床总有效率为92.31%，显著优于对照组的70.00%，差异有统计学意义($P<0.05$)；治疗后两组患者CRP、红细胞沉降率(ESR)水平及胸膜厚度均较治疗前下降(均$P<0.05$)，且观察组低于对照组($P<0.05$)；治疗后两组患者IgA、IgG、IgM、CD4＋、D4＋/CD8＋水平较治疗前均显著升高(均$P<0.05$)，且

① 张定华.中西医结合治疗结核性胸膜炎117例[J].甘肃中医学院学报，1992，9(3)：29.

② 许运明，等.中西医结合治疗结核性渗出性胸膜炎45例临床观察[J].山西中医，1992，8(6)：7-8.

观察组高于对照组($P<0.05$);观察组与对照组均无严重不良反应发生。①

2. 柴胡桂枝干姜汤　牡蛎30克、甘草6克、瓜蒌根12克、干姜9克、桂枝9克、黄芩9克、柴胡24克。上述药物煎水去渣,制成300毫升。每日2次,连续治疗2周。彭景钦等将56例结核性胸膜炎患者分为对照组和观察组各28例。对照组使用西药[异烟肼(H)0.3克+利福平(R)0.45克+吡嗪酰胺(Z)1.5克+乙胺丁醇(E)0.75克,以半年为期]进行治疗。观察组在对照组基础上应用柴胡桂枝干姜汤进行治疗。分析比较两组的临床疗效。结果:观察组的治疗总有效率为92.86%,高于对照组的82.14%($P<0.05$);两组患者治疗后的中医证候积分比较有统计学差异($P<0.05$);两组患者治疗后未出现不良反应。②

3. 柴胡陷胸汤　柴胡15克、黄芩20克、桔梗10克、半夏10克、黄连10克、枳壳10克、葶苈子30克、百部20克、郁金10克、木香10克、瓜蒌30克、桑白皮15克、茯苓30克、泽泻20克。随症加减:阴虚,加生地黄15克、沙参15克、麦冬10克;阴虚有热,加鱼腥草10克;胁痛明显者,加柴胡10克、延胡索10克。每日1剂,水煎取400毫升药液,早晚各服200毫升。周孝清等将76例结核性胸膜炎患者随机分为治疗组与对照组各38例。两组均采用2HREZ/6HR短程强化抗结核治疗。异烟肼0.3克,每日1次;利福平0.45克,每日1次;盐酸乙胺丁醇0.75克,每日1次,每日清晨顿服;吡嗪酰胺片0.5克,每日3次;醋酸泼尼松片30毫克,每日1次,7天后每周递减5毫克,至逐渐停药;超声定位下胸腔穿刺抽液,每周2~3次,第1次抽液量控制在600~800毫升,以后每次抽液量控制在2 000毫升以下,直至不宜抽液为止。同时加强营养。治疗组在此基础上加用上方加减,连续服用2个月后进行临床疗效评估。结果:治疗1个月、2个月后,治疗组胸腔积液吸收总有效率明显高于对照组($P<0.05$);治疗组胸膜肥厚粘连发生率明显低于对照组($P<0.05$)。柴胡陷胸汤与抗结核药物合用治疗结核性胸膜炎可促进胸水吸收,降低胸膜肥厚发生率,提高临床疗效。③

4. 柴芩清热汤　柴胡20克、牡丹皮20克、地骨皮20克、蒲公英15克、黄芩15克、薏苡仁15克、北沙参10克、紫苏梗10克、当归10克、胡黄连10克、赤芍10克、生姜3克、大枣2枚。随症加减:体虚者,加青蒿15克;无汗者,加大剂量牡丹皮;汗多者,加大剂量地骨皮;寒热明显者,加大剂量柴胡。每日1剂,分早晚2次服用。张志杰将180例结核性胸膜炎患者随机分为常规治疗组和中医治疗组各80例。常规治疗组进行常规化疗,中医治疗组在常规治疗组基础上给予上方加减治疗。结果:中医治疗组显效38例,有效36例,无效6例,总有效率92.5%;常规治疗组显效20例,有效40例,无效20例,总有效率75%。④

5. 消饮汤系列方　消饮汤Ⅰ号:葶苈子、云茯苓、桑白皮、青蒿、鳖甲、生地黄、知母、秦艽、柴胡、黄芪、当归、川芎、陈皮、焦白术、泽泻,水煎服,每日3次。消饮汤Ⅱ号:黄芩、百部、莪术、海藻、丹参、郁金、益母草、川芎、黄芪、当归、焦白术、陈皮、白芥子、山茱萸、熟地黄。水煎服,每日3次。结核性渗出性胸膜炎早期治疗重点清虚热、益气利水,抑制结核性变态反应,促进胸腔积液排出,改善结核中毒症状,予自拟消饮汤Ⅰ号;待胸腔积液清除后以益气清瘀、补肝肾清肺为主,提高细胞免疫力,分解排除胸腔内纤维粘连沉积物,予自拟消饮汤Ⅱ号。中药整体治疗时间为4~6个月。孙宇以上述方法治疗35例结核性胸膜炎患者,同时予西药抗结核,初治2HRSZ(E)/4~6HRE;复治予帕司烟肼、利福喷丁、丁醇或丙硫异烟胺口服,具体依每千克体重给药并予左氧氟沙星0.2~0.4克每天静滴(儿童除外);辅以胸腔穿刺,每周2~3次。结果:经过治疗后,患者半年治愈显效

---

① 汪晓宇,等.宣肺逐饮汤加减治疗结核性胸膜炎患者临床观察[J].山东中医杂志,2021,40(9):948-951,988.
② 彭景钦,等.柴胡桂枝干姜汤加减联合西药治疗结核性胸膜炎临床观察[J].光明中医,2020,5(3):408-410.
③ 周孝清,等.中西医结合治疗结核性胸膜炎临床观察[J].实用中医药杂志,2017,33(4):385-386.
④ 张志杰.柴芩清热汤治疗结核性胸膜炎发热的临床疗效观察[J].实用中西医结合临床,2017,17(7):22-24.

率22.5%，治愈有效率74.64%，无效率2.86%，总治疗有效率为97.14%。①

6. *活血化瘀方* 桃仁15克、桔梗10克、当归15克、赤芍15克、红花15克、生地黄10克、枳壳10克、怀牛膝20克、柴胡15克。每日1剂，水煎分2次服。冯永真将92例结核性胸膜炎患者随机分为研究组与对照组各48例。对照组采用抗结核药物化疗联合胸腔穿刺抽液治疗，研究组在对照组基础上加用上方治疗。两组总疗程均为8周。结果：研究组显效23例，有效21例，无效4例，总有效率92%；对照组显效14例，有效23例，无效11例，总有效率77%。②

7. *自拟方* 炙甘草5克、大枣5枚、白茅根10克、丹参10克、茯苓10克、丝瓜络10克、桃仁10克、桑白皮10克、远志10克、瓜蒌皮10克、焦山楂10克、枳壳10克、冬瓜仁20克、葶苈子30克、牡蛎30克、车前子15克。随症加减：阴虚有热者，加黄芩10克、鱼腥草10克；单纯阴虚者，加麦冬10克、沙参15克、生地黄15克；胁痛者，加延胡索10克、柴胡10克；咳嗽者，加百部10克、桔梗10克；肝功能异常者，加柴胡10克、五味子10克、白术10克。连续服用3个月。活血通络，破气逐瘀，逐水化饮。崔书梅将127例结核性胸膜炎患者随机分为研究组64例与对照组63例。两组均给予盐酸乙胺丁醇、利福平、异烟肼片、吡嗪酰胺片等西药进行常规强化抗结核治疗，同时给予适当的营养支持，并进行胸腔穿刺抽液每周2～3次，直至不宜抽液停止，抽液量每次不得>1 000毫升。研究组加用上方加减治疗。结果：研究组治愈33例，有效27例，无效4例，总有效率93.8%；对照组治愈24例，有效26例，无效13例，总有效率79.4%。③

8. *逐饮汤* 党参12克、丹参12克、川芎12克、桃仁10克、南沙参12克、茯苓12克、全当归9克、泽泻15克、车前子(包)12克。每日1剂，用水煎3次后混匀分2次口服，每20剂为1个疗程。王洪元等将128例结核性渗出性胸膜炎患者随机分为观察组与对照组各64例。两组均常规给予胸腔穿刺抽液治疗。对照组给予西医抗结核药物及激素治疗，观察组在此基础上加服上方。两组患者均治疗6个月。结果：观察组患者治疗总有效率与对照组患者相当($P>0.05$)。对照组有效56例，总有效率88%；观察组有效58例，总有效率91%。两组间胸水消退时间比较差异无统计学意义($P>0.05$)。观察组不良反应发生率明显小于对照组($P<0.05$)。中西医结合治疗结核性渗出性胸膜炎临床效果满意，不良反应轻微，可代替激素治疗。④

9. *泻肺消饮汤* 葶苈子20克、车前子20克、茯苓12克、泽泻10克、桂枝9克、大枣10枚、丹参12克、桃仁10克、红花10克、薏苡仁15克、柴胡12克、桑白皮12克、甘草6克。每日1剂，水煎服。泻肺利水，养胃护肝。李宝林将90例结核性胸膜炎胸腔积液患者随机分为治疗组与对照组各45例。两组均应用2HRZE/4HR方案；应用强的松每次10毫克，每日3次口服，两周后逐渐减量，再应用2周后停用，激素应用总时间为1个月；在B超定位下应用深静脉导管留置胸腔内间断引流，开始每日引流量不超过600毫升，待无胸水流出后拔出引流管；加用尿激酶10万单位稀释后胸腔注射，每3日1次，连用3次。治疗组在此基础上加用上方治疗。两组观察时间均为1个月。治疗1个月前后检查胸片及B超胸腔探查，同时检测肝功能，统计治疗期间胃肠道反应发生情况，并作临床对比。结果：治疗组治愈31例，好转11例，无效3例，总有效率93.33%；对照组治愈27例，好转12例，无效6例，总有效率86.67%。⑤

10. *温阳化湿利水中药方* 肉桂10克、麻黄5克、熟地黄20克、白芥子10克、茯苓15克、白术15克、薏苡仁20克、葶苈子10克、丹参15克。每

① 孙宇.中西医结合治疗结核性渗出性胸膜炎的临床观察[J].中国继续医学教育，2016，8(20)：180-181.
② 冯永真.活血化瘀方治疗结核性胸膜炎临床研究[J].现代中西医结合杂志，2015，24(24)：2649-2651.
③ 崔书梅.中西医联合治疗结核性胸膜炎的疗效观察[J].中西医结合心血管病电子杂志，2015，3(36)：179-180.
④ 王洪元，等.中西医结合治疗结核性渗出性胸膜炎疗效观察[J].现代中西医结合杂志，2014，23(27)：2993-2995.
⑤ 李宝林.自拟泻肺消饮汤治疗结核性胸膜炎胸腔积液45例[J].中国中医药科技，2013，20(4)：421.

日1剂，水煎取汁400毫升，分早晚2次服。温阳化湿，利水消结。闫宝环等以将90例结核性渗出性胸膜炎患者随机分为治疗组与对照组各45例。对照组予西药基础治疗，治疗组在对照组基础上加用上方治疗。两组均以14天为1个疗程，共治疗4个疗程。每周查超声2次，每半个月查胸片1次。结果：治疗后在观察统计范围内，治疗组患者发热、乏力、咳嗽、胸痛症状改善分别为100%、95.2%、91.7%、90.7%，对照组患者改善分别为87.5%、77.5%、78.9%、81.9%。①

11. *胸水汤*　旋覆花（包）15克、葶苈子15克、茯苓15克、白茅根15克、制香附10克、生半夏10克、紫苏子10克、陈皮10克、降香10克、炒枳壳10克、薏苡仁20克。随症加减：咳甚者，加浙贝母15克、紫菀15克、款冬花15克；痛剧者，加延胡索30克、桃仁10克、红花10克。行肺气，解肺郁，行水涤痰。韩承镇将61例结核性渗出性胸膜炎患者随机分为观察组31例与对照组30例。两组均予抗痨初、复治方案2H3R3E3Z3/4H3R3、2H3R3E3Z3S3/6H3R3E3。观察组加服上方加减治疗。2周为1个疗程，2个疗程后观察结果。结果：观察组有效率90%，对照组有效率70%，两组比较差异有显著意义（$P<0.05$）。提示中西药结合治疗结核性渗出胸膜炎的效果优于单纯西药治疗组。②

12. *消饮汤*　南沙参12克、党参12克、丹参12克、川芎10克、川牛膝10克、桃仁10克、车前子（包）12克、茯苓12克、泽泻15克、全当归9克。每日1剂，水煎3次，混匀分2次口服，20剂为1个疗程，共3个疗程。清肺补脾，活血祛瘀，行气止痛，利水渗湿。李乔等将66例结核性胸膜炎患者随机分为治疗组与对照组各33例。两组均经胸腔B超定位予以胸腔内留置中心静脉导管间断引流，当每天引流量不足50毫升且经B超探测胸腔内无液性暗区时拔出引流管；两组均采用2HLZE/7HL抗痨方案（L为利福喷丁）。治疗组加服上方。结果：胸腔积液消退时间治疗组为（8.2±1.6）天，在排液总量上治疗组为（3 080±350）毫升，优于对照组。自拟消饮汤配合常规治疗可以显著提高胸腔积液的排出，从中医方面可认为此为其利水之功的体现。③

13. *逐饮活血方*　葶苈子15克、紫苏子10克、大枣5枚、瓜蒌仁15克、枳壳10克、桃仁10克、红花10克、赤芍10克、当归10克、白术10克、茯苓15克、炙甘草5克。随症加减：痰饮壅盛，胸部满闷，舌苔浊腻者，瓜蒌仁换为全瓜蒌，加薤白、杏仁、桂枝；伴寒热往来，身热起伏者，加柴胡、黄芩；胁肋疼痛较剧者，加丝瓜络、旋覆花、乳香、没药；心下痞满，口苦干呕者，加黄连、干姜；咳嗽气促者，加桑白皮、杏仁、桔梗；大便秘结者，加大黄、杏仁。每日1剂，水煎早晚各服1次。逐水化饮，活血祛瘀。卢利员等将84例结核性胸膜炎患者随机分为治疗组与对照组各42例。对照组采用2HRZE/4HR短程强化抗结核治疗（异烟肼0.3克、利福平0.45克、乙胺丁醇0.75克、吡嗪酰胺1.0克），每日清晨顿服；口服醋酸泼尼松40毫克，每周减5毫克，减完为止。胸腔置管引流：超声定位后胸腔穿刺并留置引流管引流，每1～2天引流1次，每次引流量控制在1 000毫升以下，直至胸腔积液引流不出。嘱患者加强营养，予支持疗法。治疗组在对照组基础上加用上方加减治疗。结果：治疗2个月后，治疗组总有效率为95.2%，对照组总有效率为83.3%。④

14. *郭贵才经验方*　葶苈子6～9克、大枣6枚、茯苓15克、泽泻10克、白术12克、香附6克、旋覆花（包）10克、当归10克、茜草10克、冬瓜仁10克、芦根10克、黄芩10克。每日1剂，水煎服。利水，健脾，疏肝，清热，活络。郭贵才等以上方治疗25例结核性胸膜炎患者，同时静脉滴注参麦注射液40毫升，每日1次；治疗前查肝肾功能，采用

---

① 闫宝环，田军彪，等.温阳化湿利水法治疗结核性渗出性胸膜炎研究[J].中国中医基础医学杂志，2013，19(3)：299－300，315.
② 韩承镇.胸水汤加西药抗痨化疗治疗结核性渗出性胸膜炎的临床观察[J].中国社区医师(医学专业)，2012，14(4)：199.
③ 李乔，等.自拟消饮汤对结核性胸膜炎的治疗作用观察[J].中医药临床杂志，2012，24(9)：837－838.
④ 卢利员，等.逐饮活血方辅助治疗结核性胸膜炎疗效观察[J].中国中医药信息杂志，2012，19(12)：75－76.

抗结核强化治疗，用异烟肼 0.3 克、利福平 0.45 克、乙胺丁醇 0.75 克，口服，每日 1 次，治疗 2 周，复查肝功能；再加吡嗪酰胺 0.25 克，口服，每日 3 次，治疗 2 个月；停吡嗪酰胺，再巩固治疗 4 个月；早期为减少胸膜纤维蛋白的渗出，预防胸膜粘连，给强的松每日 30 毫克，清晨顿服，当患者胸水消失，胸痛缓解后逐渐减量，1 个月后停用。结果：25 例患者胸水 3～7 天完全吸收，3 例患者留有局限性胸膜粘连。①

15. 泻肺逐水方　炒葶苈子(布包)15～30 克、丹参 30 克、桃仁 10 克、杏仁 10 克、枳壳 10 克、桔梗 10 克、茯苓 15 克、车前子(布包)15 克、泽泻 15 克、炒薏苡仁 30 克、百部 15 克、白茅根 30 克、守宫(冲服)5 克。随症加减：高热不退者，加柴胡 10～15 克、炒黄芩 10 克、生石膏(打碎)30～60 克；低热缠绵者，加青蒿 15 克、知母 10 克；胸痛明显者，加郁金 15 克、制延胡索 15 克；痰热甚者，加瓜蒌 10 克、桑白皮 10 克；痰湿者，加法半夏 10 克、陈皮 10 克；脾虚者，加太子参 10 克、焦白术 10 克；阴虚者，加沙参 15 克、麦冬 10 克、川贝母 10 克；阳虚者，加桂枝 6～9 克；出汗多者，加仙鹤草 30～60 克、煅龙骨(先煎)30 克、煅牡蛎(先煎)30 克；纳差者，加焦麦芽 10 克、焦山楂 10 克、焦神曲 10 克。每日 1 剂，水煎分服。泻肺逐饮，和解利水，活血通络。朱安龙等将 87 例结核性渗出性胸膜炎患者随机分为治疗组 47 例与对照组 40 例。对照组予抗结核治疗，选用异烟肼 0.3 克、利福平 0.45 克、吡嗪酰胺 1.5 克，每日 1 次口服；链霉素 0.75 克肌注，每日 1 次；胸腔抽液每周 1～2 次，每次 1 000 毫升左右，适当使用糖皮质激素。治疗组在对照组基础上加上方加减治疗。两组均以 4 周为 1 个疗程，治疗 1 个疗程后评价疗效。结果：治疗组显效 36 例，有效 8 例，无效 3 例，总有效率为 93.62%；对照组显效 25 例，有效 8 例，无效 7 例，总有效率为 82.5%。②

16. 十枣汤　大枣、芫花、甘遂、大戟。芫花、甘遂、大戟各等份共研为末，每日 1 次，每次 1 克。大枣 10 枚煎汤清晨空腹服。王玉标选取 33 例结核性胸膜炎患者，其采用全国统一化疗方案 2H3R3E3Z3/4H3R3 治疗 1 个月后胸腔积液在中等量以上，X 线或 B 超检查均形成包裹性胸膜炎，加用上方配合治疗，1 个月后胸水明显吸收，服用十枣汤继续化疗 3 个月后痊愈。③

17. 吴玲焕经验方　葶苈子 20 克、旋覆花(布包)9 克、法半夏 12 克、茯苓 25 克、桑白皮 15 克、薏苡仁 30 克、陈皮 10 克、大枣 3 个、鱼腥草 18 克、甘草 10 克。随症加减：患者高热，加青蒿 10 克、青天葵 15 克；胸胁痛，加延胡索 15 克、桃仁 10 克、红花 10 克；水肿严重者，加白术 15 克、桔梗 10 克、赤小豆 15 克；自汗者，加浮小麦 3 克；盗汗者，加煅牡蛎 30 克、知母 15 克。每日 1 剂，水煎取汁分服，治疗 2 个月后胸水吸收，为防止胸水粘连，另予紫菀 30 克、枳壳 6 克。利水逐饮。吴玲焕等将 60 例结核性胸膜炎患者随机分为治疗组与对照组各 30 例。两组均采用 2HRZE/4HR 抗结核及抽放胸水治疗，治疗组在此基础上加用上方加减治疗，对照组选用激素治疗。2HRZE/4HR 为 WHO 建议短程化疗方案(异烟肼 600 毫克，隔日 1 次；利福平 600 毫克，隔日 1 次；吡嗪酰胺 1 500 毫克，隔日 1 次；乙胺丁醇 1 000 毫克，隔日 1 次)。结果：治疗组治愈 27 例，好转 2 例，无效 1 例；对照组治愈 9 例，好转 11 例，无效 10 例。④

18. 于江经验方　葶苈子 20 克、大枣 5 枚、桑白皮 15 克、紫苏子 10 克、瓜蒌皮 15 克、百部 10 克、柴胡 10 克、赤芍 20 克、丹参 20 克、白芍 10 克、茯苓 20 克、生甘草 5 克。随症加减：痰浊偏盛者，加杏仁、薤白；水饮久停难去、体弱食少者，加桂枝、白术；络气不和者，加郁金、川芎。每日 1 剂，水煎分 2 次服。泻肺行水，攻逐水饮。于江将 70 例结核性渗出性胸膜炎患者随机分为治疗组

① 郭贵才，等.中西医结合治疗结核性胸膜炎 25 例临床观察[J].内蒙古中医药，2011，30(14)：16－17.
② 朱安龙，等.中西医结合治疗结核性渗出性胸膜炎 47 例[J].中国中医急症，2009，18(11)：1878－1879.
③ 王玉标.中西医结合治疗难治性结核性胸膜炎 33 例[J].长春中医药大学学报，2009，25(1)：105.
④ 吴玲焕，等.中西医结合治疗结核性胸膜炎 30 例[J].中国中医急症，2008，17(5)：690－691.

与对照组各35例。对照组按常规进行2ERHZ/4RH方案治疗;经超声波定位后,行胸腔抽液,每次抽取胸水500～1 000毫升,每周2～3次,直至胸水消失或微量不能抽出为止;行支持、对症处理,但均不应用糖皮质激素。治疗组在对照组基础上加用上方加减治疗。两组均以7天为1个疗程,2个疗程后统计疗效。结果:治疗组痊愈17例,显效13例,好转3例,无效2例,总有效率94%;对照组痊愈10例,显效11例,好转6例,无效8例,总有效率77%。①

19. 加味升降散　僵蚕10克、姜黄10克、蝉蜕10克、炙百部10克、生大黄(后下)6～10克、茯苓皮12克。随症加减:乏困无力明显者,加黄芪30克、黄精30克、白术10克;午后发热者,加柴胡10克、知母10克、黄柏10克;咳唾引痛明显者,加香附10克、川芎10克、枳壳10克;胸胁胀满不能平卧者,加白芥子10克、泽泻10克、葶苈子10克;纳差,苔厚腻者,加焦麦芽10克、焦山楂10克、焦神曲10克、厚朴10克、鸡内金10克。魏耕树等将69例结核性渗出性胸膜炎患者随机分为治疗组46例与对照组23例。对照组采用抗结核加小剂量激素治疗,治疗组在对照组基础上加服上方加减治疗。两组均以21天为1个疗程。结果:治疗组显效20例,有效19例,无效7例,总有效率85%;对照组显效6例,有效9例,无效8例,总有效率65%。②

20. 汪建国经验方　葶苈子30克、大枣10枚、百部20克、鱼腥草20克、半边莲20克、瓜蒌皮20克、杏仁10克、桑白皮10克、枇杷叶10克、牛膝6克、甘遂5克。随症加减:寒饮停肺型,加麻黄10克、前胡20克;饮停胸胁型,加大戟3克。每日1剂,水煎浓缩,每日3次温服。2个月为1个疗程。泻肺行水,下气平喘,攻逐水饮。汪建国将100例结核性渗出性胸膜炎患者随机分为治疗组与对照组各50例。对照组予吡嗪酰胺片1.5克,每日1次;盐酸胺丁醇片0.5克,每日1次;利福平0.6克,每日1次;异烟肼片0.3克,每日1次;强的松片5毫克,每日3次,连用7天后改每日2次,再用7天后改每日1次;肌苷片0.4克,每日3次。4个月为1个疗程。治疗组在对照组基础上加用上方加减治疗。结果:治疗组治愈39例,显效10例,无效1例,总有效率98%;对照组治愈26例,显效13例,无效11例,总有效率77%。③

21. 贴胸消水散　甘遂、葶苈子、细辛、川芎、乳香、水蛭。上述各味按6∶3∶4∶3∶2∶1比例粉碎成末,分装备用,凉开水调成糊状涂于纱布,成8厘米×10厘米和3厘米×3厘米大小,敷于胸腔积液相对应的背部皮肤和肺俞穴。每次敷贴6小时后取下。若敷贴部位出现皮肤过敏反应,可提前取下。彭素岚等将45例结核性渗出性胸膜炎患者随机分为治疗组23例与对照组22例。对照组采用常规抗结核治疗加胸穿抽液,治疗组在对照组基础上给予上方外敷。结果:治疗组痊愈19例,有效4例,总有效率100%;对照组痊愈16例,有效2例,总有效率82%。④

22. 利水化瘀方　车前子15克、葶苈子15克、泽泻15克、党参15克、黄芪15克、沙参15克、麦冬15克、枸杞子15克、薏苡仁15克、桂枝6克、茯苓20克、丹参20克、甘草6克。随症加减:胸痛者,加瓜蒌仁15克、延胡索12克;胸闷、气促、咳嗽者,加杏仁10克、川贝母12克、桑白皮15克;低热者,加银柴胡12克、地骨皮12克、知母10克;热甚者,加黄芩12克、连翘12克。每日1剂,水煎服。气机协调,血脉通畅。陈国桢等将75例结核性渗出性胸膜炎患者分为治疗组43例与对照组32例。两组均先用氧氟沙星0.2克静脉滴注,每日2次;异烟肼0.3克,每日1次;维生素B_6 20毫克,每日3次;利福平0.3克,每日1次;吡嗪酰胺0.5克,每日3次口吸;胸穿抽液,每周1～2次,每次800～1 000毫升;适当使用糖皮质激素。

---

① 于江.中西医结合治疗结核性渗出性胸膜炎疗效观察[J].现代中西医结合杂志,2008(31):4827.
② 魏耕树,等.加味升降散治疗结核性渗出性胸膜炎46例[J].陕西中医,2007,28(6):682-683.
③ 汪建国.中西医结合治疗结核性渗出性胸膜炎疗效观察[J].光明中医,2006,21(11):64-65.
④ 彭素岚,等.中药外敷法在结核性渗出性胸膜炎中的应用[J].四川中医,2006,24(11):55-56.

治疗组在上述治疗基础上加用上方加减。结果：治疗组显效35例，有效6例，无效2例，总有效率95%；对照组显效22例，有效4例，无效6例，总有效率81%。①

23. *苓桂术甘汤* 茯苓12克、桂枝6克、白术10克、炙黄芪12克、丹参12克、白芥子9克、甘草6克。随症加减：咳嗽痰黄者，加杏仁、黄芩；胸胁胀痛者，加柴胡、白芍；邪盛水实者，加大戟、甘遂；阴虚潮热者，加生地黄、牡丹皮。每日1剂，水煎服，1个月为1个疗程。健脾益肺，温阳化痰，通络止痛。范黎伟将60例结核性包裹性胸膜炎患者随机分为治疗组与对照组各30例。两组均予强化抗结核和抗感染治疗，并在B超引导下行胸腔穿刺术，抽出积液后胸腔注入异烟肼200毫克、丁胺卡那200毫克，每周2次，1个月为1个疗程。治疗组同时加服上方加减。结果：治疗组治疗2个月临床症状减轻30例，有效19例，显效10例，无效1例，总有效率97%；2个月胸水吸收30例中有效18例，显效10例，无效2例，总有效率93%。对照组治疗2个月临床症状减轻30例，有效13例，显效8例，无效9例，总有效率70%；2个月胸水吸收30例中有效12例，显效8例，无效10例，总有效率67%。②

24. *消液汤* 陈皮12克、百部12克、瓜蒌12克、车前子15克、半夏15克、云茯苓15克、薏苡仁15克、紫苏子9克、鱼腥草30克。随症加减：痰热蕴结型，加柴胡、夏枯草、黄连；饮流胁下型，加白术、桑白皮、葶苈子；阴虚邪恋型，加沙参、知母、鳖甲。每日1剂，水煎2次，混匀后早晚空腹服，10剂为1个疗程。平喘散结，利肺解毒，上降下行，水归其道。王兆海等以上方治疗50例结核性渗出性胸膜炎患者，同时西药治疗采用6个月短程化疗方案，其中采用2HRSZ/4HR，46例；2HREZ/4HR，4例。异烟肼0.3克、利福平0.45克晨空腹服，每日1次；吡嗪酰胺0.75克口服，每日2次；乙胺丁醇0.75克口服，每日1次；链霉素0.75克肌注，每日1次；鱼肝油丸1粒，每日2次；中等量以上胸腔积液者加服强的松10毫克，每日3次，一般不超过15天。全部患者均不做抽液治疗。结果：少量胸腔积液者治愈25例，好转1例，治愈率为96%，胸水平均消失时间为19.8天；中等量以上胸腔积液者治愈22例，好转2例，治愈率为92%，胸水平均消失时间为23.6天。短程化疗结束后全部治愈，随访3年无一例复发。③

25. *瓜蒌薤白半夏汤加味* 瓜蒌18克、薤白15克、法半夏12克、橘络9克、延胡索9克、川楝子9克、路路通18克、茯苓15克、香橼皮15克。每日1剂，水煎服。另用五倍子10克研末，用自己的唾液调2克，贴敷肚脐。泻肺逐饮，行气止痛。王希明以上法治疗50例结核性渗出性胸膜炎患者。结果：显效38例，有效8例，无效4例，有效率为90%。④

26. *葶苈大枣泻肺汤合小陷胸汤* 葶苈子10克、桂枝10克、白术10克、泽泻10克、半夏10克、黄连10克、桑白皮12克、茯苓12克、薏苡仁12克、杏仁12克、全瓜蒌20克、甘草5克、大枣5枚。随症加减：气虚者，加黄芪15克、党参15克；潮热者，加鳖甲12克；盗汗者，加牡蛎30克、浮小麦10克；咳嗽者，加百部10克、川贝母12克。泻肺，消饮，逐水。王晓平以上方加减治疗48例结核性胸膜炎患者，同时口服异烟肼、利福平，并肌注链霉素。其中4例早期患者应用糖皮质激素；26例患者除诊断性穿刺抽取少量胸水外，用中药后均未作治疗性穿刺。结果：显效37例，好转9例，无效2例，总有效率95.83%。胸水消失最快6日，最慢14日；平均热退时间为3日；胸痛消失时间平均12日；胸闷、气急消失时间平均5日；咳嗽消失时间平均7日。⑤

27. *利水化瘀方* 葶苈子15克、泽泻15克、党参15克、黄芪15克、沙参15克、枸杞子15克、

---

① 陈国桢，等.中西医结合治疗结核性渗出性胸膜炎43例疗效观察[J].现代中西医结合杂志，2004(11)：1469-1470.
② 范黎伟.中西医结合治疗结核性包裹性胸膜炎60例[J].现代中西医结合杂志，2004(8)：1031-1032.
③ 王兆海，等.中西医结合治疗结核性渗出性胸膜炎临床观察[J].现代中西医结合杂志，2003(24)：2673-2674.
④ 王希明.瓜蒌薤白半夏汤加味治疗结核性渗出性胸膜炎[J].河南中医，2003，23(12)：7.
⑤ 王晓平.葶苈大枣泻肺汤合小陷胸汤治疗结核性胸膜炎48例[J].中国民间疗法，2002，10(12)：48.

桂枝6克、茯苓20克、丹参20克、车前子12克、薏苡仁12克、白术12克、桃仁12克、甘草10克。随症加减：胸痛，加瓜蒌仁15克、延胡索12克；胸闷、气促、咳嗽，加苦杏仁10克、川贝母12克、桑白皮15克；低热，加银柴胡12克、地骨皮12克；热甚，加黄芩12克、连翘12克。每日1剂，水煎服。协调气机，通畅血脉。欧炯昆等将109例结核性渗出性胸膜炎患者分为治疗组64例与对照组45例。两组均予链霉素0.75克肌注，每日1次；异烟肼0.3克、利福平0.45克、吡嗪酰胺1.5克，均口服，每日1次；胸穿抽液，每周1～2次，每次1 000毫升左右；适当使用糖皮质激素。治疗组在上述治疗基础上加用上方加减治疗。结果：治疗组显效55例，有效8例，无效1例，总有效率为98.44%；对照组显效31例，有效6例，无效8例，总有效率为82.22%。①

28. *加味十枣汤*　大枣、大戟、芫花、甘遂等。随症加减：辨证为虚实夹杂者，加生黄芪。大戟、芫花、甘遂、黄芪等各等份，共研细末装胶囊，每粒胶囊含量为1.0克。每次服1～2粒，每3日服1次，晨起大枣10枚煎汤服药，直至胸腔积液消失，胸腔积液消失后继续抗结核治疗半年。王彩琴等将68例结核性胸膜炎胸腔积液患者随机分为治疗组38例与对照组30例。对照组予异烟肼0.3克＋利福平0.45克＋链霉素0.75克肌注，链霉素皮试阳性改用乙胺丁醇0.75克；抽胸水一般1～2次，平均1.6次，抽水量1 000毫升左右。治疗组在对照组(抽胸水平均1.29次)基础上加用上方加减治疗。结果：治疗组显效18例，有效17例，无效3例，有效率92.1%；对照组显效7例，有效13例，无效10例，有效率66.7%。②

单　方

1. *葶苈大枣泻肺汤和甘遂胶囊*　葶苈大枣泻肺汤组成：葶苈子15克、大枣15枚。甘遂胶囊组成：甘遂末0.5克。用法用量：水煎葶苈大枣泻肺汤送服甘遂胶囊，每日1～2粒，每日2次饭前服。临床应用：邓吉祥以上方配合西药抗结核治疗及糜粥调养治疗34例结核性渗出性胸膜炎患者。胸水吸收后，停服中药15日，继续西药抗结核治疗9个月。结果：显效20例，有效14例。注意事项：不能久服，水去即止。③

2. *二甘煎剂*　组成：甘遂30克、甘草15克。制备方法：上药加水500毫升文火煎至350毫升。用法用量：每次空腹口服50～75毫升，每日3次，3天为1个疗程。可连服2个疗程。临床应用：孙卫东以上方治疗10例结核性胸膜炎患者，同时予常规抗结核药。结果：显效(服药6～12小时自觉憋气症状减轻，小便次数及尿量增加，日尿量达2 100～2 700毫升，7天内胸水全部消退者)9例，有效1例，总有效率100%。④

中 成 药

血府逐瘀胶囊　组成：柴胡、当归、地黄、赤芍、红花、炒桃仁、麸炒枳壳、甘草、川芎、牛膝、桔梗(天津宏仁堂药业有限公司生产，国药准字Z12020223)。功效主治：活血化瘀，行气止痛；适用于瘀血痹阻证。用法用量：每次6粒，每日2次。临床应用：彭海鹰等将62例结核性渗出性胸膜炎患者随机分为治疗组32例与对照组30例。两组西医治疗均予异烟肼每次0.3克，每日1次；利福平每次0.45克，每日1次；吡嗪酰胺每次0.5克，每日3次；盐酸左氧氟沙星每次0.3克，每日1次，或乙胺丁醇每次0.75克，每日1次。同时尽快行胸腔细管引流术，充分引流胸腔积液。两组在胸腔积液引流彻底后，治疗组加服血府逐瘀胶囊，治疗2～3个月(如服药超过2个月胸部X线显示无胸膜肥厚、粘连可以停药)；对照

---

① 欧炯昆，等.中西医结合治疗结核性渗出性胸膜炎64例疗效观察[J].新中医，2001，33(3)：44-45.
② 王彩琴，等.加味十枣汤治疗结核性胸膜炎胸腔积液68例[J].陕西中医，2001，22(4)：193-194.
③ 邓吉祥.中西医结合治疗结核性渗出性胸膜炎34例[J].湖南中医杂志，1993，9(4)：46.
④ 孙卫东.二甘煎剂加抗结核药治疗结核性胸膜炎10例[J].中西医结合杂志，1989(2)：117.

组加服强的松每日30毫克，根据病情逐渐减量至停用，治疗1个月。结果：治疗组显效19例，占59.38%；有效11例和效差2例，占40.63%。对照组显效8例，占26.67%；有效13例和效差9例，占73.33%。①

结核性盆腔炎

辨 证 施 治

李新华分2型

1. *阴虚内热型*　药用熟地黄、牡丹皮、山药、山茱萸、枸杞子、菟丝子、牛膝、生鳖甲、生牡蛎。

2. *气滞血瘀型*　药用丹参、赤芍、三棱、莪术、牡丹皮、桃仁、牡蛎、夏枯草、海藻、昆布、香附、乌药。

随症加减：小腹冷，加小茴香(炒)；腹痛，加延胡索、川楝子。每日1剂，水煎服，或每周3剂，每晚服1次。临床观察：李新华以上方辨证结合西药治疗92例结核性盆腔炎患者(中西医结合治疗组)，西药予常规抗结核以异烟肼加利福平为主，有肝功能损害者用异烟肼加乙胺丁醇，服1～1.5年。另设对照组32例单用西药。结果：中西医结合治疗组显效53例，有效33例，无效6例，总有效率93.5%，优于对照组。②

经　验　方

1. *灌肠方联合八珍汤*　灌肠方：丹参、赤芍、透骨草、枳壳、皂角刺、当归、红花、乳香、没药、路路通、蒲公英、延胡索、川楝子等。活血通络，散瘀止痛。每晚睡前清洗外阴后将清洁导尿管轻轻插入肛门内15厘米，取38℃的灌肠液经导尿管缓慢注入，抬高臀部卧床休息，灌肠持续30分钟。八珍汤：当归15克、党参15克、白芍15克、白术15克、茯苓15克、熟地黄15克、川芎6克、炙甘草6克、生姜3片、大枣2枚。水煎后分早晚2次空腹温服，连续治疗1个月。李桂秋等将200例结核性盆腔炎患者随机分为试验组与对照组各100例。两组患者均给予CT诊断，对照组仅给予单纯抗结核药物治疗，即异烟肼注射液0.3克与硫酸卡那霉素注射液1.5克溶于0.9%氯化钠注射液300毫升中静脉注射，每日1次，连续治疗1个月。试验组在此基础上加用上述方法治疗。结果：试验组患者治疗有效率为96%，远高于对照组的81%，差异有统计学意义($P<0.05$)；试验组患者治疗后不良反应发生率为9%，远低于对照组的23%，差异有统计学意义($P<0.05$)。③

2. *八珍汤联合妇炎肠疗液*　八珍汤：当归15克、党参15克、白芍15克、白术15克、茯苓15克、熟地黄15克、川芎6克、炙甘草6克、生姜3片、大枣2枚。将上述诸药盛放于一陶质或瓷质器皿中加水适量(水面没过诸药)，用旺火烧开后改用文火煎熬20分钟左右，同样再煎制一次，将两次煎制好的药液共置一容器中混匀，分早、晚空腹温服，2周为1个疗程。补气生血，养血益气，气血充沛。妇炎肠疗液：丹参、赤芍、透骨草、枳壳、皂角刺、当归、红花、乳香、没药、路路通、蒲公英、延胡索、川楝子(陕西中医学院附属医院制剂中心制备)。每晚或隔日晚睡前清洗外阴后，将清洁导尿管轻轻插入肛门内15厘米以上，取温度保持在38℃左右的妇炎肠疗液140毫升(每袋装)经导尿管缓慢注入，抬高臀部卧床休息，使药液最短保持30分钟于肠内，2个月为1个疗程，月经期停用。活血通络，散瘀止痛。杨芳娥等以上述方法治疗30例结核性盆腔炎患者，同时依据抗结核药物治疗为主、休息营养为辅的治疗原则予西药治疗。对6例经药物治疗包块无明显缩小的患者经剖腹探查，见包块为包裹性积液和干酪样物质，行包裹松解和积液清除，取标本病检。结果：显效12例，占40%；有效18例(包括6例剖腹探查手术患者)，临床总有效率100%。注意事项：

① 彭海鹰，等.血府逐瘀胶囊对结核性渗出性胸膜炎引起的胸膜肥厚、粘连的疗效观察[J].北京中医，2006,25(10)：639-640.
② 李新华.中西医结合治疗结核性盆腔炎92例[J].北京中医，1993(2)：30-31.
③ 李桂秋，等.结核性盆腔炎的CT诊断及中西医综合治疗效果[J].医疗装备，2016,29(5)：74-75.

治疗期间禁房事。[①]

淋巴结结核

概述

淋巴结结核是由结核杆菌侵犯淋巴结引起的一种慢性特异性感染,全身淋巴结均可以发生。

本病属中医"瘰疬"范畴,因外感痨虫、情志所伤、肝失疏泄、脾失健运、聚湿生痰,或肝郁化火、阴液受损、阴虚火旺、灼津为痰,日久气血两亏,终使瘰疬形成。淋巴结结核,中医辨证多为阴证,属本虚标实之证。(1) 硬结期多见2型:① 气滞痰凝型,主症为双侧可见单个或多个淋巴结肿大,按之坚实,退至可移,皮肤颜色不变,温度不高,未感到疼痛;兼症为平素性情抑郁,甚至多忧多虑,沉闷欲哭,嗳气纳呆,胸胁胀闷,女性可伴有月经不调,舌苔白腻,脉弦滑或濡缓。② 肺肾阴虚型,主症为先天禀赋不足,体质虚弱,渐生结节,经久不变;兼症为骨蒸潮热,盗汗,咳嗽痰少,腰膝酸软,舌质红,苔薄白,脉细。(2) 脓肿期多见3型:① 痰热互结型,主症为结节渐大与皮肤粘连,按之微痛,触之微热,皮色暗红,触之有波动感;兼症为发热,口渴,烦躁不宁,失眠多梦,咳痰黄稠,舌红,苔黄腻,脉滑数。② 阴虚火旺型,主症为结节逐渐增大,与皮肤粘连,皮色转暗红;兼症为午后潮热,盗汗,两颧潮红,心烦失眠,口燥咽干,小便短黄,大便干结,舌质红,少苔,脉细数。③ 肝郁化火型,主症为肿大的淋巴结进一步增大,相互融合在一起,呈团块状与皮肤粘连,活动性变小,病变部位皮肤变红、温度增高、出现疼痛,触之有波动感;兼症为食欲不振,口苦,咽干,轻度发热,胸胁刺痛,舌质红,苔黄,脉弦数。(3) 破溃期多见2型:① 气血两虚型,颈部脓肿破溃,日久不愈,局部形成窦道,脓水淋漓不断;兼症为体质羸弱,神疲乏力,面色苍白,气短懒言,语声低微,常自汗,头晕目眩,心悸,舌质淡红,苔薄白,脉细弱。② 肝肾阴虚型,脓肿破溃,窦口脓汁稀薄,其中或夹有败絮样物质;兼症为眩晕耳鸣,五心烦热,腰膝酸软,头晕,舌淡,少苔,脉沉细。[②]

辨证施治

1. 邓红霞等分3期

(1) 硬结期(肝郁气滞,痰湿凝结证) 症见郁郁寡欢,夜寐梦扰,可触及肿块,边界清,光滑,无压痛,舌淡红,苔薄,脉弦细。治宜疏肝解郁、化痰散结。方用四逆散合消瘰丸加减联合苍黄散结膏外敷。四逆散合消瘰丸加减:夏枯草20克、猫爪草20克、浙贝母10克、玄参10克、柴胡10克、连翘10克、当归10克、白芍10克、陈皮10克、党参30克、黄芪30克、甘草6克。每日1剂,水煎,分2次温服。苍黄散结膏:黄柏100克、香附100克、白芷100克、牡丹皮200克、生石膏250克、赤芍200克、色姜黄200克、生大黄600克、当归200克、苍术100克、猫爪草200克、百部600克、夏枯草200克。硬膏使用前加温软化,趁热敷贴患处。临床观察:邓红霞等以上述方法治疗1例颈淋巴结结核患者,用药3周后复诊,患者自觉肿块较前缩小变软,2个月后复诊,颈部肿块已不能触及,彩超提示最大0.4厘米×0.3厘米。该患者抗结核治疗10个月后停药,1年后电话随访未有复发。

(2) 脓肿期(热毒郁闭证) 症见肿块皮肤红肿压痛,波动感,皮肤温度较高,无破溃及流脓,舌质暗红,舌黄腻,脉弦细。治宜清热化痰、托里透脓。方用托里透脓汤配合如意金黄散外敷。托里透脓汤:牡蛎30克、海藻30克、夏枯草30克、猫爪草15克、连翘10克、紫花地丁10克、白芷10克、陈皮10克、法半夏10克、茯苓10克、当归10克、泽泻10克、玄参10克、党参20克、黄芪20克、甘草6克。每日1剂,水煎早晚温服。针灸主穴:消泺(双)、丰隆(双)、合谷(双)、足三里(双)。

① 杨芳娥,等.抗结核药配八珍汤及中药灌肠治疗结核性盆腔炎30例[J].陕西中医,2007,28(11):1471-1472.
② 周敏,等.基于中医文献检索的颈淋巴结核中医证候规律分析[J].中华中医药学刊,2013,11(31):2441-2442.

配穴：膻会（双）、三阴交（双），天突（双）、内关（双）。围刺法，从结节处周围呈45°刺入，四周各1针，针刺均匀刺向结节中心，治疗中患者取俯卧位，将各穴位置选好，皮肤常规消毒后，医者右手持针柄，用速刺按压法将针刺入，深度视患者体质胖瘦而定，直刺0.2～0.5毫米，行提插捻转手法；在留针过程中，针刺部位周围皮肤出现红晕，一般留针30分钟。10天为1个疗程，每周治疗2～3次。临床观察：邓红霞等以上述方法治疗1例颈淋巴结结核患者，并配合规范抗结核药HERZ，静滴左氧氟沙星，3个月肿块渐消。

（3）溃疡期（毒邪内陷、肝肾阴虚证） 症见肿块质中，边界清，光滑，活动可，压痛明显，出现小破溃口，舌淡红，苔少，脉弦细。治宜滋补肝肾、解毒敛疮。方用六味地黄汤加仙方活命饮加减配合益气养阴膏外敷。六味地黄汤加仙方活命饮加减：生地黄30克、山茱萸30克、黄芪30克、夏枯草15克、蒲公英15克、金银花15克、浙贝母10克、陈皮10克、炒皂角刺10克、白芥子10克、甘草6克。益气养阴膏：沙参300克、麦冬300克、五味子100克、延胡索100克、红花100克、板蓝根150克、田三七150克、薏苡仁200克、黄连200克、大黄200克、牡丹皮200克。敷患处和足三里穴。外科手术处理脓腐，用红升药线引流化腐生肌，先用1号药线顺疮口插入；1周后，经引流脓腐脱落，肿势渐消，再依次使用2号、3号药线交替使用。临床观察：邓红霞等以上述方法合并西药抗结核药物HERZ治疗1例颈部淋巴结患者。结果：用药2周后复诊，患者自觉肿块明显较前缩小变软，破溃口流脓减少；1个月后复诊，颈部肿块已不能触及，2个破溃口已闭合。①

2. 雍东播等分2型

（1）肺肾阴虚型 症见体质虚弱，颈部渐生结节，经久不变，午后低热，自汗盗汗，干咳，舌质红，苔薄白，脉沉细。方用百地滋阴丸。

（2）气血两虚型 症见病程长，面白少华，精神不振，身体倦怠，纳差，动则出汗，舌质淡，苔薄，脉沉细。方用参芪益肺丸。

临床观察：雍东播等将50例颈淋巴结结核患者随机分为治疗组与对照组各25例。两组均予化疗，疗程半年，方案6HR。治疗组在此基础上口服结核灵，每次2粒，每日3次；并根据上述中医辨证用药。结果：多数症状在2周后开始缓解，治疗组2周症状缓解率为20.8%，对照组为7.8%；4周时治疗组为83.3%，对照组为56.8%。②

3. 孔宪华等分3期

（1）初期 症见颌下及锁骨上有肿块，皮肤尚无变色，触之坚硬有压痛，或移动，或与周围组织粘连。治宜扶正祛邪、消散。方用消瘰Ⅰ号方：蜈蚣50克、全蝎30克、乌梢蛇30克、夏枯草50克、大贝50克、地龙50克、丹参30克、生牡蛎（先煎）30克、僵蚕10克、三棱15克、莪术15克、透骨草15克、郁金15克、川厚朴20克、当归20克、茯苓20克、斑蝥（焙干）5克、生黄芪15克、党参15克。上药共为细末，每次服5克，每日3次。注意事项：肝肾功能不良者禁用。外敷方用丁桂散：丁香15克、肉桂15克、乳香15克、没药15克、大黄15克、胆南星15克、独活15克、半夏15克。上药共为细末，蜜调外敷。

（2）中期 症见肿块红肿，焮热赤痛，活动度不大。治宜扶正祛邪、消痈散肿、托里溃坚。方用消瘰Ⅱ号方：甲片15克、炒皂角刺15克、当归15克、乳香15克、没药15克、赤芍15克、金银花25克、天花粉25克、白芷15克、生黄芪15克、党参15克、蒲公英25克、斑蝥（冲服）5克。注意事项：对肝肾功能不良者禁用。

（3）后期 症见肿块破溃流脓，形成脓窦或道，经久不愈合。治宜扶正祛邪、补气血、调阴阳、和营卫。方用消瘰Ⅲ号方：生黄芪30克、党参30克、白术15克、炙甘草15克、熟地黄40克、当归15克、白芍15克、川芎15克、远志15克、陈皮15克、鹿角胶15克、桂枝15克、阿胶20克、僵蚕10

① 邓红霞，吴兵兵，等.颈淋巴结结核中医外治法应用体会[J].中医外治杂志，2016，25(3)：59-60.
② 雍东播，等.中西医结合治疗颈淋巴结核临床效果观察[J].实用中西医结合临床，2009，9(4)：26-27.

克、黄连5克。上药共为细末，炼为蜜丸。每次服1丸，每日3次。

随症加减：恢复期的患者，予外敷红药膏(轻粉15克、银珠15克、玄明粉15克、当归15克、龙骨15克、象皮15克、肉桂粉15克、大黄15克、冰片15克、川黄连15克、土鳖虫15克、珍珠15克、麝香1.5克、血竭25克、黄蜡25克。轻粉、珍珠煅后与土鳖虫、血竭、银珠共为细末，再以香油煎熬约1小时，入黄蜡，顷刻出锅，入冰片，去渣后即成)；病已破溃之疮口，窦、道、腐肉不尽者，予外敷五色灵药(食盐25克、黑铅30克、枯白矾100克、枯皂矾100克、水银100克、火硝100克。先将盐、铅熔化，入水银成砂，再入二矾与火硝同炒干，研细入铅、汞，再研，以不见星为度，入罐内用黄泥封固，以炭火炼1小时，停火12小时后，取出备用)。临床观察：孔宪华等以上方配合外敷疗法治疗98例淋巴结结核患者。结果：痊愈81例，显效8例，有效5例，无效4例，总有效率95%。①

4. 郭彩霞等分2型

(1) 痰火凝结型(混合感染)　症见疮周紫红，脓汁稠厚，局部疼痛，伴有心烦，易怒，口渴，喜饮，尿黄，便干，舌质红，苔黄腻，脉滑或滑细数。治宜清热化痰、排脓消肿。药用夏枯草、玄参、连翘、紫花地丁、浙贝母、猫爪草、天花粉、甘草。

(2) 气虚寒凝型　症见疮口灰淡，肉芽苍白或肉外翻，脓汁清稀或夹有败絮，身体瘦无力，畏寒怕冷，舌淡苔白，脉沉细无力等。治宜温阳化痰、托里排脓。药用生黄芪、白芥子、太子参、肉桂、熟地黄、浙贝母、炒皂角刺、甘草。

临床观察：郭彩霞等以上方结合外治法治疗300例破溃性淋巴结结核患者。外治法：(1) 引流法，如疮面已红、漫肿波动明显者或刚破溃、口小而引流不畅者，用火针穿刺；(2) 药条引流法，根据疮面腐肉的多少，选用不同浓度的丹药，将药末掺于生肌玉红膏纱条塞入疮面或窦道内，隔日换药1次；(3) 扩疮引流法，对于疮口较小、后内有空腔者，在局麻下切开或剪开空腔，剔去腐肉，然后直接敷外用药(煅石膏、红粉，根据比例不同，分别配制成五五丹、七三丹、八二丹、九一丹等)。结果：有效率100%，其中治愈285例，占95%；显效9例，占3%；有效6例，占2%。治愈病例中疗程最短15天，最长3个月，平均52天。②

经　验　方

1. 消痰行气散结散　夏枯草10克、猫爪草10克、柴胡12克、香附10克、海藻10克、昆布10克、煅牡蛎10克、浙贝母10克、赤芍10克、玄参10克、甘草3克。每日1剂，采用广州一方制药有限公司生产的颗粒剂，1剂分装2包，早、晚各1包沸水冲服。随症加减：胸胁憋胀感，加川楝子10克；心烦意乱，难以入睡，加郁金10克、酸枣仁10克；发热明显，加栀子10克。配合中医定向透药治疗：取消痰行气散结散10克用蜂蜜调匀，均匀外敷于病变部位，药物厚度1～3毫米，并连接LB-300中医定向透药治疗仪(河南乐邦医疗器械有限公司生产)，将贴片贴于外敷药物上，输出波形设定为中频，温度30℃，治疗30分钟。治疗后继续用无菌纱布覆盖1小时后用温水擦拭干净，每日1次。王国卫等将120例气滞痰凝型淋巴结结核患者随机分为对照组和治疗组各60例。对照组(后脱落4例)采用基础抗结核方案2HRZE/8HR，治疗组(后脱落2例)在对照组基础上予消痰行气散结散联合中医定向透药治疗。两组均以1个月为1个疗程，治疗2个疗程。结果：总有效率治疗组为100%，对照组为91.1%，治疗组疗效优于对照组；治疗后治疗组患者的疼痛、低热、乏力缓解率均高于对照组(均 $P<0.05$)；治疗组CD3+、CD4+、CD4+/CD8+水平均高于对照组(均 $P<0.05$)，CD8+水平低于对照组($P<0.05$)；治疗组无复发，对照组复发5例，复发率8.9%，治疗组复发率低于对照组($P<0.05$)；不良反应发生

---

① 孔宪华，等.中药治疗淋巴结核98例临床观察[J].中国医药学报，1994，9(4)：58.

② 郭彩霞，等.中药内外结合治疗300例破溃型淋巴结结核的临床观察研究[J].北京中医杂志，1991(1)：25-26.

率治疗组为6.9%,对照组为10.7%,两组比较差异无统计学意义($P>0.05$)。[①]

2. *化痰祛瘀浓煎剂* 玄参15克、浙贝母15克、煅牡蛎30克、夏枯草15克、猫爪草20克、三七5克、丹参15克、砂仁10克、葛根15克、羊乳15克、党参15克、茯苓15克、黄芪30克。上药加水400毫升煎煮、精炼,浓缩而成50毫升。每次25毫升,每日2次,连服4周。化痰散结,活血祛瘀。赵有利等将60例痰瘀互结证瘰疬患者随机分为治疗组与对照组各30例。两组均采用常规抗结核化疗药物(3RHE/6RH)治疗,治疗组另予上方治疗,对照组另予消瘰丸治疗。结果:治疗后治疗组IFN-γ水平显著高于对照组。[②]

3. *抗痨浓煎剂* 玄参20克、夏枯草10克、猫爪草10克、煅牡蛎30克、地榆15克、生地黄20克、白头翁10克、枳实6克、白芥子6克、炙百部10克、生黄芪20克、炙黄精20克、大枣40克、地龙6克、甘草5克。浓煎,每2剂加工为1瓶,每瓶100毫升,每日早晚各服1次,每次25毫升。许费昀等将64例脓肿型颈淋巴结结核患者随机分为治疗组与对照组各32例。两组均予基础抗结核西药治疗,予利福平0.45克,每日1次;异烟肼每次0.3克,每日1次;乙胺丁醇0.75克,每日1次。均口服。治疗组另加用上方。两组均以14天为1个疗程,2个疗程后进行疗效评价。结果:治疗组痊愈5例,显效11例,有效13例,无效3例,总有效率90.6%;对照组痊愈2例,显效7例,有效12例,无效11例,总有效率65.6%。[③]

4. *四逆黄荆散加减* 柴胡9克、白芍18克、枳实9克、甘草3克、黄荆子12克。随症加减:兼血热或血瘀者,赤白芍同用,或以赤芍易白芍;邪在胸胁而体弱者,以枳壳易枳实;治疗颈淋巴结结核初期,证属痰凝气滞者,加夏枯草、半夏、七叶一枝花、水红花子;若兼低热,则合消瘰丸(玄参、牡蛎、贝母)加葎草、何首乌。上药煎汤温服。陈源生以上方加减治疗组1例结核病患者,疗效满意。[④]

5. *瘰疬消* 肉桂60克、天南星80克、牙皂20克、樟脑2克、阿魏10克。上药共研细末,以适量凡士林调成软膏后制成药贴,凡士林药末比例8∶2,分15贴,外敷肿块处,每日1次,连续治疗14天为1个疗程。温阳化痰,理气散结。高宏等以上方治疗20例颈部淋巴结肿大患者。结果:临床治愈2例,显效6例,有效9例,总有效率85%。[⑤]

6. *消瘰协定方联合狼毒巴布剂外敷* 消瘰协定方:黄芩片10克、夏枯草15克、金银花10克、连翘15克、浙贝母10克、昆布10克、猫爪草20克、玄参15克、海藻10克、三棱10克、莪术10克、白芥子6克、牡蛎20克。每日1剂,水煎分早、晚2次口服,3个月为1个疗程,共2个疗程。然后在肿大淋巴结处外敷中药狼毒(大狼毒)巴布剂,每2天换药1次,6个月为1个疗程。收涩敛疮,去腐排脓,生肌活血。江茜等将106例颈淋巴结结核患者随机分为治疗组58例与对照组48例。对照组予常规抗结核治疗,治疗组在对照组基础上加用上述方法治疗。结果:治疗组总有效率为94.83%,对照组总有效率为75.00%。[⑥]

7. *阳和汤加减* 熟地黄30克、麻黄3克、鹿角胶9克、白芥子6克、肉桂3克、炮姜2克、生甘草3克。随症加减:在淋巴结脓肿破溃后,加黄芪、麦冬。每日1剂,用水煎服,早晚分次服用,每次200毫升。2周为1个疗程。温阳补血,散寒通滞。黄金鹏等将79例颈淋巴结结核患者随机分为治疗组40例与对照组39例。对照组采用单纯西药抗结核治疗,治疗组在对照组基础上加用上方加减治疗。结果:治疗组总有效率为100%,对照组总有效率为89.74%。[⑦]

---

① 王国卫,梁亚充,等.消痰行气散结散联合中医定向透药治疗气滞痰凝型淋巴结核疗效观察[J].河北中医,2021,43(6):917-921.
② 赵有利,等.化痰祛瘀浓煎剂治疗瘰疬痰瘀互结证60例临床研究[J].中医药导报,2017,23(1):92-95.
③ 许费昀,等.中西医结合治疗脓肿型颈淋巴结核临床观察[J].实用中医药杂志,2017,33(11):1293-1295.
④ 李群堂.陈源生运用草药治疗结核病临床经验[J].中医临床研究,2016,8(11):70-71.
⑤ 高宏,等.瘰疬消湿敷治疗颈部淋巴结肿大20例临床观察[J].实用中医内科杂志,2016,30(5):37-39.
⑥ 江茜,周玲霞,等.中药内服外敷治疗颈淋巴结核的疗效观察[J].中国中医药科技,2015,22(6):660-661.
⑦ 黄金鹏,等.阳和汤结合西医疗法治疗颈淋巴结核40例临床观察[J].中国农村卫生事业管理,2014,34(5):605-606.

8. *消瘰汤* 猫爪草20克、生鳖甲10克、黄芪10克、生地黄10克、当归10克、五味子10克、夏枯草10克、玄参10克、海藻10克、半夏10克、陈皮6克。每日1剂，水煎服，并予瘰疬宁片（南京市中西医结合医院研制）口服，每次1.5克，每日3次。丁继果等将76例颈部淋巴结结核患者随机分为治疗组40例与对照组36例。对照组予常规应用抗结核药物至少2周，对于合并细菌感染者，联用抗生素；对于结节型患者，采用病灶清除＋区域淋巴结清扫；热性脓肿型采用脓肿切开引流，异烟肼注射剂换药；对窦道型术前常规76%泛影葡胺造影，术中窦道内注入美蓝，除了窦道切除外，也必须把原发淋巴结及区域淋巴结一并切除；术后继续联用抗结核药物治疗6～9个月，化疗方案为2HRZE/4HR。治疗组在对照组基础上加用上述中药治疗。结果：治疗组痊愈33例，有效6例，无效1例，总有效率97.5%；对照组痊愈19例，有效9例，无效8例，总有效率77.8%。[①]

9. *新加消瘰汤* 猫爪草15克、玄参20克、夏枯草10克、白头翁10克、百部10克、白芥子10克、地龙10克、生地榆30克、生黄芪40克、象贝母10克、生地黄30克、黄精20克、梓木草10克、煅牡蛎30克、枳实6克、甘草6克。随症加减：脾胃过虚者，去玄参、生地黄，加白术、茯苓、山药；肿核久不消散者，加三棱、莪术、全蝎、蜈蚣。益气化痰，清热解毒。适用于瘰疬（淋巴结结核）中后期及部分耐药复发者（气血亏虚证为主）。[②]

10. *阳和解凝膏* 肉桂、生川乌、生草乌、牛蒡草、荆芥、防风、白芷、凤仙透骨草、乳香、没药、五灵脂、大黄、当归、赤芍、川芎、续断、桂枝、地龙、僵蚕、麝香、苏合香、木香、香橼、陈皮、白蔹、白及。温阳化湿，消肿散结。适用于阳虚痰瘀互结所致的痈疽、瘰疬未溃、寒湿痹痛。[③]

11. *消瘰膏* 内服消瘰膏：夏枯草1 000克、海藻300克、生黄芪500克、皂角刺300克、天龙100克、蜈蚣50条、全蝎50克、斑蝥3克、炮甲片50克、大贝母200克、猫爪草300克、蜂蜜2 000克。将上药中天龙、蜈蚣、全蝎、斑蝥、炮甲片分开单包，置于60℃烤箱中，烤后分别用小型粉碎机加工成极细末和匀。将夏枯草、生黄芪、海藻、大贝母、皂角刺、猫爪草，以水浸泡，两煎后取汁浓缩，加入药末、蜂蜜文火熬膏成2 000克即可。成人每次15克（约一汤匙），儿童酌减，开水冲服，每日早晚各1次，2个月为1个疗程，可连续服用。化痰解郁，软坚散结，攻毒杀虫。外贴消瘰膏：生半夏20克、生胆南星10克、甘遂20克、硇砂20克、麝香0.5克、生砒石10克、明矾10克。上药加工成极细末，取黑药肉熔化后加入药末搅匀，摊于厚纸或布块上[每块厚度约0.3厘米、大小(3～5)厘米×(3～5)厘米]，冷却后装塑料袋密封待用，烘化后贴于病变淋巴结的皮肤上，注意膏药温度适宜，勿烫伤皮肤，3～5天1贴。活血祛瘀，散结解毒。内服外用可同时进行。陈福连将78例炎症型淋巴结结核患者随机分为治疗组46例与对照组32例。对照组予西药，治疗组予上述方法治疗。结果：治疗组治愈33例，有效11例，无效2例，总有效率95.6%；对照组治愈8例，有效14例，无效10例，总有效率68.7%。[④]

12. *瘰疬汤联合中药外敷* 瘰疬汤：猫爪草20克、夏枯草15克、玄参15克、浙贝母15克、连翘30克、柴胡15克、煅牡蛎20克、白芥子10克、百部10克、青皮10克、桃仁15克、昆布15克、地龙10克、甘草15克。每日1剂，水煎服。随症加减：痰火偏盛者，重用浙贝母，加瓜蒌；阴虚火旺者，重用玄参，加知母；肝气郁结，重用青皮，加香附；肿块坚硬者，重用牡蛎，加三棱；淋巴结已破溃，加黄芪、制何首乌。清热解毒，软坚散结。外敷中药方：露蜂房（瓦焙存性）1个、血竭9克、山慈菇9克、明矾40克。研成细末，香油调匀，外涂患处，每日1～2次；若淋巴结已破溃需常规清创，

---

① 丁继果，钮晓红，等.中西医结合治疗颈部淋巴结结核40例临床观察[J].中医药导报，2012，18(9)：109－110.

② 夏公旭.新加消瘰汤[J].江苏中医药，2011，43(5)：21.

③ 邵艳新，等.中药在治疗结核病中的作用与临床应用[J].现代中西医结合杂志，2009(7)：830－832.

④ 陈福连.消瘰膏治疗炎症型淋巴结结核46例[J].中国民族民间医药，2008(3)：23－24.

术后用纱布条蘸药塞入窦道，每日1次。陈永学以上述方法治疗112例淋巴结结核患者，同时所有病例均口服异烟肼0.3克，每日1次；乙胺丁醇0.45克，每日1次；链霉素0.75克，肌内注射，每日1次。治疗期间每月复查肝功能1次，每15天或30天复诊1次。结果：治愈87例，占77.7%；有效25例，占22.3%，总有效率100%。一般15天见效，治愈时间最短2.5个月，最长9个月，平均3.5月。治疗期间有13例肝功能ALT稍增高，给予保肝药物治疗1个月，肝功能恢复正常。5例出现耳鸣，经停用链霉素，给予三磷酸腺苷等药物治疗后消失，其余未见明显不良反应。[①]

13. *瘰疬内消胶囊联合瘰疬散Ⅰ、Ⅱ号外敷* 瘰疬内消胶囊：全蝎30克、蜈蚣30克、白芥子90克、白及100克、百部120克、夏枯草90克、煅牡蛎90克、浙贝母100克、党参90克、地骨皮60克。将以上药物筛选晾晒，烘干粉碎过筛，搅拌混匀，再进行灭菌，然后装入胶囊，每粒0.4克，每日2次，每次3～4粒。瘰疬散Ⅰ、Ⅱ号：轻粉、白矾、枯矾、雄黄、麝香等。对患者病变部位在常规消毒下局部麻醉，施行病灶清除术，用刮勺搔刮坏死或病变组织，然后视病情分别埋入药物。对溃疡、瘘孔者清疮后埋入瘰疬散Ⅰ号(用油纱条包裹)，包扎伤口，隔日换药1次，每3次搔刮疮面1次；经3～5次换药，出现新鲜肉芽组织后，改埋瘰疬散Ⅱ号，换药5～8次后，再外用抗炎引流膏2次(3天1次)，使伤口渐渐愈合；对深部淋巴结包块多、有粘连者，手术清疮后，直接埋入瘰疬散Ⅱ号，后同；对深部瘘管则埋入脱管灵。冯斌等以上述方法治疗318例体表淋巴结结核患者，并予西药异烟肼0.4克、利福平0.6克，均早上空腹顿服；奥复星(氧氟沙星)0.2克，每日2次。每个患者用2种抗结核药，异烟肼为首选。临床治愈出院后，继续服用以上药物3个月以巩固疗效。结果：用药过程中未发现有不良反应。痊愈315例，治愈率99.06%。[②]

14. *消瘰饮* 全蝎10克、白僵蚕10克、炮山甲片10克、夏枯草10克、黄药子10克、蜈蚣21条、皂角刺4克、生甘草6克。浸泡于38度白酒500毫升中1周即得。每日饮药酒2次，每次10毫升，连续用药2～4个月。龚野儒以上方治疗86例淋巴结结核患者，治愈51例，有效26例，无效9例。[③]

15. *托毒散结汤* 猫爪草50克、鱼腥草30克、夏枯草30克、黄芪30克、甲片10克、白芷10克、白芥子10克、土鳖虫6克、当归20克。每日1剂，水煎服。方慧晓以上方治疗36例颈部淋巴结结核患者，同时西药选用抗结核药物，链霉素针每日1克，连用3周；口服异烟肼片，每日3次，每次0.1克，连服3～6个月；有混合感染者，同时应用青霉素针等。结果：经8～60天治疗全部治愈，近期治愈率100%。随访25例，复发2例，均在1年内复发。[④]

16. *全蝎消瘰方* 全蝎6克、蜈蚣2条、夏枯草15克、浙贝母10克、皂角刺10克、海藻10克。随症加减：若皮色转暗、结块变软者，加黄芪15克、党参15克、柴胡10克、甲片10克；若结块液化成脓、伤口破溃者，则宜与六味地黄汤或八珍汤交替服用。每日1剂，水煎服。适用于结块肿大、质硬、皮色不变者。郭石宏将72例颈淋巴结结核患者随机分为治疗组48例与对照组24例。对照组予口服异烟肼200毫克，每日3次；利福平450毫克，每日1次。治疗组予全蝎消瘰方。两组均以10日为1个疗程，轻症治疗1～2个疗程，重症治疗4个疗程。结果：治疗组临床治愈40例，有效6例，无效2例，总有效率为95.8%；对照组治愈12例，有效5例，无效7例，总有效率为70.8%。[⑤]

17. *内消丸* 夏枯草30克、连翘20克、生黄芪20克、生牡蛎20克、丹参20克、浙贝母20克、僵蚕10克、地龙10克、当归尾10克、生甘草10克、桔梗10克、玄参10克。制成每丸9克，每日2

---

① 陈永学.瘰疬汤治疗淋巴结核112例[J].山东中医杂志，2008(8)：542-543.

② 冯斌，等.中西医结合治疗体表淋巴结结核318例疗效分析[J].江西中医药，2005,36(1)：38-39.

③ 龚野儒.消瘰饮治疗淋巴结核86例[J].浙江中医杂志，2003(1)：29.

④ 方慧晓.中西医结合治疗颈部淋巴结核36例[J].实用中医药杂志，2000,16(6)：22.

⑤ 郭石宏.全虫消瘰方治疗颈淋巴结核48例[J].山西中医，2000,16(6)：16.

次，每次1丸（儿童剂量减半）。消肿散结。刘定安等将150例颈淋巴结结核患者随机分为中药组30例、中西药组60例和西药组60例。中药组予上方，西药组予INH、RFP，中西药组予上方配合西药。结果：中药组、中西药组和西药组显效率分别为60.4%、76.7%和23%，三组比较有显著性差异（$P<0.01$）。①

18. 消结散　夏枯草、七叶一枝花、天葵子、玄参、生牡蛎、陈皮。上药共为细末，成人每次10克，儿童酌减，黄酒冲服，每日1次，10天为1个疗程，破溃者剪除空皮，清去坏死组织，脓腔内用九一丹纱条引流换药。程来志等以上方治疗30例淋巴结结核患者。结果：痊愈（症状体征全部消失，有关化验检查正常）23例，占76.6%；显效（症状消失、肿块缩小2/3以上）5例，占16.6%；有效（症状体征好转，肿块较治疗前缩小）2例，占6.6%；无效（症状和体征较治疗前无变化或加重）0例。②

19. 消瘰方　蜈蚣15克、全蝎15克、炮甲片15克、夜明砂15克、蝉蜕15克、朱砂（忌火煅，并经常复查尿，防止汞中毒）10克。上药共为细末，每服6克，高粱大曲1盅送服；或泡药酒500毫升，每次服10～20毫升。每日2次，儿童减半。解毒散结，软坚消瘤，生肌收敛。杨从鑫等以上方治疗28例颈淋巴结结核患者。结果：治疗后淋巴结肿块全部消失21例，消失时间最短23天，最长者67天，平均45天；7例溃破者，治疗后溃面全部愈合，最短34天，最长74天，平均54天。随访半年，无复发病例。③

20. 张海宏经验方　猫爪草10克、百部15克、黄芩10克、当归10克、赤芍15克、白芍15克、三棱15克、莪术15克、甲片10克、皂角刺10克、青皮9克、陈皮9克、生黄芪30克、夏枯草30克、天花粉9克、生牡蛎15克，浙贝母10克。每日1剂，煎2次，兑和两次药液，分2次服；有全身结核毒素中毒症状及局部皮色暗红等阴虚火旺型患者，加服六味地黄丸；结核性慢性窦道形成者，局部扩创、高渗盐水换药。张海宏等将136例颈部淋巴结结核患者随机分为中药组50例、中西药组43例和抗TB组43例。中药组予上方治疗，中西药组予中药加抗TB药，抗TB组予抗TB治疗。结果：中药组治愈43例，好转6例，未愈1例；中西药组治愈40例，好转2例，未愈1例；抗TB组治愈16例，好转14例，未愈13例。④

21. 生肌散　制炉甘石15克、乳石10克、滑石粉30克、血珀10克、朱砂3克、冰片0.3克。上药研极细末外用。王本余等将925例溃瘘型淋巴结结核患者随机分为观察组547例与对照组378例。两组均予抗结核药物，疮面在常规消毒下及窦道搔刮术后，外用凡士林油纱条。观察组蘸五五丹（熟石膏、升丹）置入疮面及窦道内，然后用敷料覆盖包扎，每日换药1次；待疮面及窦道净化后，再适当调整换药次数，同时按证选用内服中药汤剂每日1剂。对照组蘸生肌散置入疮面及窦道内，每日换药1次。两组均以1个月为1个疗程。结果：观察组痊愈445例，显效88例，好转14例，无效0例，总有效率100%；对照组痊愈273例，显效54例，好转39例，无效12例，总有效率96.83%。⑤

22. 消瘰散结汤加减　玄参15克、夏枯草15克、猫爪草15克、生牡蛎3克、浙贝母10克、海藻10克、昆布10克、香附10克、青皮10克、柴胡10克、桃仁10克、百部12克。随症加减：食欲不振，加焦麦芽、焦山楂、焦神曲、鸡内金；肿块不消，加甲片、丹参；阴虚口干，加天冬、天花粉；肿块灼热，加连翘、板蓝根。软坚散结，活血化瘀，清肝泻火，解毒抗菌。刘汉兴以上方加减治疗53例淋巴结结核患者。结果：治愈（局部肿块完全消失）38例，好转（局部肿块缩小2/3）13例，无效（局部肿块无改变）2例，总有效率96.2%。⑥

① 刘定安，等.内消丸为主治疗颈淋巴结核90例[J].陕西中医，2000，21(4)：151.
② 程来志，等.自拟消结散治疗淋巴结核30例[J].光明中医，2000(1)：56.
③ 杨从鑫，等.运用寇瑞庭消瘰方治疗颈淋巴结核28例体会[J].北京中医，1996(6)：5.
④ 张海宏，等.中药治疗颈部淋巴结核136例对照观察[J].甘肃中医学院学报，1996，3(1)：27-28.
⑤ 王本余，等.化腐生肌法治疗溃瘘型淋巴结核体会[J].中医药研究，1993(1)：33-35，54.
⑥ 刘汉兴.中药治疗淋巴结核53例[J].陕西中医函授，1992(5)：33-34.

23. *养胃汤加减* 麦冬6克、天冬6克、百合8克、百部8克、玉石斛4克、青蒿4克、桑叶4克、牡蛎10克。随症加减：脾胃虚弱，加党参6克、白术4克；肾虚，加枸杞子4克、紫河车3克；热盛伤阴，加乌梅10克、天花粉4克、生石膏8克、地骨皮6克；热伤脉络，迫血妄行，加白茅根8克、小蓟6克。每日1剂，水煎服，1个月为1个疗程。根据体质、X线片情况行第2个疗程，将上药制蜜丸6克，早晚各服用1丸。贺清义等以上方加减治疗100例小儿肺门淋巴结结核，治愈82例，好转13例，无效5例，总有效率为95%。①

24. *成振江经验方* 十三味治瘰疬丸：玄参21克、天葵子21克、连翘21克、瞿麦21克、海藻15克、薄荷15克、川贝母15克、桔梗15克、昆布15克、炒黄芩15克、麦芽15克、栀子15克、川黄连15克。以上13味药共为细末，炼蜜作丸(每丸约重9克)，每日早饭2小时后用温黄酒冲服1丸，1周后再加1丸，早晚饭2小时后冲服1丸，不可间断、以愈为止。九仙红龙丹：樟脑30克、银珠7.5克、冰片15克、广丹3克、轻粉3克、云木香3克、枯矾3克、铜绿3克、乳香3克。以上9味药共研细末，用时将其撒在麝香蜈蚣拔毒膏上面贴于患处。贴之未溃可消，已溃可收敛。麝香蜈蚣拔毒膏：土木鳖仁24个、蜈蚣19条、柳条32节、斑蝥21个、乳香9克、没药9克、木香9克、黄蜡9克、香油500毫升、广丹(炒)350克、麝香(后下)3克。将以上各药除麝香、广丹外，放入香油内浸泡，浸泡时间为夏3天、秋7天、冬10天。浸泡后先用文火熬至各药焦黑浮起，滤净渣后复入净锅内熬至滴水成珠不散，再下广丹，不停搅动，至白烟将尽，口含米醋喷药中，然后再搅至青烟冒尽为止，膏成后再加入麝香，用布或牛皮纸摊帖。成振江以上述方法治疗1例颈淋巴结结核患者，经治2个月后颈部结肿均消约1半，4个半月后结肿消失、颈复如初。②

25. *孙进生经验方* 内服药丸：川牛膝15克、轻粉9克、血竭9克、槐花30克、绿豆30粒、蜂蜜适量。轻粉热锅轻焙，川牛膝、槐花分别焙后轧碎过箩为末，血竭、绿豆轧碎为末，将上述各药拌匀加蜂蜜制成丸18～20粒。儿童可根据年龄适当增加丸数。每日1次，每次1丸，早上空腹服。根据病情连服2～3剂。甲种膏药：一分厚黑膏药1张、巴豆1瓣。巴豆轧成末，均匀撒在膏药上即成。乙种膏药：一分厚黑膏药1张、血竭3克、潮脑3克。将血竭轧碎后先撒在膏药上，再撒上潮脑3克，用前将潮脑点燃，待潮脑、血竭熔化后冷却即可敷用。肿块未溃烂者，先敷用甲种膏药，24小时后揭下，换敷乙种膏药，促其溃破；已溃烂者敷用乙种膏药，切不可敷用甲种膏药。敷药时间不限，待新鲜肉芽长成时为止。一般1周换药1次，如分泌物较多可每周2次。疏肝解郁，理气化痰，活血化瘀通经。成都市结核病防治所以上述方法治疗12例淋巴结结核患者。结果：痊愈(溃疡、瘘管愈合，淋巴肿块吸收消失，一般情况良好)10例，占83.3%；显效(溃疡、瘘管愈合，淋巴肿块基本吸收，一般情况良好)2例，占16.7%。疗效为100%。注意事项：孕妇忌服；忌食生葱、豆粉。③

26. *李希政经验方* 甲片9克、蛇蜕9克、鱼鳔30克、乳香9克、没药9克、生鸡蛋(去壳，取蛋清和蛋黄，搅拌均匀)5个、香油250毫升。用香油炸药，下药次序为甲片、蛇蜕、鱼鳔、鸡蛋，后炸乳香、没药。药要炸到色黄变焦为度(此时油已基本耗完)。炸后，把诸药混合捣成泥状为1剂。每日3次，每次服1匙。以上剂量于1周服完。李希政以上法治疗28例颈淋巴结结核患者。结果：25例中服1剂治愈(硬结消散，溃破处瘘管愈合)13例，服2剂9例，服3剂6例。18例随访半年，7例随访1年，1例随访1年半，均未复发。④

---

① 贺清义，等.中药治疗小儿肺门淋巴结核100例[J].陕西中医，1991，12(1)：15.
② 戴双明，等.成振江老中医治疗颈淋巴结核经验[J].陕西中医，1991，12(6)：241.
③ 成都市结核病防治所.中医祖传秘方治疗淋巴结核初步总结[J].成都医药通讯，1977(5)：86-89.
④ 李希政.中药治疗颈淋巴结核28例简介[J].新医药学杂志，1975(9)：12.

单　方

1. 猫眼草　组成：猫眼草。功效：祛痰，平喘，拔毒止痒。用法用量：猫眼草油纱条，隔日换药，1 个月为 1 个疗程。临床应用：闫宝环等将 60 例溃疡型淋巴结结核患者随机分为治疗组与对照组各 30 例。对照组予西药基础治疗，治疗组在对照组基础上加用猫眼草治疗。结果：治疗组总有效率为 93.33%，对照组总有效率为 40.0%，两组疗效比较具有显著性差异($P<0.05$)。①

2. 抗痨Ⅰ号　组成：全蝎 6 个、蛇蜕 1 克。功效：消炎止痛，杀菌散结，攻毒通络。制备方法：上药为 1 剂量，将药物研成粉，将粉剂 1 剂与 1 个鸡蛋搅匀后用芝麻油炒熟(勿用铁锅炒)。用法用量：每日清晨空腹服食 1 剂，7 天为 1 个疗程(疗程取决于淋巴结恢复正常的时间)。临床应用：孙燕芝等将 92 例颈淋巴结结核患者随机分为治疗组与对照组各 46 例。两组均接受常规抗结核治疗，对照组在此基础上加用上方治疗。结果：治疗组治愈 35 例，显效 11 例，总有效率为 100%；对照组失访 3 例，治愈 9 例，显效 3 例，无效 28 例，恶化 3 例，总有效率为 27.9%。②

3. 夏枯草　组成：夏枯草 59 克。功效：抑制结核杆菌生长。用法用量：每日 1 剂，水煎服。临床应用：朱敏等以上药治疗 126 例周围淋巴结结核患者，同时初治患者给予 2HRZE(S)/7HRE 方案，复治患者给予 2HRZES(AK)/1HRZE/9HRE 方案(异烟肼，每日 0.3 克；利福平，每日 0.45～0.6 克；吡嗪酰胺，每日 1.5 克；乙胺丁醇，每日 0.75 克；链霉素，每日 0.75 克；AK 为阿米卡星，每日 0.4 克)，共 3 个月；18 例直径大于 2 厘米的结节型淋巴结结核患者在抗结核治疗同时行手术切除；对 49 例脓肿形成及溃破淋巴结患者及时给予手术切排清创，局部伤口用异烟肼及利福平纱条填充，每日换药 1 次，每次彻底清除创面的腐烂组织，至溃疡口无明显分泌物时改隔天 1 次换药；对位置深、基底宽的结节型及浸润性淋巴结结核患者给予 2%利多卡因针 5 毫升加异烟肼针 0.1 克常规消毒后注入肿大淋巴结根部行环状封闭，隔日 1 次至淋巴结明显缩小或消失；对 15 例治疗 1 个月后淋巴结结核无明显缩小或中心液化者行病灶淋巴结切除。结果：治愈 113 例，占 89.7%；好转 8 例，占 6.3%；无效 5 例，占 4.0%。总有效率 96%。③

4. 民间验方　组成：马钱子 12 克、土黄连 60 克、生鸡蛋 7 个。功效：泻中有补。制备方法：上药加清水 500 毫升，煮沸后用文火煮 1 小时，取出鸡蛋。用法用量：每日早晨吃 1 个鸡蛋，21 天为 1 个疗程。临床应用：韩洪芳等以上方治疗 60 例颈部淋巴结结核患者。结果：痊愈 52 例(86.7%)，显效 7 例(11.6%)，无效 1 例(0.17%)，总有效率 98.3%。疗程最短者 21 天，最长者 63 天，平均 35 天。注意事项：在应用本法治疗时停用其他药物，注意鸡蛋壳破损的不能吃。④

5. 猫爪草　组成：猫爪草 30 克。随症加减：如患者体虚，酌情加益气养阴健脾药如黄芪、熟地黄、山药等；如溃疡面感染出现发热，可加清热解毒凉血药。功效：清热解毒，散结消疬。用法用量：开水冲服或水煎服，每日 1 剂；外用白灵药(河北省石家庄市中医院制剂)外敷溃疡面。临床应用：杜文平等以上方治疗 1 例淋巴结结核患者，效果满意。注意事项：服药期间忌食母猪肉、鲫鱼等发物。服药过久或过量可引起多眠好睡、腹胀等不良反应，但停药 5 日后可自行而愈。⑤

6. 五五丹　组成：熟石膏、升丹。功效：化腐生肌。用法用量：2 味药各等份共为细末外用。临床应用：王本余等将 925 例溃瘘型淋巴结结核患者随机分为观察组 547 例与对照组 378 例。两组均予抗痨药物，疮面在常规消毒下及窦道搔刮术后，外用凡士林油纱条。观察组蘸五五丹置入

---

① 闫宝环，等.猫眼草治疗颈部溃疡型淋巴结核的临床观察[J].中药药理与临床，2015，31(2)：170－171.
② 孙燕芝，等.中药抗痨Ⅰ号辅助治疗颈淋巴结核 46 例[J].中国中西医结核杂志，2003，23(11)：814.
③ 朱敏，等.中西医结合治疗周围淋巴结结核疗效观察[J].中国防痨杂志，2003，25(2)：125－126.
④ 韩洪芳，等.民间验方治疗颈部淋巴结核 60 例[J].中国民间疗法，2001，9(6)：55－56.
⑤ 杜文平，等.猫爪草治疗淋巴结核[J].中国民间疗法，2001，9(12)：47.

疮面及窦道内，然后用敷料覆盖包扎，每日换药1次。待疮面及窦道净化后，再适当调整换药次数，同时按证选用内服中药汤剂，每日1剂。对照组蘸生肌散（制炉甘石15克、乳石10克、滑石粉30克、血珀10克、朱砂3克、冰片0.3克）置入疮面及窦道内，每日换药1次。两者均以1个月为1个疗程。结果：观察组痊愈445例，显效88例，好转14例，无效0例，总有效率100%；对照组痊愈273例，显效54例，好转39例，无效12例，总有效率96.83%。①

7. 王钧棠经验方　组成：红粉、轻粉、冰片。制备方法：先将红粉、轻粉研成极细粉末，再掺入提毒散或拔毒生肌散（赋形药）及冰片研匀。用法用量：根据治疗时期分别选配五五药粉（红粉2.5克、轻粉2.5克、赋形药5克）、七三药粉（红粉1.5克、轻粉1.5克、赋形药7克）、八二药粉（红粉1克、轻粉1克、赋形药8克）、九一药粉（红粉0.5克、轻粉0.5克、赋形药9克）；浅表已暴露的创面可直接撒药粉，对有潜形空腔或瘘管者，用纸捻蘸药粉纳入疮口中，纸捻插到底部后拔起约2毫米，外留约5毫米，折放在疮口侧方或下方，以利换药或引流，上贴拔毒膏（或凡士林油纱布）；一般每日换药1次，起初脓液很多时，可每日换药2次，末期生肌收口时也可隔日换药1次。临床应用：王钧棠以上法治疗71例淋巴结结核患者，效果满意。②

中成药

1. 瘰疬宁　组成：梓木草、夏枯草（南京市中西医结合医院研制，0.5克×100粒）。临床应用：窦慧等将204例淋巴结结核患者随机分为治疗组与对照组各102例。对照组采用常规抗结核三联西药治疗（异烟肼，每次3片，每天1次；利福平，每次3粒，每天1次，晨起空腹服；乙胺丁醇，每次3片，每天1次）。治疗组在对照组基础上加用瘰疬宁治疗。治疗4周后比较两组患者外周血T细胞和炎症因子表达水平。结果：治疗后治疗组患者调节性T细胞（Tregs）水平明显低于对照组和本组治疗前（均 $P<0.01$），效应性T细胞（Teffs）水平明显高于对照组和本组治疗前（均 $P<0.05$）。两组患者治疗后，IL-2、IL-4、IL-10含量组内及组间比较差异均无统计学意义（均 $P>0.05$）；治疗组治疗后TNF-α、IFN-γ均明显低于本组治疗前（$P<0.05$，$P<0.01$）和对照组治疗后（$P<0.05$，$P<0.01$）。结论：瘰疬宁可能通过下调调节性T细胞、上调效应性T细胞及降低炎症因子TNF-α和IFN-γ来发挥其治疗淋巴结结核的作用。③

2. 肿意膏　组成：天花粉、黄柏、大黄、苍术、陈皮、姜黄、白芷、甘草、天南星等（重庆市中医院制剂室制备）。用法用量：敷药厚度一般为1～2毫米，每日贴敷时间为6～8小时，疗程4周。临床应用：何益平等将80例颈淋巴结结核患者随机分为观察组与对照组各40例。对照组予淋巴结结核常规治疗，观察组在治疗组基础上加用肿意膏治疗。两组患者治疗4周后均随访1年。结果：观察组治愈6例，显效13例，有效17例，无效4例，总有效率90%；对照组治愈3例，显效10例，有效15例，无效12例，总有效率70%。④

3. 结核灵　组成：狼毒。功效：破坚散结，逐水，止痛，杀虫。用法用量：每日3次，每次2片。临床应用：周先荣等将90例颈淋巴结结核患者随机分为治疗组与对照组各45例。两组均予抗结核治疗，采用2HRZE/4HRE方案（异烟肼片，每次0.4克，每日1次；利福平，每次0.45克，每日1次；吡嗪酰胺，每次0.50克，每日3次；乙胺丁醇，每次0.75克，每日1次）。以上药均早上空腹服用。治疗组在此基础上加用结核灵治疗。结果：治疗组吸收9例，占20.0%；显效33例，占73.3%；

① 王本余，等.化腐生肌法治疗溃瘘型淋巴结核体会[J].中医药研究，1993(1)：33-35，54.
② 王钧棠.中药外治法治愈淋巴结核和胸壁结核71例[J].天津中医，1990(2)：16-17.
③ 窦慧，等.瘰疬宁对淋巴结核患者免疫细胞及细胞因子的影响研究——附102例临床资料[J].江苏中医药，2020，52(8)：33-36.
④ 何益平，钟骏慧.肿意膏外敷治疗颈淋巴结核400例临床观察[J].中国药业，2017，26(22)：37-39.

有效 2 例，占 4.4%；无效 1 例，占 2.2%。总有效率为 97.8%；对照组吸收 4 例，占 8.9%；显效 18 例，占 40%；有效 12 例，占 26.7%；无效 11 例，占 24.4%。总有效率为 75.5%。①

4. 内消瘰疬丸 1　组成：夏枯草、玄参、大青盐、海藻、浙贝母、薄荷、天花粉、蛤壳（煅）、白蔹、连翘、熟大黄、甘草、地黄、桔梗、枳壳、当归、玄明粉（吉林紫鑫药业股份有限公司生产，国药准字 Z62021226）。用法用量：口服，每日 2 次，每次 9 克，儿童据体重减量，疗程 3 个月。临床应用：张虹妍等将 40 例淋巴结结核患者随机分为治疗组与对照组各 20 例。两组病例抗结核治疗均采用 2S(E)HRZ/7HR 方案，常规剂量；有破溃者病例均每 5 天更换引流条 1 次，并用生理盐水将淋巴结内的坏死物质冲洗干净，然后用异烟肼针（最大量不超过 0.1 克）注射到淋巴结周围；无破溃者，每 5 天用异烟肼针（最大量不超过 0.1 克）注射到淋巴结周围。治疗组在此基础上加用内消瘰疬丸治疗。结果：治疗组显效 1 例，治愈 19 例（占 95%）；对照组显效 6 例，治愈 11 例（占 55%）。②

5. 骨痨敌注射液　组成：三七、黄芪、骨碎补、乳香、没药（陕西神果药业集团有限公司生产）。功效主治：益气养血，补肾壮骨，活血化瘀；适用于骨结核、淋巴结结核、肺结核等各种结核病以及瘤型麻风病等证。③

6. 夏枯草胶囊　组成：夏枯草（北京协和康友制药有限公司生产）。功效主治：清火明目，散结消肿；适用于头痛眩晕、瘰疬瘿瘤、乳痈肿痛、甲状腺肿大、淋巴结结核、乳腺增生。④

7. 胆黄片　组成：猪胆汁、黄柏、青黛（西安博森生物制药有限公司生产）。功效主治：清热解毒，祛痰消瘰；适用于阴虚痰火凝结所致瘰疬痰核诸证。⑤

8. 内消瘰疬丸 2　组成：夏枯草、玄参、大青盐、海藻、浙贝母、薄荷、天花粉、蛤壳、白蔹、连翘、大黄、甘草、地黄、桔梗、枳壳、当归、玄明粉（兰州太宝制药有限公司生产）。功效主治：软坚散结；适用于瘰疬痰核或肿或痛。⑥

9. 猫爪草胶囊　组成：猫爪草（开开援生制药股份有限公司生产）。功效主治：清火散结，消肿；适用于瘰疬、淋巴结结核未溃者、肺结核等。⑦

10. 优福宁胶囊　组成：狼毒提取物（南京同仁堂有限责任公司生产）。主治：适用于各型肺结核，也用于各类结核，尤适用于对某些抗结核药过敏者。⑧

11. 大补阴丸　组成：熟地黄、龟甲、知母、黄柏、猪脊髓。功效主治：滋阴降火；适用于阴虚火旺、潮热盗汗、咳嗽、咯血、耳鸣、遗精，可用于结核病的辅助治疗。⑨

12. 参苓白术散　组成：人参、白术、茯苓、山药、莲子、白扁豆、薏苡仁、砂仁、桔梗、甘草。功效主治：补脾胃益肺；适用于脾胃虚弱，食少便溏，气短咳嗽，肢倦乏力，可用于肺门淋巴结结核的治疗。⑩

13. 防风通圣丸　组成：麻黄、荆芥穗、防风、薄荷、大黄、芒硝、滑石、栀子、石膏、黄芩、连翘、桔梗、当归、白芍、川芎、白术、甘草。功效主治：解表通里，清热解毒；适用于外寒内热，表里俱实，恶寒壮热，头痛咽干，小便短赤，大便秘结，瘰疬初期，风疹湿疮，可用于淋巴结结核早期的治疗。⑪

14. 牛黄醒消丸　组成：牛黄、麝香、乳香、没药、雄黄。功效主治：清热解毒，活血祛瘀，消肿止痛；适用于热毒郁滞，痰瘀互结所致的痈疽发背、瘰疬流注、乳痈乳岩、无名肿毒、淋巴结结核成脓期。⑫

15. 小金丸　组成：制首乌、地龙、木鳖子、当归、五灵脂、乳香、没药、枫香脂、香墨、麝香。功效主治：软坚散结，化瘀止痛；适用于痰气所致的瘰疬、瘿瘤、乳岩、乳癖。⑬

16. 散结灵胶囊　组成：乳香、没药、五灵脂、木鳖子、草乌（甘草金银花炙）、当归、地龙、枫香脂、香墨、石菖蒲。功效主治：行血活血，消肿散结；适用于气滞、痰凝所致的瘰疬、阴疽及淋巴结结核初期的治疗。⑭

---

① 周先荣，等.结核灵治疗颈淋巴结核的临床疗效观察[J].临床肺科杂志，2012，17(1)：147－148.
② 张虹妍，等.内消瘰疬丸在淋巴结核治疗中的疗效观察[J].医药论坛杂志，2011，32(8)：149－150.
③～⑭ 邵艳新，等.中药在治疗结核病中的作用与临床应用[J].现代中西医结合杂志，2009 (7)：830－832.

17. 猫爪草胶囊　组成：猫爪草。功效：清热解毒，化瘀消肿。用法用量：猫爪草胶囊4粒，每日3次，3个月为1个疗程，连续服用4个疗程。临床应用：冯蝶仪将27例颈淋巴结结核患者随机分为治疗组17例与对照组10例。对照组给予常规抗结核治疗方案（3HRZE/9HR），治疗组在对照组基础上加服猫爪草胶囊治疗。结果：治疗组6、9个月的临床治愈率分别29%、53%，明显高于对照组的10%和30%。①

18. 瘰疬膏　组成：夏枯草、玄参、海藻、昆布、乌药、橘核（湖北省武汉市中医院制剂室制作）。功效：清热化痰，行气化滞，软坚散结。用法用量：每次10克，每日3次，1个月为1个疗程。临床应用：冯骏等以上方治疗87例颈淋巴结结核患者，治疗期间停用其他中西药物。结果：临床治愈（结块消散，随访1年未复发，结核菌素试验阴性）78例，显效（结块减少或缩小60%，结核菌素试验阴性或阳性）9例，有效（结块减少或缩小50%，结核菌素试验阳性）0例，无效（结块无明显缩小或增大，结核菌试验强阳性）0例。总有效率为100%，临床治愈率为89.7%。②

肾结核

概述

肾结核是结核分枝杆菌导致的肾脏病变，多见于青壮年，男性多于女性。其主要临床症状表现为尿路刺激症状、患侧腰背部疼痛、血尿、反复低热、盗汗、全身乏力，伴或不伴有附睾及精索肿大增粗、附睾皮肤瘘管等。

本病病程较长，预后一般。其病理演变过程分为二个阶段，即病理肾结核和临床肾结核。人体初次感染结核杆菌后，可以产生无症状的结核杆菌菌血症，并通过血行播散到双侧肾，形成潜伏性感染灶。潜伏病灶最早出现在肾皮质，约90%侵犯双侧肾。这些早期损害可因用药或自行愈合而完全吸收，只在显微镜下才能查出微小瘢痕，这段结核病演变时期为病理肾结核阶段，可无任何临床症状，但在尿中可查出结核杆菌。若损害进一步发展，进入临床肾结核阶段，这时病灶累及肾髓质，发生组织坏死、干酪样病变、脓肿形成或钙化。病灶可使肾盏肾盂相通，干酪样崩解物排入肾盂成空洞。空洞可局限在肾的一个部分或使全肾受累，发生结核性脓肾，空洞的周围可有钙盐沉积使局部或全部肾发生钙化。在急性粟粒性结核病全身播散时，患者双侧肾可与其他组织同时发生感染，可发生急性粟粒性肾结核，整个肾布满微小的结核病灶，不形成干酪样变和空洞。

肾结核的临床症状很不特异，最常见的症状是肉眼血尿、肉眼脓尿、尿路刺激症状和腰痛，而潮热、畏寒、盗汗、乏力等症状并不常见。约20%的患者无症状，最可靠的诊断是结核杆菌尿培养，80%～90%的患者可出现阳性。③

本病属中医“肾痨”范围，其证治分见于“劳淋”“虚劳”“腰痛”“淋证”“血淋”“膏淋”等范畴。其病理机制主要在于肾虚与膀胱湿热交蒸，两者又有互为因果的关系。临床上本病初起，常先以尿疼、尿急、尿频或血尿等症状为主，属于下焦湿热证；中期则因肾阴渐耗，阴虚火盛，失于制约，而出现尿浊、腰酸、失眠、头晕、耳鸣、咽干、遗精等肾阴虚证；后期常由于阴损及阳，以致身体虚弱、形寒肢冷、精神疲困、便溏、腰酸困疼、小便淋漓，甚或不禁、失眠、盗汗等肾阴肾阳俱虚证。④

辨证施治

1. 王小美分3证

（1）膀胱湿热、毒邪下注证　症见发热，体重

① 冯蝶仪.猫爪草胶囊治疗颈淋巴结核临床分析[J].临床肺科杂志，2007(12)：1394.
② 冯骏，等.瘰疬膏治疗颈淋巴结核[J].湖北中医杂志，2005,27(10)：42.
③ 王鸿翔.中医肺外结核研究（Ⅰ肾结核篇）[J].科学中国人，2001(10)：58.
④ 苏文海.中医治疗肾结核和腰椎结核的体会[J].陕西新医药，1978(4)：59－60.

减轻，疲乏，厌食，尿频，尤以夜间为甚，尿痛，血尿，苔黄腻，脉濡数。治宜清热利湿、凉血止血。方用八正散合小蓟饮子加减。

(2) 肾阴亏耗、阴虚火旺证　症见排尿时呈持续性耻骨上痛，甚则形成尿失禁，尿急，潮热盗汗，眩晕耳鸣，咽干口燥，腰膝酸软，舌红苔少，脉细数或细弦。治宜滋阴降火、清热解毒。方用大补阴丸合二至丸加减。

(3) 精气亏损、气不摄血证　症见尿频量少，或小便失禁，尿血不止，并伴有腰酸困痛，面色无华，神疲倦怠，舌淡苔白，脉细弱。治宜补气摄血、扶元固本。方用龟鹿二仙胶合归脾汤加减。①

2. 刘永猛分 4 型

(1) 肾阴虚湿热型　症见腰部钝痛有沉重感，尿频尿道涩痛，手足心热，盗汗遗精，形体瘦弱，口干口渴，尿黄短少，舌红苔薄或黄腻，脉细数或濡数。治宜养阴清热、利尿抗痨。药用熟地黄 20 克、生地黄 30 克、知母 15 克、黄柏 15 克、萹蓄 20 克、蒲公英 30 克、鱼腥草 30 克、白茅根 30 克、炒侧柏叶 15 克、滑石 15 克、甘草 6 克、功劳叶 20 克。

(2) 肾阴虚、虚火灼络型　症见形体消瘦，两颧发红，腰痛膝软，腰部叩击痛，五心烦热，夜间盗汗，尿血或尿血较多，排尿不畅，少腹拘急硬满疼痛，舌红少苔有裂纹，脉细数。治宜滋肾泻火、凉血活血止血。方用犀角地黄汤合小蓟饮子加减：水牛角(先煎 20 分钟)50 克、生地黄 30 克、赤芍 10 克、牡丹皮 10 克、紫草 15 克、仙鹤草 20 克、玄参 15 克、熟地黄 15 克、黄柏 15 克、知母 15 克、藕节炭 20 克、山茱萸 15 克、泽泻 10 克、炒蒲黄炭(布包煎)10 克、阿胶(烊化)20 克、炒茜草 15 克、琥珀(研末吞服)8 克、高丽参(另炖服)10 克、功劳叶 20 克、百合 20 克。

(3) 肾阴虚火旺型　症见形体瘦弱，腰部酸软空痛，叩击痛，膝软乏力，头晕耳鸣，五心烦热，颧红盗汗，口渴咽干，时有梦遗，尿黄短，可见镜下血尿，舌红少苔，脉细数。治宜滋肾降火。方药用知柏地黄汤加味：熟地黄 30 克、生地黄 20 克、山茱萸 20 克、山药 20 克、泽泻 8 克、茯苓 10 克、牡丹皮 10 克、知母 15 克、黄柏 10 克、白茅根 30 克、墨旱莲 30 克、女贞子 15 克、龟板胶(烊化)20 克、鹿角胶(烊化)20 克、功劳叶 20 克、百合 20 克。

(4) 肾阴阳两虚型　症见形体消瘦，面色㿠白，肢体浮肿，畏寒怕冷，头晕耳鸣健忘，耳轮瘦瘪，口干口渴，饮水不多，或时手足心热，遗精或滑精，神疲体倦，盗汗自汗，尿频或尿失禁，腰部压痛、叩痛明显，尿血(多为镜下血尿)，舌淡红少苔或舌淡苔白，脉沉细弱，尺脉尤甚。治宜滋阴温阳、补肾抗痨。方用左归丸合右归丸加减：熟地黄 30 克、山茱萸 20 克、山药 20 克、枸杞子 15 克、菟丝子 15 克、续断 15 克、盐杜仲 15 克、鹿角胶(烊化)20 克、龟板胶(烊化)20 克、当归 10 克、黄芪 30 克、牛膝 15 克、紫河车粉(吞服)6 克、沙苑子 20 克、白茅根 30 克、知母 15 克、黄柏 10 克、肉桂 5 克、百合 20 克、功劳叶 20 克、大枣 15 克。随症加减：浮肿，加车前子 30 克、茯苓皮 30 克、猪苓 20 克。

临床观察：刘永猛以上方加减辨证治疗 35 例肾结核患者，结合西药利福平 450 毫克、异烟肼 0.3 克、吡嗪酰胺 1.0 克，每日 1 次定时口服，2 个月后去吡嗪酰胺，继服 4 个月。结果：35 例全部治愈，治愈率为 100%。1 年半后复发 2 例，复发率为 6%。②

3. 苏文海分 3 证

(1) 下焦湿热证　方用龙胆泻肝汤加减：龙胆草、柴胡、黄芩、栀子、甘草、当归、生地黄、木通、泽泻、车前子、牛膝、夏枯草。各药用量随症酌定，水煎服。

(2) 肾阴虚证　方用六味地黄丸(或知柏地黄丸)加味：熟地黄、山药、山茱萸、牡丹皮、茯苓、泽泻、牛膝、续断、菟丝子、鹿角霜、鹿角胶、龟甲、

① 王小美，刘光陵，等.中医药治疗肾结核的研究进展[J].中国中医药现代远程教育，2013，11(21)：152－154.
② 刘永猛.中西医结合治疗肾结核 35 例[J].四川中医，2010，28(2)：82－83.

蛤蚧(炙)、车前子、白及、百部、焦杜仲、何首乌。各药用量随症酌定,为末,加蜜制成丸药内服。每次 9 克,每日 2～3 次。知柏地黄丸:上方加知母、黄柏。滋肾丸:上方加知母、黄柏、肉桂(为知母、黄柏量的十分之一)。上药常与犀黄丸(牛黄 2.4 克、麝香 4.5 克、乳香 30 克、没药 30 克)合用,每次 1.5 克,每日 2 次。

(3) 肾阴肾阳俱虚证　方用济生肾气丸加味:熟地黄、山药、山茱萸、牡丹皮、茯苓、泽泻、肉桂、附子、车前子、牛膝、黄柏、知母、龟板胶、鹿角胶、白及、百部、续断、杜仲、菟丝子、黄芪、薏苡仁、苍术、夏枯草。各药用量随症酌定,为末,加蜜制成丸药内服。每日 6 克,每日 2～3 次。[①]

4. *林乾良分 5 型*

(1) 热淋型　症见尿频、尿急、尿痛,伴腰酸楚,或兼小腹胀满与寒热,苔薄白或根腻,脉略数而有力。治宜清利湿热。方用五淋散、八正散或海金沙散。攻下,药用芒硝、大黄、冬葵子;滋阴,药用生地黄、玄参;清热,药用黄芩、栀子、白茅根;活血,药用芍药、牛膝;利尿渗湿,药用泽泻、竹叶、茯苓、榆白皮、车前子、瞿麦、通草、石韦。早期有肾结核症状,方用栀子汤:栀子、生地黄、芍药、通草、石膏、石韦、滑石、黄芩、竹叶、榆白皮。

(2) 血淋(或尿血)型　症见热淋的进一步发展,将出现血尿伴有热淋症状者称血淋,若无则为尿血。方用小蓟饮子加减:导赤散加小蓟、栀子、藕节、滑石、当归、石菖蒲。随症加减:尿血不伴下焦湿热,方用阿胶散;少数内有瘀血者,药用牛膝。清代叶天士用导赤散或加琥珀、赤苓,或加知母、黄柏,治来得心应手,验例颇多。

(3) 肾虚腰痛型　症见腰府酸痛,悠悠不休,少数因血块或脓栓阻塞则有典型肾绞痛;既往史多可询及热淋或血尿,脉多细软,苔薄白或嫩淡。治宜补肾。药用杜仲、续断、桂枝、牛膝。随症加减:阴虚者,加阿胶、石斛、牡丹皮、山茱萸、麦冬;阳虚者,加鹿茸、附子、肉苁蓉、巴戟天。

(4) 阴疽流注型　方用阳和汤。本方应用时,熟地黄与麻黄剂量约为 10∶1,此为关键,如无鹿角胶,鹿角霜亦可。外敷可试用泽漆(猫儿眼睛草)、蛋黄油等。

(5) 虚热型　症见除轻度泌尿系症状外,呈现明显的阴虚潮热或身热不扬,口渴唇干,盗汗自汗,舌边红,脉细数。治宜育阴清热。方用六味地黄汤合泻白散。药用竹叶、甘草梢、车前子。[②]

经　验　方

1. *治痨方*　冬虫夏草、紫河车、当归、枸杞子、桑寄生、人参、黄芪、茯苓、芡实、红枣。[③]

2. *抗结核利尿汤加减*　车前子 15 克、茯苓 10 克、生薏苡仁 30 克、白术 12 克、泽泻 10 克、白及 20 克、百部 10 克、木通 6 克、黄芩 8 克、生地黄 12 克、当归 6 克、滑石 20 克。随症加减:尿血明显,加丹参、荠菜;尿痛明显,加当归、小蓟、白茅根;小便次数 10 分钟内 1 次,加大茯苓量;口干明显,加玉竹。联合香药化核膏 2 张外贴于肾脏对应的体表或疼痛酸困不适处。赵澎涛等以上方治疗 10 例肾结核患者,并配合西药三联或四联方案用药。结果:治愈 9 例,明显好转 1 例。[④]

3. *六味地黄汤加减*　熟地黄 15 克、山药 12 克、山茱萸 10 克、茯苓 10 克、泽泻 10 克、牡丹皮 10 克、枸杞子 15 克、麦冬 10 克、太子参 10 克。每日 1 剂,水煎,分 2 次服。滋补肾阴,清热降火。毛红兵以上方治疗 1 例肾结核患者,7 剂后患者精神大振,诸症减轻,但仍有血尿;故易熟地黄为生地黄,加地榆炭 10 克、藕节炭 10 克,再服 7 剂后患者尿血消失,诸症悉除。为巩固疗效,仍用原方加熟地黄 15 克,去生地黄、地榆炭、藕节炭,继服半月,诸症悉除。注意事项:服药期间忌食辛辣燥性之物和烟酒。[⑤]

---

① 苏文海.中医治疗肾结核和腰椎结核的体会[J].陕西新医药,1978(4):59-60.
② 林乾良.肾结核中医理论初探[J].江苏中医,1962(7):1-3.
③ 邹云翔,等.邹云翔医案选[M].北京:中国中医药出版社,2013:144-146.
④ 赵澎涛,等.自拟抗结核利尿汤治疗肾结核临床观察[J].基层医学论坛,2009,13(S1):19-20.
⑤ 毛红兵.六味地黄汤加减治疗肾结核[J].湖南中医杂志,2004,20(2):53.

4. 自拟方　柴平汤加减：醋柴胡、苍术、桔梗、厚朴、半夏、砂仁、石菖蒲、藿香、车前子、猪苓、茯苓。健脾燥湿和胃，佐以利水。泻黄散：石膏、藿香、焦栀子、白茅根、木通、香附、焦麦芽、焦山楂、焦神曲、竹叶、生甘草。化热。中药煎剂：党参、白术、云茯苓、当归、青皮、炒白芍、焦麦芽、焦山楂、焦神曲、木香、砂仁、车前子、桔梗。健脾益气，养血和胃，渗湿利水。灌肠方：连翘、蒲公英、败酱草、赤芍、紫草、板蓝根、牡蛎。煎汤灌肠。清热，凉血，解毒。中药方：制附子、肉桂、白术、云茯苓、生姜、桂枝、炒白芍、泽泻、猪苓、车前子等。温阳利水扶本。开始予柴平汤加减；化热者，以泻黄散为主；略好转后口服中药煎剂，同时予以灌肠，根据病情可减少血透次数，可一周 1 次；待体质明显好转后予以中药方。若血尿素氮下降不明显，根据患者体质情况，还可用甘遂、大戟、芫花、大枣研末等份冲服，1 日 1 次，每次 3 克，连服 3 日；视大便、尿及电解质情况，随后给十全大补丸 50 克，化汤口服，每日 3 次。此法可反复使用，但必须慎重，同时在十枣汤的用量上随症及因人而异，这时血透次数也可减少。云卫方等将 21 例肾结核尿毒症患者随机分为治疗组 11 例与对照组 10 例。对照组均予异烟肼 0.3 克、利福平 0.45 克、吡嗪酰胺 0.75 克，每日晨 1 次口服；静脉输注全血、脂肪乳及高糖等支持疗法，并维持水电解质酸碱平衡、补钙等对症治疗；维持性血液透析每周 2 次，每次 5 小时。治疗组在对照组基础上加用上述中医疗法治疗。结果：治疗组 1 年存活率 82%，3 年存活率 73%；对照组 1 年存活率 40%，3 年存活率 20%。治疗组效果明显优于对照组。①

5. 养阴息痨汤　黄精 30 克、山茱萸 15 克、黄柏 15 克、连翘 30 克、萱草根 10 克、白及 60 克、墨旱莲 15 克、紫花地丁 60 克、龟甲 15 克。②

6. 肾结核特效方　煅鳖甲 30 克、制龟甲 30 克、冬虫夏草 6 克、盐白术 30 克、功劳叶 30 克、川黄连 6 克、大麦冬 30 克、党参 30 克、北五味 45 克、蒸百部 15 克、干百合 30 克、白及片 9 克、天葵子 30 克。③

中成药

抗核宁胶囊　组成：马鹿角、瓜蒌、远志、白及、川贝母（中国人民解放军 213 医院制剂）。功效：抑杀结核菌。用法用量：每日口服 10～20 粒。④

肠结核

概述

肠结核多由肺结核继发，属中医“虚痨”“肠覃”范畴。

辨证施治

1. 詹雅珍等分 2 型

(1) 肠胃湿热型　方用温中散寒方：党参 20 克、白术 9 克、茯苓 12 克、橘红 6 克、麦芽 12 克、川附片（先煎 20 分钟）6 克、神曲 9 克、草蔻仁 4.5 克、广木香 4.5 克。

(2) 痞结型　方用大承气汤：枳实 15 克、芒硝（冲服）12 克、大黄（后下）10 克、厚朴 12 克。

随症加减：气滞较甚者，加莱菔子、木香、郁金、川楝子；呕吐频繁者，加姜半夏、桔梗。水煎 100 毫升，每日 1 剂，分 2 次分服，15 天为 1 个疗程。临床观察：詹雅珍等将 77 例肠结核病合并肠梗阻患者随机分为中西医结合组 39 例与对照组 38 例。对照组予常规的西医临床治疗，给予患者吸氧（氧流量每分钟 2～4 升），严密检测患者的血压，使其维持在正常水平，给予常规的三联抗结核

① 云卫方，等.中西医结合治疗肾结核尿毒症[J].中国民族医药杂志，1997(2)：21.
②～③ 杨思澍.中国现代名医验方荟海[M].武汉：湖北科学技术出版社，1996.
④ 袁崖娜，等.抗核宁胶囊的体外抗结核菌作用[J].中国药学杂志，2000，35(4)：259.

治疗(异烟肼、利福平和链霉素),共进行10个月。中西医结合组在对照组基础上予上方辨证治疗。结果:中西医结合组好转22例,显效14例,无效3例,治疗总有效率为92.31%;对照组好转16例,显效12例,无效10例,治疗总有效率为73.68%。①

2. 肖幼林分4型

(1) 阴虚火旺　症见腹痛时作,大便溏薄,午后潮热,手足心热,盗汗遗精,体形消瘦,两颧妆红,咽干口燥,舌红少苔,脉细数。治宜滋阴降火。方用清肠饮加减:当归、地榆、薏苡仁、黄芩、金银花、玄参、麦冬、生地黄、牡丹皮、白芍、甘草、银柴胡、地骨皮。

(2) 脾肾阳虚　症见五更泄泻,粪便间有黏液或脓,泻前腹部冷痛,便后缓解;食欲不振,神疲乏力,腰膝酸软,四肢不温,舌淡苔白,脉沉迟无力。治宜温肾暖脾、补火助阳。方用四神丸合理中丸加减:吴茱萸、补骨脂、肉豆蔻、人参、白术、肉桂粉、干姜、甘草、诃子。

(3) 气阴两亏　症见腹痛阵阵,大便稀溏或夹黏液脓血,举厕无力;消瘦神疲,盗汗或自汗,头晕耳鸣,面色萎黄,舌淡红苔干,脉细弱无力。治宜滋阴益气、健脾助运。方用五阴煎加减:熟地黄、白芍、山药、扁豆、莲子肉、白术、茯苓、人参、五味子、甘草、砂仁、木香、麦冬、百部。

(4) 气滞血瘀　症见右下腹或脐周钝痛,常有固定性压痛,部分患者可扪及固定性包块;时常便秘,便结时如羊屎状,或泄泻与便秘交替;腹部胀满,纳呆乏力,舌质暗淡,脉弦。治宜行气活血、化瘀通络。方用少腹逐瘀汤加减:小茴香、延胡索、没药、川芎、赤芍、五灵脂、蒲黄、当归、香附、枳壳、百部、红藤、甲片。

临床观察:肖幼林将24例肠结核患者随机分为治疗组15例与对照组9例。两组均按肠结核西医常规治疗,包括抗结核治疗,如2SHRZ/4H3R3方案,注意休息与营养,输液维持电解质与酸碱平衡等。治疗组在上述西药治疗基础上进行中医辨证论治。结果:治疗组痊愈13例,好转1例,无效1例,总有效率为93.33%;对照组痊愈6例,好转2例,无效1例,总有效率为88.89%。②

经验方

1. 附子理中丸　附子、白术、人参、干姜、炙甘草。每次1丸,每日2次,共服2周。温补脾肾。吕瑞萍将48例肠结核患者随机分为治疗组与对照组各24例。两组均采用休息、营养支持及四联抗结核药物。治疗组在此基础上加用上方治疗。结果:治疗组显效12例,有效8例,无效4例,总有效率83.3%;对照组显效10例,有效6例,无效8例,总有效率66.7%。③

2. 肠结散汤　黄芪30克、当归30克、黄精30克、黄柏15克、败酱草15克、地榆15克、木香12克、陈皮12克、吴茱萸12克、厚朴12克、丹参10克、白花蛇舌草10克、赤芍10克、秦皮10克、穿心莲10克、白及10克、延胡索10克、白薇10克、地骨皮10克、甘草6克。每日1剂,分早晚2次口服,3个月为1个疗程。病情稳定后改用散剂服之。清热解毒,行气活血,祛瘀散结,扶正固本。胡永峰将72例混合型肠结核患者随机分为治疗组与对照组各36例。对照组均采取规范化抗结核药物治疗,疗程12个月,化疗方案为3HRZS(E)/9HRE,即强化期予异烟肼、利福平、吡嗪酰胺、链霉素(或乙胺丁醇)每日1次,共3个月;巩固期予异烟肼、利福平、乙胺丁醇每日1次,共9个月。其间还需予一般及对症治疗,以加强营养,控制感染,保持水、电解质及酸碱的平衡;腹泻次数较多适当予止泻剂,腹痛时酌予抗胆碱能药物等。治疗组在对照组基础上加服上方治疗。结果:治疗组痊愈11例,显效15例,有效8例,无效2例,愈显率94.44%;对照组痊愈8例,显效12例,

① 詹雅珍,等.中西医结合治疗肠结核病合并肠梗阻临床分析[J].中华中医药学刊,2016,34(10):2494-2496.
② 肖幼林.中西医结合治疗肠结核15例[J].湖南中医杂志,2000,16(2):40.
③ 吕瑞萍.中西医结合治疗肠结核临床疗效观察[J].中国社区医师(医学专业),2013,15(6):241.

有效8例，无效8例，愈显率77.78%。[1]

3. *活血补气润肠剂* 川厚朴15克、木香15克、赤芍15克、番泻叶15克、乌药15克、桃红15克、莱菔子20克、芒硝(后下)10克、生大黄10克。煎汁200毫升，早晚进行胃管注入，注入后夹管2小时。冯永亨等以上方治疗36例肠结核患者，首先患者禁食禁水，给胃肠减压、补液并纠正水电解质酸碱平衡紊乱；给予中药的同时予0.2毫克生长抑素，视症状缓解情况用3～5天；经周围静脉给予异烟肼0.4～0.6克、对氨基水杨酸钠8～12克、利福平0.45～0.6克或肌注链霉素0.75克。疗效满意。[2]

4. *灌肠方* 黄芪30克、白术10克、木香9克、枳壳10克、苦参15克、黄芩10克、白头翁10克、蒲公英10克、丹参15克、当归12克、白及10克、地榆20克。每日1剂，每剂加水500毫升煎至100毫升，晚上睡前保留灌肠，药液温度保持在37℃左右，接近体温，灌肠时将药液装入生理盐水瓶中连接输液管。患者取左侧卧位，抬高臀部，将取掉针头的静脉输液管缓慢插入肛门15～25厘米深度，滴速每分钟60滴，尽可能保留药物在肠内2～4小时，并嘱适当改变体位(膝胸卧位、倒立等)以求药物与病变部位充分接触，15天为1个疗程。健脾益气，清热解毒，化瘀通络。卓越等将78例溃疡性结肠炎患者随机分为治疗组42例与对照组36例。两组均给予卧床休息和支持治疗，注意调节水、电解质及酸碱平衡，改善营养状况。对照组口服柳氮磺胺吡啶，每日4克，分4次口服，病情缓解则逐渐减量至维持量，每日1～2克，分次口服；口服强的松每日15～30毫克，分3次口服，1～2周后剂量递减，每周减少5毫克，直至5毫克作为维持量。治疗组在对照组基础上加用上方治疗。结果：治疗组治愈19例，显效14例，有效7例，无效2例，有效率95.2%；对照组治愈7例，显效12例，有效11例，无效6例，有效率83.3%。注意事项：治疗中禁食辛辣刺激食品、禁饮酒，生活中规律作息时间，坚持不间断治疗。[3]

5. *周建伟经验方* 柴胡10克、独活6克、升麻8克、荆芥10克、全蝎3克、秦艽10克、蜈蚣1条。每日1剂，水煎服，5个月为1个疗程。祛风杀虫止泻。周建伟将80例肠结核患者随机分为治疗组与对照组各40例。对照组按照全国结核病标准化疗方案，前2个月强化阶段予链霉素、利福平、吡嗪酰胺、异烟肼，巩固阶段予异烟肼、利福平治疗4个月，即2SHRZ/4HR，伴腹泻、发热者则给予静脉补液。治疗组在对照组基础上加用上方治疗。结果：治疗组治愈34例，好转4例，无效2例，总有效率95%；对照组治愈16例，好转20例，无效4例，总有效率90%。[4]

6. *真人养脏汤* 人参(另煎)5克、甘草5克、附子15克、白术15克、肉桂6克、当归12克、木香12克、白芍20克、大黄20克。周安卓以上方治疗1例肠结核患者，服6剂后，继用上方加肉豆蔻(面煨)12克、诃子肉12克、罂粟壳5克，继服8剂，诸症悉退；为巩固疗效，上方去附片、大黄，加黄连10克、肉苁蓉10克，服6剂以善其后，经县医院复查肠结核治愈。[5]

7. *张元永经验方* 养心汤：黄芪20克、白术20克、怀山药12克、当归10克、陈皮10克、北沙参15克、夏枯草20克、玄参10克、百部15克、白芍15克、广木香10克、牡蛎25克、云茯苓15克。每日1剂，水煎服，服药7剂。自拟方：黄芪35克、黄连6克、黄芩9克、陈皮10克、百部10克、干姜5克、北沙参15克、夏枯草20克、怀山药15克、白参6克、川厚朴6克、槟榔10克。随症加减：服6剂后去干姜、白参，加玄参20克，服4剂，除腹胀隐痛、口干、盗汗自汗；去黄芩、干姜、白参、川厚朴、槟榔，加牡丹皮10克、赤芍15克、白术10克、车前子15克、薏苡仁30克、当归10克，连服16剂，以振作精神，消除下肢浮肿热痛。补中益

① 胡永峰.中西医结合治疗混合型肠结核36例临床观察[J].四川中医，2012，30(10)：90-91.
② 冯永亨，等.中西医结合治疗肠结核病合并肠梗阻36例临床分析[J].中国卫生产业，2012，9(8)：169.
③ 卓越，等.中西医结合治疗溃疡性结肠炎42例临床观察[J].贵州医药，2007，31(11)：1013-1014.
④ 周建伟.中西医结合治疗肠结核40例[J].湖南中医杂志，2004，20(6)：41-42.
⑤ 周安卓.真人养脏汤加减治愈肠结核[J].四川中医，1991(2)：23-24.

气汤加减：黄芪25克、党参10克、白术10克、白芍10克、炮姜10克、广木香10克、当归10克、升麻10克、陈皮10克、补骨脂10克、扁豆12克、地榆15克、白花蛇舌草20克。健脾益气。服13剂。肉苁蓉丸化裁：肉苁蓉10克、酸枣皮10克、石菖蒲15克、菟丝子15克、鹿茸(研末冲服)5克、石斛15克、熟地黄15克、枸杞子15克、磁石25克、制附片10克、红参6克、全蝎6克。进4剂后加入温补脾胃之品，继续服22剂。张元永以上述方法治疗1例重症肠结核患者，疗效满意，出院后服香砂六君子丸调养。①

8. *五味异功散*　党参15克、山药15克、焦白术10克、陈皮10克、三棱10克、莪术10克、扁豆10克、炙甘草5克、生姜5克、广木香6克、生黄芪30克、茯苓12克、大枣3枚。每日1剂，水煎服。孙德龄等以上方治疗1例肠结核患者，服药25剂，泄泻停止，精神较佳，食欲增加，无疲劳感，即改为当归生姜羊肉汤调理善后。②

9. *少腹逐瘀汤*　小茴香、干姜、延胡索、五灵脂、没药、川芎、当归、蒲黄、肉桂、赤芍、鳖甲、龟甲。随症加减：气虚者，加黄芪、党参；阴虚便秘者，加麻子仁、肉苁蓉；潮热盗汗者，加银柴胡、知母、牡蛎；五更泄泻者，加补骨脂、肉豆蔻、五味子、吴茱萸；腹部膨胀者，加莱菔子、厚朴、槟榔；呕吐者，加法半夏、代赭石；湿重者，加苍术。每日1剂，水煎服。温通经络，活血祛瘀，散结消癥。谭定全以上方加减治疗76例增生型肠结核患者，痊愈70例，好转5例，无效1例。③

10. *自拟方*　焦白龙12克、炒白芍12克、茯苓15克、煨葛根6克、川芎6克、川黄柏6克、淡附片6克、炮姜3克、乌梅9克、煅牡蛎18克、夏枯草18克、艾叶3克、炙甘草3克。每日1剂，水煎服。顾丕荣等以上方治疗1例肠结核患者，服3剂。复诊时泄泻次数减少，腹痛减轻，上方加党参12克、山药15克，连服30剂，诸症皆平，大便结核培养阴性，钡餐摄片提示原结核病灶钙化吸收。随访年余未见复发。④

11. *阳和汤*　鹿角胶、熟地黄、麻黄、白芥子、炮姜、肉桂、甘草。南通市中医院以上方治疗1例肠系膜淋巴结结核患者，服4剂后，腹痛较缓和，夜能入寐，局部肿块依然如故。连服11剂，腹痛止，肿块缩小1/2，再服20剂，诸症消失而痊愈。⑤

---

① 张元永.重症肠结核治验1例[J].江西中医药，1991，22(4)：34.
② 孙德龄，等.五味异功散加味治肠结核[J].四川中医，1990(1)：32.
③ 谭定全.加味少腹逐瘀汤治疗增生型肠结核76例临床观察[J].湖南中医杂志，1989(6)：4-5.
④ 顾丕荣，等.肠结核治验[J].天津中医，1989(5)：39.
⑤ 南通市中医院.阳和汤治愈一例肠系膜淋巴结核的小结[J].江苏中医，1959(4)：10.

真菌性疾病

孢子丝菌病

概　述

孢子丝菌病临床表现为原发损害和继发损害。原发损害是在直接感染病菌的皮肤部位出现，多有排泄物和结痂；继发损害在原发损害发生数日或数周后出现，循原发损害的淋巴引流途径在沿四肢上升的方向发生。

经 验 方

1. *醋泡方*　荆芥18克、防风18克、红花18克、地骨皮18克、大枫子30克、皂角刺30克、明矾18克。上药用米醋1 500毫升浸泡3～5天备用，每日用纱布浸药液湿敷患处，每日2次，每次20分钟。杨秀荣等以上方配合西药治疗32例孢子丝菌病患者，痊愈24例，显效4例，好转2例，无效2例，有效率93.75%。①

2. *萆薢化毒汤加味*　萆薢20克、当归尾15克、牡丹皮15克、怀牛膝15克、木瓜10克、薏苡仁15克、秦艽10克、赤芍12克、夏枯草15克、皂角刺10克、紫花地丁20克。每日1剂，水煎服，分3次服。赵艳等以上方治疗1例孢子丝菌病患者，并予中药外治，左小指血痂处外敷金黄散，其余结节处外搽艾利克并配合艾灸；西药给予5%的碘化钾口服。经治疗11天皮损好转出院。2个月后随访，患者皮损痊愈。②

3. *林金长经验方*　内服方：陈皮9克、半夏9克、苍术9克、土茯苓30克、肉桂4.5克、赤芍15克、牡丹皮12克、当归15克、白芷15克、甲片12～15克、浙贝母12～15克、甘草3克。随症加减：湿热偏重，去陈皮、半夏、肉桂，加茵陈15克、苦参15克、黄柏12克；热毒偏盛者，去苍术，加金银花24～30克、蒲公英30克、虎杖15克、生地黄30克；瘀血偏重，去陈皮、半夏，加丹参15克、桃仁10克；气虚者，去甲片、白芷，加生黄芪24～30克、党参15～24克；气血两亏者，加服八珍丸或归脾丸，每次6～9克，每日3次。每日1剂，水煎服，分2次服用。外治方：贯众150克、黄柏90克、土茯苓200克、虎杖150克、三仙丹6克、冰片12克、紫草30克。除冰片、三仙丹各研极细末后加入外，其余共研极细末备用。用时按20%比例加入芝麻油、茶油或凡士林调成糊状或软膏，做创面换药，每日1次，直至创面愈合。如果皮损未溃，不必应用。林伟民以上述方法治疗31例孢子丝菌病患者，治愈30例，有效1例，总有效率100%。③

4. *龙胆泻肝汤加减*　龙胆草15克、当归尾15克、白芷15克、僵蚕12克、黄芩12克、柴胡9克、栀子10克、大贝母10克、黄药10克、昆布10克、夏枯草18克、连翘20克。魏道雷以上方治疗1例孢子丝菌病患者，并配合外用九一丹掺疮面，外敷生肌玉红膏，1日1换。疗效满意。④

---

① 杨秀荣，等.特比萘芬口服联合醋泡方外用治疗孢子丝菌病的临床观察[J].内蒙古中医药，2014，33(11)：14.
② 赵艳，艾儒棣，等.中西医结合治愈孢子丝菌病一例报道[J].甘肃中医，2007，20(12)：37－38.
③ 林伟民.中医药治疗孢子丝菌病31例疗效观察[J].中医杂志，1996，37(4)：223－224.
④ 魏道雷.龙胆泻肝汤加减治愈孢子丝菌病[J].四川中医，1990(8)：40－41.

深部霉菌感染

概　述

霉菌亦称真菌，其构造比细菌复杂，已知种类大约有10万种，大部分对人类有益，但也有少数霉菌在适宜的条件下可侵犯人体致病。霉菌感染在临床上一般分为表浅感染和深部感染，现在也有称之为“条件感染”或“机会感染”。所谓深部霉菌感染，一般指新型隐球菌、白色念珠菌、孢子丝菌、组织胞浆菌等由于种种原因侵犯深部组织及内脏器官，引起炎症、坏死或脓疡，是临床上比较难于处置的感染症之一。深部霉菌感染与长期使用抗生素、激素与免疫制剂有关，是全身性严重感染疾病。其临床表现缺乏特征，原发病重，感染易被掩盖，与细菌性感染同时存在。

本病属中医“热毒”范畴。吕承全认为深部霉菌病多是在全身慢性疾病的基础上发生的，其内因为久病体衰、正气不足、脾肾阳虚，外因是感受湿浊秽毒之邪，故治疗多以扶正、祛湿毒为主。①

经　验　方

1. *苦参黄柏汤*　苦参15～20克、黄柏12～25克、薏苡仁30克、苍术12克、槟榔片15克、广木香12克、乌梅15克、白芍15克、生甘草9克。随症加减：腹痛明显者，白芍增至30克；腹胀甚者，加大腹皮30克；大便带血者，加仙鹤草30克。每日1剂，浓煎，分3次温服。杨代放以上方加减治疗46例霉菌性肠炎患者，痊愈12例，有效33例，无效1例，总有效率97.83%。②

2. *清瘟败毒饮加减*　生地黄30克、黄连5克、黄芩10克、牡丹皮6克、栀子10克、竹叶30克、水牛角60克、玄参20克、连翘15克、知母10克、赤芍10克、石膏25克、甘草5克。每日1剂，水煎服。朱锡光等以上方治疗1例深部霉菌感染患者，服药30剂，患者体温恢复正常，其他症状亦见减轻。③

蕈样霉菌病

概　述

蕈样霉菌病最早在19世纪初期被提出，随后在深入研究中将其划分为三个阶段，直到21世纪，专家学者将蕈样霉菌病归为皮肤淋巴瘤。但蕈样霉菌病是一种特殊的皮肤淋巴瘤，根据其临床病理形态可分为多种类。④

目前临床上根据皮损损害情况和形态将其分为以下三种类型：(1) 斑片期，大量出现在躯干部位，以红斑、苔藓化和脱屑为主，部分患者出现瘙痒，病情发展2～5年后会进入下一阶段。(2) 斑块期，此阶段部分红斑会集中并出现斑块，斑块类似银屑病或者湿疹，瘙痒感强烈。(3) 肿瘤期，表现为无痛肿块，出现破裂会有疼痛感，此阶段病变或散至全身。⑤

经　验　方

抵当汤加减　水蛭4条、桃仁15克、赤芍30克、三棱60克、莪术30克、土鳖虫20克、蜈蚣3条、海藻20克、昆布20克、山慈菇30克、玄参20克、牡蛎30克、浙贝母20克。每日1剂，水煎服。陈斌以上方治疗1例蕈样霉菌病患者，又经三诊辨证予药，随访至今未复发。⑥

---

① 彭勃.吕承全治疗深部霉菌病的经验[J].中医杂志，1997，38(9)：529－530.
② 杨代放.苦参黄柏汤治疗霉菌性肠炎46例[J].中国中医急症，2003，12(1)：81.
③ 朱锡光，等.深部霉菌感染治验一例[J].福建中医药，1984(5)：53.
④ 黄爱本，刘德纯，林蓁，等.蕈样霉菌病临床病理观察[J].临床军医杂志，2015，43(3)：320－321.
⑤ 杨丽.巨大瘤块蕈样霉菌病一例[J].华夏医学，2014，27(6)：149－150.
⑥ 陈斌.中药治愈蕈样霉菌病1例报告[J].国医论坛，1990(3)：37.

螺旋体病

梅毒

概述

梅毒早期主要表现为皮肤黏膜损害，晚期可造成骨骼、眼部、心血管、中枢神经系统等多器官组织的病变。

本病属中医“杨梅疮”“杨梅结毒”“花柳病”等范畴，是由苍白密螺旋体引起的，以性传播为主要传播途径的一种全身性、慢性传播疾病。临床辨证分为五型。(1) 肝经湿热型：多见于一期梅毒，外生殖器疳疮质硬而润，或伴有横痃，杨梅疮多在下肢、腹部、阴部，兼见口苦口干，小便黄赤，大便秘结。治宜清热利湿、解毒驱梅。(2) 血热蕴毒型：多见于二期梅毒，周身起杨梅疮，色如玫瑰，不痛不痒，或见丘疹、脓疱、鳞屑，兼见口干咽燥，口舌生疮，大便秘结。治宜凉血解毒、泄热散瘀。(3) 毒结筋骨型：见于杨梅结毒，患病日久，在四肢、头面、鼻咽部出现树胶肿，伴关节、骨筋作痛，行走不便，肌肉消瘦，疼痛夜甚。治宜活血解毒、通络止痛。(4) 肝肾亏损型：见于三期梅毒脊髓痨者。患病可达数十年之久，逐渐两足瘫痪或痿弱不行，肌肤麻木或虫行作痒，筋骨窜痛；腰膝酸软，小便困难。治宜滋补肝肾、填髓息风。(5) 心肾亏虚型：见于心血管梅毒患者，症见心慌气短，神疲乏力，下肢浮肿，唇甲青紫，腰膝酸软，动则气喘。治宜养心补肾、祛瘀通阳。

辨证施治

1. 白翎分 2 型

(1) 肝脾两虚型(余毒未清)　方用自拟扶正解毒方：太子参 30 克、白芍 15 克、何首乌 15 克、白鲜皮 15 克、生槐花 15 克、茯苓 10 克、露蜂房 10 克、苍耳子 10 克、全蝎 6 克、雄黄冲剂 0.3 克。每日 1 剂，水煎分 2 次口服，连服 10 日。

(2) 毒热深伏型　方用土茯苓汤：土茯苓 60 克、生槐花 30 克、金银花 30 克、生地黄 20 克、泽泻 15 克、赤芍 15 克、黄芩 12 克、露蜂房 12 克、牡丹皮 10 克、大黄 10 克、雄黄粉 0.3 克。每日 1 剂，水煎分 2 次口服，连服 10 天。为防止雄黄蓄积中毒，10 天后停药，10 天再服用。

临床观察：白翎将 122 例梅毒血清抵抗患者随机分为治疗组 66 例与对照组 56 例。对照组予西药，治疗组予上方辨证治疗。结果：治疗组转阴 55 例，总转阴率 83.33%；复发 3 例，复发率 4.55%。对照组转阴 38 例，总转阴率 67.86%；复发 16 例，复发率 28.57%。①

2. 陈勇飞等分 2 型

(1) 毒热深伏型　症见小便赤黄，大便干结，口苦烦躁，口气秽浊，舌暗红，舌苔黄腻而厚，脉滑数。治宜清湿热、通腑凉血。方用土茯苓汤：土茯苓 36 克、薏苡仁 18 克、生槐花 18 克、泽泻 9 克、金银花 18 克、露蜂房 7.5 克、大黄 6 克、赤芍 9 克、黄芩 7.5 克、生地黄 12 克、牡丹皮 6 克、雄黄粉(冲)0.3 克。每日 1 剂，水煎分 2 次服用，10 天为

① 白翎.梅毒血清抵抗患者经中医辨证治疗的临床效果观察[J].中医中药研究·中国继续医学教育，2017，9(19)：171－173.

1个疗程。服药1个疗程后停用雄黄，隔1个疗程后再用。

(2) 肝脾两虚、余毒未清型　症见身体瘦弱，脉细稍数，乏力气短，少寐，纳差腹胀，口微苦，大便稍结，尿黄，舌微红，苔薄黄腻或薄白。治宜清余毒、补肝脾、扶正气。方用扶正解毒汤：太子参18克、苍耳子6克、何首乌9克、全蝎3克、桑寄生12克、黄芩6克、白芍9克、茯苓6克、生槐花9克、白术9克、白鲜皮9克、露蜂房6克、雄黄(冲)0.3克。每日1剂，水煎分2次服用，10天为1个疗程。服药1个疗程后停用雄黄，隔1个疗程后再用。

临床观察：陈勇飞等以上方辨证治疗50例梅毒血清抵抗患者。结果：6个疗程后14例(28.0%)患者血清抗体滴度为1∶1阴转；9个疗程后32例(64.0%)患者血清抗体滴度为1∶1阴转；11个疗程后其余4例(8.0%)患者血清抗体滴度为1∶1阴转。所有患者经12个月的随访观察，血清试验检测均无阳性反应。①

3. 姜杰等分5期

(1) 疳疮期　症见男女前后二阴疳疮显现，四周焮肿色紫红，亮如水晶，溃后腐烂，但无脓水，边周坚硬凸起，中间凹陷成窝，小便黄赤或淋漓；舌质红苔黄，脉弦数或滑数。治宜清血解毒、利水泻火。方用龙胆泻肝汤加减：龙胆草15克、土茯苓30克、金银花15克、生地黄15克、栀子15克、黄芩15克、赤芍12克、滑石20克、泽泻15克、甘草10克。

(2) 横痃期　发于疳疮之后，症见在胯腹部一侧或两侧出现如杏核之结，可渐大如鸡卵，坚硬不痛，皮核不相亲，很少破溃，口干苦；舌红苔黄腻，脉滑数。治宜清热解毒、泻火散结。方用土茯苓合剂加减：土茯苓30克、金银花20克、白鲜皮15克、生甘草10克、生牡蛎30克、山慈菇10克、栀子10克、浙贝母12克、玄参5克、当归10克。

(3) 杨梅疮期　病发于感染梅毒后10周左右，症见疮前多先有发热，头痛，骨节酸痛或咽痛，2～3天后出现皮疹，全身症状逐渐消失，疹出形态各异，有色如黄蜡，破烂肉翻的花杨梅；形如赤豆嵌入肉内的杨梅豆；形如风疹的杨梅疹；先起红晕，后起斑节的杨梅斑。皮疹常见于胸部，后见腰腹、四肢屈侧、颜面及颈部，最后见于手足部，不觉痒痛或仅觉微痒；舌红苔黄，脉数。治宜凉血解毒、祛风消斑。方用黄连解毒汤合犀角地黄汤加减：黄连10克、黄芩5克、黄柏15克、水牛角(先煎)40克、赤芍12克、牡丹皮12克、生地黄12克、蒲公英15克、土茯苓30克、防风10克、蝉蜕10克、甘草10克。

(4) 杨梅结毒期　病发梅毒后期，症见发无定处，可侵犯皮肤，或侵犯脏腑而危及生命，发于皮肤者，疮结逐渐肿起，以后溃破，腐臭不堪；发于头部颠顶，可渐至颅顶塌陷；发于口鼻者，鼻塌唇缺，口鼻相通；发于骨关节，则筋骨疼痛，日轻夜重，可损筋伤骨，愈后僵直，亦可内侵脏腑、骨髓危及生命。治宜解毒化瘀、扶正固本。方用化毒散：大黄、甲片、当归尾、僵蚕、蜈蚣、酒。配服至宝丹，实者可多服，体虚者宜少服；体虚者可用八珍汤。

(5) 小儿遗毒期　症见婴儿消瘦，皮肤干枯，貌似老人，口角呈放射性破裂，愈合结疤，手掌足底可有光亮斑片及大水疱，臀部皮肤剥脱，形成烂斑，或鼻孔肿胀，出脓血，呼吸吮乳困难，严重者可致鼻骨塌陷，膝及踝关节附近可发生肿胀和剧痛，引致四肢不能运动。治宜清热解毒、滋补肝肾。方用六味地黄汤配合太乙紫金锭：山慈菇60克、五倍子60克、千金子霜30克、红芽大戟45克、朱砂9克、雄黄9克、麝香9克。制成锭剂，每次服3克，病重者6克。②

经　验　方

1. 金银花汤加土茯苓　金银花30克、连翘30克、白花蛇舌草20克、黄芪20克、白鲜皮20克、

① 陈勇飞，等.中医辨证治疗梅毒血清抵抗50例分析[J].中医临床研究，2012，4(14)：15－16.
② 姜杰，等.梅毒的辨证施治与施护[J].长春中医学院学报，2002，18(2)：40.

羌活15克、北豆根10克、当归20克、黄芪20克、鱼腥草20克、土茯苓40克。随症加减：若四肢乏力，腰膝酸软者，加山茱萸15克、杜仲20克；若湿热下注者，加泽泻15克、黄柏20克。水煎服，每日2次口服，7天为1个疗程，治疗8个疗程。田子卉等将50例梅毒患者随机分为对照组和试验组各25例。对照组采取苄星青霉素臀部肌肉注射，每次240万单位，第1～4周，每周1次，第5周开始每周2次，共连续治疗8周。试验组在常规治疗的基础上使用金银花汤联合大剂量土茯苓。比较患者外周血内T淋巴细胞及血清白介素因子水平。结果：试验组患者治疗后Th1以及Th1/Th2指标高于对照组患者，Th2指标低于对照组患者，差异有统计学意义(均$P<0.05$)；试验组患者治疗后患者IL-2、IL-8、IL-10指标低于对照组患者，差异有统计学意义(均$P<0.05$)。[①]

2. *桑螵蛸散合"肾四味"加减* 桑螵蛸10克、益智仁10克、乌药10克、补骨脂10克、菟丝子10克、淫羊藿10克、枸杞子10克、党参10克、黄芪20克、茯苓15克、煅龙骨30克、煅牡蛎30克、神曲10克、生白术10克、山药30克、石菖蒲10克、远志10克、当归10克、茯神15克、甘草6克。王传兰等以上方治疗1例神经梅毒尿失禁患者，服药半个月，小便能控制，略频，继续服用半个月，小便正常，随诊半年无复发。[②]

3. *清血祛毒汤* 土茯苓30克、黄芩12克、黄连12克、黄柏12克、栀子12克、泽泻12克、生地黄12克、当归10克、白花蛇舌草12克、怀山药12克、蒲公英12克、甘草9克。每日1剂，水煎服，每日2次，每次300毫升。清热凉血，解毒祛邪。方丹萍将70例早期梅毒患者随机分为治疗组与对照组各35例。对照组予西药治疗，治疗组在对照组基础上加用上方。结果：治疗组治愈15例，有效16例，无效4例，总有效率88.6%；对照组治愈9例，有效13例，无效13例，总有效率62.9%。[③]

4. *金银花汤* 金银花25克、白花蛇舌草30克、白鲜皮12克、土茯苓15克、北豆根6克、羌活12克、当归15克、连翘20克、黄芩12克、鱼腥草25克、黄芪30克。随症加减：腰膝酸软、四肢乏力，加杜仲、山茱萸；小便淋漓不净，湿热下注，加黄柏、泽泻；头晕头痛、耳鸣，加枸杞子、菊花。水煎服，早晚各1次，温服。7天为1个疗程，治疗时间为3个疗程。抗纤维化。陈海挺等将120例梅毒患者随机分为治疗组与对照组各60例。对照组单用青霉素，治疗组在对照组基础上配合上方加减。结果：治疗组显效52例，有效3例，无效5例，PRP转阴为91.67%；对照组显效25例，有效17例，无效18例，PRP转阴为70%。[④]

5. *托里消毒散加减* 熟地黄15克、黄芪15克、金银花15克、土茯苓15克、人参10克、川芎10克、当归10克、白芍10克、白芷10克、白术10克、桔梗10克、皂角刺10克、甘草15克。每日1剂，水煎服，15天为1个疗程。贾亚利将42例梅毒患者随机分为治疗组与对照组各21例。对照组予西药治疗，治疗组予上方。结果：治疗组治愈6例(28.6%)，显效7例(33.3%)，好转5例(23.8%)，无效3例(14.3%)，有效13例(61.9%)；对照组治愈5例(23.8%)，显效7例(33.3%)，好转6例(28.6%)，无效3例(14.3%)，有效12例(57.1%)。[⑤]

6. *陈信生经验方* 生黄芪30克、土茯苓30克、生地黄15克、白花蛇舌草15克、山药15克、蒲公英15克、五灵脂15克、山茱萸10克、甘草6克。陈信生等将68例梅毒血清固定患者随机分为治疗组36例与对照组32例。对照组予头孢曲松钠静脉滴注或肌内注射，治疗组采用上方口服。结果：治疗后两组有效率差异无显著性意义；治疗后治疗组CD3+、CD4+、CD4+/CD8+均有提高，CD8+有所下降，治疗前后比较，差异均有非

① 田子卉，等.金银花汤联合大剂量土茯苓对梅毒患者外周血淋巴细胞以及血清白介素因子的影响研究[J].中国中医药现代远程教育，2021，19(24)：95-96.

② 王传兰，等.桑螵蛸散合"肾四味"加减治疗神经梅毒尿失禁体会[J].实用中医药杂志，2018，34(11)：1405-1406.

③ 方丹萍.清血祛毒汤治疗早期梅毒患者35例[J].中国中医药科技，2018，25(6)，913-914.

④ 陈海挺，等.金银花汤联合青霉素治疗梅毒效果观察[J].中国性科学，2016，25(4)：92-94.

⑤ 贾亚利.托里消毒散加减干预梅毒血清固定效果[J].中国乡村医药杂志，2013，20(18)：44-45.

常显著性意义($P<0.01$);对照组治疗前后各指标均无明显差异($P>0.05$);两组治疗后各指标分别比较,差异均有非常显著性意义($P<0.01$)。①

7. *解毒汤加减*　土茯苓50克、紫花地丁10克、金银花10克、白鲜皮10克、甘草10克、白花蛇舌草20克、百部20克、野菊花20克。随症加减：硬下疳者,加黄柏10克、龙胆草6克;全身出疹、色暗红,加水牛角20克、生石膏(先煎)40克;腹股沟有硬结者,加甲片20克、皂角刺20克;掌跖鳞屑多、色红者,加生地黄30克、丹参20克;扁平湿疣者,加浙贝母10克、黄柏10克。每日1剂,水煎服,连服30剂;后每月初服7剂,每日1剂,半年后停药。甘娟等将78例梅毒患者随机分为治疗组与对照组各39例。对照组予西药治疗;治疗组在对照组基础上配合上方加减治疗。结果：治疗组临床治愈36例,临床治愈率92.30%,梅毒血清反应素抗体转阴率86.9%;对照组临床治愈28例,临床治愈率71.79%,梅毒血清反应素抗体转阴率66.6%。②

8. *驱梅饮*　生北黄芪30克、土茯苓30克、生地黄15克、山茱萸10克、白花蛇舌草15克、淮山药15克、蒲公英15克、五灵脂15克、甘草6克。每日1次,60天为1个疗程。补脾益肾,利湿解毒。陆原等将68例梅毒血清固定患者随机分为治疗组36例与对照组32例。对照组予西药;治疗组予上方。结果：治疗组显效15例(41.67%),无效21例(58.33%);对照组显效13例(40.63%),无效19例(59.37%)。两组治愈率均不理想。治疗组在治疗结束时前后自身对比外周血T细胞CD3、CD4、CD8及NK细胞百分率、CD4/CD8有显著性差异,而对照组在治疗结束时前后自身对比则无显著性差异;组间比较也有显著性差异。驱梅饮可以有效地提高梅毒血清固定患者的外周血CD3、CD4 T细胞及NK细胞的百分比,可以作为早期梅毒血清固定的辅助治疗。③

9. *驱梅方*　北黄芪20克、白术15克、熟地黄15克、山茱萸10克、白花蛇舌草15克、土茯苓30克、淮山药15克、蒲公英15克、玄参15克、甘草6克。每日1次,60天为1个疗程,月经期或感冒等情况酌情停药。益气养血,利湿解毒。陈红君等将36例梅毒血清固定患者随机分为中药组、西药组与对照组各12例。中药组口服驱梅方;西药组口服胸腺肽片;对照组予维生素C片。结果：中药组治愈3例,显效4例,好转3例,无效2例,总有效率58.33%;西药组治愈2例,显效5例,好转2例,无效3例,总有效率58.33%;对照组治愈0例,显效2例,好转6例,无效4例,总有效率16.67%。④

10. *自拟方*　桔梗解毒汤：土茯苓30克、桔梗12克、川芎10克、黄芪30克、芍药15克、当归6克、木通12克、生大黄6克、防风10克、生甘草5克。搜风解毒散：土茯苓30克、薏苡仁15克、金银花30克、防风10克、木瓜9克、白鲜皮15克、皂角刺6克。蛇床子散：蛇床子15克、百部12克、硫黄10克、雄黄10克、苦参10克、明矾10克。桔梗解毒汤、搜风解毒散,交替使用,每日各1剂,每6剂为1个疗程,一般连用4～6个疗程。配以蛇床子散煎后,先熏后洗7～10天。杨素兰等以上方治疗16例梅毒患者。结果：显效9例,有效5例,无效2例,总有效率87.5%。⑤

11. *九龙丹*　红升丹15克、生西庄(生大黄)15克、上梅片(天然冰片)1.5克、正元寸(麝香)0.3克。上药共研细末,米糊为丸200粒。成人初期梅毒每次2～3粒,每日2次,连服2日半;成人中晚期梅毒每次3～4粒,每日2次,连服2日半;未成年者每次1～2粒,每日1次,连服3～4日。如患者体壮,反应轻微,可再服1次(4～5天);体弱者应酌情减量。服用时用温开水吞下,不可咬破。余老五以上方配合加味搜风解毒汤、化毒丹、生肌散等辅佐方治疗45例梅毒患者,第1个疗程结束后,血清反应转阴率为71%,到第2个疗程结束

① 陈信生,等.中西药干预梅毒血清固定临床研究[J].新中医,2012,44(1):83-84.
② 甘娟,等.解毒汤配合苄星青霉素治疗梅毒78例疗效观察[J].中国实用医药,2011,6(35):1-3.
③ 陆原,等.驱梅饮对早期梅毒血清固定影响的临床研究[J].现代医院,2011,11(5):24-26.
④ 陈红君,等.中药疗法对梅毒血清固定的干预研究[J].右江民族医学院学报,2008,30(4):633-634.
⑤ 杨素兰,等.中医药治疗梅毒16例[J].辽宁中医杂志,2002,29(12):737.

后，血清转阴率为88.8%。①

单 方

1. *土茯苓* 组成：土茯苓60克。功效：健脾胃，祛风湿。用法用量：每日1剂，水煎服，30天为1个疗程，每3个月做血清TRUST检查，未阴转再予1个疗程。临床应用：谢小玲等将42例梅毒血清抵抗患者随机分为治疗组与对照组各21例。对照组单用青霉素治疗，治疗组在对照组基础上加用土茯苓。结果：治疗组血清反应素阴转数13例，总有效率为61.90%，复发2例，复发率9.52%；对照组血清反应素阴转数5例，总有效率为23.81%，复发6例，复发率28.57%。②

2. *梅毒将军丸* 组成：公猪肉丝250克、净轻粉12克、芝麻油500毫升。制备方法：先将公猪肉丝揉成泥状，再把净轻粉研成细末如面，然后把轻粉和公猪肉丝混合均匀，用手团成绿豆或红豆大小的丸，再把这些丸放入香油内炸焦，直至黄色为止。用法用量：早期梅毒只需给半个疗程，晚期的局部损害严重者1个疗程即愈(10天为1个疗程)。成人每次服7丸，每日1次，早晨空腹时服，用白开水送下。小儿10～15岁者每日1次，每次5丸；1～9岁者每日1次，每次3～4丸，服法同上。临床应用：李淑玉等以上方治疗120多例梅毒患者，疗效满意。注意事项：炸时不要过火(变成黑色)，也不要太嫩，因为焦成黑色会减低效力，太嫩时去不了轻粉的毒性。服后微觉身上不舒，但不需治疗，经10余分钟即复正常。孕妇、幼产褥期妇女禁用。③

中 成 药

凉血败毒汤颗粒冲剂 组成：土茯苓150克、桔梗10克、川芎10克、黄芪30克、赤芍15克、当归10克、木通6克、生大黄10克、防风6克、生甘草15克(广东一方制药厂生产)。功效：清热泻火，凉血解毒。用法用量：每次2包，每日2次，早晚餐后开水冲服，连服30日，临床应用：陈昌鹏等将68例早期梅毒患者随机分为治疗组45例与对照组23例。对照组口服阿奇霉素胶囊500毫克，每日1次，共20日；治疗组在对照组的基础上配合使用凉血败毒汤颗粒冲剂。结果：治疗组临床治愈44例，治愈率97.78%；对照组临床治愈18例，治愈率78.26%。④

钩端螺旋体病

概 述

钩端螺旋体病是致病性钩端螺旋体所引起的自然疫源性、急性传染病。临床表现为高热畏寒，全身酸痛，显著乏力，眼结膜充血，腓肠肌捏痛，腹股沟或腹下淋巴结肿痛等。

本病属中医“温病”范畴，常见临床辨证分型有以下五型。(1)偏热型：阳明胃热偏盛，发病较急，开始即头痛身疼，恶寒发热，或但热不寒，或热多寒少，口渴思饮，心烦，尿黄，自汗或无汗；苔白薄干燥或微腻，脉象洪数或弦数。治以苦寒清热为主，佐以淡渗，参以芳香。(2)偏湿型：偏于太阴脾湿，发病多较缓。头重头昏，身痛，恶寒发热或寒多热少，无汗或汗后变热，腿软无力，胸闷不饥，口不渴或不思饮，间有呕吐腹泻；舌苔白润或厚腻，脉濡细、濡数或濡缓。治以淡渗利湿为主。(3)伏暑型：卫分症状为畏寒显著，发热，口渴；脉浮而不洪，苔薄白。气分症状为壮热，大汗，口渴，大便秘，小便少黄，神旺面赤；脉洪数，苔黄。营分、血分症状为衄血，烦躁不语；脉滑数或沉数，舌质深红，苔黄。(4)湿温型：畏寒，发热不扬，朝轻

---

① 毛惠人.中医秘方九龙丹治疗梅毒45例疗效报告[J].江西中医药，1960(10)：18-21.
② 谢小玲，等.土茯苓治疗梅毒血清抵抗21例疗效观察[J].实用中西医结合临床，2014，14(9)：36-37.
③ 李淑玉，等.中医秘方“梅毒将军丸”[J].中级医刊，1959(3)：15-16.
④ 陈昌鹏，等.中西医结合治疗早期梅毒45例疗效观察[J].中医杂志，2004，45(10)：763-764.

暮重，头痛如劈，腰腿困痛，头昏如蒙，口渴饮少，口腻无味，胸闷不饥，腹痛，腹胀，溏泄稀便，小便少黄，神倦少气，面黄无泽；脉濡数或浮数，苔白腻或黄腻，中心厚浊。治宜清热利湿。(5)温燥型：症多急起，血痰或咯血，口渴，口苦，干咳，少痰，烦躁不安，面赤眼红，夜多谵语或抽搐掣疭，胸腹灼热，少汗，下肢反凉，大便秘，小便少黄；脉象滑数或沉数，苔黄干或燥黄，舌质红。治宜滋阴润燥。

辨证施治

1. 孙捷分3型

(1) 热毒夹湿型　症见发热，微恶寒，头痛，面红目赤，全身酸痛，腓肠肌疼痛，乏力，或鼻衄，痰中带血，或咯血；舌红，苔白腻或黄腻，脉数或濡数。治宜清热解毒、利湿。方用银翘散加减：金银花15～30克、连翘12克、芦根12克、竹叶12克、木瓜12克、桔梗12克、滑石18克、薏苡仁18克、通草6克、甘草3克。每日1剂，水煎服。

(2) 湿热弥漫三焦型　症见身热不扬，汗出热不解，或午后热盛，面垢，目赤，头重如裹，身困肢倦，胸闷脘痞，恶心，纳差，腓肠肌疼痛，甚则不能站立、行走，尿少色黄，大便稀溏；舌红，苔黄厚腻，脉滑数。治宜清利湿热、宣通三焦。方用三仁汤加味：杏仁12克、栀子12克、白豆蔻仁6克、通草6克、薏苡仁15克、滑石15克、半夏9克、厚朴9克、独活9克、生地黄15克、竹叶15克、木瓜15克。每日1剂，水煎服。

(3) 余邪未尽，气阴两伤型　症见身热已退，倦怠乏力，口渴不欲饮，胸闷，饥不欲食；舌苔薄腻，脉细缓。治宜益气养阴、清除余邪。方用沙参麦冬汤加减：沙参12克、麦冬12克、党参12克、玉竹12克、扁豆12克、生地黄15克、薏苡仁15克、滑石15克、栀子9克、甘草3克。每日1剂，水煎服。

临床观察：孙捷以上方辨证治疗47例钩端螺旋体病患者，较重者配合西医抗感染治疗(青霉素80万单位，肌内注射，每日3次)，同时用激素治疗。结果：主要症状、体征全部消失者30例，主要症状消失，体征明显减轻者17例。①

2. 刘瑞国分3型

(1) 暑伤卫气型　症见恶寒或寒战，发热汗出，口渴，头身及小腿肌肉疼痛，咳嗽，咽红；舌白苔黄，脉浮数。治宜清暑解表、分利湿热。方用银翘散合白虎汤加减：金银花12克、连翘12克、石膏30克、知母10克、薏苡仁15克、黄芩10克、滑石10克、芦根30克。随症加减：表证重，口不渴，减石膏、知母，加荆芥、秦艽，酌加防己、茯苓皮、木通。

(2) 湿热交阻型　症见发热较高，头痛，全身及小腿疼痛，面目及肌肤黄染；舌红或降，脉洪数或滑数。治宜清热利湿、解毒。方用茵陈蒿汤合甘露消毒丹加减：茵陈30克、石膏30克、生地黄30克、滑石30克、大黄10克、栀子10克、木通10克、连翘10克、白豆蔻10克。随症加减：热甚，加黄柏、龙胆草；小便短、腹泻，去大黄，加泽泻、通草；腹痛，加郁金、枳壳。

(3) 暑热伤肺型　症见发热，烦渴，咳嗽，胸痛，全身酸痛，胸闷，痰中带血或咯血；舌质红，苔黄，脉细数。治宜清暑涤热、凉血解毒。方用犀角地黄汤加味：犀角(水牛角代，磨汁冲服)1克、生地黄15克、牡丹皮10克、川贝母10克、白及10克、杏仁10克、藕节10克。随症加减：口渴甚，重用犀角(水牛角代)，加天花粉；热势不高，仅见咳嗽、咯血、胸闷时，用泻白散(地骨皮、桑白皮、炙甘草)加入黄芩、天花粉、白茅根、焦栀子、川贝母、白及、枇杷叶；血止，咳嗽，身无热，可予紫菀、沙参、麦冬、阿胶、川贝母等；恢复期，如湿伤脾阳者，用六君子汤加减(党参、白术、茯苓、炙甘草、陈皮、半夏、生姜、大枣)；胃阴受损，宜用薛氏参麦汤(西洋参、麦冬、石斛、木瓜、生甘草、生谷芽、鲜莲子)。

临床观察：刘瑞国以上方加减辨证治疗30例钩端螺旋体病患者，其中暑伤卫气型26例，住院短的2天，平均住院时间3天；湿热交阻型1例，住院时间6天；暑热伤肺型3例，平均住院时

---

① 孙捷.中西医结合治疗钩端螺旋体病47例[J].陕西中医，1991，12(11)：485－486.

间5天。[1]

3. 李启义等分2型

(1) 流感伤寒型　症见邪在卫气。治宜清暑、透表、化湿。方用银翘散或清络饮加减。随症加减：伴气分热盛，高热口渴者，加生石膏、知母；扶正养阴，加沙参、玉竹；恶心、苔厚腻者，加苍术、薏苡仁、蔻仁。

(2) 肺出血型　症见暑热伤肺，肺络受损。治宜清热泻火解毒、凉血止血。轻症，方用白虎汤加味；重症，方用清瘟败毒饮、清营汤、犀角地黄汤加减。随症加减：胸闷、咳嗽、气逆，加川贝母、瓜蒌皮、蛇胆、陈皮；咳血者，加仙鹤草、海浮石、白茅根；高热、咳喘、神昏者，加紫雪丹、安宫牛黄丸。

临床观察：李启义等以上方加减辨证治疗16例钩端螺旋体病患者，全部痊愈。平均退热时间2.3天，平均痊愈时间8.75天。[2]

4. 陈芝高分6型

(1) 暑温型　症见发热，头痛，头晕，口渴，目赤，怠倦，小腿痛，尿黄或短，或畏寒，身痛，面赤，呕吐；脉弦滑、弦数、软数，舌苔多黄，或黄白相兼。方用桑菊银翘合剂、加味黄芩汤（黄芩、白芍、甘草、佩兰、青蒿、白茅根、芦根、竹叶、竹茹、滑石、连翘、金银花、天花粉、南豆花、丝瓜络）、加味清解汤（薄荷、蝉蜕、甘草、石膏）、清络饮、吴氏竹叶石膏汤；大便秘结者，方用凉膈散加减；三焦热炽者，方用黄连解毒汤加减。

(2) 湿温型　症见发热，畏寒，头痛，身痛，全身疲乏，腹痛，便溏，尿少，目赤，小腿疼痛，或有下肢痛，汗出，胸痞，口或渴或不渴；脉弦缓、软缓、缓滑。方用黄芩汤加佩兰、藿香、竹茹、青蒿、连翘、滑石、金银花、扁豆花、丝瓜络、土茵陈，甘露消毒丹亦可应用。

(3) 湿痹型　症见发热，畏寒，头痛，周身骨痛，小腿痛，下肢痛，不能下地走路或步行困难，尿少，目赤，怠倦，大便或溏；脉或缓或滑，舌苔或白或腻或黄，湿郁化热，则口渴，苔黄，脉弦而数。治宜化湿、清热、透络。方用黄芩汤加佩兰、桑枝、蚕沙、薏苡仁、滑石、茵陈、竹叶、白茅根、丝瓜络。

(4) 暑瘵型　症见发热，头痛，头晕，目赤，咳嗽，咯血，小腿疼痛，口渴，尿少，或有畏寒；脉弦滑或弦数，舌苔黄或黄白。轻症，方用白茅根汤、苇茎汤、清络饮、黄芩汤；重症，方用黄连解毒汤或合犀角地黄汤。随症加减：酌加竹茹、玄参、大小蓟、墨旱莲、紫珠草等凉血止血之品。

(5) 热疫型　症见头剧痛，身壮热，呕吐，目赤，小腿痛，尿黄少，或有畏寒，面赤，口渴；脉弦数，或滑数，舌苔黄腻而厚，或黄白而粗。治宜清热解毒、彻火下降。方用黄连解毒汤、竹叶石膏汤、凉膈散加减。随症加减：酌加桑叶、菊花、青蒿、夏枯草、石决明等清肝火治头痛药物。

(6) 瘟黄（阳黄）型　症见发热，目黄，身黄，黄如橘子色，尿少，眼红，小腿痛，行路困难，甚或不能行路，或有畏寒，头痛，周身不适；脉滑数，或缓滑，舌苔黄，或灰腻，或黄白。方用茵陈蒿汤、栀子柏皮汤、黄连解毒汤等方加减。

临床观察：陈芝高以上方辨证治疗71例钩端螺旋体病患者，全部痊愈，痊愈天数最少3天，最多37天，平均9.2天。[3]

5. 米伯让等分4型

(1) 伏暑型

① 卫分症状　症见畏寒或寒战，发热，出汗或无汗，头痛较重，全身痛，腰背痛，大小腿痛，口渴，微咳，白痰，食减，大便正常或略干，小便正常或略黄，神色正常或面色略红；脉多浮数，苔薄白或中心略黄，少数舌尖红。轻症，方用桑菊饮：霜桑叶9克、菊花9克、连翘9克、桔梗9克、杏仁9克、薄荷6克、生甘草6克、鲜芦根15～30克。水煎服，每日服2～3次。或方用银翘解毒丸，每次服10～20克，每日服3～4次。重症，方用银翘散（汤）：金银花15～30克、连翘15～30克、鲜芦根15～30克、淡竹叶9克、荆芥穗9克、牛蒡子9克、淡豆豉9克、薄荷9克、桔梗9克、生甘草6克。

---

① 刘瑞国.辨证治疗钩端螺旋体病30例临床体会[J].江西中医药，1987(1)：38-39.
② 李启义，等.中药治疗钩端螺旋体病16例[J].湖北中医杂志，1985(3)：31-32.
③ 陈芝高.钩端螺旋体病71例的治疗体会[J].新中医，1973(1)：28-30.

水煎服，每日服2～3次。

② 气分症状　症见大多上述卫分症状未罢而壮热已起，朝轻暮重，出汗或大汗，口渴引饮，气粗似喘，不欲食，咽喉疼痛，烦躁少寐，大便秘结，小便少黄，神清，面色潮红，眼红气粗，脉象滑数或洪数，舌苔白厚或黄干。轻症，方用银翘散加生石膏12克、知母9克、鲜白茅根60～120克。重症，方用白虎汤：生石膏24～36克、知母12克、生甘草6克、粳米15克，加栀子9克、黄芩9克、金银花15～30克、连翘15～30克、鲜白茅根12克。轻者日服1剂，重者日服2剂。热结胃肠者，先用白虎汤加味，如不效，方用增液承气汤：玄参3克、麦冬24克、生地黄24克、大黄9克、芒硝4.5克；或方用调胃承气汤：芒硝9克、大黄12克、甘草9克。湿热合邪者，方用银翘散加薏苡仁18克、通草6克、滑石18克；不效者，可用竹叶石膏汤：竹叶9克、生石膏12～24克、沙参9克、麦冬9克、生甘草6克、半夏9克、粳米15克，加薏苡仁、通草、滑石。

③ 营分血分症状　症见鼻衄或阴道出血（非月经），且烦躁不寐，夜多谵语，胸腹灼热，下肢或凉，时汗时闭，口渴少饮，大便秘，小便少黄；脉滑数或沉数，苔白厚或黄干，舌质深红色。兼卫分者，方用银翘散加牡丹皮9克、玄参15克、麦冬15克，重用鲜白茅根12克；气血两燔者，方用白虎汤加生地黄24克、黄芩9克、栀子9克、金银花15～30克、连翘15～30克，重用鲜白茅根12克。

(2) 湿温型　症见畏寒，发热不扬，朝轻暮重，头痛如劈，腰腿困痛，头昏如蒙，口渴饮少，口腻无味，胸闷不饥，腹痛，腹涨，溏泄稀便，小便少黄，神倦少气，面黄无泽，脉濡数或浮数，苔白腻或黄腻，中心厚浊。治宜清热利湿。方用三仁汤：薏苡仁30克、滑石30克、杏仁25克、半夏25克、白豆蔻10克、通草10克、竹叶10克、厚朴10克。

(3) 温燥型　多急起，症见血痰或咯血，口渴，口苦，干咳，少痰，躁烦不安，面赤眼红，夜多谵语或抽搐掣瘈，胸腹灼热，少汗，下肢反凉，大便秘，小便少黄；脉象滑数或沉数，苔黄干或燥黄，舌质红。轻症兼卫分者，方用银翘散加牡丹皮、玄参、麦冬，重用白茅根。气血两燔者，方用白虎汤加生地黄、黄芩、栀子、金银花、连翘，重用鲜白茅根。重症，方用清燥救肺汤：沙参9克、生甘草9克、枇杷叶9克、生石膏30克、阿胶12克、麦冬15克、杏仁9克、胡麻仁9克、霜桑叶9克、知母12克、生地黄24克、黄芩9克。随症加减：咳痰重者，加川贝母9克、瓜蒌9克。

(4) 湿毒型　症见病起即见耳下肿痛，或病后旬日寒热再起，耳下肿痛，脉浮数，苔厚白或黄，舌尖红。治宜清热解毒。方用银翘散加玄参9克、马勃9克、知母9克、黄芩9克。或方用普济消毒散：连翘15～30克、薄荷9克、马勃9克、牛蒡子9克、荆芥穗9克、僵蚕9克、玄参15克、金银花15～30克、板蓝根9克、桔梗9克、甘草6克、升麻6克、柴胡6克、黄连9克、黄芩9克。

临床观察：米伯让等以上方加减辨证治疗94例钩端螺旋体病患者，36例采血作特异性化验诊断，除1例仍为阳性外，35例均达痊愈。痊愈率为98.94%。退热时间，最短1日，最长10日，近半数于2日内降至常温，平均3.3天。60%病例于4日内症状基本消失。①

6. 何久仁等分2型

(1) 偏热型　方用清瘟败毒饮合银翘散加减：生石膏25克、金银花25克、川黄连5克、栀子15克、黄芩15克、知母15克、玄参15克、连翘15克、淡豆豉15克、鲜芦根50克、鲜竹叶20克。随症加减：如口不甚渴，无汗或少汗，表证未解者，前六味可酌减，加芥穗、薄荷、牛蒡子，再佐以宣化淡渗之品，如杏仁、滑石、薏苡仁、通草；如初起舌质深红、苔白薄干燥者，加黄芩、天花粉、冬瓜仁、竹茹；咳血痰或鼻衄者，加白茅根50克、生桑皮15克。

(2) 偏湿型　方用三仁汤合藿朴夏苓汤加减：杏仁15克、薏苡仁15克、法半夏15克、藿香15克、厚朴10克、淡竹叶10克。随症加减：如汗

① 米伯让，等.中医治疗钩端螺旋体病94例初步探讨[J].中医杂志，1965(8)：11-17.

出热不退，或午后热甚，或脉濡数者，酌加金银花、连翘、滑石、芦根，并适当配入苦寒清热之剂；舌苔白腻滑润或白厚而不渴者，加佩兰、苍术；小便短黄或腹泻便溏者，加通草、泽泻。

临床观察：何久仁等以上方加减辨证治疗51例钩端螺旋体病患者。结果：5天痊愈者22例，5～6天痊愈者20例，7～10天痊愈者8例，11天以上痊愈者1例，平均痊愈53天。①

经 验 方

1. 清瘟败毒饮化裁　生石膏50克、水牛角30克、生地黄30克、赤芍15克、牡丹皮15克、连翘15克、玄参15克、知母15克、生栀子15克、黄连6克、黄芩10克、黄柏10克、淡竹叶10克。随症加减：咳嗽咯血者，加白茅根15克、浙贝母15克、杏仁10克；伴黄疸者，加茵陈30克、郁金10克、生大黄6～10克。每日1剂，水煎分2次服用。清热解毒，凉血泻火。叶爱玉将24例钩端螺旋体病患者随机分为治疗组14例与对照组10例。对照组予绝对卧床休息，给以足够的蛋白质、高热量饮食及维生素，维持水电解质平衡，加强支持疗法及对症处理；青霉素G治疗，成人40万单位，每6～8小时肌内注射1次，或至热退3天，疗程为5～7天，感染症状重者，可增剂量为80万单位，4～6小时肌内注射1次。体温下降酌情减量，一般过程为3～5天。治疗组在对照组的基础上加用上方加减。结果：治疗组治愈12例，死亡2例；对照组治愈8例，死亡2例。②

2. 白虎汤　生石膏、知母、金银花、连翘、板蓝根、鲜荷叶、生地黄、沙参、麦冬、六一散。随症加减：舌苔黄腻者，加藿香、蔻仁；口渴喜饮者，加石斛、天花粉、玄参；头痛如劈者，加羌活、川芎、白芷；壮热不退者，加服紫雪丹。清热生津。江忠远以上方加减治疗23例钩端螺旋体病患者，除使用少量西药镇静剂，2例高热患者采用物理降温外，均以中药治疗为主，不使用任何抗生素，患者全部痊愈。平均疗程8天。③

3. 清瘟败毒饮化裁　水牛角30克、生石膏30克、生地黄30克、土茯苓30克、薏苡仁30克、黄连6克、知母10克、黄芩10克、栀子10克、牡丹皮10克、赤芍10克。随症加减：湿热并重，加白豆蔻仁；湿重于热，加茵陈、金钱草；热入营血（肺出血型），加大黄、藕节、血余炭；热入心包，肝风内动（脑膜炎型），加安宫牛黄丸、紫雪丹；高热烦躁，加青蒿、天花粉；恶心呕吐，加藿香、白豆蔻。每日1剂，病情重者日服2～3剂，水煎，分2次服。清热解毒，凉血救阴。适用于温热致病的气血两燔阶段。刘功钦以上方加减治疗68例钩端螺旋体病患者。结果：痊愈68例（其中3例中西医结合痊愈）。症状、体征于4～5天消失者18例，6～7天消失者42例，8～9天消失者8例。④

4. 钩体方　金银花30克、连翘30克、黄芩18克、白茅根30克、栀子15克、淡竹叶（或竹叶）12克、藿香（或佩兰）12克、芦根30克、通草9克。随症加减：鼻衄、咯血明显者，去藿香，加藕节45克、茜草炭15克；黄疸者，加茵陈30克、枳壳12克、郁金12克；烦躁不安或呕吐者，轻度，加竹茹12克、淡豆豉9克，仍不止者，可用冬眠灵25～50毫克（1次量，儿童酌减）。以上为成年人1日剂量，老年、儿童及体弱者酌减。金银花、连翘、白茅根、芦根的剂量必要时可用至60克，黄芩必要时可用至30克。每剂加水500毫升，煎沸半小时，取煎液、药渣加水200毫升，煎沸半小时。药渣煎两次。合并3次煎液，加冷开水至600毫升。发热期间，每隔4小时服1次，成人每次100毫升。退热后，可每隔6小时服1次，每次150毫升，连服3～5天，以巩固疗效。清热除湿，解毒。赵立勋以上方加减治疗310例钩端螺旋体病患者，均治愈，平均治疗时间4.15天。⑤

---

① 何久仁，等. 治疗钩端螺旋体病51例临床观察报告[J].中医杂志，1962(10)：10-15.
② 叶爱玉.中西医结合治疗钩端螺旋体病14例[J].浙江中医杂志，2008，43(8)：454.
③ 江忠远.中药治疗23例钩端螺旋体病的体会[J].湖北中医杂志，2000，22(2)：28.
④ 刘功钦.清瘟败毒饮化裁治愈钩端螺旋体病68例[J].广西中医药，1987，10(3)：6-9.
⑤ 赵立勋.应用清热除湿法治疗钩端螺旋体病310例疗效小结[J].成都中医药大学学报，1980(4)：49-50.

中 成 药

1. 静脉注射剂　组成：金银花、九里光。制备方法：将金银花、九里光制成每毫升含生药金银花1克、九里光2克的静脉注射液。用法用量：每日静脉滴注250毫升。临床应用：曾勇以上方治疗55例钩端螺旋体病患者，并每天口服金银花20克、九里光(干品)40克，配合西医的支持和对症处理。结果：患者全部痊愈，主要症状5～6天全部消失。①

2. 九里光和金银花　注射剂组成：每毫升含九里光生药10克、金银花挥发油适量。片剂组成：每片含九里光1.5克、金银花0.5克。用法用量：根据病情轻重缓急分别选用以下剂型。静脉注射剂每支20毫升，每次用量40～80毫升，每日1～2次，也可加入5%葡萄糖注射液中静脉滴注，不与其他药物配伍；肌内注射剂每支2毫升，每次注射2～4毫升，每日4～6次；口服片剂，每次服10片，每日4次。以上均为成人用量，儿童酌减。一般在体温降至正常、症状与体征减轻3天后减量，5～6天后停药。临床应用：张先勇以上方治疗109例钩端螺旋体病患者，并配合对症治疗。结果：痊愈105例，痊愈率为96.3%；死亡4例。②

鼠 咬 热

概　　述

鼠咬热是一种由家鼠或其他啮齿动物咬伤所致的急性传染病，临床表现为突然寒战高热，伴头痛，肌肉及全身大关节疼痛，鼠咬伤处肿痛等。鼠咬热根据病原体分为两型：(1) 小螺菌型，分布于世界各地，以亚洲为多，我国有散在病例报道，多在长江以南。鼠类是传染源，咬过病鼠的猫、猪及其他食肉动物也具有感染性，人被这些动物咬伤后得病，人群对本型普遍易感，以居住地卫生情况差的婴幼儿及实验室工作人员感染机会为多。(2) 念珠状链杆菌型，传染源是野生或实验室饲养的鼠类等啮齿动物，人被病鼠咬伤或食入被病原菌污染的食物而发病。我国至今无此型鼠咬热的报道。

经 验 方

1. 普济消毒饮加味　黄芩10克、黄连10克、升麻10克、僵蚕10克、柴胡10克、牛蒡子15克、板蓝根15克、野菊花15克、玄参15克、蒲公英15克、连翘15克、陈皮6克、桔梗6克、薄荷6克、马勃6克、甘草6克。每日1剂，水煎服，渣再煎服，7天为1个疗程。叶仕宏以上方治疗7例鼠咬热患者，均治愈。③

2. 五味消毒饮合黄连解毒汤加味　蒲公英15克、金银花15克、野菊花15克、紫花地丁12克、连翘12克、黄芩12克、栀子12克、赤芍12克、七叶一枝花10克、延胡索10克、黄连8克、甘草5克。每日1剂，水煎服，并配合外用天仙子30克，采醋调匀敷于患处，连用6剂。清热解毒，泻火退热，活血止痛。罗次星以上述方法治疗1例鼠咬热患者，诸症消失。④

3. 金九地黄汤　金银花50克、鲜九里光100克、柴胡20克、生地黄20克、牡丹皮10克、赤芍15克。每日1～2剂，水煎服。谢克难以上方治疗1例鼠咬热患者，1剂病情平稳，2剂热势渐减，诸症缓解，4剂后体温恢复正常，凡服7剂，痊愈出院，随访3个月正常。⑤

---

① 曾勇.金银花、九里光治疗钩端螺旋体病55例[J].中医杂志，1984(8)：48.
② 张先勇.九里光和金银花防治钩端螺旋体病效果观察[J].中医杂志，1982(4)：57.
③ 叶仕宏.普济消毒饮治疗小螺菌性鼠咬热7例报告[J].中国热带医学，2001，1(1)：43.
④ 罗次星.鼠咬热[J].山东中医杂志，1996，15(1)：41－42.
⑤ 谢克难.自拟金九地黄汤治疗鼠咬热2例[J].中医杂志，1989(4)：23.

消化系统疾病

肝 脏 疾 病

自身免疫性肝炎

辨 证 施 治

1. 钱金花等分3型

(1) 脾虚湿滞型　方用黄芪建中汤加减：黄芪50克、桂枝20克、白术20克、当归20克、白芍30克、生姜15克、炙甘草10克、大枣20克、柴胡10克、厚朴20克、茵陈30克、栀子20克、茯苓20克、桃仁10克、红花10克。

(2) 气滞血瘀型　方用逍遥散合桃红四物汤加减：柴胡15克、当归20克、白芍15克、白术15克、茯苓15克、生姜15克、薄荷10克、炙甘草10克、熟地黄20克、川芎20克、桃仁20克、红花10克、茵陈30克、栀子20克。

(3) 肝肾阴虚型　方用一贯煎加减：北沙参20克、麦冬20克、生地黄20克、当归20克、枸杞子20克、川楝子10克、茵陈30克、栀子20克、女贞子10克、墨旱莲10克、桃仁10克、红花10克。

临床观察：钱金花以上方辨证治疗93例免疫性肝炎患者，治疗15日后复查肝功能，80%以上患者AST、ALT、谷氨酰转肽酶(GGT)下降＞50%，最高总有效率86.49%。①

2. 郭艳玲分4型

(1) 湿热蕴结型　治宜清利湿热。药用薏苡仁30克、茵陈30克、山药15克、黄芪10克、防风10克、五味子10克、白术10克、栀子(炒)10克、白芍10克、甘草8克、大黄8克、柴胡6克。随症加减：阳黄身热，加茵陈12克、栀子9克、大黄9克。

(2) 气滞血瘀型　治宜舒肝理气通补。药用香附10克、陈皮10克、枳实10克、防风10克、赤白芍10克、茵陈10克、五味子10克、丹参10克、甘草8克、川芎6克、鳖甲粉6克、柴胡6克。随症加减：血虚、血瘀，加熟地黄15克、当归15克、白芍10克、桃仁9克、红花6克。

(3) 肝肾阴虚型　治宜补肾固精。药用郁金10克、茵陈10克、当归10克、麦冬10克、白芍10克、防风10克、沙参10克、生地黄10克、川楝子10克、五味子10克、郁金10克、甘草8克。

(4) 肝郁脾虚型　治宜健脾疏肝。药用扁豆15克、山药15克、防风10克、茯苓10克、郁金10克、当归10克、茵陈10克、白芍10克、五味子10克、白术10克、甘草8克、柴胡6克。随症加减：头痛目眩，口燥咽干，加生姜15克、薄荷6克、炙甘草6克。

以上各方均每日1剂，水煎400毫升，早晚口服。临床观察：郭艳玲将60例自身免疫性肝炎患者随机分为治疗组与对照组各30例。对照组予西药，治疗组根据上方加减予中医辨证施治。结果：治疗组显效15例，有效9例，无效6例，总有效率80%，优于对照组60%，肝功能指标改善治疗组同样优于对照组。②

3. 李超分3型

(1) 肝胆湿热型　症见胁痛口干，口苦，胸闷纳呆，疲乏无力，恶心厌油腻，小便短赤，或目黄，

---

① 钱金花，等.自身免疫性肝炎的中医辨证治疗用药特点及疗效[J].中华中医药学刊，2017，35(10)：2651－2653.

② 郭艳玲.辨证治疗自身免疫性肝炎随机平行对照研究[J].实用中医内科杂志，2014，28(5)：42－44.

或大便干燥；舌质红，苔黄腻，脉弦滑数。治宜清热利湿。药用茵陈30克、栀子10克、大黄10克、丹参10克、泽泻10克、柴胡10克、黄芩10克、车前子10克、牡丹皮10克、白花蛇舌草30克。

（2）肝郁脾虚型　症见胸胁胀痛，神疲纳少，大便时干时溏，或见胃脘痞闷，或月经不调；舌质淡，苔薄白，脉弦滑或弦细。治宜疏肝健脾。药用柴胡10克、当归12克、白芍10克、白术10克、茯苓12克、薄荷10克、甘草10克、丹参15克、白花蛇舌草30克、山药12克。

（3）肝阴不足久病入络型　症见胁肋隐痛，绵绵不休，遇劳加重，或痛处固定，或见颈胸部血痣，口干咽燥，心烦不安；舌质红或有瘀斑少苔，脉弦细数或细涩。治宜养阴柔肝活络。药用沙参10克、麦冬10克、生地黄15克、枸杞子10克、当归12克、丹参10克、鸡血藤12克、郁金10克、白花蛇舌草30克。随症加减：若有头晕气短乏力者，加黄芪15克、党参10克；若胁下有痞块者，加甲片15克、桃仁10克、赤芍10克。

临床观察：李超以上方加减辨证治疗7例自身免疫性肝炎患者。结果：经治疗后1年内症状显著改善，全部肝功指标完全恢复正常，维持至少6个月以上，共5例；症状改善，治疗头2个月期间，全部肝功能至少改善50%，以后继续下降，但至1年时，AST和ALT仍不能降至完全正常，共2例。①

经　验　方

1. *青甘二仙汤*　青风藤30克、生甘草15克、金樱子15克、芡实15克、菟丝子15克、巴戟天10克、北沙参15克、麦冬15克、天冬15克、生地黄15克、生黄芪20克、沙苑子15克、仙鹤草15克、牡丹皮15克、黄连6克、红花15克、丹参15克、夏枯草15克、水蛭5克。每日1剂，水煎服，每日3次，每次100毫升，饭后半小时服。补益肝肾，提高机体免疫。薛海岩将70例Ⅰ型自身免疫性肝炎肝肾阴虚证患者随机分为对照组与试验组各35例。对照组予复方甘草酸苷片（美能）与熊去氧胆酸胶囊（优思弗），试验组予上方。两组均连续服用3个月。结果：试验组总有效率85%，对照组总有效率73%；在降低总胆红素（TBIL）方面试验组药物优于对照组药物；试验组药物降低免疫球蛋白克（IgG）的效果优于对照组药物；中医证候疗效，试验组总有效率88%，对照组总有效率76%，均未出现不良反应。②

2. *疏肝健脾汤*　柴胡21克、延胡索15克、香附15克、青皮15克、黄芪20克、炒白术20克、茯苓15克、豆蔻10克、砂仁10克、薄荷10克、藿香10克、陈皮10克、建曲10克、青风藤30克、白芍15克、生晒参10克、甘草15克、黄芩10克、野菊花15克、鸡血藤10克。随症加减：肤目黄染者，加茵陈15～30克、赤芍15～30克；牙龈出血者，加侧柏叶15～30克、白茅根15～30克；纳差者，加生山楂15克、稻芽15克；眠差者，加柏子仁15～30克、夜交藤15～30克；皮肤晦暗，有蜘蛛痣者，加丹参15克、红花15克。每日1剂，每次100毫升，每日3次饭后半小时服用。疏肝健脾益气。徐宁宁将68例1型自身免疫性肝炎肝郁脾虚证患者随机分为试验组与对照组各34例。对照组予复方甘草酸苷片（美能）每次50毫克，每日3次；熊去氧胆酸胶囊（优思弗）每日每千克体重10毫克，分次口服。试验组予上方加减。治疗12周后观察结果。结果：试验组显效19例，有效7例，无效例数6例；对照组显效9例，有效16例，无效8例；试验组总有效率（81.26%）高于对照组（75.76%）。③

3. *滋补肝肾方*　茵陈30克、垂盆草15克、丹参15克、墨旱莲15克、女贞子15克、当归15克、炒白芍15克、山茱萸15克、山药15克、生地黄15克、牡丹皮10克、甘草6克。每日1剂，常规水煎过滤得300毫升汤汁，早晚2次分服。李小丹将

---

① 李超.中药治疗自身免疫性肝炎7例[J].实用中医内科杂志，2002，16(4)：227-228.
② 薛海岩.青甘二仙汤治疗1型自身免疫性肝炎肝肾阴虚证的临床研究[D].成都：成都中医药大学，2018.
③ 徐宁宁.疏肝健脾汤治疗1型自身免疫性肝炎肝郁脾虚证的临床研究[D].成都：成都中医药大学，2018.

114例肝郁脾虚型自身免疫性肝炎患者随机分为治疗组与对照组各57例。对照组给予异甘草酸镁治疗，治疗组在对照组基础上加用上方。结果：治疗组显效26例，有效22例，无效9例，总有效率84.21%；对照组显效19例，有效18例，无效20例，总有效率64.91%。①

4. *健脾清化方*　泽泻15克、生黄芪20克、草决明20克、赤芍20克、荷叶20克。配制成等量颗粒剂冲服，每日1次，6周为1个疗程。祛湿化痰，理气化瘀。刘光伟等将67例自身免疫性肝炎患者随机分为对照组33例与治疗组34例。对照组予基础保肝及对症支持治疗，治疗组在对照组基础上加用上方。治疗组治疗前后CD_4^+、CD_{28}^-亚群较治疗前下降明显，与对照组治疗后比较差异有统计学意义（均$P<0.05$），对照组CD_4^+、CD_{28}^-治疗前后无明显差异。②

5. *秦艽鳖甲散*　秦艽10克、鳖甲15克、地骨皮15克、柴胡10克、青蒿15克、当归15克、知母15克、丹参15克、赤芍15克。随症加减：身目发黄，加金钱草30克、茵陈20克、虎杖15克；纳差，加焦神曲20克、焦山楂20克、佩兰10克、石斛15克；乏力，加党参10克、黄芪20克。每日1剂，水煎液300毫升，分早晚2次口服。滋阴退热，养血疏肝，清热利湿，凉血祛瘀。杨涛莲等以上方加减治疗23例Ⅰ型自身免疫性肝炎患者，所有患者均治疗6个月，在治疗疗程内不再应用保肝降酶、退黄、激素以及免疫调节药物。结果：临床基本治愈6例，显效9例，有效6例，无效2例，有效率为91.3%。③

6. *自拟方*　黄芪30克、白术10克、生地黄15克、山茱萸10克、白芍15克、柴胡10克、当归10克、郁金10克、茯苓15克、薏苡仁15克、女贞子30克、牡丹皮10克、茜草15克、秦艽10克、五味子10克、陈皮6克、山药15克。随症加减：黄疸，加茵陈10克、大黄10克；关节疼痛，加威灵仙30克；干燥综合征，加麦冬15克；甲状腺机能亢进症，加昆布15克。每日1剂，水煎，取汁400毫升，分早晚2次服用。益气健脾，养阴疏肝，活血化瘀，解毒化湿。任方元等以上方加减治疗13例Ⅰ型自身免疫性肝炎患者，并配合予胸腺肽注射液80毫克加入5%葡萄糖注射液100毫升中静脉滴注，每日1次；α-甘草酸二铵注射液150毫克加入5%葡萄糖注射液250毫升中静脉滴注，每日1次。结果：临床治疗3月末，患者肝功能指标得到明显的改善，肝纤维化指标得到明显改善，血IgG、IgA和IgM得到不同程度的改善，其中，IgG下降明显，治疗前后比较差异有统计学意义，而IgA和IgM水平降低不明显，治疗前后比较差异无统计学意义；患者T细胞亚群变化明显，治疗前后比较差异有统计学意义。在治疗过程中，有3例患者出现白细胞计数减少，最低水平为2.5×10^9/升，未停药，在加用升白细胞药物治疗2周后恢复正常；有3例患者出现口干、视物模糊、嗜睡，未出现其他严重的不良反应。④

7. *小柴胡汤*　柴胡10克、黄芩10克、赤芍10克、白芍10克、党参12克、半夏10克、枳壳10克、大枣5枚、白术15克、甘草10克。随症加减：黄疸重者，加虎杖10克、金钱草5克；热重者，加黄连、栀子；血瘀，加当归。每日1剂，分3次服用。甘霞等将80例自身免疫性肝炎患者随机分为试验组与对照组各40例。对照组采用激素治疗，口服泼尼松；试验组在对照组的基础上采取上方加减治疗。结果：治疗前两组患者ALT、AST、TBIL、IgG没有统计学差异（$P>0.05$），治疗后试验组ALT、AST、TBIL、IgG值优于对照组。⑤

8. *逍遥散合桃红四物汤加味*　柴胡15克、茯苓20克、白术15克、熟地黄20克、川芎15克、当

---

① 李小丹.滋补肝肾方联合异甘草酸镁治疗肝郁脾虚型自身免疫性肝炎近期疗效及对患者血清趋化因子和GGT、IgG4水平的影响[J].现代中西医结合杂志，2018，27(33)：3699-3702.

② 刘光伟，等.健脾清化方对自身免疫性肝炎患者外周血调节性T细胞亚群的干预作用[J].时珍国医国药，2017，28(4)：836-837.

③ 杨涛莲，等.秦艽鳖甲散治疗Ⅰ型自身免疫性肝炎23例[J].河南中医，2017，37(4)：633-635.

④ 任方元，等.中西医结合治疗Ⅰ型自身免疫性肝炎患者临床疗效研究[J].实用肝脏病杂志，2016，19(5)：549-552.

⑤ 甘霞，等.小柴胡汤加减治疗肝郁脾虚型自身免疫性肝炎的临床疗效分析[J].中国医药指南，2016，14(21)：198-199.

归20克、白芍15克、桃仁15克、红花10克、郁金15克、香附15克、炙甘草10克、生姜10克、薄荷10克、茵陈30克、栀子15克、枳壳15克。每日1剂，水煎100毫升，每日2次饭后口服，治疗12周后停药。疏肝理气，活血化瘀。李方仁将107例气滞血瘀型自身免疫性肝炎患者随机分为试验组54例与对照组53例。对照组予复方甘草酸苷片75毫克，每日3次，饭后口服；试验组予上方治疗。治疗12周后观察结果。结果：对照组总显效率26.00%，总有效率70.00%；试验组总显效率53.85%，总有效率82.69%。[①]

9. *柔肝化纤颗粒* 黄芪45克、薏苡仁45克、牡蛎30克、泽兰30克、鳖甲30克、黄精20克、枸杞子20克、虎杖20克、橘红10克、鸡内金15克、大枣15克、牡丹皮12克。随症加减：气虚乏力，重用黄芪，加党参、白术；畏寒、肢冷、舌淡，加附子、肉桂；心悸不宁、脉细弱，加熟地黄；痰瘀互结，苔白腻，加白芥子、胆南星、苍术；食欲不振，加山楂、神曲、鸡内金；畏寒肢肿胀，舌淡白，脉沉细，加黄芪、附子、肉桂、泽泻；阴伤较甚，头晕目眩，舌光无苔，脉象细数，加生地黄、北沙参、枸杞子、石斛。每日1剂，浓煎100毫升早晚温服。柔肝健脾补肾，通利三焦。黄晶晶等将40例自身免疫性肝炎患者随机分为治疗组与对照组各20例。对照组单用泼尼松片及常规西医治疗；治疗组在对照组基础上加用上方加减。两组治疗后主要肝功能指标TBIL、ALT、AST、GGT明显下降，Alb上升，与本组治疗前比较，差异有显著性意义($P<0.05$)；治疗后两组比较，除GGT外差异有显著性意义($P<0.05$)。两组治疗后Glo、IgA、IgM、IgG明显下降，与治疗前比较，差异均有显著性意义($P<0.05$)。两组治疗后PTs、PTA明显改善，与治疗前比较，差异均有显著性意义($P<0.05$)；治疗后组间比较，差异有显著性意义($P<0.05$)。两组治疗后PCⅢ、Ⅳ-C、LN、HA明显改善，与治疗前比较，差异均有显著性意义($P<0.05$)；治疗后两组比较，差异均有显著性意义($P<0.05$)。[②]

10. *愈黄方* 大黄、栀子、连翘、茜草、赤芍、茵陈、苍术。每日1剂，共300毫升，分2次服用。清热解毒，通利三焦湿热。李培根将80例自身免疫性肝炎患者随机分为治疗组与对照组各40例。对照组予强的松片，每日30毫克；硫唑嘌呤50毫克，每日2次。治疗组在对照组基础上加用上方。结果：治疗3个月后，愈黄方对肝功能的改善明显优于对照组，且能明显改善肝脏纤维化指标。[③]

11. *滋水清肝饮* 熟地黄20克、山茱萸15克、山药15克、茯苓10克、泽泻10克、牡丹皮10克、当归10克、柴胡10克、白芍10克、栀子10克、酸枣仁15克、女贞子10克、墨旱莲10克。每日1剂，水煎服，早晚分服。滋补肝肾，养阴疏肝。王庆艳等以上方治疗1例自身免疫性肝炎并干燥综合征患者，7剂后患者自觉症状减轻，双下肢水肿(±)，28剂后患者症状明显好转，双下肢水肿(一)，查肝功能正常，病情好转出院。[④]

12. *三物黄芩汤加味* 苦参30克、黄芩10克、生地黄15克、薏苡仁20克、郁金10克、全瓜蒌15克、甘草30克、石见穿15克、赤芍60克、豨莶草15克、茜草15克。每日1剂，水煎服。史文丽以上方治疗1例自身免疫性肝病患者，服药22剂后，原方减为苦参10克、甘草15克、赤芍30克，加糯稻根30克。服30剂后，坚持服用3个月，随访1年，并口服保肝降酶美能片、水飞蓟素胶囊和熊去氧胆酸胶囊，复查肝功能始终正常。[⑤]

13. *加味麻黄连翘赤小豆汤* 麻黄、连翘、茵陈、白术、大黄、三七、丹参、大腹皮、赤小豆、路路通。水煎取汁300毫升，每次100毫升，每日3次口服。清热祛湿，活血解毒，理气通腹。卢秉久等将90例慢性乙型肝炎合并免疫性肝炎患者随机分为观察组60例与对照组30例。对照组予甘草

---

① 李方仁.逍遥散合桃红四物汤加味治疗气滞血瘀型自身免疫性肝炎的临床研究[D].沈阳：辽宁中医药大学，2015.
② 黄晶晶，等.柔肝化纤颗粒治疗自身免疫性肝炎临床观察[J].新中医，2014，46(3)：68-70.
③ 李培根.愈黄方治疗自身免疫性肝炎40例临床观察[J].中医临床研究，2013，5(6)：75-76.
④ 王庆艳，等.滋水清肝饮治疗自身免疫性肝炎并干燥综合征1例[J].吉林中医药，2012，32(5)：533.
⑤ 史文丽.三物黄芩汤在自身免疫性肝病中的临床新用[J].中医杂志，2010，51(S2)：110-111.

酸二铵、左旋门冬酰氨钾镁、促肝细胞生长素治疗；观察组在对照组基础上加用上方。两组疗程均为1个月。结果：观察组显效40例，有效18例，无效2例。对照组显效10例，有效14例，无效6例。①

14. 调免Ⅰ号 生地黄15克、赤芍15克、川芎9克、当归12克、黄芪15克、垂盆草30克、灵芝15克。每日1剂，分2次服。化瘀补虚，解毒养阴。张玮等将24例自身免疫性肝炎患者随机分为治疗组与对照组各12例。对照组口服强的松龙，每日30～40毫克；硫唑嘌呤50毫克，每日2次。1个月后改为强的松龙，每日20毫克；硫唑嘌呤50毫克，每日2次，继服2个月。治疗组予上方，3个月为1个疗程。结果：治疗组临床基本治愈4例(33.33%)，显效4例(33.33%)，好转3例(25.00%)，无效1例(8.33%)，总有效率91.66%；对照组临床基本治愈2例(16.67%)，显效3例(25.00%)，好转6例(50.00%)，无效1例(8.33%)，总有效率91.66%。两组比较差异无显著性意义。②

15. 六味地黄汤 熟地黄、淮山药、山茱萸、茯苓、牡丹皮、泽泻。每日1剂，水煎服。抗衰老，抗疲劳，抗低温，耐缺氧，具有促皮质激素样作用，可以抑制产生亢进的活性自由基。陈静将60例自身免疫性肝炎患者随机分为治疗组与对照组各30例。两组均口服甲基强的松龙，治疗组另加服上方。结果：治疗组的症状体征、肝功能、免疫功能的改善，明显优于对照组。③

单　　方

1. 茵栀黄汤加减 组成：茵陈30克、栀子15克、大黄10克。随症加减：热重于湿，加茯苓30克、郁金15克；湿重于热，原方减为茵陈25克、栀子10克，去大黄，加玉米须20克、藿香15克、厚朴10克；皮肤瘙痒者，加地肤子10克、防风8克；恶心呕吐者，加竹茹10克、半夏10克；寒湿困脾型，去栀子、大黄，加黑栀子10克、泽泻15克、茯苓10克、甘草8克、附子10克；恶心呕吐者，加藿香10克、半夏10克。功效：利湿退黄，清热通腑。用法用量：每日1剂，水煎服，每日3次(早中晚服用)，每次100毫升。临床应用：尹小娟等将78例自身免疫性肝炎患者随机分为治疗组与对照组各39例。对照组口服熊去氧胆酸胶囊；治疗组在对照组基础上加用上方加减。1个月为1个疗程，治疗1个疗程。结果：治疗组显效22例，有效15例，无效2例，总有效率94.87%；对照组显效14例，有效16例，无效9例，总有效率76.91%。④

2. 茵栀黄汤 组成：茵陈30克、栀子15克、大黄15克。功效：清热解毒，利湿退黄。用法用量：每日1剂，水煎分服。临床应用：卢薇晖等将76例伴有白细胞明显减少自身免疫性肝炎患者随机分为对照组与治疗组各38例。两组均实施心理护理，常规治疗；对照组予西药；治疗组在对照组的基础上加用上方。结果：总有效率治疗组为92.11%，对照组为73.68%。⑤

单纯性脂肪肝

概　　述

单纯性脂肪肝即非酒精性脂肪肝(NAFLD)，是一种排除酒精或其他明确的损肝因素所致，病变主体在肝小叶，以弥漫性肝细胞大泡性脂肪变性和脂肪贮积为病理特征的临床病理综合征。非酒精性单纯性脂肪肝是非酒精性脂肪性肝病的一种类型，如未得到及时治疗，可能发展为非酒精性脂肪性肝炎及其相关肝硬化。

本病属中医“肝癖”范畴，因肝失疏泄、脾失健

① 卢秉久，等.加味麻黄连翘赤小豆汤治疗慢性乙型肝炎合并免疫性肝炎临床观察[J].中华中医药学刊，2007，25(10)：2018－2019.
② 张玮，等.调免Ⅰ号治疗自身免疫性肝炎的临床观察[J].上海中医药杂志，2002(10)：13－15.
③ 陈静.六味地黄汤治疗自身免疫性肝炎的临床观察[J].中成药，2001，23(3)：188－190.
④ 尹小娟，等.茵栀黄汤加减联合熊去氧胆酸治疗自身免疫性肝炎临床疗效及对肝纤维化的影响[J].四川中医，2018，36(5)：105－108.
⑤ 卢薇晖，等.茵栀黄汤为主治疗伴有白细胞明显减少自身免疫性肝炎38例[J].浙江中医杂志，2017，52(8)：572－573.

运，痰浊瘀积于肝，是以胁胀或痛，或乏力、纳差，右胁下肿块为主要表现的积聚类疾病。临床辨证分五型。(1) 湿浊内停型。主症见右胁肋胀满；次症见形体肥胖，周身困重，倦怠，胸脘痞闷，头晕，恶心；舌淡红，白腻，脉弦滑。(2) 肝郁脾虚型。主症见右胁肋胀满或走窜作痛，每因烦恼郁怒诱发；次症见腹胀，便溏，腹痛欲泻，乏力，胸闷，善太息；舌淡边有齿痕，苔薄白或腻，脉弦或弦细。(3) 湿热蕴结型。主症见右胁肋胀痛；次症见恶心，呕吐，黄疸，胸脘痞满，周身困重，纳呆；舌质红，苔黄腻，脉濡数或滑数。(4) 痰瘀互结型。主症见胁下痞块或右胁肋刺痛；次症见纳呆，胸脘痞闷，面色晦暗；舌淡暗有瘀斑，苔腻，脉弦滑或涩。(5) 脾肾两虚型。主症见右胁下隐痛；次症见乏力，腰膝酸软，夜尿频多，大便溏泄；舌淡，苔白，脉沉弱。主症 1 项和次症 2 项，参考舌脉，即可诊断。①

辨 证 治 疗

1. 谷诺诺等分 4 型

(1) 膏脂内蕴，肝郁脾虚型　症见胁肋胀痛，胸闷腹胀，倦怠乏力，四肢酸困，时有烦躁易怒和嗳气；舌质暗红，苔薄白，脉弦细。治宜疏肝健脾。方用降脂方合柴胡疏肝散及四君子汤加减：柴胡、白芍、川芎、枳壳、陈皮、甘草、香附、党参、白术、茯苓、白扁豆、砂仁、薏苡仁等。

(2) 痰湿内蕴，日久化热型　症见两胁胀闷，时或隐痛，胸闷神疲，头蒙乏力，腹胀恶心，口淡不渴，纳差，大便稀溏；舌质胖大，边有齿痕，苔白腻，脉濡缓。痰湿内蕴，日久化热，而见前症加身热、口干口苦口黏、尿赤便秘，舌苔转为舌红、苔黄厚腻，脉弦滑数。治宜化痰祛湿、清热利湿。方用降脂方合涤痰汤及龙胆泻肝汤化裁：茯苓、太子参、陈皮、胆南星、半夏、竹茹、枳实、石菖蒲、龙胆草、黄芩、车前草、生地黄、泽泻。

(3) 气滞血瘀，痰瘀互结型　症见右胁刺痛，痛有定处，入夜尤甚，纳差乏力，脘腹痞满，肝区胀闷疼痛，肝脾肿大变硬；舌质紫暗，有瘀点瘀斑，脉涩。治宜活血祛瘀、通络化痰。方用降脂方合旋覆花汤及血府逐瘀汤加减：旋覆花、生地黄、桃仁、红花、当归、赤芍、桔梗、枳壳、柴胡、川芎、牛膝、桑白皮、紫苏、陈皮等。

(4) 病久证重，肝肾不足型　症见两胁隐痛，绵绵不休，遇劳则甚，头晕眼花，眩晕心悸，腰酸乏力，手足心热；舌干红，苔薄少津或无苔，脉细弦而弱。素体阳虚者多出现阳虚浊音症状，畏寒肢冷，腰酸乏力，性欲下降，便溏气短；舌胖大，边有齿痕，苔白滑，脉细弱。治宜养肝益肾、补益精血，或温肾化饮、益肝祛湿。前者方用降脂方合左归丸加减，后者方用降脂方合四君子汤、真武汤加减。药用山药、熟地黄、山茱萸、枸杞子、牛膝、菟丝子、龟板胶、鹿角胶，或用党参、白术、茯苓、白芍、生姜。②

2. 代三红分 4 型

(1) 湿浊内停型　症见右胁肋不适或胀闷，形体肥胖，周身困重，倦怠乏力，胸脘痞闷，头晕恶心，食欲不振；舌淡红，苔白腻，脉弦滑。治宜祛湿化浊。方用胃苓汤加减：苍术 10 克、厚朴 10 克、白术 10 克、猪苓 10 克、泽泻 10 克、生姜 10 克、红枣 10 克、陈皮 5 克、甘草 5 克、桂枝 5 克。

(2) 肝郁脾虚型　症见右胁肋胀满或走窜作痛，每因烦恼郁怒诱发，腹胀便溏，腹痛欲泻，倦怠乏力，抑郁烦闷，时欲太息；舌淡，边有齿痕，苔薄白或腻，脉弦或弦细。治宜疏肝健脾。方用逍遥散加减：当归 10 克、芍药 10 克、茯苓 10 克、白术（炒）10 克、柴胡 10 克、牡丹皮 5 克、栀子（炒）5 克、甘草（炙）5 克。

(3) 湿热蕴结型　症见右胁肋胀痛，胸脘痞满，周身困重，食少纳呆；舌质红，苔黄腻，口黏或口干口苦，脉濡数或滑数。治宜清热化湿。方用三仁汤合茵陈五苓散加减：杏仁 10 克、白蔻仁 10 克、薏苡仁 10 克、厚朴 10 克、通草 10 克、滑石 10

① 中华中医药学会脾胃病分会.非酒精性脂肪性肝病中医诊疗专家共识意见(2017)[J].中医杂志，2017，58(19)：1706－1710.
② 谷诺诺，等.杨倩治疗非酒精性脂肪肝经验[J].中华中医药杂志，2017，32(10)：4509－4511.

克、制半夏10克、茵陈10克、茯苓5克、猪苓5克、泽泻5克、白术5克、金钱草5克、生甘草5克。

(4) 痰瘀互结型　症见右胁下痞块，右胁肋刺痛，纳呆厌油，胸脘痞闷，面色晦滞；舌淡暗，边有瘀斑，苔腻，脉弦滑或涩。治宜活血化瘀、祛痰散结。方用血府逐瘀汤合二陈汤加减：赤芍10克、川芎10克、桃仁10克、红花10克、当归10克、柴胡10克、枳壳10克、桔梗5克、甘草5克、丹参5克、制半夏5克、陈皮5克、茯苓5克。

随症加减：湿热偏盛者，加茵陈、黄连；潮热烦躁者，加银柴胡、地骨皮、牡丹皮；肝区痛甚者，加郁金、延胡索；乏力气短者，加黄芪、太子参、炒白术；食少纳呆者，加山楂、鸡内金、炒谷麦芽；口干、舌红少津者，加葛根、玄参、石斛等。每3日服2剂，每日2次，3个月为1个疗程。临床观察：代三红以上方辨证治疗516例非酒精性脂肪肝患者，四种类型的治愈率均85%以上。①

3. 林艳等分5型

(1) 肝气郁滞型　症见两胁不舒，或胀或痛，嗳气吞酸，脘腹胀满，食欲不振；舌苔薄白，舌质淡红，脉弦。治宜疏肝解郁、理气和胃。方用柴胡疏肝散加减：柴胡、枳壳、白芍、海藻、佛手、香橼、当归、郁金、香附、川楝子、半夏等。

(2) 湿热内蕴型　症见胁肋胀痛，腹胀不适，胸脘痞闷，口苦恶心，身重乏力，便溏，纳呆，烦躁难眠，小便黄赤；舌质红，苔黄或腻，脉弦滑数。治宜疏肝利胆、清热化湿。方用龙胆泻肝汤加减：黄芩、枳壳、郁金、柴胡、茵陈、龙胆草、半夏、栀子等。

(3) 痰湿内阻型　症见胁下痞块，胸腹胀满，食少痰多，恶心呕吐，体胖嗜睡，肢体困重；舌淡胖，苔白腻，脉濡缓或沉滑。治宜燥湿健脾、理气化痰。方用平胃散加减：陈皮、厚朴、苍术、白术、泽泻、白芥子、薏苡仁、半夏、砂仁、佩兰等。

(4) 瘀血阻滞型　症见胁下痞块，固定不移，胀痛或刺痛，入夜尤甚，脘闷食少，肌肤不泽，面暗或发青；舌苔薄，舌质暗或有瘀斑，脉弦细或涩。治宜活血化瘀、通络止痛。方用膈下逐瘀汤加减：桃仁、川楝子、延胡索、五灵脂、丹参、川芎、草决明、山楂、当归、鳖甲、牡丹皮、赤芍、大黄等。

(5) 肝肾阴虚型　症见两胁不适，头晕目眩，腰膝酸软，烦热口干，甚则潮热盗汗，急躁易怒，失眠多梦；舌苔少而干，舌质红，脉细数。治宜滋阴补肾、养血柔肝。方用一贯煎加减：沙参、枸杞子、当归、川楝子、麦冬、白芍、生牡蛎、山药、山茱萸、丹参、生地黄等。

临床观察：林艳等以上方辨证治疗112例脂肪肝患者，连续服药2个月，总有效率为92.86%。②

4. 刘晓平分4型

(1) 肝郁气滞型　症见为胁肋胀痛，胸闷不舒，倦怠乏力，嗳气腹胀；舌质暗红，苔薄白，脉弦细。治宜疏肝健脾、理气活血。方用逍遥散加减：柴胡10克、当归10克、白术10克、郁金10克、川楝子10克、佛手10克、白芍15克、延胡索15克、丹参15克、茯苓15克。随症加减：久郁化火、口苦重者，加牡丹皮10克、栀子10克、黄连6克。

(2) 肝肾阴虚型　症见胁肋隐痛，脘腹胀满，倦怠乏力，眩晕心悸，手足心热；舌质红，苔白腻，脉沉细。治宜滋肝补肾、理气化湿。方用六味地黄汤加减：生地黄10克、山茱萸10克、泽泻10克、当归10克、郁金10克、厚朴10克、山药15克、茯苓15克、白芍15克、枸杞子15克。随症加减：病久体虚者，加用党参10克、何首乌10克、黄芪15克。

(3) 痰湿阻络型　症见胸胁疼痛，腹部胀满，食少纳呆，倦怠思睡；舌质淡，苔白腻，脉弦滑。治宜理气化痰、祛湿泄浊。方用涤痰汤加减：法半夏10克、陈皮10克、竹茹10克、石菖蒲10克、厚朴10克、郁金10克、苍术10克、泽泻10克、茯苓15克、胆南星6克。随症加减：食少纳呆、脘腹胀满者，加用山楂10克、鸡内金10克、木香10克、大腹皮10克。

---

① 代三红.中医辨证治疗非酒精性脂肪肝516例[J].陕西中医，2011，32(11)：1478－1479.

② 林艳，等.辨证治疗脂肪肝112例[J].中国中医急症，2007，16(8)：1000－1001.

(4) 气血瘀滞型　症见胁下胀痛或刺痛，多呈固定性，厌食干呕，脘腹胀满，肝脾肿大；舌暗红，边有瘀点或瘀斑，脉弦细或涩。治宜活血化瘀、软坚散结。方用血府逐瘀汤加减：柴胡10克、当归10克、桃仁10克、川牛膝10克、赤芍10克、枳壳10克、延胡索10克、郁金10克、生地黄15克、香附15克。随症加减：胁肋痛甚者，加佛手10克、青皮10克、没药10克；肝脾肿大者，加鳖甲15克、炮甲片15克。①

经验方

1. 调脂降浊汤　荷叶15克、焦山楂12克、薏苡仁15克、决明子15克、泽泻12克、柴胡6克、焦白术12克。健脾除湿，行气降浊。②

2. 逍遥理气方加味　柴胡12克、郁金10克、木香8克、厚朴8克、当归6克、茯苓6克、山楂6克、海藻6克、瓜蒌6克。每日1剂，水冲服(散装颗粒剂)。疏肝运脾，理气导滞；适用于肝脾气滞证非酒精性单纯性脂肪肝。崔翔等将70例非酒精性单纯性脂肪肝(肝脾气滞证)证侯患者随机分为治疗组36例与对照组34例。对照组采用水飞蓟宾胶囊口服；治疗组采用上方内服。结果：治疗组证候总有效率为88.9%，对照组为70.1%。③

3. 复方降脂颗粒　绞股蓝、虎杖、茵陈、丹参、干荷叶。健脾，祛痰，除湿，活血，清热。潘洁露等以上方治疗224例非酒精性脂肪肝患者，CT肝脾密度比值、体质量指数(BMI)明显降低。④

4. 祛湿化瘀方　茵陈15克、生栀子9克、虎杖12克、田基黄12克、姜黄9克。每日1剂，水煎服，共煎药液约200毫升，分早晚2次饭后半小时服。清热利湿解毒，活血散瘀。李红山等将164例痰瘀互结型非酒精性脂肪性肝炎患者随机分为试验组与对照组各82例。试验组予上方；对照组给予多烯磷脂酰胆碱胶囊，每次456毫克，每天3次。连续服用24周。结果：试验组中医证候改善总有效率为86.11%，对照组为57.53%。⑤

5. 芳香消脂方　藿香梗10克、田基黄15克、八月札10克、六月雪10克、白芍10克、茵陈10克、当归10克、茯苓10克。每日1剂，水煎取汁400毫升，分早、晚温服。芳香化湿，疏肝理气。钱涯邻将120例NAFLD患者随机分为治疗组75例与对照组45例。治疗组予上方；对照组给予多烯磷脂酰胆碱胶囊，每粒228毫克，每次4粒，每日3次。两组均以1个月为1个疗程，共治疗3个疗程。结果：治疗组临床治愈43例，显效16例，有效13例，无效3例，总有效率96%；对照组临床治愈20例，显效10例，有效6例，无效9例，总有效率80%。⑥

6. 清热健脾活血方　白术20克、丹参30克、郁金15克、白芍20克、茵陈20克、秦艽15克、黄芪20克、虎杖15克、当归15克、淫羊藿12克、泽泻15克、姜黄20克、柴胡15克。水煎150毫升，每日2煎，成袋装(协定处方)，早晚各1次服用，12周为1个疗程。清热健脾，活血降脂。陈劲松等以上方治疗56例湿热内蕴型NAFLD患者，总有效率为76.77%。注意事项：治疗期间要求低脂饮食，限甜食，忌肥肉。⑦

7. 青矾散、碧玉散合白金丸加减　青黛(包)10克、明矾3克、草决明15克、生山楂15克、醋柴胡10克、郁金10克、丹参12克、泽兰12克、六一散15克(包)。关幼波以上方治疗非酒精性脂肪肝患者，疗效满意。⑧

8. 降脂益肝汤　泽泻20～30克、生首乌15～

① 刘晓平.脂肪肝中医辨治四法[J].中西医结合肝病杂志，2005，15(5)：306-307.
② 车军勇，邵铭，等.邵铭论治非酒精性脂肪肝经验撷粹[J].中医药临床杂志，2017，29(11)：1811-1813.
③ 崔翔，等.逍遥理气方治疗非酒精性单纯性脂肪肝(肝脾气滞证)证侯疗效分析[J].中国中西医结合消化杂志，2016，24(9)：681-683.
④ PAN J L, et al. The Efficacy and Safety of Traditional Chinese Medicine (Jiang Zhi Granule) for Nonalcoholic Fatty Liver: A Multicenter, Randomized, Placebo-Controlled Study[J]. Evid-Based Complementary and Alternative Medicine, 2013: 965723.
⑤ 李红山，等.祛湿化瘀方治疗痰瘀互结型非酒精性脂肪性肝炎临床观察[J].中华中医药学刊，2013，31(8)：1764-1767.
⑥ 钱涯邻.芳香消脂方治疗非酒精性脂肪肝疗效观察[J].中国中医药信息杂志，2011，18(12)：81.
⑦ 陈劲松，等.清热健脾活血方治疗湿热内蕴型非酒精性脂肪肝的疗效观察[J].北京中医药，2008，27(11)：868-869.
⑧ 赵伯智.关幼波肝病医案解读[M].北京：人民军医出版社，2006.

20克、草决明15～20克、黄精15～20克、丹参15～30克、虎杖12～15克、生山楂30克、大荷叶15克。随症加减：腹胀明显，加炒莱菔子；恶心重，加半夏；右胁疼痛，加白芍、龙胆草；服药后大便每日超过3次者，减少虎杖、生何首乌用量；服药后吐酸水者，加海螵蛸或生山楂减量。每日1剂，水煎服。蒋森将169例脂肪肝患者随机分为治疗组100例与对照组69例。对照组予肌醇片500毫克，复方胆碱片2片，维生素C 300毫克，维生素B_1 30毫克，每日3次；治疗组予上方加减。两组疗程均为4个月。结果：治疗4个月后治疗组与对照组临床治愈分别为56、16例，显效34、18例，有效6、19例，无效4、16例，总有效率为96%、76.8%，两组比较有显著性差异($P<0.05$)。治疗组降血脂、肝脏回缩、肝功能恢复正常均优于对照组($P<0.01\sim0.05$)。注意事项：超肥胖体质者嘱适当少饮食尤其是动物脂肪摄入量。[①]

9. *马子知经验方*　去脂汤：明矾6克、青黛6克、山楂15克、草决明15克、浙贝母15克、泽泻12克、郁金12克、丹参12克、焦槟榔12克。随症加减：脾肿大，加泽兰；肝胆湿热，加龙胆草、苦丁茶；大肠湿热，加白头翁、大黄；肝肾虚弱，加枸杞子、黄精；脾虚，加苍术、党参。每日1剂，水煎2次，分2次服。化脂散：明矾45克、青黛45克、滑石45克、郁金45克、浙贝母45克。共研细末，装1号胶囊，每次3粒，每日3次，饭后服。去脂汤45天为1个疗程，连服3个疗程，每1个疗程间隔5天，病情缓解后改服化脂散。除痰去淤。马子知以上法治疗32例脂肪肝患者。结果：治愈8例，显效8例，好转16例。[②]

10. *自拟方*　柴胡6克、三棱6克、莪术6克、枳实10克、党参10克、鳖甲(先煎)10克、当归12克、云茯苓12克、川楝子12克、赤芍15克、白术15克、生山楂30克。随症加减：肝经有热者，加栀子、牡丹皮；肝阴虚者，加女贞子、墨旱莲；兼呕者，加竹茹、陈皮；纳呆厌食者，加砂仁、焦麦芽、焦山楂、焦神曲；胁痛者，加郁金、香附；腹胀者，加大腹皮，木香；肝阳上亢者，加龙骨、牡蛎、草决明；失眠者，加远志、炒枣仁。宋福印等以上方加减治疗45例脂肪肝患者。结果：显效34例(75.6%)，好转8例(17.77%)，无效3例(6.66%)，总有效率93.3%。[③]

11. *复肝降脂汤*　陈皮10克、虎杖10克、法半夏12克、白芥子6克、茯苓15克、赤芍15克、泽泻15克、丹参20克、山楂20克、川大黄3克。随症加减：气虚痰湿较重，苔厚腻者，加党参、白术、黄芪、瓜蒌；肝胆湿热，口苦胁痛者，加茵陈、草决明、金钱草、夏枯草；肝肾不足，下肢酸软者，加桑寄生、首乌、川续断、牛膝、二至丸；瘀血明显者，加鸡内金、泽兰、蒲黄、红花；肝脾肿大，加甲片、牡蛎。每日1剂，水煎2次，分早晚服。杨环以上方加减治疗41例慢性肝炎合并脂肪肝患者。结果：痊愈8例，显效19例，有效12例，无效2例，总有效率为95%。注意事项：嘱患者适当控制脂肪与糖类的摄入。[④]

12. *大黄䗪虫丸*　大黄、土鳖虫、水蛭、牛膝、桃仁、杏仁、虻虫、生地黄、赤芍、黄芩、蛴螬、甘草、干漆。做成丸剂，每丸9克，每日服3次，每次1丸。随症加减：腹胀，纳差明显，舌淡胖，苔厚腻者，用二陈汤加减煎水化服。任昌伟等以上方治疗70例肥胖性脂肪肝患者。结果：治愈42例(60%)，显效17例(24.3%)，有效7例(10%)，无效4例，总有效率94.3%。[⑤]

13. *韩建平等经验方*　柴胡15克、当归15克、鸡血藤15克、黄芪30克、茵陈30克、白术10克、牛膝10克、泽泻10克、山楂10克、枸杞子10克、淫羊藿10克、枳壳10克、青皮10克、丹参30克、生大黄(后下)9克。随症加减：属肝郁气滞者，加川楝子、延胡索、郁金；属痰湿内阻者，加礞石、皂角刺。脾肾得健，瘀血去，湿得化，腑气通。韩建平等以上方加减治疗33例脂肪肝患者，服药

① 蒋森.降脂益肝汤治疗脂肪肝100例疗效观察[J].黑龙江中医药，1992(1)：13-15.
② 马子知.32例肝炎后脂肪肝治疗小结[J].河北中医，1992，14(3)：19.
③ 宋福印，等.中药治疗脂肪肝45例[J].陕西中医，1991，12(3)：103.
④ 杨环.复肝降脂汤治疗慢性肝炎合并脂肪肝41例[J].陕西中医，1991，12(9)：396-397.
⑤ 任昌伟，等.大黄䗪虫丸治疗肥胖性脂肪肝[J].四川中医，1990(10)：32.

1～4月不等，脂肪肝消失25例(76%)，好转3例(9%)，无效5例(15%)，总有效率85%。①

14. 林少玉经验方　党参20克、黄芪20克、白术10克、茯苓10克、炙远志10克、川楝子10克、枸杞子10克、当归15克、酸枣仁15克、麦冬15克、广木香9克、炙甘草5克。同时用一枝黄花20克、田基黄20克，泡开水当茶饮。补益心脾，补肝肾滋阴清热。林少玉以上方治疗1例心脾两虚兼肝肾阴虚型脂肪肝患者，服药56剂，痊愈，随访2年半未复发。②

15. 瓜蒌瞿麦丸合缩泉丸加味　补骨脂10克、菟丝子10克、覆盆子10克、石斛12克、怀山药20克、茯苓12克、台乌药10克、益智仁10克、枸杞子20克、白术10克、藿香10克、茵陈12克、赤芍12克、板蓝根15克。每日1剂，水煎2次，分2次服。黄日廉等以上方治疗1例糖尿病性脂肪肝患者，服药剂后，诸症逐渐减轻，皮下注射普通胰岛素由每日60单位逐减为每日30单位，治疗20天后，渴饮、饥饿消失，尿量亦恢复正常；治疗1个半月，尿糖±～++，尿酮阴性，空腹血糖138毫克%，SGPT230单位，血清总胆固醇260毫克%，三酰甘油235毫克%，AFP20毫克/毫升；肝脏超声检查肝脏较前明显缩小，同位素扫描未见放射性缺损区。③

单　方

1. 绿茶　组成：绿茶。用法用量：每日700毫升，连续饮用12周。临床应用：坂田龙一郎等以上方治疗17例NAFLD患者，可显著升高肝脾CT比值，降低血清ALT水平及8-异前列腺素分泌。④

2. 甘草　组成：甘草提取物。临床应用：Hajiaghamohammadi A A等以上方治疗44例NAFLD患者，能显著降低患者ALT、AST活性。⑤

3. 绞股蓝　组成：绞股蓝水提取物。用法用量：每日80毫升。临床应用：Chou S C等以上方治疗56例NAFLD患者，4个月后患者BMI、AST、碱性磷酸酶(ALP)、胰岛素和胰岛素抵抗指数(HOMA-IR)较安慰剂均显著降低。⑥

中　成　药

1. 绿茶儿茶素片　组成：绿茶(日本TaiyoKagaku株式会社的商业产品)。用法用量：每日600毫克。临床应用：福泽吉中等以上方治疗26例NASH患者，疗程6个月。结果：绿茶儿茶素治疗可显著降低NASH患者BMI、内脏脂肪、皮下脂肪面积比及高敏C-反应蛋白，升高肝脾CT比值。⑦

2. 壳脂胶囊　组成：龟甲、制首乌、丹参、茵陈、怀牛膝(每粒0.25克，福瑞公司生产)。功效：补益肝肾，活血通络，清利湿热。用法用量：每日3次，每次5粒，三餐后温水送服，24周为1个疗程。临床应用：杨跃武等将60例非酒精性脂肪肝患者随机分为治疗组与对照组各30例。对照组予血脂康，每日2次，每次2粒；治疗组予壳脂胶囊。结果：治疗组临床基本治愈17例，显效8例，有效3例，无效2例，总有效率93.3%；对照组临床基本治愈12例，显效11例，有效5例，无效2例，总有效率93.3%。⑧

---

① 韩建平，等.中药治疗脂肪肝初探——附33例疗效观察[J].天津中医，1988(5)：32.

② 林少玉.脂肪肝治验[J].四川中医。1986(8)：26.

③ 黄日廉，等.中西医结合治疗糖尿病性脂肪肝一例报告[J].贵州医药，1982(3)：28，34.

④ SAKATA R, NAKAMURA T, et al. Green tea with high-density catechins improves liver function and fat infiltration in non-alcoholic fatty liver disease (NAFLD) patients: a double-blind placebo-controlled study[J]. International journal of molecular medicine, 2013, 32(5): 989-994.

⑤ HAJIAGHAMOHAMMADI A A, et al. The efficacy of licoricerootex tract in decreasing transaminase activities in non-alcoholic fatty liver disease: a randomized controlled clinical trial[J]. Phytotherapy Research, 2012, 26(9): 1381-1384.

⑥ CHOU S C, et al. The add-on effects of Gynostemma pentaphyllum on nonalcoholic fatty liver disease[J]. Alternative therapies in Health and Medicine, 2006, 12(3): 34-39.

⑦ FUKUZAWA Y, et al. Effects of green tea catechins on nonalcoholic steatohepatitis(NASH) patients[J]. Journal of Functional Foods, 2014, 9: 48-59.

⑧ 杨跃武，杨宏志，等.壳脂胶囊治疗非酒精性脂肪肝的随机对照研究.实用医学杂志[J].2014，30(4)：638-640.

3. 柔肝颗粒　组成：茵陈、决明子（清炒）、大黄（酒炖）、泽泻、猪苓、山楂、苍术（麸炒）、白术（麸炒）、陈皮、瓜蒌、女贞子（酒蒸）、墨旱莲、枸杞子、小蓟、柴胡（醋炙）、甘草。功效：清热利湿，化浊解毒，祛瘀柔肝。用法用量：口服，每日3次，每次8克。临床应用：林雨冬等将120例NAFLD患者随机分为治疗组与对照组各60例。对照组给予水飞蓟宾胶囊，每次2粒，每日3次；治疗组给予化滞柔肝颗粒。结果：治疗组临床痊愈30例，显效20例，有效6例，无效4例，总有效率93.3%；对照组临床痊愈16例，显效16例，有效16例，无效12例，总有效率80%。①

4. 水飞蓟宾胶囊　组成：水飞蓟宾（每粒35毫克，天津天士力制药股份有限公司）。功效：抗脂质过氧化，清除肝细胞内的活性氧自由基，维持细胞膜稳定性，促进肝细胞膜修复再生。用法用量：口服，每日3次，每次105毫克。临床应用：林艳等将62例NAFL患者随机分为治疗组与对照组各31例。对照组予护肝片；治疗组予水飞蓟宾胶囊。结果：治疗组总有效率为90.3%，对照组总有效率为74.2%。②

5. 当飞利肝宁胶囊　组成：水飞蓟、当归囊（每粒0.25克，四川美大康药业股份有限公司生产）。功效：清热解毒，化湿利胆。用法用量：口服，每次4粒，每日3次，12周为1个疗程。临床应用：李朝敏等将227例湿热内蕴型NAFLD患者随机分为治疗组113例与对照组114例。对照组予当飞利肝宁胶囊模拟剂，服用方式同治疗组；治疗组予当飞利肝宁胶囊。结果：治疗组临床痊愈11例，显效23例，有效52例，无效27例；对照组临床痊愈3例，显效15例，有效45例，无效51例。③

6. 强肝胶囊　组成：茵陈、板蓝根、当归、白芍、丹参、郁金、黄芪、党参、泽泻、黄精、地黄、山药、山楂、六神曲、秦艽、甘草。功效：清热利湿，补脾养血，益气解郁。用法用量：每次5粒，每日2次，每服6日休息1日继服，3个月为1个疗程。临床应用：张玮等以上方治疗60例非酒精性脂肪肝湿热蕴结症患者，临床治愈率为26.67%，有效率为75.00%。注意事项：治疗期间要求低脂饮食。④

7. 血脂康胶囊　组成：红曲（0.3克/粒，北大维信生物科技有限公司生产）。功效：健脾消食活血，温化湿痰，化浊降脂。用法用量：每日2次，每次2粒，连服6个月。临床应用：陈黎等以上方治疗48例NAFLD患者，治疗后胰岛素抵抗指标及血脂、转氨酶水平下降，部分患者的肝组织学指标改善，未发现肝毒性。⑤

8. 复方玉苓胶囊　组成：柴胡、三七、女贞子、苍术、淡豆豉、白矾、败酱草（0.3克/粒，上海方心科技研究所生产）。功效：疏肝利胆，清热通下，通便泄浊降脂。用法用量：每日3次，每次3粒。临床应用：唐红敏等将70例非酒精性单纯性脂肪肝患者随机分为观察组与对照组各35例。对照组予胆宁片，每日3次，每次5片；观察组予复方玉苓胶囊。3个月为1个疗程。结果：观察组临床总有效率为85.8%，对照组为65.7%（$P<0.05$）。⑥

9. 护肝片　组成：柴胡、茵陈、板蓝根、绿豆、猪胆汁（黑龙江省五常葵花药业有限公司生产）。功效：疏肝理气，健胃消食，降酶祛脂。用法用量：口服，每日3次，每次4片。临床应用：朱小玉等将82例NAFLD患者随机分为对照组40例与治疗组42例。对照组予血脂康，口服每次2粒，每日2次；治疗组予护肝片。30日为1个疗程，连用3个疗程。结果：治疗组治愈9例，显效14例，有效15例，无效4例，总有效率90.4%；对照组治愈5例，显效12例，有效14例，无效9例，

① 林雨冬，等.化滞柔肝颗粒治疗非酒精性脂肪肝的临床研究[J].实用临床医药杂志，2013，17(3)：75-77.
② 林艳，等.水飞蓟宾胶囊治疗非酒精性脂肪性肝病的疗效观察[J].吉林医药学院学报，2013，34(1)：12-14.
③ 李朝敏，李明权，等.当飞利肝宁胶囊治疗非酒精性单纯性脂肪肝患者113例临床研究[J].中医杂志，2012，53(1)：38-41.
④ 张玮，等.强肝胶囊治疗非酒精性脂肪肝湿热蕴结症的临床观察[J].上海中医药杂志，2007，41(4)：26-27.
⑤ 陈黎，等.血脂康胶囊治疗合并高脂血症的非酒精性脂肪性肝病[J].中成药，2007，29(3)：326-329.
⑥ 唐红敏，蔡定芳，等.复方玉苓胶囊治疗非酒精性单纯性脂肪肝临床研究[J].上海中医药杂志，2006，40(6)：31-32.

总有效率77.5%。①

10. 胆宁片　组成：生大黄、虎杖、青皮、白茅根、陈皮、郁金、山楂(每片含生药4.45克，上海和黄药业有限公司生产)。功效：疏肝利胆，清热泄浊通利。用法用量：口服，每日3次，每次5片。临床应用：季光等将135例NAFLD(湿热型)患者随机分为治疗组102例与对照组33例。对照组予优思弗250毫克，每日3次口服；治疗组予胆宁片。疗程24周。结果：治疗组临床治愈10例，显效53例，有效28例，无效11例，总有效率89.22%；对照组临床治愈3例，显效11例，有效14例，无效5例，总有效率84.85%。②

酒精性脂肪肝

概　述

酒精性脂肪肝属中医"伤酒""酒痞""胁痛"范畴。症状可见胸膈痞满、食欲不振，胁肋胀闷不舒或隐痛，呕恶、吐酸等，多为酒食伤脾，聚湿生痰，脾病及肝，病位多在肝脾，肝郁脾虚、湿热互结是其主要证型。临床辨证分为五型。(1) 脾虚痰湿型：表现为胸胁隐痛，腹胀不适，脘闷便溏，面色萎黄，神疲纳呆，头晕恶心；舌质淡红、苔白腻，脉濡缓。治宜健脾祛湿、化瘀通络。(2) 肝郁气滞型：表现为两胁隐隐胀痛，胁下痞块，腹胀不舒，善太息，口苦便干；舌质淡红或红，苔薄，脉弦滑。治宜疏肝理气、活血祛瘀。(3) 湿热蕴结型：表现为胁下胀满或疼痛，口苦，恶心呕吐，食后作胀，嗳气不爽；腹部胀满，或大便秘结或溏垢；舌质红，苔黄腻，脉弦滑。治宜清热利湿。(4) 肝阴不足型：表现为胁肋灼痛，头晕耳鸣，两目干涩，面部烘热，五心烦热，潮热盗汗，口咽干燥，或见手足蠕动；舌红少津，脉弦细数。治宜补益肝肾。(5) 气滞血瘀型：表现为肝区刺痛，胁下痞块，面色晦滞或黧黑，口唇紫暗；舌质紫暗或有瘀点，妇女经闭或夹有血块，脉沉细涩。治宜活血化瘀、软坚散积。

辨 证 施 治

1. 周爱华分4型

(1) 湿热内蕴型　方用涤痰汤加减：法半夏10克、制胆南星10克、决明子10克、生甘草15克、泽泻20克、葛根10克、丹参10克、桃仁20克、三七10克、蒲公英10克、枳实10克。

(2) 痰瘀互结型　方用苓桂术甘汤加减：茯苓10克、泽泻10克、苍术10克、桂枝10克、荷叶10克、山楂20克、甘草10克、决明子15克、丹参10克、桃仁10克、川芎10克。

(3) 肝郁气滞型　方用柴胡疏肝散加减：柴胡10克、白芍10克、枳壳10克、甘草10克、香附20克、川芎10克、决明子10克、葛根10克、葛花10克、丹参30克、桃仁15克、三七10克。

(4) 脾失健运型　药用党参10克、黄芪15克、茯苓10克、苍术20克、半夏10克、枳壳15克、郁金10克、丹参10克、赤芍20克、葛根15克、砂仁10克。

临床观察：周爱华以上方辨证治疗145例酒精性脂肪肝患者。结果：显效100例，有效32例，无效13例，总有效率91.03%。③

2. 韩斌分3型

(1) 瘟疫热毒型　症见大热烦渴，舌绛唇焦，头痛如劈，热迫血燔，脉细而数。方用清瘟败毒饮加减：生石膏20克、生地黄12克、知母10克、赤芍12克、桔梗12克、黄芩10克、莪术12克、玄参12克、连翘12克、甘草12克。随症加减：形体肥胖者，加三棱12克、莪术12克；痰湿重者，加明矾、浙贝母；血脂高者，加生山楂、决明子。

(2) 气血瘀滞型　症见胸闷，两胁胀痛，全身乏力，口干苦。方用金铃子散加减：川楝子12克、

① 朱小玉，等.护肝片治疗非酒精性脂肪肝42例临床观察[J].北京医学，2006，28(8)：489－490.
② 季光，等.胆宁片治疗非酒精性脂肪性肝病(湿热型)的临床研究[J].中国中西医结合杂志，2005，25(6)：485－488.
③ 周爱华.中医辨证治疗酒精性脂肪肝145例临床观察[J].中国民族民间医药，2014，23(19)：70－71.

延胡索12克，柴胡12克、郁金12克、川芎12克、枳壳12克、香附12克、三棱12克、莪术12克、丹参20克、生山楂20克、金钱草15克。配合每日静脉点滴复方甘草酸苷注射液40毫升。

(3) 气阴两虚型　症见面色苍白，神疲乏力，肌黄体瘦；舌淡紫，少苔，脉细涩。方用生脉散、归脾汤加减：太子参20克、麦冬12克、五味子12克、黄芪20克，白术12克、炙甘草6克、生地黄12克、丹参30克、百合12克、草决明12克、明矾12克。

临床观察：韩斌以上方加减辨证治疗126例酒精性脂肪肝患者。结果：临床治愈54例，显效31例，好转23例，无效18例，总有效率84.3%。①

3. 陈玉分5型

(1) 寒湿困脾型　症见形体肥胖，胁下隐痛，胸闷气短，头晕恶心，脘腹痞满，纳呆便溏，体倦乏力，面色萎黄，面目虚浮；舌体胖，舌苔润，脉细。方用补中益气汤或参苓白术散加减。

(2) 湿热蕴结型　症见胁下胀满或疼痛，口苦，恶心呕吐，食后作胀，嗳气不爽，腹部胀满，或大便秘结或溏垢；舌质红，苔厚腻或兼灰黑，脉弦或弦数。方用加味温胆汤或龙胆泻肝汤加减。

(3) 痰瘀互结型　症见胁下满胀，形体肥胖，嗜睡，肢体沉重，大便溏而不爽；舌质胖嫩，边有齿痕，舌苔白腻或薄白，脉弦滑。方用二陈汤加减。

(4) 肝阴不足型　症见胁肋灼痛，头晕耳鸣，两目干涩，面部烘热，五心烦热，潮热盗汗，口咽干燥，或见手足蠕动；舌红少津，脉弦细数。药用枸杞子、桑椹子、女贞子、墨旱莲、冬虫夏草、龟甲、龟板胶、鳖甲、蕤仁、桑寄生、白芍、决明子、桑叶、菊花、夏枯草、生地黄、熟地黄、天冬、赤芍、牡丹皮。

(5) 气滞血瘀型　症见肝区刺痛，胁下痞块，面色晦滞或黧黑，口唇紫暗；舌质紫暗或有瘀点，妇女经闭或夹有血块，脉沉细涩。方用膈下逐瘀汤、失笑散。②

4. 朱均权分4型

(1) 脾虚痰湿型　症见胸胁隐痛，腹胀不适，脘闷便溏，面色萎黄，神疲纳呆，头晕恶心；舌质淡红，苔白腻，脉濡缓。治宜健脾祛湿、化瘀通络。方用香砂六君汤加减：党参、白术、茯苓、半夏、陈皮、山楂、葛根、葛花、甘草、丹参、赤芍、红花、三七。

(2) 湿毒内蕴型　症见胸胁胀痛，脘腹痞闷，面有油脂，困倦乏力，恶心呕吐，口干口苦，小便黄浊，便秘或秽而不爽；舌红，苔黄腻，脉弦滑。治宜祛湿泄毒、理气化瘀。方用涤痰汤加减：半夏、制胆南星、决明子、山楂、蒲公英、枳实、泽泻、葛根、葛花、甘草、丹参、桃仁、三七。

(3) 肝郁气滞型　症见两胁隐隐胀痛，胁下痞块，腹胀不舒，善太息，口苦便干；舌质淡红或红，苔薄，脉弦滑。治宜疏肝理气、活血祛瘀。方用柴胡疏肝散加减：柴胡、白芍、枳壳、甘草、香附、川芎、决明子、山楂、葛根、葛花、丹参、桃仁、三七。

(4) 痰瘀互结型　症见右胁刺痛，胁下肿块，推之不移，体胖腹胀，纳差乏力；舌质暗红或有瘀点，苔薄，脉弦涩。治宜化痰祛瘀、软坚散积。方用消瘰丸合化积丸加减：牡蛎、玄参、浙贝母、三棱、莪术、山楂、槟榔、海浮石、水蛭、鸡内金、瓜蒌、葛根、桃仁、三七。

以上各方均水煎分2次服，3个月为1个疗程，连服2个疗程。临床观察：朱均权以上方辨证治疗59例酒精性脂肪肝患者。结果：治愈29例，有效25例，无效5例，总有效率91.5%。③

5. 庄千友分4型

(1) 湿热淤结型　症见胸胁胀痛，口苦纳呆，呃恶腹胀，小便短赤，大便秘结；舌红，苔黄腻，脉滑数。方用茵陈蒿汤合导痰汤加减：茵陈10克、炒栀子10克、制大黄10克、半夏10克、茯苓12克、牡丹皮12克、赤芍12克、陈皮6克、胆南星5克、山楂20克、枳实8克、甘草3克。随症加减：形体肥胖，加三棱、莪术；痰湿重，加明矾、浙贝母；

① 韩斌.辨证论治酒精性脂肪肝126例[J].内蒙古中医药，2014，33(12)：17.
② 陈玉.酒精性肝病的中医治疗[J].光明中医，2007，22(11)：32-33.
③ 朱均权.辨证治疗酒精性脂肪肝59例[J].浙江中医杂志，2007，42(9)：512.

三脂高者，加山楂、草决明。

（2）痰湿阻滞型　症见脘腹胀满，纳呆胁下胀闷，小便清长，大便溏泻；舌淡胖，苔白腻，脉濡缓。方用苍附导痰汤合五苓散加减：苍术10克、香附10克、半夏10克、桂枝10克、泽泻10克、白术10克、厚朴6克、陈皮6克、茯苓12克、明矾12克、山楂30克、甘草3克。随症加减：体胖重，加茯苓至30克、泽泻20克；三脂高，加草决明30克，便溏时，暂不要加入。

（3）气血瘀滞型　症见身疲乏力，胸胁胀满，善太息；舌紫暗，脉弦细涩。方用柴胡疏肝散加减：柴胡6克、川芎6克、陈皮6克、赤芍10克、枳实10克、香附10克、三棱10克、莪术10克、海藻10克、昆布10克、丹参20克、山楂30克、草决明（炒）30克、甘草3克。随症加减：胁痛甚，加郁金；瘀血重，加当归、土鳖虫、水蛭。

（4）气阴两虚、瘀血阻络重型　症见面色苍白，神疲乏力，肌黄体瘦；舌淡紫，少苔，脉细涩。方用六味地黄汤合一贯煎加减：太子参10克、百合10克、麦冬10克、生地黄15克、丹参15克、赤芍15克、牡丹皮15克、山茱萸15克、淮山药15克、山楂20克、草决明20克、大豆30克、水蛭（研吞）2克。随症加减：头晕乏力，加高丽参、五味子。

临床观察：庄千友以上方加减辨证治疗187例酒精性脂肪肝患者。结果：临床治愈67例，显效49例，好转43例，无效28例，总有效率85%。①

6. 袁静分3型

清肝煎：生山楂30克、丹参30克、茯苓15克、泽泻15克、半枝莲15克、白蔻仁10克、佩兰10克。

（1）湿热阻滞型　症见肝区疼痛，纳谷不香，口苦枯腻，恶心呕吐，身目发黄，小便黄赤；舌质红，苔黄腻，脉弦滑。治宜清热利湿。方用基本方加茵陈15克、栀子10克、赤小豆15克、败酱草10克。

（2）痰湿困脾型　症见脘腹满闷，肢体困倦，头晕头重，形体肥胖；舌质淡，舌体胖大，苔白厚腻，脉濡或沉细。治宜化痰祛湿、醒脾降浊。方用基本方加薏苡仁18克、藿香10克、陈皮12克、半夏12克、草蔻仁6克。

（3）瘀水交阻型　症见面色黎黑，肝脾肿大，顽固性腹胀，腹水形成；舌质暗或有瘀斑瘀点，苔白，脉细涩。治宜化瘀利水、补肝益肾。方用基本方加半边莲15克、水仙花子12克、枳实15克、牵牛子10克、枸杞子30克、太子参30克。

临床观察：袁静将66例酒精性肝病患者随机分为治疗组45例与对照组21例。对照组予肝泰乐每次200毫克，每日3次；复方丹参片每次4片，每日3次；维生素C每次200毫克，每日3次；如伴有腹水形成，血浆白蛋白低下者可适当予以安体舒通、双氢克尿噻、白蛋白等对症治疗。治疗组予中医辨证分型治疗。以上两组均以30天为1个疗程，可连续治疗3个疗程。结果：治疗组痊愈26例，显效14例，无效5例，总有效率88.9%；对照组痊愈6例，显效8例，无效7例，总有效率66.7%。②

7. 崔闽鲁分3型

清肝解酒饮（基础方）：茵陈20克、葛根20克、铁观音茶20克、白茅根20克、茯苓15克、佩兰10克、山楂15克。

（1）湿热郁蒸、肝胃不和型　症见右胁疼痛，纳呆脘痛，恶心呕苦，面红耳赤，口干苦，溲黄腥臭，目黄身黄；舌红、苔黄腻，脉弦数。治宜清肝和胃、利湿解酒。方用基础方加蒲公英15克、大黄6克、栀子10克。每日1剂，水煎，早晚分服，服6周。

（2）湿困脾胃、肝气郁结型　症见右胁隐胀痛，脘胀纳呆，酒后易呕痰涎或水，时腹泻，乏力肢困，头蒙重，神呆健忘，面容虚浮，酒后尿混浊；舌体胖大，舌苔厚腻，脉细。治宜疏肝健脾、化浊解酒。方用基础方加半夏10克、白术15克、厚朴10克、草决明15克。每日1剂，水煎，早晚分服，服

---

① 庄千友.辨证论治酒精性脂肪肝187例[J].陕西中医，1999，20(4)：155－156.
② 袁静.清肝煎治疗酒精性肝病45例[J].中医药研究，1999，15(2)：14－15.

6周。

(3) 湿瘀夹阻、肝脾两虚型　症见右胁疼痛，面色黧黑，酒徒面容，鼻及颊毛细血管扩张明显，脾肿大，蜘蛛痣，肝掌，消瘦腹胀，纳呆腹泻；舌质暗或夹瘀、苔少，脉弦细或涩。治宜疏理肝脾、利湿化瘀。方用基础方加赤芍12克、当归10克、桃仁10克、红花8克、土鳖虫6克、高丽参(另炖)3克。每日1剂，水煎，早晚分服，服6周。

临床观察：崔闽鲁将57例酒精性肝病患者随机分为治疗组42例与对照组15例。对照组服肝太乐0.2克，维生素C 0.2克，山檀精降脂片2片，每日3次；治疗组予中医辨证分型治疗。所有病例每周随诊1次，30天后复查肝功能、肝B超。结果：治疗组临床治愈22例，显效15例，无效5例，总有效率88.1%；对照组临床治愈4例，有效4例，无效7例，总有效率53.3%。①

经　验　方

1. *利湿化瘀疏肝方*　泽泻30克、决明子30克、山楂30克、黄芩20克、葛根20克、柴胡15克、枳壳15克、丹参15克、郁金15克、黄芪10克、莱菔子10克、大黄5克。每日1剂，分早晚各150毫升冲服。清热利湿泄浊，活血化瘀，疏肝理脾。郝毅等将60例酒精性脂肪肝患者随机分为治疗组与对照组各30例。对照组予易善复胶囊口服，每次2粒，每日3次；治疗组予上方治疗。60天为1个疗程。结果：治疗组总有效率93.3%，对照组总有效率80%。②

2. *四君子汤*　太子参15克、白术15克、茯苓10克、甘草10克。每日1剂，煎汤，早晚服用，30天为1个疗程。虞海红等将286例酒精性脂肪肝患者随机分为治疗组146例与对照组140例。对照组予肌苷片，每次200毫克，每日3次；治疗组予上方。两组疗程都是90天。结果：治疗组显效96例，有效28例，无效22例，总有效率84.9%；对照组显效67例，有效26例，无效47例，总有效率66.4%。③

3. *柴胡陷胸汤加味*　醋柴胡12克、枳壳10克、酒黄芩10克、法半夏10克、全瓜蒌20克、黄连6克、炒扁豆12克、葛花15克、草决明15克、荷叶15克、虎杖10克、丹参15克、泽兰10克、生山楂10克。每日1剂，每剂煎成300毫升，分装2袋，早晚各150毫升。湿毒清，瘀血去，痰浊化，气血同调，痰瘀并治。刘丽花等将108例酒精性脂肪肝患者随机分为对照组36例与治疗组72例。对照组予护肝片1.2克，每日3次；绞股蓝总甙片60毫克，每日3次；治疗组予上方。3个月为1个疗程。结果：治疗组显效55例，有效14例，无效3例，总有效率95.8%；对照组显效8例，有效17例，无效11例，总有效率69.4%。④

4. *解酲汤*　葛花9克、葛根15克、枳椇子15克、绵茵陈15克、茯苓12克、杭白芍12克、生白术10克、焦神曲10克、泽泻10克、决明子10克、莱菔子10克、郁金10克。随症加减：脘闷腹胀、苔白腻者，加八月札20克、枳壳10克、厚朴10克；气虚者，加炒太子参30克、山药20克；舌红、苔黄腻者，加过路黄30克、虎杖15克、制大黄10克；黄疸显著者，加田基黄30克、垂盆草20克；腰酸、舌红少津液者，加石斛15克、制首乌15克、枸杞子20克；胁胀心烦、面暗者，加佛手10克、绿萼梅10克、丹参20克。隔日1剂，水煎2次，餐后服。杜旦锋将65例酒精性脂肪肝患者随机分为治疗组32例与对照组33例。对照组予水飞蓟素，每次2粒，每日3次；治疗组予上方加减。疗程均为2个月。结果：治疗组痊愈21例，显效8例，无效3例，总有效率90.63%；痊愈16例，显效7例，无效10例，总有效率69.7%。⑤

5. *解酒护肝饮*　柴胡15克、香附15克、郁金15克、川楝子15克、茵陈20克、青蒿15克、虎杖

---

① 崔闽鲁.清肝解酒饮治疗酒精性肝病临床研究[J].中医杂志.1998.39(1)：32－33.
② 郝毅，等.利湿化瘀疏肝方治疗酒精性脂肪肝30例临床观察[J].中国中药，2014，12(34)：262－263.
③ 虞海红，等.四君子汤加减治疗酒精性脂肪肝286例[J].浙江中医药大学学报，2010，34(5)：729－730.
④ 刘丽花，等.从痰湿论治酒精性脂肪肝72例[J].北京中医药，2009，28(8)：612－614.
⑤ 杜旦锋.解酲汤治疗酒精性脂肪肝32例[J].浙江中医杂志，2008，43(1)：38.

15克、葛根20克、丹参15克。水煎至200毫升，分早晚分服，每次100毫升，疗程6周。护酒肝，解酒毒，改善肝功能。李有田等将62例酒精性脂肪肝患者随机分为治疗组32例与对照组30例。对照组予8%肝安注射液250毫升，每日1次，连用6周；治疗组予上方。结果：治疗组显效17例，有效14例，无效1例，总有效率98.1%；对照组显效7例，有效16例，无效7例，总有效率69.8%。①

6. *化痰消脂益肝汤* 葛根10克、苍术15克、茯苓15克、薏苡仁15克、山楂15克、绞股蓝20克、六月雪20克、平地木20克、砂仁(后下)6克。每日1剂，水煎服。化痰利湿解酒毒，理气消瘀和肝络。沈国良等将248例酒精性脂肪肝患者随机分为治疗组与对照组各124例。对照组予肝得健胶囊456毫克，每日3次口服；治疗组予上方。结果：治疗组临床治愈90例，好转29例，未愈5例，总有效率95.9%；对照组临床治愈38例，好转72例，未愈14例，总有效率88.7%。②

7. *柴胡舒肝散* 柴胡10克、枳壳10克、香附10克、川芎10克、郁金10克、赤芍12克、白芍12克、生山楂15克、丹参15克、草决明15克、黄芪20克。每日1剂，水煎服，分2次服，连服1个月后，休息1周，再服1个月为1个疗程。潘志坚等以上方治疗60例酒精性脂肪肝患者。结果：临床治愈32例，显效8例，有效18例，无效2例，总有效率96.7%。③

8. *酒肝康汤* 葛根30克、柴胡15克、丹参30克、山楂30克、泽泻30克、草决明30克、白芥子15克。随症加减：胁痛明显者，加郁金10克；腹胀者，加川厚朴10克；纳差者，加鸡内金15克、生麦芽15克；恶心者，加姜半夏10克；体虚明显者，加黄芪15克。每日1剂，水煎服。侯留法等将53例酒精性脂肪肝患者随机分为治疗组32例与对照组21例。对照组予服复方胆碱片，每次2片，每日3次；维生素C每次300毫克，每日3次。治疗组予上方加减。结果：治疗组痊愈20例，显效6例，有效4例，无效2例，有效率93.75%；对照组痊愈6例，显效3例，有效6例，无效6例，有效率71.43%。④

9. *降脂汤* 陈皮15克、法半夏15克、泽泻15克、草决明15克、白芍15克、茯苓10克、山楂24克、丹参30克、大黄(先下)6克。随症加减：气虚者，加党参、黄芪；阴虚者，加枸杞子、生地黄；血瘀者，加桃仁、红花。每日1剂，水煎服。健脾化痰，活血化瘀，升清降浊。鞠庆等以上方加减治疗45例酒精性脂肪肝患者。结果：显效32例，有效10例，无效3例，总有效93.3%。⑤

10. *软肝化脂汤* 丹参30克、山楂30克、葛根30克、鳖甲15克、茯苓15克、柴胡12克、白芍12克、胆南星12克、半夏10克、竹茹10克、枳实10克、陈皮6克。每日1剂，水煎分早午间服用，每隔3天给患者自血光量子治疗1次。陈关良将56例酒精性脂肪肝患者随机分为治疗组36例与对照组20例。对照组予非诺贝特每日2次，每次100～200毫克；ATP每日3次，每次20～40毫克；同时予对症治疗。治疗组予上述方法治疗。1个月为1个疗程。结果：治疗组痊愈25例，好转10例，无效1例，总有效率97.2%；对照组痊愈5例，好转9例，无效6例，总有效率70%。⑥

11. *葛花汤* 葛花20克、连翘12克、虎杖9克、菖蒲5克、砂仁3克、生甘草24克。随症加减：体态丰腴、头身困重、脘腹胀满、舌质淡胖有齿痕者，加白芍15克、薏苡仁30克、清半夏10克、荷梗15克；心烦易怒、胁痛溲赤、舌红苔黄者，加栀子12克、龙胆草6克、车前子10克；面色黧黑、见肌肤甲错、蛛纹丝缕者，加桃仁15克、莪术15克、丹参30克、五灵脂12克；有黄疸者，

---

① 李有田，等.自拟解酒护肝饮治疗酒精性肝病32例[J].吉林大学学报，2004，30(6)：967－969.
② 沈国良，等.化痰消脂益肝汤治疗酒精性脂肪肝124例[J].中国中医药信息杂志，2004，11(11)：1000－1001.
③ 潘志坚，等.柴胡疏肝散治疗酒精性脂肪肝60例[J].实用中医药杂志，2001，17(11)：22－23.
④ 侯留法，等.酒肝康汤治疗酒精性脂肪肝32例[J].河南中医，1997，17(4)：225－226.
⑤ 鞠庆，等.降脂汤治疗酒精性脂肪肝45例[J].实用中医药杂志，1997(6)：17.
⑥ 陈关良.中药配合自血光量子治疗酒精性脂肪肝36例[J].实用中医药杂志，1997(6)：21.

加茵陈24克、升麻9克、生大黄3克。每日1剂，水煎服。高荣慧以上方加减治疗82例酒精性肝损伤患者。结果：显效24例，好转39例，无效17例，死亡2例。①

12. *加味温胆汤*　枳实10克、清半夏10克、黄连10克、云茯苓15克、陈皮12克、竹茹12克、桃仁12克、柴胡12克、赤芍12克、白芍12克、丹参30克、山楂30克、鳖甲24克。每日1剂，水煎分2次服，1个月为1个疗程。解酒泻毒，理气运脾，活血化瘀。贾秀琴以上方治疗38例酒精性脂肪肝患者，1个疗程后患者的症状体征均有明显改善，无疲劳感，食欲增加，无明显的腹胀及恶心呕吐，肝区疼痛及肝大消失率53.42%，总改善率92.3%。②

13. *解酒保肝汤*　枳椇子15克、山楂30克、泽泻15克、猪苓15克、鸡内金15克、神曲10克、柴胡15克、栀子15克、黄芩15克、白芍15克、砂仁10克、郁金20克、甘草5克。每日1剂，水煎分2次服。王天舒等以上方治疗23例酒精性脂肪肝患者。结果：痊愈8例，好转12例，无效2例，总有效率91.3%。③

中　成　药

酒肝消脂冲剂　组成：葛根、柴胡、山楂、丹参、泽泻、草决明、白矾（河南省奥林特制药厂生产）。功效：解酒疏肝，清热化痰。用法用量：每次10克，每日3次，口服。临床应用：侯留法等将152例酒性脂肪肝患者随机分为治疗组102例与对照组50例。对照组予东宝肝泰片，每次3片，每日3次，口服；治疗组予酒肝消脂冲剂。所有患者以45天为1个疗程。结果：治疗组基本痊愈64例，显效18例，有效13例，无效7例，总有效率93%；对照组基本痊愈18例，显效22例，有效5例，无效5例，总有效率90%。④

药物性肝炎

概　　述

药物性肝损伤(DILI)是指由各类处方或非处方的化学药物及其代谢产物乃至辅料等所诱发的肝损伤。DILI是最常见和最严重的药物不良反应(ADR)之一，重者可致急性肝衰竭(ALF)甚至死亡，迄今仍缺乏简便、客观、特异的诊断指标和特效治疗手段。引起药物性肝炎的常见药物包括非甾体抗炎药(NSAID)、抗感染药物(含抗结核药物)、抗肿瘤药物、中枢神经系统用药、心血管系统用药、代谢性疾病用药、激素类药物等。中医药对药物性肝损伤并未有明确的辨证分型。就具体药物引起的药物性肝炎，可采用不同的治疗方法。

经　验　方

1. *茵陈蒿汤*　茵陈30克、青蒿10克、板蓝根15克、水牛角15克、牡丹皮10克、虎杖15克、栀子10克、清半夏10克、陈皮15克、郁金10克、赤芍10克、当归10克、柴胡6克、土茯苓10克、车前子10克、白茅根20克、三七6克、黄芪20克、甘草10克、延胡索10克、夏枯草10克、青黛10克。每日1剂，水煎服，取汁400毫升，分2次温服。清热利湿，清营凉血，理气，化瘀，退黄。许杏梅等将60例药物性肝炎患者随机分为治疗组和对照组各30例。对照组每日静脉注射门冬氨酸钾镁注射液10毫升和苦参注射液150毫克，治疗组在对照组治疗基础上加用茵陈蒿汤。1周为1个疗程，共4个疗程。结果：治疗组有效率为93%，对照组为73%，治疗组有效率明显高于对照组($P<0.05$)。⑤

---

① 高荣慧.葛花汤治疗酒精性肝损伤82例[J].中国民间疗法，1996(4)：41.
② 贾秀琴.加味温胆汤治疗酒精性脂肪肝38例[J].中西医结合肝病杂志，1996，6(2)：34-35.
③ 王天舒，等.解酒保肝汤治疗酒精性脂肪肝临床观察[J].中国中西医结合杂志，1995(7)：439-440.
④ 侯留法，等.酒肝消脂冲剂治疗酒性脂肪肝[J].中西医结合肝病杂志，2003，23(6)：413.
⑤ 许杏梅，等.茵陈蒿汤治疗药物性肝炎高胆红素血症疗效观察[J].现代中西医结合杂志，2015，24(6)：621-623.

2. *龙胆泻肝汤加减*　龙胆草10克、黄芩10克、栀子10克、当归20克、生地黄20克、柴胡10克、甘草10克、瓜蒌30克、大黄5克、泽泻20克、车前子10克。随症加减：黄疸重者，加红花、赤芍；腹胀甚者，加香橼、香附；口干者，加天花粉、石斛。水煎取汁300毫升，早晚分服。泻肝补肝，火降热清，湿浊得消。魏晓冬等将60例药物性肝炎肝胆湿热证患者随机分为对照组与治疗组各30例。对照组采用护肝宁片，每次1.4克，每日3次；治疗组采用上方加减。4周为1个疗程。结果：治疗组痊愈21例，显效4例，有效4例，无效1例，总有效率96.67%；对照组痊愈18例，显效3例，有效3例，无效6例，总有效率80.00%。①

3. *茵陈五苓散*　茵陈20克、猪苓9克、泽泻9克、白术10克、桂枝10克、茯苓20克。随症加减：低热明显者，加黄芩15克、板蓝根30克、柴胡15克；胸痛，胁痛明显者，加赤芍20克、郁金15克、丹参30克；病程较长，体质困乏明显者，加黄芪20克、五味子20克。每日1剂，水煎服早晚服用。保肝，降酶，退黄，抗肝纤维化。郭晓阳等将50例抗结核药物所致的肝损害患者随机分为治疗组30例与对照组20例。两组均采用正规抗结核病药物治疗；对照组加用肝泰乐(0.3克)注射液4毫升加入葡萄糖注射液静滴，每日1次；治疗组在对照组基础上加用上方加减。结果：治疗组临床治愈15例，显效14例，无效1例，总有效率96.7%；对照组临床治愈8例，显效9例，无效3例，总有效率85%。②

4. *肝复康*　柴胡30克、牡丹皮15克、赤芍15克、白芍15克、枳壳12克、茯苓15克、白术15克、川芎10克、炒麦芽30克、葛根15克、升麻15克、甘草12克。随症加减：兼气阴两虚者，加黄芪30克、生地黄15克；兼湿热中阻者，加金钱草30克、茵陈30克；兼痰浊壅肺、瘀血阻络者，加全瓜蒌30克、丹参30克、三棱15克、莪术15克；兼脾肾阳虚者，加鹿角霜15克、桂枝9克。每日1剂，水煎2次取汁400毫升，分2次温服。疏肝理脾，调和气血，通瘀化痰，清热利湿，解毒透邪。付月箫等将82例药物性肝损伤患者随机分为治疗组42例与对照组40例。两组患者入院经确诊后立即停用所有肝损伤药物，均给予维生素C、维生素B_6、甘利欣、阿托莫兰、思美泰等治疗；治疗组在此基础上加服上方加减。结果：治疗组痊愈20例，好转18例，治愈好转率90.48%；对照组痊愈12例，好转14例，治愈好转率65%。③

5. *舒肝汤*　柴胡12克、连翘12克、赤芍12克、红花6克、板蓝根12克。每日1剂，水煎服。劳献宁等将170例药物性肝炎患者随机分为治疗组与对照组各85例。对照组予护肝片；治疗组在对照组基础上加用上方。治疗1周后观察两组患者的临床疗效，肝功能变化。结果：治疗组临床治愈52例，显效20例，有效6例，无效7例，总有效率91.76%；对照组临床治愈39例，显效11例，有效5例，无效30例，总有效率64.70%。④

6. *知柏地黄汤加味*　生地黄20克、山药20克、茯苓20克、丹参20克、熟地黄15克、茵陈15克、知母12克、黄柏12克、牡丹皮12克、虎杖12克、柴胡12克、赤芍12克、泽泻10克、山茱萸10克、五味子10克、甘草6克。随症加减：纳呆、便溏者，去生地黄，加白术、生麦芽；肝区疼痛者，加郁金、香附；寐差者，加合欢花；咽痛者，去熟地黄，加夏枯草。每日1剂，水煎分服。清热泻火，解毒祛湿，活血化瘀，滋肾养肝，补肺健脾。郝小萍等将63例抗结核药物所致肝损害患者随机分为治疗组31例与对照组32例。对照组予肝安注射液500毫升、凯西莱注射液0.2克、5%葡萄糖注射液250毫升静脉滴注，每日1次；口服联苯双脂滴丸15毫克、脂可康片2片，每日3次。治疗组在对照

① 魏晓冬，刘铁军，等.龙胆泻肝汤加减治疗药物性肝炎肝胆湿热证30例临床观察[J].吉林中医药，2008，28(1)：28－29.

② 郭晓阳，等.茵陈五苓散加减治疗抗结核药物性肝损害50例[J].陕西中医，2007，28(5)：553－554.

③ 付月箫，等.中西医结合治疗药物性肝损伤临床研究[J].中国中医急症，2006，15(8)：850－851.

④ 劳献宁，等.中药治疗药物性肝炎的疗效观察[C]//中国中西医结合学会.首届国际中西医结合肝病学术会议论文汇编.[出版者不详]，2005：156.

组基础上加用上方加减。14 天为 1 个疗程，每个疗程结束复查 ALT、AST，4 个疗程后评定疗效。结果：治疗组痊愈 28 例，显效 1 例，无效 2 例，有效率 93.55%；对照组痊愈 11 例，有效 13 例，无效 8 例，有效率 75%。[①]

7. *月华丸*　沙参 10～15 克、麦冬 9～15 克、百合 9～15 克、天冬 9～15 克、生地黄 15～30 克、熟地黄 15～50 克、百部 9～15 克、川贝母 6～15 克、阿胶 10～15 克、茯苓 15～25 克、怀山药 15～50 克。随症加减：阴虚火旺型，加知母 20～25 克、黄柏 10～15 克、地骨皮 10～20 克、银柴胡 15～20 克；气阴两虚型，加太子参 10～20 克、党参 15～20 克、黄芪 10～30 克、炙甘草 6～15 克；阴阳两虚型，加人参 5～10 克、蜜黄芪 15～30 克、紫河车 10～20 克、鹿角 5～10 克、龟甲 10～20 克。每日 1 剂，水煎分 2 次服用。李鲁铭将 80 例药物性肝炎患者随机分为中药组与对照组各 40 例。两组均统一采用国际标准化疗方案（2HRSZ/4HR），中药组在此基础上加用上方加减。结果：中药组无不良反应者 36 例（90%），肝功能异常者 4 例（10%），其 ALT、AST、GGT，3 项均异常；对照组无不良反应者 9 例（2.5%），肝功能异常者 31 例（77.5%），ALT、AST、GGT 均异常，TB、DB 异常各 10 例。[②]

8. *消黄汤*　茵陈 25 克、赤芍 40 克、当归 15 克、丹参 30 克、柴胡 12 克、郁金 12 克、云茯苓 15 克、泽泻 12 克、猪苓 15 克、白茅根 30 克。每日 1 剂，水煎服。赵玉巧将 87 例药物致淤胆型肝炎患者随机分为治疗组 48 例与对照组 39 例。对照组予强的松片，每日 45 毫克，分 3 次口服，如有效，至黄疸消退一半时减量，直至减完，同时加用一般保肝药；治疗组予上方口服。结果：治疗组痊愈 40 例，显效 3 例，有效 3 例，无效 2 例，总有效率 95.6%；对照组痊愈 11 例，显效 5 例，有效 4 例，无效 19 例，总有效率 51.3%。[③]

单　　方

五味子煎剂　组成：五味子。功效：收敛固涩，益气生津，补肾宁心。用法用量：口服，每日 2 次。临床应用：冷玉杰将 60 例药物性肝损伤患者随机分为治疗组与对照组各 30 例。对照组予西利宾胺片，每次 100 毫克，每日 3 次；治疗组在对照组基础上加用上方。30 天为 1 个疗程，治疗 2 个疗程。结果：治疗组显效 16 例，有效 10 例，无效 4 例，总有效率 86.67%；对照组总有效率显效 13 例，有效 9 例，无效 8 例，总有效率 73.33%。[④]

中 成 药

复方柳菊片、复方五仁醇配合养阴软肝胶囊　复方柳菊片组成：旱柳草、野菊花、白花蛇舌草。复方五仁醇组成：五味子仁、白芍、茵陈。养阴软肝胶囊组成：北沙参、枸杞子、麦冬、川楝子、五味子、当归、地黄、党参、桂枝、人参。用法用量：口服，4 周为 1 个疗程。临床应用：成三树等将 60 例老年药物性肝损伤患者随机分为治疗组与对照组各 30 例。对照组予维生素、氨基酸、肝泰乐等基本治疗药物，治疗组在此基础上加用中药复方柳菊片、复方五仁醇胶囊、养阴软肝颗粒。结果：总有效率治疗组为 97%，对照组为 83%。[⑤]

肝　硬　化

概　　述

肝硬化是由不同病因引起的慢性、进行性、弥漫性的肝脏病变，其病理特点是肝细胞变性和坏死，纤维组织弥漫增生，从而使肝脏正常结构发生

① 郝小萍，等.知柏地黄汤为主治疗抗结核药物所致肝损害 31 例——附单纯护肝西药治疗 32 例对照[J].浙江中医杂志，2005(1)：24.
② 李鲁铭.中药月华丸对预防抗痨药引起的药物性肝炎的影响[J].中国中西医结合杂志，2003，23(3)：233－234.
③ 赵玉巧.中药消黄汤治疗药物致淤胆型肝炎 48 例[J].河南医药信息，2002，10(21)：10.
④ 冷玉杰.中药五味子煎剂与药物性肝损伤治疗的相关性研究[J].中医药信息，2015，32(6)：53－55.
⑤ 成三树，等.老年药物性肝损伤的中药治疗分析[J].医学理论与实践，2013，26(13)：1736－1737.

紊乱，致使肝脏变形、变硬，故而命名为肝硬化，或肝炎后早期肝硬化。肝硬化的起病及其过程非常缓慢，可能潜伏数年之久。在早期，由于功能代偿充沛，病情不活动时临床表现往往不明显，症状也缺乏特征性，仅有恶心、呕吐、消化不良、右上腹痛、大便不规则而无明显体征，称为功能代偿期；在晚期，由于代偿功能减退，出现腹水、浮肿、黄疸、食管静脉曲张、发热、出血、营养显著不良、肝性昏迷等表现，称为功能失代偿期。虽言如此，但也必须承认，本病的临床症状与病理改变并不一定平行，病理上确定有肝硬化的患者可以不出现任何症状，而且即使出现一些早期症状，也缺乏诊断上的特征性，因此单纯依靠临床症状作出肝硬化的早期诊断是相当困难的。

本病属中医"癥瘕""积聚""膨胀""单腹胀""黄疸"诸范畴。辨证分型如下。

早期肝硬化功能代偿期：(1) 肝郁气滞型。胸满胁痛，腹胀纳呆，似撑似窜，心胸不畅，或大便不调；舌淡或边尖红，脉弦或弦细或沉细。治宜舒肝理气。(2) 气滞血瘀型。肝脾区压痛或肝脾肿大，时觉刺痛，按之觉硬，脘腹痞胀，食后加重，食少乏力；或口苦尿赤，大便秘结或不爽，或见鼻衄、面色暗黑或萎黄；唇色紫暗或舌边红而有瘀点、瘀斑，苔黄厚或糙，脉弦细或弦涩。治宜理气活血、柔肝消痞。(3) 肝郁阴虚型。面色晦暗无华，右胁隐痛，头昏眩晕，耳鸣心悸，睡眠不宁，腰膝酸楚或及于背，遗精，烦躁善怒，面烘口干；唇舌俱红，少苔，脉细数或虚数。治宜疏肝养肝。(4) 肝郁脾虚型。面色少华，两胁固定性疼痛，食少腹胀，食后尤甚，大便溏薄，气短乏力，胸闷嗳气；舌淡或胖，或有紫斑，苔薄白或腻，脉弦缓或沉弦。治当疏肝健脾、扶土抑木。(5) 瘀血内阻型。右胁下刺痛或胀痛，日轻夜重，剧痛时常以硬物抵支，面色晦暗，血缕明显，蟹爪纹络，腹部青筋暴露，或腹痛攻冲，鱼际殷红，出血倾向，肝脾肿大，有蜘蛛痣，大便色黑，唇色紫暗；舌紫暗或有瘀点，脉涩或沉弦。治宜活血化瘀。(6) 湿热内蕴型。面色晦黄，甚则黄疸，下肢困沉，胸闷胁痛，纳呆恶心，腹胀，或脘胁痞满，口干口苦，大便不爽，小便黄短，谷丙转氨酶升高等；舌红或干，舌苔黄腻，脉弦数或滑数。治宜清热化湿。(7) 肝胆郁热型。胁痛时剧时缓，胸闷脘痞，情志抑郁，或烦躁易怒，口干口苦，头昏目涩或目赤，小便黄赤，或有轻度肝脾肿大，或见黄疸，谷丙转氨酶明显增高；舌质红，苔干或黄腻，脉弦数。治宜泻肝清热。(8) 脾气虚弱型。胀满不重，早宽暮重，食欲不振，倦怠乏力，声音低怯，面目虚浮，大便溏泄，面色萎黄；舌淡苔薄，脉细软弱。治宜补气健脾。(9) 肝肾阴虚型。头晕疲倦，面色晦暗，胁肋隐痛，肝脾肿大，五心烦热，失眠多楚，口燥心烦，两颧潮红，腰酸腿软；舌红绛少津或中有裂纹、苔少或无苔，脉弦细数。治宜滋补肝肾。(10) 气阴两虚型。面色晦暗，头晕耳鸣，咽干口燥，两胁固定性疼，骨蒸渐热，乏力，食少腹胀，体瘦神疲，或见衄血；舌暗红或少苔，或见龟裂及苔剥，或舌淡而光，脉细软数。治宜补气养阴。(11) 气血俱虚型。面色苍白，精神疲惫，气短懒言，心悸，食欲不振，胁肋困痛，肝脾肿大，四肢麻木，神怯健忘，少寐怔忡，伴贫血，血清总蛋白明显下降；苔白，脉细弱。治宜益气养血柔肝、止痛。(12) 脾肾阳虚型。形寒，怯冷，面色黧黑，精神疲惫，腰膝酸软，饮食少思，腹胀便溏，或黄疸晦暗，阳痿；舌淡胖或边有齿痕或紫暗，脉沉细或迟。治宜温运脾肾元阳。(13) 阳虚水泛型。胸腹膨胀，周身浮肿，下肢尤甚，按之如泥，凹而不起，肢体怕冷，脐平尿少，两胁症块；舌质胖大，齿痕明显，苔见白腻或薄白水滑，脉虚大或沉紧。治宜温阳利水。(14) 脾肾气虚，肝血瘀积，湿热蕴结并重之证。面色晦暗不泽，形瘦乏力，纳呆腹胀，肝脾肿大、质硬，疼痛不移，尿黄，或有黄疸，或下肢轻度浮肿，或有轻度腹水、蜘蛛痣、肝掌；舌质淡红，或紫暗有瘀斑瘀点，苔黄或腻，脉沉等。治宜活血祛瘀、补气利湿。

辨证施治

1. 黄世杰等分2型

(1) 脾肾阳虚型　药用茯苓12克、泽泻10克、白术15克、党参15克、炮附子3克、车前子12

克、猪苓15克、莪术3克、干姜6克。每日1剂，水煎后服用。

（2）湿热蕴结型　药用茯苓12克、厚朴12克、黄连6克、茵陈15克、泽泻10克、二丑各12克、枳实10克、黄芩15克、栀子15克、猪苓15克。每日1剂，水煎后服用。

配合中药外敷：甘草、大黄、厚朴、黄芪、沉香。取中药粉12克，采用食醋进行调和，将其敷于患者肚脐后覆盖上纱布并用胶布进行固定，为使药物达到热敷的效果，将热水袋置于药物上方，每日1次，每次12小时。并予中药灌肠：大黄12克、厚朴24克、桃仁15克、枳实12克。以水煎后加入食醋，每日进行1次。临床观察：黄世杰等将80例乙肝后肝硬化腹水患者随机分为A组与B组各40例。A组予西药常规治疗，使用拉夫嘧啶等抗病毒的药物，主要以保肝、补充白蛋白、利尿等对症进行治疗，控制患者液体量的输入，注意患者的日常饮食。B组患者在A组的基础上加入中医辨证施治及配合治疗。两组患者的疗程均为30天。结果：A组显效13例，有效18例，总有效率92.50%；B组显效25例，有效12例，总有效率77.50%。①

2. 黎均铭分5型

（1）脾虚湿滞型　方用参苓白术散：党参15克、茯苓20克、白术15克、陈皮10克、甘草5克、砂仁10克、薏苡仁30克、郁金15克、莪术15克、丹参25克。

（2）脾肾阳虚型　方用真武汤合理中丸：制附子10克、茯苓20克、白术15克、白芍20克、党参15克、干姜8克、厚朴12克、淫羊藿10克、甘草5克、大腹皮15克。

（3）湿热蕴结型　方用十枣汤：芫花6克、甘遂15克、大戟12克、大枣10枚、车前子18克、泽泻15克、茯苓20克。

（4）肝脾血瘀型　方用桃红四物汤合柴胡疏肝散：桃仁12克、红花10克、桂枝6克、甘草5克、芒硝10克、大黄10克、柴胡12克、赤芍20克、枳实15克、木香15克。

（5）肝肾阴虚型　方用香砂六君汤合一贯煎：生地黄20克、沙参15克、枸杞子15克、麦冬15克、当归10克、川楝子12克、甘草5克、木香15克、砂仁10克、党参15克、茯苓20克。

临床观察：黎均铭以上方辨证治疗80例肝硬化腹水患者，每日1剂，水煎600毫升，早晚口服，连续治疗10天为1个疗程。结果：显效36例，有效35例，无效9例，总有效率88.75%。②

3. 郭秀珍分6证

（1）气滞湿阻证　症见腹大胀痛，按之不坚，肋下疼痛，纳呆嗳气，小便短少，大便不畅；舌苔白腻，脉强。治宜调畅气机、淡渗利湿。方用胃苓汤加减：苍术10克、陈皮10克、泽泻10克、白术15克、厚朴6克。

（2）湿热蕴结证　症见腹胀如鼓，按之坚满，胁肋灼痛，烦热口苦，胸闷纳呆，小便短赤，大便秘结；舌苔黄腻，脉弦滑或脉弦滑数。治宜清热利湿、理气行水。方用茵陈蒿汤合栀子柏皮汤加减：茵陈10克、栀子10克、黄柏10克、牡丹皮10克、苍术10克、泽泻10克、枳壳10克、防己10克、大黄6克、厚朴6克、黄芩15克、白术15克、猪苓15克、茯苓15克、垂盆草15克、金钱草15克。

（3）肝脾血瘀证　症见腹大坚满，按之坚硬，腹壁青筋怒张，胁腹疼痛，肋下积块，小便自利，大便色黑，面色晦暗或黧黑，头颈胸腹红点赤缕，朱砂掌；唇色紫褐，舌质暗，或有紫斑，脉细虚或芤。治宜活血化瘀、行气利水。方用膈下逐瘀汤合失笑散加减：生地黄10克、当归10克、赤芍10克、桃仁10克、生蒲黄10克、五灵脂10克、苍术10克、泽兰10克、茜草10克、川芎6克、牡丹皮6克、红花6克、三棱6克、三七（研末吞服）3克、水蛭3克。

（4）寒湿困脾证　症见腹大如鼓，按之如囊

---

① 黄世杰，等.分析中医综合疗法治疗乙肝后肝硬化腹水的临床效果[J].中国妇幼健康研究，2017，28(S2)：416－417.

② 黎均铭.辨证分型治疗肝硬化腹水80例临床观察[J].实用中医内科杂志，2016，30(1)：19－20.

裹水，胸腹胀满，头重身困，纳呆乏力，怯寒肢冷，尿少足肿，大便溏薄；苔白腻而滑，脉濡或弦迟。治宜温阳散寒、行气利湿。方用五苓散加减：桂枝10克、白术10克、泽泻10克、猪苓15克、茯苓15克。

(5) 肝肾阴虚证　症见腹胀如鼓，甚至青筋暴露，形体消瘦，面色黧黑，唇紫口燥，潮热心烦，失眠多梦，手足心热，小便短赤；舌质红绛少津，脉弦细数。治宜滋肾柔肝、养阴祛瘀。方用一贯煎合六味地黄丸加减：生地黄15克、沙参10克、麦冬10克、枸杞子10克、当归10克、芍药10克、川楝子10克、玉竹9克、牡丹皮9克、茜草9克、知母9克、白薇9克、鳖甲(先煎)20克。

(6) 脾肾阳虚证　症见腹部胀满，午后尤甚，脘闷纳呆，怯寒肢冷，神疲乏力，少气懒言，小便清白或夜尿繁多，大便溏薄，下肢浮肿，腰膝疲软，阳痿早泄，妇女月经稀少；舌质淡胖边有齿痕、苔白腻，脉沉弱。治宜健脾益肾、温阳利水。方用五苓散合附子理中丸加减：猪苓10克、茯苓10克、泽泻15克、桂枝6克、人参6克、甘草6克、附子6克、干姜3克。

临床观察：郭秀珍以上方辨证治疗58例肝硬化腹水患者，每日1剂，水煎服。结果：显效21例，好转32例，无效5例，总有效率91.38%。①

4. 程莉分2型

(1) 肝郁血瘀型　症见胁下疼痛，腹胀乏力，口苦纳呆，腹大坚满，腹壁青筋暴露，便血，小便不利，蜘蛛痣，肝掌；舌下静脉增粗或舌质暗红，或舌质有瘀斑瘀点，脉细涩。治宜活血化瘀、软坚消瘀散结、疏肝理气。方用桃红四物汤加减，或用当归补血汤。倦怠无力、全身浮肿、舌苔白腻、腹胀者，予以补脾祛湿，用党参、黄芪、白术、茯苓、枳壳、陈皮、香附等。药用黄芪30克、白术10克、茯苓20克、党参10克、当归10克、丹参10克、茵陈30克、赤芍30克、山楂20克、槟榔15克、半枝莲15克、鳖甲15克、金钱草15克、车前子15克。随症加减：瘀血舌紫红，加丹参30克、益母草20克、川芎10克、王不留行15克；恶心、呕吐，加半夏10克、生姜10克；肝区胀痛者，加延胡索10克、香附10克；胸闷气短者，加郁金10克、枳壳10克、桑白皮10克；黄疸者，加龙胆草15克、茵陈15克、大黄15克；转氨酶高者，加白花蛇舌草15克、板蓝根15克、玄参15克、垂盆草20克、马鞭草20克。每日1剂，水煎服，1个月为1个疗程。

(2) 气血水淤积，肝肾脾三脏受损型　症见腹胀满如鼓，青筋显露，纳差，形体消瘦，精神疲乏，胸满腹胀，气逆难以平卧，下肢逆冷，小便黄赤，短少，大小便秘结，唇干，面色晦暗；舌红苔黄糙，脉弦数。治宜行气利水活血、疏肝健脾益肾、利湿消肿清热。方用健脾逐水方加减，或活血利水汤。药用炒白术30克、茯苓15克、西洋参15克、生姜皮10克、炒苍术20克、陈皮10克、枳实10克、沉香10克、厚朴10克、柴胡10克、莱菔子10克、商陆10克、陈葫芦10克、大腹皮15克、冬瓜皮15克、大黄10克、槟榔10克。随症加减：神疲乏力、舌淡苔白，加黄芪30克、当归20克、熟地黄20克、枸杞子15克、阿胶15克；纳差、舌苔白腻，加砂仁3克、豆蔻10克；舌苔黄腻，加蒲公英20克、栀子10克、龙胆草15克；腹胀舌红少津，加鳖甲10克、龟甲10克、北沙参15克、白芍20克、麦冬15克、女贞子20克；腹胀舌质胖淡，加山茱萸15克、巴戟天15克、菟丝子10克、淫羊藿15克、白茅根10克、干姜10克、肉桂10克、附子10克；腹胀腹水量多者，重用五皮散，加麻黄10克、猪苓10克，改茯苓为茯苓皮15克；尿少浮肿，加猪苓10克、泽泻10克、肉桂10克、桑白皮10克；便秘者，加大黄10克；身热口干舌红绛，加生石膏20克、芦根15克；夜热早凉，加地骨皮15克、青蒿10克～20克；痰稠色黄，加半夏10克、天南星6～10克、瓜蒌10～15克、陈皮15克、桑白皮15克；鼻出血、黑便，加牡丹皮10克、仙鹤草20克、炒蒲黄10克。每日1剂，水煎服，1个月为1个疗程。

临床观察：程莉以上方加减辨证治疗82例肝硬化腹水患者。结果：显效48例，有效27例，无

① 郭秀珍.中西医结合治疗肝硬化腹水临床观察[J].山西中医，2012，28(5)：26，43.

效7例，总有效率91.5%。[①]

5. 王红永分4证

参苓白术散(基本方)：太子参15克、白术20克、云茯苓15克、炒薏苡仁24克、砂仁10克、甘草6克、桔梗10克、山药24克、炒扁豆24克、陈皮10克。每日1剂，水煎3服。

(1) 气郁证　症见腹胀，纳减，胁痛，生气后加重，常有反复精神刺激史，腹水量时多时少，肝功能异常常有反复，肠鸣，便溏或偶有秘结；舌质红，苔薄黄，脉弦。方用基本方加枳壳10克、延胡索24克、川楝子10克、炒麦芽30克。

(2) 水湿内停证　症见腹胀，纳减，便溏，神疲乏力，腹水甚，下肢水肿，脾大，或有肝大，肝功能不正常，总蛋白降低，球、白蛋白比例倒置；舌淡体胖大，苔白厚，脉沉无力。方用基本方加大腹皮30克、泽兰10克、桂枝10克、泽泻30克。

(3) 气滞血瘀证　症见腹胀，纳减，或有便溏，胁痛，肝大，脾大，黄疸，蜘蛛痣，面色灰暗，腹水量中等，腹壁静脉显露，上消化道静脉曲张；舌质紫暗，苔白厚或薄黄，脉细涩。方用基本方加制龟甲20克、制鳖甲20克、甲片15克、泽兰30克、丹参12克。

(4) 肝肾阴虚证　症见腹胀，纳减，肝萎缩，脾大，蜘蛛痣，肝掌，腹水，头晕目眩，耳鸣，腰膝酸软，五心烦热，语言低沉，多梦眠差；舌红少苔或无苔，脉沉细无力。方用基本方加枸杞子15克、天冬18克、蝉蜕15克、制黄精30克。

临床观察：王红永以上方辨证治疗60例肝硬化患者。结果：痊愈18例，好转28例，无效6例，恶化8例，总有效率76.67%。[②]

6. 刘鲁明分4型

(1) 气滞血瘀型　症见腹大如鼓，按之坚紧，脘腹胀满，嗳气纳差，胸腹青筋暴露，四肢瘦削，肌肤甲错，胁肋刺痛，固定不移，肝大而坚、压之痛甚，面色紫暗，胸、脘有血痣；舌质紫绛，脉弦。治宜疏肝理气、活血化瘀。方用血府逐瘀汤化裁：柴胡15克、茵陈(后下)30克、青皮12克、当归15克、赤芍30克、桃仁10克、川楝子15克、延胡索12克、鳖甲(先煎)30克、泽泻30克、防己30克、怀牛膝15克。

(2) 脾肾阳虚型　症见腹大胀满，入夜尤甚，面色萎黄，神疲怯寒，肢冷喜暖，下肢水肿，小便短少，大便软溏，口淡纳呆，脘腹痞满；舌质淡，苔白，脉沉细。治宜温补脾肾、益气行水。方用桂附苍防黄精汤：肉桂12克、附子10克、焦白术15克、焦苍术5克、防己30克、黄精30克、茯苓30克、黄芪30克、怀牛膝15克、党参15克、当归15克、泽泻30克、猪苓30克、大腹皮30克。

(3) 湿热蕴结型　症见腹大坚满，叩之如鼓，膜胀疼痛，白睛深黄，皮色苍黄，胃脘痞满，纳差，口干苦不思饮水，大便溏泄不爽，小便短少、赤涩；舌质红，苔黄腻，脉弦滑。治宜清热解毒、利湿退黄。方用茵陈四苓散加味：茵陈30克、大黄(后下)6克、栀子12克、茯苓30克、泽泻30克、猪苓30克、白茅根15克、板蓝根15克、鸡内金30克、枳壳12克、炒莱菔子30克、陈皮10克、建曲15克。

(4) 肝肾阴虚型　症见腹大而软，状如蛙腹，胃脘痞满，不思饮食，食后腹胀，肋下有痞块，右胁隐痛或胀痛，面色晦暗，口舌发紫，心烦失眠，头晕耳鸣，潮热盗汗，夜半咽干，手足心热，神疲倦怠，四肢消瘦，血痣赤缕，手掌红赤，或鼻衄齿衄；舌质红绛，苔剥或无苔，脉沉细数。治宜滋阴利水。方用一贯煎或六味地黄汤加减：生地黄15克、沙参15克、枸杞子15克、生山药15克、麦冬12克、泽泻30克、茯苓30克、黄精30克、牡丹皮15克、砂仁10克、川楝子15克、当归12克、白茅根15克。

临床观察：刘鲁明以上方辨证治疗172例肝硬化腹水患者，并配合辅助治疗，重度腹水者加用西药利尿剂；低血浆蛋白严重时给予白蛋白、血浆或鲜血静脉滴注；饮食宜清淡、富营养、易消化，忌食辛辣刺激及硬而不易消化之品，严禁房事，避免情志抑郁和动怒，保持心情舒畅等。结

① 程莉.活血化癖健脾逐水法治疗肝硬化腹水[J].光明中医，2009，24(7)：1268-1269.

② 王红永.参苓白术散加减治疗肝硬化60例疗效观察[J].四川中医，2008，26(2)：56-57.

果：显效76例，好转54例，无效42例，总有效率75.6%。①

7. 冯自铭分2型

（1）气结血瘀型　症见面色黧黑，皮肤见蛛纹丝缕，肌肤甲错，青筋暴露，腹内积块；舌暗青紫，或有瘀点瘀斑，脉涩。治宜活血化瘀、软坚消积。药用丹参、桃仁、三七、茜草根、当归、红花、赤芍、郁金、泽泻、鳖甲、龟甲。

（2）湿热内蕴型　症见烦热，口苦，渴而不欲饮，小便黄涩，黄疸面黄色鲜明；舌红苔黄腻，脉弦滑或弦数。治宜清热利湿。药用鸡骨草、垂盆草、田基黄、茵陈、败酱草、虎杖、白背叶根、白花蛇舌草、蒲公英、板蓝根。②

8. 梁保丽等分5型

（1）肝郁脾虚型　症见面色萎黄，胸胁胀满，脘腹痞满，食少纳呆，善太息，时有腹泻；舌淡，苔白，脉弦。治宜疏肝健脾、活血化瘀。方用逍遥丸加减：柴胡10克、枳壳10克、白术10克、白芍10克、鳖甲10克、丹参10克、郁金10克、茯苓10克、当归10克、车前草15克、薄荷3克、生姜3片。随症加减：中气不足、食欲不振者，加薏苡仁、黄芪、党参，可配用香砂六君子丸；阳虚肢冷者，加附子、桂枝。

（2）气滞血瘀型　症见胁下痞块，胀痛或刺痛，面色晦暗，脘腹胀满，食欲不振；舌质紫暗兼瘀点瘀斑，脉象沉细或弦涩。治宜活血理气、消积散结。方用血府逐瘀汤加减：赤芍15克、当归15克、丹参15克、桃仁9克、红花9克、水蛭9克、土鳖虫9克、枳壳9克、大腹皮9克、柴胡9克。

（3）湿热蕴结型　症见身黄目黄，口干口苦，食少纳呆，腹胀满，厌油腻，溲赤便干；舌红，苔黄厚腻，脉弦滑或滑数。治宜清热利胆、泻火解毒。方用龙胆泻肝汤加减：龙胆草15克、栀子12克、黄芩12克、柴胡12克、生地黄12克、泽泻12克、木通12克、当归12克、车前子15克。随症加减：便秘、腹胀满者，加大黄、芒硝；目黄、溲黄、发热、口渴者，加茵陈、黄柏。

（4）肝肾阴虚，瘀血内结型　症见面色灰暗或黝黑，头晕目眩，体倦乏力，五心烦热，耳鸣，心烦易怒，腰膝酸软，两胁隐痛；舌红少苔，脉弦细。治宜益肾养肝、活血化瘀。方用六味地黄或一贯煎和膈下逐瘀汤。随症加减：津伤口干，重用石斛，加天花粉、芦根、知母；午后有热，酌加银柴胡、鳖甲、地骨皮、白薇、青蒿，兼见两颧红赤者，加龟甲、鳖甲、牡蛎。

（5）脾肾阳虚型　症见面色枯黄，神疲气怯，口淡不渴，腹胀便溏，小便夜多，畏寒肢冷；舌淡胖边有齿痕，苔白水滑，脉沉细弱。治宜温肾健脾、行气化瘀。方用济生肾气丸加减：熟地黄24克、山茱萸12克、山药12克、牡丹皮9克、泽泻9克、茯苓9克、制附子6克、肉桂6克、车前子15克、牛膝12克、桃仁12克、红花12克。随症加减：纳呆腹胀，食后尤甚者，加黄芪、山药、薏苡仁、扁豆；畏寒神疲，面色清灰，脉弱无力，酌加淫羊藿、巴戟天、仙茅。③

9. 罗国钧分2期

（1）代偿期　治宜益气健脾、疏肝利胆、养血活血、清热解毒。药用黄芪、党参、柴胡、茯苓、白术、山药、当归、白芍、川芎、丹参、茵陈、黄芩、白花蛇舌草、蒲公英、焦山楂。

（2）失代偿期　治宜益气养阴、行气利水、活血祛瘀、滋肾健脾。药用黄芪、生地黄、麦冬、白芍、当归、茯苓、猪苓、泽泻、车前子、大腹皮、枳实、柴胡、丹参、益母草、枸杞子。

随症加减：兼胆囊炎、胆石症，加金钱草、金银花、连翘、郁金；兼肝癌，加半枝莲、炒莪术；兼糖尿病，加天花粉、山茱萸、熟地黄、天冬、麦冬、玉竹；兼冠心病，加瓜蒌、薤白、川芎、红花、桂枝；兼高血脂，加决明子、焦山楂、桑寄生、制首乌；兼有支气管炎者，加紫菀、款冬花、杏仁、紫苏子等。临床观察：罗国钧以上方加减辨证配合西药治疗43例老年肝硬化患者。西药予维生素、肝太乐、肌苷

① 刘鲁明.辨证分型治疗肝硬化腹水172例疗效观察[J].四川中医，2007，25(7)：59－60.
② 冯自铭.肝硬化中医辨证治疗[J].光明中医，2006，21(3)：18－19.
③ 梁保丽，等.肝硬化的中医辨证治疗[J].河北医药，2005，27(1)：17－18.

等;失代偿期,在限水限钠同时,配合西药利尿剂、氨基酸、白蛋白等。结果:基本痊愈2例,显效11例,好转21例,无效4例,死亡5例。①

10. 赵新敏等分2型

(1) 肝脾不足型　症见面色少华,神疲乏力,头昏目眩,纳差腹胀,肝区不适或劳累后疼痛,大便不调,或见尿少肢肿;舌苔薄白、质淡红,脉细弦。治宜健脾养肝、活血和络。方用归芍六君子汤加减:党参、白术、黄芪、当归、白芍、陈皮、丹参、郁金、麦芽、白花蛇舌草。

(2) 肝肾阴虚型　症见面色晦滞或黧黑,口干,右胁隐痛,寐差梦多,腰膝酸软,齿衄、鼻衄;舌质红、苔薄,脉细数。治宜滋肾养肝、和营消瘀。方用一贯煎合六味地黄丸加减:生地黄、熟地黄、北沙参、女贞子、枸杞子、当归、丹参、绿萼梅、楮实子。

随症加减:兼湿热者,选加茵陈、蒲公英、夏枯草、藿香梗、白豆蔻仁;气滞者,选加柴胡、枳壳、大腹皮;阳虚者,选加制附子、肉桂、淫羊藿;热伤血络者,酌加牡丹皮、茜草、水牛角片;纳差,加鸡内金、焦山楂;瘀著,加鬼箭羽、莪术;腹水者,酌加赤伏苓、猪苓、泽兰、车前子、马鞭草。对腹水量多、腹胀势急者,加用短程、小剂量西药利尿剂。另各型均配用中成药乌鸡白凤丸和大黄䗪虫丸。临床观察:赵新敏等以上方加减辨证治疗50例肝炎后肝硬化患者。结果:显效22例,有效22例,无效5例,死亡1例,总有效率88%。②

11. 傅静芬等分3型

(1) 轻、中度黄疸　治宜清热利湿解毒。方用肝炎Ⅰ号:茵陈30克、当归6克、黄芩12克、车前子12克、黄柏10克、龙胆草10克、郁金10克、川楝子10克、茯苓10克、山药10克、焦麦芽10克、焦山楂10克、焦神曲10克。每日1剂,分2～3次,1～2个月为1个疗程。

(2) 重度黄疸　治宜清热利湿解毒。方用肝炎Ⅲ号:赤芍60克、栀子30克、大黄30克。每日1剂,分2～3次口服,一般4周左右为1个疗程。

(3) 无黄疸　治宜扶正化瘀、清理余邪。方用肝炎Ⅱ号:丹参30克、当归10克、赤芍10克、白芍10克、白术10克、郁金10克、川楝子10克、黄精15克、茯苓15克、茵陈15克、鳖甲15克、山楂15克、龙胆草12克。每日1剂,分2次口服,2～3个月为1个疗程。

随症加减:肝昏迷者,加用牛黄注射液,每日8毫升,分2次肌内注射,少数灌服牛黄丸,每日1～2丸;消化道出血者,加用云南白药,每日8克,口服,疗程1周左右。临床观察:傅静芬等以上方加减辨证配合西药治疗107例肝炎后肝硬变患者。结果:显效13例(12.15%),好转58例(54.21%),无效9例(8.41%),死亡27例(25.23%)。总有效率66.36%。③

12. 刘益棒分6型

(1) 脾肾湿热型　症见口苦咽干,纳呆,欲吐,全身困倦,肝大有压痛;舌红,苔黄,脉沉弦。治宜健脾和胃、清热利湿。方用自拟肝炎1号方:党参20克、茵陈20克、虎杖20克、五味子40克、黄芩15克、白术15克、藿香15克、佩兰15克。

(2) 肝胆湿热型　症见两胁作痛,小便赤,大便干,身体渐胖;舌红,苔黄厚,脉滑。治宜清热平肝、燥湿利胆。方用自拟肝炎2号方:丹参30克、五味子30克、当归20克、柴胡5克、龙胆草15克、牡丹皮15克、泽兰15克、山楂15克。

(3) 肝肾阴虚型　症见腰酸腿软,头晕疲倦,失眠多梦,肝区隐痛,肝脾肿大,肝功能长期不正常;舌净无苔,脉沉细弦。治宜滋补肝肾。方用自拟肝炎3号方:北沙参30克、五味子30克、黄芪60克、女贞子15克、川续断15克、首乌15克、当归15克。

(4) 肝胃不和型　症见恶心欲吐,食后胃脘胀闷,两肋窜痛,大便不畅,肝功能长期不正常,肝脏损伤重;舌淡,苔白厚,脉沉弦滑。治宜疏肝和胃。方用自拟肝炎4号方:旋覆花15克、藿香15

① 罗国钧.老年肝硬化的中西医结合治疗——附43例小结[J].山西中医,1992,8(6):4-6.
② 赵新敏,等.扶正化瘀治疗肝炎后肝硬化50例[J].江苏中医,1988(6):4-6.
③ 傅静芬,等.自拟中药方为主治疗107例肝炎后肝硬变的疗效观察[J].中西医结合杂志,1988,8(4):230.

克、佩兰15克、香附15克、丹参30克、五味子30克、土茯苓30克、当归20克。

（5）气滞血瘀型　症见右肋灼痛，左肋坠痛，肝脾肿大，面部色素沉着，尿少或有腹水，肝功能异常；舌暗苔白，脉沉弦。治宜活血化瘀、疏肝理气。方用自拟肝炎5号方：黄芪60克、丹参30克、当归20克、红花10克、桃仁10克、紫河车15克、五味子15克、泽兰15克、车前草15克。

（6）脾肾两虚型　症见纳呆，午后腹胀，下肢浮肿，乏力，大便溏薄，小便少，肝脾肿大，质地硬，肝功能异常；舌淡，苔薄白，脉沉细。治宜健脾补肾。方用自拟肝炎6号方：当归20克、党参20克、菟丝子20克、白术15克、五味子15克、香附15克、三棱10克、莪术10克。

临床观察：刘益椿以上方治疗250例慢性肝炎、肝硬化患者。其中慢迁肝150例，治愈124例，好转16例，总有效率为93.34%；慢活肝90例，治愈65例，好转18例，总有效率为93.33%；肝硬化40例，治愈4例，好转4例，总有效率80%。[①]

13. 张旭东分4型

三甲复肝丸：制鳖甲150克、炮甲片150克、龟甲150克、阿胶150克、怀山药150克、当归150克、生黄芪150克、薏苡仁150克、茯苓150克、鸡内金100克、沉香75克。上药研末，白蜜适量为丸。每丸重9克，每日服2丸，用汤药送下。辨证施用辅用汤剂，一般使用1个月即停用。

（1）肝郁气滞型　方用三甲复肝丸。辅用逍遥散加减：柴胡12克、白芍12克、当归12克、佛手12克、枳壳10克、青皮10克、香附10克、麦芽20克、薄荷20克、青皮6克、陈皮6克、甘草5克。

（2）血瘀水阻型　方用三甲复肝丸。辅用大黄䗪虫丸加减：大黄10克、土鳖虫10克、黄芪10克、桃仁10克、杏仁10克、生地黄12克、泽兰12克、赤芍12克、泽泻12克、通草6克。

（3）湿热留滞型　方用三甲复肝丸。辅用茵陈四苓散合三仁汤加减：茵陈15克、茯苓15克、泽泻15克、薏苡仁15克、杏仁10克、厚朴10克、白豆蔻5克、通草8克、竹叶8克、滑石20克。

（4）肝肾阴虚型　方用三甲复肝丸。辅用六味地黄丸加减：熟地黄15克、怀山药15克、茯苓15克、玉竹15克、枸杞子15克、泽泻15克、山茱萸12克、牡丹皮10克、猪苓10克、白茅根20克。

临床观察：张旭东以上方辨证治疗40例肝硬化患者，配合西药治疗，对少数进食少、营养状况差者，适当予白蛋白、血浆、氨基酸等静脉滴注；个别重症腹水患者酌情配合选用双氢克尿噻、安体舒通、速尿等利尿剂。结果：显效24例(60%)，好转10例(25%)，无效6例(15%)。[②]

14. 俞金秀分6型

（1）气滞血瘀型　症见症积肿块，按之质硬，痛而不移，面色晦暗，脘腹胀满，纳少乏力，或身有瘀点、瘀斑，或胸腹壁青筋暴露，舌质暗红或有青紫斑点，脉弦涩。治宜通瘀行气、软坚散结。方用膈下逐瘀汤化裁：桃仁、三棱、莪术、赤芍、白芍、鳖甲、郁金、党参、茵陈、青皮、生牡蛎、山楂。每日1剂，水煎2次，分2次服。临床观察：俞金秀以上方治疗22例肝硬变患者。结果：显效6例，好转14例，无效2例，总有效率90%。

（2）肝郁脾虚血瘀型　症见胸胁疼痛，精神抑郁，腹胀便溏，神疲肢软，面色萎黄；舌质淡或兼紫暗，脉弦而无力。治宜疏肝健脾、活血化瘀。方用逍遥散加减：柴胡、茯苓、香附、郁金、枳壳、当归、赤芍、白芍、白术、丹参、桃仁、红花。每日1剂，水煎2次，分2次服。临床观察：俞金秀以上方治疗32例肝硬变患者。结果：显效6例，好转22例，无效3例，恶变1例，有效率为87%。

（3）湿热内蕴血瘀型　① 热偏重。症见胸胁疼痛，大便不爽或热臭，口苦口干，小便黄，烦渴喜饮；舌苔黄腻或黄白相兼，脉弦数或濡数。治宜清热利湿、疏肝利胆、活血化瘀。方用茵陈蒿汤加减：茵陈、栀子、大黄、茯苓、泽泻、车前子、半枝莲、丹参、赤芍、郁金、虎杖、川黄连。② 湿偏重。

---

① 刘益椿.辨证治疗慢性肝炎、肝硬化250例[J].陕西中医，1987，8(5)：209-210.

② 张旭东.三甲复肝丸为主治疗肝硬化——附40例临床观察[J].湖南中医杂志，1987(3)：11-13.

症见胸胁疼痛，渴不喜饮，身重便溏；苔白厚腻，脉濡缓。治宜清热燥湿、化浊活血。方用茵陈五苓散合平胃散加减：苍术、厚朴、藿香梗、白豆蔻仁、黄芩、薏苡仁、茵陈、丹参、郁金、赤芍、茯苓、泽泻、益母草。③ 湿热并重。具有以上二项特点，治疗方药仿上药增减。以上均每日 1 剂，水煎 2 次，分 2 次服。临床观察：俞金秀以上方辨证治疗 23 例肝硬变患者。结果：好转 18 例，无效 2 例，恶变 3 例，有效率为 78%。

（4）热毒炽盛血瘀型　症见发病急剧，或黄疸色深，神昏谵语，高热烦躁或衄血便血，或瘀斑瘀点；舌红绛，苔黄燥，脉弦数或弦滑数。治宜清热解毒、凉血化瘀。方用犀角散加减：犀角（水牛角代，冲服）1 克、生地黄、牡丹皮、赤芍、连翘、板蓝根、竹叶、黄连、菖蒲、玄参、白茅根、桃仁、丹参。

（5）脾肾阳虚血瘀型　症见腹大胀满，午后尤甚，面色㿠白，脘闷纳呆，神倦怯寒，或下肢浮肿，小便短少；舌质淡，脉沉无力。治宜温补脾肾、通阳利水、化瘀通络。方拟真武汤合逐瘀汤加减：连皮苓、黄芪、附片、泽泻、桂枝、白术、茵陈、大腹皮、赤芍、丹参、菟丝子。

（6）肝肾阴虚血瘀型　症见胁肋隐痛，面色晦暗或两颧潮红，或头昏失眠多梦，口燥心烦，目涩视物模糊，或大便秘结；舌红少津或中有裂纹，脉弦细。治宜滋肾柔肝、养阴化瘀。方用一贯煎合膈下逐瘀汤：生地黄、沙参、赤芍、白芍、川楝子、郁金、鳖甲、牡丹皮、黄芪、丹参、茵陈、白花蛇舌草。随症加减：如见腹大胀满，小便不利，加茯苓皮、大腹皮。每日 1 剂，水煎 2 次，分 2 次服。临床观察：俞金秀以上方治疗 13 例肝硬变患者。结果：好转 9 例，无效 2 例，恶变 2 例，有效率为 60%。①

15. 蒋森分 6 型

益气化积解毒汤（基本方）：黄芪 20～30 克、丹参 20～30 克、白术 12～15 克、茯苓 12～15 克、郁金 12～15 克、当归 12～15 克、生地黄 12～15 克、泽兰叶 15～20 克、鸡内金（研末，冲服）15～20 克、板蓝根 15～20 克、败酱草 15～20 克、黄精 15～20 克。水煎服；另紫河车研为末，装入空心胶囊中，每次服 2～5 克，每日服 2 次。

（1）肝经湿热型　症见皮肤发黄色泽鲜明，胁下胀痛，口苦口干，纳呆恶心，尿黄赤，大便秘结或溏滞不爽；舌尖边红、苔黄腻，脉弦滑或弦数。方用基本方减黄芪、紫河车，加茵陈、金钱草、蒲公英、连翘。

（2）脾虚湿感型　症见面色萎黄，纳呆，食后腹胀，大便溏薄，四肢困倦，下肢浮肿，或有轻度腹水；舌淡胖大，边有齿痕，苔白腻，脉沉无力。麝浊、麝絮均有明显异常。方用基本方加苍术、薏苡仁。

（3）气血双虚型　症见面色苍白，精神疲惫，气短懒言，心悸，食欲不振，胁肋困痛；舌淡苔白，脉象细弱。方用基本方加人参（或党参）、阿胶。

（4）肝血癥积型　症见面色黧黑，胁下癥积，质地坚硬，刺痛不移，鼻衄、齿衄或呕血，有蜘蛛痣、肝掌，腹壁静脉怒张，有时大便色黑；舌质紫暗或有瘀点、瘀斑。方用基本方加鳖甲、三七参（冲服）、土鳖虫。

（5）肝肾阴虚型　症见头晕目眩，失眠健忘，五心烦热，腰膝酸软，胁下灼热疼痛，男子遗精，女子月经失调；舌质红绛、少苔或无苔，脉细数。方用基本方减黄芪、紫河车，加生地黄、沙参、鳖甲、牡丹皮。

（6）脾肾阳虚型　症见面色黧黑，形寒怯冷，精神疲惫，腰膝酸软，食少，腹胀便溏，男子阳痿；舌淡或紫暗，脉沉无力。方用基本方加制附子、鹿角胶、淫羊藿。

临床观察：蒋森以上方加减辨证治疗 96 例早期肝硬化患者。结果：治愈 40 例，显效 28 例，有效 19 例，无效 9 例，总有效率为 91.7%②

16. 朱良春等分 4 型

（1）肝郁脾虚型　症见按之则痛，胃纳减少，腹胀便溏，四肢倦怠乏力，面浮而色晦黄，入暮足

---

① 俞金秀.活血化淤治疗肝硬变 90 例[J].湖北中医杂志，1983(2)：51-53.

② 蒋森.益气化积解毒汤治疗 96 例早期肝硬化的体会[J].吉林中医药，1982(1)：21-24.

胫微肿；舌色暗红不泽，舌体较胖或边有齿印，脉象虚弦，重按无力。治宜疏肝益脾、活血消癥。方用复肝丸：紫河车60克、红参须60克、土鳖虫60克、炮甲片60克、参三七60克、片姜黄60克、广郁金60克、生鸡内金60克。共研为极细粉末，水泛为丸。每次3克，每日3次，食后开水送下，或以汤药送服，1个月为1个疗程。配合逍遥散、异功散、当归补血汤加减。药用柴胡、当归、白芍、党参、黄芪、白术、丹参、炙甘草、广郁金、广陈皮、茯苓。

（2）肝胆湿热型　症见肝脾俱肿，胁痛脘痞，头眩口苦，纳减腹胀，心烦易怒，溺短而黄，大便秘结或溏滞不爽，并可出现黄疸；苔黄厚腻，脉多弦数。治宜清肝利胆、泄热渗湿。方用龙胆泻肝汤、茵陈蒿汤加减：龙胆草、茵陈、柴胡、栀子、当归、黄芩、大黄、玄参、白花蛇舌草、虎杖、金钱草、车前草。

（3）脾肾阳虚型　症见脾肿大较肝肿大为甚，恶寒怯冷，腰膝酸软，面黄无华，精神萎顿，饮食少思，腹胀便溏；舌淡胖嫩或淡紫，脉多沉弦而细。治宜温补脾肾、益气化瘀。方用复肝丸配合景岳右归丸、当归补血汤加减：制附子、肉桂、鹿角胶（或鹿角片）、菟丝子、淫羊藿、黄芪、当归、党参、白术、茯苓、甘草。

（4）肝肾阴虚型　症见脾肿明显，肝大不著，面色黧晦，红丝缕缕，胁痛腰酸，鼻衄或齿龈渗血，咽喉干燥，夜寐梦多；舌红绛少苔，或苔薄中剥，脉象弦细而数。治宜滋肾柔肝、养阴和络。方用一贯煎加减：北沙参、生地黄、枸杞子、天冬、麦冬、生白芍、川楝子、绿萼梅、女贞子、墨旱莲、玄参、甘草。随症加减：兼心阴虚而心悸心烦者，加丹参、龟甲、酸枣仁；阴虚阳亢、热伤阳络、出血较甚者，加阿胶、水牛角、牡丹皮；齿衄不止，可用鲜地骨皮60克煎汤含漱。

临床观察：朱良春等以上方加减辨证治疗60余例早期肝硬化患者，疗效满意。①

17. 张翰清等分2型

（1）肝郁脾疸型　症见面色苍黄少华，两胁固定性疼痛，食少腹胀，气短乏力，大便溏薄；舌质淡红或边有瘀斑，脉沉弦少力。治宜疏肝健脾、活血化瘀。方用归芍六君子汤加味：当归、白芍、党参、白术、茯苓、陈皮、半夏、丹参、姜黄、牡蛎、柴胡、厚朴、延胡索、甘草。

（2）气阴两虚型　症见面色晦暗，头晕耳鸣，咽干口燥，两胁固定性疼，手足心热，酸软，乏力，食少腹胀，或兼见齿衄、鼻衄；舌质暗红少苔，或见龟裂及花剥苔，脉弦细数。治宜育阴健脾、活血化瘀。方用四君子汤合一贯煎加减：党参、白术、茯苓、甘草、生地黄、当归、麦冬、枸杞子、川楝子、丹参、鳖甲、牡蛎、延胡索、厚朴。

随症加减：兼见黄疸或有湿热症状，加茵陈、碧玉散；热毒症状者，加板蓝根、蒲公英、金银花、连翘（酌选1～2味）；虚弱症状，加女贞子、墨旱莲、五味子；气虚夹瘀者，加人参、党参、丹参、桃仁、红花、琥珀；血脂升高者，加泽泻、郁金、何首乌、生山楂；白蛋白低者，重用补气健脾药，如人参、黄芪、山药、黄精等；肝脾肿大，兼服丸药（三棱、莪术、丹参、鳖甲各等分，炼蜜为丸，每丸9克），每日2次。临床观察：张翰清等以上方加减辨证治疗10例早期肝硬化（4例肝郁脾虚型，6例气阴两虚型）患者，均明显好转。②

经　验　方

1. 茵陈术附汤合温胆汤加减　茵陈20克、白术20克、黄芪30克、肉桂2克、竹茹9克、陈皮10克、甘草6克、制附子10克、防己10克、干姜3克、半夏9克、枳实6克、茯苓20克。每日1剂，水煎服。曹琪将96例乙肝所致肝硬化腹水患者随机分为治疗组与对照组各48例。对照组予常规药物治疗，予恩替卡韦0.5毫克，每日1次，饭后2小时空腹服用；为患者补充血白蛋白，根据其病

---

① 朱良春，等.“复肝丸”治疗早期肝硬化的临床体会[J].上海中医杂志，1980(6)：10-12.

② 张翰清，等.中医药治疗肝炎后肝硬化的临床体会[J].天津医药，1978(1)：15-17.

情使用速尿、复方甘草酸苷、安体舒通等药物进行治疗。治疗组在对照组的基础上加用上方。结果：治疗组显效22例，有效24例，无效2例，总有效率95.8%；对照组显效16例，有效20例，无效12例，总有效率75%。①

2. *温阳消饮汤*　生地黄15克、山药15克、山茱萸9克、附子6克、桂枝6克、牛膝15克、茯苓15克、泽泻15克、车前子15克、牡丹皮9克、泽兰15克。随症加减：胁肋胀痛，加片姜黄9克、没药6克；黄疸，加茵陈15克、黄柏9克；纳少，加鸡内金9克、焦神曲9克。每日1剂，水煎后分早、晚温服，1周为1个疗程，连续治疗2个疗程。温肾化气，利水消肿。姚耀等将102例肝硬化合并肝肾综合征患者随机分为治疗组与对照组各51例。患者入院后均予预防感染、热量摄入、利尿、常规限钠、保肾、输白蛋白(血浆)、保肝等常规治疗。对照组患者予前列地尔；观察组在对照组治疗基础上加用上方加减。结果：观察组的有效率88.23%，明显高于对照组的70.59%，两组比较差异有统计学意义。②

3. *加味胃苓汤*　郁金9克、陈皮12克、茯苓12克、黄芪15克、泽泻6克、白术12克、白芍6克、猪苓12克、木香12克、厚朴12克、蒲公英9克、大腹皮6克、黄连6克。水煎120毫升，每日1次口服。气机调畅，纳运协调。赵利等将64例肝硬化患者随机分为研究组与对照组各32例。对照组限制水盐摄入，根据肝功能给予甘草甜素类药物，以及还原型谷胱甘肽等药物静脉滴注；螺内酯片50～100毫克，每日1次，口服；呋塞米20～40毫克，每日1次，口服；白蛋白注射液10克或血浆200毫升静脉滴注，每周1～2次；用头孢曲松钠或喹诺酮类抗生素抗感染。共用药4周。若有合并症发生，根据具体情况做相应处理。研究组用上方治疗。两组均以治疗3个月为1个疗程，2个疗程后观察疗效。结果：研究组显效18例，有效12例，无效2例，总有效率93.8%；对照组显效13例，有效13例，无效6例，总有效率81.3%。③

4. *中药外敷方联合穴位注射*　外敷方：大黄、黄柏、没药、桃仁、商陆、三棱、砂仁。上药各等分为细末，过100目筛，以醋及茶水调糊状，敷于上下腹部除外神阙穴处，覆盖全腹为宜，通过医用胶带和纱布固定腹部已敷好的中药。每日1次，每次保留4～6小时，连续外敷7～10天为1个疗程。穴位注射：选择足三里及蠡沟穴，注射器垂直刺入穴位1～1.5厘米，注射0.5～1毫升参麦注射液。每日1次，连续注射7～10天为1个疗程。刘小群等以上述方法治疗30例乙肝后肝硬化腹水患者，疗效满意。④

5. *赤芍承气汤合消胀散*　赤芍承气汤：厚朴30克、赤芍60克、生大黄15克、枳实30克、玄明粉10克。每日1剂，煎汁300毫升，早晚分服。利水，消胀。消胀散：厚朴、甘遂、莱菔子、薄荷、沉香、牵牛子、三棱。上药混合研成粉末，加白醋调匀，在脐周外敷，每次4～6小时，每日1次。张伟将94例肝硬化腹水患者随机分为观察组与对照组各47例。对照组予西药螺内酯片每次60毫克，口服，每日2～3次；托拉塞米每次10毫克，口服，每日1次。观察组在对照组基础上加用上述中医疗法治疗。两组均持续治疗1个月。结果：观察组显效31例，有效12例，无效4例，总有效率91.49%；对照组显效20例，有效14例，无效13例，总有效率72.34%。⑤

6. *活血化瘀方*　莪术30克、桃仁15克、红花15克、土鳖虫6克、水蛭6克、甲片6克。随症加减：疲倦乏力、形体消瘦，加服四物汤；口苦、舌苔黄腻，加黄柏、大黄、黄芩、栀子、茵陈、土茯苓、龙胆草(剂量视患者症状严重情况而定)；呃逆嗳气，加味柴胡、枳壳、郁金；纳差，同时服用四君子汤。

---

① 曹琪.茵陈术附汤合温胆汤加减方治疗乙型病毒性肝炎所致肝硬化腹水的疗效分析[J].当代医药论丛，2019，17(13)：124-125.

② 姚耀，等.自拟温阳消饮汤对脾肾阳虚证肝硬化合并肝肾综合征患者肝肾功能保护、血流动力学指标及外周血肿瘤坏死因子-α、一氧化氮、可溶性细胞黏附因子-1的影响[J].世界中医药，2019，14(7)：1748-1752.

③ 赵利，等.加味胃苓汤治疗肝硬化腹水临床观察[J].实用中医药杂志，2019，35(7)：791-792.

④ 刘小群，等.中药外敷联合穴位注射治疗乙肝后肝硬化腹水的中医护理[J].世界最新医学信息文摘，2019，19(16)：202.

⑤ 张伟.赤芍承气汤口服联合消胀散外敷治疗肝硬化腹水临床观察[J].光明中医，2019，34(14)：2181-2183.

每日1剂，小火水煎熬制成汤剂，早晚2次分开服用，6周为1个疗程，连续服用2个疗程。熊艳将94例肝硬化患者随机分为观察组和对照组各47例。对照组予西医抗病毒、保肝等对症治疗，持续12周；观察组在对照组基础上予上方加减。结果：观察组显效28例，有效18例，无效1例，总有效率97.87%；对照组显效18例，有效16例，无效13例，总有效率72.34%。①

7. 茯苓桂枝白术甘草汤联合针灸及中药敷脐　茯苓桂枝白术甘草汤：茯苓30克、白术30克、桂枝15克、甘草10克。每日1剂，水煎服，取汁300毫升，分早中晚3次服用，连续治疗1个月。健脾，温阳，渗湿。针灸透穴疗法：主穴为中脘透水分，水分透气海，气海透中级，并配穴肝俞、脾俞、肾俞、三焦俞、三阴交、足三里、复溜，选用0.35毫米×75毫米无菌针具透穴，针水分透气海、气海透中级时需针感直放射至前阴；配穴则选取0.35毫米×40毫米无菌针具，根据穴位进针不同长度，肝俞、脾俞、肾俞、三焦俞斜刺0.5～0.8寸，足三里则直刺1～2寸，三阴交直刺1～1.5寸，复溜则直刺0.6～1寸，以平针法针刺，并留针半个小时，隔日针灸，连续治疗1个月。中药敷脐：芒硝10克、甘遂6克、牵牛子6克、冰片6克、麝香1克。将药物研磨成粉末以面粉与白醋调和成糊状敷于患者脐部，以保鲜膜覆盖，并固定好，每日1次，连续敷1个月。何成邦等将84例肝硬化腹水患者随机分为治疗组与对照组各42例。两组均叮嘱患者卧床休息，保证足够热量，并限制患者钠、水的摄入，维持患者水、电解质、酸平衡，保护患者肝脏功能，根据患者并发症综合病情处理。对照组予螺内酯片、呋塞米片等西医常规药物治疗，连续治疗1个月；观察组在对照组基础上加用上述中医组合疗法。结果：观察组治疗有效率高达97.62%，显著高于对照组83.33%($P<0.05$)。②

8. 柴胡桂枝汤化裁　柴胡15克、桂枝10克、法半夏9克、黄芩10克、白芍10克、大枣10克、生姜10克、甘草6克。随症加减：胁下刺痛不移、舌有瘀斑者，加丹参、延胡索、茜草；胁下积块肿大者，加牡蛎、鳖甲、海螵蛸；肝郁明显者，加郁金、栀子、香附；体虚湿困者，加干姜、砂仁、木香；不寐者，加酸枣仁、夜交藤。每日1剂，水煎服，取汁400毫升，分早晚2次温服，30天为1个疗程。调和营卫，和解少阳，疏利三焦。颜幸杰等将172例代偿期乙肝肝硬化患者随机分为治疗组与对照组各86例。对照组采用口服恩替卡韦分散片治疗；治疗组在对照组基础上予上方加减。结果：治疗组显效47例，好转34例，无效5例，总有效率94.2%；对照组显效38例，好转29例，无效19例，总有效率77.9%。③

9. 当归芍药散　当归20克、赤芍20克、生白芍20克、生白术20克、川芎10克、泽泻10克、生白术10克、茯苓30克、制鳖甲30克、生牡蛎30克。随症加减：湿热郁结型，加茵陈20克、白花蛇舌草20克。每日1剂，水煎服。刘礼剑等将50例肝硬化患者随机分为观察组30例与对照组20例。对照组予以常规的维持水电解质平衡、防治并发症以及纠正低蛋白血症等治疗；观察组在对照组的基础上加用上方加减。两组均连续治疗1个月。结果：观察组总有效率为86.67%，高于对照组的60.00%，差异有统计学意义($P<0.05$)。④

10. 茵芍二黄汤　茵陈45克、赤芍45克、黄芩30克、生地黄30克、秦艽20克、茜草20克、豨莶草15克。每日1剂，水煎服，分2次服。刘全忠等将60例原发性胆汁性肝硬化患者随机分为治疗组和对照组各30例。对照组予牛磺熊去氧胆酸胶囊；治疗组在对照组治疗基础上加用上方。两组疗程均为24周。结果：治疗组在改善临床症状，降低TBIL、ALP、GGT、ALT、AST、TBA疗效指标方面优于对照组。⑤

① 熊艳.中医活血化瘀法治疗肝硬化代偿期的可行性分析及临床价值[J].光明中医，2018，33(8)：1137-1138.
② 何成邦，等.茯苓桂枝白术甘草汤联合针灸及中药敷脐治疗肝硬化腹水疗效及安全性观察[J].四川中医，2018，36(11)：100-103.
③ 颜幸杰，等.柴胡桂枝汤化裁治疗代偿期乙肝肝硬化临床观察[J].广西中医药大学学报，2017，20(4)：18-20.
④ 刘礼剑，谢胜，等.基于“肠-肝轴”肠道菌群调节观察当归芍药散加味治疗肝硬化的临床疗效[J].世界中医药，2017，12(8)：1789-1792.
⑤ 刘全忠，等.茵芍二黄汤治疗原发性胆汁性肝硬化60例[C]//第二十九届全国中西医结合消化系统疾病学术会议论文集.[出版者不详]，2017：844-846.

11. *黄芪五苓散加减* 桂枝15克、猪苓15克、白术15克、泽泻15克、茯苓15克、黄芪30克。随症加减：热重，加蒲公英10克、板蓝根15克；阳虚，加杜仲6克、肉桂6克；阴虚者，用玉竹15克、女贞子15克、墨旱莲15克；血瘀严重者，用赤芍15克、丹参10克；湿热严重，用垂盆草15克、茵陈15克。将以上药材进行混合后放置在1000毫升水中进行煎服，当汁液为500毫升时便可服用，每日2次，早晚各1次。1个月为1个疗程，连续治疗3个疗程。钟燕斌等将86例肝硬化患者随机分为观察组与对照组各43例。对照组采用西医治疗，静脉滴注250毫升15-AA复方氨基酸；100毫升生理盐水和1.2克还原型谷胱甘肽针混合后，行静脉滴注；将促干细胞生长素12微克加入至100毫升的5%葡萄糖注射液中，行静脉滴注。上述用药均每日1次。服用20毫克呋塞米片，每日1次；同时口服20毫克螺内酯片，每日3次；当患者白蛋白不足每升30克时，需将人血白蛋白补充至每升30克。观察组在对照组基础上加用上方加减。结果：观察组总有效率显著高于对照组，观察组的下肢水肿、尿少、腹胀、乏力发生率显著低于对照组，差异均有统计学意义（$P<0.05$）。①

12. *李梅经验方* 栀子、木通、泽泻、黄芩、柴胡、车前子、龟甲、甘草、生地黄、牡蛎、当归。每日1剂，加入清水中煎汁400毫升，分为2次口服。李梅将63例代偿期肝硬化患者随机分为参照组30例和研究组33例。参照组用维生素C、维生素E以及贺普丁进行治疗；研究组予上方治疗。结果：研究组显效21例，有效11例，无效1例，总有效率96.98%；参照组显效15例，有效8例，无效7例，总有效率76.67%。②

13. *龙胆泻肝汤合三甲散* 龙胆草、栀子、黄芩、木通、泽泻、车前子、柴胡、甘草、当归、生地黄、炮甲片、牡蛎、龟甲。将上述药材洗净后用清水煎煮，去渣取汁，每次200毫升，每日2次口服。针刺疗法：取期门穴、阳陵泉穴、肝俞穴、足三里穴、支沟穴、中脘穴进行针刺，留针30分钟，每日1次。赵冰清将68例代偿期肝硬化患者随机分为观察组和对照组各34例。对照组予西药取口服维生素E丸并静滴维生素C的方法治疗，治疗组按上述方法治疗。结果：观察组显效20例，有效12例，无效2例，总有效率94.1%；对照组显效16例，有效12例，无效6例，总有效率82.4%。③

14. *自拟方* 猪苓10克、白术15克、槟榔15克、党参20克、泽泻20克、茯苓20克、山楂20克、滑石20克、阿胶20克、丹参25克、生黄芪30克。随症加减：阳虚，加肉桂6克、附片8克；阴虚，加北沙参9克、山药12克；出血，加炒槐花9克、仙鹤草12克；湿热黄疸，加制大黄6克、金钱草12克、茵陈18克。每日1剂，水煎服。顾冲等将100例肝硬化腹水患者随机分为对照组和观察组各50例。对照组予用呋塞米、螺内酯、心得安等药物治疗，观察组予上方加减治疗。结果：观察组显效33例，有效15例，总有效率为96.0%，高于对照组的78.0%。④

15. *肥气丸* 厚朴45克、干姜45克、槟榔45克、肉桂45克、黄连45克、枳实45克、丹参60克、白术60克、青皮60克、陈皮60克、甲片90克、三棱90克、莪术90克。随症加减：肝蕴热毒证，加水牛角30克；血瘀阻络证，加田三七粉6克、阿胶10克；水瘀搏结证，加大黄15克、大腹皮30克；气水互结证，加木香10克、大白10克、二丑各10克；肝肾阴虚证，加首乌30克、乌梅10克；脾肾阳虚证，加桂枝15克、附片15克、海龙6克、海马6克。每日1剂，水煎服，分早晚2次，1个月为1个疗程，连用6个疗程。疏肝理气，活血消积，软坚散结。何基赞等将230例肝硬化患者随机分为观察组和对照组各115例。所有患

① 钟燕斌，等.黄芪五苓散加减治疗肝硬化的临床疗效及对肝损伤的保护作用[J].陕西中医，2017，38(11)：1501-1503.
② 李梅.代偿期肝硬化的中医治疗及应用效果评定[J].中国医药指南，2017，15(30)：197-198.
③ 赵冰清.应用中医综合疗法治疗代偿期肝硬化的效果分析[J].当代医药论丛，2015，13(2)：23-24.
④ 顾冲，等.中医辨证为主治疗肝硬化腹水临床观察[J].中医临床研究，2015，7(7)：73，75.

者均给予常规抗病毒、保肝和相应支持治疗，观察组在此基础上予上方加减。结果：观察组显效41例，有效58例，无效16例，总有效率86.09%；对照组显效33例，有效42例，无效40例，总有效率65.22%。①

16. *加减当归芍药汤* 赤芍30克、当归15克、白术12克、茯苓12克、炙鳖甲10克、茵陈15克、广郁金12克、枸杞子15克、丹参20克、地龙10克、大枣5枚。随症加减：乏力、便溏明显，加党参15克、升麻10克；皮肤瘙痒，加茜草10克、凌霄花12克；胁痛明显，加川楝子6克、延胡索12克。每日1剂，水煎早晚服用。调肝养血，健脾渗湿。叶小丹等将63例肝郁脾虚型原发性胆汁性肝硬化患者随机分为对照组31例与治疗组32例。对照组口服UDCA(优思弗每粒250毫克)，每次1粒，每日2次；治疗组在对照组基础上加服上方加减。两组均以6周为1个疗程。结果：治疗组治愈3例，显效27例，有效2例，无效0例；对照组治愈1例，显效19例，有效10例，无效1例。②

17. *化浊解毒软肝方* 田基黄12克、茵陈15克、虎杖15克、绞股蓝12克、黄连12克、黄柏15克、鳖甲15克、甲片15克、当归12克、白芍30克、红景天15克。分早、晚2次空腹各温服1袋。湿浊化，热毒清，阴血复，气血调畅，肝得滋养，肝复如常。靳红燕等将60例原发性胆汁性肝硬化患者随机分为对照组与治疗组各30例。对照组每日口服熊去氧胆酸每千克体重15毫克，治疗组在对照组基础上加服上方。结果：治疗组显效14例，有效13例，无效3例，总有效率90.0%；对照组显效8例，有效10例，无效12例，总有效率60.0%。③

18. *加味茵陈蒿汤* 茵陈30克、金钱草30克、白茅根30克、丹参30克、鳖甲20克、炒白术15克、鬼箭羽15克、大黄10克、栀子10克、甘草10克、僵蚕5克。每日1剂，分2次服用，以200毫升开水冲兑中药免煎颗粒。与熊去氧胆酸间隔1小时服用。清利湿热，健脾利湿，活血化瘀。郑颖俊等将60例原发性胆汁性肝硬化患者随机分为对照组和治疗组各30例。对照组患者口服熊去氧胆酸胶囊；门诊患者联合口服复方甘草酸苷片(美能)和多烯磷脂酰胆碱胶囊(易善复)，住院患者则将60毫升美能加入10%葡萄糖注射液250毫升中静脉滴注，将还原型谷胱甘肽(古拉定)1.2克加入10%葡萄糖注射液250毫升静脉滴注，每日1次，出院后改为口服。治疗组在对照组基础上加服上方。结果：治疗结束时，治疗组疗效优于对照组，肝功能指标、免疫指标下降亦优于对照组。④

19. *软肝散* 鸡内金150克、鳖甲150克、参三七150克、红花150克、紫河车150克、高丽参150克。上药共研为极细粉末，每日3次，每次3克，饭后开水送下。高艳将71例早期肝硬化患者随机分为治疗组35例与对照组36例。对照组予西医常规治疗，治疗组在对照组基础上加服上方。结果：治疗组显效28例，好转5例，无效2例，总有效率94.3%；对照组显效24例，好转4例，无效8例，总有效率77.8%。⑤

20. *邓红英经验方* 柴胡、党参、白术、茯苓、枳实、青皮、当归、白芍、砂仁、湘曲、茜草、白茅根、鳖甲、地龙、甘草。200毫升开水冲后，分2次温服。疏通脉络，健脾养肝，凉血活血，软坚散结。邓红英将120例肝纤维化与肝硬化患者随机分为观察组90例和对照组30例。对照组采用口服阿德福韦酯片，每日1次，每次10毫克；观察组采用上方口服。结果：观察组纳差、乏力、胁痛、腹胀等临床症状改善情况明显优于对照组；观察组肝脏纤维化指标HA、LN、PCⅢ、Ⅳ-C明显低于对照组，差异均有统计学意义($P<0.05$)。⑥

---

① 何基赞，等.中医古方“肥气丸”加减治疗肝硬化115例临床观察[J].中国医药指南，2014，12(24)：277-278.
② 叶小丹，朱肖鸿，等.中西医结合治疗肝郁脾虚型原发性胆汁性肝硬化患者的疗效观察[J].中医药学报，2013，41(4)：116-117.
③ 靳红燕，李佃贵，等.化浊解毒软肝方联合熊去氧胆酸治疗原发性胆汁性肝硬化[J].医学研究与教育，2013，30(1)：57-61.
④ 郑颖俊，等.加味茵陈蒿汤联合熊去氧胆酸治疗原发性胆汁性肝硬化的临床研究[J].中西医结合肝病杂志，2012，22(2)：89-91.
⑤ 高艳.软肝散治疗早期肝硬化的疗效观察[J].时珍国医国药，2011，22(7)：1800-1801.
⑥ 邓红英.中医治疗肝纤维化和肝硬化的临床诊治体会[J].中国当代医药，2011，18(2)：85.

21. *四逆散合四君子汤* 柴胡10克、赤芍10克、枳壳10克、党参15克、茯苓15克、白术10克、山药10克、桃仁10克、鳖甲10克、炙甘草6克。随症加减：黄疸者，加茵陈20克；口干、舌红、少苔(肝肾阴虚)者，去党参，加太子参30克、麦冬10克、五味子10克、石斛10克；合并肝性脑病者，加石菖蒲10克、郁金10克。周小军等将80例肝硬化腹水患者随机分为治疗组41例与对照组39例。对照组给予休息、低盐饮食，常规用还原型谷胱甘肽护肝；适当配合利尿剂，采用螺内酯和呋塞米(按100∶40比例)联合应用以利尿，从低量开始逐渐增加至最佳疗效；白蛋白低于每升30克者适当输白蛋白或血浆；有感染者加强抗感染治疗；腹水量过多，有压迫症状者可行腹穿，每次抽出腹水一般不超过1 000毫升，最多不超过3 000毫升。治疗组在对照组基础上加用上方加减。两组疗程均为1个月。结果：治疗组总有效率92.68%，对照组总有效率74.36%。治疗组疗效优于对照组。①

22. *灌肠方1* 大黄30克、赤芍30克、生地黄30克、生牡蛎30克、茯苓30克、桃仁30克、川芎15克、黄连15克、厚朴15克。浓煎至200毫升，灌注前患者先排空大小便，使用前药液及过滤好的清水先加温至37℃，患者取左侧卧位，双膝稍屈曲，臀部垫高，液体石蜡油润滑导管后，探头外管插入直肠10厘米，然后插入内管50厘米，先用过滤好的清水5 000毫升清洗肠腔，再缓慢灌入药液，保留药液。隔天1次。何润明等将60例肝硬化患者随机分为治疗组与对照组各30例。对照组予复方氨基酸注射液(15AA)250毫升加复合水溶性维生素制剂10毫升、5%葡萄糖注射液250毫升加还原型谷胱甘肽1.5克，静脉滴注，每日1次；治疗组在对照组基础上加用灌肠方。结果：治疗组总有效率87%，优于对照组70%。②

23. *灌肠方2* 金银花30克、大黄(后下)20克、蒲公英60克、虎杖20克、煅牡蛎(先煎)30克、白花蛇舌草50克、丹参30克、马齿苋30克、乌梅30克、败酱草20克、黄连10克。1剂浓煎取汁200～300毫升，分两次应用，使用时预温至40℃，即时保留灌肠，操作前令患者排尽大便，插管时，应试探性操作，不要用力过猛，以免伤害肠管或引起疼痛，一般灌肠时应行骨盆高位灌肠，嘱患者先转向左侧，再转向右侧，增加药液与肠管接触范围，促进药物吸收，保留时间4小时左右，每日2次。刘海玲等将80例肝硬化自发性细菌性腹膜炎患者分为对照组与治疗组各40例。对照组在一般保肝、支持、利尿等对症治疗的基础上采用静脉滴注头孢他啶3.0克加入生理盐水100毫升，每日2次；治疗组在对照组基础上加用上方。两组疗程均为2周。结果：治疗组治愈26例，好转10例，无效4例，总有效率90%；对照组治愈18例，好转12例，无效10例，总有效率75%。③

24. *滋肾化纤饮* 枸杞子15克、楮实子15克、沙苑子15克、女贞子12克、墨旱莲12克、三七参10克、炒水蛭6克、橘络10克、小蓟15克、胡黄连12克、败酱草20克、柴胡6克、炒山药30克、鸡内金15克、西红花(冲服)1克。每日1剂，水煎服，每服3剂停1日。孙建光将80例早期肝硬化患者随机分为治疗组50例与对照组30例。对照组予大黄䗪虫胶囊，每粒0.4克，口服，每次4粒，每日2次；治疗组予上方。结果：治疗组显效12例，有效28例，无效10例，总有效率80%；对照组显效4例，有效14例，无效12例，总有效率60%。④

25. *柔肝抑纤饮* 鸡血藤20克、当归12克、白芍15克、牛膝12克、三七粉(冲服)3克、小蓟15克、鳖甲(先煎)15克、鸡内金15克、枸杞子15克、水红花子15克、茵陈15克、生甘草3克、薏苡仁30克、土鳖虫6克、皂角刺9克、大枣5枚。随

① 周小军，等.疏肝健脾法治疗肝硬化腹水的临床疗效观察[J].中国中医急症，2010，19(11)：1851－1852.
② 何润明，等.泻下攻积、清热解毒类中药灌肠治疗肝硬化60例[J].陕西中医，2009，30(9)：1117－1118.
③ 刘海玲，等.中药灌肠联合抗生素治疗肝硬化自发性细菌性腹膜炎40例[J].现代中医药，2009，29(4)：12－14.
④ 孙建光.滋肾化纤饮治疗早期肝硬化50例临床观察[J].山东中医药大学学报，2006，30(1)：50－52.

症加减：胁痛，加延胡索12克、马鞭草15克、威灵仙12克；黄疸，加竹叶9克、羚羊角粉(冲服)1克、栀子9克；脾大，加莪术9克、甲片(先煎)15克、三棱15克；齿衄、鼻衄，加茜草12克、紫珠草9克、藕节炭12克；腹胀，加木香9克、白豆蔻9克；纳差，加炒莱菔子15克、木瓜9克；转氨酶升高，加败酱草15克、虎杖15克。水煎2次共兑450～500毫升，早晚分2次空腹温服，每服6剂停1天，每2个月为1个疗程，6个月为1个总疗程。补血活血，清热滋阴。王伟芹等以上方治疗60例早期肝硬化患者。结果：临床显效18例，有效26例，无效16例，总有效率73.33%。[①]

26. 鳖甲软肝煎　鳖甲30克、人参20克、桃仁20克、丹参12克、柴胡12克、白芍12克、茯苓20克、虎杖20克、六里雪30克。王占海等将71例肝炎后肝硬化患者随机分为治疗组36例与对照组35例。对照组予用肝复乐片，治疗组予上方。结果：治疗组显效19例，好转13例，无效4例，总有效率88.9%；对照组显效13例，好转13例，无效9例，总有效率79.3%。[②]

27. 软肝散联合通络软肝汤　自拟软肝散：鳖甲、甲片、鸡内金、土鳖虫。按比例研末，每次3克，每日3次开水冲服。通络软肝汤：柴胡、桂枝、当归、白花蛇舌草、赤芍、白芍、丹参、三棱、莪术、猪苓、虎杖、牡蛎。每日1剂，水煎，分3次服。王士军等以上方治疗23例肝硬化患者，总有效率91.3%。[③]

28. 消痞软肝汤　黄芪15克、白术15克、泽兰15克、枸杞子15克、川贝母15克、丹参20克、沙参20克、当归10克、鳖甲10克、龟甲10克、姜黄10克。每日1剂，水煎服。史健将122例肝硬化患者随机分为治疗组59例与对照组63例。对照组予消痞软肝汤；治疗组在对照组基础上加用大黄䗪虫丸。结果：治疗组总有效率89.83%，与对照组(总有效率77.78%)无显著性差异。[④]

29. 加味佛手散　当归30～60克、川芎20克、黄芪20克、薏苡仁20克、泽兰叶20克、郁金20克、柴胡10克、三七粉(冲)3克。每日1剂，水煎分2次饭后服。毕德忠等将158例早期肝硬化患者随机分为治疗组104例与对照组54例。对照组予肌苷口服液20毫升，维生素C 0.5克，每日3次口服；治疗组予上方。结果：治疗组总有效率91.3%，与对照组总有效率57.4%比较有显著性差异。[⑤]

30. 黄芪山甲汤　生黄芪、甲片、莪术、炒白术、炒山药、醋柴胡、土鳖虫、生甘草。每日1剂，水煎3次，三汁合一，分3次饭后温服。祛瘀生新，调整机体免疫功能。张义才等将89例早期肝硬化患者随机分为治疗组66例与对照组23例。对照组予肌苷片、维生素B_6、维生素C、肝太乐，每日3次口服；治疗组予上方治疗。结果：治疗组总有效率97.0%，与对照组总有效率56.5%比较有显著性差异。[⑥]

31. 二参二仁甲味汤　太子参20克、丹参30克、制鳖甲30克、桃仁12克、北五味子10克、核桃仁2个、红糖50克。随症加减：肝区不舒，胁痛，加柴胡12克、白芍24克；脘腹胀满，加鸡矢藤30克、佛手12克；伴腹水者，加腹水草15克、大腹皮15克；甲、乙型肝炎未愈者，加茵陈或败酱草。取水煎汤300毫升，每次150毫升，每日2次，沸水化开，兑服，3个月为1个疗程。瘀积消散血络通利，百脉调和。张伯华等以上方加减治疗21例肝硬变患者。结果：显效8例，有效11例，无效2例，总有效率为90.4%。[⑦]

32. 柔肝汤　生黄芪30克、女贞子30克、生牡蛎30克、沙参20克、半边莲20克、枸杞子15

---

① 王伟芹，等.柔肝抑纤饮治疗早期肝硬化60例疗效观察[J].山东中医药大学学报，2004，28(3)：198-200.
② 王占海，等.鳖甲软肝煎治疗肝炎后肝硬化36例临床观察[J].浙江中西医结合杂志，2003，13(2)：78，80.
③ 王士军，等.自拟软肝散加通络软肝汤治疗肝硬化23例[J].吉林中医药，2002，22(5)：11.
④ 史健.肝硬化与“瘀血”的相关性临床分析[J].医学研究通讯，2002，31(6)：52-53.
⑤ 毕德忠，等.加味佛手散治疗104例早期肝硬化的临床观察[J].吉林中医药，2001(6)：24.
⑥ 张义才，等.黄芪山甲汤治疗早期肝硬化66例[J].中医研究，2001，14(5)：26-27.
⑦ 张伯华，等.二参二仁甲味汤治疗肝硬变21例[J].四川中医，1995(4)：24.

克、丹参15克、牡丹皮10克、桃仁10克、水红花子10克、炒甲片10克、川厚朴10克。随症加减：黄疸湿热偏重，加金钱草、茵陈；黄疸寒湿偏重，加桂枝、猪苓；气虚，重用黄芪；肝郁脾虚，加柴胡、郁金、白术；血虚，加当归、三七。每2日1剂，水煎服，煎药时先用冷水浸泡1小时，再煎1小时，每晚服半剂，3个月为1个疗程。张友以上方加减治疗31例肝硬化(代偿期)患者。结果：显效13例，有效15例，无效3例，总有效率为90.3%。①

33. *益气活血方* 黄芪30克、白术30克、车前子(包)30克、鳖甲30克、牡蛎15克、赤芍15克、丹参15克、当归12克、桃仁12克、泽兰22克、泽泻20克、茯苓10克、甘草5克。随症加减：纳呆，加鸡内金、砂仁；脘腹胀满，加香附、大腹皮；胁痛，加柴胡、延胡索；阴虚，加生地黄、北沙参；阳虚，加补骨脂、淫羊藿；有出血倾向，加水牛角、茜草。每日1剂，水煎2次，分2次服，大量腹水加西药利尿剂。益气健脾，活血利水。许尤琪等以上方加减治疗42例肝炎后肝硬化患者。结果：显效20例，有效18例，无效4例，总有效率90.5%。②

34. *黄狗胆丸2号* 黄狗胆3个、人参30克、三七30克、土鳖虫30克、当归30克、郁金30克、三棱30克、莪术30克、荜澄茄30克、红花30克、陈皮30克、香附30克、昆布30克、海藻30克、丹参30克、黄芪30克、茯苓30克、泽泻30克、猪苓30克、白术30克、赤芍30克、龟板胶30克、川厚朴30克、甘草30克、炮甲片60克、黄精60克、益母草60克、鸡内金60克、青皮60克、大麦芽60克、制鳖甲90克、砂仁15克、炼熟蜂蜜1 185克。制为蜜丸，每丸10克，每日2次口服，每次1丸，3个月为1个疗程。曹书和将80例肝硬化患者随机分为治疗组50例与对照组30例。对照组予中西药(如肝泰乐、肌苷、能量合剂、B族维生素、维生素C、肝氨注射液等)；治疗组予黄狗胆丸2号，若出现特殊病情，如感冒发热，吐衄便血，顽固性腹水可对症处理。结果：治疗组痊愈29例，好转15例，无效6例，总有效率88%；对照组痊愈12例，好转10例，无效8例，总有效率66.6%。③

35. *益气活血汤* 党参15克、茯苓15克、炙甘草6克、白术12克、桃仁12克、土鳖虫12克、大黄9例、黄芪30克、丹参30克。随症加减：有腹水或水肿者，加桂枝9克、泽泻20克、猪苓20克；黄疸重者，加栀子15克、茵陈30克；腹泻较剧者，去大黄；胁痛甚者，加白芍24克、柴胡15克。每日1剂，水煎2次，分2次服，3个月为1个疗程。益气健脾，破血下瘀。梁金秋以上方加减治疗24例肝硬化患者。结果：显效5例，有效16例，无效3例，总有效率为87.5%。④

36. *消臌灵* 柴胡10克、石斛10克、鳖甲胶(烊化)10克、党参10克、当归15克、益母草15克、丹参15克、茯苓15克、商陆15克、郁金15克、生地黄20克、生甘草8克、大枣5枚。将以上药物(除鳖甲胶)煎煮2次。第1次煎1.5小时，第2次煎1小时，2次滤液混合后烊化加入鳖甲胶，浓煎至200毫升备用。每日2次，每次服100毫升，30天为1个疗程。疏肝解郁，补脾益气，活血化瘀，滋阴养血，逐水祛湿。李争等以上方治疗30例肝硬化患者。结果：痊愈9例，显效12例，有效8例，无效1例，总有效率为96.7%。⑤

37. *活血化瘀胶囊* 丹参、桃仁、红花、阿魏、鳖甲、当归、水蛭、土鳖虫、延胡索、柴胡、莪术、五灵脂、川芎、大黄、黄芪。上药研为细末，装胶囊，每粒0.5克，每次服6～8粒，每日3次。随症加减：脾虚较甚者，加服参苓白术片，每次5～8片，每日3次；肝肾阴虚者，加服六味地黄丸，每次6～9克，每日3次。住院患者病情好转或肝功能恢复正常或明显好转出院后再继服1～2个疗程，以巩固疗效。活血化瘀，益气扶脾，行气止痛，软坚散积。康纪年等以上方治疗17例肝硬化患者，

① 张友.柔肝汤治疗肝硬化(代偿期)31例临床观察[J].北京中医，1994(3)：42-43.
② 许尤琪，俞荣青.益气活血治疗肝炎后肝硬化临床观察[J].实用中医内科杂志，1993，7(1)：18-19.
③ 曹书和.黄狗胆丸2号治疗肝硬化50例疗效观察[J].北京中医，1993(4)：54.
④ 梁金秋.益气活血汤治疗肝硬化[J].四川中医，1991(3)：28-29.
⑤ 李争，等."消臌灵"治疗肝硬化的临床研究[J].河南中医，1991，11(5)：18.

3个月为1个疗程。结果：显效5例，有效9例，无效3例，总有效率82.4%。①

38. *加减薏苡败酱汤* 太子参15克、赤芍15克、败酱草20克、薏苡仁12克、泽泻12克、云茯苓12克、黄芩10克、牡丹皮10克、柴胡10克、瓜蒌皮10克。随症加减：热甚者，加生地黄12克、麦冬10克；寒甚者，加附子8克、桂枝6克；气虚者，加白术10克、怀山药15克。每日1剂，水煎2次，分2次服，7天为1个疗程。健脾利湿，清热解毒，化浊分清。何子胥等以上方加减治疗38例肝硬化并发原发性腹膜炎患者。结果：有效28例，无效10例，总有效率为73.7%。②

39. *芪茜汤* 黄芪20克、红花20克、茜草15克、炒白术15克、莪术30克、白矾2克、姜黄6克、生甘草12克。每日1剂，水煎2次，分2次服。活血祛瘀，益气健脾，消坚祛湿。高荣慧等将106例早期肝硬化患者随机分为住院组30例、门诊组48例与对照组28例。对照组予葡萄糖醛酸内脂0.2克，每日3次；肌苷口服液20毫升，每日3次；维生素C 0.2克，每日3次。住院组及门诊组予上方。三组均于服药后1.5个月复查1次，3个月为1个疗程。结果：住院组显效17例，好转8例，改善3例，无效2例；门诊组显效20例，好转15例，改善7例，无效6例；对照组显效1例，好转5例，改善9例，无效13例。③

40. *消癥丸* 土鳖虫100克、炮甲片100克、水蛭75克、大黄50克。上药共研细末，水泛为丸，每服5克，日服2～3次，温开水送服，有条件者可装胶囊服，每服3克，日服3次。一般2个月为1个疗程。复查肝功能及超声波，如1个疗程未愈，可进行第2、第3个疗程。随症加减：黄疸较重，加用茵陈50克、赤芍50克，煎水送服消癥丸；小便少，加用玉米须50克、琥珀10克，水煎服；大便秘结，加用牵牛子15克、商陆10克，水煎服；有出血倾向，停服消癥丸，改服云南白药，血止后，休息1周，继服消癥丸；白细胞、血小板减少，加服参芪膏；血清总蛋白低，或白蛋白与球蛋白比例倒置，加用黄芪、黄精、山药，煎水送服消癥丸；病情严重、发热、大便秘、小便少，表现为阴虚热毒，加用清热解毒活血化瘀药（金银花20克、连翘20克、丹参20克、板蓝根30克、大黄10克、当归15克、赤芍15克、土鳖虫15克、三棱15克、莪术15克、鳖甲15克、广木香15克、炮甲片12克、红花6克）水煎服，待热退，大小便好转后，再继服消癥丸；邪实正虚，加用健脾利水活血化瘀药（白术12克、陈皮12克、炮甲片12克、茯苓15克、泽泻15克、川厚朴15克、土鳖虫15克、广木香15克、大腹皮20克、车前子20克、丹参20克、鳖甲20克、茵陈30克）水煎服，待饮食增加，大便好转后，仍继服本丸。王健中以上方加减治疗40例早期肝硬化患者。结果：临床治愈11例，基本治愈13例，好转12例，无效4例，总有效率为90%。④

41. *扶正活血化瘀汤* 黄芪15～30克、太子参（或沙参）15～30克、丹参15～30克、鳖甲15～30克、莪术6～10克、炒鸡内金6～10克、当归（或何首乌）10～15克、白芍15克、泽兰10克。随症加减：夹湿，加白术、茯苓、薏苡仁；肝热，加栀子、牡丹皮、板蓝根；小便短黄或黄疸，加茵陈、田基黄、车前子（或车前草）；食欲不振，加白术、山楂、麦芽；腹胀欲吐，加青皮、陈皮、半夏；胁痛，加川楝子、延胡索、郁金；胁胀，加瓜蒌皮、香附；肝阴虚，加枸杞子、黄精、桑椹子；肾阴虚，加龟甲、女贞子、山茱萸；转氨酶过高，偏于虚者，加五味子，偏于湿热加龙胆草（或鸡骨草）。2个月为1个疗程，连续服3个疗程，其中前2个疗程每日1剂，水煎2次，分2次服，第3个疗程隔日1剂，水煎服。林似波等以上方治疗64例早期肝硬化患者。结果：治愈27例，显效28例，有效8例，无效1例，总有效率为98.4%；服药后食少，腹胀、乏力、肝区痛胀、肝肿大、面色晦滞、蜘蛛痣

---

① 康纪年，等.活血化瘀胶囊治疗肝硬化的体会[J].四川中医，1990(1)：30-31.
② 何子胥，等.中药治疗肝硬化并发原发性腹膜炎38例临床观察[J].湖南中医杂志，1989(6)：3-4.
③ 高荣慧，等.芪茜汤治疗早期肝硬化106例的临床观察[J].辽宁中医杂志，1989(12)：13-14.
④ 王健中.消癥丸治疗早期肝硬化40例临床观察[J].河北中医，1987(3)：3-4.

等体征与症状均有明显好转或消失，肝功能改善或正常。①

42. *周金福经验方* 茵陈30克、金银花30克、败酱草15克、丹参15克、泽兰叶15克、车前子(包煎)15克、五灵脂8克、木通4克、郁金10克、茯苓10克、炒白术10克。每日1剂，水煎2次，分2次服。周金福以上方治疗1例肝硬化患者，经治2个月，服药60余剂，诸恙悉平、肝功能恢复正常，肝脏肋下1厘米，剑下4厘米、质Ⅰ°+，以后间断服药半年、随访2年未见复发。②

43. *自拟方* 制附子10克、党参30克、茯苓12克、白术12克、桂枝10克、杭白芍15克、甘草6克、柴胡15克、红花10克、川芎10克、车前子15克、丹参30克。每日1剂，水煎2次，分2次服。李如雪等以上方治疗1例肝硬化患者，连服10剂，附子加至20克，患者间断服此方160余，附子用量渐加至60克。患者皮下出血消失，腹胀大减，青筋显露消失，目黄尿黄转正常，饮食增加等。但右胁下胀痛，下肢浮肿未除。仍按上方又间断服药130余剂，附子用量渐加至100克。腹胀、胁痛、下肢浮肿基本消失，面色转为正常，判若两人。B超检查肝厚度11厘米，肋下可见，剑下1厘米；脾厚4厘米，无腹水。血液化验血清黄疸指数10单位，血小板每立方毫米10万。停药1年后随访，基本痊愈。③

44. *活血化瘀复肝汤* 生地黄18克、杭白芍18克、赤芍18克、丹参18克、生山药24克、天花粉15克、牛膝15克、生黄芪30克、玉竹12克、知母12克、桃仁12克、白术12克、麦冬9克、郁金9克、三棱6克、莪术6克、苏木6克、炒麦芽18克。随症加减：腹胀，加厚朴15克、莱菔子15克；浮肿尿少有腹水者，去天花粉、生地黄、麦冬，加萹蓄15克、汉防己12克、大腹皮30克、生姜皮30克、赤小豆30克、麻黄6克；有黄疸者，加茵陈30克、焦栀子9克；鼻衄、齿龈出血，去三棱、莪术、桃仁，加墨旱莲15克、仙鹤草30克、三七粉(冲服)6克。每日1剂，水煎2次，早晚分服，恢复期用大黄䗪虫丸。刘光汉以上方加减配合西药治疗55例肝硬化患者。西药予肝乐或肝泰乐、维生素C、维生素E、B族维生素，10%葡萄糖注射液静滴等；有腹水用安体舒通，每6～8小时20～40毫克，用至腹水消失再逐渐减量而停药；发热用金霉素0.6克加5%葡萄糖注射液500毫升静滴。结果：治愈42例，显效9例，无效4例，总有效率为92.72%。④

45. *大黄䗪虫丸* 大黄420克、生地黄300克、桃仁(去皮)120克、赤芍120克、杏仁(去皮炒)120克、黄芩60克、水蛭(沙烫)60克、煅干漆30克、土鳖虫30克、甘草90克、虻虫45克、干蛴螬45克。上药共研细末，炼蜜为丸，每丸重3克，每日2次，每次1丸，早晚温开水送下，可渐增至每日2～3次，每次1～2丸。活血化瘀，软坚通络。刘光汉以上方治疗27例肝硬化患者。结果：显著进步11例，进步16例。注意事项：初服时有轻度腹泻，孕妇体弱，腹泻及有出血倾向者忌用。⑤

46. *甘遂联合复肝汤* (1)甘遂相关制剂。膨症丸：生甘遂180克、黄芩30克、广木香30克、砂仁30克。每次6～9克。制甘遂：与其他药物配成汤剂同煎(复肝汤消水方)，每次3～9克；或口服制甘遂面1.5～4.5克。服用膨症丸或口服制甘遂面，每周1次，早晨禁食空腹，1次服下，制甘遂与其他药物配成汤剂同煎可按一般中药汤剂服法每日服用。(2)复肝汤系列方。通治方：茵陈15克、水红花子15克、茯苓15克、大豆黄卷15克、广郁金6克、广木香6克、人参6克、厚朴6克、白术9克、神曲9克、甘草3克。消水方：茵陈15克、水红花子15克、半边莲15克、茯苓15克、广郁金6克、广木香6克、人参6克、白术9克、大戟9克、泽泻9克、神曲9克、厚朴9克、甘遂3克。化积方：茵陈15克、鳖甲15克、水红花子15克、茯苓15克、广郁金6克、广木香6克、莪术6克、

① 林似波，等.全国第二届活血化瘀研究学术会议论文摘要汇编[C].1986，68.
② 周金福.肝硬化治验[J].江苏中医杂志，江苏中医杂志，1986(4)：19.
③ 李如雪，等.肝硬化治疗一得[J].河南中医，1983(2)：40-41.
④ 刘光汉.中西医结合治疗肝硬化55例疗效观察[J].陕西新医药，1979，8(1)：17-18.
⑤ 刘光汉.大黄䗪虫丸治疗肝硬化27例疗效观察[J].陕西新医药，1975(2)：57.

延胡索6克、人参6克、当归9克、白术9克、神曲9克、厚朴9克。止血方：茵陈15克、制鳖甲15克、茯苓15克、地黄炭15克、广郁金6克、广木香6克、人参6克、三七面冲1.5克、仙鹤草9克、阿胶9克、白术9克、神曲9克、厚朴9克。以上四方均每日1剂，水煎2次，分2次服。除药物治疗外，还采取营养疗法，食用高蛋白、高碳水化合物、低脂肪食物、有腹水水肿的患者忌食盐碱以限制钠的摄入，并适当限制饮水量。赵恩俭以上方辨证治疗185例肝硬化患者。结果：进步169例（包括治愈5例），未效12例，恶化1例，死亡3例；其中单用甘遂治疗腹水33例，14例消失，用甘遂联合复肝汤治疗的77例中有57例腹水消失。①

单　方

甲参汤　组成：鳖甲、丹参。功效：祛病除邪，活血化瘀。用法用量：每日1剂，水煎服。临床应用：祝海娟将80例代偿期肝硬化患者随机分为对照组和观察组各40例。对照组予维生素C注射液进行静脉滴注，每日1次；口服维生素E丸100毫克，葡醛内酯片0.1克，每日3次。观察组予上方。结果：观察组显效27例，好转10例，无效3例，总有效率92.5%；对照组显效18例，好转11例，无效11例，总有效率72.5%。②

中　成　药

1. 复方鳖甲软肝片　组成：鳖甲、赤芍、三七、冬虫夏草（每片0.5克，内蒙古福瑞制药有限责任公司生产）。用法用量：每日3次，每次4片。临床应用：高晓红等将60例无抗病毒指征的早期肝硬化患者随机分为治疗组与对照组各30例。两组均服用保肝药物，治疗组加服复方鳖甲软肝片。疗程为6个月。结果：治疗组显效率40%，有效率50%；对照组显效率和有效率分别为10%、60%。③

2. 保肝精　组成：胡桃仁6克、青菇6克、大枣20克、山楂10克、活性酸乳粉15克、香蕉粉1克、糊精适量（山西省中医研究所制剂室制作）。功效：补气养血，滋阴补肾，健脾利湿，活血化瘀。用法用量：每次20克，每日2次，口服。临床应用：曹月英等将149例慢性肝炎肝硬化患者随机分为治疗组98例与对照组51例。对照组予强肝无糖颗粒剂，治疗组在对照组的基础上加用保肝精。8周为1个疗程。结果：治疗组显效80例，有效13例，无效5例，总有效率94.9%；对照组显效22例，有效17例，无效12例，总有效率76.47%。④

---

① 赵恩俭.治疗185例肝硬化观察报告[J].中医杂志，1958(4)：260-262.
② 祝海娟.观察自拟甲参汤治疗代偿期肝硬化的临床效果[J].世界最新医学信息文摘，2016，16(101)：150，152.
③ 高晓红，等.复方鳖甲软肝片治疗无抗病毒指征早期肝硬化的临床研究[J].延安大学学报：医学科学版，2009，7(3)：14-16.
④ 曹月英，等.保肝精治疗慢性肝炎肝硬化临床观察[J].中国中西医结合杂志，1993，13(8)：483-484.

食 管 疾 病

胃食管反流病

概　述

胃食管反流病是指胃内容物反流入食管，引起反酸、烧心、反胃为主要症状的一种疾病。临床上胃食管反流病分为非糜烂性反流病、反流性食管炎和Barrett食管三种类型。非糜烂性反流病是指存在反流相关症状，但内镜下未见食管黏膜破损和Barrett食管。反流性食管炎是指内镜下可见食管远段黏膜破损。Barrett食管是指食管远段的鳞状上皮被柱上皮取代。Barrett食管具有发生食管腺癌和贲门腺癌的高危因素。

本病属中医"吐酸""食管痺"等范畴。早在《素问·至真要大论》中就已认识到"诸呕吐酸……皆属于热""热客于胃……呕酸善饥"。本病的病位在食管和胃，与肝胆脾肺关系密切，其基本病机为肝胆失于疏泄，胃失和降，胃气上逆。在疾病过程中可产生气、血、火、痰、食、湿、虚等病理变化，使病情缠绵难愈。中医中药对改善胃食管反流病的临床症状有良好的疗效。

辨证施治

1. 李军祥等分6证

(1) 肝胃郁热证　方用柴胡疏肝散合左金丸加减。

(2) 胆热犯胃证　方用小柴胡汤合温胆汤加减。

(3) 中虚气逆证　方用旋覆代赭汤合六君子汤加减。

(4) 气郁痰阻证　方用半夏厚朴汤加减。

(5) 瘀血阻络证　方用血府逐瘀汤加减。

(6) 寒热错杂证　方用黄连汤。①

2. 张声生等分5型

(1) 肝胃郁热证　方用柴胡疏肝散合左金丸加减。

(2) 胆热犯胃证　方用龙胆泻肝汤合温胆汤加减。

(3) 中虚气逆证　方用六君子汤合四逆散加减。

(4) 气郁痰阻证　方用旋覆代赭汤合半夏厚朴汤加减。

(5) 瘀血阻络证　方用血府逐瘀汤加减。②

经 验 方

1. 柴胡疏肝散合旋覆代赭汤加减　北柴胡10克、川芎10克、枳壳10克、白芍15克、赭石(先煎)30克、煅龙骨(先煎)20克、煅牡蛎(先煎)20克、旋覆花(布包煎)10克、法半夏10克、香附10克、陈皮10克、生姜10克、炙甘草5克。随症加减：易怒重者，加川楝子10克、合欢皮15克；反酸明显者，加海螵蛸15克、浙贝母15克；胸痛明显，加延胡索10克、广木香10克；咽部梗阻明显，加苍术10克、厚朴10克；失眠多梦，加夜交藤30

① 李军祥，等.消化系统常见病胃食管反流病中医诊疗指南(基层医生版)[J].中华中医药杂志，2020，35(6)：2995－2998.
② 张声生，等.中华脾胃病学[M].北京：人民卫生出版社，2016：303－304.

克、珍珠母30克;心悸心慌,加琥珀10克、柏子仁20克;大便秘结者,加生大黄5克、厚朴15克。孙叙敏等将200例胃食管反流病患者分为观察组和对照组各100例。对照组口服奥美拉唑肠溶片,每次20毫克,每天1次;氟哌噻吨美利曲辛片,每次1片,每天2次;达立通颗粒,每次1袋,每天3次。观察组口服奥美拉唑肠溶片同对照组,并内服柴胡疏肝散合旋覆代赭汤加减,每日1剂,分早晚2次温服。两组疗程均为8周。结果:观察组的主要症状综合疗效为临床痊愈50例,显效28例,有效10例,无效2例,对照组分别为39例、29例、12例、8例,两组差异有统计学意义($P<0.05$);观察组的中医证候疗效为临床痊愈48例,显效29例,有效10例,无效3例,对照组分别为33例、30例、15例和10例,两组比较差异有统计学意义($P<0.01$);观察组的内镜疗效为痊愈49例,显效27例,有效10例,无效4例,对照组分别为37例、28例、12例、11例,两组比较差异有统计学意义($P<0.05$)。[①]

2. *柴芍六君汤* 瓦楞子30克、白术15克、茯苓15克、鱼骨15克、党参15克、柴胡10克、白芍10克、厚朴10克、甘草6克。随症加减:瘀血显著,加郁金15克、丹参15克、三棱10克;汗多,加浮小麦30克;失眠,加牡蛎30克、龙骨30克;舌尖红,加栀子10克;便血,加槐花15克、白及15克;便干咽痛,加土牛膝15克、木蝴蝶15克;便稀咽痛,加火炭母15克、岗梅15克;大便秘结、排便无力,加白术35克、肉苁蓉15克、枳壳15克;排便不畅、便量不定,加枳壳15克、大腹皮15克、合欢皮10克;大便黏滞、排便费力,加槟榔15克、厚朴15克。所有药物均以水煎煮,取300毫升药汁分2次温服(早午饭后2小时服用),每日1剂,8周为1个疗程。益气健脾。刘芳以上方加减治疗55例反流性食管炎患者。结果:胃镜下总有效率为87.27%,临床总有效率(症状+胃镜)为92.73%。[②]

3. *旋覆代赭汤合左金丸* 旋覆花12克、代赭石12克、法半夏6克、甘草6克、吴茱萸3克、黄连6克、干姜6克、党参12克。每日1剂,分2次服,治疗4周。王其进等将120例胃食管反流病患者随机分为治疗组与对照组各60例。对照组予兰索拉唑胶囊;治疗组予旋覆代赭汤合左金丸。结果:治疗组显效32例,有效22例,无效6例,总有效率为90.00%;对照组显效31例,有效21例,无效8例,总有效率为86.66%,临床总有效率为86.66%,两组无显著性差异。[③]

4. *黄芪建中汤* 黄芪15克、白芍15克、炙甘草6克、桂枝6克、胶饴(烊化冲服)15克、大枣3枚、生姜3片。随症加减:呕吐清涎,加法半夏12克、干姜3克;吐酸,去胶饴,加吴茱萸3克、煅瓦楞子(先煎)15克、海螵蛸(先煎)15克、蒲公英15克;腹胀痞满,加枳实10克、白术12克;纳呆,加砂仁(后下)6克、炒谷芽9克、炒麦芽9克。每日1剂,水煎分早中晚3次温服,治疗4周。温中健脾,促进胃肠动力,和胃降逆,抑制胃酸分泌。游绍伟等将58例脾胃虚寒型反流性食管炎患者随机分为中药组39例与西药组19例。西药组予西药;中药组予黄芪建中汤。结果:中药组显效13例,有效23例,无效3例,总有效率92.3%;西药组显效5例,有效9例,无效5例,总有效率73.7%。[④]

5. *疏肝降逆汤* 柴胡10克、白芍10克、枳实10克、半夏10克、木香10克、海螵蛸15克、代赭石30克。随症加减:兼见口干、口苦、大便秘结,酌加黄连6~10克、蒲公英15~30克、生大黄6~10克。每日1剂,水煎分早晚2次温服。疏肝理气,和胃降逆。翟兴红等将107例胃食管反流病患者随机分为中药组77例与西药组30例。西药组予西药;中药组予疏肝降逆汤。结果:中药组显效26例(33.8%),有效45例(58.4%),无效6例(7.8%);西药组显效8例(26.7%),有

---

① 孙叙敏,等.柴胡疏肝散合旋覆代赭汤加减治疗伴焦虑、抑郁的胃食管反流病的临床疗效[J].中国实验方剂学杂志,2021,27(8):88-93.

② 刘芳.柴芍六君汤加减治疗反流性食管炎肝郁脾虚型患者的疗效观察[J].中药材,2017,40(10):2469.

③ 王其进,吴仕文,等.中药复方旋复代赭汤合左金丸干预胃食管反流病的疗效[J].世界华人消化杂志,2010,18(26):2812.

④ 游绍伟,等.黄芪建中汤治疗老年脾胃虚寒型反流性食管炎39例临床观察[J].四川中医,2006,24(1):60.

效13例(43.3%),无效9例(30.0%),总有效率为70.0%。两组总有效率比较差异有显著性($P<0.01$)。[①]

6. *四逆散加减* 柴胡15克、枳实12克、白芍20克、甘草6克。随症加减:肝胃不和,加陈皮、法半夏、沉香(冲服)、香附、炒莱菔子;脾胃湿热,加竹茹、黄连、栀子、白蔻仁(后下)、薏苡仁;脾胃虚弱,加黄芪、党参、白术、肉桂、大枣;兼血瘀,加丹参、牡丹皮、川芎、甲片(先煎)、土鳖虫。每日1剂,水煎分3次服,连服10~15剂。在较长时间服用汤药取得明显疗效后,还须把上方4~5剂,研为细末,每次服9克,每日2次,温开水送服,治疗2个月。宣达郁滞。高成芬等以上方加减治疗63例反流性食管炎患者。结果:显效29例,有效23例,无效11例,临床总有效率为82.53%。[②]

7. *四金丹合剂加减* 柴胡12克、枳实12克、砂仁12克、木香12克、黄连12克、丹参30克、白芍30克、煅瓦楞子30克、檀香6克、吴茱萸6克、甘草6克。随症加减:烧心反酸甚者,加海螵蛸12克、牡丹皮12克;疼痛不适者,加延胡索12克、川楝子12克;嗳气呃逆者,加代赭石30克、旋覆花(包煎)10克;恶心呕吐者,加半夏12克、藿香12克、陈皮12克;吞咽困难者,加郁金12克、瓜蒌30克。每日1剂,水煎2次,取汁600毫升。分3次饭前温服,6周为1个疗程。疏肝清热,行气降逆,化瘀止痛,升清降浊。彭暾以上方治疗80例反流性食管炎患者。结果:痊愈21例,占26.2%;好转52例,占65%;无效7例,占8.8%。总有效率91.2%。[③]

8. *消噎汤加减* 紫苏梗10克、法半夏10克、川楝子10克、枳壳15克、瓦楞子粉15克、代赭石15克、白术12克、蒲公英15~30克。随症加减:痰凝明显,加陈皮、前胡;肝郁者,加柴胡、郁金;寒热错杂,加黄连、吴茱萸;津亏,加沙参、石斛;瘀阻,加丹参、三七。水煎400毫升,每日1剂,分2次服,1周为1个疗程,一般服用2个疗程。侯冬梅等以上方治疗38例反流性食管炎患者,结果:治愈11例,显效16例,有效8例,无效3例,总有效率92.1%。[④]

单　方

和中健脾方 组成:白术9克、枇杷叶9克、桔梗1克(上海中医药大学附属上海市中医医院药剂科代煎)。功效:和中健脾。用法用量:每次1袋(每袋100毫升),早、晚饭后45分钟服用。临床应用:杨芸峰等将92例胃食管反流病患者分为中药组和对照组各46例。对照组予奥美拉唑胶囊及和中健脾方安慰剂治疗,中药组予和中健脾方及奥美拉唑安慰剂治疗。结果:中药组、对照组总有效率分别为88.37%、80.95%;组间临床疗效比较,中药组优于对照组($P<0.05$)。[⑤]

中成药

食管康颗粒 组成:人参6克、延胡索6克、郁金3克、黄连6克、旋覆花6克、半夏6克、代赭石3克、吴茱萸3克、丹参6克、白芍6克、炙甘草3克。功效:健脾益气,疏肝和胃。用法用量:将按照规定剂量的中药颗粒剂倒入容器内,加热水(水温为80℃~100℃)300毫升,充分搅拌。每次150毫升,每日2次。早晚餐后半小时服用,疗程为8周。临床应用:田晶晶等将60例反流性食管炎患者随机分为治疗组和对照组各30例。对照组予西药,治疗组予食管康颗粒。结果:治疗组和对照组的症状总有效率分别为90%、73.3%,病理有效率分别为86.67%、70%,复发率分别为6.7%、16.67%,两组比较均有显著

① 翟兴红,等.中医辨证治疗胃食管反流病的临床观察[J].中国中西医结合杂志,2004,24(11):1014.
② 高成芬,等.四逆散治疗反流性食管炎63例疗效观察[J].四川中医,2002,20(12):29.
③ 彭暾.四金丹合剂治疗反流性食管炎80例[J].四川中医,2001,19(1):39.
④ 侯冬梅,等.消噎汤治疗反流性食管炎38例[J].陕西中医,1999,20(9):385.
⑤ 杨芸峰,等.和中健脾方治疗胃食管反流病的随机、双盲、双模拟临床研究[J].上海中医药杂志,2018,52(3):39.

差异(均 $P<0.05$)。[①]

癔球症

概述

癔球症,又称为咽球综合征或咽喉神经症等,是功能性食管疾病的一种。患者感觉咽部或咽部以下有球状物阻塞或局部紧缩,但与吞咽动作无关,而且进食通畅。人群中约46%以上有过一次以上的癔球感觉,大多数患者为中年女性。本病预后良好。

本病属中医"梅核气"范畴。早在《灵枢·邪气脏腑病形》中就有类似症状的记载:"胆病者,善太息,口苦,呕宿汁,心下澹澹,恐人将捕之,嗌中吤吤然,数唾。"其中"嗌中吤吤然"即言喉中有异物梗阻。"梅核气"最早见于宋代医家朱肱所著的《南阳活人书》,其云"梅核气……塞咽喉,如梅核絮样,咯不出,咽不下"。本病病位在咽喉,病变脏腑在肝、脾,与肺、胃、肾密切相关。气郁痰凝、痰气互结于咽喉是癔球症的基本病机,多属标实或本虚标实之证。中医药对癔球症有良好的疗效。

辨证施治

张声生分6证

(1)肝郁气滞证　方用柴胡疏肝散加减。

(2)痰气交阻证　方用半夏厚朴汤加减。

(3)痰瘀互结证　方用血府逐瘀汤加减。

(4)肝郁脾虚证　方用逍遥散合旋覆代赭汤加减。

(5)阴虚痰结证　方用麦门冬汤合百合固金汤加减。

(6)阳虚痰凝证　方用阳和汤加减。[②]

经验方

1. 下气汤　半夏15克、茯苓15克、白芍15克、苦杏仁15克、浙贝母10克、橘皮10克、甘草10克、五味子5克。每日1剂,水煎服,每日3次。徐家新等将110例癔球症患者随机分为治疗组56例和对照组54例。对照组予西药,治疗组予下气汤。结果:治疗组显效17例,有效35例,无效4例,总有效率92.9%;对照组显效15例,有效22例,无效17例,总有效率68.5%。两组总有效率比较差异有显著性意义($P<0.05$)。[③]

2. 加味四七汤　法半夏、茯苓、厚朴、紫苏梗、橘红、青皮、枳实、砂仁、制南星、神曲、白豆蔻、槟榔、生姜。每日1剂,水煎3次,分3次服,1周为1个疗程,连服3个疗程。辛香散结,行气开郁,降逆化痰。孙辞仙等以上方治疗30例梅核气患者。结果:痊愈18例,有效8例,无效4例,总有效率86.67%。[④]

3. 柴芍莱菔汤　柴胡6克、桔梗6克、陈皮12克、半夏12克、当归12克、香附12克、甘草12克、薄荷12克、莱菔子15克、白芍15克。随症加减:咽堵拘紧者,重用香附;夜寐不宁者,加酸枣仁15克、柏子仁15克;脾虚者,加白术12克、茯苓12克、白扁豆12克、焦麦芽12克、焦山楂12克、焦神曲12克;肝郁气滞,重用陈皮、半夏,加郁金。每日1剂,水煎服,6剂为1个疗程,一般服药2~3个疗程,严重者服药5~6个疗程。疏肝解郁,理气化痰。刘金霞以上方加减治疗193例梅核气患者。结果:痊愈69例,显效60例,好转56例,无效8例,总有效率95.8%。[⑤]

4. 五花饮　绿梅花8克、厚朴花6克、佛手花6克、炙甘草6克、旋覆花10克、合欢花10克、竹沥10克、半夏10克、紫苏梗10克。随症加减。每

① 田晶晶,等.基于气机升降理论观察食管康颗粒治疗反流性食管炎疗效观察[J].云南中医中药杂志,2015,36(8):24.
② 张声生.中华脾胃病学[M].北京:人民卫生出版社,2016:340.
③ 徐家新,等.下气汤治疗癔球症56例疗效观察[J].新中医,2012,44(1):24.
④ 孙辞仙,等.加味四七汤治疗梅核气30例[J].新中医,2005,37(12):67.
⑤ 刘金霞.柴芍莱菔汤治疗梅核气193例[J].陕西中医,2001,22(12):726.

日1剂，水煎2次口服，半个月为1个疗程。疏肝解郁，利气散结。陆昌明以上方加减治疗60例梅核气患者。结果：临床治愈11例，显效18例，有效24例，无效7例，总有效率88.33%。①

5. *宣郁散结汤* 紫苏梗10克、厚朴10克、半夏15克、陈皮15克、潞党参30克、川贝母6克、甲片6克、焦山楂20克。随症加减：肝郁甚，加柴胡、白芍；瘀滞明显，加赤芍、地龙；夜难安寐，加炙远志、龙骨；便秘，加枳实、生大黄；气虚，加黄芪；阴虚，加麦冬、石斛。每日1剂，水煎服，一般服药最少3剂，最多9剂，平均12剂。王忠全以上方加减治疗100例梅核气患者。结果：治愈68例，好转30例，无效2例。②

6. *五花解郁汤* 绿梅花5克、佛手花5克、川厚朴花5克、白残花5克、玫瑰花5克。随症加减：咽痛者，加玄参10克、山豆根10克、木蝴蝶5克；呃逆者，加公丁香6克、柿蒂10克；呕吐者，加制半夏10克、姜竹茹10克、生姜3片；胸闷者，加全瓜蒌15克、广郁金10克；嗳气者，加降香5克、枳实15克；纳呆者，加白术10克、扁豆15克、神曲15克；失眠者，加合欢皮10克、夜交藤30克。每日1剂，水煎服。周荣卿以上方加减治疗100例梅核气患者。结果：显效54例，有效28例，无效18例，总有效率82%。③

7. *白梅利咽汤* 生白芍9克、绿萼梅4.5克、南沙参10克、川百合9克、白桔梗4.5克、嫩射干4.5克、生甘草3克。随症加减：肝旺头晕目眩者，加稽豆衣、白蒺藜等；肝气郁结胸闷气逆者，加广郁金、佛手花、野蔷薇花、炒枳壳等；心悸失眠者，加茯神、五味子、炙远志、合欢花等；痰黏喉头咯吐不爽者，加牛蒡子、象贝母、地枯萝等；阴虚咽干少津者，加天花粉、京玄参等；脾虚湿重纳呆者，去甘草、加焦白术、淮山药、采云曲等。每日1剂，水煎，分2次服，2周为1个疗程。张剑华以上方加减治疗54例梅核气患者。结果：显效21例，占38.9%；有效28例，占51.8%；无效5例，占9.3%；总有效率90.7%。④

单　方

二花一子饮　组成：金银花10克、绿梅花10克、大海子10克。制备方法：将以上3味药放入保温杯中余泡20分钟后饮用。用法用量：每日饮用4～5次，杯中水饮后可再加入泡后服。临床应用：毕士佐以上方治疗67例梅核气患者。结果：痊愈46例，好转15例，无效6例。⑤

中 成 药

1. *半夏厚朴汤加味方* 组成：半夏30克、佛手15克、厚朴15克、茯苓30克、生姜15克、紫苏叶15克（天江制药厂生产的免煎颗粒，专利号200510122924.X）。用法用量：每次1袋，每日3次。临床应用：卜平等将95例梅核气患者随机分为治疗组46例和对照组49例。对照组予慢严舒柠，治疗组予半夏厚朴汤加味方免煎颗粒。两组均以连续用药1周为1个疗程。结果：两组治愈率分别为15.2%和12.2%，显效率分别为50.0%和28.5%，好转率分别为26.1%和42.8%，总有效率分别为91.3%和83.7%。治疗组显效率优于对照组。⑥

2. *二四胶囊* 组成：柴胡、法半夏、厚朴、牛蒡子、丹参、甘草、葛根、薄荷、桔梗、牛膝（泸州医学院附属第二中医医院制剂室生产，每粒0.4克）。功效：化痰开窍，行气散结，疏肝理气。用法用量：每次4粒，每日3次，口服。临床应用：

① 陆昌明.五花饮治疗梅核气60例[J].浙江中医杂志，2000，35(1)：17.
② 王忠全.宣郁散结汤治疗梅核气100例[J].云南中医中药杂志，1996，17(5)：72.
③ 周荣卿.五花解郁汤治疗梅核气100例[J].四川中医，1996，14(10)：28.
④ 张剑华.白梅利咽汤治疗梅核气54例[J].上海中医药杂志，1992，26(1)：20.
⑤ 毕士佐，等.二花一子饮治疗梅核气[J].四川中医，1993(3)：29.
⑥ 卜平，等. 半夏厚朴汤加味治疗癔球症46例临床观察[J].中医杂志，2009，50(4)：314.

毕旭新等将150例梅核气患者随机分为治疗组90例和对照组60例。对照组予慢咽舒宁颗粒，治疗组予二四胶囊。两组疗程均为4周。结果：治疗组痊愈率为40.0%，显效率为42.3%；对照组痊愈率为31.7%，显效率为26.7%。两组比较，差异均有显著性意义（$P<0.05$）。[①]

3. 胃苏颗粒　组成：紫苏梗、香附、陈皮、佛手。功效主治：畅通气机；适用于气滞型胃脘病。用法用量：每次5克，每日3次，7天为1个疗程。临床应用：冯勤以上方治疗38例梅核气患者。结果：显效19例，有效15例，无效4例，有效率为89.47%。注意事项：服药期间忌烟、酒及辛辣食物，避免过度紧张、疲劳，保持精神愉快。[②]

① 毕旭新，等. 二四胶囊治疗梅核气90例[J].时珍国医国药，2007，18(11)：2830.
② 冯勤.胃苏颗粒治疗梅核气38例[J].浙江中西医结合杂志，2002，12(1)：60.

胃十二指肠疾病

功能性消化不良

概　　述

功能性消化不良(functional dyspepsia，FD)是指具有慢性消化不良症状，但其临床表现不能用器质性、系统性或代谢性疾病等来解释的一类疾病，其病因尚不明确。主要表现为上腹部疼痛、上腹部烧灼感、餐后饱胀、早饱、恶心、呕吐及嗳气等。根据其主要临床表现，罗马Ⅳ诊断标准将FD分为餐后不适综合征和上腹痛综合征两大类。FD是临床常见病，30%～50%的消化不良患者属于FD。15%～20%的FD患者会有持续症状，50%的症状消退，剩余30%～35%的患者症状波动。虽然FD症状迁延反复会影响患者的生活质量，但并不增加患者发生胃癌的风险，预后良好。

根据其临床表现，本病多属中医“胃(脘)痛”“胃痞”范畴。病因多为感受外邪、饮食不节、情志失调、劳倦过度、先天禀赋不足等多种因素共同作用。《三因极一病证方论・九痛叙论》言：“饮食劳逸，触忤非类，使脏气不平，痞隔于中，食饮遁疰，变乱肠胃，发为疼痛。”《景岳全书・心腹痛》云：“胃脘病证，多有因食、因寒，因气不顺者，然因食因寒，亦无不皆关于气。盖食停则气滞，寒留则气凝。”本病病位在胃，与肝脾关系密切。初起以寒凝、食积、气滞、痰湿等为主，尚属实证；邪气久羁，耗伤正气，则由实转虚，或虚实并见。日久郁而化热，亦可表现为寒热互见。久病入络则变生瘀阻。总之，脾虚气滞，胃失和降为功能性消化不良基本病机，贯穿于疾病的始终。病理表现多为本虚标实，虚实夹杂，以脾虚为本，气滞、血瘀、食积、痰湿等邪实为标。中医药治疗FD具有良好的临床疗效。

辩 证 施 治

1. 张声生分5型

(1) 脾虚气滞型　症见胃脘痞闷或胀痛，纳呆，嗳气，疲乏，便溏，舌淡，苔薄白，脉细弦。治宜健脾和胃、理气消胀。方用香砂六君子汤加减：人参、白术、茯苓、半夏、陈皮、木香、砂仁、炙甘草。随症加减：饱胀不适明显者，加枳壳、大腹皮、厚朴。

(2) 肝胃不和型　症见胃脘胀满或疼痛，两胁胀满，每因情志不畅而发作或加重，心烦，嗳气频作，善叹息，舌淡红，苔薄白，脉弦。治宜理气解郁、和胃降逆。方用柴胡疏肝散加减：陈皮、柴胡、川芎、香附、枳壳、芍药、甘草。随症加减：嗳气频作者，加半夏、旋覆花、沉香。

(3) 脾胃湿热型　症见脘腹痞满或疼痛，口干或口苦，口干不欲饮，纳呆，恶心或呕吐，小便短黄，舌红，苔黄厚腻，脉滑。治宜清热化湿、理气和中。方用连朴饮加减：制厚朴、川黄连、石菖蒲、制半夏、香豉、焦栀子、芦根。随症加减：上腹烧灼感明显者，加海螵蛸、凤凰衣、煅瓦楞子；大便不畅者，加瓜蒌、枳实。

(4) 脾胃虚寒(弱)型　症见胃脘隐痛或痞满，喜温喜按，泛吐清水，食少或纳呆，疲乏，手足不温，便溏，舌淡，苔白，脉细弱。治宜健脾和胃、温中散寒。方用理中丸加减：人参、干姜、白术、甘草。随症加减：上腹痛明显者，加延胡索、荜茇、蒲黄；纳呆明显者，加焦麦芽、焦山楂、焦神曲、莱菔子。

(5) 寒热错杂型　症见胃脘痞满或疼痛，遇冷加重，口干或口苦，纳呆，嘈杂，恶心或呕吐，肠鸣，便溏，舌淡，苔黄，脉弦细滑。治宜辛开苦降、和胃开痞。方用半夏泻心汤加减：半夏、黄芩、干姜、人参、炙甘草、黄连、大枣。随症加减：口舌生疮者，加连翘、栀子等；腹泻便溏者，加附子、肉桂。①

2. 吕林等分3型

(1) 脾虚气滞型　症见胃脘部胀满不适，食后腹胀加重，食少纳呆，恶心欲呕，嗳气反酸，烧心感或灼热感，大便稀溏或排便无力，疲倦乏力，口淡不渴，舌淡苔白，脉细弱。方用中药复方颗粒剂Ⅰ号方：党参15克、白术15克、茯苓15克、炙甘草5克、砂仁(后下)8克、枳实15克。

(2) 脾虚湿阻型　症见胃脘部胀满不适，食后腹胀加重，食少纳呆，疲乏无力，肢体困重，大便稀溏，舌淡红或胖大，苔薄或薄腻，脉濡。方用中药复方颗粒剂Ⅱ号方：党参15克、白术15克、茯苓15克、炙甘草5克、砂仁(后下)8克、苍术10克、陈皮10克。

(3) 脾阳虚型　症见胃脘部胀满不适，喜温喜按，遇冷即发或加重，畏寒，肢冷，大便清稀，完谷不化，口流清涎，舌淡苔白，脉弱。方用中药复方颗粒剂Ⅲ号方：党参15克、白术15克、茯苓15克、炙甘草5克、砂仁(后下)8克、制附片10克、干姜5克。

以上各方均每日3次，每次1袋，冲服。临床观察：吕林等将70例功能性消化不良餐后不适综合征患者随机分为治疗组45例与对照组25例。对照组予安慰剂，治疗组予上方辨证施治。两组治疗时间均为4周。结果：与对照组比较，治疗后治疗组近端与远端胃容积比率在最大饱足感、餐后90分钟显著增大($P<0.05$)，在餐后30分钟显著减小($P<0.01$)，治疗组近端胃排空率和远端胃排空率在餐后30、60、90、120分钟均有明显升高($P<0.05$，$P<0.01$)；与治疗前比较，治疗组近端胃与远端胃面积比率在最大饱足感时增大($P<0.05$)，在餐后60分钟减小($P<0.01$)，而近端胃与远端胃容积比率在最大饱足感时增大($P<0.01$)，餐后30分钟减少($P<0.01$)，治疗组近端胃排空率和远端胃排空率在餐后30、60、90、120分钟显著升高($P<0.05$，$P<0.01$)。②

3. 许卫华等分4型

(1) 湿热壅滞型　症见胃脘痞满，舌苔黄腻，身重困倦，食少纳呆，大便黏滞不爽，小便黄赤，嗳气或恶心欲吐。方用泻心汤合旋覆代赭汤加减。每日服2次，28天为1个疗程。

(2) 脾虚气滞型　症见胃脘胀满，疲乏无力，面色不华，食欲不振，食后加重，大便稀溏，舌淡苔白，脉沉细。方用香砂六君子汤合枳术丸加减。每日服2次，28天为1个疗程。

(3) 肝胃气滞型　症见胃脘胀满疼痛，因情志因素加重，攻窜作痛，不思饮食，喜太息，精神抑郁，舌苔薄白，脉弦。方用柴胡疏肝散加减。每日服2次，28天为1个疗程。

(4) 肝胃郁热型　症见胃脘痞满胀痛，灼热，嘈杂泛酸，口干口苦，烦躁易怒，便秘，舌红苔黄，脉弦数。方用左金丸合化肝煎加减。每日服2次，28天为1个疗程。

临床观察：许卫华等将251例FD患者随机分为治疗组123例和对照组128例。对照组予中药模拟剂，治疗组按上述中医辨证治疗。结果：脾虚气滞证治疗组14天、28天有效率显著高于对照组(63.13%、41.9%；80.0%、41.9%)。脾虚气滞证、湿热壅滞证、肝胃气滞证、肝胃郁热证中治疗组与对照组28天治疗前后症状积分均显著改善($P<0.05$)，但除脾虚气滞证外，其他各证型治疗组和对照组之间疗效无差异。③

经　验　方

1. 和胃汤加减　北柴胡10克、香附10克、延胡索10克、荜澄茄10克、枳壳10克、麸炒白术15克、厚朴10克、砂仁6克、陈皮10克、广藿香10克、炒山楂10克、炒神曲15克、炙甘草5克、乌贼

① 张声生.功能性消化不良中医诊疗专家共识意见[J].中华中医药杂志，2017，32(6)：2595.
② 吕林，唐旭东，等.四君子汤对功能性消化不良餐后不适综合征患者胃中液体食物分布的影响[J].中华中医药杂志，2015；30(12)：4318.
③ 许卫华，姚树坤，等.功能性消化不良中医辨证论治的临床疗效观察[J].中国中西医结合消化杂志，2013，21(5)：225.

骨30克。上述中药常规煎煮3次，取浸膏，加辅料，经干法制造成颗粒。李晓玥等将126例FD患者随机分为对照组62例和观察组64例。观察组予和胃汤加减，每次10克，每天3次；对照组口服安慰剂颗粒，每次10克，每天3次。两组疗程均为4周。结果：观察组的总有效率为89.47%，高于对照组的26.79%（$P<0.01$）。[①]

2. *加味四逆散* 柴胡12克、枳实12克、白术18克、白芍10克、陈皮12克、大腹皮20克、石菖蒲10克、郁金12克、茯神20克、甘草6克。每日1剂，早晚分2次口服。席玉红等将96例FD患者随机分为治疗组与对照组各48例。对照组予西药，治疗组予加味四逆散。结果：治疗组总有效率为93.75%，对照组总有效率为77.08%（$P<0.05$）。治疗组在胃动素、促胃液素及胃排空试验方面明显优于对照组（$P<0.05$）。汉密顿抑郁量表积分改善，治疗组优于对照组（$P<0.05$）。[②]

3. *加味半夏泻心汤* 半夏10克、干姜10克、黄芩10克、黄连8克、党参12克、炙甘草6克、大枣12克。随症加减：腹胀、嗳气者，加枳实、厚朴；情绪抑郁者，加郁金、合欢花；便秘者，加大黄、火麻仁、郁李仁；以腹痛为主者，加炒白芍、醋延胡索；舌苔厚腻者，加砂仁，白术。每日1剂，水煎2次，共取汁300毫升，早饭前及睡前2次温服。寒热平调，消痞散结。李欣等将112例FD患者随机分为治疗组60例和对照组52例。对照组予马来酸曲美布汀；治疗组予半夏泻心汤加减。结果：治疗组和对照组的总有效率分别为93.33%、75.00%，差异有统计学意义（$P<0.01$）。治疗组在疗效改善方面明显优于对照组。[③]

中 成 药

1. *舒肝片* 组成：砂仁、豆蔻、延胡索、陈皮、木香、茯苓、川楝子、沉香、白芍、片姜黄、枳壳、厚朴（北京同仁堂科技发展股份有限公司制药厂生产）。功效：改善患者饱胀，胃脘痛，嗳气及恶心呕吐症状。用法用量：每次4片，每日2次。临床应用：万辉勤将60例FD肝胃不和证患者随机分为治疗组与对照组各30例。对照组予吗丁啉片，治疗组予舒肝片。两组均以2周为1个疗程。结果：治疗组显效率为66.7%，总有效率为96.7%。对照组显效率为33.3%，总有效率为63.3%（$P<0.01$）。治疗组对餐后饱胀不适、早饱感、上腹痛、上腹烧灼感的治疗效果要明显优于对照组（$P<0.05$），两组治疗前后均无不良反应。[④]

2. *开胸顺气胶囊* 组成：牵牛子、槟榔、陈皮、木香、厚朴、三棱、莪术、猪牙皂（浙江维康药业有限公司生产）。功效：疏肝理气，行气化积。用法用量：每次3粒，每日2次。临床应用：檀心广将112例符合FD罗马Ⅲ诊断标准的患者随机分为治疗组与对照组各56例。对照组予西药，治疗组予开胸顺气胶囊。两组均以2周为1个疗程。结果：治疗组显效33例，有效16例，无效7例，总有效率87.5%；对照组显效26例，有效13例，无效17例，总有效率69.6%。[⑤]

3. *藿香正气软胶囊* 组成：藿香、紫苏叶、白芷、厚朴、腹皮、半夏、陈皮、茯苓（天津中新药业达仁堂制药厂生产）。功效：芳香化湿，理气畅中。用法用量：每次0.45克，每日3次，餐前服用，中西药间隔半小时服用。临床应用：苑珍珍等将120例符合FD罗马Ⅲ诊断标准及中医湿阻中焦证患者随机分为试验组与对照组各60例。对照组予多潘立酮，治疗组在对照组基础上加用藿香正气软胶囊。两组均以4周为1个疗程。结果：总有效率试验组为91.67%，对照组为78.33%，试验组总有效率明显高于对照组（$P<0.05$）。[⑥]

4. *降逆除胀胶囊* 组成：枳壳、陈皮、青皮、

① 李晓玥，等.和胃汤加减治疗功能性消化不良肝胃不和证的临床观察[J].中国实验方剂学杂志，2021，27(22)：113-118.
② 席玉红，党中勤，等.加味四逆散对功能性消化不良伴抑郁状态的干预作用[J].中国实验方剂学杂志，2014，20(3)：202.
③ 李欣，魏玮，等.半夏泻心汤加减治疗功能性消化不良60例临床观察[J].中华中医药杂志，2013，28(4)：876.
④ 万辉勤.舒肝片治疗功能性消化不良60例疗效观察[J].中国中医基础医学杂志，2012，18(12)：1394.
⑤ 檀心广.开胸顺气胶囊治疗功能性消化不良疗效分析[J].中草药，2011，42(10)：2078.
⑥ 苑珍珍，曹泽伟，等.藿香正气软胶囊治疗功能性消化不良的疗效观察[J].辽宁中医杂志，2011，38(3)：494.

木香、焦鸡内金、白术、旋覆花、代赭石(广州市中西医结合医院制剂,粤药制字Z03021810)。功效:健脾益气,降逆除胀。用法用量:口服,每次6粒,每日3次,4周为1个疗程。临床应用:黄各宁将70例FD脾胃气虚证患者随机分为治疗组与对照组各35例。对照组予吗丁啉,治疗组予降逆除胀胶囊。结果:两组治疗后症状总分均较治疗前明显下降($P<0.01$),两组总有效率分别为治疗组88.57%和对照组85.71%($P>0.05$),但治疗组的临床治愈率为22.86%,优于对照组5.71%($P<0.05$)。治疗组和对照组的胃排空总有效率分别为68.57%和71.42%($P>0.05$)。①

5. 四磨汤口服液　组成:木香、枳壳、乌药、槟榔(湖南汉森制药有限公司生产)。功效:破滞降逆,顺气扶正。用法用量:每次2支,每日3次,饭前30分钟口服。临床应用:梁汝坚等将90例FD患者随机分成治疗组与对照组各45例。对照组予西药,治疗组予四磨汤口服液。结果:治疗组与对照组有效率分别为91%和87%。两组临床疗效比较差异无显著性($P>0.05$),治疗组无明显不良反应。②

6. 消痞颗粒　组成:地枯萝、生白术、紫苏梗、香附、砂仁、黄芩、广郁金、延胡索(每包相当于生药28克)。功效:健脾助运,理气疏肝。用法用量:每次1包,每日3次。临床应用:张亚声将71例FD患者随机分为治疗组36例和对照组35例。对照组予西沙必利,治疗组予消痞颗粒。结果:治疗组临床治愈9例,显效26例,有效20例,无效5例,总有效率91.67%。对照组临床治愈3例,显效2例,有效12例,无效13例,总有效率74%,两组比较有显著性差异($P<0.05$)。③

7. 归脾合剂　组成:当归、远志、黄芪、党参、白术、甘草、茯苓、木香、龙眼肉、酸枣仁(上海雷允上药业有限公司生产)。功效:益气健脾,养血安神。用法用量:每日3次,每次10毫升,口服,连服8周。临床应用:郑嘉岗等将120例符合FD罗马Ⅱ诊断标准伴抑郁症(心脾两虚证)的患者随机分为A组、B组和C组各40例。A组予吗丁啉,B组予归脾合剂,C组予吗丁啉及归脾合剂。结果:治疗8周后消化道症状改善的总有效率,C组为87.5%,B组为85.0%,均明显高于A组的57.5%($P<0.01$,$P<0.05$);C组和B组间虽无明显差异($P>0.05$),但两组显效率存在明显差异($P<0.05$)。B组和C组治疗后汉密尔顿抑郁量表评分均较治疗前有显著性改变,而A组则无改变。④

8. 六味安消胶囊　组成:土木香、大黄、诃子、山柰、寒水石(煅)、碱花(贵州信邦制药股份有限公司生产)。功效:宽中理气,润肠通便。用法用量:每日3次,每次3粒,餐后服用。临床应用:六味安消临床研究协作组将99例符合罗马Ⅱ诊断标准的功能性消化不良患者随机分为试验组50例和对照组49例。对照组予以莫沙比利,试验组予以六味安消胶囊。两组均以2周为1个疗程。结果:试验组治疗前症状总积分为(26.48±1.46)分,治疗后14天降至(18.54±1.31)分,两者间差异有统计学意义($P<0.01$),随访后28天为(16.96±1.49)分,与14天比较差异无统计学意义($P>0.05$);对照组治疗前总积分为(26.32±1.34)分,治疗后14天降至(16.33±1.71)分,两者间差异有统计学意义($P<0.01$),随访后28天为(16.07±1.62)分,与14天比较差异无统计学意义($P>0.05$)。两组随访后28天与治疗后14天总积分比较差异均无统计学意义($P>0.05$),表明两种药物治疗后均无复发倾向。从基线期和治疗后生活质量问卷差值比较可见,在生活质量的每一个方面,试验组分数均比对照组显著下降。在日常活动方面两组间差异有统计学意义($P<0.05$)。⑤

9. 康尔胃2号颗粒　组成:厚朴10克、枳实10克、法半夏12克、蒲公英30克、黄连6克、党

---

① 黄各宁.降逆除胀胶囊治疗功能性消化不良临床研究[J].新中医,2011;43(10):33.
② 梁汝坚,等.四磨汤口服液治疗功能性消化不良45例[J].实用医学杂志,2008,24(6):1051.
③ 张亚声.消痞颗粒治疗功能性消化不良的临床研究[J].中成药,2007,29(12):1733.
④ 郑嘉岗,等.归脾合剂治疗功能性消化不良伴抑郁症的临床观察[J].上海中医药杂志,2007,41(8):33.
⑤ 六味安消临床研究协作组.六味安消胶囊治疗功能性消化不良的多中心随机对照临床研究[J].中华消化杂志,2006,26(1):42.

参15克、紫苏梗10克、黑老虎15克。用法用量：每次1包，每日2次，早、晚饭前30分钟口服。临床应用：宁为民将160例符合FD诊断及中医辨证为脾虚或气滞证的患者随机分为治疗组86例与对照组74例。对照组用多潘立酮，治疗组用康尔胃2号颗粒。两组疗程均为4周。结果：治疗组治愈率为31.4%，总有效率为84.9%，复发率为23.3%；对照组治愈率为14.9%，总有效率为77.0%，复发率为52.7%。两组近期疗效和远期疗效比较均有显著性差异（$P<0.05$和$P<0.01$）。①

10. 胃痛宁胶囊　组成：青蒿、茵陈、薏苡仁、藿香、木香、槟榔、厚朴、蒲公英（河北医科大学中医药研究院制剂室制成，每粒0.45克）。用法用量：每次5粒，每日3次。功效：和胃降逆，化湿气浊毒。临床应用：赵军艳将110例湿热蕴结型FD患者随机分为治疗组60例与对照组50例。对照组予吗丁啉，治疗组予胃痛宁胶囊。两组均以4周为1个疗程。结果：治疗组临床治愈9例，显效26例，有效20例，无效5例，总有效率91.67%；对照组临床治愈3例，显效2例，有效12例，无效13例，总有效率74%。两组比较有显著性差异（$P<0.05$）。②

11. 理气复胃口服液　组成：熟大黄、炒莱菔子、木香、枳实、陈皮、白术、法半夏（四川正大药物研究所提供，批号010723）。功效：行气导滞，除湿运脾。用法用量：口服，每日3次，每次20毫升。临床应用：荣晓凤等将60例FD（气滞食积证）患者随机分为治疗组和对照组各30例。对照组予莫沙必利片，治疗组予理气复胃口服液。结果：治疗组显效率60%，总有效率97%；对照组显效率63%，总有效率96%。两组治疗后均有明显疗效，组间比较无显著差异（$P>0.05$）。③

12. 健功合剂　组成：柴胡10克、郁金10克、枳壳10克、茯苓10克、厚朴10克、党参15克、莱菔子15克、鸡内金15克、白术20克、制半夏6克（江苏省建湖县中医院制剂室制成合剂，每毫升含生药2.33克）。功效：疏肝理气解郁，健脾和胃降逆。用法用量：每次20毫升，每日3次，每次餐前0.5小时口服。临床应用：祁宏等将223例符合FD罗马Ⅱ诊断标准的患者随机分为治疗组119例与对照组104例。对照组予西药，治疗组予健功合剂。两组疗程均为4周。结果：治疗组显效69例，有效44例，无效6例，总有效率95.0%；对照组显效38例，有效49例，无效17例，总有效率83.7%。两组总有效率经检验差异有显著性（$P<0.01$）。④

13. 和胃合剂　组成：莪术15克、蒲公英15克、茯苓12克、陈皮12克、黄芪12克、白术10克、黄连6克（上海中医药大学附属曙光医院制剂室制成，每瓶100毫升）。用法用量：每次30毫升，早、中、晚饭前各服1次，40天为1个疗程。临床应用：吴洵邦将73例功能性消化不良患者随机分为治疗组43例和对照组30例。对照组予西沙比利，治疗组予和胃合剂。结果：治疗组显效31例，有效7例，无效5例，总有效率88.4%；对照组显效19例，有效7例，无效4例，总有效率86.7%。⑤

14. 消胀片　组成：木香、莪术、厚朴。功效：行气止痛，消胀除满。用法用量：每次5片，每日3次，餐前15～30分钟服。临床应用：龚雨萍等将87例FD患者随机分为治疗组57例和对照组30例。对照组予西沙必利，治疗组予消胀片。两组均以4周为1个疗程。结果：治疗组总有效率为94.6%，对照组总有效率为70%，两组有效率比较有显著性差异（$P<0.05$）。治疗组对餐后饱胀、上腹胀满、早饱、厌食、弥漫的或烧灼样的上腹疼痛、嗳气等症疗效明显优于对照组。⑥

---

① 宁为民.康尔胃2号治疗功能性消化不良的临床疗效和治疗机理研究[J].中国中医基础医学杂志，2005，11(7)：524.
② 赵军艳.胃痛宁胶囊治疗功能性消化不良60例临床观察[J].中医杂志，2005，46(6)：436.
③ 荣晓凤，等.理气复胃口服液治疗功能性消化不良Ⅱ期临床试验[J].中国新药与临床杂志，2005，24(5)：388.
④ 祁宏，等.健功合剂治疗功能性消化不良的临床观察[J].中国中西医结合杂志，2003，25(3)：215.
⑤ 吴洵邦.和胃合剂治疗功能性消化不良43例临床观察[J].新中医，1999，31(2)：13.
⑥ 龚雨萍，等.消胀片治疗功能性消化不良近期疗效观察[J].江苏中医，1995，16(12)：38.

慢性萎缩性胃炎

概　述

慢性萎缩性胃炎(chronic atrophic gastritis,CAG)是慢性胃炎的一种类型,系指胃黏膜上皮遭受反复损害导致固有腺体的减少,伴或不伴纤维替代、肠腺化生和(或)假幽门腺化生的一种慢性胃部疾病。CAG病理特征表现为胃黏膜的慢性萎缩性病变,出现胃腺化生、萎缩、异型增生。在胃镜下可见到胃黏膜色泽变淡,皱襞变细而平坦,黏液减少,黏膜变薄,部分黏膜血管显露,或可伴有黏膜颗粒或结节状等表现。不同内镜表现和病理组织学结果的患者症状无特异性,且症状的严重程度与内镜所见和病理组织学分级无明显相关性。CAG常合并肠化,少数出现上皮内瘤变,经历长期的演变,少数病例可发展为胃癌。CAG患者可表现为上腹痛、饱胀、嗳气等非特异性消化不良症状,部分患者也可无任何症状。多数CAG患者病情稳定,但少数患者可逐步进展为胃癌。

本病属中医"胃脘痛""吐酸""痞满""嘈杂"等范畴,病因与脾胃虚弱、情志失调、饮食不节、药物、外邪[幽门螺杆菌(Hp)感染]等多种因素有关,以上因素损伤脾胃,致运化失司,升降失常,而发生气滞、湿阻、寒凝、火郁、血瘀等,表现为胃痛、胀满等症状,可分为本虚和标实两个方面。本虚主要表现为脾气(阳)虚和胃阴虚,标实主要表现为气滞、湿热和血瘀。脾虚、气滞是疾病的基本病机,血瘀是久病的重要病机,在胃黏膜萎缩发生发展乃至恶变的过程中起着重要作用。《临证指南医案》言"盖胃者汇也,乃冲繁要道,为患最易……初病在经,久痛入络,以经主气,络主血……凡气既久阻,血亦应病,循行之脉络自痹"。《卫生宝鉴》有"凡人脾胃虚弱或饮食过度,不能克化,至成积聚结块"的理论。中医中药对改善CAG表现出的慢性消化不良等症状有良好的治疗疗效,有关逆转萎缩和肠化的作用还有待进一步研究证实。

辨证施治

1. 李军祥等分6证

(1) 肝胃气滞证　症见胃脘胀满或胀痛,胁肋胀痛,症状因情绪因素诱发或加重,嗳气频作,胸闷不舒,舌质淡红,苔薄白或白,有齿痕,脉弦细。治宜疏肝理气、和胃降逆。方用柴胡疏肝散加减:柴胡、白芍、枳壳、川芎、香附、陈皮、佛手、紫苏梗、甘草。随症加减:偏寒者,加高良姜(或荜茇);偏热者,加川黄连(或栀子);嗳气者,加柿蒂;胀甚者,加广木香、厚朴、砂仁;吞酸者,加选海螵蛸、煅瓦楞子、浙贝母;痛甚者,加延胡索。

(2) 肝胃郁热证　症见胃脘饥嘈不适或灼痛,心烦易怒,嘈杂反酸,口干口苦,大便干燥,舌质红苔黄、脉弦或弦数。治宜清肝泄热、和胃止痛。方用化肝煎合左金丸加减:牡丹皮、栀子、青皮、陈皮、泽泻、浙贝母、白芍、黄连、吴茱萸、延胡索、甘草。随症加减:嘈杂泛酸明显者,加海螵蛸、煅瓦楞子;嗳气频繁者,加旋覆花、广郁金;烦躁易怒者,加龙胆草。

(3) 脾胃虚寒证　症见胃脘胀满或隐痛,胃部喜按或喜暖,食少纳呆,大便稀溏,倦怠乏力,气短懒言,食后脘闷,舌质淡,脉细弱。治宜温中健脾、和胃止痛。方用黄芪建中汤加减:生黄芪、桂枝、白芍、生姜、大枣、茯苓、陈皮、法半夏、广木香、砂仁、炙甘草。随症加减:胃脘怕冷明显者,加良附丸(或干姜)、肉桂;大便稀溏者,加炮姜、炒扁豆、炒薏苡仁;食后腹胀者,加枳实、佛手;泛吐清水者,加姜半夏、草豆蔻;纳呆食少者,加炒焦麦芽、炒焦山楂、炒焦神曲。

(4) 脾胃湿热证　症见胃脘痞胀或疼痛,口苦口臭,恶心或呕吐,胃脘灼热,大便黏滞或稀溏,舌质红,苔黄厚或腻,脉滑数。治宜清热化湿、和中醒脾。方用连朴饮加减:黄连、厚朴、法半夏、石菖蒲、茯苓、陈皮、芦根、蒲公英、生薏苡仁、甘草。随症加减:胃痛甚者,加延胡索、川楝子、郁金;大便不爽者,加苍术、白术;恶心呕吐者,加枳实、竹茹、生姜;纳呆者,加鸡内金、谷芽、麦芽。

(5) 胃阴不足证　症见胃脘痞闷不适或灼痛，饥不欲食或嘈杂，口干，大便干燥，形瘦食少，舌红少津，苔少，脉细。治宜养阴和胃、理气止痛。方用一贯煎合芍药甘草汤加减：北沙参、麦冬、生地黄、枸杞子、当归、白芍、香橼皮、佛手、鸡内金、甘草。随症加减：嘈杂似饥，饥不欲食者，加左金丸；口干甚、舌红赤者，加天花粉、石斛；大便干结者，加枳实、全瓜蒌、火麻仁；纳呆者，加谷芽、麦芽、乌梅、山楂。

(6) 胃络瘀阻证　症见胃脘痞满或痛有定处，胃痛拒按，黑便，面色暗滞，舌质暗红或有瘀点、瘀斑，脉弦涩。治宜理气活血、化瘀止痛。方用失笑散合丹参饮加减：五灵脂、蒲黄、丹参、檀香(后下)、砂仁、三七粉(冲服)、延胡索、郁金、枳壳、甘草。随症加减：胃痛明显者，加延胡索；大便色黑者，加白及、血余炭。①

2. 邱志楠等分2型

(1) 脾虚胃蕴湿热型　症见胃脘胀痛，痛无定时，纳呆口苦，恶心，呕吐，大便溏烂，舌红、苔黄腻，脉濡数。方用健胃汤加减：藿香15克、党参15克、白术15克、茯苓15克、蒲公英20克、炙甘草10克、黄连6克。每日1剂，水煎服。

(2) 脾胃阴虚型　症见胃脘疼痛，纳呆或饥不思食，口燥咽干，烦躁失眠，舌红、少苔，脉细数。方用健胃汤加减：藿香15克、党参15克、白术15克、茯苓15克、蒲公英20克、炙甘草10克、白芍15克、沙参30克。每日1剂，水煎服。

临床观察：邱志楠等将172例CAG患者随机分为治疗组96例与对照组76例。对照组予西药，治疗组予中医辨证予药。结果：治疗组胃镜总有效率为91.23%，明显高于对照组的70.9%($P<0.01$)。②

经验方

1. 六君子加减　生黄芪15克、党参10克、炒白术10克、茯苓10克、陈皮10克、清半夏5克、制香附15克、三七粉3克、炙甘草5克。随症加减：上腹疼痛者，酌加延胡索10克、郁金10克；食后胀满不通者，酌加焦槟榔10克、厚朴10克；反酸、烧心者，酌加煅瓦楞子(先煎)30克、海螵蛸30克；有活动性炎症者，酌加蒲公英10克；有糜烂性炎症者，酌加白及10克；萎缩，酌加莪术10克、丹参10克；肠上皮化生，酌加土鳖虫6克、五灵脂10克。邓鑫等将123例CAG伴肠上皮化生脾胃虚弱证患者，采用区组随机方法，将患者以2∶1的比例分入治疗组82例和对照组41例。治疗组患者予六君子加减方治疗，对照组患者予硒酵母片和吉法酯片治疗。两组疗程均为6个月。结果：治疗组患者治疗后胃黏膜炎症、萎缩、肠上皮化生积分均较治疗前明显降低($P<0.05$)；对照组患者治疗后胃黏膜炎症、萎缩、肠上皮化生积分均较治疗前降低，但差异无统计学意义($P>0.05$)。治疗后两组比较差异无统计学意义($P>0.05$)。治疗组胃黏膜病理改善总有效率为67.07%，对照组为58.54%，两组比较差异无统计学意义($P>0.05$)。中医症状缓解总有效率治疗组为95.12%，对照组为53.66%，治疗组明显优于对照组($P<0.05$)。③

2. 蜥蜴胃康基本方　宁夏密点麻蜥、太子参、黄芪、石斛、乌梅、炒白芍、半枝莲、蛇莓、三七、枳壳、甘草。每日1剂，水煎3次浓缩为200毫升，饭后2小时服用，每日3次。气阴双补，气血生化有源，毒瘀得散，黏膜得养，胃黏膜萎缩得消。李卫强等将89例CAG(气阴不足、毒瘀交阻证)患者随机分为治疗组45例和对照组44例。对照组口服养胃颗粒，治疗组口服蜥蜴胃康基本方。结果：治疗组临床痊愈27例，有效15例，无效3例，总有效率93.33%；对照组临床痊愈11例，有效21例，无效12例，总有效率为72.73%。④

3. 升阳益胃汤　黄芪30克、半夏15克、党参10克、炙甘草10克、白芍30克、防风6克、羌活6

① 李军祥，等.慢性萎缩性胃炎中西医结合诊疗共识意见(2017年)[J].中国中西医结合消化杂志，2017，26(2)：121-131.
② 邱志楠，等.健胃汤治疗慢性萎缩性胃炎96例疗效观察[J].新中医，1998，30(2)：26.
③ 邓鑫，张学智，等.六君子加减方治疗慢性萎缩性胃炎伴肠上皮化生脾胃虚弱证随机对照临床研究[J].中国中西医结合杂志，2021，41(8)：901-906.
④ 李卫强，等.蜥蜴胃康基本方治疗慢性萎缩性胃炎气阴不足、毒瘀交阻证临床研究[J].时珍国医国药，2017，28(1)：128.

克、独活6克、陈皮30克、茯苓15克、泽泻30克、柴胡6克、生白术30克、黄连10克、三棱10克、莪术10克。采取康仁堂颗粒剂,温水200毫升冲服,早晚各1次。白玉茹等将78例CAG患者随机分为治疗组和对照组各39例。对照组予胃复春片,治疗组予升阳益胃汤。结果:治疗组总有效率为89.75%,明显优于对照组的66.67%;治疗组患者中医证候总有效率87.18%,与对照组中医证候总有效率64.10%相比,差异具有统计学意义;两组患者治疗后主要症状积分、病理积分及胃镜下征象积分与治疗前相比,差异均具有统计学意义,且治疗组优于对照组。①

4. *脾胃培源方* 炙黄芪15克、党参10克、桂枝6克、白芍15克、白术10克、刘寄奴6克、山药15克、青皮10克、陈皮10克、当归10克、香附10克、莪术8克、炙甘草6克。每日1剂,水煎2遍,各取汁150毫升兑匀,分2次温服。温中健脾,理气活血,固本培源。李学军等将60例脾胃虚弱型CAG患者随机分为治疗组和对照组各30例。对照组予胃复春,治疗组予脾胃培源方。两组均以3个月为1个疗程。结果:治疗组临床总有效率为96.67%,对照组总有效率为76.67%,治疗组优于对照组,差异有统计学意义($P<0.05$)。两组治疗后病理量化积分均下降,与治疗前比较,差异有统计学意义($P<0.05$),但治疗组与对照组比较疗效相当,差异无统计学意义($P>0.05$)。②

5. *安中复元方* 生黄芪9克、炒白术9克、云茯苓9克、生蒲黄(包)18克、法半夏6克、莪术9克、延胡索12克、川郁金12克、赤芍9克、白芍9克、黄连3克、吴茱萸1.5克、芙蓉叶18克、白英15克。每日1剂,水煎服,取汁200~250毫升,每日2次口服。健脾益气,祛瘀化痰。刘晏等将100例CAG患者随机分为治疗组和对照组各50例。对照组予胃复春,治疗组予安中复元方。结果:治疗组总有效率为76%,对照组总有效率为44%($P<0.05$)。病理复查,治疗组临床总有效率为78%,对照组临床总有效率为48%($P<0.001$)。③

6. *藤莪清瘀方* 藤梨根90~180克、莪术21克、田基黄30克、白花蛇舌草30克、延胡索21克、紫苏梗9克、薏苡仁30克。随症加减:嘈杂、泛酸、胃灼热感、口苦,加栀子9克、黄连3克、海螵蛸30克;嗳气,加枳实9克、旋覆花9克、枇杷叶15克;胁痛,加柴胡9克、白芍9克;便秘,加虎杖30克、生首乌30克;便溏,加苍术9克、莲子15克、山药30克。李昊等将61例老年慢性萎缩性胃炎患者随机分为治疗组31例和对照组30例。对照组予胃复春,治疗组予藤莪清瘀方。结果:总有效率治疗组为96.77%,对照组为70.00%,两组比较差异有统计学意义($P<0.05$);胃镜病理学检查总有效率治疗组为87.10%,对照组为53.33%,两组比较差异有统计学意义($P<0.01$);中医证候总有效率治疗组为96.78%,对照组为66.67%,两组比较差异有统计学意义($P<0.01$)。④

7. *小归芍方* 黄连6克、半夏12克、瓜蒌30克、当归12克、白芍20克、川芎10克、茯苓20克、白术15克、泽泻6克。每日1剂,分2次服,早、晚饭后2小时服用。适用于慢性萎缩性胃炎。相聪坤等将119例CAG患者随机分为治疗组60例和对照组59例。对照组予胃复春,治疗组予小归芍方。两组均以3个月为1个疗程。结果:治疗组和对照组的中医证候总有效率分别为91.67%、62.71%,两组比较差异有非常显著性($P<0.01$);治疗组和对照组的病理疗效总有效率分别为61.67%、33.90%,两组比较有显著性差异($P<0.05$);治疗组和对照组的胃镜疗效总有效率分别为68.33%、40.68%,两组比较有显著性差异($P<0.01$)。⑤

8. *健脾化瘀解毒方* 黄芪30克、人参30克、

---

① 白玉茹,代二庆,等.升阳益胃汤治疗慢性萎缩性胃炎癌前病变的临床观察[J].中药药理与临床,2016,32(4):105.
② 李学军,等.脾胃培源方对脾胃虚弱型慢性萎缩性胃炎的临床疗效及理化指标的影响[J].中国中西医结合消化杂志,2016,24(7):541.
③ 刘晏等.安中复元方治疗慢性萎缩性胃炎合并肠化的临床观察[J].中成药,2015,37(12):2605.
④ 李昊,等.藤莪清瘀方治疗老年慢性萎缩性胃炎临床研究[J].中华中医药杂志,2014,29(7):2383.
⑤ 相聪坤,等.小归芍方治疗慢性萎缩性胃炎的临床观察[J].河北中医药学报,2009,24(2):19.

土茯苓20克、白术15克、天南星15克、法半夏15克、莪术15克、三七10克、白芍15克、丹参15克、蒲公英20克、白花蛇舌草20克、甘草6克。每日1剂，分2次温开水冲服。3个月为1个疗程。何善明等将120例CAG伴异型增生的患者随机分为治疗组和对照组各60例。对照组予胃复春，治疗组予健脾化瘀解毒方。结果：治疗组临床总有效率为91.7%，胃镜及病理改变总有效率为88.3%，对照组临床总有效率为66.7%，胃镜及病理改变总有效率为60.0%。两组各项指标比较，差异有显著性意义($P<0.05$)。①

单　方

郁金颗粒　组成：郁金。用法用量：每次1克，每日2次，冲服。临床应用：戴金锋等将175例慢性萎缩性胃炎(或有肠化)患者随机分为A组58例、B组66例和C组51例。A组予郁金颗粒及叶酸，B组予三七粉及叶酸，C组予叶酸。结果：A组治疗后异型增生的改善率明显高于C组($P<0.05$)，而B组与C组的异型增生改善率相近($P>0.05$)；A组胃黏膜萎缩的改善率明显高于C组($P<0.05$)，而B、C组胃黏膜萎缩改善率无统计学差异($P>0.05$)；B组患者萎缩进展率高于A组($P<0.05$)；三组之间肠化、急慢性炎症的改善率、稳定率及进展率均无明显统计学差异。②

中成药

1. 摩罗丹　组成：白芍、白术、百合、川芎、当归、地榆、茯苓、鸡内金、九节菖蒲、麦冬、蒲黄、三七、石斛、乌药、玄参、延胡索、茵陈、泽泻(中国河北邯郸制药有限公司生产)。功效：和胃降逆，健脾消胀，通络定痛。用法用量：饭后口服，每日3次，每次9克。临床应用：唐旭东等将196例萎缩性胃炎患者随机分为治疗组130例和对照组66例。对照组予以叶酸，治疗组予以摩罗丹。两组均以6个月为1个疗程。结果：两组异型增生有效率分别为治疗组24.6%和对照组15.2%，两组萎缩有效率分别为治疗组34.6%和对照组24.3%，两组肠化有效率分别为治疗组23.0%和对照组13.6%，组间比较均无差异。但在改善胃痛、胃闷、嗳气和纳呆方面，治疗组优于对照组。③

2. 参芪健胃颗粒　组成：党参、当归、白术、山楂、茯苓、黄芪、甘草、桂枝、紫苏梗、陈皮、白芍、土木香、海螵蛸、蒲公英(江苏中兴药业有限公司提供，每袋16克)。用法用量：饭前开水冲服，每次16克，每日3次。临床应用：张淼等将142例符合西医诊断的慢性萎缩性胃炎、中医辨证脾胃虚寒证患者随机分为试验组和对照组各71例。对照组予温胃舒胶囊及参芪健胃颗粒模拟剂，试验组予参芪健胃颗粒及温胃舒胶囊模拟剂。结果：试验组总有效率为93.94%，对照组总有效率为88.41%，两组比较差异无统计学意义($P>0.05$)。④

3. 清化饮　组成：茵陈110克、苍术66克、黄连33克、厚朴66克、赤芍10克、藿香100克、白豆蔻33克、薏苡仁220克(福建中医药大学附属第二人民医院制剂室生产和提供，闽药制字Z05104030)。制备方法：上述药物稀释成加8倍量水浸泡0.5小时后煎煮3次，第1次1.5小时，第2次1小时，第3次0.5小时，合并煎液，滤过。滤液在60℃～70℃减压浓缩至1 000毫升，分装灭菌。用法用量：每次30毫升，每日2次，饭前30分钟服用。临床应用：黄铭涵等将80例CAG脾胃湿热证患者随机分成治疗组42例和对照组38例。对照组予胃复春片，治疗组予清化饮。结果：治疗组与对照组中医证候总有效率分别为90.2%、80.60%，治疗组总有效率明显优于对照组($P<0.01$)；治疗组和对照组的病理总有效率分别

① 何善明等.健脾化瘀解毒法治疗慢性萎缩性胃炎不典型增生的临床研究[J].新中医，2008，40(2)：35.
② 戴金锋，吕宾，等.郁金及三七治疗慢性萎缩性胃炎的多中心随机临床研究[J].现代中医临床，2017；24(6)：15.
③ 唐旭东，等.摩罗丹治疗慢性萎缩性胃炎伴异型增生的随机双盲临床试验[J].中国中西医结合杂志(英文版)，2016，22(1)：9.
④ 张淼，孙兴华，等.参芪健胃颗粒治疗慢性萎缩性胃炎的临床研究[J].中国临床药理学杂志，2016，32(16)：1460.

为 82.9%、58.3%，治疗组的组织学改善疗效优于对照组($P<0.05$)。[①]

4. 莪连颗粒　组成：党参、白术、茯苓、陈皮、半夏、砂仁、黄连、蒲公英、白花蛇舌草、当归、丹参、莪术(上海中医药大学附属曙光医院院内制剂)。用法用量：每次 2 袋(24 克)或 1 袋(12 克)，每日 3 次。临床应用：顾志坚等将 90 例脾虚瘀热型慢性萎缩性胃炎伴肠化生患者随机分为治疗 A 组、治疗 B 组与对照 C 组各 30 例。A 组予莪连颗粒，每次 2 袋；B 组予莪连颗粒，每次 1 袋；C 组予胃复春片。三组均以 12 周为 1 个疗程。结果：(1) 最终完成试验者 80 例，A 组 28 例，B 组 26 例，C 组 26 例；(2) 全分析集(FAS)中，各组临床疗效分别为 96.67%、93.33%和 66.67%，组间临床疗效比较，差异有统计学意义($P<0.05$)，A 组、B 组分别与 C 组比较，差异均有统计学意义(均 $P<0.05$)。符合方案分析集(PPS)中，各组临床疗效分别为 96.43%、96.15%和 66.67%；组间临床疗效比较，差异有统计学意义($P<0.05$)，A 组、B 组分别与 C 组比较，差异均有统计学意义(均 $P<0.05$)。[②]

5. 和胃口服液　组成：太子参、白术、柴胡、紫苏梗、木香、枳壳、山楂、神曲、鸡内金、蒲公英、甘草(杭州市第三人民医院制剂中心提供)。功效：益气健脾，理气和胃。用法用量：口服，每次 50 毫升，每日 2 次，3 个月为 1 个疗程。临床应用：傅志泉等将 214 例 CAG 脾胃虚弱证患者随机分为治疗组 118 例与对照组 96 例。对照组予胃复春片，治疗组予和胃口服液。结果：治疗组痊愈 11 例，显效 44 例，有效 52 例，无效 11 例，总有效率 90.68%；对照组痊愈 3 例，显效 28 例，有效 43 例，无效 22 例，总有效率 77.08%。[③]

6. 胃复春　组成：红参、枳壳、香茶菜(浙江省杭州市胡庆余堂制药厂生产)。功效：益气健脾，活血解毒。用法用量：每日 3 次，每次 4 粒。临床应用：赵红等将 248 例经胃镜和胃黏膜活检病理学确诊的萎缩性胃炎或萎缩性胃炎伴异型增生或肠化的患者随机分为治疗组 144 例和对照组 104 例。治疗组予以胃复春，对照组予以维酶素。两组均以 6 个月为 1 个疗程。结果：临床症状疗效比较，总有效率治疗组为 93.7%，对照组为 60.5%；胃镜检查疗效比较，总有效率治疗组为 75.7%，对照组为 54.9%；Hp 转阴比较，转阴率治疗组为 76.6%，对照组为 61.3%。[④]

消化性溃疡

概　述

消化性溃疡(peptic ulcer, PU)是指在各种致病因子的作用下，消化道黏膜发生炎症与坏死性病变，病变深达黏膜肌层，其中以胃溃疡和十二指肠球部溃疡最常见。PU 发病具有慢性、复发性和周期性的特点。节律性上腹痛是典型消化性溃疡的主要症状，其他还可见嗳气、反酸、胃部烧灼感、恶心呕吐等症状。上消化道出血、消化道穿孔、幽门梗阻和胃癌是 PU 的主要并发症。无并发症的 PU 一般预后良好。

根据其临床症状，本病属中医“胃痛”“胃痞”“嘈杂”“吐酸”等范畴。发病原因多为长期的饮食不节或精神刺激。情志不畅，伤及于肝，肝气郁滞，横逆犯胃，胃失和降；肝气乘脾，脾失运化，湿浊内生或湿浊化热，湿热上泛，胃气上逆，并可进一步气郁化火而伤阴，气滞寒凝而伤阳，或由气滞血脉瘀阻而形成血瘀疼痛。本病病位在胃，但与肝、脾关系密切。《医学正传·胃脘痛》中云：“致病之由，多由纵恣口腹，喜好辛酸，恣饮热酒煎煿，复餐寒凉生冷，朝伤暮损，日积月深……故胃脘疼痛。”《沈氏尊生书·胃痛》中云：“胃痛，邪干胃脘病也……唯肝气相乘为尤甚，以木性暴，且正克也。”

---

① 黄铭涵，林平，等.清化饮对脾胃湿热型慢性萎缩性胃炎的疗效及机制研究[J].时珍国医国药，2015，26(10)：2444.

② 顾志坚，林江，等.莪连颗粒治疗脾虚瘀热型慢性萎缩性胃炎伴肠化生临床随机对照研究[J].上海中医药杂志，2015，49(4)：40.

③ 傅志泉，等.和胃口服液治疗慢性萎缩性胃炎 118 例[J].中医杂志，2009，50(9)：816.

④ 赵红，等.胃复春治疗慢性萎缩性胃炎癌前病变 144 例[J].临床药学，2004，13(8)：70.

中医中药对改善PU临床症状具有良好的疗效。

辨 证 施 治

1. 张声生等分6证

(1) 肝胃不和证　症见胃脘胀满或疼痛，两胁胀满，每因情志不畅而发作或加重，心烦，嗳气频作，善叹息，舌淡红，苔薄白，脉弦。治宜疏肝理气、和胃止痛。方用柴胡疏肝散加减：柴胡、香附、川芎、陈皮、枳壳、白芍、炙甘草。随症加减：心烦易怒者，加佛手、青皮；口干者，加石斛、沙参；畏寒者，加高良姜、肉桂；反酸者，加浙贝母、瓦楞子。

(2) 脾胃虚寒证　症见胃脘隐痛，喜温喜按，得食痛减，四肢倦怠，畏寒肢冷，口淡流涎，便溏，纳少，舌淡或舌边齿痕，舌苔薄白，脉虚弱或迟缓。治宜温中健脾、和胃止痛。方用黄芪建中汤加减：黄芪、白芍、桂枝、炙甘草、生姜、饴糖、大枣。随症加减：胃寒重者、胃痛明显者，加吴茱萸、川椒目、制附片；吐酸、口苦者，加砂仁、藿香、黄连；肠鸣腹泻者，加泽泻、猪苓；睡眠不佳者，加生龙骨、生牡蛎。

(3) 脾胃湿热证　症见脘腹痞满或疼痛，口干或口苦，口干不欲饮，纳呆，恶心或呕吐，小便短黄，舌红，苔黄厚腻，脉滑。治宜清利湿热、和胃止痛。方用连朴饮加减：黄连、厚朴、石菖蒲、半夏、淡豆豉、栀子、芦根。随症加减：舌红苔黄腻者，加蒲公英、黄芩；头身困重者，加白扁豆、苍术、藿香；恶心偏重者，加橘皮、竹茹；反酸者，加瓦楞子、海螵蛸。

(4) 肝胃郁热证　症见胃脘灼热疼痛，口干口苦，胸胁胀满，泛酸，烦躁易怒，大便秘结，舌红，苔黄，脉弦数。治宜清胃泄热、疏肝理气。方用化肝煎合左金丸加减：陈皮、青皮、牡丹皮、栀子、白芍、浙贝母、泽泻、黄连、吴茱萸。随症加减：口干明显者，加北沙参、麦冬；恶心者，加姜半夏、竹茹；舌苔厚腻者，加苍术；便秘者，加枳实。

(5) 胃阴不足证　症见胃脘痛隐隐，饥而不欲食，口干渴，消瘦，五心烦热，舌红少津或舌裂纹无苔，脉细。治宜养阴益胃。方用益胃汤加减：沙参、麦冬、冰糖、生地黄、玉竹。随症加减：若情志不畅者，加柴胡、佛手、香橼；嗳腐吞酸、纳呆者，加麦芽、鸡内金；大便臭秽不尽者，加黄芩、黄连；胃刺痛、入夜加重者，加丹参、红花、降香；恶心呕吐者，加陈皮、半夏、苍术。

(6) 胃络瘀阻证　症见胃脘胀痛或刺痛，痛处不移，夜间痛甚，口干不欲饮，可见呕血或黑便，舌质紫暗或有瘀点、瘀斑，脉涩。治宜活血化瘀、行气止痛。方用失笑散合丹参饮加减：生蒲黄、五灵脂、丹参、檀香、砂仁。随症加减：呕血、黑便者，加三七、白及、仙鹤草；畏寒重者，加炮姜、桂枝；乏力者，加黄芪、党参、白术、茯苓、甘草。①

2. 赵州凤分5型

疏肝养胃汤(基本方)：柴胡10克、白芍10克、白术10克、白及15克、海螵蛸15克、浙贝母15克、延胡索15克、茯苓30克、太子参30克、炙甘草5克。

(1) 脾胃虚寒型　症见胃脘冷痛，或胃痛隐隐，喜暖喜按，遇冷痛甚，得热痛减，纳差便溏，倦怠乏力，舌淡苔白，脉沉细。方用基本方加黄芪、高良姜、附子。每日1剂，水煎400毫升，分2次口服。

(2) 气滞血瘀型　症见胃脘刺痛，痛处拒按，疼痛日久，舌紫暗，脉弦涩。方用基本方加川芎、香附、五灵脂、蒲黄。每日1剂，水煎400毫升，分2次口服。

(3) 胃阴不足型　症见胃脘灼痛，或胃痛隐隐，口燥咽干，纳少便秘，舌红少津，脉细数。方用基本方加沙参、麦冬、天花粉。每日1剂，水煎400毫升，分2次口服。

(4) 寒热错杂型　症见胃脘胀痛，嗳腐吞酸，胃脘灼热，腹胀肠鸣，大便溏薄，舌苔白黄，脉弦数。方用基本方加黄连、半夏、干姜。每日1剂，水煎400毫升，分2次口服。

---

① 张声生，王垂杰.消化性溃疡中医诊疗专家共识意见(2017)[J].中华中医药杂志，2017，32(9)：4089.

（5）湿热中阻型　症见胃脘胀痛痞满，口黏纳呆，泛酸嘈杂，头身重困，大便灼热不爽，舌苔黄腻，脉滑数。方用基本方加黄连、藿香、佩兰、厚朴。每日1剂，水煎400毫升，分2次口服。

临床观察：赵州凤将120例消化性溃疡患者随机分为治疗组80例与对照组40例。对照组予奥美拉唑胶囊；治疗组予疏肝养胃汤。结果：治疗组治愈58例，显效7例，有效5例，无效10例，有效率为87.5%；对照组治愈16例，显效9例，有效6例，无效9例，有效率为77.5%。治疗组疗效明显优于对照组（$P<0.05$）。①

经　验　方

1. *加味小建中汤*　仙鹤草30克、桂枝12克、白芍24克、海螵蛸15克、黄连3克、吴茱萸6克、大枣9枚、炙甘草12克、饴糖15克、生姜15克。随症加减：若见胃十二指肠出血、柏油样大便者，加白及30克；胃痛明显者，桂枝加至15克，白芍增至30克；遇情绪不舒胃痛加重者，加柴胡12克、香附9克；面色萎黄，精神疲乏，畏冷，脉细弱者，加黄芪15克、党参15克；呕酸甚者，海螵蛸增至30克，加煅瓦楞子15克。将上述中药加清水浸泡40分钟，文火煎煮1小时，取水煎液约100毫升，分早晚2次温服，每日1剂。温中补虚，散寒通脉，柔肝缓急，消疡止痛。奚胜艳等将82例消化性溃疡患者随机分为中药组62例和西药组20例。西药组口服奥美拉唑肠溶胶囊，中药组口服加味小建中汤。两组均以30天为1个疗程。结果：中药组治愈36例，占58.1%；有效23例，占37.1%；无效3例，占4.8%；总有效率95.2%。西药组治愈5例，占25.0%；有效11例，占55.0%；无效4例，占20.0%；总有效率80.0%。中药组疗效优于西药组（$P<0.05$）。②

2. *护膜愈疡汤*　海螵蛸30克、连翘25克、茯苓25克、党参20克、神曲20克、炒莱菔子20克、牡丹皮15克、赤芍15克、砂仁15克、枳壳12克、青皮12克、厚朴10克、槟榔10克、三七参（冲服）5克、甘草5克。随症加减：疼痛明显，加玄胡15克；大便艰涩，加代赭石25克；口干，加天花粉12克；失眠多梦，加珍珠母60克；药后腹泻，加肉桂3克。头煎加水1 000毫升煎煮30～40分钟，取汁300毫升左右；二煎加水600毫升煎煮30分钟左右，取汁300毫升左右。两煎相混，分早、晚2次服。邵启峰将140例消化性溃疡患者随机分为治疗组74例与对照组66例。对照组予西药，治疗组予护膜愈疡汤。两组均以4周为1个疗程。结果：治疗组临床治愈54例，显效14例，有效4例，无效2例，总有效率97.30%；对照组临床治愈24例，显效18例，有效14例，无效10例，总有效率84.85%。两组综合疗效比较差异显著（$P<0.01$）。治疗组1年复发率18.52%，对照组1年复发率58.33%，两组复发率比较差异显著（$P<0.01$）。③

3. *加味半夏泻心汤*　黄芩10克、黄连3克、半夏6克、干姜3克、木香6克、砂仁4克、白芍15克、蒲公英12克、三七粉（冲服）2克、白及10克、海螵蛸10克。随症加减：湿热重者，黄连加至10克，加川厚朴10克、枳实6克；脾胃虚寒重者，黄芩减至3克，黄连减为1克，干姜加至6克，加吴茱萸5克；肝胃气滞者，加醋柴胡10克、乌药10克；伴有痰食者，加浙贝母10克、橘红10克、焦麦芽10克、焦山楂10克、焦神曲10克；伴瘀血刺痛者，加炒延胡索12克、五灵脂9克；有压痛者，加瓜蒌实15克，即是与小陷胸汤合用。每日1剂，水煎2次各取汁250毫升混匀，分早、中、晚3次口服。辛开苦降，和胃降逆，理气化瘀，开结散痞，寒热并调。张林军将100例胃溃疡患者随机分为治疗组与对照组各50例。对照组给予法莫替丁，治疗组口服加味半夏泻心汤。两组均以6周为1个疗程。结果：治疗组治愈36例，显效7例，有效4例，无效3例，总有效率94%；对照组

---

① 赵州凤.疏肝养胃汤治疗消化性溃疡80例[J].河南中医，2008，28(9)：52.

② 奚胜艳，钱林超，等.加味小建中汤治疗消化性溃疡62例[J].中医杂志，2013，54(8)：703.

③ 邵启峰.护膜愈疡汤治疗消化性溃疡74例疗效观察[J].山西中医，2009，25(2)：11.

治愈20例，显效11例，有效5例，无效14例，总有效率72%。[①]

4. *溃疡宁汤* 仙人掌15克、丹参20克、黄芪20克、海螵蛸10克、白及10克、延胡索10克、象贝母10克、甘草10克、三七粉（冲服）3克。每日1剂，水煎分2次服。清热和胃，止痛止血，行气活血，祛瘀生新。严付红将95例消化性溃疡患者随机分为治疗组60例与对照组35例。对照组予雷尼替丁，治疗组予溃疡宁汤。两组均以6周为1个疗程。结果：治疗组内镜下溃疡愈合36例，显效9例，有效8例，无效7例，总有效率为88.3%；对照组内镜下溃疡愈合17例，显效3例，有效4例，无效11例，总有效率为68.6%。治疗组内镜下有效率明显优于对照组（$P<0.05$）。治疗组中医证候临床治愈38例，显效9例，有效8例，无效5例，总有效率91.7%；对照组中医证候临床治愈18例，显效3例，有效4例，无效10例，总有效率82.9%。治疗组中医证候疗效优于对照组（$P<0.05$）。[②]

5. *生肌愈疡散* 黄芪30克、海螵蛸25克、瓦楞子30克、五倍子10克、白及25克、白芍25克、甘草15克、延胡索20克、黄连20克。随症加减：出血较重者，加三七25克、花蕊石25克、山茱萸25克，研粉，每次5克，每日3次口服。上药研末混匀制成散剂，每日服3次，每次20克，于饭前或饭后半小时温开水送服。补脾益气，活血行气，理气止痛，止血生肌，制酸敛疮。李凤英将126例消化性溃疡患者随机分为治疗组64例与对照组62例。对照组予西药，治疗组予生肌愈疡散。两组均以30天为1个疗程。结果：胃镜检查中药组和西药组的总有效率分别为93.7%和74.2%，两者比较有显著性差异（$P<0.05$）。[③]

6. *消疡汤* 党参18克、白术12克、茯苓15克、柴胡10克、白芍15克、乳香10克、蒲公英25克、海螵蛸12克、浙贝母8克、甘草10克。随症加减：偏于脾胃虚弱者，加黄芪、怀山药；偏于肝气郁结者，加佛手、川楝子；偏于气滞者，加木香、枳壳；偏于血瘀者，加三棱、莪术；偏于热郁者，加黄连；偏于寒湿者，加干姜。每日1剂，水煎服；上药中海螵蛸、浙贝母研末与汤剂兑服，余药水煎，每剂煎2次，每次煎15～20分钟，取汁合匀，分3次饭前服用。促进脾胃功能的恢复，提高机体的免疫力，保护胃黏膜屏障。邓建云将80例消化性溃疡随机分为中药组与西药组各40例。西药组予西药，中药组予消疡汤。结果：中药组治愈33例（82.5%），好转6例（15%），无效1例（2.5%），总有效率97.5%；对照组治愈27例（67.5%），好转6例（15%），无效7例（17.5%），总有效率82.5%。[④]

7. *疏肝理脾愈疡汤* 黄芪30克、白芍30克、当归15克、炒枳实15克、海螵蛸20克、白及20克、炒柴胡12克、皂角刺12克、五灵脂12克、蒲黄12克。随症加减：气滞腹胀者，加厚朴15克、大腹皮15克；兼热者，加蒲公英20克、黄连6克、生大黄2克；兼寒者，加荜澄茄12克、公丁香6克；兼胃阴虚者，加天花粉15克、石斛15克；恶心、嗳气频频者，加藿香15克、旋覆花15克；黑便者，加茜草15克；夜间痛甚者，加延胡索15克、九香虫21克。2日1剂，水煎服，每次服100毫升，每日3次，于餐前或餐后2小时服用。疏肝理脾和胃，行气化瘀，益气和血，生肌敛疮。张晋云等将160例消化性溃疡患者随机分为治疗组120例与对照组40例。对照组予西药，治疗组予疏肝理脾愈疡汤。两组均以4～8周为1个疗程。结果：治疗组治愈62例，有效51例，无效7例，总有效率94%；对照组治愈10例，有效20例，无效10例，总有效率75%。[⑤]

8. *健脾化瘀汤* 桂枝6克、白芍30克、枳实10克、党参15克、茜草15克、蒲公英30克、茯苓15克、莪术5克、白及10克、墨旱莲15克、大枣12克、炙甘草10克。清水约1 500毫升，煎汁约600毫升，分早晚空腹服，每日1剂。王凌将248

① 张林军.运用加味半夏泻心汤治疗胃溃疡的经验[J].四川中医，2007，25(4)：55.
② 严付红.溃疡宁治疗消化性溃疡疗效观察[J].辽宁中医杂志，2006，33(2)：187.
③ 李凤英.生肌愈疡散治疗消化性溃疡疗效观察[J].辽宁中医杂志，2005，32(1)：46.
④ 邓建云.自拟消疡汤治疗消化性溃疡40例临床观察[J].四川中医，2003，21(7)：35.
⑤ 张晋云，等.疏肝理脾愈疡汤治疗消化性溃疡120例[J].四川中医，2002，20(3)：33.

例消化性溃疡患者随机分为治疗组 128 例与对照组 120 例。对照组用法莫替丁，治疗组用健脾化瘀汤。两组均以 4 周为 1 个疗程。结果：中药组治愈 109 例(85.16%)，好转 18 例(14.06%)，无效 1 例(0.78%)，总有效率为 99.22%；对照组治愈 61 例(50.83%)，好转 33 例(27.50%)，无效 26 例(21.67%)，总有效率为 78.33%。①

中成药

1. 荆花胃康胶丸　组成：土荆芥、水团花(福建中特制药有限公司生产)。用法用量：每次 2 粒，每日 3 次，6 周为 1 个疗程。临床应用：窦艳等将 181 例 Hp 阳性消化性溃疡患者分为中药组 131 例与三联组 50 例。三联组予西药，中药组服用荆花胃康胶丸。结果：中药组第 1 周上腹痛缓解率为 70.22%，高于三联组的 49.0%($P<0.05$)；第 2 周后两组上腹痛缓解率相近，均高于 90%。中药组溃疡愈合 86 例，愈合率为 65.6%；三联组溃疡愈合 28 例，愈合率 56%，中药组高于三联组，两组比较差异有统计学意义($P<0.05$)。②

2. 胃苏冲剂　组成：香附、紫苏梗、佛手(扬子江制药厂生产)。功效：理气消胀，和胃止痛。用法用量：每日 3 次，每次 15 克，15 天为 1 个疗程，连续服 3 个疗程。临床应用：刘建新等将 121 例消化性溃疡患者随机分为治疗组 63 例与对照组 58 例。对照组服用法莫替丁片，治疗组服用胃苏冲剂。结果：治疗组临床治愈 46 例，好转 12 例，无效 5 例，总有效率 92%；对照组临床治愈 42 例，好转 12 例，无效 4 例，总有效率 93.1%。③

3. 三七胃痛丸　组成：三七、海螵蛸、白及、延胡索、莪术、制没药、草果(河南省汝阳县中医院监制生产，每包含生药量 10 克)。功效：痛定胀除，酸消血止，标本兼治。用法用量：每次 1 包，每日 3 次，饭前半小时服。临床应用：康存战等将 150 例消化性溃疡患者随机分为治疗组、中药组与西药组各 50 例。治疗组予三七胃痛丸，中药组予胃苏颗粒，西药组予雷尼替丁片。三组均以 4 周为 1 个疗程。结果：从三组患者胃镜检查结果比较，治疗组治愈 47 例，有效 2 例，无效 1 例，总有效率为 98%；中药组治愈 31 例，有效 9 例，无效 10 例，总有效率为 80%；西药组治愈 33 例，有效 12 例，无效 5 例，总有效率为 90%。治疗组的治愈率明显高于中、西药组($P<0.01$)。三组患者止痛疗效比较，治疗组疼痛消失 46 例，显效 4 例；中药组疼痛消失 22 例，显效 17 例，有效 11 例；西药组疼痛消失 24 例，显效 18 例，有效 8 例。治疗组的疼痛消失率明显高于中、西药组($P<0.01$)。三组患者 1 年后溃疡的复发情况比较，治疗组复查 47 例，复发 12 例(25.5%)；中药组复查 31 例，复发 18 例(58.1%)；西药组复查 33 例，复发 19 例(57.6%)。治疗组溃疡的复发率明显低于中药组及西药组($P<0.01$)。④

4. 溃康宁胶囊　组成：黄芪、陈皮、姜半夏、白豆蔻、香附、丹参、白及、白芷、黄连、吴茱萸、海螵蛸、浙贝母、煅瓦楞子、延胡索(河南省安阳市中医院制剂室生产)。功效：健脾和胃，生肌敛溃，制酸止痛。用法用量：每次 1.2 克，每日 3 次。临床应用：汤建光等将 200 例消化性溃疡患者随机分为治疗组 106 例与对照组 94 例。对照组口服法莫替丁，治疗组口服溃康宁胶囊。两组均以 4 周为 1 个疗程。结果：治疗组治愈 96 例，有效 7 例，无效 3 例，总有效率为 97.1%；维持治疗者 54 例，1 年后随访复发者 12 例，复发率 22.2%，对照组治愈 76 例，有效 6 例，无效 12 例，总有效率为 87.2%；维持治疗者 47 例，1 年后随访复发者 29 例，复发率 61.7%。两组总有效率、复发率比较有显著性差异($P<0.05$)。⑤

5. 健胃愈疡片　组成：柴胡、党参、白芍、延胡索、白及、珍珠层粉、青黛、甘草。功效：疏肝健

---

① 王凌.健脾化瘀汤治疗消化性溃疡 128 例临床观察[J].中医杂志，2001，42(8)：478.
② 窦艳，等.荆花胃康胶丸治疗幽门螺杆菌相关性消化性溃疡的疗效和安全性[J].中国新药杂志，2004，13(7)：650.
③ 刘建新，等.胃苏冲剂治疗消化性溃疡的临床研究[J].山东医药，2003，43(29)：26.
④ 康存战，等.三七胃痛丸治疗消化性溃疡 50 例[J].中国中西医结合杂志，2003，23(11)：870.
⑤ 汤建光，等.中药溃康宁胶囊治疗消化性溃疡 106 例临床观察[J].中医杂志，2002，43(1)：36.

脾，解痉止痛，止血生肌。用法用量：每日4次，每次6片。临床应用：蔡粉妹将56例消化性溃疡患者随机分为治疗组与对照组各28例。对照组予法莫替丁，治疗组予健胃愈疡片。结果：在溃疡愈合方面治疗组总有效率为92.8%，对照组为60.7%（$P<0.01$）；疼痛缓解时间方面，治疗组为（3.5±2.6）天，对照组为（9.2±6.5）天（$P<0.01$）。①

6. 胃复胶囊　组成：海螵蛸、三七、延胡索、白及、砂仁、厚朴、木香、高良姜（山东华鲁制药有限公司生产）。功效：行气止痛，温中散寒，生肌制酸和胃。用法用量：每日4次，每次4粒。1个月为1个疗程，治疗1～2个疗程。临床应用：贾陆等以上方治疗72例消化性溃疡患者。结果：临床痊愈51例，显效7例，有效12例，无效2例，总有效率97.2%。②

胃　下　垂

概　　述

胃下垂是由于膈肌悬力不足，胃膈韧带、胃肝韧带及胃脾韧带松弛，或腹内压降低，腹肌松弛，导致胃的纵轴向下延长，站立时胃下缘抵达盆腔，胃小弯切迹最低点降到两髂骨嵴连线水平以下。临床上以中上腹部胀满不适，多在餐后、站立及劳累后加重为特征。本病预后良好。

中医学无胃下垂之病名，但根据其主要临床特征，属中医“痞满”“胃脘痛”“胃缓”等范畴。《灵枢·本脏》云：“脾应肉，肉䐃坚大者胃厚；肉䐃么者胃薄。肉䐃小而么者胃不坚；肉䐃不称身者胃下，胃下者下管约不利。肉䐃不坚者，胃缓。”胃下垂以脾气虚弱或脾阳虚损，中气下陷，升举无力为基本病理，可伴有痰饮内阻，气滞中焦，夹滞夹瘀等邪实之候，故本病多为本虚标实之证，与肝、脾、肾等脏腑有关。脾胃阳气虚弱或胃阴不足为病之本；气机郁滞或痰瘀内结，为病之标。中医中药对改善胃下垂的临床症状有一定的疗效。

辨 证 施 治

1. 唐旭东等分4证

（1）脾虚气陷证　脘腹重坠作胀，食后、站立或劳累后加重，不思饮食，面色萎黄，精神倦怠，舌淡，有齿痕，苔薄白，脉细或濡。治宜健脾益气、升阳举陷。方用补中益气汤（《内外伤辨惑论》）加减：黄芪、炙甘草、人参、当归、橘皮、升麻、柴胡、白术等。随症加减：脘腹胀满，加木香、佛手、香橼以行气消胀；大便溏薄，加山药、白扁豆、莲子以益气健脾；恶心呕吐，加旋覆代赭汤以降逆止呕；有寒象者，加附子（先煎）、肉桂以温中散寒。

（2）胃阴不足证　脘腹痞满，隐隐坠胀疼痛，舌质红或有裂纹，少津少苔，饥不欲食，口干咽燥，纳呆消瘦，烦渴喜饮，大便干结，脉细或细数。治宜滋阴润燥、养阴益胃。方用益胃汤（《温病条辨》）加减：北沙参、麦冬、生地黄、玉竹等。随症加减：兼气滞，加枳壳以行气；气虚，加党参、黄芪以补气；兼血瘀，加桃仁、红花以活血；兼肠燥便秘，加郁李仁、火麻仁以润肠。

（3）脾肾阳虚证　脘腹坠胀冷痛，喜温喜按，遇冷或劳累后加重，畏寒肢冷，得温痛减，食后腹胀，倦怠乏力，食欲不振，大便溏薄，或完谷不化，腰膝冷痛，舌淡，边有齿痕，苔薄白，脉沉细或迟。治宜温阳散寒、补益脾肾。方一用附子理中汤（《三因极一病证方论》）加减：炮附子（先下）、人参、干姜、白术、炙甘草等。方二用补中益气汤（《内外伤辨惑论》）合附子理中汤（《三因极一病证方论》）加减：黄芪、炙甘草、人参、当归、橘皮、升麻、柴胡、白术、干姜、炮附子（先下）等。随症加减：兼食滞者，加麦芽、谷芽、神曲、莱菔子健脾消食；血瘀者，加莪术、丹参、桃仁、赤芍、蒲黄活血化瘀。

---

① 蔡粉妹.健胃愈疡片治疗消化性溃疡临床疗效观察[J].中成药，2000，22(2)：175.

② 贾陆，等.胃复胶囊治疗消化性溃疡72例[J].山东中医药杂志，2000；19(8)：472.

(4) 脾虚饮停证　脘腹坠胀不舒，胃内振水声或水在肠间辘辘有声，呕吐清水痰涎，头晕目眩，心悸气短，舌淡胖有齿痕，苔白滑，脉弦滑或弦细。治宜健脾和胃、温化痰饮。方用小半夏汤合苓桂术甘汤加减(《金匮要略》)：茯苓、桂枝、白术、姜半夏、生姜、炙甘草等。随症加减：脾虚甚，加党参、山药以健脾；血虚，加当归、熟地黄以补血。①

2. 杨银良等分 4 型

益胃汤：炙黄芪 20 克、焦白术 20 克、柴胡 15 克、鸡内金 15 克、枳壳 6 克、升麻 3 克。

(1) 脾虚气陷型　症见脘腹胀满，食后、站立或劳累后加重，平卧可减轻，食少纳呆，形体消瘦，面色萎黄，精神倦怠，头晕气短，大便稀溏，或伴有脱肛、崩漏、肾下垂等，舌质淡有齿痕，苔薄白，脉虚弱无力或濡细。方用益胃汤加党参 30 克、白扁豆 30 克。每日 1 剂，水煎服。

(2) 脾虚饮阻型　症见脘腹胀满不舒，呕吐清水痰涎，伴头晕目眩，喜暖，食少便溏，或脘腹有振水声，肠鸣辘辘，舌质淡体胖大有齿痕，苔滑腻，脉沉细或滑。方用益胃汤加茯苓 15 克、桂枝 10 克。每日 1 剂，水煎服。

(3) 胃阴不足型　症见脘腹胀满，隐隐作坠疼痛，口干舌燥，烦渴喜饮，嗳气呃逆，嘈杂不饥，或胃中灼热，舌质红或有裂纹，少津少苔，脉沉细数。方用益胃汤加沙参 15 克、麦冬 15 克。每日 1 剂，水煎服。

(4) 肝胃不和型　症见脘腹胀满连及两胁，遇情绪波动则加剧，心烦易怒，失眠多梦，善叹息，大便不调，舌淡红，苔薄白，脉弦细。方用益胃汤加白芍 15 克、玫瑰花 15 克。每日 1 剂，水煎服。

临床观察：杨银良等将 100 例胃下垂患者随机分为治疗组和对照组各 50 例。对照组予吗丁啉，治疗组予自拟益胃汤加减辨证治疗。两组均以 4 周为 1 个疗程。结果：治疗组临床治愈 40 例，好转 9 例，无效 1 例，总有效率 98%；对照组治愈 15 例，好转 18 例，无效 17 例，总有效率 66%。②

3. 范鲁分 5 型

(1) 脾虚肝郁型　症见脘腹胀闷痞满，胁肋胀痛，嗳气频繁，活动脘腹坠痛，郁怒，食后胀痛尤甚，气短乏力，面色微黄，舌淡苔白，脉沉弦无力。治宜益气健脾、疏肝理气。方用补中益气汤合四逆散加减：人参 9 克、黄芪 25 克、白术 15 克、陈皮 12 克、赤芍 12 克、白芍 12 克、枳实 15 克、当归 10 克、柴胡 6 克、升麻 6 克、佛手 10 克、紫苏梗 10 克、甘草 6 克。每日 1 剂，水煎服，服药 15 天为 1 个疗程，用药 1～3 个疗程。临床观察：范鲁以上方治疗 322 例胃下垂患者。结果：治愈 276 例，显效 38 例，无效 8 例。

(2) 脾虚下陷型　症见胃脘痞满坠胀，食后有增，肢体倦怠，食少便溏，面色萎黄，心悸气短，形体消瘦，淡苔白，脉沉弱。治宜益气健脾、升阳举陷。方用补中益气汤加减：黄芪 30 克、人参 9 克、白术 15 克、紫苏梗 10 克、当归 9 克、陈皮 10 克、砂仁 6 克、升麻 6 克、柴胡 6 克、山药 30 克、枳实 10 克、莲子 15 克、莪术 6 克、甘草 6 克。每日 1 剂，水煎服，服药 15 天为 1 个疗程，用药 1～3 个疗程。临床观察：范鲁以上方治疗 217 例胃下垂患者。结果：治愈 183 例，显效 31 例，无效 3 例。

(3) 气虚血瘀型　症见脘腹疼痛固定不移，食后坠胀，卧则有减，纳呆乏力，气短肢倦，大便干结，舌质暗，舌尖有瘀点，脉沉弱或涩。治宜益气逐痕。方用补中益气汤合失笑散加减：黄芪 30 克、党参 20 克、白术 15 克、桂枝 6 克、五灵脂 10 克、蒲黄 10 克、莪术 10 克、枳实 10 克、当归 10 克、桃仁 10 克、肉苁蓉 10 克、砂仁 6 克、柴胡 6 克、甘草 6 克。随症加减：气虚血瘀甚者，去五灵脂，加人参 9 克、甲片(研末冲服)4 克。每日 1 剂，水煎服，服药 15 天为 1 个疗程，用药 1～3 个疗程。临床观察：范鲁以上方治疗 118 例胃下垂患者。结果：治愈 98 例，显效 16 例，无效 4 例。

(4) 脾肾两虚型　症见脘腹隐痛喜温，肠鸣晨泄，神疲肢倦，腰膝酸软，腹胀食后为甚，舌质暗

---

① 世界中医药学会联合会.胃缓(胃下垂)中医临床诊疗指南[J].中医杂志，2020，61(22)：2010-2015.
② 杨银良，等.益胃汤治疗胃下垂 50 例疗效观察[J].四川中医，2006，24(11)：74.

淡，舌胖边有齿痕，脉沉缓无力。治宜健脾益气、温补脾肾。方用参苓白术散合四神丸加减：人参9克、白术15克、砂仁6克、茯苓15克、山药30克、莲子15克、补骨脂10克、五味子10克、吴茱萸3克、菟丝子15克、黄芪20克、炮姜6克、肉豆蔻(煨)6克、莪术6克、升麻6克。每日1剂，水煎服，服药15天为1个疗程，用药1～3个疗程。临床观察：范鲁以上方治疗110例胃下垂患者。结果：治愈84例，显效21例，无效5例。

(5) 气阴两虚型　症见胃脘烦闷口干，饥而不欲食，食后坠痛，头晕气短乏力，舌红苔少，脉细数。治宜补气养阴益胃。方用生脉散合益胃汤加减：人参9克、麦冬10克、石斛10克、生地黄15克、沙参9克、三棱6克、五味子6克、赤芍12克、白芍12克、枳实10克、山药30克、鸡内金10克、蒲公英15克、柴胡6克、甘草6克。每日1剂，水煎服，服药15天为1个疗程，用药1～3个疗程。临床观察：范鲁以上方治疗57例胃下垂患者。结果：治愈3例，显效17例，无效7例。

随症加减：若证兼湿热，加黄连、薏苡仁；兼食滞，加鸡内金、枳实；合并溃疡，加白及、海螵蛸。活血化瘀药当归、赤芍、山楂、莪术、桃仁、五灵脂、甲片可随时选用。①

4. 师贵良等分4型

标证为主阶段

(1) 肝郁气滞型　症见胃脘胀满，嗳气不舒，喜叹息，嘈杂呕逆，舌苔薄白，脉细弦。治宜疏肝理气、和胃化滞。药用柴胡10克、青皮10克、川楝子10克、吴茱萸10克、半夏10克、姜竹茹10克、香橼皮15克、麦芽10克。每日1剂，水煎服。连用15～20天。

(2) 胃滞留饮型　症见胃脘胀满不舒，呕吐清水痰涎，头晕目眩，肠鸣辘辘，舌质淡苔滑，脉沉无力。治宜温阳化饮。药用桂枝10克、茯苓15克、炒白术12克、干姜10克、半夏10克。每日1剂，水煎服。连用15～20天。

(3) 寒湿困脾型　症见形寒肢冷，脘腹胀满，大便溏稀，小便清长，舌质淡苔薄白，脉沉细无力。治宜温中祛湿。药用附子10克、干姜10克、厚朴10克、丁香6克、草豆蔻12克、苍术10克。每日1剂，水煎服。连用15～20天。

(4) 瘀阻胃络型　症见脘腹坠胀疼痛，面色晦暗，皮肤甲错，舌质紫暗或有瘀斑，苔薄白，脉细涩。治宜活血化瘀。药用丹参30克、檀香10克、五灵脂10克、蒲黄10克、延胡索10克、川楝子10克。每日1剂，水煎服。连用15～20天。

本证为主阶段

治宜升阳举陷。药用(1) 补中益气丸，每服1丸，每日3次；(2) 枳壳30克，苍术30克。每日1剂，沸水泡冲饮用。连用2～3个月。

临床观察：师贵良等以上方辨证治疗53例胃下垂患者。结果：痊愈32例，显效11例，好转8例，无效2例，总有效率为96.2%。②

经　验　方

1. 舒肝健胃汤　柴胡12克、香附12克、白芍10克、郁金10克、白术10克、枳壳10克、川芎10克、升麻9克、甘草6克。随症加减：思虑过度者，加合欢皮、酸枣仁；湿热重者，加防己、关木通；痰多者，加瓜蒌、泽泻；血瘀者，加桃仁、赤芍、丹参；体倦乏力者，加黄芪、党参；食滞纳呆者，加莱菔子、布楂叶；疼痛较甚者，加川楝子、延胡索；嗳气较频者，加沉香、旋覆花。每日1剂，水煎，早晚2次服，20天为1个疗程。疏肝理气，健脾和胃。李喜明等以上方加减治疗80例胃下垂患者。结果：治愈45例，好转29例，无效6例，治愈率56.25%，总有效率92.5%。③

2. 外敷方　黄芪24克、升麻18克、附子20克、五倍子18克、蓖麻子30克。前4味药共捣烂，过120目筛，以蓖麻子仁捣烂和之，另加少量芝麻油和匀备用。取百会、鸠尾、胃俞、脾俞穴外

① 范鲁.运用中医辨证施治法则治疗胃下垂824例分析[J].青岛医药卫生，1997，29(2)：37.
② 师贵良，等.标本分治治疗胃下垂53例临床观察[J].山西中医，1996，12(5)：10.
③ 李喜明，等.自拟疏肝健胃汤治疗胃下垂80例临床观察[J].宜春学院学报，2008，3(6)：73.

敷，24小时换药1次，10次为1个疗程。随症加减：伴恶心呕吐，加内关穴；上腹痛甚，加中脘穴；下腹痛甚，加三阴交穴；便秘，加支沟穴。胃肠留饮得行得化，失和之肝胃得以调和，下陷之中气得以升提而诸症皆息。赵会芬等以上方加减治疗27例胃下垂患者。结果：治愈14例，占51.85%；有效11例，占40.74%；无效2例，占7.41%。总有效率为92.59%。①

3. *健脾胃汤* 党参12克、炒麦芽12克、白术15克、茯苓15克、紫河车6克、陈皮9克、甘草9克、砂仁8克、山药20克、广木香10克、乌梅10克、炒鸡内金10克。随症加减：腹部胀痛，嗳气频频，加枳壳、降香；气血两亏，加当归，重用紫河车；有胃窦炎、肠炎，加黄连、蒲公英，重用乌梅；溃疡者，加瓦楞子、白芍。上述紫河车焙干研碎吞服，每日3次，其他药物水煎，分2次饭前半小时服，每日1剂，10天为1个疗程。升阳举陷。鲍黎明以上方加减治疗56例胃下垂患者。结果：显效29例；有效22例；无效5例，总有效率91%。②

4. *补中益气汤* 人参、黄芪、炒白术、陈皮、当归、升麻、柴胡、炙甘草、生姜、大枣。益气升阳，调补脾胃。林贞鼎等以上方治疗30例胃下垂患者。结果：23例患者转为正常，无重度胃下垂患者。其中以中青年患者(55岁以下)改善最为明显，3个月后3例中度下垂患者均在60岁以上。③

5. *温脾阳通腑方* 云茯苓15克、桂枝10克、白术15克、干姜5～10克、厚朴5～10克、枳实5～10克、大黄3～10克、甘草6～10克。随症加减：气虚者，加黄芪15克、党参20克；胃阳虚者，加制附子5～10克；湿盛者，加薏苡仁30克、白扁豆10克、藿香10克、佩兰10克；胃阴虚者，加麦冬10克、石斛10克；食滞纳呆者，加炒莱菔子30克、焦麦芽30克、焦山楂30克、焦神曲30克、鸡内金10克；胃脘疼痛者，加白芍20克、延胡索10克；肝郁气滞者，加乌药10克、香附10克；瘀血者，加丹参15克、桃仁10克、红花10克。每日1剂，水煎服，早晚各服1次，2个月为1个疗程。宋世祥以上方加减治疗30例胃下垂患者。结果：痊愈7例，显效17例，好转4例，无效2例。④

中 成 药

和胃祛瘀汤 组成：陈皮15克、半夏10克、茯苓15克、莱菔子15克、焦槟榔20克、枳壳30克、九香虫6克、刺猬皮10克、莪术10克、鸡内金10克、竹茹10克、甘草10克(天津市宝坻区中医医院煎药机煎煮装袋)。功效：化瘀散结，和胃补中，降逆行气，降胃气，升胃体。用法用量：每日1剂，每剂2袋，每袋200毫升。每日2次，每次1袋。服药1个月为1个疗程，共治疗2个疗程。临床应用：何海波等将120例胃下垂患者随机分为治疗组、西药对照组和中药对照组各40例。治疗组服用和胃祛瘀汤，西药对照组服用莫沙必利，中药对照组服用补中益气汤(黄芪30克、党参15克、白术15克、炙甘草15克、当归15克、陈皮10克、升麻10克、柴胡10克)。结果：总有效率治疗组为84.6%，中药对照组为57.8%，西药对照组为47.3%，三组结果比较差异有统计意义($P<0.05$)，治疗组疗效优于中药对照组和西药对照组。⑤

---

① 赵会芬，等.中药外敷治疗胃下垂[J].中医外治杂志，2001，10(5)：31.
② 鲍黎明.健脾汤治疗胃下垂56例[J].安徽中医学院院报，1995，14(1)：29.
③ 林贞鼎，等.中药治疗胃下垂30例初步X线观察[J].福建医药杂志，1994，16(4)：95.
④ 宋世祥.用温脾阳和通腑法治疗胃下垂30例[J].张家口医学院报，1993，10(2)：96.
⑤ 何海波，等.和胃祛淤法治疗胃下垂疗效观察[J].医学理论与实践，2016，29(11)：1462.

肠道疾病

溃疡性结肠炎

概　　述

溃疡性结肠炎(ulcerative colitis, UC)是一种由遗传背景与环境因素相互作用而产生的疾病，呈慢性的炎性反应状态，病变呈连续性，可累及直肠、结肠的不同部位，具体病因尚未明确，临床以发作、缓解和复发交替为特点，是常见的消化系统疑难病。据推测中国UC患病率为11.6/10万。UC主要累及直肠、结肠黏膜和黏膜下层，临床主要表现为腹痛、腹泻、黏液脓血便等。内镜下特征性表现为持续性、融合性的结肠炎性反应和直肠受累，黏膜血管纹理模糊、紊乱或消失，严重者可见黏膜质脆、自发性出血和溃疡形成。其肠外表现包括皮肤黏膜损害、关节损害、眼部病变、肝胆疾病、血栓栓塞性疾病等，并发症包括了中毒性巨结肠、肠穿孔、下消化道大出血、上皮内瘤变和癌变等。UC缺乏诊断的金标准，主要结合临床、内镜和组织病理学表现进行综合分析，在排除感染性和其他非感染性结肠炎的基础上做出诊断。广泛性结肠炎或左半结肠炎患者，从最初症状出现后的第8年起，每1～2年(高风险者)或者每3～4年(低风险者)行肠镜检查以监测肠癌的发生。

根据UC黏液脓血便的临床表现及反复发作、迁延难愈的病情特点，属中医“久痢”范畴。《诸病源候论·痢疾病》中云：“痢由脾弱肠虚……肠虚不复，故赤白连滞……血痢者，热毒折入血，入大肠故也”，强调了脾虚热毒致病。《类证治裁》中云：“症由胃腑湿蒸热壅，致气血凝结，夹糟粕积滞，进入大小腑，倾刮脂液，化脓血下注”，提出了湿热下注大肠，气血瘀滞为病。中医认为本病多因外感时邪、饮食不节(洁)、情志内伤、素体脾肾不足所致，基本病理因素有气滞、湿热、血瘀、痰浊等。本病病位在大肠，涉及脾、肝、肾、肺诸脏。湿热蕴肠，气滞络瘀为基本病机，脾虚失健为主要发病基础，饮食不调常是主要发病诱因。本病多为本虚标实之证，活动期以标实为主，主要为湿热蕴肠，气血不调；缓解期属本虚标实，主要为正虚邪恋，运化失健，且本虚多呈脾虚，亦有兼肾亏者。中医药治疗本病具有较好的疗效。

辨 证 施 治

1. 张声生等分7证

(1) 大肠湿热证　症见腹泻，便下黏液脓血，腹痛，里急后重，肛门灼热，腹胀，小便短赤，口干，口苦，舌质红，苔黄腻，脉滑。治宜清热化湿、调气和血。方用芍药汤加减：白芍、黄连、黄芩、木香、炒当归、肉桂、槟榔、生甘草、大黄。随症加减：脓血便明显，加白头翁、地锦草、马齿苋；血便明显，加地榆、槐花、茜草。

(2) 热毒炽盛证　症见便下脓血或血便，量多次频，腹痛明显，发热，里急后重，腹胀，口渴，烦躁不安，舌质红，苔黄燥，脉滑数。治宜清热祛湿、凉血解毒。方用白头翁汤加减：白头翁、黄连、黄柏、秦皮。随症加减：血便频多，加仙鹤草、紫草、槐花、地榆、牡丹皮；腹痛较甚，加徐长卿、白芍、甘草；发热者，加金银花、葛根。

(3) 脾虚湿蕴证　症见黏液脓血便，白多赤少，或为白冻，腹泻便溏，夹有不消化食物，脘腹胀满，腹部隐痛，肢体困倦，食少纳差，神疲懒言，舌质淡红，边有齿痕，苔薄白腻，脉细弱或细滑。治宜益气健脾、化湿和中。方用参苓白术散加减：党参、白术、茯苓、甘草、桔梗、莲子肉、白扁豆、砂仁、山药、薏苡仁、陈皮。随症加减：大便白冻黏液较多者，加苍术、白芷、仙鹤草；久泻气陷者，加黄芪、炙升麻、炒柴胡。

（4）寒热错杂证　症见下痢稀薄，夹有黏冻，反复发作，肛门灼热，腹痛绵绵，畏寒怕冷，口渴不欲饮，饥不欲食，舌质红，或舌淡红，苔薄黄，脉弦，或细弦。治宜温中补虚、清热化湿。方用乌梅丸加减：乌梅、黄连、黄柏、桂枝、干姜、党参、炒当归、制附子。随症加减：大便稀溏，加山药、炒白术；久泻不止者，加石榴皮、诃子。

（5）肝郁脾虚证　症见情绪抑郁或焦虑不安，常因情志因素诱发大便次数增多，大便稀烂或黏液便，腹痛即泻，泻后痛减，排便不爽，饮食减少，腹胀，肠鸣，舌质淡红，苔薄白，脉弦或弦细。治宜疏肝理气、健脾化湿。方用痛泻要方合四逆散加减：陈皮、白术、白芍、防风、炒柴胡、炒枳实、炙甘草。随症加减：腹痛、肠鸣者，加木香、木瓜、乌梅；腹泻明显者，加党参、茯苓、山药、芡实。

（6）脾肾阳虚证　症见久泻不止，大便稀薄，夹有白冻，或伴有完谷不化，甚则滑脱不禁，腹痛喜温喜按，腹胀，食少纳差，形寒肢冷，腰酸膝软，舌质淡胖，或有齿痕，苔薄白润，脉沉细。治宜健脾补肾、温阳化湿。方用附子理中丸合四神丸加减：制附子、党参、干姜、炒白术、甘草、补骨脂、肉豆蔻、吴茱萸、五味子。随症加减：腰酸膝软，加菟丝子、益智仁；畏寒怕冷，加肉桂；大便滑脱不禁，加赤石脂、禹余粮。

（7）阴血亏虚证　症见便下脓血，反复发作，大便干结，夹有黏液便血，排便不畅，腹中隐隐灼痛，形体消瘦，口燥咽干，虚烦失眠，五心烦热，舌红少津或舌质淡，少苔或无苔，脉细弱。治宜滋阴清肠、益气养血。方用驻车丸合四物汤加减：黄连、阿胶、干姜、当归、地黄、白芍、川芎。随症加减：大便干结，加麦冬、玄参、火麻仁；面色少华，加黄芪、党参。[1]

2. 吴娅妮分4型

加味半夏泻心汤（基本方）：半夏9克、干姜9克、黄芩9克、黄连6克、党参15克、甘草6克、大枣9克。

（1）肠道湿热型　症见腹痛腹泻，伴里急后重，泻下赤白黏冻，泻而不爽，肛门灼热，口苦口臭，脘痞呕恶，小便短赤，舌苔黄腻，脉滑数。方用基本方加败酱草15克、薏苡仁20克、熟薏苡仁20克、白头翁15克、炒谷芽20克、炒麦芽20克、茯苓15克、川黄柏9克、焙车前子（包）15克。

（2）肝气郁滞型　症见腹泻，腹痛，脓血黏液便，多因精神刺激后病情加重，伴有胸脘满闷，嗳气，苔薄白，脉弦细。方用基本方加醋柴胡9克、广郁金15克、白芍20克、茯苓15克、川楝子12克、延胡索9克、陈皮6克。

（3）脾虚湿阻型　症见大便溏泄，清冷，甚则完谷不化，纳呆胸闷，食后腹胀，面色萎黄，乏力，舌质淡，苔腻或白，脉细弱。方用基本方加炙绵芪20克、炒白术15克、防风15克、薏苡仁20克、熟薏苡仁20克、怀山药15克、炒扁豆10克、赤茯苓15克。

（4）脾肾两虚型　症见肠鸣腹泻或便中夹有黏液或黏液血便，多在五更时泻，泻后则安，形寒肢冷，腹中冷痛，面色白，腰膝酸软，健忘，舌淡苔白，脉沉细无力。方用基本方加白术12克、白芍12克、黄芪20克、补骨脂12克、肉豆蔻9克、吴茱萸6克、炙甘草6克、木香6克。

临床观察：吴娅妮将120例轻中度溃疡性结肠炎患者随机分为治疗组65例与对照组55例。对照组予西药；治疗组予中医辨证分型予药，并配合灌肠（川黄柏15克、马齿苋30克、败酱草30克、石榴皮30克）。结果：治疗组疗效优于对照组（87.7%，72.7%），两组比较有统计学差异（$P<0.05$）；治疗组中，肠道湿热（36.9%）、脾虚湿阻（29.2%）两型疗效优于肝气郁滞（15.4%）及脾肾两虚（6.2%）两型（$P<0.05$）；对照组中各证型间

[1] 张声生，沈洪.溃疡性结肠炎中医诊疗专家共识意见（2017）[J].中华中医药杂志，2017；32（8）：3585.

疗效未见明显差异($P>0.05$)。随访2年发现治疗组的复发率为15.9%,显著低于对照组的65.0%($P<0.01$)。[①]

经验方

1. *健脾补督汤* 党参30克、生黄芪30克、白术20克、茯苓15克、山药20克、白扁豆30克、炒白芍15克、当归10克、鹿茸5克、菟丝子20克、熟地炭15克、佛手10克、黄连6克、木香10克、炒枳壳10克、白及10克、三七粉5克、防风10克、麦芽20克、甘草6克。随症加减:热重者,黄连改为10克,加白头翁10克;出血多者,加仙鹤草30克、桔梗10克。每日1剂,分2次煎煮,每次300毫升,混合均匀后于早晚2次分服。杨颖等将120例缓解期溃疡性结肠炎患者随机分为对照组和观察组各60例。对照组予美沙拉嗪肠溶片,观察组在对照组的基础上加用健脾补督汤加减治疗。两组疗程均为5周。结果:观察组临床痊愈16例,显效30例,有效11例,无效3例,总有效率为95.00%;对照组临床痊愈7例,显效23例,有效19例,无效11例,总有效率为81.67%。观察组疗效明显优于对照组($P<0.05$)。[②]

2. *甘草泻心汤* 炙甘草12克、干姜9克、半夏9克、党参9克、黄芩9克、大枣6克、黄连3克。随症加减:大便伴脓液者,加薏苡仁15克、苍术9克;腹痛甚者,加延胡索15克、徐长卿10克;里急后重者,加炒枳壳9克、槟榔6克。每日1剂,水煎400毫升,分早晚2次温服,2个月为1个疗程。平调寒热,和胃消痞,消补兼施。陈浩等将88例UC(寒热错杂型)患者随机分为观察组与对照组各44例。对照组予美沙拉嗪缓释颗粒,观察组在对照组基础上加用甘草泻心汤。结果:观察组完全缓解10例,显效18例,有效14例,无效2例,总有效率95.45%;对照组完全缓解3例,显效14例,有效17例,无效10例,总有效率77.27%。[③]

3. *薏苡附子败酱散* 薏苡仁30克、制附子6克、败酱草15克、白芍15克、制乳香6克、制没药6克、生甘草6克。每日1剂,水煎100毫升服用。周志军等将80例UC患者随机分为中西医结合治疗组和对照组各40例。对照组予西药灌肠,中西医结合治疗组在对照组基础上加用薏苡附子败酱散。两组均以10天为1个疗程。结果:两组治疗后ESR均较治疗前降低,便常规中RBC和WBC阳性例数均较治疗前减少,且以中西医结合治疗组的变化较对照组更显著($P<0.05$)。中西医结合治疗组治疗总有效率明显高于对照组(92.5% vs 75.0%,$P<0.05$)。[④]

4. *健脾化湿汤* 党参15克、白术12克、茯苓12克、淮山药15克、薏苡仁15克、白扁豆9克、马齿苋15克、石榴皮15克、甘草6克。随症加减:兼有腹痛者,加白芍9克、延胡索15克;兼有小腹胀满,加大腹皮15克;兼有黏液便、里急后重、下利不爽,加槐花9克、地榆15克、蒲公英15克;兼久泻不止,加葛根9克、诃子9克;兼五更泄、腰膝酸软者,加附子9克、补骨脂15克;兼便中带血,加金银花9克、败酱草15克、白及6克、三七6克、茜草;兼有大便夹不消化食物,加神曲、枳实。每日1剂,水煎300毫升,分早晚2次餐后温服,8周为1个疗程。清热解毒,涩肠止泻。刘玉婷等将65例脾虚湿热型UC患者随机分为治疗组32例与对照组33例。对照组予健脾化湿汤;治疗组予健脾化湿汤,并配合清肠栓。结果:治疗组临床治愈1例,显效12例,有效17例,无效0例,总有效率100%;对照组临床治愈0例,显效9例,有效16例,无效5例,总有效率83.33%。[⑤]

5. *清肠消溃汤* 白头翁15克、白术20克、败酱草15克、赤芍15克、黄连6克、黄芩6克、苍术

---

① 吴娅妮.加味半夏泻心汤内服结合灌肠防治溃疡性结肠炎120例[J].辽宁中医杂志,2007;34(9):1195.
② 杨颖,臧宾宾,等.健脾补督汤联合美沙拉嗪对缓解期溃疡性结肠炎患者的临床疗效[J].中成药,2021,43(11):3023-3027.
③ 陈浩,曾莉,等.甘草泻心汤联合美沙拉嗪对溃疡性结肠炎的疗效及对血清炎症指标的影响[J].中药材,2017;40(2):475.
④ 周志军,王威.薏苡附子败酱散对脾肾阳虚型溃疡性结肠炎患者的临床疗效观察_附80例报告[J].中国中西医结合急救杂志,2017,24(4):419.
⑤ 刘玉婷,郝微微,等.健脾化湿汤联合清肠栓对脾虚湿热型溃疡性结肠炎患者生存质量的影响[J].南京中医药大学学报,2015,31(6):517.

15克、地榆15克、川厚朴12克。随症加减：腹痛、腹胀明显，加白芍12克、木香10克；便血明显者，加白及15克、白蔹15克。每日1剂，煎汁400毫升，分2次服用，30天为1个疗程。清热燥湿，凉血止痢，调气和血，敛疮止痛。黎人铚等将65例溃疡性结肠炎患者随机分为治疗组33例和对照组32例。对照组给予美沙拉嗪肠溶片；治疗组给予清肠消溃汤，并配合灌肠方(蒲公英20克、苦参20克、地榆15克、白及15克、诃子10克、生甘草10克、云南白药2～4克)。结果：治疗组痊愈5例，显效14例，有效10例，无效4例，总有效率87.9%；对照组痊愈1例，显效12例，有效10例，无效10例，总有效率68.7%。[①]

6. *中医序贯治疗方* (1) 清肠化湿方：黄连6克、黄芩10克、白头翁10克、地榆10克。每日1剂，水煎服。(2) 扶正清肠方：炙黄芪20克、炒白术10克、白及6克、白芷10克、炒白芍20克。每日1剂，水煎服。(3) 灌肠方：黄柏30克、石菖蒲20克、苦参10克、地榆30克。每晚睡前灌肠1次。第1阶段：予清肠化湿方配合灌肠方，诱导病情缓解并维持治疗1周后进入第2阶段治疗；第2阶段：予扶正清肠方，如遇病情复发，加用灌肠方。陆玥琳等将204例活动期UC患者随机分为试验组111例与对照组93例。对照组予美沙拉嗪肠溶片；试验组予中医序贯治疗。两组均以24周为1个疗程。结果：随访半年，完成随访者共105例，试验组复发率为8.1%，对照组复发率为23.3%，两组相比有统计学差异($P<0.05$)。[②]

7. *芍药汤合痛泻要方* 白芍30克、槟榔15克、黄芩15克、黄柏15克、白头翁10克、黄连10克、当归10克、陈皮10克、防风10克、白术10克、木香12克、甘草6克。随症加减：脘痞纳呆、湿重于热者，加佩兰、厚朴；身热，加金银花、蒲公英、白花蛇舌草；便血，加仙鹤草、侧柏叶、白及；脘腹痛甚，加延胡索、枳实。每日1剂，水煎2次，分早、晚服。胡响当等将70例溃疡性结肠炎患者随机分为治疗组和对照组各35例。对照组予柳氮磺吡啶，治疗组予芍药汤合痛泻要方。两组均以4周为1个疗程，每疗程间休息2天，共观察3个疗程。结果：治疗组显效10例，有效23例，无效2例，显效率为28.6%，总有效率94.3%；对照组显效4例，有效22例，无效9例，显效率为11.4%，总有效率73.3%。两组比较治疗组疗效明显优于对照组($P<0.05$)。[③]

中 成 药

1. *结肠清热丸* 组成：金银花30克、黄连10克、天花粉15克、槐花15克、白及15克、皂角刺20克、当归10克、乳香10克、没药10克、白芷10克、川贝母10克、甲片10克、甘草10克等(河南省中医院制剂室制备，豫药制字Z20120100)。功效：清热解毒，燥湿行滞，消肿排脓，活血止痛。用法用量：每日3次，每次10克，餐前服用。临床应用：杨娅娟等将108例活动期UC患者随机分为观察组和对照组各54例(观察组脱失3例，剔除1例，最后完成50例；对照组脱失2例，剔除3例，最后完成49例)。两组患者的基础治疗为美沙拉嗪肠溶片，若症状控制不佳则改为醋酸泼尼松片。观察组口服结肠清热丸，对照组口服结肠清热丸模拟药。两组疗程均为12周，并进行3个月随访。结果：观察组的临床有效率为94.00%，高于对照组的77.55%($P<0.05$)；观察组的临床缓解率为82.00%，高于对照组的61.22%($P<0.05$)；观察组的内镜应答率为96.00%，高于对照组的79.59%($P<0.05$)；观察组的黏膜愈合率为90.00%，高于对照组的79.59%($P<0.05$)。[④].

2. *白芍七物颗粒剂* 组成：大腹皮10克、木香10克、当归10克、黄连3克、黄芩10克、黄柏6克、白芍10克(专利号201210087608.3)。用法用

---

① 黎人铚，张全鹏，等.中药内服加灌肠治疗活动期溃疡性结肠炎33例[J].中国实验方剂学杂志，2012，18(2)：233.
② 陆玥琳，沈洪，等.中医序贯疗法对溃疡性结肠炎维持缓解的疗效观察[J].南京中医药大学学报，2011，27(2)：118.
③ 胡响当，等.芍药汤合痛泻要方治疗湿热内蕴型溃疡性结肠炎35例[J].中医杂志，2009，50(3)：235.
④ 杨娅娟，席作武，等.结肠清热丸联合西医常规疗法治疗溃疡性结肠炎活动期大肠湿热证的临床观察[J].中国实验方剂学杂志，2021，27(9)：112-117

量：150毫升温开水兑药行保留灌肠2小时，15日为1个疗程，连续4个疗程。临床应用：杨周雨等将79例大肠湿热型溃疡性结肠炎患者随机分为研究组40例与对照组39例。对照组予西药，治疗组予白芍七物颗粒剂。结果：研究组临床有效率92.5%（痊愈12例，显效15例，有效10例，无效3例）明显高于对照组69.23%（痊愈3例，显效10例，有效14例，无效12例），两组相比，有统计学差异（$P<0.05$）。①

3. 复方苦参结肠溶胶囊　组成：苦参、地榆、青黛、白及、生甘草（北京中惠药业有限公司生产，0.4克/粒，每粒含生药0.96克）。用法用量：口服，每次4粒，每日3次。临床应用：仝战旗等将160例UC湿热内蕴证患者随机分为试验组120例与对照组40例。试验组实际完成100例，对照组实际完成36例。试验组给予复方苦参结肠溶胶囊及艾迪莎颗粒模拟剂，对照组给予艾迪莎及复方苦参结肠溶胶囊模拟剂。两组均以8周为1个疗程。结果：试验组、对照组在临床总有效率（92.0%，83.3%）、中医证候疗效总有效率（91.7%，85.0%）、肠镜下病变改善总有效率（92.0%，83.3%）、镜下组织学评估病变改善率（66.7%，52.0%）及UC活动指数（1.03 ± 1.87，1.78 ± 2.18）方面比较差异均无统计学意义（均$P>0.05$）；但试验组在降低中医证候积分、改善黏液脓血便及大便臭秽单项中医症状的作用方面更显著（$P<0.05$）。②

4. 溃结灵颗粒　组成：救必应、火炭母、地榆、三七（广州中一药业有限公司制备，每包5克）。功效：清热利湿，凉血解毒，理气活血，祛瘀止痛。用法用量：每日3次，每次5克，温水冲服。临床应用：常东等将60例活动期UC（大肠湿热证）患者随机分为治疗组与对照组各30例。对照组予柳氮磺胺吡啶片，治疗组在对照组基础上加用溃结灵颗粒。结果：治疗组中医证候疗效、肠黏膜疗效高于对照组（$P<0.05$）。治疗组和对照组在改善腹泻、腹痛、腹胀、脓血便、黏液便、里急后重症状方面，两组自身比较治疗后较治疗前均有明显改善（$P<0.01$，$P<0.05$）。两组间比较治疗组在改善腹泻、腹痛、腹胀、里急后重方面较对照组作用明显（$P<0.01$，$P<0.05$）。而对于改善脓血便、黏液便症状方面两组间的差异无显著性意义（$P>0.05$）。两组治疗后嗜酸性粒细胞浸润明显减少（$P<0.05$，$P<0.01$）。对于细胞脱颗粒，治疗组治疗后有明显下降（$P<0.05$），对照组治疗后无明显变化（$P>0.05$）。治疗组治疗后患者的B淋巴细胞明显下降（$P<0.01$），外周血总T细胞和Ts明显上升（$P<0.01$）。对照组治疗前后对比差别无显著性意义（$P>0.05$）。③

5. 清肠栓　组成：马齿苋、三七、青黛、五倍子。功效：清热化湿，活血祛瘀。用法用量：每晚临睡前使用，每次1支，平卧后（先排尽大便并清洁肛门）纳肛，留置时间不得少于2小时，2个月为1个疗程。临床应用：龚雨萍等将94例肠道湿热型UC患者随机分为治疗组和对照组各47例。对照组予柳氮磺胺吡啶栓，治疗组予清肠栓。结果：综合疗效总有效率治疗组为91.49%，对照组为87.23%，两组比较综合疗效差异无统计学差异（$P>0.05$）；中医证候疗效总有效率治疗组为97.87%，对照组为91.48%，治疗组中医证候疗效优于对照组（$P<0.05$）；随访1年，治疗组复发率为9.30%，低于对照组的26.83%；两组均未发生不良反应。④

6. 黄连吴茱萸葛根苦参口服液　组成：黄连、吴茱萸、葛根、苦参、肉豆蔻、芡实、金樱子、白芍、党参、蒲公英、败酱草、连翘、甘草。功效：益脾肾之气，涩肠止泻，消瘀排脓，缓急止痛。用法用量：煎成汤剂200毫升。早晚温服100毫升。临床应用：段迎喜等将100例溃疡性结肠炎随机

① 杨周雨，何永恒.白芍七物颗粒剂对老年大肠湿热型溃疡性结肠炎患者血清IFN-γ、TNF-α、IL-8水平的影响[J].中国老年学杂志，2016；36(20)：5070.

② 仝战旗，等.复方苦参结肠溶胶囊治疗湿热内蕴型溃疡性结肠炎多中心、随机、双盲、对照研究[J].中国中西医结合杂志，2011，31(2)：172.

③ 常东，等.溃结灵颗粒配合柳氮磺胺吡啶治疗大肠湿热型溃疡性结肠炎30例[J].辽宁中医杂志，2007，34(11)：1566.

④ 龚雨萍，等.清肠栓治疗溃疡性结肠炎的随机对照研究[J].上海中医药大学学报，2007；21(6)：33.

分至治疗组52例和对照组48例。对照组予固肠止泻丸，治疗组予黄连吴茱萸葛根苦参口服液。结果：治疗组痊愈20例，显效15例，有效14例，无效3例，总有效率为94.23%；对照组痊愈15例，显效12例，有效13例，无效8例，总有效率为83.33%（$P<0.05$）。①

克罗恩病

概　　述

克罗恩病（Crohn's disease, CD）是一种病因尚不明确的慢性非特异性肠道炎症，可以发生于消化道的任何部位，以回肠末端多见。CD发病高峰年龄为18～35岁，男性略多于女性（男∶女约为1.5∶1）。临床表现呈多样化，包括消化道表现、全身性表现、肠外表现及并发症。消化道表现主要有腹泻和腹痛，可有血便；全身性表现主要有体质量减轻、发热、食欲不振、疲劳、贫血等，青少年患者可见生长发育迟缓；其他可有皮肤、黏膜、关节、眼、肝胆等肠外表现。CD的诊断需结合临床表现、内镜、影像学和组织病理学等检查结果进行综合分析。并发症常见的有瘘管、腹腔脓肿、肠狭窄和梗阻、肛周病变（肛周脓肿、肛周瘘管、皮赘、肛裂等），较少见的有消化道大出血、急性穿孔，病程长者可发生癌变。

根据CD的主要临床表现，本病属中医"腹痛""泄泻""积聚""肠结"等范畴。中医认为本病是由于感受外邪、饮食劳倦、情志内伤、素体虚弱等，导致脾胃受损、运化失司、湿热蕴结肠道、气滞血瘀而成。初起时以邪实为主，多见湿热、气滞。湿热者进一步发展，可出现生风动血、伤阴；气滞者既可郁而化火，还可导致血瘀之证。病久迁延可致脾胃虚弱，或脾肾两虚，亦可出现正虚血瘀、虚实夹杂之证候表现。病变脏腑，以脾胃为主，日久累及肝肾。中医药治疗CD的临床研究还处于起步阶段，对于诱导和维持缓解、改善症状有一定作用，确切疗效还有待进一步的研究。

辨证施治

张声生等分7证

（1）湿热内蕴证　方用葛根芩连汤或者白头翁汤加减。

（2）脾胃虚弱证　方用参苓白术散加减。

（3）寒热错杂证　方用乌梅丸加减。

（4）肝郁脾虚证　方用痛泻要方加减。

（5）脾肾阳虚证　方用理中汤合四神丸加减或真人养脏汤加减。

（6）气滞血瘀证　方用膈下逐瘀汤加减。

（7）阴血亏虚证　方用驻车丸加减。②

经验方

1. 加减乌梅丸　乌梅30克、炮姜8克、炒黄连6克、制附子6克、炒党参15克、炒黄柏10克。随症加减：湿热重者，加制大黄10克、茜草10克、紫草8克；寒湿重者，去黄柏，制附子增至10克；腹痛肠鸣者，加白术20克、白芍15克、防风5克、陈皮10克、木香10克；里急后重、便脓血者，加白头翁30克、地榆炭15克、秦皮10克；腹中肿块者，加三棱10克、莪术10克。每日1剂，水煎分服。4周为1个疗程，连续服用2个疗程。沈畅将56例CD患者随机分成治疗组与对照组各28例。对照组口服柳氮磺胺吡啶，治疗组服用加减乌梅丸治疗。结果：治疗组临床治愈7例，有效20例，无效1例，总有效率96.43%；对照组临床治愈10例，有效16例，无效2例，总有效率92.85%。③

2. 三棱丸　三棱10克、莪术10克、苍术10克、炒白术10克、黄连3克。以上中药以水共煎，煎至200毫升，每日1剂，分早晚各1次口服。徐

① 段迎喜，等.黄连吴茱萸葛根苦参为主方治疗慢性溃疡性结肠炎[J].中国中医基础医学杂志，2006；12(12)：953.
② 张声生.中华脾胃病学[M].北京：人民卫生出版社，2016：460.
③ 沈畅.加减乌梅丸治疗克罗恩病28例观察[J].浙江中医杂志，2017；52(1)：23.

速等将36例CD并具有肠道纤维化狭窄症体征和中医辨证为气滞血瘀证的患者随机分成治疗组与对照组各18例。对照组予硫唑嘌呤，治疗组在对照组的基础上加用三棱丸。两组均以4个月为1个疗程。结果：治疗组CD疾病活动指数(CDAI)、血小板计数及D-二聚体的治疗前后变化均优于对照组，具有统计学差异；治疗组内镜下纤维化改善率与对照组比较差异无统计学意义。①

3. 阳和汤　熟地黄30克、麻黄2克、鹿角胶(烊化)9克、白芥子6克、肉桂3克、生甘草3克、炮姜炭2克。水煎400毫升，早晚分服。王彦斐等将60例脾肾阳虚证的CD患者随机分为对照组和观察组各30例。对照组予美沙拉嗪缓释片，观察组予美沙拉嗪缓释片联合阳和汤。两组均治疗24周并随访24周。结果：观察组有效25例，部分有效5例，无效0例；观察组有效17例，部分有效13例，无效0例。②

4. 柴胡桂枝汤　白芍18克、党参15克、桂枝12克、柴胡12克、黄芩9克、半夏9克、甘草6克、大枣5枚、生姜3片。以上药物加800毫升水浸泡25分钟，煮沸后文火半小时，取汁后再加水600毫升，煮沸后文火半小时并取汁，分早晚2次进行温服，连续治疗4周。增强机体免疫功能，调节免疫反应，提高机体抗感染能力。李国年将30例克罗恩病患者随机分为观察组和对照组各15例。对照组予柳氮磺胺吡啶，观察组在对照组基础上加用柴胡桂枝汤。结果：观察组显效6例，有效8例，无效1例，总有效率93.3%；对照组显效5例，有效6例，无效4例，总有效率73.3%。③

5. 扶正化瘀祛湿方　肉桂3克、党参10克、茯苓10克、苍术10克、甘草9克、三七3克、丹参15克、延胡索10克、当归10克、枳壳10克、川芎6克、黄芩10克、桃仁10克、补骨脂10克、白豆蔻10克、制香附10克。随症加减：脾虚者，加高良姜10克、白扁豆10克、白术10克；肾虚甚，加附片9克、益智仁10克；湿热甚者，加黄连3克、败酱草10克；久泻不止，加诃子10克、石榴皮15克。每日1剂，水煎，分2次服。清热解毒，利咽养胃，滋阴润肺，健脾消食，活血化瘀。王峰等将22例CD患者随机分为对照组和观察组各11例。对照组采用美沙拉嗪，观察组在对照组基础上联合自拟扶正化瘀祛湿方。两组均以28天为1个疗程，治疗6个疗程。结果：观察组临床缓解率为81.82%，高于对照组的54.55%($P<0.05$)；观察组内镜下缓解率和组织学缓解率分别为72.73%、63.64%，均显著高于对照组的45.46%、27.28%(均$P<0.05$)。④

中　成　药

1. 黄芩汤颗粒　组成：黄芩20克、白芍10克、甘草6克、大枣10克(广东一方制药厂生产)。功效：清脏腑热，清热燥湿，调气和血。用法用量：每日1次，每次1包，4周为1个疗程。临床应用：王声勇等将72例克罗恩病患者随机分为常规治疗对照组和观察组各36例。对照组口服柳氮磺胺吡啶，观察组在对照组基础上加用黄芩汤颗粒。结果：观察组显效17例，好转16例，无效3例，总有效率91.7%；对照组显效13例，好转15例，无效8例，总有效率77.8%。⑤

2. 溃克灵　组成：猴头菌、黄连、半枝莲、苍术、厚朴、白芍、马齿苋、土茯苓、槐花。功效：益气补脾，清热燥湿，行气化瘀。用法用量：每日100毫升。临床应用：邓健敏等将40例CD病患者随机分为观察组22例和对照组18例。对照组予西药，观察组予溃克灵、5-氨基水杨酸或柳氮磺胺吡啶。结果：治疗后两组患者的简化CDAI评分均较治疗前明显降低($P<0.01$)，但组间比较无显著差异($P>0.05$)；治疗后肝肾功能相关指标与治疗前比较两组患者均无显著差异($P>0.05$)。本研究提示

① 徐速，曾莉，等.三棱丸方对克罗恩病肠纤维化中血小板活化治疗作用的研究[J].陕西中医，2017；38(2)：144.
② 王彦斐，等.阳和汤治疗脾肾阳虚型克罗恩病临床疗效观察[J].山东中医药大学学报，2017；41(2)：138.
③ 李国年.柴胡桂枝汤治疗克罗恩病的临床效果探讨[J].基层医学论坛，2017；21(7)：858.
④ 王峰，等.自拟扶正化瘀祛湿方联合美沙拉嗪治疗克罗恩病的临床疗效研究[J].中国社区医师，2016；32(33)：104.
⑤ 王声勇，朱燕俐，等.黄芩汤颗粒剂对克罗恩病的免疫调节作用研究以及临床疗效分析[J].中国中西医结合消化杂志，2016；24(4)：314.

溃克灵可能具有一定治疗CD的作用。①

3. 参苓白术丸 组成：党参、白术、茯苓、甘草、陈皮、山药、扁豆、薏苡仁、桔梗、砂仁（天津中新药业集团股份有限公司乐仁堂制药厂生产，国药准字Z12020352）。功效：补气健脾，渗湿止泻。用法用量：每日2次，每次6克。临床应用：郑小兰等将80例难治性CD患者随机分为治疗组与对照组各40例。对照组给予甲氨蝶呤，治疗组在对照组基础上加用参苓白术丸。两组均以8周为1个疗程。结果：治疗组显效21例，有效15例，无效4例，总有效率90%；对照组显效13例，有效12例，无效15例，总有效率62%。②

肠易激综合征

概　　述

肠易激综合征（irritable bowel syndrome，IBS）是一种以腹痛、腹胀、腹部不适伴排便习惯和（或）大便性状改变为主要临床表现的功能性肠病。IBS在各个年龄段均有发病，以中青年更为常见。女性IBS患病略高于男性，男女患病率比在1∶2左右。IBS按照大便性状分为腹泻型、便秘型、混合型和不定型四种临床类型，我国以腹泻为主型。IBS属于功能性肠病，缺乏实验室检查可发现的能解释症状的器质性病变。其发病呈持续性或反复发作，常由饮食不节、情绪波动等因素诱发或加重。除肠道症状，IBS还常伴随头痛、心悸、尿频等肠外症状，部分病人尚有不同程度的心理精神异常表现，如焦虑、抑郁、紧张等。本病预后良好，但可明显影响生活质量。

根据IBS的临床表现与特征，可以归属到中医"泄泻""便秘"等范畴，与"大肠泄""气秘""痛泄"关系最为密切，与"郁证"也有一定联系。《灵枢·邪气脏腑病形》言："大肠病者，肠中切痛而鸣濯濯，冬日重感于寒，即泄，当脐而痛，不能久立。"情志失调导致肝木乘脾是IBS发病的主要病机。叶桂云："肝病必犯土，是侮其所胜也，克脾则腹胀，便或溏或不爽。"脾气虚弱是导致IBS发生的另一个重要病机。如张景岳所云"凡遇怒气便做泄泻者，必先以怒时夹食，致伤脾胃，故但有所犯，即随触而发，此肝脾两脏病也。盖以肝木克土，脾气受伤而然。使脾气本强，即有肝邪，未必能入，今即易伤，则脾气非强可知矣……"因此，疏肝健脾法是IBS的主要治则。中药治疗IBS已取得了良好的临床疗效。本章节主要涉及腹泻型肠易激综合征的中医药治疗，便秘型肠易激综合征的中医药治疗可参见"便秘"一节。

辩 证 施 治

1. 时昭红等分3证

（1）肝郁脾虚证　治宜疏肝健脾。方用腹泻1号方（痛泻要方加味）。

（2）脾虚湿盛证　治宜健脾祛湿。方用腹泻2号方（参苓白术散加减）。

（3）脾肾阳虚证　治宜温补脾肾。方用腹泻3号方（附子理中丸加减）。

临床观察：时昭红等将60例腹泻型肠易激综合征（IBS-D）患者随机分为试验组30例、对照1组15例及对照2组15例。试验组予中医辨证予药，并配合马来酸曲美布汀胶囊模拟药；对照1组予中药颗粒模拟药和马来酸曲美布汀胶囊模拟药；对照2组予中药颗粒模拟药和马来酸曲美布汀胶囊。三组均以8周为1个疗程。结果：试验组总有效率为79.31%，对照1组为33.33%，对照2组为71.43%，试验组和对照2组的总体疗效优于对照1组（$P<0.01$）；试验组和对照2组患者的治疗前后生存质量量表积分比较差异皆有统计学意义（$P<0.05$）。③

① 邓健敏，等.溃克灵治疗克罗恩病22例[J].河南中医，2015;35(5)：1172.
② 郑小兰，等.甲氨蝶呤联合参苓白术丸治疗难治性克罗恩病疗效观察[J].现代中西医结合杂志，2015;24(31)：3458.
③ 时昭红，等.中医病证结合治疗腹泻型肠易激综合征有效性的临床研究[J].时珍国医国药，2017,28(10)：2437.

2. 张声生等分4证

(1) 肝郁脾虚证　症见腹痛即泻,泻后痛缓(常因恼怒或精神紧张而发作或加重),少腹拘急,肠鸣矢气,便下黏液,情志抑郁,善太息,急躁易怒,纳呆腹胀,舌苔薄白,脉弦或弦细。方用痛泻要方加减:党参20克、白术15克、白芍15克、陈皮10克、防风10克、白扁豆10克、芡实10克、绿萼梅10克、甘草6克。

(2) 脾虚湿阻证　症见经常餐后即泻,大便时溏时泻,夹有黏液,食少纳差,食后腹胀,脘闷不舒,腹部隐痛喜按,腹胀肠鸣,神疲懒言,肢倦乏力,面色萎黄,舌质淡,舌体胖有齿痕,苔白腻,脉细弱。方用参苓白术散加减:党参20克、白术15克、茯苓15克、砂仁6克、桔梗6克、白扁豆20克、莲子肉15克、薏苡仁30、草豆蔻10克、佩兰10克。

(3) 脾胃湿热证　症见泄泻腹痛,泄下急迫,泄而不爽,便色黄而臭,便有黏液,舌苔黄腻,胸闷不舒,烦渴引饮,自汗,小便短赤,肛门灼热,脉濡数或滑数。方用葛根芩连汤加减:葛根10克、黄芩10克、黄连6克、甘草6克、苦参9克、秦皮10克、炒莱菔子10克、薏苡仁30克、白花蛇舌草30克。

(4) 脾肾阳虚证　症见晨起腹泻,完谷不化,腹部冷痛,形寒肢冷,腰膝酸软,舌淡胖,苔白滑,脉沉细。方用四神丸合理中丸:吴茱萸4克、肉豆蔻10克、补骨脂10克、五味子10克、黄连3克。

以上各方均每日1剂,每剂400毫升,于早餐后1小时及晚餐后1小时温服。临床观察:张声生等将360例腹泻型肠易激综合征患者随机分为中药组和西药组各180例。西药组予匹维溴铵,中药组予中医辨证给药。两组均以4周为1个疗程。结果:中药组在腹痛程度积分、排便满意度积分、生活干扰积分以及IBS病情变化积分4个方面总积分优于西药组($P<0.01$,$P<0.05$);总体疗效上,中药和西药治疗组总有效率分别为93.8%、81.3%($P<0.01$);单项症状腹痛评价,中药组和西药组总有效率分别为86.1%、70.3%($P<0.01$);大便性状疗效评价,治疗后中药组在每天排便的最多次数、10天中排便急迫感的天数和大便性状分型三方面均优于西药组($P<0.01$,$P<0.05$)。①

经验方

1. 参苓四逆汤　茯苓15克、党参15克、柴胡15克、炒枳实10克、防风10克、白术10克、白芍12克、桔梗6克、陈皮6克、甘草6克。随症加减:肝郁脾虚甚者,加乌梅10克;久泻不止甚者,加黄芪30克;脾阳不足者,加肉豆蔻10克。每日1剂,浓煎,分2次服用。疗程为28天。王佳伟等将92例腹泻型IBS患者随机分为观察组和对照组各46例。两组均予益生菌,观察组加用参苓四逆汤加减治疗,对照组加用匹维溴铵片治疗。结果:对照组显效25例,有效10例,无效11例,总体效率为76.09%;观察组显效30例,有效8例,无效8例,总体效率82.61%。观察组疗效明显优于对照组($P<0.05$)。②

2. 健肠Ⅰ号方　炒白术10克、炒白芍15克、淮山药15克、炒防风10克、泽泻10克、炒陈皮10克、炒白扁豆10克、黄连5克、干姜6克、乌药10克、乌梅10克。每日1剂,水煎,分早、晚饭后30分钟温服。补脾泻肝,清热利湿,收涩止泻。葛飞等将124例门诊IBS-D患者随机分为治疗组和对照组各62例。对照组给予匹维溴铵片剂,治疗组用中药健肠Ⅰ号方。两组均以4周为1个疗程。结果:治疗组痊愈30例,好转18例,显效10例,无效4例,总有效率94.0%;对照组痊愈20例,好转17例,显效7例,无效18例,总有效率71%。③

3. 益肠止泻方　人参10克、黄芪15克、黄连5克、白术15克、茯苓15克、莲子15克、山药15克、白扁豆20克、乌药10克、陈皮15克、佩兰10克、炒薏苡仁15克。随症加减:肝郁者,加柴胡

① 张声生,等.中医药辨证治疗腹泻型肠易激综合征多中心随机对照研究[J].中国中西医结合杂志,2010,30(1):9.
② 王佳伟,刘玉美,等.参苓四逆汤联合益生菌对腹泻型肠易激综合征患者的临床疗效[J].中成药,2021,43(6):1679-1681.
③ 葛飞,季瑜,等.健肠Ⅰ号方治疗腹泻型肠易激综合征及其机制探讨[J].南京中医药大学学报,2016,32(3):213-216.

10克、防风10克、郁金10克；脾阳虚者，加补骨脂10克、肉豆蔻10克；湿化热者，去炒薏苡仁，加生薏苡仁30克、秦皮10克。每日1剂，水煎煮，分早晚2次服用。健脾益气，燥湿和中。敖丽丽等将100例IBS-D患者随机分为对照组和观察组各50例。对照组予西药，治疗组在对照组基础上加用益肠止泻方。两组均以4周为1个疗程。结果：治疗组痊愈12例，显效20例，有效16例，无效2例，总有效率98%；对照组痊愈6例，显效16例，有效17例，无效11例，总有效率78%。[①]

4. *息风化湿方* 白芍、钩藤、白蒺藜、木香、黄连、黄芩、干姜、陈皮、防风、白术、败酱草、石榴皮、生甘草。每日1剂，水煎服，早晚分服，4周为1个疗程。柔肝息风，清热化湿。奚肇宏等将165例IBS-D患者随机分为治疗组83例和对照组82例。对照组予以马来酸曲美布汀胶囊，治疗组予以息风化湿方。结果：治疗组治愈13例，显效41例，有效24例，无效5例，总有效率94%；对照组治愈7例，显效20例，有效33例，无效22例，总有效率73.2%。[②]

5. *四逆当归方汤* 当归10克、白芍15克、茯苓12克、白术12克、泽泻10克、川芎6克、柴胡10克、枳实6克、炙甘草6克。煎取300毫升，分为2袋，每袋150毫升，每次1袋，每日早晚各1次温服。健脾疏肝，养血理肠。张艳霞等将120例IBS-D患者随机分为治疗组和对照组各60例。对照组口服得舒特，治疗组口服四逆当归方汤。两组均以4周为1个疗程，间隔1周后，继服第2个疗程。结果：治疗组治愈21例，显效18例，有效14例，无效7例，总有效率88.33%；对照组治愈16例，显效12例，有效13例，无效19例，总有效率68.33%。[③]

6. *抑肝扶脾汤* 炒白芍、炒白术、炒黄连、吴茱萸、升麻炭、合欢皮。提取至每剂300毫升，每日1剂，分2次饭前温服。抑肝扶脾，缓急止痛，祛湿止泻。陈明显等将116例IBS-D患者随机分为治疗组和对照组各58例。对照组给予匹维溴铵，治疗组予以抑肝扶脾汤。结果：治疗组与对照组的IBS症状尺度表总有效率分别为82.76%和77.59%，差异无统计学意义（$P>0.05$）；治疗组和对照组的大便性状总有效率分别为81.03%和72.41%，差异有统计学意义（$P<0.05$）；治疗组在10天中排便的急迫天数短于对照组（$P<0.05$）；两组IBS生活质量问卷总积分、中医证候总有效率（分别为84.48%和70.69%）及中医证候总积分方面均有改善，且治疗组优于对照组（$P<0.05$）。[④]

7. *肠激灵* 白芍15克、白术15克、防风10克、陈皮10克、延胡索15克、合欢皮15克、党参20克、茯苓15克、柴胡10克、木香10克。温开水冲服，每日1剂，分2次服用。黄绍刚等将80例IBS-D患者随机分为治疗组54例和对照组26例。对照组予西药，治疗组予肠激灵。两组均以4周为1个疗程。结果：治疗组总有效率为83.33%，对照组为61.54%，治疗组疗效显著优于对照组（$P<0.05$）；治疗组及对照组各症状均较治疗前显著改善，差异均有统计学意义（$P<0.05$或$P<0.01$）；除腹痛和情绪不安外，治疗组各症状均较对照组显著改善（$P<0.05$）。在随访过程中，治疗组的疗效均较对照组好（$P<0.05$）；治疗组大部分症状改善均比对照组显著（$P<0.05$）。在生存质量方面，治疗组在治疗后及随访过程中，大部分评分与治疗前比较有统计学意义（$P<0.05$或$P<0.01$），且大部分评分显著优于对照组（$P<0.05$）。[⑤]

8. *调肝运脾方* 白芍10克、炒党参15克、炒白术10克、炮姜5克、茯苓12克、防风10克、陈皮6克、川黄连3克、煨木香10克、肉豆蔻5克、木瓜15克、炒建曲15克。每日1剂，分2次煎

---

① 敖丽丽，等.益肠止泻方治疗腹泻型肠易激综合征50例[J].中国实验方剂学杂志，2015，21(2)：213.
② 奚肇宏，田耀洲，等.息风化湿方治疗腹泻型肠易激综合征的临床观察[J].南京中医药大学学报，2015，31(4)：331.
③ 张艳霞，等.四逆当归方对腹泻型肠易激综合征患者VIP、SS、MOT含量的影响[J].辽宁中医杂志，2015，42(11)：2146.
④ 陈明显，等.抑肝扶脾汤治疗腹泻型肠易激综合征的随机对照临床研究[J].中国中西医结合杂志，2014，34(6)：656.
⑤ 黄绍刚，等.中药复方肠激灵治疗腹泻型肠易激综合征随机对照临床研究[J].广州中医药大学学报，2013，30(2)：152.

服。调肝运脾。叶柏等将96例IBS-D患者随机分为治疗组和对照组各48例。对照组给予得舒特，治疗组给予调肝运脾方。两组均以28天为1个疗程。结果：治疗组治愈8例，显效17例，有效18例，无效4例，总有效率91.49%；对照组治愈4例，显效9例，有效20例，无效13例，总有效率71.74%。①

9. *安肠宁腑汤*　白术12克、白芍15克、防风6克、陈皮12克、木香10克、砂仁6克、柴胡9克。每日1剂，水煎2次兑匀，早晚分次温服，每次200毫升于饭前0.5小时口服。张晓园将94例IBS-D且辨证为肝郁脾虚证患者随机分为治疗组49例和对照组45例。对照组予以匹维溴铵片，治疗组予以安肠宁腑汤。两组均以4周为1个疗程。结果：治疗组痊愈26例，显效8例，有效12例，无效3例，总有效率93.88%；对照组痊愈13例，显效5例，有效21例，无效6例，总有效率86.67%。②

10. *疏肝理脾方*　炒白术15克、炒白芍12克、陈皮9克、茯苓9克、柴胡9克、升麻6克、防风6克。每日1剂，水煎服，分2次服，3个月为1个疗程。泻肝补脾，肝脾和调，运健湿除。朱瑞华将86例IBS-D患者随机分为治疗组和对照组各43例。对照组给予匹维溴铵片，治疗组给予疏肝理脾方。结果：治疗组临床痊愈12例，显效21例，有效7例，无效3例，总有效率93.02%；对照组临床痊愈5例，显效10例，有效15例，无效13例，总有效率69.77%。③

11. *疏肝饮*　炒白术15克、炒防风6克、炒白芍12克、陈皮9克、柴胡6克。每剂制成2袋，每袋150毫升，每次1袋，每日2次，口服。疏肝健脾，缓急止痛。潘相学等将45例IBS-D患者随机分为中药组30例和对照组15例。对照组予得舒特，中药组予疏肝饮。两组均以8周为1个疗程。结果：治疗组显效7例，有效18例，无效5例，总体效率83.3%；对照组显效1例，有效11例，无效3例，总体效率80%。④

中成药

痛泻宁颗粒　组成：白芍、白术、薤白、青皮（重庆华森制药有限公司研制，每袋5克）。功效：柔肝缓急止痛，疏肝行气消胀，理脾运湿调便。用法用量：每日3次，每次1袋，温水冲服。临床应用：痛泻宁颗粒研究协作组将360例IBS-D患者随机分为治疗组240例与对照组120例。对照组予以痛泻宁模拟剂，治疗组予以痛泻宁颗粒。结果：对腹泻的疗效，治疗组与对照组比较，愈显率（痊愈率+显效率）分别为56.23%比23.89%[全分析集（FAS）]和57.50%比25.00%[符合方案集（PP）]，总有效率分别为85.11%比44.25%（FAS）和86.88%比46.30%（PP）。两组腹泻疗效差异有统计学意义（$P<0.05$），表明治疗组的疗效优于对照组，FAS与PP结论一致；对腹痛的疗效，治疗组与对照组比较，愈显率分别为46.20%比16.81%（FAS）和47.50%比17.59%（PP）；总有效率分别为82.07%比41.59%（FAS）和83.75%比43.52%（PP）。两组相比，治疗组疗效优于对照组，差异有统计学意义（$P<0.05$）。⑤

便　秘

概　述

便秘（constipation）是消化系统常见疾病，全球的患病率已超过10%，我国患病率为10%～

① 叶柏，陈静，等.调肝运脾方治疗腹泻型肠易激综合征临床研究[J].南京中医药大学学报，2013，29(4)：314.
② 张晓园.安肠宁腑汤治疗腹泻型肠易激综合征49例[J].南京中医药大学学报，2013，29(6)：599.
③ 朱瑞华.疏肝理脾方对肠易激综合征患者的心理干预及临床疗效分析[J].中国中医基础医学杂志，2013，19(10)：1210.
④ 潘相学，谢建群.疏肝饮治疗肠易激综合征的临床疗效观察[J].上海中医药大学学报，2006，20(4)：48.
⑤ 痛泻宁颗粒研究协作组.痛泻宁颗粒治疗腹泻型肠易激综合征的随机、双盲、安慰剂对照多中心临床试验[J].中华消化杂志，2010，30(5)：327.

15%。便秘以排便困难、排便次数减少、排便不尽感和粪便干结等为主要表现，多伴有腹胀、肛门坠胀感等。根据病因可以将便秘分为器质性便秘、功能性便秘（functional constipation，FC）和药物性便秘，临床上以FC最为常见。虽然FC是一种良性疾病，但其可以明显影响患者的生活质量，而且也是引起急性心肌梗死、肝性脑病、脑血管意外等疾病的诱发因素，长期便秘也是引起结直肠恶性肿瘤发生的危险因素。

本病属中医“大便难”“不便”“阳结”“阴结”“脾约”“不更衣”等范畴。便秘的病因主要有饮食不节、情志失调、久坐少动、劳倦过度、年老体虚、病后产后、药物所致等，部分患者与先天禀赋不足有关。“大肠者，传导之官，变化出焉”，故本病病位主要在大肠。“魄门亦为五脏使”，故本病病机上又与肺、脾、胃、肝、肾等脏腑功能失调密切相关。病性可概括为寒、热、虚、实四个方面，如《诸病源候论·大便病诸候》所言：“大便难者，由五脏不调，阴阳偏有虚实，谓三焦不和，则冷热并结故也。五脏三焦既不调和，冷热壅涩，结在肠胃之间，其肠胃本实，而又为冷热之气所结聚不宣，故令大便难也。”虽然便秘病因病机错综繁杂，但其基本病机总不离大肠通降不利、传导失司。中医药治疗FC具有良好的临床疗效。

辨证施治

1. 张声生等分7型

（1）热积秘型　症见大便干结，腹胀或腹痛，口干，口臭，面赤，小便短赤，舌红苔黄，脉滑。治宜清热润下。方用麻子仁丸：火麻仁、芍药、杏仁、大黄、厚朴、枳实。随症加减：大便干结难下者，加芒硝、番泻叶；热积伤阴者，加生地黄、玄参、麦冬。

（2）寒积秘型　症见大便艰涩，腹中拘急冷痛，得温痛减，口淡不渴，四肢不温，舌质淡暗，苔白腻，脉弦紧。治宜温通导下。方用温脾汤：大黄、人参、附子、干姜、甘草、当归、芒硝。随症加减：腹痛如刺，舌质紫暗者，加桃仁、红花；腹部胀满者，加厚朴、枳实。

（3）气滞秘型　症见排便不爽，腹胀，肠鸣，胸胁满闷，呃逆或矢气频，舌暗红，苔薄，脉弦。治宜行气导滞。方用六磨汤：槟榔、沉香、木香、乌药、枳壳、大黄。随症加减：忧郁寡言者，加郁金、合欢皮（花）；急躁易怒者，加当归、芦荟。

（4）气虚秘型　症见排便无力，腹中隐隐作痛，喜揉喜按，乏力懒言，食欲不振，舌淡红、体胖大或边有齿痕，苔薄白，脉弱。治宜益气运脾。方用黄芪汤：炙黄芪、麻子仁、陈皮、白蜜。随症加减：乏力汗出者，加党参、白术；气虚下陷脱肛者，加升麻、柴胡；纳呆食积者，加莱菔子。

（5）血虚秘型　症见大便干结，排便困难，面色少华，头晕，心悸，口唇色淡，舌质淡，苔薄白，脉细弱。治宜养血润肠。方用润肠丸：当归、生地黄、火麻仁、桃仁、枳壳。随症加减：头晕者，加熟地黄、桑椹子、天麻；气血两虚者，加黄芪、生白术。

（6）阴虚秘型　症见大便干结如羊矢，口干欲饮，手足心热，形体消瘦，心烦少眠，舌质红有裂纹，苔少，脉细。治宜滋阴润燥。方用增液汤：玄参、麦冬、生地黄。随症加减：大便干结者，加火麻仁、杏仁、瓜蒌仁；口干者，加玉竹、石斛；烦热少眠者，加女贞子、墨旱莲、柏子仁。

（7）阳虚秘型　症见大便干或不干，排出困难，畏寒肢冷，面色白，腰膝酸冷，小便清长，舌质淡胖，苔白，脉沉细。治宜温阳泻浊。方用济川煎：当归、牛膝、肉苁蓉、泽泻、升麻、枳壳。随症加减：腹中冷痛者，加肉桂、小茴香、木香；腰膝酸冷者，加锁阳、核桃仁。①

2. 李向顺分5型

（1）肺气郁闭型　症见便秘，咳嗽，吐痰，喘憋，舌质淡，苔白腻，脉沉滑。治宜宣降肺气、润肠通便。药用炒紫苏子10克、枳壳10克、瓜蒌仁10克、炒杏仁10克、紫菀10克、桑白皮15克、桔梗12克、甘草6克。

（2）中气亏虚，升降失调型　症见大便不畅，

① 张声生，沈洪.便秘中医诊疗专家共识意见_2017[J].北京中医药，2017；36(9)：771.

临厕努挣乏力，大便并不干硬，伴头晕倦怠，口淡乏味，舌淡苔白，脉弱无力。治宜健脾益气。药用党参30克、黄芪45克、炒白术30克、陈皮15克、升麻3克、当归12克、砂仁6克、薏苡仁15克、甘草3克。

(3) 津血亏虚型　症见形体消瘦，肌肤粗糙，大便干燥，口干，头晕目眩，舌红少津，脉细弱。治宜滋阴养血、润肠通便。药用当归12克、熟地黄30克、白芍15克、麦冬20克、玄参15克、何首乌15克、柏子仁10克、郁李仁10克、枳壳12克、甘草3克。

(4) 脾肾两虚型　症见恶寒肢冷，大便秘结，头晕心悸，肢体水肿，小便短涩，口干不欲饮，舌苔白滑，脉沉迟。治宜健脾益肾温阳、散结润肠通便。药用肉苁蓉15克、巴戟天10克、桂枝9克、白术10克、猪苓12克、杭白芍12克、甘草3克、桑椹子15克、何首乌30克。

(5) 胃肠积热型　症见便秘，脘腹胀满疼痛，口臭，口舌生疮，舌苔黄燥，脉洪大。治宜通腑泄热。药用枳实10克、大黄9克、川厚朴10克、生地黄10克、麻仁10克、当归15克、甘草6克。

以上各方均每日1剂，水煎服。临床观察：李向顺将480例老年性便秘患者随机分为治疗组和对照组各240例。对照组予通便灵，治疗组中医辨证予药。结果：治疗组临床治愈118例，显效89例，有效30例，无效3例，总有效率98.75%；对照组临床治愈40例，显效56例，有效102例，无效42例，总有效率82.5%。①

经　验　方

1. *理气通便方*　厚朴10克、枳实10克、火麻仁15克、郁李仁10克、瓜蒌仁15克、炒莱菔子10克、柴胡9克、白芍12克、陈皮9克、芒硝(冲服)3克。每日1剂，水煎取汁200毫升，分早晚2次餐前服用。刘启鸿等将60例气滞型慢传输型便秘患者随机分为中药治疗组和西药对照组各30例。中药治疗组予理气通便方治疗，西药对照组予枸橼酸莫沙必利片与小麦纤维素颗粒治疗。两组均治疗4周。结果：中药治疗组显效19例，有效9例，无效2例，总有效率为93.33%；西药对照组显效4例，有效22例，无效4例，总有效率为86.67%。中药治疗组的总有效率显著高于西药对照组($P<0.01$)。②

2. *疏肝理气润肠方*　柴胡10克、厚朴10克、当归10克、枳壳15克、槟榔15克、火麻仁15克、郁李仁15克、白芍12克、郁金12克、炙甘草6克。每日1剂，水煎服，每次200毫升，每日2次。疏肝理气，润肠通便。徐义勇等将60例便秘型肠易激综合征患者随机分为中药治疗组和西药对照组各30例。西药对照组予西沙必利，中药治疗组予疏肝理气润肠方。两组均以4周为1个疗程。结果：中药治疗组临床痊愈11例，显效12例，有效6例，无效1例，总有效率96.67%；西药对照组临床痊愈9例，显效11例，有效7例，无效3例，总有效率90%。③

3. *健脾润肠通秘汤*　黄芪30克、白术15克、当归12克、火麻仁12克、郁李仁12克、柏子仁12克、杏仁12克、枳壳10克、肉苁蓉15克、白芍20克、柴胡12克。常规水煎，分2次服用。周兵等将84例中老年功能性便秘患者随机分为治疗组和对照组各42例。对照组予麻仁润肠软胶囊，治疗组予健脾润肠通秘汤。两组均以3周为1个疗程。结果：治疗组临床痊愈12例，显效16例，有效11例，无效3例，总有效率92.85%；对照组临床痊愈6例，显效12例，有效13例，无效11例，总有效率76.19%。④

4. *调肝理脾通腑方*　柴胡12克、白芍30克、枳壳30克、厚朴15克、干姜10克、半夏曲15克、生白术15克、陈皮10克、槟榔30克、甘草6克。每日1剂，水煎400毫升，早晚分2次口服。调肝

① 李向顺.老年习惯性便秘240例辨证治疗体会[J].黑龙江中医药，2008(3)：11.

② 刘启鸿，柯晓，等.基于“脑-肠-菌”轴观察理气通便方对气滞证慢传输型便秘患者的影响[J].中华中医药杂志，2021，36(6)：3324-3328.

③ 徐义勇，等.疏肝理气润肠法治疗便秘型肠易激综合征的疗效及其调节胃肠激素的研究[J].时珍国医国药，2014，25(9)：2192.

④ 周兵，等.健脾润肠通秘汤治疗中老年功能性便秘[J].中国实验方剂学杂志，2012，18(11)：26.

理脾通腑。刘阳等将100例便秘型肠易激综合征患者随机分为治疗组和对照组各50例。对照组予聚乙二醇4 000,治疗组予调肝理脾通腑方。两组均以1个月为1个疗程。结果:治疗组症状改善积分优于对照组($P<0.05$),治疗组腹痛发生次数、排便性状异常比率、排便通过异常比率、排便时腹胀或胃胀有效率高于西药组($P<0.05$)。[①]

5. 增水行舟方　肉苁蓉20克、何首乌20克、阿胶(烊化)15克、枳实10克、当归15克、牛膝10克、杏仁12克、瓜蒌仁12克、玄参10克。水煎取汁200毫升,早晚各100毫升,温服。补肝肾,生精血,润下而不伤正,通便尚可滋阴。杨铁峥将64例老年功能性便秘患者随机分为中药治疗组和对照组各32例。对照组予聚乙二醇粉剂,中药治疗组予增水行舟方。两组均以14天为1个疗程。结果:中药治疗组治愈27例,显效4例,有效1例,总有效率96.88%;对照组治愈20例,显效7例,有效3例,总有效率84.38%。[②]

6. 润通散　火麻仁15克、瓜蒌15克、胡黄连10克、木香6克、甘草6克。随症加减:燥热内结者,加大黄(后下)10克;阳虚甚者,加肉苁蓉12克、枸杞子12克;合并纳差、黏液便者,加麦芽15克、谷芽15克、槟榔10克;胸胁胀闷者,加柴胡12克、郁金10克。每日1剂,水煎服,分早、晚2次内服。廖学运等将86例便秘患者随机分为治疗组50例和对照组36例。对照组予乳果糖口服液,治疗组予润通散。两组均以2周为1个疗程。结果:治疗组痊愈12例,显效19例,有效16例,无效3例,总有效率94%;对照组痊愈5例,显效11例,有效12例,无效8例,总有效率77.78%,组间疗效比较有统计学意义($P<0.05$)。[③]

中成药

1. 清肠通便胶囊　组成:洗碗叶、地蜈蚣、钩藤、马蹄香、草果(昆明中一堂制药有限公司生产,0.3克/粒)。功效主治:清热通便,行气止痛;适用于热结气滞所致大便秘结。用法用量:每次3粒,每日2～3次,温开水送服。临床应用:刘征堂等将96例老年便秘患者随机分为治疗组和对照组各48例。对照组予以乳果糖,治疗组予以清肠通便胶囊。结果:治疗组临床痊愈16例,显效18例,有效8例,无效6例,总有效率87.5%;对照组临床痊愈10例,显效16例,有效12例,无效10例,总有效率79.2%。[④]

2. 黄杏润肠片　组成:大黄、炒枳实、槟榔、炒白芍、苦杏仁(去皮)、制厚朴(上海中医药大学附属曙光医院制剂科制备,沪药制字Z05100880)。功效主治:畅调气机,消食导滞,润肠通便;适用于气机不畅、胃肠积热兼津液亏少的便秘。用法用量:每日2次,每次6克。临床应用:黄仁燕等将90例轻中度慢传输型便秘患者随机分为治疗组和对照组各45例。对照组予当归龙荟,治疗组给予黄杏润肠片。两组均连续治疗3周。结果:治疗组痊愈0例,显效27例,有效16例,无效2例,总有效率95.6%;对照组痊愈0例,显效19例,有效23例,无效3例,总有效率93.3%。[⑤]

3. 三参滋胃饮　组成:三参25克、苦参15克、丹参20克、川楝子15克、木香10克、砂仁10克[吉林大学白求恩医学部第一医院中药制剂室提供,吉药监制字(2000)第0032号]。功效:益气养阴,健脾滋胃润肠通便。用法用量:水煎至约200毫升,分为早晚服。临床应用:何滨等将64例老年FC患者随机分为治疗组33例和对照组31例。对照组予果导片,治疗组予三参滋胃饮。两组均以4周为1个疗程。结果:两组患者便秘症状均较治疗前改善($P<0.05$),治疗组对排便费力程度、排便阻塞感和大便性状的改善均优于对照组($P<0.05$)。治疗组复发率为24.2%,明显低于对照组58.1%($P<0.05$)。两组患者治疗前后

① 刘阳,等.中医治疗便秘型肠易激综合征临床疗效观察[J].中华中医药杂志,2010,25(11):1913.
② 杨铁峥.增水行舟法治疗老年功能性便秘64例临床疗效观察[J].中国老年学杂志,2008,28(10):1025.
③ 廖学运,等.润通散治疗功能性便秘50例疗效观察[J].四川中医,2007,25(7):66.
④ 刘征堂,等.清肠通便胶囊治疗老年便秘实热证48例临床疗效观察[J].中华中医药杂志,2017,32(12):5694.
⑤ 黄仁燕,郑德,等.黄杏润肠片治疗轻中度慢传输型便秘45例临床观察[J].中医杂志,2016,57(24):2121.

血尿粪常规、肝肾功能均无异常。[①]

4. 芪黄通秘软胶囊　组成：黄芪、何首乌、当归、肉苁蓉、黑芝麻、核桃仁、熟大黄、决明子、枳实、苦杏仁、桃仁(神威药业有限公司生产，0.5克/粒)。功效主治：益气养血，润肠通便；适用于习惯性便秘、老年性便秘等属于气血两虚、大肠失润者。用法用量：每日2次，每次3粒，餐后半小时服用。临床应用：姜海等将240例功能性便秘患者随机分为试验组和对照组各120例。对照组予西药及模拟剂，试验组予芪黄通秘软胶囊，同时服用麻仁软胶囊模拟剂。结果：意向性治疗分析(ITT)显示试验组总有效率为89.47%，高于对照组81.90%($P<0.05$)；符合方案集分析(PP)显示试验组总有效率为92.73%，高于对照组84.07%($P<0.05$)。对于中医虚秘证候疗效评价，ITT显示试验组总有效率为88.60%，显著高于对照组82.76%($P<0.01$)；PP也显示试验组的总有效率为91.82%，显著高于对照组84.96%($P<0.01$)。[②]

5. 四磨汤口服液　组成：木香、枳壳、乌药、槟榔。功效：顺气降逆，解除郁滞。用法用量：每日3次，每次20毫升。临床应用：陈佩文等将270例老年便秘患者随机分为观察组、对照1组和对照2组各90例。观察组用四磨汤口服液，对照1组用当归龙荟丸，对照2组用聚乙二醇粉剂。结果：观察组痊愈61例，有效28例，无效1例，总有效率98.9%；对照1组痊愈58例，有效25例，无效7例，总有效率92.2%；对照2组痊愈50例，有效29例，无效11例，总有效率87.8%。[③]

6. 秘通　组成：生白术、枳实、炙黄芪、玄参、郁李仁、杏仁、桃仁、生车前子、炒莱菔子、蜂蜜(江西中医学院附属医院制剂室提供，500毫升/瓶)。功效：运气健脾，润肠通便。用法用量：制成煎膏剂，每日2次，每次30毫升，早、晚空腹口服。临床应用：姜国平等将90例便秘患者随机分为中药治疗组60例与西药对照组30例。西药对照组予枸橼酸莫沙必利片，中药治疗组予秘通。两组均以4周为1个疗程。结果：中药治疗组临床痊愈12例，显效24例，有效20例，无效4例，总有效率99.3%；西药对照组临床痊愈0例，显效9例，有效13例，无效8例，总有效率73.3%。差异有显著性($P<0.05$)。[④]

7. 四逆散　组成：柴胡15克、枳实15克、白芍15克、甘草15克(北京中日友好医院制剂室制备，200毫升/包)。用法用量：每次1包，每日2次，连续服用7天。临床应用：金朝辉以上方治疗36例功能性便秘患者(FC组)，另设正常对照组22例。结果：治疗前FC组全结肠通过时间和左半结肠及乙状结肠直肠通过时间均较正常对照组明显延长($P<0.05$)；四逆散干预后FC组全结肠、左半结肠、乙状结肠直肠通过时间明显缩短($P<0.05$)。[⑤]

放射性肠炎

概　　述

放射性肠炎(radiation enteritis，RE)是继发于腹腔、盆腔和腹膜后的恶性肿瘤，经放射治疗后出现的肠道损害，常累及小肠、结肠和直肠，可发生在治疗中或治疗后。临床上本病以累及直肠和乙状结肠多见，并以腹痛、腹泻、脓血便、肠道狭窄、肠梗阻、瘘管形成、低热为其特征。放射性肠炎预后好坏取决于照射剂量、剂量率以及在体内的分布。2/3的轻症患者可在4～18个月内好转或痊愈。患者若失治误治，可出现中毒性巨结肠、肠穿孔、脓毒血症等并发症，应及时行外科手术治疗。严重的肠道放射性损伤的病死率为22%。

根据放射性肠炎的临床症状，可将其归属于

---

① 何滨，等.中药三参滋胃饮治疗老年功能性便秘的疗效[J].中国老年学杂志，2014，34(24)：7107.
② 姜海，等.芪黄通秘软胶囊治疗功能性便秘的期临床观察[J].中国临床药理学杂志，2011，27(2)：100.
③ 陈佩文，等.四磨汤口服液治疗老年性便秘疗效观察[J].江西医药，2008，43(1)：33.
④ 姜国平，等.运脾润肠法对慢传输型功能性便秘胃肠激素的影响[J].世界华人消化杂志，2007，15(5)：537.
⑤ 金朝辉，等.功能性便秘患者结肠通过时间及四逆散干预的临床研究[J].中国中西医结合杂志，2006；26(10)：896.

中医“便血”“泄泻”“痢疾”“腹痛”等范畴。本病病位在肠腑，本为正虚癌毒之体，复受放射线之热毒侵犯，正气虚弱，热毒蕴结，湿浊壅滞，气滞络瘀，蕴积肠腑，是本病的基本病机。中药治疗以清热解毒、补虚除湿、涩肠止泻立法。应当内外并重，内治应注重行气、调血、通滞，外治强调生肌敛疡，行中药灌肠局部治疗，使药物直达病所。

辨证施治

1. 张声生分6证

（1）湿热内蕴证　症见腹痛，腹泻，便下黏液脓血，舌质红，苔黄腻，肛门灼热，里急后重，身热，小便短赤，口干口苦，口臭，脉滑数。治宜清热化湿、调气行血。方用葛根芩连汤或白头翁汤加减：黄连、黄芩、白头翁、木香、炒当归、炒白芍、生地榆、白鼓、肉桂（后下）、秦皮、生甘草。中成药选用香连丸，口服，每次3～6克，每日2～3次，小儿酌减；槐角丸，口服，每次3～6克，每日2～3次；芩连胶囊，口服，每次2～4粒，每日3次。

（2）脾胃虚弱证　症见不思饮食，大便溏泻，四肢乏力，舌苔白腻，形体消瘦，面色萎黄，精神萎靡，不思饮食，睡卧不宁，脉象细缓。治宜健脾益气、化湿助运。方用参苓白术散加减：党参、茯苓、炒白术、山药、炒薏苡仁、砂仁、陈皮、桔梗、木香、黄连、地榆、炙甘草。中成药选用参苓白术丸，口服，每次6克，每日3次；补脾益肠丸，口服，每次6克，每日3次，儿童酌减，重症加量或遵医嘱。

（3）脾阳不足证　症见大便溏薄，黏液白多赤少，或为白冻，舌质淡红，边有齿痕，苔白腻，腹痛隐隐，脘腹胀满，食少纳差，肢体倦怠，神疲懒言，脉细弱或细滑。治宜温阳健脾、养血止血。方用黄土汤加减：甘草、干地黄、白术、附子、阿胶、黄芩、灶心黄土。中成药选用理中丸，口服，每次3克，每日3次。

（4）肝脾不和证　症见腹痛即泻，泻后痛减，常因情志或饮食因素诱发大便次数增多，大便稀溏，或黏液便，情绪抑郁或焦虑不安，嗳气不爽，食少腹胀，舌质淡红，苔薄白，脉弦或弦细。治宜疏肝理气、健脾和中。方用痛泻要方合四逆散加减：陈皮、炒白术、炒白芍、防风、炒柴胡、炒枳实、党参、茯苓、炙甘草。

（5）肾阳虚衰证　症见久泻不止，夹有白冻，甚则完谷不化，滑脱不禁，形寒肢冷，腹痛喜温喜按，腹胀，食少纳差，腰酸膝软，舌质淡胖，或有齿痕，苔薄白润，脉沉细。治宜健脾补肾、温阳化湿。方用真人养脏汤合椿根皮散加减：党参、焦白术、炒白芍、炒当归、肉豆蔻、肉桂、炙甘草、木香、诃子、罂粟壳、炒椿根皮。中成药选用附子理中丸，口服，每次3克，每日3次；四神丸，口服，每次3克，每日3次。

（6）阴虚火旺证　症见排便困难，粪夹少量黏液脓血，舌红少津，少苔或无苔，腹中隐隐灼痛，午后低热，盗汗，口燥咽干，头晕目眩，心烦不安，脉细数。治宜滋阴清肠、养血宁络。方用知柏地黄汤加减：知母、黄柏、熟地黄、山药、山茱萸、泽泻、茯苓、牡丹皮。中成药选用知柏地黄丸，口服，每次8克，每日3次。

随症加减：大便脓血较多者，加败酱草、秦皮、槐角；腹痛较甚者，加徐长卿、延胡索；便血明显者，加仙鹤草、紫草、槐花、地榆；大便白冻黏液较多者，加苍术、薏苡仁；伴发热者，加金银花、葛根；畏寒怕冷者，加干姜；里急后重，加槟榔、炒枳壳；久泻气陷者，加炙升麻、柴胡、荷叶；久泻不止者，加赤石脂、石榴皮、诃子；排便不畅、便夹脓血者，加制大黄。①

经验方

1. 肠癖方　半枝莲30克、白花蛇舌草30克、黄芪15克、白术15克、茯苓15克、乌梅15克、薏苡仁15克、地榆炭12克、蒲黄炭12克、白芍12克、太子参10克、神曲10克、葛根10克、黄芩10克、石榴皮10克、防风10克、三七粉6克、甘草5

① 张声生.中华脾胃病学[M].北京：人民卫生出版社，2016：535.

克、女贞子2克。随症加减：口干、腹泻频繁者，加天花粉、石斛；面色苍白、心悸乏力、失眠不寐者，加当归、熟地黄或夜交藤、酸枣仁；腹胀明显者，加木香、枳壳、厚朴、乌药；腹痛严重者，加血藤、赤芍；乏力纳差甚者，加淮山药、山楂、鸡内金；体虚外感者，加荆芥、防风。每日1剂，水煎服，于早晚饭后温服。贺美波等将86例放射性肠炎患者随机分为观察组和对照组各43例。对照组予左氧氟沙星片联合盐酸洛哌丁胺，观察组在对照组的基础上加用肠癖方加减。结果：观察组显效26例，有效14例，无效3例，总有效率万93.02%；对照组显效16例，有效16例，无效11例，总有效率为74.42%。组间疗效比较两组总有效率有统计学意义（$P<0.05$）。①

2. *加味葛根芩连汤*　葛根15克、黄芩10克、白芍10克、炒白术10克、防风10克、诃子10克、陈皮6克、炙甘草6克、黄连5克、石榴皮1摊。每日1剂，水煎2次，早晚温服。泻火解毒，清热化湿。王立颖等将70例湿热型放射性肠炎患者随机分为中药组和西药组各35例。西药组予蒙脱石散，中药组予加味葛根芩连汤。两组均以14天为1个疗程。结果：中药组痊愈10例，显效18例，有效5例，无效2例，总有效率94.29%；西药组痊愈5例，显效12例，有效10例，无效8例，总有效率77.14%。②

3. *肠复康方*　金银花20克、连翘15克、败酱草30克、苦参15克、黄柏15克、苍术30克、白术30克、薏苡仁30克、金钱草30克、车前草30克、仙鹤草30克、乌药15克、麦芽30克。每日1剂，加水约400毫升，煎至约300毫升，平均分为2份，早晚2次口服。清利湿热，调理气机。王云启等将116例放射性肠炎湿热蕴结证患者随机分为观察组和对照组各58例。对照组予黄连素，观察组予肠复康方。两组均以2周为1个疗程。结果：观察组治愈15例，显效31例，有效10例，稳定2例，无效0例，总有效率96.5%；对照组治愈7例，显效14例，有效20例，稳定11例，无效6例，总有效率70.7%。③

4. *扶正解毒汤*　蒲公英10克、野菊花10克、马齿苋10克、苦参10克、黄连10克、丹参10克、五味子10克、地榆10克、槐花20克、西洋参10克、黄芪10克、女贞子10克、枸杞子10克、八味锡类散（后下）1克。随症加减：合并血便、脓血便、黏液便者，加三七粉（后下）6克；贫血者，加阿胶10克。用煎药机将中药双煎取汁100毫升，患者睡前取侧卧位，用灌肠器由肛门一次灌入（灌肠管插入肛门15～20厘米），翻身几次使中药充分与整个肠管黏膜接触。中药保留时间越长越好，每日1次，1周为1个疗程，连续2～4周，症状偏重者可再巩固2～4周。李春耕等以上方治疗90例放射性肠炎患者。结果：治愈86例，好转3例，无效1例，有效率为98.9%。④

5. *泄泻方加减*　白茯苓30克、党参15克、炒白术15克、陈皮10克、砂仁10克、泽泻15克、白头翁15克、炒麦芽20克、神曲15克、黄连6克、炙甘草10克。随症加减：腹痛较重者，加延胡索20克、乌药15克；黄色黏液便明显，加杭白芍15克、黄芩10克；白色黏液便明显，加苍术15克、木香10克；便血明显，加阿胶（烊化）10克、槐花15克；恶心呕吐者，加半夏10克、生姜10克；大便滑泻，加肉豆蔻10克、诃子10克；久泻不愈者，加黄芪20克、升麻10克。上药以凉水浸泡15分钟后煎煮40分钟，每日1剂，分2次温服。迅速改善临床症状，改善肠黏膜病理变化，提高患者生存质量；适用于治疗放射性肠炎。郭峰等将87例放射性肠炎患者随机分为治疗组45例和对照组42例。对照组予西药，治疗组予泄泻方加减。两组均以14天为1个疗程。结果：治疗组痊愈10例（22.22%），显效23例（51.11%），有效8例（17.77%），无效4例（8.88%），总有效率91.1%；对照组痊愈3例（7.14%），显效10例（23.80%），有效17例（40.47%），无效12例（28.57%），总有效率71.4%。组间疗效

① 贺美波，等.肠癖方加减联合常规治疗对宫颈癌放疗致放射性肠炎患者的临床疗效[J].中成药，2021，43(10)：2694-2698.
② 王立颖，等.加味葛根芩连汤对急性放射性肠炎患者WBC、PLT及免疫学指标的影响[J].四川中医，2017，35(5)：140.
③ 王云启，等.肠复康方治疗放射性肠炎湿热蕴结证临床观察[J].湖南中医药大学学报，2014，34(6)：35.
④ 李春耕，等.扶正解毒汤灌肠治疗放射性肠炎90例[J].河南中医，2013，33(6)：918.

比较有统计学意义（$P<0.05$）。①

6. *放疗缓解汤* 炒白术15克、炒陈皮9克、炒白芍12克、防风6克、桔梗6克、葛根15克、白及12克、茯苓12克、炙甘草6克、木香3克、大黄炭6克、龙骨30克、炒酸枣仁15克、合欢花12克。每日1剂，水煎至200毫升，早、晚分2次温服。肝气和顺，脾气健运，神有所养，不止痛而痛自止，不止泻而泻自停。吕文增将104例放射性肠炎患者随机分为治疗组32例、对照组36例和中西医结合组36例。治疗组予放疗缓解汤，对照组用谷参肠安胶囊，中西医结合组服放疗缓解汤加谷参肠安胶囊。三组均以3周为1个疗程。结果：治疗组显效21例，有效9例，进步2例，无效0例，总有效率93.75%；对照组显效16例，有效10例，进步4例，无效6例，总有效率72.22%；中西医结合组显效24例，有效10例，进步1例，无效1例，总有效率94.44%。②

7. *白头翁汤合槐花散加减* 白头翁12克、黄连9克、槐花12克、枳壳9克、荆芥穗9克、侧柏炭9克、炒白术12克、生白芍12克。随症加减：湿热蕴结型，加薏苡仁15克、黄柏9克、秦皮9克；便血多者，加金银花炭12克、白及15克；脾胃虚弱型，加太子参12克、白茯苓15克、苍术9克、广木香6克；脾肾阳虚型，加补骨脂12克、党参15克、黄芪12克、肉豆蔻9克；便血明显或者便次明显增多者，加中药保留灌肠（蒲公英30克、槐角15克、石榴皮15克、防风9克、黄连9克、枳壳9克），每晚1次或者隔日1次。每日1剂，水煎服，2周为1个疗程。郭峰等以上方加减治疗48例放射性肠炎患者。结果：治愈31例，好转12例，未愈5例，总有效率为86%。③

单　方

槐绛方 组成：蛋黄油10克、血余炭5克、槐花炭5克。功效：抑菌，抗炎，止血。用法用量：加水800毫升，煎煮至400毫升。每日1剂，取200毫升，分早晚2次口服；余下200毫升用于保留灌肠，每日1次，每次30分钟。临床应用：运强等将84例放射性肠炎患者随机分为观察组和对照组各42例。对照组予西药灌肠，观察组予槐绛方。结果：观察组总有效率为95.24%，对照组总有效率为76.19%，观察组总有效率明显高于对照组（$P<0.05$）。两组治疗后总症状积分均明显降低，观察组治疗后黏液脓血便、腹痛、腹泻、里急后重、乏力及总症状积分显著低于对照组（$P<0.05$）。观察组治疗后CRP、NO、MDA水平显著低于对照组，而SOD水平高于对照组（$P<0.05$）。④

预 防 用 药

1. *清热补益方* 组成：炙黄芪15克、党参10克、当归9克、白术12克、柴胡10克、升麻5克、陈皮5克、炙甘草10克、黄连5克。用法用量：每日1剂，水煎，分2次服。临床应用：邹雨荷等将125例行根治性放射治疗的宫颈癌、结直肠癌患者分为中西医结合组45例、中药组40例和对照组40例。中西医结合组予谷氨酰胺及清热补益方，中药组予清热补益方，对照组不加任何预防用药。结果：三组间急性放射性肠炎发生率为中西医结合组13.3%，中药组32.5%，对照组55%，差异有统计学意义（$P<0.05$或0.01）。⑤

2. *参苓白术散加减* 组成：黄芪30克、党参30克、茯苓30克、山药30克、白花蛇舌草30克、七叶一枝花30克、半枝莲30克、白术10克、薏苡仁50克、陈皮5克、黄连3克、藿香15克、佩兰15克。随症加减：腹痛者，加乌药15克；大便带黏液，加白头翁20克；大便有脓血，加槐花30克、仙鹤草15克。功效：标本兼顾，攻补同施，脾胃调和，清升浊降，泄泻得止。用法用量：水煎成300

① 郭峰，等.泄泻方加减对放射性肠炎的临床观察[J].西北国防医学杂志，2010，31(6)：416.
② 吕文增.中药放疗缓解汤治疗放射性肠炎32例临床观察[J].四川中医，2005，23(2)：47.
③ 郭峰，等.中医治疗放射性肠炎48例临床观察[J].甘肃医药，1997(Z1)：185.
④ 运强，等.中药槐绛方对放射性肠炎患者CRP水平及抗自由基能力的影响[J].临床和实验医学杂志，2014，13(24)：2018.
⑤ 邹雨荷，等.谷氨酰胺联合清热补益中药预防急性放射性肠炎的临床观察[J].广东医学院学报，2007，25(5)：553.

毫升，每日1剂，上、下午各服150毫升。临床应用：胡跃然等将56例拟行放射治疗的妇科肿瘤患者随机分为观察组30例和对照组26例。两组均予放射治疗，观察组在此基础上加用参苓白术散加减。结果：观察组大便每日3～4次者5例(16.7%)，黏液便3例(10.0%)，下腹痛3例(10.0%)；对照组大便每日3～4次者21例(80.8%)，黏液便12例(46.2%)，下腹痛11例(42.3%)，两组比较有非常显著性差异($P<0.01$)。1年后经纤维结肠镜检查发现观察组发生放射性肠炎13例(43.3%)：Ⅰ度10例，Ⅱ度2例，Ⅲ度1例；对照组发生放射性肠炎25例(96.2%)：Ⅰ度8例，Ⅱ度8例，Ⅲ度9例。两组患者放射性肠炎发生率比较有非常显著性差异($P<0.01$)。①

3. RP-Ⅱ*灌肠方*　组成：甘草、白术、防风、黄芪、白芍、丹参、延胡索、黄芩(总生药量为1.0克/毫升)。制备方法：水剂制成后分装在胶囊内，每个胶囊含水剂15毫升。用法用量：每次在腔内放疗时，每当完成放置施源器于腔内后，先经肛门内灌入RP-Ⅱ胶囊1个，药物经挤压进入直肠腔内停留并马上进行本次的放疗剂量。次日至1周内，每天于排大便前或后由患者按上法自行灌注RP-Ⅱ胶囊1个，即每周6次，直至完成腔内放疗为止。临床应用：陈昆田等将600例拟行放疗的妇科肿瘤患者随机分为给药组500例和对照组100例。对照组予蒸馏水灌肠，给药组予RP-Ⅱ灌肠方。结果：两组在放疗期间出现的近期放射性肠炎的发生率有明显差异，给药组发生率为1.2%，对照组发生率为37%($P<0.01$)。②

---

① 胡跃然，等.盆腔肿瘤放疗中用参苓白术散防治放射性肠炎[J].实用癌症杂志，2004，19(3)：317.

② 陈昆田，等.中药RP-Ⅱ灌肠预防放射性肠炎_附妇癌500例临床疗效分析[J].广东医学，1998，19(8)：631.

胆道疾病

急性胆囊炎

概　　述

急性胆囊炎是由化学刺激和细菌感染及慢性胆囊炎急性发作引起的疾病。临床表现症状一般为右上腹部呈持续性、膨胀性疼痛，或疼痛阵阵加剧，右肩胛下区有放射性疼痛，恶心呕吐，黄疸深重，畏寒发热，甚者高热寒战，烦躁，脱水及电解质紊乱感染性休克等，苔黄腻，舌质红，脉弦滑数。

本病多属中医"结胸""肝胃气痛""胃脘痛""胆心痛""黄疸""胆胀"等范畴。其病理特点是湿热阻滞，热(胀)毒蕴结。临床辨证分型与治则如下。(1) 蕴热型：相当于急性单纯性胆囊炎、早期化脓性胆管炎。主要症状为右上腹胀痛或阵发性腹痛增剧，并向右侧肩背部放射。伴有畏寒发热，黄疸不甚，胸胁痞满，饮食减少，嗳气泛恶，口苦，尿微黄，大便干燥，苔薄黄腻，脉象弦数等。治宜清热利湿、疏肝利胆、通腑止痛。(2) 肝胆湿热型：相当于急性胆囊炎合并局限性腹膜炎、慢性胆囊炎急性发作等。症状特点为右胁或右上腹部持续性剧痛，寒热往来，压痛明显，局部腹肌紧张，脘腹痞胀，口苦咽干，小便黄浊或赤涩，便秘，黄疸，舌红苔黄腻，脉弦数等。治宜清胆利湿、通腑行气、解郁止痛。同时可根据病情配合西药综合治疗。(3) 火毒蕴结型：相当于坏死性胆囊炎，重度急性梗阻型，化脓性胆囊炎，急性胆囊炎合并弥漫性腹膜炎等。症状特点以发热为主，起病急骤，右胁或右上腹部持续灼痛引及肩背，腹壁紧张，明显压痛及反跳痛，胆囊肿大，全身晦黄，高热寒战，心烦苦满，口干味苦，便秘尿色如茶而量少，舌红绛或有芒刺，苔黄腻或黄糙，脉弦滑数。甚者高热神昏、躁狂不安，呼吸急促、血压下降等。治宜清热泻火、利胆解毒，并辅以西药综合疗法。(4) 肝郁气滞型：主要症状为右胁胀痛，胸闷不舒，嗳气太息，每因情绪变动而增减。或恶心呕吐，或大便不爽，苔薄白或白腻，脉弦或弦细等。治宜疏肝解郁、行气通腑、止痛。

辨证施治

1. 叶旭霞等分 4 型

大柴胡汤加减(基本方)：柴胡 15 克、黄芩 12 克、芍药 9 克、半夏 9 克、生姜 15 克、枳实 9 克、大枣 4 枚、大黄(后下)6 克。

(1) 气郁型　症见右上腹及胃脘部胀痛明显，疼痛每因情志变化而改变，时而钝痛或者窜痛、绞痛，痛及肩背，胸脘痞满，嗳气则舒，或兼微热，食量减少，苔薄白脉弦，莫菲氏征阳性。治宜疏肝利胆、理气止痛。方用基本方加青皮、香附、延胡索、川楝子、佛手、厚朴。

(2) 湿热型　症见右胁肋或右上腹疼痛，阵发加剧，压痛拒按，口苦咽干，恶心呕吐，恶寒发热，小便黄赤，大便秘结或持续性溏泻，或兼黄疸，舌苔黄腻，脉弦滑数，莫菲氏征阳性，或兼右上腹肌紧张，或 B 超示胆囊内有结石直径小于 1 厘米。治宜清热利湿、利胆通腑。方用基本方加龙胆草、茵陈、滑石(包煎)，大黄增至 15 克。随症加减：有结石，加金钱草、海金沙(包煎)、鸡内金。

(3) 血瘀型　症见右上腹刺痛或绞痛，拒按，疼痛部位固定，痛处可见包块，痛久不已，状如针刺，舌紫暗可见青紫瘀点，脉细涩。治宜活血化瘀、利胆止痛。方用基本方减芍药、半夏、生姜，加桃仁、红花、赤芍、丹参、五灵脂、蒲黄。

(4) 脓毒型　症见右上腹持续性剧痛，可触及包块，腹肌紧张，压痛，高热烦躁，神昏谵语，甚或衄血、便血，全身血斑，舌红绛，苔黄燥，溲黄便结。治宜清热泻火、凉血解毒。方用基本方加生地黄、金银花、茵陈、牡丹皮、玄参、连翘，大黄加至15克。病情危重者手术处理。

以上各方均每日1剂，水煎分2次温服，7天为1个疗程。临床观察：叶旭霞等将196例急性胆囊炎患者随机分为治疗组146例和对照组50例。对照组予西药，治疗组予中医辨证予药。结果：总有效率治疗组为88.36%，对照组为72.0%，两组总有效率比较具有明显差异性($P<0.05$)；复发率治疗组为10.27%，对照组为26.0%，两组复发率比较差异性明显($P<0.05$)。①

2. 良方分3型

(1) 气滞型　症见胁脘隐痛，闷胀痛或窜痛，并牵引肩背，伴恶心呕吐，口苦咽干，寒热往来，食少腹胀，发热不重，苔薄白，脉弦紧。治宜疏肝理气、清热止痛。药用茵陈30克、龙胆草12克、柴胡20克、黄芩15克、木香12克、延胡索10克、白芍15克、生大黄12克、郁金12克、香附12克。每日1剂，水煎服。

(2) 湿热型　症见右上腹持续胀痛，偶有阵发，寒热往来，或身热不扬，头昏目眩，身倦无力，心烦呕恶，口渴不欲饮，多有目黄、身黄，黄如橘子色，尿黄浊，便秘，舌红，苔黄腻，脉弦滑数。治宜清利湿热、疏肝理气。药用金银花30克、连翘15克、板蓝根30克、生大黄(后下)12克、黄芩15克、法半夏10克、木香10克、牡丹皮10克、赤芍10克。每日1剂，水煎服。

(3) 实火型　症见右上腹持续性胀痛，痛剧而拒按，上腹痞闷，高热气粗，口苦心烦，或有呕恶，便秘尿赤，舌质红，苔黄燥，脉弦数。治宜清肝泻火、利湿通下。药用生大黄(后下)12克、龙胆草10克、败酱草30克、芒硝(冲服)10克、生石膏30克、栀子10克、茵陈30克。每日1剂，水煎服。②

3. 邓庆华等分3型

四逆清胆汤(基本方)：柴胡15克、枳实20克、白芍15克、龙胆草10克、陈皮10克、川芎20克、香附15克、佛手15克、郁金20克、炙甘草15克。

(1) 肝胆湿热型　症见右胁疼痛，口干口苦，胸闷纳呆，恶心呕吐，兼见心烦易怒，目赤身黄，大便秘结，小便黄赤，舌红苔黄腻，脉弦数。方用基本方，重用龙胆草至15克，加炒黄芩20克、栀子20克、炒川楝子25克、大黄15克、车前子12克、木通10克、当归15克、地黄15克、泽泻15克、延胡索15克。

(2) 肝气郁结型　症见右胁胀痛为主，右侧肩胛下区放射性疼痛，走窜不定，纳差嗳气，舌质淡，苔薄白，脉弦。方用基本方加青皮10克、九香虫6克、甘松6克。随症加减：若见发热恶寒、心烦、舌红苔黄、脉弦数等肝郁化火征象，酌加炒川楝子25克、栀子20克、牡丹皮15克、延胡索15克、金钱草12克。

(3) 肝阴不足型　症见胁肋隐隐作痛，心烦口干，头晕目眩，舌红少苔，脉弦细数。方用基本方去龙胆草，加枸杞子10克、地黄15克、麦冬15克、沙参15克、炒川楝子25克、墨旱莲10克。随症加减：伴有胆囊结石者，酌加金钱草、海金沙、鸡内金。

以上方药，先用冷水浸泡30分钟后，煮沸15分钟，取汁600毫升，分早、中、晚3次口服，2日1剂，3剂为1个疗程，连服1～3个疗程。临床观察：邓庆华等以上方加减辨证治疗64例胆囊炎患者。结果：治愈17例，好转39例，未愈8例，总有效率87.5%。③

4. 黄曼分4型

(1) 饮食停滞型　症见右上腹疼痛，脘腹胀满，嗳腐吞酸，呕吐物中含不消化食物，大便秘结，

① 叶旭霞，文国匡.大柴胡汤加减治疗急性胆囊炎146例临床观察[J].国医论坛，2014，29(1)：8-9.
② 良方.急性胆囊炎分三型辨治[N].中国中医药报，2013-05-03(005).
③ 邓庆华，高于英.自拟四逆清胆汤治疗胆囊炎64例[J].中国民间疗法，2013，21(1)：33-34.

舌质红，舌苔厚腻，脉滑。治宜通腹泻下、消食导滞。方用大承气汤加减：大黄、芒硝、枳实、厚朴、木香、香附、金钱草、鸡内金、山楂、莱菔子、砂仁、蒲公英、甘草。临床观察：黄曼以上方治疗1例胆囊内多发性结石胆囊炎患者，连服5剂，诸症均除。

(2) 肝气郁结型　症见上腹部阵发性胀痛，痛无定处，每因情志不遂而疼痛加重，胸闷气短，不思饮食，呕恶，嗳气频作，口苦，便秘，时有发热，舌质红，舌苔薄白或微黄，脉弦。治宜通腑泻下、疏肝理气。方用大承气汤加减：大黄、芒硝、枳实、厚朴、金钱草、青皮、川楝子、制香附、郁金、柴胡、白芍、蒲公英、甘草。临床观察：黄曼以上方治疗1例胆囊内多发性结石胆囊炎患者，连服3剂，症状消失。

(3) 肝胆湿热型　症见右上腹硬满疼痛拒按，口苦咽干，不思饮食，恶心呕吐，发热，身黄，目黄，尿黄，便秘，舌质红，苔黄腻，脉滑数。治宜通腑泻下、清热利湿。方用大承气汤加减：大黄、枳实、厚朴、青皮、制香附、茵陈、栀子、金钱草、木通、泽泻、车前子、郁金、清半夏、蒲公英。临床观察：黄曼以上方治疗1例胆囊结石合并胆总管结石胆囊炎患者，1剂后大便通畅，继服2剂后体温降至正常。

(4) 气滞血瘀型　症见胁肋痛处固定，夜间加重，大便秘结，不思饮食，特别厌油腻食物，舌质紫暗，脉沉涩。治宜通腑泄热、理气活血。方用大承气汤加减：大黄、制香附、青皮、木香、金钱草、鸡内金、茜草、旋覆花、郁金、桃仁、延胡索、当归尾、红花、蒲公英。临床观察：黄曼以上方治疗1例胆囊颈部结石嵌顿胆囊炎患者，服1剂后，诸症状减轻，继服2剂后，胁腹痛消失。①

5. 周云分3型

(1) 肝胆湿热型　症见右胁肋，右上腹疼痛，阵发加剧，拒按，身有寒热或但热不寒，溲黄便结，或兼目黄肤黄，舌苔黄腻，脉弦滑数，查莫菲氏征阳性，或兼右上腹肌紧张。治宜清化湿热、利胆通腑。方用大柴胡汤加减：柴胡、黄芩、枳实、厚朴、法半夏、白芍、生大黄、金钱草、海金沙。随症加减：黄疸重者，加茵陈、青蒿；伴恶心呕吐者，加黄连、生姜；热盛，酌加金银花、虎杖；大便不通，加芒硝(冲)，另用皮硝(或芒硝)30～60克外敷痛处，每日1次，至疼痛缓解而不拒按为止；疼痛较甚者，加服金胆片，每次4片，每日3次；伴有胆石症者，加服利胆化石丸(浙江省衢州市衢江区人民医院协定方)，每次5克，每日3次。

(2) 肝郁气滞型　症见右胁肋，右上腹胀痛，痛及肩背，胸脘痞满，嗳气则舒，或兼微热，舌苔薄白，脉弦紧。治宜疏肝利胆、理气止痛。方用柴胡疏肝散加减：醋柴胡、白芍、青皮、枳壳、香附、木香、延胡索、川楝子、金钱草。随症加减：右胁痛甚，加姜黄、郁金；气郁甚者，加佛手、绿萼梅；病久屡发，加三棱、莪术；便秘，加大黄、枳实；舌苔白腻者，加炒苍术、陈皮、制厚朴；疼痛较甚者，加服金胆片，每次4片，每日3次；伴有胆石症者，加服利胆化石丸(浙江省衢州市衢江区人民医院协定方)，每次5克，每日3次。

(3) 肝郁脾虚型　症见右胁肋，右上腹胀痛，疼痛时发，病程较久，食少神倦，食后脘腹痞胀，便溏，面色萎黄少华，舌苔薄白，舌质偏淡，脉细弦濡。治宜疏肝利胆、健脾和胃。方用逍遥散加减：醋柴胡、炒白芍、炒白术、炒当归、茯苓、香附、陈皮、炙甘草。随症加减：头昏沉重、腹胀便溏甚者，加炒山药、煨木香、炒党参；久痛不已，状如针刺者，加红花、赤芍、丹参；疼痛较甚者，加服金胆片，每次4片，每日3次；伴有胆石症者，加服利胆化石丸(浙江省衢州市衢江区人民医院协定方)，每次5克，每日3次。

以上各方均水煎取汁，每日2次温服，1周为1个疗程。临床观察：周云以上方加减辨证治疗80例急性胆囊炎(含慢性胆囊炎急性发作)患者。结果：临床治愈50例，显效18例，有效10例，无效2例。②

---

① 黄曼.大承气汤加减在急性胆囊炎急性发作治疗中的应用[J].光明中医，2012，27(9)：1863-1864.
② 周云.中医辨证治疗胆囊炎80例[J].中国中医急症，2010，19(6)：1031-1032.

6. 林婕分2型

（1）肝郁气滞型　症见右胁部胀满或胀痛，痛及肩背，脘腹胀满，胸闷嗳气，口苦，叹气，嗳气则舒，舌红苔薄白，脉弦。治宜疏肝利胆、理气解郁。方用自拟消炎利胆汤加减：金钱草30克、海金沙9克、延胡索9克、川楝子9克、木香6克、姜黄9克、虎杖15克、柴胡12克、白芍12克、甘草5克。随症加减：痛甚者，加郁金9克；苔厚腻者，加苍术9克、白术9克、川朴9克；便秘者，加大黄6克；有结石者，加鸡内金9克。

（2）肝胆湿热型　症见右胁部胀满或胀痛，脘腹胀满，口苦口臭，面黄小便黄赤，大便秘结，或寒热往来，舌红苔黄腻，脉弦滑或数。治宜疏肝利胆、清热化湿。方用自拟消炎利胆汤加减：金钱草30克、海金沙9克、延胡索9克、川楝子9克、木香6克、姜黄9克、虎杖15克、柴胡12克、白芍12克、甘草5克。随症加减：湿热甚者，加石膏15克、知母9克、茵陈18克、栀子9克；大便不通，加大黄6克；口干口渴喜饮者，加沙参15克、麦冬15克、石斛15克。

以上各方均每日1剂，水煎服，煎2次分服，14天为1个疗程。临床观察：林婕以上方治疗62例急性胆囊炎患者。结果：治愈14例，显效30例，有效15例，无效3例。①

7. 肖跃敏等分2型

（1）肝气郁结型　症见胁痛以胀痛为主，走窜不定，疼痛每因情志变化而增减，胸闷气短，饮食减少，嗳气频作，苔薄，脉弦。治宜疏肝理气。方用柴胡疏肝散加减：柴胡12克、香附10克、枳壳15克、陈皮12克、川芎10克、芍药10克、甘草10克。随症加减：胁痛甚者，加青皮10克、川楝子12克、郁金15克；气郁化火，症见胁肋掣痛，心急烦躁，口干口苦，尿黄便秘，舌红苔黄，脉弦数，去川芎，加牡丹皮12克、栀子10克、黄连6克、川楝子12克、延胡索10克。

（2）肝胆湿热型　症见胁痛口苦，胸闷纳呆，恶心呕吐，目赤或目黄，身黄，小便黄赤，舌苔黄腻，脉弦滑数。治宜清热利湿。方用龙胆泻肝汤加减：龙胆草10克、栀子12克、黄芩15克、木通10克、泽泻12克、车前子10克。可酌加川楝子10克、青皮10克、郁金15克、半夏10克。随症加减：发热、黄疸者，加茵陈30克、黄柏12克；湿热煎熬，结成砂石，阻滞胆道，症见胁肋剧痛，连及肩背者，加金钱草30克、海金沙20克、郁金15克；热盛伤津，大便秘结，腹部胀满者，加大黄10克、芒硝12克。

以上各方均每日1剂，水煎服。10天为1个疗程，一般治疗1～2个疗程。临床观察：肖跃敏等以上方加减辨证治疗42例急性胆囊炎患者。结果：治愈25例，显效10例，好转7例，总有效率为100%。②

8. 傅志雄等分3型

（1）肝郁气滞型　症见右上腹痛，痛引两胁，有时向右肩背放射，口苦，呕吐，低热，舌淡红边有齿印，苔薄白或薄黄腻，脉弦。药用柴胡、黄芩、大黄、法半夏、延胡索、郁金、川楝子。

（2）湿热内蕴型　症见右上腹剧痛，痛引肩背，恶心呕吐，口干口苦，发热恶寒，黄疸，上腹拒按，尿短黄，大便干结，舌红、苔黄腻，脉数。药用柴胡、黄芩、大黄、法半夏、茵陈、厚朴、栀子、金钱草。

（3）脓毒炽盛型　症见寒战高热，右上腹痛拒按，可扪及包块，全身发黄，恶心呕吐，大便秘结，小便短黄，烦躁甚则神昏谵语，舌红绛，苔黄燥，脉弦数。药用柴胡、黄芩、大黄、法半夏、白花蛇舌草、败酱草、蒲公英、芒硝、厚朴。

以上各方均每日1剂，水煎服。临床观察：傅志雄等以上方辨证并配合西药治疗114例急性胆囊炎患者。结果：治愈82例，好转17例，无效15例，总有效率为86.8%。③

9. 黄鹰等分2型

（1）肝胆湿热型　症见右上腹持续性疼痛，手不可近，伴发热，口苦，呕吐或黄疸，舌苔黄腻，

① 林婕.自拟消炎利胆汤治疗急性胆囊炎62例[J].福建中医药，2008，39(6)：37－38.

② 肖跃敏，等.辨证治疗急性胆囊炎42例[J].吉林中医药，2007，27(8)：31.

③ 傅志雄，等.114例急性胆囊炎中医治疗观察[J].新中医，2001，33(2)：25－26.

脉弦。方用龙胆泻肝汤加减：龙胆草15克、炒栀子10克、黄芩12克、柴胡12克、生地黄15克、泽泻10克、车前草10克、当归10克、木通10克、党参20克、白术10克、甘草5克。

（2）肝郁气滞型　症见右胁胀痛伴脘部痞闷，嗳气频作，口苦，纳呆，舌苔白腻或薄黄，脉弦。方用柴胡疏肝散加减：柴胡10克、白芍12克、枳壳10克、香附10克、川芎6克、郁金10克、陈皮6克、炙甘草5克、党参20克、白术10克。

以上各方均每日1剂，水煎分2次服。临床观察：黄鹰等将80例老年性胆囊炎患者随机分为治疗组与对照组各40例。对照组予0.2%氧氟沙星100毫升，静滴，每日2次；白霉素0.4克加入250毫升5%的葡萄糖盐水中静滴，每日1次；复方氨基酸250毫升静滴，每日1次；舒胆通片每次40毫克，每日3次。治疗组在对照组基础上加用中医辨证治疗。两组均以10天为1个疗程。结果：治疗组痊愈27例，显效7例，有效4例，无效2例，总有效率95%；对照组痊愈20例，显效4例，有效8例，无效8例，总有效率80%。①

10. 何勤泉分5型

大柴胡汤加减（基本方）：柴胡15克、枳实15克、郁金15克、延胡索15克、黄芩12克、木香12克、川楝子12克、半夏10克、金钱草30克、白芍30克、生大黄6克、甘草6克。

（1）胆道湿热型　症见口苦，小便黄赤，舌苔黄腻，脉弦滑数，或身目俱黄。治宜清热除湿、利胆止痛。方用基本方加虎杖30克、茵陈30克、龙胆草10克、栀子10克。

（2）肝气郁结型　症见嗳气腹胀，苔薄，脉弦。治宜疏肝利胆、理气止痛。方用基本方加青皮12克、香附12克，去大黄。

（3）蛔虫梗阻型　症见钻顶样阵痛，呕吐蛔虫。治宜安蛔利胆止痛。方用基本方加乌梅30克、使君子15克。

（4）瘀血停着型　症见痛如针刺固定，舌质紫暗，脉沉涩。治宜祛瘀利胆、通络止痛。方用基本方加乳香6克、没药6克，将生大黄改为酒炒大黄10克。

（5）肝阴不足型　症见口干咽燥，舌红少苔，脉弦细数。治宜养阴柔肝、利胆止痛。方用基本方加枸杞15克、沙参20克，去生大黄。

以上各方均每日1剂，饭前空服。临床观察：何勤泉以上方辨证并配合西药治疗102例急性胆囊炎患者，西医予阿托品0.5毫克肌注，每8小时1次；氨苄青霉素6克（氨苄青霉素过敏者除外）加入糖水同甲硝唑1克静脉点滴，每日1次，禁食者酌情输液支持。结果：治愈52例，显效47例，无效3例。②

11. 曾亚庆分3型

（1）肝郁气滞型　症见右上腹胀痛或窜痛，胸闷嗳气，腹痛拒按，恶心食少，舌尖微红，苔薄白，脉弦紧。方用大承气汤加蒲公英、金钱草、三七、香附、郁金。

（2）肠胃实热型　症见脘腹满痛拒按，大便燥结，有痞、满、燥、实四症，口苦口干，尿短赤，舌苔黄厚，脉洪数或弦数。方用大承气汤加蒲公英、金钱草、三七、金银花、连翘。

（3）湿热蕴结型　症见右上腹胀痛，拒按，多伴有黄疸，胸闷，恶心呕吐，发热，大便秘结小便短赤，舌红，苔黄腻，脉弦滑数。方用大承气汤加蒲公英、金钱草、三七、茵陈、栀子。

以上各方均每日2剂，每6小时1次，每次250毫升。随症加减：若大便已通，则去芒硝、大黄，改为每日1剂；腹痛缓解，血象恢复正常后，酌服消炎利胆片、逍遥丸以巩固。临床观察：曾亚庆以上方辨证治疗75例急性胆囊炎患者，总有效率97%。③

12. 刘宝林等分3型

（1）气滞型　症见发热，右上腹及胁肋部胀痛，钝痛，痛处走窜，胸闷，纳差，嗳气，黄疸不甚，舌质红，舌苔白，脉弦。治宜疏肝行气、清热利湿、

---

① 黄鹰，等.中西医结合治疗老年性胆囊炎40例[J].湖南中医药导报，1999，5(10)：25－26.

② 何勤泉.中西医结合治疗急性胆囊炎102例[J].四川中医，1998，16(6)：28.

③ 曾亚庆.大承气汤加味治疗急性胆囊炎75例[J].福建中医药，1992，23(1)：31－32.

通腑。方用大柴胡汤加减：柴胡 10 克、枳实 10 克、制半夏 10 克、栀子 10 克、郁金 10 克、生大黄(后下)10 克、黄芩 15 克。随症加减：热重者，加金银花、蒲公英；痛甚，加延胡索、青皮；有结石者，加金钱草、滑石；吐蛔虫者，加使君子、川楝子。

(2) 湿热型　症见发热甚，右上腹及胁部疼痛剧烈，呈灼痛或刀割样痛，目黄，口苦，呕吐，小便黄赤，舌质红，舌苔黄腻，脉弦滑数。治宜清热利湿、通腑行气。方用龙胆泻肝汤合茵陈蒿汤化裁：茵陈 30 克、栀子 10 克、大黄(后下)10 克、龙胆草 10 克、黄芩 10 克、柴胡 6 克、香附 10 克。随症加减：热重者，加金银花、蒲公英；痛甚，加延胡索、青皮；有结石者，加金钱草、滑石；吐蛔虫者，加使君子、川楝子。

(3) 正虚邪陷型　症见面色苍白，神情淡漠，甚则昏不知人，肌肤湿冷，四末不温，脉微弱。治宜益气回阳救逆、清利湿热。方用人参四逆汤合茵陈蒿汤化裁：人参(另焗)5～10 克、制附子 5～10 克、干姜 3 克、茵陈 20 克、栀子 10 克、龙胆草 5 克、大黄(后下)5 克、黄芩 10 克、甘草 5 克。

以上各方均每日 1 剂，水煎 2 次，分 2 次服。临床观察：刘宝林等以上方辨证并配合西药、针刺与穴位给药治疗 81 例急性胆道感染患者。结果：显效 28 例，好转 34 例，无效 6 例，死亡 3 例。①

13. 牟吉荣等分 2 型

(1) 肝胆湿热型　症见右胁疼痛，甚则剧痛难忍，痛引肩背，或恶寒发热，口苦口渴，或恶心呕吐，厌食油腻，或小便黄赤，大便秘结，或身目发黄，舌质红，舌苔黄腻或薄黄，脉弦滑或弦数。治宜疏肝利胆、清热通腑。方用大柴胡汤合茵陈蒿汤加减：柴胡、黄芩、半夏、大黄、枳壳、茵陈、栀子、蒲公英、白芍、甘草。

(2) 肝郁气滞型　症见右胁胀痛，胸闷不舒，嗳气太息，每因情志变动而增减，或恶心呕吐，或大便不畅，舌苔薄白或白腻，脉弦或弦细。治宜疏肝解郁、行气通腑。方用柴胡疏肝散加味：柴胡、枳壳、白芍、川芎、甘草、制香附、青皮、陈皮、郁金、广木香、大黄。

以上各方均每日 1 剂，水煎 2 次，分 2 次服。临床观察：牟吉荣等以上方辨证治疗 154 例胆囊炎患者。结果：显效 125 例，占 81.2%；有效 26 例，占 16.8%；无效 3 例，占 2%。总有效率为 98%。②

14. 刘景新分 3 型

(1) 气滞型　症见右胁痛(多为轻度或短暂的隐、钝痛)，常有口苦咽干，不思饮食，无明显寒热往来，尿清长或色微黄，舌薄白或微黄。治宜疏肝理气止痛。方用加味小柴胡汤(方 1)：柴胡、半夏、木香、枳壳、制大黄、广郁金、生甘草。

(2) 湿热型　症见右胁持续性剧痛，寒热往来，身黄，小便黄浊或赤涩，便秘，舌红苔黄腻，脉弦数。治宜疏肝理气、清胆利湿。方用加味小柴胡汤(方 2)：柴胡、苦参、黄芩、半夏、茵陈、茯苓、郁金、栀子、甘草。

(3) 脓毒型　症见起病急骤，右胁持续灼痛，伴有高热畏寒，神昏谵语，全身晦黄，尿色如茶而量少，大便燥结，舌质红绛，苔黄干或有芒刺，脉弦滑数或滑数。治宜疏肝理气、清胆泻火。方用加味小柴胡汤(方 3)：柴胡、苦参、黄芩、半夏、木香、郁金、龙胆草、生大黄、生甘草、蒲公英、紫花地丁。

均每日 1 剂，水煎 2 次，分 2 次服。临床观察：刘景新以上方辨证治疗 80 例胆道感染患者，并配合西药，口服硫酸镁，配合输液，纠正水电解质紊乱及酸碱平衡。湿热型加用 15% 苦参注射液，每次 250～500 毫升，每日 2 次。必要时做胃肠减压，或手术治疗。脓毒型病例应积极配合西医抢救措施，伴有休克者以早期手术治疗为宜。结果：痊愈 70 例，好转 8 例，转院 1 例，死亡 1 例。非手术治疗 77 例；手术治疗 3 例，其中治愈 2 例，死亡 1 例。③

15. 王文济等分 3 型

(1) 肝胆气滞型　症见右上腹或中上腹部阵发性疼痛，或持续性隐痛，有时可牵制右肩背，或

---

① 刘宝林，等.中医为主治疗急性胆道感染 81 例[J].广西中医药，1990，13(3)：8.
② 牟吉荣，刘普希.疏通清利法治疗胆囊炎 154 例[J].辽宁中医，1989(9)：21.
③ 刘景新.中西医结合治疗胆道感染 80 例小结[J].吉林中医，1985(6)：16.

伴有低热、腹部胀满、嗳气泛恶、口苦便秘，脉弦或弦细，苔厚腻或黄腻。治宜疏肝利胆、泄热燥湿。① 偏湿重者，方用三金汤合平胃散加减：金钱草30～60克、广郁金15～30克、生鸡内金9克、苍术9克、制川厚朴4.5克、新会皮6克、赤苓9克、炒延胡索9克、佛手片4.5克、制香附12克、制半夏6克、车前草15克。随症加减：便秘者，加生大黄4.5～9克、玄明粉4.5～9克。② 偏热重者，方用三金汤加味：金钱草30～60克、广郁金15～30克、生鸡内金9克、柴胡4.5克、黄芩9克、白芍9克、枳壳6克、延胡索9克、川楝子9克、制香附12克、制川厚朴4.5克、制半夏6克。随症加减：黄疸者，加茵陈30～60克、生栀子9克、生大黄4.5～9克；谷丙转氨酶高者，加田基黄30克、蒲公英30克。

(2) 湿热阻滞型　症见右上腹或中上腹部持续性疼痛，可有阵发性剧痛，拒按，伴有腹胀嗳气，寒战发热，恶心呕吐，口苦溲赤，或出现黄疸，舌苔白腻或黄腻，脉弦或弦数。治宜疏肝利胆、清热化湿。方用三金汤合大柴胡汤加减：金钱草30～60克、广郁金15～30克、生鸡内金9克、柴胡4.5～9克、黄芩6～9克、白芍9克、制半夏6克、青皮6克、陈皮6克、生大黄4.5～9克、赤茯苓9克、车前子(包煎)15克、炒枳实9克。随症加减：黄疸，加平地木30克、黄柏9克、虎杖15克、茯苓9克。

(3) 脓毒蕴结型　症见右上腹部持续性疼痛阵发性加剧，腹部胀满，腹壁紧张，可具明显压痛及反跳痛，寒战高热，呼吸急促，血压下降，巩膜皮肤多数可见黄疸，溲赤便结，并伴有嗳气、泛恶、呕吐，脉弦数，苔黄腻，舌光滑无苔。治宜泻火清热、利胆解毒。方用三金汤合黄连解毒汤加减：金钱草30～60克、广郁金15～30克、生鸡内金9克、川黄连3～4.5克、黄芩6～9克、黄柏9克、生栀子9克。随症加减：热重者，加柴胡、龙胆草、金银花、连翘、蒲公英、紫花地丁；黄疸者，加茵陈、平地木；便秘者，加生大黄、玄明粉。

临床观察：王文济等以上方加减辨证治疗119例胆道感染患者，疗效满意。①

16. 钱元龙分3型

(1) 肝胆气滞型　症见为右上腹胀痛或阵发性胀痛增剧，且向右侧肩背部放射，或畏寒发热，胸胁痞满，食欲呆钝，嗳气作恶，情绪多抑郁，舌苔白腻或薄黄腻，脉弦紧或弦数。方用清胆消炎汤：柴胡15克、黄芩15克、广郁金15克、生大黄(后下)9克、制香附9克、枳壳9克、广木香9克、川楝子12克、马齿苋30克、金钱草30克。

(2) 湿热蕴结型　症见右上腹持续性疼痛，拒按，或阵发性加剧，局部腹肌紧张或腹壁摸到肿大胆囊，胸腹痞胀，但热不寒，困倦乏力，口苦咽干，渴不多饮，尿短赤，大便干结，或有黄疸，舌苔黄腻，脉弦数或弦滑。方用利胆排石汤：茵陈18克、炒车前草(包煎)12克、柴胡12克、瓜蒌皮15克、黄芩15克、黄柏15克、生大黄(后下)12克、芒硝(冲服)12克、姜黄9克、金钱草30克。

(3) 肝胆火毒型　症见病势急重，寒战高热，心烦苦满，耳鸣目眩，口干味苦，便秘尿赤，或黄疸色鲜明，舌苔多黄腻或黄糙，舌质红，脉数疾，甚则神昏谵语。方用清火解毒汤：黄连6克、黄芩15克、龙胆草9克、金银花30克、连翘30克、大红藤30克、生大黄(后下)12克、泽泻12克、焦栀子12克、生甘草6克。

以上各方均每日1剂，水煎2次，分2次服。随症加减：疼痛剧烈，加延胡索、青皮；胸腹气胀，加木香、莱菔子；湿重者，加川厚朴、苍术；尿短赤，加木通、滑石；恶心呕吐者，加半夏、竹茹；有瘀证者，加赤芍、牡丹皮、桃仁。临床观察：钱元龙以上方辨证并配合西药治疗99例急性胆囊炎患者，西药治疗为一般不禁食，对无食欲而反复呕吐者，给予适量输液，补充维生素、葡萄糖，纠正水电解质及酸碱盐平衡。发热高，血象偏高者可适当加用抗生素。疼痛剧烈，加用硫酸阿托品0.5～1毫克，加盐酸氯丙嗪25～50毫克穴位注射。取穴肝俞或胆俞，以压痛敏感为准。结果：治愈60例，好

① 王文济，等.三金汤加味治疗胆道感染119例[J].上海中医药杂志，1980(6)：29.

转36例，无效3例。[①]

经验方

1. *大柴胡汤* 柴胡15克、黄芩15克、生姜15克、芍药10克、法半夏15克、茵陈30克、枳实15克、金钱草30克、甘草6克、蒲公英20克、生大黄10克。随症加减：临床症状较为严重者，加郁金9克，生大黄减为6～9克；黄疸者，加虎杖15克、茵陈9克。每日1剂，早晚用水煎服，每剂2次口服。清热利湿，行气利胆。周浩将40例老年急性胆囊炎肝胆湿热型患者随机分为治疗组与对照组各20例。对照组予西药，治疗组在对照组的基础上联合大柴胡汤加减。结果：治疗组痊愈12例，显效4例，有效2例，无效2例，总有效率90.0%；对照组痊愈7例，显效5例，有效2例，无效6例，总有效率70.0%。[②]

2. *大柴胡汤* 柴胡45克、大黄15克、甘草15克、黄芩10克、枳实10克、法半夏10克、郁金10克、厚朴10克、乌梅10克、赤芍30克。随症加减：身热者，加石膏、蒲公英、金银花；胁痛者，加川楝子、延胡索；黄疸者，加栀子、茵陈；湿重于热者，加佩兰。每日1剂，取水煎服法，分早晚2次口服。和解少阳，内泄热结。柯立新以上方加减治疗35例急性胆囊炎患者，并配合平衡针针刺，选择左侧腹痛穴、头痛穴为主穴；发热者加腕痛穴；恶心、呕吐者加胃痛穴；选择25～40毫米以一次性无菌不锈钢毫针作针刺治疗，针刺前做好皮肤常规消毒，并于上述穴位采取一步到位的手法，以患者自觉局部酸、麻、胀为宜，每日1次。结果：总有效率94.29%，其中痊愈17例(48.57%)，好转16例(45.71%)，无效2例(5.71%)，且所有患者均未出现不良反应。[③]

3. *清化利胆汤* 柴胡20克、黄芩15克、栀子10克、金钱草30克、鸡内金10克、延胡索12克、芍药15克、乌梅20克、枳实15克、大黄9克、青皮12克、陈皮12克、清半夏10克、竹茹15克。每日1剂，水浓煎至200毫升，早晚分服。清热利湿，行气利胆。王晓光等将84例急性胆囊炎(胆腑郁热证)患者随机分为治疗组与对照组各42例。对照组采用西医常规治疗，治疗组在对照组基础上加用自拟清化利胆汤治疗。结果：治疗组痊愈20例，显效12例，有效7例，无效3例，总有效率92.86%；对照组痊愈11例，显效13例，有效8例，无效10例，总有效率76.19%。[④]

4. *大柴胡汤加味* 柴胡9克、白芍9克、枳实9克、大枣9克、延胡索9克、黄芩9克、生大黄(后下)3克、法半夏6克、木香6克、生姜6克。随症加减：严重者，生大黄加至6～9克，加郁金9克；黄疸者，加茵陈9克、虎杖15克。每日1剂，水煎早晚各1次。14天为1个疗程。朱文博将100例老年急性胆囊炎患者随机分为治疗组与对照组各50例。对照组采用抗生素治疗，治疗组采用大柴胡汤加味治疗。结果：治疗组有效48例，无效2例，总有效率96%；对照组有效40例，无效10例，总有效率80%。[⑤]

5. *龙胆泻肝汤* 生姜6克、栀子10克、半夏10克、柴胡10克、龙胆草10克、大黄10克、黄芩10克、泽泻12克、车前子12克、白芍15克、延胡索15克。每日1剂，水煎服，早晚分服。止痛祛瘀，通经活络，清利肝胆。曾庆源将136例急性胆囊炎患者随机分为治疗组73例与对照组63例。对照组予常规西医治疗，治疗组在对照组基础上予龙胆泻肝汤。结果：治疗组胃灼热、恶心、肩背疼痛及口苦症状积分优于对照组($P<0.05$)；治疗组中性粒细胞占百分比、白细胞计数降低幅度显著大于对照组($P<0.05$)。[⑥]

6. *疏肝利胆汤加减* 柴胡15克、黄芩15克、

---

① 钱元龙.中西医结合治疗胆道感染217例小结[J].江苏医药，1977(4)：6.
② 周浩.大柴胡汤治疗老年急性胆囊炎肝胆湿热型临床观察[J].光明中医，2019，34(9)：1349-1351.
③ 柯立新.大柴胡汤配合平衡针治疗急性胆囊炎的探究实践[J].临床医药文献电子杂志，2019，6(46)：158.
④ 王晓光，张科.清化利胆汤治疗急性胆囊炎(胆腑郁热证)的临床观察[J].中国中医急症，2018，27(10)：1819-1821.
⑤ 朱文博.大柴胡汤加味治疗老年急性胆囊炎疗效观察[J].山西中医，2017，33(7)：7-8.
⑥ 曾庆源.龙胆泻肝汤对急性胆囊炎患者治疗效果的影响[J].中医临床研究，2017，9(20)：54-55.

木香15克、姜半夏12克、赤芍15克、生大黄(后下)12克、枳实15克、厚朴15克。随症加减：胆结石者，加金钱草30克、海金沙15克；湿热腹痛加重，黄疸明显者，加蒲公英20克、茵陈20克、延胡索30克；阴虚明显者，加生地黄20克；高热者，柴胡用至30克，加生石膏30克。每日1剂，水煎服，每日2次，根据大便次数，调整生大黄用量，每日2～3次大便，质烂不稀为度。7天为1个疗程。疏利肝胆，行气止痛。姜莉萍等将72例急性胆囊炎患者随机分为治疗组与对照组各36例。对照组予静脉注射头孢噻肟钠3.0克加入0.9%氯化钠注射液250毫升，每日2次静滴；0.5%甲硝唑250毫升，每日2次静脉滴，并根据病情适当给予654-2，胃复安止呕。治疗组在对照组基础上加用疏肝利胆汤加减。结果：治疗组临床治愈26例，有效8例，无效2例；对照组临床治愈15例，有效12例，无效9例。①

7. *柴金利胆汤加味*　蒲公英30克、金钱草30克、白芍15克、郁金12克、延胡索12克、柴胡12克、栀子10克、黄芩10克。随症加减：恶心呕吐者，加黄连5克、法半夏10克；伤阴者，加石斛15克、生地黄20克；大便秘结，加大黄10克。每日1剂，分2次温服。通腑利胆，清热利湿，疏肝理气。杨清清将83例急性胆囊炎患者随机分为中医组42例与西医组41例。西医组予西药，中医组在西医组基础上加用柴金利胆汤加味。结果：中医组痊愈29例，好转11例，无效2例，总有效率95.24%；西医组痊愈10例，好转21例，无效10例，总有效率75.61%。②

8. *金铃子散合小柴胡汤*　延胡索20克、川楝子15克、柴胡15克、黄芩10克、制半夏10克、枳实10克、郁金10克、茵陈12克、栀子10克、甘草10克、大枣10枚。每日1剂，水煎服。疏肝利胆，清热除湿止痛。匡凤明等将120例急性胆囊炎患者随机分为治疗组和对照组各60例。两组均给予西医常规疗法，治疗组加用金铃子散合小柴胡汤加减。两组均以7天为1个疗程。结果：治疗组治愈46例，显效7例，有效4例，无效3例，总有效率95%；对照组治愈41例，显效4例，有效5例，无效10例，总有效率83.3%。③

9. *开泄复方*　薤白25克、瓜蒌25克、黄芩15克、川楝子15克、茵陈12克、枳实12克、郁金12克、栀子12克、生大黄5克、半夏10克。每日1剂，水煎分服。狄建新将85例肝胆湿热型AC患者随机分为观察组42例与对照组43例。对照组予西药，观察组在对照组基础上加用开泄复方。结果：观察组痊愈28例，显效10例，有效3例，无效1例，总有效率97.62%；对照组痊愈17例，显效14例，有效5例，无效7例，总有效率83.75%。④

10. *龙胆泻肝汤*　龙胆草6克、生甘草6克、当归8克、黄芩9克、车前子9克、木通9克、栀子9克、柴胡10克、泽泻12克、生地黄20克。每日1剂，早晚各1次，2周为1个疗程。理气和中，清利肝胆，通经活络，止痛祛瘀。姜凯等将70例急性胆囊炎患者随机分为治疗组与对照组各35例。对照组予西药，治疗组在对照组基础上加用龙胆泻肝汤。结果：治疗组显效17例，有效6例，无效4例，总有效率88.57%；对照组显效12例，有效10例，无效9例，总有效率74.28%。⑤

11. *加味甘遂承气汤*　甘遂5～10克、大黄(酒洗)60克、枳实(炙)40克、制厚朴125克、芒硝60克。随症加减：恶寒发热重者，加人工牛黄(分2次兑服)3～5克、熊胆粉(分2次兑服)2克；黄疸者，加茵陈90克、栀子14克、金钱草100克，加水2 200毫升，先煮茵陈，取1 000毫升，纳二味，煮取600毫升，去滓，分3次服。若服中药泻下较甚，可提前减少甘遂和芒硝的剂量，或可停用。每日1剂，加水2 000毫升，先煮枳实、厚朴，取1 000毫升，去滓，内大黄，更煮，取400毫升，去滓，纳甘遂、芒硝，小火煎一二沸。分2～3次服。泻下通

① 姜莉萍，等.中西医结合治疗急性胆囊炎36例[J].云南中医中药杂志，2017，38(1)：34-35.
② 杨清清.柴金利胆汤加味治疗急性胆囊炎42例效果评价[J].中国医药指南，2017，15(26)：190-191.
③ 匡凤明，孔庆莉.金铃子散合小柴胡汤加减治疗急性胆囊炎60例观察[J].实用中医药杂志，2016，32(2)：120-121.
④ 狄建新.开泄复方治疗肝胆湿热型急性胆囊炎42例[J].西部中医药，2015，28(8)：84-86.
⑤ 姜凯，等.龙胆泻肝汤对急性胆囊炎患者治疗效果的临床研究[J].辽宁中医杂志，2015，42(6)：1255-1257.

腑，清肝利胆。张强等将120例急性胆囊炎患者随机分为治疗组与对照组各60例。对照组予西药，治疗组予加味甘遂承气汤。结果：治疗组治愈32例，显效20例，有效3例，无效5例，总有效率91.67%；对照组治愈19例，显效17例，有效10例，无效14例，总有效率76.67%。①

12. *中药方* 龙胆草10克、大黄10克、栀子10克、川楝子10克、柴胡10克、木通10克、茵陈15克、当归15克、黄芩15克、生地黄15克、半夏15克、枳壳15克、延胡索15克、厚朴15克、白芍15克、车前子12克、生姜6克。每日1剂，分2次服用。加依尔别克以上方并配合西药治疗61例急性胆囊炎患者，西药予头孢噻肟钠3克，与0.9%氯化钠注射液100毫升混合静脉滴注，每日2次；采用0.5%甲硝唑250毫升静脉滴注，每日2次，持续治疗1周。生活质量明显提高。②

13. *利胆疏肝汤* 柴胡15克、木香15克、枳壳10克、姜黄10克、金钱草30克、茵陈15克、龙胆草15克、蒲公英20克、黄柏10克、当归15克、大黄5克。随症加减：右胁下痛甚者，加延胡索15克、川楝子10克；腹胀满者，加陈皮15克、焦麦芽15克、焦山楂15克、焦神曲15克；发热重者，加金银花20克、连翘15克。水煎30分钟，取液100毫升，经胃管注入后夹闭胃管，2小时后再开放胃管。每日1剂，每日2次灌注。待病情缓解可进食后改为水煎口服，每日1剂，每日2次。1周为1个疗程。疏肝清热利胆，理气排石止痛。袁小利以上方加减并配合西药治疗60例急性胆囊炎患者，2周后观察疗效。结果：临床症状完全消失22例，经用药后疼痛缓解30例，经治无效、转外科手术8例。总有效率86.7%。③

14. *大柴胡汤合大承气汤加减* 柴胡15克、黄芩15克、芍药12克、半夏9克、大黄(后下)15克、芒硝(溶服)12克、枳实15克、厚朴12克、生姜15克、大枣5枚。随症加减：伴发热者，加黄柏12克、滑石15克；伴黄疸者，加茵陈15克、黄芩12克；伴肾砂者，加金钱草15克、海金沙15克；伴恶心、呕吐者，加藿香12克、苍术12克。每日1剂，水煎600毫升后去渣再煎至400毫升，分早晚2次温服。7天为1个疗程。抗感染，解热镇痛，解痉止痛，保肝利胆。徐喜玲将72例急性胆囊炎患者随机分为治疗组与对照组各36例。对照组予抗生素，治疗组在对照组基础上加用大柴胡汤合大承气汤加减。结果：治疗组治愈20例，显效10例，有效5例，无效1例；对照组治愈14例，显效8例，有效6例，无效8例。④

15. *清胆汤加减* 柴胡10克、黄芩10克、金钱草25克、木香10克、白芍25克、甘草5克、郁金10克、茵陈20克、败酱草20克。随症加减：大便秘结者，加大黄10克、芒硝10克；疼痛甚者，加延胡索15克、川楝子15克；身热者，加金银花20克、连翘15克、蒲公英25克；胀满甚者，加厚朴10克、陈皮10克；恶心呕吐者，加半夏10克、竹茹15克、藿香15克；遇冷痛重，肢冷畏寒者，加干姜10克、桂枝10克；得食则痛甚，嗳腐吞酸，加神曲15克、麦芽15克、山楂15克；合并结石者，加威灵仙15克、鸡内金10克、海金沙15克；刺痛，痛处固定，入夜尤甚者，加当归10克、川芎10克、桃仁10克、红花10克；而口身黄，小便黄，厌油者，加栀子10克、龙胆草10克；如蛔虫所致者，加乌梅15克、苦楝皮10克、使君子10克；纳少体倦，头重昏蒙舌苔腻者，加苍术15克、砂仁10克、茯苓15克、半夏10克、藿香15克、佩兰15克。每日1剂，水煎至300毫升，分早晚服，7天为1个疗程。宋晓刚将80例急性胆囊炎患者随机分为治疗组与对照组各40例。对照组予西药，治疗组予自拟清胆汤加减。结果：治疗组痊愈13例，好转24例，无效3例，总有效率93%；对照组痊愈5例，好转25例，无效10例，总有效率75%。⑤

16. *金铃四逆散加减方* 柴胡20克、枳实20

---

① 张强，等.加味甘遂承气汤治疗急性胆囊炎120例临床观察[J].新中医，2015，47(11)：92－94.
② 加依尔别克.观察中西医结合治疗急性胆囊炎的疗效[J].中西医结合心血管病杂志，2014，2(15)：27－28.
③ 袁小利.利胆疏肝汤治疗急性胆囊炎60例[J].陕西中医学院学报，2014，37(2)：44－45.
④ 徐喜玲.大柴胡汤合大承气汤加减治疗急性胆囊炎36例疗效观察[J].中医临床研究，2013，5(4)：61－62.
⑤ 宋晓刚.自拟清胆汤治疗急性胆囊炎40例[J].中国现代药物应用，2013，7(14)：156－157.

克、白芍 30 克、茵陈 30 克、郁金 15 克、大黄 10 克、川楝子 12 克、延胡索 15 克、栀子 15 克。随症加减：有结石者，加金钱草 30 克、鸡内金 15 克、芒硝(分冲)9 克；呕吐，加竹茹 15 克、半夏 12 克、生姜 10 克。解热，镇痛；适用于急性胆囊炎。顾学林将 100 例急性胆囊炎患者随机分为治疗组与对照组各 50 例。对照组予西医常规治疗；治疗组在对照组的基础上加用金铃四逆散加减方。结果：治疗组治愈 40 例，显效 6 例，有效 2 例，无效 2 例，总有效率 96%；对照组治愈 35 例，显效 3 例，有效 3 例，无效 9 例，总有效率 82%。①

17. *柴金利胆汤加味*　柴胡 12 克、延胡索 12 克、郁金 12 克、黄芩 10 克、栀子 10 克、白芍 15 克、金钱草 30 克、蒲公英 30 克。随症加减：伴恶心呕吐者，加法半夏 10 克、黄连 5 克；大便秘结者，加大黄(后下)10 克；伤阴者，加生地黄 20 克、石斛 15 克。每日 1 剂，水煎，分 2 次温服。连续服用 1 周。疏肝理气，通腑利胆，清热利湿。熊飞霞将 50 例急性胆囊炎患者随机分为治疗组与对照组各 25 例。对照组予西药，治疗组在对照组基础上加用柴金利胆汤加味。结果：治疗组痊愈 18 例，好转 4 例，无效 3 例，总有效率 88.0%；对照组痊愈 10 例，好转 6 例，无效 9 例，总有效率 64.0%。②

18. *大柴胡汤合茵陈蒿汤加味*　柴胡 15 克、黄芩 10 克、半夏 15 克、赤芍 15 克、白芍 30 克、大黄 12 克、枳实 10 克、栀子 15 克、茵陈 30 克、郁金 12 克。随症加减：高热者，柴胡用至 30 克、黄芩用至 15 克，加白花蛇舌草 30 克；恶心呕吐明显者，加竹茹 15 克、生姜 15 克；疼痛剧烈者，白芍用至 60 克，加延胡索 10 克、川楝子 15 克；伴胆结石者，加金钱草 30 克、海金沙 30 克、牡蛎 30 克、鸡内金 15 克；舌红口干渴者，加生地黄 30 克。上方每日 1 剂，加水急火煎汁 200～300 毫升，分 2 次饭前温服。调整大黄用量，使大便次数控制在每日 2～4 次。疏转肝胆气机，祛邪。赵春明将 102 例急性胆囊炎患者随机分为治疗组 62 例与对照组 40 例。对照组予西药，治疗组在对照组基础上加用大柴胡汤合茵陈蒿汤加味。结果：治疗组治愈 43 例，显效 11 例，有效 7 例，无效 1 例，总有效率 98.4%；对照组治愈 22 例，显效 7 例，有效 6 例，无效 5 例，总有效率 87.5%。③

19. *大柴胡汤加减*　柴胡 15 克、枳实 15 克、法半夏 15 克、黄芩 15 克、郁金 15 克、延胡索 15 克、大黄(后下)10 克、甘草 10 克、白芍 30 克。随症加减：黄疸，加茵陈 30 克、栀子 10 克；胆石症，加金钱草 30 克、鸡内金 15 克；便秘，加玄明粉(冲服)10 克；热象明显，加蒲公英 20 克。每日 1 剂，水煎取汁分 2 次服。疏肝理气，清热利湿，通腑利胆。林健祥等将 86 例急性胆囊炎患者随机分为治疗组与对照组各 43 例。两组均采用头孢哌酮钠注射液 3 克加入 0.9%氯化钠注射液 250 毫升静滴，每日 2 次；甲硝唑注射液 100 毫升静滴，每日 2 次；肌注山莨菪碱注射液 10 毫克解痉止痛。腹痛剧烈时肌注曲马多注射液 100 毫克。发热、呕吐严重、不能进食者予加强补液支持治疗，必要时予以胃肠减压。治疗组在此基础上加用大柴胡汤加减。结果：治疗组治愈 26 例，好转 14 例，无效 3 例，总有效率 93.02%；对照组治愈 19 例，好转 14 例，无效 10 例，总有效率 76.74%。④

20. *清热解毒汤加减*　蒲公英 30 克、紫花地丁 30 克、金银花 30 克、连翘 15 克、金钱草 30 克、贯众 10 克。随症加减：体温高者，加柴胡、栀子、黄芩；兼有湿邪者，加苍术、茯苓、龙胆草；便秘者，加生大黄、朴硝；疼痛甚者，加延胡索、川楝子、制乳香、制没药；呕吐者，加姜半夏、陈皮、竹茹；纳差，加焦麦芽、焦山楂、焦神曲；气滞腹胀痛，加香附、木香、郁金；黄疸，加茵陈；久治未愈者，加当归、赤芍、桃仁；体虚，加党参、黄芪。每日 1 剂，水煎分服。邓光辉以上方加减治疗 20 例急性胆囊炎患者。结果：治愈 15 例，显效 4 例，无效 1 例。

---

① 顾学林.金铃四逆散加减方治疗急性胆囊炎 50 例[J].中国中医急症，2011，20(8)：1315－1316.
② 熊飞霞.柴金利胆汤加味治疗急性胆囊炎 25 例[J].河南中医，2010，30(6)：584.
③ 赵春明.大柴胡汤合茵陈蒿汤加味为主治疗急性胆囊炎 62 例[J].光明中医，2010，25(4)：640－641.
④ 林健祥，等.中西医结合治疗急性胆囊炎 43 例[J].中国中医急症，2009，18(7)：1159－1160.

疗程最短3天，最长半个月。①

21. *大黄牡丹皮汤加减*　大黄12克、牡丹皮12克、桃仁12克、玄明粉（分2次冲服）10克、冬瓜子10克。随症加减：若发热甚者，加蒲公英40克、金银花30克、连翘15克、柴胡10克；右胁痛剧者，加延胡索15克、川楝子12克、枳壳12克、赤芍12克；恶心呕吐甚者，加黄连10克、竹茹10克、半夏10克；有黄疸者，加茵陈30克、郁金15克；伴有胆石症者，加金钱草30克、海金沙20克、鸡内金（冲服）30克；若绞痛难以忍受者，加西药；若呕吐较剧脱水者，给予补液。每剂煎2次，每6小时服1次，7天为1个疗程，一般1～3个疗程。曹金婷以上方加减治疗44例急性胆囊炎患者，结果：治愈30例，显效10例，无效4例。②

22. *茵陈柴黄清胆汤*　柴胡10克、大黄（后下）10克、黄芩10克、茵陈15克、金银花15克、金钱草15克、半夏10克、白芍15克、延胡索15克、生姜6克。每日1剂，水煎取汁300毫升，分早晚2次口服。周仕昌将100例急性胆囊炎患者随机分为治疗组与对照组各50例。对照组予西药；治疗组在对照组基础上加用自拟茵陈柴黄清胆汤。结果：治疗组痊愈41例，好转5例，无效4例，总有效率92%；对照组痊愈29例，好转13例，无效8例，总有效率84%。③

23. *柴芍夏芩汤*　柴胡18克、白芍9克、半夏9克、黄芩9克、枳实9克、郁金9克、大黄9克、生姜12克。随症加减：舌红口渴者，加天花粉、生石膏；热重者，加金银花、紫花地丁；食欲不振者，加鸡内金、焦麦芽、焦山楂、焦神曲；如有结石，加金钱草、海金沙。以上方药均水煎，分早晚2次服用，每日1剂，7天为1个疗程。伴有胆囊结石者继续治疗3个疗程。疏肝理气，清热利湿，通腑利胆。秋增超以上方加减治疗120例急性胆囊炎患者，结果：治愈52例，显效38例，好转21例，无效9例，总有效率为92.5%。④

24. *自拟利胆汤加味*　柴胡10～15克、姜半夏12～15克、黄芩15克、黄连5～8克、全瓜蒌20～30克、蒲公英30～50克、生甘草6～10克、生姜20克、大枣20克。随症加减：黄疸，加茵陈、虎杖；有结石、息肉，加鸡内金、金钱草。每日1剂，水煎分3次口服。严重病例每日2剂，每4小时1次分服。3日为1个疗程。湿热蠲除，郁结消散，气机调畅，胆腑通降。杨雪峰等以上方并配合西药治疗260例急性胆囊炎患者，西药予头孢哌酮2～3克加入0.9%氯化钠注射液250毫升，每日2次静脉滴注；丁胺卡那霉素0.4克加入5%葡萄糖注射液250毫升，每日1次静脉滴注；0.5%灭滴灵注射液100毫升，每日2次静脉滴注；山莨菪碱10毫克或阿托品0.5毫克肌内注射。结果：治愈206例，有效54例。⑤

25. *金钱柴芍汤*　金钱草30～60克、柴胡12～18克、白芍15～30克、半夏10～15克、黄芩15～30克、郁金10～15克、大黄10～30克、枳实5～10克、金银花30～60克、龙胆草10～15克、延胡索10～15克、甘草5～10克。随症加减：伴结石者，加海金沙（包）30克、鸡内金30克。每日1剂，水煎服，7天为1个疗程，伴有胆囊结石者，继续治疗3个疗程。疏肝利胆，清利湿热，兼以化石。田河水以上方加减治疗178例急性胆囊炎患者。结果：治愈115例，显效31例，好转24例，无效8例，总有效率95.5%。⑥

26. *龙胆泻肝汤加减*　龙胆草10～15克、栀子10克、黄芩10克、柴胡10克、生地黄10克、当归10克、车前子10克、木通10克、甘草6克、川楝子10克、枳壳10克、厚朴10克。随症加减：恶心、呕吐者，加制半夏12克、生姜12克；大便秘结者，加大黄6克；有胆囊结石者，加海金沙15克、车前草15克。每日1剂，水煎服。泻肝胆湿热，行气

---

① 邓光辉.清热解毒汤治疗急性胆囊炎20例[J].中国现代药物应用，2009，3(14)：155.
② 曹金婷.大黄牡丹皮汤治疗急性胆囊炎44例[J].河南中医，2008，28(2)：16.
③ 周仕昌.自拟茵陈柴黄清胆汤治疗急性胆囊炎50例[J].光明中医，2008，23(10)：1592.
④ 秋增超.自拟柴芍夏芩汤治疗急性胆囊炎120例[J].陕西中医，2008(5)：551－552.
⑤ 杨雪峰，等.中西医结合治疗急性胆囊炎260例[J].河北中医，2007，29(12)：1105.
⑥ 田河水.金钱柴芍汤治疗急性胆囊炎178例[J].中国民间疗法，2007，15(11)：25.

止痛。冷方德以上方加减治疗30例急性胆囊炎患者。结果：治愈25例，好转4例，无效1例。[①]

27. 疏肝利胆汤　川楝子15克、柴胡10克、大黄10克、枳实5克、黄芩10克、半夏10克、芍药10克、鸡内金10克、生姜15克、金银花15克。随症加减：伴有黄疸者，加郁金、茵陈；疼痛剧烈者，加香附、延胡索；有结石者，加金钱草、海金沙；大便秘结者，重用大黄，并加用芒硝。水煎服，每日3次，每次100毫升。外解少阳，内泄热结。白崇峣以上方加减治疗83例急性胆囊炎患者。结果：治愈59例，有效17例，无效7例。[②]

28. 延胡楝子汤　炒延胡索30克、川楝子15克、栀子10克、蒲公英20克、白芍20克、炒枳壳15克、过路黄30克、广郁金15克、广木香10克、制半夏10克、青皮10克、川芎15克、生大黄6克、甘草10克。随症加减：湿热重者，加茵陈30克、黄芩10克；热毒重者，加连翘30克、板蓝根30克、牡丹皮15克；夹瘀血者，加桃仁12克、赤芍30克；胁痛甚者，加五灵脂20克、高良姜10克；呕吐严重者，加竹茹15克、旋覆花10克。每日1剂，水煎取400毫升，早晚2次分服。清热利胆，理气降逆，排脓止痛。王卫平等将48例急性无结石性胆囊炎患者随机分为治疗组与对照组各24例。对照组予西药，治疗组在对照组基础上加用延胡楝子汤。结果：治疗组治愈18例，好转6例，总有效率100%；对照组治愈10例，好转12例，无效2例，总有效率91.67%。[③]

29. 加味蒿芩清胆汤　青蒿10克、黄芩15克、枳壳10克、竹茹10克、半夏10克、陈皮10克、茯苓15克、滑石30克、生甘草7.5克、青黛(布包)0.2克、柴胡10克、大黄(后下，大便稀者同煎)5克、龙胆草10克、车前子10克、茵陈20克。每日1剂，每剂水煎2次合并一起，分上、下午2次饭前服用。和解少阳，利胆清湿热，疏肝和胃。马建民以上方治疗28例急性胆囊炎或慢性胆囊炎急性发作患者。结果：显效24例，好转3例，无效1例。[④]

30. 栀子茵陈汤　栀子15克、茵陈30克、车前子10克、柴胡12克、香附10克、枳壳10克、白芍10克、郁金10克、石菖蒲12克、牡丹皮12克、赤芍12克、制延胡索12克、甘草6克。将上述药物浸泡1～2小时，文火煎沸20分钟，煎成药液500毫升，分2次服，每日1剂，5剂为1个疗程。清肝胆实火，利郁结之湿热，凉血活血止痛。张荣光等以上方治疗38例急性胆囊炎患者。结果：经治疗1个疗程痊愈16例，其余22例治疗2个疗程后痊愈18例，余4例主要症状基本消失。[⑤]

31. 大柴胡汤加味　柴胡15～30克、淡黄芩12克、姜半夏12～20克、白芍35克、郁金15克、枳实12克、生大黄6～12克、鸡内金12克、片姜黄12克。随症加减：高热者，加生石膏45克、柴胡用至30克；恶心呕吐严重者，加姜竹茹15克、姜半夏用至20克；有胆结石者，加金钱草30克、海金沙15克；有脂肪肝，加虎杖15克；舌红阴伤明显者，加生地黄30克。每日1剂，加水煎服，取汁200毫升，分2次温服。根据大便次数，调节生大黄用量，使每天有2～3次大便，质烂不稀为度。疏利肝胆，缓急止痛。孙纪峰将120例急性胆囊炎患者随机分为治疗组80例与对照组40例。对照组予西药，治疗组在对照组基础上加用大柴胡汤加味。结果：治疗组治愈58例，显效14例，有效7例，无效1例；对照组治愈21例，显效8例，有效6例，无效5例。[⑥]

32. 二黄郁金汤　生大黄(后下)9～15克、黄芩12克、郁金12克、芒硝10克、赤芍10克、柴胡10克、川楝子10克。随症加减：瘀血重者，加桃仁、红花；热毒盛者，加石膏、栀子；寒热往来者，重用黄芩、柴胡；胁肋撑胀者，加香附、青皮；黄疸明

---

① 冷方德.龙胆泻肝汤加减治疗急性胆囊炎30例[J].中国中医急症，2006，15(4)：425.
② 白崇峣.疏肝利胆汤治疗急性胆囊炎83例[J].河南中医，2006，26(5)：50.
③ 王卫平，等.延胡楝子汤治疗急性无结石性胆囊炎24例[J].中国中医急症，2006，15(7)：789.
④ 马建民.加味蒿芩清胆汤治疗胆囊炎28例临床观察[J].黑龙江中医药，2006(2)：22-23.
⑤ 张荣光，等.栀子茵陈汤治疗急性胆囊炎[J].中国乡村医药杂志，2005，12(10)：44-45.
⑥ 孙纪峰.大柴胡汤加味为主治疗急性胆囊炎疗效观察[J].四川中医，2005，23(11)：52-53.

显者，加茵陈、田基黄；有胆囊结石者，加金钱草、鸡内金。每日1剂，水煎2次共取汁500毫升，分2次温服，共治疗7天。杜炳会以上方加减治疗36例急性胆囊炎患者。结果：治愈24例，显效7例，有效3例，无效2例，总有效率94.44%。①

33. *柴平二丁半钱汤*　柴胡10克、紫花地丁15克、蒲公英15克、半枝莲15克、金钱草20克、黄芩12克、苍术8克、厚朴12克、陈皮10克、郁金10克、甘草6克。随症加减：胁痛重，加青皮10克、白芍15克；瘀血重者，加桃仁10克；胁痛放射臀部者，加海金沙15克；便秘者，加大黄8克。每日1剂，水煎服，早、中、晚分服，10天为1个疗程。叶昌琼以上方加减治疗46例急性胆囊炎患者。结果：痊愈35例，显效6例，有效3例，无效2例，总有效率为95.6%。②

34. *柴胡利胆汤*　柴胡10克、郁金10克、黄芩15克、茵陈30克、大黄10克、甘草6克、金钱草30克、延胡索15克、枳壳15克、蒲公英20克。随症加减：内热炽盛者，加黄连、栀子；湿重者，加薏苡仁、厚朴；呕吐甚者，加半夏、竹茹；腹痛甚者，加白芍；胆道蛔虫者，加乌梅、槟榔。每日1剂，水煎分2次服，症重痛者每日2剂，每6小时服约1次，1周为1个疗程。消炎利胆，清热解毒，通腑泻浊。李志文以上方并配合西药治疗30例急性胆囊炎患者。结果：显效21例，有效7例，无效2例，总有效率达93.3%。③

35. *大柴胡汤加减*　大黄10～20克、金钱草30～60克、枳实10～15克、柴胡12～15克、黄芩10～15克、广木香6～15克、半夏10～12克、白芍15～20克、甘草3～6克。随症加减：呕吐者，加竹茹、生姜；大便干结者，加芒硝；黄疸者，加茵陈、虎杖；口渴者，加芦根、石斛。每日1剂，水煎分2次服；严重者每日2剂，分4次服或鼻饲。3天为1个疗程。清热解毒，通腑利胆，行气止痛。李文辉将60例急性胆囊炎患者随机分为治疗组与对照组各30例。对照组予氨苄青霉素5克，青霉素640万单位，加0.9%氯化钠注射液250毫升，每日1次静滴；0.2%甲硝唑注射液250毫升，每日1次静滴；阿托品0.5毫克肌注或合用非那根25毫克肌注；50%硫酸镁10毫升口服。治疗组在对照组基础上（不使用硫酸镁）加用大柴胡汤加减。结果：治疗组治愈26例，有效3例，无效1例。对照组治愈24例，有效4例，无效2例。④

36. *柴平汤加减*　柴胡15克、黄芩15克、半夏12克、陈皮10克、苍术12克、厚朴15克、枳实12克、白芍15克、延胡索12克、香附10克、金钱草30克、大黄10克。随症加减：气滞重，加木香12克、郁金12克；湿热重，加茵陈30克、栀子15克；热毒重，加蒲公英30克、龙胆草15克。每日1剂。水煎2次400毫升，早晚空腹分服。巩秉真等以上方加减治疗106例急性胆囊炎患者。结果：治愈70例，显效18例，有效11例，无效7例，总有效率93.3%。⑤

37. *大柴胡汤化裁*　柴胡10克、郁金10克、枳实10克、黄芩10克、生大黄（后下）20克、蒲公英20克、虎杖15克、赤芍15克、白芍15克、半夏10克、生甘草6克。随症加减：蛔虫梗阻者，加川椒6克、乌梅15克；胆结石者，加海金沙10克、鸡内金10克；疼痛甚者，加川楝子10克、延胡索10克；黄疸，加茵陈30克、平地木12克；便结不畅者，加瓜蒌仁15克。每日1剂，水煎服，7日为1个疗程。谢洪敢以上方加减治疗46例急性胆囊炎患者。结果：临床治愈30例，显效14例，无效2例，总有效率95.7%。⑥

38. *大柴胡汤加减*　柴胡12～18克、大黄9～18克、白芍10～30克、枳实9克、黄芩10克、半夏10克、郁金10克、木香10克、延胡索15克、生姜12克。随症加减：湿热重，加茵陈、龙胆草；热毒

---

① 杜炳会.二黄郁金汤治疗急性胆囊炎36例[J].中国中医急症，2005，14(10)：939.
② 叶昌琼.柴平二丁半钱汤治疗急性胆囊炎46例[J].吉林中医药，2004，24(11)：24.
③ 李志文.柴胡利胆汤治疗急性胆囊炎30例临床观察[J].中药材，2004，27(5)：389－390.
④ 李文辉.中西医结合治疗急性胆囊炎30例报告[J].甘肃中医，2003，16(11)：28－29.
⑤ 巩秉真，等.柴平汤加减治疗急性胆囊炎106例临床观察[J].现代中医药，2003(4)：35－36.
⑥ 谢洪敢.大柴胡汤化裁治疗急性胆囊炎[J].中国乡村医药杂志，2003，10(8)：27.

重，加金银花、蒲公英；兼瘀血，加赤芍、川芎。每日1剂，水煎服，7天为1个疗程。清泄胆腑湿热，疏肝理气止痛。王峰等以上方加减治疗158例急性胆囊炎患者。结果：临床治愈124例，显效12例，有效17例，无效7例，总有效率95.57%。①

39. *四逆散合小陷胸汤加味* 柴胡、白芍、枳实、甘草、黄连、半夏、瓜蒌。随症加减：气滞胁胀痛，加延胡索、川楝子、香附；血瘀刺痛，加蒲黄、五灵脂；心烦易怒，加龙胆草、栀子；口苦便秘，加大黄、芒硝、茵陈、黄芩；伴肝胆结石，加鸡内金、金钱草、海金沙、茵陈、大黄。每日1剂，水煎服。疏肝解郁，消积导滞，缓急止痛，清利肝胆湿热。朱大明以上方加减治疗80例急性胆囊炎患者。结果：治愈60例，好转16例，无效4例，总有效率95%。②

40. *消炎利胆汤加减* 柴胡9克、枳壳10克、陈皮6克、川楝子10克、郁金10克、茯苓10克、泽泻12克、竹茹10克、龙胆草12克、白芍10克、甘草6克、香附12克、栀子12克、黄芩9克。随症加减：伴大便秘结，加大黄6克；伴胆道蛔虫，加乌梅10克；伴胆囊结石，加海金沙15克、鸡内金15克。每日1剂，水煎服。清热化湿通腑，理气止痛降逆。张玉申将60例急性胆囊炎患者随机分为治疗组与对照组各30例。对照组采用西医常规疗法，卧床休息，禁食，腹胀严重者行胃肠减压术；补液纠正酸碱平衡及水电解质紊乱；解痉止痛，应用有效抗生素。治疗组在对照组基础上加用消炎利胆汤加减。结果：治疗组治愈22例，显效6例，有效2例，无效1例；对照组治愈18例，显效5例，有效2例，无效4例。③

41. *英军三金汤* 蒲公英20克、大黄3～10克、郁金10克、金钱草30克、鸡内金20克、青皮10克、陈皮10克、山楂15克、车前子(包煎)15克。每日1剂，水煎服，7天为1个疗程。王慎明以上方治疗126例胆囊炎患者。结果：痊愈48例，有效63例，无效15例，总有效率88.09%。④

42. *虎军三金汤* 虎杖10克、大黄3～9克、郁金10克、金钱草30克、鸡内金10克、青皮10克、陈皮10克、山楂15克、白茅根15克。每日1剂，水煎服，5天为1个疗程。丁始阳等以上方治疗248例胆囊炎患者。结果：痊愈96例，有效124例，无效28例。⑤

43. *加味麻杏石甘汤* 麻黄6克、北杏仁10克、生石膏40克、生甘草8克。随症加减：壮热面红，口苦且见舌红苔黄腻，脉滑数者，加全瓜蒌30克、石斛30克、蒲公英20克、柴胡15克；发热缠绵反复，或低热，且见舌淡红苔白腻，脉濡数者，加陈皮10克、法半夏10克、茯苓15克、柴胡5克。每日1剂，水煎，2次分服，7天为1个疗程，可持续治疗2个疗程。邓文以上方加减治疗25例急性胆囊炎发热患者。结果：显效15例，好转6例，无效4例，总有效率84%。⑥

44. *自拟清肝利胆汤* 龙胆草5克、焦栀子5克、黄芩10克、柴胡3克、车前子10克、茯苓10克、姜半夏10克、竹茹6克、炒枳壳10克、瓜蒌仁10克、茵陈10克、炒麦芽10克、生甘草3克。随症加减：纳差乏力，加太子参10克、淮山药10克、山楂肉10克、生谷芽10克，减龙胆草、焦栀子、车前子、竹茹、姜半夏；胁部疼痛，加当归10克、橘络10克、赤芍10克。每日1剂，水煎服。杨建华以上方加减治疗66例急性胆囊炎患者。结果：治愈57例，显效6例，有效3例，愈显率95.45%。⑦

45. *胆舒散* 龙胆草9克、青蒿15克、柴胡15克、黄芩12克、牡丹皮15克、金钱草30克、败酱草30克、茵陈30克、陈皮15克、木香12克、川楝子15克、大黄10克。随症加减：热甚者，加栀子、金银花、白花蛇舌草；高热，加生石膏、知母；恶心

---

① 王峰，等.大柴胡汤加减治疗急性胆囊炎158例[J].光明中医，2002，17(102)：58.
② 朱大明.四逆散合小陷胸汤加味治疗急性胆囊炎80例[J].四川中医，2002，20(1)：38-39.
③ 张玉申.中西医结合治疗急性胆囊炎临床观察[J].辽宁中医学院学报，2002，4(3)：221.
④ 王慎明."英军三金汤"治疗胆囊炎126例[J].新疆中医药，2002，20(6)：85-86.
⑤ 丁始阳，等.虎军三金汤治疗胆囊炎248例[J].山东中医杂志，2001，20(10)：608-609.
⑥ 邓文.加味麻杏石甘汤治疗急性胆囊炎发热25例[J].实用中医药杂志，2001，17(5)：10.
⑦ 杨建华.清肝利胆汤治疗急性胆囊炎66例[J].中国中医急症，2001，10(5)：307-308.

呕吐，加清半夏、代赭石、旋覆花；痛甚，加延胡索。每日1剂，水煎服。白满江将30例急性胆囊炎患者随机分为治疗组18例与对照组12例。对照组予消炎利胆片，治疗组予胆舒散。结果：治疗组治愈14例，好转3例，未愈1例，总有效率94.5%；对照组治愈7例，好转3例，未愈2例，总有效率83.3%。[①]

46. *小柴胡汤加减* 柴胡12～18克、黄芩15克、半夏15克、郁金10克、木香9～18克、大黄6～18克、香附15克、延胡索15克、白芍10～25克、枳壳15克、厚朴15克。随症加减：湿热重，加茵陈、栀子；热毒重，加蒲公英、金银花、板蓝根；夹瘀血，加桃仁、赤芍、红花。每日1剂，水煎服，7天为1个疗程。高双等以上方加减治疗316例治疗急性胆囊炎患者。结果：临床治愈215例，显效53例，有效25例，无效23例。[②]

47. *金胆汤* 柴胡10克、郁金10克、黄芩10克、茵陈30克、大黄10克、生甘草6克、金钱草45克、赤芍30克、木香10克、枳壳10克、虎杖10克。随症加减：内热炽盛者，加黄连、栀子；热重，加金银花、紫花地丁（或生石膏）；呕吐重者，加姜半夏、竹茹；腹痛重者，加芒硝、延胡索，将赤芍改白芍；血虚者，去大黄，加当归；气虚者，去大黄，加黄芪、党参；胆道蛔虫者，加乌梅、槟榔。每日1剂，水煎2次服，或胃管注入。症重痛甚者每日2剂，每6小时服药1次，10天为1个疗程，一般1～2个疗程。消炎，利胆，解毒，清热，通腑泻浊。吕桂芹以上方加减并配合西药治疗38例急性胆囊炎患者。结果：治愈31例，好转5例，无效2例。[③]

48. *清胆通腑汤* 黄芩10克、栀子15克、蒲公英20克、虎杖30克、柴胡10克、炒白芍15克、郁金12克、木香10克、生大黄10克、玄明粉15克、甘草5克。每日1剂，水煎服，重症每日2剂，头二煎混合和匀，6小时服1次。邵美兰以上方治疗32例急性胆囊炎患者。结果：治愈23例，显效6例，无效3例，总有效率为91%。[④]

49. *疏利化痰汤* 柴胡12克、大黄6克、法半夏12克、枳壳10克、竹茹10克、郁金10克、木香10克、金钱草30克。随症加减：湿热重者，加川连、金银花；痛甚者，加金铃子散、白芍，木香加至15克；脾虚者，加白术；伴有结石者，增加金钱草、大黄用量。每日1剂，水煎服，7天为1个疗程，一般治疗1～4个疗程。疏肝利胆，化痰散结，理气止痛。顾家咸以上方加减治疗120例急性胆囊炎患者。结果：治愈89例，好转20例，无效11例，总有效率达90.8%。[⑤]

50. *大承气汤加减* 生大黄10克、芒硝10克、枳实10克、厚朴15克。随症加减：热甚，加金银花30克、柴胡20克；痛剧，加延胡索20克、川楝子15克；黄疸，加茵陈30克、车前子30克；呕吐，加半夏15克；合并结石，加金钱草20克、鸡内金20克。每日1剂，水煎服。段成林以上方加减治疗54例胆系感染（包括急性胆囊炎、胆管炎、慢性胆囊炎急发作及胆石症）患者。结果：痊愈38例，好转16例，总有效率达100%。[⑥]

51. *柴胡三黄汤* 柴胡15克、黄芩12克、大黄9克、黄连9克、枳实9克、半夏10克、白芍18克、蒲公英20克、金银花15克、川楝子10克、延胡索10克、鸡内金9克、青皮9克、生甘草6克。随症加减：如伴有黄疸者，加茵陈30克、栀子10克；伴有结石者，加金钱草30克、海金沙20克。每日1剂，水煎分2次温服，10剂为1个疗程。泄热消痞，疏肝利胆，行气止痛。张培芳等以上方加减治疗58例急性胆囊炎患者。结果：临床治愈32例，好转22例，无效4例，总有效率为93%。[⑦]

52. *柴胡茵陈汤* 柴胡15克、黄芩15克、枳

---

① 白满江.胆舒散治疗急性胆囊炎30例[J].中国中医急症，2000，9(2)：85.
② 高双，等.小柴胡汤加减治疗急性胆囊炎316例[J].光明中医，2000，15(89)：31－32.
③ 吕桂芹.金胆汤为主治疗急性胆囊炎38例[J].天津中医，2000，17(4)：48.
④ 邵美兰.清胆通腑汤治疗急性胆囊炎32例[J].江苏临床医学杂志，1999，3(2)：204.
⑤ 顾家咸."疏利化痰汤"治疗急性胆囊炎120例[J].江苏中医，1998，19(7)：22.
⑥ 段成林.大承气汤加减治疗胆系感染54例[J].中国民间疗法，1998，(4)：37.
⑦ 张培芳，等.柴胡三黄汤治疗急性胆囊炎58例[J].国医论坛，1998，13(1)：35.

壳15克、郁金15克、白芍15克、茵陈20克、大黄10克、木香12克。随症加减：热象重，加金银花、连翘；湿重，加苍术、藿香；疼痛重，加延胡索、川楝子；呕吐，加半夏、竹茹、生姜；便秘重，加大大黄用量，改为后下；纳少乏力，加党参、白术、茯苓、大枣；胆囊肿大，加芒硝、厚朴；胆道蛔虫，加雷丸、槟榔、川楝子。病情重者每日1剂，分2～3次服；病情轻者2日1剂，每日服2次。清利湿热，疏肝利胆，行气止痛。钟成林以上方加减治疗43例胆囊炎患者。结果：全部有效。症状和阳性体征完全消失29例，症状消失或基本消失，阳性体征未完全消失14例，3个月内复发1例。①

53. 柴胡利胆Ⅰ号　柴胡15克、赤白芍各15克、黄芩9克、芍药9克、半夏9克、鸡内金9克、川楝子9克、大黄(后下)9克、枳实9克、延胡索9克、郁金20克、金钱草20克、山楂20克、甘草6克。随症加减：寒热往来明显者，重用柴胡；口苦明显，加大黄芩用量；呕吐明显，加大半夏用量，酌加生姜；腹痛明显，加大延胡索用量；大便秘结，重用枳实、大黄；皮肤黄染，重用金钱草、茵陈。王伟等以上方加减治疗210例急性胆囊炎患者。结果：痊愈202例，好转8例。②

54. 虎军二金汤　虎杖10克、川大黄3～9克、郁金10克、鸡内金10克、青皮10克、陈皮10克、山楂15克、白茅根15克。每日1剂，水煎服，5天为1个疗程。刘士杰以上方治疗124例急性胆囊炎患者。结果：痊愈48例，有效62例，无效14例。③

55. 柴胡清胆汤　柴胡10克、制半夏10克、黄芩12克、茵陈12克、黄连10克、蒲公英15克、广木香10克、广郁金10克、枳壳10克、玄明粉(冲服)10克、生大黄(后入煎)10克。每日1剂，水煎服。疏肝理气，清热化湿，通里攻下。林宗广将50例急性结石性胆囊炎患者随机分为治疗组30例与对照组20例。对照组予抗生素，治疗组予柴胡清胆汤。结果：治疗组治愈30例；对照组治愈19例，无效1例。④

56. 茵陈夏黄汤　半夏10克、黄芩10克、郁金10克、枳壳10克、大黄10克。随症加减：纳差腹胀者，加藿香12克、炒莱菔子18克；疼痛甚者，加延胡索10克、川楝子10克、香附10克；唇缘或舌有瘀斑者，加桃仁10克、当归尾9克；发热者，加金银花30克、板蓝根12克；便秘者，加芒硝(冲服)6克，大黄加至15克；呕吐者，加陈皮6克、竹茹10克；气虚者，去大黄，加黄芪15克、生地黄15克、茯苓10克；湿热重者，去半夏、白芍、郁金，加金钱草30克、栀子10克。水煎成200～300毫升，每次服80～100毫升，每日2～3次，连续服药10天。清热利湿，疏肝利胆，理气止痛。张立成以上方并配合西药治疗27例老年急性胆囊炎患者。结果：临床痊愈13例，显效5例，有效6例，无效3例。⑤

57. 柴胡疏肝散加味　柴胡12克、白芍15克、枳壳12克、甘草6克、川芎10克、香附10克、大黄10克、郁金12克、金银花15克。随症加减：痛甚者，加青皮10克、川楝子18克、延胡索10克；有黄疸者，加茵陈30克；恶寒发热者，加黄芩10克、栀子10克；合并结石者，加金钱草30克、鸡内金10克。每日1剂，水煎服，分2次服，5天为1个疗程，服2个疗程。疏肝理气，清热利胆。于群以上方加减治疗74例胆囊炎患者。结果：治愈62例，好转11例，无效1例，总有效率98.6%。⑥

58. 通胆汤　大黄(后入)9克、柴胡15克、生牡蛎45克、金钱草30克、黄芩12克、半夏15克、川楝子10克、紫花地丁15克、连翘12克、生麦芽18克。随症加减：上腹撑胀明显者，加青皮9克；疼痛剧烈者，加醋炙延胡索10克；黄疸明显者，加茵陈30克、田基黄30克；高热者，加金银花24克、栀子9克。每日1剂，水煎400毫升，早晚2

---

① 钟成林.柴胡茵陈汤治疗胆囊炎43例[J].四川中医，1998，16(9)：18.
② 王伟，等.急性胆囊炎的B超诊断210例及中药治疗观察[J].中国民间疗法，1997(1)：37-38.
③ 刘士杰.虎军二金汤治疗胆囊炎124例[J].江西中医药，1996(2)：49.
④ 林宗广.柴胡清胆汤治疗急性结石性胆囊炎疗效对比观察[J].中医药研究，1994(6)：33-34.
⑤ 张立成.茵陈夏黄汤为主治疗老年急性胆囊炎27例[J].安徽中医学院学报，1994，13(4)：15.
⑥ 于群.柴胡疏肝散加味治疗胆囊炎74例小结[J].湖南中医杂志，1994，10(5)：64-65.

次温服。清热利湿解毒。戴维葆以上方加减治疗42例急性胆囊炎患者。结果：显效31例，有效8例，无效3例。[①]

59. *解郁通胆汤* 金钱草35克、陈皮20克、赤芍20克、柴胡12克、枳实15克、郁金15克、大黄(后下)15克。随症加减：疼痛重者，加川楝子15克、延胡索15克；恶心呕吐重者，加姜半夏12克、竹茹15克；胁胀重者，加木香7.5克、青皮15克；大便干结者，加厚朴12克、芒硝15克；属湿热型者，加龙胆草20克、茵陈20克、黄芩15克，柴胡可加至20克；兼有瘀证者，加丹参15克、桃仁12克；合并胆石症者，加海金沙(包煎)15克、鸡内金15克、金钱草可加至50克。每日1剂，水煎2次，分2次服。疏肝利胆，行气解郁，通滞止痛，清热化石。冷长春以上方并配合西药治疗42例胆道感染患者。结果：治愈11例，好转27例，无效4例。总有效率为90.5%，排石率77.2%。[②]

60. *金铃泻肝汤* 川楝子15克、三棱9克、莪术9克、乳香12克、没药12克、甘草3克、龙胆草12克、生大黄10克。随症加减：发热，加柴胡10克、黄芩10克；黄疸，加茵陈30克；呕吐，加半夏10克；胆结石，加金钱草30克。每日1剂，水煎2次，分2次服。清利湿热，舒肝利胆，行气止痛。杜俊宝以上方加减治疗150例胆系感染患者。结果：痊愈130例，好转20例，有效率100%。[③]

61. *清肝利胆汤* 金钱草40克、虎杖根30克、生大黄10克、焦栀子10克、淡黄芩10克、柴胡10克、郁金10克、炒枳壳10克、炒白芍12克、生姜3片、大枣15克。随症加减：肝胆郁滞重者，去黄芩、焦栀子，加香附、青皮；湿热重者，加茵陈；胁痛重者，加醋炒延胡索、川楝子；呕吐，加黄连、姜半夏。每日1剂，水煎2次，分2次服。清肝胆湿热，疏肝解郁，理气止痛。韩铭德以上方加减治疗36例以湿热蕴结所致急性胆道感染患者。结果：治愈23例，占63.89%；好转10例，占27.78%；无效3例。总有效率91.67%。[④]

62. *五草消炎汤* 金钱草30克、夏枯草30克、败酱草30克、白芍30克、龙胆草20克、黄芩20克、通草15克、柴胡15克、大黄(后下)10克、法半夏10克、木香(后下)10克。随症加减：气滞型，加枳壳18克、川楝子15克、青皮12克；湿热型，加茵陈30克、金银花30克、连翘20克、车前子(包煎)15克、滑石18克、杏仁10克、白豆蔻仁10克、茯苓20克、薏苡仁15克；实火型，加栀子12克、芒硝(或玄明粉，冲服)9克，大黄增加至15克；呕吐严重者，加竹茹5克；高热者，加生石膏30克；食欲不振者，加藿香10克、佩兰10克、鸡内金12克。每日1剂，分2次服。清热解毒，疏肝利胆，行气止痛，平逆止呕。陈伯儒以上方加减治疗33例急性胆囊炎患者。结果：痊愈28例，显效3例，无效2例。[⑤]

63. *清热通腑汤* 柴胡10克、金银花30～50、蒲公英30～50克、青连翘15～30克、枳实10～15克、川大黄10～15克、赤芍30～40克、皮硝10克、茵陈30克、生甘草9克。随症加减：里热炽盛者，加黄连；肝胆湿热重者，加生栀子、龙胆草、芦荟；腹满者，加川厚朴、广木香；湿偏重者，去大黄、皮硝，加薏苡仁、苍术、白术；恶心呕吐者，加姜半夏、淡竹茹；血虚者，加当归、黄芪；气偏虚者，加黄芪、潞党参；阳虚欲脱者，去大黄、皮硝，加人参、附子；腹泻者，去大黄、皮硝，加炒白芍、茯苓、黄芩、潞党参、干姜；痛剧者，加白芍、延胡索、香附；两胁窜痛，加川楝子；有胆结石者，加鸡内金、焦山楂、炒麦芽；脾虚者，加潞党参、炒白术。每日1剂，水煎2次，分2次服。王承训等以上方加减治疗500例急性胆道感染患者，病情危急，或呕吐严重，先给予抗生素，输液治疗。结果：治愈218例，显效198例，好转68例，无效16例。[⑥]

---

① 戴维葆.通胆汤治疗急性胆囊炎42例[J].山东中医杂志，1993，12(2)：17.
② 冷长春.解郁通胆汤为主治疗胆道感染42例[J].陕西中医，1991，(9)：400.
③ 杜俊宝.金铃泻肝汤治疗胆系感染150例[J].辽宁中医，1991，(4)：27.
④ 韩铭德.清肝利胆汤治疗急性胆道感染36例疗效观察[J].河北中医，1990(2)：6.
⑤ 陈伯儒.五草消炎汤治疗急性胆囊炎33例[J].广西中医药，1989，12(1)：20.
⑥ 王承训，等.急性胆道感染500例临床观察[J].上海中医药杂志，1989(6)：11.

64. 大承气汤加味　大黄、枳实、厚朴、芒硝(冲服)。随症加减：疼痛剧烈，加延胡索、郁金、木香；发热，加金银花、连翘、柴胡；黄疸，加茵陈、栀子、木通、龙胆草；气血虚弱，加人参、黄芪。对轻、中型患者，每日1剂，水煎2次，分3次服。重型患者，每日2剂，水煎2次，分4～6小时服1次，连服2日，停药3日，5天为1个疗程。孙思宏以上方并配合西药治疗128例急性胆系感染患者。结果：治愈81例，占63%；好转38例，占26%；无效14例，占11%。总有效率为89%。无效14例均转手术治疗获愈。①

65. 清热利胆汤　金银花30克、蒲公英30～50克、连翘30克、茵陈30克、赤芍30克、柴胡10克、黄芩10克、姜半夏10克、川大黄10克、生甘草9克。随症加减：热甚者，加黄连、栀子；肝胆实热者，加龙胆草、芦荟、栀子；腹满燥实者，加川厚朴、枳实、皮硝；大便干燥者，加皮硝；疼痛甚者，将赤芍改用白芍，再加九香虫、延胡索；湿偏重者，加苍术、薏苡仁；气虚者，去川大黄，加黄芪、潞党参；血虚者，去川大黄，加当归。每日1剂，水煎2次，分2次服。病重痛甚者每日服2剂，每6小时服药1次。10天为1个疗程，一般3～4疗程。清热利胆，通腑泄浊、解毒止痛。王承训等以上方加减治疗250例急性胆囊炎患者。结果：治愈96例，占38.4%；显效106例，占42.4%；好转38例，占15.2%；无效10例，总有效率96%。②

66. 三仁汤　杏仁10克、薏苡仁10克、厚朴10克、半夏10克、竹叶10克、白豆蔻仁7克、通草5克、滑石35克。随症加减：寒热往来，口苦者，加柴胡、黄芩；胁痛，加延胡索、郁金；腹胀呕吐者，加藿香、佩兰；黄疸，加茵陈；厌食油腻，加山楂、麦芽、神曲；大便艰难，加枳实。每日1剂，水煎2次，分2次服。清热化湿，疏肝利胆。曾春等以上方加减治疗38例胆道感染患者。结果：痊愈15例，好转23例。③

67. 大柴胡汤加减　柴胡、黄芩、半夏、郁金、木香、枳壳、大黄、玄明粉、茵陈、败酱草、延胡索、甘草、栀子。随症加减：热重，加板蓝根、金银花、连翘、龙胆草；痰湿内阻，加厚朴、苍术、陈皮；热化伤阴，去半夏，加生地黄、玄参、麦冬；脾虚明显，去玄明粉、大黄，加党参、白术、陈皮；气滞血瘀，去玄明粉，加当归、桃仁、赤芍、红花；因胆道蛔虫者，加服乌梅丸；便秘，重用大黄、玄明粉；痛甚者，加川楝子、制乳香、制没药；呕吐，去甘草，加竹茹。每日1剂，水煎2次，分2次服。清解湿热，疏利肝胆。毕庆丰等以上方加减治疗54例急性胆囊炎患者。结果：平均治愈时间11天，有效率88%。④

68. 大黄雪金汤　生大黄10克、郁金10克、积雪草20克、川楝子12克、山楂12克。随症加减：肝郁气滞型，生大黄减至7克(病后期减至4～5克)，加香附10克、玫瑰花8克、枳壳8克；湿热瘀阻型而有黄疸者，积雪草加至30克，加白花蛇舌草30克、鸭跖草30克；热郁化火型，生大黄加至12克，加蒲公英20克、连翘15克、黄芩10克；胁痛剧烈而出现黄疸者，郁金加至15克；大便不实，可用制大黄。每日1剂，水煎2次，分2次服。清热利湿，攻下祛瘀，利胆和胃。陈树庄以上方加减治疗60例急性胆囊炎患者。结果：痊愈43例，显效8例，有效6例，无效6例。⑤

69. 胆囊1号方　茵陈、郁金、龙胆草、皂角刺、柴胡、生大黄、天花粉、黄芩、金银花、七叶一枝花、生乳香、生没药、青皮、青木香。共研粗末，混合均匀，每次取400克，头煎加水2 500毫升，煎取1 500毫升；二煎加水2 000毫升，煎取1 500毫升，灌装250毫升玻璃瓶内备用。每次用250毫升作直肠点滴，每日2～3次。急性症状控制后改为口服。随症加减：高热寒战者，加用安宫牛黄散(或紫雪散)5支，加水稀释灌肠，每日2～3次；中度发热患者，加热可平注射液2毫升，棉花塞鼻或临时肌注2～4毫升；右(中)上腹疼痛剧烈绞痛者，电

---

① 孙思宏.泻法治疗急性胆系感染128例临床观察[J].吉林中医药，1988(2)：12.
② 王承训，等.清热利胆汤治疗急性胆囊炎250例临床观察[J].中西医结合杂志，1988(2)：112.
③ 曾春，等.三仁汤治疗胆道感染[J].四川中医，1988，(9)：27.
④ 毕庆丰，等.中医药治疗急性胆囊炎54例[J].吉林中医药，1987(5)：12.
⑤ 陈树庄.大黄雪金汤治疗急性胆囊炎60例[J].湖北中医杂志，1987(2)：17.

针刺内关、足三里、胆囊穴,延胡索乙素注射液120毫克肌注,复方当归注射液2毫升作腹部阿是穴皮内注射;伴恶心呕吐者,针刺内关,胃脘部拔火罐;胆道蛔虫病者,配合口服乌梅汤。李栩堂等以上述方法治疗80例急性胆囊炎患者。结果:痊愈75例,占93.7%;无效者5例,其中1例化脓性胆囊炎转外科手术治疗,2例改用庆大霉素静脉点滴治疗而愈,2例改用庆大霉素静脉点滴无效,又加用氨苄青霉素静脉点滴治愈。①

70. *蒿芩清胆汤加味*　青蒿10克、半夏10克、柴胡10克、黄芩15克、茯苓15克、枳壳9克、竹茹9克、滑石30克、陈皮6克、大黄(后下)6克、甘草5克、青黛(布包)0.2克、龙胆草10克、车前子(包煎)10克、绵茵陈20克。每日1剂,清水煎2次合并一起,分上、下午2次饭前服。清泄湿热,疏肝利胆,和胃止呕。陈泮朝等以上方治疗48例急性胆囊炎和慢性胆囊炎急性发作患者。结果:显效40例,好转6例,无效2例。46例治疗后均获得近期疗效,有效率95.8%。显效者一般服药1～2剂,症状开始减轻。服药剂数在9～24剂。②

71. *方药*　(1)通腑合剂:生大黄(后下)30克、厚朴30克、枳实(或枳壳)30克、芒硝(冲)30克、莱菔子30克。水煎至200毫升,保留灌肠,必要时次日再灌1次,患者不禁食,但忌食脂质或低脂半流质。(2)大柴胡汤加减:柴胡10克、黄芩10克、制香附10克、广郁金10克、枳实(或枳壳)10克、芒硝(冲服)10克、金钱草30克、蒲公英30～45克、生大黄(后下)10～20克。随症加减:高热,加金银花30克、焦栀子(或白花蛇舌草30克)10克;恶心呕吐,加姜半夏10克、姜竹茹10克、青皮7克、陈皮7克;黄疸,加茵陈30克、海金沙30克,或岩白草30克、田基黄30克;湿重,加苍术10克、厚朴10克;腹痛剧烈,加延胡索10克、川楝子10克,或赤芍10克、白芍10克;慢性胆囊炎反复发作,加失笑散(包煎)10克;并发胰腺炎,加黄连10克。每日1剂,水煎2次,分2次服。朱广根以上方并配合西药治疗144例急性胆囊炎、慢性胆囊炎急性发作等患者。结果:临床症状和体征消失、实验室检查恢复正常或基本正常140例,无效4例(中转手术治疗),实际有效率为97.2%。③

72. *大黄金钱汤*　金钱草50克、大黄25～50克、茵陈25克、木香20克、郁金20克、黄芩25克。随症加减:便溏、腹痛减轻后,大黄减10克;呕吐重者,加竹茹、半夏、代赭石;腹痛剧烈者,加延胡索、蒲黄、五灵脂;黄疸者,茵陈加量至50克,加滑石、栀子。每日1剂,水煎服。张景祥等以上方并配合西药治疗41例胆道感染(急性胆囊炎、慢性胆囊炎急性发作及其他并发感染)患者,全部治愈。④

73. *茵钱丹参龙胆煎*　茵陈30克、金钱草30克、紫丹参30克、龙胆草9克。随症加减:腹痛甚者,加延胡索9克、徐长卿30克;腹胀甚者,加枳壳9克、郁金9克、木香9克;便秘难下者,加生大黄9克;发热胸闷,加柴胡6克、黄芩9克、川厚朴9克;恶心呕吐者,加制半夏9克、青皮6克、陈皮6克。每日1剂,水煎2次,分早晚2次温服。清热消炎,祛湿利尿,利胆退黄。陈荣杓以上方加减治疗68例急慢性胆囊炎患者。结果:51例康复,总有效率75%。⑤

74. *加减大柴胡汤*　柴胡、黄芩、半夏、枳实、大黄、白芍、老姜、大枣、延胡索、川楝子、甘草。随症加减:疼痛剧烈,伴呕吐黄色苦水,去甘草、大枣,加竹茹、代赭石、滑石;黄疸明显,伴有大便不利者,去老姜、大枣,加茵陈、栀子、泽泻;若大便秘结不通,加大黄;疼痛时作时止,闻甘更甚,烦渴吐者,去甘草,加使君子、苦楝子、槟榔。每日1剂,水煎2次,分2次服。清利湿热,利胆和胃,通腑止疼。黄银富等以上方加减治疗40例急性胆囊

---

① 李栩堂,等.胆囊Ⅰ号煮散剂直肠点滴治疗急性胆囊炎80例[J].中国医药学报,1987(4):3.
② 陈泮朝.蒿芩清胆汤加味治疗胆囊炎48例[J].江苏中医杂志,1987(5):8.
③ 朱广根.大承气汤灌肠为主治疗急性胆系感染144例疗效观察[J].上海中医药杂志,1984(9):14.
④ 张景祥,等.大黄金钱汤治疗胆道感染疗效观察[J].吉林中医药,1981(3):33.
⑤ 陈荣杓.茵钱丹参龙胆煎剂治疗急慢性胆囊炎[J].中草药通讯,1977(3):43.

炎患者。结果：痊愈 35 例，占 87.5%；好转 5 例，占 12.5%。有效率 100%。①

75. *左金丸及玄金散* 黄连、吴茱萸、川楝子、延胡索。随症加减：若病体偏热者，加重黄连用量；若病体偏寒者，加重吴茱萸用量；呕吐，加半夏、陈皮；调气，加香附、郁金、橘络、台乌药；或有寒热，加柴胡、葛根；病久体虚，加补气养血药。每日 1 剂，水煎 2 次，分 2 次服。任继然等以上方加减治疗 3 例急性胆囊炎患者，均愈。②

单 方

1. *龙爪菊* 组成：鲜龙爪菊叶 30 克。功效：清热解毒，抗肿瘤。用法用量：用 1 年以上的鲜龙爪菊叶 30 克洗净，加适量的白糖捣碎调匀。晨起刷牙之后，将捣碎调匀之龙爪菊泥空腹服下，再口服温开水 150～200 毫升。1～2 小时之后再进食，每日 1 次，7 天为 1 个疗程。临床应用：刘红琳等以上方治疗 60 例急性胆囊炎患者。结果：临床症状减轻，食欲增加。症状消失时间最短的 7 天，最长 28 天。7 天内治愈 12 例，14 天治愈的 36 例，28 天内治愈的 12 例，总有效率 100%。③

2. *大黄* 组成：大黄 15 克。功效：疏肝利胆，通下腑实。用法用量：加水 150 毫升，煎 10～15 分钟。待药凉后空腹服下，每日 4～6 次，根据大便次数酌情调整剂量，大便以每日 5～7 次为宜，5～7 天为 1 个疗程，一般 1～2 个疗程，个别体质较差的患者，同时给予输液及支持疗法。临床应用：薄克平等以上方治疗 30 例胆系感染患者。结果：治愈 8 例，显效 14 例，有效 6 例，无效 2 例。④

3. *芍药甘草汤加减* 组成：白芍 60～90 克、甘草 15～30 克。随症加减：伴畏冷发热，加龙胆草、黄芩、柴胡；伴便秘，加大黄、生地黄、玄参；痛剧，加郁金、川楝子、延胡索；口苦口干，加天花粉、牡丹皮；纳少，加麦芽、山楂；恶心呕吐，加藿香、竹茹、半夏；腹胀，加厚朴、枳壳；伴胆道蛔虫，加乌梅丸；伴黄染，加茵陈、栀子。用法用量：每日 1 剂，水煎分 2 次温服，5 剂为 1 个疗程。临床应用：陈敏以上方加减治疗 36 例胆囊炎患者。结果：痊愈 26 例，好转 8 例，无效 2 例。⑤

4. *大黄附子汤加减* 组成：生大黄 10 克、制附子 15 克、细辛 2 克。随症加减：寒战者，附子、细辛量可加倍；黄疸者，加茵陈；气滞者，加枳实、郁金；呕吐者，加制半夏、陈皮、吴茱萸、黄连；胀甚者，加六神曲、炙鸡内金；另可随证加入川楝子、延胡索、金钱草、蒲公英、虎杖之品，然柴胡为必用之品。用法用量：每日 1 剂，水煎服。临床应用：徐国墙以上方加减治疗 25 例急性胆囊炎患者。结果：治愈 16 例，好转 7 例，无效 2 例。⑥

5. *大黄芍药汤* 组成：生大黄 30～45 克、白芍 30～60 克。功效：清热化湿，通腑攻下，缓急止痛。用法用量：每日 1 剂，煎服，少量频服，服至排便 3～5 次，腹痛缓解后再酌情减量。胡长健等以上方治疗 12 例急性胆囊炎患者。结果：疼痛、腹胀消失 9 例，占 75%；疼痛缓解者 2 例，占 16.6%；无效 1 例，占 8.4%；总有效率 19.6%。疼痛、腹胀消失一般需要 1 天左右，时间最短者 1 时。⑦

6. *单味大黄煎剂* 组成：大黄 30～60 克。功效：利胆，解痉，抗炎，降血脂，驱蛔虫。随症加减：大便困难，则配合清洁灌肠；如恶心呕吐，则一面继续服大黄，一面用针灸或注灭吐灵；腹痛严重，则配注阿托品。用法用量：水煎，每 1～2 小时服 1 次，直至排便 5～6 次，腹痛等症状减轻后逐渐减量。临床应用：焦东海以上方加减治疗 10 例急性胆囊炎患者，1 天半后腹痛及腹部体征明显减轻，2～3 天腹痛及腹部体征消失（癌症 1 例除

① 黄银富，等.加减大柴胡汤治疗急性胆囊炎四十例[J].福建中医药，1961(3)：4－6.
② 任继然，等.治疗急性胆囊炎三例介绍[J].上海中医药杂志，1957(8)：24.
③ 刘红琳，等.龙爪菊治疗急性胆囊炎[J].吉林中医药，1999(2)：43.
④ 薄克平，等.大黄治疗胆系感染 30 例观察[J].实用中医药杂志.1998，14(12)：14.
⑤ 陈敏.大剂量芍药甘草汤为主治疗胆囊炎 36 例[J].实用中医药杂志，1995(4)：10.
⑥ 徐国墙.大黄附子汤辨治急性胆囊炎的体会——附 25 例临床小结[J].天津中医，1994，11(5)：17.
⑦ 胡长健，等.大黄芍药汤治疗急性胆囊炎 12 例[J].河北中医，1989(2)：16.

外)，2天后体温恢复正常，3～4天后白细胞计数恢复正常。[①]

中 成 药

1. 双柏散　组成：大黄、侧柏叶、黄柏、泽兰、薄荷(广州中医药大学第一附属医院院内制剂，每包100克)。功效：清热解毒，化瘀止痛。用法用量：每次100克用水和蜜混匀，外敷胆囊区，每次7小时，每日2次，7天为1个疗程。临床应用：王百林等将86例急性胆囊炎患者随机分为治疗组与对照组各43例。对照组予西药，治疗组在对照组基础上加用双柏散。结果：治疗组显效31例，有效10例，无效2例；对照组显效21例，有效11例，无效11例。[②]

2. 金丹王合剂　组成：丹参10克、王不留行10克、茵陈10克、厚朴10克、金钱草30克、蒲公英30克、山药30克(批号20040516、20050108)。功效：疏肝利胆，清热利湿，健脾和胃，活血化瘀。用法用量：每日3次，每次50毫升。临床应用：吴玲等将80例急性胆囊炎患者随机分为治疗组与对照组各40例。对照组予消炎利胆片，治疗组予金丹王合剂。两组均以7日为1个疗程。结果：治疗组痊愈18例，好转20例，无效2例，总有效率95%；对照组痊愈9例，好转26例，无效5例，总有效率85%。[③]

3. 急胆止痛散　组成：柴胡10克、茵陈30克、延胡索12克、黄芩10克、熊胆粉2克、金钱草30克、虎杖15克、麝香0.2克、生甘草6克(0.5克/粒，每瓶42粒)。制备方法：柴胡、茵陈、黄芩、金钱草、虎杖、甘草用水提法制成水提液，进而浓缩成膏，再经烘干制粒。熊胆粉、麝香、延胡索则直接烘干后研成细粉，两者相混灭菌后装入胶囊。用法用量：每次2粒，每日3次，连服2周为1个疗程。临床应用：李海华等将205例急性胆囊炎患者随机分为治疗组105例与对照组100例。对照组予消炎利胆片，治疗组予急胆止痛散。结果：治疗组治愈35例，显效42例，有效20例，无效8例；对照组治愈23例，显效39例，有效21例，无效17例。[④]

4. 利胆胶囊　组成：柴胡、黄芩、枳实、虎杖、栀子、郁金、大黄(每粒胶囊含生药5克)。功效：疏肝利胆，清热解毒。制备方法：柴胡、黄芩、枳实、虎杖、栀子、郁金、大黄按1∶1.5∶1∶1.5∶2∶1∶1的比例，经煎煮，醇沉，制浸膏，烘干为粉，过筛装入胶囊。用法用量：每次4粒，每日2次口服。临床应用：周萍等将60例急性胆囊炎患者随机分为治疗组40例与对照组20例。对照组予金胆片，治疗组予利胆胶囊。两组均以10天为1个疗程。结果：治疗组治愈8例，显效20例，有效8例，无效4例，总有效率90%；对照组治愈2例，显效8例，有效6例，无效4例，总有效率80%。[⑤]

5. 精黄片　组成：大黄(0.25克/片，相当于大黄生药1克)。功效：通里攻下，清热利湿，理气活血。用法用量：每次10片，每1～2小时1次，每日5～7次，直至腹痛等症状减轻后才减量；如有呕吐则呕出多少再补服多少。严重者加用针灸，肌内注射阿托品或杜冷丁。如发热在39℃以上，或白细胞计数在20×10^9/升以上，或伴有并发症，则加用抗生素。待体征消失、实验室检查恢复正常后，精黄片减至3片，每日2次。临床应用：沈学敏等将62例急性胆囊炎患者随机分为精黄片组30例与西药组32例。西药组予西药，精黄片组予精黄片。结果：两组均有效。发热和腹痛消失时间精黄片组分别为(109.82±66.19)小时、(57.29±34.25)小时，西药组分别为(149.44±77.07)小时、(82.39±57.27)小时。精黄片组疗效优于西药组。[⑥]

---

① 焦东海.单味大黄治疗急性胆囊炎(附10例报告)[J].陕西中医，1980，(3)：13.
② 王百林，等.双柏散治疗急性胆囊炎的临床疗效观察[J].广州中医药大学学报，2012，29(1)：15－18.
③ 吴玲，等.金丹王合剂治疗急性胆囊炎40例[J].陕西中医，2009，30(1)：29－31.
④ 李海华，等.急胆止痛散治疗急性胆囊炎的临床观察[J].中国全科医学，2005，8(8)：669－670.
⑤ 周萍，等.利胆胶囊治疗急性胆囊炎40例临床观察[J].河南中医药学刊，2002，17(6)：39.
⑥ 沈学敏，等."精黄片"治疗急性胆囊炎的临床观察[J].上海中医药杂志，1998(4)：31.

6. 胆宁胶囊 组成：黄柏、广郁金、猪胆汁（南京中医药大学顾武军教授研制，每粒胶囊含生药 0.25 克）。功效：清热，利胆，化湿，通腑。制备方法：将黄柏与广郁金按 2∶1 混合，用新鲜猪胆汁浸泡 48 小时，烘干，研末，灭菌后装入胶囊。用法用量：口服，每次 4 粒，每日 2 次。临床应用：龙期伯等将 90 例急性胆囊炎（湿热型）患者随机分为治疗组 42 例与对照组 48 例。对照组予消炎利胆片，治疗组予胆宁胶囊。结果：治疗组治愈 8 例，显效 28 例，有效 4 例，无效 2 例；对照组治愈 5 例，显效 29 例，有效 5 例，无效 9 例。[①]

7. 利胆排石冲剂 组成：龙胆草 7.5 克、茵陈 7.5 克、炒枳壳 7.5 克、生大黄 2.5 克。功效：清泄湿热，解毒利胆。用法用量：急性胆囊炎患者，每 4～6 小时服 1 次，每次服 1.5 包；慢性胆囊炎及（或）合并胆石症患者，每日 4 次，每次 1 包；胆石症患者，每日 3 次，每次 1 包。30 日为 1 个疗程，每个疗程后，可间隔 3～5 天，再继续第 2 个疗程，直至临床症状消除止。临床应用：张笑平以上方治疗 15 例急性胆囊炎患者。结果：痊愈 13 例，进步 2 例，有效率为 100%。[②]

8. 舒胆片 组成：大黄、木香、郁金、栀子、厚朴、枳壳、芒硝（汉中中药厂生产）。功效：消炎，利胆，排石。用法用量：片剂，成人每次服 6～12 片，每日 3 次。重症患者每 6 小时服 1 次，并可酌情增加剂量。若腹泻重者则减少用量，达到大便变稀，每日 2～3 次为宜。临床应用：雷明新等以上方治疗 203 例胆道感染急性发作期患者，少数重症患者加用抗生素并给予输液支持等治疗，疼痛剧烈者给予针刺止痛或给予解痉止痛剂应用。结果：单纯应用舒胆片治疗者 188 例，治愈 168 例，好转 15 例，无效中转手术 5 例。加用抗生素者 15 例，治愈 9 例，无效中转手术 6 例。[③]

9. 新癀片 组成：三七粉、人工牛黄、珍珠层粉、肿节风、肖梵天花、西药消炎止痛等药物（每片 0.35 克）。功效主治：消炎，止痛，解热，抗癌；适用于急性单纯性阑尾炎、急性胆囊炎、风湿性关节炎（包括类风湿关节炎）等炎症，以及烫伤、灼伤及手术后的抗感染。用法用量：口服，每次服 2～4 片，每日 3 次，小儿酌减，饭后温开水送服。外用，用冷开水调化涂于患处。临床应用：厦门市新癀片协作组以上方治疗 30 例急性胆囊炎患者，有效率 93.3%。注意事项：孕妇忌服。[④]

急性梗阻性化脓性胆囊炎

概　述

急性梗阻性化脓性胆囊炎，是胆系病中的一个严重病症，多是因结石或蛔虫所致的胆道梗阻而发生的急性化脓性炎症。临床症状以疼、热、黄、厥为主要特征。“疼”即剧烈的胆绞痛；“热”即畏寒发热或寒热往来；“黄”即巩膜、皮肤黄染；“厥”即中毒性休克。

本病从证候看，属中医“黄疸”“胆胀”“痈证”“结胸”等范畴。其病理特点是肝胆气滞郁结，湿热内闭，瘀腐厥逆等。辨证分型与治则如下：(1) 湿热型（湿火型）多为胆道感染恶性发作，并发细菌感染阶段。右上腹或脘部持续性绞痛，疼则拒按，可触及腹中包块或肿大的胆囊，发热恶寒或寒热往来，口苦咽干，全身黄染，便秘难下，小便浓或短涩，舌红，苔黄腻，脉弦数。治宜清热解毒、利湿止痛、通腑利胆为主；(2) 脓毒型（湿火型）为湿热型病情进一步恶化发展至最重、最危险的阶段。右上腹部或脘部持续性绞痛引及肩背，腹壁拘急，有明显压痛及反跳痛，可触及肿大胆囊，皮肤发黄，巩膜黄染，高热寒战，烦躁不安，神昏谵语，呼吸急促，血压下降，口渴咽干，大便燥结，小便黄赤浑浊，舌质红绛，苔黄燥或灰黑或有瘀斑，脉弦滑数

① 龙期伯，等.胆宁胶囊治疗急性胆囊炎（湿热型）42 例临床观察[J].江苏中医，1997，18(12)：10-11.
② 张笑平.利胆排石冲剂治疗胆囊炎胆石症 158 例[J].辽宁中医杂志，1986，(12)：17-18.
③ 雷明新，等.舒胆片治疗胆道感染 203 例疗效观察[J].陕西中医，1985，6(8)：343.
④ 厦门市新癀片协作组.新癀片临床验证初步报告[J].中草药通讯，1977(2)：32-34，49.

或沉细弱。治宜泻火解毒，清热利湿，攻下通腑为主。因本病具有发病急、来势凶险、发展快、并发症多、死亡率高的特点。故应密切配合西医抗休克、抗感染，以及纠正水电解质紊乱、解痉止痛及手术等综合疗法。其治疗结果比单纯中药、西药治疗都好。

经　验　方

1. *茵陈蒿汤合大柴胡汤*　茵陈蒿汤：茵陈 18 克、栀子 9 克、生大黄 9 克。先将茵陈加入 1 000 毫升水中，煎至 500 毫升时，再放入栀子、生大黄，煎至 250 毫升时，去渣。每日 1 剂，分 2 次口服。大柴胡汤加减：金钱草 15 克、丹参 15 克、柴胡 10 克、黄柏 10 克、茵陈 10 克、郁金 10 克、大黄 10 克、延胡索 10 克、栀子 10 克、木香 10 克、甘草 6 克。随症加减：湿重，加藿香 15 克、佩兰 15 克；呕吐，加竹茹 15 克、法夏 10 克；热重，加蒲公英 15 克、黄连 10 克。每日 1 剂，内服。张耀等将 98 例老年急性梗阻性化脓性胆管炎患者随机分为治疗组与对照组各 49 例。对照组予常规西医治疗，给予患者非手术治疗，如抗感染、抗休克、胃肠减压、解痉止痛、护肝、消炎等治疗，或在患者手术治疗前后给予上述非手术治疗，即协助患者取左侧卧位，在超声引导下，将引流针刺入胆管，并通过导丝置入胆管腔内，接着应用缝线将引流管固定在皮肤上。治疗组在对照组的基础上加用茵陈蒿汤联合大柴胡汤，并配合针灸治疗：双侧足三里为主，以三阴交、阳陵泉等穴为辅，留针 15～20 分钟，每次行针 5 分钟，每日 1～2 次。结果：观察组患者的血清丙氨酸氨基转移酶(44.08±15.70)单位/升、天门冬氨酸氨基转移酶(39.65±11.30)单位/升、血清总胆红素(26.08±7.23)微摩尔/升、血清直接胆红素(14.65±2.80)微摩尔/升以及腹膜炎发生率、肾功能衰竭发生率、肺部感染发生率、血淀粉酶升高率、死亡率较对照组患者的血清丙氨酸氨基转移酶(67.40±15.40)单位/升、天门冬氨酸氨基转移酶(39.65±11.30)单位/升、血清总胆红素(66.20±10.40)微摩尔/升、血清直接胆红素(32.23±7.50)微摩尔/升以及腹膜炎发生率、肾功能衰竭发生率、肺部感染发生率、血淀粉酶升高率、死亡率明显降低，差异具有统计学意义($P<0.05$)。[①]

2. *消炎利胆汤*　大黄 15 克、白芍 15 克、枳壳 15 克、柴胡 10 克、金钱草 10 克、茵陈 15 克、栀子 15 克、黄芩 15 克、威灵仙 10 克、厚朴 10 克、延胡索 10 克、鸡内金 10 克、甘草 10 克。药材加水煎煮至 400 毫升，分早晚服用，每日 1 剂，连服 14 天。王楠等将 94 例急性梗阻性化脓性胆管炎患者随机分为治疗组与对照组各 47 例。两组均予胆道解除手术治疗，引流胆汁，减轻胆管内压力，解除胆管梗阻。对照组加用西医常规治疗；治疗组在对照组基础上予消炎利胆汤。结果：治疗组血清 IL－10 高于对照组，IL－6、PCT、TNF－α 低于对照组($P<0.05$)。治疗组躯体功能、认知功能、社会功能、情绪功能、角色功能评分均高于对照组($P<0.05$)。[②]

3. *排石汤*　柴胡 9 克、郁金 9 克、枳实 9 克、黄芩 9 克、半夏 9 克、木香 9 克、连翘 9 克、大黄 9 克、芒硝(冲服)9 克、茵陈 15 克、金钱草 30 克。若病症表现为脓毒症时，则以犀角地黄汤或清营汤加减。每日 1 剂，水煎 2 次分服。王兴伦等以上方治疗 72 例急性梗阻性化脓性胆管炎患者，并配合以下疗法。(1) 针刺：体针取阳陵泉、胆俞、胆囊穴；耳针取肝、胆、胰、交感等穴；电针取日月、期门等穴。(2) 西药：补液扩容，纠正水与电解质紊乱，腹痛剧烈用阿托品、杜冷丁等解痉止痛药，有微循环障碍用 654－2、能量合剂，中毒症状严重应用广谱抗生素，必要时用肾上腺皮质激素、升压药等控制感染、抗休克。结果：治愈 63 例，死亡 9 例。[③]

4. *攻下利胆汤*　大黄 30 克、芒硝 20 克、茵陈 20 克、金钱草 30 克、虎杖 20 克、栀子 12 克、黄芩

---

① 张耀，姜志容，等.中西医结合治疗老年急性梗阻性化脓性胆管炎临床观察[J].中华中医药学刊，2019，37(01)：230－232.

② 王楠，赵佳.自拟消炎利胆汤对急性梗阻性化脓性胆管炎肝功能和炎症因子的影响[J].中国中医急症，2018，27(4)：657－659.

③ 王兴伦，等.中西医结合治疗 AOSC72 例观察[J].天津中医，1991(5)：6－7.

12克、连翘30克、枳实10克、柴胡12克、郁金15克、冬瓜仁15克、白芍20克、薏苡仁20克。每日1剂,水煎2次,2次分服。呕吐严重者给予鼻饲。刘全义等以上方治疗35例急性梗阻性化脓性胆管炎患者,并配合西药,抗休克、抗感染、纠正酸中毒等综合治疗。必要时予解痉止痛药。若48小时内病情无好转或继续加重者,应立即中转手术治疗。结果:痊愈27例,好转5例,无效3例。①

5. 大承气汤　大黄(后下)60克、枳实12克、厚朴12克、郁金12克、龙胆草15克、太子参15克、黄芩15克、金银花30克、木香9克、芒硝(冲服)30克。每日1～2剂,水煎2次分服。彭必富等以上方治疗并配合西药1例急性梗阻性化脓性胆管炎患者,3剂后,黄疸消退,腑气通畅,体温、血象下降。遂改疏肝理脾之剂,治疗1周,痊愈。②

6. 茵陈胆道汤　栀子15克、柴胡15克、黄芩15克、木香15克、枳壳15克、大黄15克、金钱草15克、茵陈30克。针剂静滴,每千克体重1毫升,并以容积1∶8比例用5%葡萄糖注射液稀释,以每分钟70～90滴速度滴入。刘永健等将28例急性梗阻性化脓性胆管炎患者随机分为实验组15例与对照组13例。对照组予葡萄糖注射液静脉滴注,对照组予茵陈胆道汤针剂静滴。结果:实验组与对照组胆汁中胆酸浓度均较治疗前明显降低,两组胆汁中的磷脂及胆固醇浓度在注药前及注药期间均无明显变化。对照组在治疗期间,胆汁成石指数(L.I.)较前明显增高,平均胆汁L.I.>1 ($P<0.02$);而实验组治疗期间胆汁的平均L.I.虽稍有增高,但其胆汁L.I.仍<1 ($P>0.05$)亦无明显变化。③

7. 利胆排石汤　广木香、川厚朴、枳壳、枳实、郁金、栀子、茵陈、大黄、芒硝(冲服)。每日1～2剂,水煎2次,每剂浓煎150～200毫升,分2次服,4～6小时1次或由胃管注入。雷明新等将133例急性梗阻性化脓性胆管炎患者随机分为非手术组54例、手术组44例与验证组35例。手术组予手术。非手术组予上方并配合输液、控制感染,抗休克、保护内脏、支持等综合措施;联合应用针刺电针:注射阿托品,654-2,部分口服33%硫酸镁,吸入亚硝酸异戊酯等。验证组在非手术组基础上联合手术。在进行非手术疗法过程中,抗休克等措施应与利胆排石同时进行。结果:手术组死亡10例,死亡率22.7%。非手术组治愈35例,中转手术17例治愈,死亡2例。验证组治愈33例,其中3例以后择期进行了手术,死亡2例。④

8. 胆道排石汤6号加减　虎杖50克、木香25克、枳壳25克、大黄(后下)25克、延胡索25克、茵陈50克、栀子20克、芒硝(冲服)15克。随症加减:热深厥深瘀重者,加人参15克、麦冬50克、五味子25克,亦可加当归、红花;高热神昏者,加犀角(水牛角代)1.5克(或白虎汤方剂);腹痛便闭者,可服巴豆散80克。每日1剂,水煎2次,取药液200毫升,若病情稳定1剂可分2次服。服药呕吐者,少量多次内服,亦可加降逆止呕药。李淑叶等以上方治疗36例急性梗阻性化脓性胆管炎患者,并配合外敷中药、穴位电针与穴位电极板治疗、胆囊穿刺置管引流与总攻治疗。结果:痊愈31例,好转2例,死亡3例。其中总攻9例,胆囊穿刺置管6例。择期手术21例。⑤

9. 利胆排石汤　柴胡12克、黄芩12克、厚朴12克、延胡索12克、郁金12克、川楝子12克、大黄12克、金银花30克、大青叶30克、知母20克、金钱草20克、茵陈20克、槟榔20克、芒硝(冲服)10克。每日1～2剂,水煎2次分服。姚开炳以上方治疗43例急性梗阻性化脓性胆管炎患者,并配合以下疗法。(1)抗休克:补充水分、电解质、碱性溶液,以维持有效循环及纠正水电解质失衡和酸中毒,并应用广谱抗生素,大剂量激素及维生素。休克重者,输新鲜血液,适时应用有效升压药,以维持收缩压在90毫米汞柱,防止主要脏器

① 刘全义,等.中西医结合治疗急性梗阻性化脓性胆管炎35例[J].河南中医,1991,11(4):34.
② 彭必富,等.大承气汤重用大黄治验[J].四川中医,1986(7):43.
③ 刘永健,等."茵陈胆道汤"制剂对胆石症病人T管胆汁成石性影响的初步观察[J].湖南医学院学报,1985(4):391-394.
④ 雷明新,等.中西医结合治疗急性梗阻性化脓性胆管炎的探讨[J].陕西新医药,1982(2):16.
⑤ 李淑叶,等.急性梗阻性化脓性胆管炎辨证论治体会——附92例临床分析[J].新中医,1981(12):24-27.

供血不足。(2)“小总攻”：口服利胆排石汤200毫升，针刺(或电针)胆囊穴、足三里、期门、日月(服中药1小时半后进行)；针刺后半小时顿服50%硫酸镁40～60毫升。结果：近期治愈39例，死亡4例，非手术治疗3例中有28例排出结石。①

单　　方

1. 茵陈蒿汤　组成：茵陈20克、栀子10克、生大黄10克。用法用量：用1 000毫升水将茵陈煎至500毫升，然后再将栀子和生大黄加入，煎药至250毫升左右。每日分2次进行口服，如果患者无法进行口服则利用胃管灌入，连续使用2周。临床应用：周新锋等将100例老年急性梗阻性化脓性胆管炎患者随机分为治疗组与对照组各50例。对照组予常规的经皮肝穿刺胆道引流治疗方案，患者取平卧位或者左侧卧位，按照预先设计好的路线在B超引导下进行经皮肝脏穿刺，将胆道引流针穿刺进入胆管，使引流管通过导丝放入胆管腔内25毫米左右，然后将引流管利用缝合的方法固定在皮肤，外接引流袋进行低位引流。在手术后进行常规治疗和护理，首先保证手术后禁食，对患者进行补液和止血，解痉与镇痛，并进行相应的营养支持，然后给予患者抗生素进行治疗，头孢哌酮舒巴坦，每日使用3.0克，每12小时进行静脉滴注1次，分3次使用。治疗组在对照组基础上加用茵陈蒿汤。结果：治疗组治愈18例，显效27例，无效5例，总有效率90.00%；对照组治愈12例，显效24例，无效14例，总有效率72.00%。②

2. 巴豆　组成：巴豆。功效：解痉，舒张，导泻。制备方法：去外壳取仁，切成1/3～1/2个米粒般大小的颗粒，不去油。用法用量：温开水生吞服。每次150～200毫克，2小时后重复给药1次，一般在12小时内可给药3～4次，次日酌情1～2次。临床应用：刘武荣以上方治疗17例急性重症胆管炎患者，并配合清热利胆方(茵陈60克、栀子20克、大黄15克、木香15克)、西药抗感染。结果：非手术治疗成功15例，中转手术治疗2例，死亡0例。③

慢性胆囊炎

辨证施治

1. 魏开建分4证

(1) 肝胆湿热证　症见胁肋持续性胀痛或钝痛，口苦黏腻，恶心呕吐，胸闷不舒，腹胀，纳食欠佳，大便溏结不调，小便短赤，或伴发热恶寒，身目黄染，舌红，苔黄厚腻，脉滑弦数。治宜疏肝利胆、清热利湿。药用龙胆草15克、黄芩15克、栀子12克、藿香12克、薏苡仁12克、延胡索12克、苍术9克、蒲公英30克、败酱草30克、茵陈9克、甘草3克。随症加减：湿热盛者，加黄柏、苦参、白花蛇舌草；若胁痛较甚者，加郁金、蒲黄、川楝子；肠胃积热、腹胀不舒、大便秘结者，加大黄。

(2) 肝气郁结证　症见胁肋隐痛或胀痛，时作时止，嗳气频频，得嗳气而胀痛稍舒，或疼痛因情绪抑郁愤怒时加剧，喜叹气，脘腹满闷，厌食油腻，恶心呕吐，舌质淡红，舌苔薄白或腻，脉弦。治宜疏肝解郁、理气止痛。药用柴胡15克、枳壳15克、延胡索15克、败酱草30克、蒲公英30克、泽泻15克、广藿香9克、黄芩12克、龙胆15克、白芍15克、川芎15克、甘草3克。随症加减：气郁化火，加牡丹皮、栀子、夏枯草；胁肋隐痛、遇劳加重、心烦眩晕，气郁日久化火伤阴，加枸杞子、天麻、墨旱莲、女贞子；胃失和降，伴有恶心呕吐者，加生姜、半夏、陈皮。

(3) 肝络瘀阻证　症见胁肋疼痛如刺，固定不移，按之痛甚，面色晦暗，女子可见痛经，经色暗黑，或有血块，舌质紫暗，苔薄，脉沉细涩。治宜疏肝理气、活血化瘀、通络止痛。药用丹参9克、川

---

① 姚开炳.中西医结合治疗急性梗阻性化脓性胆管炎的再探讨(附43例分析)[J].山东医药，1980(8)：4-6.
② 周新锋，等.老年急性梗阻性化脓性胆管炎中西医结合治疗效果[J].中华中医药学刊，2018，36(7)：1664-1667.
③ 刘武荣.巴豆治疗急性重症胆管炎疗效观察[J].湖北中医杂志，1986(5)：15.

芎12克、茵陈9克、败酱草30克、蒲公英30克、延胡索12克、龙胆草15克、广藿香9克、薏苡仁24克、甘草6克。随症加减，胆中有结石，加金钱草、鸡内金、郁金、海金沙；疼痛明显，正气未衰者，加莪术、三棱、水蛭。

（4）肝肾阴虚证　症见胁肋隐痛绵绵，口燥咽干，五心烦热，失眠多梦，耳鸣健忘，或午后低热，头晕目眩，腰膝酸软，五心烦热，颧红，夜间盗汗，舌红少苔，脉细弦数。治宜滋补肝肾、柔肝养阴。药用生地黄15克、沙参15克、白芍15克、麦冬15克、川楝子15克、龙胆草15克、蒲公英30克、败酱草30克、延胡索12克、甘草3克。随症加减：虚汗或汗多者，加地骨皮；心烦失眠明显，加夜交藤、酸枣仁、牡丹皮、栀子；烦热而渴，加知母、石膏。[①]

2. 张声生等分6证

（1）肝胆气滞证　症见右胁胀痛或隐痛，疼痛因情志变化而加重或减轻，厌油腻，恶心呕吐，脘腹满闷，嗳气频作，舌质淡红，舌苔薄白或腻，脉弦。治宜疏肝利胆、理气解郁。方用柴胡疏肝散加减：柴胡、香附、川芎、枳壳、白芍、黄芩、金钱草、郁金、青皮、甘草。

（2）肝胆湿热证　症见胁肋疼痛，或胀痛或钝痛，口苦咽干，身目发黄，身重困倦，脘腹胀满，小便短黄，大便不爽或秘结，舌质红，苔黄或厚腻，脉弦滑数。治宜清热利湿、利胆通腑。方用龙胆泻肝汤加减：龙胆草、黄芩、栀子、泽泻、柴胡、车前子、大黄(后下)、甘草、金钱草。

（3）胆热脾寒证　症见胁肋疼痛，或胀痛或紧痛，恶寒发热，口干口苦、恶心欲呕，腹部胀满，大便溏泄，肢体疼痛，遇寒加重，舌质淡红，苔薄白腻，脉弦滑。治宜疏利肝胆、温寒通阳。方用柴胡桂枝干姜汤加减：柴胡、桂枝、干姜、黄芩、天花粉、生牡蛎、白术、郁金、金钱草、炙甘草。

（4）气滞血瘀证　症见右胁疼痛，胀痛或刺痛，口苦咽干，胸闷，善太息，右胁疼痛夜间加重，大便不爽或秘结，舌质紫暗，苔厚腻，脉弦或弦涩。治宜理气活血、利胆止痛。方用血府逐瘀汤加减：当归、生地黄、桃仁、红花、枳壳、柴胡、川芎、川楝子、郁金、鸡骨草、延胡索、五灵脂、甘草。

（5）肝郁脾虚证　症见右胁胀痛，情志不舒，腹胀便溏，倦怠乏力，腹痛欲泻，善太息，纳食减少，舌质淡胖，苔白，脉弦或弦细。治宜疏肝健脾、柔肝利胆。方用逍遥散加减：当归、白芍、柴胡、茯苓、白术、甘草、陈皮、郁金、金钱草。

（6）肝阴不足证　症见右胁部隐痛不适，两目干涩，头晕目眩，心烦易怒，肢体困倦，纳食减少，失眠多梦，舌质红，苔少，脉弦细。治宜养阴柔肝、清热利胆。方用一贯煎加味：生地黄、沙参、麦冬、当归、枸杞子、川楝子、郁金、鸡骨草。[②]

3. 张妍翎分4型

（1）肝气郁结型　症见右胁痛以胀痛为主，走窜不定，疼痛每因情志而增加，胸闷气短，纳呆食少，嗳气频作，舌苔黄，脉弦细。治宜疏肝理气、健脾和胃。方用柴胡疏肝散加减：柴胡15克、白芍15克、赤芍15克、当归15克、郁金10克、川楝子10克、香附10克、炒枳壳10克、木香10克、砂仁10克、虎杖10克、焦麦芽10克、焦山楂10克、焦神曲10克、甘草6克。

（2）气滞血瘀型　症见胁痛以刺痛为主，疼痛有定处，入夜更甚，恶心，嗳气，纳差，舌紫暗，脉沉涩。治宜疏肝理气、活血化瘀、清热利胆。方用柴胡疏肝散合活血化瘀药物加减：柴胡15克、白芍15克、当归15克、赤芍15克、丹参30克、郁金10克、香附10克、青皮10克、象贝母10克、虎杖10克、没药10克、炒枳壳10克、白术10克、茯苓10克、甘草6克。

（3）肝胆湿热型　症见胁肋疼痛，痞满，口苦，恶心呕吐，倦怠，目赤身黄、尿赤便干，舌苔黄腻，脉弦数。治宜清泄肝胆湿热、理气和胃、化瘀止痛。方用大柴胡汤加减：柴胡15克、白芍15克、郁金15克、香附15克、虎杖15克、茵陈15

① 江洁敏，魏开建.魏开建教授治疗慢性胆囊炎临床经验总结[J].亚太传统医药，2018，14(8)：134－135.
② 张声生，等.胆囊炎中医诊疗共识意见(2011年，海南)[J].中国中西医结合杂志，2012，32(11)：1461－1465.

克、金钱草30克、滑石10克、炒枳壳10克、生大黄(后下)10克、厚朴10克、海金沙(包)10克、鸡内金10克、木香10克、焦麦芽10克、焦山楂10克、焦神曲10克、甘草6克。

(4) 肝阴不足型　症见上腹部隐痛,腹胀,纳呆,面色萎黄,呃逆,口苦,心中烦热,头晕目眩,舌红、少苔,脉细弱而数。治宜滋阴柔肝、理气活血、清利湿热。方用一贯煎加减:沙参15克、麦冬15克、白芍15克、川石斛15克、生地黄10克、玄参10克、川楝子10克、郁金10克、佛手10克、虎杖10克、茵陈10克、炙甘草6克。

以上各方均每日1剂,水煎服。临床观察:张妍翎以上方辨证治疗48例慢性胆囊炎患者。结果:痊愈9例,有效31例,无效8例,总有效率83.3%。①

4. 欧阳沙飞等分5型

(1) 肝胆郁滞型　症见右胁下胀痛,痛及肩背,胸脘痞闷,嗳气则舒,或兼发热,舌质淡红,舌苔薄白,脉弦。治宜疏肝利胆、理气解郁。方用柴胡疏肝散加减:柴胡12克、白芍15克、枳壳15克、香附15克、郁金15克、延胡索15克、金钱草15克、茵陈15克、青皮10克、川楝子10克、大黄6克、甘草6克。

(2) 肝胆湿热型　症见右胁下疼痛,阵发性加剧,拒按,身有寒热或但热不寒,小便黄,大便不畅或秘,或兼目黄、肤黄,舌质红,舌苔黄腻,脉滑数。治宜清利肝胆、通导腑气。方用大柴胡汤加减:柴胡10克、黄芩10克、枳实10克、厚朴10克、白芍15克、金钱草15克、海金沙15克、茵陈15克、大黄8克。随症加减:兼有黄疸者,加茵陈用至30克;伴恶心呕吐者,加陈皮10克、黄连6克、生姜3片;热盛者,加金银花15克、青蒿10克、板蓝根30克、蒲公英15克。

(3) 瘀血阻络型　症见右胁下疼痛如刺,痛处不移,入夜更甚,口苦,伴有不思饮食,舌质紫暗,舌边尖有瘀斑或瘀点,脉涩或弦。治宜活血化瘀、通利胆气。方用膈下逐瘀汤加减:桃仁10克、川楝子10克、红花6克、大黄6克、甘草6克、茵陈15克、赤芍15克、乌药15克、延胡索15克、川芎15克、当归15克、香附12克。

(4) 肝阴不足型　症见右胁肋隐痛,其病绵绵不休,口干咽燥,欲饮水,心中烦热,头晕目眩,舌质红,少苔,脉细弦而数。治宜养阴柔肝。方药用一贯煎加味:生地黄20克、枸杞子15克、沙参15克、麦冬15克、当归15克、茵陈15克、川楝子10克、大黄6克。

(5) 肝郁脾虚型　症见右胁下胀痛,痛及肩背,常因情怀不畅则胁痛加重,伴食少,食后脘腹胀,头昏,神倦,面色少华,舌质淡红,苔白,脉弦细。治宜疏利肝胆、健脾和胃。方用柴芍六君子汤加减:柴胡10克、白术10克、陈皮10克、白芍15克、茯苓15克、香附15克、延胡索15克、茵陈15克、炒谷芽15克、潞党参30克、大黄6克、甘草6克。

以上各方均每日1剂,水煎3服。临床观察:欧阳沙飞等以上方辨证治疗89例慢性胆囊炎发作期患者。结果:治愈50例,好转32例,无效7例,总有效率92.2%。②

5. 李明杰分6型

清胆汤:柴胡10克、当归10克、川芎10克、枳壳10克、赤芍15克、威灵仙15克、郁金15克、金钱草40克、虎杖40克。

(1) 郁热气滞型　症见中上腹胀痛,攻痛连胁,每因情志变化而增减,苔薄白,脉弦。治宜疏肝理气。方用清胆汤加青皮、木香。随症加减:气郁化火,加牡丹皮、栀子。

(2) 郁热血瘀型　症见右上腹牵痛及胸膺或背部,刺痛拒按,定着不移,舌质紫暗,苔薄,脉涩弦。治宜祛瘀通络、疏肝清胆。方用清胆汤合丹参、砂仁、檀香。

(3) 郁热湿热型　症见右上腹灼热胀痛,口干口苦,便秘尿黄,舌红苔黄腻,脉弦滑。治宜清

---

① 张妍翎.辨证治疗慢性胆囊炎[J].陕西中医,2007(1):98-99.
② 欧阳沙飞,等.辨证分型治疗慢性胆囊炎发作期89例[J].四川中医,2002(8):27-28.

热利胆、通腑祛湿。方用清胆汤加大黄(后下)、枳实、茵陈。

(4) 郁热阴虚型　症见右上腹隐痛,悠悠不休,烦劳过度则痛加剧,口干心烦,头晕目涩,舌红少苔,脉细弦。治宜滋阴疏肝。方用清胆汤加生地黄、沙参、枸杞。

(5) 郁热中气不足型　症见劳累则右上腹隐痛不适,食后上腹作胀,休息后即减轻,纳差,大便溏,乏力,舌淡,苔薄,脉濡。治宜益气健脾、疏肝利胆。方用清胆汤加太子参、黄芪、升麻、砂仁、白术、茯苓、炙甘草。

(6) 郁热胆气虚寒型　症见脘胁冷痛,进食生冷即发,得暖痛减,口淡纳呆,呕泛清涎,舌质淡紫,苔薄白,脉濡缓。治宜疏肝补虚、温中降逆。方用清胆汤加山茱萸、海风藤、太子参、生姜、大枣。

每日 1 剂,水煎服。临床观察:李明杰以上方辨证治疗 60 例慢性胆囊炎患者。结果:治愈 21 例,显效 23 例,好转 12 例,无效 4 例,总有效率 93.30%。①

经　验　方

1. *柴芩疏利汤加减*　白术 10 克、枳壳 10 克、延胡索 10 克、郁金 10 克、木香 10 克、柴胡 10 克、炙甘草 6 克、玄明粉 6 克、青皮 6 克、大黄 6 克、黄芩 12 克、虎杖 12 克、白芍 15 克。随症加减:肝气郁结,加炒川楝子 9 克、姜半夏 9 克、佛手 6 克;肝阴不足,加生地黄 12 克、沙参 9 克、石斛 6 克;合并胆结石,加金钱草 30 克。冉爱华将 80 例慢性胆囊炎患者随机分为实验组与对照组各 40 例。对照组予西药,实验组予柴芩疏利汤。结果:实验组治愈 20 例,显效 15 例,有效 4 例,无效 1 例,总有效率 97.5%;对照组治愈 5 例,显效 5 例,有效 20 例,无效 10 例,总有效率 75.0%。②

2. *利胆排石汤加减*　金钱草 30 克、鸡内金 12 克、海金沙 12 克、制香附 12 克、枳壳 12 克、白术 12 克、郁金 9 克、吴茱萸 6 克、高良姜 6 克。随症加减:疼痛剧烈,加川楝子 12 克、青皮 6 克、玄胡 9 克;黄疸,加茵陈 24 克、黄柏 9 克;发热,加大黄 9 克、栀子 12 克;恶心呕吐,加半夏 9 克、砂仁 6 克。每日 1 剂,水煎服。管春林将 108 例慢性胆囊炎患者随机分为观察组 52 例与对照组 56 例。对照组予利胆排石片,治疗组予利胆排石汤。两组均以 2 周为 1 个疗程。结果:观察组治愈 31 例,显效 15 例,有效 4 例,无效 2 例,总有效率 96.1%;对照组治愈 17 例,显效 14 例,有效 11 例,无效 14 例,总有效率 75.0%。③

3. *柴芩清胆汤*　白芍 20 克、茵陈 20 克、金钱草 20 克、柴胡 20 克、蒲公英 20 克、黄芩 15 克、枳壳 15 克、白术 15 克、香附 15 克、木香 15 克、甘草 25 克。煎药时应配适当的容器,浸泡药渣 30 分钟左右,加水没过药渣 2～3 厘米,起初用武火烧沸,其次转小火慢煎,可煎 2 次,过滤药渣,沉淀汤药作为 1 日的药量,将 2 次煎制的汤药混合分早晚服用,15 天为 1 个疗程。昌炎将 112 例胆囊炎患者随机分为治疗组与对照组各 56 例。对照组给予消炎利胆片,治疗组给予柴芩清胆汤。结果:治疗组痊愈 40 例,好转 15 例,无效 1 例,改善率 98.21%;对照组痊愈 30 例,好转 17 例,无效 9 例,改善率 83.92%。④

4. *疏肝清胆汤*　柴胡 10 克、黄芩 10 克、法半夏 10 克、郁金 10 克、枳壳 10 克、茵陈 10 克、厚朴 10 克、白芍 30 克、栀子 15 克、蒲公英 15 克、黄连 6 克、木香 6 克、甘草 6 克。水煎服 300 毫升,分成早、晚各 150 毫升,每日 1 剂,连服 4 周为 1 个疗程。疏肝利胆和胃,清热利湿。殷光辉将 96 例肝胆湿热型慢性胆囊炎患者随机分为观察组与对照组各 48 例。对照组采用利胆片治疗,观察组采用疏肝清胆汤加减治疗。结果:观察组痊愈 11 例,显效 22 例,有效 11 例,无效 4 例,总有效率 91.67%;

---

① 李明杰.辨证治疗慢性胆囊炎 60 例[J].四川中医,2000(8):20－21.
② 冉爱华.柴芩疏利汤加减治疗慢性胆囊炎的疗效及安全性研究[J].中国医药指南,2019,17(4):162－163.
③ 管春林.利胆排石汤保守治疗慢性胆囊炎的临床效果观察[J].中外医学研究,2019,17(5):164－166.
④ 昌炎.肝胆湿热型慢性胆囊炎经柴芩清胆汤治疗的疗效观察[J].中国社区医师,2019,35(17):116,118.

对照组痊愈 7 例，显效 16 例，有效 14 例，无效 11 例，总有效率 77.08%。①

5. 柴胡桂枝干姜汤加味 1　北柴胡 10 克、桂枝 10 克、黄芩 10 克、天花粉 10 克、生牡蛎 30 克、干姜 6 克、炙甘草 6 克。随症加减：腹痛甚者，加延胡索 10 克、川楝子 10 克；脾虚甚者，加白术 12 克；泄泻兼腰膝酸软冷痛甚者，加淫羊藿 10 克、肉豆蔻 10 克；湿热甚者，加茵陈 10 克、藿香 10 克。每日 1 剂，水煎服，分早晚 2 次温服。温阳化气，温脾化湿，利胆和中。顾瑞等将 129 例慢性胆囊炎患者随机分成观察组 65 例与对照组 64 例。观察组和对照组均实际完成 61 例。对照组给予常规治疗，观察组在对照组基础上加用柴胡桂枝干姜汤加味。结果：观察组治愈 15 例，显效 25 例，有效 18 例，无效 3 例，总有效率 95.08%；对照组治愈 7 例，显效 18 例，有效 24 例，无效 12 例，总有效率 80.33%。②

6. 柴胡桂枝汤　白芍 15 克、党参 15 克、柴胡 12 克、黄芩 10 克、半夏 10 克、桂枝 10 克、生姜 6 克、炙甘草 6 克、大枣 6 枚。随症加减：胁痛严重者，加川楝子、延胡索、香附子；腹胀，加厚朴、枳壳；肠鸣音、腹泻，加白术、茯苓；恶心呕吐，加陈皮、旋覆花；高热，加柴胡 8 克；便秘者，加大黄。每日 1 剂，水煎成 360 毫升药液，早晚分 2 次服用。疏肝气，降胆气，和胃气。胡承斌将 89 例慢性胆囊炎患者随机分成联合组 46 例与西药组 43 例。西药组予西药，联合组在西药组的基础上加用柴胡桂枝汤。结果：联合组显效 16 例，有效 27 例，无效 3 例，总有效率 93.48%；西药组显效 14 例，有效 20 例，无效 9 例，总有效率 79.07%。③

7. 复方大柴胡汤　柴胡 15 克、白芍 15 克、蒲公英 15 克、川楝子 15 克、枳壳 12 克、延胡索 12 克、黄芩 9 克、大黄(后下)9 克、木香 6 克、甘草 6 克。每日 1 剂，水煮取汁 300 毫升，早晚 2 次温服，每次 150 毫升。理气止痛，清泄热结，疏肝利胆。汪鲁运将 84 例慢性胆囊炎患者随机分为治疗组与对照组各 42 例。对照组予消炎利胆片，治疗组在对照组基础上加用复方大柴胡汤。结果：治疗组显效 22 例，有效 16 例，无效 4 例，总有效率 90.48%；对照组显效 17 例，有效 13 例，无效 12 例，总有效率 71.43%。④

8. 小柴胡汤加减　柴胡 15 克、丹参 10 克、钩藤 15 克、菊花 10 克、黄芩 10 克、牡丹皮 10 克、生姜 10 克、白芍 10 克、香附 10 克、栀子 10 克、枳壳 10 克、桃仁 10 克、党参 10 克、甘草 5 克。随症加减：胁痛者，加延胡索 10 克、青皮 10 克；气郁火旺、便秘、口苦，加夏枯草 10 克，牡丹皮增至 15 克、栀子增至 15 克、黄芩增至 15 克；肝郁化火，加枸杞子 10 克；肝气犯脾，加白术 10 克、茯苓 10 克；恶心呕吐，加陈皮 5 克、半夏 5 克；气滞血瘀，加当归 10 克、赤芍 10 克。每日 1 剂，水煎，早晚分服。解毒，疏肝，清热，利胆，调气机，顾正气，加快全身脏腑机能康复。程若洲等将 100 例肝气郁结型胆囊炎患者随机分为观察组与对照组各 50 例。对照组予常规抗生素方案，观察组予小柴胡汤加减。结果：观察组显效 31 例，有效 15 例，无效 4 例，总有效率 92%；对照组显效 21 例，有效 17 例，无效 12 例，总有效率 76%。⑤

9. 柴胡桂枝干姜汤加味 2　炙甘草 6 克、干姜 6 克、桂枝 10 克、柴胡 10 克、黄芩 10 克、瓜蒌根 10 克、生牡蛎(先煎)30 克。随症加减：严重腹痛者，加延胡索 10 克、川楝子 10 克；严重脾虚，加白术 12 克；泄泻日久、完谷不化兼腰膝酸冷者，加淫羊藿 10 克、肉豆蔻 10 克；伴有舌苔黄腻、湿热严重者，加藿香 10 克、茵陈 18 克。每日 1 剂，水煎服，早晚空腹服用。温寒通阳，解结化饮，疏利肝胆。周永志将 120 例胆热脾寒型慢性胆囊炎患者随机分为治疗组与对照组各 60 例。对照组予消

---

① 殷光辉.疏肝清胆汤加减治疗肝胆湿热型慢性胆囊炎临床研究[J].新中医，2019，51(6)：175－177.

② 顾瑞，陈德轩，等.柴胡桂枝干姜汤加味治疗胆热脾寒型慢性胆囊炎疗效及对炎症因子、胆囊功能及胃肠功能的影响[J].中国实验方剂学杂志，2019，25(17)：64－69.

③ 胡承斌.柴胡桂枝汤加减联合茴三硫片治疗慢性胆囊炎的临床效果[J].慢性病学杂志，2019，20(5)：750－751，754.

④ 汪鲁运.复方大柴胡汤联合消炎利胆片治疗慢性胆囊炎临床研究[J].实用中医药杂志，2019，35(3)：285－286.

⑤ 程若洲，等.小柴胡汤加减治疗肝气郁结型慢性胆囊炎分析[J].内蒙古中医药，2018，37(8)：25－26.

炎利胆片，治疗组予柴胡桂枝干姜汤加味。结果：治疗组治愈17例，显效27例，有效12例，无效4例，总有效率93.3%；对照组治愈9例，显效18例，有效19例，无效14例，总有效率76.6%。①

10. *疏肝利胆汤加减*　枳壳12克、黄芩15克、柴胡12克、茵陈30克、山楂15克、生大黄15克、鸡内金20克、金钱草30克、川楝子12克、生白芍15克、延胡索12克。随症加减：胆囊肿大、有包块，加莪术、三棱；当上腹胀严重，加香附、木香；大便坚，加桃仁、芒硝；久病气阴两虚，加白术、太子参；恶心、呕吐，加陈皮、厚朴、半夏。每日1剂，水煎服，早晚各1次，4周为1个疗程。疏肝利胆，清热利湿，理气止痛。祝顺甲以上方治疗76例慢性胆囊炎患者，结果：治愈46例(60.53%)，显效16例(21.05%)，有效10例(13.16%)，无效4例(5.26%)，治疗有效率为94.74%。②

11. *柴金化瘀汤加减*　柴胡15克、郁金12克、醋青皮12克、金钱草30克、海金沙30克、鸡内金30克、蒲公英15克、茯苓12克、厚朴15克、黄芩12克、白芍20克、薏苡仁30克、茵陈15克。随症加减：胁痛甚者，加川楝子、延胡索；口苦心烦重者，加栀子、黄芩、胆草；伴肠鸣腹泻者，加白术、茯苓、薏苡仁；伴便秘、腹胀者，加大黄、芒硝；伴胁肋积块且正气未衰者，加三棱、莪术、甲片；伴恶心、呕吐者，加半夏、竹茹、陈皮。每日1剂，水煎取汁400毫升，分早晚2次服。化浊解毒，理气活血，疏肝健脾。赵润元将130名慢性胆囊炎患者随机分为治疗组与对照组各65例。对照组给予消炎利胆片，治疗组给予柴金化瘀方。结果：治疗组治愈9例，显效36例，有转13例，无效7例，总有效率89.23%；对照组治愈7例，显效9例，有转34例，无效15例，总有效率76.92%。③

12. *柴胡疏肝散加减1*　金钱草30克、白芍15克、柴胡15克、虎杖15克、枳壳12克、川芎12克、陈皮12克、川楝子10克、延胡索10克、藿香10克、木香10克、郁金10克、法半夏10克、甘草6克、鸡内金3克。随症加减：脾气虚弱者，加党参30克、白术15克，去金钱草、虎杖；大便干结者，加大黄10克，去虎杖；湿热严重者，加茵陈30克、黄芩15克，去藿香。每日1剂，用400毫升水煎煮，分早晚2次服用。理气健脾，调和脾胃，行气止痛。邓声熔将86例慢性胆囊炎患者随机分为观察组与对照组各43例。对照组予西药治疗，观察组予柴胡疏肝散加减。两组均以1周为1个疗程，给予4个疗程治疗。结果：观察组治愈25例，显效11例，有效6例，无效1例，总有效率97.67%；对照组治愈16例，显效12例，有效8例，无效7例，总有效率83.72%。④

13. *柴芩清胆汤加减*　柴胡12克、茵陈30克、金钱草30克、白芍15克、蒲公英15克、白术15克、黄芩15克、枳壳15克、茯苓15克、香附15克、木香10克、甘草6克。随症加减：胁痛者，加姜黄10克、延胡索10克；恶心呕吐者，加姜半夏10克、竹茹10克；便秘者，加生地黄10克、大黄15克；伴有结石者，加鸡内金15克、海金沙30克。每日1剂，水煎服，早晚服用，每日2次，4周为1个疗程，连续治疗2个疗程。疏肝利胆，清热化湿，和解少阳。王中甫等将82例肝胆湿热型慢性胆囊炎患者随机分为治疗组与对照组各41例。对照组予西药，治疗组予柴芩清胆汤。结果：治疗组显效30例，有效9例，无效2例，总有效率95.12%；对照组显效24例，有效8例，无效9例，总有效率78.05%。⑤

14. *安胆汤*　龙胆草3克、黄芩6克、栀子6克、泽泻10克、通草3克、车前子10克、当归6克、生地黄10克、醋柴胡6克、鸡内金10克、金钱草20克、海金沙(包煎)12克、延胡索10克、厚朴10克、姜半夏10克、炙甘草6克。每日1剂，水煎，早饭和晚饭后温服。清热利湿，利胆通腑。王红霞等将110例慢性胆囊炎肝胆湿热证患者随机

---

① 周永志.柴胡桂枝干姜汤加味治疗胆热脾寒型慢性胆囊炎临床观察[J].光明中医，2018，33(6)：755-756.
② 祝顺甲.观察自拟疏肝利胆汤加减治疗慢性胆囊炎的临床疗效[J].世界最新医学信息文摘，2018，18(10)：123.
③ 赵润元，杨倩，等.柴金化瘀方治疗慢性胆囊炎临床观察[J].时珍国医国药，2018，29(6)：1388-1390.
④ 邓声熔.柴胡疏肝散加减治疗慢性胆囊炎的临床观察[J].中医临床研究，2018，10(26)：50-52.
⑤ 王中甫，等.柴芩清胆汤治疗肝胆湿热型慢性胆囊炎的临床观察[J].光明中医，2018，33(6)：815-817.

分为观察组和对照组各55例。对照组予西药，观察组予安胆汤治疗。两组均以2周为1个疗程，连续治疗2个疗程。结果：观察组痊愈13例，显效18例，有效20例，无效4例，总有效率92.73%；对照组痊愈6例，显效15例，有效24例，无效10例，总有效率81.82%。①

15. *柴芍疏胆汤*　柴胡12克、白芍15克、木香10克、砂仁10克、党参15克、白术15克、茯苓15克、甘草10克、瓦楞子10克、半夏9克。每日1剂，水煎，早晚分服。疏肝利胆，健脾和胃。蒋忠等将60例肝郁脾虚型慢性胆囊炎患者随机分为治疗组和对照组各30例。对照组口服逍遥丸，治疗组口服柴芍疏胆汤。结果：治疗组治愈13例，显效9例，有效6例，无效2例，总有效率93.3%；对照组治愈5例，显效8例，有效10例，无效7例，总有效率76.7%。②

16. *柴金化瘀方*　柴胡15克、郁金12克、青皮12克、金钱草30克、海金沙30克、鸡内金30克、蒲公英15克、茯苓12克、厚朴15克、黄芩12克、白芍20克、薏苡仁30克、茵陈15克。每日1剂，分早晚2次饭后温服。化浊解毒。赵润元等将130例慢性胆囊炎患者随机分为对照组和治疗组各65例。对照组给予消炎利胆片，治疗组给予柴金化瘀方治疗。两组均以14天为1个疗程，治疗3个疗程。结果：治疗组治愈9例，显效36例，有效13例，无效7例，总有效率89.23%；对照组治愈9例，显效36例，有效13例，无效7例，总有效率76.92%。③

17. *胆通消炎汤*　金钱草15克、虎杖15克、大黄15克、柴胡15克、茵陈15克、龙胆草15克、郁金10克、人参10克、甘草10克、连翘12克、白芍12克、生姜12克、九香虫5克。每日1剂，水煎至300毫升服用，分早晚2次服用。通调肝胆，调和少阳。宫敛智将100例慢性胆囊炎患者随机分为治疗组与对照组各50例。对照组予消炎利胆片，治疗组予胆通消炎汤。两组均以3个月为1个疗程。结果：治疗组显效26例，有效22例，无效2例，总有效率96.00%；对照组显效18例，有效19例，无效13例，总有效率74.00%。④

18. *排石利胆汤*　柴胡15克、白芍15克、川芎15克、川楝子10克、枳壳10克、香附15克、虎杖15克、金钱30克、大黄10克、郁金10克、甘草5克。每日1剂，水煎，取汁400毫升，早晚2次分服。疏肝，利胆，排石。孔悟华等将72例慢性胆囊炎患者随机分为治疗组和对照组各36例。对照组予西药，治疗组在对照组治疗的基础上加用排石利胆汤。结果：治疗组痊愈14例，显效16例，有效3例，无效3例，总有效率91.67%；对照组痊愈9例，显效14例，有效4例，无效9例，总有效率75%。⑤

19. *柴胡胆通汤*　南柴胡15克、黄芩片20克、栀子15克、金钱草15克、海金沙10克、枳实10克、鸡内金15克、大黄6克、甘草10克。随症加减：疼痛明显，加延胡索、木香；腹胀，加厚朴、香附、佛手；口苦，加龙胆草；脾虚，加茯苓、白术。每日1剂，水煎取汁300毫升，早晚2次分服，连用1个月。陈乔等将72例慢性胆囊炎患者随机分为治疗组与对照组各36例。对照组予茴三硫胶囊，治疗组在对照组基础上加用柴胡胆通汤。结果：治疗组痊愈3例，显效27例，有效4例，无效2例，总有效率94.4%；对照组痊愈2例，显效20例，有效5例，无效9例，总有效率75%。⑥

20. *柴胡疏肝散1*　柴胡15克、白芍15克、枳壳15克、香附12克、陈皮10克、川芎20克、甘草5克。随症加减：腹痛严重者，加郁金12克；大便不畅者，加炒莱菔子12克；食欲不佳者，加白术10

① 王红霞，等.安胆汤治疗慢性胆囊炎肝胆湿热证临床研究[J].黑龙江中医药，2018，47(3)：21－23.
② 蒋忠，等.柴芍舒胆汤加减治疗慢性胆囊炎30例临床观察[J].湖南中医杂志，2018，34(2)：49－50.
③ 赵润元，杨倩，等.柴金化瘀方对慢性胆囊炎患者血清炎性因子及胆囊收缩功能的影响[J].中国中西医结合消化杂志，2018，26(10)：874－877.
④ 宫敛智.胆通炎消汤治疗慢性胆囊炎的疗效观察[J].临床医药文献电子杂志，2018，5(38)：144－145.
⑤ 孔悟华，等.排石利胆汤治疗慢性胆囊炎临床研究[J].河南中医，2018，38(6)：920－922.
⑥ 陈乔，等.柴胡胆通汤联合茴三硫胶囊治疗慢性胆囊炎的临床观察[J].中国中医药科技，2018，25(3)：454－456.

克、茯苓10克、鸡内金10克；口苦、低热者，加黄芩13克；恶心呕吐者，加生姜5克。加水浸泡2小时后，武火煎煮至沸腾后，文火持续加热30分钟，将药液过滤后重复上述煎煮步骤2次，将3次药液合并后再浓缩至200毫升，早晚各1剂。7天为1个疗程，连续服用12个疗程。调气疏肝，利胆活血，解郁散结，健脾和胃，胆腑通利。郭丽萍将102例慢性胆囊炎患者随机分为观察组与对照组各51例。对照组予消炎利胆片，观察组在对照组基础上加用柴胡疏肝散。结果：治疗后两组患者的中医证候各项积分均明显降低，观察组患者积分降低程度与对照组比较更为显著（$P<0.05$）；观察组患者胆囊收缩功能与对照组比较加强（$P<0.05$），胆囊壁厚度程度则降低（$P<0.05$）；观察组患者CRP、IL-6、IL-8与对照组比较均明显升高，比较差异亦有统计学意义（$P<0.05$）。①

21. 柴芩舒胆汤　柴胡10克、半夏10克、木香10克、黄芩10克、蒲公英15克、半边莲15克、姜黄15克、延胡索10克、枳壳10克、金钱草30克、垂盆草30克、制大黄15克。每日1剂，分早晚2次服。疏肝利胆，行气化瘀，清热解毒，止痛。韩伟民将80例慢性胆囊炎患者随机分为治疗组与对照组各40例。对照组予左氧氟沙星胶囊。治疗组在对照组基础上加用柴芩舒胆汤，并配合针刺法，取仰卧位，并取双侧足三里、上巨虚、阳陵泉穴及丘墟穴，针灸针具经常规消毒后，直刺，进针深度为15～30毫米，得气后行平补平泻手法，使其局部产生胀、酸、麻感，并扩散至足端、小腿部时，留针30分钟，每周2次。结果：治疗组显效20例，有效18例，无效2例，总有效率95%；对照组显效16例，有效14例，无效10例，总有效率75%。②

22. 柴胡四黄汤　赤丹参20克、赤芍20克、柴胡15克、黄柏15克、黄芩15克、大黄（后下）15克、黄连12克。每日1剂，温水煎服，分早晚2次口服。孙晓将114例慢性胆囊炎患者随机分为治疗组和对照组各57例。对照组予胆石通胶囊；治疗组在对照组的基础上联用柴胡四黄汤治疗。两组均以10天为1个疗程，连续治疗3个疗程。结果：治疗组显效30例，有效24例，总有效率94.74%；对照组显效26例，有效21例，总有效率82.46%。③

23. 滋阴养肝方加减　白芍30克、制首乌15克、枸杞子10克、陈皮10克、炙甘草10克。随症加减：阴虚肝郁者，加合欢皮、佛手、香橼；阴虚兼湿热者，加蒲公英、金钱草；阴虚阳亢者，加鳖甲、龟甲。每日1剂，用700毫升清水煎制，温服，每日2次，每次150毫升。滋阴养肝，疏肝利胆。杨威英将100例肝阴不足型老年慢性胆囊炎患者随机分为治疗组与对照组各50例。对照组予消食利胆胶囊，治疗组予滋阴养肝方。结果：治疗组缓解23例，显效12例，进步11例，无效4例，总有效率92.00%；对照组缓解18例，显效14例，进步11例，无效7例，总有效率86.00%。④

24. 半夏泻心汤合逍遥散加减　半夏15克、白术15克、茯苓15克、白芍15克。随症加减：腹胀腹痛时，加青皮15克、香附15克；小便短黄时，加龙胆草10克、金钱草10克；失眠多梦时，加夜交藤、酸枣仁；存在泥沙状的结石时，加金钱草、鸡内金。每日1剂，每日2次。补肝体，助肝用。赵红心将138例慢性胆囊炎患者随机分为治疗组与对照组各69例。对照组予消炎利胆片。治疗组予半夏泻心汤合逍遥散。结果：治疗组显效59例，有效7例，无效3例，总有效率95.65%；对照组显效45例，有效12例，无效12例，总有效率82.61%。⑤

25. 疏肝利胆汤加减　柴胡10克、郁金10克、半夏10克、熟大黄9克、鸡内金10克、厚朴10克、生甘草10克、黄连6克、白芍10克、枳壳10克、木香6克。随症加减：火毒较为旺盛，具有明

---

① 郭丽萍.柴胡疏肝散治疗慢性胆囊炎及对患者胆囊功能、炎症因子水平的影响[J].陕西中医，2018，39(7)：882-884.
② 韩伟民.柴芩舒胆汤联合针刺治疗慢性胆囊炎疗效及对胆囊收缩功能的影响[J].现代中西医结合杂志，2018，27(4)：403-406.
③ 孙晓.柴胡四黄汤治疗慢性胆囊炎的疗效及对患者细胞因子的影响[J].吉林中医药，2017，37(10)：1015-1018.
④ 杨威英.滋阴养肝方治疗肝阴不足型老年慢性胆囊炎临床观察[J].四川中医，2017，35(10)：86-88.
⑤ 赵红心.半夏泻心汤并用逍遥散治疗慢性胆囊炎的临床疗效分析[J].世界最新医学信息文摘，2017，17(51)：158，161.

显黄疸者,加龙胆草、栀子。将上述药材置于600毫升清水中,煎熬至400毫升,取其汤汁口服,每次200毫升,在每日清晨和傍晚进行2次服用,1个月为1个疗程。王国英将30例慢性胆囊炎患者随机分为观察组和对照组各15例。对照组予金胆片,观察组予疏肝利胆汤加减。结果:观察组痊愈4例,有效10例,无效1例,总有效率93.33%;对照组痊愈2例,有效7例,无效6例,总有效率60.00%。[①]

26. *疏肝清胆汤*　白芍30克、蒲公英20克、姜黄15克、茯苓15克、炒枳壳15克、茵陈15克、党参15克、白术15克、延胡索15克、柴胡10克、炒川楝子10克、炒鸡内金10克、甘草6克。将上述药物根据比例进行称取,之后进行水煎收,取水煎液250毫升,每日1剂,分2次服用,用药时间早晚饭后30分钟,服用时温服。疏肝健脾,化湿利胆,舒畅气机,调节肝气。牛祎明将78例肝胆湿热型慢性胆囊炎患者随机分为研究组和对照组各39例。对照组予西药,研究组在对照组基础上加用疏肝清胆汤。两组均以4周为1个疗程。结果:研究组显效21例,有效16例,无效2例,总有效率94.87%;对照组显效11例,有效18例,无效10例,总有效率74.36%。[②]

27. *复方疏肝利胆汤*　金钱草40克、虎杖30克、柴胡15克、黄芩15克、生姜15克、郁金15克、枳实12克、大黄12克、当归12克、赤芍12克、白术12克、牛膝9克、甘草6克。随症加减:肝胆湿热重,加龙胆草、栀子、茵陈;有全身高热症状,加生石膏、蒲公英、金银花;有腹胀及胁下疼痛症状,加厚朴、延胡索;合并有胆囊结石,加鸡内金、海金沙。每日1剂,上述诸药用水煎煮2次后熬制得400毫升药汁,分2次口服。杨大勇将114例慢性胆囊炎患者随机分为观察组与对照组各57例。对照组予西药,观察组在对照组基础上加用复方疏肝利胆汤。结果:观察组痊愈25例,显效22例,有效8例,无效2例,总有效率96.6%;对照组痊愈20例,显效16例,有效12例,无效9例,总有效率82.5%。[③]

28. *龙胆泻肝汤*　龙胆草12克、黄芩10克、枳实12克、泽泻10克、车前草10克、栀子10克、柴胡10克、郁金6克、当归10克、甘草6克。随症加减:对于口苦较重者,加大郁金量;气滞者,加木香10克、川楝子10克;纳差者,加焦麦芽15克、焦山楂15克、焦神曲15克、鸡内金15克。每日1剂,水煎服,每日2次,对于脾胃虚寒者可以少量多次。扶正祛邪,清热利湿。许正宏等将100例慢性胆囊炎患者随机分为实验组和对照组各50例。对照组给予消炎利胆片,实验组在对照组的基础上联合龙胆泻肝汤。结果:实验组显效35例,有效10例,无效5例,总有效率90.00%;对照组显效23例,有效10例,无效17例,总有效率66.00%。[④]

29. *疏肝利胆汤*　柴胡10克、金钱草10克、香附10克、川楝子6克、党参10克、白术10克、郁金10克、黄芩10克、枳壳10克、赤芍10克、蒲公英10克。每日1剂,取清水600毫升,水煎服,每次取汁200毫升,每次口服100毫升,每日服用2次,分晨起及晚间饭后半小时温服。魏艳菊等将64例慢性胆囊炎患者随机分为治疗组和对照组各32例。对照组给予阿莫西林胶囊,治疗组给予自拟疏肝利胆汤。两组均以10天为1个疗程。结果:治疗组痊愈15例,显效8例,有效6例,无效3例,总有效率90.6%;对照组痊愈9例,显效11例,有效5例,无效7例,总有效率78.12%。[⑤]

30. *柴胡疏肝散2*　柴胡6克、川芎6克、香附6克、陈皮(醋炒)6克、枳壳(麸炒)6克、芍药9克、甘草(炙)3克。每日1剂,水煎服,早晚分2次温服。调气疏肝,利胆活血,解郁散结,健脾和胃。赵钧锋将134例慢性胆囊炎患者随机分为研究组和对照组各67例。对照组使用消炎利胆片,研究

① 王国英.疏肝利胆汤加减治疗慢性胆囊炎的疗效研究[J].中国实用医药,2017,12(33):114-115.
② 牛祎明.疏肝清胆汤治疗肝胆湿热型慢性胆囊炎的临床观察[J].光明中医,2017,32(18):2647-2649.
③ 杨大勇.复方疏肝利胆汤对慢性胆囊炎的疗效及安全性观察[J].北方药学,2017,14(10):161-162.
④ 许正宏,等.消炎利胆片联合龙胆泻肝汤治疗慢性胆囊炎临床观察[J].中医临床研究,2017,9(25):85-86.
⑤ 魏艳菊,等.自拟疏肝利胆方治疗慢性胆囊炎临床观察[J].湖北中医杂志,2017,39(9):23-24.

组在对照组基础上加用柴胡疏肝散。结果：研究组痊愈 25 例，显效 20 例，有效 19 例，无效 3 例，总有效率 95.52%；对照组痊愈 17 例，显效 21 例，有效 18 例，无效 11 例，总有效率 83.58%。①

31. *清胆汤* 甘草 6 克、大黄 10 克、干姜 6 克、金钱草 10 克、车前子 30 克、泽泻 12 克、厚朴 20 克、木香 10 克、清半夏 12 克、龙胆草 12 克、延胡索 15 克、柴胡 20 克、黄芩 10 克。随症加减：结石，加郁金 15 克、海金沙 15 克；舌苔腻厚、头重昏蒙，加佩兰 15 克、砂仁 10 克、苍术 15 克；血瘀明显，加赤芍 10 克、川芎 10 克。药物均混合煎熬，分为早晚 2 次服用。黄国武将 90 例慢性胆囊炎患者随机分为治疗组 80 例与对照组 10 例。对照组予西药，治疗组予清胆汤。结果：治疗组显效 49 例，有效 30 例，无效 1 例，总有效率 98.75%；对照组显效 3 例，有效 4 例，无效 3 例，总有效率 70.0%。②

32. *清利肝胆法* 金钱草 20 克、白芍 15 克、黄芩 15 克、柴胡 10 克、车前子 10 克、大黄 5 克、延胡索 20 克、郁金 15 克、木香 15 克、川楝子 10 克、甘草 7 克。随症加减：湿重、舌苔白腻，去大黄、黄芩；恶心呕吐，加竹茹、姜半夏。每日 1 剂，分早晚 2 次服用。清肝利胆，理气止痛。黄振群将 85 例肝胆湿热型慢性胆囊炎患者随机分为观察组 43 例与对照组 42 例。对照组予托尼萘酸片，观察组予清利肝胆法。结果：观察组痊愈 19 例，显效 13 例，有效 7 例，无效 4 例，总有效率 90.70%；对照组痊愈 5 例，显效 10 例，有效 13 例，无效 14 例，总有效率 66.67%。③

33. *利胆排石汤* 柴胡 12 克、川楝子 9 克、川芎 10 克、白芍 12 克、甘草 9 克、香附 10 克、枳壳 9 克、大黄 9 克、虎杖 15 克、郁金 15 克、金钱草 30 克。每日 1 剂，常规水煎煮 2 次，分早晚 2 次内服。疏肝理气，利胆排石，标本兼治。张洁靖等将 120 例慢性胆囊炎患者随机分为治疗组和对照组各 60 例。对照组实际完成 59 例，治疗组实际完成 58 例。对照组予西药，治疗组在对照组基础上加用利胆排石汤。结果：治疗组临床痊愈 23 例，显效 26 例，有效 5 例，无效 4 例，总有效率 93.1%；对照组临床痊愈 15 例，显效 24 例，有效 6 例，无效 14 例，总有效率 76.27%。④

34. *柴胡疏肝散 3* 陈皮(醋炒)10 克、南柴胡 10 克、川芎 10 克、枳壳 10 克、白药 15 克、炙甘草 10 克、香附 10 克。随症加减：恶心呕吐者，加清半夏 9 克、生姜 6 克、竹茹 10 克；纳差者，加鸡内金 15 克、山楂 15 克、麦芽 15 克；胁痛者，加川楝子 9 克、延胡索 10 克。每日 1 剂，早晚分服。疏肝利胆，行气活血，和胃降逆。聂山文等将 60 例慢性胆囊炎患者随机分为治疗组与对照组各 30 例。对照组予茴三硫胶囊治疗，治疗组在对照组基础上加用柴胡疏肝散。结果：治疗组痊愈 13 例，显效 13 例，有效 3 例，无效 1 例，总有效率 96.67%；对照组痊愈 8 例，显效 10 例，有效 5 例，无效 7 例，总有效率 76.67%。⑤

35. *吴茱萸汤加味* 吴茱萸 15 克、党参 18 克、白术 12 克、良姜 8 克、香附 12 克、鸡内金 15 克、没药 5 克、生姜 5 片、大枣 5 枚。随症加减：纳差明显者，加麦芽 12 克、莱菔子 12 克；右胁下胀痛明显者，加延胡索 15 克、川楝子 8 克；厌油腻恶心明显者，加神曲 15 克、焦山楂 15 克。每日 1 剂，上药水煎服，首煎与复煎各取汁 200 毫升混匀，早晚各 1 次，温服 200 毫升。温中健脾，行气活血，化瘀止痛。谢有良等以上方加减治疗 70 例慢性胆囊炎患者。结果：治愈 33 例，好转 29 例，无效 8 例，总有效率 88%。⑥

36. *加味小柴胡汤* 柴胡 15 克、白芍 15 克、党参 15 克、黄芩 10 克、威灵仙 12 克、金钱草 30 克、木香 9 克、青皮 9 克、法半夏 9 克、茯苓 9 克、

---

① 赵钧锋.柴胡疏肝散联合消炎利胆片治疗慢性胆囊炎临床疗效观察[J].甘肃科技，2017，33(22)：114－115.
② 黄国武.清胆汤治疗慢性胆囊炎 80 例[J].世界最新医学信息文摘，2017，17(71)：161.
③ 黄振群.清利肝胆法治疗肝胆湿热型慢性胆囊炎临床研究[J].光明中医，2017，32(22)：3278－3279.
④ 张洁靖，等.利胆排石汤保守治疗慢性胆囊炎的临床分析[J].中国实验方剂学杂志，2016，22(7)：187－190.
⑤ 聂山文，等.柴胡疏肝散加减联合茴三硫胶囊治疗慢性胆囊炎 30 例[J].中医杂志，2014，55(4)：342－343.
⑥ 谢有良，等.吴茱萸汤加味治疗慢性胆囊炎 70 例临床观察[J].中国中医基础医学杂志，2013，19(12)：1490，1498.

丹参9克、路路通9克、炙甘草6克。随症加减：疼痛甚，合金铃子散（延胡索10克、川楝子10克）；腹胀，加枳实10克、厚朴10克；便秘者，加大黄9克；病程长、年迈体虚甚，加黄芪20克；苔厚腻、纳差，加苍术、炒鸡内金；呕吐，加生姜、竹茹。每日1剂，水煎取汁400毫升，分早晚2次温服。疏肝利胆，理气活血，通络止痛。漆生权等将118例慢性胆囊炎患者随机分为治疗组62例与对照组56例。对照组予西药，治疗组予加味小柴胡汤。结果：治疗组治愈35例，显效9例，有效11例，无效7例，总有效率88.71%；对照组治愈18例，显效7例，有效9例，无效22例，总有效率60.71%。①

37. 疏肝利胆通腑方　柴胡10克、川芎10克、枳壳12克、香附12克、郁金12克、白芍15克、蒲公英15克、金钱草30克、茵陈30克、大黄6克、木香6克、甘草6克。随症加减：疼痛甚者，加延胡索10克、川楝子10克；呕吐者，加生姜6克、竹茹12克；胆石者，加鸡内金15克、石见穿30克；脾胃虚弱者，去大黄，加党参12克、白术10克、山药15克。每日1剂，水煎2次，混匀后分3次于饭前半小时温服，每次150毫升。疏肝以行气机，利胆以解胆郁，清利以逐湿热，攻下以通胆腑。陈良金等将85例慢性胆囊炎患者随机治疗组45例与对照组40例。对照组予消炎利胆片，治疗组予疏肝利胆通腑法。结果：治疗组治愈19例，显效17例，有效5例，总有效率91.11%；对照组治愈11例，显效9例，有效11例，总有效率77.50%。②

38. 自拟方1　柴胡20克、虎杖20克、金银花30克、连翘20克、枳壳15克、香附15克、大黄10克、茵陈30克、赤芍25克、川芎25克。随症加减：内热盛者，加黄连；肝胆湿热者，加龙胆草、栀子；腹胀者，加厚朴、木香；腹痛者，加白芍、延胡索；黄疸者，加郁金；有胆道结石者，加鸡内金、金钱草、海金沙。每日1剂，分2次口服。王学好等以上方治疗120例慢性胆囊炎胆石症患者，并配合西医治疗，给予抗炎、补液、对症治疗。口服熊去氧胆酸片150毫克，每日3次。结果：治愈61例，占50.8%；好转50例，占41.7%；无效9例，占7.5%。总有效率92.5%。无效9例均转为手术治疗。③

39. 柴胡疏肝散加味1　柴胡15克、白芍12克、枳壳10克、炙甘草6克、陈皮10克、川芎10克、香附10克、白芷15克、苦参5克、莪术18克。每日1剂，水煎服，取汁400毫升，分2次温服。疏肝，化湿，祛瘀。谢胜等将205例治疗慢性胆囊炎患者随机分为治疗组126例与对照组79例。对照组予柴胡疏肝散（柴胡15克、白芍12克、枳壳10克、炙甘草6克、陈皮10克、川芎10克、香附10克），治疗组予柴胡疏肝散加味。结果：治疗组治愈49例，显效46例，有效21例，无效10例，总有效率92.06%；对照组治愈24例，显效22例，有效19例，无效14例，总有效率82.28%。④

40. 痛泻要方　陈皮10克、防风15～25克、白芍20～50克、白术12克、山楂20克、甘草10克。每日1剂，水煎3次，取汁450毫升，分3次温服，20天为1个疗程。疏肝理脾，行气化积止痛。陈云志等将108例慢性胆囊炎患者随机分为治疗组56例与对照组52例。对照组予消炎利胆片，治疗组予痛泻要方。结果：治疗组治愈20例，显效16例，有效16例，无效4例，总有效率92.8%；对照组治愈12例，显效16例，有效10例，无效14例，总有效率73.1%。⑤

41. 利胆排石汤加减　金钱草50克、茵陈15克、大黄7克、柴胡10克、枳壳12克、鸡内金15克、茯苓15克、白术15克、木香10克、川楝子10克、川芎10克、白芍10克、甘草10克。每日1剂，水煎取汁100毫升，分2次服用。随症加减：恶心或呕吐，加法半夏10克、陈皮15克、竹茹12克；疼痛较重者，加延胡索12克、乌药10克；胃脘

① 漆生权，杨少军，等.加味小柴胡汤治疗慢性胆囊炎临床观察[J].新中医，2011，43(5)：48-49.
② 陈良金，等.疏肝利胆通腑法治疗慢性胆囊炎45例疗效观察[J].新中医，2011，43(5)：47-48.
③ 王学好，等.中西医结合治疗慢性胆囊炎胆石症120例体会[J].辽宁中医杂志，2009，36(4)：595-596.
④ 谢胜，等.柴胡疏肝散加味治疗慢性胆囊炎的疗效观察[J].辽宁中医杂志，2009，36(8)：1341-1342.
⑤ 陈云志，等.痛泻要方治疗慢性胆囊炎56例临床观察[J].时珍国医国药，2008(3)：737.

胀满，加乌药10克、陈皮15克、厚朴10克；气短乏力，加党参20克、黄芪20克；大便稀溏或次数较多时，大黄减量或不用。4周为1个疗程。可以持续服用2个疗程。清利肝胆湿热，理气健脾，行气止痛，利胆排石。王德军以上方加减治疗70例胆囊炎并发肝胆结石病患者。结果：治愈13例，显效35例，有效14例，无效8例。治愈率18.57%，总有效率88.57%。①

42. *疏肝实脾汤加减* 柴胡15克、白芍15克、炒白术15克、党参15克、茯苓15克、当归10克、郁金10克、鸡内金10克、生甘草6克。随症加减：胁痛甚者，加川楝子、延胡索；嗳气呕吐者，加姜半夏、竹茹；有湿热者，加茵陈、栀子。每日1剂，水煎，早晚2次分服，15天为1个疗程。陈军梅以上方加减治疗56例慢性胆囊炎胆石症患者。结果：治愈9例，显效24例，有效19例，总有效率92.9%。②

43. *利胆汤加味* 柴胡10克、黄芩10克、白芍15克、大黄6克、郁金12克、茵陈30克、金钱草30克、枳实10克、川楝子12克、延胡索15克、板蓝根30克、木香10克、栀子10克、半夏10克、竹茹10克、甘草5克。随症加减：发热者，加栀子10克；恶心者，加半夏10克、竹茹10克。每日1剂，水煎分早晚2次服。疏肝，清热，通腑。王联庆等将200例慢性胆囊炎急性发作患者随机分为治疗组与对照组各100例。对照组予利胆片、抗生素，治疗组在对照组的抗生素应用基础上加用利胆汤加味。两组均以6～10天为1个疗程。结果：治疗组治愈68例，好转29例，无效3例，总有效率97%；对照组治愈66例，好转28例，无效6例，总有效率94%。③

44. *大柴胡汤加减* 柴胡12克、茵陈15克、黄芩12克、生白芍15克、枳壳12克、金钱草30克、延胡索10克、川楝子10克、桃仁12克。随症加减：恶心、呕吐，加旋覆花（包煎）15克、制半夏10克；便秘者，加大黄（后下）10克；久病气阴两虚者，加太子参20克、白术10克。每日1剂，水煎服，1个月为1个疗程。疏肝利胆，行气解郁，活血化瘀止痛。周胜红将50例慢性胆囊炎患者随机分为治疗组30例与对照组20例。对照组用大柴胡汤加减。治疗组在对照组基础上加用针灸治疗，取期门、支沟、阳陵泉、足三里、三阴交、胆囊穴、太冲为主穴。恶心、呕吐加中脘；口苦、湿热重加内关、中脘。用30号毫针进行常规针刺，每日1次，连续10天为1个疗程，2个疗程之间休息2天，持续1个月。结果：治疗组临床治愈18例，显效6例，有效4例，无效2例，总有效率93.3%；对照组临床治愈8例，显效2例，有效5例，无效5例，总有效率75%。④

45. *疏肝利胆汤* 柴胡12克、半夏12克、白芍药12克、延胡索12克、黄芩10克、郁金10克、枳实15克、虎杖15克、金钱草15克、陈皮8克、炙甘草6克。每日1剂，上药加水200毫升浸泡30分钟，先以武火煮沸后继予文火煎煮15分钟，取汁150毫升，然后再加水200毫升，文火煮沸15分钟，取汁150毫升，两次取汁混均，留取50毫升备用，余药液分早晚饭后服用。利胆化湿。张志杰等将88例慢性胆囊炎患者随机分为治疗组45例与对照组43例。对照组予西药治疗；治疗组予疏肝利胆汤，并配合指针治疗法，取足太阳膀胱经之肝俞、胆俞穴，足阳明胃经之足三里穴，经外奇穴胆囊穴。先用棉球蘸取上述备用药液外擦于肝俞穴，然后用右手（或左手）拇指端螺纹面置于大肠俞穴轻揉5分钟，继予小鱼际揉搓该穴位5分钟，然后如上述方法轻揉胆俞穴、足三里穴及胆囊穴。每日执行1次，7天为1个疗程，连续治疗2个疗程。结果：治疗组治愈34例，好转8例，无效3例，总有效率93.33%；对照组痊愈26例，好转9例，无效8例，总有效率81.40%。以上经统计学处理，两组比较差异有显著性意义（$P<0.01$）。⑤

---

① 王德军.中药内服治疗胆囊炎并发肝胆结石病70例疗效观察[J].辽宁中医杂志，2008(4)：564.
② 陈军梅.疏肝实脾法治疗慢性胆囊炎、胆石症56例[J].陕西中医，2007(1)：28-29.
③ 王联庆，等.利胆汤治疗慢性胆囊炎急性发作疗效分析[J].辽宁中医杂志，2007(2)：186-187.
④ 周胜红.针刺配合大柴胡汤加减治疗慢性胆囊炎30例[J].中医杂志，2007(10)：910.
⑤ 张志杰，等.疏肝利胆汤合指针治疗慢性胆囊炎45例临床观察[J].四川中医，2007(1)：61.

46. 排石利胆汤　金钱草30克、鸡内金15克、海金沙15克、川楝子15克、丹参15克、茯苓15克、柴胡12克、香附子12克、黄芩12克、木香12克、半夏12克、白芍12克、当归20克、甘草6克。随症加减：黄疸指数增高者，加茵陈。每日1剂，水煎服，分2次服用，15天为1个疗程。疏肝理气，化瘀排石，通络止痛，清热通降。张俊贤以上方加减治疗30例慢性胆囊炎患者。结果：治愈20例，好转8例，无效2例，总有效率93%。①

47. 利胆汤　柴胡9～15克、黄芩9～15克、金钱草9～30克、大黄6～15克、枳壳12克、郁金12克、白芍12克、鸡内金12克、半夏9克、莱菔子15克。随症加减：痛甚者，加川楝子、延胡索；腹胀、嗳气重者，大黄后下，加芒硝（冲服）；脾虚者，减少黄芩、大黄用量，加党参、白术；湿热甚者，重用金钱草，加茵陈；结石者，加海金沙；有蛔虫者，加乌梅、槟榔；口咽干燥者，加沙参、麦冬。每日1剂，水煎分2次口服，10天为1个疗程。范杰华等将140例慢性胆囊炎患者随机分为治疗组80例与对照组60例。对照组予西药，治疗组予利胆汤。结果：治疗组痊愈35例，显效33例，有效7例，无效5例，总有效率93.8%；对照组痊愈19例，显效17例，有效7例，无效7例，总有效率为71.7%。②

48. 一贯煎加减　生地黄15克、枸杞子20克、沙参20克、麦冬20克、当归10克、川楝子15克、柴胡10克、佛手15克。随症加减：胆绞痛，加延胡索10克；有结石，加鸡内金15克、海金沙20克；两目干涩，视物昏花，加草决明15克、女贞子15克；头目眩晕重，加黄精15克、钩藤10克、天麻10克、菊花10克；口苦甚，加栀子10克、黄芩10克、牡丹皮10克；口干甚，加石斛15克；纳呆腹胀，加焦术10克、焦麦芽45克、焦山楂45克、焦神曲45克、砂仁10克。每日1剂，水煎服，10天为1个疗程，可连服3～5个疗程。孙士然等以上方加减治疗32例肝阴不足型慢性胆囊炎患者。结果：临床治愈22例，占68.8%；好转6例，占18.7%；无效4例，占12.5%。总有效率87.5%。③

49. 茵陈栀子汤加减　茵陈30克、蒲公英30克、栀子10克、柴胡10克、郁金15克、茯苓15克、干姜6克。随症加减：口苦甚者，加川黄连、龙胆草；恶心者，加半夏、竹茹；胆区压痛明显者，加延胡索、川楝子；发热者，加青蒿、白薇、黄芩；合并结石者，加生大黄、金钱草、玄明粉。每日1剂，水煎服，每日服2～3次。清热利湿，疏肝利胆，温胃健脾。刘强以上方加减治疗65例慢性胆囊炎患者。结果：显效58例，好转7例，总有效率100%。其中服药剂数820剂者60例，20剂以上者5例。56例治疗后随访，其中1年未复发者36例，2年未复发者20例。④

50. 柴胡疏肝散加减2　柴胡12克、陈皮12克、川芎9克、香附9克、枳壳9克、芍药9克、甘草6克。随症加减：胁痛重者，加青皮、川楝子、郁金；气郁化火，去川芎，加牡丹皮、栀子、黄连、川楝子；气郁化火伤阴，去川芎，加当归、何首乌、枸杞子、栀子、菊花；胃失和降，加半夏、藿香、生姜。每日1剂，水煎服。促进炎症吸收，水肿消退，减少纤维组织增生和周围组织粘连。司书凯以上方加减治疗45例慢性胆囊炎患者。结果：显效35例，占77.78%；有效9例，占20%；无效1例，占2.22%。总有效率97.78%。⑤

51. 清胆汤加减　蒲公英20克、丹参20克、生牡蛎20克、白芍20克、金钱草30克、川楝子6克、柴胡6克、郁金10克、鸡内金10克、沙参15克。随症加减：肝胆湿热明显，加茵陈、黄芩；气滞明显者，加青皮、厚朴；阴虚明显者，加麦冬、生地黄；大便秘结，加大黄、瓜蒌；脾虚明显，加白术、茯苓；疼痛明显，加延胡索、五灵脂；血瘀明显，加赤芍、川芎。每日1剂，水煎2次，分2次早晚温服。疏肝利胆，清热养阴，活血软坚，标本同治。

---

① 张俊贤.排石利胆汤治疗胆结石合并慢性胆囊炎30例[J].陕西中医,2007(6)：695-696.
② 范杰华，等.利胆汤治疗慢性胆囊炎80例[J].陕西中医,2007(1)：27-28.
③ 孙士然，等.滋阴柔肝法治疗慢性胆囊炎32例临床观察[J].时珍国医国药,2006(6)：1050.
④ 刘强.自拟茵陈栀子汤治疗慢性胆囊炎65例[J].陕西中医,2006(01)：84-85.
⑤ 司书凯.柴胡疏肝散治疗慢性胆囊炎45例[J].四川中医,2005(11)：65.

毛宇湘等将120例慢性胆囊炎患者随机分为治疗组80例与对照组40例。对照组予消炎利胆片，治疗组予清胆汤。结果：治疗组治愈59例，有效20例，无效1例，总有效率98.75%；对照组治愈13例，有效16例，无效11例，总有效率72.5%。①

52. 胆通合剂加减　柴胡12克、枳壳12克、白芍12克、黄芩12克、法半夏12克、郁金12克、栀子12克、延胡索12克、木香6克、龙胆草6克、大黄(后下)10克、川楝子15克、茵陈30克、甘草3克。随症加减：伴发热，加金银花30克、蒲公英30克、败酱草30克、虎杖30克；恶心呕吐甚，加竹茹15克；腹胀满，加厚朴15克、槟榔15克；合并胆结石，加鸡内金(冲服)15克、金钱草30克、海金沙30克；久病体虚，加北沙参15克，大黄减至6克后下。每日1剂，水煎3次，取汁500毫升，混合后早、中、晚分服，10天为1个疗程。舒肝利胆，清热利湿，排石止痛。蒲小杰以上方加减治疗58例胆囊炎、胆结石症患者。结果：治愈36例，好转17例，无效5例，总有效率91.38%。②

53. 柴胡疏肝散加味2　柴胡15克、枳壳12克、陈皮12克、白芍9克、香附9克、川芎6克、炙甘草6克。随症加减：脾虚者，加党参、白术；湿热者，加龙胆草、栀子；疼痛甚者，加延胡索、川楝子；便秘者，加大黄、槟榔；嗳气、呕吐者，加赭石、竹茹；伴有结石者，加金钱草、鸡内金、海金沙；口渴者，加天花粉、麦冬。水煎，分2次温服。30天为1个疗程。疏肝利胆，理气通降，通利胆腑。孟磊以上方加减治疗42例慢性胆囊炎患者。结果：治愈2例，显效22例，有效13例，无效5例，总有效率88.1%。③

54. 补中益气汤加味　炙黄芪15克、柴胡15克、党参10克、白术10克、当归10克、陈皮10克、炙升麻6克、生姜6克、炙甘草6克、大枣4枚、焦山楂20克、枳实20克。随症加减：口干、舌红、苔黄者，加黄芩10克、炒栀子6克；大便秘结者，加生大黄6～10克；疼痛较剧者，加川楝子10克、延胡索10克；胆囊内伴有结石者，加郁金15克、金钱草30克。每日1剂，水煎服2～3次，7天为1个疗程，共服2个疗程。卢泓以上方加减治疗97例慢性胆囊炎患者。结果：显效59例(60.8%)，有效36例(37.1%)，无效2例(2.1%)。④

55. 金虎汤　金钱草30克、虎杖30克、柴胡10克、枳实10克、黄芩10克、姜半夏10克、竹茹10克。随症加减：疼痛较剧，加延胡索、川楝子、香附；恶心呕吐较甚，加代赭石、旋覆花；大便秘结，加大黄、芒硝；发热恶寒，加金银花、蒲公英、连翘；黄疸，加茵陈、栀子、龙胆草。每日1剂，服10剂为1个疗程。白玉珣以上方加减治疗86例急慢性胆囊炎患者。结果：显效42例，好转38例，无效6例，总有效率为93%。⑤

56. 三金汤加减　金钱草30克、川楝子8克、郁金9克、青皮6克、木香9克、炒枳壳6克。随症加减：纳呆，加焦山楂10克、焦神曲15克、炒麦芽12克；疲乏，加党参10克、白术10克；内热，加炒栀子8克、黄芩8克；血虚者，加当归10克、白芍10克；右上腹灼热且痛，加柴胡10克、黄芩10克；慢性胆囊炎急性发作，加蒲公英30克、生大黄8克、芒硝6克；伴结石者，加茵陈20克、鸡内金10克、海金沙6克、生大黄10克、芒硝6克。每日1剂，水煎3次，早晚服用。疏肝利胆，清热利湿，理气止痛，抗菌，降血脂。王振怀等以上方加减治疗50例慢性胆囊炎肝胆湿热型患者。结果：临床治愈30例(60.0%)；症状及体征改善，好转18例(36.0%)；症状及体征无变化，无效2例(4.0%)。总有效率96.0%。⑥

57. 自拟方2　虎杖30克、金钱草30克、丹参30克、茵陈30克、大黄10克、木香10克、郁金10克、黄芩10克、甘草10克。随症加减：属慢性者，加黄芪30克、党参30克、茯苓10克。每日1剂，

① 毛宇湘，等.清胆汤治疗慢性胆囊炎80例[J].陕西中医，2005(9)：897.
② 蒲小杰.胆通合剂治疗胆囊炎、胆石症58例[J].四川中医，2004(10)：53-54.
③ 孟磊.加味柴胡疏肝散治疗慢性胆囊炎42例[J].新中医，2003(12)：55-56.
④ 卢泓.补中益气汤加味治疗慢性胆囊炎97例[J].浙江中医杂志，2002(2)：14.
⑤ 白玉珣.金虎汤治疗急慢性胆囊炎86例[J].陕西中医，2001(9)：527.
⑥ 王振怀，等.三金汤治疗慢性胆囊炎50例[J].山东中医杂志，2000(6)：353.

水煎服。疏肝利胆。刘云昌以上方加减治疗67例急慢性胆囊炎患者，并配合电针，取日月、期门、胆囊、足三里穴，接6805电针仪，用疏密波，留针30分钟。起针后用自配药液（大黄50克、虎杖50克、威灵仙50克、丹参50克，加红酒50毫升浸泡而成）蘸湿大鱼际在胆囊区轻柔按摩15分钟，之后用梅花针叩击至出血，拔罐15分钟。慢性胆囊炎者外贴自拟刘氏消炎膏。以上疗法，电针按摩每日1次，梅花针、火罐疗法、外用药隔日1次。结果：痊愈48例，显效17例，无效者2例，疗程7～35天。①

单　方

茵陈蒿汤　组成：大黄10克、栀子12克、茵陈10克。功效：疏肝利胆，活血化瘀。用法用量：每日1剂，水煎400毫升，分2次服，每日早晚各服用1次。临床应用：彭洪亮将60例肝胆湿热型慢性胆囊炎患者随机分为观察组与对照组各30例。对照组予消炎利胆片，观察组予茵陈蒿汤。结果：观察组有效13例，显效15例，无效2例，总有效率93.33%；对照组有效9例，显效12例，无效9例，总有效率70.00%。②

中 成 药

1. 胆囊炎1号方片剂　组成：柴胡10克、白芍15克、枳实10克、炙甘草6克、郁金10克、法半夏10克、炒白术15克、茯苓10克、陈皮10克、川厚朴20克、黄芩12克、虎杖25克、鸡内金10克、金钱草30克（湖北省老河口市中医医院制剂）。功效：利胆止痛。用法用量：口服，每次4片，每日3次。临床应用：左建国等将60例慢性胆囊炎患者随机分为治疗组与对照组各30例。对照组给予消炎利胆片；治疗组予胆囊炎1号方片剂。结果：治疗组痊愈2例，显效8例，有效12例，无效8例，总有效率73.3%；对照组痊愈1例，显效6例，有效10例，无效13例，总有效率56.67%。③

2. 胆舒胶囊　组成：薄荷素油（四川济生堂药业有限公司生产，国药准字Z20050417）。功效主治：疏肝理气，利胆之效；适用于慢性结石性胆囊炎，慢性胆囊炎及胆结石肝胆郁结，湿热胃滞证患者。用法用量：每次2粒，每日3次。临床应用：肖丹宇等将84例肝胆湿热型慢性胆囊炎随机分为治疗组与对照组各42例。对照组予消炎利胆片，治疗组在对照组基础上加用胆舒胶囊。两组均以6周为1个疗程。结果：治疗组治愈7例，显效16例，有效18例，无效1例，总有效率97.62%；对照组治愈3例，显效10例，有效16例，无效13例，总有效率69.05%。④

3. 慢性胆囊炎合剂　组成：延胡索（醋制）176克、茵陈117克、金钱草117克、海金沙藤117克、片姜黄88克、木香58.5克、川楝子58.5克、筋骨草58.5克、柴胡28.5克、蔗糖200克、苯甲酸钠0.6克。功效：疏肝行气，清热化湿，利胆止痛。制备方法：将上述中药饮片加适量水浸1小时，水煎煮2次，每次1小时，合并煎液，滤过，滤液静置24小时，吸取上清液，浓缩至适量，加蔗糖、苯甲酸钠煮沸，混匀，加饮用水至1 000毫升，分装入500毫升瓶内，封口，以103℃高温高压灭菌30分钟即得。用法用量：每日3次，每次30毫升，15日为1个疗程。临床应用：张虹以上方治疗312例慢性胆囊炎患者，有效率97.8%。⑤

胆 石 症

概　述

胆石症是指胆道系统，包括胆囊和胆管内发

① 刘云昌.综合疗法治疗急慢性胆囊炎67例[J].光明中医，2000(3)：39－40.
② 彭洪亮.茵陈蒿汤治疗肝胆湿热型慢性胆囊炎的临床观察[J].中医临床研究，2018，10(21)：51－52.
③ 左建国，等.胆囊炎1号治疗慢性胆囊炎临床观察[J].湖北中医杂志，2017，39(8)：21－22.
④ 肖丹宇，等.胆舒胶囊联合消炎利胆片治疗肝胆湿热型慢性胆囊炎的疗效观察[J].中华中医药学刊，2015，33(11)：2669－2671.
⑤ 张虹.慢性胆囊炎合剂治疗胆囊疾病480例[J].浙江中医杂志，2000(8)：8.

生结石的一种疾病。其成分由胆固醇、胆红素、钙盐及混合型结石等组成。其临床表现取决于胆结石的部位、是否造成胆道梗阻和感染等因素。流行病学调查显示，本病在成年人中的发病率为10%～15%，女性明显多于男性，男女比例约为1∶2.5，好发于40～60岁人群。随着人口的老龄化、饮食结构的改变，其发病率还在逐年上升。

本病属中医“胁痛”“腹痛”“黄疸”“胆胀”范畴。该病的发生多由情志失调、饮食不节、寒温不适、感受外邪、虫积等导致。临床辨证分型如下。(1) 肝郁气滞证。主症：① 右胁胀痛，可牵扯至肩背部疼痛不适；② 食欲不振；③ 遇怒加重。次症：① 胸闷嗳气或伴恶心；② 口苦咽干；③ 大便不爽。舌脉象：舌淡红，苔薄白，脉弦涩。证型确定：具备主症2项和次症1或2项，症状不明显者，参考舌脉象和理化检查。(2) 肝胆湿热证。主症：① 右胁或上腹部疼痛拒按，多向右肩部放射；② 小便黄赤；③ 便溏或便秘；④ 恶寒发热；⑤ 身目发黄。次症：① 口苦口黏口干；② 腹胀纳差；③ 全身困重乏力；④ 恶心欲吐。舌脉象：舌红苔黄腻，脉弦滑数。证型确定：具备主症2项和次症1或2项，症状不明显者，参考舌脉象和理化检查。(3) 肝阴不足证。主症：① 右胁隐痛或略有灼热感；② 午后低热，或五心烦热；③ 双目干涩。次症：① 口燥咽干；② 少寐多梦；③ 急躁易怒；④ 头晕目眩。舌脉象：舌红或有裂纹或见光剥苔，脉弦细数或沉细数。证型确定：具备主症2项和次症1或2项，症状不明显者，参考舌脉象和理化检查。(4) 瘀血阻滞证。主症：① 右胁部刺痛，痛有定处拒按；② 入夜痛甚。次症：① 口苦口干；② 胸闷纳呆；③ 大便干结；④ 面色晦暗。舌脉象：舌质紫暗，或舌边有瘀斑、瘀点，脉弦涩或沉细。证型确定：具备主症2项和次症1或2项，症状不明显者，参考舌脉象和理化检查。(5) 热毒内蕴证。主症：① 寒战高热；② 右胁及脘腹疼痛拒按；③ 重度黄疸；④ 尿短赤；⑤ 大便秘结。次症：① 神昏谵语，呼吸急促；② 声音低微，表情淡漠；③ 四肢厥冷。舌脉象：舌质绛红或紫，舌质干燥，苔腻或灰黑无苔，脉洪数或弦数。证型确定：具备主症2项和次症1或2项，症状不明显者，参考舌脉象和理化检查。①②

辨证施治

1. 邵铭分5证

(1) 肝胆湿热证　症见右胁疼痛，每于食入过多或进食油腻而加重，小便黄，大便或秘结难解，或臭秽不成形，口干，口苦，难以入睡或眠浅易醒或夜寐多梦，舌苔黄腻，脉弦滑或弦滑数。治宜清肝利胆。方用大柴胡汤加减：柴胡、枳壳、厚朴、金钱草、鸡骨草、生大黄、郁金、鸡内金、生白芍、海金沙、川芎、夏枯草、莲子心。随症加减：若湿热困阻脾胃，出现食欲差、恶心呕吐者，加陈皮、黄连、吴茱萸、炒谷芽、炒麦芽；若热盛于湿，加蒲公英、白花蛇舌草、虎杖、青蒿；若湿重于热，加茯苓、半夏、薏苡仁。

(2) 湿热瘀阻证　症见右胁或右上腹刺痛隐隐，时放射及肩背部，时有发热，恶心呕吐，口干口苦时作，晨起为甚，大便黏腻不爽，小便偏黄，舌苔黄腻，舌下静脉曲张，脉弦或弦滑。治宜清热祛湿、活血化瘀。方用蒿芩清胆合血府逐瘀汤加减：青蒿、黄芩、夏枯草、竹茹、赤芍、茯苓、枳实、柴胡、白芍、牡丹皮、红花、川芎。随症加减：若右胁刺痛较甚，用木香、乳香、没药；若食欲差，加炒麦芽、炒谷芽、炒鸡内金；若恶心呕吐，加二陈；若湿热久恋，有伤阴者，酌情予芦根、白茅根、石斛。

(3) 肝郁气滞证　症见右胁或右上腹疼痛，痛及肩背，两胁肋时有不适，嗳气后觉舒，食欲渐差，喜叹息，性格急躁易怒，舌苔薄白，脉弦或细弦。治宜疏肝理气。方用四逆散加减：炙柴胡、紫苏梗、炒白芍、当归、香附、青皮、木香、延胡索、川芎。随症加减：若右胁疼痛较甚，加五灵脂；气

① 罗云坚，余绍源.消化科专病中医临床诊治[M].北京：人民卫生出版社，2000：401-433.
② 危北海，等.中西医结合消化病学[M].北京：人民卫生出版社，2003：1030-1042.

郁较甚，加合欢花、百合、郁金；若气滞兼有血瘀，加三棱、莪术、丹参；兼有腹部胀满，加枳实、厚朴；肝气郁结不畅，日久化热化火，加川楝子、钩藤、石决明。

（4）脾虚肝郁证　症见脘腹痞胀，食后尤甚，食欲欠佳，神疲倦怠，大便溏结不调，舌质偏淡，脉细弦。治宜疏肝利胆、健脾和胃。方用逍遥散加减：炙柴胡、炒白芍、炙甘草、生白术、炒当归、茯苓、香附、陈皮。随症加减：大便溏，加炒白扁豆、藿香。

（5）湿从寒化证　症见右胁疼痛隐隐，喜温喜暖，大便易溏，舌质淡、苔白，略用通腑药即泄泻。药用附子、柴胡。随症加减：疼痛较甚，用姜黄、木香；大便不畅属腑内寒邪阻滞，配以大黄；兼有黄疸，配以茵陈、金钱草、鸡内金、海金沙等；胆结石，配以皂角刺、三棱、赤芍、白芍、玉米须等。[①]

2. 徐景藩分6证

（1）肝胆湿热证　症见右胁心窝疼痛，呈阵发性加剧，按之疼痛，连及右肩背，身有寒热或但热不寒，小溲黄，大便秘结不畅，部分患者兼有目黄，舌红、苔黄腻，脉弦滑数。治宜清利通导。方用大柴胡汤加减。① 湿重于热，方用柴平汤加减；② 热重于湿，方用蒿芩清胆汤化裁[柴胡、黄芩、枳实、厚朴、法半夏、白芍、生大黄（后下）、金钱草]。随症加减：黄疸，加茵陈、炙鸡金、海金沙；伴恶心呕吐，加陈皮、生姜、黄连；热盛，加金银花、青蒿、虎杖、蒲公英；脘痞、苔腻，加苍术、厚朴、茯苓；大便不通，加芒硝（冲入），另用皮硝（或芒硝）包敷右上腹痛处，胶布固定，每日 1 次，腹胁疼痛缓解后 3 日停药；上腹右胁疼痛显著，反复不已，大便欠畅或秘结者，用大黄，必要时配芒硝，除汤剂外还可加服大黄粉 1～2 克，每日 2 次。

（2）肝郁气滞证　症见右胁上腹胀痛，痛及肩背，胸胁痞闷，嗳气则舒，或兼微热，舌苔薄白，脉弦或细弦。方用柴胡疏肝散合香苏饮加减：炙柴胡、紫苏梗、白芍、香附、枳壳或枳实、青皮、木香、金钱草。随症加减：右胁痛，加姜黄、延胡索、川楝子；气郁甚，加合欢花、绿梅花、广郁金；疼痛屡发有刺感，加三棱、莪术、丹参、当归、红花、王不留行、皂角刺；舌苔浊腻夹有湿浊者，加炒苍术、厚朴、陈皮、薏苡仁。

（3）肝郁脾虚证　症见脘腹痞胀，食少神倦，大便经常溏泄，舌质稍淡、苔薄白，脉细弦或濡。治宜疏肝利胆、健脾和胃。方用逍遥散加减：炙柴胡、炒白芍、炒白术、炙甘草、炒当归、云茯苓、香附、炙鸡内金、炒陈皮。随症加减：痛久不已，状如针刺，舌质淡暗，加红花、莪术；脾虚较著，腹胀、便溏不实，加炒党参、炒山药、焦神曲。

（4）胆胃不和证　症见胃脘疼痛，及于右胁、肩部，疼痛性质为隐痛、胀痛，发作明显时有剧痛、绞痛，伴嗳气，口苦，食欲差，脉象弦。治宜降胆和胃。方用降胆通瘀颗粒：紫苏梗、枳壳（或枳实）、青皮、陈皮、广木香、佛手片、香附、白芍、甘草、大黄、柿蒂、刀豆壳、旋覆花、代赭石、怀牛膝。随症加减：胃病脾胃气虚者，配用川厚朴花、佛手花、广郁金、绿萼梅；若肝病及胆，肝阴不足，酌配枸杞子、炒生地黄、紫丹参、当归、川楝子。

（5）寒热错杂证　症见上腹右胁下痛处喜暖，大便易溏，口干口苦不欲饮，投以通腑药则便泄不已，舌质淡，苔黄白相间，脉象沉细。药用制附子 5～10 克、高良姜 5～10 克、干姜 5～10 克。随症加减：痛甚，配姜黄，加重木香用量；舌苔白腻较著者，配炒苍术；胁痛、黄疸者，附子配茵陈、炙鸡内金、海金沙、通草；胁痛、上腹痛而按之不适，部位较广，附子配薏苡仁、败酱草；大便不通，腑实内寒，附子配大黄。

（6）胆心同病证　症见心悸、胸痹。即西医中的胆心综合征。[②]

3. 王伟等分5证

（1）肝郁气滞证　症见右胁或剑突下轻度疼痛，或间歇性隐痛、胀痛，可牵扯至右肩背部，遇怒加重，伴胸闷嗳气，口苦咽干，恶心，食欲不振，大

① 冯群英，邵铭.邵铭教授治疗胆石症经验[J].吉林中医药，2018，38(6)：638－640.
② 叶柏，等.徐景藩治疗胆囊炎、胆石症六法[J].江苏中医药，2014，46(8)：11－13.

便不爽,舌苔薄白,脉弦。治宜疏肝利胆、理气导滞。方用四逆三金汤加减:柴胡12克、枳实10克、白芍18克、郁金15克、鸡内金12克、金钱草30克、炮甲片(先煎)12克、王不留行30克、青皮12克、大黄(后入)6克。随症加减:胁痛甚者,加川楝子、延胡索;痛引肩背,加片姜黄、威灵仙;伴有情绪烦躁、焦虑者,加合欢皮;胃脘胀满明显者,加砂仁、炒莱菔子;恶心,舌苔白厚腻者,加姜半夏、白豆蔻;大便秘结,加槟榔、厚朴;病程长,舌质紫暗者,加丹参、当归;结合化验指标,伴有高脂血症,加荷叶、决明子、泽泻;转氨酶升高者,加茵陈、虎杖;有胆囊息肉,加皂刺。

(2) 肝阴不足证　症见右胁隐痛或略有灼热感,双目干涩,午后低热、或五心烦热,口燥咽干,头晕目眩,少寐多梦,急躁易怒,舌红或有裂纹或见光剥苔,脉弦细或沉细。治宜养阴清热、疏肝利胆。方用一贯煎加减:生地黄20克、沙参15克、当归12克、枸杞子15克、麦冬24克、川楝子9克。随症加减:胁痛明显,加白芍、甘草、延胡索;肝肾阴虚,头晕目眩,加菊花、白蒺藜、女贞子。

(3) 肝胆湿热证　症见右胁或上腹部疼痛拒按,多向右肩部放射,身热恶寒,身目发黄,脘腹胀满,胸闷纳呆,恶心呕吐,口苦口黏,小便黄赤,大便不爽,舌红苔黄腻,脉弦滑数。治宜清热利湿、疏肝利胆。方用茵陈蒿汤加减:茵陈30克、栀子9克、大黄(后入)6克。随症加减:胸闷纳呆、恶心呕吐,加枳实、竹茹、半夏、陈皮;兼见发热、黄疸,加黄柏;肠胃积热、大便不爽,腹胀腹满,加芒硝。

(4) 胆腑郁热证　症见右胁部灼热疼痛,口苦咽干,心烦而怒,面红目赤,小便黄赤,大便秘结,舌红苔黄厚而干,脉弦数。治宜清热泻火、解郁通腑。方用大柴胡汤加减:柴胡12克、大黄6克、枳实12克、黄芩9克、半夏9克。随症加减:若胃脘不舒,加木香、枳实;恶心呕吐,加竹茹;砂石阻塞,黄疸较甚者,加茵陈、虎杖、鸡内金;腑实较重,重用大黄、芒硝;发热者,加金银花、蒲公英、黄芩。

(5) 瘀血阻滞证　症见右胁部刺痛,痛有定处拒按,入夜痛甚,面色晦暗,口苦口干,胸闷纳呆,大便干结,或见黑便,舌质紫暗,或舌边有瘀斑瘀点,脉弦涩或沉细。治宜疏肝利胆、活血化瘀。方用四逆散合失笑散加减:柴胡12克、枳实12克、白芍18克、五灵脂9克、蒲黄9克。随症加减:胁痛甚,加制香附12克、川楝子9克、延胡索12克;因跌打损伤而致,配合复元活血汤,或加甲片、瓜蒌根;胁下有积块,加三棱、莪术、土鳖虫。①

4. 尹常健分4证

(1) 胆郁气滞证　症见胁痛,低热,背胀,口苦咽干,厌油腻或进食油腻食物后诸症加重,舌红苔白,脉弦。治宜疏肝利胆。方用柴胡疏肝散加减:柴胡15克、白芍12克、炒枳实9克、郁金24克、鸡内金15克、川芎9克、香附15克、陈皮9克、半夏9克、甘草6克。随症加减:胆气犯胃、纳呆腹胀,合四磨饮子;胃失和降、恶心呕吐,加竹茹、半夏、生姜;慢性胆囊炎、低热、热郁,加牡丹皮、栀子;阴虚发热,用清骨散;湿郁发热,用碧玉散加味;病久气虚发热者,用补中益气汤;胆病胁痛收效亦缓,气郁痛甚,加金铃子散;久痛入络者,加大瓜蒌散。每日1剂,水煎服。

(2) 胆腑热结证　症见高热,腹痛,拒按,口渴烦躁,大便干结不行,尿黄赤,舌赤苔黄燥,脉沉实而数。治宜通腑泄热。方用大柴胡汤加减:柴胡15克、枳实9克、大黄9～15克、芒硝6～9克、黄芩12克、白芍12克、郁金24克、半夏9克、甘草3克。随症加减:热退,去大黄、芒硝,加连翘、金钱草。每日1剂,水煎服。

(3) 中州湿热证　症见黄疸,纳呆厌油,恶心呕吐,脘腹胀满,大便黏滞,小便赤,苔黄腻,脉弦滑。治宜清热利湿。方用茵陈蒿汤加减:茵陈15克、栀子9克、大黄6克、龙胆草9克、藿香梗9克、白蔻仁9克、苍术12克、金钱草15克、炒麦芽12克、炒枳壳9克。随症加减:腹胀,加平胃散;恶心呕吐,加半夏、竹茹、寒水石。每日1剂,水煎服。

(4) 胆虚心悸证　症见胁痛心悸,易惊恐,抑

① 王伟,等.胆石症的中医辨证用药探析[J].黑龙江中医药,2014(5):21-22.

郁不乐，虚烦不得眠或噩梦纷纭，苔薄白，脉沉细或结代。治宜温胆安心。方用温胆汤加减：橘皮9克、半夏9克、枳实9克、云茯苓15克、竹茹12克、甘草3克、浮小麦30克、酸枣仁30克、大枣5枚。随症加减：气虚，加台参、黄芪；心血虚，加当归、白芍；心阴不足，加太子参、麦冬、百合；心虚有热，加豆豉、栀子。每日1剂，水煎服。①

5. 张安富等分3型

加味大柴胡汤（基本方）：柴胡、金钱草、郁金、大黄、黄芩、枳壳、白芍、法半夏、广木香。

（1）气滞兼瘀型　症见右上腹部胀满疼痛，轻度压痛，口苦，恶心，舌苔薄白或黄白相兼或舌边锯齿样，脉弦。方用基本方加香附、玄胡、川楝子、莪术、丹参、甲片。

（2）湿热型　症见右上腹部疼痛或绞痛，向肩背放射，拒按，发热或高热，呕吐，尿黄，便秘，舌红苔黄腻，脉弦数或弦滑，巩膜黄染。方用基本方加蒲公英、紫花地丁、金银花、连翘、龙胆草。

（3）毒热型　症见右上腹部疼痛或绞痛，向肩背放射，拒按，发热或高热，呕吐，尿黄，便秘，舌红苔黄腻，脉弦数或弦滑，巩膜黄染，腹痛可见腹肌紧张及反跳痛，呕吐剧烈。方用基本方。

以上各方均每日1剂，水煎服。临床观察：张安富等以上方辨证治疗25例胆囊炎、胆石症患者。结果：痊愈13例，有效10例，无效2例，总有效率92.00%。②

6. 韦红霞分2型

利胆排石汤（基本方）：金钱草30克、柴胡10克、枳壳10克、郁金15克、茵陈15克、鸡内金15克、路路通15克、山楂15克、甘草5克。

（1）湿热型　症见右上腹痛，发热，黄疸，尿黄短，便秘，舌红，苔黄或厚白腻，脉滑数。方用基本方加栀子、黄芩、龙胆草。

（2）瘀滞型　症见右胁间隐痛或进食肥腻后胃脘不适，右上腹轻度深压痛，一般无黄疸及发热，舌苔薄白，脉弦。方用基本方加皂角刺、合欢皮、桃仁、青皮。

随症加减：便秘，加大黄；疼痛，加延胡索、三七、川楝子；胃脘不适，加砂仁、白芍、佛手；呕吐，加竹茹、厚朴、法半夏；脾虚，加党参、白术、茯苓。每日1剂，复渣再煎服。30天为1个疗程。临床观察：韦红霞以上方辨证治疗60例胆石症患者。结果：治愈36例，好转2例，无效22例，总有效率63.3%。③

经　验　方

1. 疏肝利胆汤　金钱草50克、柴胡20克、郁金20克、青皮20克、黄芩20克、白芍15克、厚朴15克、枳实15克、甘草5克、大黄（后下）10克。每日1剂，水煎400毫升，早餐前30分钟及晚餐后1小时温服。1个月为1个疗程。韩柯鑫等将56例肝郁气滞胆石症患者随机分为治疗组30例与对照组26例。对照组予胆石片，治疗组予疏肝利胆汤。结果：治疗组痊愈8例，显效6例，有效11例，无效5例，总有效率83.33%；对照组痊愈5例，显效3例，有效7例，无效11例，总有效率57.69%。治疗组疗效优于对照组（$P<0.05$）。④

2. 加味四逆三金汤　车前草18克、鸡内金20克、芒硝15克、番泻叶17克、党参10克、红参10克。每日1剂，将上述药物用水煎煮后去渣，取500毫升汁，在早、晚餐后各服用250毫升，每日服1剂，连续服用1个月。姜鹏将40例胆结石患者随机分为加味中药组22例和舒胆胶囊组18例。清热解毒，利胆溶石，健脾解郁。舒胆胶囊组予舒胆胶囊，加味中药组予加味四逆三金汤。结果：加味中药组显效15例，有效5例，无效2例，总有效率90.9%；舒胆胶囊组显效7例，有效6例，无效5例，总有效率72.2%。两组总有效率比较差异具有统计学意义（$P<0.05$）。⑤

① 孙建光.尹常健治疗胆系病证经验总结[J].中西医结合肝病杂志，2012，22(5)：298－300.
② 张安富，等.加味大柴胡汤治疗胆囊炎、胆石症25例体会[J].中国现代药物应用，2010，4(1)：102－103.
③ 韦红霞.利胆排石汤治疗胆石症60例[J].河南中医，2007，27(1)：49－50.
④ 韩柯鑫，孟宪萌，等.疏肝利胆汤治疗肝郁气滞胆石症随机平行对照研究[J].实用中医内科杂志，2017，31(6)：15－17.
⑤ 姜鹏.加味四逆三金汤治疗肝郁气滞型胆石症的效果分析[J].当代医药论丛，2017，15(15)：189－190.

3. *加味茵陈蒿汤* 茵陈20～30克、大黄15克、栀子12～15克、郁金12～15克、鸡内金12～15克、金钱草15～30克、柴胡10～12克、延胡索10～12克、半夏10～12克、甘草6～10克。将上述药物一起入锅用适量的清水煎煮后去渣取汁，每日1剂，分2次服下，15天为1个疗程，连续治疗3个疗程。疏肝利胆，清热除湿，通降排石。张志强将46例胆石症患者随机分为治疗组和对照组各23例。对照组予西药，治疗组予加味茵陈蒿汤。结果：治疗组痊愈7例，显效8例，有效5例，无效3例，总有效率86.96%；对照组痊愈3例，显效12例，有效2例，无效6例，总有效率73.91%。①

4. *大柴胡汤加减* 柴胡15克、白芍10克、黄芩10克、大黄10克、枳壳10克、海金沙15克、金钱草30克、延胡索10克、川楝子10克、甘草6克。随症加减：黄疸，加茵陈15克、茯苓10克；恶心、呕吐，加竹茹15克、生姜10克；发热，加金银花30克、连翘15克、蒲公英20克。每日1剂，水煎2次，取药汁300毫升，早晚分2次温服。疏肝利胆，清热通腑，活血通经。陆修成将150例胆石症、胆囊炎患者随机分为观察组和对照组各75例。对照组予常规西药，观察组在对照组基础上加用大柴胡汤加减。结果：观察组治愈42例，显效16例，有效12例，无效5例，总有效率93.33%；对照组治愈26例，显效28例，有效6例，无效15例，总有效率80.00%。②

5. *利胆排石汤* 金钱草50克、柴胡15克、黄芩15克、茵陈15克、郁金15克、栀子15克、桃仁15克、延胡索15克、木香10克、枳壳10克、大黄(后下)5克。随症加减：大便秘结，重用生大黄(后下)；腹痛明显，重用延胡索；腹胀，加厚朴、乌药；脾虚明显者，加黄芪、白术、党参、茯苓。每日1剂，每日3次，早中晚分服，每次100毫升，4周为1个疗程，连续治疗29个疗程。疏肝解郁，利胆排石，清热止痛。李伟等以上方加减治疗69例胆石症患者。结果：痊愈19例，好转38例，无效12例。排出结石最大者1.8厘米×0.6厘米，其中89%的结石都是1.1厘米以下；1个疗程有效36例，2个疗程有效21例。③

6. *金鸡胆石汤* 金钱草100克、鸡内金15克、虎杖30克、柴胡10克、枳壳10克、青皮10克、蒲公英10克、郁金10克、延胡索10克、香附15克、茵陈15克。每日1剂，分早晚2次服，14天为1个疗程，间隔2日开始第2、3个疗程，以此类推。疏肝解郁，清热利湿，利胆排石，行气止痛。石泽武将82例胆石症患者随机分为治疗组44例与对照组38例。对照组予熊去氧胆酸，治疗组予自拟金鸡胆石汤。结果：治疗组治愈11例，显效12例，有效12例，无效9例，有效率79.55%；对照组治愈3例，显效7例，有效8例，无效20例，有效率47.37%。④

7. *柴牡五金汤* 柴胡12克、黄芩10克、姜半夏10克、党参15克、生牡蛎(先煎)24克、金钱草30克、海金沙(包煎)10克、川楝子12克、郁金10克、鸡内金15克、枳壳10克、厚朴10克、甘草3克。随症加减：胁痛较重者，加延胡索、青皮、白芥子；气郁化火者，加牡丹皮、栀子、左金丸；恶心呕吐者，加竹茹、陈皮、旋覆花。每日1剂，水煎2次，分早晚2次服。除湿，利胆，解郁，磨积化石，通下胆腑。李惠等以上方治疗50例胆结石患者，结果：显效19例，有效27例，无效4例，总有效率92.0%。⑤

8. *六味化石方* 炒鸡内金25克、郁金12克、地龙15克、山楂15克、金钱草20克、海金沙20克。随症加减：肝郁气滞者，加柴胡12克、枳壳12克、青皮10克；瘀血偏重者，加丹参15克、红花12克；湿热偏盛者，加龙胆草12克、苦参12克、威灵仙12克；黄疸指数高、面黄、目黄、尿黄，加茵陈20克、虎杖15克、栀子10克；大便干，口干，加大

① 张志强.用加味茵陈蒿汤治疗胆石症的效果研究[J].当代医药论丛，2016，14(2)：13-14.
② 陆修成.大柴胡汤加减治疗胆石症、胆囊炎的临床疗效[J].中外医学研究，2015，13(36)：34-35.
③ 李伟，等.自拟利胆排石汤治疗胆石症69例[J].实用中医内科杂志，2012，26(8)：41-42.
④ 石泽武.自拟金鸡胆石汤治疗胆石症82例疗效观察[J].中医药临床杂志，2012，24(7)：659.
⑤ 李惠，等.自拟柴牡五金汤治疗胆结石50例临床观察[J].国医论坛，2012，27(3)：26.

黄 8 克、玄参 15 克；痛甚，加延胡索 12 克、川楝子 12 克。服药 1 疗程后应配玄参 15 克、石斛 15 克；服药后期结石经 B 超检查证实已排出者，应配以黄芪 15 克、党参 12 克。每日 1 剂，水煎服，内服 1～5 个疗程不等，15 天为 1 个疗程。乐文博等以上方加减治疗 98 例胆石症患者。结果：治愈 79 例，治愈率 80.6%；有效 12 例，无效 7 例，后转外院手术治疗。总有效率 92.85%。①

9. *手法点穴*　先令患者仰卧位，全身放松，两手放于体侧，医者站于患者右侧。双手成虎掌，从患者中脘穴向下至腹中极穴范围依次反复导引。约 5～10 分钟，至腹中出现胃肠蠕动的肠鸣音为止。再用拇指或中指食指对准胆区或结石区，作适度点按，以腕为轴，频率在每分钟 240 次以上。中脘、日月、足三里、胆囊穴至背部胆俞等，每穴约 2 分钟。再令患者侧卧，右侧在上，右手抱头，暴露右肋区，医者双手成空心掌，右手掌从上脘、脐中，左手掌从腋至章门，依次反复拍打。意念将结石震松、震碎，频率每分钟 200 次左右，力度以患者能耐受为度。约 5 分钟后，令俯卧，从背部大椎以下偏右侧，从上至下拍至肾俞，依次反复进行约 5 分钟后，结束治疗。每日 1 次，10 次为 1 个疗程。韩海俊以上述方法治疗 50 例胆石症患者。结果：B 超检查完全排空 42 例，结石变小或减少 8 例，无变化 0 例，总有效率 100%。②

10. *江氏排石汤*　柴胡 12 克、金钱草 20 克、丹参 30 克、郁金 18 克、赤芍 30 克、大黄 15 克、白芥子 10 克、浙贝母 15 克、法半夏 10 克、黄芩 10 克、皂角刺 15 克、炙甘草 5 克。每袋 150 毫升。口服，每次 150 毫升，每日早晚 2 次。气血同治。徐步海等将 60 例痰瘀互结型胆石症患者随机分为治疗组与对照组各 30 例。两组均予基础治疗，对照组加用金胆片，治疗组加用江氏排石汤。结果：治疗组临床痊愈 4 例，显效 7 例，有效 12 例，无效 7 例，总有效率 76.7%；对照组临床痊愈 0 例，显效 3 例，有效 12 例，无效 15 例，总有效率 50%。③

11. *大黄二金参芪汤*　金钱草 30 克、王不留行 20 克、白芍 15 克、鸡内金 25 克、炙黄芪 25 克、太子参 25 克、枳实 10 克、厚朴 10 克、穿破石 10 克、路路通 10 克、柴胡 10 克、大黄(后下)10 克、甘草 6 克。随症加减：气滞偏重，加郁金 15 克、川楝子 15 克；湿热偏重，去白芍，加绵茵陈 25 克、田基黄 25 克、栀子 15 克；热毒偏重，加金银花 25 克、蒲公英 25 克、紫花地丁 25 克；热极伤阴，加玄参 15 克、麦冬 15 克。每日 1 剂，水煎 2 次，早晚分服；急症、危症，每日 2 剂，每剂水煎 1 次，早晚煎服。30 天为 1 个疗程。通腑泻下，排石化石，补气健脾，疏肝利胆。王和权以上方治疗 185 例老年难治性胆石症患者，结果：临床治愈 61 例，显效 54 例，有效 41 例，无效 29 例，总有效率 84.32%。④

12. *大柴胡汤*　柴胡 15 克、芍药 9 克、半夏 9 克、黄芩 9 克、生姜 15 克、枳实 9 克、大黄(后下)6 克、大枣 4 枚。每日 1 剂，水煎服。和解少阳，内泻结热。冯东等以上方治疗 36 例胆囊炎及胆石症患者，疗效满意。⑤

13. *四金威灵汤*　金钱草 20 克、海金沙(包)15 克、鸡内金 15 克、郁金 10 克、威灵仙 12 克、甘草 3 克。随症加减：兼有发热恶寒，黄疸，舌红苔黄腻，脉滑数者，加绵茵陈 15 克、柴胡 9 克、青黛 10 克、黄芩 9 克；兼有胸胁胀痛，胃脘痞满，舌淡苔白，脉弦者，加佛手 10 克、川楝子 9 克、枳壳 9 克；兼呕吐或欲呕，身重欲睡，舌淡苔白腻，脉滑，加代赭石(先煎)15 克、藿香 12 克、佩兰 9 克；兼有右胁隐痛，时有低热，口干咽燥，舌红苔剥，脉细弦者，加白芍 12 克、沙参 15 克、麦冬 10 克。每日 1 剂，水煎服，第 1 遍用 500 毫升水煎取 200 毫升，第 2 遍用 250 毫升水煎取 100 毫升，混合后分 3 次服，15 天为 1 个疗程，治疗 1～2 个疗程。清热利湿，疏肝利胆，活血化瘀，软坚化石，通络止痛。方连

---

① 乐文博，等.六味化石方治疗胆石症 98 例[J].陕西中医，2011，32(1)：75.

② 韩海俊.手法点穴治疗胆石症 50 例[J].中国中医药现代远程教育，2010，8(8)：62.

③ 徐步海，等.江氏排石汤治疗痰瘀互结型胆石症临床研究[J].四川中医，2010，28(1)：84－86.

④ 王和权.大黄二金参芪汤治疗老年难治性胆石症 185 例[J].四川中医，2010，28(2)：61.

⑤ 冯东，等.大柴胡汤加减治疗胆囊炎和胆石症临床体会[J].中国现代药物应用，2010，4(19)：139－140.

顺等以上方加减治疗60例胆石症患者。结果：临床治愈38例，治愈率达63.3%；显效12例，占20%；有效6例，占10%；无效4例，占6.7%，总有效率达93.3%。①

14. 加味四逆散　金钱草30～50克、海金沙(包煎)30克、茯苓20克、白芍18克、柴胡15克、枳壳15克、郁金15克、延胡索15克、王不留行15克、滑石15克、鸡内金(研末冲服)10克、木香10克、炙甘草10克。随症加减：疼痛范围较大，是病气兼血也，加金铃子散(川楝子、延胡索)；病以血分为主，疼痛固定不移，范围较小，加失笑散(五灵脂、蒲黄)；肝胆血瘀较明显，舌边有瘀点，加桃仁、丹参、牡丹皮、琥珀末(冲服)；疼痛及胃，加消食导滞药；病程较长，或服清热利湿药，久者有肝阴耗伤之虞，加炒枣仁、山茱萸；小便短赤，加猪苓、瞿麦；有黄疸，加绵茵陈、栀子、车前子；夹湿者，加薏苡仁、泽泻、佩兰；有热者，加黄连、金银花、蒲公英、半枝莲；寒湿重，加干姜、附子；呕甚者，加藿香、竹茹、生姜。每日1剂，水煎400毫升，分3次服，呕甚可频频温服，15天为1个疗程。褚万峰等以上方加减治疗62例胆石症患者。结果：临床治愈29例，显效17例，有效6例，无效10例，总有效率83.87%。②

15. 三金利胆排石汤　金钱草50克、鸡内金20克、郁金20克、柴胡20克、青皮20克、茵陈20克、栀子20克、香附15克、砂仁15克、木香10克、延胡索10克、甘草5克、大黄(后下)10克。每日1剂，早晚分服，每次100毫升，4周为1个疗程。疏泄解郁，通降清利，宣畅少阳气机，热消郁开，结石得出，痛止病除。孟宪萌等以上方治疗76例胆石症。结果：治愈19例，好转44例，无效13例，总有效率82.9%。③

16. 磁极针灸　取穴：阳陵泉、丘墟，配穴：上腹疼痛较剧烈患者，加足三里、胆俞等穴。进针后有麻感，留针约30分钟，每日针灸1次。赖洪荣以上法治疗60例胆石症患者，并配合耳压：将王不留行子1粒用5毫米×5毫米医用胶布固定中央，贴在耳穴上。耳压取穴：胰、胆、肝、神门、交感、十二指肠、皮质下。配穴：内分泌、胃、三焦、大肠、小肠。每次贴1只耳朵，两耳交替使用，隔日换1次，3周为1个疗程，嘱患者回去后每隔2小时自己按压1次耳穴上的胶布丸，每1次按压5分钟左右。自贴耳穴后每2天吃1次猪蹄，适量。自压耳穴的第2天早晨开始留取每1次大便，用冲淘法淘石。结果：排石45例(75%)，未排石但症状体征消失15例(25%)。④

17. 针刺法　取穴日月(右)、期门(右)、胆俞(双)、肝俞(双)、丘墟(双)。随症加减：肝气郁结，加申脉、太冲、阳陵泉；肝胆湿热，加中脘、章门、太冲、足三里；阴虚，加三阴交、肾俞、太溪等。局部常规无菌操作，使用0.30毫米×50毫米不锈钢毫针，腹部与四肢穴位直刺，腰背部腧穴向胆囊方向斜刺，进针的角度为30°，常规深度，除体弱者用补法，其他均用泻法，要求每穴都有较强的酸麻胀重等得气感，留针30分钟。留针期间日月与期门、胆俞与肝俞两组分别接G9805-C低频脉冲电针仪，电针采用连续波，频率1～2赫兹刺激强度以患者不感到难受为度。每日1次，15次为1个疗程，疗程间休息2～3天，继续下1个疗程。郑兆俭将90例胆石症患者随机分为体穴组、耳穴组与药物组各30例。体穴组予体穴针刺，耳穴组予耳穴针刺，药物组予胆舒胶囊。结果：体穴组治愈10例，有效11例，无效9例，总有效率70%；耳穴组治愈12例，有效8例，无效10例，总有效率66.7%；药物组治愈0例，有效8例，无效22例，总有效率26.7%。⑤

18. 清胆化石汤　金钱草60克、柴胡15克、延胡索20克、川楝子13克、通草13克、黄芩13克、蒲公英30克、茵陈13克、生牡蛎30克、皂角刺13克、九香虫9克。随症加减：便秘者，加芒硝

---

① 方连顺，等.四金威灵汤治疗胆石症60例[J].福建中医药，2010，41(6)：61.
② 褚万峰，等.加味四逆散治疗胆石症62例疗效观察[J].山西中药，2009，25(4)：9-10.
③ 孟宪萌，等.三金利胆排石汤治疗胆石症76例[J].辽宁中医药大学学报，2009(11)：123-124.
④ 赖洪荣.磁极针灸配耳穴贴压治疗胆石症60例[J].实用中西医结合临床，2008，8(6)：4-5.
⑤ 郑兆俭.针刺治疗胆石症疗效观察[J].上海中医杂志，2008，27(3)：18-19.

(冲服)6克。每日1剂,水煎分2次温服。湿化热清,肝胆疏泄。曹忠义等以上方加减治疗25例胆石症患者。结果:结石完全排出18例,结石较前变小5例,未见明显改变2例。①

19. *疏肝实脾汤加减* 柴胡15克、白芍15克、炒白术15克、党参15克、茯苓15克、当归10克、郁金10克、鸡内金10克、生甘草6克。随症加减:胁痛甚者,加川楝子、延胡索;嗳气呕吐者,加姜半夏、竹茹;有湿热者,加茵陈、栀子。每日1剂,水煎,早晚2次分服,15天为1个疗程。疏肝实脾,补中有泄,散中有收,切中病机,胆腑通顺。陈军梅以上方治疗56例慢性胆囊炎胆石症患者。结果:治愈9例,显效24例,有效19例,总有效率92.9%。②

20. *针刺法* 针刺取穴:阳陵泉、丘墟、太冲、胆囊穴、日月、期门、胆俞。随症加减:肝胆湿热,加合谷;肝郁气滞,加气海、三阴交;脾虚胆瘀,加公孙。针刺方法:让患者坐位,首先选穴定位,局部常规消毒。阳陵泉、丘墟、太冲等3穴分别用消毒的2寸、1寸、15寸毫针快速刺入皮下,达到理想深度后采用捻转强刺激手法,待患者得气,自觉胆囊区疼痛减轻舒畅时,每隔3～5分钟行针1次,每次留针时间为20～30分钟,余穴按常规刺法操作。每日1次,10～15天为1个疗程,休息1周后进行第2个疗程。孟晓红等以上述方法治疗174例胆结石患者。结果:痊愈62例,有效104例,无效8例,总有效率95.40%。③

21. *变频电针* 取穴随症选右侧期门、梁门、日月、胆俞、肝俞、阳陵泉、胆囊穴。进针得气后,接电针仪G6805-Ⅱ,用疏密波通电刺激60分钟,电流量调节到患者最大耐受量为度,前后20分钟频率为100赫兹的电刺激,中间20分钟给予频率为600赫兹的电刺激,每日1次,10天为1个疗程,观察2个疗程。疏理气机,利胆消炎止痛。宋曼萍将120例胆石症患者随机分为治疗组与对照组各60例。对照组予总攻排石,治疗组予变频电针。结果:治疗组治愈24例,显效18例,好转10例,无效8例,总有效率86.7%;对照组治愈16例,显效12例,好转13例,无效19例,总有效率68.3%。④

单　方

王不留行子敷贴 组成:王不留行子。制备方法:将医用胶布剪成0.3厘米×0.3厘米大小,把王不留行子1粒置于胶布粘面中央。用法用量:将胶布贴在一侧耳胆穴处。每日用手轻轻按压王不留行子10次,每次10分钟,每日更换粘有王不留行子的胶布。1个疗程为7～10天,无效则休息1周,再进行另1个疗程的治疗。临床应用:周东红等以上述方法治疗40例胆石症患者。结果:B超复查胆道结石排出35例,无效5例。⑤

胆道Oddi括约肌功能障碍

辨证施治

1. 谢晶日分3证

(1) 肝郁气滞证 方用小柴胡汤。偏于气滞者,治宜疏肝理气、化瘀止痛。药用柴胡、白芍、郁金、川楝子、枳壳。血瘀者,治宜活血、祛瘀、通络。药用桃仁、红花、赤芍、川芎、地龙。肝火旺者,治宜清肝泻火、止痛化瘀。药用牡丹皮、栀子、知母、赤芍、黄芩。随症加减:伴若胁痛剧烈,加青皮、延胡索;若肝气受阻,横犯侵脾,伴有消化不良,如腹泻腹痛等症状者,加白术、茯苓;若肝郁化火,损伤肝阴,伴有双肋下隐痛,眩晕头痛,失眠,舌红、少津液,脉细者,减用活血药物,加枸杞子、菊花、栀子、牡丹皮,可外用大黄、白芍、延胡索、苦参、

---

① 曹忠义,等.清胆化石汤治疗胆结石25例[J].中国中医急症,2007,16(4):464.
② 陈军梅.疏肝实脾法治疗慢性胆囊炎、胆石症56例[J].陕西中医,2007(1):28-29.
③ 孟晓红,等.针刺治疗胆结石174例临床观察[J].针灸临床杂志,2006,22(5):10-11.
④ 宋曼萍.变频电针治疗胆石症的临床观察[J].中国针灸,2006,26(11):772-774.
⑤ 周东红,等.耳胆穴敷贴王不留行子治疗胆石症40例[J].中医杂志,2010,51(S2):23.

枳壳。

(2) 脾胃虚弱证　治宜滋胃健脾、补阳益气。方用香砂四君子汤。随症加减：畏寒、肢冷，舌淡苔白，加干姜、肉桂；腹胀、腹痛明显，加厚朴、木香；排便溏泄，加苍术、砂仁、藿香；食少、纳呆、不思饮食，加焦山楂、神曲、竹茹；心烦内热，心神不宁，加酸枣仁、栀子、合欢皮；伴有眼花头昏，加菊花、女贞子；伴有面色潮红，盗汗，加黄柏、青蒿、地骨皮，可外用山楂、神曲、茯苓、白芍、厚朴、藿香。

(3) 胆气瘀阻证　外用大黄、金钱草、枳壳、茵陈、郁金。①

2. 李军分5证

(1) 肝郁脾虚证　症见不思饮食，稍进油腻即排稀便，大便次数增多，肠鸣，腹胀腹痛，泻后痛止，舌淡苔薄，脉弦缓。治宜抑肝扶脾。方用二术煎。

(2) 肝气郁结证　症见胁肋胀痛，走窜不定，胸闷气短，饮食减少，嗳气，女子经前乳胀、少腹坠胀，舌淡，苔薄，脉弦。治宜疏肝理气。方用柴胡疏肝散。

(3) 肝胃郁热证　症见胃脘灼痛，餐后更甚，嗳气泛酸，口干口苦，舌红、苔黄，脉弦数。治宜疏肝泄热和胃。方用化肝煎合左金丸。

(4) 肝胆湿热证　症见胁痛口苦，胸闷纳呆，上腹饱胀，恶心呕吐，或厌油，目赤或目黄、身黄、小便黄，大便秘结，舌质红，苔黄腻，脉弦滑数。治宜清肝利湿。方用龙胆泻肝汤。

(5) 肝阴不足证　症见胁肋隐痛，绵绵不休，遇劳加重，或见灼痛，嘈杂泛酸，口干咽燥，头晕目眩，舌红少苔，脉细弦数。治宜养阴柔肝。方用一贯煎。②

经　验　方

1. 大柴胡汤　柴胡15克、生姜15克、黄芩9克、芍药9克、半夏9克、枳实9克、大黄6克、大枣4枚。随症加减：疼痛剧烈者，加延胡索15克；身体虚弱者，加甘草6克、黄芪15克、当归15克；大便秘结者，加芒硝6克。每日1剂，加水400毫升煮沸至100毫升，每次100毫升，每日2次，连续3天。和解通里，疏肝利胆，止痛止呕。于海涛等将60例腹腔镜胆囊切除术后患者随机分为治疗组与对照组各30例。对照组予术后常规处理，治疗组在对照组基础上加用大柴胡汤。结果：治疗组肛门排气时间、肠鸣音恢复时间较对照组缩短，恶心呕吐发生率(10.0%)较对照组恶心呕吐发生率(40.0%)低，术后1年胆道动力障碍发生率3.33%低于对照组术后1年胆道动力障碍发生率26.67%，治疗组患者胆道Oddi括约肌基础压低于对照组($P<0.05$)。③

2. 扶胆汤　金钱草20克、柴胡20克、芍药15克、白芍15克、当归15克、香附15克、陈皮10克、半夏10克、生大黄(后下)6克、甘草6克、大枣3枚。每日1剂，水煎服，每日3次。通腑利胆，清热利湿，舒挛止痛，疏肝和胃。赵丹等将88例因腹腔镜胆囊切除术后出现胆型SOD入院的患者随机分为观察组和对照组各44例。对照组予常规治疗；观察组在此基础上加用自拟扶胆汤治疗。结果：观察组痊愈15例，显效20例，好转6例，无效3例，总有效率93.18%；对照组痊愈10例，显效16例，好转8例，无效10例，总有效率77.27%。④

3. 金茵大柴胡汤　柴胡12克、生大黄9克、大枣6克、黄芩18克、生半夏12克、枳实24克、木香12克、白芍18克、生甘草9克、金钱草60克、茵陈60克、海金沙45克、鸡内金30克、郁金15克、丹参15克、川芎12克。采用上药加水400毫升，浸泡1小时，文火煎煮20分钟，取汁；再加水250毫升，文火煎煮15分钟，取汁，两次液体相混合至200毫升，每日1剂，早晚空腹温服。消炎利胆，清热利湿，通利二便，疏利胆汁。刘磊

---

① 庞雪莹，王业伟，等.谢晶日教授治疗胆囊切除术后Oddi括约肌运动功能障碍的临证经验[J].中国中医急症，2019，28(5)：901－903，919.

② 李军.中医辨治胆囊切除术后综合征的思路与方法[J].中医杂志，2007(11)：1033－1034，1044.

③ 于海涛，等.大柴胡汤对腹腔镜术后胆型Oddi括约肌功能障碍的影响[J].当代医学，2017，23(18)：108－110.

④ 赵丹，童仕伦.自拟扶胆汤对腹腔镜胆囊切除术后胆型Oddi括约肌功能障碍的防治效果观察[J].四川中医，2016，34(9)：117－120.

等将70例单纯胆囊切除术后Oddi括约肌功能紊乱患者随机分为治疗组和对照组各35例。对照组给予术后输液纠正电解质、酸碱平衡失调预防和控制感染及内镜下处理等西药对症治疗，切口拆线后停用；治疗组在对照组基础上加用金茵大柴胡汤。结果：治疗组痊愈17例，显效11例，有效4例，无效3例，总有效率91.4%；对照组痊愈6例，显效12例，有效5例，无效12例，总有效率65.7%。①

4. 自拟方　柴胡15克、黄芩15克、黄连15克、茵陈30克、虎杖15克、连翘30克、蒲公英20克、龙胆草15克、厚朴15克、郁金15克、大黄(后下)6克。上方煎汁200毫升，分2～3次口服或胃管内注入。经中药治疗后通常要求每日排气、排便，每日排便1～3次为佳，酌情加减大黄。尹本如等以上方治疗13例因括约肌狭窄引发的胆管炎患者，并配合手术治疗：用胆道探子轻柔、逐渐用力加压撑开，用纤维胆道镜检查，反复冲洗胆道、扩张胆道使附着的脓絮剥离。并用甲硝唑溶液冲洗胆道。术后12～18小时拔出胃管，嘱患者进食，及早恢复胃肠及胆道的功能，口服33%硫酸镁每次10毫升，每日3次。结果：13例患者中，1例未及时用抗生素和中药治疗，全身脏器衰竭死亡。12例分别于术后30～60天用纤维胆道镜检查，发现Oddi括约肌开闭良好，水肿消退，T管夹闭后无不适，拔除T管。术后3个月内无胆管炎发生。②

中成药

胆宁片　组成：大黄、人工牛黄、水飞蓟素、盐酸小檗碱、延胡索、蒲公英、金钱草、薄荷油(陕西利君现代中药有限公司生产，每片0.25克)。用法用量：每次3片，每日3次，口服6周。临床应用：邓金芳等将64例胆囊切除术后符合诊断的患者随机分为对照组25例和治疗组39例。对照组予马来酸曲美布汀片，每次1片，每日3次，口服6周及对症治疗；治疗组在对照组马来酸曲美布汀片基础上加用胆宁片。结果：治疗组治愈21例，显效10例，好转7例，无效1例；对照组治愈6例，显效12例，好转5例，无效2例。两组比较差异有统计学意义($P<0.05$)。治疗4周后，治疗组胆总管直径明显缩小($P<0.05$)，优于对照组($P<0.05$)。③

① 刘磊，等.金茵大柴胡汤联合西药治疗单纯胆囊切除术后Oddi括约肌功能紊乱35例[J].河南中医，2014，34(2)：272-274.
② 尹本如，等.中西医结合治疗胆道术后奥狄括约肌狭窄13例[J].中国中西医结合外科杂志，2002(1)：46.
③ 邓金芳，等.中西医结合治疗胆囊切除术后胆管Ⅱ型Oddi括约肌功能障碍的临床观察[J].胃肠病学和肝病学杂志，2013，22(6)：588-590.

胰腺疾病

急性胰腺炎

概　述

急性胰腺炎(AP)是由胰腺消化酶对本器官自身消化引起的急性化学性炎症,临床上有水肿型和出血坏死型两种类型。一般表现为突然发作的脘腹疼痛,性如刀割或针刺,阵发性加剧,其痛拒按,部分伴有背、腰、胸或肩胛部放射痛,恶心呕吐,发热,并有暴饮暴食史,上腹部剑突下正中或偏左有压痛或肌紧张。舌质偏红,舌苔薄黄腻,脉弦紧、弦滑或弦数。

本病属中医"脾心痛""心下痛""胃脘痛""腹痛""热厥证""结胸证"等范畴。其病理为气机郁滞,实邪结聚,实热内盛或湿热内蕴,血行瘀阻,气血逆乱。临床辨证分型与治则如下。(1) 肝郁气滞(气滞夹积)型:两胁阵痛或窜痛,有恶心呕吐,无发热或低热,口干,得嗳或矢气则舒,舌淡红,苔薄白或薄黄,脉弦细或紧。治宜疏肝理气、清热攻下。(2) 脾胃实热(肝胃实热)型:上腹部压痛,反跳痛明显,伴有肌紧张,体温、血象增高,兼恶心呕吐、心烦口干、大便秘结、尿黄赤,舌红,苔黄燥少津,脉弦洪数。治宜疏肝清胃、通里攻下为主。(3) 脾胃湿热型:胸胁痞胀,上腹部胀痛拒按,体温、血象升高,伴恶心呕吐,口干舌黏,不思饮食,目黄、身黄、尿黄,舌苔黄腻而厚,脉象滑数。治以清热燥湿为主。(4) 蛔虫上扰型:持续性上腹部痛,伴阵发性钻顶样疼痛,痛时汗出肢冷、呕吐、低热,舌淡红,苔薄白,脉弦紧。治宜寒温兼施、安蛔驱蛔。(5) 结胸坏死型:腹痛剧烈,范围广泛,腹肌弦急硬满,恶心呕吐频繁,高热起伏,舌质红,苔黄腻,脉弦数。治宜泄热通结、软坚逐水。(6) 肝胃不和型:胃脘胀满攻撑作痛,脘痛连胁,口苦、咽干、嗳气、大便不畅,舌质淡红,舌苔薄黄,脉弦。治宜疏肝理气和胃。(7) 气滞血瘀型:痛有定处,腹痛拒按,痛如锥刺或刀割,恶心呕吐,大便秘结,舌质暗红或有瘀斑,舌苔黄或白,脉象弦实。治宜疏泄活血、化瘀攻下。(8) 脾胃虚寒型:遇寒即发,胃脘隐痛,喜温喜按,时有腹胀便溏,舌质淡,少苔,脉沉细无力。治宜补胃健脾、温阳散寒。(9) 表里俱热型:内有热证,同时兼有表证,舌红,苔黄或黄白苔,脉浮弦数或紧。临床检查或有外感,或兼有荨麻疹。治宜清热解表、通里攻下。(10) 肝胆湿热型:症见胁腹疼痛,身热起伏,双目巩膜、全身皮肤黄染,肢体沉重,脉象弦数,舌苔黄腻。治宜清泄肝胆湿热、荡涤肠胃积滞。

辨证施治

1. 董彬武等分 5 证

(1) 水热互结证　症见腹部不适,即"痛、胀、闭",腹部常按之硬、痛,或发热,或呕吐等,舌质偏红,苔薄黄,脉滑数。治宜泄热逐水同施、前后腹腔并重。方用甘遂末、复方大承气汤等加减。

(2) 少阳阳明合病　症见高热、大汗出、口干苦,腹部常痛而拒按,舌红苔黄腻,脉洪等。治宜清少阳、泻阳明。方用大柴胡汤合清胰汤。随症加减:高热,加石膏、知母;腹痛甚,重用白芍、枳实;兼呕吐,重用半夏、生姜。

(3) 血分热毒证　症见高热、神昏谵语、烦躁不安、气促、呼吸困难、少尿或无尿、腹腔穿刺引流呈暗褐色血性液体、舌红绛。方用清瘟败毒饮加减。随症加减：邪热内陷，窍闭神昏，加牛黄、水牛角、皂角刺；高热抽搐，酌加地龙、羚羊角、钩藤；痰热壅滞，重用竹沥、天竺黄。

（4）邪伏膜原证　症见神志渐复，小便渐多，呼吸功能逐渐改善，腹胀未进一步加重。治宜透达膜原、清余毒。方用柴胡达原饮加减。随症加减：痰多，加半夏、陈皮；胁痛，加香附、郁金；气虚，加太子参、黄芪；阴伤者，加鳖甲、玄参。

（5）痞证　症见心下满，精神疲倦，呼吸短促，咳嗽咳痰，腹胀，进食后加重等，腹部常按之软而不痛。治宜寒热并调、扶正祛邪。方用半夏泻心汤加减。随症加减：腹胀甚，加枳实、白术；咳嗽气逆，加旋覆花、代赭石；食积，加鸡内金、焦山楂；便秘，加火麻仁、杏仁。①

2. 杨国红等分 2 证

（1）胃肠实热证　症见脘腹胀痛，拒按，有痞满燥实征象，恶心、呕吐，日晡潮热，口干渴，小便短赤，舌质红，苔黄厚腻或燥，脉洪大或滑数。方用大承气汤加减：大黄、芒硝、厚朴、枳实、大腹皮、赤芍。

（2）肝胆湿热证　症见上腹胀痛拒按，或胁痛，舌红，苔黄腻或薄黄，发热伴口干苦，心中懊侬，呃逆恶心，身目发黄，黄色鲜明，大便秘结，或呈灰色，小便短黄，倦怠乏力，脉弦数。方用大柴胡汤加减：柴胡、黄芩、大黄、枳实、清半夏、白芍。

以上各方的中药用冷水浸泡后用大火烧开后，文火慢煎 20 分钟，煎煮 2 次，将药汁混合，每付共煎煮 400 毫升，每 100 毫升每 4 小时通过胃管注入，夹闭 1 小时后开放。临床观察：杨国红等将 126 例早期 AP 患者随机分为治疗组与对照组各 63 例。对照组予西医常规治疗。治疗组在对照组的基础上予上述中医辨证施治灌胃，大承气汤加减（大黄、芒硝、厚朴、枳实、莱菔子、苦桃仁）灌肠，中药（乳香、没药、黄连、黄芩、蒲公英、芒硝）外敷，静脉滴注活血化瘀药、灯盏花素注射液。结果：治疗组痊愈 27 例，显效 24 例，有效 7 例，无效 2 例，总有效率 96.67%；对照组痊愈 20 例，显效 20 例，有效 13 例，无效 7 例，总有效率 88.33%。②

3. 胡斌分 5 型

（1）肝郁气滞型　方用大柴胡汤加减。

（2）阳明腑实型　方用大承气汤加减。

（3）肝胆湿热型　方用茵陈蒿汤加减。

（4）结胸证型　方用大陷胸汤加减。

（5）中虚湿阻型　方用参苓白术散加减。

临床观察：胡斌将 156 例 AP 患者随机分为治疗组与对照组各 78 例。两组均予西医方面常规治疗，① 禁食、胃肠减压；② 抑制胰腺分泌；③ 解痉止痛；④ 合并感染抗感染治疗；⑤ 抗休克及纠正酸中毒、电解质紊乱；⑥ 全胃肠外高营养；⑦ 严密监测重要脏器功能，尤其是肺和肾的功能。治疗组在此基础上加用上述中医辨证施治。结果：治疗组显效 61 例，有效 13 例，无效 4 例，总有效率 94.87%；对照组显效 37 例，有效 29 例，无效 13 例，总有效率 84.62%。③

4. 朱培庭分 4 型

（1）肝郁气滞型　症见胁痛，腹痛，腹胀，痞满，便结，舌淡苔薄脉弦。治宜疏肝利胆、理气通腑。方用胆宁汤加减：大黄 9 克、虎杖 12 克、青皮 9 克、陈皮 9 克、郁金 9 克、生山楂 12 克、白茅根 9 克、厚朴 9 克。随症加减：发热，加红藤、蒲公英。

（2）肝胆湿热型　症见胁肋及上腹疼痛如挚如绞，拒按、手不可近，发热或往来寒热，口苦咽干，恶心呕吐，不思饮食，有时可见颜面及全身黄似橘色，便秘溲赤，舌红苔黄腻脉滑或滑数。治宜清热利胆、化湿通下。方用锦红汤加减：生大黄（后下）9 克、红藤 30 克、蒲公英 15 克、厚朴 9 克、生地黄 9 克、胡黄连 9 克、生山楂 12 克、砂仁 6 克、豆蔻仁 6 克、半夏 9 克、薏苡仁 15 克。随症加减：高热不退，加栀子、连翘、夏枯草；口渴，加天花粉、天冬、麦冬。

---

① 董彬武，何军明，等.蔡炳勤分期辨治重症急性胰腺炎经验[J].广州中医药大学学报，2018，35(4)：730－734.

② 杨国红，王晓，等.大承气汤、大柴胡汤四联辨证治疗胃肠实热和肝胆湿热证早期急性胰腺炎及对血清炎症因子的影响[J].中国实验方剂学杂志，2018，24(8)：165－170.

③ 胡斌.中西医结合治疗急性胰腺炎 78 例[J].现代诊断与治疗，2015，26(23)：5311－5314.

(3) 热毒血瘀型　症见腹痛、腹胀减轻，但上腹仍疼痛，伴有压痛，高热，潮红，口干渴甚，汗出，舌质红、紫暗或有瘀斑，苔黄。治宜清热解毒、凉血活血。方用锦红汤加水牛角(先煎)60克、牡丹皮9克、赤芍9克。

(4) 气阴两虚型　症见身倦肢软，胃纳不佳，腹痛隐隐，口干欲饮，舌胖或中有裂纹，苔薄，脉细软无力。方用柔肝煎加减：太子参12克、黄芪15克、生地黄12克、白芍12克、枸杞子12克、何首乌12克、茵陈15克、虎杖12克、生山楂12克、青皮9克、陈皮9克、六神曲9克、大枣6枚。①

5. 杨国红等分3型

(1) 肝胆湿热型　症见上腹胀痛拒按，胁痛或发热，大便秘结，小便短赤，目黄身黄，舌质红，苔薄黄或黄腻，脉弦数。药用柴胡、白芍、木香、茵陈、栀子、龙胆草、生大黄(后下)、枳实、黄芩、制半夏、芒硝(冲服)、延胡索、川楝子。

(2) 胃肠热结型　症见全腹痛，胀满拒按，大便秘结，口干渴，尿短赤，舌质红，苔黄腻，脉沉实或滑数。药用大黄、芒硝(冲服)、枳实、厚朴、赤芍、大腹皮、山楂、黄连、黄芩、黄柏、栀子。

(3) 正虚邪陷型　症见脘胁剧痛，高热黄疸或伴恶心呕吐，大便秘结，小便黄赤，皮肤瘀斑，神昏谵语，四肢逆冷，苔黄糙干甚至灰黑，脉沉细或微欲绝。药用人参、附子、当归、桃仁、赤芍、延胡索、香附、川芎、红花、干姜、甘草、五灵脂。

临床观察：杨国红等将83例急性胰腺炎患者随机分为治疗组42例与对照组41例。对照组采用西药常规治疗联合中药四联疗法，西药予以下常规治疗。① 监护；② 禁食、胃肠减压；③ 液体补充、纠正水电解质紊乱；④ 质子泵抑制剂奥美拉唑40毫克，静脉滴注，每12小时1次；⑤ 加贝脂0.3毫克加液静脉点滴；⑥ 符合重症者应用生长抑素14肽250毫克，5分钟内静注，然后每小时250毫克，静脉泵入；静脉应用抗生素预防治疗感染；⑦ 对症治疗。纠正低氧血症、保护肾功能等。治疗组在对照组西药常规治疗的基础上加用上述中医辨证施治。结果：两组平均住院时间、并发症发生率平均住院时间，治疗组为(16.65±1.86)日，对照组为(23.14±3.21)日，两组比较差异显著($P<0.05$)。在治疗过程中对照组并发胰腺假性囊肿1例，2例并发电解质紊乱，1例并发休克，并发症发生率9.76%；治疗组仅发生1例心功能不全，并发症发生率2.38%，显著低于对照组($P<0.01$)。②

6. 伍瑞麒等分4型

(1) 肝气犯胃型　症见胃脘部及上腹阵痛，或向左季肋部、左背部窜痛，呃逆矢气则舒，伴恶心呕吐，无腹胀，舌淡红，苔薄白或薄黄，脉弦紧或弦数，体温、血常规基本正常或偏高，血、尿淀粉酶轻度升高。治宜平肝和胃、理气止痛。方用大柴胡汤加味。

(2) 肝胃实热型　症见腹痛剧烈，由上腹而至脐腹痛，甚者从心下至少腹痛满不可近，有痞满燥实坚证象，伴有腹胀，恶心呕吐，口干渴，尿短赤，日晡潮热，或伴有黄疸，舌红，苔黄厚腻或燥，脉洪数或弦数。治宜清热攻下、逐水通利。方用大柴胡汤合大承气汤、大陷胸汤。

(3) 热入营血型　症见腹痛腹胀剧烈，从心下至少腹痛满不可近，重度腹胀，便秘，小便短赤，身热，手足心热，朝轻暮重，或恶心呕吐，或消化道出血，或胸痛呼吸困难，或皮肤出现斑疹，或腹背部皮肤烧灼样痛，舌红绛无苔，脉数或细数。治宜气营两清、通腑降逆、清营凉血。方用大柴胡汤合大承气汤、大陷胸汤、清营汤、安宫牛黄丸、清开灵针静脉滴注。

(4) 蛔虫上扰型　症见突发上腹痛，呈阵发性绞痛，有如锥刺和钻顶样痛，伴恶心呕吐，可吐出蛔虫，或并发于胆道蛔虫，或蛔虫钻入胰管，有左下腹痛向左季肋部放射，发作时辗转不安，叫闹不止，大汗出，手足冷，发作后则安静，腹部平软。合并感染者，体温上升，血常规白细胞升高。血、尿淀粉酶升高，胸片可有反应性左胸少量积液。

---

① 许文捷，高炬．名中医朱培庭治疗急性胆源性胰腺炎的经验撷要[J]．四川中医，2015，33(6)：13－14．

② 杨国红，等．中药四联法分期辩证优化治疗急性胰腺炎[J]．中国实验方剂学杂志，2013(14)：301－304．

治宜安蛔驱蛔、通腑降逆。方用驱蛔大柴胡汤。

临床观察：伍瑞麒等以上方辨证治疗20例急性胰腺炎患者。结果：除2例胆结石并发者手术外全部治愈，治愈率90%。①

7. 李春亮等分3型

胰腺消炎汤：柴胡15克、胡黄连9克、木香25克、黄芩25克、赤芍15克、延胡索25克、川楝子15克、大黄25克。

(1) 瘀滞型　症见阵发性腹痛、呕吐，脉弦细，舌淡红，苔薄。治宜理气活血、通里泄热。方用胰腺消炎汤。水煎至200毫升，口服，每次100毫升，每日2次。

(2) 热厥型　症见剧烈腹痛，口渴、尿少，脉象洪数，舌质红，苔黄厚。治宜清热解毒救厥、理气活血化瘀。方用胰腺消炎汤加芒硝10克、栀子15克、牡丹皮15克、枳壳10克、金银花30克。水煎至200毫升，口服或自胃管注入。

(3) 合病型　合并有胆道疾病，症见轻度黄疸，上腹痛，拒按，尿短赤，舌质红，苔黄腻，脉弦滑或数。合并有胆道蛔虫症，症见中上腹部钻顶痛，痛时汗出肢冷，曾呕出蛔虫数条，舌红，苔微黄而腻，脉弦紧。治宜清热利湿、埋气安蛔。方用胰腺消炎汤加金钱草50克、茵陈25克、槟榔30克、使君子30克、苦楝皮30克。

随症加减：腹胀便秘，加芒硝10克、枳实15克；发热，白细胞增高，脉数者，加金银花30克、栀子25克、玄参25克、板蓝根30克；轻度黄染，加金钱草50克、茵陈25克；有蛔虫，加乌梅30克、槟榔30克、使君子30克、苦楝皮30克。临床观察：李春亮等以上方辨证治疗25例急性胰腺炎患者，并配合西药。瘀滞型2例，应用抑肽酶或胰高血糖素每日20万～25万单位加入5%葡萄糖注射液500毫升静滴。热厥型全部病例均给予胃肠外营养(TPN)以维持热量、水、电解质的供应，腹胀及腹腔内有大量渗液者，插胃管减压排气或腹膜灌洗，应用抗生素或加用抑肽酶。合病型疼痛剧烈时给以镇静及止痛剂，如肌注消旋山莨菪碱(654-2)或阿托品、安定与度冷丁。结果：治愈21例，手术后治愈3例，死亡1例。②

8. 袁甲平分4型

(1) 表里实热型　症见满腹胀痛，以左上腹为甚，伴有腰背胀痛，恶寒发热，恶心呕吐，大便秘结，舌苔白或黄腻，脉弦紧。治宜和解表里、通腑导滞。方用大柴胡汤加减：柴胡12克、法半夏10克、黄芩10克、赤芍10克、枳实10克、延胡索10克、广木香10克、生大黄10克、蒲公英15克、川楝子15克。

(2) 食滞型　症见脘腹胀痛，伴有腰背胀痛，呕吐频作，嗳腐吞酸，大便秘结，舌苔厚腻，脉滑有力。治宜消食导滞、行气通腑。方用保和丸加减：神曲15克、茯苓15克、山楂15克、法半夏10克、枳实10克、生大黄10克、藿香10克、连翘10克、延胡索10克。

(3) 湿热型　症见满腹胀痛，以左上腹为甚，伴有腰背胀痛，发热恶寒，恶心呕吐，口苦纳呆，便溏尿黄，舌质红，苔黄腻，脉滑数。治宜清热燥湿、行气导滞。方用葛根芩连汤加味：葛根15克、黄芩10克、黄连7克、苍术10克、厚朴10克、泽泻10克、猪苓15克、茯苓15克、甘草3克。

(4) 气滞型　症见满腹胀痛，伴有腰背胀痛，呕吐频作，嗳气纳呆，大便秘结，苔白，脉弦。治宜调和肝脾、行气通腑。方用四逆散加味：柴胡15克、白芍20克、枳实10克、生大黄10克、厚朴10克、蒲公英15克、川楝子15克、甘草3克。

临床观察：袁甲平以上方辨证治疗30例急性胰腺炎患者。结果：治愈26例，好转3例，无效1例，总有效率92.2%。③

9. 丁爱华等分3型

降酶汤：大黄、芒硝、槟榔、厚朴、木香、延胡索、赤芍、白芍、生山楂。

(1) 湿热型　症见右上腹剧痛，拒按，口干口苦，巩膜皮肤黄染，大便干，小溲黄赤，舌苔黄腻，

① 伍瑞麒，等.辨证分型治疗急性胰腺炎体会[J].河南中医，2005(5)：31-32.
② 李春亮，等.25例急性胰腺炎中西医结合临床治疗观察[J].张家口医学院学报，2001(5)：18-19.
③ 袁甲平.辨证治疗急性胰腺炎30例临床体会[J].湖南中医杂志，1996(3)：14-15.

脉弦滑或数。方用降酶汤加茵陈、栀子、龙胆草、六一散。

(2) 伤食型　症见腹满痛拒按，泛恶呕吐，便秘，苔黄厚腻，脉滑实有力。方用降酶汤加大麦芽、鸡内金、姜半夏、姜竹茹。

(3) 气滞型　症见开始腹中阵阵作痛，以后变为持续性疼痛，多有情志不遂史，食欲不振，时伴寒热往来，苔薄白或微黄，脉弦。方用降酶汤加柴胡、郁金、川芎、黄芩、降香。

临床观察：丁爱华等以上方辨证治疗83例急性胰腺炎(水肿型)患者，并配合西药，剧痛时用溴丁东莨菪碱或杜冷丁肌注，纠正和补充水电解质，酌情用抗生素。结果：痊愈52例，好转29例，无效2例。①

10. 孙同全分2期

(1) 气血败乱期　症见腹膜炎，肠麻痹，休克。方用生脉饮合增液承气汤加减：人参30克、麦冬15克、玄参15克、生地黄15克、栀子15克、延胡索15克、大黄(后下)15克、芒硝(冲服)10克。煎汤从胃管注入，1天左右纠正休克。

(2) 热结阳明期(腹膜炎、肠麻痹期)　方用清胰汤Ⅰ号合大陷胸汤：柴胡10克、黄芩10克、胡黄连10克、木香10克、延胡索10克、白芍15克、大黄(后下)15～30克、芒硝(冲服)10～15克、甘遂2～3克。

临床观察：孙同全以上方辨证治疗11例急性出血性坏死性胰腺炎患者，并用5-氟尿嘧啶500毫克，静滴，每日1次，用7天；阿托品、654-2、甲硝唑、头孢类抗生素静滴，7～12天。均治愈。②

11. 裴兢克分5型

大柴胡汤加减：柴胡6～9克、生大黄(后下)9～20克、玄明粉(冲)5～10克、黄芩9克、枳壳9克、姜半夏9克、白芍9克、紫苏梗9克。

(1) 气滞夹积型　方用大柴胡汤加减加厚朴6克、大腹皮9克。

(2) 肝胃实热型　方用大柴胡汤加减去枳壳，加厚朴6克、黄连6克、姜竹茹9克。

(3) 肝胆湿热型　方用大柴胡汤加减加黄连6克、栀子9克。

(4) 气滞血瘀型　方用大柴胡汤加减去玄明粉、姜半夏，加赤芍9克、桃仁9克、红花9克、五灵脂9克。

(5) 大结胸型　方用大柴胡汤加减去枳壳、白芍、紫苏梗，加黄连6克、甘遂3克、薏苡仁30克、败酱草30克、红藤30克。

临床观察：裴兢克以上方辨证治疗216例急性胰腺炎患者，并配合其他治疗。① 针刺治疗，取穴双侧足三里、阳陵泉、内关，快速进针，得气后用电麻仪刺激，留针30分钟。每日1～2次；疼痛频繁则增加针刺次数，疼痛剧烈者，采用高频率加强刺激，留针1小时。② 其他，给予忌脂流食，呕吐频繁者，适当补充液体与电解质；急性出血型胰腺炎合用抗生素、胰酶抑制剂、引流、腹膜灌洗等。结果：痊愈213例，死亡3例。③

12. 王炜分3型

(1) 肝郁气滞型　症见两胁阵痛或窜痛，有恶心呕吐，无发热或低热，口干，得暖或矢气则舒，舌淡红，苔薄白或薄黄，脉弦细或紧。治宜疏肝理气、清热攻下。药用柴胡15克、黄芩15克、白芍15克、延胡索15克、木香10～30克、薄荷6克、枳实(打)10克、姜半夏10克、生大黄(后下)15～30克。

(2) 脾胃实热型　症见腹胀满，疼痛剧烈，发热，口干，尿短赤，大便燥结，舌质红，苔黄燥，脉洪数或弦数。治宜清热攻下、疏肝调气。药用柴胡15克、黄芩15克、延胡索15克、生大黄15～30克、黄连10克、枳实(打)10克、厚朴10克、芒硝(分冲)10克、生麦芽6克。

(3) 蛔虫上扰型　症见持续性上腹部痛伴阵发性钻顶样疼痛，痛时汗出肢冷，伴呕吐，低热，舌淡红，苔薄白，脉弦紧。治宜寒温兼施、安蛔驱蛔。药用柴胡15克、黄芩15克、木香30克、槟榔30克、使君子30克、苦楝根皮30克、乌梅30克、黄

---

① 丁爱华，等.中西医结合治疗急性胰腺炎(水肿型)83例[J].吉林中医药，1995(1)：23.

② 孙同全，等.急性出血性坏死性胰腺炎的中西医非手术治疗(附11例临床分析)[J].浙江中医学院学报，1994(5)：32.

③ 裴兢克.浙江中医杂志，1988(6)：252.

连10克、芒硝(分冲)10克、细辛3克。

临床观察：王炜以上方辨证治疗32例急性胰腺炎患者，并配合辅助治疗、针刺、穴位注射与西药。结果：治愈31例，好转1例。[①]

13. 李森分3型

(1) 湿热型　方用清胰汤加减：柴胡25克、黄芩15克、黄连15克、木香15克、延胡索15克、芒硝(冲)15克、赤芍20克、白芍20克、大黄(后下)25克。每日1剂，水煎服。

(2) 重症水肿型　方用大柴胡汤加减：柴胡25克、黄芩15克、半夏15克、栀子15克、龙胆草15克、郁金15克、枳实15克、木香15克、大黄(后下)15克、延胡索15克、赤芍20克、白芍20克、茵陈50克。每日1剂，水煎服。

(3) 寒湿型　治宜温中理气、驱寒化湿。方用理中汤、苓桂术甘汤加减。

临床观察：李森以上方辨证治疗21例急性水肿型胰腺炎患者，并配合西医治疗，镇痛、解痉、抗炎、饮食疗法。结果：全部治愈，无1例并发症发生。住院最少2天，最长多10天。[②]

14. 茅正义分2期

(1) 急性期　症见腹部胀满，疼痛拒按，发热呕吐，大便秘结，少数大便秽溏，排之不畅，苔腻脉弦。治宜清热通腑。方用协定方胰胆合剂：柴胡、枳实、大黄、蒲公英、丹参、黄芩、赤芍、白芍、香附、郁金、生甘草。随症加减：实热重者，加玄明粉；湿热并重者，加七叶一枝花、金钱草、石见穿、甘露消毒丹；合并胆蛔者，加乌梅、川花椒、苦楝皮、槟榔；伴黄疸，肝功能异常者，加茵陈、平地木、白花蛇舌草；气阴不足者，加生脉合剂(太子参、麦冬、五味子、山茱萸)或独参汤。

(2) 恢复期　症见低热不清，胁腹胀满泛泛欲呕，舌苔黄腻，脉弦滑。治宜清胆化湿、和胃降逆。方用蒿芩清胆汤加减。随症加减：如见寒热起伏，胸胁苦满，或烦呕口干，苔薄脉弦者，方用小柴胡汤加减；见脘腹胀痛，胃纳不馨，恶心呕吐，舌苔白腻，脉弦滑者。治宜化湿清痰、开郁和中。方用清郁二陈汤化裁；脘腹胀满，食少便溏，四肢乏力，脉象缓弱。治宜益气健脾养胃。方用异功散加味；对久痛，疼有定处，反复发作者，药用丹参、当归、失笑散、三棱、莪术。

临床观察：茅正义以上方辨证治疗120例急性水肿型胰腺炎患者，并配合辅助治疗。结果：治愈110例(91.6%)，好转10例(8.3%)。[③]

15. 姚开炳分3期

(1) 气血败乱期　症见面色苍黄，呼吸急促，神志不安或烦躁，四肢厥冷，腹剧痛拒按，脉弦数或细数，或脉微欲绝。治宜益气固脱、增液生津、通里泻火。方用增液承气汤加减：人参20克、麦冬15克、玄参15克、生地黄15克、栀子15克、延胡索15克、大黄(后下)15克、芒硝(冲)10克。口服或胃管分次注入，注药前排空胃液，分次注入。

(2) 热结阳明期　症见腹胀疼痛，拒按，发热，烦躁不安，便秘，尿赤，舌红绛，苔黄燥，脉洪或细数。治宜清热通里攻下、理气活血。方用大陷胸汤合大柴胡汤加减：大黄(后下)15克、柴胡15克、栀子15克、牡丹皮15克、丹参15克、芒硝(冲)10克、厚朴10克、黄芩10克、延胡索10克、甘遂3克。服药后如攻下效果不显，可用复方大承气汤灌肠治疗。

(3) 气滞血瘀期　症见上脘不适，胀痛，恶心，纳呆，进食加重，或扪及心腹痞块。并发胰腺假性囊肿者，症见上腹持续疼痛，心腹有硬块。瘀血重者，重用甲片、皂角刺、三棱、莪术；若脾胃虚寒为主，则以温中散寒、健脾利湿作主方；中焦有余热者，予清热利湿之剂。

临床观察：姚开炳以上方辨证治疗45例重症胰腺炎患者，基本治愈。[④]

16. 金嫣莉分3型

(1) 肝胃不和型　症见胃脘胀满攻撑作痛，

---

① 王炜.辨证治疗急性胰腺炎32例[J].安徽中医学院学报，1988，7(3)：28.
② 李森.中西医结合治疗21例急性水肿型胰腺炎[J].吉林中医药，1987(3)：16.
③ 茅正义.急性水肿型胰腺炎120例临床分析[J].北京中医杂志，1987(6)：34.
④ 姚开炳.重症胰腺炎45例的诊治体会[J].中医杂志，1985(4)：43.

脘痛连胁，口苦，咽干，嗳气，大便不畅，舌质淡红舌苔薄黄，脉弦。

（2）气滞血瘀型　症见痛有定处，腹痛拒按，痛如锥刺或刀割，舌质暗红或有瘀斑，舌苔黄或白。

（3）脾胃虚寒型　症见遇寒即发，胃脘隐痛喜温喜按，时有腹胀便溏，舌质淡少苔脉沉细无力。

以上各方均每日1剂，水煎服。方用加味芍药甘草汤：炒白芍10克、木香10克、炙甘草20克、川楝子20克、延胡索15克、柴胡15克。随症加减：腹痛重者，白芍加至50克；呕吐重者，加清半夏15克、紫苏梗15克、竹茹15克；体温较高、热象偏重者，加黄芩20克、金银花（或忍冬藤）20克；腹胀便秘者，加大黄15克、番泻叶10克；脾胃虚寒者，加干姜10克、肉桂10克。临床观察：金嫣莉以上方辨证加减治疗35例急性水肿型胰腺炎患者，未强调禁食，个别呕吐频繁者配合输液，均未用抗生素。结果：全部治愈，治愈时间约6天。①

17. 史济柱分5型

（1）气滞夹积型　药用老紫苏梗9克、炒枳壳9克、黄芩9克、姜半夏9克、白芍9克、生大黄9克、大腹皮10克、软柴胡6克、厚朴6克、玄明粉5克。

（2）肝胃实热型　药用老紫苏梗9克、软柴胡9克、黄芩9克、胡黄连9克、白芍9克、姜半夏9克、玄明粉9克、姜竹茹10克、枳实15克、生大黄15克、厚朴6克。

（3）肝胆湿热型　药用老紫苏梗9克、黄芩9克、生栀子9克、炒枳实9克、胡黄连9克、白芍9克、绵茵陈30克、姜半夏10克、生大黄10克、软柴胡6克、玄明粉5克。

（4）气滞血瘀型　药用老紫苏梗9克、黄芩9克、赤芍9克、桃仁泥9克、五灵脂9克、红花9克、姜半夏9克、生大黄15克、炒枳实15克、软柴胡6克。

（5）结胸坏死型　药用生大黄30克、红藤30克、薏苡仁30克、败酱草15克、玄明粉10克、甘遂3克、生黄连6克。多系出血性胰腺炎，伴发麻痹性肠梗阻，若面色苍白，四肢厥冷，自汗淋漓，血压下降，脉沉细而数，为正不胜邪，引起虚脱，此型当以参附汤回阳救逆，须中西医结合抢救。

临床观察：史济柱以上方辨证治疗81例急性胰腺炎患者，全部治愈。②

18. 吴胜东分3型

（1）肝郁气滞型　药用延胡索、赤芍、大黄（后下）、牡丹皮、姜黄、枳壳、木香、莱菔子。

（2）脾胃实热型　药用延胡索、赤芍、大黄（后下）、牡丹皮、姜黄、金银花、栀子、连翘。

（3）肝胆湿热型　药用延胡索、赤芍、大黄（后下）、牡丹皮、姜黄、龙胆草、茵陈、黄芩。

以上各方均每日1剂，水煎服。临床观察：吴胜东以上方辨证治疗273例急性胰腺炎患者，除1例（肝胆湿热型）治疗中病情加重，中转手术外，272例全部治愈。③

19. 郑显理等分6型

（1）脾胃实热型　症见发热不恶寒，口干渴喜冷饮，大便燥结，尿短赤，腹满痛拒按，舌质红，舌苔黄燥或黄厚腻，脉弦有力或数。治宜清热解毒、通里攻下。方用复方大柴胡汤加减：柴胡18克、黄芩9克、半夏9克、龙胆草9克、枳壳9克、白芍9克、广木香9克、广郁金9克、大黄（后下）9克、芒硝（冲）9克。或复方清胰汤：金银花30克、连翘15克、黄连9克、黄芩9克、厚朴9克、枳壳9克、木香9克、桃仁9克、红花6克、生大黄（后下）6克。

（2）肝胃湿热型　症见发热不恶寒，口渴不欲饮，胸阴心烦，多有口苦、咽干、目眩之少阳症，腹痛拒按，尿少便结，舌质红，舌苔黄腻，脉弦滑或数。治宜清热利湿、疏肝利胆。方用柴胡茵陈蒿汤加减：柴胡15克、黄芩9克、半夏9克、栀子9克、枳实9克、白芍9克、丹参9克、郁金9克、木香9克、川楝子9克、延胡索9克、生大黄（后下）9克、芒硝（冲）9克、茵陈30克。

---

① 金嫣莉.加味芍药甘草汤治疗35例急性水肿型胰腺炎[J].辽宁中医杂志，1983(4)：29.

② 史济柱.浙江中医杂志，1981(5)：208.

③ 吴胜东.化瘀通腑法组方治疗急性胰腺炎273例临床分析[J].白求恩医科大学学报，1981(4)：43.

(3) 肝郁气滞型　症见多有“生气”历史，热象不显著，多有口苦、咽干、目眩之少阳证，痛在上腹或两胁，多为阵发性，舌苔薄白或微黄，脉弦细或弦紧。治宜疏肝理气、健脾和胃。方用柴胡疏肝汤加减：柴胡15克、白芍15克、栀子9克、枳壳9克、香附9克、川芎9克、生甘草9克、干姜3克。

(4) 蛔虫上扰型　症见早期无大热象，重症或兼有湿热或实热，腹痛时轻时重，重时腹痛钻心，辗转反侧，汗出肢冷，轻则上腹隐隐作痛，或吐虫或便虫，舌有虫斑(红花舌)，苔薄白或黄腻，脉沉紧或弦数，或乍大乍小。治宜安蛔驱虫、清热利湿。方用柴胡驱蛔汤加减：柴胡9克、黄芩9克、黄连9克、黄柏9克、雷丸9克、鹤虱9克、木香9克、芒硝(冲)9克、槟榔30克、苦楝根皮15克、使君子15克、细辛3克。

(5) 表里俱热型　症见内有热证，同时兼有表症，舌红，苔黄或黄白苔，脉浮弦数，或紧。临床检查或有外感，或兼有荨麻疹。治宜清热解表、通里攻下。方用柴胡石膏汤加减：柴胡15克、石膏15克、桑白皮15克、黄芩9克、前胡9克、荆芥9克、白芍9克、淡豆豉9克、升麻3克、干姜3克。可酌加大黄9克。

(6) 脾胃虚寒型　症见形寒恶冷，喜热饮，尿清长或微黄，多有胃寒史，腹痛喜按，按之痛可稍减，舌质淡，苔薄白，脉弦细或沉细。治宜温中散寒、疏肝健脾。方用柴胡桂枝汤：柴胡15克、白芍15克、黄芩9克、党参9克、半夏6克、桂枝6克、甘草6克、干姜3克、大枣5枚。每剂煎2次，煎成200毫升，每日1剂，分2次服，重症患者每日2剂，分4次服。

随症加减：热重，加金银花、连翘、黄芩、黄柏、柴胡；湿重，加藿香、佩兰、车前子(包)、木通、泽泻、六一散；行气止痛，加木香、厚朴、枳壳、乌药；活血止痛，加延胡索、川楝子、桃仁、红花；食积，加莱菔子、槟榔、鸡内金、焦麦芽、焦山楂、焦神曲；腑实，加大黄、芒硝、郁李仁、火麻仁；虫积，加苦楝皮根、使君子、槟榔、雷丸、鹤虱、细辛、川椒；呕吐，加代赭石、半夏、竹茹；腹满，加牡蛎、厚朴、枳实；背痛，加瓜蒌、薤白、防风、秦艽、附子；中寒，加附子、干姜；阴虚，加玄参、石斛、麦冬；抽搐，加钩藤、石决明；饮酒，加葛花。临床观察：郑显理等以上方加减辨证治疗300例急性胰腺炎患者，并配合西药，恶心呕吐明显者禁食1～2日，一般不严格要求禁食，予流质或半流质，禁食期间给予静补，纠正酸碱平衡紊乱，必要时胃肠减压，使用抗生素；疼痛者配合针灸或给予适量阿托品或杜冷丁，具备手术适应证者采取手术。结果：手术15例，非手术疗法中治愈257例，无效9例。有效率96.5%，手术率5%，死亡率1.3%。①

经　验　方

1. *大黄逐瘀汤*　大黄(后下)15克、芒硝(冲服)10克、厚朴10克、枳实15克、当归15克、牡丹皮12克、桃仁10克、冬瓜仁15克、赤芍12克、延胡索15克、陈皮12克、枳壳12克、甘草6克。采用自动煎药机统一煎煮，首先将药物放入无纺布袋后浸泡2小时，然后放入煎药机进行第1煎、第2煎，药煎好后及时滤出药液，最后将2次药液混匀后得最终药液。内服，每日1剂，水浓煎至250毫升，早、中、晚分服。灌肠，每日1剂，水浓煎至200毫升，保留灌肠30分钟，每日2次。黄晓佩等将68例重症急性胰腺炎瘀毒互结证患者随机分为治疗组与对照组各34例。对照组予西医治疗，治疗组在对照组的基础上加用大黄逐瘀汤。结果：治疗组治愈13例，显效15例，有效4例，无效2例，总有效率94.12%；对照组治愈8例，显效11例，有效10例，无效5例，总有效率85.29%。②

2. *大黄牡丹汤加减*　生大黄12克、牡丹皮3克、桃仁9克、芒硝(溶化)9克、冬瓜仁30克。随症加减：舌下有瘀斑、面色晦暗、腹部疼痛剧烈等血瘀症状，加赤芍9克、丹参12克；伴有脘腹胀

---

① 郑显理，等.中西医结合治疗急性胰腺炎300例总结[J].中医杂志，1965(7)：12.
② 黄晓佩，邵换璋，等.大黄逐瘀汤内服与灌肠治疗重症急性胰腺炎瘀毒互结证的临床疗效及对血清炎症因子的影响[J].中国实验方剂学杂志，2020，26(2)：86-91.

闷、嗳气不舒等肝气郁结症状，加木香 6 克、枳壳 15 克；内热甚重，加黄芩 15 克、龙胆草 12 克、金银花 15 克。每日 1 剂，置入水中煎煮浓缩为 400 毫升药汁，早晚各经胃管注入 100 毫升，而后夹闭胃管 2 小时后再行胃肠减压。泄热破瘀，散结消肿。王勋将 74 例急性胰腺炎患者随机分为实验组与对照组各 37 例。对照组予西医治疗，实验组在对照组基础上加用大黄牡丹汤加减。结果：实验组显效 20 例，有效 15 例，无效 2 例，总有效率 94.59%；对照组显效 17 例，有效 12 例，无效 8 例，总有效率 78.38%。①

3. 枳实导滞汤　黄芩 10 克、黄连 10 克、白术 10 克、茯苓 10 克、泽泻 10 克。每日 1 次，每次 40 分钟，7 天为 1 个疗程。杨文聪将 80 例轻中度急性胰腺炎患者随机分为治疗组与对照组各 40 例。两组均予综合治疗，包括禁食、持续胃肠道减压、静脉营养、维持电解质平衡及抗感染等。对照组加用醋酸奥曲肽注射液，治疗组予枳实导滞汤保留灌肠。结果：治疗组显效 23 例，有效 11 例，无效 6 例，总有效率 85%；对照组显效 10 例，有效 15 例，无效 15 例，总有效率 62.5%。②

4. 中药方 1　(1) 柴芩承气汤：柴胡 12 克、黄芩 20 克、生大黄 20 克、芒硝 30 克、厚朴 15 克、枳实 12 克、半夏 10 克、木香 10 克、丹参 12 克、桃仁 10 克、红花 10 克、延胡索 20 克、川芎 15 克、甘草 6 克。每日 1 剂，每剂制成 3 袋，每袋 200 毫升，每 2 小时喂 1 次，每次 50 毫升，每日 12 次。共服用 14 日，之后再煎煮 1 次，取汁 500 毫升行改良保留灌肠，每次 20 分钟，每日 2 次，共治疗 7 日。(2) 六合丹：大黄 15 克、枳实 15 克、厚朴 15 克、芒硝(冲服)15 克、柴胡 15 克、黄芩 15 克、黄连 10 克、牡丹皮 10 克、延胡索 20 克、乌梅 30 克、赤芍 30 克、白芍 30 克、蒲公英 30 克、白芷 50 克、白及 60 克、木炭粉 50 克。将药物打碎研磨成粉状，与蜂蜜调和后外敷于左上腹部，从发病后 2 日开始，8～10 小时更换 1 次，每日 1 次，持续至症状及体征完全消失，血淀粉酶恢复正常为止。陈滢俸将 70 例急性胰腺炎患者随机分为治疗组与对照组各 35 例。对照组予常规西医疗法；治疗组在对照组基础上予柴芩承气汤内服联合六合丹外敷。结果：治疗组治愈 5 例，显效 9 例，有效 18 例，无效 3 例，总有效率 91.43%；对照组治愈 3 例，显效 9 例，有效 15 例，无效 8 例，总有效率 71.14%。③

5. 自拟方 1　(1) 鼻饲解毒通腑汤：生大黄(后下)15 克、枳实 15 克、厚朴 10 克、芒硝(溶)15 克、郁金 10 克、白术 40 克、黄芩 15 克、牡丹皮 20 克、生栀子 15 克、赤芍 30 克、广木香 10 克。每日 1 剂，水煎，共取汁 400 毫升，胃管注入，每次 200 毫升，每日 2 次。(2) 中药保留灌肠方：大黄 30 克、蒲公英 30 克、大腹皮 30 克、丹参 30 克、黄连 10 克、玄参 20 克、槟榔 28 克。同煎，取汁 400 毫升，直肠滴入，每日 2 次，每次 200 毫升。(3) 中药塌渍：芒硝 1 500 克，装 25 厘米×20 厘米长方形棉布袋，封口，平铺于左上腹胰腺投影区。每日 2 次。芒硝受热结块后更换芒硝及布袋。吴秀霞等将 100 例急性重症胰腺炎患者随机分为观察组和对照组各 50 例。对照组予西医常规治疗，观察组在对照组治疗基础上予鼻饲解毒通腑汤、中药保留灌肠方和中药塌渍。结果：观察组痊愈 29 例，好转 18 例，中转手术 2 例，死亡 1 例，总有效率 97%；对照组痊愈 21 例，好转 22 例，中转手术 7 例，死亡 4 例，总有效率 78%。④

6. 针刺足三里　足三里定位：在小腿前外侧，当犊鼻穴下 3 寸，距胫骨前缘一横指(中指)。取足三里，5 寸毫针刺入，进针深度以得气为主，使用提插捻转泻法，施针 1 分钟，留针 30 分钟。每 5 分钟行针 1 次，每日 1～2 次，治疗 10 日。得气的标准为有酸、麻、胀、重任一感觉或兼而有之。郑琪等将 96 例急性胰腺炎患者随机分为治疗组与对照组各 48 例。两组均行西医常规治疗，治疗

---

① 王勋.大黄牡丹汤加减综合治疗急性胰腺炎 37 例[J].光明中医，2019，34(4)：575－577.
② 杨文聪.枳实导滞汤经结肠途径治疗轻中度急性胰腺炎 40 例[J].现代中医药，2019，39(3)：63－65.
③ 陈滢俸.柴芩承气汤内服联合六合丹外敷治疗急性胰腺炎效果观察[J].辽宁中医药大学学报，2019，21(3)：221－224.
④ 吴秀霞，等.三联疗法治疗急性重症胰腺炎[J].中医学报，2019，34(7)：1519－1522.

组在此基础上加用针刺足三里。结果：两组患者治疗前后腹痛腹胀评分变化治疗前两组的腹痛腹胀评分无统计学差异($P>0.05$)，治疗3日、7日后两组评分均明显改善，治疗组改善程度更为显著，具有统计学意义($P<0.05$)。[①]

7. *自拟方2* (1) 活血护胰方：丹参30克、川芎20克、银杏叶20克、赤芍15克、鱼腥草20克、黄芩15克、黄连15克、栀子15克、黄芪10克、甘草10克。水煎2次取汁300毫升，分2次鼻饲，疗程2周。(2) 大黄免煎颗粒：相当于生大黄粉15～20克的大黄免煎颗粒于100毫升温生理盐水充分溶解后，高位保留灌肠，每日1次，每次保留30分钟以上。通腑泄热，清热祛湿，行气活血。范一平等将74例重症急性胰腺炎患者随机分为观察组与对照组各37例。对照组予西医常规治疗，观察组在对照组基础上予生大黄灌肠联合活血护胰方鼻饲。结果：对照组出现并发症者5例，中转手术者7例；观察组分别为2例和3例。两组间比较，并发症发生率和中转手术率均有统计学意义($P<0.05$)。[②]

8. *清胰汤1* 大黄20克、紫花地丁20克、柴胡15克、赤芍15克、蒲公英15克、厚朴15克、甘草10克、延胡索10克、芒硝6克。加水煎至200毫升。改良灌肠技术：将清胰汤灌入清肠器，连接导尿管；润滑导尿管并将其插入肛门25～30厘米；以每分钟20～30毫升的速度注入清胰汤；灌注完毕取出导尿管。罗灵敏将90例重度胰腺炎患者随机分为A组、B组与C组各30例。A组予肥皂水一般技术灌肠，B组予清胰汤一般技术灌肠，C组予清胰汤改良技术灌肠。结果：A组治愈17例，好转10例，无效3例，总有效率90%；B组治愈20例，好转8例，无效2例，总有效率93.33%；C组治愈25例，好转5例，无效0例，总有效率100%。[③]

9. *穴位艾灸法* 艾灸部位：中脘、双侧足三里。每次20分钟，每日2次，共治疗7天。李斌将70例轻症急性胰腺炎患者随机分为对照组及艾灸组各35例。对照组予西医常规治疗；艾灸组在对照组基础上给予艾灸治疗。结果：两组患者治疗后均有效，总有效率相等，但是痊愈率、显效率两组均有差异，有统计学意义($P<0.05$)，对照组痊愈率低于艾灸组痊愈率，对照组显效率低于艾灸组，对照组有效率低于艾灸组。[④]

10. *大柴胡汤加减1* 柴胡15克、厚朴12克、白芍12克、枳实10克、黄芩10克、法半夏15克、生大黄(后下)20克、延胡索20克、生姜3片。每日1剂，抽净胃液后，分2次服用。林坚将70例急性胰腺炎患者随机分为治疗组与对照组各35例。对照组实施西医常规治疗方法，包括禁食、胃肠减压、抑制胰液分泌、应用生长抑素、抗生素、解痉止痛以及抗休克和对症治疗；治疗组在对照组基础上加用大柴胡汤加减。结果：治疗组显效20例，有效10例，无效5例，总有效率85.71%；对照组显效12例，有效11例，无效12例，总有效率65.71%。[⑤]

11. *通腑清胰汤* 桃仁15克、大黄(后下)15克、大枣15克、川芎15克、蒲公英15克、枳实12克、黄芩12克、厚朴12克、黄连12克、葛根12克、芒硝(冲服)10克。每日1剂，水煎鼻饲，每隔8小时1次，共用治疗1周。促进胃肠运动，预防肠源性感染。甄威等将80例重症急性胰腺炎患者随机分为治疗组与对照组各40例。对照组予常规治疗，治疗组在对照组基础上加用通腑清胰汤。结果：治疗组显效29例，有效9例，无效2例，总有效率95%；对照组显效12例，有效18例，无效10例，总有效率75%。[⑥]

12. *大柴胡汤* 柴胡10克、黄芩10克、枳实10克、大黄10克、赤芍10克、苍术10克、牛膝10克、黄柏10克、大枣5枚、忍冬藤20克、山慈菇20

---

① 郑琪，等.针刺足三里治疗急性胰腺炎临床观察[J].光明中医，2019，34(2)：214-216.
② 范一平，等.生大黄灌肠联合活血护胰方在重症急性胰腺炎治疗中的应用[J].中国中医药科技，2018，25(5)：723-725.
③ 罗灵敏.清胰汤改良灌肠辅治中重度胰腺炎临床研究[J].实用中医药杂志，2018，34(5)：553-554.
④ 李斌.穴位艾灸辅助治疗轻症急性胰腺炎临床疗效观察[D].北京：北京中医药大学，2016.
⑤ 林坚.中西医结合治疗70例急性胰腺炎疗效分析[J].中国实用医药，2016，11(2)：190-191.
⑥ 甄威，李国信，等.通腑清胰汤治疗急性重症胰腺炎临床研究[J].中国中医急症，2016，25(1)：8-9，13.

克、姜半夏5克。每日1剂，文火水煎至150毫升，分早晚2次服用。疏肝理气，清热燥湿，通腑降浊。雷磊将80例急性胰腺炎患者随机分为治疗组与对照组各40例。对照组予西药，治疗组在对照组基础上加用大柴胡汤。结果：治疗组临床治愈18例，显效12例，有效6例，无效4例，总有效率90%；对照组临床治愈12例，显效9例，有效10例，无效9例，总有效率77.5%。①

13. 大承气汤　大黄(后下)12克、芒硝(后下)9克、枳实12克、厚朴15克。煎药取汁300毫升，胃管注入或高位灌肠，分2次给予，共5～7天。通腑泻下，疏通气机。刘兵等将90例急性胰腺炎患者随机分为治疗组48例与对照组42例。对照组予西医常规治疗；治疗组在对照组基础上加用大承气汤。结果：治疗组显效38例，有效8例，无效2例，总有效率95.83%；对照组显效20例，有效17例，无效5例，总有效率80.10%。②

14. 柴芍承气汤加减　柴胡10克、赤芍15克、白芍15克、黄芩10克、枳实10克、川厚朴10克、生大黄(后下)12克。煎汤200毫升，每日2～3次。随症加减：重症患者出现瘀血症状者，加桃仁、牡丹皮、三七，并静脉滴注复方丹参注射液每次20毫升，每日1次；腹痛、发热等症缓解后，予归芍六君子汤(当归10克、芍药12克、党参12克、白术10克、茯苓15克、甘草6克、陈皮6克、制半夏6克、大黄6克、谷芽9克、麦芽9克、紫苏梗6克)。许奎等将81例急性胰腺炎患者随机分为治疗组55例与对照组26例。对照组予抑制胰腺炎外分泌、控制胰腺和胆道感染、纠正水电解质紊乱、营养支持、改善胰腺和其他器官微循环、防止局部及全身并发症；如果坏死胰腺组织继发感染者，在严密观察下考虑外科手术。治疗组在对照组基础上加用柴芍承气汤加减。结果：治疗组痊愈29例，显效19例，有效5例，无效2例，有效率96.4%；对照组痊愈9例，显效8例，有效4例，无效5例，有效率80.8%。③

15. 大柴胡汤合茵陈蒿汤　柴胡15克、大黄(后下)10克、黄芩10克、白芍30克、枳实12克、厚朴12克、茵陈30克、栀子10克、法半夏10克、丹参15克、藿香10克。每日1剂，水煎取汁200毫升，每日2次，口服或保留灌肠。疏肝利胆，通腑导滞。许卫华等将56例急性胆源性胰腺炎患者随机分为治疗组与对照组各28例。对照组予西医措施进行处理，主要包括禁食水、营养支持、补液补充电解质、抗生素抗感染、洛赛克抑酸、生长抑素抑制胰酶分泌治疗。治疗组在对照组基础上加用大柴胡汤合茵陈蒿汤。结果：治疗组治愈3例，显效18例，有效6例，无效1例，总有效率96.4%；对照组治愈1例，显效13例，有效12例，无效2例，总有效率92.8%。④

16. 改良清胰汤　延胡索25克、木香25克、生大黄40克、芒硝15克、赤芍40克、牡丹皮40克、栀子25克、厚朴25克。每日1剂，水煎浓缩至250毫升，其中50毫升经胃管内注入，闭管1～2小时，200毫升保留灌肠，每日2次。李文茂等将92例急性胰腺炎患者随机分为改良清胰汤组48例与清胰汤组44例。清胰汤组予常规西医治疗：① 抗休克治疗，维持水电解质平衡；② 胰腺休息疗法，包括禁食，胃肠减压，使用H_2受体阻滞剂和生长抑素等；③ 预防性抗生素使用，主要针对肠源性革兰阴性杆菌易位，采用能通过血胰屏障的抗生素，如喹诺酮类(环丙沙星或氧氟沙星)、头孢三代(头孢他啶或头孢噻肟等)和甲硝唑；④ 镇静、解痉、止痛处理；⑤ 低分子右旋糖酐、丹参改善胰腺微循环；⑥ 营养支持；⑦ 若消化道出血即对症止血，对急性呼吸窘迫综合征采用呼吸机辅助治疗，并配合清胰汤[柴胡15克、白芍15克、木香9克、延胡索9克、黄芩9克、胡黄连9克、生大黄(后下)15克、芒硝9克]。改良清胰汤组在清胰汤组常规西医治疗的基础上加用改良清胰汤。结

① 雷磊.大柴胡汤治疗急性胰腺炎40例[J].河南中医，2015，35(10)：2323－2324.
② 刘兵，等.大承气汤治疗急性胰腺炎48例[J].福建中医药，2014，45(3)：39－40.
③ 许奎，等.中西医结合治疗急性胰腺炎55例[J].中医研究，2013，26(5)：31－32.
④ 许卫华，符思.大柴胡汤合茵陈蒿汤加减配合西药治疗急性胆源性胰腺炎的临床研究[J].环球中医药，2013，6(4)：251－252.

果：改良清胰汤组治愈 42 例，好转 5 例，无效 1 例；清胰汤组治愈 34 例，好转 7 例，无效 3 例。①

17. *清胰汤加减*　柴胡 15 克、黄芩 10 克、胡连 10 克、杭白芍 15 克、木香 10 克、延胡索 10 克、大黄（后下）15 克、芒硝（冲服）10 克。从胃管内注入，注药后夹闭胃管 1～2 小时，每 6～8 小时给药 1 次，每次 100～200 毫升，以 24 小时给药总量 600～800 毫升为宜，直到大便通畅，肠鸣音恢复，肠麻痹解除后逐渐减量至每日 400～500 毫升胃管注入或口服。雍铁山等将 118 例急性胰腺炎患者随机分为治疗组 60 例与对照组 58 例。对照组予禁食、胃肠减压、补液、解症止痛，应用 H2 受体抑制剂及奥曲肽抑制胰腺外分泌及胰酶抑制剂，营养支持治疗，预防性应用抗生素。治疗组在对照组基础上加用清胰汤加减，并配合中药针剂静脉滴入参麦注射液，每日 40～60 毫升，静滴 7～14 日；丹参注射液，每日 20～40 毫升，静滴 10～14 日。结果：治疗组痊愈 37 例，显效 18 例，无效 5 例，总有效率 91.7%；对照组痊愈 26 例，显效 18 例，无效 4 例，总有效率 76%。②

18. *柴芩承气汤*　柴胡 15 克、黄芩 15 克、厚朴 15 克、枳实 15 克、生大黄（后下）15 克、芒硝（冲服）30 克。每剂煎水 300 毫升，根据病情每次管喂中药 50～100 毫升，1～2 小时 1 次，每天 4～8 次。重症肠麻痹者，同时用上述中药 200～250 毫升灌肠，可配合针刺足三里等穴位，待肠蠕动逐渐恢复，大便通畅后，大黄和芒硝减量或停用；腹膜后型出现腰肋部红肿疼痛者，可外敷六合丹。黄宗文等以上方治疗 126 例重症急性胰腺炎患者，疗效满意。③

19. *清胰泻热汤*　柴胡 15 克、黄芩 25 克、木香 10 克、枳壳 12 克、白芍 30 克、大黄（后下）10 克、延胡索 12 克、芒硝（冲服）10 克、虎杖 30 克、蒲公英 30 克。随症加减：热重者，加栀子 10 克、连翘 30 克；呕吐重者，加代赭石（包煎）60 克、制半夏 10 克、竹茹 10 克；食积者，加莱菔子 20 克、麦芽 30 克、山楂 30 克；蛔虫上扰引起者，加使君子 15 克、川楝子 10 克、乌梅 20 克、细辛 2 克；胆道感染者，加茵陈 30 克、田基黄 30 克。每日 1 剂，水煎 800 毫升，分 4 次温服。疏肝清热，除湿祛浊，通里攻下。古达乾以上方加减治疗 25 例急性胰腺炎患者。结果：血白细胞总数痊愈 20 例，好转 5 例。疗程最短 3 天，最长 10 天。④

20. *清胰汤 2*　柴胡 15 克、白芍 15 克、黄芩 15 克、大黄（后下）15 克、胡黄连 9 克、木香 9 克、延胡索 9 克、芒硝（冲）9 克、厚朴 10 克。随症加减：湿重，加苍术、槟榔；热重，加金钱草、郁金；黄疸，加茵陈、栀子、秦艽、白鲜皮；血瘀痛剧，加制乳香、制没药；气滞，加陈香橼、炒枳壳；剧吐，加竹茹、陈皮；高热不退，加石膏、知母；便秘，另用大黄 30 克，泡水代茶饮，每日 1 剂，水煎分 3 次温服。疏肝理气，清热解毒，通里攻下。刘玲俐等以上方治疗 33 例急性胰腺炎患者，并配合禁食、胃肠减压，每日补晶体液 1 500～2 000 毫升；剧痛时用 654－2 10～20 毫克；维生素 K_3 16 毫克，加 5%葡萄糖注射液 200 毫升，静滴，每日 1 次；高热用清开灵 40 毫升，静滴，每日 1 次，并酌情用抗生素。结果：均于 1～4 日止痛，10～47 日痊愈，治愈率 100%。⑤

21. *大承气汤合逍遥散*　柴胡 10 克、黄芩 10 克、黄连 10 克、广木香 10 克、枳壳 10 克、延胡索 10 克、芒硝 10 克、大黄（后下）10 克、白芍 15 克。水煎服或保留灌肠。魏化龙以上方治疗 25 例急性出血坏死性胰腺炎患者，同时禁食，胃肠减压，用阿托品、654－2，抗感染，抗休克。金黄散酒调外敷患处，用 3～5 日。针刺足三里（双），加配穴，留针 15～20 分钟，每日 1～2 次；或用维生素 B_1 4 毫升，行足三里（双）封闭。在 B 超引导下行穿刺引流及腹腔冲洗。结果：手术 3 例，非手术治疗急性出血坏死性胰腺炎 22 例，B 超查胰腺囊肿 9 例

---

① 李文茂，等.改良清胰汤中西医结合治疗急性胰腺炎[J].中国实验方剂学杂志，2011，17(18)：264－265.
② 雍铁山，等.中西医结合治疗急性胰腺炎 60 例[J].实用医学杂志，2010，26(1)：145－146.
③ 黄宗文，等.早期应用柴芩承气汤治疗重症急性胰腺炎临床疗效分析[J].成都中医药大学学报，2003(3)：25－26.
④ 古达乾.清胰泻热汤治疗急性胰腺炎 25 例[J].中国中医急症，2003(1)：80.
⑤ 刘玲俐，等.中西医结合治疗急性胰腺炎 33 例疗效观察[J].甘肃中医学院学报，1995，12(1)：20.

均消失。死亡3例(其中手术1例)。①

22. 小承气汤合黄连解毒汤加减　生大黄15～20克、枳实15克、厚朴15克、黄芩15克、金银花15克、赤芍15克、牡丹皮15克、栀子12克、蒲公英30克、桃仁10克。每日1～2剂,水煎,从胃管注入后夹管1小时,症重者每日2剂。腹胀甚,服上方效果欠佳者配合复方大承气汤(生大黄20克、芒硝12克、桃仁12克、厚朴15克、枳实15克、莱菔子30克)水煎保留灌肠,每日1～2次,大便通,腹胀减轻后上方减大黄、枳实、厚朴量。黄力言等以上方治疗37例急性重症胰腺炎患者,并配合西药,禁食2～5日,留置胃管作胃肠减压,使用抗酸剂,输液,补充热量,维持水电解质及酸碱平衡。高热及白细胞升高用抗生素;痛剧用硝酸甘油含服,或杜冷丁50～100毫克肌注。结果:治愈36例,好转1例。②

23. 通腑逐瘀止痛汤　柴胡12克、芒硝12克、川楝子炭12克、延胡索12克、郁金12克、大黄15克、枳实15克、厚朴15克、赤芍15克、白芍15克、黄芩15克、木香15克、竹茹15克、炒山楂30克、炒神曲30克、甘草5克。每日1剂,水煎分多次服。清热疏肝,行气止痛,通腑逐瘀,开胃消食。李代全以上方治疗96例急性胰腺炎患者,并配合西药,用50%硫酸镁每日40毫升1次肌注;阿托品每日0.3毫克3次口服;阿托品每日0.5毫克1次肌注;青霉素每日640万单位2次静滴,或庆大霉素每日8万单位2次肌注;酌情补液。结果:治愈86例,好转9例,无效1例。③

24. 清胰饮　柴胡10克、黄芩10克、半夏10克、枳壳10克、神曲10克、大黄10克、川楝子10克、川黄连6克、木香6克、厚朴6克。随症加减:大便秘结,加玄明粉;实热重,加金银花、连翘;湿热重,加茵陈、栀子;口渴,加知母、芦根;病久,加赤芍、桃仁、红花;发热38.5℃,用柴胡注射液每次2～4毫升;并发胆道蛔虫,加苦楝根皮、乌梅、槟榔。每日2剂,水煎分4次口服,症状缓解后每日1剂。攻里通下,疏肝理气,消滞和中,清热解毒。庄静萍以上方加减治疗152例急性胰腺炎患者。结果:临床治愈121例,显效30例,无效1例,总有效率99%。④

25. 大柴胡汤加减2　柴胡15克、白芍15克、黄芩9克、大黄9克、木香9克、延胡索10克、半夏10克、枳壳10克。随症加减:舌红苔黄,加金银花20克、蒲公英15克、败酱草15克;食滞,加焦麦芽9克、焦山楂9克、焦神曲9克;呕吐,加竹茹9克(或生姜3片)、吴茱萸6克;合并胆道蛔虫症,加乌梅9克、川花椒10克、槟榔12克、细辛4克。每日1～2剂,水煎分2～4次服。调和脏腑,疏通气血。袁平等以上方加减治疗22例急性胰腺炎患者,1～6日内主要症状、体征、血常规及淀粉酶均恢复正常。⑤

26. 中药方2　黄芩15克、连翘15克、栀子10克、大黄10克、玄明粉10克、淡竹叶18克、薄荷6克、甘草6克。随症加减:腹痛,加木香、川楝子、延胡索;呕吐,加法半夏、茯苓、陈皮;腹胀,加枳壳、青皮、厚朴;嗳气,加陈皮、枳壳、青皮;恢复期改用调理脾胃、益气养阴药。每日1剂,水煎服。卢书山将48例急性出血坏死型胰腺炎患者随机分为治疗组22例与对照组26例。对照组予西医用抗休克、抑制胰腺分泌、抗炎治疗。治疗组予中药方配合针刺足三里、内关、阳陵泉。结果:治疗组和对照组体温恢复正常平均时间分别为(2.36±1.01)日、(9.14±1.13)日;血、尿淀粉酶恢复正常平均时间为(2.32±0.16)日和(2.24±1.32)日、(9.48±1.25)日和(9.51±1.02)日;分别有效47、19例,两组比较有非常显著性差异($P<0.01$)。⑥

27. 清胰汤3　柴胡15克、赤芍15克、大黄(后下)15克、黄芩12克、延胡索12克、木香10

① 魏化龙,等.急性出血坏死性胰腺炎的诊断及中西医结合治疗(附25例分析)[J].贵阳中医学院学报,1995,17(1):37.
② 黄力言,等.中西医结合治疗急性重症胰腺炎37例[J].中国中医急症,1995,4(1):13.
③ 李代全,等.中西医结合治疗急性胰腺炎96例[J].四川中医,1995,13(1):20.
④ 庄静萍,等.清胰饮治疗急性胰腺炎152例[J].福建中医药,1994,25(3):5-6.
⑤ 袁平,等.大柴胡汤加减治疗急性胰腺炎22例[J].安徽中医学院学报,1994,13(3):10.
⑥ 卢书山.浙江中医杂志,1993,28(10):444.

克、芒硝(冲服)8克。随症加减：肝郁型，加川楝子16克、枳壳12克；实热型，加金银花30克，大黄增至25克；湿热型，加茵陈30克、黄连10克、连翘15克、紫花地丁30克；蛔虫上扰型，加苦楝根皮30克、使君子15克。赵玉亭将46例急性胰腺炎患者随机分为治疗组与对照组各23例。对照组采用禁食、胃肠减压及止痛、抑酶、抗炎、纠正水电解质酸碱平衡紊乱等。治疗组在对照组基础上加用清胰汤，及上腹部外敷五虎丹。结果：治疗组痊愈22例，无效1例，治愈率97%；对照组痊愈16例，无效7例，治愈率70%。①

28. *中药方3*　大黄、枳实、厚朴、槟榔。随症加减：胀痛甚者，加大腹皮、香附、川楝子；大便秘结或燥屎者，加芒硝、玄明粉；肝胆热者，加龙胆草、柴胡、栀子；中焦湿热者，加黄连、石菖蒲、佩兰；纳呆者，加神曲、山楂、谷芽、麦芽；恶心呕吐者，加竹茹、半夏。每日1剂，水煎服。张仁国以上方加减治疗39例水肿型胰腺炎患者，并配合西医治疗，禁食、补液支持；疼痛难忍者，临时用1～2次解痉止痛剂；伴发病对症治疗。结果：治愈30例，好转8例，无效(转外科手术)1例。②

29. *大柴胡汤加味*　柴胡、黄芩、白芍、清半夏、枳实、大黄、大腹皮、茯苓、白术、金银花、大青叶、全蝎、桃仁、红花、焦麦芽、焦山楂、焦神曲、甘草。随症加减：黄疸，去全蝎，加茵陈、生栀子；腹痛重，去白术、红花，加木香、川楝子；呕吐，去全蝎，加竹茹、淡竹叶。每日1剂，水煎服。至症状体征消失，血、尿淀粉酶及各种仪器检查均恢复正常后，再继续服药1周，巩固疗效。清湿热，消瘀肿，去蕴毒，通六腑。李乃民等以上方加减治疗62例急性胰腺炎患者，其中单纯服用中药32例，服用中药加静滴抗生素27例，引流术加服中药及静滴抗生素3例。结果：治愈55例(88.7%)，好转7例(11.29%)。治愈时间平均为5.4天。③

30. *大柴胡汤加减*　柴胡15克、大黄15克、法半夏15克、丹参15克、金钱草30克、败酱草30克、黄芩12克、赤芍12克、炙甘草12克、木香10克、枳壳10克。随症加减：痛甚，加金铃子散；热重，加黄连、金银花、紫花地丁；呕恶，加竹茹、旋覆花；食欲不振、苔厚腻，加鸡内金、莱菔子、佩兰；大便秘结，重用大黄，加芒硝。每日1剂，水煎分3次服。刘康平以上方加减治疗12例急性胰腺炎患者。结果：服药3～15剂，平均6～8剂，全部治愈。④

31. *中药方4*　柴胡5克、黄芩5克、白芍9克、枳实9克、川楝子9克、延胡索9克、郁金9克、木香3克。随症加减：大便秘结，加大黄9克、玄明粉9克；腹胀胁满，加吴茱萸5克、黄连3克；恶心呕吐，加半夏6克、厚朴9克、竹茹15克；大便溏泄，加白术6克、茯苓15克、泽泻9克、神曲9克；蛔厥所致者，送服参桂乌梅丸9～15克。每日1剂，水煎2次分服。王学章以上方加减并配合西药治疗44例急性胰腺炎患者。结果：治愈36例；临床症状基本消失，血尿淀粉酶基本恢复正常者6例；有2例因饮食控制不佳症状反复，血尿淀粉酶未能恢复正常。⑤

32. *通胆胰汤*　罗布麻30克、野菊花30克、柴胡10克、香附10克、枳壳10克、郁金15克、延胡索10～15克、大黄(后下)6～12克。随症加减：黄疸，加茵陈20～30克、金钱草20～30克、龙胆草15～20克；感染较重，加金银花10～20克、黄芩15克、蒲公英30克；重症胆管炎，大黄加至15～30克；结石，加人工牛黄0.6克；神志不清，谵妄，昏迷，加服安宫牛黄丸(或苏合香丸)1粒，每日2次；合并胆道蛔虫，加服乌梅丸9克，每日2次。每日1～2剂，水煎服。禁食者经胃管注入，夹管30～60分钟。金庆丰等以上方加减治疗并配合西药118例胰腺炎患者。结果：痊愈47例，显效62例，进步7例，无效2例，总有效率98.3%。⑥

---

① 赵玉亭，等.中西医结合治疗急性胰腺炎23例[J].国医论坛，1992，7(5)：29.
② 张仁国.中医治疗水肿型胰腺炎39例临床分析[J].四川中医，1991(10)：35.
③ 李乃民，等.大柴胡汤加味治疗急性胰腺炎[J].四川中医，1990(7)：25.
④ 刘康平.大柴胡汤加减治疗急性胰腺炎12例[J].新疆中医药，1990(4)：56.
⑤ 王学章.疏肝和胃法治疗急性胰腺炎44例临床观察[J].福建中医药，1989，20(3)：2.
⑥ 金庆丰，等.通胆胰汤为主治疗胆石症、胆道感染及胰腺炎582例[J].上海中医药杂志，1989(11)：13.

33. 回阳活血汤加减　人参10～25克、附子10～20克、干姜10克、甘草10克、当归10克、桃仁5～10克、红花5～10克、赤芍5～10克、乌药5～10克、白术15～20克、生龙骨15～20克、生牡蛎15～20克。水煎2次,取汁200毫升,每次100毫升,每日2～3次。张耀宗以上方并配合西药治疗16例急性出血坏死性胰腺炎并发休克患者。结果：治愈10例,有效5例,无效1例,总有效率93.8%。①

34. 胆胰汤　茵陈20克、白芍20克、黄芩10克、香附10克、川楝子10克、枳实10克、法半夏10克、柴胡10克、金银花15克、大黄(后下)15克、蒲公英15克、黄连6克、甘草6克。一般每日1剂,病情严重者每日2剂,水煎,服后如大便未通,可另加熟大黄20克。唐群辉以上方治疗74例急性胰腺炎患者,并配合针刺法与西药。均在短期内症状消失,检验恢复正常,无1例手术治疗。住院时间最短者4天,全部治愈出院。②

35. 加减大柴胡汤　柴胡15克、黄芩15克、大黄(后下)15克、半夏10克、枳实10克、生姜10克、白芍12克。老人及儿童酌减量。随症加减：发热者,加金银花、蒲公英、栀子;便秘者,加玄明粉(冲);呕吐者,加代赭石、竹茹;腹胀者,加厚朴、莱菔子;黄疸者,加茵陈、龙胆草;吐蛔者,加槟榔、使君子、苦楝根皮;夹血瘀者,加郁金、丹参、桃仁;腹痛剧烈者,加延胡索、木香、川楝子。煎汤300～400毫升,分次口服或胃管灌入。腹胀和(或)腹痛明显者可用该药200毫升保留灌肠。疏解,和里,泄热,泻下。欧阳雄以上方加减并配合西药治疗85例急性胰腺炎患者。结果：治愈78例,好转6例,死亡1例。总有效率98.8%,死亡率1.2%。③

36. 自拟方3　(1)疏理冲剂Ⅰ号方：柴胡、黄连、吴茱萸、川楝子炭、茯苓、青皮、陈皮、厚朴、广木香、枳壳、台乌药、郁金、法半夏、延胡索。(2)疏理冲剂Ⅱ号方：按Ⅰ号方,去青皮、法半夏,加黄连、生大黄。凡急性胰腺炎腹痛、腹胀明显,大便秘结或发热,伴慢性胆囊炎病史者服Ⅱ号方,除此外均服Ⅰ号方。病轻者每次1包,每日3～4次;重者每次2包,每日3次或每次1包,每4小时1次。肝气疏,郁结得解,积滞化而痛胀消除,逆气降。黄淑芳以上方治疗50例急性胰腺炎患者。结果：痊愈45例,无效5例。④

37. 大柴胡汤　柴胡、黄芩、芍药、半夏、大黄、枳实、生姜、大枣。随症加减：兼发热,加金银花30克、连翘30克;伴黄疸,加茵陈15克、金钱草30克;大便秘结不通,腹胀,加玄明粉(冲)9克、川楝子15克;呕吐不止,加竹茹9克、陈皮6克;腹痛持续不减,针刺阳陵泉、足三里。每日1～2剂,水煎150毫升。和解少阳,下泄热结。蔡金伟以上方加减治疗132例急性胰腺炎患者。结果：治愈129例,死亡3例,治愈率97.7%。⑤

38. 自拟方4　(1)大承气汤：生大黄(后下)30克、芒硝(冲)30克、厚朴30克、枳实(或枳壳)30克、莱菔子30克。先清洁灌肠,水煎至200毫升保留灌肠,一般灌1次即可,必要时次日再灌肠1次。(2)清胰汤：柴胡10克、黄芩10克、胡黄连10克、制香附10克、枳壳10克、广郁金10克、生大黄10克、芒硝10克、蒲公英30克、金钱草30克。随症加减：发热,加金银花、连翘(或焦栀子);恶心呕吐,加姜半夏、青皮、陈皮;黄疸,加茵陈、海金沙草;湿重,加苍术、厚朴;腹痛剧,加川楝子、延胡索(或赤芍、白芍)。每日1剂,水煎服。朱广根以上法治疗30例急性胰腺炎患者,并配合西医治疗,卧床休息,禁食1～3天后给忌脂流质和半流质,并补液、纠酸、注意水电解质的平衡。凡年龄偏大,全身情况差,呕吐频繁,血象偏高,病情严重,或伴局限性腹膜炎者,给予庆大霉素或氯霉素为主静滴1～3天,部分加入654-2。结果：全部治愈。⑥

---

① 张耀宗.回阳活血法治疗急性出血坏死性胰腺炎并发休克16例报告[J].河北中医,1988,10(6):13.
② 唐群辉.胆胰汤治疗急性胰腺炎——附74例疗效观察[J].湖南中医杂志,1988(5):19-20.
③ 欧阳雄.加减大柴胡汤治疗急性胰腺炎——附85例临床观察[J].湖南中医杂志,1987(1):23.
④ 黄淑芳.疏理冲剂治疗急性胰腺炎50例[J].四川中医,1987(4):28.
⑤ 蔡金伟.大柴胡汤加味治疗急性胰腺炎132例体会[J].辽宁中医杂志,1986(2):21.
⑥ 朱广根.浙江中医杂志,1986(4):165.

39. *大柴胡汤加减* 柴胡12克、大黄12克、黄芩9克、胡黄连9克、姜半夏9克、白芍10克、枳实10克、芒硝10克。随症加减：腹胀气滞，加川楝子12克、延胡索12克、广木香10克；蛔虫上扰，加槟榔15克、使君子15克、苦楝根皮15克。张潮沧以上方加减治疗15例急性胰腺炎患者，并配合西医药治疗，禁食、补液（一般给5%葡萄糖注射液1 000毫升加维生素C 2克，10%氯化钾20毫升静滴），少数用过抗生素和解痉剂。结果：全部治愈，服1～2剂后，即效。①

40. *清胰合剂* 黄芩1 000克、木香620克、柴胡1 500克、延胡索1 150克、白芍1 150克、益母草210克、黄连120克、川楝子2 000克、玄明粉2 000克、大黄粉150克。黄芩另煎2次，各1小时，浓缩成1 500毫升。柴胡、木香浸半小时，煎10分钟，取汁4 500毫升。黄连、延胡索、白芍、甘草、川楝子浸半小时，与其余药渍合并煎2次，各1小时，取药汁400毫升，同柴胡、木香浸汁合并以玄明粉投入溶化，沉淀去渣，与黄芩水合并成1 000毫升，计生药100剂，每剂药100毫升。每次服50毫升，每日3次，同时服大黄粉1.5克，每日3次，使大便日2～4次，待腹痛缓解后则减量或停用。黄志勇以上方治疗15例急性水肿型胰腺炎患者，对少数合并其他感染者，适当加用抗生素。结果：全部治愈，住院最短2天，最长25天，平均4.5天。②

41. *胰腺消炎汤* 柴胡15克、厚朴15克、枳实15克、延胡索15克、广木香15克、黄芩12克、白芍12克、生大黄（后下）20克。随症加减：热重者，加蒲公英30克、栀子15克；湿重者，加佩兰10克、藿香10克；痛甚者，加川楝子12克、娑罗子12克；伴结石者，加金钱草30克、海金沙15克；伴蛔虫者，加使君子30克、川楝皮30克。水肿型者每日1剂，分早晚服用。出血坏死型者每日2剂，分4次服用。王仲杰等以上方加减治疗80例急性胰腺炎患者，并配合西药补液、对症及应用抗生素。结果：非手术治愈74例，手术治愈3例，好转3例，无1例死亡。总有效率为96.25%。住院时间最短3天，最长36天，平均8.9天。③

42. *加减清胰汤* 柴胡15克、生白芍15克、胡黄连9克、黄连9克、木香9克、芒硝9克、大黄9克、生甘草9克、黄芩9克、川楝子12克、延胡索12克、郁金12克、香附12克。每日1剂，水煎服。疏肝理气，清热解毒，通里攻下。袁今奇以上方治疗1例妊娠晚期合并急性胰腺炎患者，疗效满意。④

43. *清胰汤4* 黄连10克、地榆10克、生地黄10克、柴胡10克、大黄10克、延胡索10克、广藿香10克、黄芩10克、枳实10克、瓜蒌10克。每日1剂，水煎服，腹胀甚者每日2剂。病情较重者上药煎水200～300毫升从胃管内注入，4～6小时后注入第2剂，至大便通畅，腹胀缓解，尿淀粉酶逐渐下降至正常。杨曙光等以上方治疗14例急性出血性胰腺炎患者，并配合西医禁食、胃肠减压，大量输液，使用抑制胰淀粉酶活化药，镇静解痉止痛药和大量抗生素。及时应用止血药物，待患者腹胀腹痛消失，肛门已排气，排便后可进流质饮食和拔除胃管。结果：痊愈10例，好转1例，死亡3例。有效率为78.6%，死亡率为21.4%。⑤

44. *大承气汤加减* 生大黄（后下）9克、芒硝（冲服）9克、枳实12克、生山楂15克、红藤30克、败酱草30克。随症加减：合并胆囊炎、胆石症者，加蒲公英、紫花地丁、金钱草、茵陈、黄芩、柴胡、郁金、栀子；舌光红而干者，加玄参、生地黄、麦冬；腹胀明显，腹有压痛，反跳痛、肠鸣音减弱或消失者，配合灌肠方[生大黄（后下）9克、芒硝9克、枳实15克、厚朴6克。煎成200毫升]高位保留灌肠；上腹疼痛剧烈，针刺足三里、阳陵泉、胆囊穴、三阴交、血海、内关等穴或用牡丹皮酚（徐长卿）注射液、丹参注射液注射足三里、胆囊穴。每日1剂，煎汤代水

---

① 张潮沧.浙江中医杂志，1986(4)：166.

② 黄志勇.清胰合剂治疗15例急性水肿型胰腺炎疗效观察[J].江苏中医杂志，1986(6)：13.

③ 王仲杰，等.中西医结合治疗急性胰腺炎80例临床总结[J].陕西中医，1985，6(1)：15.

④ 袁今奇.中医药治愈妊娠晚期合并急性胰腺炎[J].上海中医药杂志，1983(12)：22.

⑤ 杨曙光，等.湖南医药杂志，1983(2)：19.

煎上药。必要时可加服1剂。服后如未通便，另予番泻叶4.5克，开水浸泡后，分次服下。上海中医学院附属曙光医院内科五病区以上方加减治疗117例急性胰腺炎患者，并配合以下疗法。(1) 中医吐法：在患者发病4～6小时内采用淡盐汤或压舌板刺激咽喉等方法达到探吐与催吐的目的。止吐：如出现呕吐时间或呕吐持续时间已超过了发病时间，并且影响内服煎药时，就给予止吐。通常用生姜汁滴舌，或生姜擦舌，然后再服汤药，或吞服玉枢丹0.3～0.6克，半小时后再服汤剂。(2) 西医治疗。结果：总治愈率为98.6%，无1例手术。①

45. 中药方5　生大黄(后下)10～30克、玄明粉(冲服)10～30克、厚朴15～30克、枳壳10克、木香10克、柴胡15～30克、黄芩10～30克、牡丹皮10克、蒲公英30克。随症加减：清热解毒，选用金银花、连翘、紫花地丁、大青叶、七叶一枝花、凤尾草、龙胆草、人造牛黄；通腑排毒，选用番泻叶、甘遂、巴豆；理气化滞，选用青陈皮、延胡索、香附、甘松；活血化瘀，选用赤芍、红花、丹参、川芎、乳香、甲片、三棱、莪术。胆胃实热型均用上述基本处方，每日1剂，分2次服用或经胃管注入。如服后不泻，则需加大剂量分多次口服，或加用巴豆、甘遂等峻泻药，总之要以下为度。凡有炎症包块者，可加活血化瘀药，同时外敷镇痛膏(含生南星、红木香、冰片)或如意金黄散。热厥复杂型，亦可用基本处方随症加减以泄热为主。恢复期可用理气活血药调理。王永钧等以上方加减治疗19例急性胰腺炎患者。结果：16例经上述综合治疗后痊愈出院，1例遗有胰源性糖尿病继续在门诊治疗，2例死亡。住院时间8～70天，平均27天。②

46. 中药方6　(1) 汤剂：柴胡9克、川楝子炭9克、茯苓9克、陈皮9克、厚朴9克、枳壳9克、木香9克、郁金9克、乌药9克、青皮9克、吴茱萸6克、黄连4.5克。随症加减：腹痛较重，痛有定处，压痛明显者，加赤芍9克、白芍9克、槟榔9克；呕吐甚者，加法半夏9克、藿香梗9克；热甚，白细胞增高，或舌苔黄，小便黄，大便燥，热象明显者，加黄芩9克、金银花藤30克；有腹胀、便秘等腑实证者，加大黄9克、玄明粉(冲)9克。每日1剂，水煎服。(2) 胰腺炎冲服剂：茯苓4 000克、法半夏4 000克、柴胡300克、陈皮300克、厚朴300克、枳壳300克、乌药300克、木香300克、青皮300克、川楝子炭300克、郁金2 000克、延胡索2 000克、黄连炒吴茱萸2 000克。制成颗粒状冲剂960包，封口贮存，每包为1次量，相当于生药33克。每日3次，每次1包。(3) 止痛新针：黄荆子550克、撬杆草550克、鸡矢藤1 650克、苯甲醇5毫升。制成注射液500毫升。每支2毫升，每1毫升相当于全生药5克。每次1支肌注。(4) 7053止痛针：黄荆子1 100克、吐温-80 5毫升、苯甲醇5毫升。制成注射液1 000毫升。每支2毫升，每毫升相当于生药1克。每次1支肌注。成都市第一人民医院内科、制剂室以上法治疗41例急性水肿型胰腺炎患者，部分配合阿托品、胃合剂、普鲁本辛、颅痛定及杜冷丁。结果：全部治愈。③

47. 中药方7　(1) 胰腺炎Ⅰ号方：柴胡15克、黄芩15克、厚朴15克、大青叶30克、桃仁12克。适用于轻型或无合并症的急性胰腺炎。(2) 胰腺炎Ⅱ号方：柴胡9克、桃仁9克、延胡索9克、木香9克、大黄9克、黄芩15克、蒲公英30克、红花6克、厚朴12克、玄明粉12克。适用于重度及有胆囊炎、胆石症、腹膜炎、肠梗阻等合并症的急性胰腺炎。随症加减：理气，加木香、川楝子、陈皮、枳壳；化湿，加藿香、苍术、薏苡仁；止呕，加半夏、代赭石、竹茹；祛瘀，加赤芍、五灵脂、川芎、当归；虫积，加苦楝皮、使君子、槟榔、雷丸、川椒、乌梅；阴虚，加石斛、玄参、麦冬；虚寒，加干姜、附子等。水煎，每日2次或每小时1次，亦可制成冲剂服用。任光荣等以上方加减治疗118例急性胰腺炎患者，有严重感染、明显中毒症状或有合并症者，加用抗生素，根据水、电解质及酸碱平衡情况给予静脉输液。腹痛，采用针灸治疗，体针取穴足三里、

① 上海中医学院附属曙光医院内科五病区.中医中药治疗急性胰腺炎117例分析[J].上海中医药杂志，1979(4)：14.
② 王永钧，等.中医通里攻下法配合西药治疗重型急性胰腺炎19例[J].浙江中医药，1979(7)：326－327.
③ 成都市第一人民医院内科、制剂室.中医药为主治疗急性水肿型胰腺炎41例报告[J].新医药学杂志，1978(1)：26－28.

中脘、内关、阳陵泉。耳针取穴胆、胰、交感，部分用阿托品或654-2肌注或穴位注射。一般不禁食，给予流质或半流质饮食，忌油腻。结果：全部治愈。1周内治愈112例，占94.9%；1周以上治愈6例，占5.1%。①

48. 胰腺炎合剂　金铃炭9克、陈皮9克、茯苓9克、郁金9克、枳壳9克、桔梗9克、香橼9克、连吴茱萸6克、柴胡6克。随症加减：呕吐，加藿香、青皮、法半夏；发热，加紫苏、连翘；疼痛剧烈，加延胡索、槟榔、法罗海。每日1剂，水煎服。②

单　方

1. 白及大黄汤　组成：白及100克、大黄25克。制备方法：上药共碾粗末，加水1 000毫升煎至300毫升，入冰箱冷却至6℃～10℃。用法用量：每隔4～6小时服1次，每次100毫升。临床应用：张凡鲜等以上方治疗145例急性胰腺炎患者，适当补液维持水、电解质平衡。结果：治愈136例，占90.8%；转手术6例，占4.1%；死亡3例，占2.1%。③

2. 大黄　组成：生大黄粉3克。功效：清热，泻火，攻下。用法用量：每日3次，口服或从胃管注入。临床应用：陆承涵等将122例急性水肿型胰腺炎患者随机分为Ⅰ组39例、Ⅱ组41例与Ⅲ组42例。Ⅰ组予大黄及25%硫酸镁20毫升静脉滴注；Ⅱ组予抑酞酶及抗胆碱能药物；Ⅲ组单用大黄。结果：三组用药时间分别为3.1、4.6、4.3天；平均腹痛缓解时间为2.0、4.3、3.5天；尿淀粉酶恢复正常时间为5.6、6.9、7.1天；腹痛缓解时间t检验结果，Ⅰ组与Ⅱ、Ⅲ组比较，差异有显著性意义(P均$\leqslant 0.01$)。④

3. 番泻叶　组成：番泻叶5～10克。用法用量：泡水300～500毫升频服，首次大便后改为日服2～3次，每次5克，保持大便每日3～5次。临床应用：陈达中等以上方治疗110例急性水肿型胰腺炎患者，并配合西医药治疗，一般禁食3～4天，每日输入葡萄糖注射液2 500～3 000毫升。待症状、体征缓解后停止补液，继以调理脾胃为主，佐以疏肝理气善后。结果：全部治愈(少数合用少量抗生素)。平均住院时间为12.2天。⑤

4. 番泻叶　组成：番泻叶10～15克。功效：泄热导滞。用法用量：病情轻者，用开水200毫升冲服，每日2～3次。病情重者，除冲服外再配番泻叶15克，开水冲成200毫升，保留灌肠，每日1～2次(呕吐者，以保留灌肠为主)。不管病情轻重，以得泻为度。凡病程较长或呕吐频繁，或不能进食者可适当补液。临床应用：蔡学熙以上方治疗30例急性胰腺炎患者，全部治愈。⑥

5. 中药方　组成：生大黄粉9～15克、玄明粉15～30克。用法用量：开水冲200毫升[部分病例用生大黄(后下)15克、玄明粉(冲)30克、枳壳9克、厚朴9克，煎200毫升]，分3次服，2～4小时1次，口服或鼻饲。药后呕吐者，停半小时再服。服1剂后3～4小时无腹泻者，再给1剂，其中100毫升口服，100毫升保留灌肠，以得泻为度。临床应用：顾选文以上方并配合西药治疗100例急性胰腺炎患者。结果：全部治愈，最短4天，最长60天。⑦

中 成 药

1. 清胰颗粒　组成：柴胡、黄芩、枳壳、大黄。制备方法：按提取工艺制为颗粒剂，每剂可得药物颗粒10克。功效：清热解毒，通里泻下，理气活血。用法用量：每日2次，每次10克。临床应用：郑云等将166例急性胰腺炎患者随机分为治疗组

① 任光荣，等.中西医结合治疗急性胰腺炎118例分析[J].中华内科杂志，1977(1)：12.
② 四川中草药通讯，1972(2)：72.
③ 张凡鲜，等.白及大黄汤治疗急性胰腺炎145例[J].实用中医药杂志，1993，9(3)：7.
④ 陆承涵，等.生大黄与硫酸镁合用治疗急性水肿型胰腺炎39例[J].中西医结合杂志，1989(7)：448.
⑤ 陈达中，等.以番泻叶为主治疗急性水肿型胰腺炎[J].中医杂志，1986(5)：17.
⑥ 蔡学熙.番泻叶治疗急性胰腺炎30例[J].吉林中医药，1983(4)：29.
⑦ 顾选文.生大黄粉、玄明粉为主治疗急性胰腺炎100例[J].上海中医药杂志，1980(2)：15.

82例与对照组84例。两组均予基础治疗和病因治疗。对照组在此基础上加用西医及清胰颗粒安慰剂；治疗组在此基础上加用清胰颗粒。结果：治疗组腹痛减轻明显。两组体温、白细胞计数、CRP、血淀粉酶水平渐渐恢复正常，尿淀粉酶治疗组恢复较快，均优于对照组。①

2. 清开灵　组成：牛黄、水牛角、黄连、黄芩、金银花、板蓝根、栀子、郁金、麝香、冰片(北京中医药大学实验药厂生产)。功效：解热抗炎，疏通胰腺内腺叶和胰管。用法用量：20毫升溶于10%葡萄糖注射液250毫升静滴，每日2次。临床应用：王国忠以上方治疗30例急性坏死性胰腺炎患者，并配合禁食、静脉补液及营养支持。结果：速效2例，显效25例，有效3例，总有效率100%。②

3. 牛黄胰胆通胶囊　组成：牛黄0.2克、虎杖10克、王不留行6克、青皮6克、生大黄3克、肉桂0.5克(合肥中药厂生产)。功效：清热利胆，理气止痛，活血通络，溶石排石。用法用量：口服，每次3粒，每日2次，10日为1个疗程。临床应用：单兆伟以上方治疗30例胆囊炎、胰腺炎患者。结果：痊愈8例，显效7例，好转10例，无效5例。③

4. 茵栀黄注射液　组成：茵陈、栀子、黄芩、大黄(湖南医科大学第二附属医院制备)。功效：清热燥湿，通腑泻下。用法用量：50～100毫升加5%葡萄糖注射液或生理盐水或10%葡萄糖注射液或林格氏液500毫升静滴。临床应用：李爱忠等将114例急性水肿型胰腺炎患者随机分为治疗组79例、对照1组14例与对照2组21例。治疗组予茵栀黄注射液，对照1组予庆大霉素，对照2组予庆大霉素、氨苄青霉素。结果：治疗组治愈46例，好转31例，无效2例，总有效率97.47%；对照1组治愈9例，好转5例，无效0例，总有效率100%；对照2组治愈16例，好转4例，无效1例，总有效率95.25%。④

预防用药

1. 芒硝外敷联合生大黄　(1) 生大黄。组成：生大黄粉10～15克(根据患者排便次数调整剂量)。用法用量：加入50毫升生理盐水由留置胃管缓慢注入，夹闭1.5小时后接胃肠减压，每日2次，连续7天。(2) 芒硝外敷。组成：芒硝。制备方法：采用棉布做成50厘米×30厘米长形布袋，上口装拉链，将芒硝均匀装入布袋。用法用量：外敷于腹部1～2小时后更换芒硝。临床应用：曹存梅将64例急性胰腺炎患者随机分为治疗组与对照组各32例。两组均予常规治疗。治疗组在此基础上加用芒硝外敷联合生大黄胃管注入。结果：观察组2例CT分级较前加重，其中1例为D级；对照组9例CT分级较前加重，其中6例为D级。4周时观察组未发生胰腺假性囊肿，对照组发生胰腺假性囊肿6例，两组相比有统计学意义($P<0.05$)。⑤

2. 清胰汤　组成：大黄、白芍、柴胡、芒硝、黄芩、胡黄连、木香、延胡索。临床应用：王实等将102例需行内镜下逆行胰胆管造影术(ERCP)术的患者随机分为试验组与对照组各51例。对照组予生理盐水，实验组予清胰汤。结果：试验组和对照组的术前2小时血淀粉酶、C反应蛋白及IL-6的数值无明显差异，术后2小时、24小时血淀粉酶、C反应蛋白及IL-6的数值均进行性升高，试验组的数值均低于对照组。试验组和对照组的术后2小时、24小时血淀粉酶差异无统计学意义。试验组和对照组术后2小时的C反应蛋白、IL-6差异无统计学意义，术后24小时的C反应蛋白、IL-6差异有统计学意义($P<0.05$)。⑥

3. 利胆排石汤　组成：琥珀(冲服)6克、海金沙30克、八月札30克、莪术15克、大黄15克、柴

① 郑云，等.清胰颗粒治疗急性胰腺炎166例临床报告[J].中国中西医结合外科杂志，2013，19(3)：287-288.
② 王国忠.清开灵治疗急性胆源性胰腺炎30例[J].浙江中医杂志，1995，30(1)：12.
③ 单兆伟.牛黄胰胆通胶囊治疗胆囊炎、胰腺炎临床小结[J].中国中医急症，1993，2(2)：68.
④ 李爱忠，等.茵栀黄注射液与抗生素治疗急性水肿型胰腺炎114例临床对比观察[J].湖南中医杂志，1992，8(5)：9.
⑤ 曹存梅.芒硝外敷联合生大黄胃管注入预防急性胰腺炎假性囊肿形成32例[J].山东医药，2013，53(48)：104-105.
⑥ 王实，等.中药清胰汤对ERCP术后胰腺炎预防作用的探讨[J].中华中医药学刊，2012，30(10)：2276-2278.

胡15克、枳壳15克、芒硝(冲服)10克、郁金10克、川楝子10克。随症加减：湿热偏重(脘闷痞胀、口苦、苔黄腻)者，加黄芩10克、绵茵陈15克、白豆蔻15克、龙胆草5克、垂盆草30克；瘀血内停(右上腹隐痛、面色暗黑，舌暗红或有瘀斑，脉沉细涩)者，加延胡索15克、桃仁10克、牡丹皮10克；热毒内蕴(腹痛及胁、发热、黄疸弥漫、尿黄短赤、口苦、苔黄厚腻，脉数)者，加金银花15克、蒲公英15克、青蒿15克。用法用量：每日1剂，水煎服，每日2次。临床应用：侯延平等将70例行ERCP术取石的患者随机分为治疗组与对照组各35例。两组均采用西药对症处理，治疗组加用利胆排石汤。结果：治疗组无并发术后胰腺炎(PEP)34例，并发PEP 1例，发生率2.86%；对照组无并发PEP 29例，并发PEP 6例，发生率17.1%。①

慢性胰腺炎

概　　述

慢性胰腺炎是指胰实质的慢性炎症，包括慢性复发性胰腺炎和慢性胰腺炎两种类型。前者是在已有损伤的胰腺基础上反复急性发作，后者则为慢性胰腺炎的持续过程。临床上一般表现为上腹疼痛，胸胁支满，或呕或泄，或见发热恶寒等。

本病属中医“胃脘痛”“结胸”“胁痛”等范畴。其病理为肝失条达，胆失开发，气化失司，以致中州失和，脾胃升降功能障碍。其辨证分型与治则如下。(1) 肝郁脾虚，湿热内阻型：中上腹及两胁痛，痛连腰背，不思饮食，大便稀溏不爽，日行2～3次，口干不喜饮，面色㿠白，少气无力，脉细弱小数，苔白腻微黄。治宜疏肝健脾、清利湿热；(2) 脾胃虚寒，气机郁滞型：左上腹痛，牵扯腰背，呕吐清水，大便数日1行，口干喜饮，面色无华，手足不温，舌淡苔白，脉沉细弦。治宜温中散寒、行气导滞；(3) 湿热中阻，气滞血瘀型：痛苦面容，面色少华，左上腹持续疼痛，固定不移，大便量少不坚，脉弦细，苔黄腻，舌边可见数个瘀点。治宜清热利湿、行气化瘀。

辨证施治

1. 陈靖琳等分5证

(1) 脾胃虚弱证　症见倦怠乏力，气短懒言，食欲不振，纳谷不化，面色无华，大便溏薄，舌质淡苔薄白，脉缓或沉细。治宜健脾和胃、益气活络。方用参苓白术散加减。随症加减：伴有虚寒等表现，症见形寒肢冷，腹痛隐隐，加桂枝、生姜、芍药；若脐中冷痛，连及少腹，加花椒、荜澄茄；如气血虚弱，症见困倦，自汗，加当归、黄芪。

(2) 气滞血瘀证　症见腹痛较剧，痛如针刺，痛处固定，或有压痛、拒按，大便秘结，舌质紫暗或见瘀斑，脉细涩，多见于发作日久，病情较重，由气及血。治宜活血化瘀、行气止痛。方用少腹逐瘀汤加减。随症加减：瘀血日久发热，加丹参、王不留行；兼有寒象，腹痛喜温，可用膈下逐瘀汤。

(3) 脾虚食积滞证　症见脘腹胀满，神疲纳呆，嗳腐吞酸，厌食呕恶，面色无华，或大便秘结，或大便溏薄，舌淡苔白厚腻，脉细。治宜健脾助运、消食导滞。方用枳实导滞丸或保和丸。

(4) 湿热壅滞证　症见腹痛拒按，烦渴引饮，脘腹胀满，口干口苦，大便秘结，或溏滞不爽，潮热汗出，小便短赤，舌红苔黄燥或黄腻，脉滑数。治宜泄热通腑、行气导滞。方用大承气汤合大柴胡汤加减。泄热应兼顾胃气，行气化湿切勿伤阴。方中可加入麦冬、生地黄等养阴之品以防伤阴，加入党参、白术以益气健脾。

(5) 肝胆湿热型　症见胁肋胀痛或灼热疼痛，口苦口黏，胸闷纳呆，恶心呕吐，小便黄赤，大便不爽，或见身热恶寒，身目发黄，舌红苔黄腻，脉弦滑数。治宜清热利湿、清肝利胆。方用清胰汤合龙胆泻肝汤加减。随症加减：兼见黄疸者，加茵陈、黄柏；若兼有胁肋剧痛，连及肩背者，加金钱

① 侯延平，等.利胆排石汤对胆总管结石ERCP取石术后急性胰腺炎防治作用的研究[J].湖北中医杂志，2008，30(6)：32－33.

草、郁金、川楝子。①

2. 郭洁丽分 4 型

清胰汤：柴胡 10 克、蒲公英 30 克、牛膝 15 克、炒莱菔子 15 克、大黄 10 克、广藿香 10 克、佩兰 10 克、黄芩 10 克、黄连 10 克、木香 10 克、枳壳 10 克、延胡索 10 克。

(1) 肠胃实热型　症见腹部胀痛而拒按，胃脘部痞塞不通，恶心呕吐，口干，大便秘结，舌质红，苔黄燥，脉滑数。治宜清化湿热、通里攻下。方用清胰汤合大承气汤加减。

(2) 肝胆湿热型　症见胃脘、两胁疼痛，厌食油腻，发热，恶心，身重倦怠或黄疸，舌苔黄腻，脉滑数。治宜清肝胆、利湿热。方用清胰汤合龙胆泻肝汤加减。

(3) 脾虚食积型　症见脘闷纳呆，食后上腹部饱胀不适，泄泻、大便酸臭或有不消化食物，面黄肌瘦，倦怠乏力，舌淡胖，苔白，脉弱。治宜健脾化积、调畅气机。方用清胰汤合枳实导滞丸加减。

(4) 瘀血阻滞型　症见脘腹疼痛加剧，部位固定不移，脘腹或左胁下痞块，X 线或 B 超发现胰腺有钙化或囊肿形成，舌质紫暗或有瘀斑、瘀点，脉涩。治宜活血化瘀、理气止痛。方用清胰汤合少腹逐瘀汤加减。

以上各方均每日 1 剂，水煎服，分早晚 2 次服用。临床观察：郭洁丽将 90 例慢性胰腺炎患者随机分为治疗组和对照组各 45 例。对照组予西药；治疗组予上述中医辨证施治。结果：治疗组治愈 25 例，显效 21 例，有效 3 例，无效 1 例，总有效率 92%；对照组治愈 15 例，显效 23 例，有效 3 例，无效 4 例，总有效率 76%。②

3. 曾一分 4 型

(1) 胃肠积热型　症见腹部胀痛而拒按，胃脘部痞塞不通，恶心呕吐，大便不通，舌质红苔黄燥，脉滑数。治宜清热化湿、通里攻下。方用清胰汤合大承气汤加减：柴胡、枳壳、黄芩、黄连、白芍、木香、金银花、柴胡、生大黄(后下)、芒硝、厚朴。

(2) 肝胆湿热型　症见胃脘两胁疼痛，厌食油腻，发热、恶心，身重倦怠或黄疸，舌苔黄腻。方用清胰汤加减：栀子、柴胡、黄芩、黄连、白芍、木香、金钱草、薏苡仁、苍术、生大黄(后下)、焦麦芽、焦山楂、焦神曲。

(3) 脾胃食滞型　症见脘闷纳呆，食后上腹饱胀不舒，面黄肌瘦，倦怠乏力，舌淡胖苔白，脉弱。治宜健脾化积、调畅气机。方用清胰汤合枳实化滞丸加减：焦白术、焦麦芽、焦山楂、焦神曲、茯苓、枳实、金银花、黄芩、柴胡、泽泻、陈皮、木香、薏苡仁。

(4) 瘀血内结型　症见脘腹疼痛加剧，部位固定不移，脘腹或左胁下痞块，B 超或 CT 有钙化或囊肿形成，舌质紫暗或有瘀斑，脉涩。治宜活血化瘀、理气止痛。方用少腹逐瘀汤加减：香附、延胡索、没药、当归、川芎、赤芍、蒲黄、五灵脂、柴胡、丹参、薏苡仁。

临床观察：曾一以上方辨证治疗 24 例慢性胰腺炎患者。结果：服药 2 周后症状减轻者 15 例，4 周后症状消失 18 例，减轻 4 例，无效 2 例。③

4. 王喜媚分 4 型

(1) 肠胃实热型　症见腹部胀痛而拒按，胃脘部痞塞不通，恶心呕吐，口干，大便秘结，舌质红，苔黄燥，脉滑数。治宜清化湿热、通里攻下。方用清胰汤合大承气汤加减：金银花 30 克、柴胡 10 克、黄芩 15 克、黄连 6 克、白芍 15 克、木香 6 克、延胡索 15 克、生大黄(后下)15 克、芒硝(冲服) 10 克、厚朴 15 克、枳壳 10 克。

(2) 肝胆湿热型　症见胃脘，两胁疼痛，厌食油腻，发热，恶心，身重倦怠或黄疸，舌苔黄腻，脉滑数。治宜清肝胆、利湿热。方用清胰汤合龙胆泻肝汤加减：龙胆草 15 克、茵陈 30 克、生栀子 15 克、木通 6 克、柴胡 15 克、黄芩 12 克、胡黄连 10 克、白芍 15 克、木香 6 克、生大黄(后下)15 克、金钱草 30 克、薏苡仁 30 克、苍术 10 克、建曲 10 克。

(3) 脾虚食积型　症见脘闷纳呆，食后上腹

---

① 陈靖琳，等.曹志群治疗慢性胰腺炎经验[J].实用中医药杂志，2015，31(9)：859.
② 郭洁丽.清胰汤加胰酶治疗慢性胰腺炎疗效观察[J].陕西中医学院学报，2015，38(2)：54－55.
③ 曾一.中西医结合辨证治疗慢性胰腺炎体会[J].辽宁中医杂志，2007，34(7)：953.

部饱胀不适，泄泻、大便臭或有不消化食物，面黄肌瘦，倦怠乏力，淡胖，苔白，脉弱。治宜健脾化积、调量气机。方用清胰汤合枳实化滞丸加减：焦术 20 克、神曲 15 克、茯苓 15 克、枳实 10 克、金银花 30 克、黄芩 10 克、柴胡 10 克、胡黄连 10 克、泽泻 10 克、陈皮 10 克、薏苡仁 30 克、木香 6 克。

(4) 瘀血阻滞型　症见脘腹疼痛加剧，部位固定不移，脘腹或左胁下痞块，X 线或 B 超发现胰腺有钙化或囊肿形成，舌质紫暗或有瘀斑，瘀点、脉涩。治宜活血化瘀、理气止痛。方用少腹逐瘀汤加减：香附 10 克、延胡索 15 克、没药 10 克、当归 10 克、川芎 10 克、赤芍 10 克、蒲黄 15 克、五灵脂 10 克、柴胡 10 克、薏苡仁 30 克、黄芩 10 克、丹参 30 克。①

5. 林长春等分 3 型

(1) 肝郁气滞、脾胃失和型　症见脘胁胀满或窜痛，常因情绪激动而发作，纳差，饱胀，嗳气，恶心，呕吐，吐后胀痛不减，大便秘结，舌质红，苔白，脉弦。治宜疏肝理气、消导和中。方用舒肝汤加减：柴胡 9 克、白芍 15 克、白芥子 10 克、郁金 15 克、厚朴 9 克、延胡索 9 克、山楂 15 克、生大黄(后下)9 克、甘草 9 克。

(2) 气滞血瘀、脾虚失运型　症见脘胁隐痛或刺痛，胁下痞块，食少纳差，乏力，神疲，大便稀溏，舌质淡红，苔薄白，脉弦缓。治宜行气活血、健脾助运。方用柴胡疏肝散加减：柴胡 10 克、赤芍 10 克、枳壳 10 克、香附 10 克、川芎 10 克、砂仁(后下)10 克、茯苓 15 克、神曲 15 克、党参 10 克、白术 10 克、白芍 10 克、甘草 9 克。

(3) 肝胆湿热、蕴阻中焦型　症见脘胁胀痛，口干口苦，身热，纳差，无力，可有黄疸，大便秘结，小便黄少，舌苔黄厚腻，脉弦数。治宜疏肝利胆、清泻湿热。方用龙胆泻肝汤加减：龙胆草 12 克、黄芩 10 克、栀子 10 克、泽泻 10 克、木通 9 克、生地黄 15 克、车前子 10 克、当归 6 克、茵陈 10 克、芒硝 9 克、甘草 6 克、柴胡 10 克、七叶莲 15 克。

临床观察：林长春等以上方辨证治疗 42 例慢性胰腺炎患者。结果：显效 13 例，占 31%；有效 26 例，占 62%；无效 3 例，占 7%。总有效率为 93%。疗程最短 8 天，最长 24 天。其中肝郁气滞、脾胃失和型，气滞血瘀、脾虚失运型，肝胆湿热、蕴阻中焦型三型的总有效率分别为 100%、95%、71.4%。②

6. 王晓卫等分 4 型

(1) 实热结滞型　症见腹痛拒按，恶心呕吐，大便不通。治宜清热燥湿、通里攻下。方用清胰汤合小承气汤加减：柴胡 10～15 克、黄芩 10～15 克、白芍 10～20 克、木香 10 克、生大黄(后下)6～10 克、厚朴 10 克、枳实 10～15 克、甘草 6～10 克。随症加减：腹痛较重，加延胡索 10～15 克、川楝子 10 克；呕吐较甚者，加半夏 10～15 克、竹茹 6～10 克、陈皮 10～15 克。

(2) 寒实内结型　症见腹痛拒按，呕逆，不欲饮食，面色晦滞少华。治宜温阳散寒、导滞止痛。方用大黄附子汤加减：生大黄(后下)6～10 克、附子 3～9 克、细辛 1～3 克、枳实 10～15 克。随症加减：里寒较重者，加干姜 10～15 克；积滞较重者，加槟榔 10～15 克。

(3) 气滞血瘀型　症见肝气郁滞之腹痛或腹块固定不移，拒按，身体染黄，舌有瘀斑。治宜疏肝理气止痛、活血通瘀、调脾散结。方用膈下逐瘀汤加减：柴胡 10～15 克、桃仁 10～15 克、红花 10 克、当归 10～15 克、赤芍 10～15 克、川芎 10 克、枳壳 10～15、延胡索 10～15 克、乌药 10 克、五灵脂 10～15 克、甘草 6～10 克。随症加减：身体黄染者，加金钱草 10～20 克、茵陈 10～15 克；血败成脓者，加金银花 20 克、败酱草 20～30 克。

(4) 脾虚食积型　症见胃胀痛，食后尤甚，乏力消瘦，大便溏，苔腻。治宜健脾益胃、消食导滞。方用香砂六君子汤合保和丸加减：人参 10 克、陈皮 10～15 克、茯苓 10～15 克、白术 10～15 克、砂仁 6～10 克、半夏 10～15 克、神曲 10 克、山楂

① 王喜媚.慢性胰腺炎的中医辨治[J].时珍国医国药，2003，14(4)：229.

② 林长春，等.中药治疗慢性胰腺炎 42 例临床分析[J].吉林中医药，2003，23(6)：21.

10～20克、莱菔子10克、连翘10～20克、枳实10～15。随症加减：泄泻轻者，加山药10～20克、莲子肉10～20克、白扁豆10～20克；重者，加诃子10～15克、芡实10～15克。①

经验方

1. 膈下逐瘀汤合凉膈散　桃仁10克、红花10克、川芎15克、牡丹皮15克、当归15克、赤芍30克、香附15克、枳壳15克、连翘30克、黄芩10克、薄荷15克、竹叶15克、乌药15克、生甘草10克、五灵脂5克、延胡索15克、柴胡15克、黄芪30克、芒硝(后下)30克、生大黄(后下)10克。每剂水煎取汁300毫升(均分装3袋，每袋100毫升)，每次1袋，每日3次。赵文等将48例慢性胰腺炎急性发作期患者随机分为治疗组与对照组各24例。对照组予西药常规治疗。治疗组在对照组基础上加用膈下逐瘀汤合凉膈散，并配合外敷药(小茴香100克、食用盐200克，用三层纱布封包)，蒸热敷于中上腹部30分钟，每8小时1次。结果：治疗组痊愈2例，显效9例，有效11例，无效2例，总有效率91.67%；对照组痊愈1例，显效3例，有效16例，无效4例，总有效率83.33%。②

2. 芩栀清胰饮　黄芩、栀子、柴胡、佛手、茯苓、生大黄。每日1剂，分2次服用，早晚饭后30分钟温服。疏肝健脾，清热通腑。孟维以上方治疗40例慢性膜腺炎(脾胃湿热证)患者，中途脱落2例。结果：显效17例，有效14例，无效7例，总有效率89.5%。③

3. 清胰汤加减　大黄20克、白芍10克、柴胡10克、黄芩10克、黄连10克、金银花10克、连翘10克、红花10克、木香10克。随症加减：热重，加芒硝15克；湿盛，加黄柏15克、栀子15克；腹胀，加枳壳10克、厚朴10克。每日1剂，兑水煎200毫升，早晚分服。清热健脾活血。杨记康等将62例慢性胰腺炎胰腺囊肿患者随机分为治疗组与对照组各31例。对照组予法莫替丁片，治疗组予清胰汤加减。结果：治疗组治愈18例，好转12例，无效1例，总有效率96.77%；对照组治愈14例，好转9例，无效8例，总有效率74.19%。④

4. 柴胡疏肝散　炒薏苡仁30克、炙甘草10克、鸡内金15克、香附12克、赤白芍15克、丹参30克、川芎10克、枳壳10克、焦山楂30克、柴胡12克、延胡索15克。随症加减：心烦头晕、睡眠欠佳，加何首乌、牡丹皮、当归、栀子、枸杞子；恶心呕吐，加砂仁、藿香、生姜；肠鸣腹泻，加泽泻、白术；口干且苦，加黄连、栀子、延胡索。每日1剂，水煎后分2次口服(早、晚温服)。活血通络，调和肝脾，理气止痛。王建军等将80例慢性胰腺炎患者随机分为治疗组与对照组各40例。对照组予西药常规治疗；治疗组在对照组基础上加用柴胡疏肝散。结果：治疗组显效22例，有效15例，无效3例，总有效率92.50%；对照组显效16例，有效13例，无效11例，总有效率72.50%。⑤

5. 柴胡疏肝散合保和汤　柴胡12克、枳壳9克、陈皮12克、川芎9克、香附9克、川楝子12克、郁金12克、焦山楂9克、焦神曲15克、麦芽15克、莱菔子12克、白芍15克、茯苓12克、半夏9克、丹参15克、连翘15克、甘草9克。随症加减：气郁化火，症见口干、口苦，溺黄便秘，舌红苔黄，脉弦数，去川芎，加牡丹皮、栀子、黄连；腹隐痛，心烦头晕，睡眠欠佳，舌红苔薄少津，脉弦细，加当归、何首乌、枸杞子、牡丹皮、栀子、菊花；肝郁乘脾，健运失常，肠鸣腹泻者，加白术、泽泻、薏苡仁；肝气犯胃，胃失和降，恶心呕吐者，加藿香、砂仁、生姜。每日1剂，水煎300毫升，分早晚2次饭后温服，3个月为1个疗程。消食和胃，清热祛湿。王燕平将80例慢性胰腺炎患者随机分为治疗组

---

① 王晓卫，等.慢性胰腺炎发病机理和中医药治法现状[J].中药材，2002，25(4)：297-298.

② 赵文，李艳青，等.膈下逐瘀汤合凉膈散为基础的中医综合方案对慢性胰腺炎急性发作期的临床疗效和安全性分析[J].四川中医，2018，36(6)：107-111.

③ 孟维.芩栀清胰饮治疗慢性胰腺炎脾胃湿热证的临床观察[D].哈尔滨：黑龙江中医药大学，2017.

④ 杨记康，等.清胰汤加减治疗慢性胰腺炎胰腺囊肿患者31例[J].光明中医，2017，32(15)：2210-2212.

⑤ 王建军，等.柴胡疏肝散治疗慢性胰腺炎40例[J].光明中医，2017，32(10) 1422-1424.

与对照组各40例。对照组予西药，治疗组予柴胡疏肝散合保和汤加减。结果：治疗组显效16例，有效21例，总有效率92.5%；对照组显效7例，有效20例，总有效率67.5%。①

6. *胰泰复方* 人参15克、白术15克、茯苓15克、柴胡15克、当归15克、红花10克、桃仁10克、佛手10克、郁金10克、甘草10克。每日1剂，水煎，早晚分2次服。高丽娟等将90例慢性胰腺炎患者随机分为治疗组48例与对照组42例。对照组予西药，治疗组予胰泰复方。结果：治疗组痊愈19例，显效26例，无效3例，总有效率93.75%；对照组痊愈10例，显效22例，无效10例，总有效率76.19%。②

7. *加味血府逐瘀汤* 柴胡20克、当归15克、生地黄15克、白芷15克、延胡索15克、桃仁8克、牛膝8克、红花8克、枳壳6克、桔梗6克、赤芍6克、生甘草10克、川芎15克。随症加减：气滞夹积食，加川厚朴10克、炒莱菔子10克、山楂20克、大腹皮10克；大便不通畅，加大黄10克、芒硝5克；患者出现胆囊炎和胆石症，去牛膝、生地黄、赤芍，加鸡内金30克、冬葵子15克、黄连10克、黄芩12克。每日1剂，水煎服。吴德正将76例慢性胰腺炎患者随机分为治疗组与对照组各38例。对照组予西药，治疗组予加味血府逐瘀汤加减。结果：治疗组显效25例，有效8例，无效5例，总有效率86.84%；对照组显效20例，有效5例，无效13例，总有效率65.79%。③

8. *柴芍六君子汤* 柴胡12克、白芍15克、党参15克、茯苓15克、白术15克、陈皮9克、半夏9克、甘草6克。随症加减：脘腹胀痛甚者，加延胡索、香附、砂仁；脘腹胀满，恶心嗳气，纳差者，加厚朴、枳实、炒三仙；腹泻，苔腻，加炒薏苡仁、佩兰、炒山药、莲子，改白术为炒白术；合并胆囊炎、胆囊结石者，加服消炎利胆片和氟哌酸。每日1剂，水煎浓缩为400毫升，早、晚各200毫升温服，半个月为1个疗程，共服2个疗程。疏肝健脾和胃。张红云等以上方加减治疗100例慢性胰腺炎患者。结果：治愈58例，好转31例，无效11例，总有效率89.0%。④

9. *蒿芩清胆汤合小承气汤加味* 生大黄9克、枳实9克、厚朴9克、陈皮9克、延胡索9克、竹茹9克、半夏9克、茵陈15克、黄芩9克、茯苓30克、金钱草15克、郁金9克、党参50克。上药头煎及再煎，共取汁500毫升，每天2次，每次于饭后1小时250毫升服用。陈桂铭以上方治疗49例慢性胆源性胰腺炎患者，全部符合好转标准，口服治疗后好转时间为14～35天，平均24.5天。⑤

10. *加味丹葛止痛方* 丹参15克、葛根15克、枳壳10克、青皮10克、大黄(后下)10克、当归10克、川厚朴10克、炮甲片10克、甘草6克。每日1剂，水煎分2次服，14天为1个疗程。活血化瘀，软坚散结，行气止痛。牛豫洁以上方治疗50例慢性胰腺炎患者。结果：痊愈25例，占50%；显效18例，占36%；无效7例，占14%。总有效率为86%。⑥

11. *柴胡舒肝散* 柴胡15克、枳壳9克、白芍12克、白术12克、茯苓12克、川芎12克、制香附9克、乌药9克、合欢皮12克、炙甘草6克。每日1剂，水煎，早晚分2次服。刘健等将80例慢性胰腺炎患者随机分为治疗组与对照组各40例。对照组予西药；治疗组予柴胡舒肝散。结果：治疗4周后，两组患者的临床症状均有所改善，而治疗组效果更为明显，尤其是对于中度、重度患者症状改善更为显著，治疗组各种症状的有效率明显高于对照组($P<0.05$)。⑦

12. *大黄䗪虫丸合鳖甲汤* 生大黄15克、土

① 王燕平.柴胡疏肝散联合保和汤加减治疗慢性胰腺炎疗效观察[J].中国处方药，2016，14(2)：99－100.
② 高丽娟，刘华生，等.胰泰复方治疗脾虚型慢性胰腺炎的临床观察[J].中医药学报，2015，43(2)：122－124.
③ 吴德正.加味血府逐淤汤治疗慢性胰腺炎的临床效果分析[J].慢性病学杂志，2014(3)：218－219.
④ 张红云，等.柴芍六君子汤治疗慢性胰腺炎疗效观察[J].山西中药，2012，28(5)：19－20.
⑤ 陈桂铭.益气清胆通腑法治疗慢性胆源性胰腺炎49例[J].中医中药，2011，18(28)：92－93.
⑥ 牛豫洁.加味丹葛止痛方治疗慢性胰腺炎50例[J].云南中医中药杂志，2010，31(2)：31.
⑦ 刘健，等.柴胡舒肝散治疗慢性胰腺炎患者胰腺外分泌功能不全的临床观察[J].天津医科大学学报，2010(2)：252－254，266.

鳖虫15克、水蛭10克、桃仁15克、白芍20克、生地黄30克、虻虫10克、黄芩15克、生甘草6克、制鳖甲20克、三棱15克、大腹皮20克、当归20克、柴胡15克、桂枝15克、干姜10克、鱼腥草30克、猫爪草30克、马鞭草30克。随症加减：体虚乏力，腰膝酸软，加黄芪20克、补骨脂20克；腹满胀痛，大便秘结，加麻子仁15克、天花粉30克；口舌生疮，口苦咽干，加黄连15克、焦栀子20克；腹泻便溏，纳呆反胃，减少生大黄用量或改用制大黄。盛辉以上方治疗120例慢性胰腺炎患者，结果：痊愈77例，显效38例，无效5例，治愈率64.7%，有效率95.83%，复发率8%(10/77例)。①

13. *疏肝健脾和胃汤* 柴胡10克、枳壳10克、延胡索10克、白芍15克、甘草6克、白术15克、木香10克、半夏10克、陈皮10克、黄连6克、吴茱萸3克、蒲公英30克、炒麦芽15克。每日1剂，每剂煎水300毫升，分3次温服，20天为1个疗程。疏肝理气，健脾和胃。杨强等将106例慢性胰腺炎患者随机分为中药组34例、联合组38例与对照组34例。中药组予自拟疏肝健脾和胃汤，对照组予西药，联合组予自拟疏肝健脾和胃汤及西药。结果：中药组痊愈10例，显效15例，有效6例，无效3例，总有效率91.2%；对照组痊愈6例，显效11例，有效8例，无效8例，总有效率73.5%；联合组痊愈11例，显效17例，有效7例，无效3例，总有效率92.1%。②

14. *胰腺穴针灸* 中脘、上脘、梁门(双侧)、鸠尾、章门(双侧)、阳陵泉(右)、胰腺穴(双侧)、足三里(双侧)、阴陵泉(双侧)等穴位。中脘、上脘等穴位在腹部直刺1～1.5寸，鸠尾用2寸针向上脘穴位平刺。下肢部位穴位用2寸针直刺1.5寸左右。期间，捻针2～3次。随症加减：肝瘀型，加太冲穴；脾虚，加气海、太白；内热，加内庭。如果患者体质瘦弱，腹部的穴位可以用1～1.5寸的毫针平刺。薛有平等以上法治疗45例慢性胰腺炎患者。结果：痊愈32例，占71.11%；显效6例，占13.3%；有效5例，占11.1%；无效2例，占4.44%。总有效率95.5%。③

15. *清胰左金汤* 吴茱萸3克、黄连3克、金钱草30克、车前草30克、茵陈30克、延胡索15克、乌药15克、青皮15克、制香附15克、白芍15克。每日1剂，水煎服，分2次，饭后半小时服用。清胰疏肝，理气利胆。金涛等将68例慢性胰腺炎患者随机分为治疗组39例与对照组29例。对照组予西药；治疗组予清胰左金汤。结果：治疗组痊愈25例，显效11例，无效3例，治愈率64.1%；对照组痊愈11例，显效11例，无效7例，治愈率37.9%。④

16. *疏肝健脾汤* 柴胡12克、皂角刺12克、茵陈12克、赤芍15克、白芍15克、枳实15克、生麦芽15克、鸡内金15克、蒲公英20克、生黄芪20克、炒白术18克、炮甲片粉(冲服)6克、生大黄6克、炙甘草6克。随症加减：若急性发作期，大便干结，舌苔黄厚燥，以实热为主者，合承气汤，泻下后复用上方；若舌苔厚腻，湿偏重者，合三仁汤加减；若湿热去，以肝郁脾虚为主者，去茵陈、大黄；瘀血较明显者，合桂枝茯苓丸或膈下逐瘀汤。每日1剂，加水500毫升煎至300毫升左右，分早、晚空腹服，10天为1个疗程。程桂真以上方加减治疗56例慢性胰腺炎患者。结果：治愈29例，好转25例，无效2例，总有效率96.43%。⑤

17. *胰康汤* 白术12克、云茯苓15克、柴胡12克、黄连5克、台乌药12克、佛手10克、茵陈18克、香附9克、甲片10克、延胡索12克、没药9克、蒲公英20克。随症加减：有恶心呕吐者，加砂仁、广藿香、竹茹；痰多者，加法半夏、北杏仁；出现黄疸者，加田基黄、龙胆草；湿热郁久化火并且伤阴者，加生地黄、牡丹皮、麦冬；有血瘀表现者，加川芎、三七末(冲服)；有血虚表现如头晕，心悸者，加鸡血藤、枸杞子、紫河车；气虚明显者，加黄芪、

---

① 盛辉.大黄䗪虫丸合鳖甲汤治疗慢性胰腺炎120例[J].光明中医，2010，25(6)：1005－1006.
② 杨强，等.自拟疏肝健脾和胃汤治疗慢性胰腺炎临床观察[J].四川中药，2009，27(2)：85－86.
③ 薛有平，等."胰腺穴"对慢性胰腺炎临床诊断与治疗分析[J].辽宁中医杂志，2009，36(1)：110－112.
④ 金涛，等.清胰左金汤治疗慢性胰腺炎39例[J].中医杂志，2008，49(2)：143.
⑤ 程桂真.疏肝健脾汤治疗慢性胰腺炎56例分析[J].中国误诊学杂志，2007，7(15)：3605.

党参;夜尿频者,加肉桂、杜仲。每日1剂,水煎分2次服,15天为1个疗程。吴正平等以上方加减治疗45例慢性胰腺炎患者。结果:显效23例,占51.1%;好转20例,占44.4%;无效2例,占4.4%;总有效率95.5%。服药最短者2个疗程,最长者5个疗程,大多数3~4个疗程。[①]

18. *散结汤* 蒲公英15克、北柴胡15克、黄芩15克、白芍15克、大黄10克、枳实10克、法半夏10克、生姜10克、甘草5克。随症加减:上腹痛剧者,加延胡索10克、香附10克、三七5克;呕吐频作者,加紫苏梗10克、柿蒂10克、草豆蔻5克;发热者,加金银花15克、鱼腥草15克、青蒿10克;发黄者,去生姜,加绵茵陈15克、栀子10克。每日1剂,水煎服。蔡玉仙以上方加减治疗30例急慢性胰腺炎患者。结果:痊愈25例,有效3例,无效2例,总有效率为93%。[②]

19. *参苓白术散* 人参12克、茯苓12克、白术12克、炙甘草10克、莲子9克、薏苡仁10克、砂仁10克、炒桔梗9克、白扁豆12克、山药12克。随症加减:进食油腻食物病情加重,食后脘闷不舒者,加炒麦芽10克、炒山楂10克、炒陈曲10克、莱菔子10克;黎明前发作较甚,腹部作痛,肠鸣即泻,泻后则安,形寒肢冷,腰膝酸软,舌淡苔白脉沉细者,合四神丸,即加补骨脂10克、吴茱萸10克、肉豆蔻10克、五味子12克;腹泻日久,泻后不尽,感腹部刺痛,痛有定处,舌暗有瘀斑,口干不欲多饮,脉弦涩,加当归12克、川芎9克、赤芍12克。靳华将84例慢性胰腺炎腹泻患者随机分为治疗组52例与对照组32例。对照组予复方苯乙哌啶;治疗组予参苓白术散。结果:治疗组治愈32例,好转18例,无效2例,总有效率96.2%;对照组治愈17例,好转7例,无效8例,总有效率75%。[③]

20. *升阳益胃汤* 党参、生黄芪、炒白术、黄连、法半夏、生甘草、陈皮、云茯苓、泽泻、防风、白芍、柴胡。随症加减:腹痛明显,加川楝子、延胡索、丹参、枳壳;手足抽搐,加僵蚕、生牡蛎;腹泻,加山楂、车前草。每日1剂,水煎服,分2次温服,1个月为1个疗程,3个疗程为限。升清降浊,调畅气机。李厚根将123例慢性胰腺炎患者随机分为治疗组78例与对照组45例。对照组予西药;治疗组予升阳益胃汤。结果:治疗组显效63例,有效11例,无效4例,总有效率93.67%;对照组显效9例,有效25例,无效11例,总有效率76%。[④]

21. *胰胆消炎汤* 柴胡、黄芩、金钱草、栀子、大黄、番泻叶、金银花、胡黄连、延胡索、丹参。杨慧敏等将146例胰腺炎患者随机分为治疗组116例与对照组30例。对照组予西药。治疗组急性胰腺炎予上述中药汤剂(或颗粒剂)口服或鼻饲,急性重症者予中西医结合方法,慢性胰腺炎予上述中药汤剂或颗粒剂。结果:治疗组治愈61例,显效47例,无效8例,总有效率93.10%;对照组治愈12例,显效13例,无效5例,总有效率83.33%。[⑤]

22. *胰胆舒汤* 柴胡15克、枳实15克、白芍15克、槟榔片15克、桃仁10克、竹茹10克、茯苓10克、半夏10克、甘草10克、黄芩20克、板蓝根20克、白花蛇舌草50克、大黄5克。随症加减:腹胀甚者,加陈皮、砂仁;腹泻甚者,加益智仁,去大黄;呕吐甚者,加莱菔子、干姜。水煎服,每日2次,早晚服用,1个月为1个疗程。清热解毒,疏肝理气,健脾活血。张晓军将85例慢性胰腺炎患者随机分为治疗组56例与对照组29例。对照组予西药,治疗组予胰胆舒汤。结果:治疗组治愈39例,显效14例,无效3例,治愈率69.64%;对照组治愈11例,显效11例,无效7例,治愈率37.93%。[⑥]

23. *针刺法* 体针穴位主要选用足三里、内关、下巨虚;中脘、内关、梁门、阳陵泉、地机;脾俞、

---

① 吴正平,敖绍勇.自拟胰康汤治疗慢性胰腺炎45例[J].宜春学院学报,2007,27(6):98-99.
② 蔡玉仙.散结汤治疗急慢性胰腺炎30例[J].湖南中医杂志,2004,20(4):57.
③ 靳华.参苓白术散治疗慢性胰腺炎腹泻52例[J].菏泽医专学报,2003,15(2):68-69.
④ 李厚根.升阳益胃法治疗慢性胰腺炎78例[J].中西医结合消化杂志,2002,10(5):308.
⑤ 杨慧敏,等.胰胆消炎汤治疗胰腺炎116例临床观察[J].中国中医急症,2002,11(3):184-185.
⑥ 张晓军.自拟胰胆舒汤治疗慢性胰腺炎56例疗效观察[J].中医药学报,2002,32(3):43.

胃俞、中脘。随症加减：如为实证，配巨阙、行间、天枢、内庭；虚证，则配关元、中脘、气海、足三里；无论虚实都可配膻中；如呃逆，针刺主穴为天突、膈俞、内关，中强刺激，间隔运针；呕吐、恶心者，可针刺内关、天突、足三里，中强刺激留针 30 分钟。[①]

24. 胰腺炎速愈汤　金银花 35～50 克、大青叶 35～50 克、板蓝根 35～50 克、蒲公英 35～50 克、金钱草 35～50 克、连翘 15～35 克、紫花地丁 15～35 克、海金沙 15～35 克、柴胡 10～15 克、郁金 10～15 克、大腹皮 10～15 克、苍术 10～15 克、清半夏 10～15 克、延胡索 15 克、川楝子 15 克、枳壳 15～25 克、香附 15～25 克、厚朴 15～25 克。每日 1 剂，水煎分 3 次服。清热解毒，化湿行气。赵壮以上方治疗 100 例急性轻型、慢性胰腺炎患者。结果：治愈 95 例，好转 5 例，总有效率 100%。[②]

胰腺假性囊肿

概　述

胰腺假性囊肿，绝大多数继发于慢性胰腺炎或急性出血坏死型胰腺炎，腹部外伤，胰腺及其附近的外科手术损伤胰腺亦可引起本病。一般表现为中上腹或右上腹可查见肿块，伴有腹痛，压痛和低热，大囊肿压迫胃肠道可致呕吐、胀痛、少食、体重减轻，偶可压迫胆总管引起黄疸、胆管炎。胰腺假性囊肿通常发生在胰腺实质或胰管破裂的基础上，由外漏的胰液、血液和坏死组织等刺激周围组织的浆膜形成纤维包膜。囊壁主要有肉芽组织、纤维结缔组织和血管等结构组成。胰管压力的升高、胰管狭窄、结石或蛋白质栓子阻塞胰管以及急性胰腺炎所致的胰腺坏死等均可导致胰管破裂。虽然胰腺假性囊肿没有具体的特征，但最常见的临床表现是腹痛，早饱、恶心、呕吐，体重减轻，阻塞性黄疸，或腹部出现肿块。

本病属中医“胃脘痛”“膈痛”“膈不通”“癥瘕”“积聚”等范畴，其病理以气滞血瘀为主。

经　验　方

1. 自拟方 1　(1) 清肝利胆及化瘀药物：茵陈 15 克、栀子 15 克、沙参 15 克、麦冬 15 克、淡豆豉 10 克、香附 10 克、象贝母 10 克、生地黄 10 克、白及 10 克、石菖蒲 10 克、生大黄 10 克、砂仁 3 克、郁金 12 克。第 1 个月服用，每日 1 剂，水煎服。(2) 活血化瘀药物：生大黄 15 克、桃仁 15 克、牡丹皮 10 克、冬瓜子 20 克、芒硝 10 克、浙贝母 15 克、柴胡 10 克、枳壳 10 克、黄芩 15 克、厚朴 10 克、海藻 30 克、昆布 30 克、夏枯草 15 克、败酱草 30 克、煅牡蛎 30 克。第 1 个月后服用，每日 1 剂，水煎服。(3) 外敷药物：生大黄 30 克、黄芩 30 克、黄连 30 克、黄柏 30 克。上药研末成粉，用温水调和湿敷患处，每日 1 剂。秦阳将 72 例急性胰腺炎后并发的胰腺假性囊肿患者随机分为治疗组与对照组各 36 例。对照组予西医疗法：(1) 急性期常规禁饮禁食，持续胃肠减压，抑制胰腺分泌，抑制胰酶活性，纠正水电解质紊乱及酸碱失衡，静脉营养支持，预防性应用抗生素等。(2) 病情稳定后给予适当营养支持逐渐恢复饮食。(3) 经过保守治疗，囊肿不能消散，给予手术治疗，手术方式为内外引流术。治疗组在对照组基础上加用上方治疗，同时予局部微波照射，早晚 1 次。结果：治疗组痊愈 27 例，好转 6 例，无效 3 例；对照组痊愈 18 例，好转 9 例，无效 9 例。[③]

2. 加味大黄牡丹汤加减　生大黄 10 克、牡丹皮 15 克、桃仁 12 克、瓜蒌仁 15 克、丹参 15 克、陈皮 10 克、制半夏 12 克、葶苈子 10 克、甘草 6 克。随症加减：兼湿热互结(黄疸，腹胀，纳呆，苔白腻)，加茵陈 30 克、枳壳 12 克、砂仁(后下)10 克；兼气滞腑热(低热，腹隐痛)，加赤芍 12 克、红藤 15

---

① 张国林.胰腺炎[M].北京：科学技术文献出版社，2001：285－287.
② 赵壮.胰腺炎速愈汤治疗急性轻型、慢性胰腺炎 100 例[J].中医药信息，2000，17(6)：41.
③ 秦阳.中西医结合治疗胰腺假性囊肿的疗效分析[J].航空航天医学杂志，2016，27(1)：19－20.

克、延胡索12克；兼正虚邪恋（消瘦，乏力，少气），加黄芪15克、当归10克。每日1剂，煎取400毫升，分2次餐后口服。姜明华将42例胰腺假性囊肿患者随机分为治疗组19例与对照组23例。两组均用H2受体拮抗剂或质子泵抑制剂、营养支持等辅助性治疗，均停用生长抑制素类及抗生素类药物。治疗组加用加味大黄牡丹汤加减。结果：治疗组治愈7例，好转12例，未愈4例，总有效率82.6%；对照组治愈2例，好转5例，未愈12例，总有效率36.8%。①

3. *黄冰解毒消肿软膏*　大黄、黄连、薄荷、黄柏、白芷、冰片。外敷腹部相应囊肿部位皮肤，每日1次。章静等选取63例急性胰腺炎后胰腺假性囊肿患者，急性胰腺炎患者给予常规治疗，每周复查B型超声，必要时复查上腹部CT，一旦检查诊断为胰腺假性囊肿形成，即给予TDP(CQ型特定电磁波治疗器)烤腹部相应囊肿部位皮肤，烤后再以适量黄冰解毒消肿软膏外敷腹部相应囊肿部位皮肤，每周复查B超1次，直至囊肿消失。结果：胰腺假性囊肿经保守治疗后完全消失56例，有效率88.89%。平均6～8周时间，最短2周，最长12周。囊肿未消失7例，其中2例囊肿有缩小，5例无效。②

4. *自拟方2*　冬瓜子60克、柴胡15克、生地黄20克、赤芍15克、白芍12克、牡丹皮6克、玄参5克、黄芩5克、连翘10克、金银花30克、蒲公英30克、半夏10克、车前草10克、墨旱莲10克、泽泻10克、大腹皮10克、大黄20克、枳实10克、三棱5克、莪术5克、黄芪15克、白术12克、当归15克、炙甘草6克。每日1剂，水煎服。谭晓风以上方治疗1例巨大胰腺假性囊肿患者，服汤剂3个多月后，改为丸剂，3个月后，患者病情康复。③

5. *中药方1*　(1) 大黄牡丹汤加减：生大黄15克、桃仁15克、牡丹皮10克、冬瓜子20克、芒硝10克、浙贝母15克、柴胡10克、枳壳10克、黄芩15克、厚朴10克、海藻30克、昆布30克、夏枯草15克、败酱草30克、煅牡蛎30克。每日1剂，水煎服。通腑泄热。(2) 外敷方：生大黄250克、黄芩250克、黄连250克、黄柏250克。上药共研末备用，每次取药末约30克，以鸡蛋清调湿外敷患处，每日换药1次。15天为1个疗程，平均约2个疗程。清热解毒，消肿止痛。段正富以上方治疗18例胰腺假性囊肿患者。结果：治愈14例，总有效率94.5%。④

6. *清胰汤1*　柴胡15克、大黄(后下)15克、白芍15克、木香9克、延胡索9克、黄芩9克、胡黄连9克、芒硝(冲)9克。头煎加水400毫升，取200毫升，二煎加水200毫升，取100毫升，两煎混合，每日1剂，早、中、晚分3次服用。行气活血，疏肝解郁，清利湿热，泻火解毒。张继涛以上方治疗5例胰腺假性囊肿患者，并配合西药及引流术。随访5例患者，1～4年全部治愈，未见复发。⑤

7. *清胰汤2*　生大黄(后下)30克、桃仁12克、丹参10克、柴胡15克、白芍15克、黄芩10克、黄连10克、芒硝(冲服)10克、延胡索12克、厚朴10克。每日1剂，15日为1个疗程。活血化瘀，通里攻下。张继峰等75例胰腺假性囊肿患者随机分成治疗组40例与对照组35例。两组均予西医常规治疗，治疗组加用清胰汤。结果：治疗组和对照组患者中非手术治愈率分别是45%、8.5%，两组比较有显著性差异($P<0.05$)；手术率分别为55%、91.5%($P<0.05$)；治疗组死亡率2.5%，而对照组死亡率8.6%，两组比较具有显著性差异($P<0.05$)。⑥

8. *中药方2*　(1) 清胰Ⅱ号方：牡丹皮15克、柴胡15克、枳实15克、黄芩10克、黄连10克、厚朴10克、大黄(后下)20～50克、芒硝10克、赤芍15克、木香10克。每日1剂，水煎服，早晚

---

① 姜明华.中西医结合治疗胰腺假性囊肿临床观察[J].实用中医药杂志，2015，31(3)：207-208.
② 章静，冯琦，等.63例急性胰腺炎后胰腺假性囊肿的内科综合治疗[J].华西医学，2010，25(1)：88-89.
③ 谭晓风.中医药治疗巨大胰腺假性囊肿1例[J].江苏中医药，2008(1)：57.
④ 段正富.中药内服外敷治疗胰腺假性囊肿18例[J].中国中医药信息杂志，2006，13(4)：58-58.
⑤ 张继涛.中药清胰汤结合外、内引流术治疗胰腺假性囊肿[J].现代医药卫生，2006(2)：245-246.
⑥ 张继峰，等.清胰汤辅助治疗胰腺假性囊肿的临床观察[J].河北中医，2005(7)：495-496.

各1次，10天为1个疗程。(2) 中药灌肠液：清胰Ⅱ号方煎剂100毫升加生理盐水100毫升及芒硝20克。每日2次，保留时间2小时以上，10天为1个疗程。(3) 消炎散：虎杖20克、煅石膏10克、冰片3克、白芷15克、大黄20克、黄柏20克、黄连20克、黄芩20克。将上述药研末，用醋、桐油、蜂蜜、开水调成糊状，外敷于囊肿体表投影部位，覆盖面积大于囊肿投影面积，每日1次，10天为1个疗程。因囊肿较大，压迫症状明显且囊壁较厚者，可先行B超定位下囊肿穿刺减压，再予上述方法治疗。余德刚等以上法治疗40例急性胰腺假性囊肿患者，并配合以下方法。(1) 常规治疗：急性期予以禁食及胃肠减压、补液预防感染、纠正水电解质紊乱、抑制胰酶分泌及解痉止痛。经上述治疗7～15天，症状缓解后停止。(2) 手术治疗：在上述治疗期间出现剧烈腹痛、包块迅速增大、寒战高热及全腹腹膜炎体征、治疗无明显效果者中转开腹，行囊肿空肠Roux-en-Y吻合术。全部病例采用中药内服、外辅以囊肿体表部位外敷消炎散，其中5例因呕吐频繁而采用胃管内注药，3例因腹胀严重而采用保留灌肠。结果：治疗后经B超、CT检查证实囊肿完全消失30例，治愈率75%；囊肿缩小至2.5厘米×2.5厘米以下5例，后经随访，3例囊肿消失，2例失访，总有效率87%。住院30～82天，平均48天。5例中转开腹，术中证实为囊内严重感染及囊肿破裂出血。术后恢复良好，痊愈出院。①

9. 中药方3　(1) 大承气汤化裁：大黄(后下)15～50克、柴胡12克、黄芩10克、黄连10克、白芍15克、广木香12克、枳实12克、延胡索10克、厚朴10克、芒硝(冲服)10克。每日1剂，水煎，早晚各服1次，10天为1个疗程。(2) 中药灌肠自拟方：莱菔子15克、栀子10克、桃仁10克、赤芍10克、枳壳10克、厚朴10克、生姜6克、大黄(后下)6克。每日1剂，水煎100毫升冷却后每天1次灌肠，尽量保留2小时以上，7天为1个疗程。(3) 外敷金黄散(以温水加75%酒精少许调成糊状)于胰腺区皮肤上，每日1次，7天为1个疗程。(4) 针刺足三里、三阴交、合谷等穴及双侧足三里注射维生素B_6 100毫克+维生素B_1 50毫克等治疗，隔天1次，7天为1个疗程。对于囊肿较大、囊壁较厚、囊内压大者，可在B超引导下作囊肿穿刺减压。魏化龙等以上法治疗35例胰腺假性囊肿患者，2例患者经4次穿刺减压，每次穿刺间隔时间10～15天。同时35例患者配合一般疗法：(1) 急性期禁食，胃肠减压；(2) 纠正水电解质及酸碱平衡紊乱；(3) 抗感染及抗休克；(4) 应用解痉药物及胰腺分泌抑制剂；(5) 手术治疗：在保守治疗过程中，出现包块迅速增大，伴高热，剧烈腹痛，腹胀，其中1例出现胃肠道压迫症状，2例无明显效果而中转手术。结果显示中西医结合疗法效果明显。②

10. 自拟方3　柴胡12克、白芍20克、枳壳15克、青皮15克、川芎15克、三棱15克、莪术15克、香附15克、焦山楂15克、滑石30克、茵陈30克、桃仁10克、大黄6克。每日1剂，水煎500毫升，分3次服。周映华等以上方治疗1例胰腺多发囊肿患者，服药4月余，痊愈。③

11. 四逆散合膈下逐瘀汤化裁　柴胡9克、红花9克、香附9克、枳实12克、莪术12克、苏木12克、赤芍15克、桃仁15克、五灵脂10克、三棱10克、炮甲片10克、当归10克、川芎10克、延胡索10克、甘草3克。每日1剂，水煎2次分服。李跃进以上方治疗1例多发假性胰腺囊肿患者，服药4剂，疼痛减轻，痞块缩小。但寐少梦多，上方加酸枣仁10克、远志6克，服药4剂，诸症若失。予舒肝丸调理告愈，随访4年体健。④

12. 自拟方4　生大黄(后下)9克、厚朴8克、枳实10克、青皮10克、陈皮10克、莪术10克、泽兰10克、炒白芍10克、半枝莲10克、失笑散(包)10克、泽泻12克、金钱草12克、白花蛇舌草15

① 余德刚，等.中西医结合治疗急性胰腺假性囊肿40例[J].现代中西医结合杂志，2005(24)：3260-3261.
② 魏化龙，等.中西医结合治疗胰腺假性囊肿35例[J].中国中西医结合杂志，1996(11)：694-695.
③ 周映华，等.中药治愈胰腺囊肿一例报告[J].云南中医杂志，1991，12(5)：33.
④ 李跃进，等.胰腺假性囊肿治验[J].河北中医，1991，13(2)：50.

克。每日 1 剂，水煎服。通腑导滞，活血利水。翁松梅以上方治疗 1 例胰腺假性囊肿患者，7 剂后，食欲增，大便转软，改生大黄为制大黄，连服 45 剂，大便溏软，舌转嫩红，苔薄白。改服厚朴 10 克、枳实 10 克、青皮 10 克、陈皮 10 克、泽兰 10 克、泽泻 10 克、炙鸡内金 10 克、焦山楂 10 克、神曲 10 克、半枝莲 10 克、白花蛇舌草 15 克，7 天服 5 剂，15 剂后，停药 1 个月症情无反复，检查无异常。①

13. 中药方 4　(1) 甲方：金银花 30 克、蒲公英 30 克、白芍 30 克、鳖甲 30 克、厚朴 10 克、枳壳 10 克、郁金 10 克、红花 10 克、三棱 10 克、莪术 10 克、生大黄（后下）10 克。每日 1 剂，水煎服。(2) 乙方：制乳香 30 克、制没药 30 克、牛黄 1 克、麝香 3 克。小米粥捣泥为丸，每次服 3 克，开水送下。甲方多用于囊肿和起症见胁痛，脘腹胀满，作呕欲吐，胃纳差，便干尿黄，脉弦数，舌质红，苔薄黄。病情减轻，但仍有胁痛，B 型超声波检查，囊肿缩小不明显时，可加用乙方。若病日久不愈，反复发作，囊肿长期不消退，可守乙方，以甲方加减服至囊肿消失。②

14. 小陷胸汤加味　瓜蒌 25 克、黄连 15 克、半夏 15 克、厚朴 15 克、黄芩 15 克、人参 10 克、甘草 10 克。每日 1 剂，水煎 2 次，早晚分服。张德文等以上方治疗 1 例急性胰腺炎形成囊肿患者，服药 6 剂，诸症皆除，继服 1 周，痊愈。③

15. 自拟方 5　(1) 清胰Ⅱ号：栀子 25 克、牡丹皮 25 克、木香 25 克、厚朴 25 克、延胡索 25 克、赤芍 40 克、大黄（后下）40 克、芒硝（冲）15 克。随症加减：实热重者，加金银花、连翘（或生石膏）；湿热重者，加茵陈、栀子、龙胆草；呕吐重者，加半夏、竹茹、代赭石；蛔虫妄动者，加槟榔、苦楝子、使君子。部分患者同时加用抗生素。(2) 重用峻下逐水：甘遂（冲）1.5 克、大黄（后下）50 克、芒硝（冲）15 克、巴豆散（温水服下）80 毫克。服后出现剧烈腹泻，若有脱水征象者，应补液或饮水加以纠正。通里攻下，促使囊肿消散。(3) 外敷中药：中药消炎散敷于左上腹包块及炎症区域，促使炎症消退。李淑叶以上法治疗 20 例胰腺囊肿患者，同时予超短波治疗、电针及其他疏肝利胆、理气开郁中药，如金钱草、厚朴、川楝子等。超声波定位明确后，行胰腺囊肿穿刺置管引流术，并内注抗生素。少数病例经过急性期治疗后，形成无痛性肿块，则应用破血消坚及疏肝利胆中药治疗。其中 15 例采用中西医结合非手术疗法，12 例治愈，无 1 例死亡，5 例行内引流术，3 例治愈，2 例死亡（1 例因脓肿自行破裂死亡，1 例为术后 40 天衰竭死亡）。④

单　方

红藤　组成：红藤 100 克。功效：解毒，消肿排脓，抗菌消炎。用法用量：煎汁 400 毫升，每次 100 毫升，分 4 次服。临床应用：吴忠和等以上方治疗 1 例胰腺假性囊肿患者，连服 7 日后腹痛腹胀症状缓解，复查 CT 示胰头水肿较前减轻，胰腺假性囊肿明显缩小。继投红藤 50 克、莪术 15 克、三棱 15 克、海藻 15 克、昆布 15 克，每日 1 剂，水煎服，半个月后临床诸症基本消失，CT 报告示胰头水肿消失，未见胰腺假性囊肿。病愈出院。⑤

---

① 翁松梅.胰腺囊肿治验案[J].江苏中医，1991(7)：21.
② 杨善生.吕承全治疗胰腺假性囊肿的经验[J].河南中医，1986(4)：27.
③ 张德文，等.小陷胸汤加味治疗急性出血性胰腺炎一例治验[J].辽宁中医杂志，1985(4)：33.
④ 李淑叶.中西医结合治疗胰腺囊肿的体会(附 20 例病例分析)[J].贵州医药，1984,8(1)：16.
⑤ 吴忠和，等.重用红藤治疗胰腺假性囊肿[J].中医杂志，2007(9)：826.

内分泌系统疾病

内分泌系统是人体内分泌腺及某些脏器中内分泌组织所形成的一个重要调节系统，其主要功能系在神经支配和物质代谢反馈调节基础上释放激素，从而调节体内代谢过程、各脏器功能、生长发育、生殖与衰老等许多生理活动，维持着人体内环境的相对稳定，以适应复杂多变的体内外的变化。如该系统发生紊乱和失调，则出现病理状态而发病，临床主要不外乎功能减退和亢进两大病变，常见的病有下丘脑-垂体病、肾上腺病、甲状腺病、多发性内分泌腺病等。

在中医书籍中，虽没有“内分泌系统疾病”名称的记载，但有类似论述，如脑垂体功能减退病，类似中医“虚劳”“经闭”；肾上腺皮质机能减退症相当于“干血痨”“女劳疸”；甲状腺肿块，属于中医“瘿瘤”范畴；甲状腺机能亢进，属于中医“虚劳”范畴；尿崩症与中医的“三消”相似；单纯性肥胖症，中医认为“多因多痰、多湿、多气虚”引起。在治疗方面，或消，或攻，或补，或攻补兼施，可根据不同病证的病机和证型论治。

腺脑垂体功能减退症——席汉氏综合征

概　述

腺脑垂体功能减退症又称席汉氏综合征，是由于产妇分娩时(或后)大出血、休克引起脑垂体缺血损伤致功能低下，致使甲状腺、肾上腺、性腺机能低下的一系列综合症状。临床表现为产后无乳，闭经，毛发脱落，乳房、子宫萎缩，性欲减退，疲乏无力，头晕，畏寒，浮肿，体重减轻，贫血面容等。

本病属中医"产后虚劳""产后血晕""虚劳""闭经""虚损"等范畴。其病理特点为产后失血、血脱气耗、肾失封藏、精血虚损而致脾肾阳虚。辨证分为七型。(1) 气血亏损型：形瘦，精神萎靡，面色黄白，头发斑脱，发落处皮肤苍白发亮，嗜睡，形寒肢冷，皮肤干燥、甚痒，眉毛、阴毛、腋毛脱落，乳房萎缩，伴腰膝酸软，乏力，性欲淡漠，夜间不寐，饮食不振，大便干燥，数日 1 次，舌质淡，舌体小，苔少，脉沉弱。治宜温润填精、补气养血。(2) 肾阳虚衰型：面目虚浮㿠白，表情淡漠，气短懒言，头晕心悸，畏寒，嗜睡，语言低微，纳呆食少，耳鸣耳聋，头发稀疏枯萎，眉毛、阴毛、腋毛脱落，乳房萎缩，皮肤苍白粗糙，手足有脱屑，指甲苍白枯槁，舌淡白少苔，脉沉细无力。治宜温补肾阳。(3) 脾肾阳虚型：面色萎黄，头晕眼花，神疲乏力，心慌，失眠，汗出，腰酸腿软，畏寒肢冷，性欲减退，纳差便溏，小便清长，毛发脱落，乳房萎缩，舌淡苔白，脉沉细涩。治宜温肾健脾。(4) 肝肾阴虚型：形体不丰，神疲肢倦，头晕耳鸣，失眠多梦，腰膝无力，手足心热，口干咽燥，毛发易脱，纳呆食少，性欲淡漠，闭经，舌质红，无苔，脉沉细数。治宜滋补肝肾、养血生津。(5) 肾阳不足，命门火衰型：面色苍白，唇淡无华，消瘦淡漠，气怯神疲，头发稀疏，畏寒肢冷，食欲欠佳，溲清便溏，口渴喜热饮，舌质淡，苔薄白，脉象沉弱。治宜温肾壮阳、填精补血。(6) 肾阴阳两虚型：形体消瘦，面色苍白，呈慢性重病容，心慌胸闷，畏冷神疲，腰胀痛，汗出，口渴引饮，无食欲，尿中沉淀物多，白天无尿，经闭。头发腋毛脱落，颜面下肢轻度浮肿，持续低热。脉细数，重按无力，舌淡苔薄白。治宜温补肾阳，兼养肾阴、健运脾胃、补益气血。(7) 气阴两虚，热邪郁滞型：症见气短，疲乏无力，口渴，口干、口苦，恶心呕吐，尿黄少，便秘，脉虚，舌质淡胖苔黄。治宜养阴益气、清热祛邪。

辨 证 施 治

1. 肝肾不足型　症见头晕眼花、精神恍惚、畏寒肢冷、心悸怔忡、多梦少寐、饮食无味、疲乏无力、全身毛发脱落，月经一年 2～3 次，量少色暗。舌质淡少苔，脉细无力。治宜滋补肝肾、调理阴阳。方用归肾汤(丸)加减：熟地黄 12 克、菟丝子 10 克、枸杞子 10 克、当归 20 克、山茱萸 9 克、山药 10 克、茯苓 10 克、葛根 10 克、牡丹皮 9 克、龟甲 20 克、阿胶 20 克、桂枝 6 克、附子 4 克、陈皮 9 克。每日 1 剂，水煎服，分头二煎，2 次服。临床观察：李春富用上方治疗 9 例席汉氏综合征患者，经治疗后 5 例月经按期来潮，能正常工作，占 56%；3 例临床症状减轻，生活基本自理，占 33%；1 例无效，占 11%。①

① 李春富.9 例席汉氏综合征中医临床治疗经验[J].青海医药杂志，2006(10)：409.

2. 肾阳虚,精气血亏损型　症见面色萎黄,形体憔悴,体瘦语音低怯,精神懈怠,痛苦病容;头发、眉毛稀疏,双乳松瘪下垂,双手凉,舌淡,体小,苔薄白,边尖齿痕,脉沉细无力。治宜温肾填精、益气补血、协调冲任。方用自拟方:熟地黄20克、山茱萸9克、菟丝子9克、红参9克、炒白术9克、当归9克、淮山药15克、枸杞子12克、炒杜仲12克、补骨脂12克、茯苓12克、何首乌12克、鹿角胶(烊化)6克。每日1剂,水煎2次,分2次温服。临床观察:蒲世文用上方治疗1例席汉氏综合征患者,疗效满意。①

3. 肾阳不足型　症见面色苍白,唇淡无华,消瘦淡漠,气怯神疲,畏寒肢冷,腰膝酸软,食欲欠佳,溲清便溏,舌质淡,苔薄白,脉象沉弱。治宜温肾壮阳、填精补血。

(1) 右归丸加减　制附子10克、熟地黄15克、山茱萸15克、枸杞子15克、何首乌15克、仙茅15克、巴戟天15克、黄芪15克、阿胶15克、白芍15克、当归15克、山药15克、肉桂5克。每日1剂,水煎服。临床观察:张耀宗用上方治疗1例肾阳不足型席汉氏综合征患者,服药6剂,病情好转,继服36剂,月经来潮,唯量少色淡,生活已能自理。继以右归饮加益母草30克、女贞子15克、白术10克、焦三仙各10克。服30剂后,病情稳定,月经按期来潮。②

(2) 自拟方1　菟丝子10克、巴戟天10克、仙茅10克、淫羊藿10克、白术10克、茯苓10克、远志10克、党参15克、水蛭6克、肉桂6克。每日1剂,水煎2次,分服。临床观察:张振东用上方治愈1例肾阳虚型垂体前叶功能减退症患者。③

(3) 金匮肾气丸合当归补血汤加减　肉桂3克、附子12克、鹿角胶12克、熟地黄10克、山药10克、茯苓10克、泽泻10克、枸杞子10克、菟丝子10克、当归10克、黄芪30克、党参20克。每日1剂,水煎温服。临床观察:周迎春用上方治愈1例肾阳虚型席汉氏综合征患者。④

(4) 自拟方2　熟附子30克、鹿角片30克、黄芪30克、党参30克、制首乌30克、菟丝子30克、巴戟天15克、当归身10克、枸杞子20克、炙甘草6克。每日1剂,水煎2次,分服。临床观察:韩如章用上方治疗2例肾阳不足型席汉氏综合征患者,分别服药6个月、8个月,患者毛发生长,诸症悉除。⑤

4. 肾阳虚衰型　症见发落处皮肤苍白发亮。嗜睡,形寒肢冷,皮肤干涩如鳞状,甚痒,眉毛、阴毛、腋毛脱落,乳房扁平,伴腰膝酸痛,乏力,性欲淡漠,夜间不寐,食欲不振,大便干燥如羊粪,每日一次。舌体瘦小,舌质淡红,少苔,脉沉细。治宜气血双补、温润填精、温肾补脾、调摄冲任。

(1) 十全大补汤合右归饮加减　当归10克、淫羊藿10克、炙甘草10克、熟地黄20克、白芍20克、红参(另煎)6克、白术15克、鹿角胶(烊化)15克、枸杞子15克、紫河车15克、茯苓12克、远志肉12克,炙黄芪30克、附子6克。每日1剂,水煎2次,分服。临床观察:曾庆平用上方加减治疗1例气血亏损型席汉氏综合征患者,共服药29剂,症状、体征基本消失。嘱其坚持服中药2个月。月经来潮,精神振作,能参加轻微体力劳动。⑥

(2) 阳和汤　熟地黄30克,鹿角胶12克、阿胶12克、炙甘草5克、炮姜5克、肉桂5克、麻黄10克、白芥子10克、巴戟天10克、当归10克、淫羊藿10克、仙茅10克。每日1剂,水煎2次,分服。临床观察:沈万生用上方治疗1例肾阳虚衰型席汉氏综合征患者,7剂后症状好转。去仙茅,加枸杞子12克、紫河车(吞)6克。10剂后月经来潮,自觉症状明显减轻。继守原方,并间服河车大造丸,前后服药3月余,月经正常,临床症状消失。⑦

---

① 蒲世文,等.辨证治疗虚劳经闭(席汉氏综合征)1例报道[J].新疆中医药,2006,24(6):19.
② 张耀宗.从肾论治席汉氏综合征15例[J].河北中医,1990,12(1):693-694.
③ 张振东.产后垂体前叶功能减退治验一则[J].山西中医,1989,8(5):43.
④ 周迎春.脑垂体功能低下[J].广西中医药杂志,1985,8(4):27-28.
⑤ 胡九东,等.席汉氏病治验四则[J].湖北中医杂志,1982(5):35.
⑥ 曾庆平.席汉氏综合征治验举隅[J].陕西中医,1990(2):31.
⑦ 沈万生.阳和汤治愈席汉氏综合征[J].浙江中医杂志,1986(8):373.

(3) 右归丸加减　熟附子、肉桂、熟地黄、山药、菟丝子、枸杞子、当归、白术、茯苓、陈皮、党参、黄芪。每日1剂，水煎2次，分服。临床观察：范万嘉用上方治疗1例以阳虚为主的席汉氏综合征患者，连服12剂，症状明显好转，服药87剂，病情基本缓解。①

(4) 右归丸合当归补血汤化裁　熟地黄15克、山药15克、山茱萸15克、菟丝子15克、枸杞子15克、杜仲10克、当归10克、川续断10克、黄芪60克、附子(先煎)6克、肉桂(后下)6克、甘草6克。水煎200毫升，每次服100毫升，每日2次。临床观察：陈城等用上方治疗3例肾阳虚衰型产后脑垂体前叶机能减退症患者，病势显有起色加鹿角胶(烊冲)10克。并配制丸剂：炙黄芪45克、党参20克、菟丝子20克、巴戟天20克、何首乌20克、熟枣仁20克、炙甘草20克、生白术18克、当归15克、白芍15克、杜仲15克、肉苁蓉15克、锁阳15克、大麦冬15克、枸杞子25克、山药25克、阿胶25克、鹿角胶30克、熟地黄30克、淫羊藿30克、龟甲30克、核桃肉30克，肉桂(后下)12克、紫河车1具、大枣40克。上药研末炼蜜制丸，每丸重6克。每日服3次，每次1丸，隔日服。汤、丸并进。服药1个月，患者基本恢复正常，守原方续服3个月，痊愈。②

5. 气血亏损型　症见形瘦，精神萎靡，面色萎黄。头发呈斑秃状，发落处皮肤苍白发亮。嗜睡，怕冷，肢凉，皮肤干燥，甚痒，阴毛、腋毛脱落，乳房扁平，闭经两年半，伴腰膝酸软，性欲缺乏，夜间不寐，饮食乏味，大便干燥，数日一次，舌质淡，舌体小，舌苔少，脉沉弱。治宜气血双补，佐以祛风。方用养血祛风汤加味：熟地黄20克、白芍20克、当归20克、川芎5克、羌活5克，木瓜15克、菟丝子15克、丹参15克、夜交藤15克。每日1剂，水煎2次，分服。另加白豆蔻鲫鱼汤内服，隔日1次。临床观察：邓荣富用上方治疗1例气血亏损型席汉氏综合征患者，服药80剂后，诸症基本消失，但月经未行，原方加枸杞子20克、鹿胶(烊化)20克，服药30剂，月经已行，病告痊愈。③

6. 脾肾阳虚型　症见语言清楚，声音低弱，纳差便溏，精神不振，面色萎黄，头发、眉毛、腋毛和阴毛全部脱落，乳房萎缩，舌淡苔白，脉沉细涩。治宜补气养血、温肾健脾。

(1) 四右当归合剂加减　党参15克、白术10克、当归10克、熟地黄10克、茯苓12克、枸杞子12克、炙甘草4克、黄芪20克、山茱萸9克、肉桂(后下)3克、附子6克、何首乌30克。每日1剂，水煎2次，分服。临床观察：梁家禧用上方治疗脾肾阳虚型席汉氏综合征患者1例，服药15剂后，自觉症状减轻，原方去肉桂、附子，加菟丝子10克。共服药125天痊愈。为巩固疗效，嘱患者继续服药调治。④

(2) 补肾填精汤加减　紫河车20克、当归15克、鹿角霜15克、菟丝子12克、熟地黄12克、枸杞子12克、仙茅10克、淫羊藿10克、山药10克、月季花10克、陈皮10克、甘草6克。每日1剂，水煎2次，分服。临床观察：胡传宝用上方治疗1例肾气亏损型席汉氏综合征患者，服药14剂后自觉症状减轻，于原方中暂去仙茅、淫羊藿、鹿角霜，加白芍12克、麦冬12克、人参10克、益母草10克。服15剂后，基本恢复正常。⑤

(3) 自拟方1　仙茅10克、淫羊藿15克、黄精15克、甘草15克、锁阳15克、枸杞子15克、巴戟天12克、补骨脂12克、金毛狗脊12克、附子10克、熟地黄20克、山药30克。临床观察：莫海萍用上方治疗1例脑垂体前叶功能低下症并垂体危象及昏迷患者，2剂，分2次服，并嘱酒煮鸡睾丸8～10只(约30克)与药同服。服药后精神明显好转，再进7剂，症状减轻，能下床活动，继服上药并间断食酒煮鸡睾丸，调治2月余，情况良好，但仍

① 范万嘉.中医治疗席汉氏综合征1例报告[J].辽宁中医杂志，1985(5)：25.
② 陈城，等.中医治疗“产后脑垂体前叶机能减退症”3例报告[J].上海中医药杂志，1981(3)：10.
③ 邓荣富.席汉氏综合征治验[J].四川中医，1989(9)：36.
④ 梁家禧.席汉氏病治验二则[J].广西中医药，1989，9(6)：21－22.
⑤ 胡传宝.中医药治疗席汉氏综合征一得[J].湖北中医杂志，1986(6)：32.

无第二性征出现。[①]

（4）自拟方2　党参30克、黄芪30克、当归9克、附子9克、白术9克、杭白芍9克、生地黄24克、干姜6克、丹参18克、补骨脂18克。每日1剂，水煎2次，分服。临床观察：周约伯用上方治疗1例脾肾阳虚型席汉氏综合征患者，服药27剂，基本恢复正常。[②]

（5）自拟方3　党参12克、熟地黄12克、茯苓9克、白术9克、白芍9克、牛膝9克、鹿角霜9克、紫河车9克、菟丝子9克、紫石英9克、当归6克、香附6克、川芎5克、川椒1.8克。每日1剂，水煎2次，分服。临床观察：池绳业用上方治疗1例脾肾阳虚型产后虚劳经闭（席汉氏综合征）患者，服药6剂，诸症改善，后随症加减，选用淫羊藿、肉苁蓉、山茱萸、狗脊、丹参等。共服药19剂，症状基本消失，服药近1个月，月经来潮，为巩固疗效，继予八珍汤调理，月经按期来潮。[③]

7. 肝肾阴虚型　症见形体瘦弱，毛发稀疏，面色苍白，倦怠无力，乳房不丰，腰脊酸软，四肢不温，性欲淡漠，白带清稀如蛋清，月经闭止不行。舌质淡，苔薄白，脉沉细无力。治宜滋补肝肾、养血生津。

（1）自拟方1　生地黄25克、女贞子25克、墨旱莲25克、玄参20克、山茱萸20克、石斛20克、麦冬15克、黄精15克、白芍15克、五味子10克。每日1剂，水煎2次，分服。临床观察：李志文用上方治疗1例肝肾阴虚型席汉氏综合征患者，服药12剂后，月经来潮，再服7剂，诸症悉解。嘱每日服六味地黄丸以善其后。[④]

（2）八珍益母汤加减　红人参10克、当归15克、川芎15克、白芍15克、茯苓15克、熟地黄15克、白术10克、益母草10克、肉桂10克、淫羊藿10克、甘草10克。每日1剂，水煎2次，分服。另服胎盘丸。临床观察：王春林等用上方治疗1例肝肾阴虚型席汉氏综合征患者，服药16剂后症状减轻，连服2个月，症状缓解，月经复潮，继续服药半年，已能下地参加生产劳动。[⑤]

（3）集灵膏（五子衍宗丸合乌贼骨丸加减）　枸杞子10克、淫羊藿10克、天冬10克、麦冬10克、熟地黄10克、覆盆子10克、五味子10克、茜草10克、牛膝15克、党参15克、菟丝子15克、海螵蛸15克、鹿角霜15克。每日1剂，水煎2次，分服。临床观察：彭景星用上方治疗1例肝肾不足型席汉氏综合征患者，服药15剂后，症状好转，但大便溏薄，每日2次，去天冬、麦冬，加白术10克，改为2天服药1次，服药4个月，月经正常，诸症消失后改为每次月经后服药5剂，以巩固疗效。[⑥]

（4）自拟方2　高丽参（包）9克、粉牡丹皮9克、胡桃仁9克、当归身12克、肉苁蓉12克、枸杞子12克、生黄芪12克、炒白术12克、鹿茸片（另煎）6克、红花6克、茯苓15克、桑椹子15克、山药15克、丹参15克、黑芝麻15克、何首乌15克、甘草3克。每日1剂，水煎2次，分服。临床观察：李绍发等用上方治疗1例肝肾亏损型席汉氏综合征患者，服药26剂，略有好转。上方加莲子9克、淫羊藿9克，6剂。每日1剂，水煎2次，分服。并取上药6剂共为细粉，炼蜜为丸，每丸重9克。每日服3次，每次服1丸，连服24剂，症状明显减轻，毛发渐生。续服12剂，精神体力渐趋恢复，月经已潮。原方加肉桂3克、熟附子6克。连服10余剂，诸症悉除。再原方配丸剂每日3次，每次1丸，以资巩固。[⑦]

（5）八珍汤加减　红人参10克、甘草10克、当归15克、川芎15克、赤芍15克、茯苓15克、熟地黄20克、丹参20克、黄芪25克。每日1剂，水

① 莫海萍.脑垂体前叶功能减退症[J].广西中医药，1985，8(6)：25.
② 周约伯.中医治疗席汉氏综合征（附2例报告）[J].辽宁中医杂志，1983(7)：20.
③ 池绳业.产后虚劳经闭[J].新中医，1981(11)：17.
④ 李志文.从肾辨治席汉氏综合征一得[J].河北中医杂志，1989(5)：34.
⑤ 王春林，等.运用八珍益母汤治疗席汉氏综合症[J].辽宁中医杂志，1987(1)：22.
⑥ 彭景星.席汉氏综合征治验一则[J].新中医，1986(12)：29.
⑦ 李绍发，等.席汉氏综合征[J].山东中医杂志，1985(6)：40.

煎，早晚服。五子衍宗丸合二仙汤加减：淫羊藿、仙茅、巴戟天、益母草、石楠叶、覆盆子、菟丝子、枸杞子、五味子、紫河车各等份。上药研为细末，炼蜜制成10克重丸剂。每日早晚各服1丸。临床观察：万树春用上方治疗3例肝肾阴亏型脑垂体前叶机能减退症患者，先服八珍汤，连服10天后再加服丸剂1个月，病情明显好转，守前法再服1个月，基本痊愈。但月经未来潮，再单服丸剂2周之后，月经来潮，随访2年未复发。①

经验方

1. *秦慧清经验方*　(1) 茯苓饮合小柴胡汤加减：柴胡15克、黄芩9克、黄连2克、炙甘草6克、党参15克、茯苓10克、半夏15克、陈皮30克、苍术10克、生姜15克、大枣4枚。2剂。(2) 茯苓饮加减：炙甘草6克、党参15克、茯苓10克、半夏15克、陈皮30克、苍术10克、生姜15克。(3) 附子粳米汤加减：附子(先煎)6克、炙甘草10克、姜半夏15克、陈皮30克、白术30克、厚朴6克、生姜15克、大枣4枚。取粳米汤煎药。②

2. *人参养荣汤*　人参10克、熟地黄15克、紫河车(研末冲服)3克、黄芪18克、茯苓15克、白术12克、鹿茸(研末冲服)2克、仙茅12克、肉桂(后下)6克、当归12克、白芍12克、川芎10克、陈皮10克、砂仁(后下)10克、炙甘草10克。每日1剂，水煎2次，混合得药汁约400毫升，早、晚分服。3个月为1个疗程，治疗2个疗程观察疗效。时长忠等用上方治疗30例席汉氏综合征患者，显效20例(66.7%)，有效8例(26.6%)，无效2例(6.7%)，总有效率93.3%。③

3. *阳和汤*　熟地黄30克、白芥子6克、鹿角胶(烊化)15克、炮姜炭6克、麻黄5克、肉桂6克、生甘草6克。随症加减：兼肝肾不足者，加鸡血藤30克、何首乌12克；阴道干涩、阴毛及腋毛脱落、性欲减退、生殖器官萎缩者，加鹿茸(冲服)2克、紫河车(冲服)30克。每日1剂，水煎早晚分服。焦黎明将60例席汉氏综合征患者随机分成治疗组30例与对照组30例。对照组采用靶腺激素替代疗法，补充肾上腺皮质激素、甲状腺激素、性腺激素等的不足，根据症状的严重程度及涉及范围采用激素联合治疗，分别应用可的松每天12.5毫克、甲状腺片每天15毫克、甲基睾丸素每天10毫克、己烯雌酚每天0.25毫克。治疗组在对照组的基础上采用阳和汤加减治疗。结果：治疗组总有效率高于对照组，治疗组激素、甲状腺素用量减半情况优于对照组，且差异有统计学意义。④

4. *三四五合剂*　仙鹤草30～50克、淫羊藿15克、仙茅15克、人参(另炖)10克、炮附子(先煎)15～30克、炮姜10克、炙甘草6克、五味子10克、菟丝子12克、枸杞子10克、覆盆子10克、车前子10克。随症加减：气血虚弱者，加黄芪30克、当归12克；血枯经闭，加生山楂30克、怀牛膝30克、生鸡内金6克。每日1剂，水煎服，早晚各服1次，1个月为1个疗程，一般可连续服用2～3个疗程。杨灵生用上方加减治疗12例席汉氏综合征患者。结果：痊愈(症状全部消失，月经来潮，毛发再生)10例，显效(症状消失，性欲恢复，唯月经时来时止)2例。⑤

5. *温肾通经方*　肉苁蓉10克、巴戟天10克、川芎10克、白芍10克、阿胶(烊冲)10克、鹿角片(先下)10克、黄芪20克、鸡血藤20克、熟地黄15克、当归12克、泽兰叶12克、磁石(先下)30克、紫河车粉(分吞)6克。随症加减：下腹胀痛，有行经之感，可改服桃红四物汤加淫羊藿、巴戟天、益母草、香附、王不留行。如果服桃红四物汤后腹胀甚而经血不下，可再服温肾通经方。每日1剂，水煎服，分3次服。戴德英等用上方加减治疗35例席汉氏综合征闭经患者。结果：痊愈19例，好转与

① 万树春.中医治愈垂体前叶机能减退症三例[J].辽宁中医杂志，1984(6)：18.
② 秦慧清.从六经认识并治疗1例席汉氏综合征及其分析[J].中西医结合心血管病电子杂志，2020，8(17)：143-144.
③ 时长忠，等.人参养荣汤加减治疗席汉氏综合征30例[J].实用中医药杂志，2013，29(8)：642.
④ 焦黎明.中西医结合治疗席汉氏综合征30例疗效观察[J].国医论坛，2012，17(2)：34.
⑤ 杨灵生.三四五合剂治疗席汉氏综合征[J].陕西中医学院学报，2000，23(4)：16.

无效各8例。[①]

6. 自拟方1　制附子10克、党参12克、黄芪12克、当归12克、熟地黄12克、丹参12克、白芍12克、白术12克、甘草5克。随症加减：脉微欲绝及测不到者，加用红参(1例用野山参)；夹有湿热者，加板蓝根、黄芩、黄柏等；脱发多，加何首乌；年轻闭经者，加茺蔚子。每日1剂，水煎2次，分服。待病情基本稳定后，以参芪六味丸方加减调治。西药：入院后即予保暖、供氧、补充热量及多种维生素。强的松每天10～30毫克，2例昏迷者予氢化可的松每天0.2克静脉滴注，甲状腺素每天20～60毫克，3例年轻者曾予短期人工月经周期治疗。徐永正用上方治疗6例席汉氏综合征患者，均明显好转。随访2～5年，6例均能参加正常工作及劳动。[②]

7. 自拟方2　炙黄芪30克、当归15克、熟地黄15克、制附子15克、丹参15克、白芍20克、龙眼肉20克、鸡血藤20克、川芎10克、干姜10克、炙甘草10克、肉桂5克。每日1剂，水煎2次，分服。郑玉清等用上方治疗1例席汉氏综合征患者，服药90余剂，基本治愈。后以补中益气汤加减善后。[③]

8. 自拟方3　砂仁5克、熟地黄15克、菟丝子15克、紫河车15克、山茱萸12克、龟板胶12克、鹿角胶12克、枸杞子12克、淫羊藿12克、肉苁蓉12克、巴戟天12克、制首乌30克、黄芪30克、淮山药30克、当归身10克、白术10克、甘草3克、大枣7枚。20剂，另加蜂蜜制成膏液。范万嘉等用上方治疗1例席汉氏综合征患者，嘱其从数九寒冬开始服用，服至尽九，症状明显好转，乃换方调理善后。[④]

9. 补益脾肾方　熟地黄15克、淮山药15克、党参15克、牡丹皮10克、泽泻10克、白术10克、当归10克、炙甘草10克、山茱萸12克、何首乌12克、肉桂5克。随症加减：肾阴虚明显者，加女贞子15克、墨旱莲12克；浮肿明显者，加猪苓10克、益母草15克；昏迷肢厥(即所谓垂体危象)者，配合参附汤益气以扶正回阳。每日1剂，水煎2次，分服。陈荣华将11例席汉氏综合征患者分为单纯中药组5例与中西医结合治疗组6例。单纯中药组采用补益脾肾方治疗，中西医结合治疗组在补益脾肾方的基础上结合西药激素(甲状腺片、强的松、乙底酚等)替代疗法。结果：单纯中药组与中西医结合治疗组均获明显效果。[⑤]

10. 血府逐瘀汤加减　当归12克、川芎12克、赤芍12克、五灵脂10克、水蛭10克、泽兰10克、桃仁15克、红花15克、大黄6克、血竭(冲)3克。每日1剂，水煎2次，分服。杨文礼用上方治疗1例虚中夹瘀席汉氏综合征患者，20剂后，并加服大黄䗪虫丸(或药)配上方继服20余剂。又予抵当汤化裁：广水蛭3个捣、红娘子(去头足)10个、群桃仁30个、大黄末30克、黄酒1小碗，置药于酒内，蒸30分钟，弃其渣，清晨空腹顿服。服后静卧，每日1剂，连服3剂。患者痊愈。[⑥]

单　方

1. 仙草二位饮　组成：仙茅60克、甘草45克、熟地黄30克。用法用量：每日1剂，水煎2次服用，连服10～20剂不等，随后加红参20克、黄芪30克、当归10克、连服10剂。病程长者服本方15～20剂，病程短者服10～15剂。根据久病虚弱的临床表现对症予以西药治疗。临床应用：杨福全用上方治疗席汉氏综合征患者6例，临床疗效满意。[⑦]

2. 参草茶　组成：红参5克、党参10克、甘

① 戴德英，等.温肾填精通络法治疗席汉氏综合征闭经[J].上海中医药杂志，1991(10)：16.
② 徐永正.中西医结合治疗席汉氏综合征6例[J].中西医结合杂志，1991(9)：568－569.
③ 郑玉清，等.席汉氏综合证治验[J].黑龙江中医药，1985(6)：38.
④ 范万嘉，等.中医治疗席汉氏病一例报告[J].辽宁中医杂志，1985,27(5)：11.
⑤ 陈荣华."补益脾肾方"治疗席汉氏综合征小结[J].江西中医药，1985(5)：19.
⑥ 杨文礼.通经化瘀法治疗席汉氏综合征临床体会[J].陕西中医，1982,2(3)：17－18.
⑦ 杨福全.中西医结合治疗"席汉氏综合征"的体会[J].中外医疗，2009(28)：187.

草5克。用法用量：每日1剂，以沸水500毫升浸泡约15分钟后饮服，饮完后加水再服，如此反复多次，最后将红参、党参嚼碎后吞服。3个月为1个疗程，2个疗程后观察疗效。临床应用：徐志安用上方治疗10例席汉氏综合征患者。结果：基本痊愈3例，显效4例，好转3例，总有效率100%。①

① 徐志安，等．"参草茶"治疗席汉氏综合征10例[J]．江苏中医药，2008，40(2)：36．

中枢性尿崩症

概　　述

中枢性尿崩症主要是由下丘脑及下丘脑-垂体束、垂体后叶受损害而引起抗利尿激素（ADH）分泌减少所致。临床主要表现有烦渴、多饮、多尿和尿比重降低。

本病属中医“消渴”范畴。其病理特点是五脏不和，肾阴肾阳俱亏。临床分为三型。（1）脾肾两亏，肾阴肾阳俱虚型：烦渴引饮，尿频尿多，口干咽燥，头昏耳鸣，腰膝酸软，月经不调，精神不振或不耐疲劳，纳食不佳，便溏或干结。治以补肾健脾为主。（2）偏肾阴虚型：五心烦热，骨蒸潮热，喜饮凉水，月经先期，量多或量少，舌质红绛而干，脉细数。治宜滋肾健脾、缩泉生津。（3）偏肾阳虚型：毛发稀疏或枯槁，静卧少言，重衣拥裹，月经延期，量少，甚或经闭，性欲低下，小便多而气冷，苔薄（或腻），舌红而萎，少津，脉细濡或弱。治宜温肾健脾、化气固尿。

辨 证 施 治

1. 吕宏生分 3 型

（1）气阴两虚型　症见口渴多饮、多尿，夜尿 7～8 次，全身乏力，精神萎靡，舌质红，苔薄白，脉沉细。治宜益气生津、敛阴固液。方用生脉饮：太子参 10 克、麦冬 10 克、五味子 10 克、白芍 12 克、乌梅 10 克、玄参 10 克、山茱萸 10 克、炒山药 30 克、乌药 10 克、益智仁 30 克、淫羊藿 10 克、肉桂 3 克。

（2）下元虚冷型　症见口渴多饮，喜热饮小便频数清长，腰膝酸软，精神不振，面色无华，舌质淡，苔白，脉沉细弱。治宜温补肾阳、缩泉固涩。方用金匮肾气丸加缩泉丸：黄芪 30 克、附子 10 克、肉桂 10 克、熟地黄 20 克、山药 30 克、山茱萸 10 克、茯苓 15 克、牡丹皮 10 克、泽泻 10 克、益智仁 30 克、乌药 10 克。

（3）阴阳两虚型　症见多饮多尿，口燥咽干，头晕乏力，畏寒肢冷，小便清长，舌质红绛，苔白，脉细微。治宜温阳益肾、滋肾固精。方用右归丸：黄芪 30 克、附子 10 克、熟地黄 20 克、山药 30 克、枸杞子 15 克、山茱萸 10 克、菟丝子 30 克、鹿角胶 10 克、龟板胶 10 克、川牛膝 30 克、肉桂 10 克、炒杜仲 15 克。

以上各方均每日 1 剂，水煎服。临床观察：吕宏生用上方辨证治疗 3 例尿崩症患者。均治愈。①

2. 樊鎏分 2 型

（1）偏肾阴虚型　症见面部升火，五心烦热，骨蒸潮热，喜饮凉水，月经先期量多或量少，舌质红绛而干，脉细数，治宜滋肾健脾、缩泉生津。方用自拟方 1：生地黄 30～60 克、山茱萸 15～45 克、枸杞子 12～15 克、天花粉 10～15 克、生黄芪 30～60 克、炙升麻 10～15 克、生甘草 6～10 克、覆盆子 15～30 克、桑螵蛸 12 克、补骨脂 12 克。

（2）偏肾阳虚型　症见毛发稀疏或枯槁，静卧少言，重衣拥裹，月经延期、量少，甚或经闭，性欲低下，小便多而气冷，大便努责无力，苔薄或腻，舌红而萎、少津，脉细濡或弱。治宜温肾健脾、化气固尿。方用自拟方 2：熟附子 6～40 克、肉桂（后下）1～3 克、生熟地黄各 15～20 克、山茱萸

---

① 陈瑞华.吕宏生教授治疗尿崩症的经验[J].中医临床研究，2014，6(25)：111.

6～12克、山药15～45克、生黄芪30～60克、炙升麻10～15克、生甘草10～20克、覆盆子15～30克、益智仁10～20克、补骨脂12克、煅龙骨30克、煅牡蛎30克。

随症加减：纳少腹胀者，加山楂、麦芽、枳壳；胃脘积热，大便不通兼头痛甚者，加生石膏、生大黄、黄芩；夜寐不安者，加夜交藤、合欢花。上方均每日1剂，水煎2次，分2次服。疗程为2个月。临床观察：樊蓥用上方辨证治疗7例中枢性尿崩症患者。结果：治愈[尿量达正常范围（每日≤2 500毫升），晨尿比重≥1.012；停药观察半年或半年以上症情无反复，尿量正常者]4例，显效（尿量减少一半以上，但未达正常，尿比重接近正常；或停药半年内尿量不稳定者）2例，有效（尿量减少，少于一半，尿比重有所增加）1例。显效2例中有1例继续服中药已接近痊愈；另1例因脑垂体瘤复发而中断第2个疗程治疗。①

经 验 方

1. *春泽汤加减* 茯苓20克、白术15克、猪苓15克、泽泻15克、麦冬15克、乌药15克、淫羊藿15克、桂枝10克、柴胡10克、红参10克。每日1剂，水煎，饭后温服。②

2. *针灸* 取穴中脘、气海、关元、水道，用补法；取穴阴陵泉、三阴交、太溪，用平补平泻法；取穴肾俞、膀胱俞、命门，用灸法。每日1次，1周后复诊，排尿次数正常而停止治疗。盛灿若用上法治愈1例尿崩症患者。③

3. *消渴方加减* 黄连、生地黄、天花粉、藕汁、牛乳。随症加减：若见烦渴不止，神疲乏力，加太子参、乌梅、五味子以益气生津；多尿，加桑螵蛸、金樱子益肾固涩；泄泻者多加禹余粮，石榴皮以涩肠止泻；多食易饥，加黄连、栀子苦寒清胃火；便秘，加生地黄、玄参清润通便。消渴方合玉泉丸加减：黄连片15克、天花粉25克、生地黄15克、葛根15克、知母15克、麦冬12克、黄芩12克、地骨皮20克、干石斛20克、炒白扁豆20克、太子参10克、醋五味子15克、乌梅15克、桑螵蛸15克、荔枝核15克。冯志海用上方治疗1例尿崩症患者，治疗3个月后，患者饮水量及尿量均控制在3升以下。④

4. *加味缩泉丸* 益智仁20克、山药15克、乌药10克、生黄芪30克、覆盆子15克、桑螵蛸10克、生地黄15克、山茱萸10克。随症加减：阴虚燥热甚者，加知母、黄柏；肾阳亏虚甚者，加肉桂、补骨脂、煅龙牡；眠差，加夜交藤、合欢花。每日1剂，水煎，早晚服。2周为1个疗程。隔姜灸：取穴关元、中极、肾俞（双）、神阙，将大艾炷（蚕豆大小）置于3毫米左右鲜姜片上（其上用毫针扎针孔数枚）点燃施灸，以局部皮肤潮红、不觉灼痛为度。每穴灸1柱，每次20分钟，每日1次，2周为1个疗程。连续治疗4个疗程。徐乃佳将36例肾性尿崩症患者随机分为治疗组与对照组各18例。治疗组采用加味缩泉丸内服和隔姜灸治疗，对照组给予双氢克尿噻50毫克口服，每日2次。结果：治疗组显效11例，有效6例，无效1例，总有效率94.4%；对照组显效4例，有效8例，无效6例，总有效率66.7%。两组总有效率差异有统计学意义。⑤

5. *青娥丸合肾气丸合缩泉丸* 补骨脂15克、杜仲15克、胡桃肉10克、熟地黄10克、山药15克、山茱萸10克、泽泻10克、茯苓10克、牡丹皮10克、制附子（先煎）10克、肉桂6克、乌药10克、益智仁10克、玉竹10克、炙甘草6克。每日1剂，水煎服。王日光等用上方治疗1例尿崩症患者，治疗2个月，患者基本治愈。⑥

6. *三仁汤化裁* 杏仁20克、白蔻仁20克、薏

---

① 樊蓥.补肾健脾法治疗中枢性尿崩症7例报告[J].中医杂志，1990(10)：33－35.
② 李巧，等.春泽汤化裁治疗尿崩症临证体会[J].新中医，2020，52(16)：44－45.
③ 盛艳，等.盛灿若针灸验案4则[J].江苏中医药，2016，48(11)：47.
④ 王丹妮，等.冯志海教授运用消渴方加减治疗尿崩症经验[J].生物技术世界，2015(6)：58.
⑤ 徐乃佳.加味缩泉丸联合隔姜灸治疗肾性尿崩症36例[J].云南中医中药杂志，2013，34(2)：25.
⑥ 王日光，等.尿崩症案治验一例[J].光明中医，2011，26(4)：803.

苡仁20克、茯苓20克、滑石(包煎)15克、通草10克、半夏15克、厚朴15克、竹叶10克、火麻仁20克。每日1剂,水煎服。梁苹茂用上方治疗1例尿崩症患者,明显好转。①

7. 乌梅丸　乌梅20克、炙黄芪20克、生山楂20克、太子参9克、天花粉9克、覆盆子9克、金樱子9克、桑螵蛸9克、石斛9克、生地黄9克、台乌药9克、淮山药15克、炙鸡内金10克、红参(另煎兑服)3克。每日1剂,水煎服。何观涛用上方治疗1例尿崩症患者,服药15剂后,为巩固疗效,每日煎服红参须9克,连服15天,病告痊愈。随访2年,一切如常。②

8. 自拟方1　大熟地黄、大生地黄、山茱萸、枸杞子、生山药、女贞子、五味子、益智仁、桑螵蛸、菟丝子、麦门冬、天门冬、煅龙骨(先煎)、煅牡蛎(先煎)、金樱子、覆盆子。水煎服。1个疗程为1个月,1个疗程未痊愈者再接续治疗下1个疗程。康慧萍用上方治疗32例尿崩症患者。结果:治愈19例,占60%;有效10例,占30%;无效3例,占9%。总有效率91%。1个疗程治愈或有效者9例,2个疗程治愈或有效者14例,2个以上疗程治愈或有效者6例。③

9. 补中益气汤合金匮肾气丸加减　黄芪30克、党参15克、山药15克、白术12克、熟地黄12克、补骨脂12克、益智仁12克、升麻3克、柴胡3克、炮附子9克、肉桂9克、山茱萸9克、五味子9克。每日1剂,水煎2次,分服。益气健脾,温阳补肾,固摄下元。王传德用上方治疗尿崩症患者1例,服药月余,症状消失,随访半年未复发。④

10. 自拟方2　生地黄20克、升麻20克、黄芪20克、山药20克、天花粉20克、川续断15克、知母15克、牡丹皮15克、五味子15克、茯苓15克、麦冬15克、葛根25克、玄参10克、泽泻10克、枸杞子10克、甘草10克。每日1剂,水煎2次,分服。张淑波用上方治疗1例尿崩症患者,服药17剂,症状基本缓解,继服新六味地黄丸,早晚各1丸巩固2个月,随访未见复发。⑤

11. 自拟方3　淫羊藿15克、巴戟天15克、白芍15克、知母15克、生山药15克、仙茅6克、肉桂6克、生牡蛎30克、当归9克、牛膝9克、台乌药9克、乌梅9克、黄柏12克、益智仁12克。每日1剂,水煎2次,分服。阎丰书用上方治疗1例特发性尿崩症患者,连服44剂后,口渴不甚,尿比重1.010。原方去仙茅、黄柏、乌药,加细生地黄30克、天冬15克继服。40天后复查,化验结果正常,诸症皆愈。随访半年未复发。⑥

12. 自拟方4　菟丝子10克、桑螵蛸10克、白术6克、山药12克、鸡内金12克、黄芪15克、母鸡肠15克。每日1剂,水煎2次,分服。程润泉用上方治疗1例尿崩症患者,服10剂后尿频、烦渴减少,原方加附子6克、补骨脂6克,服25剂后,诸症皆除。继服10剂,巩固疗效。随访1年,未复发。⑦

13. 自拟方5　知母10克、石斛10克、槐花10克、杭菊花10克、山楂10克、麦芽10克、北沙参12克、石膏15克、黄芪15克、甘草3克、红参(另煎)5克。每日1剂,水煎2次,分服。3剂后,用连翘10克、菊花10克、牡丹皮10克、知母10克、芦根10克、麦冬10克、钩藤(后下)12克、夏枯草12克、石决明12克、天花粉15克、石斛15克。杨丽莎用上方联合静脉输液加能量合剂、维生素C治疗1例尿崩症患者,服上方3剂后,并服龟甲12克、鳖甲12克、芡实12克、玄参15克、桑螵蛸10克。2剂后用菟丝子9克、丹参9克、柏子仁9克、秦艽9克、桑寄生12克、救必应12克、北沙参

---

① 黄梦哲.梁苹茂运用温病学方剂治疗内分泌疾病验案3则[J].江苏中医药,2010,42(10):52.
② 任雨芳,何观涛.何观涛运用乌梅验案举隅[J].浙江中医药大学学报,2009,33(1):98.
③ 康慧萍.益肾固崩汤治疗尿崩症32例临床疗效观察[J].辽宁中医杂志,2009,36(4):562.
④ 王传德.益气固肾治尿崩[J].山东中医杂志,1991,5(10):52-53.
⑤ 张淑波.尿崩症治验[J].吉林中医药,1991(4):23.
⑥ 阎丰书.尿崩症治验[J].河北中医,1990(8):12.
⑦ 程润泉.补肾法治疗尿崩症[J].四川中医,1990(10):38.

12克、地骨皮6克、麦冬6克、芦根6克、甘草3克。共服6剂，尿量减少，口渴减轻；在原方基础上加酸枣皮、山药、枸杞子等，服药10余剂。结果：患者痊愈。①

14. *地黄饮子加减*　生地黄15克、熟地黄15克、麦冬10克、石斛10克、沙参10克、知母10克、百合15克、五味子5克、山茱萸6克、附子3克、肉桂2克。每日1剂，水煎2次，分服。姜萃松用上方治疗1例尿崩症患者，服药20剂，症状大有好转，薄白苔，脉沉细，上方去百合、知母，以党参易沙参，加黄芪10克，5剂后以六味地黄丸巩固疗效，患者痊愈。②

15. *清滋补脾方*　生地黄15～30克、熟地黄15～30克、山药15～30克、龟甲15～60克、甘草15～60克、党参9～15克、黄连3～9克、黄柏3～9克、羚羊角(另煎，兑入)1～2克。随症加减：口渴甚者，加石斛、麦冬、葛根、鲜芦根等；尿频明显者，加枸杞子、五味子、桑螵蛸、桑椹子等；眠差者，加柏子仁、酸枣仁等；大便秘结者，加火麻仁、生大黄等；纳差者，加山楂、玉竹等。每日1剂，每剂煎4～6次，取500～2 000毫升药汁，一昼夜分4～6次服完，病情稳定后，可每日服甘草粉2次，每次3克，连服1～3个月。范仁忠用上方加减治疗14例尿崩症患者。结果：显效(停药后多饮多尿症消失，尿比重恢复正常)7例(50%)，进步(服药后摄水量及尿量明显减少，但未能恢复正常)5例(35.7%)，无效(服药后症状无改善)2例(14.3%)。总有效率85.7%。③

16. *自拟方6*　生地黄30克、熟地黄30克、山药30克、甘草30克、龟甲60克、党参15克、火麻仁15克、葛根9克、黄连9克、黄柏9克、木瓜9克、羚羊角(另煎兑入)1.5克、鲜芦根(煎汤代水入药)240克。每日1剂，水煎2次频服。随症加减。范仁忠用上方治疗14例尿崩症患者，效果满意。④

17. *金匮肾气丸方加味*　生地黄45克、熟地黄24克、淮山药12克、女贞子12克、牡丹皮12克、茯苓10克、泽泻10克、麦冬10克、五味子10克、制附子6克、肉桂6克、菖蒲3克、黄连粉(冲服)3克、杜仲15克、天花粉15克、桑螵蛸14克、半夏6克、干姜9克。每日1剂，水煎2次，分服。王占玺等用上方治愈1例头部术后并发尿崩症患者，半年后随访，未见复发。⑤

18. *六味地黄汤加味*　生地黄20克、熟地黄20克、山茱萸15克、茯苓15克、党参15克、葛根15克、乌梅15克、淮山药10克、牡丹皮10克、五味子10克、生甘草30克、龟甲(先煎)30克。每日1剂，水煎2次，分服。范文亚用上方治疗1例尿崩症患者，连服45剂，诸症基本消失。继以六味地黄丸，每日3次，每次10克，连服3个月，以善其后。经7年随访，未见复发。⑥

19. *自拟方7*　肥玉竹10克、粉牡丹皮10克、细生地黄10克、大麦冬10克、桑白皮10克、地骨皮10克、白薇10克、石菖蒲10克、白茅根15克、干薤白15克、黑玄参15克、炙甘草5克、全瓜蒌20克。每日1剂，水煎2次，分服。郜香圃用上方治疗1例尿崩症患者，上方加减服药40剂，病告痊愈。5个月后随访，一切正常。⑦

20. *六味地黄丸合消渴方加减*　生地黄15克、川续断15克、桑寄生15克、五味子10克、淮山药10克、知母10克、麦冬10克、黄芩10克、石斛10克、葛根10克、黄芪10克。每日1剂，水煎2次，分服。麦燕君用上方治疗1例孕8个月尿崩症患者，服9剂后，症状全部消失，但纳食欠佳，进食后觉腹胀，大便尚结，舌质淡，脉滑细弱。此为脾弱血虚之故，改予健脾养血安胎方：党参10克、黄芪10克、白术10克、茯苓10克、神曲10克、当

① 杨丽莎.以中药为主治愈尿崩症[J].四川中医，1988(3)：21.
② 姜萃松.地黄饮子临床验案举隅[J].湖南中医杂志，1987(6)：20.
③ 范仁忠.清滋补脾法治疗尿崩症[J].中医杂志，1986，35(2)：50.
④ 范仁忠.养阴泄热益气补脾法治尿崩症[J].浙江中医杂志，1986(9)：399.
⑤ 王占玺，等.头部术后并发尿崩症[J].新中医，1985(3)：38.
⑥ 范文亚.尿崩症治验三则[J].新中医，1984(8)：38.
⑦ 郜香圃，等.尿崩症1例治验[J].中医杂志，1984(6)：41.

归10克、白芍10克、川续断15克、桑寄生15克。每日1剂,水煎2次,分服。服药6剂后,饮食转佳,便通胀消,脉滑有力,口干,大便结,投前方3剂,痊愈。①

21. *鹿茸丸加减* 熟地黄15克、黄芪24、五味子6克、人参6克、炒山药30克、麦冬18克、山茱萸9克、茯苓9克、炒补骨脂9克、川牛膝9克、肉苁蓉9克、地骨皮9克、玄参18克、炒鸡内金粉(冲)3克、鹿茸粉(冲)1克、覆盆子12克、桑螵蛸12克。每日1剂,水煎2次分服。随症加减:尿频尿数,去茯苓、牛膝,加覆盆子12克、桑螵蛸12克。孙以渭用上方加减临床治愈13例尿崩症患者。②

22. *柴胡加龙骨牡蛎汤* 柴胡4.5克、龙骨4.5克、黄芩4.5克、生姜4.5克、铅丹4.5克、人参4.5克、桂枝4.5克、茯苓4.5克、半夏7.5克、大黄6克、牡蛎4.5克、大枣6枚。随症加减:心气不足,痰浊壅盛,去黄芩、大黄,加干姜,重用人参、桂枝、半夏、茯苓;心火旺而心阴不足,去桂枝、大黄,加酸枣仁、远志,合用黄连阿胶汤;肝阴不足,肝气不和,去桂枝、大黄、铅丹,加当归、芍药,合用甘麦大枣汤;肝胆火旺,湿热下注,去桂枝、人参,加知母、黄柏,或合用龙胆泻肝汤;痰热蕴盛,阳明燥实,去人参、桂枝,加生铁落、礞石滚痰丸;顽痰蓄结,神明被扰,去桂枝,加白金丸、胆南星、天竺黄、石菖蒲,或合用竹茹温胆汤;痰气互结,气郁血滞,去黄芩、铅丹,加桃仁、红花、赤芍、川芎,合用半夏厚朴汤;肝肾不足,去黄芩、大黄、柴胡,加枸杞子、山茱萸、地黄。腰痛者,加川续断、杜仲、金樱子、菟丝子,阴虚者,加六味地黄丸等。钱元龙用上方加减治疗1例尿崩症患者,服药6剂后,惟胃部少有作胀不舒,去牡蛎,再服2剂,诸症皆除,继服附桂八味丸半个月(每日30克分3次服),4年后随访,未见复发。③

23. *加味龙骨牡蛎汤* 生龙骨9克、生牡蛎9克、枸杞子9克、菟丝子9克、川黄柏9克、砂仁3克、炙甘草3克、北沙参15克、炒杜仲12克。每日1剂,水煎2次,分服。潜阳补肾。王承斌等用上方治疗7例尿崩症患者,一般服药2～3剂后产生抗利尿作用,尿量迅速减少。服药10～20剂均告痊愈,经1～4年随访,无1例复发。④

24. *解渴缩尿饮* 生龙骨9克、生牡蛎9克、枸杞子9克、川黄柏9克、菟丝子9克、杭菊花9克、炒党参9克、炒杜仲12克、北沙参15克、砂仁3克、炙甘草3克。每日1剂,水煎2次,分服。徐焙用上方联合西药脑垂体后叶素治疗1例尿崩症患者,每次10单位脑垂体后叶素肌注,每日3次。结果:患者痊愈。⑤

---

① 麦燕君.消渴(尿崩症)[J].广西中医药,1982(2):31.
② 孙以渭.鹿茸丸治疗尿崩症[J].山东中医学院学报,1981(1):71.
③ 钱元龙.柴胡加龙骨牡蛎汤临床应用的探讨[J].江苏中医,1965(3):4-7.
④ 王承斌,等.加味龙骨牡蛎汤治疗尿崩症七例临床观察[J].江苏中医,1964(11):19.
⑤ 徐焙."解渴缩尿饮"治愈尿崩症1例[J].上海中医药杂志,1964(1):18.

慢性肾上腺皮质机能减退症

概　述

慢性肾上腺皮质机能减退症按发病机理分为原发性和继发性两类。原发性者又称阿狄森氏病(艾迪生病),是由于自体免疫、结核、真菌等感染,或肿瘤、白血病等原因破坏双侧肾上腺的绝大部分引起肾上腺皮质激素分泌不足所致。继发性者指下丘脑分泌促肾上腺皮质激素释放激素(CRH)或垂体分泌促肾上腺皮质激素(ACTH)不足。临床上一般表现为疲乏无力,精神萎靡,食欲减退,体重减轻,皮肤黏膜色素沉着,血压降低,以及胃肠、神经系统各种症状。多见于成年人。

本病属中医"女劳疸""黑疸""干血痨""虚劳"等范畴。其病理特点,是元阳不足,命门火衰,脾肾阳虚,兼血分瘀滞。临床分为四型。(1) 肾阳虚衰型:周身皮肤黧黑,畏寒肢冷,腰背酸痛,毛发失泽脱落,小便清长,或周身浮肿,精神不振,性机能衰弱,男子阳痿遗精滑泄,女子腹冷多带不育,舌淡,苔白润而滑,脉沉细无力或细微无力。治疗以温补肾阳为主。(2) 脾肾阳虚型:周身皮肤黧黑,以面部、齿龈、口唇、乳头、手纹等处尤甚。腰脊酸痛,畏寒肢冷,四肢无力,困倦思卧,食欲不振,气弱懒言,腹中作胀,喜热饮,大便溏薄,小便清长,周身浮肿,夜尿多,毛发失泽脱落,性欲减退,眩晕心悸,舌质淡,胖嫩,唇白润而滑,脉沉细而迟,或濡弱。治疗以温阳健脾补肾为主。(3) 肝肾阴虚型:周身皮肤黧黑,以面部、齿龈、口唇、乳头、手纹等处为甚。并见头眩耳鸣,腰膝酸痛,手足麻木,肌肉瞤动,手足心热,或有低热,失眠盗汗,腹胀,大便燥结,男子可见遗精盗汗,女子月经紊乱或闭经,舌质红,少津,苔薄,脉弦细或细数。治疗以滋肾养肝为主,佐以化瘀。(4) 气血两虚型:头晕目眩,少气懒言,倦怠乏力,心悸失眠。随着病情逐渐加重,面色、肤色由萎黄渐至暗黑,甚至黧黑,舌淡,脉细无力。治疗以益气养血为主,兼滋补肝肾、通阳化瘀。

辨证施治

1. 肾阳虚衰型　症见形体消瘦,精神疲倦,头晕眼花,眼眶黑圈,唇龈黑色,体如绳束而怕冷,全身浮肿而下肢尤甚,失眠多梦,纳食不佳,鬼头黑色,小便短少,大便溏薄,舌淡,苔白腻,脉沉细弱。治宜温补肾阳、益火之源、温阳活血、化气利水。

(1) 加味右归汤　大熟地黄 15 克、淮山药 15 克、丹参 15 克、茯苓 15 克、山茱萸 12 克、枸杞子 12 克、菟丝子 12 克、杜仲 12 克、当归 12 克、肉桂粉 5 克、鹿角胶 10 克、制附子 10 克、龟板胶 10 克、田七粉 3 克、甘草 3 克。每日 1 剂,水煎 2 次分服。连服 5 个月。临床观察:肖勇用上方治愈 2 例阿狄森氏病患者。①

(2) 桂附八味丸加味　熟附子 12 克、肉桂(后改桂枝)9 克、山药 9 克、山茱萸 9 克、牡丹皮 9 克、泽泻 9 克、茯苓 9 克、丹参 9 克、炙甘草 9 克、熟地黄 15 克、黄芪 15 克、薤白 12 克、琥珀末(冲服)1.5 克。每日 1 剂,水煎 2 次分服。临床观察:程益春用上方治疗 1 例阿狄森氏病,服药 60 余剂,基本痊愈。又服金匮肾气丸、人参健脾

① 肖勇.加味右归汤治愈阿狄森氏病验案[J].新中医,1988(3):23.

丸以巩固疗效。[①]

2. 脾肾阳虚型　症见患者神疲乏力，昏倦欲睡，全身黧黑，颜面及唇、舌黏膜晦暗尤甚，畏寒肢冷，头昏且痛，纳减，腹坠便溏，腰瘦阳痿，尿清，脉细涩无力，舌紫暗，苔薄白。治宜温肾补脾、和血化瘀。

(1) 自拟方1　淡附子10克、淫羊藿10克、枸杞子10克、白茯苓10克、炒白术10克、当归10克、炙甘草10克、陈皮8克、大熟地黄20克、淮山药15克、潞党参15克、炙黄芪30克。每日1剂，水煎2次分服。临床观察：李再白用上方治愈1例脾肾阳虚型阿狄森氏病患者。[②]

(2) 自拟方2　熟地黄18克、山药20克、甘草30克、肉桂6克、党参10克、附子10克、菟丝子10克、枸杞子10克、鹿角胶10克、丹参10克。每日1剂，水煎2次分服。临床观察：范仁忠用上方治疗1例阿狄森氏病患者，复诊守原方，或减党参加生晒参6克，或去鹿胶加巴戟天9克。共服药3个月，基本恢复正常。[③]

(3) 金匮肾气汤加减　附子6克、肉桂4.5克、山药15克、山茱萸9克、熟地黄12克、茯苓9克、泽泻9克、枸杞子9克、炙甘草9克。每日1剂，水煎服。临床观察：周约伯用上方治愈2例阿狄森氏病患者。[④]

3. 王渭川等分2型

(1) 脾肾阳虚型　症见虚弱、消瘦和色素沉着，精神萎靡，气虚懒言，腰腹胀痛，畏寒肢冷，大便溏，小便清长，喜热饮，周身浮肿，性欲减退，毛发失泽，腋毛阴毛脱落，男性可见阳痿滑精，妇女可见腹冷多带和不育。舌多质淡、胖嫩有齿痕，苔白润而滑，脉多沉细而迟或濡弱。治宜补虚化瘀。方用脾肾阳虚基础方：潞党参60克、生黄芪60克、鸡血藤24～30克、桑寄生18～24克、菟丝子18～24克、杜仲12克、续断24克、鹿角胶15克、补骨脂12～15克、鸡内金9克、土鳖虫9克、生蒲黄9克、琥珀末9克。

(2) 肝肾阴虚型　症见虚弱、消瘦和色素沉着，腰酸痛，头眩耳鸣，手足麻木，五心烦热，肌肉掣动，腹胀便结，遗精盗汗，妇女可见胸胀、乳核。舌红少津，苔薄黄，脉多弦细或细数。治宜补虚化瘀。方用肝肾阴虚基础方：北沙参15～24克、细生地黄12克、杜仲12克、女贞子12克、墨旱莲12克、枸杞子9～12克、当归身9克、土鳖虫9克、生蒲黄9克、琥珀末9克、鸡内金9克、白芍12～18克、续断24克。

随症加减：气虚甚病情重者，去党参、北沙参，加红参、西洋参；气虚而浮肿者，加熟附子、糯米草；兼脾虚者，加苍术、广藿香；恶心呕吐者，可选加制半夏、竹茹；呃逆，加柿蒂或旋覆花；腹胀者，可选加枳壳、槟榔、公丁香、厚朴；便燥者，可选加肉苁蓉或火麻仁、郁李仁；腹泻者，选加砂仁、神曲、焦术、山楂；性欲减退属阳虚者，加鹿茸、胎盘粉、淫羊藿、黄狗鞭、覆盆子、巴戟天、冬虫夏草等；心悸者，重用参、芪，并加北五味子、山茱萸、龙眼肉；腰痛重而时间长，或兼风者，加蜈蚣、乌梢蛇；有结核者，加黄精、黄连、白及、冬虫夏草。每日1剂，水煎2次分服。50剂为1个疗程，病程1～2年者需服药2个疗程，以后再以同基础方之丸药或膏剂巩固1个疗程；病程3～5年者需服药2～3个疗程，以后再以同基础方之丸药或膏剂巩固1～2个疗程；病程5～10年者需服药3～4个疗程，以后再巩固1～2个疗程。服药1个疗程后，可停10～15天再服。临床观察：王渭川用上方加减辨证治疗35例慢性肾上腺皮质机能减退症患者，痊愈2例(5.8%)，显效7例(20%)，好转19例(54.2%)，无效7例(20%)，总有效率80%。[⑤]

经验方

1. 李铁经验方　方一：太子参25克、茯苓25

① 程益春.黑疸(阿狄森氏病)[J].山东中医杂志，1987(6)：41.
② 李再白.阿狄森氏病治案[J].江苏中医杂志，1983(2)：34.
③ 范仁忠.阿狄森氏病1例治验[J].中医杂志，1983(8)：58.
④ 周约伯.中医治愈2例阿狄森氏病的临床体会[J].天津医药，1975(12)：603.
⑤ 王渭川，等.运用中医药治疗慢性肾上腺皮质机能减退症[J].新中医，1974(5)：13.

克、生地黄15克、熟地黄15克、当归15克、川芎15克、炒白术15克、炒白芍25克、竹茹10克、枳实10克、法半夏10克、厚朴10克、沙参15克、麦冬20克、莪术15克、薏苡仁25克、甘草10克。方二：太子参25克、茯苓25克、炒白术15克、炒白芍25克、仙茅15克、淫羊藿15克、沙参15克、麦冬20克、当归15克、川芎15克、生地黄15克、熟地黄15克、法半夏10克、厚朴10克、竹茹10克、枳实10克、桑寄生15克、鸡血藤15克、薏苡仁25克、甘草10克、大枣3枚。方三：太子参25克、黄芪15克、炒白术15克、茯苓15克、当归15克、炒白芍15克、生地黄15克、熟地黄15克、麦冬15克、五味子10克、炒酸枣仁10克、女贞子15克、菟丝子15克、桑葚子15克、桑寄生15克、炙甘草10克。每日1剂，水煎服，早晚分服。[①]

2. *加味四君子汤加减* 人参12克、茯苓12克、白术10克、炙甘草6克、白扁豆12克、当归12克、五味子12克、玉竹12克、黄精12克、黄芪20克、甘草10克。每日1次，水煎服。尹西联等用上方联合地奥牌黄芪注射液30毫升加入250毫升10%葡萄糖注射液静脉点滴治疗32例继发性阿狄森氏病患者，效果满意。[②]

3. *补中益气汤加减* 党参20克、炒白术15克、茯苓15克、炙黄芪20克、炙甘草15克、当归15克、淫羊藿15克、淡附片10克。每日1剂，煎3次，早、中、晚各服1次。王保民用上方治疗1例阿狄森氏病患者，1个月后头昏改善，四肢亦感有力，食欲增加，面色渐有光泽。守原方连服2个月，诸症消失，食欲如常，精神旺盛，体重增加5千克，面部及口腔黑斑基本消退。复查尿17-羟类固醇、尿17-酮类固醇均正常。[③]

4. *自拟方1* 生黄芪30克、熟地黄20克、制附子10克、全当归10克、菟丝子15克、淫羊藿15克、仙茅15克、补骨脂15克、枸杞子15克。随症加减：夜尿多，加桑螵蛸、山药、益智仁；畏寒肢冷重，加桂枝、干姜，重用制附子；纳差，加炒白术、炒麦芽。每日1剂，水煎2次，分2次服。张会川用上方治疗5例阿狄森氏病患者，2例患者辅用小剂量激素，其中1例服用强的松20毫克，每日1次；1例服用醋酸可的松25毫克，每日1次。2例均于2个月内撤除激素。经1～10个月治疗，全部治愈。[④]

5. *自拟方2* 熟地黄15克、枸杞子15克、牡丹皮15克、泽泻15克、补骨脂15克、白蒺藜15克、白扁豆15克、川续断15克、鹿角霜15克、陈皮15克、红参15克、五味子15克、山药25克、茯苓25克、菟丝子25克、煅龙骨25克、牡蛎25克、酸枣仁50克、黄芪20克。每日1剂，水煎2次，分服。王玉璞等用上方治疗1例肾上腺皮质机能减退症患者，服药近2个月，症状基本消失，各种化验检查正常，后连续服药2个月巩固疗效。[⑤]

6. *自拟方3* 熟地黄12克、沙苑子12克、紫河车12克、补骨脂12克、茯神12克、山茱萸9克、枸杞子9克、覆盆子9克、鹿角胶(化冲)9克、菟丝子15克、夜交藤15克、龟甲(先煎)30克。每日1剂，水煎，2次分服。印会河用上方治疗1例肾精亏损、髓海不足型肾上腺皮质机能减退症患者，连续服药5个月，基本恢复正常。[⑥]

---

① 汪莉，等.李铁教授经方治疗阿狄森氏病1例经验总结[J].中国实用医药，2019，14(28)：96-97.
② 尹西联.黄芪注射液治疗继发性阿狄森氏病32例临床观察[J].河南中医，2004，29(4)：71.
③ 王保民.补中益气汤治疗疑难杂症举隅[J].辽宁中医学院学报，2001，3(4)：277.
④ 张会川.温阳益肾法治疗阿狄森氏病5例报告[J].中医杂志，1990(7)：35.
⑤ 王玉璞，等.益肾养肝健脾治愈肾上腺皮质机能减退症报告[J].黑龙江中医药，1988(5)：19.
⑥ 印会河.肾上腺皮质机能减退一例治验[J].广西中医药，1982(2)：6.

皮质醇增多症

概　述

皮质醇增多症又称柯兴氏综合征(库欣综合征),是由于肾上腺皮质功能亢进、皮质醇类激素分泌过多所致。临床表现为进行性向心性肥胖,面如满月红润多脂,且多痤疮,水牛背,眉毛、腋毛、阴毛浓黑且多,腹、臀、大腿内侧等处可见紫纹,善饥多食,大便干燥,神疲乏力,或烦躁不安,头晕少寐,性机能减退,苔薄,舌干,脉沉细。

中医无此病名的记载,但从证候分析,多属阳明实证,或三焦相火偏旺,或肝火内盛,或气阴两虚、虚实夹杂,或瘀血阻滞等。治疗可根据不同病机立法遣药。

经 验 方

1. *基本方1*　炒竹茹9克、防己9克、苏木9克、海蛤壳15克、白薇5克、郁金5克、水红花子5克、夏枯草12克、生牡蛎12克、昆布9克、海藻9克、泽泻9克。每日1剂,水煎2次分服。王问儒等用上方治疗1例柯兴氏综合征患者,5剂后,面红色减,四肢关节时痛,大便正常,去海蛤壳、白薇、郁金、水红花子,加红花5克、丹参10克、五加皮10克、海桐皮10克。并随症略事增删,约服药70剂,诸症渐退,体重减轻,临近痊愈。[①]

2. *自拟方1*　党参30克、刺五加皮30克、淫羊藿30克、猪苓30克、茯苓30克、白术10克、当归10克、熟地黄10克、山药10克、山茱萸10克、枸杞子10克、泽泻10克、熟附子10克、菟丝子12克、黄柏12克、肉桂4克。每日1剂,水煎2次分服。包松年等用上方治疗1例危重柯兴氏综合征患者,随症加减应用茯苓皮30克、车前子12克、鹿角胶(烊冲)12克、阿胶(烊冲)12克、怀牛膝10克。患者服药1个月,症状逐渐好转,服药200多剂痊愈,后以金匮肾气丸巩固疗效。[②]

3. *枳实消痞丸化裁*　枳实15克、党参15克、莱菔子15克、大黄15克、厚朴10克、白术10克、茯苓10克、甘草10克、白芥子10克、泽泻10克、山楂30克、何首乌30克。随症加减:头痛头晕者,加川芎10克、菊花10克;大便干燥难解者,加芒硝(冲服)15克。每日1剂,每次煎水200～300毫升,每日2～3次。董鸣用上方治疗3例皮质醇增多症患者,经服药2～4个月,症状均明显减轻,血胆固醇及甘油三酯降至正常。[③]

4. *基本方2*　桑叶9～15克、桑白皮9～15克、桔梗9克、制香附9克、广木香9克、泽兰9克、丹参9克、蝉蜕6克、橘叶18克、蛇果草18克、甘草3克。随症加减:无汗、少汗而血压不高,加麻黄;腹胀,加郁金、大腹皮、佛手;舌苔白腻,加苍白术、制川厚朴、春砂壳;便秘,加生大黄、炒瓜蒌皮、炒枳壳;便秘伴口干舌红,加生首乌、生地黄、桑椹;高血压,加槐角、桑寄生、钩藤、生石决明、炒杭菊;头晕口干,加生地黄、炒白芍、炒穞豆衣、川石斛、天花粉、知母;有痰,加淡竹茹、清炙枇杷叶、杏仁;纳差,加生白术、生谷芽、生山楂;月经失调,加茺蔚子、焦麦芽;肢体浮肿,加冬瓜皮、炒车前子;面部痤疮,加炒防风、白鲜皮;失寐,加朱

---

① 王问儒,等.柯兴氏症治验[J].江苏中医,1988(6):12.
② 包松年,等.危重柯兴氏综合征治验[J].江苏中医杂志,1986(10):29.
③ 董鸣.皮质醇增多症三例治验[J].河南中医,1985(5):33.

连翘、水炙远志、夜交藤、柏子仁、酸枣仁、朱灯芯；腰酸，加川续断肉、狗脊、菟丝子、桑寄生、杜仲；目糊，加青葙子、谷精草；尿黄赤，加萆薢、木通等。每日1剂，水煎2次分服。丁济南用上方加减治疗3例皮质醇增多症患者，服药5个月至1年，痊愈或基本痊愈。①

5. 大承气汤加味　生何首乌10克、玉竹10克、龙胆草6克、生大黄5克、芒硝（冲5克）、枳实5克、厚朴5克。煎汁400毫升，分3次空腹内服，每周服药5剂，休息2天后，原方如前法再服。程敬亭治疗1例肾上腺皮质增生症患者，先用黄精30克，水煎，分2次服，连服60天。后改用大承气汤加味，共服药40剂。半年后随访，无异常发现。②

6. 大承气汤加味　大黄6克、芒硝（冲服）6克、厚朴6克、枳实6克、生何首乌15克、龙胆草15克、黄精15克。每剂水煎2次，滤取药汁300～400毫升，分3次空腹内服，每周服药5剂，停服2天。连续治疗8周后休息2～4周，为1个疗程。薛芳用上方治疗7例皮质醇增多症患者，经2～6个疗程，平均服药114剂。结果：满意（症状和体征消失，尿17-羟皮质类固醇或血浆游离皮质醇恢复正常）6例，进步（症状和体征部分消失，尿17-羟皮质类固醇下降）1例。③

7. 自拟方2　龙胆草9克、夏枯草12～15克、菊花9～12克、钩藤12～15克、夜交藤31克、黄精15克、女贞子12克、墨旱莲12克。每日1剂，水煎2次，分服。陈慈煦用上方治疗2例肾上腺皮质增生症患者，1例加珍珠母31克、太子参31克、丹参12克，有时加入知母、牡丹皮、泽泻、续断、杜仲、牛膝、沙参、五味子等；1例加黄芩9克、栀子9克、桃仁9克、红花9克。患者服药后胃纳差，苔腻，加白豆蔻、法半夏、陈皮、茯苓、厚朴、枳壳等。结果：治疗4～6个月，痊愈1例，好转1例。④

---

① 施惠君，等.丁济南老中医从肺郁论治皮质醇增多症[J].辽宁中医杂志，1984(10)：3.
② 程敬亭.中药治愈肾上腺皮质增生症[J].新医学，1982(1)：20.
③ 薛芳.大承气汤加味治疗皮质醇增多症7例疗效分析[J].中医杂志，1981(9)：24.
④ 陈慈煦.以龙胆草为主治疗肾上腺皮质增生2例报告[J].中医杂志，1979(5)：29.

单纯性甲状腺肿

概　述

单纯性甲状腺肿包括地方性和散发性两种。多见于青壮年妇女。一般表现为甲状腺肿大，质软，肿物随吞咽动作上下移动。轻者症状不明显，重者颈部增粗，喉头有紧缩感，咳嗽、活动后气急，一般不伴有甲状腺功能失常。

本病属中医“瘿瘤”范畴。其病理特点是痰气郁结，血瘀阻络。临床分为四型。(1) 肝郁气滞型：甲状腺肿大，质软不痛，颈部郁胀，胸闷太息，女子乳房作胀，多在情志不畅时症状加重，月经前后不定，有时稍有腹痛；舌质淡红苔薄白，脉弦。治宜疏肝解郁、祛痰消瘿。(2) 脾虚痰湿型：甲状腺肿大，见于一侧或两侧，神疲肢困，气短懒言，胸闷，纳呆，便溏，苔白腻，脉濡缓。治宜健脾利湿、化痰软坚。(3) 心肝火旺型：甲状腺肿大，结节大小不一，柔软光滑，心悸不安，心烦失眠，头晕目眩，口苦咽干，舌质红，苔薄黄，脉弦细数。治宜清心降火、软坚散结、平肝泄热。(4) 痰血瘀结型：甲状腺肿大明显，病程较长，肿结质硬，范围大，胸闷心悸，胁肋刺痛，入夜较甚；或面色黧黑口唇紫暗；女子闭经或痛经，经行有块；舌质暗有瘀斑，苔薄脉弦细涩。治宜活血化瘀、化痰软坚、散结消瘿。

辨证施治

1. 蔡欣红分 2 型

(1) 气郁痰阻型　症见颈前肿大，可扪及结节或肿块，质地柔软，按之活动或颈部肿胀不舒，或有疼痛、压痛、压迫感及放射性痛，或胸胁胀闷，或无任何不适，病情随情志波动而改变，舌苔薄白或白腻，脉弦滑。治宜化痰散结。方用化痰散结消瘿Ⅰ号方：郁金 10 克、柴胡 6 克、香附 10 克、青皮 6 克、海藻 10 克、牡蛎 20 克、夏枯草 10 克、制半夏 10 克、昆布 10 克。

(2) 血瘀痰阻型　症见颈前肿大，可扪及肿块，按之较韧或较硬，活动度大，局部肿胀或有压迫感，或伴有局部压痛，或胀痛不适，或胸闷不适，舌质紫暗有瘀点，舌苔白腻，脉弦滑。治宜化痰散结。方用予化痰散结消瘿Ⅱ号方：浙贝母 10 克、玄参 10 克、丹参 10 克、川芎 6 克、当归 10 克、赤芍药 10 克、红花 5 克、海藻 10 克、昆布 10 克、牡蛎 20 克。

以上各方均每日 1 剂，水煎取汁 300 毫升分 2 次服。1 个月为 1 个疗程。临床观察：蔡欣红用上方辨证治疗 42 例单纯性甲状腺肿患者，治疗 3 个疗程，治愈 19 例，好转 14 例，无效 9 例。总有效率 78.57%。①

2. 李景顺等分 4 型

(1) 肝郁气滞型　症见甲状腺肿大，质软不痛，颈部郁胀，胸闷太息，女子乳房作胀，多在情志不畅时加重，月经前后不定，有时稍有腹疼，舌质淡红，苔薄白，脉弦。治宜疏肝解郁、祛痰消瘿。方用四海解郁汤加减：夏枯草 20 克、川楝子 20 克、郁金 20 克、赤芍 20 克、海浮石 20 克、海藻 20 克、延胡索 10 克、川贝母 10 克、黄药子 10 克、全蝎 10 克、青皮 15 克、佛手 15 克、昆布 15 克、桔梗 6 克。

(2) 脾虚痰湿型　症见甲状腺肿大，见于一

---

① 蔡欣红.化痰散结消瘿Ⅰ、Ⅱ号方治疗单纯性甲状腺肿 42 例[J].河北中医，2010，32(4)：525.

侧或两侧，神疲肢困，气短懒言，胸闷，纳呆，便溏，苔白腻，脉濡缓。治宜健脾利湿、化痰软坚。方用海藻玉壶汤加减：海藻20克、川贝母20克、昆布15克、陈皮15克、青皮15克、川芎10克、当归10克、半夏10克、连翘10克、黄药子10克、蝉蜕10克、茯苓30克、夏枯草30克、薏苡仁30克。

(3) 心肝火旺型　症见甲状腺肿大，结节大小不一，柔软光滑，心悸不安，心烦失眠，头晕目眩，口苦咽干，舌质红，苔薄黄，脉弦细数。治宜清心降火、软坚散结、平肝泄热。方用自拟方1：夏枯草20克、北沙参20克、白芍20克、生地黄20克、天冬20克、麦冬20克、石斛20克、海藻20克、僵蚕20克、金银花20克、炒酸枣仁20克、川贝母10克、黄药子10克、地龙30克、夜交藤30克、昆布15克。

(4) 痰血瘀结型　症见甲状腺肿大明显，病程较长，肿结质硬，范围大，胸闷心悸，胁肋刺痛，入夜较甚，或面色黧黑，口唇紫暗，女子闭经或痛经，经行有块，舌质暗有瘀斑，苔薄，脉弦细涩。治宜活血化瘀、化痰软坚、散结消瘿。方用自拟方2：夏枯草30克、海浮石30克、当归15克、黄药子15克、昆布15克、陈皮15克、川芎10克、炒甲片10克、川贝母10克、全蝎10克、白芥子20克、制南星20克、海藻20克、北沙参20克。

以上各方均每日1剂，水煎2次，分服。并可配合针灸辅助疗法，局部取穴甲状腺、缺盆、人迎、水突等，针刺得气为度，不留针；远端取穴鱼际(双侧)、泽上(双侧)、少商(双侧)，三穴均留针15～20分钟。临床观察：李景顺等用上方辨证治疗20例单纯性甲状腺肿患者，痊愈8例，有效9例，无效3例。①

经验方

1. *逍遥散合海藻玉壶汤*　当归15克、茯苓15克、白芍10克、白术10克、柴胡10克、海藻15克、昆布15克、浙贝母15克、半夏10克、青皮6克、陈皮10克、川芎10克、连翘10克、甘草10克。每日1剂，水煎煮后合并，早晚2次温服，服药期间忌辛辣生冷，连续治疗2个月。田甜用上方联合左甲状腺素钠片治疗68例单纯甲状腺肿患者，临床总有效率为94.12%。②

2. *半夏厚朴汤*　半夏15克、厚朴15克、茯苓15克、紫苏10克、桔梗10克、川贝母15克、王不留行10克、黄芩10克、甘草10克。③

3. *五海瘿瘤丸*　海带9克、海藻9克、海螵蛸9克、蛤壳9克、昆布9克、白芷9克、木香9克、海螺9克、夏枯草9克、川芎9克等。每次服1丸，每日2次，饭前温开水送服。西药：左甲状腺素钠，从25微克渐增量至每次50～75微克，复合维生素B片每次2片，均为每天1次，个别患者可适当加大用药量，但必须使甲状腺功能维持在正常水平。连续服用1个月为1个疗程，至少服用2个疗程。秦树等用上法治疗42例单纯性甲状腺肿患者，治愈17例，显效14例，有效11例，无效0，总有效率73.8%。④

4. *瘿核消丸*　海藻30克、昆布30克、蛤粉15克、鳖甲15克、牡蛎15克、浙贝母15克、柴胡12克、香附12克、青皮12克、陈皮12克、三棱12克、文术12克、丹参30克、黄芪15克。上药加工成水丸，每次9克，每日3次，服药后饮黄酒少许。高桂英用上方联合消瘿膏(海藻30克、昆布30克、夏枯草20克、浙贝母30克、生牡蛎30克、川芎15克、丹参15克、香附12克、白芷10克、白芥子10克、黄药子12克，共磨成细末，过120目筛，用小磨香油调成糊状，置密封容器贮存备用，用时取药膏适量，平摊于多层纱布上，贴敷患处，用绷带固定，3日换药1次，贴2日隔1日)治疗66例单纯性甲状腺肿患者，3个月为1个疗程。结果：经治疗1个疗程后，治愈37例，好转22例，无效7

---

① 李景顺，等.针药并治单纯性甲状腺肿20例临床观察[J].河南中医，1991，11(4)：24.
② 田甜，等.逍遥散合海藻玉壶汤对单纯性甲状腺肿甲状腺激素水平及预后的影响[J].中华中医药学刊，2022，40(3)：48-50.
③ 李超琳，等.半夏厚朴汤加减治疗单纯性甲状腺肿临床用药体会[J].东方食疗与保健，2016(4)：122.
④ 秦树，等.五海瘿瘤丸联合左甲状腺素治疗单纯性甲状腺肿疗效观察[J].中国基层医药，2009，16(1)：45.

例。治愈病例治疗时间最短 35 天，平均 68 天。经随访，1 年内复发 3 例。[①]

5. *自拟方* 海藻 15 克、昆布 12 克、黄药子 12 克、玄参 12 克、牡蛎 15 克、夏枯草 9 克、三棱 9 克。每日 1 剂，水煎服，2 次分服。[②]

6. *消瘿汤 1* 夏枯草 50 克、柴胡 25 克、香附 25 克、昆布 20 克、海藻 20 克、海浮石 30 克、牡蛎 30 克、黄药子 30 克。随症加减：气滞，酌加青皮、槟榔、桔梗；血瘀，加当归、川芎、丹参；夹热，加黄芩、龙胆草、连翘；夹痰，加半夏、茯苓、大贝母；体虚，加党参、黄芪、当归。每日 1 剂，水煎分 2 次口服，30 剂为 1 个疗程。王元浩用上方加减治疗 76 例单纯性甲状腺肿患者，服药均在 2 个疗程以上，最长 4 个疗程。结果：治愈 41 例，显效 15 例，有效 11 例，无效 9 例。[③]

7. *行气活血消瘿汤* 海藻 15 克、昆布 15 克、浙贝母 15 克、夏枯草 15 克、桃仁 10 克、赤芍 10 克、当归 10 克、青皮 15 克、郁金 15 克、瓜蒌皮 15 克、半夏 15 克。每日 1 剂，水煎，分 2 次口服，30 天为 1 个疗程。刘学兰用上方治疗 48 例单纯性甲状腺肿患者，3 个疗程后，临床治愈 18 例，有效 23 例，无效 7 例。[④]

8. *消瘿瘤汤* 海藻 20～30 克、昆布 20～30 克、夏枯草 20 克、木香(研末冲服)5 克、桔梗 6～10 克、玄参 15 克、三棱 15 克、浙贝母 10 克、莪术 10 克、生牡蛎 30 克、炮甲片 6～9 克。隔日 1 剂，水煎分 2～3 次服。吕志刚用上方治疗 97 例单纯性地方性甲状腺肿大患者、32 例甲状腺腺瘤患者，用药 5～25 剂，分别痊愈 64、20 例，显效 17、6 例，有效 7、2 例，无效 9、4 例。总有效率为 90.7%、87.50%。[⑤]

9. *消瘿丸* (1) 消瘿丸Ⅰ号：夏枯草、连翘、姜半夏、陈皮、风化硝、土贝母、三棱、莪术、制乳香、制没药、赤芍、白芍、丹参、牡蛎；消瘿丸Ⅱ号：海藻、昆布、蛤粉、夏枯草、土贝母、三棱、莪术、制乳香、制没药、丹参、赤芍、白芍、风化硝。均制成水丸，每次 6 克，每日 3 次口服，1～3 日为 1 个疗程。肉瘿用消瘿丸Ⅰ号，气瘿用消瘿丸Ⅱ号。(2) 局部贴敷：消瘿膏(川乌、草乌、乳香、没药、急性子、三七、麻黄、肉桂、土鳖虫、白芷、川芎、生马钱子、丁香、紫草、章丹等)外贴包块处。(3) 针刺内关、合谷、腺体穴。留针 30 分钟，每周针刺 2～3 次。徐哲用上法治疗 200 例单纯性甲状腺肿，经治疗 1～2 个疗程后，痊愈 65 例，显效(包块缩小 1～2 厘米以上，自觉症状明显好转)98 例，有效(包块缩小 0.5～1.0 厘米，或由冷结节转为温结节)29 例，无效 8 例。[⑥]

10. *活血化痰汤* 当归 15～30 克、川贝母 9～12 克、赤芍 15～30 克、半夏 9～12 克、牡蛎 9～15 克、炒甲片 9～12 克、海藻 15～30 克、黄药子 9～12 克、桃仁 9～15 克。每日 1 剂，水煎 2 次，分 2 次服。30 天为 1 个疗程。梁钦用上方治疗 50 例单纯性甲状腺肿患者。结果：显效(经 2 个疗程治疗腺肿消失)18 例，有效(经 3 个疗程治疗腺肿消失)25 例，无效(经 5 个疗程治疗腺肿未见缩小)7 例。总有效率 86%。[⑦]

11. *千金内托散* 党参 20 克、黄芪 10 克、当归 10 克、厚朴 10 克、川芎 10 克、桔梗 10 克、防风 10 克、白芷 10 克、甘草 10 克。随症加减：血清 T_3、T_4 偏低者，将黄芪、党参量加倍；颈部发紧，喉部有异物感者，将当归、桔梗、防风增量至 15～20 克。每日 1 剂，水煎 2 次分服。也可将上述方剂制成丸药，每丸重 9～10 克，每次服 2 丸，每日 2 次。方明用上方加减治疗 37 例地方性甲状腺肿患者。结果：甲状腺肿消失(甲状腺大小达Ⅰ度标准)23 例，明显缩小(甲状腺大小达Ⅱ度标准)10

---

① 高桂英.中药内服外用结合治疗单纯性甲状腺肿 66 例[J].中国社区医生·医学专业半月刊，2009，11(11)：108.
② 于丽荣.治疗单纯甲状腺肿单验方[J].中国民间疗法，2008(8)：61.
③ 王元浩.消瘿汤加减治疗单纯性甲状腺肿 76 例[J].辽宁中医杂志，2006，33(3)：337.
④ 刘学兰.行气活血消瘿汤治疗单纯性甲状腺肿 48 例[J].四川中医，2001，19(4)：41.
⑤ 吕志刚.消瘿瘤汤治疗单纯性地方性甲状腺肿大与甲状腺腺瘤 129 例[J].内蒙古中医药，1994，13(4)：9.
⑥ 徐哲.消瘿丸治疗单纯性甲状腺肿 200 例[J].北京中医学院学报，1991，14(5)：25.
⑦ 梁钦，等.活血化痰汤治疗单纯性甲状腺肿 50 例疗效观察[J].广西中医药，1989，12(4)：27.

例，无效4例。[①]

12. 消瘿汤2　当归尾15克、熟地黄15克、昆布15克、海藻15克、川芎10克、赤芍10克、桃仁10克、桔梗10克、浙贝母12克、红花6克。每日1剂，水煎2次分服。汤钧用上方治疗10余例甲状腺肿大患者，疗效满意。[②]

13. 消瘿散　象贝母、煅牡蛎，广郁金、海藻等份。上药焙干研末，收贮。每日2次，每次3克，黄酒送服。严重者，可配合汤剂同时服用。赵国仁用上方治疗9例地方性甲状腺肿，服药2个月左右，6例痊愈，观察10年以上未再复发；2例甲状腺缩小1/2以上，自觉症状消失；1例“甲亢”甲状腺缩小2/3以上，自觉症状基本消失。[③]

14. 消瘿注射液Ⅰ号　海藻120克、昆布120克、白药子120克、黄药子120克、夏枯草90克、牡蛎90克、海螵蛸90克、梅片3克。上药制出药液1 000毫升，加苯甲醇适量。制备方法：(1) 梅片加适量的酒精溶解备用。(2) 洗净药物，切成碎片放入铝锅，加水适量煎煮3次，将3次药液合并过滤，加热浓缩到相当需要量，加2倍量的95%酒精，搅拌，静置3～4小时，滤过后回收酒精，如此反复处置至无沉淀物为止。(3) 在药液内加入适量蒸馏水至1 000毫升，加苯甲醇适量，加入梅片溶液，反复过滤，使pH为4～9，分装灭菌即成。成人每次2～4毫升，儿童酌减，每5天注射1次，于曲池穴交替进行，一般注射8～10次。药物无刺激性。注射后很快出现针感，5～15分钟针感达到高峰，针感持续20～45分钟不等，而后逐渐缓解消除。针感以酸、重、胀、麻为主，也可伴有轻度的疼痛或蚁走感，针感沿桡侧向下放射，经合谷，止食指尖，或向上经臂臑向肩髃放射，或向上、向下传导，视人而略异，但均传行于手阳明大肠经的上肢段。针感一般以首次为重，以后逐渐减轻。咸阳地区地方性甲状腺肿防治协作小组用上法治疗3 678例地方性甲状腺肿患者，痊愈2 701例，显效122例，好转387例。总有效率87.2%。[④]

15. 海藻散　海藻180克、牡蛎180克、玄参90克、海带90克、贝母90克。海藻海带洗净，炒玄参、贝母蒸、牡蛎煅、酒焠。共为细末(过筛)。每日3～9克，饭后淡茶调服。龙岩邮电局用上方临床治愈3例大脖子病患者。[⑤]

16. 瘿瘤丸　海带1 000克、海藻200克、昆布200克、海浮石200克、三棱(醋炙)100克、文术(醋炙)100克、甘草100克、陈皮30克、广木香15克、川大黄15克。将上述药物粉碎成细面，以大枣为丸，每丸总量为4.5克。每日晚饭后含1丸，达到在口内含化为止，不宜嚼咽或冲服。含完30丸为1个疗程，如未愈时应继续含用。心脏病、肺结核、肾脏病、营养不良及体质消弱、孕妇、哺乳妇禁用。马均祺用上方临床治疗80例甲状腺肿患者，痊愈49例，接近痊愈19例，好转6例，余6例因故中途停药无效。[⑥]

单　方

1. 自拟方1　组成：海昆布30克、马勃30克、葵花30克。用法用量：共研细粉，炼蜜为丸，每丸9克。每次服1丸，每日2次，凉开水送服。[⑦]

2. 五倍子外敷　组成：五倍子。制备方法：不拘多少放入砂锅内炒黄(忌铁器)，冷却后研成末。用法用量：晚上睡觉前用米醋调成膏状敷于患处，次晨洗去。7次为1个疗程。临床应用：覃秋用上方治疗23例甲状腺肿患者，2个疗程治愈13例，5～10个疗程治愈7例，无效3例。[⑧]

3. 藻药散　组成：海藻60克、黄药子60克。用法用量：上药共为细末，每日3次，每次饭后用

---

① 方明.用千金内托散治疗地方性甲状腺肿临床观察报告[J].中医杂志，1984(3)：35.
② 汤钧.“消瘿汤”治疗甲状腺肿大[J].云南中医杂志，1983(4)：42.
③ 赵国仁.消瘿散治疗地方性甲状腺肿[J].浙江中医杂志，1980(8)：361.
④ 咸阳地区地方性甲状腺肿防治协作小组.“消瘿注射液Ⅰ号”治疗地方性甲状腺肿3678例疗效观察[J].陕西新医药，1976(6)：12.
⑤ 龙岩邮电局.海藻散治大脖子[J].福建中医药，1959(3)：43.
⑥ 马均祺.瘿瘤丸试治甲状腺肿八十例初步观察[J].中医杂志，1957(6)：306.
⑦ 于丽荣.治疗单纯甲状腺肿单验方[J].中国民间疗法，2008(8)：61.
⑧ 覃秋.五倍子外敷治甲状腺肿[J].四川中医，1989(3)：25.

黄酒(或开水)冲服 1.5～3 克。随症加减：若患者素往心阳妄动，复受寒凉而致颈肿，症见局部皮色微赤，软硬兼杂，可用黄芩、生地黄、地骨皮、蒲黄煎汤冲服；若肝郁气滞，症见颈肿坚硬，因怒易甚者，用青皮、芦荟、胆草煎汤冲服；若因忧思伤脾，症见颈软大如桶，用党参、香附、陈皮、白术煎汤冲服；若因忧郁伤肺，致使气浊不清，症见色白不赤，软而不坚，用陈皮、半夏、茯苓、桔梗煎汤冲服；若因肾气不足，症见颈肿坚硬，皮肤发紫，推之不移，形容枯槁者，可用山茱萸、山药、熟地黄、菟丝子煎汤冲服：若瘿发日久，气血双亏者，可用党参、当归、熟地黄、红花煎汤冲服。临床应用：刘冠军用上方加减治疗 20 例甲状腺肿患者，在 15 天内瘿肿缩小接近正常者 10 例，在 25 天内缩小接近正常者 6 例，无效 4 例。①

4. 自拟方 2　组成：下山虎(又名独脚树，与鸢尾科射干相似)或射干。制备方法：取新鲜下山虎蔸 3 克，洗净切片，加水 200 毫升，煮 3～4 小时，煎至 100 毫升，过滤即成。用法用量：成人每日 5 毫升(即下山虎 1.5 克，用量稍大有呕吐、腹泻等反应)，分 2 次服，儿童减半，孕妇禁用。射干制法同上，成人每日服制成之药液 10～20 毫升(即射干 3～6 克)，儿童减半。临床应用：沅陵县卫生防疫站将 169 例地方性甲状腺肿患者分为下山虎组 94 例和射干组 75 例。结果：下山虎组经治 3～4 日，有效率 97%；射干组疗程 3 天，有效率 80%。②

① 刘冠军.藻药散治疗甲状腺肿[J].陕西新医药，1979(1)：54.
② 沅陵县卫生防疫站.草药下山虎、射干治地方性甲状腺肿 169 例效果报告[J].湖南卫生杂志，1960(3)：41.

甲状腺机能亢进症

概　　述

甲状腺机能亢进症简称甲亢，是由多种病因引起的甲状腺功能增高、甲状腺激素（T_4）及三碘甲状腺原氨酸（T_3）分泌过多所致的常见内分泌病。一般表现为甲状腺肿大，眼裂增宽，四肢震颤，心悸气短，倦怠乏力，烦躁易怒，失眠多梦，目突眼胀，头晕面赤，喜冷畏热，手足心热，多汗，口干喜饮，消谷善饥，形体消瘦，大便频多，月经不调，舌质红或淡红，舌苔薄白或薄黄少津，脉象弦滑数，T_3、T_4 高于正常，女性较男性多见，尤以青壮年发病者最多。

本病属中医“瘿气”“肝郁”“中消”“惊悸”“怔忡”“消渴”等范畴。其病理特点是情志内伤，肝郁气滞，痰凝血瘀，气阴不足，阴虚阳亢而致肝、脾、肾功能失调。临床分为十三型。(1) 阴虚火旺型：头晕目眩，心烦易怒，面赤形瘦，甲状腺肿大，眼球突出，多食善饥，心悸多汗，怕热口苦，失眠多梦，肢体震颤，舌红苔黄，脉弦数或弦细数。治宜滋阴泻火、止汗固表。(2) 气阴两虚型：抑郁善忧，心悸不宁，胸闷气短，乏力自汗，头晕失眠，面白唇淡，食少便溏，肢软身重，眼突，甲状腺肿大，舌质淡或红，苔白，脉沉细而数或有结代。治宜益气养阴、散结平亢。(3) 肝肾阴虚型：头目眩晕，视物昏花，怒目凝睛，颧红面赤，手足心热，潮热自汗，口渴多饮，腰膝酸软，尿多尿频，月经稀少或闭止。舌质红绛少津，脉弦细而数。治宜滋养肝肾、清热化痰。(4) 心脾两虚型：头晕疲乏，心悸失眠，四肢不温，纳食不振，腹泻便溏，舌质淡嫩苔薄白，脉濡或细。治宜养心健脾。(5) 心肾阴虚型：心悸失眠，心烦汗出，头晕耳鸣，气短乏力，舌质红，苔薄黄，少津，脉细数。治宜养心益肾、滋阴清热。(6) 脾虚肝郁型：精神忧郁，烦躁易激动，胸闷不舒，喉有堵感，月经不调，腹胀便溏，突眼，甲状腺肿大，水肿，苔白，脉滑。治宜益气养阴、健脾舒肝。(7) 痰气郁结型：胸闷不舒，咽喉堵塞，痰多，月经失调，甲状腺肿大，眼球突出，舌质红苔白或腻，脉弦滑或弦细。治宜疏肝理气、化痰散结。(8) 肝热痰湿型：头晕，多梦，性急，怕热，汗多，痰黏，口苦干，目突、畏光、流泪、眼睑浮肿，舌质红，苔浊或腻，脉弦。治宜平肝清热、化痰散结。(9) 肝郁化热型：有较明显的精神创伤史，常感心烦，急躁，情绪不稳定，善食易饥，形体日渐消瘦，手足心热，眼干，妇女有月经不调，脉细数或稍数。治疗以疏肝清热为主。(10) 胃火型：善食易饥，口渴多饮，畏热汗出，形体日见消瘦，大便溏薄，一日数行，脉数，舌质红，苔黄燥。治宜养阴、清胃火。(11) 肝火旺盛型：头晕目眩，烦躁不安，性急易怒，面部烘热，怕热多汗，口苦咽干，肢体震颤，消谷善饥，形体消瘦，眼球突出，甲状腺肿大，舌质红，苔薄黄，脉弦数。治宜清肝泻火、散结消瘿。(12) 肝胃火旺型：烦躁不安，性急易怒，怕热自汗，口渴多饮，多食易饥，手舌颤动。舌质红，苔黄，脉洪数。治宜清泻肝胃，兼以养阴。(13) 肝郁心热型：胸闷胁痛，神志不畅，心烦失眠，心悸不宁，舌质红，苔薄黄，脉弦数。治宜疏肝理气、清心安神。

辨 证 施 治

1. 黄蔚等分 3 型

(1) 气滞痰凝型　症见颈前瘿肿，软而不痛，胸闷胁痛，喜太息，手微抖，舌质红，苔薄腻，脉弦滑微数。治宜理气化痰、活血散结。方用四海舒郁丸合海藻玉壶汤：海蛤粉15克、牡蛎30克、白芍30克、青皮9克、陈皮9克、象贝母9克、海藻9克、法半夏9克、制香附9克、当归9克、柴胡9克、茯苓9克、制胆星9克、黄芩15克。随症加减：瘿肿且硬者，加川芎9克、红花9克、桃仁9克；便结者，加郁李仁15克、莱菔子15克、熟大黄9克；便溏者，加白术15克、扁豆15克、薏苡仁30克、车前子9克。

（2）肝火亢盛型　症见瘿肿眼突，性急易怒，面颧发红，怕热汗出，夜寐不宁，口干苦，舌红，苔薄黄，脉细数。治宜清肝泄火、安神养心。方用龙胆泻肝汤：龙胆草12克、夏枯草12克、炒栀子9克、泽泻9克、车前子9克、法半夏9克、黄芩15克、路路通15克、天花粉15克、葛根15克、炒酸枣仁15克、柏子仁15克、木通6克。随症加减：汗多、心悸，加黄芪30克、煅龙骨30克、煅牡蛎30克；消谷善饥，加黄连6克、生石膏6克；腑气不通，加大黄15克、厚朴9克；瘿肿偏硬，加三棱12克、莪术12克。

（3）心肝阴虚型　症见心悸，怵惕不安，心烦不寐，胁痛，口干舌红，苔黄，脉细数。治宜养心安神、滋阴柔肝。方用天王补心丹合一贯煎：太子参12克、麦冬12克、沙参12克、天冬15克、白芍15克、生地黄15克、炒酸枣仁15克、柏子仁15克、枸杞子15克、五味子6克、远志9克。随症加减：腰酸耳鸣，加女贞子15克、何首乌15克、龟甲9克；肝阳暴涨于上，阴液亏竭于下，面红手抖，加珍珠母15克、钩藤9克、煅牡蛎30克；阴竭阳脱，加生脉散、参附龙牡汤。

临床观察：黄蔚等用上方辨证加减治疗86例甲状腺机能亢进症患者，治愈73例，有效11例，无效2例。①

2. 汪悦分2期

（1）初期　证属肝火旺盛。治宜清肝泻火，兼化痰活血、益气养阴。方用丹栀逍遥散加味，常加用清热之品黄芩、夏枯草、连翘；行气之品郁金、橘核、陈皮；化痰之品大贝母、山慈菇。

（2）后期　证属阴虚火旺。治宜益气养阴。方用生脉散加味，酌情加入益气之品黄芪、黄精；健脾之品山药、茯苓；清热之品生地黄、熟地黄；活血之品牡丹皮、丹参、桃仁、红花等。②

3. 高齐健分3期

基本方：夏枯草、连翘、浙贝母、柴胡、香附、郁金、玄参、白芍、白术。

（1）初期（发病期）　如见怕热多汗，多食易饥，急躁易怒，心悸失眠者，基本方加栀子、金银花；见目赤，目痛，目胀者，基本方加菊花、青葙子；见突眼，甲状腺肿大明显者，基本方加土茯苓、泽泻、车前子；见肢体震颇者，基本方加生龙骨、生牡蛎、珍珠母、钩藤；见胸脘满闷，胁肋胀痛，颈部憋胀者，基本方加川楝子、青皮、陈皮、枳壳、莱菔子、砂仁。

（2）中期（控制期）　如见乏力、心悸气短，动则汗出，舌淡，基本方加黄芪、党参、太子参；口干咽燥，见五心烦热，舌红少苔，脉细弦数者，基本方加生地黄、白芍、麦冬、山茱萸、枸杞子；见失眠多梦，基本方加酸枣仁、柏子仁、茯苓、远志、夜交藤、浮小麦、五味子、百合等。

（3）后期（缓解期、迁延期）　如见面色少华，乏力，食欲不振，便溏，基本方加茯苓、扁豆、甘草、薏苡仁、山药；畏寒肢冷，面色白或萎黄，舌淡，脉沉细等，基本方加淫羊藿、菟丝子等。③

4. 李赛美分3期

（1）初期　症见恶热，多汗，多食易饥，口渴喜冷饮，消瘦，心悸，手抖，甲状腺肿大或不大，舌红、苔黄，脉数有力。治宜清泄阳明之热、肝胃之火、调整阴阳。方用白虎汤合人参汤加减：石膏30克、山药30克、牡蛎30克、太子参30克、知母15克、玄参15克、猫爪草15克、莪术15克、柴胡10克、白芍10克、浙贝母10克、炙甘草6克。

（2）中期　症见神疲乏力，口干喜饮，手足心

---

① 黄蔚，等.辨证治疗甲状腺机能亢进症临床观察[J].湖北中医杂志，2011，33(10)：39.
② 邢俊.汪悦教授治疗甲状腺机能亢进经验[J].湖南中医杂志，2010，16(6)：37.
③ 德学慧.高齐健治疗甲状腺机能亢进症的用药经验[J].辽宁中医杂志，2008，35(3)：338.

汗多，心悸，痰多，喉中异物感，甲状腺肿大，舌暗红，苔白边有齿印，脉弦略数。治宜涤痰化瘀、软坚散结、益气养阴。方用消瘰丸加减：牡蛎 30 克、党参 30 克、百合 30 克、生地黄 15 克、玄参 15 克、夏枯草 15 克、猫爪草 15 克、浙贝母 10 克、莪术 15 克、山慈菇 10 克、柴胡 10 克、白芍 10 克。

(3) 后期　症见痰多，纳呆，乏力，畏寒肢凉，喉中异物感，甲状腺肿大，舌淡、苔薄白，脉细滑或沉。治宜疏肝健脾、化痰散结。方用柴芍六君汤或理中汤等加减：生牡蛎 30 克、茯苓 20 克、太子参 15 克、玄参 15 克、猫爪草 15 克、柴胡 10 克、白芍 10 克、陈皮 10 克、半夏 10 克、白术 10 克、浙贝母 10 克、丹参 10 克、山慈菇 10 克、炙甘草 6 克。

以上各方均每日 1 剂，水煎服早晚分服。临床观察：李赛美用上方辨证治疗 1 例甲状腺机能亢进症患者，疗效满意。①

5. 蒋珠玉分 4 型

(1) 肝郁心热型　症见胸闷胁痛，神志不畅，心烦失眠，心悸不宁，舌质红，苔薄黄，脉弦数。治宜疏肝理气、清心安神。方用自拟方：牡丹皮 15 克、柴胡 15 克、生地黄 15 克、炒栀子 10 克、赤芍 10 克、当归 10 克、茯神 10 克、淮山药 10 克、胡黄连 10 克、延胡索 10 克、炒香附 10 克、甘草 10 克、朱砂 1.5 克。随症加减：喉中有痰者，加陈皮 10 克、法半夏 10 克、枳壳 10 克、桔梗 10 克。

(2) 肝胃火旺型　症见烦躁不安，性急易怒，怕热自汗，口渴多饮，多食易饥，手舌颤动，舌质红，苔黄，脉洪数。治宜清泻肝胃。方用自拟方：龙胆草 15 克、黄芩 15 克、生栀子 15 克、生地黄 15 克、赤芍 15 克、知母 15 克、天花粉 15 克、生石膏粉 60 克、粳米 30 克、甘草 10 克。随症加减：大便秘结者，加大黄 15 克；心悸失眠者，加黄连 10 克、朱砂 1.5 克。

(3) 心肾阴虚型　症见心悸失眠，心烦汗出，头晕耳鸣，气短乏力。舌质红，苔薄黄，少津，脉细数。治宜养心益肾、滋阴清热。方用自拟方：生地黄 15 克、太子参 15 克、北五味子 10 克、麦冬 10 克、天冬 10 克、玄参 10 克、丹参 10 克、当归 10 克、茯神 10 克、炙远志 10 克、柏子仁 10 克、炒酸枣仁 10 克、胡黄连 10 克、甘草 10 克、朱砂 1.5 克。

(4) 痰气凝结型　症见颈项肿大，双目突出，胸闷纳呆，恶心便溏。舌质淡红，苔腻，脉弦滑。治宜燥湿化痰、行气散结。方用自拟方：海藻 30 克、昆布 30 克、海带 30 克、法半夏 15 克、陈皮 15 克、茯苓 15 克、贝母 15 克、佩兰 15 克、炒枳壳 10 克、桔梗 10 克、郁金 10 克、炒香附 10 克、当归 10 克、赤芍 10 克、川芎 5 克。

均每日 1 剂，水煎 2 次，分 2 次服。临床观察：蒋珠玉用上方辨证治疗 81 例甲亢患者，3 个月以内痊愈 21 例，显效 13 例，有效 5 例，无效 2 例；6 个月以内痊愈 29 例，显效 11 例。②

6. 痰气郁结型　症见颈前左侧可触及多结节性甲状腺肿大，颈淋巴结不肿大，心率每分钟 8 次，律不齐，时可闻及期前收缩（早搏频次每分钟 12 次左右），舌质红，苔白腻微黄，脉结代。治宜疏肝通络、清热化痰。

(1) 自拟方　常山 3 克、苦参 20 克、姜半夏 10 克、瓜蒌仁 10 克、广郁金 10 克、绿梅花 10 克、土红花 10 克、丹参 10 克、灯心草 5 克、川黄连 5 克。每日 1.5 剂，水煎 2 次，分 3 次服。临床观察：张笑平用上方治疗 1 例肝郁气滞、痰热阻络型甲亢并频繁早搏患者，服药 14 剂，早搏消失，甲亢症状显著好转。③

(2) 消甲亢煎剂Ⅰ号　黄药子 25 克、海带 25 克、昆布 25 克、海浮石 25 克、海藻 25 克、生牡蛎 25 克、夏枯草 25 克、漏芦 25 克、海蛤粉 15 克、醋三棱 15 克、醋莪术 15 克、广木香 7.5 克、大黄 7.5 克、陈皮 10 克。每日 1 剂，水煎 2 次，分 2 次服。随症加减：气滞较甚，加青皮 10 克、乌药 10 克；痰盛者，加大贝母 15 克；阴虚内热，加玄参 15 克、黄柏 10 克；喉部阻塞感，加射干 15 克；白细胞减少者，加生黄芪、鸡血藤、鹿角胶、丹参。临床观察：

① 王保华，等.李赛美教授治疗甲状腺机能亢进症经验介绍[J].新中医，2007，39(8)：10.
② 蒋珠玉.甲状腺机能亢进症之证治——附 81 例疗效观察[J].湖南中医杂志，1987(6)：11.
③ 张笑平.甲状腺疾病治验[J].中医杂志，1987(12)：18.

刘晓汉等用上方治疗 16 例肝郁痰结型甲亢患者，基本痊愈 8 例，显效 3 例，好转 3 例，无效 2 例。①

7. 肝火旺盛（肝阳上亢）型　症见心悸，多汗，善饥，乏力，两手明显震颤，舌质红，苔薄白，脉细数。治宜平肝泻火、养津化痰。方用自拟方：夏枯草 10 克、肥知母 10 克、杭菊花 10 克、沙苑子 10 克、黑玄参 10 克、黄药子 10 克、昆布 10 克、象贝母 10 克、竹茹 10 克、生大黄 3 克。每日 1 剂，水煎 2 次，分 2 次服。临床观察：张笑平用上方治疗 1 例肝火内亢型甲状腺功能亢进症患者，守方出入连服 2 个月余痊愈。②

8. 张俊文等分 3 型

（1）胃火型　症见善食易饥，口渴多饮，畏热汗出，形体日渐消瘦，大便溏薄，一日数行，脉数，舌质红，苔黄燥。治宜养阴血、清胃火。方用养血泻火汤加减：生石膏 30 克、麦冬 15 克、天花粉 24 克、生地黄 24 克、石斛 12 克、当归 12 克、黄芩 12 克、石莲子肉 12 克、白芍 15 克、川芎 10 克、黄连 6 克、黄柏 9 克、夏枯草 15 克、乌梅 20 克。

（2）肝经实火型　症见烦躁易怒，面红耳赤，口苦，身如火焚，焦躁不安，坐卧不宁，善食易饥，形体日瘦，脉数，舌质红，苔黄。治宜清肝泻火。方用龙胆泻肝汤加减：龙胆草 15 克、生地黄 15 克、珍珠母 15 克、栀子 10 克、当归 10 克、柴胡 10 克、黄芩 12 克、麦冬 12 克、夏枯草 30 克、玄参 30 克、生龙骨 30 克、生牡蛎 30 克、地骨皮 30 克。

（3）肝郁化热型　症见心烦，急躁，情绪不稳定，善食易饥，形体日渐消瘦，手脚心热，眼干，妇女有月经不调，脉细数或稍数。治宜疏肝清热。方用丹栀逍遥散加减：当归 15 克、白芍 15 克、香附 15 克、玄参 15 克、柴胡 10 克、茯苓 10 克、薄荷 10 克、郁金 10 克、黄芩 10 克、白术 12 克、牡丹皮 12 克、栀子 12 克、夏枯草 24 克。

随症加减：心悸明显者，加柏子仁 30 克、苦参 15 克、五味子 15 克；多汗者，加龙骨 30 克、牡蛎 30 克、黄芪 30 克；失眠者，加炒酸枣仁 15 克、龙齿 15 克、远志 15 克、五味子 15 克；甲状腺肿大者，加黄药子 10 克；眼球突出者，加甲片 12 克、地龙 12 克。以上各方均每日 1 剂，水煎 2 次，分 2 次服。临床观察：张俊文等用上方辨证加减治疗甲亢患者 32 例，痊愈 1 例，显效 9 例，好转 21 例，无效 1 例。③

9. 夏睿明等分 4 型

（1）肝阳上亢型　症见消食善饥，伯热多汗，烦躁，易怒，手指震颤，颈部增大，心悸，口干苦，舌质红，苔黄，脉弦数有力。治宜清泄肝火、平肝潜阳、软坚散结。方用龙胆泻肝汤加减：龙胆草 12 克、柴胡 12 克、栀子 12 克、当归 12 克、黄芩 15 克、七叶一枝花 15 克、黄药子 15 克、生地黄 24 克、玄参 24 克、白芍 24 克、牡蛎 30 克、夏枯草 30 克。随症加减：头昏晕者，加天麻 15 克、刺蒺藜 24 克；肝风内动，手指震颤者，加钩藤 15 克、石决明 30 克；心悸失眠者，加柏子仁 15 克、炒酸枣仁 15 克；颈部增大者，加丹参 15 克、射干 15 克。

（2）阴虚阳亢型　症见头昏，眼花，心悸，失眠，性情急躁，颈部增大或眼球突出，食亢而消瘦，汗多，舌质红，苔黄或少，脉细数。治宜滋阴降火、软坚散结。方用知柏地黄汤加减：知母 15 克、黄柏 15 克、怀山药 15 克、茯苓 15 克、黄药子 15 克、七叶一枝花 15 克、玄参 15 克、生地黄 24 克、白芍 24 克、牡丹皮 12 克、桑椹 30 克、牡蛎 30 克、夏枯草 30 克。随症加减：肝阴虚明显、眩晕重者，加枸杞子 15 克、何首乌 30 克；眼球突出、视物模糊者，加草决明 24 克、青葙子 15 克；心悸失眠、汗多者，加酸枣仁 15 克、五味子 10 克、生龙骨 30 克、生牡蛎 30 克。

（3）气阴两虚型　症见心慌，气短，倦怠，乏力，汗多，食欲差，腹泻便溏，舌质正常或淡红，苔薄白，脉细或细数无力。治宜益气养阴、软坚散结。方用蒿芍龙牡汤合四君子汤加减：青蒿 15 克、茯苓 15 克、白术 15 克、七叶一枝花 15 克、黄药子 15 克、玄参 15 克、白芍 24 克、玉竹 24 克、龙

① 刘晓汉，等.治疗甲状腺机能亢进症 20 例疗效观察[J].中医杂志，1980(1)：40.
② 张笑平.甲状腺疾病治验[J].中医杂志，1987(12)：18.
③ 张俊文，等.中药治疗甲状腺机能亢进 32 例[J].上海中医药杂志，1983(7)：29.

骨30克、牡蛎30克、党参30克、夏枯草30克。随症加减：腹泻便溏，加怀山药30克、薏苡仁30克；中气不足、气短乏力者，加黄芪30克；汗多，加浮小麦30克。每日1剂，水煎2次，分2次服。

(4) 痰结瘿瘤型　症见颈部肿大显著，眼球突出，喉间有痰，忧虑，烦躁舌质红，苔白薄或黄腻，脉弦。治宜化痰散结、软坚消肿。方用蒿芩清胆汤加减：青蒿15克、茯苓15克、玄参15克、海藻(水洗)15克、昆布(水洗)15克、黄药子15克、七叶一枝花15克、黄芩12克、陈皮12克、竹茹12克、枳壳12克、半夏10克、青黛6克、夏枯草30克。随症加减：胆郁气滞，加郁金10克、香附15克；甲状腺触诊有结节，加桃仁12克、红花12克。

均每日1剂，水煎2次，分2次服。3个月为1个疗程，病情明显缓解后，仍需再服药3～4个月以期治愈。治疗期间最好不要中断服药，间断服药或停药过早均影响治疗效果。临床观察：夏睿明等用上方辨证加减治疗22例甲状腺机能亢进症患者。结果：痊愈6例，显效8例，好转6例，无效2例。①

10. 福建省立医院分3型

主方：海藻15克、昆布15克、夏枯草15克、浙贝母9克、丹参15克、香附15克。

(1) 痰气郁结型　症见胸闷不舒，咽喉堵塞，痰多，月经失调，甲状腺肿大，眼球突出，舌质红苔白或黄，脉弦滑或弦细。偏痰结者，主方合二陈汤或温胆汤加减；偏气郁者，主方合丹栀逍遥散加减。

(2) 阴虚阳亢型　症见头晕目眩，心烦易怒，面赤形瘦，表情焦虑，心悸多汗，食亢易饿，失眠多梦，肢体震颤，舌红苔黄，脉弦数或弦细数。主方合参麦散、增液汤、大补阴汤或三甲复脉汤加减，常加鳖甲、白芍、知母、黄药子、牡蛎等。

(3) 心脾两虚型　症见头晕疲乏，心悸失眠，四肢不温，纳食不振，腹泻便溏，舌质淡嫩苔薄白，脉濡或细。主方(可减去夏枯草)合养心汤加减，常加黄芪、党参、白术、桂枝、附子等。

均每日1剂，水煎2次，分2次服。临床观察：福建省立医院用上方辨证加减治疗20例甲亢患者(痰气郁结型5例，阴虚阳亢型13例，心脾两虚型2例)。结果：显效6例(各2、3、1例)，好转11例(各2、8、1例)，无效3例(各1、2、0例)。随访10例，1个月复发者3例，2个月复发者4例，4个月复发者2例，1年复发者1例，复发后症状和体征均较住院治疗前重。②

11. 徐华元分4型

平亢汤：生牡蛎30克、生白芍30克、夏枯草30克、胡黄连3～8克、肥知母10克、芸薹子15～30克、大生地黄15～30克、牡丹皮15克、香附15克。

(1) 痰气瘀结型　以胸闷气塞、情志不乐、或兼嗳气、甲状腺肿大、突眼为特点，苔薄白或腻，脉弦或滑。上方酌加青陈皮、海浮石、水红花子、赤芍、菝葜。

(2) 肝火内亢型　以性情急躁易怒、口苦口干、眼胀痛、目赤怕热为特点，甚则肝火动血，鼻细牙细，肝火乘胃，消谷善饥，多食而形反消瘦，肤热自汗，便秘，肝火烁心，心悸心烦，失眠多梦，多言兴奋。舌偏红，苔少或薄黄，脉弦数或滑数。上方重用胡黄连，酌加龙胆草、黄芩、焦栀子、地骨皮。

(3) 肝强脾弱型　以多食、多大便或大便溏薄、肢软乏力、消瘦等为特点，苔薄净或薄白，脉象弦细而数。上方酌加生石膏、寒水石、山药、白术、莲子肉、诃子。

(4) 肝肾亏虚、精血虚少型　以头晕目花、视力减弱、耳鸣或午后升火面赤、五心烦热等为特点，女子则见月经减少、延期，甚至经闭，舌质红瘦，或嫩淡，或见裂纹，苔薄净，脉细弦。上方酌加龟甲、枸杞子、沙苑子、五味子，阴虚加玄参、天冬、麦冬、乌梅。当肝火未甚或基本平息后即去胡黄连，减用苦寒药，伴气虚时酌加太子参、黄芪、山海螺；白细胞过低者加制黄精、鸡血藤、甲片、虎杖。

均每日1剂，水煎2次，分2次服，症状基本

---

① 夏睿明，等.中医治疗甲状腺机能亢进症22例小结[J].重庆医药，1981(2)：17.

② 福建省立医院.含碘中药治疗甲状腺机能亢进20例临床观察[J].福建医药杂志，1981(6)：7-11.

控制后隔日服1剂。巩固疗效可选用大补阴丸、六味地黄丸、天王补心丹等成药。临床观察：徐华元用上方辨证加减治疗34例甲亢患者，显效16例(47.2%)，改善13例(38.4%)，无效5例(14.4%)。总有效率85.6%。①

经 验 方

1. *自拟方1* 党参15克、天冬10克、麦冬10克、生地黄10克、五味子5克、牡丹皮10克、赤芍10克、白芍10克、茯苓10克、陈皮5克、茯神20克、灵磁石20克、甘草6克。随症加减：若头晕目眩，头部胀痛，全身乏力不适，可加白蒺藜、钩藤、天麻平肝息风、祛风止痛；若自汗严重，轻微恶风，可加用玉屏风散益气固表止汗；若出汗严重，稍动更甚者，不分昼夜，加瘪桃干、浮小麦收敛固涩止汗。②

2. *甲亢灵汤1* 生芪30克、黄芩10克、当归10克、三棱10克、莪术10克、刺蒺藜15克、赤芍10克、黄药子15克、夏枯草12克、龙骨10克、牡蛎10克、白芥子12克、石菖蒲10克。每日1剂，水煎，早、中、晚分服。服用3个月后改为丸药或散剂(组成同上)巩固治疗，每次服6～8克，每日3次。吴平辉将120例痰火夹瘀型甲状腺机能亢进症患者随机分为对照组和治疗组各60例，治疗组用甲亢灵汤治疗，对照组用他巴唑治疗。3个月为1个疗程，连续治疗2个疗程观察疗效。结果：治疗组治愈36例，好转19例，无效5例，总有效率治疗组为91.67%；对照组治愈20例，好转15例，无效25例，总有效率58.33%。两组总有效率差异具有统计学意义；且随访1年，治疗组复发率为33.33%，对照组为80%。③

3. *自拟方2* 海藻、生黄芪、煅牡蛎、浙贝母、玄参、夏枯草、三棱、莪术、血竭、乳香、没药。上药烘干粉碎搅拌均匀过几回筛，分包，每包1.5克，按每日3次，每次1.5克，用海带水冲服。刘美茹等用上方治疗156例甲状腺机能亢进患者，总有效率94.87%，1个疗程治愈42例，2个疗程治愈88例，3个疗程治愈18例，有8例失败，其中有1例长达5年被治愈。④

4. *疏肝清热养心汤* 柴胡12克、枳壳12克、海藻12克、僵蚕12克、法半夏12克、陈皮12克、夏枯草12克、香附12克、茯苓25克、海蛤壳12克、黄药子12克、浙贝母15克、麦冬15克、生牡蛎(先煎)25克。每日1剂，早晚各温服1次。随症加减：肝火旺盛明显，加栀子12克、牡丹皮15克、龙胆草12克清泄肝火；胃热重，加大黄10克、黄连10克；脾虚，加炒山药20克、茯苓15克；心肝阴虚者，加玄参、天冬养阴清热；心悸失眠者，加人参、丹参、酸枣仁、柏子仁养心安神；手指颤动，加珍珠母(先煎)25克、钩藤15克、生牡蛎30克以平肝潜阳。苗凌娜等用上方加减治疗32例甲状腺机能亢进患者。结果：治愈17例，显效9例，好转4例，无效2例，总有效率94%。⑤

5. *二陈汤合桃红四物汤* 法半夏10克、陈皮10克、茯苓15克、当归15克、苍术15克、赤芍15克、浙贝母15克、白芍15克、山慈菇15克、川芎12克、僵蚕12克、红花8克。随症加减：肝火旺盛，加草决明15克、夏枯草15克、栀子11克；若肝肾阴虚者，加菊花15克、南北沙参各15克、生地黄15克；有肝郁气滞者表现者，加柴胡10克、法半夏10克；血瘀明显者，加红花15克、赤芍10克。水煎400毫升，分别于上午9时、下午3时服用。王春红用上方加减治疗68例甲状腺机能亢进症突眼患者，8周为1个疗程。结果：治愈4例，疗效显著33例，有效25例，无效6例。治疗有效率91.17%。⑥

6. *温胆汤* 陈皮15克、半夏12克、厚朴15克、茯苓12克、枳实10克、竹茹30克、生牡蛎30

---

① 徐华元.从肝论治治疗甲状腺机能亢进症34例临床报告[J].上海中医药杂志，1981(8)：10-11.
② 王聪，等.许芝银治疗虚证甲状腺功能亢进经验[J].中华中医药杂志，2021，36(5)：2766-2768.
③ 吴平辉.甲亢灵汤治疗痰火挟瘀型甲状腺机能亢进症60例疗效观察[J].内蒙古中医药，2017，8(2)：8.
④ 刘美茹.中医治疗甲状腺机能亢进临床观察(附156例病例分析)[J].中外健康文摘，2011，8(35)：320.
⑤ 苗凌娜，等.疏肝清热养心汤治疗甲状腺机能亢进32例的体会[J].中医临床研究，2011，3(8)：91.
⑥ 王春红.二陈汤合桃红四物汤治疗甲状腺机能亢进症突眼68例疗效分析[J].中医卫生产业，2011，3(8)：13.

克、浙贝母10克、鳖甲15克。随症加减：心神不安，加合欢皮、远志、酸枣仁；阴虚内热，气滞津枯，致血瘀，加桃仁、红花、焦山楂。胡思荣用上方加减治疗1例毒性弥漫性甲状腺肿患者，疗效满意。①

7. 自拟方3　黄芪30克、炒酸枣仁30克、山药15克、浙贝母15克、夏枯草12克、玄参12克、当归10克、制香附6克、三棱6克、生甘草6克、山慈菇9克、白芥子5克、黄连3克。每日1剂，早晚分服。1个月为1个疗程，连续观察3个疗程。张通将45例甲状腺机能亢进患者随机分为治疗组30例和对照组15例，治疗组采用上述自拟方治疗，对照组采用他巴唑治疗。结果：治疗组控制6例，显效8例，有效13例，无效3例，总有效率为90%；对照组控制2例，显效3例，有效7例，无效3例，总有效率为12%。②

8. 睛突1号方　黄芩、柴胡、瓜蒌、竹茹、苍术、川芎、郁金、龙胆草、当归、黄芪、密蒙花。每日1剂，水煎服，早晚各1次，每次150毫升。随症加减：眼胀痛、畏光流泪，加玄参、栀子、大黄；视力下降，加青葙子、枸杞子、千里光；眼睑肿胀、结膜充血、水肿，加牡丹皮、金银花、连翘、野菊花；角膜外露形成溃疡、全眼炎，加乌梅、生龙骨、生牡蛎、白花蛇舌草。李责茂等将32例甲状腺机能亢进浸润性突眼患者随机分成中西医结合治疗组17例及单纯西药对照组15例。两组均常规予抗甲状腺药物丙硫氧嘧啶(PTU)每次100毫克，每6小时口服1次，连续服6～8周后视病情、对药物的敏感性及不良反应出现情况调整剂量；同时服用肾上腺皮质激素泼尼松，每次20～30毫克，每天3次，连续2～3周后渐减量，至8～10周停药；重者予以泼尼松龙0.5～1.0克加入生理盐水250毫升静点，隔日1次，连用2～3次后以上量改服泼尼松。为预防甲状腺功能低下加重突眼，两组均合用左甲状腺素片(L-T4)每天50微克，每天1次口服。治疗组在上述治疗的基础上加用自拟方药睛突1号方。两组均以2个月为1个疗程，治疗3个疗程。结果：治疗组显效13例，有效3例，无效1例，总有效率94.12%；对照组显效9例，有效5例，无效1例，总有效率93.33%。两组总有效率无统计学差异，但治疗组的显效率明显高于对照组，且两组停用激素后，治疗组有效率远远高于对照组($P<0.001$)。③

9. 消瘿汤加减　生黄芪30克、生地黄15克、玄参9克、栀子9克、牡蛎30克、白芥子9克、浙贝母9克、酸枣仁、桃仁9克、刘寄奴15克、白蒺藜15克、瓦楞子30克、地骨皮30克、连翘15克。每日1剂，水煎服。随症加减：汗多者，加五倍子、五味子；食亢者，合玉女煎，重用石膏、知母；心悸者，加百合、远志、酸枣仁、磁石；肢颤，舌颤明显者，多取镇肝熄风汤之意，重用贝甲、金石之品；目涩者，加用密蒙花、野菊花、决明子；若突眼、甲状腺肿明显者，重用软坚散结、活血通络之品，并加用白花蛇舌草等药以清其瘀毒；伴有白细胞减少者，加用地榆、鸡血藤、熟地黄、阿胶等药。程益春用上方加减治疗1例甲状腺机能亢进症患者，疗效满意。④

10. 自拟方4　谷精草30克、紫草茸30克、苦丁茶15克、生地黄15克、黄芩15克、龙胆草9克、枸杞子9克、泽泻9克、柴胡5克、赤芍4克、白芍4克。随症加减：肝火盛，加龙胆草、炒栀子；心悸，加珍珠母、丹参；手震颤，加地龙、钩藤；突眼，加七叶一枝花、白花蛇舌草；气郁，加柴胡、郁金、疏肝解郁。每日1剂，水煎分3次服。赵立明采用地塞米松注射穴位联合上述中药治疗50例甲状腺机能亢进症患者，取穴阿是穴(甲状腺肿大局部)，穴位皮肤常规消毒后，垂直进针至腺肿中心，经回抽无血液，将2.5～5毫克地塞米松注射液根据甲状腺肿大程度酌量，药液缓慢注入，隔2日注射1次。疗程2个月。结果：显效35例，有效10例，好转5例，总显效率70%。⑤

① 胡然.胡思荣治疗毒性弥漫性甲状腺肿的经验[J].湖北中医杂志，2011，33(4)：29.
② 张通，等.益气养阴法治疗甲状腺机能亢进30例[J].陕西中医，2010，31(4)：450.
③ 李责茂，等.中西医结合治疗甲状腺机能亢进浸润性突眼临床对照观察[J].中国中医药信息杂志，2008，15(6)：62-63.
④ 孙丰雷，等.程益春治疗甲状腺机能亢进症经验[J].中医杂志，2005，46(5)：339-340.
⑤ 赵立明.针药结合治疗甲状腺机能亢进症疗效观察[J].辽宁中医杂志，2004，31(7)：572.

11. 自拟方5　生黄芪40克、当归20克、生地黄20克、麦冬20克、北沙参20克、知母10克、龟甲10克、鳖甲10克、赤芍10克、丹参10克。随症加减：肝火旺为主者，加龙胆草6克；心火旺为主者，加莲子心20克；胃火盛为主者，加黄连6克。上药煎汤250毫升，分早晚2次服用，疗程3个月。王宁用上方加减治疗29例原发性甲状腺机能亢进症患者，治愈12例，好转15例，无效2例。有效率为93.1%。①

12. 益气养阴化痰散结汤　黄芪30克、生地黄15克、百合15克、玄参15克、赤芍15克、贝母15克、山慈菇15克、黄药子15克。运用中药浓煎机制成150毫升浓缩液，每日300毫升，分早晚2次服用。张云秀将67例甲状腺机能亢进症患者随机分为治疗组34例和对照组33例。治疗组采用上方治疗，对照组口服他巴唑5～10毫克，每日3次。结果：治疗组治愈6例，显效10例，好转15例，无效3例，总有效率91.46%；对照组治愈5例，显效11例，好转14例，无效3例，总有效率91.00%，两组总有效率无统计学差异，但治疗组甲状腺功能指标优于对照组且有统计学差异。②

13. 甲亢丸1　太子参15克、麦冬15克、黄芪15克、夏枯草15克、五味子6克、浙贝母6克、玄参12克、酸枣仁12克、赤芍12克、海藻10克、昆布10克、延胡索10克、生牡蛎30克、珍珠母30克、猫爪草20克。上药制成丸药，每10克为1丸。每次口服1丸，每天3次。李莲用上方治疗31例甲状腺机能亢进症患者，临床症状控制后减至维持量，每次5克(半丸)，每天1～2次。服药3个月为1个疗程。结果：治愈13例，显效12例，好转5例，无效1例。总有效率96.7%。③

14. 疏肝健脾汤　香附15克、党参15克、酸枣仁8克、远志8克、当归10克、黄芪15克、乌药10克、茯神15克、白术10克、木香6克、陈皮10克、甘草6克、海藻30克、昆布30克。随症加减：气虚者，重用党参、黄芪；脾虚湿甚者，加香砂六君子汤；失眠者，加生龙齿、牡蛎；气郁化火，灼津为痰者，加蛤壳、夏枯草。每日1剂，水煎服，煎2遍，混合均匀后分早、晚服。15日为1个疗程，连续观察1～4个疗程，判定疗效。赵建群用上方治疗35例甲状腺机能亢进伴贫血患者，治愈25例，好转8例，无效2例。总有效率94.3%。④

15. 甲亢方1　夏枯草15克、生龙骨30克、生牡蛎30克、生地黄15克、牡丹皮15克、菊花10克、香附15克、白蒺藜15克、升麻7.5克。随症加减：甲状腺肿大，加海浮石15克、生鳖甲15克；食欲亢进，心悸，加生地黄至30克、酸枣仁15克；脾虚便溏，加白术15克、山药15克；气虚自汗，加太子参20克、浮小麦10克；月经量少或阳痿，加淫羊藿15克、当归15克。每日1剂，水煎服。1个月为1个疗程，连续用药3个疗程评定疗效。刘庆平用上方加减治疗40例甲状腺机能亢进症患者，治愈12例，显效18例，有效7例，无效3例。总有效率92.5%。⑤

16. 甲亢平汤　玄参15克、生地黄15克、甲片(先煎)15克、丹参15克、夏枯草15克、浙贝母15克、猫爪草18克、三棱12克、麦冬12克、莪术12克、黄药子10克。随症加减：肝阳上亢显著，加龙胆草、白芍；肝郁气滞，加柴胡、白芍、钩藤；肝肾阴虚，虚火偏旺，加知母、黄柏；痰湿凝滞，瘿肿明显，去生地黄，加青皮、三七末；气阴两虚明显，加太子参；痰瘀互结，突眼明显，加怀牛膝、白蒺藜、瓦楞子；有肝病，去黄药子。每日1剂，水煎2次，分2次服。郑俊煦等用上方加减治疗65例甲亢患者，痊愈26例，显效18例，好转16例，无效5例。总有效率93%。⑥

17. 消瘿煎　玄参20克、丹参20克、生地黄15克、昆布15克、海藻15克、夏枯草15克、知母

---

① 王宁.滋阴降火为主治疗原发性甲状腺机能亢进症29例[J].安徽中医临床杂志，2000，12(2)：96.
② 张云秀.益气养阴化痰散结汤治疗甲状腺机能亢进34例[J].中国中医药信息杂志，2000，7(6)：58.
③ 李莲.甲亢丸治疗甲状腺机能亢进症31例[J].湖北中医杂志，2000，22(3)：15.
④ 赵建群.疏肝健脾汤治疗甲状腺机能亢进伴贫血35例[J].河北中医，2000，22(5)：355.
⑤ 刘庆平.自拟甲亢方治疗甲状腺机能亢进症40例[J].山西中医，2000，16(3)：20-21.
⑥ 郑俊煦，等.甲亢平汤治疗甲状腺机能亢进症65例临床观察[J].新中医，1995，27(1)：17.

15克、白芍15克、龟甲15克、胆草8克、大贝母10克、生牡蛎30克、黄药子30克、生石膏30克、山慈菇30克。随症加减：内热甚，加川黄连、黄芩；汗多或疲乏或白细胞减少，加黄芪、党参、当归、何首乌；咽喉阻塞感明显，加射干、山豆根；痰多，加制南星、海浮石；眼球突出明显，加白蒺藜、茺蔚子；心悸，加酸枣仁、龙齿、柏子仁；症状减轻或消失、甲状腺肿大明显，加炮甲片、莪术、漏芦、王不留行。每日1剂，水煎3次，分3次服。2～3个月为1个疗程。高章武用上方加减治疗49例甲亢患者，痊愈28例，显效11例，好转7例，无效3例。总有效率93.8%。①

18. *自拟方6*　太子参30克、牡蛎30克、生地黄12克、浙贝母12克、丹参12克、炮甲片12克、玄参10克、麦冬10克、胡黄连10克、茯苓15克、夏枯草15克、甘草3克。随症加减：心悸、失眠重，加酸枣仁、夜交藤；倦怠乏力重，加黄芪；汗出甚，加山茱萸、五味子；突眼明显，加蒲公英、白芥子；便溏，去生地黄，加苍术、白术。每日1剂，水煎2次，分2次服。章伟光将25例甲亢患者按照既往用药情况分为中药组15例和中西药组10例。中药组用上方加减治疗；中西药组在中药治疗的基础上联合西药，他巴唑每日15～30毫克，15日后减为每日7.5～15毫克，口服。结果：中药组近期痊愈6例，有效6例，无效3例，总有效率80%；中西药组近期痊愈7例，有效2例，无效1例，总有效率90%。两组治疗前后血清T_3、T_4均有显著差异。②

19. *血府逐瘀汤加味*　太子参15克、生黄芪15克、浙贝母15克、玄参15克、黄药子6克、夏枯草20克、连翘20克、生牡蛎30克。随症加减：气郁痰阻，去生地黄，加郁金、半夏、陈皮、茯苓、昆布、海藻；心肝阴虚，加枸杞子、炒酸枣仁、天冬、麦冬；阴虚火旺，加沙参、玉竹、生石膏，黄连；阴虚阳亢，加生白芍、龟甲、鳖甲、生石决明。每日1剂，水煎2次，分2次服。2个月为1个疗程。胡杰生用上方加减治疗20例甲亢患者，经治疗1～3个疗程，痊愈9例，显效6例，好转3例，无效2例。③

20. *自拟方7*　黄芪、党参、山药、白芍、夏枯草、玄参、麦冬、半夏、贝母、牡蛎、枸杞子、炒酸枣仁。随症加减：便溏，加白术、陈皮；目赤、目突甚，加菊花、泽泻、泽漆、白蒺藜；甲状腺肿大，加白芥子、瓦楞子；结节肿大，加三棱、莪术、赤芍；心悸，心烦，加生龙骨、远志、山栀子；肝气不舒，加柴胡、香附、佛手；面红，皮肤红热甚，加黄芩、半枝莲。每日1剂，水煎2次，分2次服。陈金锭等采用中西医结合法治疗110例甲状腺机能亢进症患者，西药予他巴唑每日10～30毫克，1～2日后减至维持量，伴甲状腺肿大，突眼较重者，同时服甲状腺片20～40毫克，每日1次。无此症状者用他巴唑半月后加甲状腺片。结果：近愈36例，显效31例，有效43例。④

21. *自拟方8*　党参15克、茯苓15克、黄芪30克、北沙参12克、天冬12克、麦冬12克、知母12克、五味子10克、玉竹10克。随症加减：肝郁，加柴胡、栀子、龙胆草、郁金；肾虚，加山药、山茱萸、怀牛膝；痰核瘿瘤，加贝母、半夏、陈皮、白芥子、黄药子；血瘀，加桃仁、红花、三棱。每日1剂，水煎2次，分2次服。3个月为1个疗程。陈艳等用上方加减治疗13例甲亢患者，乏力消瘦、口干口渴有效率100%，心悸心烦有效率92%，多汗易饥有效率85%；体重增加有效率100%，心率减慢有效率92%，手颤总有效率69%，T_3、T_4值正常有效率84%。⑤

22. *自拟方9*　生山药30克、黄药子20克、牡蛎20克、海浮石15克、黄芪15克、浙贝母12克、昆布12克、海藻12克、党参12克。上药共研细末，装入胶囊。每次1～2粒，每日2次，口服。30日为1个疗程。李万贵用上方治疗34例甲亢患

① 高章武.消瘿煎治疗甲状腺机能亢进49例小结[J].江西中医药，1995，26(1)：25.
② 章伟光.益气养阴清热法治疗甲亢25例疗效观察[J].贵阳中医学院学报，1994，16(4)：10.
③ 胡杰生.血府逐瘀汤加味治疗甲亢20例[J].山东中医杂志，1993，12(2)：21.
④ 陈金锭，等.中西医结合治疗110例甲状腺机能亢进症[J].山东中医学院学报，1993，17(2)：42.
⑤ 陈艳.益气养阴法治疗甲状腺机能亢进症13例[J].实用中西医结合杂志，1993，6(7)：391.

者，痊愈21例，好转13例。[①]

23. 平甲煎　龙胆草12克、栀子12克、柴胡12克、黄芩12克、夏枯草15克、酸枣仁15克、麦冬15克、昆布21克、海藻21克、玄参21克、生地黄21克、甘草10克。随症加减：四肢颤抖明显者，加天麻、钩藤；腰膝酸软者，加枸杞子、山茱萸；大便溏泄者，加炒山药、白术。每日1剂，水煎2次，分2次服。21剂为个疗程。党铎用上方加减治疗50例甲亢患者，痊愈15例，基本痊愈17例，有效11例，无效7例。总有效率86%。[②]

24. 自拟方10　党参15～20克、生黄芪15～20克、木瓜10克、乌梅10克、五味子10克、柴胡10克、香附10克、何首乌12～15克、夏枯草12～15克、白芍12～15克、鳖甲12～15克、生牡蛎30克。随症加减：目突眼胀，加白蒺藜、谷精草、密蒙花；手颤，加钩藤、珍珠母；心率增快者，加炒酸枣仁、生龙齿；甲状腺肿硬，加黄药子。每日1剂，水煎2次，早晚分服。电离子导药：用柴胡、香附、甲片、生牡蛎、鳖甲等药物炮制的药液，浸泡5厘米×3.5厘米的两个纱布垫，敷于两侧甲状腺体导药20分钟，隔日1次。针刺：在导药的同时取神门、内关、三阴交、足三里穴。前2穴用泻法，后2穴用补法，留针20分钟，隔日1次。随症加减：目突眼胀，加风池、鱼腰、球后、攒竹、睛明。每次取2～3个穴，用泻法，不留针；甲状腺肿硬，加水突、扶突、天鼎，每次取1～2个穴，用泻法不留针。李学敏等采用上述综合疗法治疗38例甲亢患者，临床痊愈18例，基本痊愈10例，显效6例，好转2例，无效2例。[③]

25. 甲亢灵汤2　煅龙骨15克、煅牡蛎15克、淮山药15克、墨旱莲15克、夏枯草15克、紫丹参15克。随症加减：肝阳上亢明显，加龙胆草、细生地黄；肝郁气滞者，加柴胡、白芍、钩藤；肝肾阴虚，虚火偏旺，加生地黄、知母、黄柏；痰湿凝滞，瘿肿明显，加浙贝母、土贝母、陈皮；气阴两虚明显，加黄芪、太子参；痰瘀互结，突眼明显，加牛膝、鸡血藤、三棱、茯苓、胆南星等。每日1剂，水煎2次，分2次服。解发良用上方加减治疗68例甲亢患者，痊愈(T_3、T_4值正常)8例，显效29例，好转25例，无效5例。显效率54.4%，总有效率91.2%。[④]

26. 自拟方11　夏枯草15克、浙贝母15克、生牡蛎30克、白芍12克、玄参20克、柴胡10克。随症加减：便溏，加淮山药；失眠、心悸，加生龙骨；气虚，加党参。每日1剂，水煎2次，分2次服，40～60日为1个疗程。西药予心得安10毫克，每日3～4次；维生素C 0.2克，维生素B_1 20毫克，均每日3次口服。梁清华等用上述中西医结合法治疗30例甲亢患者，近愈12例，显效9例，好转5例，无效4例。[⑤]

27. 消瘿散　昆布250克、海藻250克、海螵蛸250克、干紫菜250克、海蛤壳200克、贝母200克、血琥珀200克、煅龙骨200克、煅牡蛎200克、制半夏100克、制珍珠10克。上药研细末，过120目细筛，10克，每日3次，连服3个月。侯果圣用上方治疗69例气瘿病患者，痊愈(症状消失，各项检查均正常)65例，有效(瘿肿全消，目睛突出未完全恢复正常)4例。[⑥]

28. 白虎加人参汤　生石膏100克、知母10克、炙甘草6克、粳米15克、人参10克。水煎，口服。张博明用上方治疗2例甲状腺危象患者，疗效满意。[⑦]

29. 平突汤　夏枯草20克、生牡蛎30克、丹参15克、白蒺藜12克、白芍15克、决明子12克、白菊花10克、浙贝母10克、生甘草5克。随症加减：气滞夹瘀，加赤芍、郁金；夹痰湿，加法半夏、茯苓；肝肾阴虚，加枸杞子、桑椹、女贞子、墨旱莲。

---

① 李万贵.中药治疗甲状腺机能亢进34例[J].陕西中医，1993(5)：196.
② 党铎.平甲煎治疗甲状腺机能亢进症50例[J].陕西中医，1991，12(11)：489.
③ 李学敏，等.综合疗法治疗38例甲亢[J].天津中医，1991(2)：34.
④ 解发良.中药为主治疗甲亢109例疗效观察[J].湖南中医杂志，1990(2)：5.
⑤ 梁清华，等.中西医结合治疗甲状腺机能亢进30例临床观察[J].湖南中医学院学报，1990，10(1)：14.
⑥ 侯果圣.消瘿散治疗69例气瘿病[J].甘肃中医，1990(1)：32.
⑦ 张博明.白虎加人参汤救治甲状腺危象二例[J].湖南中医杂志，1990(3)：39.

每日1剂，水煎2次，分2次服。服6～8周后，改服散剂，以上方药研末，每次20克，每日2次，温开水冲服，2个月为1个疗程。一般服1～2个疗程。韩纯庆用上方加减治疗16例甲亢突眼症患者，恢复正常1例(6.25%)，显效5例(31.25%)，有效4例(25%)，不变6例(37.5%)。总有效率62.5%。①

30. *消瘿汤*　生牡蛎30克、夏枯草30克、白芍15克、玄参15克、生地黄15克、麦冬15克、象贝母10克、黄药子10克、地龙9克、甘草5克。随症加减：气郁明显者，加柴胡、郁金；心悸者，加珍珠母、丹参；出汗者，加五味子；手震者，加双钩藤；肝火亢盛者，加栀子、龙胆草；甲状腺肿大者，加海浮石；质硬，加甲片、三棱；突眼者，加七叶一枝花、白花蛇舌草。每日1剂，水煎2次，分2次服。待症状、体征改善后，以上方药研末，开水冲服，每次20克，每日2次，2个月为1疗程。韩纯庆用上方治疗42例甲亢患者，治愈18例(42.9%)，显效12例(28.6%)，好转9例(21.4%)，无效3例(7.1%)。总有效率92.9%。②

31. *自拟方12*　柴胡10克、黄芩10克、玄参10克、桔梗10克、法半夏10克、土贝母15～20克、滑石15～20克、生牡蛎15～20克、甘草6克。随症加减：气滞明显，加香附、枳壳、郁金；痰多，加制南星、紫苏梗；肝火盛，加龙胆草、夏枯草、钩藤；大热口渴者，去法半夏，加生石膏、知母、天花粉；火盛伤阴者，加生地黄、沙参、麦冬、鳖甲；血瘀者，加赤芍、丹参、桃仁；气虚汗出乏力，加炙黄芪。每日1剂，水煎2次，分2次服。胡代槐用上方加减治疗60例甲亢患者，治愈25例，显效18例，好转14例，无效3例。③

32. *白芥子复方*　白芥子Ⅰ号复方：白芥子40克、麦冬20克、生地黄20克、牡丹皮20克、夜交藤20克、龙胆草15克。白芥子Ⅱ号复方：上方麦冬15克，加黄芪20克，去龙胆草。每日1剂，水煎2次，分2次服。亦可做成蜜丸吞服。肝火旺盛型用Ⅰ号，肝肾阴虚型用Ⅱ号。陈智民等将113例甲亢患者随机分为中西结合组54例和西药治疗组59例。西药治疗组采用他巴唑每日15～30毫克或甲基硫氧嘧啶每日0.2～0.4克，白细胞低于4 000者加用鲨肝醇、利血生等升白细胞西药。适当使用心得安、抗生素、维生素和甲状腺干制剂。突眼者合用免疫抑制剂。中西结合组采用白芥子复方联合西药治疗。疗程为1年半，停药后随访3个月以上。结果：中西结合组痊愈40例，显效5例，有效6例，无效3例，症状控制时间平均为21.73天，49例甲状腺体积缩小，5例增大；西药治疗组痊愈34例，显效9例，有效11例，无效5例，症状控制时间平均为27.36天，18例甲状腺体积缩小，41例增大。④

33. *甲亢灵汤3*　煅龙骨15克、煅牡蛎15克、淮山药15克、墨旱莲15克、夏枯草15克、紫丹参15克。随症加减：肝阳上亢明显者，加龙胆草、生地黄；肝郁气滞，加柴胡、白芍、钩藤；肝肾阴虚，加知母、黄柏；痰湿凝滞，加贝母、陈皮；气阴两虚，加黄芪、太子参等。每日1剂，水煎2次，分2次服。每次约100毫升口服。刘翠荣等将99例甲亢患者随机分为甲亢灵组41例和中西医结合组58例。甲亢灵组使用甲亢灵汤加减治疗；中西医结合组在甲亢灵汤的基础上联用西药他巴唑5～10毫克或心得安10毫克治疗，每日3次，治疗中依病情酌量增减。1个月为1个疗程。结果：3个疗程后，甲亢灵组痊愈5例，显效12例，好转18例，无效6例，总有效率为85.4%；中西医结合组痊愈7例，显效25例，好转22例，无效4例，总有效率为93.1%。⑤

34. *平亢散*　柴胡15克、夏枯草30克、郁金20克、白芍30克、当归15克、苦参30克、牡丹皮20克、党参20克、茯苓20克、生山药30克、皂刺10克、昆布10克、莪术15克、黄药子30克、炮甲

---

① 韩纯庆.自拟平突汤治疗甲亢突眼症16例[J].广西中医药，1990，13(2)：11.
② 韩纯庆.消瘿汤治疗甲状腺机能亢进症——附42例临床观察[J].湖南中医杂志，1989(15)：2.
③ 胡代槐，等.甲亢方加减治疗甲状腺机能亢进60例临床观察[J].湖南中医学院学报，1989，9(1)：31.
④ 陈智民，等.白芥子Ⅰ、Ⅱ号复方为主治疗甲状腺机能亢进症54例[J].中西医结合杂志，1988，8(7)：438.
⑤ 刘翠荣，等.甲亢灵治疗甲状腺机能亢进的疗效观察[J].中西医结合杂志，1988，8(2)：739.

片12克、生龙骨30克、生牡蛎30克、浙贝母25克、连翘30克。上药混合粉碎为细末，装瓶服用。每日服2次，每次6克，白开水冲服，60天为1个疗程。周宜强用上方治疗1例甲亢患者，效果满意。①

35. 甲亢煎　白芍10克、乌梅10克、木瓜10克、沙参10克、麦冬10克、石斛10克、扁豆10克、莲子10克、柴胡6克、桑叶6克、黑栀子6克、昆布6～10克。随症加减：眼胀、眼球突出明显者，加白蒺藜、草决明、茺蔚子；甲状腺肿硬者，加山慈菇、生牡蛎；心率增快明显者，加炒酸枣仁、生龙齿。每日1剂，水煎2次，分2次服。待病情稳定后，按上述处方配制蜜丸，每丸重9克，每日早晚各服1丸，以巩固疗效，防止复发。曲竹秋等用上方加减治疗60例甲亢患者，痊愈28例，基本痊愈10例，显效8例，好转11例，无效3例。总有效率95%。②

36. 白虎汤合知柏地黄汤加减　知母、生地黄、玄参、生石膏、夏枯草、胡黄连、银柴胡、鳖甲、牡丹皮、生牡蛎、钩藤、僵蚕、麦冬、酸枣仁、全瓜蒌等。小柴胡汤合生脉饮化裁：柴胡、黄芩、赤芍、党参、麦冬、玄参、鳖甲、牡丹皮、夏枯草、黄精、生地黄、熟地黄、炒扁豆、茯苓等。随症加减：面红目赤，性急易怒，舌边尖红或转氨酶增高者，加龙胆草、当归、酸枣仁、五味子等；倦怠乏力、舌胖淡或贫血，白细胞偏低者，加人参粉、阿胶、炒山药、紫河车等；手潮湿有汗反不暖者，加生黄芪、五味子、浮小麦等；甲状腺肿痛者，加蒲公英、紫花地丁、金银花、山慈菇等；药疹，加白鲜皮、蝉蜕、赤芍，重用生地黄。西药予口服他巴唑5毫克，每日2～3次；口服他巴唑10毫克，每日3次。姜浩用上方加减治疗80例甲亢患者，痊愈62例，显效12例，有效6例。总有效率100%。治疗时间最长90天，最短28天，平均53.3天。③

37. 瘿宝灵　夏枯草20克、山楂核20克、贝母20克、党参20克、海浮石20克、荔枝核30克、橘核30克、黄芪30克、生地黄30克、山豆根30克、生牡蛎30克、当归15克、茯苓15克、白芍18克、桔梗12克、川楝子10克、陈皮10克、郁金10克。上药粉碎为细末混匀，炼蜜为丸，每丸重10克，于饭前服1丸，1个月为1个疗程。史定文等用上方加减治疗64例甲状腺疾病患者(其中甲亢50例)，完全缓解者51例，部分缓解者7例，无效者6例。总有效率91%。④

38. 甲亢丸2　橘红100克、清半夏150克、茯苓150克、海藻150克、昆布150克、夏枯草200克、煅牡蛎150克、大贝母150克、三棱100克、黄药子50克、甘草50克、琥珀10克、朱砂10克。上药混合粉碎为细末，炼蜜为丸，每丸重15克，每日服2次，每次1丸。张淑芝用上方治疗125例甲亢患者，痊愈65例(52%)，显效24例(16.2%)，好转23例(18.4%)，无效13例(10.4%)。总有效率80.9%。⑤

39. 瘿宝煎　夏枯草15克、茯苓15克、夜交藤15克、荔枝核30克、橘核30克、生牡蛎20克、山楂核18克、当归12克、桔梗12克、郁金12克、昆布12克；柴胡10克、青皮10克、川楝子10克、海藻10克、白芍18克。随症加减：气滞痰凝者，加赤芍15克、牡丹皮15克、山豆根15克、陈皮12克；阴虚阳亢者，加沙参12克、生地黄15克、石斛15克、天麻9克、香附10克；脾肾阳虚者，加党参15克、泽泻12克、丹参20克、桂枝10克、巴戟天10克；气阴两虚者，加黄芪30克、党参15克、炒酸枣仁15克、生地黄15克。每日1剂，水煎2次，分2次服。史定文等用上方加减治疗36例甲状腺疾病患者(其中甲亢18例，单纯甲状腺肿14例，甲状腺纤维瘤4例)，痊愈24例，好转9例，无效3例。⑥

---

① 周宜强.平亢散治疗甲亢[J].山西中医，1988，4(3)：11.
② 曲竹秋，等.甲亢煎治疗甲状腺机能亢进60例临床观察[J].中医杂志，1987(2)：48.
③ 姜浩.中西医结合治疗“甲亢”80例疗效观察[J].北京中医学院学报，1987，10(5)：28.
④ 史定文，等.瘿宝灵治疗甲状腺疾患64例[J].河北中医，1987(4)：13.
⑤ 张淑芝.甲亢丸治疗甲状腺机能亢进152例[J].黑龙江中医药，1987(1)：43.
⑥ 史定文，等.瘿宝煎治疗甲状腺疾患36例[J].陕西中医，1987，8(8)：349.

40. 甲亢煎　白芍10克、乌梅10克、木瓜10克、沙参10克、麦冬10克、石斛10克、扁豆10克、莲子肉10克、昆布10克、柴胡6克、桑叶6克、黑栀子6克。每日1剂,水煎2次,分2次服。2个月为1个疗程。待病情稳定后,按上述处方配制蜜丸,每丸重9克,每日早晚各服1丸,以巩固疗效,防止复发。王士相等用上方治疗2例甲亢患者,效果满意。①

41. 加味归脾丸　香附15克、党参15克、酸枣仁8克、远志8克、当归10克、黄芪15克、芍药10克、茯神15克、白术10克、贝母10克、木香6克、陈皮10克、甘草6克、海藻30克、昆布30克。随症加减：气虚重用参、芪;脾虚湿甚者,加香砂六君子丸;失眠,加生龙齿、牡蛎;气郁化火灼津为痰,加海蛤壳、夏枯草。每日1剂,水煎2次,分2次服。傅清成用上方加减治疗7例甲亢伴贫血患者,痊愈4例,好转1例,无效2例。②

42. 甲亢重方　黄芪30～45克、白芍12克、生地黄15克、香附12克、夏枯草30克、何首乌20克。随症加减：脾虚,去生地黄,加淮山药、白术、建曲;心火旺,加黄连;肝火旺,加龙胆草。每日1剂,水煎2次,分2次服。夏少农等用上方加减治疗98例甲亢患者,治愈61例,显效19例,有效8例,无效10例。总有效率89.8%。③

43. 自拟方13　七叶一枝花12克、白蔹12克、漏芦12克、黄芪30克、玄精石15克、川石斛12克、滁菊花12克、枸杞子12克、密蒙花12克、千里光12克、谷精草12克、石蟹12克。随症加减。针灸：选穴昆仑、丘墟、瞳子髎、泽前、内关、天鼎、合谷、足三里。重度突眼辅以2%甲基纤维素滴眼等局部治疗。3个月为1个疗程。多数患者治疗3～6个月,少数患者坚持治疗1～2年。陈梦月等用上法治疗24例甲亢突眼患者,经中药或中西药结合治疗后,突眼的临床症状和眼征均有明显好转。④

44. 甲Ⅱ号丸剂　生牡蛎、海藻、昆布、白蒺藜、白芍、生地黄、玄参、枸杞子、茺蔚子各等份。上药混合粉碎为细末,炼蜜为丸,每丸重10克,每日2～3丸。随症加减：甲状腺肿大长期不消,加土茯苓;心动过速久不愈,加苦参。张曾譻用上方加减治疗50例甲亢患者,基本痊愈8例,显效18例,好转22例,无效2例。总有效率96%。⑤

45. 养阴行气方　熟地黄30克、制首乌20克、枸杞子15克、龟甲15克、鳖甲30克、玫瑰花9克、枳壳9克、香附9克、郁金9克、黄药子12克、夏枯草12克、海藻15克、昆布15克、山慈菇9克。每日1剂,水煎2次,分2次服。王大鹏用上方治疗12例甲亢患者,痊愈9例,显效2例,1例发生甲状腺危象。⑥

46. 四逆散加味　白头翁45克、丹参30克、黄药子30克、夜交藤30克、生牡蛎(先煎)30克、泽泻18克、白芍12克、柴胡9克、枳实9克、琥珀(冲服)6克、木通6克、甘草6克。每日1剂,水煎2次,分2次服。蒋立基用上方治疗20余例甲亢患者,一般服药3～6剂即见疗效,亦有服药20～30剂后症状基本控制者。⑦

47. 自拟方14　方1：四逆散18克、夏枯草15克、海浮石15克、黄药子15克、玄参15克、谷精草30克、半夏6克、黄芩6克、陈皮5克。随症加减：头晕甚者,加钩藤9克;痰不易咯出,加礞石9～15克。方2：钩藤9克、白芍9克、枸杞子9克、牡丹皮6克、女贞子15克、生地黄15克、麦冬15克、玄参15克、谷精草30克。随症加减：目突甚者,加青葙子15克、叶下珠30克。方3：龙胆草6～9克、栀子6克、柴胡5克、泽泻9克、夏枯草15克、生地黄15克、苦丁茶15克、玄参15克、

① 王士相,等.酸泻肝木法治疗甲亢[J].中医杂志,1985(3)：20.
② 傅清成.加味归脾丸治疗甲状腺机能亢进伴贫血[J].中医杂志,1984(10)：41.
③ 夏少农,等.益气养阴法治疗甲状腺机能亢进症[J].中医杂志,1984(9)：47.
④ 陈梦月,等.中药或中西药结合治疗甲亢突眼的初步疗效观察[J].中西医结合杂志,1984,4(6)：334.
⑤ 张曾譻.甲Ⅱ号丸剂治疗甲亢50例[J].北京中医,1983(2)：51.
⑥ 王大鹏.养阴行气法治疗甲亢的体会[J].黑龙江中医药,1982(2)：44.
⑦ 蒋立基,等.四逆散加味治疗甲状腺机能亢进[J].上海中医药杂志,1982(1)：18.

谷精草30克、紫草茸30克、防风9克、赤芍6克、白芍6克。随症加减：目赤日久，加归尾0.9克、石决明30克、牡蛎45克。张闾珍用上方联合西药治疗12例甲亢恶性突眼症患者，他巴唑每日2.5～10毫克，或甲基硫氧嘧啶每日25～100毫克，同时给甲状腺片每日60～90毫克，安宫黄体酮片每日6～9毫克，无甲亢仅给后2种药物。结果：明显好转5例，好转7例。①

48. 自拟方15　方1：柴胡6克、香附9克、白芍9克、白术9克、黄药子9克、昆布15克、海藻15克、瓜蒌15克、茯苓12克、生牡蛎24克。水煎服。随症加减：气滞较甚，加陈皮、青皮；痰盛，加白芥子、贝母；内热较盛，加玄参、生地黄；血虚，加当归、丹参；心悸明显，加炒酸枣仁、远志。方2：夏枯草25克、玄参15克、生地黄15克、昆布15克、海藻15克、连翘15克、生牡蛎24克。水煎服。随症加减：手抖明显，加白芍、珍珠母、钩藤；肝火盛，加黄芩、龙胆草；心火盛，加黄连、栀子、木通；胃火盛，加石膏、知母；甲状腺肿大显著，加炮甲片、瓜蒌、炒莪术；口干明显，舌红少津，加麦冬、天花粉；多汗，加浮小麦、五味子。方3：黄芪15克、生地黄12克、白芍12克、丹参12克、麦冬12克、酸枣仁12克、当归9克、黄药子9克、玄参18克、生牡蛎30克，水煎服。随症加减：头昏，加枸杞子、菊花；阴虚风动明显，加龟甲、鳖甲、珍珠母；腰困肢软，加女贞子、山茱萸；阴虚火旺，加知母、黄柏；口干甚，加沙参、玉竹；乏力显著，加党参、山药。罗国钧等用上方联合西药治疗45例甲亢患者，心悸明显，加用安定、心得宁、心得安等；失眠严重，加安宁等，但不用硫脲类药物。结果：痊愈14例，显效12例，好转18例，无效1例。总有效率97.8%。②

49. 平瘿复方　玄参、生地黄、茯苓、当归、白芍、山茱萸、牡丹皮、夏枯草、浙贝母、生龙骨、生牡蛎、青陈皮、瓦楞子、三棱、莪术。随症加减：气虚，去破气药，加党参、黄芪、白术；突眼显著，加白蒺藜、谷精草、车前子、菊花、青葙子；消渴症重，加天花粉、知母、石膏、葛根，重用生地黄、山药；心悸失眠严重，加夜交藤、生赭石、炒枣仁、珍珠母；肝大或有肝功能障碍，加郁金、丹参、鳖甲；黄疸者，加茵陈、泽泻、栀子、猪苓；脾虚溏泄，将养阴药减味或减量，加白术、党参、山药、泽泻；咽喉肿痛、午后身热重，加百合、金银花、玉竹，重用生地黄、玄参；心气不足，气短水肿，去行气药，加黄芪、党参、合欢皮、白术、建曲、白茅根、车前子；肢痿无力者，加党参、黄芪、茵陈、白术。每日1剂，水煎2次，分2次服。临床观察：袁文学用上方辨证加减治疗112例甲亢患者，痊愈39例，显效64例，进步6例，无效3例。总有效率91.9%。③

50. 复方甲亢膏　黄芪15克、党参15克、麦冬15克、白芍15克、夏枯草15克、生地黄30克、丹参30克、生牡蛎30克、紫苏子10克、五味子10克、制香附10克、白芥子6克。上药制成膏剂，每次1匙，每日3次(每瓶250克，服4～5天)。3个月为1个疗程。余永谱用上方治疗50例甲亢患者，症状体征缓解好转率为90.9%。④

51. 加味海藻玉壶汤　海藻15克、白果仁15克、独活15克、当归15克、海浮石15克、三棱15克、莪术15克、牡蛎15克、昆布15克、白芥子10克、黄药子10克、夏枯草10克、川芎5克、三七5克、法半夏11克、黄芪30克、甘草3克。随症加减：心悸较剧，加青龙齿、琥珀、远志；夜寐不安，加酸枣仁、合欢花、凌霄花；突眼肿胀，加磁石、枸杞子、地骨皮、白蒺藜。每日1剂，水煎2次，分2次服。李映权用上方加减治疗6例甲亢，痊愈5例，显效1例。⑤

52. 甲亢方2　甲亢Ⅰ号方：桂枝10克、赤芍10克、白芍10克、桃仁10克、柴胡10克、生龙骨20克、生牡蛎20克、薏苡仁20克、炙甘草9克、茯苓12克、半夏6克、青皮6克、生姜2片、红枣3

① 张闾珍，等.中西医结合治疗甲状腺机能亢进性恶性突眼症12例临床观察[J].中医杂志，1982(1)：28.
② 罗国钧，等.中西医结合治疗甲状腺机能亢进症的体会[J].山西医药杂志，1982(3)：34.
③ 袁文学.中药平瘿复方治疗112例甲状腺机能亢进症的疗效分析[J].吉林医学，1980(2)：3-8，2.
④ 余永谱.复方甲亢膏治疗“甲亢”五十例临床观察[J].浙江中医杂志，1980(8)：360.
⑤ 李映权.加味海藻玉壶汤治疗甲状腺机能亢进症[J].湖南医药杂志，1980(1)：49.

枚。临床症状改善后，甲状腺肿大仍明显者，上方加夏枯草 10 克、香附 10 克、浙贝母 10 克。甲亢Ⅱ号方：茯苓 10 克、牡丹皮 10 克、栀子 10 克、桂枝 10 克、浙贝母 10 克、生龙骨 20 克、生牡蛎 20 克、天花粉 15 克、夏枯草 12 克、白芍 9 克、当归 8 克、青皮 6 克。随症加减：口干，心烦，加麦冬 10 克、玄参 10 克、莲子心 3 克。以上 2 方均每日 1 剂，水煎 2 次，分 2 次服。邓玉玲用上方加减治疗 30 例甲亢患者，痊愈 16 例(53.3%)，有效 13 例(43.3%)，无效 1 例(3.3%)。总有效率 96.7%。①

53. 自拟方 16　夏枯草 18 克、茯苓 12 克、浙贝母 12 克、当归 15 克、白芍 15 克、陈皮 9 克、桔梗 9 克、生地黄 24 克、玄参 24 克、佛手 6 克、昆布 30 克、生山药 30 克、生牡蛎(先煎)30 克。每日 1 剂，水煎 2 次，分 2 次服。顾兆农用上方治愈 2 例甲亢患者。②

54. 自拟方 17　生地黄 24 克、熟地黄 24 克、怀山药 15 克、茯神 9 克、天花粉 9 克、鸡内金 12 克、山茱萸 12 克、泽泻 9 克、车前子 12 克、胡黄连 9 克、肉桂 3 克、生龙骨 15 克、生牡蛎 15 克、生石决明 9 克。每日 1 剂，水煎，分 3 次服。张占元用上方治疗 3 例甲亢患者，均在短期内自觉症状消失，体征变为阴性。③

单　方

蒲公英　组成：蒲公英 60 克。用法用量：水煎 2 碗，温服 1 碗，余 1 碗趁热熏洗。临床应用：余思静用上方治疗 1 例甲亢术后突眼加重症患者，5 天后，双上睑浮肿及结膜水肿等症状减轻，服 45 剂后症状消失，视力由左 0.1、右 0.2 升高至左 0.3、右 0.8。④

中　成　药

1. 甲眼消片　组成：白蒺藜、浙贝母、黄芪、五味子、茯苓、车前子、生地黄、薏苡仁、法半夏、草决明、丹参、赤芍等。用法用量：每片 0.25 克，含生药 0.20 克，每次 5 片，每天 3 次。临床应用：廖世煌等将 43 例甲状腺机能亢进症突眼患者随机分为治疗组 31 例和对照组 12 例。治疗组予以甲眼消片、他巴唑治疗，他巴唑每次 5 毫克，每日 3 次。对照组予以强的松、他巴唑治疗。3 个月为 1 个疗程，观察 1 个疗程。结果：治疗组显效 4 例，好转 21 例，无效 6 例，总有效率 80.6%；对照组无显效，好转 6 例，无效 6 例，总有效率 50.0%。⑤

2. 血竭胶囊　组成：血竭。用法用量：每粒含生药 0.3 克，每次 3 粒，每日 3 次，口服。临床应用：方壮生等将 77 例甲状腺机能亢进症患者随机分为对照组 39 例和治疗组 38 例。两组均予他巴唑每次 10 毫克，每日 3 次口服；肌苷片每次 0.2 克，每日 3 次口服。治疗组在此基础上联用血竭胶囊。疗程 6 周。结果：治疗组临床缓解率为 94.9%，对照组为 55.3%。⑥

3. 甲亢片　组成：酸荞麦 2 000 克、家禽气管 10 克。制备方法：水煎 2 次，第 1 次加水 8 千克，煎至 2 千克，第 2 次加水 4 千克，煎至 1 千克，过滤后将两次滤液合并，静置 24 小时，取上清液，经离心后喷雾干燥成干粉，加适量淀粉和硬脂酸镁，压成 1 000 片，每片含干浸膏 0.25 克，包糖衣。用法用量：口服，每次 4～5 片，每天 3～4 次，15 天为 1 个疗程。每个疗程结束如有效者不必停药，可连服 3～4 个疗程。临床应用：董泽民等用上方治疗 90 例甲亢患者，治愈 41 例，显效 29 例，有效 15 例，无效 5 例。总有效率 94.5%。⑦

---

① 邓玉玲.中医辨证治疗甲状腺机能亢进 30 例小结[J].中医杂志，1980(6)：29.
② 张洪林.顾兆农老中医对甲状腺机能亢进症的治疗[J].山西医药杂志，1977(6)：63.
③ 张占元.中药治疗甲状腺机能亢进经验介绍[J].中医杂志，1960(3)：22.
④ 余思静.蒲公英治疗"甲亢"术后突眼加重症[J].浙江中医杂志，1980，15(8)：362.
⑤ 廖世煌，等.甲眼消合并他巴唑治疗甲状腺机能亢进症突眼的临床观察[J].中国中西医结合杂志，2000，20(6)：433.
⑥ 方壮生，等.血竭联合他巴唑治疗甲状腺机能亢进症 39 例[J].中国中西医结合杂志，2000，20(7)：532.
⑦ 董泽民，等.甲亢片治疗甲状腺机能亢进症 90 例疗效观察[J].广西中医药，1988，11(4)：3.

甲状腺机能减退症

概　述

甲状腺机能减退症简称甲减，系甲状腺激素合成分泌或生理效应不足所致的全身性疾病，有原发性和继发性两类，以中老年妇女多见。一般表现为头晕、怕冷、食欲不振、纳呆腹胀、便溏或秘结、神疲嗜睡，声音嘶哑、记忆力减退、耳鸣、毛发脱落、面部浮肿、面色苍黄、表情呆滞、反应迟钝以及皮肤粗糙、增厚、脱屑等，部分患者有贫血，女性则有月经紊乱，严重者可见黏液性水肿。

本病属中医“虚劳”范畴。其病理特点是以肾阳虚损为主。临床分为三型。(1) 脾肾阳虚型：浮肿神疲，面色苍黄，少气懒言，头晕目眩，四肢不温，纳食腹胀，口淡无味，恶寒便溏，男子阳痿，女子闭经，舌质淡红，苔白腻，脉缓弱或沉迟。治宜温中健脾、扶阳补肾。(2) 肝旺脾虚型：神疲肢乏，浮肿恶寒，纳食腹胀，口干不欲饮，遗精多梦，健忘失眠，口苦心烦，舌质红，苔浊，脉弦或缓。治宜健脾利湿平肝。(3) 肾阴虚型：尿少，身浮肿，乏力嗜睡，怕冷，纳少，面色暗淡无华，形寒肢冷，发易脱落，精神萎靡不振，舌质胖嫩有齿痕，苔白，脉沉细。治宜温肾助阳。

辨证施治

1. 白鹤玲分4型

(1) 脾阳(气)不足型　症见反应迟钝，肢体困倦，少气懒言，纳少、腹胀(饭后尤甚)，大便干结，面色萎黄或㿠白，或全身浮肿，舌淡苔白，脉缓弱为脾气虚；若兼见四肢不温，肢体困重，或白带量多质清稀而冷，舌淡胖，苔白滑，脉沉迟无力者。治宜温补脾阳。方用附子理中汤加减：附子6克、干姜6克、黄芪30克、党参15克、白术10克、茯苓30克、远志10克、当归15克、大枣5枚。

(2) 气血两虚型　症见面色萎黄，神疲乏力，少气懒言，反应迟钝，纳呆腹胀，畏寒怕冷，四肢不温，月经量少或闭经，舌淡或胖，苔薄，脉细弱。治宜益气养血。方用十全大补汤加减：当归15克、白芍15克、熟地黄15克、川芎10克、黄芪30克、党参15克、茯苓30克、白术10克、附子6克、肉桂6克、丹参30克、枸杞子15克。

(3) 脾肾阳虚型　症见面色㿠白，面部臃肿，表情淡漠，神疲嗜睡，反应迟钝，畏寒肢冷，纳呆腹胀，腰酸背痛，皮肤粗糙，下肢明显伴有水肿，按之凹陷即起，男子阳痿，女子闭经，舌质淡胖，边有齿痕，苔白，脉沉迟。治宜脾肾双补、温阳利水。方用济生肾气汤加减：附子6克、肉桂6克、熟地黄30克、茯苓30克、山药15克、山茱萸10克、牡丹皮6克、泽泻10克、牛膝10克、车前子15克、菟丝子15克、淫羊藿12克。

(4) 阴阳两虚型　症见脾肾阳虚证外，尚有五心烦热，大便燥结，口舌干燥，皮肤粗糙，视物模糊，失眠多梦，月经量少；舌质红少津，苔薄黄，脉细数。治宜温肾养气、填补精血。方用右归饮加味：熟地黄30克、鹿角胶25克、山茱萸12克、枸杞子15克、山药15克、白芍15克、菟丝子15克、巴戟天12克、肉苁蓉30克、五味子10克。①

2. 脾肾阳虚型　症见四肢经常发凉，疲倦，嗜睡，食欲不振，大便干，小便正常，月经不规则，量

① 白鹤玲.甲状腺功能减退症中医药治疗[J].光明中医，2001，16(91)：15－17.

少而淡，舌质胖嫩而淡，苔白滑，脉迟细而缓。治宜温补肾阳、健脾利水。

（1）真武汤加减　附子10克、枳壳10克、白芍20克、当归20克、淫羊藿20克、桑枝20克、大腹皮20克、白术15克、防己15克、蝉蜕15克、木瓜15克、茯苓30克、黄芪30克、泽泻30克。每日1剂，水煎2次，分2次服。临床观察：郭新娥用上方治疗1例脾肾阳虚型甲减患者，服药25剂，基本痊愈，续服15剂，巩固疗效，随访1年半，未见复发。①

（2）自拟方1　党参20克、茯苓20克、泽泻20克、黄芪30克、制附子10克、补骨脂10克、仙茅15克、淫羊藿15克、桂枝5克、甘草5克。每日1剂，水煎2次，分2次服。临床观察：曾学文用上方治疗1例脾肾两虚型甲减患者，服药半个月，症状减轻。原方加麦冬12克、玉竹12克、五味子5克，治疗2个月，诸症消失，随访2年以上，情况良好。②

（3）自拟方2　淫羊藿30克、仙茅15克、巴戟天15克、肉苁蓉15克、附子15克、党参15克、茯苓皮15克、大腹皮15克、肉桂6克、甘草6克、白术9克、陈皮9克、桑白皮12克。每日1剂，水煎2次，分2次服。临床观察：宋善安用上方治疗1例脾肾两虚型甲减患者，连服3剂，患者全身有跳动感，小便增多，浮肿渐消。上方加黄芪30克，连服30余剂，症状基本消失。③

3. 张闿珍等分2型

（1）脾肾阳虚型　症见浮肿神疲，面色苍黄，少气懒言，头晕目眩，四肢不温，纳食腹胀，口淡无味，恶寒便溏，男子阳痿，女子闭经，舌质淡红，苔白腻，脉缓、弱或沉迟。治以温中健脾、扶阳补肾。方用自拟方：附子6克、干姜3克、肉桂2.1克、党参15克、茯苓9克、白术9克、炙甘草4.5克。随症加减：腹胀者，加砂仁4.5克；水肿，加车前子9克、赤小豆24克、泽泻9克；便秘者，加黄芪9克、火麻仁15克。

（2）肝旺脾虚型　症见神疲肢乏，浮肿恶寒，纳食腹胀，口干不欲饮，遗精多梦，健忘失眠，口苦心烦，舌质红，苔浊，脉弦或缓。治宜健脾利湿平肝。方用自拟方：柴胡6～10克、白芍15克、党参15克、茯苓15克、白术10克、甘草3克。随症加减：水肿剧者，加车前子10克、泽泻10克；口苦，失眠，烦躁，加牡丹皮6～9克、龙胆草9克、绵茵陈9克、栀子10克；腹胀，加陈皮5克、砂仁5克；便秘，加瓜蒌15克、火麻仁15克；口干，加玄参15克、生地黄30克。

均每日1剂，水煎2次，分2次服。临床观察：张闿珍等用上方辨证加减联合小剂量甲状腺片（每日60～90毫克）及降血脂、降压药物治疗27例甲减患者。结果：经治疗后症状消失，化验指标恢复正常或基本恢复正常者5例；症状及化验指标均有好转者22例。见效时间一般需40～60天，平均6周。④

经　验　方

1. 温阳补肾方　仙茅30克、黄芪30克、淫羊藿25克、柴胡20克、浙贝母20克、泽泻15克、云茯苓15克、当归15克、白芍15克，牛膝9克。水煎2次，收汁400毫升，早晚2次温服。许艳玲等将76例甲减致性腺功能减退患者随机分为观察组和对照组各38例。对照组给予左甲状腺素钠片治疗，观察组加用上方。两组均以4周为1个疗程，共治疗3个疗程。结果：观察组的总有效率为89.5%，明显高于对照组的68.4%，两组总有效率比较有统计学意义（$P<0.05$）。⑤

2. 真武汤　附子60克、白芍15克、茯苓20克、白术10克、甘草6克、生姜3片。随症加减：

① 郭新娥.河南中医，1988(2)：24.
② 曾学文.四川中医，1986(8)：47.
③ 宋善安.阳虚水肿[J].新中医，1975(4)：22.
④ 张闿珍，等.甲状腺机能减退症27例的临床分析[J].中医杂志，1984(7)：45.
⑤ 许艳玲，等.温阳补肾方对甲减致性腺功能减退患者血清甲状腺激素及性激素水平的影响[J].现代中西医结合杂志，2021，30(13)：1413－1416，1434.

阳虚甚者，加熟附子6～9克、肉桂6～9克、桂枝6～9克；浮肿明显者，加茯苓15～30克、泽泻15～30克等；伴有纳差便溏，倦怠乏力等脾阳虚症状者，加党参15克、黄芪20克、肉桂10克；伴有咳嗽、喘息等寒湿伏肺症状者，加细辛6克、麻黄3克；浮肿较甚者，加泽泻15克、猪苓15克、益母草15克。每日1剂，分2次口服，治疗6周。陈云山将60例原发性甲状腺机能减退症患者随机分为治疗组和对照组各30例。治疗组采用真武汤配合小剂量甲状腺片治疗；对照组采用单纯甲状腺片治疗，从小剂量20毫克开始，逐渐加量至80～100毫克，每日1次。结果：治疗组显效20例，有效9例，无效1例，总有效率96.66%；对照组显效17例，有效5例，无效8例，总有效率73.33%。①

3. 自拟方1　黄芪30克、党参20克、附子12克、肉桂12克、仙茅9克、淫羊藿30克、薏苡仁30克、枸杞子12克。随症加减：脾虚消化欠佳，加鸡内金9克、焦山楂12克、神曲12克、陈皮6克；贫血，加当归9克、红枣15克；便秘，加瓜蒌30克、火麻仁30克；浮肿，加泽泻15克、茯苓15克、车前子(包)15克；甲状腺肿大，加鳖甲15克、龙骨20克、牡蛎25克；心率减慢，加麻黄10克。赵立明将36例甲状腺机能减退症患者随机分为治疗组23例和对照组13例。治疗组采用自拟方、小剂量甲状腺片和穴位注射联合治疗，对照组采用自拟方配甲状腺片。小剂量甲状腺片每日30毫克；黄芪注射液2毫升/4克加0.1克利多卡因0.2毫升。取穴人迎、大椎、肾俞、脾俞、太溪、足三里、关元、曲池等。结果：治疗组治愈12例，好转11例，无效0例，总有效率100%；对照组治愈4例，好转8例，无效1例，总有效率92.3%。②

4. 参鹿片　鹿角片4.5克、淫羊藿30克、党参12克、锁阳12克、枸杞子9克等。每片含生药6克，每日5片，分3次口服，连服3个月。其中17例，并用小剂量甲状腺片。查良伦等用上方治疗32例肾阳虚型甲减患者，临床症状及甲状腺功能明显好转。③

5. 自拟方2　人参10克、青皮10克、枳壳10克、云茯苓10克、防己10克、防风10克、杏仁10克、神曲10克、甘草10克、黄芪30克、当归30克、附子20克、干姜20克、肉桂3克、鹿茸3克、菟丝子15克、紫河车15克、山茱萸15克、白芍15克、丹参15克、砂仁6克。每日1剂，水煎2次，分2次服。西药予甲状腺素片15毫克，每日1次。宋奇英用上方治疗1例席汉氏综合征继发甲状腺机能低下患者，服药40天，症状基本消失，但天气变化时有复发之象，生活能自理。④

6. 自拟方3　甲方：黄芪30克、党参18克、白术24克、当归12克、炙甘草、柴胡、升麻各6克、巴戟天9克、枸杞子9克、陈皮3克。乙方：黄芪18克、茯苓30克、白术24克、首乌24克、泽泻9克、桂枝9克、山药9克、淫羊藿9克、菟丝子12克。二方交替服，甲方服3天，乙方服1天。有时服甲状腺素片，每日量不超过30毫克。邓铁涛用上方治疗1例甲减患者，服药20余天，症状减轻。以上二方为基础加减出入，服药近1年，已能恢复全日工作。但停药症状又有所加重，故仍需服药巩固。⑤

7. 自拟方4　附子9～15克、肉桂9克、巴戟天9克、云茯苓9克、泽泻9克、熟地黄15克、菟丝子12克、淫羊藿12克、金毛狗脊12克。每日1剂，水煎2次，分2次服。杨福钧等用上方治疗1例肾阳虚型甲减患者，共服70余剂，同时配合金匮肾气丸，每日2丸，诸症日渐减轻，化验数据接近正常。⑥

单　方

1. 甘草人参汤1　组成：甘草20克、人参10克。用法用量：每日1剂，文火炖煎，取汁250毫

---

① 陈云山.中西医结合治疗原发性甲状腺机能减退症30例[J].吉林中医药，2004，24(6)：32-33.
② 赵立明.针药结合治疗甲状腺机能减退症疗效观察[J].辽宁中医学院学报，2003，5(1)：37-38.
③ 查良伦，等.甲状腺功能减退症与肾阳虚关系探讨[J].中国中西医结合杂志，1993，13(4)：202.
④ 宋奇英.继发性甲状腺机能低下治验一则[J].北京中医学院学报，1990，13(4)：32.
⑤ 邓铁涛.久病肾阳虚肿胀(甲状腺机能减退症)[J].浙江中医杂志，1980(8)：363.
⑥ 杨福钧，等.河北新医药，1974(4).

升左右，早晚 2 次分服，2 个月为 1 个疗程。临床应用：苏建华用上方联合甲状腺素片治疗 92 例甲状腺机能减退症患者，第 1 周每次 15 毫克，每日 1 次，早晚顿服，从第 2 周开始每周递增 15 毫克，连续服用 2 个月。结果：显效 75 例，有效 17 例。总有效率 100%。①

2. 甘草人参汤 2　组成：生甘草 20 克、人参 10 克。用法用量：每日 1 剂，30 日后隔每日 1 剂，水煎服。临床应用：张根生等用上方联合甲状腺片治疗 10 例甲状腺机能减退患者，甲状腺片每日 15 毫克，1 周后每周增加 15 毫克，每日剂量至 120 毫克时停药，均晨顿服。2 个月为 1 个疗程。用药后血压升高、浮肿，用双氢克尿噻 25 毫克，氯化钾 0.9 克，均每日 3 次口服。结果：显效(甲状腺功能检查正常，停药 1 年后未见复发)7 例，有效 3 例。②

3. 甘草人参汤 3　组成：甘草 20 克、人参 10 克。用法用量：每日 1 剂，文火炖煎，取汁 250 毫升左右，早晚 2 次分服，3 周后改为隔每日 1 剂，人参改为每剂 20 克，2 个月为 1 个疗程。临床应用：黄志馨等用上方联合甲状腺片治疗 10 例甲减患者，甲状腺片第 1 周每次 15 毫克，每日 1 次，晨顿服，第 2 周每次 30 毫克，晨 1 次顿服，以后每周递增 15 毫克，连服 2 个月。一般 1 个疗程即可基本治愈，少数疗效欠佳者，可在疗程结束后间隔 1 个月再行第 2 个疗程。结果：显效(1 个疗程后症状明显好转及化验指标正常，停用一切药物 1 年，病情继续好转或无加重趋势，并能操持家务或从事一般劳动者)7 例，有效(1 个疗程后，病情无显著好转，或疗程结束后不到 1 年，症状又复加重，而重复第 2 个疗程后病情好转，能从事轻微劳动，1 年后病情无加重趋势，各种检查指标正常者)3 例。③

---

① 苏建华.甘草人参汤治疗甲状腺机能减退症 92 例[J].中医杂志，2002，43(6)：448－449.

② 张根生，等.甘草人参汤佐小量甲状腺素片治疗甲状腺机能减退 10 例[J].中国中西医结合杂志，1994，14(5)：281.

③ 黄志馨，等.甘草人参汤治疗甲状腺机能减退疗效观察[J].河南中医，1991(5)：20.

亚急性甲状腺炎

概　　述

亚急性甲状腺炎，又称急性非化脓性甲状腺炎、肉芽肿性甲状腺炎、巨细胞性甲状腺炎等，是一种病因不明的自身免疫性疾患，常见于青壮年，尤其以女性多见。发病前常有上呼吸道感染或咽痛，起病较急，甲状腺呈弥漫性非对称性肿大或呈局限性结节，表面无炎症，但多有明显疼痛和压痛，痛常放射至患侧颌下、耳后、枕部、胸部等处，伴有或不伴有发热、疲乏等全身症状，碘-131摄取率明显降低，蛋白结合碘或T_3、T_4升高，两者呈分离现象，或经病理切片证实为本病。

本病属中医“瘿瘤”的范畴，其基本病理特点是气血痰浊瘀滞。临床分为六型。(1) 外感风热型：均由感冒或上呼吸道感染而诱发，甲状腺肿胀，疼痛较甚，并向颌下、耳下放射，同时伴有发热畏寒，头痛咽痛，骨节酸痛，舌质稍红，苔薄黄，脉浮数等。治宜疏风清热、和营消肿止痛。(2) 肝胆蕴热型：午后发热，畏热多汗，头痛咽干，性急易怒，口苦喜饮，颜面潮红，舌红苔黄，脉弦而数。治宜疏泄肝胆、清热止痛散结。(3) 痰热互结型：颈部肿块坚硬，灼热疼痛，头晕目眩，痰多而黏，恶心痞闷，发热或不发热，舌红，苔黄厚腻，脉弦。治宜清热化痰、软坚散结。(4) 阴虚内热型：甲状腺肿痛，伴虚烦，肉瞤，面部烘热，易出汗，夜寐不宁，口干，饮水不多，舌偏红，脉细弦和细数等。治宜养阴清热、和营消肿止痛。(5) 气滞血瘀型：颈部肿块刺痛作胀，情绪不佳，口干不渴，月经不调，痛经，经行有瘀块，舌质暗紫有瘀斑，脉涩。治宜行气活血、散结止痛。(6) 阳虚痰凝型：甲状腺肿胀，质地较硬，疼痛不甚，或隐痛不适，面色少华，形体畏寒，舌淡苔薄白或白腻，脉沉紧等。治宜温阳化痰、消肿散结。

辨 证 施 治

1. 陆灏分3期

(1) 初期　症见逐渐加重的颈前疼痛不适，伴吞咽异物感，触诊甲状腺可及轻度及中度肿大，触痛较为明显，但仍能忍受。舌边尖红，苔多薄黄，脉浮数。治宜疏风解表、清热解毒。方用银翘散：金银花、连翘、淡竹叶、荆芥、牛蒡子、淡豆豉、薄荷、生甘草、桔梗、芦根等。随症加减：若见咽喉肿痛重者，加射干、马勃等清热利咽之品；若颈痛重者，加丹参、三七等活血止痛之品。

(2) 热毒炽盛期　症见颈前疼痛不适等甲状腺局部症状迅速加重，疼痛剧烈，难以仍受，并逐渐出现恶寒、高热、乏力等全身表现，部分患者可伴心悸、汗出、急躁、易怒等一过性甲状腺功能亢进的表现。查体可见体温升高，多超过38.5℃，颈部局部触痛明显，难以忍受，听诊可及心前区第一心音亢进，舌红，苔薄黄腻，脉滑数。治宜清热解毒、理气化痰。方用黄连解毒汤：青陈皮、白芥子、海浮石、僵蚕、制半夏、鳖甲、浙贝母、莪术、夏枯草、三七粉、丹参、赤芍、牡丹皮等。随症加减：若高热持续不退，加大石膏、知母剂量退热；若心悸、汗出、急躁、易怒等甲亢表现较为严重，可予柴胡、生栀子、决明子等清肝之品；出现盗汗、手足心热、失眠等阴虚之象，加生地黄、枸杞子、玄参、酸枣仁、远志等养阴安神；甲状腺肿大、触痛明显，加金黄膏外敷消肿止痛。

(3) 恢复期　症见原有颈部疼痛或全身乏力等不适症状缓解后又出现加重，或仅有血沉较减药前上升，舌红，苔白腻或黄腻，脉细弱。治宜理气化痰、益气养阴。方用热毒炽盛期方加减：白芥子、海浮石、僵蚕、制半夏、鳖甲、浙贝母、莪术、夏枯草、三七粉、丹参、赤芍、牡丹皮等基础上，重用黄芪、党参、白芍、玄参、北沙参等益气养阴之品，并可适当投以牛膝、杜仲等。随症加减：永久性甲状腺功能减退，加益气温阳之品，如肉桂、附子、干姜、肉苁蓉、锁阳、巴戟天、淫羊藿等；纳差、大便稀溏、不欲饮食为主要表现，加白术、茯苓、佛手、香橼等理气健脾之品。①

2. 金艺璇分5型

(1) 热度炽盛型　方用自拟方1：金银花10克、连翘12克、荆芥12克、黄芩10克、牛蒡子10克、浙贝母10克、芦根30克、薄荷6克、竹叶10克、桔梗10克、甘草6克。随症加减：高热者，加石膏、知母、栀子；大便秘结，加全瓜蒌、玄明粉、大黄。

(2) 阳虚湿困型　以颈部轻微疼痛为主要症状，同时伴有肢寒怕冷，面色无华，食少便溏，浮肿，舌淡苔白滑，脉沉缓无力。治宜温肾健脾、散结消肿。方用自拟方2：人参10克、桂枝6克、当归10克、茯苓10克、砂仁6克、陈皮10克、泽泻10克、炙附子6克、车前子10克、干姜6克、甘草6克。

(3) 肝郁蕴热型　以颈部肿痛为主要症状，触摸质地坚硬。患者情绪急躁易怒，多汗手颤，口苦口渴。小便黄赤，大便干结，舌红苔黄，脉弦数。治宜疏肝泄热、消肿止痛。方用自拟方3：柴胡10克、牡丹皮10克、当归10克、栀子10克、半夏10克、香附10克、白术15克、黄芩10克、茯苓15克、赤芍15克、白芍15克、夏枯草15克、丹参15克、甘草6克。随症加减：颈痛较甚，加制乳香、制没药；心悸、多汗、手颤明显，加炒酸枣仁、麦冬、煅龙牡、天麻。

(4) 阴虚火旺型　患者发热逐渐减轻，以颈前肿块为主，触摸质地坚硬，有剧烈疼痛感，四肢乏力，情绪焦躁烦热、潮热或低热，舌体瘦，质红，少苔或无苔，脉细数。治宜滋阴泻火、散结止痛。方用自拟方4：玄参20克、天冬12克、麦冬12克、生地黄15克、知母12克、浙贝母15克、当归10克、白芍15克、枸杞子12克、陈皮12克、牡丹皮10克、黄柏9克、甘草6克。

(5) 气郁痰阻型　患者颈前肿块逐渐缩小或消失，触摸质地较柔软，疼痛感逐渐减轻且发热症状消失，情绪焦躁易怒，肢体困重，头晕目眩，舌体正常，质淡红，薄白苔或薄腻苔，脉弦滑。治宜理气解郁、化痰散结。方用自拟方5：柴胡12克、赤芍12克、白芍12克、枳壳10克、香橼12克、佛手12克、贝母15克、牡蛎15克、玄参15克、陈皮12克、薏苡仁15克、白术15克、茯苓15克、甘草10克。随症加减：头晕目眩，加菊花、天麻。每日1剂，水煎服，分早晚2次服用。②

3. 刘祥秀等分5型

(1) 热毒壅盛　症见起病急，高热寒战、头痛咽痛，颈部肿痛，肤色微红，舌红，苔薄黄，脉浮数。治宜疏风清热、解毒消肿。方用清热消瘿1号方加减：蒲公英20克、板蓝根20克、金银花15克、射干12克、连翘12克、牛蒡子12克、土牛膝12克、大青叶15克、知母15克、桔梗12克、赤白芍各12克、甘草9克。随症加减：高热，加石膏、知母、栀子以加强清热；大便秘结，加全瓜蒌、玄明粉、大黄以清热通腑。

(2) 肝郁化火　症见颈部肿胀疼痛，心悸，胸胁胀满，急躁易怒，多汗手颤，口苦口渴，大便秘结，舌红，苔黄或黄腻，脉弦数。治宜疏肝解郁、泻火消肿。方用清热消瘿2号方加减：夏枯草15克、龙胆草15克、生地黄15克、牡丹皮12克、白芍15克、浙贝母15克、泽泻12克、柴胡10克、栀子9克、黄芩9克、郁金9克、甘草6克。随症加减：颈痛较甚，加制乳香、制没药以行气活血、通络止痛；心悸、多汗、手颤明显，加炒酸枣仁、麦冬、煅龙牡、天麻以滋养心肝、宁心息风。

---

① 张晟.陆灏治疗亚急性甲状腺炎的学术思想介绍[J].中国中医急症，2016，25(3)：435－436.
② 金艺璇.辨证分型治疗亚急性甲状腺炎50例临床观察[J].亚太传统医药，2014，10(22)：62－63.

(3) 阴虚火旺　症见发热渐轻，颈前肿块质硬疼痛，乏力，五心烦热、渴饮盗汗，潮热或低热，舌体瘦，质红，少苔或无苔，脉细数。治宜滋阴泻火、散结止痛。方用清热消瘿 3 号方加减：玄参 20 克、天冬 12 克、麦冬 12 克、生地黄 15 克、知母 12 克、浙贝母 15 克、当归 10 克、白芍 15 克、枸杞子 12 克、陈皮 12 克、牡丹皮 10 克、黄柏 9 克、甘草 6 克。

(4) 脾肾阳虚　症见颈前肿块质硬疼痛，颜面或肢体浮肿，腹胀，疲乏无力，畏寒肢冷，少气懒言，眩晕嗜睡，阳痿滑精，妇女闭经，舌淡苔白滑，脉沉缓无力。治宜温肾健脾、散结消肿。方用清热消瘿 4 号方加减：黄芪 20 克、党参 12 克、附片 9 克、桂枝 10 克、茯苓 15 克、白术 15 克、陈皮 12 克、当归 10 克、赤白芍各 15 克、浙贝母 15 克、炮姜 6 克、车前草 9 克、猪苓 9 克、甘草 6 克。

(5) 气郁痰阻　症见颈前肿块缩小或消失，质软或韧，疼痛渐轻，无发热，胁肋不舒，易怒，善太息，肢体困重，纳差，舌体正常，质淡红，薄白苔或薄腻苔，脉弦滑。治宜理气解郁、化痰散结。方用清热消瘿 5 号方加减：柴胡 12 克、赤白芍各 12 克、枳壳 10 克、香橼 12 克、佛手 12 克、贝母 15 克、牡蛎 15 克、玄参 15 克、陈皮 12 克、薏苡仁 15 克、白术 15 克、茯苓 15 克、甘草 10 克。①

4. 倪孝儒等分 2 型

(1) 肝郁胃热型　症见畏寒发热，多汗，口苦唇干，渴而欲饮，头痛咽痛，手颤心悸，急躁易怒，多食善饥，颈部肿痛，舌质红，苔薄黄，脉弦细数。治宜疏肝理气、养阴清热、止痛散结。方用逍遥散合玉女煎加减：柴胡 10 克、黄芩 10 克、知母 10 克、夏枯草 10 克、连翘 10 克、板蓝根 10 克、黄连 10 克、牡丹皮 10 克、栀子 10 克、白芍 10 克、玄参 12 克、生石膏 20 克。

(2) 肝热痰湿型　瘿肿疼痛，憋气堵闷或见身倦，头晕多梦，口苦，痰多而黏，舌红苔黄或厚腻，脉弦数或滑数。治宜疏肝泄热、消痰软坚。方用柴胡疏肝散合海藻玉壶汤加减：柴胡 10 克、赤芍 10 克、白芍 10 克、连翘 10 克、枳壳 10 克、竹茹 10 克、浙贝母 10 克、海浮石 12 克、制半夏 6 克、牡蛎 30 克、海藻 30 克、昆布 15 克。

以上各证均每日 1 剂，水煎服。临床观察：倪孝儒等用上方辨证治疗 36 例亚急性甲状腺炎患者，治愈 33 例，疗效不佳 2 例，无效 1 例。②

5. 许芝银等分 4 型

(1) 外感风热型　症见甲状腺肿胀，疼痛较甚，并向颌下、耳下放射，同时伴见发热畏寒，头痛咽痛，骨节酸痛，舌质稍红，苔薄黄，一脉浮数等。治宜疏风清热、和营消肿止痛。方用银翘散加减：金银花 15 克、连翘 15 克、大青叶 12 克、板蓝根 12 克、牡丹皮 10 克、赤芍 10 克、牛蒡子 10 克、荆芥 10 克、薄荷(后下)3 克、生甘草 3 克。

(2) 肝郁蕴热型　症见甲状腺肿胀疼痛，烦躁易怒，口中干苦，大便秘结，舌苔黄，脉弦数等。治宜疏肝泄热、和营消肿止痛。方用丹栀逍遥散加减：牡丹皮 10 克、当归 10 克、熟地黄 10 克、赤芍 10 克、丹参 10 克、白芍 10 克、黄芩 10 克、夏枯草 10 克、生栀子 6 克、柴胡 5 克、薄荷(后下)3 克、生甘草 3 克。

(3) 阴虚内热型　症见甲状腺肿痛，伴虚烦，肉眀，面部烘热，易出汗，夜寐不宁，口干，饮水不多，舌偏红，脉细弦和细数等。治宜养阴清热、和营消肿止痛。方用补心丹合一贯煎加减：当归 10 克、生地黄 10 克、天冬 10 克、麦冬 10 克、牡丹皮 10 克、赤芍 10 克、川楝子 10 克、枸杞子 10 克、玄参 10 克、茯苓 10 克、丹参 10 克、五味子 10 克、酸枣仁 10 克、甘草 5 克。

(4) 阳虚痰凝型　症见甲状腺肿胀，质地较硬，疼痛不甚，或隐痛不适，面色少华，形体畏寒，舌淡苔薄白或白腻，脉沉紧等。治宜温阳化痰、消肿散结。方用阳和汤加减：熟地黄 10 克、白芥子 10 克、当归 10 克、党参 10 克、茯苓 10 克、鹿角片 15 克、干姜 4 克、肉桂 4 克、麻黄 5 克、甘草 5 克。

---

① 刘祥秀，等.浅谈亚急性甲状腺炎的中医辨证治疗[J].中医医药指南，2010，8(23)：91－92.
② 倪孝儒，等.辨证治疗亚急性甲状腺炎 36 例[J].北京中医药大学学报，1995，18(1)：19.

以上各方均每日1剂，水煎2次，分2次服。临床观察：许芝银等用上方辨证治疗33例亚急性甲状腺炎患者，全部治愈。疗程最短5天，最长62天。其中发热者用药后体温在1～4天内下降至正常。疼痛缓解时间为1～12天，平均6.1天。肿块消失最短为8天，最长为26天，平均为17.2天。伴见症状全部消失最短为9天，最长为38天，平均26.1天。血沉恢复正常，最短15天，最长62天，平均45天。①

6. 汪世平分4证

(1) 肝胆实热证　症见午后发热，畏热多汗，头痛咽干，性急易怒，口苦口渴，颜面潮红，舌红，苔黄，脉弦而数。治宜疏泄肝胆、清热止痛散结。方用龙胆泻肝汤加减：龙胆草15克、生地黄15克、车前草15克、山栀子9克、黄芩9克、木通9克、当归9克、泽泻20克、川楝子12克、甘草6克。

(2) 痰热互结证　症见颈部肿块坚硬，灼热疼痛，头晕目眩，痰多黏稠，恶心痞闷，发热或不发热，舌红，苔黄厚腻，脉弦。治宜清热化痰、软坚散结。方用导痰汤加减：海藻15克、半夏15克、海浮石15克、茯苓20克、竹茹5克、胆南星12克、枳壳12克、陈皮12克、昆布30克。

(3) 阴虚火旺证　症状多见劳热骨蒸，热盗汗，咽干口燥，口渴喜饮，心烦多梦，遗精梦交，舌红，少苔，脉细数。治宜滋阴潜阳、散结止痛。方用清骨散加减：银柴胡15克、秦艽15克、牡蛎15克、玄参15克、胡黄连8克、鳖甲20克、地骨皮10克、青蒿10克、知母10克、赤芍10克、贝母10克、甘草6克。

(4) 气滞血瘀证　症见颈部肿块刺痛作胀，情绪不佳，口干不渴，月经不调，痛经，经行有瘀块，舌质暗紫有瘀斑，脉涩。治宜行气活血、散结止痛。方用柴胡疏肝散合桃红四物汤：柴胡12克、川芎12克、枳壳12克、赤芍15克、当归15克、红花9克、甲片20克、牡蛎20克、桃仁10克、甘草6克。

以上各方均每日1剂，水煎2次，分2次服。临床观察：汪世平等用上方辨证治疗12例亚急性甲状腺炎患者，治愈10例，好转2例。用药时间最长3个月，最短10天。②

经验方

1. 消瘿汤加减　银柴胡20克、白芍20克、川芎20克、陈皮20克、枳壳20克，制香附15克、三棱15克、莪术15克、夏枯草15克、青皮15克、郁金10克、生牡蛎10克、浙贝母10克、玫瑰花10克、合欢花10克、甘草9克。随症加减：心悸，加朱砂、龙齿；乳房胀痛，加延胡索、川楝子、王不留行；失眠，加夜交藤、合欢皮、珍珠母；多汗，加生黄芪、浮小麦、麻黄根；五心烦热，加水牛角、牡丹皮、栀子。每日1剂，水煎服，分2次，每次200毫升。王娇等用上方加减联合泼尼松片治疗50例亚急性甲状腺炎患者。结果：显效17例，有效26例，总有效率为86.00%；炎症指标CRP、ESR、TNF-α、IL-6明显下降，TPOAb、TGAb也明显下降。③

2. 升降散联合消瘰丸加味　白僵蚕10克、全蝉蜕10克、姜黄10克、川大黄10克、玄参15克、浙贝母15克、生牡蛎30克。随症加减：发热重者，加用石膏20克、知母20克、甘草10克、粳米10克；对于颈红明显者，加用柴胡15克，细辛3克、半夏10克、甘草10克；乏力倦怠明显者，加用茯苓、党参10克、白术10克、黄连5克；咽干明显者，加用生地黄10克、麦冬15克。每日1剂，分早中晚3次温服，治疗8周。赵相军等用上方加减治疗49例亚甲炎患者，临床控制6例，显效17例，有效18例，无效8例。总有效率83.67%。④

3. 解毒消瘿散　夏枯草、香附、牡蛎、牛蒡子、三棱、黄药子。上药以3∶2∶2∶1∶1∶1的比例

① 许芝银，等.亚急性甲状腺炎的辨证与治疗[J].上海中医药杂志，1991(12)：23-24.
② 汪世平，等.亚急性甲状腺炎的中医辨证论治及临床观察[J].新中医，1989(1)：30.
③ 王娇，等.消瘿汤加减联合糖皮质激素口服治疗亚急性甲状腺炎临床观察[J].中国中医急诊，2021，30(8)：1447-1449.
④ 赵相军，等.升降散合消瘰丸加味治疗亚甲炎的临床研究[J].陕西中医，2016，37(5)：535-536.

研末混合后，加醋调制成糊状并涂于敷料上。根据患者甲状腺肿块大小制作成较肿块稍大的敷料贴于颈前，胶布固定。敷料每日1剂，连续用药7天为1个疗程，1个疗程后停用2天，再进行第2个疗程治疗。舒震等将132例亚急性甲状腺炎患者随机分为中西结合组和单纯西医组各66例。单纯西医组采用强的松治疗，强的松5毫克，每次10毫克，每日3次，连续给药1～2周，根据临床症状减轻和血沉（ESR）水平下降情况逐渐减量，至ESR正常后方可停药，总用药时间为6～8周。对临床出现颈痛明显、发热患者，加服消炎痛25毫克，每日3次；对合并有甲亢者，加用甲巯咪唑，每次5～15毫克，每日1次。中西结合组采用上方颈前外敷联合西药治疗。结果：中西结合组总有效率为93.94%，高于单纯西医组的66.67%，且复发率更低；两组治疗后甲状腺体积均缩小、甲状腺功能指标改善，中西结合组甲状腺体积及甲状腺功能指标改善程度更优。①

4. *小柴胡汤*　柴胡12克、黄芩9克、法半夏9克、党参9克、生姜9克、大枣4枚。每日1剂，水煎，分2次温服。连服14天为1个疗程。叶明华将60例亚急性甲状腺炎患者随机分为治疗组和对照组各30例。治疗组用上方治疗，对照组采用口服强的松10毫克，每日3次，症状缓解后逐渐减量，每次减少5毫克，间隔7天后再减量，治疗2个疗程。结果：治疗组治愈21例，好转8例，无效1例，总有效率96.67%；对照组治愈20例，好转8例，无效2例，总有效率93.33%，差异无统计学意义，但治疗组的治愈时间明显少于对照组。②

5. *桂枝二越婢一汤、柴胡桂枝汤合调胃承气汤*　平崎能郎治疗1例亚急性甲状腺炎患者，辨证属于太阳病，给予桂枝二越婢一汤，服药次日清晨，颈部疼痛开始缓解，傍晚时出现37℃～38℃的间歇热，无恶寒，伴有食欲不振、大便干，舌苔黑褐，考虑并存里热，加用调胃承气汤。3天后排出大量软便，随之间歇热消失，食欲改善，甲状腺压痛减轻，硬结有缩小倾向。第8天患者出现剑突下疼痛，心下痞硬以及轻度的右胸胁苦满，考虑属于太阳病已转入少阳，遂停用桂枝二越婢一汤，改服柴胡桂枝汤。因舌苔干褐，继服调胃承气汤。10天后因出现嗳气、呕吐而停服调胃承气汤。13天后甲状腺压痛缓解，未触及硬结。CRP、甲状腺功能、超声波等检查均基本正常。③

6. *自拟方1*　方1：荆芥10克、防风12克、牛蒡子12克、连翘12克、玄参12克、金银花30克、板蓝根30克、甘草6克。方2：柴胡10克、半夏10克、陈皮10克、浙贝母10克、玄参10克、夏枯草15克、生牡蛎30克、海藻30克。每日1剂，水煎2次，分2次服。贾兴鲁用上方治疗5例亚急性甲状腺炎患者，全部治愈。④

7. *自拟方2*　党参15克（或人参5克，另炖服）、茯苓10克、丹参10克、赤芍10克、青皮6克、陈皮6克、法半夏6克、炙甘草6克。随症加减：甲亢者，加天冬12克、麦冬12克、五味子10克、生地黄15克；甲减者，加桂枝6克、鹿角（霜）片10克、淫羊藿10克；病程长、甲状腺肿硬、有血瘀征象者，加三棱10克、莪术10克。每日1剂，水煎服。疗程为6个月。陈志才等将58例自身免疫性甲状腺炎患者随机分为治疗组38例和对照组20例。治疗组采用上方治疗，对照组采用他巴唑或丙基硫氧嘧啶或甲状腺素片治疗。结果：治疗组甲状腺功能复常者19例（76%），与对照组比较无统计学差异（$P>0.05$），但甲状腺大小及质地改善的积分值优于对照组（$P<0.05$）；治疗后治疗组患者甲状腺微粒体和甲状腺球蛋白抗体均较治前下降（$P<0.01$）。⑤

8. *猫白消瘿汤*　猫爪草30克、白头翁15克、海浮石15克、丹参15克、赤芍15克、柴胡9克、甘草9克、炒栀子9克、枳实6克。随症加减：肝火盛者，加龙胆草；痰热甚者，加胆南星、竹茹；阴

---

① 舒震，等.强的松片加用解毒消瘿散外敷治疗亚急性甲状腺炎的临床观察[J].中国中医急症，2015，24(7)：1257.
② 叶明华.小柴胡汤治疗亚急性甲状腺炎30例疗效观察[J].云南中医中药杂志，2006，27(2)：22-23.
③ 平崎能郎.汉方治疗亚急性甲状腺炎1例[J].国外医学中医中药分册，2005，27(1)：32.
④ 贾兴鲁，等.亚急性甲状腺炎治愈5例[J].山东中医杂志，1993，12(1)：31.
⑤ 陈志才，等.扶正消瘿法治疗自身免疫性甲状腺炎38例临床观察[J].中国中西医结合杂志，1992，12(10)：611.

虚火旺，加白薇。每日 1 剂，水煎 2 次，分 2 次服。蒋运祥用上方加减治疗 9 例亚急性甲状腺炎患者，痊愈 7 例，好转 2 例。①

9. 自拟方 3　连翘 12 克、柴胡 12 克、板蓝根 18 克、青蒿 9 克、玄参 15 克、夏枯草 15 克、黄芪 15 克、僵蚕 15 克、生龙骨 30 克、生牡蛎 30 克、甘草 6 克。每日 1 剂，水煎 2 次，分 2 次服，6 周为 1 个疗程。刘英华等用上方治疗 3 例发病 2～3 周的亚急性甲状腺炎患者，1 个疗程后，3 例均基本痊愈。②

10. 自拟方 4　夏枯草 15 克、玄参 15 克、知母 15 克、黄芪 15 克、僵蚕 15 克、生龙骨 30 克、生牡蛎 30 克、连翘 12 克、地龙 12 克、甘草 6 克。每日 1 剂，水煎 2 次，分 2 次服。伍锐敏等用上方治疗 1 例肝郁胃热兼外感型亚急性甲状腺炎患者，配合外用金黄膏敷颈前肿物处。结果：治疗 3 周后，症状消失，实验室复查示 T_3、T_4 值恢复正常，扫描、^{131}I 摄取率、B 超、血沉等也均恢复正常。1 个月后，痊愈。③

11. 自拟方 5　金银花 30 克、瓜蒌 30 克、茵陈 30 克、海藻 15 克、昆布 15 克、生牡蛎 15 克、延胡索 9 克、郁金 9 克、黄连 9 克、枳壳 9 克、杭白芍 15 克，每日 1 剂，水煎 2 次，分 2 次服。周约伯用上方治疗 1 例肝气不舒、热痰郁结型亚急性甲状腺炎患者，服药 1 剂后症状减轻，服药 10 剂后基本痊愈，随访 1 年未复发。④

① 蒋运祥.猫白消瘿汤治疗亚急性甲状腺炎[J].河南中医，1991(3)：27.
② 刘英华，等.亚急性甲状腺炎的中医治疗[J].天津中医，1991(3)：33.
③ 伍锐敏，等.难治性甲状腺病的中医治疗[J].中医杂志，1988(8)：33.
④ 周约伯.中医药治疗内分泌疾病 4 例报告[J].新医药学杂志，1979(2)：53.

慢性淋巴性甲状腺炎——桥本氏病

概　述

慢性淋巴性甲状腺炎，又名桥本氏甲状腺炎、淋巴瘤性甲状腺肿，是一种自身免疫性疾病，多见于中老年妇女。一般表现为单侧或双侧甲状腺结节状肿大，随吞咽上下移动。患者皆有不同程度的呼吸困难和声音嘶哑，重者日夜坐卧，且伴有乏力畏寒、食欲减退、全身浮肿，体重明显增加，轻者仅有面部浮肿。初起时甲状腺功能正常，有时伴甲亢症候群，后期常表现为甲减。

本病属中医“瘿病”范畴。其病理特点是情志抑郁，肝失条达，脾虚痰湿内蕴，气血瘀滞。临床分为三型。(1) 肝热痰湿型：颈部肿块，头晕，多梦，疲乏，痰多而黏，舌质红，苔黄浊，脉弦数或滑数。治宜平肝清热、化痰软坚散结。(2) 肾阴虚型：颈部肿块，腰酸背痛，耳鸣不寐，盗汗，神疲，舌红少苔，脉沉细。治宜滋补肾阴。(3) 脾肾阳虚型：臃肿神乏，面色苍白，少气懒言，头晕目眩，四肢不温，纳食腹胀，口淡无味，脉缓或沉迟。治宜温中健脾、扶阳补肾。

辨证施治

亓鲁光分 3 期

(1) 早期　治宜疏肝理气、清热解毒。方用柴胡疏肝散加减：柴胡、黄芩、香附、郁金、川芎、枳壳、薄荷、夏枯草、甘草。随症加减：心悸多汗，常合用麻黄根、浮小麦；手颤，加天麻、钩藤；消谷善饥者，加石膏、知母；大便稀，减黄芩用量，加用炒白术、炒山药。

(2) 中期　治宜疏肝健脾、化痰消瘿。方用消瘰丸加减：玄参、浙贝母、夏枯草、鸡内金、牡丹皮、山药、赤芍、忍冬藤、桑枝。随症加减：烦躁易怒、口干口苦，酌加柴胡、郁金、栀子；失眠多梦，酌加夜交藤、炒酸枣仁；手颤明显，加钩藤、地龙、白芍；头昏眼花、视物模糊，加桑叶、菊花、蔓荆子。

(3) 后期　治宜滋补脾肾、软坚散结。方用生脉散加减：沙参、麦冬、五味子、肉桂、熟地黄、山茱萸、山药、黄芪、白术、黄精、浙贝母、牡蛎、山药、丹参、鸡内金、荔枝核、川贝母等。随症加减：甲状腺质地较韧伴有结节，加三棱、莪术；水肿，加茯苓、车前草、赤小豆；气血虚，加太子参、当归等。①

经　验　方

1. *二仙消瘿汤*　仙茅 10 克、淫羊藿 10 克、熟地黄 10 克、山茱萸 10 克、山药 15 克、巴戟天 10 克、当归 10 克、川芎 10 克、浙贝母 10 克、法半夏 10 克、陈皮 6 克、茯苓 10 克等。随症加减：气虚乏力甚者，加黄芪、党参以培补中气；形寒肢冷者，加附子、桂枝以温经散寒；脱发明显者，加桑椹、女贞子补肾乌发；腰腿酸软者，加杜仲、续断、怀牛膝以补肾强筋；面目浮肿明显者，加泽泻、泽兰、茯苓皮以利水消肿；大便溏泄者，加炒白术、白扁豆以健脾止泻；颈部肿大者，加猫爪草、玄参以消肿散结；视物模糊者，加枸杞子、菊花以养肝明目；失眠者，加酸枣仁、茯神以养心安神；纳谷不馨者，加炙

---

① 薛玉坤，等.亓鲁光治疗桥本甲状腺炎经验[J].山东中医杂志，2013，32(5)：353.

鸡内金、炒谷芽、炒麦芽以健脾开胃；瘀血较重者，加丹参、郁金以活血化瘀。[①]

2. *疏肝消瘿汤*　柴胡、枳壳、白芍、甘草、猫爪草、夏枯草、浙贝母、连翘、地龙、土鳖虫。上药水煎400毫升，早晚各200毫升，饭后温服，治疗3个月。何慧等将95例甲状腺功能正常的桥本氏甲状腺炎患者随机分为治疗组49例和对照组46例。治疗组予上方治疗，对照组不予任何干预。结果：治疗组血清甲状腺自身抗体滴度治疗后较治疗前下降明显，差异有统计学意义，对照组未见明显变化，两组治疗后抗体滴度存在差异；治疗后两组血清甲状腺激素水平存在差异，且治疗组患者中医临床症状及体征改善明显（$P<0.05$）。[②]

3. *清瘿化痰汤*　夏枯草15克、鳖甲15克、浙贝母12克、牡蛎30克、青蒿15克、知母9克、生地黄15克、牡丹皮9克。每日1剂，水煎服(根据个体差异及症状的不同加减)。梁栋等将76例桥本甲状腺炎肝郁痰凝证患者分为治疗组和对照组各38例。对照组口服左甲状腺素钠片或赛治甲巯咪唑片控制甲状腺素水平，治疗组在对照组的基础上加用上方治疗。结果：治疗后两组中医证候评分、甲状腺自身抗体滴度、甲状腺峡部厚度都有所改善，但治疗组改善情况明显优于对照组（$P<0.01$）；甲状腺功能两组变化均不明显。[③]

4. *扶正清瘿方加减*　炙黄芪30克、党参15克、白术15克、茯苓15克、灵芝15克、淫羊藿15克、菊花9克、黄芩9克、玄参9克、板蓝根15克、陈皮9克、紫苏梗15克、桔梗6克、丹参30克、白花蛇舌草30克、红枣15克、炙甘草6克。随症加减：腰膝酸软明显，加杜仲、山茱萸、桑寄生等；心悸气短，加丹参、五味子、红景天、薤白等；头晕眼花者，加山茱萸、枸杞子；颈前漫肿结块，乏力气短，心慌心悸，口干咽燥，烦热出汗，舌红苔薄白，脉细或细数，加牡蛎、白芍、茯苓、生地黄、知母等；心烦手抖，烦躁易怒，加菊花、栀子、钩藤、石决明等平肝潜阳之品；失眠多梦，加栀子、珍珠母、丹参。唐汉钧用上方加减治疗3例桥本甲状腺炎患者，疗效满意。[④]

中成药

疏肝清热方　组成：香附9克、夏枯草15克、连翘9克、黄芪30克、白术15克、生地黄15克。用法用量：每日1剂，早晚2次饭后冲服，连续治疗12周。临床应用：钟欣婵等将80例桥本甲状腺炎患者随机分为治疗组和对照组各40例，并设健康对照组20例。治疗组给予上方治疗；对照组给予左甲状腺素钠片，每日1次，每次25微克，两组均连续口服12周。健康对照组不进行任何药物治疗。结果：临床总有效率治疗组为85.00%，对照组为62.50%，治疗组疗效优于对照组（$P<0.05$）；治疗组治疗后甲状腺过氧化酶抗体、甲状腺球蛋白抗体均较治疗前下降（$P<0.01$）；治疗组治疗后中医证候积分下降（$P<0.01$），并且低于对照组治疗后（$P<0.05$）。[⑤]

---

① 俞烨晨，杨帆，等.浅析王旭教授治疗桥本甲状腺炎甲状腺功能减退临床经验[J].四川中医，2021，39(3)：3－6.
② 何慧，等.疏肝消瘿汤治疗甲功正常的桥本氏甲状腺炎的临床研究[J].新疆中医药，2017，35(2)：10.
③ 梁栋，等.清瘿化痰汤治疗桥本甲状腺炎肝郁痰凝证临床观察[J].山东中医杂志，2016，35(7)：594.
④ 邢捷.唐汉钧治疗桥本甲状腺炎经验撷英[J].上海中医药杂志，2015，49(9)：15.
⑤ 钟欣婵，等.疏肝清热方治疗桥本甲状腺炎患者40例临床观察[J].中医杂志，2016，57(2)：145－146.

甲状腺肿块

概　述

甲状腺肿块是发生在颈部的一种良性肿瘤，包括甲状腺腺瘤、甲状腺囊肿、甲状腺炎等病症。临床一般表现为颈部肿块，质偏硬，表面光滑，皮色如常，能随吞咽上下移动，轻度压痛，颈胀，憋气，胃纳不香，声音嘶哑，舌质红，舌边有瘀点，苔黄或白，脉弦滑等。女性较男性多见。

本病属中医"瘿瘤""痰核"范畴。其病理特点是肝气郁结，气滞血瘀，痰湿凝聚。临床分为四型。(1) 肝郁痰湿型：情志抑郁，善太息，胸胁胀满，咽喉梗塞，呕泛痰涎，胃纳不佳，身体困倦。甲状腺包块触诊质软柔韧，光滑活动，可随情志变化缩小增大，舌质淡，舌苔白腻，脉弦细滑。治宜疏肝健脾、利湿化痰。(2) 气滞火郁型：甲状腺包块初起生长较快，常伴有咽喉、颈侧及耳后疼痛，或有发热，烦躁，舌质红，舌苔黄，脉象弦数。治宜疏风清热、散结消瘿。(3) 阴虚阳亢型：甲状腺弥漫性肿大，质柔软，伴有手足心烦热，颤动，心慌，食欲亢进，多汗等，舌质绛，舌苔白，脉细数。治宜滋阴潜阳、柔肝息风。(4) 癌毒伤正型：甲状腺包块质地较硬，不光滑，推之不移，附近淋巴结肿大，舌质淡红，苔白，舌下有瘀斑，脉多细涩。病理切片检查确诊。治宜扶正祛邪、败毒散结。

辨 证 施 治

贾堃分 4 型

(1) 肝郁痰湿型　症见情志抑郁，善太息，胸胁胀满，咽喉梗塞，呕泛痰涎，胃纳不佳，身体困倦。甲状腺色块触诊质软柔韧，光滑活动，可随情志变化缩小增大。舌质淡，舌苔白腻，脉弦细滑。治宜疏肝健脾、利湿化痰。方用二陈汤合四海舒郁丸化裁：柴胡 10 克、半夏 10 克、陈皮 10 克、昆布 10 克、黄药子 10 克、海藻 10 克、白芍 15 克、白术 15 克、茯苓 15 克、牡蛎 30 克、瓦楞子 30 克、山慈菇 30 克。

(2) 气滞火郁型　症见甲状腺包块初起生长较快，常伴有咽喉，颈侧及耳后疼痛，或有发热，烦躁。舌质红，舌苔黄，脉弦数。治宜疏风清热、散结消瘿。方用升降散加减：片姜黄 12 克、海藻 12 克、僵蚕 10 克、山豆根 10 克、黄药子 10 克、蝉蜕 6 克、鱼腥草 30 克、合欢花 30 克。

(3) 阴虚阳亢型　症见甲状腺弥漫性肿大，质柔软，伴有手足心烦热，颤动，心慌，食欲亢进，多汗等。舌质绛，舌苔白，脉细数。治宜滋阴潜阳、柔肝息风。方用二甲复脉汤加减：鳖甲 15 克、龟甲 15 克、白芍 15 克、瓦楞子 30 克、生地黄 30 克、牡蛎 30 克、合欢花 30 克、郁金 20 克、僵蚕 10 克、麦冬 10 克。

(4) 癌毒伤正型　症见甲状腺包块质地较硬，不光滑，推之不移，附近淋巴结肿大。舌质淡红，苔白，舌下有瘀斑，脉多细涩。治宜扶正祛邪、败毒散结。药用黄芪 60 克、仙鹤草 60 克、党参 30 克、瓦楞子 30 克、土贝母 30 克、露蜂房 10 克、海藻 10 克、七叶一枝花 10 克、全蝎 10 克、郁金 20 克、山豆根 19 克、鳖甲 15 克。同时配服平消丹(枳壳 30 克、郁金 18 克、火硝 18 克、仙鹤草 18 克、干漆 6 克、五灵脂 15 克、制马钱子 12 克，共为细末水泛为丸)，每次服 1.5～6 克，每日 3 次。

上方均每日 1 剂，水煎 2 次，分 2 次服。临床观察：贾堃用上方辨证加减治疗 50 例甲状腺包块患者，4 例中断治疗，痊愈 16 例，有效 23 例，无效

7例，总有效率92%。[①]

经 验 方

1. 小活络丸和大黄䗪虫丸　小活络丸：川乌180克、草乌180克、地龙180克、天南星180克、乳香66克、没药66克。大黄䗪虫丸：大黄300克、黄芩60克、甘草90克、桃仁120克、炒苦杏仁120克、芍药120克、地黄300克、煅干漆30克、虻虫(去翅，炒)45克、制水蛭60克、炒蛴螬45克、炒土鳖虫30克。每次小活络丹1丸加大黄䗪虫丸1丸，每日1～2次。伏祥团等用上方治愈5例甲状腺囊肿患者。[②]

2. 消瘿散结汤1　柴胡12克、香附12克、青陈皮各10克、姜夏10克、茯苓30克、生甘草10克、苍术10克、滑石10克、夏枯草15克、白僵蚕10克、浙贝母20克、生牡蛎30克、赤芍20克、三棱10克、莪术10克、山慈菇10克、水蛭3克。每日1剂，水煎服，服用28剂。徐乃佳用上方治疗1例甲状腺囊肿患者，疗效满意。[③]

3. 海藻玉壶汤加味　昆布、海藻、海带、青皮、陈皮、半夏、贝母、连翘、当归、川芎、独活。随症加减：胸闷不舒，可加郁金、香附；见烦热，舌红，苔黄，可加牡丹皮、玄参；纳差，可加白术、茯苓；潮热盗汗，加龟甲、鳖甲。每日1剂，水煎服，共治疗3个月。徐永昌用上方加减治疗36例甲状腺腺瘤患者，临床治愈5例，显效7例，有效15例，无效9例。总有效率74.86%。[④]

4. 消瘿饮　夏枯草30克、龙骨15克、牡蛎15克、昆布15克、陈皮15克、三棱9克、莪术9克、浙贝母15克、丹参20克、甘草10克。每日1剂，水煎分早晚服，30天为1个疗程。针刺：以阿是穴围刺(中心刺1针，沿肿块周围45°斜刺3～4针，均使针尖刺入肿块)、合谷、足三里为主。随症加减：气短泛恶者，配内关；吞咽不适，配天突；胸胁胀满，配太冲。留针30分钟中间行针2次，采用捻转运气法，每日1次，10次为1个疗程。刘美雁等用上述方法治疗68例甲状腺囊肿患者，治愈40例，显效20例，有效6例，无效2例。总有效率97%。[⑤]

5. 消瘿化核汤　夏枯草30克、煅牡蛎30克、海藻30克、土茯苓20克、三棱15克、海螵蛸15克、白芥子12克、半夏12克、莪术12克、陈皮10克、甘草10克、香附10克、白僵蚕9克。随症加减：气机郁滞者，加郁金15克、枳壳12克；血虚者，加熟地黄15克、当归15克；气虚者，加党参15克、黄芪10克；血瘀块实者，加炙甲片15克；阴虚者，加玄参15克、天冬25克、麦冬10克；心悸失眠者，加酸枣仁20克、夜交藤15克、瓜蒌15克。每日1剂，分2～3次口服，1个月为1个疗程，连服3个疗程。向洪武将240例甲状腺腺瘤患者随机分为观察组和对照组各120例。观察组予上方加减治疗，对照组予口服左旋甲状腺素治疗。结果：观察组显效95例，有效19例，无效6例，总有效率95%；对照组显效84例，有效18例，无效18例，总有效率85%。[⑥]

6. 消瘿方　生牡蛎30克、猫爪草20克、风栗壳20克、山慈菇15克、炮甲片15克、海藻15克、茯苓15克、桔梗15克、白芥子10克、䗪虫10克、橘核10克、青皮10克、露蜂房10克、浙贝母10克、木鳖子6克、红花4克、蜈蚣2条。随症加减：胸闷不适，加郁金；心悸，加酸枣仁；烦躁失眠，加合欢花；声音沙哑，加玄参、西青果；手震颤，加白芍、珍珠母。每日1剂，水煎服。另取守宫(烤干)5克、琥珀(研末)2克、珍珠粉0.5克，三药混匀，以汤剂送服。配合夏蜂散(麝香1.8克、冰片1.2克、露蜂房30克、生半夏30克，上药研细末过筛密封备用)治疗时每次取1毫克以15毫克医用凡

---

① 王慧川，等.中医药治疗甲状腺包块50例[J].陕西中医，1982，13(2)：9.
② 伏祥团，等.小活络丸配合大黄䗪虫丸治愈甲状腺囊肿5例体会[J].世界最新医学信息文摘，2016，16(66)：199-200.
③ 徐乃佳.疏肝化痰活血法治愈甲状腺囊肿1例[J].中医药通报，2013，12：59.
④ 徐永昌.海藻玉壶汤加减治疗甲状腺腺瘤36例疗效观察[J].中医临床研究，2013，5(23)：14-15.
⑤ 刘美雁，等.针药并用治疗甲状腺囊肿68例临床观察[J].内蒙古中医药，2013(24)：41-42.
⑥ 向洪武.消瘿化核汤治疗甲状腺腺瘤120例临床效果观察[J].中医临床研究，2011，3(10)：20-21.

士林调膏，外敷于患部，每日1次。每15天为1个疗程，每个疗程间停药2～3天。[①]

7. *小柴胡汤合消瘰丸*　柴胡10克、黄芩15克、半夏20克、玄参20克、天花粉20克、生牡蛎30克、浙贝母10克、夏枯草40克、青皮15克、白芥子10克、昆布15克、海藻15克、郁金10克、鸡血藤30克、僵蚕10克。每日2剂，水煎2次，分2次服。范孝叁用上方治愈1例甲状腺囊肿患者。[②]

8. *消瘿散瘤汤*　夏枯草12克、连翘12克、胆南星10克、半夏12克、白芥子10克、浙贝母12克、海藻15克、赤芍12克、甲片10克、三棱10克、莪术10克、瓦楞子30克、黄芩6克。每日1剂，水煎服。王怡兵用上方联合甲状腺片(20毫克，每日1次)治疗1例瘿瘤患者，治疗2月，ECT扫描及B超均提示两侧甲状腺形态大小正常，病告痊愈。[③]

9. *消瘿汤1*　陈皮10克、茯苓15克、半夏12克、胆南星10克、车前子15克、厚朴10克、枳实10克、桃仁10克、赤芍15克、王不留行10克、海藻10克、昆布10克、蒲公英15克。每日1剂，水煎3次，共400毫升，混匀后分3次服，30天为1个疗程。欧美芹用上方治疗37例甲状腺腺瘤患者，治愈30例，有效7例。[④]

10. *中药方*　逍遥散加减：香附10克、青皮15克、陈皮15克、木香12克、枳壳12克、猫爪草30克、山慈菇15克、穿山龙30克、瓦楞子15克(或湖北省中医院制剂理气消瘿片)。桃红四物汤加减：丹参15克、三棱15克、莪术15克、赤芍12克、王不留行15克、桃仁15克、自然铜20克、土鳖虫15克、瓦楞子15克(或该院制剂活血消瘿片)。每日1剂，连续4周。黄文智用上方联合硬化剂局部注射治疗60例甲状腺囊肿患者。无水乙醇注射：患者取坐位，先行触诊，确定囊肿部位，并在囊肿下作标记，触诊不明显者，采用B超引导下定位。根据囊肿的大小选用一次性5～10毫升注射器连接7号针头。局部用0.5%碘伏和75%乙醇消毒，用左手固定囊肿部位，右手持注射器在囊肿标记处穿刺，待针头有落空感后，再向前推进0.5厘米左右进行抽吸，直到吸不出液体为止。以抽出液1/2容量的无水乙醇冲洗2～3次，然后以抽出液1/3容量的无水乙醇注入，拔出针头，覆盖无菌纱布并用胶布固定。每周注射1次，连续注射4次为1个疗程。结果：治愈39例，好转15例，无效6例。总有效率90%。[⑤]

11. *自拟方1*　黄柏15克、丹参15克、猫爪草20克、鱼腥草20克、夏枯草15克、莪术12克、三棱12克、浙贝母15克、牡蛎20克、甘草10克。随症加减：大便稀、舌淡、脉细或弱者，可加黄芪20克、党参20克、白术15克；口苦、大便秘结、舌红、脉弦或滑者，可加蒲公英30克、黄芩15克。每日1剂，水煎分2次服，30天为1个疗程。付孝永用上方加减治疗138例甲状腺囊肿患者。结果：单纯中药治疗1～3个疗程后，肿块完全消失者112例，占81.2%；与治疗前相比较囊肿有不同程度缩小者23例，占16.7%；3例无效。经3年随访观察，仅有1例复发，经再服中药后消失。[⑥]

12. *五味消毒饮*　金银花15克、野菊花15克、蒲公英15克、紫花地丁15克、青天葵15克、夏枯草15克、玄参15克、浙贝母15克、瞿麦30克、牡蛎30克、鳖甲30克、鸡内金10克。嘱患者保持心情舒畅，避免忧思郁怒，忌食煎炸辛辣刺激等。每日1剂，水煎2次，分2次服，疗程1个月。陈锐深等用上方治愈1例甲状腺囊肿患者。[⑦]

13. *黄独汤*　黄独15克、海藻15克、昆布15克、生地黄15克、郁金15克、玄参12克、浙贝母12克、半夏12克、青皮12克、生牡蛎25克、瓦楞子20克。随症加减：胸闷不舒，加全瓜蒌、香附；

---

① 刘伟.中医论治甲状腺腺瘤[J].中国中医药现代远程教育，2010，8(9)：41.
② 范孝叁.小柴胡汤加消瘰丸治愈甲状腺囊肿1例[J].中国中西医结合外科杂志，2010，16(1)：96.
③ 王怡兵.王旭治疗甲状腺疾病的经验[J].江苏中医药，2010，42(11)：11-12.
④ 欧美芹.自拟消瘿汤治疗甲状腺腺瘤37例[J].云南中医中药杂志，2009，30(9)：81-82.
⑤ 黄文智.无水乙醇注射配合内服中药治疗甲状腺囊肿患者的护理[J].护理学杂志，2007，22(15)：45-46.
⑥ 付孝永.中药治疗甲状腺囊肿138例[J].中国民间疗法，2005，13(8)：39.
⑦ 陈锐深，等.中医药治愈双侧甲状腺囊肿1例[J].北京中医，2005，24(5)：307.

肿块坚硬，加露蜂房、莪术；月经不调，加当归、益母草、川芎。每日1剂，水煎服，20天为1个疗程，一般给1～2个疗程。李仁廷用上方加减治疗116例甲状腺腺瘤患者，治愈88例，有效24例，无效4例。总有效率96.55%。[①]

14. *二子消痰汤* 白芥子20克、牛蒡子20克、夏枯草25克、浙贝母25克、玄参25克、连翘10克、川芎10克、当归10克、陈皮10克、香附10克、牡蛎30克、甘草6克。随症加减：甲状腺囊肿兼见倦怠乏力、纳减者，加黄芪15克、党参15克、白术10克；伴心烦易怒、少寐者，加黄芩15克、知母15克、百合15克、生地黄15克；囊肿局部按痛者，去川芎、当归，加丹参20克、赤芍12克、茜草12克；月经不调，经前乳胀痛者，加路路通10克、蒲公英20克。每日1剂，15剂为1个疗程。水煎，饭后1小时温服，治疗3个疗程。许事位用上方加减治疗17例甲状腺囊肿患者。结果：囊肿完全消失者12例，占70.1%，随访1年，未见复发；与治疗前相比较囊肿缩小50%以上者4例，占23.5%；无效1例，占5.9%。总有效率94.1%。[②]

15. *消瘿瘤汤* 海藻20～30克、昆布20～30克、夏枯草20克、木香(研末冲服)5克、桔梗6～10克、玄参15克、三棱15克、浙贝母10克、莪术10克、生牡蛎30克、炮甲片6～9克。每日1剂，水煎2次，分2～3次服，用药5～25剂。吕志刚用上方治疗97例单纯性地方性甲状腺肿患者与32例甲状腺瘤患者，痊愈各为64例、20例，显效各为17例、6例，有效各为7例、2例，无效各为9例、4例。总有效率各为90.7%、87.50%。[③]

16. *消瘿散结方* 柴胡10克、三棱10克、莪术10克、红花10克、郁金15克、玄参15克、夏枯草15克、海藻15克、昆布15克、生牡蛎30克、白花蛇舌草30～45克、浙贝母12克、赤芍12克。随症加减：热象明显，加黄芩、栀子；痰多胸闷，加瓜蒌、枳实；大便燥结，加大黄、芒硝；月经失调，加牛膝、川芎；气虚，加黄芪、党参；阴虚，加生地黄、麦冬。每日1剂，水煎2次，分2次服。1个月为1个疗程。肿物明显缩小后，气虚乏力者原方药量酌减，加服补中益气丸或人参健脾丸，每次1丸，每日2次。刘叔林等用上方加减治疗17例甲状腺瘤患者，服药36～120剂，痊愈8例，显效6例，中断服药改手术治疗3例。[④]

17. *消瘿散结汤2* 海藻15克、昆布15克、金银藤15克、水红花子15克、海浮石30克、冬瓜皮30克。每日1剂，水煎2次，分2次服，20剂为1个疗程。在第1个疗程中见肿物缩小则继续服用第2、第3个疗程，若第1个疗程后肿物无变化，则停用此药，改用他法治疗。刘家放等用上方治疗31例甲状腺良性肿瘤患者，痊愈9例，显效9例，无效13例。总有效率58%。[⑤]

18. *消囊丸* 制乳香35克、制没药35克、制香附35克、三棱35克、地龙70克、当归40克、甲片75克、制马钱子7.5克、全蝎10克。上药共研细粉，过120目筛，制成黄豆大小丸剂，每日2次，每次10粒。饭后水送服。另取制松香300克、苦杏仁20克、银朱100克、制乳香50克、制没药50克、蓖麻子油30克、阿魏15克，制成红膏药(先将蓖麻子油、松香、银朱及其他药研成细粉放入搪瓷锅内，隔水蒸约1小时后取出，用棒不断搅匀再蒸半小时后，再用木棒搅匀，10余次充分搅匀即成)，贴于患处，30日为1个疗程。张杨用上法治疗76例甲状腺囊肿患者，经治60～282天，痊愈(肿块消失，症状基本消失)60例，显效(肿块缩小)9例，无效5例，手术2例。总有效率93.2%。[⑥]

19. *自拟方2* 猫爪草30克、石上柏20克、丹参20克、风栗壳20克、夏枯草20克、三棱15克、莪术15克、浙贝母15克、牡蛎15克、甘草10克。随症加减：口淡，大便稀烂，舌淡，脉细或弱者，可

---

① 李仁廷.黄独汤治疗甲状腺腺瘤116例[J].四川中医，2001，19(10)：25.
② 许事位.二子消痰汤治疗甲状腺囊肿17例[J].实用中医药杂志，2000，16(6)：12-13.
③ 吕志刚.消瘿瘤汤治疗单纯性地方性甲状腺肿大与甲状腺腺瘤129例[J].内蒙古中医药，1994，13(4)：9.
④ 刘叔林，等.消瘿散结方治疗甲状腺瘤[J].四川中医，1992，10(5)：47.
⑤ 刘家放，等.消瘿散结汤治疗甲状腺良性肿物31例[J].北京中医杂志，1991(5)：36.
⑥ 张杨.中药消囊丸治疗甲状腺囊肿76例[J].辽宁中医杂志，1991(12)：29.

加党参20克、黄芪20克；口苦、大便结，舌红，脉弦或滑者，可加蒲公英20克或黄芩20克。30天为1个疗程，每日1剂，水煎2次，分2次服。梅广源用上方加减治疗102例甲状腺囊肿患者，1～3个疗程后，经A超检查及触诊证实肿块消失者62例(60.7%)，与治疗前相比较囊肿有不同程度缩小者36例(35.3%)，无效4例(4%)。总有效率96%。①

20. 红蛤丸　海藻3份、浙贝母3份、蛤粉3份、牡蛎4份、玄参4份、夏枯草4份、白芥子2份、香附2份、桔梗1份、甘草1份、红娘子30枚、糯米8份(用文火炒糯米红娘子，弃红娘子药用糯米)。以上诸药按比例配伍共研细末，泛水为丸如绿豆大小，每日4.5克，分2次饭后服。孙风英等用上方治疗112例甲状腺良性肿物患者(甲状腺腺瘤68例，甲状腺囊肿44例)，痊愈(经B超或同位素扫描证实肿物完全吸收，症状消失)33例，明显好转(肿物缩小>1/2，症状明显减轻)35例，好转(肿物缩小<1/2，症状减轻)33例，无效(治疗>1个月)11例。总有效率90%。②

21. 自拟方3　海藻15克、夏枯草15克、贝母12克、昆布12克、甲片12克、郁金12克、柴胡6克、炒白芥子6克、白芍6克、桔梗6克。每日1剂，水煎2次，分2次服。穴位注射：囊内抽液，局部常规消毒后，用6号注射针头将囊腔内液体抽净，再注入0.66%碘酊注射液，腺体肿大，Ⅰ°～Ⅱ°用0.5～1毫升，Ⅲ°～Ⅳ°用1.5～2毫升，10日治疗1次，直至囊腔内无液体为止。赵怀琮用上方联合穴位注射治疗32例甲状腺囊肿患者，全部治愈。③

22. 小柴胡汤加减　柴胡10克、黄芩10克、法半夏10克、赤芍10克、连翘10克、七叶一枝花10克、三棱10克、象贝母10克、丹参15克、牡蛎15克、蒲公英15克、生地黄15克、玄参15克。每日1剂，水煎2次，分2次服。王淦圻用上方治疗2例甲状腺腺瘤患者，疗效满意。④

23. 自拟方4　三棱12克、莪术12克、当归12克、甲片12克、夏枯草12克、海藻12克、昆布12克、八月札12克、丹参20克、生牡蛎30克、广郁金9克。随症加减：气虚，加党参、黄芪；阴虚，去广郁金，加生地黄、玄参；肝郁气滞，加绿萼梅、制香附、紫苏梗。周捷用上方加减治疗12例甲状腺腺瘤患者，除1例转手术治疗和1例好转中止治疗外，其余10例全部治愈。治疗后肿块消失时间最短为21天，最长为107天，平均为69天。随访无1例复发。⑤

24. 消瘿汤2　柴胡9克、山栀子9克、土贝母9克、玄参9克、白术9克、郁金9克、昆布12克、海藻12克、薄荷6克、川楝子15克、夏枯草15克、甘草3克。每日1剂，水煎2次，分2次服。随症加减：病程较长体质虚弱时，可配伍生牡蛎、生龙骨、何首乌、大枣、黄精、党参、黄芪等。7剂为1个疗程，服后休息1周，一般情况下肿物渐即消退。若2～3周后囊肿重新出现，可行第2个疗程治疗。杨玉海用上方联合囊内抽液治疗36例甲状腺囊肿患者，抽注时患者取端坐或仰卧位，头稍后仰，常规消毒后，令患者做吞咽动作，肿物上移显露，术者用左手拇指和食指固定囊肿上下缘，令患者暂勿吞咽。用带有8～9号针头的10～20毫升注射器，直刺囊肿中点，有减压感后，即可抽出囊内液，用左手挤压囊体，尽量抽尽，拔针消毒，压迫片刻，无需包扎，一般情况下，内服中药1个疗程后配合抽液1次，2～3周后即愈。病情长者，若2周后仍可触及囊肿，可行第2次抽液，继服中药治疗。结果：痊愈28例，有效5例，无效2例，1例改手术治疗。⑥

25. 自拟方5　黄药子12克、海藻12克、昆布12克、当归12克、夏枯草12克、陈皮6克、蛤壳30克、桃仁10克。随症加减：心悸甚者，加酸枣

① 梅广源.中药治疗甲状腺囊肿102例疗效观察[J].新中医，1990(4)：30.
② 孙风英，等.红蛤丸治疗甲状腺良性肿物112例临床观察[J].内蒙古中医药，1990，9(4)：11.
③ 赵怀琮.中西医结合治疗甲状腺囊肿32例[J].陕西中医，1989，10(12)：538.
④ 王淦圻.小柴胡汤加减治疗瘿瘤[J].云南中医杂志，1988，9(1)：14.
⑤ 周捷.活血破瘀法治疗甲状腺腺瘤[J].浙江中医学院学报，1987，11(1)：39.
⑥ 杨玉海.中药配合囊内抽液治疗甲状腺囊肿36例[J].山西中医，1987(6)：21.

仁12克、远志12克、灵磁石30克;多梦少寐者,加合欢皮12克、天王补心丹(包煎)30克;痰多,加制半夏10克、白芥子10克、土贝母12克;体虚,加党参12克、地黄30克;震颤,加煅牡蛎30克、石决明30克;肿块坚硬者,加三棱10克、莪术10克、制甲片10克。每日1剂,水煎2次,分2次服。方致和用上方联合中成药治疗22例甲状腺腺瘤患者和28例甲状腺囊肿患者。中成药:内消片(甲片、斑蝥、蜈蚣、全蝎),每日2次,每次1～2片;黑追龙丸(斑蝥粉做成绿豆大小丸药),早晚各服1丸;小金丹(市售成药)常规服用。结果:痊愈16例(腺瘤6例,囊肿10例),好转28例(腺瘤12例,囊肿16例),无效6例(腺瘤4例,囊肿2例)。疗程为14～180天,总有效率88%。①

26. *自拟方6*　柴胡10克、橘叶10克、桔梗10克、夏枯草15克、玄参15克、海藻12克、昆布12克、半夏12克、山慈菇12克、当归12克、生牡蛎(先下)30克。随症加减:肝郁甚者,加青皮;痰结明显者,加贝母、瓜蒌;肿块偏硬、血瘀明显者,加赤芍、王不留行、三棱、莪术。每日1剂,水煎2次,分2次服。林启光等用上方加减治疗10例甲状腺囊肿患者。结果:4例囊肿消散,平均服药33剂;另6例囊肿均缩小,平均缩小3.0毫米×2.0毫米左右,平均服药42剂。一般病例服药20剂后始见缩小,嘱患者坚持服药,方能见效。②

27. *消瘿汤3*　当归10克、白芍10克、贝母10克、柴胡10克、昆布12克、海藻12克、夏枯草12克、三棱12克、海浮石20克。随症加减:咽干,加玄参12克;心悸,加牡蛎20克。每日1剂,水煎2次,分2次服。黄国麒用上方加减治疗10例甲状腺腺瘤患者,全部患者瘤体消失,超声波检查患区未见块质回波。③

28. *自拟方7*　海藻30克、昆布30克、生牡蛎15克、海浮石15克、黄药子15克、夏枯草15克、当归10克、炒甲片10克、三棱10克、莪术10克、木香6克。随症加减:腺瘤疼痛,加制乳香10克、制没药10克;心悸、失眠,加酸枣仁10克、柏子仁10克、珍珠母15克;气虚,加党参15克、炙黄芪20克;血虚,加地黄20克、制首乌15克;气滞,加青皮8克、枳壳10克;食欲减退,加炒鸡内金10克、焦山楂10克;并发甲亢、白细胞减少,加生黄芪30～40克、鸡血藤20克、鹿角胶10克、丹参10克、枸杞子10克。每日1剂,水煎2次,分2次服。欧阳可钧用上方加减治疗60例甲状腺腺瘤患者,痊愈(腺瘤全部消失)55例,好转(腺瘤缩小一半,随访两年以上不增大)3例,以上58例随访1～11年无复发,2例无效而手术摘除。总有效率96.6%。④

29. *黄药子海藻汤*　酒炒黄药子15克、海藻12克、昆布10克、浙贝母10克、夏枯草10克、煅牡蛎30克、海浮石30克、青皮6克、陈皮6克。随症加减:口干舌红无苔,加玄参、生地黄;胸闷胁胀,加郁金、香附;手足震颤,加钩藤、珍珠母;脾虚便溏乏力,加白术、怀山药、白扁豆;便干,加玄明粉;痰多,加半夏、茯苓。每日1剂,水煎2次,分2次服。沈玉明用上方加减治疗24例甲状腺腺瘤患者,痊愈16例,有效7例,无效1例。⑤

30. *自拟方8*　柴胡10克、三棱10克、莪术10克、沙参15克、郁金15克、石菖蒲15克、生牡蛎30克、夏枯草20克、首乌藤20克、黄药子9克。随症加减:腺瘤硬者,加昆布、海藻、白花蛇舌草;月经不畅或经闭者,加川芎、蜈蚣;胸闷气憋者,加合欢皮、葛根、瓜蒌;咽疼者,加桔梗、玄参;肝胃阴虚者,加女贞子、墨旱莲。每日1剂,水煎2次,分2次服,1个月为1个疗程。刘华钦用上方加减联合穿刺抽液治疗88例甲状腺瘤患者和66例甲状腺囊肿患者,穿刺抽净囊内液体后,注入醋酸氢化可的松25毫克。结果:甲状腺瘤患者治愈34例,基本治愈13例,显效34例,无效7例,总有效率92.0%;甲状腺囊肿患者治愈51例,基本治

---

① 方致和.临床辨治甲状腺腺瘤及甲状腺囊肿50例[J].江苏中医杂志,1987(6):9.
② 林启光,等.郁化痰软坚散结法治疗甲状腺囊肿10例介绍[J].中医杂志,1987(6):47.
③ 黄国麒.消瘿汤治疗甲状腺腺瘤10例[J].湖北中医杂志,1986(4):53.
④ 欧阳可钧.甲状腺腺瘤60例疗效观察[J].新中医,1984(12):36.
⑤ 沈玉明.黄药脂海藻汤治疗甲状腺腺瘤[J].浙江中医学院学报,1983(6):17.

愈 5 例，显效 9 例，无效 1 例，总有效率 98.5%。①

31. 自拟方 9　丹参 25 克、牡丹皮 12 克、川芎 12 克、桃仁 12 克、红花 12 克、当归 10 克、白芍 15 克、生地黄 15 克、威灵仙 15 克、牡蛎 31 克。每日 1 剂，水煎 2 次，分 2 次服。中药穴位电透：操作时，以小棉球蘸取威冰活血化瘀浸液（威灵仙 31 克、冰片 10 克、当归 20 克、红花 5 克、川芎 5 克、丹参 5 克，以 75%酒精 1 500 毫升浸泡 5 天，过滤即成），夹子两极铜夹上，然后在选定穴位进行电透。选穴太冲、合谷、太渊、足三里、人迎、天应。随症加减：实证，电疗强度宜大，时间宜长；虚证，电疗强度宜小，时间宜短，一般 5～20 分钟，个别慢性患者可延长至 30 分钟。傅纲用上方联合中药穴位电透治疗 1 例甲状腺肿瘤患者，有较好疗效。②

32. 消瘿Ⅰ号　醋柴胡、赤芍、香附、青陈皮、海藻、昆布、黄药子、龙葵、夏枯草、玄参、生牡蛎、山慈菇、瓜蒌、王不留行。随症加减：夹瘀者，加红花、莪术、三棱、鸡血藤、炮甲片等；手足心热，周身灼热，口干不喜饮等阴虚内热证，加银柴胡、牡丹皮、生地黄、沙参、白芍等；心慌、夜寐不宁等，加远志、丹参、当归。每日 1 剂，水煎 2 次，分 2 次服。余秀英等用上方加减治疗 15 例甲状腺腺瘤患者，痊愈 9 例，显效 2 例，有效 3 例，无效 1 例。总有效率 93.33%。③

33. 消瘿软坚汤　海藻 30 克、夏枯草 15 克、泽泻 15 克、射干 15 克、七叶一枝花 15 克、白芥子 6 克、王不留行 12 克、苍术 12 克、白术 12 克、茯苓 12 克、猪苓 12 克、赤小豆 12 克、牡丹皮 9 克、艾叶 9 克、椒目 9 克。随症加减：气机郁滞，加八月札 12 克、广郁金 9 克、枳壳 9 克、陈皮 6 克；阴虚内热，加玄参 12 克、天冬 12 克、麦冬 12 克、生地黄 12 克、熟地黄 12 克、知母 12 克、天花粉 30 克；心悸胸闷，加薤白头 12 克、瓜蒌 12 克、柏子仁 9 克；夜寐不安，加酸枣仁 9 克、夜交藤 30 克、合欢皮 30 克。每日 1 剂，水煎 2 次，分 2 次服。王羲明用上方加减治疗 30 例甲状腺腺瘤患者，痊愈（肿瘤全部消失）12 例，显效（病灶缩小一半以上）3 例，有效（病灶缩小 0.5 厘米以上）11 例，无效（病灶缩小不到 0.5 厘米或未见缩小而作手术治疗）4 例。总有效率 86.7%。④

34. 软坚消结散　急性子 30 克、山慈菇 20 克、鲜鲫鱼（约 2 寸长）3 条、食醋适量。将急性子、山慈菇研为细末，再将鲜鲫鱼（不去肠肚）与药粉共捣为泥，加食醋调为糊状，敷于患处，外用纱布包扎固定。燕长生用上方治疗 8 例甲状腺良性肿块患者，均获一定疗效，且无不良反应。⑤

35. 自拟方 10　川乌 30 克、草乌 30 克、全蝎 12 克、胆星 12 克、麝香 1.5 克、朱砂 15 克、生半夏 15 克、苍术 15 克、五倍子 15 克、白芷 15 克、黄柏 15 克、木香 15 克、防风 15 克、大风子 15 克。上药加蜜，白酒调匀，外敷甲状腺，每日换药 1～2 次，连敷 3 周为 1 个疗程，停用 10 天后再继用第 2 个疗程。张阊珍用上方治疗 7 例慢性淋巴性甲状腺炎患者（甲状腺肿大），甲状腺均有不同程度缩小，症状减轻或消失，化验结果恢复正常或好转。⑥

36. 加味阳和汤　熟地黄 12 克、淮山药 12 克、鹿角胶 9 克、白芥子 9 克、巴戟天 9 克、茯神 9 克、昆布 9 克、黄柏 9 克、干姜 1.5 克、肉桂 2.4 克、山茱萸 15 克、麻黄 1.2 克、海藻 6 克。每日 1 剂，水煎 2 次，分 2 次服。陈增铨用上方治疗 1 例甲状腺囊肿患者，连服 40 余剂，痊愈未见复发。⑦

单　方

自拟方　组成：黄蜂房、黄药子各等量。用法用量：将上药共研为细粉，每次服 0.5 克，每日

① 刘华钦.甲状腺瘤及甲状腺囊肿 154 例临床观察[J].中医杂志，1983(8)：34.
② 傅纲.中药穴位电透治疗甲状腺肿瘤验案[J].四川中医，1983(5)：63.
③ 余秀英.中药治疗中小型甲状腺腺瘤 15 例疗效分析(摘要)[J].北京中医，1983(1)：31.
④ 王琍琳.王羲明运用“消瘿软坚汤”治疗甲状腺腺瘤的经验[J].上海中医药杂志，1982(2)：16.
⑤ 燕长生.软坚消结散外敷治疗甲状腺、乳房等良性肿块[J].云南中医杂志，1982(2)：5.
⑥ 张阊珍.甲状腺肿大的诊断和治疗[J].福建医药杂志，1982(4)：45.
⑦ 陈增铨.加味阳和汤治瘾甲状腺肿大[J].广东医学(祖国医学版)，1964(1)：38.

服3次，饭后黄酒冲服。服药后避风，少许发汗即可。也可将上药装入胶囊内服。注意事项：少数患者服药期间会出现恶心、头晕、食欲不振等不良反应，停药后即自行消失。一般治愈时间为2～7周。①

中成药

1. 化瘤汤　组成：青皮、海藻、山慈菇、浙贝母、三棱、莪术、桃仁、甲片、白花蛇舌草等(深圳市人民医院药学部制剂中心提供)。随症加减：气滞痰凝者，加四逆散或加柴胡10克、枳壳10克、郁金10克；痰瘀互结型痰症明显者，加二陈汤、白芥子10克；阴虚痰瘀互结者，加一贯煎。用法用量：每瓶500毫升，每毫升含生药1克，每次300毫升，每日3次。临床应用：蒋红玉将63例甲状腺囊肿患者随机分为治疗组33例和对照组30例。治疗组采用上方联合局部外敷化瘤膏(冰片、甲片、法半夏、莪术等，深圳市人民医院药学部制剂中心提供，每克含生药1.25克，每瓶100克)治疗，每次50克，于睡前局部外敷，次日清晨洗掉。如局部皮肤发红者则敷后3小时洗掉。对照组采用内服甲状腺素片治疗，每次1片，每日3次。结果：治疗组治愈18例，显效6例，有效7例，无效2例，总有效率93.9%；对照组治愈5例，显效4例，有效9例，无效12例，总有效率60.0%。两组总有效率差异有统计学意义($P<0.01$)。治疗组治疗后患者囊肿较治疗前明显缩小，疗效优于对照组。ECT显示治疗组有18例结节消失，对照组有5例结节消失。②

2. 乳癖消　组成：玄参、蒲公英、海藻、三七、鸡血藤、红花、鹿角(辽宁省桓仁辽东制药厂生产)。用法用量：每次口服6～8片，每日3次，疗程2周。临床应用：董玉宏用上方治疗50例甲状腺囊肿患者，治愈45例，显效2例，有效2例，无效1例。总有效率98.00%。③

3. 山珍冲剂　组成：山慈菇、黄药子、猫爪草、海藻、屈头鸡、海蛤壳、莪术、郁金、千层纸等。用法用量：每日10克，分3次口服，3个月为1个疗程，一般治疗2个疗程。临床应用：李真喜等用上方治疗212例甲状腺肿块患者，痊愈75例，有效49例，无效28例。④

---

① 张秀高.治甲状腺囊肿验方[J].中国民族民间医药杂志，2005，73：112.
② 蒋红玉，等.化瘤汤加局部外敷治疗甲状腺囊肿33例[J].湖南中医学院学报，2003，23(6)：50－51.
③ 董玉宏.乳癖消治疗甲状腺囊肿50例[J].中国乡村医药杂志，2001，8(11)：22.
④ 李真喜，等.山珍冲剂治疗甲状腺肿块212例疗效观察[J].新中医，1992，24(5)：28－30.

甲状腺结节

概　述

甲状腺结节包括良性结节、毒性结节性甲状腺肿、单纯性结节性甲状腺肿、慢性淋巴性甲状腺炎、亚急性甲状腺炎等。甲状腺结节以良性肿瘤多见。临床表现为颈部肿块，颈部胀闷憋气，咽部有阻塞感，或伴有心慌，心烦，易怒，多汗；少数可见颈部胀痛，声音嘶哑等。

本病属中医"瘿瘤"范畴，其病理特点是肝气郁结，脾失健运，痰湿内生，气血瘀滞，痰湿凝结等。临床分为四型。(1) 肝胆蕴热型：畏寒，发热(多见于午后)，多汗，头痛，甲状腺肿痛，口苦喜饮，疲乏，舌红苔黄，脉弦数或数。治宜清热解毒、凉血散结。(2) 肝热痰湿型：颈部肿块，头晕多梦，痰多而黏，疲乏，舌质红，苔黄腻浊，脉弦。治宜疏肝泄热、化痰软坚散结。(3) 肾阴不足型：颈部肿块，腰酸背痛，耳鸣不寐，盗汗，神疲，舌红少苔，脉沉细。治宜滋补肾阴。(4) 脾肾阳虚型：臃肿神疲，面色苍白，少气懒言，头晕目眩，四肢不温，纳食腹胀，口淡无味，脉缓或沉迟。治宜温中健脾、扶阳补肾。

经 验 方

1. *疏肝健脾化痰方*　黄芪 30 克、生牡蛎(先煎)30 克、荔枝核 30 克、白术 18 克、白芍 18 克、茯苓 18 克、浙贝母(先煎)18 克、柴胡 15 克、陈皮 15 克、法半夏 15 克、川芎 12 克、三棱 12 克、莪术 12 克、炙甘草 6 克。随症加减：多汗者，加煅龙骨 12 克、五味子 12 克；急躁易怒者，加龙胆草 10 克、栀子 10 克；失眠者，加酸枣仁 12 克、远志 12 克、柏子仁 6 克。每日 1 剂，常规煎煮，分 2 次煎煮后将药汁混合，共取药汁 400 毫升，分早晚 2 次餐后温服。杨乾韬等用上方加减联合左甲状腺素治疗 58 例良性甲状腺结节患者。4 周为 1 个疗程，共 3 个疗程。结果：治愈 5 例，显效 27 例，有效 16 例，总有效率为 82.76%。①

2. *加味散结方*　牡丹皮 15 克、栀子 10 克、柴胡 15 克、当归 10 克、香附 10 克、牡蛎 30 克、醋莪术 15 克、浙贝母 15 克、猫爪草 10 克、夏枯草 10 克、法半夏 10 克、白芍 10 克。每日 1 剂，水煎 500 毫升，早晚温服，连续治疗 6 个月。吴慕莹等将 44 例甲状腺结节患者随机分为治疗组和对照组各 22 例。治疗组予以上方治疗，对照组予以左甲状腺素钠片治疗。结果：治疗组显效 7 例，有效 12 例，无效 3 例，总有效率 86.4%；对照组显效 0 例，有效 13 例，无效 9 例，总有效率 59.1%。治疗后治疗组的结节直径、中医证候积分均低于对照组，血清总维生素 D 水平高于对照组。②

3. *贝皂消瘿丸*　黄芪 600 克、党参 300 克、白术 300 克、白芍 300 克、柴胡 200 克、当归 300 克、川芎 200 克、莪术 200 克、郁金 200 克、甲片 200 克、茯苓 300 克、法半夏 200 克、浙贝母 200 克、陈皮 200 克、皂角刺 300 克。用上药配制为小蜜丸，每日 2 次，每次 10 克，早晚餐后半小时温水服用，观察 6 个月。张勇前等将 200 例甲状腺结节患者随机分为治疗组和对照组各 100 例。对照组仅要

---

① 杨乾韬，向建军，等.疏肝健脾化痰方联合左甲状腺素治疗肝郁痰凝型多发性良性甲状腺结节的疗效观察[J].世界中西医结合杂志，2021，16(11)：2092－2096.

② 吴慕莹，等.加味散结方治疗甲状腺结节的疗效观察[J].中国中西医结合杂志，2017，23(22)：88－89.

求低碘饮食，不用服用任何药物治疗，治疗组在对照组的基础上加用上方治疗。结果：治疗组治疗前后体积及结节最大直径比较均减小，差异有统计学意义（均$P<0.05$）；对照组治疗前后体积比较差异有统计学意义（$P<0.05$），而结节与治疗前比较差异无统计学意义。①

4. *扶正疏肝法中药* 黄芪30克、白术10克、夏枯草30克、香附10克、连翘10克等。每日1剂，水煎分2次口服。连续服用3个月。邢丽婧等将100例甲状腺结节患者随机分为治疗组和对照组各50例。两组均要求忌碘饮食，治疗组同时予以上方治疗。结果：治疗组结节体积治疗前后比较，显效17例，有效15例，无效18例，总有效率64.0%；对照组结节体积治疗前后比较，显效3例，有效3例，无效44例，总有效率12.0%。治疗后治疗组中医证候积分、结节最大径结节体积及高危因素积分小于对照组。②

5. *半夏厚朴汤加味* 半夏10克、厚朴9克、茯苓15克、紫苏9克、生姜6克、浙贝母20克、猫爪草20克、生牡蛎30克、夏枯草20克、天葵子15克、莪术15克。随症加减：隔期加甲状腺定位治疗药物如黄药子等；瘀血明显者，佐以炮甲片、三棱等；痰浊内阻明显者，加胆南星、黄芩等；阴虚火旺者，加麦冬、鲜石斛、天花粉、北沙参等；结节明显者，酌加皂角刺、山慈菇等；若来自缺碘地区，加海藻、昆布等；情绪激动、烦躁不安等情志症状者，加甘麦大枣汤、百合地黄汤或栀子豉汤等；颈部咽喉不适者，加胖大海、桔梗等；颈部疼痛者，加延胡索、香附等；气虚明显者，加黄芪、怀山药、白术等；肝气郁结者，加柴胡、绿萼梅等。每日1剂，水煎2次，每日服2次。金国梁用上方加减治疗2例甲状腺结节患者，结节明显缩小，疗效满意。③

6. *消瘿汤* 赤芍15克、白菜根30克、白花蛇舌草30克、桔梗6克、红糖10克。随症加减：甲状腺炎，加金银花、连翘；单纯性甲状腺肿，加海藻、昆布；甲状腺瘤，加夏枯草、牡蛎；甲状腺囊肿，加苦参、薏苡仁；结节坚硬，加甲片珠、皂角刺；气虚，加党参、黄芪；阴虚，加玄参、麦冬；气滞，加青皮、川楝子。每日1剂，水煎2次，药液加红糖频频饮服。邢须林等用上方加减治疗90例良性甲状腺结节患者，痊愈65例，显效11例，有效9例，无效5例。总有效率94.4%。④

7. *海藻玉壶汤加减* 海藻30克、昆布30克、夏枯草30克、生牡蛎30克、赤芍15克、当归15克、橘核15克、土贝母15克、连翘9克、川芎9克、陈皮9克、青皮9克、半夏9克。水煎服。宋景贵等用上方治疗77例甲状腺结节患者，好转13例，有效率16.9%。⑤

8. *中药方* 夏枯草12克、海藻12克、海带12克、黄药子12克、玄参9克、牡蛎30克、白花蛇舌草30克、当归6克、陈皮4.5克、生甘草4.5克、川芎4.5克、芋艿丸（吞）9克。随症加减：阴虚内热者，选加生地黄、麦冬、龟甲、天花粉；神疲肢倦气虚，选加党参、脱力草；心悸失眠，选加酸枣仁、淮小麦、夜交藤；咽喉不利，痰多，选加射干、桔梗、大贝母；胸闷，选加炒枳壳、广郁金、生香附。每日1剂，水煎2次，分2次服。周明璿等将108例甲状腺结节患者随机分为中药汤剂组86例和合剂组22例。中药汤剂组用上方加减治疗，合剂组予以软坚合剂（夏枯草30克、白花蛇舌草30克、当归6克、甘草6克、海藻24克、陈皮5克、川芎5克、玄参9克）治疗。每日1剂，每日2次，每次30毫升。结果：汤剂组服药时间34～424天，平均117天，痊愈21例，显效27例，好转32例，无效6例，总有效率93.0%；合剂组服药时间30～203天，平均95天，痊愈6例，显效6例，好转9例，无效1例，总有效率95.4%。⑥

---

① 张勇前，等.益气化瘀方治疗甲状腺结节100例临床观察[J].世界中西医结合杂志，2016，11(9)：1245－1246.
② 邢丽婧，等.扶正疏肝法治疗甲状腺结节50例临床观察[J].中医杂志，2013，54(5)：398－400.
③ 郑继生.金国梁运用半夏厚朴汤加味治疗甲状腺结节的经验[J].浙江中医杂志，2010，45(4)：252－253.
④ 邢须林.消瘿汤治疗良性甲状腺结节90例临床总结[J].河北中医，1992，14(4)：13.
⑤ 宋景贵.甲状腺结节的诊断与中西医结合治疗(附241例临床分析)[J].山东中医杂志，1985(1)：27.
⑥ 周明璿，等.中医中药治疗甲状腺结节108例[J].上海中医药杂志，1983(1)：24.

中 成 药

消瘿冲剂　组成：柴胡 240 克、夏枯草 300 克、山慈菇 200 克、陈皮 200 克、鬼箭羽 200 克、半夏 200 克、土贝母 200 克、海藻 200 克、昆布 200 克。制备方法：上药经水煎、过滤、浓缩、提取，然后混匀、制粒，干燥后分装成包，每包含生药约 30 克。用法用量：口服，每日 3 次，每次 1 包，1 个月为 1 个疗程。临床应用：曹羽等用上方治疗 115 例甲状腺结节，痊愈 24 例，显效 36 例，有效 38 例，无效 17 例。总有效率 85.2%。疗程 2～8 个月。①

① 曹羽，等.消瘿冲剂治疗甲状腺结节 115 例临床观察[J].中医杂志，1992，33(11)：28.

急性甲状腺毒性肌病

概　　述

急性甲状腺毒性肌病临床一般罕见，主要表现为起病急，形瘦萎靡，心悸耳鸣，肌肉萎软无力，甚至瘫痪，颈部胀大，舌红少苔，脉细数。

本病属中医"瘿瘤"范畴。其病理特点是肾阴不足，气血两亏。治宜滋阴益肾、气血双补。

经　验　方

河车大造丸加减　紫河车粉(冲)20 克、人参(蒸兑服)10 克、杜仲 10 克、黄柏 10 克、淮牛膝 10 克、熟地黄 30 克、淮山药 30 克、制龟甲 12 克、麦冬 12 克、生甘草 6 克、海藻 10 克、昆布 10 克。每日 1 剂，水煎 2 次，分 2 次温服。李竹林用上方治愈 1 例急性甲状腺毒性肌病患者。①

① 李竹林.急性甲状腺毒性肌病[J].湖南中医杂志，1990(1)：34.

特发性甲状旁腺机能减退症

概　　述

特发性甲状旁腺机能减退症是以甲状旁腺素分泌不足或缺如，钙离子代谢障碍而致血钙降低为主的内分泌疾病。其发病原因尚未明了。临床上主要表现为肢体麻木，甚则抽搐，恐惧烦躁，记忆力减退，久则皮肤粗糙，毛发脱落，指甲萎软等。其病理特点是水不涵木，血不养肝，虚风内动。

辨 证 施 治

阴血两虚　症见面色不华，皮肤欠润，毛发不荣，唇甲色淡，四肢抽搐每天发作，月经期尤甚，伴有烦躁心悸，夜寐欠佳，舌质偏红欠津，少苔，脉沉细略数。治宜养血滋阴息风。方用自拟方：熟地黄15克、鳖甲15克、龟甲15克、钩藤15克、当归12克、白芍18克、阿胶（烊化服）10克、麦冬10克、五味子10克、炙甘草10克、天麻10克、火麻仁6克、全蝎6克。每日1剂，水煎2次，分2次服。每次温服时纳鸡子黄1枚搅匀。临床观察：王保贤用上方治疗1例特发性甲状旁腺机能减退症患者，服上药10剂后抽搐明显减轻，继以滋阴填精，养血柔肝之法以善其后。共服药50剂即告痊愈，随访2年未见复发。①

---

① 王保贤，等.特发性甲状旁腺机能减退症治验[J].河北中医，1989(1)：40.

男性更年期综合征

概　述

男性更年期综合征是指男子50岁前后，在排除脑、心血管等疾病后出现的精神神经功能障碍、植物神经功能紊乱及性功能障碍。临床表现有失眠多梦，眩晕乏力，心烦易怒，或沉默寡言，性情孤僻，猜疑喜怒无常，盗汗倦怠，发落神萎，食欲减退，体重减轻，或见便溏，腹泻，遗精，性功能低下甚至丧失。

中医无更年期的名称，但对此时期的生理变化论述颇多。其证治在眩晕、心悸、失眠、虚劳等门类中多有阐发。其病理特点为肾气渐衰，天癸将竭，阴阳不和，任脉失调。临床分为七型。(1)脾肾阳虚型：头晕昏闷，目眩发落，精神萎顿，腰膝酸软，困倦懒动，自汗阵出，少腹弦急，形寒肢冷，性欲减退，阳痿早泄，纳呆便溏，或见鸡鸣泻，夜尿多频，甚至阴冷囊缩。舌淡，苔白滑，脉沉细或脉浮大无力。治以甘温调补脾肾之阳为主。(2)阴阳两虚型：面色少华，头晕耳鸣，视物昏花，潮热汗出，头发易落，牙齿松动，咽干舌燥，心慌易惊，饮食乏味，腹部胀满，梦中遗精滑泄，性功能低下，四肢酸胀或疲软，时有畏寒怕热。舌质胖红，苔薄白，脉细弦或细软。治宜调补阴阳。(3)肝气虚衰型：头痛目眩，精神悒悒不乐，胸胁满闷，懒言善太息，时有心烦惊恐，神疲乏力，四肢欠温，或关节酸痛，小腹冷痛，阳痿不举，舌质淡，苔薄白，脉虚弦。治宜温肝益气。(4)心肾不交型：心烦不寐，多梦易惊，怔忡不安，头晕目眩，盗汗脱发，记忆力差，精神时有恍惚，思绪散乱，腰膝酸软，不愿房事，遗精滑泄，小腹拘急，舌红，少苔，脉沉细或见虚芤。治宜交通心肾、调和阴阳。(5)肝肾阴虚型：烦躁易怒，忧郁紧张，头晕目眩，耳鸣失聪，健忘多梦，潮热盗汗，五心烦热，腰膝酸软，舌红苔少，脉弦细。治宜滋养肝肾。(6)肝郁胆热型：情志不舒，忧郁烦闷，神思敏感，易生幻疑，寐多恶梦，胆怯心悸，头晕目眩，口苦咽干，舌苔黄腻，脉弦数。治宜疏肝清胆。(7)肾虚火旺型：形体消瘦，潮热盗汗，咽干颧红或手足心热，溲黄，便秘。舌红苔少，脉细数。治宜滋肾清热。

经　验　方

1. 逍遥更年汤　柴胡12克、白芍15克、白术12克、郁金10克、补骨脂15克、熟附片9克、苍术10克、当归10克、枸杞子12克、菟丝子15克、肉苁蓉15克、茯苓15克、熟地黄30克、大枣15克。路艺用上方加减治疗1例性功能减退的男性更年期患者，服用28剂后患者性生活满意。①

2. 六味地黄丸合解郁汤加减　熟地黄12克、山药15克、山茱萸6克、泽泻12克、牡丹皮12克、茯苓12克、牛膝12克、黄柏12克、百合12克、玫瑰花6克、制黄精20克、煅磁石30克、玄参12克、天冬9克、麦冬9克、莱菔子15克、煅龙骨15克、煅牡蛎15克。每日1剂，水煎2次，分2次服。金涛用上方治疗1例男性更年期综合征患者，治疗1个月后，患者烦止寐安，精神佳，诸症消除。②

① 史振滏，王建宏，路艺，等.路艺主任运用逍遥更年汤治疗男性更年期综合征临证经验[J].中国民族民间医药，2020，29(19)：80－81.
② 周晶晶，金涛，等.金涛治疗男性更年期综合征经验[J].江西中医药大学学报，2015，27(1)：32－33，37.

3. 甘麦大枣汤合六味地黄丸　甘草9克、浮小麦30克、大枣9克、熟地黄15克、山药12克、茯苓12克、泽泻10克、山茱萸10克、丹参30克。随症加减：气郁为主，佐以柴胡疏肝散或逍遥散；失眠为主，佐以酸枣仁、夜交藤；烦躁为主，佐以百合、知母；肝风内动出现四肢及肌肉抽动者，加地龙、钩藤、僵蚕；狂躁便秘者，加礞石、焦栀子、龙胆草；梦遗失精，佐以黄连、肉桂、枸杞子、杜仲等。每日1剂，水煎2次，分2次服。刘爱琴用上方加减治疗25例男性更年期综合征患者。结果：服药1～2个月，显效20例，好转6例，总有效率74.3%；服药2～3个月显效25例，好转7例，总有效率91.4%。[①]

4. 补肾调和汤加减　熟地黄20克、山药15克、枸杞子15克、山茱萸10克、泽泻10克、茯神10克、淫羊藿10克、龟板胶(烊化)10克、鹿角胶(烊化)10克、牡丹皮9克、人参9克、酸枣仁9克。随症加减：伴畏寒、阳痿、早泄明显者，加锁阳、仙茅、芡实；阴虚火旺及盗汗者，去鹿角胶，加地骨皮、黄精、龟板胶；夜尿频多者，可加缩泉丸；神志异常、喜哭笑者，合以甘麦大枣汤；肝阳上亢血压高者，去鹿角胶，加钩藤、桑寄生、川牛膝等。每日1剂，水煎服。马钢将73例男性更年期综合征患者随机分为治疗组39例和对照组34例。治疗组予以上方加减治疗。对照组口服安特尔每天120毫克；失眠加地西泮，每天5毫克；植物神经功能失调加谷维素，每天3次，每次20毫克；抑郁症加氟西汀，每天20毫克。两组均以45天为1个疗程。结果：1个疗程后，治疗组显效19例，有效15例，无效5例，总有效率87.2%；对照组显效11例，有效12例，无效11例，总有效率67.6%。治疗组总有效率优于对照组($P<0.05$)。[②]

5. 二仙汤合杞菊地黄汤加减　仙茅10克、巴戟天10克、知母10克、当归10克、牡丹皮10克、枸杞子20克、熟地黄20克、茯苓20克、生龙骨20克、黄柏8克、菊花15克、淫羊藿30克、生山药25克。每日1剂，水煎2次，分2次服。武步涛用上方治疗1例男性更年期综合征患者，服药18剂后，诸症消失。后用温补脾肾之还少丹(山茱萸10克、杜仲10克、肉苁蓉10克、巴戟天10克、五味子10克、炙远志10克、茯苓20克、熟地黄20克、枸杞子20克、生山药25克、淮牛膝15克)调理，水煎服6剂后，病情告愈，随访1年未复发。[③]

6. 柴胡加龙骨牡蛎汤加减　柴胡10克、半夏10克、郁金10克、黄芩12克、党参15克、酸枣仁15克、龙骨(先煎)20克、牡蛎(先煎)20克、石菖蒲9克。每日1剂，水煎2次，分2次服。曹华勋用上方治疗1例更年期忧郁症患者。结果：服药3剂，神志已清，对答自如，觉心累，气短，食少，肢软。继用甘草大枣汤合异功散。连服4剂，诸症悉愈，后以归脾丸调理半个月，乃如常人。1年后随访，未复发。[④]

7. 淫杞龟鹿丸　淫羊藿30克、枸杞子30克、龟甲30克、鹿角胶30克、巴戟天15克、淮知母15克、盐炒黄柏15克、酸枣仁25克、牡蛎25克、山茱萸25克、沙苑子25克、党参20克、杜仲20克、淮山药20克、补骨脂20克、芡实50克。诸药研细，炼蜜为丸。每次12克，每日服3次。范述方用上方治疗25例男性更年期综合征患者，疗效满意。[⑤]

---

① 刘爱琴.甘麦大枣汤合六味地黄汤治疗男性更年期综合征的临床疗效观察[J].《求医问药》下半月刊，2012，10(5)：593-594.
② 马钢.补肾调和汤加减治疗男性更年期综合征39例[J].吉林中医药，2008，28(9)：667-668.
③ 武步涛.男子更年期综合症治验[J].四川中医，1989(2)：25.
④ 曹华勋.柴胡加龙骨牡蛎汤加减治更年期忧郁症[J].四川中医，1988(7)：31.
⑤ 范述方.男性更年期综合征25例治验[J].四川中医，1987(10)：26.

代谢性疾病

在生命过程中，体内外物质交换和物质在体内的一系列转变，称物质代谢过程。进入人体的有其所需的营养物质，也有非营养物质或有毒物质。凡营养物质进入人体后，经过消化、吸收，转化为自身组织，称合成代谢；再由细胞分解、运送，排出体外，称分解代谢。人的代谢规律，随人的年龄不同而各异。人在生长发育期合成代谢常大于分解代谢；中年人两种代谢呈平衡状态，体重相对稳定；老年人分解代谢大于合成代谢，呈负平衡，体重逐渐减轻。代谢病的共同特点：(1) 代谢产物广泛存在于体内，代谢紊乱，影响全身、累及脏器和组织；(2) 早期病变多无症状；(3) 有遗传倾向；(4) 为慢性病，常影响生长、发育、成熟和衰老过程。

低钾血症

概述

低钾血症为或因总体 K^+ 过少，或因 K^+ 在细胞内外重新分布使血 K^+ 过低而致的综合征群。临床见肌肉无力、瘫痪、心律失调、肾功能障碍及横纹肌溶解等症状。

本病属中医“内虚”“怔忡”“痿病”等范畴。临床辨证分为五型。(1) 中气亏虚型：软弱无力，持物费力，头抬不起，眼睑下垂。偶尔有行路不稳，蹲下站不起来，卧床不能翻身，甚至膈肌软无力而形成呼吸困难；同时伴见口苦恶心、食欲减退、腹胀便秘等。治宜补中益气、健脾助运。(2) 肾阳不振，心主失宁型：腰背酸痛，形寒肢冷，夜尿频多，下肢浮肿；心慌心悸，胸闷憋气自汗，严重者则有精神不振、嗜睡，以致定向力减退，神志不清、谵妄，陷入昏迷。治宜温肾壮阳、养心安神。(3) 湿痰内阻，卫外不固型：头昏蒙，肩、颈周身困重如被杖，腰重腿沉，肢体肿胀偶有麻木感，痰多口干目涩，全身易寒易热，反复感冒。治宜芳化涤痰、和营固表。(4) 脾肾阳虚型：腹胀满，便溏，四肢倦怠，阴下湿，腰痛，足冷阳缩，浮肿，脉沉迟。治宜温补脾肾、理气行水。(5) 脾肾阴虚型：轻度浮肿，舌燥咽干，便结，烦热口渴，舌边红，脉细数。治宜滋阴补脾、滋肾利水。

辨证施治

1. 阳虚型　症见昏睡，四肢无力，下肢为甚，甚则需平卧，不可翻身，偶伴有心慌；平素怕冷，夜间汗多，前胸后背为甚；纳可，眠差，梦多，二便调；舌淡，边有齿痕，苔薄白，脉沉缓。药用桂枝 10 克、生白术 10 克、炙甘草 5 克、砂仁 10 克、丁香 5 克、茯神 15 克、生山楂 15 克、补骨脂 10 克、淫羊藿 5 克。后随症酌情加减。临床观察：王晓慧等以上方治疗 1 例低钾血症性周期性麻痹患者，患者的症状基本消失。①

2. 脾肾阳虚型　方用五苓散加减：茯苓 50 克、猪苓 30 克、泽泻 30 克、白术 20 克、桂枝 15 克、怀牛膝 20 克、黄芪 30 克、甘草 15 克。临床观察：王凌芬等以上法治疗 35 例尿毒症合并低钾血症行维持性血液透析患者，疗效显著。②

3. 薛昌森分 3 型

(1) 中气亏虚，运化无权型　症见软弱无力，持物费力，头抬不起，眼睑下垂；偶尔有行路不稳，蹲下站不起来，卧床不能翻身，甚至膈肌软无力而形成呼吸困难；同时伴见口苦恶心，食欲减退，腹胀便秘等。治宜补中益气、健脾助运。方用补中益气汤、香砂六君子汤加葛根、川续断、枳壳、炒麦芽、神曲等。

(2) 肾阳不振，心主失宁型　症见腰背酸痛，形寒肢冷，夜尿频多，下肢浮肿，心慌心悸，胸闷憋气自汗，严重者则有精神不振、嗜睡，以至定向力减退，神志不清、谵妄，陷入昏迷。治宜温肾壮阳、养心安神。方用右归饮、生脉饮加淫羊藿、覆盆子、川续断、桑寄生、石菖蒲等。

(3) 痰湿内阻，卫外不固型　症见头昏蒙，肩、颈周身困重如被杖，腰重腿沉，肢体肿胀偶有

---

① 王晓慧，孙西庆. 中医辨证治疗周期性麻痹验案[J]. 中国民族民间医药，2015，24(12)：38.

② 王凌芬，等. 五苓散治疗血液透析中低钾血症的自身对照观察[J]. 河北中医药学报，2007，22(2)：21－22.

麻木感，痰多口干目涩，全身易寒易热，反复感冒。治宜芳化涤痰、和营固表。方用藿朴夏苓汤、二陈汤、正屏风散加佩兰、香薷、石菖蒲等。①

4. *脾肾阳虚型* 症见头昏，心悸，乏力，腰酸，手足厥冷，性功能减退，四肢肌肉抽搐(尤以睡眠时为明显)，舌胖，苔薄黄腻。治宜温肾健脾祛湿。方用自拟温肾健脾祛湿方：党参15克、炒白术12克、茯苓9克、炒苍术10克、川萆薢15克、制附子(先煎)9克、上肉桂(研细吞服)5克、干姜3克、怀牛膝10克、鹿角片15克、黄芩9克、黄柏9克。随症加减：山药15克、法半夏9克，加药物。临床观察：张传奇以上法治疗1例8年低血钾患者，临床显示治愈。②

经验方

1. *参苓白术散合二至丸* 党参12克、云茯苓12克、白术10克、白扁豆10克、陈皮10克、山药12克、砂仁6克、生薏苡仁18克、生熟地黄各12克、黄精15克、女贞子10克、墨旱莲10克、火麻仁15克、夜交藤20克、酸枣仁15克、生黄芪20克。水煎服，煎至300毫升，每次150毫升。其后随症加减药物。结果：郭雁冰等以上法治疗1例低钾血症患者，共用7剂，疗效满意。③

2. *半夏泻心汤* 半夏12克、黄芩9克、黄连6克、人参9克、甘草6克、干姜9克、大枣3枚、薏苡仁9克、木瓜6克、茯苓12克、佩兰10克。每日1剂，水煎服。清上温下，苦降辛开，寒热并用，和调脾胃。适用于低钾血症、失眠、慢性胃炎。结果：李艳蓉以上方治疗1例低钾血症患者，疗效满意。④

3. *参麦饮合天麻钩藤饮* 明天麻6克、枸杞子30克、嫩钩藤18克、杭白菊15克、太子参20克、麦冬10克、五味子6克、酸枣仁13克、夜交藤30克、绿梅花10克、淮小麦30克、炒杜仲30克、川石斛15克、佛手柑6克、丹参15克、炒谷芽15克、炒麦芽15克。随症加减。每日1剂，水煎服。结果：傅慧强以上方治疗1例低钾血症，疗效满意。⑤

4. *清燥汤* 黄连、黄柏、柴胡、麦冬、当归、生地黄、猪苓、神曲、党参、茯苓、升麻、橘皮、白术、泽泻、苍术、黄芪、五味子、炙甘草。随症加减：痰多语言不利，加菖蒲、胆南星；便秘，加草决明；手浮肿，加姜黄；足浮肿，加防己；阳虚，加附子；阴虚，酌减黄芪，加女贞子；恶心呕吐，加藿香、佩兰；多尿，加覆盆子、益智仁；心慌，加龙骨、牡蛎。每日1剂，水煎服。张清河等以上方加减治疗88例低血钾软病患者，疗效满意。⑥

5. *甘草泻心汤* 甘草12克、党参10克、半夏6克、黄芩6克、黄连6克、干姜9克、大枣5枚。每日1剂，水煎服。沈海萍等以上方治疗5例严重腹泻低血钾症患者，疗效满意。⑦

6. *越鞠丸加味* 香附10克、苍术10克、炒神曲10克、葛根10克、栀子4克、川芎9克、当归20克、生地黄15克、白芍6克、桂枝6克、何首乌30克、炙甘草5克、小麦30克、大枣5枚。水煎服。随症加减。田秀庭以上方加减治疗1例低血钾患者，疗效满意。⑧

7. *针刺治疗* 上肢瘫痪常用穴位：大杼、肩井、肩髃、曲池、合谷等；下肢瘫痪常用穴位：肾俞、秩边、殷门、承山等穴。以上穴位每次选择2～5个，由躯干到肢体，由近端到远端，依次针刺。配合中药治疗：对瘫痪者用平胃散三仁汤加减，对乏力、口渴者用清燥救肺汤加减。同时配合氯化钾治疗及其他治疗。程定国等用上法治疗613例低血钾麻痹症患者，疗效满意。⑨

---

① 薛昌森.低钾血症辨证论治体会[J].新疆中医药，1990(3)：7.
② 张传奇.中医药治愈八年低血钾症1例[J].江苏中医杂志，1982(4)：33.
③ 郭雁冰，等.健脾滋肾法治疗低钾血症1例[J].内蒙古中医药，2008(11)：62－63.
④ 李艳蓉.半夏泻心汤加减在临床中的运用[J].河南中医，2006，26(8)：10.
⑤ 傅慧强.参麦饮合天麻钩藤饮治疗低钾血症[J].浙江中西医结合杂志，2002，12(9)：588.
⑥ 张清河，等.清燥汤治疗低血钾软病88例临床观察[J].山西中医，1994，10(3)：12－13.
⑦ 沈海萍，等.甘草泻心汤治疗低血钾5例[J].河北中医，1991，13(6)：32.
⑧ 田秀庭.越鞠丸加味治疗低血钾[J].河北中医，1984(2)：35.
⑨ 程定国，等.613例低血钾麻痹症的临床分析及病因调查[J].江苏医药，1976(2)：31－32，66.

中 成 药

生脉注射液 组成：红参、麦冬、五味子(吉林省集安益盛药业股份有限公司生产)。功效：抗心律失常，强心，升压，抗休克。用法用量：生脉注射液30～60毫升，加入0.9%氯化钠注射液70～100毫升中静脉滴注，与常规西医治疗口服及静脉补充氯化钾结合。临床应用：张媛媛将84例低钾血症患者随机分为治疗组与对照组各42例。对照组采用常规西医治疗，治疗组采用常规西医治疗配合静脉输入生脉注射液。记录治疗后每4小时血清钾并比较8小时后疗效情况。结果：治疗组总有效率95.23%，对照组总有效率78.57%。①

① 张媛媛.中西医结合治疗低钾血症的临床观察[J].时珍国医国药，2006，17(9)：1824－1825.

糖 尿 病

概 述

糖尿病是一组代谢内分泌病，指相对或绝对胰岛素分泌不足引起葡萄糖、氨基酸及脂质代谢紊乱的一种综合征。其特征为血糖过多及糖尿，临床上出现多尿、多饮、多食、疲乏、消瘦等。其急性并发症有酮症酸中毒及高渗性(非酮症性)昏迷。其慢性病变(微血管病)包括心血管病变、眼部病变、肾脏病变及神经病变等。

本病属中医“消渴”“消瘅”范畴。其病因病机是阴虚燥热，气阴两虚，瘀血阻滞，脾气虚弱，肝郁气滞等。临床辨证分为十九型。(1) 阴虚燥热型：烦渴多饮，饮不解渴，消谷善饥，口干舌燥，五心烦热，尿频量多或大便秘结，舌红，苔薄黄，脉滑数。治宜养阴润肺，兼清胃火。(2) 气阴两虚型：烦渴多饮，消谷善饥，形体消瘦，疲乏无力，气短懒言，面色少华，舌红苔少，脉细数无力。治宜益气生津，兼滋肾水。(3) 阴阳俱虚型：尿浑量多，头晕耳鸣，羸疲体倦，阳痿，水肿，腹泻，畏寒肢冷，面色黧黑，舌淡苔白，脉沉细无力。治宜温阳滋肾。(4) 瘀血内阻型：屡治不愈，日渐消瘦，或胸闷疼痛，或头晕头痛，或肢体麻木疼痛，舌有瘀斑，舌下静脉曲张，脉细涩。治宜活血化瘀、益气养阴。(5) 阴虚型：心烦，失眠，健忘，多梦，口渴，多饮，舌红少津有裂纹，苔光剥，脉细数。治宜补肾活血。(6) 肾虚液涸型：尿频，尿多，尿如膏脂多泡沫，腰膝酸软，头昏乏力，五心烦热，或阳痿遗泄，舌质暗红，少苔，脉沉细而数。治宜滋阴扶阳、益气复脉。(7) 肺胃燥热型：口渴多饮多食善饥，咽干舌燥，心烦易怒，形体消瘦，大便干结，有时齿衄，舌质红，苔黄，脉滑实而数。治宜清泄肺胃邪热、益气养阴。(8) 阳虚型：多饮，多食，多尿，形寒肢冷，腰膝酸软，耳鸣耳聋，气短浮肿，阳痿早泄，舌淡脉沉细。治宜温阳补肾。(9) 脾虚湿滞型：倦怠乏力，气短肢麻，面色皖白，胸闷腹胀，纳谷不香，大便溏泻，舌质淡嫩暗紫，苔灰白而润，脉缓沉细。治宜补气健脾、和胃透湿。(10) 阴虚湿热型：口干多饮，手足心热，小便频数，尿黄，舌质红，苔黄厚腻，脉滑。治宜养阴、清热、化湿。(11) 肾虚型：主症见多饮，多食，多尿，消瘦或虚胖；兼见肾虚症面色萎黄或黧黑，头晕眼花，心悸气短，动则气促、多汗疲乏，失眠多梦，耳鸣耳聋，手足心热，肢麻肢痛，腰膝酸软，健忘，性功能低下，阳痿遗精、月经不调、夜尿频多，舌红少苔或舌淡苔白或舌质暗红，脉细数或沉细无力。(12) 肝血不足，阴液亏虚型：症见口渴咽干，烦躁，脚拘挛疼痛，大便干，小便数或短少，舌红少苔，脉弦细或细数无力。治宜柔肝缓急、养血复阴。(13) 胆火内郁，邪热伤津型：症见心烦，口苦，咽干口渴，可见往来寒热，胸胁苦满，目眩，舌稍红，苔薄白或舌红苔黄，脉弦。治宜和解少阳、清泄胆热。(14) 水结膀胱，气化失调型：症见烦渴，渴而口燥，饮不解渴，或渴欲饮水，水入即吐，吐后仍渴，小便不利，少腹胀满，可兼发热恶寒，汗出，苔白，脉浮或浮数。治宜化气行水，兼以解表。(15) 水热互结，邪热伤阴型：症见发热，渴欲饮水，小便不利，心烦不得眠，或咳而呕渴，下利，舌红干少苔或无苔，脉浮数或细数。治宜养阴清热利水。(16) 胃强脾弱，津亏液干型：症见大便秘结，小便频数，或口渴，或腹微满，不更衣十日无所苦，舌苔微黄少津，脉浮涩或带数。治以润肠滋燥为主。(17) 阳明腑实，津伤燥结型：症见潮热，汗出，易饥，口燥舌干，烦渴引饮，腹满胀痛，大便秘结，小便频数或短赤，舌红苔黄干或焦燥起刺，脉滑数或沉实有力。治宜泻下实热、荡除燥结。(18) 下焦蓄血，瘀热互结型：症见少腹急结，至夜发热，烦躁，甚则如狂，口干咽燥，大便硬，小便自利，面色黧黑或肌肤甲错，舌紫暗，边有瘀点，脉沉涩。治宜活血化瘀、泻下瘀热。(19) 心肾不交，热炽津伤型：症见心烦不眠，口燥咽干，渴喜冷饮，舌红绛少苔，脉细数。治宜滋阴清火、交通心肾。

辨证施治

1. 葛军分 4 证

(1) 阴阳两虚证　药用黄芪 20 克、熟地黄 20 克、山药 20 克、山茱萸 20 克、茯苓 20 克、肉桂 15 克、甘草 10 克、泽泻 12 克、枸杞子 12 克、知母 12 克。

(2) 脾肾阴虚证　药用党参 12 克、苦参 12 克、石斛 20 克、虎杖 20 克、平地木 20 克、泽泻 20 克、小蓟 20 克、麦冬 20 克、山药 20 克、熟地黄 20 克、淫羊藿 16 克、杏仁 16 克、苍术 10 克、川黄连 10 克、胡黄连 10 克。

(3) 肝气郁结证　药用五味子 15 克、柴胡 15 克、黄柏 15 克、麦冬 15 克、生地黄 20 克、黄连 20 克、半枝莲 20 克、黄柏 20 克、炙甘草 10 克、丹参 12 克。

(4) 气阴两虚有热证　药用葛根 10 克、杜仲 5 克、郁金 15 克、大黄 15 克、黄柏 15 克、当归 15 克、丹参 20 克、土茯苓 20 克、白芍 20 克、生地黄 20 克。

以上各方均水煎服，每日 2 次，服用中药的同时进行针灸治疗。临床观察：葛军将 108 例糖尿病患者随机分为试验组和对照组各 54 例。对照组采用西医治疗，根据患者的体重采用合理的降糖药物，过重的患者采用二甲双胍进行治疗，出现血糖不达标的患者再加入瑞格列奈片，对于血糖指标仍然不达标的患者加入甘精胰岛素；对于体重正常患者采用二甲双胍进行治疗。试验组在对照组的基础上采取上方辨证治疗。结果：试验组总有效率(98.1%)明显高于对照组(79.6%)，具有统计学意义($P<0.05$)。[①]

2. 雷烨分 5 型

(1) 气阴两伤型　药用白茯苓 10～20 克、麦冬 10～20 克、生石膏 10～20 克、生地黄 10～20 克、玄参 10～20 克等。

(2) 气阴两虚型　药用生地黄 10～30 克、玄参 10～30 克、苍术 10～30 克、党参 10～30 克。

(3) 肾虚型　药用赤芍 10～20 克、制何首乌 10～20 克、山楂 10～20 克、怀山药 10～20 克、佛手 10～20 克等。

(4) 阴虚阳亢型　药用麦冬 10～30 克、山药 10～30 克、生地黄 10～30 克、生甘草 10～30 克、地骨皮 10～30 克等。

(5) 血燥阴伤型　药用天花粉、五味子、熟地黄、黄芪、绿豆衣等。

以上各方均水煎服，早晚各 1 次。临床观察：雷烨将 68 例糖尿病患者随机分为对照组和实验组各 34 例。对照组采用西医治疗，实验组采用上方辨证治疗。结果：对照组总有效率 88%，实验组总有效率 97%。[②]

3. 林兰分 3 型

(1) 阴虚热盛型　症见肺燥阴伤，口渴引饮，胃火亢盛，消谷善饥，或心火亢盛而心烦、失眠、心悸怔忡等，舌红，苔黄，脉细数。治宜清胃泻火。方用玉女煎加味：生石膏 30 克、知母 10 克、生地黄 12 克、麦冬 10 克、黄连 6 克、栀子 10 克、牛膝 10 克。随症加减：大便秘结者，加玄参、石斛；心悸失眠，加柏子仁、炒酸枣仁。

(2) 气阴两虚型　症见神疲乏力，汗出气短，心悸失眠，怔忡健忘，五心烦热，咽干舌燥，舌红苔薄，脉细数。治宜益气养阴。方用生脉饮加味：党参 10 克、麦冬 10 克、五味子 10 克、生地黄 12

① 葛军.中西医结合治疗糖尿病的疗效观察[J].中国社区医师，2015，31(28)：85－86.
② 雷烨.分型辨治糖尿病 34 例[J].河南中医，2013，33(12)：2137－2138.

克、黄芪20克、知母10克。随症加减：心悸失眠，加炒酸枣仁、远志；口渴多饮，加石斛、玄参。

(3) 阴阳两虚型　症见畏寒倦卧，手足心热，口干咽燥，但喜热饮，眩晕耳鸣，腰膝酸软，小便清长，阳痿遗精，女子不孕，舌淡苔白，脉沉细。治宜滋阴温阳。方用右归饮加味：熟地黄12克、山茱萸10克、牡丹皮10克、泽泻10克、枸杞子10克、肉桂3克、茯苓12克、龟甲12克、杜仲10克。随症加减：小便频数，加桑螵蛸、覆盆子、补骨脂；遗精早泄，加金樱子、芡实；阳痿，加仙茅、淫羊藿。

兼夹证型：兼夹湿热证，加茯苓、泽泻、薏苡仁、连翘等；兼夹寒湿证，加苍白术、山茱萸、泽泻等；兼夹瘀证，加当归、丹参、桃仁、乳香、没药、川芎等。[①]

4. 祝谌予分3型

(1) 阴虚型　方用一贯煎。

(2) 气阴两虚型　方用降糖对药(生黄芪、生地黄、苍术、玄参、丹参、葛根)。

(3) 阴阳两虚型　方用桂附八味丸。

随症加减：心火旺，加黄连10克、黄芩10克；胃火旺，加知母10克、石膏30克；肝火旺，加龙胆草10克、知母10克；相火旺，加黄柏10克、知母10克；口渴欲饮加渴饮无度，加天花粉30克；多食易饥，加玉竹10克；全身瘙痒，加白蒺藜10克、地肤子20克；腰腿疼，加鸡血藤30克、桑寄生25克；足跟痛，加青黛10克、木瓜10克；眼目昏花，加谷精草15克、菊花10克；胸痛，加川厚朴10克、郁金10克；胸腹胀满，加枳壳10克、桔梗10克、杏仁10克、薤白10克；阳痿，加仙茅10克、淫羊藿10克、阳起石30克；眼底出血，加大小蓟各10克、三七粉3克；血压高，加夏枯草10克、紫石英30克或三石汤(生石膏30克、石决明30克、代赭石30克)；胆固醇增高，加决明子30克、何首乌10克；少数患者血糖不降者，可重用黄芪至30～40克、生地黄至30～40克；渴饮无度，加生石膏30克、天花粉30克；易饥多食，加黄连10克、玉竹10克；小便频数，加桑螵蛸10克、覆盆子10克；大便秘结，加火麻仁30克、郁李仁10克，必要时加川大黄5～10克；便溏腹泻，加茯苓30克、薏苡仁30克；面浮足肿，加猪苓10克、泽泻10克；腰酸阳痿，加巴戟天10克、淫羊藿10克、川续断10克；视物模糊，加青葙子10克、菊花10克；失眠，加远志10克、炒酸枣仁10克。[②]

5. 赵军分5证

(1) 阴虚热盛证　方用三消汤：生地黄、麦冬、天花粉、知母、黄连、黄柏、西洋参、白术、茯苓、当归等。

(2) 气阴两虚证　方用玉泉丸：黄芪、西洋参、天花粉、葛根、麦冬、乌梅、熟地黄、山茱萸等。

(3) 肝肾阴虚证　方用左归丸加减：生地黄、枸杞子、山茱萸、淮山药、菟丝子、淮牛膝、茯苓、炙甘草等。

(4) 阴阳两虚证　方用右归丸加减：熟附片、熟地黄、肉桂、山茱萸、淮山药、枸杞子、杜仲、炙甘草、生蒲黄、牛膝、鹿角胶等。

(5) 湿热内蕴证　方用三仁汤加味：薏苡仁、白蔻仁、杏仁、川厚朴、通草、滑石、法半夏、淡竹叶、生地黄、天花粉、黄连等。

随症加减：合并有糖尿病足，加丹参、红花；合并有代谢综合征，加生地黄、党参、地锦草、车前子、大腹皮；合并有胰岛素抵抗，加知母、麦冬等。临床观察：赵军以上方辨证治疗54例糖尿病患者。结果：46例血糖下降到正常范围内，6例血糖明显下降，2例治疗前后血糖无明显变化；43例并发症消失，5例并发症好转。42例患者显效，7例有效，2例无效，总显效率86.49%。[③]

6. 程京艳等分3型

(1) 上消　症见烦渴多饮，口舌干燥，舌边尖红，苔薄黄，脉细数。治宜清热润肺、生津止渴。方用白虎加人参汤，用白茅根、地骨皮等煎汤代茶饮。

(2) 中消　症见多食易饥，身体消瘦，舌苔燥

---

① 玉山江.林兰辨治糖尿病经验浅述[J].中华中医药杂志，2009，24(10)：1311－1313.
② 梁晓春.祝谌予教授治疗糖尿病的经验及贡献[J].中国临床医生杂志，2008，36(5)：68－70.
③ 赵军.中医辨证论治治疗糖尿病疗效分析[J].河北医学，2008，14(9)：1060－1062.

黄,脉滑实有力。治宜清胃泻火、养阴生津。方用玉女煎加味,用鲜芦根、知母等煎汤代茶饮。

(3) 下消　症见尿频量多、浑浊或尿有甜味为主,五心烦热、舌红脉沉细数。治宜滋阴固肾。方用六味地黄丸加味,用枸杞子、地黄煎汤代茶饮。[①]

7. 张庆兰分4型

(1) 脾气虚弱,气化失常型　症见疲劳乏力,尤以双下肢为著,休息后不能缓解,进而出现全身乏力,多数患者形体超重或肥胖,尤以腹部为著。空腹血糖正常或稍高,但餐后有高血糖及尿糖。口服葡萄糖耐量试验异常(糖耐量减低),血脂多数偏高,可伴有Ⅰ期高血压,无其他血管、神经并发症。治宜益气健脾。方用四君子汤加减:太子参、黄芪、茯苓、苍术、白术、山药、柴胡、枸杞子、生山楂、丹参、葛根、薏苡仁等。

(2) 阴虚热盛型　症见烦渴多饮,多食易饥,小便频数,色黄浑浊,大便干结,消瘦乏力,血糖、尿糖、糖化血红蛋白均高,血脂多数偏高,可伴有高血压,无其他血管、神经并发症;舌红少津,苔黄燥,脉滑数。治宜滋阴清热、益气养阴生津。方用增液汤合白虎汤加减:葛根、太子参、黄芪、生地黄、玄参、玉竹、麦冬、石膏、知母、天花粉、枸杞子、乌梅、鬼箭羽、丹参、桑白皮等。

(3) 气阴两虚,络脉瘀阻型　症见口干咽燥,乏力气短,多饮、多食、多尿已不显著,腰膝酸软,五心烦热,大便干结,大多数患者出现视物模糊,肢体麻木疼痛,或眩晕心悸,胸闷胸痛,舌胖质暗,苔白,脉沉细。均伴有血脂偏高,血液黏滞度增高、高血压及冠心病等。治宜益气养阴、活血化瘀。方用益气养阴活血汤加减:太子参、黄芪、人参、枸杞子、生地黄、玄参、麦冬、天花粉、葛根、丹参、水蛭、黄精、鬼箭羽、山药、山茱萸、五味子等。

(4) 阴阳两虚,痰瘀互结型　症见口干饮水不多,气短乏力,腰膝酸软,畏寒肢冷,颜面及下肢水肿,小便混浊如膏,或少尿,面色苍黄晦暗,食欲减退,大便溏结不调,阳痿,早泄,胸痹,坏疽,中风,肢体麻木疼痛,舌暗淡,舌下瘀斑,苔白而干,脉沉细无力。均伴有血脂、血黏度增高,高血压,蛋白尿、血肌酐、尿素氮升高之肾功能衰竭等多种严重并发症。治宜益气养阴、补肾活血、利湿化浊。方用金匮肾气丸加减:猪苓、茯苓、山茱萸、泽泻、葛根、丹参、水蛭、五味子、人参、黄芪、太子参、桂枝、金樱子、芡实、覆盆子、附子等。[②]

8. 王五峰分3型

(1) 肺消　症见咽干灼热,唇红舌燥,口渴欲饮,随饮随渴,食少,舌苔黄,脉数。治宜甘寒润燥、清热生津。药用地骨皮15克、鲜茅根15克、浮小麦20克、乌梅10克、天花粉20克、竹茹15克等。

(2) 胃消　症见口渴多饮,多食易饥,自汗,身体消瘦,小便频多,大便燥结,舌苔黄,脉数。治宜苦寒清胃、养阴增液。药用灯心草6克、川芎10克、当归12克、生地黄20克、竹叶15克、大黄3克、玄参20克、芒硝3克、黄芪30克、麦冬20克、石膏15克、生姜9克。

(3) 肾消　症见小便频多,混浊而如脂膏,面色晦暗,头昏、无力、气短、阳痿,舌质绛而干,脉细数。治宜滋阴补肾、益气固阴。药用龙骨20克、菟丝子15克、制附片6克、山茱萸15克、茯苓15克、熟地黄20克、山药20克、泽泻10克、牡丹皮12克、肉桂3克、锁阳10克、鹿角霜8克。

临床观察:王五峰以上方辨证治疗24例糖尿病患者,疗效满意。[③]

9. 叶多让分4型

(1) 燥热伤肺　症见烦渴多饮,口干舌燥,多食善饥,小便量多,大便干结,舌边尖红,苔薄黄,脉弦数。治宜清热泻火、生津止渴。方用消渴方加味:黄连3克、甘草3克、天花粉10克、天冬10克、麦冬10克、竹叶10克、生地黄18克、知母9克、沙参15克、冬蜜15克、黄芩6克。

(2) 胃燥津伤　症见消谷善饥、形体消瘦、口

---

① 程京艳,等.糖尿病的中医分型及临床常用中成药[J].首都医药,2007(8):45-46.

② 张庆兰.糖尿病的中医辨证分型[J].甘肃中医,2006,19(7):6-7.

③ 王五峰.应用中医三消法治疗消渴病[J].现代诊断与治疗,2001(S1):39.

干欲饮、大便秘结、舌红苔黄、脉滑实有力。治宜清胃泻火。方用养阴保津方合玉女煎加减：石膏24克、知母10克、太子参10克、生地黄18克、麦冬15克、石斛15克、山药15克、黄连6克、黄芩6克、大黄6克、甘草3克。

（3）肾阴亏虚　症见小便频数量多，尿如膏脂或尿甜，口干唇燥，头晕目眩，视物模糊，失眠心烦，舌红无苔，脉沉细而数。治宜滋阴固肾。方用地黄丸加减：山药30克、山茱萸9克、牡丹皮9克、泽泻9克、白术9克、熟地黄15克、太子参15克、龙骨24克、牡蛎24克、枸杞子10克、五味子6克、远志4.5克。

（4）阴阳两虚　症见小便频数量多、或饮一溲一，尿如膏脂，面色黧黑，腰膝酸软，阳痿或月经不调，舌淡苔白，脉沉细无力。治宜温阳滋阴。方用肾气丸合鹿茸丸加减：山药30克、山茱萸15克、熟地黄15克、麦冬15克、潞党参15克、炙黄芪15克、五味子6克、牛膝9克、补骨脂9克、肉苁蓉9克、茯苓9克、龙骨24克。

临床观察：叶多让以上方辨证治疗80例糖尿病患者，每日1剂，水煎分2次服。以15天为1个疗程，可以连续服用3个疗程。结果：治愈44例，占55%；好转28例，占35%；未愈8例，占10%。总有效率90%。①

10. 郭渝南等分3型

（1）肺胃燥热型　症见多饮，咽干，口烦渴，舌红少苔，脉细数。药用生地黄20克、天冬15克、麦冬15克、天花粉20克、玉竹20克、沙参20克、石膏20克、知母15克、芦根20克。

（2）胃热脾虚型　症见多食或少食，形体肥胖，大便秘结，舌红，苔腻，脉弦滑。药用黄芪30克、南沙参20克、白术20克、茯苓12克、玉竹20克、砂仁6克、天花粉20克、正黄连6克、乌梅20克。

（3）肾阴阳两虚型　症见多尿，混浊如脂膏，口干舌燥，耳鸣，腰膝酸软，夜尿多，阳痿。药用生地黄20克、草决明15克、泽泻20克、杜仲15克、酸枣仁15克、金毛狗脊12克、桑寄生15克、玉竹20克、天花粉20克。

随症加减：湿重者，加藿香、薏苡仁、苍术芳香化湿；肾阳虚甚者，加附片温补肾阳；合并高脂血症者，加何首乌、山楂、枸杞子、黄芪降血脂；兼瘀血者，加牡丹皮、赤芍、川芎活血化瘀。临床观察：郭渝南等以上方辨证加减治疗100例老年糖尿病患者。结果：显效12例，有效24例，无效6例。总有效率88%。②

11. 查玉明分6证

（1）燥热证　治宜泄热养阴。方用白虎加人参汤（西洋参），配合大补阴丸。

（2）湿寒证　症见形盛气虚，中满腹胀，大便不实，气少纳减，倦怠乏力，气弱神疲，形寒怕冷，舌淡苔白。治宜健脾益气、温中化湿。方用参苓白术散加减，佐黄芪、佩兰、鸡内金。

（3）湿热证　症见形盛体胖，小溲灼热，口干不欲饮，大便溏薄，阴部瘙痒，肢重乏力，多伴见血脂增高，血液黏稠度高。治宜清热养阴，佐以化湿。方用甘露饮，佐栀子、龙胆草、黄连、天花粉。

（4）气阴两虚证　症见消瘦乏力，动则汗出，气弱少神，五心烦热，不寐。治宜益气养阴。方用生脉散合四君子汤，佐黄芪、菟丝子、枸杞子、生地黄。

（5）脉络瘀阻证　症见四肢不温、麻木、疼痛，甚或肢端破溃，舌绛红有瘀斑舌下静脉青紫，或见并发心血管疾病、脑血管疾病、神经炎等。治宜活血化瘀。并发心血管疾病者，方用血府逐瘀汤加减，配伍丹参、葛根；并发脑血管病者，方以补阳还五汤为主，佐天麻、全蝎、丹参、葛根；并发末梢神经炎者，方以桃红四物汤为主，佐桂枝、细辛、西洋参、天花粉、鸡血藤、钩藤、天麻、全蝎。

（6）阴阳虚衰证　治宜补阳益阴。方用二仙汤加减：知母、黄柏、当归、巴戟天，配合六味地黄丸，佐黄芪、怀牛膝、红花。③

---

① 叶多让.辨证治疗消渴病80例[J].实用中医药杂志，2001，17(8)：10.
② 郭渝南，等.辨证分型论治老年糖尿病100例疗效分析[J].现代中西医结合杂志，2001，10(3)：192－194.
③ 尹远平.查玉明对糖尿病新辨异治的经验[J].辽宁中医杂志，2000，27(3)：103－104.

12. 季雁浩分3型

(1) 肝阴不足型　症见口渴咽干欲饮，多食易饥，消瘦，烦躁易怒，双脚拘挛疼痛，大便干结，小便数或短少，舌红少苔，脉细弦或细数无力。治宜柔肝缓急、养血复阴。方用芍药甘草汤加味。

(2) 胆火灼津型　症见口渴欲饮，多食易怒，咽干口苦，或见往来寒热，胸胁苦满，目眩，大便干结，小便黄赤，舌红苔黄，脉弦。治宜和解少阳、清泄胆热。方用小柴胡汤加减。

(3) 肝寒气郁型　症见口渴喜热饮，以夜间尤甚，消谷善饥，胸胁满闷，思眠，疲倦无力，视物昏花，时吐清涎，大便或溏，小便频数，舌淡嫩苔薄白，脉弦无力。治宜理气暖肝。方用逍遥散加附子、吴茱萸、肉桂等。

临床观察：季雁浩用上方辨证治疗1例肝阴不足型、1例胆火灼津型、1例肝寒气郁型糖尿病患者，疗效满意。①

13. 俞正科等分3型

基本方：太子参15克、北黄芪15克、生地黄15克、白芍15克、地骨皮15克、玄参15克、枸杞子15克、淮山药30克、炙甘草5克、漂白术10克、沙参12克、黑豆20克。

(1) 气阴两虚型　症见咽干口燥喜饮，易饥心烦，手足心热，盗汗，四肢倦怠，乏力肌瘦，腰脊酸痛，胫酸膝软，耳鸣，足跟痛，小便频数量多，舌淡红苔薄白，脉弦细。方用基本方。

(2) 气阴两虚火旺型　见气阴两虚症状，加口渴多饮、消谷善饥更甚、大便干结、口苦、面赤、苔黄干少津、脉数等火旺病证。方用基本方加天花粉15克、知母12克、葛根12克。

(3) 阴阳两虚型　症见小便清长或夜尿多，甚或饮一溲一，咽干口燥，自汗，气短乏力，腰膝酸软，下肢冷感，食后腹胀，阳痿不举，面色萎黄，舌淡胖，脉细弱。方用基本方加减：将生地黄易熟地黄24克，加附子6克、菟丝子12克、补骨脂5克。

临床观察：俞正科等以上方辨证治疗45例非胰岛素依赖型糖尿病患者。结果：显效24例，良效16例，无效5例。总有效率88.8%。②

14. 孙明友等分4型

(1) 阴虚热盛型　治宜滋阴降火。方用消渴康1号：五味子20克、天冬20克、麦冬20克、太子参15克、牡丹皮15克、山药30克、生地黄30克、丹参30克、百合25克。

(2) 气阴两虚型　治宜益气养阴。方用消渴康2号：人参12克、黄芪30克、山药30克、天花粉30克、知母20克、熟地黄20克、山茱萸15克、苏木15克。

(3) 阴阳两虚型　治宜温阳滋阴补肾。方用消渴康3号：山茱萸15克、枸杞子15克、桃仁15克、熟地黄20克、山药25克、制附子10克、肉桂10克。

(4) 肝气郁结型　治宜疏肝解郁、活血行气。方用消渴康4号：柴胡15克、郁金15克、川芎15克、沙苑子15克、白芍20克、知母20克、天花粉30克。

以上各方均每日1剂，水煎服。8周为1个疗程，1个疗程后评定疗效。临床观察：孙明友等以上方辨证治疗64例糖尿病患者。配合西药蝮蛇抗酸酶0.5单位加0.9%氯化钠注射液250毫升静滴，每日1次，21日为1个疗程，疗程间隔1周，服药1～4个疗程。结果：显效44例，有效16例，无效4例。总有效率93.7%。③

15. 郭庆贺等分5型

(1) 气阴两虚型　治宜滋养肝肾、补益正气。方用降糖合剂Ⅰ号：太子参、山药、茯苓、山茱萸、枸杞子、黄芪、白术、甘草。

(2) 阴虚化热型　治宜泻阳滋阴。方用降糖合剂Ⅱ号：石膏、知母、麦冬、生地黄、栀子、黄连、龙胆草、山药。

(3) 阴虚型　治宜滋补阴液、补肾填精。方用降糖合剂Ⅲ号：山药、黄柏、知母、五味子、龟甲、桑螵蛸。

---

① 季雁浩.从肝论治糖尿病[J].中医药研究，1993(1)：21.
② 俞正科，刘炳凡.从脾肾论治糖尿病临床经验[J].辽宁中医杂志，1993，20(2)：24.
③ 孙明友，等.消渴康合蝮蛇抗酸酶治疗糖尿病64例[J].辽宁中医杂志，1993(4)：27－28.

(4) 气阴两虚兼瘀型　治宜气阴双补，兼以化瘀。方用降糖合剂Ⅰ号加丹参25克、赤芍15克。

(5) 阴阳两虚型　治宜滋补阴精、温补阳气。方用降糖合剂Ⅴ号：党参、白术、茯苓、甘草、龟甲、山茱萸、枸杞子、鸡内金、黄芪、附子、牛膝。

临床观察：郭庆贺等以上方辨证治疗3 000例Ⅱ型糖尿病患者。结果：临床缓解390例，显效660例，有效1 851例，无效99例。总有效率97%。①

16. 郑觉泰分3型

(1) 肾阴亏虚型　药用玄参、麦冬、生地黄、熟地黄、怀山药、茯苓、牡丹皮、山茱萸、北沙参、知母、天花粉。

(2) 气阴两亏型　药用生黄芪、玄参、麦冬、山药、天花粉、玉竹、黄精、丹参、川芎。

(3) 阴阳两虚型　药用熟地黄、怀山药、山茱萸、菟丝子、牡丹皮、淫羊藿、黄精、玉竹、枸杞子。

临床观察：郑觉泰以上方辨证配合自制降糖散(淮山药、天花粉、鸡内金、荔枝核，按4∶3∶1∶2比例配方，研细和匀)治疗40例糖尿病患者。结果：临床治愈3例，好转35例，无效2例。②

17. 王振华分3型

(1) 阴虚型　症见心烦，失眠，健忘，多梦，口渴，多饮，舌红少津有裂纹，苔光剥，脉细数。治宜补肾活血。药用熟地黄20克、茯苓20克、泽泻20克、牡丹皮20克、山茱萸30克、山药20克。

(2) 气阴两虚型　症见自汗，浮肿，多饮多食，多尿，心悸，舌淡胖，脉缓。治宜补肾益气生津。药用黄芪20克、葛根20克、山药30克、炒白术20克、麦冬20克、枸杞子30克、生地黄20克、熟地黄20克、沙参15克、党参20克、黄精30克。

(3) 阴阳两虚型　症见多饮，多食，多尿，心悸，烦躁，失眠，脱发，头晕，男性多伴阳痿，舌暗淡，脉弦。治宜补肾益气、活血生津。药用红参20克、泽泻20克、生熟地黄各20克、山药20克、茯苓15克、仙茅15克、淫羊藿15克。

临床观察：王振华以上方辨证治疗158例Ⅱ型糖尿病患者，其中阴虚型45例，气阴两虚型35例，阴阳两虚型78例。结果：临床治愈46例，显效89例，好转19例，无效4例。③

18. 张书林等分3型

消渴汤(基本方)：苍术25克、黄连25克、鸡内金25克、生荷叶18克、佩兰叶18克、白术18克、生山药15克、天花粉15克、桑椹15克、浮萍6克、五味子6克、古瓦(包煎)150克。

(1) 湿热恋肺型　方用基本方加地骨皮15克、天冬15克、砂仁10克、射干10克、生地黄10克。

(2) 脾受湿困型　方用基本方加厚朴花15克、佛手花15克、薏苡仁30克、生石膏60克，鸡内金加至30克。

(3) 肾阳衰弱型　方用基本方加杜仲15克、巴戟天15克、附子10克、萆薢20克。

以上各方均每日1剂，水煎服，早晚2次分服，30天为1个疗程。临床观察：张书林等用上方辨证治疗172例糖尿病患者，痊愈119例，好转35例，无效18例。总有效率89.5%。④

19. 王家琳等分3型

(1) 肺肾阴虚型　症见烦渴多饮、多食易饥、倦怠消瘦、颧红、动则汗出、舌红少苔、脉细数等。方用消渴方合六味地黄汤加减：黄连6克、天花粉30克、生地黄15克、泽泻15克、山茱萸10克、茯苓10克、粉牡丹皮10克、怀山药20克。随症加减：低热易出汗者，加五味子10克；头昏乏力甚者，加黄芪30克；阴虚火热扰动心神，夜不能寐，口舌生疮者，加石膏30克、知母10克，少佐肉桂。

(2) 肾虚液涸型　症见尿频，尿多，尿如膏脂多泡沫，腰膝酸软，头昏乏力，五心烦热，或阳痿遗泄，舌质暗红，少苔，脉沉细而数。方用六味地黄汤加枸杞子30克、五味子10克、菟丝子10克。随症加减：肾阳亦虚者，减牡丹皮，加附子6克、肉

① 郭庆贺，等.系列中药治疗Ⅱ型糖尿病3 000例[J].辽宁中医杂志，1992，19(9)：36－37.
② 郑觉泰.降糖散配合中药汤剂治疗糖尿病[J].浙江中医学院学报.1992，16(2)：29.
③ 王振华.中药治疗Ⅱ型糖尿病158例[J].辽宁中医杂志，1991(11)：21.
④ 张书林，等.浙江中医杂志，1991(2)：79.

桂6克;低热颧红,加知母10克、黄柏10克。

(3)肺胃燥热型　症见多食善饥,形体消瘦,大便干结,有时齿衄,舌质红,苔黄腻,脉滑实而数。方用玉女煎加减:石膏30克、生地黄30克、川大黄6克、炒栀子6克、麦冬10克、知母10克。随症加减:胃火炽盛齿衄者,加玄参30克、白茅根15克;大便秘结,改川大黄(后下);性情抑郁者,加柴胡6克、赤芍6克、白芍6克、滁菊花12克等。

临床观察:王家琳等以上方辨证加减治疗200例糖尿病患者,其中肺肾阴虚型80例、肾虚液涸型60例、肺胃燥热型60例。结果:显效70例,有效113例,无效17例。总有效率91.5%。①

20. 高普等分4型

(1)阴虚火旺型　症见口渴引饮,消谷善饥,口苦,五心烦热,大便秘结,舌红少津,苔黄,脉细数。治宜滋阴降火。方用知柏地黄丸加味:生地黄、山茱萸、山药、泽泻、牡丹皮、知母、黄柏。随症加减:消瘦,饥饿感明显,加天冬、麦冬、黄连;皮肤易生疥疮瘙痒,加栀子、金银花、白鲜皮。

(2)肾阳虚损型　症见小便量多、清冷或尿如膏脂,口干、口渴,体倦肢冷,腰膝酸软乏力,舌淡,苔白,脉沉细。治宜温肾阳、化津液。方用金匮肾气汤加味:熟地黄、山茱萸、山药、泽泻、牡丹皮、茯苓、桂枝、制附子、天花粉、葛根。随症加减:关节痛,加羌活、独活、秦艽;足趾冷痛,加乌梢蛇、炮姜。

(3)阴虚湿热型　症见口干多饮,手足心热,小便频数,尿黄,舌质红,苔黄厚腻,脉滑。治宜养阴、清热、化湿。方用六味地黄汤化裁:生地黄、木瓜、山药、泽泻、牡丹皮、茯苓、天花粉、白茅根、黄柏、滑石。随症加减:尿道灼痛,加车前子;胸闷、呕恶,加薏苡仁、知母。

(4)气阴两虚型　症见多饮、多尿,舌淡体胖有齿痕,心悸气短,便干,口干,手足心热,脉细。治宜益气滋阴。方用参芪麦味地黄汤加味:生地黄、山茱萸、山药、泽泻、牡丹皮、茯苓、怀牛膝、党参、黄芪、天冬、麦冬、五味子、葛根、天花粉。随症加减:咽燥心烦,两颧红赤,加黄连、玄参;胃胀、纳呆,加砂仁、白术。

临床观察:高普等以上方辨证加减治疗40例老年糖尿病患者,平均疗程45天,总有效率90%。②

21. 张建夫分3型

(1)阴虚热盛型　症见咽干舌燥,多食善饥,饮多喜凉,面色潮红,心烦易怒,小便多,大便干,舌质红,舌苔黄,脉多弦数。药用生地黄15克、麦冬15克、天花粉30克、生石膏30克、葛根20克、知母12克、胡黄连6克、甘草6克。

(2)气阴两虚型　症见乏困无力,动则汗出,心慌气短,多食易饥,饮水量多,形体消瘦,头晕失眠,五心发热,尿黄量多,舌红少苔,脉细而数。药用黄芪20克、天花粉20克、麦冬15克、生地黄15克、茯苓12克、知母12克、五味子12克、山药30克、鸡内金9克。

(3)阴阳两虚型　症见毛发皮肤干燥无华,面色㿠白,腰酸腿软,耳鸣耳聋,纳佳尿多,频频欲饮,形体消瘦,疲乏无力,身寒怕冷,四肢发凉,大便稀溏,舌淡体胖,脉沉细无力。药用熟地黄20克、山药30克、山茱萸15克、茯苓15克、知母12克、泽泻12克、牡丹皮12克、金樱子12克、肉桂6克。

随症加减:血瘀,加红花6克、丹参12克、泽兰15克;合并肾脏疾病,加车前子12克、覆盆子12克、川续断12克、桑寄生15克;有感染,加蒲公英20克、金银花15克;冠心病,加瓜蒌15克、薤白15克;有尿酮体出现,加车前草根20克。每日1剂,分2次煎服。临床观察:张建夫等以上方辨证加减治疗75例糖尿病患者。结果:理想控制14例,较好控制18例,一般控制24例,未控制19例。总有效率74.7%。③

22. 陈晓平等分4型

桑麻丸加味:荔枝核15克、扁豆9克、桑叶12克、冬瓜皮12克、黑芝麻12克、冬瓜子6克、带

---

① 王家琳,等.辨证治疗糖尿病200例[J].陕西中医,1991(2):53-54.

② 高普,等.老年糖尿病40例辨证施治探讨[J].吉林中医药,1991(3):18-19.

③ 张建夫,等.辨证治疗糖尿病75例[J].陕西中医,1987,8(6):245-246.

叶南瓜藤 30 克。煎汤代水。

(1) 胃热阴亏型　症见消谷善饥，口干欲饮，小便频数，大便干燥，舌红绛少苔，脉细数等。治宜养胃阴、清燥热。方用桑麻丸加味合叶氏养胃汤加味。

(2) 肝肾两虚型　症见小便频赤，口燥频饮，纳旺，面颊潮红，眩晕，目花，低热，盗汗，腰酸，失眠，舌红少津，脉细数等。治宜滋阴养肝益肾。方用桑麻丸加味加生地黄、熟地黄、山茱萸、滁菊花、枸杞子、怀山药、何首乌等。

(3) 肾阳虚弱型　症见小便频作，混浊，面色黧黑，四肢失温，畏寒，口渴喜热饮，纳食腹胀，神疲乏力，腰酸，舌淡无华，脉细软。治宜温阳填精。方用桑麻丸加味加露蜂房、巴戟天、桂枝、小茴香、急性子、鹿角片、紫河车。

(4) 瘀痰互结型　症见头晕偏重痛，身重，失眠，多梦，脱发，喘逆，腹胀，胸闷，面部色素沉着，低热，舌质暗红边青紫，舌下静脉曲张，苔白腻薄，脉沉涩或细滑等。方用桑麻丸加味合自拟祛痰化瘀汤(黄芪、当归、白术、桔梗、牛蒡子、白芍、桃仁、皂角刺、路路通、竹节三七)。

随症加减：重症，加桃胶 9 克、蚕茧 6 只、丝瓜子 6 克；并发湿疹、皮炎者，加露蜂房、地龙；目暗畏光者，加蚕沙、枸杞子。临床观察：陈晓平等以上方辨证加减治疗老年糖尿病患者，患者均服药 3～6 个月。结果：停药观察一年，自觉症状消失，尿、血糖正常范围为显效，占 25%；停药观察半年，自觉症状消失，血糖阳性，尿糖餐后在(＋)～(＋＋)之间为有效，占 65%；停药观察 3 个月，自觉症状与治疗前相同，尿、血糖均为阳性者为无效，占 10%。[①]

23. 东明人民医院刘楼分院分 3 型

(1) 上消　症见烦渴引饮，口干舌燥，尿多而频，皮肤干枯，舌尖红，苔薄黄，脉洪数。治宜润肺清胃、泻火生津止渴。方用降糖一号方：天花粉 120 克、石膏 30～90 克、知母 18 克、沙参 24 克、麦冬 20 克、生地黄 30 克、玄参 30 克、玉竹 20 克、山药 45 克。

(2) 中消　症见消谷善饥，尿黄频数，形体消瘦，倦怠乏力或大便秘结，苔黄燥或舌红少苔，脉象滑数。治法以清热养阴为主，佐以健脾滋肾。方用降糖二号方：天花粉 90 克、生石膏 30 克、知母 15 克、玄参 24 克、生地黄 24 克、玉竹 20 克、麦冬 15 克、山药 30 克、黄芪 30 克、白术 30 克、熟地黄 30 克、何首乌 30 克。

(3) 下消　症见小便频数量多，或饮一溲一，或如脂膏，形体消瘦，腰酸软，倦怠乏力，舌红或绛，少苔，脉细数。治宜培补真元、滋阴固肾。方用降糖三号方：生熟地黄各 20 克、枸杞子 30 克、山茱萸 18 克、桑螵蛸 12 克、黄柏 12 克、天花粉 60 克、玄参 20 克、何首乌 30 克、黄芪 30 克、白术 30 克、山药 40 克。水煎服。随症加减：若肾阳不足，去黄柏、生地黄，加附子、肉桂、干姜之类。

对三消症状较轻，有口舌干黏、时有烦热、易怒、舌苔腻、舌体胖嫩之主症，血糖 180 毫克%以下，或在糖尿病恢复阶段的患者，宜用降糖四号方：黄精 30 克、天花粉 30 克、白术 30 克、山药 30 克、何首乌 30 克、枸杞子 30 克、玄参 30 克、黄芪 20 克、生地黄 20 克、葛根 12 克、苍术 15 克。

随症加减：有肺痨者，加黄柏、百部；有痈疖，加金银花、蒲公英；渴甚者，重用石膏、天花粉；降血糖不理想，加苍耳子(炒)10～30 克；大便秘结，加肉苁蓉；身热，加葛根；轻度神志昏迷者(酸中毒前期)，重用生地黄；潮热甚，加地骨皮、茵陈；五更溏泻，加五味子；血脂增高，加泽泻，并重用何首乌、黄芪；失眠者，加炒酸枣仁、生龙骨；心血瘀阻导致胸闷心痛，加丹参。均每日 1 剂，水煎服。临床观察：东明县人民医院刘楼分院以上方辨证加减治疗 268 例糖尿病患者。结果：最短疗程 15 天，最长 6 个月。临床治愈 81 例，显效 58 例，有效 110 例，无效 19 例。总有效率 92.9%。[②]

24. 刘顺安分 3 型

基本方：黄芪、山药、苍术、玄参、生地黄、天

---

① 陈晓平，等.桑麻丸加味治疗老年糖尿病的体会[J].新中医，1986(4)：55－56，51.

② 东明县人民医院刘楼分院.中医中药治疗 268 例糖尿病疗效观察[J].山东中医杂志，1984(5)：23－26.

花粉、菝葜。

(1) 阴虚燥热型　肺热，方用基本方加消渴方；胃阴虚，加玉女煎；肾阴虚，加知柏地黄汤。

(2) 气阴两虚型　方用基本方加生脉散。

(3) 阴阳两虚型　方用基本方加肾气丸；水肿甚者，加济生肾气丸。

临床观察：刘顺安以上方辨证治疗52例糖尿病患者(阴虚燥热型17例、气阴两虚型28例、阴阳两虚型7例)，其中单纯中药治疗10例(中药组)，加用降糖西药的42例(中西医结合组)。结果：中药组临床控制9例，显效1例；中西医结合组临床控制21例，显效9例，有效5例，无效7例。总有效率86.5%。[①]

25. 张林等分3型

(1) 燥热伤阴型　症见烦渴多饮，喜冷饮，口干舌燥，多食体瘦，舌红苔黄或燥，脉数或滑数。多见于病之初期。治宜清热养阴、益气生津。方用降糖Ⅰ号：生石膏15克、知母20克、人参15克、山药20克、天花粉50克、黄连15克、沙参25克。

(2) 肺肾阴虚型　症见口渴多饮，夜尿频多，腰膝酸软，五心烦热，发脱齿摇，乏力口干，舌暗红或淡紫，脉沉细或弦细数。治宜滋肾润肺、益气生津。方用降糖Ⅱ号：生熟地黄各50克、泽泻20克、山药20克、人参15克、牡丹皮15克、五味子15克、乌梅15克、麦冬25克、白芍15克、枸杞子20克、沙参25克。

(3) 阴阳两虚型　症见口渴尿频，腰膝酸软，阳痿早泄，纳呆体瘦，身倦浮肿，舌淡或淡紫，脉沉细。多见于重型或老年患者。治宜温阳补肾、益气生津。方用降糖Ⅲ号：熟地黄50克、人参15克、泽泻15克、牡丹皮15克、附子10克、山药20克、枸杞子20克、益智仁20克、淫羊藿20克、仙茅15克。

随症加减：气虚，加黄芪；脾虚，加茯苓、苍术、砂仁；腰痛，加桑寄生、菟丝子、川续断；兼有血瘀或经闭，加丹参、益母草、赤芍、地龙；合并冠心病者，加丹参、郁金、川芎、红花、瓜蒌；血脂高，加山楂、茵陈；合并肺结核，加百部、百合；兼有末梢神经炎，加鸡血藤、牛膝、桑枝、玄参、延胡索；兼有视网膜病变，加菊花、枸杞子、女贞子、茺蔚子等。临床观察：张林等将60例糖尿病患者分为中药组、中西医结合组和对照组各20例。中药组采用以上三方辨证治疗；中西医结合组以中医为主，短期少量口服西药；对照组采用胰岛素治疗。结果：治愈21例(中药组13例，中西医结合组7例，对照组1例)，显效22例(中药组4例，中西医结合组9例，对照组9例)，好转11例(中药组3例，中西医结合组2例，对照组6例)，无效6例(中药组0例，中西医结合组2例，对照组4例)。中药组、中西医结合组、对照组的治愈率分别为65%、35%、5%。[②]

经　验　方

1. *消渴益气汤*　黄芪30克、葛根30克、党参20克、麦冬15克、神曲15克、泽泻15克、黄柏10克、苍术10克、白术10克、当归10克、升麻5克、甘草5克、五味子5克、橘皮5克、青皮5克。将上述中药用适量的清水煎煮后，去渣取汁。每日1剂，分早中晚3次温服。全春等将160例2型糖尿病患者随机分为甲组和乙组各80例。两组患者均使用二甲双胍片和阿卡波糖片进行治疗，乙组患者加用上方。疗程为60天。结果：乙组患者的空腹血糖的水平、餐后2小时血糖的水平及糖化血红蛋白的水平均低于甲组患者，两组差异有统计学意义(均$P<0.05$)；乙组患者的中医证候积分低于甲组患者，两组差异有统计学意义($P<0.05$)；乙组患者的总有效率(93.75%)高于甲组(73.75%)，两组差异有统计学意义($P<0.05$)。[③]

2. *芪精丹兰汤*　黄芪、黄精、丹参、佩兰、葛

① 刘顺安.52例成年型糖尿病中医分型及施治[J].湖北中医杂志，1984(6)：33－34.
② 张林，等.糖尿病60例临床分析[J].辽宁中医杂志，1982(4)：35－36.
③ 全春，等.用消渴益气汤对脾虚痰浊兼气阴两虚型2型糖尿病患者进行治疗的效果研究[J].当代医药论丛，2020，18(3)：208－209.

根、淮山药、薏苡仁、山楂、僵蚕、苍术、绞股蓝。适用于脾虚湿蕴型消渴病。随症加减：消渴日久，伴肢体麻木不仁，常配之以鸡血藤、络石藤、威灵仙、清风藤等养血活血、祛风通络之品，以改善脉道滞涩；兼见胸闷胸痛、心悸气短，常加入桂枝、桃仁、香附等，以温通心阳、活血止痛；兼见视物模糊，加入枸杞子、菊花补肾明目；兼见失眠，增加茯神、夜交藤、合欢皮等安神之品。①

3. *消渴汤加减* 黄芪30克、生地黄30克、葛根30克、天花粉20克、丹参15克、佛手10克、山药10克、桃仁10克、知母10克、山茱萸10克。每日1剂，水煎服。适用于气阴两虚型消渴病。张强将72例消渴病患者随机分为对照组与试验组各36例。对照组患者进行常规的西医治疗，试验组患者在此基础上加用消渴汤加减进行治疗。结果：气阴两虚型消渴病患者在使用常规西药的基础上加用消渴汤加减进行治疗可显著改善其临床症状，而且能有效控制其血糖的水平。②

4. *小柴胡汤加减* 知母10～15克、白芍10～15克、甘草5克、黄芩10克、山药20克、牡丹皮10克、柴胡10克、北沙参15克、天花粉15克、姜半夏10克、煅牡蛎30克。随症加减：多食易饥偏盛，加胡黄连5克、竹茹10克、栀子10克；口干舌燥偏盛，加马齿苋15克、生地黄15克；舌底部脉络呈暗紫迂曲状态，加水蛭6～15克；肾虚尿频，加黄精15克；烦渴多饮严重，加茯苓19克、生石膏30克；倦怠乏力显著，加黄芪15～30克、太子参15克。每日1剂，水煎服。祛邪正气，和解少阳，和胃降逆。适用于2型糖尿病。骆桂根将76例2型糖尿病患者随机分为对照组和实验组各38例。对照组采用饮食控制、规则运动及降糖药治疗。实验组在对照组基础上使用小柴胡汤加减疗法。结果：实验组总有效率(92.11%)高于对照组(73.68%)。小柴胡汤加减对于2型糖尿病患者症状解除、减轻与血糖血脂的降低控制均有显著效果，值得使用。③

5. *升陷汤合升降散加减* 僵蚕20克、蝉蜕15克、姜黄10克、熟大黄2.5克、天花粉50克、牡蛎(另包先煎1小时)50克、知母40克、大枣60克、生黄芪60克、柴胡5克、桔梗10克、升麻5克。适用于消渴。杜梦梦等以上方治疗1例气阴两虚兼有郁热型消渴病患者，疗效满意。④

6. *消糖七味饮* 人参9克、生地黄24克、枸杞子2克、白术9克、陈皮6克、三七6克、丹参12克。水煎服。益气养阴，活血化瘀。赵志华等将70例糖尿病前期患者随机分为对照组和治疗组各35例，最终对照组完成31例，治疗组完成33例。所有病例均给予糖尿病相关知识的宣教，制定统一的饮食方案，对所有患者采取适当的运动疗法，中等强度活动，每次1小时，每周3次。治疗组在生活方式干预的基础上口服消糖七味饮，对照组仅予以单纯生活方式干预。干预12周。结果：对照组有效率为41.9%，治疗组有效率87.9%；治疗组治疗后血糖、糖化血红蛋白、胰岛素、血脂等指标较对照组治疗后降低。消糖七味饮可以改善糖尿病前期血糖、糖化血红蛋白、胰岛素、血脂等指标，可以改善糖尿病前期患者症状。⑤

7. *泻肝利湿方* 柴胡9克、半夏9克、生地黄24克、玄参15克、赤芍15克、白芍15克、茯苓9克、炒白术15克、车前子12克、肉桂4克，龙胆草9克、当归15克、黄芩6克、炒苍术15克、炒枳实6克、栀子6克、黄连5克。适用于湿热型2型糖尿病。王静等将92例湿热型2型糖尿病早期患者随机分为对照组和试验组各46例。对照组采用二甲双胍西药治疗，试验组给予泻肝利湿方治疗，同时给予两组患者饮食和运动干预并宣教糖尿病健康知识。两组疗程均控制在2个月。结果：试验组治疗总有效率95.65%，对照组治疗总有效率78.26%。泻肝利湿方在湿热型2型糖尿病早期治疗中有很高的应用价值，能够有效改善

---

① 蔡恩照，邱英明，等.邱英明治疗消渴病经验浅析[J].浙江中西医结合杂志，2017，27(11)：913-914.
② 张强.消渴汤加减治疗气阴两虚型消渴病的效果分析[J].当代医药论丛，2017，15(12)：25-27.
③ 骆桂根.小柴胡汤加减治疗2型糖尿病的疗效观察[J].药品评价，2017，14(23)：11-13.
④ 杜梦梦，岳仁宋.升陷汤治疗内分泌疾病经验举隅[J].光明中医，2017，32(21)：3168-3169.
⑤ 赵志华，等.消糖七味饮干预糖尿病前期临床观察[J].河南中医，2017，37(11)：1956-1960.

患者糖代谢指标以及中医证候积分，降低患者不良反应发生率，提高临床治疗效果。①

8. *固本培元方* 党参30克、白术15克、山药30克、苍术15克、陈皮15克、茯苓30克、薏苡仁30克、石菖蒲15克、葛根30克、柴胡20克、五味子20克。益气健脾化湿，解郁疏肝。徐建成以上方治疗1例糖尿病患者，服药5天后患者乏力、食欲缺乏减轻，舌苔稍腻，继服15剂巩固治疗，自测空腹血糖小于6.0毫摩尔/升，餐后血糖小于8.0毫摩尔/升。②

9. *升降散* 僵蚕、蝉蜕、姜黄、大黄、米酒、蜂蜜。蝉蜕、僵蚕、姜黄、生大黄的用量比例是1∶2∶3∶4。岳仁宋以上方治疗1例早期消渴病患者和1例消渴病合并呃逆患者，疗效满意。③

10. *玉液汤加减* 生黄芪40克、鸡内金30克、葛根24克、山药30克、天花粉20克、麦冬20克、五味子10克、丹参30克、知母15克、芡实30克、黄精35克、金樱子15克、女贞子15克、太子参25克。每日1剂，水煎服。韩云平将358例糖尿病患者分为对照组与观察组各179例。两组患者在控制饮食、加强训练的治疗基础上，对照组服用4周1个疗程、每日3次、每次0.25毫克的二甲双胍片。观察组则在上述治疗的基础上服用玉液汤加减。结果：观察组治疗有效率94%，明显高于对照组的67%。玉液汤加减对于治疗消渴病效果显著。④

11. *徐云生经验方* 黄芪30克、苍术30克、白术30克、山药30克、葛根30克、川牛膝30克、丹参30克、鬼箭羽30克、荔枝核30克、泽泻20克、泽兰20克、枸杞子15克、菊花15克、玄参15克、山茱萸15克、甘草6克。每日1剂，水煎服。补肾健脾，滋阴活血。许云生以上方治疗1例糖尿病患者，疗效满意。⑤

12. *连苏汤加味* 生地黄15克、知母15克、黄连20克、紫苏叶20克、地骨皮20克、葛根10克、玉竹20克、丹参10克、金银花20克、枸杞子30克、人参10克、黄芪50克、黄精50克、熟地黄15克、佩兰10克、厚朴10克。每日1剂，水煎服。张博等以上法治疗2例糖尿病患者，疗效满意。⑥

13. *参地丹杞汤* 人参15克、生地黄25克、丹参15克、枸杞子30克、金银花15克、玉竹20克、甘草10克。随症加减：手足刺痛，加豨莶草；便秘，加大黄、芒硝；阴虚内热明显者，加重生地黄用量。每日1剂，水煎服。曹亮等将60例2型糖尿病患者(气阴两虚证)随机分为治疗组和对照组各30例。两组均应用控制饮食的方法治疗，对照组在此基础上应用格列齐特治疗，每日80～160毫克(不超过240毫克)，治疗组加用自拟参地丹杞汤。1个月为1个疗程。结果：两组患者的空腹静脉血浆葡萄糖(FPG)、空腹血浆胰岛素(FINS)、胰岛素敏感指数(ISI)、三酰甘油(TG)指数和气阴两虚症状在治疗后均有改善，治疗组的改善程度和总有效率均高于治疗组(均$P<0.5$)。自拟参地丹杞汤治疗2型糖尿病(气阴两虚证)疗效优于格列齐特，可以更好地改善患者的糖脂代谢和气阴两虚症状。⑦

14. *玉女煎加减* 生石膏(先煎)30克、知母20克、生地黄20克、麦冬18克、牛膝20克。随症加减：口干明显者，加天花粉15克，重用石膏50克；易饿多食者，加栀子10克、黄连10克；尿量频多者，加五味子15克、覆盆子15克；腰痛明显者，加杜仲20克、续断20克、骨碎补20克；下肢麻木者，加鸡血藤30克、伸筋草10克、红花15克；视力模糊者，加枸杞子15克、桑叶15克、石决明(先煎)30克。每日1剂，水煎分3次服，7剂为1个疗程。周永华等以上方加减治疗73例消渴病之中消证患者，治疗2个疗程后观察疗效。结果：显效53例，有效16例，无效4例。总有效率94.5%。⑧

① 王静，马达.泻肝利湿方治湿热型2型糖尿病早期临床研究[J].世界最新医学信息文摘，2017，17(95)：113，116.
② 徐建成.固本培元诊治消渴病1例[J].现代医药卫生，2017，33(16)：2573－2574.
③ 张博荀，岳仁宋.岳仁宋运用升降散治疗消渴病经验[J].湖南中医杂志，2017，33(1)：32－33.
④ 韩云平.玉液汤加减(糖尿病二号方)治疗消渴病(气阴两虚型)临床疗效观察[J].中西医结合心血管病杂志，2017，5(20)：149.
⑤ 陈维霞，等.徐云生教授治疗消渴病病案举隅[J].亚太传统中医，2017，13(18)：119－120.
⑥ 张博，南征，等.连苏汤在消渴病中的应用[J].实用中西医结合临床，2016，16(11)：59－60.
⑦ 曹亮，等.自拟参地丹杞汤治疗消渴病的临床研究[J].中国医药导刊，2016，18(5)：496.
⑧ 周永华，蔡亮.玉女煎加减治疗消渴病中消证临床疗效观察[J].中国民间疗法，2016，24(4)：64－65.

15. *四逆散合生脉饮* 柴胡10克、枳实10克、赤芍30克、白芍30克、太子参30克、麦冬30克、五味子6克。随症加减：有瘀血症状，多加用川芎、三棱、莪术等活血行气的药物；气滞多可导致水停，临床上消渴患者多伴有痰湿内阻、湿热内蕴等症状，前者合用温胆汤加减，后者可用四妙丸加减；消渴病日久，湿、痰、瘀等病理产物蓄积体内，不能排出体外，最终转化为毒邪，多加用黄连、黄芩、山豆根、玄参等具有解毒作用的药物。[①]

16. *消渴安汤方* 生地黄15克、知母15克、黄连10克、玉竹15克、地骨皮20克、枸杞子30克、人参10克、丹参10克、黄芪50克。随症加减：阴虚热盛证，加玄参、石斛、天花粉、五味子、葛根、麦冬、石膏；阴虚燥热兼瘀证，加川芎、桃仁、红花，瘀血严重可酌加三棱、莪术、豨莶草、牛膝；气阴两虚证，加厚朴、山药、益智仁、诃子；气阴两虚兼瘀证，加土鳖虫、水蛭(年老体弱及病情复杂者少用或不用)；阴阳两虚兼瘀证，加小茴香、肉桂、淫羊藿、巴戟天、桑枝、土茯苓。[②]

17. *李敬林经验方* 黄芪30克、黄精30克、黄连10克、酒大黄10克、白术25克、泽兰30克、虎杖20克、茯苓25克、泽泻15克。李敬林以上方治疗脾虚痰瘀型糖尿病患者，疗效满意。[③]

18. *藿朴夏苓汤加减* 广藿香20克、佩兰20克、姜半夏15克、陈皮15克、茯苓30克、党参15克、苍术15克、薏苡仁30克、白扁豆20克、冬瓜皮30克、枳实12克、厚朴12克、远志20克、石菖蒲30克、红花15克、甘草9克。每日1剂，水煎服。赵润栓等以上方治疗1例糖尿病患者，疗效满意。[④]

19. *健脾降糖饮加减* 生黄芪30克、炒白术15克、葛根30克、黄精30克、枸杞子10克、天花粉10克、丹参20克、翻白草30克、苍术15克、玄参15克、鸡血藤30克、缩砂仁10克。每日1剂，水煎服。益气养阴，活血化瘀。适用于气阴两虚、瘀血阻络型糖尿病。程益春以上方治疗1例2型糖尿病患者，疗效满意。[⑤]

20. *益气养阴化瘀通络方* 芡实20克、桑螵蛸15克、生地黄15克、女贞20克、山茱萸10克、黄芪30克、制大黄10克、玄参20克、菟丝子15克、沙苑子15克、桑螵蛸15克、葛根20克、焦术15克、怀牛膝15克、覆盆子20克、杜仲25克、茯苓30克、丹参15克。每日1剂，水煎服。赵春瑠将288例糖尿病患者随机分为对照组和治疗组各144例。对照组采用常规西医治疗。治疗组采用上方进行治疗。治疗观察3个月。结果：对照组的总有效率为75.69%，治疗组的总有效率为86.11%，治疗组明显优于对照组。益气养阴化瘀通络方具有用药起效、治疗效果好、药效稳定、患者预后理想等特点，适合临床推广。[⑥]

21. *玉液止渴丸* 生地黄、葛根、五味子、麦冬、山茱萸、人参、黄芪、石膏、茯苓、陈皮、砂仁、鸡内金、桔梗(湖北省黄冈市中医医院制剂室制备)。滋阴清热，生津止渴。适用于气阴两虚型消渴病。王小官等将72例消渴病(气阴两虚证)患者随机分为低、中、高剂量玉液止渴丸组和消渴丸组，每组各18例。按照糖尿病常规的饮食方案实施，所有患者原口服降糖药种类、剂量不变，低、中、高剂量玉液止渴丸组分别于每日三餐后口服玉液止渴丸5克、10克、15克。对照组于每日三餐后服用消渴丸10粒。两组疗程均为10周。结果：低、中、高剂量玉液止渴丸组的总有效率分别为83.3%、88.8%、88.8%，消渴丸组的总有效率为94.4%。[⑦]

22. *滋脾汤* 太子参30克、山药30克、白芍药20克、玉竹15克、石斛10克、白术15克、茯苓20克、薏苡仁30克、炒扁豆30克、桔梗15克、当

---

① 高慧娟，冯兴中.冯兴中“从肝论治”糖尿病经验总结[J].中华中医药杂志(原中国医药学报)，2016，31(10)：4066-4068.
② 何泽.名老中医南征教授治疗消渴病学术思想及临证经验[J].光明中医，2016，31(3)：333.
③ 王莉，等.李敬林教授从脾虚痰瘀论治糖尿病临床经验总结[J].辽宁中医药大学学报，2015，17(10)：15-17.
④ 赵润栓，等.从“脾损为本，湿浊为标”的角度论消渴病[J].环球中医药，2015，8(12)：1478-1480.
⑤ 刘树春，等.程益春治疗杂症验案3则[J].湖南中医杂志，2015，31(12)：98-99.
⑥ 赵春瑠.益气养阴化瘀通络方对糖尿病治疗影响分析[J].糖尿病新世界，2015(19)：45-46.
⑦ 王小官，等.玉液止渴丸治疗消渴病(气阴两虚证)的临床研究[J].湖北中医杂志，2015，37(12)：35-37.

归20克、郁金10克。随症加减：尿多甚，加海螵蛸10克；手足心烦热，加黄柏9克、银柴胡8克。每日1剂，分早、晚2次口服。董方正等将102例2型糖尿病患者随机分为治疗组52例和对照组50例。治疗组予自拟滋脾汤加减，对照组予胰岛素对症治疗。两组均以治疗30天为1个疗程。结果：治疗组总有效率为88.4%，优于对照组的76.0%。两组总有效率比较差异有统计学意义（$P<0.05$）。自拟滋脾汤治疗2型糖尿病疗效显著。[①]

23. *疏肝理气方*　柴胡15克、生地黄15克、白芍15克、枳壳10克、玄参10克、郁金10克、香附10克、茯苓12克。随症加减：肝郁血瘀者，加桃仁、红花、当归；肝郁化火者，加黄连、知母、牡丹皮；肝肾阴虚者，加山茱萸、女贞子、麦冬。每日1剂，水煎服。3个月为1个疗程。谢建芳以上方加减治疗65例消渴病患者，疗效满意。[②]

24. *滋阴健脾汤*　葛根12克、太子参10克、黄芪10克、怀白术10克、苍术10克、丹参10克、茯苓10克、天花粉12克。扶正祛邪，攻补兼施，益气健脾化痰。李莉随机选取30例2型糖尿病患者常规治疗作为治疗组，经患者及家属同意选择30例患者在常规治疗的基础上加上方治疗为观察组。结果：2个月后，糖化血红蛋白值>7%者，治疗组有9例，观察组有7例；4个月后，糖化血红蛋白值>7%者，治疗组有7例，观察组有3例；6个月后，糖化血红蛋白值>7%者，治疗组有10例，观察组有3例。滋阴健脾汤在维持和增加β细胞功能使胰岛素与受体亲和力增强，从而减轻胰岛素抵抗上有一定意义，中医中药在治疗糖尿病方面有很好的疗效。[③]

25. *麦味地黄汤合竹叶石膏汤*　麦冬10克、五味子10克、生地黄10克、山药10克、枸杞子10克、茯苓10克、竹叶10克、石膏30克、葛根30克、天花粉30克、肉苁蓉15克、知母15克。滋补肾阴，润肺清胃。适用于肾阴亏损、肺肾燥热型消渴病。许馨予等以上方治疗20例消渴病患者，疗效满意。[④]

26. *郑伟达经验方*　淮山药30克、黄精15克、黄芪30克、天花粉30克、沙参30克、麦冬10克、玉竹15克、白术15克、玉米须15克、生地黄10克。每日1剂，水煎服。滋阴润肺，养胃生津，健脾益肾。郑伟达以上方治疗2例消渴病患者，疗效满意。[⑤]

27. *汪石山经验方*　热在上焦之上消症，方用四物汤加人参、五味子、麦冬、天花粉、生地黄汁、生藕汁、人乳清热生津；益气养阴热蓄中焦之中消症，方用四物汤加石膏、知母、滑石、寒水石等以降胃火；热伏下焦之下消症，方用四物汤加黄柏、知母、熟地黄、五味子等滋补肾水。[⑥]

28. *黄芪六君子汤*　黄芪、人参、白术、茯苓、甘草、陈皮、法半夏。随症加减：痰湿壅盛证，选用半夏白术天麻汤合二陈汤加减；头痛明显，据循经选用白芷9克、葛根12克、藁本10克；头痛、肢痛、胸痛严重，痛处固定，入夜尤甚，加用炙水蛭5克、炙全蝎5克、土鳖虫5克、九香虫9克、鸡血藤12克、路路通12克；夜寐不宁、梦多纷纭，心烦易怒，加夜交藤30克、炙远志15克、煅龙骨（先煎）15克、煅牡蛎（先煎）15克、酸枣仁15克、合欢花15克、紫贝齿（先煎）15克、百合12克；夹瘀，加用丹参、桃仁、红花、川芎等活血药物。[⑦]

29. *雷烨经验方*　五味子15克、牡丹皮10克、山药25克、生地黄25克、玄参20克、黄芪35克、白术18克、茯苓20克、枸杞子20克、天花粉10克、麦冬15克、黄柏21克、肉桂8克、大黄17克、淫羊藿21克、熟地黄10克、黄连10克。每日2次，早晚各1次，剂量为250毫升，1个疗程30

---

① 董方正，等.滋脾汤治疗2型糖尿病52例[J].中国中医药现代远程教育，2015，13(6)：40-41.
② 谢建芳.疏肝理气中药方治疗消渴病65例临床观察[J].新中医，2015，47(1)：89-90.
③ 李莉.滋阴健脾汤治疗2型糖尿病的临床分析[J].糖尿病新世界，2014，34(24)：9-10.
④ 许馨予，等.麦味地黄汤合竹叶石膏汤加减治疗消渴病体会[J].新疆中医药，2014，32(1)：84.
⑤ 郑东京，郑伟达，等.郑伟达治疗消渴病经验探析[J].世界中西医结合杂志，2014，9(11)：1154-1156.
⑥ 张敏，陈秋，等.汪石山论治消渴经验浅探[J].湖南中医杂志，2014，30(10)：23-25.
⑦ 谢嘉嘉，等.陈福如论治消渴病经验[J].河南中医，2014，34(11)：2100.

天。治疗1～2个疗程。雷烨以上方治疗258例糖尿病患者。结果：显效200例，有效53例，无效5例，有效率98.06%。疗效满意。①

30. 六味地黄汤加减1　熟地黄15克、山茱萸15克、茯苓15克、山药20克、泽泻9克、牡丹皮10克、枸杞子12克、五味子6克。随症加减：烦渴甚者，加天花粉15克、芦根15克、石斛12克；痰多，加贝母10克、瓜蒌12克；热甚，加生石膏30克、黄连3克、酒大黄10克；纳少便溏明显，加莲子肉6克；气虚甚，加人参10克；湿重满闷，加藿香12克、木香12克、砂仁10克；兼胸胁满闷、喜太息等肝郁见症，加柴胡6克、枳实6克、白芍18克，并根据病情调整其用量。每日1剂，水煎服。姜子成将156例糖尿病患者随机分为西医组和中西医结合组各78例。西医组予盐酸二甲双胍0.5克，每日3次口服。中西医结合组在西医组的基础上给予六味地黄汤加减。30天为1个疗程，治疗3个疗程后统计疗效。结果：中西医结合组显效23例，有效48例，无效7例，总有效率91.03%；西医组显效19例，有效41例，无效18例，总有效率76.92%。两组总有效率差异有统计学意义（$P<0.05$）。②

31. 消渴汤1　黄芪30克、天花粉25克、山药15克、生地黄25克、党参15克、牡丹皮15克、茯苓20克、石斛10克、黄柏10克。随症加减：口渴甚，加五味子；小便频数，加山茱萸、益智仁等；伴视物不清者，加枸杞子、菊花、决明子等；眩晕者，加钩藤、菊花等。每日1剂。付慧萍以上方加减治疗70例消渴病患者，痊愈15例，显效32例，有效18例，无效5例。总有效率92.9%。③

32. 加味肾气丸　熟地黄24克、怀山药12克、山茱萸12克、牡丹皮9克、茯苓9克、泽泻9克、附片6克、肉桂3克、生黄芪20克、党参20克、葛根20克、白术15克。随症加减：伴有阴虚火旺，加知母20克、玄参15克；伴有气滞血瘀，加丹参20克、生地黄20克、山楂15克、制首乌15克。吴松涛将110例非胰岛素依赖型糖尿病患者随机分为治疗组58例和对照组52例。对照组单用优降糖片治疗，每次2.5毫克，每日2次。治疗组在对照组的基础上加用加味肾气丸加减。30天为1个疗程，治疗3个疗程。结果：治疗组临床治愈3例，占5.17%；好转50例，占86.21%；未愈5例，占8.62%。总有效率91.38%。对照组无治愈病例；好转10例，占19.23%；未愈42例，占80.77%。总有效率19.23%。经统计学处理，两组总有效率有非常显著性差异（$P<0.01$）。④

33. 自拟方1　陈皮10克、茯苓10克、枳实10克、竹茹10克、黄芪10克、黄连10克、僵蚕10克、瓜蒌皮15克、苍术15克、丹参15克、葛根15克、玄参15克、山药30克、石膏30克、天花粉20克、水蛭（冲服）2克。每日1剂，分3次口服，水煎服。韩爱莲等将61例2型糖尿病患者随机分为超重组32例和非超重组29例。两组均采用上方治疗，服药30剂为1个疗程。结果：超重组的有效率为87.5%，非超重者的有效率51.7%。⑤

34. 何亚兵经验方　山药30克、乌梅30克、焦山楂30克、龙骨（先煎）20克、牡蛎（先煎）20克、莲子20克、大黄15克、川厚朴15克、生地黄15克、玄参15克、麦冬15克、桑螵蛸15克、芡实15克、陈皮15克、枳实10克、益智仁10克、肉桂4克。每日1剂，水煎服。补肾益气，养阴增液。适用于气阴两虚型糖尿病。何亚兵以上方治疗1例糖尿病患者，身体康复如初。⑥

35. 参杞汤　人参、黄芪、枸杞子、玉竹、地骨皮、丹参、赤芍、甘草。随症加减：乏力气短甚者，加白术、山药；五心烦热甚者，加生地黄、知母；下肢浮肿，加茯苓、泽泻；肢体麻木疼痛，加豨莶草；胸闷胸痛，加瓜蒌、延胡索等。每日1剂，水煎服。

---

① 雷烨.中医药治疗糖尿病临床观察[J].中医学报，2013，28(10)：1548-1549.
② 姜子成.中西医结合治疗糖尿病78例疗效观察[J].浙江中医杂志，2012，47(1)：54-55.
③ 付慧萍.中药汤剂治疗消渴病70例临床观察[J].内蒙古中医药杂志，2011，43(16)：44-45.
④ 吴松涛.加味肾气丸配合西药治疗糖尿病58例——附优降糖治疗52例对照[J].浙江中医杂志，2000(5)：194.
⑤ 韩爱莲，等.从痰瘀论治Ⅱ型糖尿病61例疗效观察[J].中医药研究，2000，16(4)：9-10.
⑥ 何亚兵.消渴病治验1例[J].山西中医，2000，16(5)：27.

盛春华等将90例消渴病气阴两虚夹瘀候患者随机分为治疗组60例和对照组30例。治疗组服用参杞汤加减治疗，对照组口服中药糖脉康冲剂治疗。1个月为1个疗程。结果：治疗组总有效率85%，对照组总有效率73.33%。两组比较有显著差异($P<0.05$)。①

36. *龙胆泻肝汤加减*　龙胆草15克、栀子15克、黄芩10克、柴胡15克、生地黄30克、生甘草6克、当归15克、木通3克。随症加减：因消渴尿多，故龙胆泻肝汤去车前子、泽泻，木通用量宜从轻，以防伤津耗液；阴虚烦热者，加知母25克、黄柏15克、龟甲(醋炙)15克，以滋阴清热；胸闷不舒者，加郁金9克、瓜蒌15克，以宽胸开膈；善太息，加木香15克、白芍15克以疏肝解郁；便溏，加白术15克、陈皮10克，以补中健脾；表虚汗多，加黄芪30克、防风15克，益卫固表；口渴甚，加天花粉25克、粉葛根10克、西洋参(另煎和服)10克，以生津止渴；饮食特多者，加玉竹30克、石膏35克，以清胃生津；兼血瘀者，酌加丹参、藏红花等活血化瘀之品。每1～2日1剂，水煎服。连服10剂为1个疗程。任正松以上方加减治疗126例肝胆湿热型糖尿病患者，服药5～10个疗程后，理想控制45例，占35.7%；较好控制62例，占49.2%；一般控制10例，占7.9%；控制差9例，占7.2%。②

37. *二地苦青汤*　地骨皮12克、地锦草15克、苦参15克、青黛(另冲)6克、僵蚕10克、天花粉20克、泽泻20克。随症加减：阴虚明显，加沙参12克、麦冬10克、生地黄12克；燥热明显，加黄连3克、石膏(先煎)30克、知母10克；气虚，加白术10克、黄芪15克、山药12克；血瘀，加鬼箭羽15克、丹参15克、当归10克；阳虚，加制附子6克、肉桂3克、菟丝子12克。每日1剂，水煎服。汪悦等以上方加减治疗50例2型糖尿病患者。3个月为1个疗程。结果：临床治愈5例，显效13例，有效26例，无效6例。总有效率88%。③

38. *芪灵汤*　黄芪20克、天花粉20克、山茱萸15克、山药15克、黄连10克、苍术20克、茯苓20克、丹参25克、威灵仙15克、鸡内金10克。随症加减：早期以阴虚燥热为主者，去苍术、茯苓、威灵仙、鸡内金，加生地黄25克、麦冬10克、枸杞子15克；伴湿热内蕴者，加知母10克、黄柏10克；病久而见血瘀指征者，加地龙10克、王不留行10克等。周奇轩将121例2型糖尿病患者随机分为治疗组61例和对照组60例。治疗组采用芪灵汤加减治疗，对照组采用西医常规治疗。结果：治疗组控制良好33例，控制一般18例，控制不良10例，总有效率83.6%；对照组控制良好36例，控制一般17例，控制不良7例，总有效率88.3%。两组效果比较无统计学差异($P>0.05$)。④

39. *升阳益胃汤加减*　黄芪20克、山药20克、红参须10克、柴胡10克、苍术10克、白术15克、白芍15克、云苓15克、法半夏15克、泽泻15克、葛根15克、陈皮6克、防风12克。随症加减：合并冠心病者，加丹参15克、三七8克；合并白内障者，加蝉蜕6克、木贼10克、密蒙花15克；有风湿样肢体关节痛者，仍用升阳益胃汤中的独活10克、羌活10克。每日1剂，水煎。3个月为1个疗程。吴成江等以上方加减治疗56例2型糖尿病患者。结果：显效20例，有效26例，无效10例，总有效率82.14%。⑤

40. *任毅经验方*　熟地黄20克、山药40克、山茱萸20克、泽泻20克、牡丹皮20克、知母20克、茯苓20克、天花粉20克、女贞子20克、墨旱莲20克、麦冬20克、天冬20克、五味子15克、川芎15克、丹参15克。随症加减：并发高血压，加天马、钩藤、生石决；冠心病，加瓜蒌、薤白、降香；白内障，加菊花、枸杞子；脑血栓，加生黄芪、地龙；皮肤疮疡，加蒲公英、紫花地丁、路路通。每日1剂，每次300毫升，每日2次。任毅以上方加减治疗68例瘀血阻络型糖尿病患者，并设对照组30

① 盛春华，南征，等.参杞汤治疗消渴病气阴两虚挟瘀候的临床研究[J].长春中医学院学报，2000，16(4)：7-9.
② 任正松.龙胆泻肝汤加减治疗消渴126例疗效观察[J].中国乡村医生杂志，2000(12)：30-31.
③ 汪悦，等.二地苦青汤治疗Ⅱ型糖尿病50例临床观察[J].辽宁中医学院学报，2000，2(4)：275-276.
④ 周奇轩.芪灵汤治疗糖尿病61例临床观察[J].北京中医，2000(6)：32-33.
⑤ 吴成江，等.升阳益胃汤加减治疗2型糖尿病56例[J].实用中医药杂志，2000，16(8)：16.

例口服玉泉丸，每次9克，每日4次。两组均以30天为1个疗程，连服2个疗程。结果：总有效率治疗组为91.1%，对照组为80%。经统计学处理，两组比较有显著性差异($P<0.01$)。①

41. 消渴流膏　生黄芪、党参、白术、黄连、佩兰、山茱萸、枸杞子、山药、麦冬、五味子、天花粉、丹参、桃仁、肉桂、熟大黄、蜂蜜等。上药制成流浸膏。每日30毫升，分3次口服。2个月为1个疗程。尹义辉以上方治疗305例非胰岛素依赖型糖尿病患者，总有效率为91.8%。②

42. 三参汤　白人参、紫丹参、鲜海参、麦冬、五味子、细生地黄、山茱萸、怀山药、牡丹皮、云茯苓、川泽泻、北黄精、天花粉、枸杞子、北黄芪、珍珠母。每日1剂，水煎服。高普等以上方治疗76例老年2型糖尿病患者。结果：显效(症状消失，空腹血糖<7.215毫摩尔/升，餐后2小时血糖<8.325毫摩尔/升，24小时尿糖定量<1.665毫摩尔/升，或24小时尿糖定量较前下降>30%)18例，有效48例，无效10例。总有效率为86.84%。③

43. 平消渴方　天花粉15克、生地黄15克、葛根15克、麦冬15克、太子参15克、淮山药30克、五味子6克、山茱萸10克、甘草5克。随症加减：口渴甚，加玉米须、芦根、知母；头晕头痛较甚，加苍耳子、白蒺藜、天麻；血压高，加生牡蛎、杜仲、怀牛膝；气虚，加黄芪、党参；阴虚，加玄参、白芍；身痛瘙痒，加白蒺藜、白鲜皮、金银花；身有溃疡，加黄芪、当归、金银花；周身痛，加黄芪、秦艽、救必应；纳呆，加麦芽、鸡内金；胸闷，加郁金、丹参。④

44. 活血降糖汤　丹参30克、黄芪30克、怀山药30克、赤芍10克、苍术10克、玄参10克、生三七粉3～5克。随症加减：冠心病，加川芎、葛根、瓜蒌壳、薤白、桃仁、红花、延胡索等；高血压，加泽泻、葛根、菊花、天麻、钩藤、夏枯草、珍珠母、磁石、杜仲、桑寄生、川牛膝等；肾病，加肉苁蓉、菟丝子、枸杞子、制首乌、杜仲、桑寄生、巴戟天、淫羊藿等；脑血管病变，加川芎、土牛膝、天麻、水蛭、桃仁、红花、蜈蚣、全蝎等；视网膜病变，加枸杞子、菟丝子、菊花、杜仲、茺蔚子、青葙子、夏枯草、谷精草、密蒙花、木贼、肉苁蓉、制首乌等；高血脂、脂肪肝，加生山楂、制首乌、泽泻、桑椹、谷芽、麦芽等。初期每日1剂，尿糖转阴、血糖正常后2～3日或7日1剂。杨刚以上方加减治疗126例非胰岛素依赖型糖尿病(兼瘀血症)患者，疗效满意。⑤

45. 自拟方2　黄芪15～30克、葛根15～30克、山药15～30克、天花粉15～30克、丹参15～30克、西洋参6～12克(或太子参15～30克、玄参12～24克)、当归9～15克、苍术9～15克、山茱萸9～15克、枸杞子9～15克、沙苑子9～15克。随症加减：气虚甚，加白术、黄精、茯苓；口渴甚，加沙参、麦冬；烦渴多饮，热重，加石膏、知母；小便清长而频，加桑螵蛸、益智仁；瘀血重，加桃仁、红花；纳差，加麦芽、砂仁、鸡内金。每日1剂，水煎服。1个月为1个疗程。治疗期间配合饮食疗法、运动疗法及降糖西药口服，均不用胰岛素。李广浩等以上方加减治疗36例2型糖尿病患者，疗效满意。⑥

46. 降糖汤　枸杞子、陈山茱萸、乌梅、沙苑子、覆盆子、生麦冬、怀山药、玉米须、泽泻、玉竹、桑白皮、白蒺藜、天花粉、木瓜。随症加减：口渴甚，加干石斛、知母；便秘，加大黄、川黄连；消食易饥，加生地黄、生石膏；高血脂，加紫丹参、何首乌；气虚，加生黄芪、巴戟天；四肢麻木，加紫丹参、广地龙；腰酸痛，加川续断、杜仲；脾胃虚寒，加桂枝、淡吴茱萸。每日1剂，水煎服。1个月为1个疗程。治疗期间忌烟酒、茶、甜及辛辣食物，并控制饮食量。李祥松以上方加减治疗120例糖尿病患者，曾有95例服西药降糖药无明显效果。

---

① 任毅.滋阴清热活血化瘀法治疗糖尿病68例[J].中国中医药信息杂志，2000，7(4)：51-52.
② 尹义辉.消渴流膏治疗糖尿病305例[J].山东中医学院学报，1995，19(2)：120-121.
③ 高普，等.三参汤加减治疗老年Ⅱ型糖尿病临床疗效观察[J].中国中医药科技，1995，2(2)：36-37.
④ 钟嘉熙.刘仕昌教授治疗糖尿病经验[J].新中医，1995(1)：11-12.
⑤ 杨刚.益气活血化瘀法治疗糖尿病[J].云南中医学院学报，1995，18(1)：26-28.
⑥ 李广浩，等.益气养阴活血法治疗Ⅱ型糖尿病36例[J].湖北中医杂志，1995，17(1)：17-18.

经服中药开始一周后全部停用西药。用药3个疗程,总有效率94.2%。①

47. 李若钧经验方　天花粉20克、荔枝核15克、石斛10克、玉竹10克、山药10克、白芍10克、扁豆10克、莲子肉10克、佛手10克、玫瑰花10克、代代花10克。随症加减:肝郁火旺,加芦荟、青黛、菊花、黄芩;肺胃燥热,加芦根、栀子、生石膏;阴虚内热,加地骨皮、秦艽、鳖甲、银柴胡;肾阴亏损,加山茱萸、生地黄、牡丹皮、知母;血瘀,加血竭、水蛭、赤芍;气阴两虚,加太子参、黄芪、麦冬、龟甲、五味子、何首乌。每日1剂,水煎服。疗程为2周。李若钧以上方加减治疗61例非胰岛素依赖型糖尿病患者。结果:临床控制12例,显效6例,有效33例,无效10例。总有效率83.6%。②

48. 健脾生津活血汤　生黄芪30克、太子参30克、怀山药30克、丹参30克、生山楂30克、鸡内金15克、北沙参15克、葛根10克、苍术10克、牡丹皮10克。随症加减:口渴多饮,加知母、石膏、天花粉;胃热善饥,加川黄连、石斛、玉竹;多尿,加生地黄、山茱萸、覆盆子;血压高,加桑寄生、怀牛膝;心律失常,加炒酸枣仁、苦参;眼底动脉硬化或出血,加蒲黄、茺蔚子、参三七;冠心病,加川芎、降香。每日1剂,水煎服。20天为1个疗程。刘殿青以上方加减治疗68例糖尿病患者,疗效满意。③

49. 化瘀养阴汤　丹参30克、红花6克、山楂15克、玄参15克、怀山药20克、龙骨20克、牡蛎20克、党参10克、麦冬10克、知母10克、天花粉12克。每日1剂,水煎服。4周为1个疗程。方立成以上方治疗56例2型糖尿病患者。结果:显效28例,有效21例,无效5例,未坚持治疗2例。总有效率87.5%。④

50. 益肾补骨活血方　黄芪20～30克、党参15克、山茱萸15克、山药12克、何首乌12克、枸杞子12克、当归12克、赤芍12克、泽泻12克、牡丹皮12克、天花粉30克、丹参30克、麦冬9克、红花9克、生地黄20克。每日1剂,水煎服。15日为1个疗程,用药3个疗程。郭福新等以上方治疗82例糖尿病患者,总有效率84.2%。⑤

51. 宁糖饮　绞股蓝15克、天花粉15克、葛根15克、焦山楂15克、玄参15克、紫丹参20克、黄芪30克、白茅根30克、苍术10克。每日1剂,水煎服。30日为1个疗程。林如金等以上方治疗32例非胰岛素依赖型糖尿病患者。结果:显效(症状基本消失,空腹血糖降至<7.2毫摩尔/升,餐后2小时血糖<8.3毫摩尔/升,24小时尿糖定量10克)28例,有效4例。半年后复查,未见复发。⑥

52. 健脾降糖饮　生黄芪、白术、山药、葛根、黄精、枸杞子、天花粉等。每日1剂,水煎服。程益春等将130例非胰岛素依赖型糖尿病患者随机分为治疗组100例和对照组30例。治疗组服用健脾降糖饮,对照组服用玉泉丸。4周为1个疗程。结果:经健脾降糖饮治疗后,患者三多一少等症状得到明显的控制,其疗效明显优于对照组。⑦

53. 葛粉六味汤　葛根25克、天花粉20克、生地黄20克、山药20克、泽泻9克、云茯苓12克、山茱萸10克、牡丹皮10克。每日1剂,水煎服。30日为1个疗程。马力行等以上方治疗30例肾阴虚型糖尿病患者。结果:显效20例,有效7例,无效3例。⑧

54. 五倍子汤　黄芪30克、玄参30克、山药20克、益母草20克、五味子15克、太子参15克、葛根15克、生地黄15克、丹参25克、黄连10克、知母10克、五倍子(冲服)5克。随症加减:口渴甚,加生石膏、天花粉;心悸,加生龙骨、生牡蛎、石菖蒲;失眠,加酸枣仁、远志;瘀血,加赤芍、水蛭;皮肤瘙痒,加地肤子、苦参;便溏,加芡实、莲子肉;

① 李祥松.降糖汤治疗糖尿病120例临床观察[J].浙江中医学院学报,1995,19(2):15-16.
② 李若钧.从肝脾论治糖尿病61例临床观察[J].山西中医,1995,11(1):30-31.
③ 刘殿青.自拟健脾生津活血汤治疗糖尿病68例[J].实用中医内科杂志,1995,9(1):28.
④ 方立成.化瘀养阴汤治疗Ⅱ型糖尿病56例临床观察[J].湖南中医学院学报,1994,14(2):20-21.
⑤ 郭福新,陈克忠.益肾补肾活血治疗糖尿病舌质、甲皱微循环、血液流变学变化观察82例分析[J].河北中医,1994,16(6):45-46.
⑥ 林如金,等.宁糖饮治疗非胰岛素依赖型糖尿病32例疗效观察[J].实用中医药杂志,1994(6):16-17.
⑦ 程益春,等.益气健脾法治疗糖尿病的临床与实验研究[J].山东中医学院学报,1994,18(1):21-27.
⑧ 马力行,等.葛粉六味汤治疗肾阴虚型糖尿病30例[J].时珍国药研究,1994(2):10.

视物昏花，加枸杞子、菊花。每日1剂，水煎服。1个月为1个疗程。均停用其他药。桑梅以上方加减治疗65例2型糖尿病患者。结果：临床治愈13例，显效18例，有效31例，无效3例。①

55. 冯建华经验方　白术9～12克、苍术9～12克、茯苓15～20克、陈皮9克、半夏9克、泽泻9～15克。随症加减：脾虚甚，加黄芪、山药；合并冠心病，加瓜蒌、枳实、石菖蒲、丹参；高血压，加天麻、牛膝；胆囊炎，加茵陈、鸡内金；白内障，加菊花、茺蔚子；视网膜出血，加三七粉、墨旱莲；末梢神经炎，加木瓜、鸡血藤、䗪虫；中风后遗症，加黄芪、川芎、赤芍、胆南星；口干渴甚，加天花粉、玄参；多食易饥，加黄连、生地黄；尿频，加覆盆子、益智仁等。每日1剂，水煎服。燥湿化痰，降浊消脂。适用于2型糖尿病属痰湿者。1个月为1个疗程，用2个疗程。冯建华以上方加减治疗36例非胰岛素依赖型痰湿型糖尿病患者。结果：临床缓解3例，显效11例，有效19例，无效3例。总有效率91.70%。空腹血糖治疗前后比较有显著性差异($P<0.01$)。②

56. 加味玉液汤　黄精30克、生黄芪30克、葛根30克、天花粉30克、生地黄20克、肉苁蓉15克、五味子15克、鸡血藤15克、山楂15克。随症加减：腰膝酸软，加枸杞子、巴戟天；肢体无力，加苍术、白术；目干目糊，加菊花、枸杞子；五心烦热、自汗盗汗，加牡丹皮、地骨皮；下肢轻度浮肿，加泽泻、茯苓。每日1剂，水煎服。1个月为1个疗程。周佃渠用上方治疗48例非胰岛素依赖型糖尿病患者(治疗组)，以双盲法选择10例非依赖型糖尿病患者作为对照组。对照组采用降糖灵每日25毫克，每日3次口服，酌情约1周调整1次，极量每日150毫克。结果：治疗组、对照组分别治愈22例、1例，显效19例、3例，好转5例、3例，无效2例、3例；总有效率分别为95.98%、70%，两组比较有统计学差异($P<0.01$)。治疗组空腹血糖、24小时尿糖定量、血清胆固醇、血清三酰甘油治疗前后比较均有显著性差异(均$P<0.001$)。③

57. 益气养阴汤1　党参15克、黄芪15克、天花粉15克、怀山药15克、生地黄15克、茯苓10克、玄参10克、葛根10克、麦冬10克。随症加减：血瘀，加丹参、桃仁、红花；燥热，加生石膏、知母；尿酮体，加黄芩、黄连、竹叶；合并末梢神经炎，加地龙、僵蚕；血压偏高、头晕、视物昏花，加天麻、菊花、枸杞子。张振东等以上方加减治疗114例糖尿病患者，疗效满意。④

58. 自拟方2　黄芪20～30克、当归20克、山药15克、沙参15克、牡丹皮15克、赤芍12克、川芎12克、麦冬12克、甘草6克。每日1剂，水煎服。刘英华等以上方结合西药治疗11例2型糖尿病患者，西药用优降糖每日5～7.5毫克，每日2次；并配合维生素B_1、维生素C、维生素E口服。3个月为1个疗程。结果：治疗后患者糖化血红蛋白、空腹血糖、血浆心钠素3项指标均较治疗前有明显下降($P<0.05$和0.01)，但仍稍高于正常。⑤

59. 消糖灵　西洋参、黄精、黄连、丹参、天花粉、优降糖(7.5毫克/天)等。上药粉碎制成胶囊，每次5粒，每日3次，餐前半小时口服。李文东等以上方治疗160例2型糖尿病患者。结果：显效98例，有效41例，无效21例。总有效率86.9%。⑥

60. 消渴饮　黄芪30克、山药30克、丹参30克、天花粉15克、知母15克、红花10克、川芎10克、淫羊藿10克、三七粉(冲)10克、苦瓜仁(研末冲)10克、人参6克、全蝎(冲)6克。每日1剂，水煎服。30日为1个疗程。李玺以上方治疗46例糖尿病患者。结果：显效18例，有效24例，无效4例。总有效率91.3%。⑦

---

① 桑梅.自拟五倍子汤治疗Ⅱ型糖尿病65例观察[J].河北中医，1994，16(4)：11-12.
② 冯建华.糖尿病痰湿型论治36例小结[J].中国医药学报，1994，9(6)：29-30.
③ 周佃渠，等.加味玉液汤治疗糖尿病48例[J].山东中医杂志，1994，13(12)：550-551.
④ 张振东，等.自拟益气养阴汤治疗糖尿病114例疗效观察[J].四川中医，1994(5)：23.
⑤ 刘英华，等.中西药结合治疗糖尿病及其HbA1c、BG及ANP的变化[J].天津中医，1993(6)：16.
⑥ 李文东，等.消糖灵治疗Ⅱ型糖尿病160例临床分析[J].实用中医药杂志，1993(3)：5-7.
⑦ 李玺.消渴饮治疗糖尿病46例[J].陕西中医，1993，14(10)：436.

61. 消渴粉　正方：黄芪、生地黄、丹参、川芎、优降糖。血糖低于7.8毫摩尔/升者用消渴粉副方（正方去优降糖）。每次10克，每日3次。张燕等将50例糖尿病患者随机分为治疗组24例和对照组26例。治疗组服用消渴粉，对照组服用消渴丸（血糖高于10.2毫摩尔/升者用15粒，血糖高于7.8毫摩尔/升者用10粒，血糖低于7.8毫摩尔/升者用5粒，均每日3次口服）。结果：治疗组与对照组分别显效14例、6例，有效8例、12例，无效2例、8例。总有效率分别为91.6%、69.1%。两组总有效率经统计学处理，有显著性差异（$P<0.05$）。①

62. 水蛭三黄汤　水蛭粉10克、苍术10克、大黄30克、生黄芪30克、生地黄20克、丹参20克、玄参20克、葛根15克、石斛15克。每日1剂，水煎服。王开锋将32例糖尿病患者随机分为治疗组20例和对照组12例。治疗组采用水蛭三黄汤，对照组采用优降糖。治疗3个月。结果：治疗组和对照组分别显效11例、4例，好转6例、3例，无效3例、5例。总有效率分别为85%、58.3%。经统计学处理，两组总有效率有显著性差异（$P<0.05$）。②

63. 圣济茶　黄芪16克、何首乌16克、毛脚鸡30克、人参6克。诸药经炮制、灭菌后，浓缩成颗粒状，分装茶叶滤纸包，每日6包，开水泡茶频频饮服。病情重者可加量服饮。杨文水以上方治疗432例糖尿病、神经衰弱及其他疾病所致的神疲、怠惰、心烦等患者，临床治愈389例，有效43例，总有效率100%。③

64. 逍遥散加减　柴胡10克、当归10克、白芍10克、白术12克、茯苓12克、甘草6克、薄荷6克、生黄芪50克、枸杞子15克。随症加减：纳呆，加鸡内金、生麦芽、生谷芽、砂仁；不寐，加酸枣仁、黄连、肉桂；尿频，加山茱萸、桑螵蛸；有热，加金银花、蒲公英、牛膝；腰痛，加金毛狗脊、桑寄生、杜仲；眩晕，加天麻、钩藤、蝉蜕；眼睑浮肿，加桑叶、菊花；牙龈出血，加仙鹤草；泄泻，加乌梅、山药、芡实；大便干，去白术、茯苓，加玉竹、全瓜蒌。刘岱麟以上方加减治疗60例糖尿病患者。结果：痊愈22例，显效18例，好转14例，无效6例，总有效率90%，疗效满意。④

65. 糖尿康　太子参10克、猪苓10克、黄芪30克、木瓜30克、黄精15克、山药15克、丹参25克、水蛭6克。随症加减：阴虚内热，加黄柏、知母、麦冬、玉竹；瘀血，加红花、桃仁、川芎；气滞，加檀香、佛手。每日1剂，水煎服。15日为1个疗程。于淑芬等以上方加减治疗41例2型糖尿病患者，疗效满意。⑤

66. 益气健脾除湿汤　黄芪30～60克、太子参20～30克、白术20～30克、茯苓20～30克、枸杞子20～30克、怀山药20～30克、丹参20～30克、白芍20～30克、玉米须30克。随症加减：肢冷，加制附子；烦热或低热，加地骨皮、胡黄连；呕恶，加白豆蔻、半夏；蛋白、管型尿，加黄精、石菖蒲、萆薢；下肢麻木疼痛，加木瓜、牛膝。每2日1剂，水煎服。章继才以上法治疗25例糖尿病患者，酌加口服降糖药物10～15日。结果：经治40～60天，临床痊愈16例，好转9例。有效率100%。⑥

67. 梅花三黄汤　乌梅10克、天花粉12克、黄芪30克、黄精15克、黄连3克。随症加减：头晕，加石决明、天麻；心悸，加麦冬、五味子；胸闷，加瓜蒌皮、枳壳；高血脂，加山楂、丹参；皮肤感染，加蒲公英、金银花；皮肤瘙痒，加白鲜皮、紫草；视力减退，加菊花、蚕沙；性功能减退，加杜仲、桑螵蛸；便秘，加麦冬、生大黄；恶心呕吐，加苍术、半夏；尿黄浊有热，加萆薢、车前草。每日1剂，水煎服。徐千里以上方加减治疗130例糖尿病患者，用药30天，显效46例，有效81例，无效3例。总

① 张燕，叶幼咏.消渴粉治疗糖尿病24例疗效观察[J].湖北中医杂志，1993，15(5)：21.
② 王开锋.水蛭三黄汤治疗糖尿病20例临床分析[J].湖南中医杂志，1993，9(6)：2-4.
③ 杨文水.圣济茶的临床应用[J].中医函授通讯，1993(5)：42-43.
④ 刘岱麟.逍遥散加减治疗糖尿病60例[J].时珍国药研究，1993，4(4)：8-9.
⑤ 于淑芬，等.糖尿康方治疗糖尿病Ⅱ型41例[J].陕西中医，1993，14(10)：434-435.
⑥ 章继才.益气健脾除湿汤治疗消渴25例[J].中医函授通讯，1993(5)：44.

有效率97.7%。①

68. 胡桃饮　胡桃(敲破)12枚。胡桃加水750毫升,文火煎至300毫升,去掉硬壳及分心木,将药汤及果肉三等份,饭前30分钟服1份,每日3次。与原降糖药合用2周,待尿糖降至＋～＋＋后渐停原药。吴学勤以上法治疗84例2型糖尿病患者(治疗组),对照组28例予降糖灵每天25毫克,每天3次饭前服。30天为1个疗程。结果:经治2～4个疗程,治疗组与对照组分别显效32例、10例,有效39例、12例,无效13例、6例。总有效率分别为84.5%、78.6%。②

69. 消渴汤2　白芍30克、熟地黄30克、黄芪30克、龙骨30克、牡蛎30克、玄参20克、玉竹20克、山药20克、麦冬15克、墨旱莲15克。随症加减:阴虚燥热型,加地骨皮20克、天花粉20克、知母15克;气阴两虚型,加太子参15克、五味子10克,黄芪加至50克;肾阴亏虚型,加山茱萸10克、枸杞子10克;阴阳两虚型,加山茱萸10克、附子10克、巴戟天10克、菟丝子15克。每日1剂,水煎服。30日为1个疗程。石坚以上法治疗40例非胰岛素依赖型糖尿病患者。结果:临床控制16例,显效11例,有效8例,无效5例。总有效率87.5%。③

70. 猪胰蛇蜗散　猪胰15克、水蛇5克、蜗牛5克、地龙5克。上药共研为末,于饭前半小时用黄芪30克、柿树叶30克煎汤送服。每日3次。1个月为1个疗程。张万能以上方治疗43例非胰岛素依赖型糖尿病患者。结果:临床治愈8例,显效26例,有效15例,无效1例。总有效率98%。④

71. 王志同经验方　黄芪30～60克、生山药20克、生地黄20克、熟地黄20克、天花粉20克、玄参20克、苍术15克、牡丹皮15克、丹参30克、黄连9～15克。随症加减:口干渴明显,加沙参15克、麦冬15克;舌苔黄腻、大便干燥,加生石膏30克、知母12克;尿频明显或尿浊,加益智仁15克、桑螵蛸15克;纳差、乏力、多梦、易汗,加五味子15克、黄精15克、麦芽30克。每日1剂,水煎服。1个月为1个疗程。王志同以上方加减治疗17例2型糖尿病患者(全部病例均在原饮食控制水平及原西药降糖药物治疗的基础上加服中药)。结果:经治1～3个疗程后,临床缓解2例,显效7例,有效6例,无效2例。⑤

72. 李今垣经验方　清半夏20克、白芥子15克、枳实15克、川芎15克、大黄6克、苍术10克。每日1剂,水煎服。治疗2个月。李今垣以上方治疗50例隐匿型糖尿病患者。结果:临床治愈38例,好转5例,无效7例。总有效率86%。⑥

73. 自拟方4　鹿角霜30～50克、生地黄20克、熟地黄20克、生黄芪30克、丹参30克、枸杞子15克、鳖甲(先煎)15克、苍术10克、川芎10克、桃仁10克。每日1剂,水煎服。温肾化瘀。适用于肾阳不足型老年糖尿病。曹开勇等以上方治疗28例糖尿病患者。结果:显效15例,有效11例,无效2例。⑦

74. 滋泉冲剂　生黄芪15克、太子参15克、山药15克、鲜生地黄15克、熟地黄15克、五味子10克、五倍子10克、生龙骨30克、生牡蛎30克。以上为1日量,制成冲剂,每次20克,每日2次口服。1个月为1个疗程。服药期间主食控制在300克左右,停用其他降糖药。朱则如以上方治疗123例糖尿病患者。结果:临床痊愈46例,好转63例,无效14例。总有效率88.6%。⑧

75. 斛乌合剂　川石斛15克、制首乌15克、制黄精15克、大生地黄15克、生黄芪30克、怀山药30克、枸杞子10克、金樱子10克、紫丹参10克、桃仁泥10克。每日1剂,水煎分2次服。或

---

① 徐千里.梅花三黄汤治疗糖尿病130例[J].浙江中医杂志,1993,28(2):58.
② 吴学勤.胡桃饮治Ⅱ型糖尿病84例疗效观察[J].新中医,1993(7):23-25.
③ 石坚.消渴汤治疗非胰岛素依赖型糖尿病40例临床观察[J].天津中医,1993(2):20.
④ 张万能.猪胰蛇蜗散治疗非胰岛素依赖型糖尿病50例[J].云南中医学院学报,1993,16(1):19-20.
⑤ 王志同.中西医结合治疗Ⅱ型糖尿病[J].四川中医,1992(9):22-23.
⑥ 李今垣.从痰论治糖尿病50例临床报道[J].天津中医,1992(3):10.
⑦ 曹开勇,等.温肾化瘀法治疗糖尿病28例报告[J].中医杂志,1992(6):36.
⑧ 抗鹭娃.滋泉冲剂治疗糖尿病疗效观察[J].中医杂志,1992(6):29.

煎至150毫升，加尼泊金1‰以防腐，每次50毫升，每日3次冲服。[①]

76. 协定方　生地黄15克、丹参15克、山药30克、生石膏(先煎)30克。随症加减：阳虚，加附子6克、肉桂6克；阴虚，加知母9克、女贞子30克、墨旱莲12克；气虚，加生黄芪30～80克、党参12克；血虚，加当归30克；毒热，加大黄(后下)15克、胆南星6克、清半夏9克。张庆云等以上方加减治疗60例糖尿病患者。并设对照组26例，用优降糖5毫克，每日2次，饭前半小时口服。结果：治疗组与对照组分别近期治愈40例、3例，好转16例、18例，无效4例、5例；总有效率分别为93.34%、80.8%，两组比较有显著差异($P<0.01$)。[②]

77. 胜甘降糖方　山茱萸30克、五味子30克、丹参30克、黄芪40克。随症加减：阴虚型，合生脉散加减；热盛型，合人参白虎汤加减；气虚型，合升陷汤加味；血瘀型，合降糖活血汤(丹参、赤芍、红花、川牛膝、木瓜、桂枝等)加减；肾虚型，合鹿茸丸加减。服药期间递减原用降糖药及胰岛素至全部停用。1个月为1个疗程。李寿森以上法治疗300例糖尿病患者。结果：显效54例，有效201例，无效45例。有效率为85%。[③]

78. 六味地黄汤加味　熟地黄60克、山茱萸30克、山药30克、泽泻15克、牡丹皮15克、茯苓15克、天花粉40克、石斛15克、砂仁10克。随症加减：口渴症状明显，加芦根；饥饿症状突出，加西洋参、玄参；多尿症状较甚，加五味子、生地黄。另据疾病机制侧重点不同，酌情增减。每日1剂，水煎服。1个月为1个疗程。钟磊等以上方加减治疗65例非胰岛素依赖型糖尿病患者。结果：显效30例，有效28例，无效7例。总有效率89.3%。[④]

79. 克糖灵　西洋参、黄精、葛根、丹参、优降糖(每天7.5毫克)。随症加减：气虚，加黄芪；阴虚，去西洋参，加太子参、玉竹；气阴两虚，加黄芪、天花粉、黄连；阴虚热盛，加知母、黄连、山茱萸；阴虚夹瘀，加生地黄、北沙参、赤芍、王不留行；阴阳俱虚，加桂枝、制附子、山茱萸；视血糖情况，病情轻者去优降糖，病情较重者，加降糖灵每日75毫克。殷志远等以上方加减治疗325例2型糖尿病患者。结果：显效204例(62.8%)，有效60例(18.5%)，无效61例(18.8%)。治疗前后空腹血糖、餐后2小时血糖、24小时尿糖定量比较均有显著差异(均$P<0.01$)。[⑤]

80. 芪葛降糖汤　黄芪30克、葛根25克、天花粉25克、生地黄20克、太子参20克、怀山药20克、玄参15克、丹参15克。随症加减，配合饮食疗法。疗程1～2个月。戴舜珍等以上方治疗42例Ⅱ型糖尿病患者。结果：治愈17例，显效18例，无效7例。总有效率83.33%。[⑥]

81. 益气养阴汤2　生黄芪30～60克、西洋参(或太子参)10克、山茱萸15克、山药30克、玉竹30克、沙苑子30克、地骨皮30克、麦冬花30克、天花粉30克、芦根30克。随症加减：肝肾阴亏、虚阳内扰者，加知母、黄柏、菊花、枸杞子；肾阳虚，加补骨脂、芦巴子、桑螵蛸、淫羊藿、覆盆子、肉桂、附子；肺热伤津，加黄芩、玄参、大黄；肺气虚，加冬虫夏草、百合；肝肾不足、水亏火旺，加生地黄、菊花、枸杞子；肝血不足，加当归、白芍、黄芪；肝郁化火，加炒栀子、牡丹皮、柴胡、郁金；脂肪肝，加赤芍、泽泻、丹参；脾阳虚，加茯苓、干姜、焦白术；胃阴不足，加石斛、玄参、大黄；齿龈出血，加生石膏、蒲黄炭；肝火犯胃，加黄连、吴萸、瓦楞子；心阴不足，加女贞子、石菖蒲、莲子肉；心阳不足，西洋参易高丽参，加茯苓、桂枝；湿热郁阻，加苍术、薏苡仁、车前子、茯苓、黄芩；舌苔白厚黏腻，加干姜；唇舌紫暗，加赤芍、丹参、大黄、刘寄奴；脾肾阳虚，加肉桂、干姜、淫羊藿、焦白术。刘启庭以上方加减

---

① 朱建华.朱良春老中医治疗消渴病的经验[J].江苏中医，1992(7)：1-2.

② 张庆云，等.益气活血，滋阴降火方结合辨证加减治疗糖尿病60例[J].甘肃中医学院学报，1992，9(1)：16-17.

③ 李寿森.以酸胜甘法治疗糖尿病的观察和探讨[J].中医杂志，1992，33(11)：25-26.

④ 钟磊，等.六味地黄丸加味治疗非胰岛素依赖性糖尿病65例[J].湖北中医杂志，1992(2)：20-21.

⑤ 殷志远，等."克糖灵"系列方治疗Ⅱ型糖尿病325例临床观察[J].吉林中医药，1992(6)：7-8.

⑥ 戴舜珍，等.芪葛降糖汤治疗糖尿病Ⅱ型42例临床观察[J].福建中医药，1992，23(3)：12-13.

治疗80例糖尿病患者，疗效满意。[①]

82. *益气滋阴降火法基本方* 生黄芪30克、山药30克、天花粉30克、西洋参(或太子参代)10克、白术15克、生地黄15克、玄参15克、牡丹皮15克、麦冬15克、五味子15克、山茱萸20克。随症加减：有明显势象，加石膏、知母、川黄连；善饥多食，再加熟地黄；小便清长而频、尺脉弱者，选加肉桂、附子、巴戟、桑螵蛸，剂量宜轻；汗多，加龙骨、牡蛎；伴冠心病心绞痛，加瓜蒌、三七、丹参。每日1剂，水煎服。20日为1个疗程，用药3个疗程。谢秉义以上方加减治疗50例糖尿病患者，疗效满意。[②]

83. *滋肾清肝法基本方* 黄芪30克、生地黄30克、山药30克、山茱萸12克、茯苓12克、泽泻12克、栀子12克、当归12克、白芍12克、玄参12克、淫羊藿12克、牡丹皮9克、苍术9克、柴胡9克。随症加减：偏上消，加北沙参、玉竹、麦冬；偏中消，加生石膏、知母；偏下消，加肉苁蓉、龙骨；血糖不降，加生石膏、黄精；白内障，加谷精草、木贼草；高血压，加夏枯草、牛膝、钩藤、菊花、石决明；周围神经炎，加鸡血藤、木瓜；冠心病，加丹参、瓜蒌、薤白、半夏；尿酮体阳性，加黄芩、黄连等。每日1剂，水煎服。30日为1个疗程，用药2个疗程。杨善栋以上方加减治疗70例糖尿病患者。结果：临床痊愈22例，有效24例，好转19例，无效5例。[③]

84. *益气活血汤* 黄芪20克、白术15克、山药10克、太子参12克、葛根15克、丹参20克、桃仁12克、红花15克、益母草12克。每日1剂，水煎服。30天为1个疗程。刘晓明等以上方治疗27例非胰岛素依赖型糖尿病患者1～2个疗程。结果：显效13例，有效11例，无效3例。[④]

85. *复方降糖丸* 生晒参、地骨皮、生地黄、泽泻、维生素B_1、维生素C等。每丸重6克，每日服4丸，分4次服。1个月为1个疗程。王德修以上方治疗288例2型显性糖尿病患者。结果：临床控制173例，显效52例，有效40例，无效23例。总有效率92%。[⑤]

86. *补肾活血法基本方* 山药、山茱萸、熟地黄、金樱子、桃仁、红花、川芎。随症加减：气虚者，加黄芪、白术；阴虚者，加麦冬、知母；阳虚者，加锁阳、淫羊藿；烦渴明显者，加天花粉、桑白皮；易饥善食甚者，加黄连、栀子；伴高血压者，予天麻钩藤饮化裁；伴冠心病者，加服冠心通络丸。每日1剂，水煎服。1个月为1个疗程，一般观察3～6个疗程。肖冰等以上方加减治疗58例糖尿病患者。结果：显效(临床症状消失，血糖和尿糖恢复正常，3年内不复发)38例，占65%；有效(症状明显减轻，血糖或24小时尿糖定量下降达50%以上)16例，占27.6%；无效(治疗3个疗程以上，未见效果)4例，占6.9%。[⑥]

87. *知柏地黄汤加味* 肥知母10克、川黄柏10克、大生地黄(或熟地黄)30克、山茱萸15克、怀山药30克、粉牡丹皮10克、云茯苓10克、泽泻12克、天花粉30克、桃树胶30克。随症加减：肺热炽盛者，加天冬、麦冬、黄连；胃火旺盛者，加生石膏、怀牛膝；肾虚者，加龙骨、牡蛎、桑螵蛸。每日1剂，水煎2次，分服。杨晓兰以上方加减治疗22例糖尿病患者，另吞服消渴丸，每次10粒，每日3次。结果：有效(血糖降至110毫克%，尿糖转阴性，多饮多食多尿症状消失)15例，好转(血糖明显下降，尿糖转阴，三多症状好转)6例，无效1例。[⑦]

88. *愈消汤* 人参10克、黄芪30克、浮萍30克、山药30克、生地黄30克、天花粉30克、枸杞子15克、茯苓15克、白术15克、山茱萸15克。

---

① 刘启庭.专方专药治疗糖尿病[J].时珍国药研究，1992，3(4)：151-152.
② 谢秉义.益气滋阴降火法治疗糖尿病50例[J].江苏中医，1992(5)：13-14.
③ 杨善栋.滋肾清肝法治疗糖尿病70例[J].陕西中医，1992(6)：241.
④ 刘晓明，等.中药治疗非胰岛素依赖型糖尿病27例[J].河北中医，1991，13(5)：11.
⑤ 王德修.复方降糖丸治疗糖尿病288例[J].北京中医杂志，1991(6)：24-25.
⑥ 肖冰，章厚亮.补肾活血法治疗糖尿病58例小结[J].湖南中医杂志，1991(5)：37.
⑦ 杨晓兰.知柏地黄汤合消渴丸治疗糖尿病22例[J].上海中医药杂志，1991(10)：23.

随症加减：尿糖下降缓慢者，加黄精、玄参；血糖下降缓慢者，重用黄芪；尿中出现酮体者，加黄连、白芍；有高血压者，加钩藤、生龙骨、夏枯草；皮肤瘙痒者，加白蒺藜、蝉蜕、僵蚕；口渴症状明显者，加生石膏。每日1剂，水煎服。30天为1个疗程。邱希昌等以上方加减治疗146例非胰岛素依赖型糖尿病患者。结果：治愈(1年内无复发)28例，显效(停药半年内有反复)74例，好转29例，无效15例。总有效率89.8%。[①]

89. *益气养阴汤3*　生黄芪25克、麦冬12克、天花粉15克、沙参15克、五味子10克、益智仁10克、黄连5克、菝葜15克。随症加减：口渴多饮甚，加鲜石斛；多食善饥，加生石膏；多尿为主，加山茱萸、枸杞子；心悸，加龙骨、牡蛎；眼底动脉硬化，加菊花、枸杞子；冠心病，加瓜蒌、丹参、川芎；身发痈疖者，加金银花藤、紫花地丁；高血压，加岗梅、石决明。每日1剂，水煎服。李德伟以上方加减治疗38例糖尿病患者。结果：临床治愈15例，好转20例，无效3例。总有效率92.1%。[②]

90. *生脉胜甘汤*　辽沙参12～15克、玉竹12～15克、麦冬12～15克、五味子12～15克、生地黄30～60克、生石膏20～30克、知母15～30克、天花粉15～30克、乌梅10～12克、山茱萸10～12克、桑螵蛸10～12克、黄连12～15克、生黄芪30～60克。随症加减：胃热，减黄芪，加重石膏、知母量，再加葛根、石斛；气虚，减生地黄，加党参、白术、山药；阴阳两虚，加淫羊藿、仙茅、女贞子、桑椹；血瘀，加桃仁、红花、川芎；合并高血压、视网膜病，加草决明、石斛、川芎；疖肿，加蒲公英、土茯苓、苦参；牙痛，加玄参、牛膝；肢体瘙痒，加鸡血藤、威灵仙。每日1剂，水煎服。适用于非胰岛素依赖型及轻中型患者。30天为1个疗程。治疗期间配合饮食疗法，对胰岛素有依赖者配合服用降糖西药。姜生坤以上方加减治疗63例糖尿病患者，疗效满意。[③]

91. *消渴固本汤*　熟地黄5克、知母10克、枸杞子15克、生地黄20克、麦冬15克、黄柏6克、天花粉20克、牡蛎30克、金樱子20克、山茱萸20克。随症加减：血压高，加杜仲、磁石；眩晕，加菊花、钩藤；胃热，加生石膏；多梦不寐，加酸枣仁、远志；肾阳虚，去知母、黄柏，加制附子、巴戟天、益智仁。每日1剂，水煎服。服药30天。张守仁以上方加减治疗33例糖尿病患者。结果：痊愈11例，显效10例，好转9例，无效3例。总有效率91%。[④]

92. *消渴方*　麦冬、玉竹片、地骨皮、天花粉、生石膏、黄芩、茯苓、人参、升麻、龙胆草、枳实、生姜。随症加减：热重口渴甚者，去生姜、人参，加知母、葛根；肾亏尿频甚者，去生石膏、龙胆草、黄芩，加山茱萸、桑寄生；气虚湿盛者，去生石膏、龙胆草，加黄芪、白术、山药。每日1剂，水煎服。滋阴清热润燥，益气生津止渴。崔泰来以上方加减治疗52例老年糖尿病患者。结果：获临床控制者3例，显效7例，好转28例，无效(治疗4周各项均未见减轻)14例。总有效率73.1%。[⑤]

93. *滋阴固涩分清汤*　天花粉30克、麦冬18克、天冬15克、牡丹皮15克、萆薢15克、太子参15克、益智仁15克、石菖蒲15克、地骨皮20克、百合20克、黄连6克、金樱子12克、生地黄12克、竹叶8克。随症加减：口渴多饮明显，加石膏、石斛；多食善饥，重用黄连，加熟地黄；多尿为主，加山茱萸、桑寄生；心律失常，加酸枣仁、苦参；眼底动脉硬化，加蒲黄、茺蔚子；眼底出血，加三七、墨旱莲；白内障，加磁石；冠心病，加川芎、赤芍；脑梗死，加川芎、郁金；多发性疖痈，加金银花、蒲公英。每日1剂，水煎服。李兆苓以上方加减治疗140例糖尿病患者，疗效满意。[⑥]

94. *玉液汤*　黄芪60克、怀山药60克、天花粉30克、知母15克、鸡内金15克、葛根15克、五

---

① 邱希昌，等.愈消汤治疗糖尿病146例疗效观察[J].湖南中医杂志，1991(5)：2－3.
② 李德伟.益气养阴汤治疗糖尿病38例[J].湖南中医杂志，1991(4)：38－39.
③ 姜生坤.生脉胜甘汤为主治疗糖尿病63例[J].陕西中医，1991，12(2)：55－56.
④ 张守仁.消渴固本汤治疗糖尿病33例[J].山东中医杂志，1991，10(2)：24.
⑤ 崔泰来.老年人糖尿病52例临床分析[J].中医药研究，1991(2)：40－41.
⑥ 李兆苓.滋阴固涩分清汤治疗糖尿病140例[J].河南中医，1991，11(2)：14.

味子10克。随症加减：肺热，加地骨皮；胃火偏旺，加生地黄、石膏；肾虚，加菟丝子、枸杞子。每日1剂，水煎服。3日为1个疗程。李双贵等以上方加减治疗50例糖尿病患者。结果：临床治愈24例，显效14例，有效8例，无效4例。总有效率92%。①

95. 糖尿丹　当归、川芎、赤芍、丹参、山楂、鸡内金、麦芽、神曲、何首乌、生地黄、麦冬、白术、茯苓、西洋参、人参、北黄芪、党参、蒲公英、败酱草、大青叶、枸杞子、玉竹、杜仲、淫羊藿、菟丝子等32味。随症加减：肝阳上亢，加柴胡、龙胆草、珍珠粉；阴虚内热、血压增高，加野菊花、石决明；肾功能衰退，加益母草；肾虚阳痿，加吉林鹿茸；有过敏性皮炎，加广西蝉蜕；参类的使用是有内热口干用西洋参，怕冷阳虚用人参，上焦下冷、阴阳两虚各用参半。②

96. 益气养阴丸　红参5千克、生地黄10千克、黄芪10千克、地骨皮5千克、山茱萸5千克、天花粉5千克。上药共研细末，制成蜜丸，每丸10克，每次2丸，1日3次，饭前服。肖玉珍等以上方治疗249例2型糖尿病患者，其中阴虚热盛34例，气阴两虚173例，阴阳两虚22例。结果：治疗2个月后，显效69例，占27%；有效141例，占57%；无效40例，占16%。有效率84%。③

97. 定消渴系列方　定消渴Ⅰ号：川黄连。上药加工成粉末，装胶囊，每粒0.25克，每日3次，每次0.5克。定消渴Ⅱ号：川黄连粉30克、黄芪粉30克。上药混匀，装胶囊，每粒0.25克，每日3次，每次4粒。定消渴Ⅲ号：党参30克、山药30克、山茱萸30克、天花粉30克、麦冬15克。水煎，浓缩成60毫升，为1日量，分2次口服。孙玉芝等将145例糖尿病患者分3组治疗。1组为纯西药组30例；2组为单服中药组30例，首先用定消渴Ⅰ号，后依病情加用或改用Ⅱ号、Ⅲ号；3组为中西医结合组85例，开始用西药降糖药和定消渴Ⅰ号，后依病情服用Ⅱ号、Ⅲ号。结果：西药组、中药组、中西医结合组总有效率分别为83.3%、80%、95.3%。④

98. 李天麟经验方　太子参50克、乌梅30克、黄芪15克、熟地黄15克、麦冬10克、白芍10克、天花粉10克、百合10克。随症加减：阴虚热浮者，加地骨皮、石膏、麻子仁、生地黄、牡丹皮、木通；阴阳俱虚，加附子、肉桂、怀山药、桑寄生、怀牛膝。每日1剂，水煎服。30天为1个疗程。李天麟以上方加减治疗22例糖尿病患者，满1个疗程者12例，满2个疗程者5例，2个疗程以上者5例。结果：显效6例，有效11例，无效5例。总有效率77.27%。⑤

99. 抑肝消渴饮　生白芍30克、生龙骨30克、生牡蛎30克、熟地黄30克、玄参20克、玉竹20克、生山药20克、麦冬15克。随症加减：阴虚热盛，加生石膏；气阴两虚，加生黄芪、墨旱莲；阴阳俱虚，加山茱萸、制附子。⑥

100. 玉液汤化裁　生山药30克、黄芪25克、知母15克、生鸡内金15克、五味子12克、天花粉30克、粉葛根15克。随症加减：偏于肺卫气虚，加用玉屏风散，重用生黄芪30克、白术20克、防风10克；邪热郁肺伤阴，加石膏15克、冬虫夏草9克；脾虚湿阻，加藿香30克、佩兰30克、薏苡仁30克、生白术15克；化热灼津耗气，加栀子9克、石斛15克、太子参15克，知母重用至25克；偏下元虚惫甚，加山茱萸15克、覆盆子20克、桑螵蛸30克、益智仁15克。张振思等以上方加减治疗60例糖尿病患者，根据1979年全国糖尿病会议制定标准，显效29例，有效25例，无效6例。⑦

101. 降糖消渴汤　生黄芪、天花粉、生熟地

① 李双贵，等.玉液汤治疗糖尿病50例[J].陕西中医，1991(2)：56.
② 古龙飞.泰国新法中医论治糖尿病[J].四川中医，1991(12)：52-53.
③ 肖玉珍，等.益气养阴丸治疗Ⅱ型糖尿病249例[J].北京中医杂志，1991(6)：27-28.
④ 孙玉芝，等.中西医结合治疗糖尿病145例临床分析[J].河北中医，1990，12(5)：42-44.
⑤ 李天麟.益气养阴法治疗糖尿病[J].云南中医杂志，1990，11(3)：21-22.
⑥ 孙传庆.抑肝法为主治疗糖尿病[J].中医药研究，1990(1)：30.
⑦ 张振思，等.玉液汤化裁治疗糖尿病60例疗效观察[J].河南中医，1990，10(6)：22.

黄、山茱萸、枸杞子、石斛、桑螵蛸、露蜂房、蚕蛹、珍珠母、蛤壳、白芍、茯苓等。水煎服。60天为1个疗程。范爱群以上方治疗180例糖尿病患者。结果：治愈38例，显效68例，有效51例，无效23例。总有效率87.2%。①

102. *参麦六鲜饮*　西洋参、麦冬、鲜天花粉、鲜葛根、鲜茅根、鲜藕、鲜梨、鲜橘、大生地黄、生山药、乌梅肉、肥知母、鸡内金，病至后期加肉桂。张荣国以上方治疗100例糖尿病患者。结果：临床治愈64例，有效32例，无效4例。总有效率96%。②

103. *三消汤*　天花粉15～30克、葛根15～30克、生地黄(或熟地黄)15～30克、玄参15～30克、丹参15～30克、山药15～30克、生石膏15～50克、黄芪15～50克、苍术10～20克、黄柏10～20克、知母10～20克、泽泻10～20克、麦冬10～20克、五味子10～20克。随症加减：气阴两虚型，重用黄芪、山药，酌加黄精、太子参、人参；肾阳虚，去生石膏，酌减清热药量，酌加制附子、肉桂、干姜、淫羊藿等；血糖下降缓慢，重用苍术、玄参，加黄连、玉竹、乌梅；轻度酮症，加黄芩、黄连。每日1剂，水煎服。15天为1个疗程。申健以上方加减治疗356例糖尿病患者。结果：近期治愈(症状消失，指标正常，随访3～6个月未复发)41例，占11.5%；显效(临床症状消失，空腹血糖降至140毫克%以下停药后有反复)64例，占18%；有效213例，占60%；无效38例，占10.5%。总有效率89.5%。③

104. *健脾方*　人参(或党参27克)9克、陈皮9克、黄芪30克、茯苓30克、山药30克、白术15克、甘草12克。随症加减：并发血管病变者，加丹参30克、桃仁12克；并发皮肤感染者，加苦参18克、黄柏12克；另可根据病情适当加减。水煎服或制成散剂服用。刘冰以上方加减治疗54例糖尿病患者。结果：理想控制(空腹血糖＜110毫克%，餐后2小时血糖＜130毫克%，口服葡萄糖耐量试验恢复正常)9例，较好控制(空腹血糖＜130毫克%，餐后2小时血糖＜150毫克%，口服葡萄糖耐量试验明显好转)23例，一般控制9例，控制不佳3例。总有效率94.6%。④

105. *补阴固涩汤*　生地黄20克、玄参20克、牡丹皮20克、枸杞子18克、山茱萸15克、天花粉30克、黄芪30克、龙骨30克、牡蛎30克、莲须20克、五味子10克。随症加减：多食易饥，形体消瘦，便干，苔黄，脉滑实，去黄芪、龙骨、牡蛎，加黄连6克、知母15克、火麻仁15克；尿液混浊如膏脂，加益智仁15克、桑螵蛸20克；药后血糖不降，加红参8克。每日1剂，水煎服。袁彩华以上方加减治疗60例糖尿病患者，疗效满意。⑤

106. *补阳还五汤*　生黄芪60克、赤芍20克、当归12克、川芎15克、地龙15克、桃仁10克、红花10克，另酌情加入全蝎6克、蜈蚣1条、丹参15克、生地黄12克、玉竹12克。每日1剂，10天为1个疗程，观察3个疗程。魏江磊用上方治疗30例糖尿病患者，显效12例，有效14例，无效4例。有效率86.7%。⑥

107. *清热止消丸*　天花粉、葛根、玄参、生地黄、黄芩、栀子、麦冬、知母、白芍、木香、厚朴等。以上诸药共为细末，制成水丸。每包12克。轻者每次服1/2包，每日2次；重者每次服1包，每日2～3次，饭后温水服。景录先用上方治疗100例2型糖尿病患者。结果：显效率37%，有效率52%，无效率11%。⑦

108. *消渴汤3*　泽泻12克、玉竹12克、沙苑蒺藜12克、山药15克、桑白皮15克、枸杞子15克、玉米须9克。每日1剂，水煎，分2次服，服药7剂为1个疗程，忌食生冷、辛辣及萝卜、羊肉。向伯茂用上方治疗100例糖尿病患者，除2例因患

①～②　陈瑞春.中医治疑难病有能为力——首届全国中医疑难病学术研讨会论文综述[J].江西中医药，1989(5)：54－56，封底.
③　申健.三消汤治疗糖尿病——附356例疗效观察[J].湖南中医杂志，1989(3)：7－8.
④　刘冰.健脾药降血糖作用的临床观察——附54例病案报告[J].四川中医，1989(11)：9.
⑤　袁彩华.补阴固涩汤治疗糖尿病60例[J].广西中医药，1989(3)：18.
⑥　魏江磊.补阳还五汤治疗糖尿病30例疗效分析[J].浙江中医杂志，1989(4)：178.
⑦　景录先.清热止消丸为主治疗Ⅱ型糖尿病100例[J].北京中医学院学报，1989(6)：26.

感冒中断服药影响疗效外，其余98例服药1～2个疗程后，均获痊愈。[①]

109. 朱秀锋经验方　(1) 降糖1号：黄芪、玄参、麦冬、生地黄、石斛、石膏、天花粉、五味子、玉竹、山茱萸、枸杞子、龟甲、黄连。随症加减：属上消者，重用天花粉、生地黄、麦冬；属中消者，重用石膏、黄连、加山药；属下消者，减玄参、生地黄、麦冬、黄连，加熟地黄、附子、肉桂、巴戟天、肉苁蓉；视物模糊者，重用枸杞子，加入蒺藜；阴虚阳亢者，加石决明、白芍；有瘀象者，加丹参、川芎、益母草。每日1剂，水煎服。3个月为1个疗程。(2) 降糖丸：鸡胰(熔干研末)50个、鸭胰(熔干研末)50个、人参20克、龟甲30克、知母50克、石膏100克。上药共为细末，装入胶囊，每粒0.5克，每日服3次，每次10粒。2个月为1个疗程。朱秀锋以降糖1号和降糖丸治疗32例糖尿病患者。结果：空腹血糖基本正常，尿糖阴性或24小时在5克以下，1个疗程后获效者12例，2个疗程14例，3个疗程4例，无效2例。有效率94%。[②]

110. 加味桃核承气汤(片)　大黄6～12克、桂枝6～12克、桃仁9～12克、玄明粉3～6克、甘草3克、玄参12～15克、生地黄12～15克、麦冬12克、黄芪30～45克。随症加减：气虚重者，重用黄芪；阳虚，重用生地黄；阴虚有热者，去桂枝，加知母、地骨皮；脾虚者，加苍术、怀山药；肾阳虚者，桂枝改肉桂，加附子；尿多者，加山茱萸；眼底出血者，加赤芍、牡丹皮；周围神经炎者，加鸡血藤、忍冬藤、防风。每日1剂，水煎服；片剂每日3次，每次8～10片。30天为1个疗程。熊曼琪等以上方加减治疗20例糖尿病患者。结果：有效率90%，其中显效11例(55%)，有效7例，无效2例。[③]

111. 六味地黄汤加减2　熟地黄15克、怀山药20克、茯苓15克、泽泻10克、山茱萸15克、石斛20克、天花粉15克、麦冬10克、北沙参15克、怀牛膝10克。随症加减：伴腰痛酸软，下肢有冷感，少腹拘急者，加肉桂5克、附子10克；伴形寒肢冷，面色㿠白，腰膝或少腹冷痛者，加党参12克、白术15克、巴戟天10克；消渴日久，肾气不固者，加五味子10克、桑螵蛸10克、龙骨20克。每日1剂，水煎服。20天为1个疗程。王洪新以上方加减治疗53例消渴病患者。结果：显效(多饮、多食、多尿诸证消失)46例，好转(三多症状较治疗前好转)5例，无效(治疗前后无明显变化)2例。[④]

112. 桑梅七子饮　桑叶50克、乌梅20克、菟丝子20克、覆盆子20克、枸杞子15克、女贞子15克、沙苑子15克、五倍子10克、五味子10克。随症加减：兼雀盲失明者，加青葙子、谷精草、菊花、决明子；疮疡，加金银花、连翘；消谷善饥者，加石膏、知母；全身瘙痒，加白蒺藜、地肤子；大便干，加火麻仁；血糖不降，加黄芪、熟地黄。每日1剂，水煎服。张彦俊以上方加减治疗糖尿病20例患者。结果：治愈9例，显效6例，有效4例，无效1例。[⑤]

113. 消三多汤(人参白虎合黄连阿胶化裁)　人参5克(用党参倍量)、知母10克、生石膏30克、黄连9克、阿胶9克、天花粉9克、白芍15克、山药15克、黄精15克、何首乌15克、麦冬9克、地骨皮9克、鸡子黄2枚。随症加减：偏上消者，加百合9克、乌梅9克；偏中消者，重用生石膏至50克，知母至15克；偏下消者，重用山药至30克、麦冬至25克，另加枸杞子15克、山茱萸9克、墨旱莲30克。乔保钧等以上方加减治疗50例糖尿病患者。结果：显效23例，有效21例，无效6例。[⑥]

114. 降糖消渴饮　天花粉50克、生山药15克、麦冬15克、沙参20克、知母10克、五味子15克、生地黄15克、牡蛎15克。随症加减：阴阳两

① 向伯茂.自拟消渴汤治疗糖尿病100例[J].浙江中医杂志，1988(2)：79.
② 朱秀锋.中医药治疗糖尿病32例临床报告[J].吉林中医药，1988(3)：18.
③ 熊曼琪，等.加味桃核承气汤(片)治疗糖尿病临床疗效观察[J].新中医，1988(4)：39，53－55.
④ 王洪新.六味地黄汤加减治疗消渴53例[J].湖北中医杂志，1987(3)：14.
⑤ 张彦俊.桑梅七子饮加减治疗糖尿病20例[J].河北中医，1987，9(5)：37.
⑥ 乔保钧，等.白虎人参汤合黄连阿胶汤化裁治疗糖尿病50例疗效观察[J].河南中医，1987，7(5)：33－34.

虚，加用桂附八味丸；肾阳虚，加用菟丝子、附子、肉桂、仙茅；肾阴虚，加玄参、枸杞子、龟甲；胃热，加石膏、黄连；胃阴虚，加石斛；偏血瘀，加鸡血藤、益母草、桃仁、川芎、赤芍；并发疮疖、痈疽，加牡丹皮、蒲公英、金银花；癣，加苦参、地肤子；口疮、舌炎、牙龈肿痛，加黄连、竹叶、生石膏，并用儿茶漱口；疼痛，加乳香、没药；咽喉痛、咳嗽，加黄芩；内障眼疾、青盲，加谷精草、菊花；眼底出血，加大小蓟、三七；耳鸣耳聋，加六味地黄丸或龙胆泻肝丸；高血压，加夏枯草、石决明、牛膝；胸痹心痛，加丹参、天竺黄、郁金等；心悸，加琥珀、珍珠母；呕吐、恶心、腹胀，加半夏、竹茹、厚朴、枳壳；尿频失禁，加桑螵蛸、覆盆子；滑精、盗汗，重用知母、黄柏；经闭，加当归、鸡血藤、益母草；肢麻，加鸡血藤、忍冬藤；肢体疼痛，加片姜黄；合并糖尿病神经痛，加用桂枝芍药知母汤浸膏(桂枝、芍药、干姜、大枣、甘草按 4∶4∶4∶4∶2 的比例配成)；多发性神经炎，加木瓜、丹参、鸡血藤、赤芍；足跟痛，加用青黛、木瓜。刘坤范以上方加减治疗 103 例各型糖尿病患者，有效率为 89%。①

115. 张孟林经验方　炒苍术 20～40 克、炒白术 15～30 克、淮山约 30～50 克、生黄芪 30～50 克、生地黄 20～40 克、熟地黄 15～30 克、玄参 15～30 克、北沙参 30～40 克、玉竹 20～40 克、五味子 15～25 克、桑螵蛸 10～15 克。随症加减：渴重，重用沙参；饥盛，重用生地黄；尿多，重用桑螵蛸；血糖高，重用玄参；尿糖高，重用五味子；胃热化火生痈，略加连翘、野菊花；脾阴不能滋肺而生肺痨，加鱼腥草、百部、白及；水肿，略加茯苓、党参、泽泻；肝肿大，加桃仁、鳖甲、丹参；视力减退，加夜明砂、谷精草、枸杞子；目出血，加女贞子、墨旱莲、太子参；脾虚致泻，加黄连、薏苡仁；脾虚生痰、血脂过高，加山楂、何首乌；脾虚心虚、心悸失眠，加酸枣仁、阿胶等。每日 1 剂，煎 3 次代茶饮。张孟林以上方加减治疗 80 例糖尿病患者。结果：服药 10 剂，血糖、尿糖下降者 41 例，转为正常者 39 例。②

116. 降糖益心丸　炒苍术、甘草、丹参、怀牛膝、桑寄生、炒白芍、川芎、炙五味子、蒲公英、黄精、泽泻、黄连、山药、白术、生地黄、玄参、薏苡仁(炒)、柴胡、牡丹皮、枸杞子、麦冬、葛根、红参须。上药制成水丸，每日 3 次，每次 20 丸，饭后口服。王文林以上方治疗 113 例糖尿病患者。结果：平均治疗 74.4 天，最长 6 个月，最短 4 天。基本痊愈 23 例，显效 26 例，有效 46 例，无效 18 例。总有效率 84.1%。③

117. 施今墨经验方　黄芪、山药、苍术、玄参、生地黄、熟地黄、麦冬、党参、五味子。随症加减：属虚热者，施氏习用白芍、五味子、生地黄、熟地黄、麦冬、玄参、乌梅等；属实热者，投以三黄石膏汤；邪实正虚，在大量应用石膏、知母的同时，常佐西洋参；若糖尿病二阳结热蕴毒盛者，施氏常用绿豆衣伍薏苡仁；渴饮无度，用增液汤合生脉散加石斛等治之；饮一溲二，常用黄精、玉竹、山茱萸、枸杞子、肉苁蓉、菟丝子、续断、熟地黄等；证属阴寒，则用肉桂、附片、青娥丸等；阴虚血热瘀阻，宜用丹参、牡丹皮、生地黄；气虚，重用黄芪、山约；阴虚，宜增液汤和生脉散为主；气阴两伤，宜补气健脾和滋阴养液药同用。④

118. 降糖甲片　太子参、生黄芪、黄精、生地黄、天花粉。每片含生药 2.3 克，每日服 3 次，每次 6 片。3 个月为 1 个疗程。张鸿恩等以上方治疗 405 例糖尿病患者。结果：显效 194 例，良效 116 例，无效 95 例。有效率 81.4%。⑤

119. 消渴汤 4　沙参 20 克、山药 20 克、玄参 30 克、熟地黄 30 克、枸杞子 30 克、石斛 30 克、玉竹 30 克、丹参 30 克、天花粉 30 克、麦冬 15 克、益智仁 15 克、乌梅 10 克、芡实 10 克、知母 10 克。随症加减：血糖不降，苔黄少津，加生石膏；多发性疖肿，加金银花、连翘、蒲公英；尿中出现酮体，

① 刘坤范.治疗糖尿病的点滴体会[J].辽宁中医杂志，1987(12)：18-19.
② 张孟林.从脾胃论治糖尿病[J].中医药学报，1987(3)：9，22.
③ 王文林.降糖益心丸治疗糖尿病临床疗效观察[J].天津中医，1987(1)：20-21.
④ 李育才，等.施今墨先生治疗糖尿病的经验[J].辽宁中医杂志，1986(4)：5-7.
⑤ 张鸿恩，等.降糖甲片治疗成人糖尿病的临床报告[J].中医杂志，1986(4)：37-39.

加黄芩、黄连；皮肤瘙痒，加白鲜皮、蝉蜕、蛇蜕；心悸失眠，加酸枣仁、五味子、柏子仁；腰痛，加桑寄生、川续断、金毛狗脊；白内障，加谷精草、夏枯草；血压高，加菊花、钩藤、牛膝、石决明；长期低热，加白薇、地骨皮、银柴胡；尿频、尿急、尿痛等泌尿系感染症状，加萹蓄、瞿麦、甘草梢、生栀子等。杨亚各用上方加减治疗74例糖尿病患者，经治疗3个月后，临床痊愈（血糖尿糖正常，症状消失）10例，有效（血糖下降20～60毫克，尿糖下降但未转阴、症状改善）39例，好转（血糖、尿糖下降，症状减轻）20例，无效5例。①

120. 天花散加减　天花粉30克、生地黄30克、麦冬15克、五味子15克、葛根15克、甘草3克、粳米少许。随症加减：肺胃阴虚燥热型，加乌梅15克、玄参15克、知母12克、汉防己10克、生石膏30克（先煎15分钟）；肺肾阴虚型，加鳖甲10克、生龟甲10克、盐黄柏10克、肥知母10克、天冬15克，待诸症缓解后早、晚兼服六味地黄丸；肺胃燥热兼湿热型，去五味子、甘草，加黄芩9克、栀子9克、木通6克、柴胡9克、滑石15克、茵陈（后下）10克，便干者加大黄（后下）3克；阴阳虚衰型，加覆盆子10克、鹿角霜10克、沙苑子10克、盐杜仲10克、炒菟丝子10克、党参12克、黄芪15克，配合桂附地黄丸早、晚服用。水煎服。闻永淑以上方加减治疗36例消渴症患者，疗效满意。②

121. 人参降糖丸　（1）黄芪、麦冬、天花粉、熟地黄、地骨皮、山药、生石膏、玉米须、云茯苓各等份。（2）人参、知母、甘草各等份。将上药以（1）∶（2）＝2∶1之比配制，烘干为细末，装胶囊，每丸0.5克。每次8丸，每日服3次，饭前1小时温水送下。1个月为1个疗程，连续观察3个月。刘芳森等以上方治疗30例糖尿病患者。结果：显效9例，有效10例，无效11例。③

122. 降糖散　（1）黄连降糖散：黄连1份、人参1份、天花粉2份、泽泻2份。上药共为细粉，每次服3克，每日服3次。开水送服或淀粉纸包服。刘士杰以上方治疗65例糖尿病患者。结果：临床治愈11例，好转51例，无效3例。有效率95%。（2）地精降糖散：生地黄2份、黄芪2份、黄精2份、泽泻1份、黄连1份、人参1份、地骨皮1份。上药共为细粉，每次服5克，每日服3次。刘士杰以上方治疗48例糖尿病患者。结果：好转29例，无效19例。有效率60%。④

123. 甘露消渴胶囊　生地黄、熟地黄、党参、菟丝子、黄芪、麦冬、天冬、玄参、山茱萸、当归、茯苓、泽泻等。随症加减：对虚热偏盛者或时值盛暑，可用石膏30克，煎汤送服胶囊，或加用黄连1克泡水服；舌赤者，加青黛3克冲服。每日3次，每次1.8克。3个月为1个疗程。安邦煜等以上方加减治疗102例糖尿病患者（绝大多数患者症状消失或好转，血糖平均下降45.68±4.5毫克%）。结果：显效30例，有效57例，无效15例。总有效率85.3%。⑤

124. 玉液汤加味　生山药30克、黄芪15克、党参15克、知母15克、麦冬10克、天花粉10克、鸡内金10克、葛根5克、五味子5克。每日1剂，水煎2次，分服。随症加减：并发疮疖者，加鱼腥草；伴夜盲者，加苍术、玄参；兼肺结核者，加冬虫夏草、女贞子、墨旱莲。刘延卿用上方加减治疗25例糖尿病患者，显效18例，有效5例，无效2例。⑥

125. 降糖舒心灵　炒苍术1.25千克、甘草2.75千克、丹参1.75千克、怀牛膝0.75千克、桑寄生1.25千克、炒白芍1千克、川芎1千克、炙五味子2.25千克、蒲公英2.25千克、黄精1.5千克、黄连1千克、山药1.25千克、炒白术1千克、生地黄1.5千克、泽泻1千克、玄参1.25千克、薏苡仁（炒）1.25千克、柴胡1千克、牡丹皮1千克、枸杞

① 杨亚各.消渴汤治疗糖尿病74例[J].浙江中医杂志，1986(12)：554.
② 闻永淑.加减天花散治疗消渴证36例[J].四川中医，1986(8)：54.
③ 刘芳森，等.人参降糖丸治疗糖尿病30例疗效观察[J].河南中医，1986(5)：12－13.
④ 刘士杰.两方降糖散治疗糖尿病113例比较分析[J].中医杂志，1985(12)：40.
⑤ 安邦煜，等.甘露消渴胶囊治疗非胰岛素依赖型糖尿病102例临床观察[J].中医杂志，1985(6)：31－32.
⑥ 刘延卿.玉液汤加味治疗糖尿病25例[J].浙江中医杂志，1985(3)：138.

子1.25千克、麦冬1.05千克、葛根1.05千克、红参须0.75千克、生石膏1.25千克、茯苓1.25千克、熟地黄1.5千克、淫羊藿1.05千克、黄芪6.5千克、丹参1千克、石斛1千克、当归1.25千克、制山茱萸1.25千克、知母1.25千克、沙参1.25千克、天花粉1.5千克、黄芩1.5千克。制成片剂。每片含生药量1克，每日3次，每次6～8片，饭后服，连服6周为1个疗程。傅长岐等以上方治疗40例糖尿病患者。结果：临床基本治愈4例，显效7例，有效18例，无效11例。总有效率72.5%。①

126. 活血片和养阴片 活血片：卫茅、丹参、蒲黄、当归、虎杖、茺蔚子。上药按一定比例配方制成片剂，每片含生药3克。养阴片：黄芪、黄精、生地黄、麦冬、石斛、玉竹。上药按一定比例配方，制成片剂，每片含生药3克。每日3次，每次5片，3个月为1个疗程。邵启惠等将120例糖尿病患者分为活血养阴组49例、养阴组35例和西药对照组36例。三组均以饮食控制和口服降糖药(D860为主)为基础，活血养阴组加服活血片和养阴片，养阴组加服养阴片。结果：活血养阴组、养阴组、西药对照组总有效率分别为77.6%、65.7%、61.1%。②

127. 抑糖汤1 生石膏30克、生山药30克、麦冬20克、天花粉20克、熟地黄20克、石斛15克、萆薢15克、芡实15克、覆盆子15克、菟丝子15克、桑螵蛸15克、益智仁10克、五倍子6克。水煎服。田永淑等用上方治疗215例糖尿病患者，总有效率为70%。③

128. 抑糖汤2 生石膏30克、生山药30克、麦冬20克、天花粉20克、熟地黄20克、石斛15克、萆薢15克、芡实15克、覆盆子15克、菟丝子15克、桑螵蛸15克、益智仁10克、五倍子6克。随症加减：久病体虚，加党参15克、黄芪20克、枸杞子15克；口渴重，加大天花粉、麦冬用量，加山茱萸20克；饥饿感甚者，熟地黄用至60克；发疖肿者，加金银花10克、连翘10克、蒲公英10克、紫花地丁10克。每日1剂，水煎服。田永淑等以上方加减治疗215例糖尿病患者。结果：治愈62例，好转88例，无效65例。有效率70%。④

129. 益气养阴汤4 党参50克、生熟地黄各25克、地骨皮20克、泽泻20克、丹参20克、枸杞子20克。随症加减：偏热盛者，加天花粉20克、知母15克；偏气虚者，加黄芪25克、白术20克；兼有阳虚者，酌加附子5克、肉桂5克。水煎服。滕岳明等以上方加减治疗50例非胰岛素依赖型糖尿病患者。结果：显效12例(24%)，有效29例(58%)，无效9例(18%)。有效率为82%。⑤

130. 糖尿病一号合剂 生熟地黄各3千克、菟丝子6千克、川黄连0.15千克、天冬1.5千克、麦冬1.5千克、玄参1.5千克、大腹皮1.5千克、茯苓1.5千克、知母1.5千克、五味子1.5千克、山茱萸1.5千克、党参6千克、黄芪6千克、生石膏3千克。随症加减：阳明热盛甚者，先予白虎汤加减，待阳明热盛缓解后再继用糖尿病一号合剂；阳虚者，加用金匮肾气类，其中桂枝、附子每剂用至10克与合剂兑服；合并高血压者，加杜仲、牛膝，煎后与合剂兑服；冠心病者，加活血通脉片等。上药制成浓缩合剂(每毫升含生药1克)，每日3次，每次50～90毫升，饭前半小时服，3个月为1个疗程。郭玉英以上方加减治疗33例糖尿病患者。结果：显效11例，有效12例，无效10例，总有效率69.69%。⑥

131. 加味玉泉散 葛根10克、天花粉12克、粉牡丹皮6克、生地黄10克、麦冬9克、五味子5克、苦瓜干10克、生鸡内金(研末分吞)6克、生三七(研粉吞)4克、糯米10克、甘草3克。随症加减：有瘀象，加生三七至6克；有白内障者，加高丽参(另炖)6克；皮肤痒，加香附10克、白鲜皮10

① 傅长岐，等.降糖舒心灵治疗糖尿病40例疗效观察[J].辽宁中医杂志，1984(7)：32-33.
② 邵启惠，等.中西医结合治疗糖尿病84例临床观察[J].辽宁中医杂志，1984(5)：25-27.
③～④ 田永淑，等.抑糖汤对215例糖尿病的治疗[J].吉林中医药，1983(5)：22-23.
⑤ 滕岳明，等.饮食控制与益气养阴汤加减治疗非胰岛素依赖型糖尿病50例疗效观察[J].中西医结合杂志，1983，3(2)：91-92.
⑥ 郭玉英.糖尿病一号合剂治疗糖尿病33例报告[J].中医杂志，1982(7)：39-40.

克。每日1剂，水煎服。黎镜以上方加减治疗8例糖尿病患者，一般服28～64剂后，诸症消失，然后去三七，加生黄芪20～30克、山药30克，每周2剂，连服4周，巩固疗效。均有卓效。①

132. 清热滋阴方　北沙参、麦冬、川石斛、地黄、牡丹皮、茯苓、泽泻、怀山药、知母、石膏、生甘草、天花粉、鸡内金。谢昌仁以上方治疗11例糖尿病患者，经1～3个月的治疗，9例痊愈。②

133. 古瓦汤　干葛15克、天花粉15克、太子参15克、生鸡内金10克、古瓦(房上陈旧老瓦，年代越久越好)150克。水煎服。随症加减：上消，选择麦冬、玄参、生地黄、黄连、地骨皮、知母、鲜白茅根、淡竹叶等其中1～2味加入；中消，加生石膏、知母、生地黄，或以黄精、肉苁蓉易生地黄；下消，加熟地黄、枸杞子、山茱萸、补骨脂、怀牛膝、菟丝子、沙蒺藜等，选1～2味加入。先将古瓦洗净，捶碎，煎煮约1小时，去除瓦渣，煎上药。来春茂以上方加减治疗5例糖尿病患者。结果：4例临床治愈，1例好转。③

134. 滋膵饮加减　生山药30克、生黄芪24克、生地黄18克、天花粉18克、枸杞子18克、五味子6克。随症加减：身体衰弱较甚，而血糖或尿糖较高者，酌加人参；口渴多饮较甚者，加麦冬、乌梅；尿多者，加覆盆子、山茱萸；多发疖肿者，加金银花、生何首乌。每日1剂，水煎服。30天为1个疗程。周龙以上方加减治疗27例糖尿病患者。结果：1个疗程后，显效18例，占66.6%；有效7例，占25.9%；无效2例，占7.5%。④

135. 滋膵饮　黄芪24克、大生地黄30克、山药45克、山茱萸18克、猪膵1条。每日1剂，水煎服，连服10天，后2～3天1剂，逐渐减至隔5天1剂。张季高以上方治疗2例严重糖尿病患者，疗效满意。⑤

单　方

1. 僵蚕粉　组成：僵蚕粉。制备方法：将僵蚕碾为细末。用法用量：每次服5克，每日3次，饭前服，2个月为1个疗程，休息半月，再进行第2个疗程；配合饮食疗法。临床应用：马凤友以上方治疗52例2型糖尿病患者，显效21例，有效29例，无效2例。总有效率98.1%。⑥

2. 甘芍降糖片　组成：甘草、白芍。用法用量：上药煎汁浓缩，烘干压制成全浸膏片。每片含干浸膏0.165克，相当于生药4克。每日剂量相当于生甘草8克、生白芍40克，制成12片，分3次服，即每次4片，多至每次8片。临床应用：王宗根等以上方治疗180例糖尿病患者，用药时间一般3个月以上。结果：显效54例，有效67例，进步者12例，无效47例。总有效率74.8%。⑦

3. 五加参降糖片　组成：刺五加30千克、泽泻30千克、葛根30千克。功效主治：益气养阴，生津降糖；适用于脾肾气阴两虚型糖尿病。制备方法：上药用酒精回流提取浸膏，另加葛根粉5千克，掺入膏内，烘干制成片剂，每片约含生药1.11克。用法用量：每日3次，每次5～7片，饭前1小时内服，30天为1个疗程。临床应用：赵冠英等用上方治疗24例糖尿病患者，经1～2个疗程的治疗，显效9例，有效9例，无效6例。总有效率75%。注意事项：用药治疗外，且需注意控制饮食。对一些中、重型患者仍需加用一些降糖西药，待病情稳定后逐渐减量以至停用。⑧

4. 冬瓜饮　组成：冬瓜皮(一般包括外果皮及中果皮)、麝香。制备方法：取冬瓜皮1千克，加水2千克，沸后煎半小时，过滤浓缩至500毫升。另取麝香1.5克与适量95%乙醇共研磨成浆，兑

---

① 黎镜.加味玉泉散治疗糖尿病[J].中医杂志，1982(7)：76.
② 谢昌仁.清热滋阴法治疗糖尿病11例疗效观察[J].江苏中医杂志，1981(4)：25－26.
③ 来春茂.古瓦汤治疗糖尿病[J].中草药通讯，1979，10(6)：34.
④ 周龙.滋膵饮加减治疗糖尿病疗效观察[J].新中医，1974(6)：45.
⑤ 张季高.滋膵饮治愈两例严重糖尿病介绍[J].广东医学(祖国医学版)，1964(3)：21－22.
⑥ 马凤友.僵蚕粉治疗糖尿病52例[J].湖南中医杂志，1990(5)：37.
⑦ 王宗根，等.甘芍降糖片治疗214例糖尿病患者的疗效初步观察[J].中西医结合杂志，1986，6(10)：593－595.
⑧ 赵冠英，等.五加参降糖片治疗24例糖尿病报告[J].中医杂志，1983(9)：25－26.

入上述浓缩液中。用法用量：每日 3 次，每次 15～20 毫升口服，10 天为 1 个疗程。临床应用：邓居林用冬瓜饮治疗 21 例糖尿病患者，有减轻临床症状的效果，可作为辅助性疗法。注意事项：在采用本法治疗前及刚开始治疗时，均先维持原来的胰岛素量及西药量，主食定量亦保持不变；治疗中视病情改善可适量减去部分胰岛素及西药量。①

5. *苦瓜片* 组成：苦瓜。制备方法：苦瓜晒干碾粉，制成片剂，每片含干粉 0.5 克。用法用量：每次口服 15～25 片，每日 3 次，饭前 1 小时服，2 个月为 1 个疗程。临床应用：中国人民解放军第一九七医院和中国科学院用苦瓜片治疗 29 例糖尿病患者，用药 1 个疗程 16 例，2 个疗程 11 例，2 个以上疗程 2 例。结果：显效 19 例，好转 4 例，无效 2 例，加重 4 例。显效率为 65.15%，有效率 79.3%。②

6. *降糖片一号和消渴饮* （1）降糖片一号组成：番石榴叶。制备方法：取番石榴干叶 30 千克，水煎 3 次，滤液混合浓缩成膏，再加入鲜干番石榴叶 10 千克打成粗粉作填充剂压片。每片含量 0.5 克。用法用量：每日 3 次，每次 2.5～3.5 克，饭前 1～2 小时服。（2）消渴饮组成：生番石榴果、罗汉果煎液。制备方法：番石榴生果 230 克，压碎打成糊状，粗略去核，加水稀释成 24%的果汁，加入 8.5 克罗汉果煎液混合，分装于 2 两容量的罐头盒内，密封后在 100℃下加热 10 分钟杀菌消毒。用法用量：每日 1～2 罐，分 3 次饭前 1 小时服。临床应用：广西医学院糖尿病科研组用以上两方治疗 55 例成年单纯型糖尿病患者，服药 2～15 个月。结果：显效 27 例，有效 17 例，无效 11 例。总有效率 80%。注意事项：以上两方对单纯型降糖效果最好，合并有感染者效果稍差；作用机理可能是提高机体周围组织对葡萄糖的利用率；除按病情给予饮食控制外，也应注意感染；与其他降糖药物的并用问题。③

7. *亚腰葫芦* 组成：亚腰葫芦。制备方法：将亚腰葫芦制成煎剂、片剂、针剂。用法用量：煎剂，每日 30 克，水煎 2 次，分服；片剂，每片 0.3 克，含生药 0.2 克，每日 2 次，每次 3～5 片；针剂，浓度 50%，每次 2 毫升，每日 2 次肌注。临床应用：北京医学院附属人民医院内科内分泌组用上方治疗 26 例糖尿病患者，用药观察期限平均为 3 个月。结果：显效 5 例，进步 16 例，无效 5 例。总有效率 80.2%。④

8. *千金黄连汤* 组成：黄连、生地黄汁。适用于阳燥型糖尿病。制备方法：以千金黄连丸为主方改为汤剂。用法用量：水煎服；服药 1～2 个月可有明显效果。注意事项：在治疗开始时对饮食略加控制，治疗好转一个时期后可逐步增加饮食量以至恢复正常量。⑤

中 成 药

1. *降糖合剂* 组成：葛根、参须、玉米须、山茱萸、水蛭、大黄等（苏药制字 Z04001601）。用法用量：每次 50 毫升，每日 2 次。临床应用：陈建飞等将 100 例气阴两虚型 2 型糖尿病患者随机分为治疗组和对照组各 50 例。对照组予二甲双胍 0.5 毫克，每天 3 次；部分患者加格列美脲 1 毫克，每日 1 次，并指导饮食和运动治疗。治疗组在对照组的基础上加用降糖合剂治疗。两组患者均以 4 周为 1 个疗程，共 2 个疗程，2 个疗程间治疗组停服降糖合剂 2 周，对照组治疗不变，10 周后观察结果。结果：治疗组治疗总有效率（96.0%）明显高于对照组治疗总有效率（88.0%）。降糖合剂治疗 2 型糖尿病疗效明显。⑥

2. *金匮肾气丸* 组成：地黄、山药、山茱萸

---

① 邓居林.冬瓜饮加减治疗糖尿病 21 例[J].中医杂志，1981(7)：66.
② 中国人民解放军第一九七医院和中国科学院.苦瓜治疗糖尿病[J].新医药学杂志，1978(5)：7.
③ 广西医学院糖尿病科研组.番石榴治疗糖尿病 55 例的观察[J].新医药学杂志，1978(4)：34－37.
④ 北京医学院附属人民医院内科内分泌组.亚腰葫芦治疗 26 例[J].中华内科杂志，1977(3)：136.
⑤ 陈可冀.23 例糖尿病的疗效观察[J].中医杂志，1961(5)：17－19.
⑥ 陈建飞，等.降糖合剂治疗 2 型糖尿病 50 例临床观察[J].黑龙江中医药，2016(6)：20－21.

(酒炙)、茯苓、牡丹皮、泽泻、桂枝、附子(制)、牛膝(去头)、车前子(盐炙),辅料为蜂蜜(国药准字Z11020147)。功效主治:温补肾阳,化气行水;适用于肾虚水肿、腰膝酸软、小便不利、畏寒肢冷等。用法用量:每次30粒,每日2次,温水服。临床应用:伍建光将86例消渴症患者随机分为治疗组和对照组各43例。治疗组采用金匮肾气丸进行治疗。对照组采用西药降糖药物进行治疗。结果:治疗组总有效率95.25%,对照组总有效率78.74%。金匮肾气丸在消渴病临床治疗中的应用效果显著,较之于对照组,其更能有效降低消渴病患者空腹血糖水平,同时缓解患者相关临床体征,值得在临床上进行合理应用。①

3. 脾瘅颗粒　组成:苍术、黄连、生蒲黄、薏苡仁、丹参、红花、干姜、升麻(广东一方制药厂生产)。功效主治:化湿祛疲,健脾升清;适用于脾虚湿困、气滞血瘀型糖尿病。用法用量:每日1剂,400毫升开水冲服,分2次服,早晚餐后半小时,治疗12周。嘱服药期间禁食生冷、油腻及辛辣刺激之品。临床应用:刘华珍等将206例2型糖尿病患者随机分为3组,干预组69例给予饮食、运动等基础治疗,对照组68例给予基础治疗加二甲双胍,治疗组69例给予基础治疗加脾瘅颗粒。疗程12周,随访至24周。结果:治疗组、对照组和干预组的总有效率分别为92.75%、66.18%、57.97%。②

4. 糖尿康胶囊　组成:山楂、月见草、丹参、玄参、沙参、麦冬、天冬、石斛、玉竹、黑芝麻等。用法用量:每次1克(2粒),每日3次。临床应用:王培珊等以上方合并二甲双胍片(每次0.25克,每日3次)治疗50例糖尿病患者,1个月为1个疗程。结果:显效12例,有效15例,无效3例。总有效率90%。③

5. 糖利安胶囊　组成:石花菜、黄芪、地骨皮、水蛭。用法用量:每次6～8粒,饭后30分钟口服,每日3次,30天为1个疗程。临床应用:王德惠等以上方治疗50例气阴两虚型糖尿病患者,显效19例,有效27例,无效4例。总有效率92%。④

6. 消渴降糖颗粒剂　组成:人参、生地黄、黄连、丹参等(山东中医药大学制药厂研制)。用法用量:每次10克,每日3次,于饭前温开水冲服。临床应用:冯建华等将130例2型糖尿病患者随机分为治疗组100例和对照组30例。治疗组给予消渴降糖颗粒剂;对照组给予玉泉丸,每次9克,每日4次,温开水送服。均以1个月为1个疗程,连续观察3个疗程。结果:治疗组总有效率89.0%,对照组总有效率为53.33%。⑤

7. 生津颗粒　组成:生地黄、麦冬、黄连、白芍、天花粉等(安徽省药物研究所研制)。功效主治:生津养血,清热润燥;适用于阴虚热盛型消渴病。用法用量:每次5克,每日3次,1个月为1个疗程。临床应用:陈师农等以上方治疗30例阴虚热盛型消渴病患者,显效10例(33.3%),有效13例(43.4%),无效7例(23.3%)。总有效率76.7%。⑥

8. 卫葛止消丸　组成:鬼箭羽(卫矛)、葛根、山药、知母、黄芪、党参、麦冬、牡丹皮、川牛膝、桃仁、黄连。制备方法:上药研末提纯加工成丸。用法用量:每次6克,每日3次,每4周为1个疗程,观察2～3个疗程。临床应用:马显振将296例2型糖尿病患者随机分为观察组200例和对照组96例。观察组用卫葛止消丸,对照组采用玉泉丸。结果:观察组的有效率84%,对照组64.6%。两组有效率经统计学比较有显著性差异($P<0.05$)。⑦

9. 胰复生胶囊　组成:人参、黄芪、黄连、知母、玄参、丹参等(西安国医糖尿病研究所研制)。

① 伍建光.金匮肾气丸治疗消渴病疗效观察[J].陕西中医,2014,35(11):1515-1516.
② 刘华珍,徐子亮.脾瘅颗粒治疗2型糖尿病的临床研究[J].中国医药指南,2013,11(34):212-214.
③ 王培珊,等.糖尿康胶囊对消渴病的临床疗效观察[J].中国药业,2000,9(8):41-42.
④ 王德惠,等.糖利安胶囊治疗气阴两虚型糖尿病50例[J].天津中医医,2000,17(1):13-14.
⑤ 冯建华,等.消渴降糖颗粒剂治疗2型糖尿病100例临床研究[J].中华中医药学会糖尿病分会会议论文集,2000:222-223.
⑥ 陈师农,等.生津颗粒治疗消渴病的临床和实验研究[J].深圳中西医结合杂志,2000,10(4):161-163.
⑦ 马显振.卫葛止消丸治疗2型糖尿病的临床研究[J].中华中医药学会糖尿病分会会议论文集,2000:223-225.

功效主治：益气养阴，清热化瘀；适用于气阴两虚兼夹瘀热之2型糖尿病。用法用量：每粒0.35克，每次4粒，每日3次，早中晚餐前30分钟口服。临床应用：阎纯义等以上方治疗182例2型糖尿病患者，另随机设对照组50例口服参芪降糖片。两组疗程均为60天。结果：胰复生胶囊组总有效率为85.16%，对照组总有效率68%。两组总有效率经统计学比较有显著性差异（$P<0.01$）。①

10. 珍石消渴胶囊　组成：女贞子、山茱萸等。用法用量：每次4粒，每日3次口服，1个月为1个疗程。临床应用：方素钦等以上方治疗30例气阴两虚型糖尿病患者，总有效率为93%。②

11. 补骨化瘀冲剂　组成：黑芝麻、桑叶、生地黄、人参、水蛭、荔枝核等。制备方法：制成冲剂。用法用量：每次8克（相当生药18克），每日3～4次。临床应用：张琳等将56例老年2型糖尿病患者随机分为治疗组30例和对照组26例。治疗组采用补骨化瘀冲剂，对照组采用达美康每日40～240毫克，均口服。两组治疗期间停用其他降糖药物，1个月为1个疗程，1个疗程后评定疗效。结果：治疗组总有效率86.67%，对照组总有效率为84.6%。两组总有效率相比无显著性差异（$P>0.05$）。③

12. 降糖中药片　组成：生黄芪、太子参、知母、草决明、黄连、川芎等。用法用量：每次10片，每日3次。临床应用：梁晓春等将90例气阴两虚非胰岛素依赖型糖尿病患者随机分为治疗组60例和对照组30例。治疗组给予降糖中药片。对照组给予玉泉片（为传统玉泉丸的改革剂型，由天津中药厂生产），每次服8片，每日3次。疗程2个月。结果：治疗组血清丙二醛（MDA）、乙酰胆碱酯酶（AchE）、空腹血糖（FBG）显著下降，与对照组比较均有显著性差异（$P<0.05$ 或0.001）；两组超氧化物歧化酶（SOD）均明显升高；降糖中药片对胰岛素水平（Ins）无明显影响。④

13. 金芪降糖片　组成：金银花、生黄芪、黄连等（天津中药厂生产）。适用于气阴两虚火旺型糖尿病。用法用量：每次7片，每日3次。临床应用：梁晓春等将60例糖尿病患者随机分为金芪组40例和玉泉组20例。所有患者控制饮食，维持原来降糖西药的用法及用量，停用一切中药4周以上，抽空腹静脉血测定空腹血糖；第5周末再查一次空腹血糖及其他观察指标，两次空腹血糖无明显变化者作为疗前值。金芪组给予金芪降糖片；玉泉组给予玉泉片。均饭前半小时服用。疗程均为2个月。疗程结束后复查观察指标。结果：金芪组治疗后FBG、午餐后2小时血糖（PBG）、胆固醇（TC）、三酰甘油（TG）均有下降，差异显著（$P<0.05\sim0.001$）；玉泉组对TC有明显下降（$P<0.05$），余无变化。金芪组对主要临床症状的改善率均优于玉泉片组。⑤

14. 蝮蛇抗栓酶　组成：蝮蛇蛇毒提取物，主要成分为精氨酸酯胺。用法用量：0.5毫升加0.9%生理盐水250毫升缓慢静滴。临床应用：李明等以上方治疗56例老年人糖尿病患者，疗程为20天。结果：患者血黏度均有不同程度下降（其中降至正常40例），临床症状明显改善；血脂下降38例，降至正常26例；单纯本病患者在治疗期间及半年内随访无并发症；本病及并发症或伴随疾病的临床治愈时间平均为1个月。⑥

15. 复方丹参注射液　用法用量：0.9%氯化钠注射液500毫升加入复方丹参注射液8～12毫升静滴，每日1次；体瘦者可加入三磷酸腺苷（ATP）80毫克，辅酶A10单位；体胖血脂高者加入维生素C 2克、B_6 100毫克。临床应用：高静结以上法治疗120例糖尿病患者，经28～42天的治疗后，显效50例，好转55例，无变化15例。

---

① 阎纯义，等.胰复生胶囊治疗Ⅱ型糖尿病临床研究[J].中国中医药信息杂志，2000，7(4)：49-50.
② 方素钦，林求诚，等.珍石消渴胶囊治疗气阴两虚型糖尿病的疗效观察[J].福建中医学院学报，1995，5(1)：11-13.
③ 张琳，等.补肾化瘀冲剂治疗老年Ⅱ型糖尿病30例——附对照组26例[J].辽宁中医杂志，1995，22(3)：128-129.
④ 梁晓春，等.降糖中药片对气阴两虚型糖尿病患者RBC—SOD、MDA、Ins、AchE的影响[J].中医杂志，1994，35(7)：414-415.
⑤ 梁晓春，等.金芪降糖片治疗气阴两虚火旺型糖尿病临床及实验研究[J].中国中西医结合杂志，1993，13(10)：587-590.
⑥ 李明，等.关于蝮蛇抗栓酶治疗老年人糖尿病的探讨[J].中医药学报，1992(1)：42-43.

总有效率87.6%。①

16. 益气化瘀汤　黄芪15克、党参15克、丹参15克、苍术10克、白术10克、赤芍10克、当归10克、佩兰10克、山药30克、益母草30克。每日1剂，早晚饭前半小时分服。张宗铭等用上方60例治疗老年性糖尿病患者，15天为1个疗程，连服3个疗程。结果：显效23例，有效33例，无效4例。总有效率93.33%。②

17. 黄连素　用法用量：黄连素0.4克，每日3次，疗程1～3个月。临床应用：王敬先以上法治疗30例2型糖尿病患者，所有患者均严格控制饮食。结果：用药1周后血糖开始下降者4例，2周后7例，3周后14例，5例效果不显著。25例患者临床"三多一少"症状消失，体力普遍增强，合并高血压者8例血压基本恢复正常，与血糖下降时间大致相同。尤其是轻中度糖尿病患者疗效显著。③

18. 消渴丸　组成：北黄芪5%、生地黄15%、天花粉24%；优降糖0.25毫克/丸（广州中药一厂生产）。用法用量：每次5～10丸，每天2～3次，饭后口服，连续服药1个月。临床应用：巢子剑以上方治疗30例糖尿病患者，显效10例，有效15例，无效5例。总有效率83.3%。④

19. 丽仁降糖片　组成：荔枝核（上海练塘制药厂生产）。制备方法：荔枝核加工制成的浸膏片。用法用量：每日3次，每次4片，个别患者每次8片，3个月为1个疗程。临床应用：张禾等用上方治疗45例非胰岛素依赖型糖尿病患者，显效8例，有效28例，无效9例。总有效率80%。⑤

20. 玉泉丸　用法用量：食控1个月后服玉泉丸，每日4次，每次60粒（相当于生药9克）。临床应用：李中才等以上方治疗18例糖尿病患者，观察2个月，显效6例，好转7例，无效5例。⑥

糖尿病合并神经病变

辨证施治

安雨协分4型

（1）阴虚　症见口干口渴，面赤多汗，怕热喜凉，消谷善饥，大便秘结，小便量多而黄，舌红苔黄或腻，脉数。治宜养阴润燥。方用玉液汤方加减：黄芪、生山药、沙参、知母、麦冬、天花粉、生地黄、玄参、苍术等。随症加减：四肢酸软乏力，加太子参；头晕耳鸣，加茯苓、决明子、枸杞子。

（2）血瘀　症见面色晦暗，唇舌紫暗，有瘀斑，胸胁胀痛，脉象弦滑或细涩。治宜活血通络。药用当归、赤芍、川芎、桃仁、红花、川牛膝、鸡血藤、桑寄生、生地黄等。随症加减：肝郁，加柴胡、枳壳；脾虚，加鸡内金、苍术。

（3）血虚　症见气短乏力，面色㿠白，腰膝酸软，舌淡苔白或白厚，脉细弱。时伴见下肢拘挛而胀痛。治宜养血强筋。药用黄精、当归、赤芍、生地黄、熟地黄、枸杞子、何首乌、鸡内金、益母草、阿胶、鸡血藤等。随症加减：气虚，加太子参；下肢拘挛，加夏枯草；眠差，加酸枣仁、远志。

（4）阳虚　症见久病消渴，必阴阳俱损，气血双亏，阴虚而见五心烦热，潮热盗汗；阳虚则四肢欠温，冷痛，临床常见寒热错杂之象，如腰膝酸软冷痛，小便清长，内见五心烦热之象，面色潮红等。治宜温阳通脉。药用黄芪、桂枝、赤芍、白芍、当归、细辛、制附子、肉桂、桃仁、红花、金毛狗脊、鸡血藤、木瓜等。随症加减：阴虚甚，加地骨皮、知母、黄柏。

临床观察：安雨协以上方加减辨证治疗4例

① 高静结.复方丹参注射液治疗糖尿病120例[J].北京中医杂志，1991(6)：26.
② 张宗铭，等.益气化瘀汤治疗老年性糖尿病60例：附40例对照观察[J].浙江中医杂志，1991(8)：351.
③ 王敬先.黄连素治疗糖尿病临床观察[J].河北中医，1990(3)：10.
④ 巢子剑.消渴丸治疗糖尿病30例疗效观察[J].新医学，1986(12)：632.
⑤ 张禾，等.丽仁降糖片治疗糖尿病45例疗效观察[J].中医杂志，1985(2)：40-41.
⑥ 李中才，等.玉泉丸治疗糖尿病18例临床疗效观察[J].中医杂志，1984(2)：71.

糖尿病性神经病患者，疗效满意。①

经 验 方

1. *当归四逆汤* 干姜 5 克、白芍 10 克、乳香 3 克、通草 10 克、桂枝 10 克、没药 3 克、细辛 5 克、川乌（先煎）5 克、当归 15 克、甘草 10 克。针对存在持续性疼痛，且在夜里尤其严重的患者，可结合其实际情况加入附子、水蛭，用水煎煮，每日 1 剂，分为早晚服用。欧薇用上方治疗 150 例消渴痹症患者，疗程为 1 个月。结果：有效 43 例，显效 46 例，痊愈 57 例，总有效率为 97.33％。②

2. *芪红地黄汤* 黄芪 15 克、红花 5 克、生地黄 24 克、山药 12 克、山茱萸 12 克、茯苓 9 克、泽泻 9 克、牡丹皮 9 克等。每日 1 剂，水煎服。刘永强等将 48 例 2 型糖尿病合并周围神经病变患者随机分为治疗组和对照组各 24 例，两组均给予控制饮食，据病情选用降糖治疗或胰岛素治疗。对照组给予维生素 B_1 20 毫克口服，每日 3 次；腺苷维生素 B_{12} 500 微克口服，每日 3 次。治疗组在对照组基础上加用上述中药芪红地黄汤。2 周为 1 个疗程，治疗 2 个疗程。结果：治疗组、对照组的总有效率分别为 91.66％、50％。③

3. *蛇毒水蛭合剂* 五步蛇毒丸 3 克、水蛭 5 克、丹参 20 克、当归 10 克、川芎 6 克。每日 1 剂，水煎服。4 周为 1 个疗程，共治疗 2 个疗程。姚松林将 60 例糖尿病患者随机分为治疗组 32 例和对照组 28 例。对照组口服优降糖每次 5 毫克，每日 2 次；二甲双胍片每次 0.5 克，每日 3 次；B 族维生素 B_1 每次 20 毫克，每日 3 次。疗程 2 周。治疗组在对照组基础上加用蛇毒水蛭合剂。结果：治疗组显效 12 例，有效 14 例，无效 6 例，总有效率 81.3％；对照组显效 5 例，有效 9 例，无效 14 例，总有效率 50％。④

4. *补阳还五汤* 黄芪 30 克、当归尾 12 克、川芎 10 克、赤芍 12 克、桃仁 10 克、红花 9 克、地龙 12 克。每日 1 剂，水煎服。叶荣飞等将 57 例糖尿病性周围神经病变患者随机分为治疗组 37 例和对照组 20 例。治疗组以补阳还五汤为主。对照组服用维生素 B_1、B_6 各 20 毫克，每日 3 次。4 周为 1 个疗程，连续治疗 2 个疗程。结果：治疗组显效 18 例，有效 17 例，无效 2 例，有效率 94.59％，显效率 48.65％；对照组显效 4 例，有效 7 例，无效 9 例，有效率 55.00％，显效 20.00％。⑤

5. *益气活血方* 黄芪 20 克、白芍 10 克、淮山药 15 克、黄精 15 克、生地黄 10 克、葛根 10 克、丹参 20 克、鸡血藤 15 克、川芎 10 克、水蛭 6 克、红花 10 克、益母草 15 克。随症加减：痛感明显者，加制乳没；有冷感者，加附片、肉桂；足部溃疡者，加苍术、黄柏；烦热者，加玄参、地骨皮；便秘者，加大黄。每日 1 剂，水煎服。30 天为 1 个疗程，连服 2 个疗程。孙春英以上方加减治疗 30 例糖尿病性周围神经病变患者。结果：痊愈 8 例，显效 16 例，有效 5 例，无效 1 例。总有效率 96.7％。⑥

6. *透脓散* 生黄芪 30 克、当归 12 克、炒甲片 6 克、皂角刺 6 克、川芎 10 克。随症加减：麻木疼痛甚者，加鸡血藤 20 克；肢体沉重明显者，加木瓜 10 克、桑枝 10 克；肢冷畏寒，加桂枝 10 克；血糖明显增高者，加葛根 20 克、玄参 20 克。每日 1 剂，水煎服。黄明等将 135 例糖尿病周围神经病变患者分为治疗组 88 例和对照组 47 例。治疗组以透脓散加减为主，对照组应用弥可保。30 天为 1 个疗程。结果：治疗组显效 60 例，占 68.18％；有效 26 例，占 29.55％；无效 2 例，占 2.27％。总有效率 97.73％。对照组显效 10 例，占 21.28％；有效 26 例，占 55.32％；无效 11 例，占 23.40％。总有效率 76.60％。两组比较有显著差

---

① 安雨协.辨治糖尿病痛性神经病的经验[J].辽宁中医杂志，1993(4)：5－6.
② 欧薇.中医当归四逆汤加减对消渴病痹症寒凝血瘀证的治疗[J].沈阳药科大学学报，2021，38(S1)：21－22.
③ 刘永强，等.芪红地黄汤治疗糖尿病周围神经病变的疗效观察[J].世界最新医学信息文摘，2015，15(92)：144.
④ 姚松林.蛇毒水蛭合剂配合西药治疗糖尿病性周围神经病变临床观察[J].湖南中医学院学报，2000，20(4)：58－59.
⑤ 叶荣飞，等.补阳还五汤治疗糖尿病性周围神经病变[J].中成药，2000，22(12)：843－844.
⑥ 孙春英.益气活血法治疗糖尿病性周围神经病变 30 例[J].江苏中医，2000，21(12)：22.

异($P<0.05$)。①

7. *益气通络汤* 黄芪30～60克、生地黄15克、丹参30克、鸡血藤30克、当归12克、怀牛膝9克、木瓜9克、甲片9克、地龙9克、路路通9克、蜈蚣1～2条。随症加减：阴虚重，加山茱萸、麦冬、黄精等；阴阳两虚或糖尿病稳定后期，加桂枝、附子(少量)；湿热或足部溃疡，加玄参、苍术、黄连；腑气不通，加熟大黄、枳实等。每日1剂，水煎服。崔学锋以上方加减治疗30例糖尿病性周围神经病变患者，肢端症状较重或伴心脑缺血性疾病用复方丹参液或脉络宁液20毫升，加生理盐水500毫升静滴，每日1次，10～14日为1个疗程。结果：痊愈13例，显效8例，有效7例，无效2例。总有效率93%。②

8. *降糖合剂* 太子参10克、黄芪20克、山药20克、玄参20克、生地黄20克、丹参20克、黄连15克、麦冬15克、天花粉15克、山茱萸15克、知母15克、川芎15克、柴胡15克、三七5克。每日1剂，水煎服。气阴双补，兼以化瘀。郭庆贺等以上方治疗50例糖尿病合并末梢神经炎患者。结果：缓解5例，显效12例，有效32例，无效1例。③

9. *黄芪桂枝八物汤* 生黄芪30～60克、桂枝10～18克、甘草15克、丹参15克、怀山药15克、苍术15克、白芍20克、怀牛膝20克。每日1剂，水煎2次，分3次服。病情稳定后，每10天3剂药，连服半年～1年。临床症状明显期用林格氏溶液20～40毫升加入复方丹参注射液14～18毫升于每晚7时左右静注(连用10～15天症状消除则停)；口服复合维生素B_3片，每日3次；复方丹参5片，每日3次，连服半年～1年半。胡同斌等用上法治疗26例糖尿病周围神经炎患者，近期疗效显著，远期疗效明显提高。④

10. *活血化瘀方* 丹参30克、黄芪30克、威灵仙30克、川芎12克、桃仁12克、白芷12克、红花10克、赤白芍各15克、海桐皮15克、细辛5克。随症加减：病变以上肢为主，加桑枝、桂枝；以下肢为主，加川牛膝、怀牛膝；肢体灼痛、苔黄腻者，去黄芪，加苍术、黄柏等。每日1剂，水煎服。张伟杰等将76例2型糖尿病周围神经病变患者随机分为中药观察组36例和对照组40例。中药观察组采用上述中药，对照组常规给予维生素C、维生素B_1口服。连服1个月。结果：中药观察组显效8例，有效26例，无效2例，总有效率94.4%；对照组有效7例，无效33例，总有效率17.5%。两组疗效比较有显著性差异($P<0.001$)。⑤

11. *李古松经验方* 秦艽鳖甲散加味：秦艽10克、知母10克、地骨皮10克、银柴胡10克、当归10克、牛膝10克、云茯苓10克、苍术10克、玄参30克、怀山药30克、薏苡仁30克、丹参15克、鳖甲15克。李古松以上方治疗1例糖尿病并发神经痛患者，患者服上方5剂，下肢灼痛仍然，口渴好转，改用金匮肾气汤加味(生地黄15克、熟地黄15克、山药15克、山茱萸15克、丹参15克、杜仲15克、当归10克、牡丹皮10克、茯苓10克、泽泻10克、牛膝10克、制附子3克、肉桂3克)，服15剂后，诸症明显好转，查血糖180毫克%，尿糖(+)。照方加白芍15克、甘草5克，连服35剂，诸症皆愈。⑥

12. *牛车肾气丸* 干地黄、山茱萸、泽泻、茯苓、山药、牡丹皮、桂枝、附子、牛膝、车前子。流浸膏每日7.5克分3次饭前服用，连续服药一年。在此期间停用其他治疗糖尿病性末梢神经障碍的药物。谷内孝次以上法治疗35例糖尿病性神经障碍患者，自觉症状显著改善13例，改善11例，轻度改善4例，无变化6例，恶化1例。总有效率80%。⑦

---

① 黄明，等.透脓散治疗糖尿病周围神经病变88例[J].北京中医药大学学报，2000，23(增刊)：67－68.
② 崔学锋.益气通络汤治疗糖尿病性周围神经病变30例[J].山东中医杂志，1994，13(8)：341.
③ 郭庆贺，等.糖尿病合并末梢神经炎50例治验[J].中医函授通讯，1993(1)：28.
④ 胡同斌，等.中西医结合治疗糖尿病周围神经炎26例[J].湖北中医杂志，1991(2)：24.
⑤ 张伟杰，等.活血化瘀法治疗糖尿病周围神经病变的疗效观察[J].四川中医，1990(11)：34－35.
⑥ 李古松.糖尿病并发病证治[J].新中医，1990(9)：23－24.
⑦ 卜平.牛车肾气丸治疗糖尿病性神经障碍的临床研究[J].新疆中医药，1989(4)：62－64.

中 成 药

1. 川芎嗪　临床应用：胡林雅等将 66 例 2 型糖尿病随机分为川芎嗪组和对照组各 33 例。川芎嗪组采用川芎嗪 160 毫克、维生素 B_6 200 毫克，加生理盐水 50 毫升静滴，每日 1 次，14 日为 1 个疗程，其间仍按糖尿病饮食控制和口服降糖药物治疗(美吡达)。对照组用美吡达每次 5 毫克，每日 2 次口服，同时予糖尿病饮食控制。结果：川芎嗪组空腹血糖、血液流变学 7 项指标均明显降低($P<0.05$)，对照组除空腹血糖明显降低外($P<0.05$)余无明显降低($P>0.05$)；症状缓解率分别为 90.9%、30.3%。①

2. 蜂毒注射液　组成：精制的蜂毒(吉林中医药研究院洮南联合制药厂生产)。用法用量：先用 10%量皮试，阴性者每日肌注 2 毫升。临床应用：魏炜等以上方治疗 20 例糖尿病外周神经病变患者，单侧病变 6 例，双侧病变 14 例。结果：用药 8 周后，单侧病变、双侧病变分别显效 5 例、8 例，有效 1 例、4 例，无效 0 例、2 例，总有效率分别为 100%、85.7%；治疗前后神经病变积分、左正中神经传导速度比较有显著性差异($P<0.05$)；病程短则疗效好，未发生不良反应。②

3. 丹参注射液联合复方丹参片　用法用量：丹参注射液 10～14 毫升(每 1 毫升相当于原生药 1.5 克)加入 50%葡萄糖注射液 20 毫升中，静推，每日 1 次，20 天为 1 个疗程，间隔 10 天；口服复方丹参片，每日 4 片，每日 3 次。临床应用：胡同斌用上述方法治疗 37 例糖尿病周围神经炎患者，2 个疗程后作四级疗效评定。结果：优者 7 例，良者 22 例，中者 3 例，差者 5 例。③

4. 麻疼丸　组成：人参、黄芪、当归、土鳖虫、乳香、没药、桃仁、红花、桑枝、麻黄、细辛等[河北省石家庄糖尿病医院制剂室生产，石卫药剂字(97)普 503－00192]。用法用量：每次 9 克，每日 1～2 次，饭后 30 分钟温开水送服。临床应用：王钢柱等将 790 例 2 型糖尿病周围神经病变患者分为治疗组 560 例和对照组 230 例。治疗组在控制血糖的基础上予麻疼丸。对照组在控制血糖的基础上予维生素 B_1 20 毫克，每日 3 次口服；维生素 B_{12} 片每次 500 微克肌内注射，隔日 1 次。均治疗 3 个月观察疗效。结果：治疗组、对照组的总有效率分别为 98.2%、65.2%。④

糖尿病肾病

概　　述

糖尿病肾病是糖尿病慢性微血管病变之一，临床表现为浮肿、蛋白尿、高血脂、高血压、低蛋白血症、糖尿病视网膜病变以及晚期发生尿毒症等。

辨 证 施 治

1. 杨霓芝分 4 型

(1) 燥热阴虚型　症见烦渴多饮，多食善饥，形体消瘦，舌尖边红，少苔，脉细数。治宜养阴清热润燥。方用白虎人参汤加味：石膏 15 克、知母 15 克、太子参 15 克、沙参 15 克、麦冬 12 克、生地黄 12 克、玄参 15 克、玉竹 12 克、天花粉 15 克、桃仁 10 克、毛冬青 15 克、大黄 6 克。随症加减：口苦、大便干结，加大大黄用量至 10 克、黄芩 15 克、厚朴 12 克；胃纳差、舌苔厚腻，加苍术 12 克、藿香 12 克、薏苡仁 18 克。

(2) 气阴亏虚型　症见口干舌燥，烦渴多饮，消瘦乏力，尿频清长，尿浊且甜，腰酸腿软，舌暗红，少苔，脉细数。治宜益气养阴。方用生脉散合六味地黄汤加减：太子参 30 克、麦冬 15 克、五味

---

① 胡林雅，等.川芎嗪联合口服降糖药治疗糖尿病周围神经病变疗效观察[J].临床内科杂志，1995，12(1)：43－44.
② 魏炜，等.精制蜂毒治疗糖尿病外周神经病变[J].中医药学报，1993(5)：28－30.
③ 胡同斌.丹参注射液静注治疗糖尿病周围炎 37 例[J].新中医，1989(2)：23－24.
④ 王钢柱，等.麻疼丸治疗糖尿病周围神经病变临床观察[J].河北中医，2000，22(8)：592.

子12克、生地黄15克、山茱萸15克、山药15克、丹参20克、桃仁12克、黄精15克、泽兰15克。随症加减：乏力明显，加黄芪15克；腰膝酸痛，加杜仲15克、桑寄生15克；夜尿频多表现突出，加益智仁15克、乌药12克；口干甚，加天花粉15克、葛根15克。

(3) 脾肾气(阳)虚型　症见小便频数或清长，浑浊如脂膏，面色白，腰膝酸软，或少尿，肢体浮肿，舌淡胖，苔白黄相间，脉细带滑。治宜健脾温肾利湿。方用肾气丸加减：制附子12克、肉桂12克、山茱萸12克、山药15克、黄芪15克、白术15克、泽泻15克、茯苓15克、石韦15克、桃仁10克、益母草15克。随症加减：大便溏泻，加炒扁豆15克、炒薏苡仁15克；失眠，加柏子仁12克、炒酸枣仁15克；全身窜痛者，加鸡血藤30克、蜈蚣2条；胸痹者，加丹参18克、降香12克。

(4) 阳衰浊毒瘀阻型　症见神疲乏力，胸闷憋气，纳呆呕吐，头晕目眩，面色黧黑，小便少，浑浊如脂膏，甚至尿频，腰酸膝软，浮肿阳痿，舌质淡胖，苔黄腻，脉滑数。治宜滋肾助阳、降浊化瘀。方用真武汤合二陈汤加减：制附子12克、白术12克、茯苓20克、淫羊藿15克、陈皮6克、法半夏12克、大黄6克、桃仁10克、泽泻15克、何首乌15克、益母草15克、肉桂2克。随症加减：若肾气虚衰，阳不化气，水湿停聚，四肢肿甚，按之凹陷不起，心悸，头晕者，加白术15克、生姜15克；若浊阴不降而见神倦头昏，思睡，恶心，甚至口中有尿味者，加枳实12克、石菖蒲10克；若瘀象较甚，肌肤甲错，面色黧黑者，加大黄6克、红花6克、地龙12克、丹参15克；若见喘促，汗出，脉虚浮而散，上盛下虚，水邪射肺之证者，可加人参(另煎兑入)10克、蛤蚧1对、五味子15克；若少尿，可加车前子15克、茯苓15克、益母草15克、大腹皮12克；若呕恶不能食者，加鲜生姜汁15克、鸡内金15克、砂仁6克、法半夏10克；若皮肤瘙痒，可加地肤子12克、蝉蜕6克以祛风止痒。①

2. 吕仁和等分9型

(1) 肝肾阴虚型(早期)　治宜益气养阴、滋补肝肾。药用黄精、生地黄、山茱萸、何首乌、墨旱莲、女贞子、牛膝、黄连、赤芍、丹参等。

(2) 肺肾阴虚型(早期)　治宜益气养阴、滋补肺肾。药用沙参、麦冬、玄参、生地黄、山茱萸、地骨皮、黄连、牡丹皮、丹参等。

(3) 阴阳气虚型(早期)　治宜调补阴阳。药用党参、当归、金樱子、芡实、墨旱莲、女贞子、生地黄、黄连、丹参等。

(4) 脾肾阳虚型(早期)　治宜益气健脾、助阳补肾。药用生黄芪、苍术、当归、猪苓、木香、砂仁、厚朴、芡实、金樱子、肉桂、黄连、川芎、山楂等。

(5) 气血阴虚型(中晚期)　治宜益气养血、滋阴降浊。药用太子参、当归、白术、猪苓、川芎、白芍、生地黄、牛膝、熟大黄、玄明粉等。

(6) 气血阳虚型(中晚期)　治宜益气养血、助阳降浊。药用生黄芪、当归、红参、猪苓、川芎、苍术、厚朴、附子、熟大黄、赤芍等。

(7) 阴阳气虚型(中晚期)　治宜调补气血阴阳、降浊利水。药用党参、当归、金樱子、芡实、墨旱莲、女贞子、丹参、川芎、熟大黄、附子、泽泻、猪苓等。

(8) 肺肾气虚型(中晚期)　治宜补气血阴阳、清肺降浊。药用沙参、当归、桑白皮、麦冬、五味子、桃仁、杏仁、陈皮、熟大黄、冬虫夏草等。

(9) 心肾气虚型(中晚期)　治宜益气养心、活血降浊。药用太子参、麦冬、五味子、当归、川芎、丹参、泽泻、葶苈子、大枣、熟大黄等。

以上各方均随症加减。临床观察：吕仁和等以上方加减辨证治疗568例糖尿病肾病患者，早期、中期、晚期的总有效率分别为100%、95%、70%。②

3. 屠伯言等分2型

(1) 脾肾阳虚型　症见面浮身肿，腰以下尤甚，按之没指，畏寒肢冷，头晕目眩，少气懒言，胸闷腰酸，腹胀食少，时或腹中冷痛，肠鸣便泄，口淡不渴，溲清而长，色萎无华，舌淡青而胖，苔薄白

① 王立新.杨霓芝主任医师治疗糖尿病肾病经验拾萃[J].中医药研究，2000，16(6)：36－37.
② 吕仁和，等.糖尿病肾病分期辨治568例临床分析[J].中国医药学报，1994，9(4)：5－8，63.

腻，脉沉细。治宜温肾健脾为主，益气固摄为辅。药用黑附子 9 克、炮姜 4.5 克、白术 12 克、茯苓 12 克、怀山药 12 克、芡实 12 克、五味子 6 克、炙黄芪 15 克、炒扁豆 12 克、赤小豆 15 克。随症加减：有外感时，加紫苏 9 克、党参 12 克。

(2) 肝肾阴虚型　症见头晕胸闷，心烦口渴，手足心热，舌燥咽干，饮不解渴，悸忡阵发，时或心前隐痛，耳鸣腰酸，形瘦神疲，面足微肿而晨暮交替为重，夜寐不熟而噩梦惊扰，舌淡紫少津无苔，脉象细弦伴结代。治宜壮水制火、活血利水。药用太子参 30 克、熟地黄 12 克、山药 12 克、麦冬 12 克、五味子 6 克、枸杞子 12 克、丹参 15 克、赤芍 12 克、泽泻 12 克、当归 12 克、童子益母草 30 克、大黄(研末分吞)3 克。随症加减：鼻衄、齿衄，加牡丹皮 9 克、鲜茅根 30 克；心前隐痛，加降香(后入)3 克；血压偏高，加珍珠母 30 克、青葙子 12 克。

以上各方均每日 1 剂，水煎服。连续 3～6 个月，结合小剂量胰岛素及 D860 控制血糖。临床观察：屠伯言等以上方加减辨证治疗 13 例糖尿病肾病患者，浮肿 10 例，治疗后 8 例基本消失，2 例无变化；持续蛋白尿 13 例，治疗后 8 例有不同程度的好转，5 例无变化。①

经　验　方

1. *益肾解毒汤*　山药 15 克、黄芩 10 克、紫花地丁 15 克、山茱萸 10 克、连翘 20 克、蒲公英 20 克、土茯苓 30 克、鹿衔草 15 克、萹蓄 15 克、大黄 10 克、生地 15 克、黄柏 10 克、知母 10 克、白花蛇舌草 30 克、白茅根 30 克、瞿麦 15 克、荠菜花 30 克、金银花 30 克、板蓝根 30 克。每日 1 剂，水煎，取药汁 200 毫升，每日 1 次，于饭前半小时温服。郭宇将 68 例糖尿病肾病患者分为观察组和对照组各 34 例。两组均给予常规的饮食控制、运动锻炼及降糖药物或胰岛素治疗干预。对照组给予口服盐酸贝那普利片治疗，每次 10 毫克，每日 1 次。观察组给予上方治疗。两组均连续治疗 2 个月。结果：观察组显效 28 例，有效 4 例，无效 2 例，总有效率为 94.12%；对照组显效 16 例，有效 10 例，无效 8 例，总有效率为 76.47%。观察组的总有效率显著高于对照组，两组差异有统计学意义($P<0.05$)。②

2. *养阴补肾活血化瘀方*　生地黄 15～20 克、太子参 15～20 克、黄芪 15～20 克、山药 15～20 克、麦冬 10～15 克、山茱萸 10～15 克、黄精 10～15 克、枸杞子 10～15 克、鸡血藤 10～15 克、丹参 10～15 克、益母草 10～15 克、白茅根 30 克、葛根 30 克。涂春林以上方治疗 18 例糖尿病肾病患者，配合糖尿病饮食、西药控制血糖和高血压及其他对症治疗。结果：显效(症状、体征缓解，尿蛋白定量、定性均为阴性，肾功能正常)12 例，有效(临床症状，体征明显好转)4 例，无效 2 例。总有效率 90%。③

3. *益肾化瘀汤*　生黄芪 30 克、生山药 30 克、肉苁蓉 30 克、丹参 30 克、益母草 30 克、生地黄 15 克、熟地黄 15 克、当归 15 克、山茱萸 12 克、赤芍 12 克、苍术 12 克、木香 6 克。随症加减：伴水肿者，加茯苓、泽泻、车前子；伴失眠者，加炒酸枣仁、夜交藤、合欢花；脾虚湿盛、纳呆倦怠者，加白术、佩兰、砂仁；肝郁气滞、两胁胀满者，加柴胡、佛手、枳壳；肺胃燥热、低热口渴者，加石膏、知母、葛根。每日 1 剂，水煎服。1～2 个月为 1 个疗程。郭亚平等以上方加减治疗 30 例糖尿病肾病患者，显效 7 例，良效 21 例，无效 2 例。④

4. *益气滋肾化瘀汤 1*　生黄芪 30 克、太子参 30 克、黄精 30 克、丹参 30 克、益母草 30 克、白茅根 30 克、熟地黄 15 克、山茱萸 15 克、泽泻 15 克、云茯苓 15 克、五味子 15 克、山药 10 克、川芎 10 克、泽兰 10 克。随症加减：阴虚甚，加天冬、麦冬、石斛；脾虚湿困，加苍术、白术；水肿明显，加泽泻、

① 屠伯言，等.中医辨证治疗糖尿病肾病 13 例临床分析[J].中医杂志，1984(4)：39－40.
② 郭宇.益肾解毒汤治疗消渴肾病的临床效果[J].中西医结合医学，2021，19(7)：112－113.
③ 涂春林.养阴补肾活血化瘀治糖尿病肾病[J].江西中医学院学报，2000，12(3)：24.
④ 郭亚平，等.益肾化瘀汤治疗糖尿病肾病 30 例[J].中医研究，2000，13(6)：42－43.

车前子(包)、冬瓜皮;瘀血明显,加桃仁、红花。马茂芝以上方加减治疗22例糖尿病肾病患者,配合口服降糖药,1个月为1个疗程,观察2~3个月。结果:显效8例,好转11例,无效3例。有效率86.28%。[①]

5. *自拟方* 太子参15~30克、生黄芪15~30克、茯苓15~30克、泽泻15~30克、丹参15~30克、益母草15~30克、白茅根15~30克、生地黄10~15克、牡丹皮10克、山药10克、泽兰10克、黄精10克、天花粉15克、黄连6~10克。随症加减:气虚明显,重用生黄芪,并改用党参;阴虚甚,重用生地、黄精,并加石斛、麦冬等;瘀血甚,加桃仁、红花、川芎等;夹水湿,加牛膝、车前子、汉防己、赤小豆、冬瓜皮;若水肿重则宜温阳利水,可用实脾饮或济生肾气汤加减;如水气上逆,水凌心肺,出现心衰,可用苓桂术甘汤合葶苈大枣泻肺汤加减;湿热下注,加滑石、石韦、萆薢等;夹湿浊,加陈皮、法半夏、竹茹等;如湿浊上逆,口中尿臭明显,可加大黄,或合并使用大黄灌肠等;有痈疽,加金银花、蒲公英、野菊花等;尿有酮体,加黄芩、黄柏等;合并周围神经病变,加当归、地龙、鸡血藤等;合并视网膜病变,加枸杞子、菊花等。每日1剂,水煎服。刘宏伟等以上方加减治疗38例糖尿病肾病患者,酌予降糖、降压、限制蛋白质摄入、抗感染、强心利尿、调节水电解质及酸碱平衡。3个月为1个疗程。结果:治疗2个疗程以上后,显效14例,有效16例,无效8例。总有效率78.95%。[②]

6. *益气滋肾化瘀汤2* 黄芪30克、茯苓30克、猪苓30克、丹参30克、益母草30克、太子参20克、山药15克、麦冬10克、五味子10克、生地黄10克、枸杞子10克、山茱萸10克、泽泻10克。随症加减:阴虚明显,加天花粉30克、沙参10克;水肿明显,加葶苈子15克、桑白皮15克、泽兰10克;肝郁气滞,加醋柴胡10克、枳壳10克、白芍10克;阳气虚,加肉桂10克、淫羊藿15克;大便不通,加熟大黄10克、枳实10克。每日1剂,水煎服。配合低蛋白饮食、降血糖及降压利尿等。姜平等用上方加减治疗22例糖尿病肾病患者,显效12例,有效8例,无效2例,总有效率90.9%。尿蛋白定量、血肌酐、尿素氮均显著下降(均$P<0.05$)。[③]

7. *补肾活血法* 生地黄15克、枸杞子15克、太子参15克、葛根15克、赤芍15克、玄参30克、天花粉30克、丹参30克、山茱萸10克。每日1剂,水煎服。罗苏生等以上方治疗35例糖尿病肾病患者,配合饮食控制、优质低蛋白饮食、口服降糖药,胰岛素依赖型用胰岛素。1个月为1个疗程。结果:显效14例,有效18例,无效3例。有效率91.4%。[④]

糖尿病水疱病

辨 证 施 治

衡先培分3证

(1) 湿浊困脾证 症见水疱溃破后液体清稀,疱底色淡红而嫩;舌质淡或淡胖,舌苔腻或厚,脉多滑而细;咯痰,脘痞闷,大便干或数日不排;喜温喜暖,苔白腻,脉沉紧或舌红苔黄腻,脉濡数或滑数。治宜化湿醒脾。方用化湿醒脾方:陈皮10克、藿香10克、苍术10克、佩兰10克、砂仁6克、薏苡仁15克、茯苓10克、白豆蔻6克、天花粉10克、茵陈10克。随症加减:脾虚,加大薏苡仁用量至30克,茯苓可用到15克;湿浊,重用藿香、陈皮、佩兰至15克;寒湿困脾证,加高良姜10克、干姜10克、紫苏9克;湿热蕴脾证,加黄芩9克、黄连6克、茵陈9克、虎杖10克。

(2) 水湿困脾证 症见水疱色泽不鲜,疱壁

---

① 马茂芝.益气滋肾化瘀汤治疗糖尿病肾病22例[J].时珍国药研究,1994,5(2):11-12.
② 刘宏伟,时振声.益气养阴活血清利法治疗晚期糖尿病肾病——附38例临床疗效观察[J].辽宁中医杂志,1993(10):19-20.
③ 姜平,等.益气养阴,补肾活血法为主治疗糖尿病肾病22例[J].北京中医学院学报,1993,16(6):59.
④ 罗苏生,等.补肾活血法治疗糖尿病早期肾病[J].浙江中医学院学报,1993,17(6):12.

张力不高，溃破后液体清冷，疱底色泽暗红；舌脉似水浊困脾证，伴咳嗽、咯痰、水肿等。治宜化气行水。药用黄芪15克、桑白皮10克、地骨皮10克、茯苓10克、薏苡仁15克、泽泻10克、陈皮10克、藿香10克、佩兰10克、白术10克、苍术10克、白豆蔻6克、桂枝6克。

(3) 气血不足证　症见水疱未及时有效治疗者，常意外破损，疱壁色泽加深，少数可再次与皮下长在一起；舌淡或胖，脉细或虚数。治宜补气养血。药用太子参15克、黄芪15克、白术10克、茯苓10克、陈皮10克、草果10克、白豆蔻3克、黄连3克、砂仁3克、草豆蔻6克、龙胆草2克。[①]

经　验　方

养阴活血汤　黄芪、太子参、生地黄、天花粉、地骨皮、丹参、牡丹皮、五味子、薏苡仁、知母、玄参、麦冬、黄柏、红花、当归、赤芍、泽泻、车前子。每日1剂，水煎2次，分服。并用D860和降糖灵等控制糖尿病。王文远用上方治疗2例糖尿病水疱病患者，1例服药22剂，1例服药15剂，水疱被控制，停药半年未复发。[②]

糖尿病合并动眼神经麻痹

经　验　方

六味地黄汤合血府逐瘀汤加减　山茱萸15克、生地黄15克、牡丹皮10克、泽泻10克、桃仁10克、红花10克、柴胡10克、桔梗10克、当归12克、茯苓12克、赤芍12克、山药30克。每日1剂，水煎服。吕长青以上方治疗1例老年性糖尿病合并双动眼神经不全麻痹症患者，服15剂后，复视消失，双眼向内侧运动较前明显灵活；守上方加女贞子12克、麦冬12克、五味子10克，继服30剂，诸症明显改善，终以六味地黄丸调理而愈。[③]

糖尿病酮症

概　　述

糖尿病酮症多是由于糖尿病日久，失治或误治，不注意饮食调养，恶性发展而成。属内科危重病症，多表现为气阴不足、阴阳两虚之证。

经　验　方

1. *中药方*　玄参10克、五味子10克、地骨皮20克、太子参15克、丹参15克、山药15克、麦冬15克、黄精20克、黄芪20克、杜仲10克、葛根12克。随症加减：若患者具有血瘀的症状，在上方中加赤芍10克、当归10克；若患者具有痰火旺盛的症状，在上方中加制半夏10克、黄连5克；若患者具有胃火炽盛的症状，在上方中加生石膏20克、知母15克。将上述药物用500毫升清水煎煮，每日1剂。谢文静将84例糖尿病酮症酸中毒(DKA)患者随机分为对照组和实验组各42例。两组患者均采用西医疗法进行治疗，实验组加用上方加减治疗。两组均连续治疗14天。结果：实验组患者治疗的总有效率高于对照组患者，其血糖达标的时间及尿酮体消失的时间均短于对照组患者，其胰岛素的日用量少于对照组患者，其不良反应的发生率低于对照组患者(均 $P<0.05$)。[④]

2. *消酮化浊汤*　大黄10克、莱菔子10克、赤芍10克、牡丹皮10克、半夏10克、黄连10克、陈皮15克、白术15克、大青叶20克、蒲公英20克、

---

① 刘亚楠，等.衡先培辨证论治糖尿病水疱病经验[J].中华中医药杂志，2016，31(7)：2645－2646.
② 王文远.中国中西医结合研究会皮肤性病专业第二届学术会议论文汇编[C].1987(9)：105.
③ 吕长青.老年性糖尿病合并双动眼神经不全麻痹症治验[J].四川中医，1989(5)：38.
④ 谢文静.中西医结合疗法治疗糖尿病酮症酸中毒的效果探析[J].当代医药论丛，2019，17(11)：223－224.

茯苓30克、金银花30克。随症加减：视觉模糊，加决明子、青葙子；头晕头痛，加夏枯草、钩藤；恶心呕吐，加竹茹、代赭石。水煎取300毫升，每日2次，每日1剂。焦素杰将72例DKA患者随机分为观察组和对照组各36例。对照组采用常规西医治疗，观察组在对照组基础上加用上方加减治疗。两组均连续治疗5天。结果：治疗后观察组的临床总有效率高于对照组（$P<0.05$）；治疗后两组血清IL-6、IL-10、β-羟丁酸水平均低于治疗前（$P<0.05$），且观察组低于对照组（$P<0.05$）；治疗后观察组的酸中毒纠正时间、尿酮体消失时间、血糖控制达标时间均短于对照组（均$P<0.05$）。①

3. 益气养阴消酮方　生黄芪45克、党参10克、黄连30克、知母30克、炒白芍30克、麦冬20克、葛根15克、熟地黄15克、生地黄15克、生石膏12克、川芎12克、当归12克、陈皮12克、炙甘草6克。每日1剂，水煎取汁400毫升，早晚分服。周会明将90例DKA患者随机分为治疗组和对照组各45例。两组均采用扩容、抗炎、纠正水电解质紊乱等基础治疗。对照组采用胰岛素、葡萄糖注射液静脉滴注，治疗组在对照组基础上加用上方治疗。两组均治疗72小时。结果：两组治疗后倦怠乏力、口燥咽干评分及超敏C反应蛋白、二氧化碳结合力水平较治疗前改善（$P<0.05$），治疗组改善程度优于对照组（$P<0.05$）；治疗组血糖恢复正常时间、尿酮体消失时间及酸中毒纠正时间均短于对照组（均$P<0.05$）；治疗组的总有效率为93.3%，高于对照组的80.0%（$P<0.05$）。②

4. 自拟方1　麦冬15克、太子参15克、丹参15克、玄参10克、山药15克、五味子10克、杜仲10克、黄芪20克、葛根12克、黄精20克、地骨皮20克、生甘草3克。诸药用水煎煮至500毫升，每日1剂。陈丽辉将86例糖尿病酮症酸中毒患者随机分为观察组和对照组各43例。对照组采用西药常规治疗方法，持续小剂量胰岛素（RI）以微量泵静脉泵入方式治疗，同时根据患者电解质情况、血气分析结果进行补液、补钾及纠正酸中毒治疗，并采用抗生素进行感染治疗。观察组在对照组的基础上加用上方治疗。治疗3天后观察两组疗效差异。结果：观察组的总有效率为97.67%，高于对照组的76.74%，两组差异有统计学意义（$P<0.01$）。观察组血糖恢复正常时间、尿酮体消失时间、酸中毒纠正时间均短于对照组，两组差异有统计学意义（均$P<0.01$）；观察组7小时、24小时RI用量均少于对照组，两组差异有统计学意义（$P<0.05$）。③

5. 自拟方2　黄芪20克、黄精20克、地骨皮20克、麦冬15克、山药15克、丹参15克、太子参15克、葛根12克、五味子10克、杜仲10克、玄参10克。随症加减：对于有胃火炽盛表现者，上方加生石膏20克、知母15克；对于有痰火旺盛表现者，上方加制半夏10克、黄连5克；对于有血瘀表现者，上方加赤芍10克、当归10克。每日1剂，上述药物用清水煎煮，分早晚2次温服。姚芸等将100例DKA患者分为观察组和对照组各50例。两组采用常规西医治疗，观察组在对照组基础上加用上方加减治疗。结果：治疗后，观察组的总有效率高于对照组（$P<0.05$），其血糖水平恢复正常的时间、尿液中酮体消失的时间、酸中毒得到纠正的时间均早于对照组患者（$P<0.05$）。④

6. 健脾益气养阴方　黄芪30克、党参15克、白术12克、茯苓12克、山药15克、玄参15克、麦冬12克、五味子9克、地黄15克、石斛12克、葛根15克、芦根15克。随症加减：伴恶心呕吐者，加生姜10克、柿蒂15克；伴湿浊内阻者，加藿香15克、佩兰12克；伴痰热扰神者，加竹茹15克、黄连9克；伴阴虚内热者，加知母30克、黄柏15克；伴瘀血阻滞者，加川芎12克、当归10克。每日1剂，水煎服。朱琳将92例糖尿病酮症酸中毒患者随机分为治疗组和对照组各46例。均予补液、小

① 焦素杰.消酮化浊汤治疗糖尿病酮症酸中毒的临床观察[J].中国中医急症，2019，28(7)：1271－1273.
② 周会明.益气养阴消酮方治疗糖尿病酮症酸中毒的疗效观察[J].西部中医药，2019，32(3)：77－79.
③ 陈丽辉.西医常规联合中医治疗糖尿病酮症酸中毒患者的效果观察[J].临床合理用药，2018，11(5B)：46－47.
④ 姚芸，张晓谊，等.中西医结合治疗糖尿病酮症酸中毒的效果分析[J].当代医药论丛，2018，16(21)：32－33.

剂量胰岛素持续静脉滴注等常规治疗，治疗组加用上方加减治疗，治疗72小时后进行疗效观察。结果：治疗组的总有效率为91.30%，明显高于对照组的84.78%。①

7. 玉女煎合增液汤化裁　生石膏15克、知母10克、生地黄15克、山药20克、黄连10克、荔枝核15克、鬼箭羽15克、薏苡仁30克、玄参10克、麦冬10克、天花粉10克。随症加减：恶心呕吐，加生姜10克、吴茱萸6克；脾虚湿盛，加苍术10克、白术10克、藿香15克、佩兰15克。每日1剂，水煎服。陈丽娟等将52例糖尿病酮症酸中毒患者随机分为对照组和治疗组各26例。对照组给予补液、持续小剂量胰岛素静滴等西医治疗，治疗组在对照组的基础上加用玉女煎合增液汤化裁。疗程1周。结果：治疗组的总有效率为96.88%，高于对照组的78.13%。②

8. 健脾益肾解毒汤　太子参30克、玉竹30克、黄精30克、天花粉30克、葛根10克、生地黄20克、地骨皮20克、连翘15克、荷叶15克、甘草3克。随症加减：脾肾亏虚、湿热内蕴型，去生地黄，加黄芩10克、黄连5克，尿浊甚加萆薢10克，腰痛甚加桑寄生20克；肺脾肾虚型，去荷叶，加炙黄芪30克、金樱子30克、山茱萸10克；脾虚胃热型，去生地黄、地骨皮，加生石膏25克、知母7克，如苔黄糙、便秘，加熟大黄5克，便溏加山药12克。每日1剂，水煎服。2天为1个疗程。周志成等以上方加减治疗60例糖尿病酮症患者。结果：尿酮体消失56例，占93.3%；无效4例，占6.6%。③

9. 消酮汤　黄连6～10克、黄芩9～12克、栀子9～12克、牡丹皮9～12克、生地黄15～30克、玄参20～30克、天花粉20～30克、苍术10～15克、佩兰9～12克、赤芍12～15克、茯苓15克、山药15克、泽泻9～12克、大黄6～9克、生黄芪30克。随症加减：恶心呕吐，加半夏、竹茹、陈皮；头晕目眩，加钩藤、菊花；渴饮无度，加生石膏、玉竹、麦冬；小便频多，加五倍子、覆盆子、沙苑子。每日1剂，水煎服。冯建华以上方加减治疗15例糖尿病酮症患者。结果：显效11例，有效3例，无效1例。④

10. 降酮汤　生黄芪40克、生地黄30克、怀山药30克、玄参35克、黄芩15克、黄连15克、黄柏15克、川芎15克、赤芍15克、苍术20克、栀子20克、云茯苓20克、当归20克、生牡蛎50克。随症加减：尿中有蛋白，加川续断、白花蛇舌草，重用黄芪；嗜睡不醒，加郁金、石菖蒲、远志。每日1剂，水煎服。李玉才等以上方加减治疗33例糖尿病酮症患者。结果：显效22例，有效6例，无效5例。⑤

11. 清热和血降酮方　生黄芪40克、山药30克、玄参35克、苍术20克、黄芩15克、黄连15克、黄柏15克、栀子20克、当归20克、赤芍15克、生地黄30克、川芎15克、茯苓15克、泽泻15克。随症加减：头痛头晕，加夏枯草、钩藤、生石决、菊花；胸闷刺痛，加红花、赤芍、丹参、山楂；渴饮无度，加天花粉、玉竹；恶心、呕逆，加陈皮、竹茹、生赭石、旋覆花；小便频多，加五倍子、桑螵蛸、覆盆子；疮痈疖肿，加蒲公英、金银花、马齿苋、紫花地丁。每日1剂，水煎服。李育才等以上方加减治疗22例糖尿病酮症患者。结果：显效16例，有效5例，无效1例。⑥

中成药

参附注射液　组成：红参、附片提取物（雅安三九药业有限公司生产，国药准字Z51020664）。功效：回阳救逆，益气固脱。临床应用：钟武源将86例DKA患者随机分为研究组和对照组各43例。两组患者入院后快速建立静脉通道，给予1 000～2 000毫升0.9%氯化钠注射液扩容，同时纠正电解质、酸碱平衡紊乱。对照组给予50单位胰岛素加入50毫升0.9%氯化钠注射液中稀释后

① 朱琳.健脾益气养阴方治疗糖尿病酮症酸中毒的临床观察[J].中国中医急症，2016，25(7)：1412－1414.
② 陈丽娟，等.玉女煎加增液汤化裁方治疗糖尿病酮症酸中毒临床观察[J].中华中医药学刊，2014，32(5)：1235－1237.
③ 周志成，等.中医药治疗糖尿病（消渴病）酮症60例小结[J].北京中医，1992(5)：23－24.
④ 冯建华.消酮汤治疗糖尿病酮症15例[J].山东中医杂志，1990，9(6)：14－15.
⑤ 李玉才，等.降酮汤治疗糖尿病酮症33例[J].吉林中医药，1988(4)：12.
⑥ 李育才，等.清热和血法治疗糖尿病酮症22例[J].辽宁中医杂志，1987(4)：19，26.

持续微量泵泵入。研究组在对照组治疗基础上给予参附注射液。结果：研究组患者的血糖、尿酮、酸中毒恢复正常时间均短于对照组(均$P<0.05$)；研究组患者的治疗总有效率为95.35%，显著高于对照组的81.40%($P<0.05$)。[①]

糖尿病性坏疽

概　述

坏疽是糖尿病的一种较常见而又较严重的并发症，多因消渴伤阴，久则阴损及阳，阳气不能敷布温煦，血脉瘀阻而成。治以活血化瘀为主。

辨证施治

刘祖高分3型

(1) 阴虚火盛血瘀型　症见口渴喜冷饮，面色潮红；下肢及足部浮肿疼痛，足趾红紫，时有火灼感，喜冷敷，入冬后尤喜伸露被外；腰脚酸软，夜尿频数；舌体胖，质红嫩，苔黄，脉细数。治宜滋阴泻热、活血化瘀。方用糖尿病足Ⅰ号方：生黄芪15～30克、山茱萸10～20克、地龙6～15克、丹参30克、苍术6克、玄参15克、知母15克、桑螵蛸15克、茯苓15克、当归12克、白芍12克、生地黄20克、牡丹皮20克、枸杞子20克、益母草20克、肉桂3克。配合推拿疗法：推上段夹脊穴，揉压曲池、肾俞、足三里、气冲穴。

(2) 气虚血瘀型　症见形体消瘦，肢体乏力，精神不振，面色萎黄，食欲不振，畏寒自汗，气短懒言，肌肉明显萎缩，皮肤干燥，汗毛脱落，趾甲生长缓慢或不生长；甚则出现干性坏死，溃疡面久而不愈，分泌物清稀；舌质淡或胖大，苔薄，脉虚细弱。治宜益气养血化瘀。药用糖尿病足Ⅱ号方：生黄芪30～50克、党参18克、白术15克、地骨皮15克、牛膝15克、茯苓15克、川芎15克、三七5克、白芍20克、山茱萸20克、山药20克、赤芍12克、延胡索12克、蕲蛇10克、僵蚕6克、黄连6克。配合推拿疗法：推中段夹脊穴，揉压百会、中脘、关元、脾俞、肾俞、足三里、气冲穴。

(3) 阳虚血瘀型　症见精神不振，面色无华，形体消瘦；口渴喜热饮，食则胃脘胀满，乏力，动则汗出，四末冷甚肿胀喜暖，行走跛行；足背部颜色苍白，足趾皮色紫暗，足动脉减弱或消失，大便溏泄，每日3～6次；舌淡胖，边有齿痕，瘀斑，舌下静脉曲张，苔薄白，脉虚缓或虚细。治宜温阳化瘀。药用糖尿病足Ⅲ号：生黄芪30～50克、丹参30克、益母草30克、山药30克、芡实20克、熟地黄20克、菟丝子15～30克、焦白术15克、生晒参9克、三棱9克、当归12克、白芍12克、苍术9～15克、附子6～12克、肉桂3～6克。配合推拿疗法：推中、下段夹脊穴，揉压脾俞、肾俞、命门、八髎、天枢、关元、足三里、气冲穴。足部溃烂，可外敷蜂蜜黄连膏、庆大霉素冲洗溃面、神灯照射等。

临床观察：刘祖高以上方辨证加减治疗62例糖尿病足患者，治愈46例，显效8例，有效7例，无效1例。总有效率98.39%。[②]

经　验　方

1. 益气通脉汤　黄芪40克、当归20克、玄参30克、桃仁10克、红花10克、水蛭3克、甲片10克等。每日1剂，水煎服。何峥等将60例糖尿病足患者随机分为治疗组40例和对照组20例。两组都给予西药常规降血糖和抗感染治疗。治疗组加服益气通脉汤，外用生肌膏清除创面外敷。结果：治疗组治愈率80%，总有效率95%；对照组治愈率55%，总有效率75%。[③]

2. 托里消毒散　黄芪、忍冬藤、皂角刺、白芷、当归、茯苓、白术、川芎、甲片、水蛭、甘草。随症加减：舌苔厚腻者，去白术改用苍术。每日1剂，疗

① 钟武源.胰岛素泵和参附注射液治疗糖尿病酮症酸中毒效果分析[J].实用临床医学，2017，18(1)：26－27.
② 刘祖高.糖尿病足62例临床小结[J].湖北中医杂志，1992，14(4)：8－9.
③ 何峥，等.益气通脉汤治疗糖尿病足临床观察[J].中国城乡企业卫生，2007(5)：87－88.

程 2～4 个月。益气活血，燥湿化痰。适用于糖尿病坏疽。亓鲁光以上方加减配合降糖药，另用托里消毒散煎水外洗患处，疗效满意。①

3. *补中益气汤加味* 土炒白术 12 克、党参 12 克、生黄芪 30 克、怀山药 30 克、当归 10 克、陈皮 10 克、鸡内金(研末分吞)10 克、玄参 15 克、丹参 15 克、赤芍 15 克、葛根 15 克、柴胡 5 克、制附子 5 克、升麻 3 克。水煎服。李古松以上方加减配合补中益气丸、金匮肾气丸，治愈 1 例糖尿病并发血栓闭塞性脉管炎(脱疽)患者。②

4. *自拟方* 川桂枝 50 克、生附子 50 克、紫丹参 100 克、忍冬藤 100 克、生黄芪 100 克、乳香 24 克、没药 24 克。加水 5 升，文火煮沸后再煎 20 分钟，将药液投入木桶，晾至 50℃左右，将患足浸入药液中，尽量保持温度。每次浸 30 分钟，每晚浸 1 次，每剂药可浸泡 5 天。张万能用上方治疗 20 例糖尿病性趾端坏死患者，最短连续浸泡 15 天，最长 80 天，均获临床治愈。③

5. *背疽汤* 金银花 25 克、紫花地丁 25 克、败酱草 25 克、蒲公英 20 克、野菊花 20 克、冬瓜子 15 克、粉牡丹皮 15 克、大青叶 10 克、板蓝根 10 克、川大黄(后下)8 克、玄明粉(分 2 次冲服)12 克、川红花 12 克。每日 1 剂，水煎服。陈康治以上方治疗 1 例糖尿病伴发重症背疽患者，配合皮硝 20 克用绵纸包裹外敷，1 个月内痊愈。④

6. *当归活血汤加减* 当归、丹参、赤芍、红花、玄参、忍冬藤。每日 1 剂，水煎服。随症加减：阴虚内热，加生地黄、麦冬、天花粉；气虚，加黄芪、党参、白术、茯苓；湿热，加黄柏、苍术、牛膝；疼痛严重，加蜈蚣、全蝎、延胡索；若止疼效果不显，加犀黄丸内服。王景春以上方加减治疗 10 例糖尿病性坏疽患者，配合局部上一效膏，每日 1 次，若趾骨外露可在伤口近愈之前咬除死骨。结果：临床治愈 8 例，好转 2 例。⑤

糖尿病伴高脂血症

概　述

糖尿病伴高脂血症在糖尿病患者中较为常见，是糖尿病产生动脉粥样硬化的主要致病因素之一。中医属“瘀血”范畴。治以活血化瘀为主。

经　验　方

1. *降脂汤* 黄芪 20 克、柴胡 15 克、党参 15 克、郁金 10 克、桃仁 10 克、白术 10 克、赤芍 10 克、泽泻 10 克、决明子 10 克、陈皮 10 克、清半夏 10 克。随症加减，每日 1 剂，水煎滤渣取汁，每次 150 毫升，每日 2 次，温服。安化捷将 96 例 2 型糖尿病合并高脂血症患者分为对照组和观察组各 48 例。对照组采取常规药物治疗及健康管理。观察组在对照组的基础上加用降脂汤治疗。两组疗程均为 3 个月。结果：观察组显效 21 例，有效 25 例，总有效率为 95.83%；对照组显效 8 例，有效 31 例，总有效率为 81.25%。观察组的总有效率高于对照组，两组差异有统计学意义($P<0.05$)。⑥

2. *葛根芩连汤合小陷胸汤加减* 葛根 30 克、黄芩 20 克、黄连 30 克、半夏 15 克、全瓜蒌 20 克、知母 30 克、生山楂 20 克、神曲 6 克、炙甘草 5 克、红花 10 克、干姜 5 克、苍术 30 克、赤芍药 20 克。每日 1 剂，水煎服。张会琴等将 120 例 2 型糖尿病合并高脂血症患者随机分为治疗组和对照组各 60 例。均以降糖、降脂为治疗原则，根据患者个体情况采用重组人胰岛素或精蛋白锌重组人胰岛

① 文秀华，等.亓鲁光治疗糖尿病经验总结[J].辽宁中医杂志，2004，31(11)：894－895.
② 李古松.糖尿病并发病证治[J].新中医，1990(9)：23－24.
③ 张万能.中药煎液浸泡治疗糖尿病性趾端坏死 20 例[J].浙江中医杂志，1990(3)：116.
④ 陈康治.糖尿病伴发重症背疽治验[J].江苏中医杂志，1987(9)：13.
⑤ 王景春.当归活血汤加减治疗糖尿病性坏疽[J].新中医，1985(4)：29－30，55.
⑥ 安化捷.降脂汤治疗 2 型糖尿病伴高脂血症的疗效分析[J].世界复合医学，2021，7(11)：87－91.

素降糖治疗。对照组加瑞舒伐他汀钙片治疗，治疗组加葛根芩连汤合小陷胸汤加减治疗。两组均以2个月为1个疗程，治疗1个疗程。检测两组治疗前后血糖及血脂水平变化情况，比较两组临床疗效。结果：治疗组总有效率为95.00%，对照组为90.00%，两组总有效率比较差异无统计学意义（$P>0.05$），疗效相当；两组治疗后FPG、餐后2小时血糖（2hPG）、HbA1c、TC、TG、LDL-C均较本组治疗前下降，比较差异均有统计学意义（均$P<0.05$），但两组组间比较差异均无统计学意义（$P>0.05$）。葛根芩连汤合小陷胸汤加减具有明显的调血脂、血糖作用，具有一定的临床疗效。①

3. 清热化湿方　生地黄10克、山茱萸10克、淮山药10克、泽兰10克、赤芍10克、知母10克、决明子10克。每日1剂。陈宇将100例糖尿病并发高脂血症患者随机分为实验组和对照组各50例。实验组患者以上方进行治疗，对照组患者给予西药治疗。结果：实验组的中医症状疗效明显优于对照组，差异具有统计学意义（$P<0.05$）。清热化湿方对糖尿病合并高脂血症患者的疗效显著，临床上值得广泛推广。②

4. 四逆散加味　柴胡10克、白芍20克、枳实6克、炙甘草6克、赤芍20克、枳壳6克、党参片20克、白术10克、净山楂20克、泽泻15克、草决明15克、丹参20克。随症加减：湿浊内生，加厚朴15克、苍术10克；气滞血瘀者，加川芎15克；肝肾阴虚者，加山茱萸20克、枸杞子10克。水煎服。姜宏将70例2型糖尿病合并血脂异常患者随机分为观察组和对照组各35例。两组均给予糖尿病饮食、常规控制血糖、一般对症处理，对照组患者在常规治疗基础上口服血脂康治疗，观察组患者在常规治疗基础上给予四逆散加味治疗。两组均治疗2个疗程。结果：治疗后，两组空腹血糖、餐后2小时血糖、糖化血红蛋白均较治疗前显著改善（$P<0.05$），观察组改善显著优于对照组（$P<0.05$）；观察组血脂较治疗前得到了明显的改善，三酰甘油、低密度脂蛋白水平改善程度与对照组比较具有统计学意义（$P<0.05$）；观察组总有效率高于对照组（$P<0.01$）。③

5. 通瘀灵片　生大黄3份、桃仁2份、水蛭5份。上药烘干，混合，制成药片。每次5片，日服3次。朱良争等治疗72例糖尿病高血脂症患者，均先予常规降糖药治疗，一个月后查空腹血糖、胆固醇、三酰甘油、β脂蛋白，空腹血糖仍高于正常且血脂高者，随机分为A组39例和B组22例。A组服用降糖药基础上加用通瘀灵片。B组继续用降糖药治疗。空腹血糖降至正常而血脂仍增高者为C组，共11例给予通瘀灵片治疗。结果：A组、C组共50例用通瘀灵片治疗者中，显效26例，有效14例，无效10例。总有效率80%。④

6. 健脾益肾活血化瘀方　党参15克、熟地黄15克、山药20克、陈皮10克、法半夏10克、苍术10克、山茱萸10克、茯苓10克、红花10克、淫羊藿10克、当归10克、丹参20克、山楂20克、肉桂5克。每日1剂，水煎服。杨喜三等将42例老年糖尿病血液高凝状态的患者随机分为治疗组与对照组各21例。两组均以降血糖及饮食控制治疗，治疗组在此基础上加用健脾益肾活血化瘀方。2个月为1个疗程。结果：治疗组患者的血糖、血脂及血液流变检查等各项指标，比对照组明显下降。⑤

单　方

金水宝　组成：冬虫夏草（江西国药厂研制）。用法用量：每次3粒，每日3次。临床应用：冯道义等以上方治疗46例2型糖尿病合并高脂血症患者，疗程2个月。结果：治疗后，空腹血清胆固醇（cho）、TG两项分别显效（cho下降≥20%，TG下降≥30%）8例、30例，有效23例、8

① 张会琴，等.葛根芩连汤合小陷胸汤加减治疗2型糖尿病合并高脂血症临床研究[J].河北中医，2016，38(8)：1206-1208.
② 陈宇.清热化湿方对糖尿病患者合并高脂血症的改善作用[J].中国现代药物应用，2016，10(19)：287-288.
③ 姜宏.四逆散加味治疗糖尿病合并血脂异常的临床观察[J].中国中医药科技，2015，22(3)：301-302.
④ 朱良争，等.通瘀灵治疗糖尿病高脂血症的临床和实验研究[J].中医杂志，1991(12)：23-25.
⑤ 杨喜三，等.中药治疗老年糖尿病高凝状态42例的对比观察[J].湖南中医杂志，1990(6)：5-7.

例，无效15例、8例，有效率67.4%、82.6%。临床无明显不良反应。[①]

糖尿病合并尿潴留

概　述

糖尿病合并尿潴留是糖尿病累及植物神经所致，又称糖尿病神经原膀胱。本病属中医“消渴”“癃闭”范畴。消渴病日久真阴亏损，耗伤精气，导致精不化气。治宜温肾纳气。

经验方

1. *五苓散加味*　猪苓30克、茯苓30克、泽泻15克、白术15克、桂枝12克、黄芪20克。每日1剂，水煎服。简小兵将50例糖尿病神经原性膀胱患者分为治疗组30例和对照组20例。两组均予糖尿病饮食、口服降糖药或(和)胰岛素控制血糖。治疗组内服五苓散加味，对照组予B族维生素治疗。两组均连续治疗1个月。结果：治疗组总有效率97%，对照组总有效率75%。两组疗效比较，治疗组疗效优于对照组($P<0.01$)。[②]

2. *金匮肾气丸*　淡附片10克、山茱萸10克、炙鸡内金10克、巴戟肉10克、川桂枝10克、怀山药15克、当归10克、怀牛膝10克、熟地黄30克、玄参30克、菟丝子10克、补骨脂10克。每日1剂，水煎服。30天为1个疗程。蒋家骢等以上方治疗19例糖尿病合并尿潴留患者，配合一般糖尿病的治疗常规。结果：8例轻、中度患者痊愈5例，显效3例；重度11例，全部疗效明显。[③]

糖尿病性肠病

概　述

糖尿病植物神经功能紊乱性肠病，中医辨证属“脾虚泄泻”。治宜健脾理气。

经验方

1. *半夏泻心汤*　山药20克、葛根20克、太子参20克、黄连9克、石榴皮15克、炒麦芽15克、炒谷芽15克、鸡内金15克、大枣15克、炒白术15克、黄芩15克、法半夏12克、干姜6克、黄芪25克。每日1剂，水煎，分2次口服。韩文彪用上方治疗50例糖尿病性腹泻患者，总疗程为30天。结果：治愈35例，有效14例，总有效率为98%。[④]

2. *糖肠宁*　补骨脂、肉豆蔻、山茱萸、诃子、茯苓、白术、党参等。每日1剂，水煎服。杜丽坤等将60例2型糖尿病肠病患者随机分为治疗组和对照组各30例。两组均低脂饮食，常规控制血糖。治疗组予糖肠宁，对照组予思密达。结果：治疗组脱落1例，对照组脱落2例。治疗组显效18例，有效9例，无效2例，总有效率93.1%；对照组显效8例，有效12例，无效8例，总有效率71.4%。两组总有效率对比有统计学意义($P<0.05$)。[⑤]

3. *升陷汤加味*　黄芪75克、党参25克、知母15克、山药35克、山茱萸15克、五味子10克、柴胡15克、升麻15克、桔梗10克、车前子(包煎)20克。每日1剂，水煎服。林宪武以上方治疗9例消渴合并顽固性消渴腹泻患者。结果：获愈7例，好转1例，无效1例。总有效率88.8%。[⑥]

4. *香砂六君子汤*　人参、白术、茯苓、法半夏、

---

① 冯道义，等.人工虫草治疗NIDDM合并高脂血症的临床观察[J].云南中医杂志，1995，16(1)：23-24.
② 简小兵.五苓散治疗糖尿病神经原性膀胱疗效观察[J].辽宁中医杂志，2007，34(1)：49-50.
③ 蒋家骢，屠伯言，等.引火归原法治疗糖尿病合并尿潴留19例[J].辽宁中医杂志，1991(7)：33，37-38.
④ 韩文彪，等.半夏泻心汤加减口服治疗糖尿病性腹泻的临床疗效[J].中国肛肠病杂志，2019，39(8)：42-43.
⑤ 杜丽坤，等.糖肠宁治疗2型糖尿病脾肾阳虚型肠病的临床研究[J].中国现代药物应用，2010，4(19)：137-138.
⑥ 林宪武.升陷汤加味治疗消渴泄泻9例[J].北京中医杂志，1991(3)：37.

陈皮、木香、砂仁、生姜、大枣。王铀生以上方配合西药治疗5例糖尿病腹泻或便秘与腹泻交替患者,均取得较好效果。①

糖尿病性视网膜病变

辨证施治

1. 王万林等分3型

(1) 阴虚燥热型 症见口干多饮,多食易饥,形体消瘦,眼外观正常,视物稍有模糊,舌质红,苔少或薄黄,脉细或弦;眼底镜检可见出血点(斑)、微血管瘤。治宜滋阴清热。药用生地黄、玄参、麦冬、生石膏、知母、天花粉、甘草。

(2) 肝阳上亢型 症见头晕、耳鸣,口干口苦,自觉视力明显下降或视物发红,舌淡红苔薄黄,脉弦;眼底检查可见出血斑或玻璃体积血、微血管瘤等。治宜平肝潜阳。药用枸杞子、菊花、草决明、钩藤、牡蛎、青葙子、葛根、生地黄。

(3) 气阴两虚型 症见神疲乏力,口燥咽干,头昏自汗,自觉视力明显下降或视物模糊不清;眼底检查可见出血斑(点),或微血管瘤,或玻璃体积血,或有渗出。治宜益气养阴、滋补肝肾。药用黄芪、生地黄、葛根、山药、枸杞子、女贞子、菊花、黄精。

随症加减:出血早期,加牡丹皮、白茅根、大蓟、小蓟等;中期,加三七、茜草、蒲黄等;出血久不吸收,加丹参、赤芍、当归、水蛭、泽兰等;视网膜水肿、渗出明显者,加茯苓、泽泻、车前子。临床观察:王万林等以上方加减辨证治疗12例糖尿病视网膜病变眼底出血患者,共18只眼,总有效率89%。②

2. 张懿先分5型

(1) 阴虚胃热 症见视力突降,视物模糊,眼底可见散在性微血管瘤,伴咽干口燥,五心烦热,消谷善饥,舌红少苔,脉细数。治宜滋阴养胃、清热润燥。方用玉女煎加减:熟地黄30克、知母6克、石膏30克、牛膝15克、麦冬15克、白茅根30克、泽兰8克、苏木10克、三七6克、沙参15克。

(2) 肝肾阴虚 症见视力突降,视物模糊,眼底可见散在性微血管瘤,伴五心烦热、腰膝酸软,耳鸣,骨蒸潮热,盗汗,舌红,无苔,少津,脉细。治宜滋补肝肾。方用杞菊地黄汤加减:枸杞子15克、菊花10克、熟地黄30克、山茱萸10克、淮山药15克、泽泻10克、茯苓12克、牡丹皮10克、白茅根30克、沙参15克、麦冬10克、鸡血藤15克。

(3) 肺肾阴虚 症见视力突降,视物模糊,眼底可见散在性微血管瘤,伴咽干口燥,干咳少痰,骨蒸潮热,腰膝酸软,盗汗,耳鸣,失眠,舌质红,少苔,少津,脉细数。治宜滋阴清热、益气生津。方用增液汤合芍药甘草汤加减:玄参30克、麦冬20克、生地黄20克、白芍30克、甘草10克、牡丹皮10克、冬桑叶10克、知母10克、黄柏6克、白术10克、天花粉10克。

(4) 阴虚火旺 症见视力突降,视物模糊,眼底可见散在性微血管瘤,伴手足心热,虚烦不眠,夜间口干,便结溺黄,面热目赤,耳鸣,舌红,少苔,少津,脉细数。治宜滋阴降火。方用知柏地黄汤加减:知母10克、黄柏6克、熟地黄30克、山茱萸10克、淮山药15克、泽泻10克、茯苓10克、牡丹皮10克、墨旱莲10克、阿胶5克、侧柏炭15克。

(5) 阴损及阳 症见视力下降,视物模糊,眼底可见散在性微血管瘤,伴自汗,乏力,气短,畏寒,肢冷,舌质淡胖,脉细弱。治宜补肾温阳。方用金匮肾气丸加减:肉桂10克、附片5克、熟地黄30克、山茱萸10克、淮山药15克、泽泻10克、茯苓12克、牡丹皮10克、杜仲10克、金毛狗脊10克。

随症加减:若眼底大量新鲜出血或新鲜玻璃体积血者,加墨旱莲20克、白茅根30克、炒槐花10克;眼底机化、陈旧玻璃体积血,或见大量硬性渗出物者,加炒山楂15克、昆布12克、海藻12

---

① 王铀生.香砂六君子汤治疗糖尿病植物神经功能紊乱性肠病5例[J].吉林中医药,1989(1):22,27.

② 王万林,等.中西医结合治疗糖尿病视网膜病变眼底出血[J].湖北中医杂志,2003,25(10):21.

克；视网膜水肿或见絮状渗出物者，加薏苡仁30克、车前子（包）30克。临床观察：张懿先以上方加减辨证治疗48例糖尿病视网膜病变患者，共79只眼，治疗时间最短者15天，最长者121天，平均61.2天。结果：眼底变化显效34只眼（43.04%），好转34只眼（43.04%），无效11只眼（13.92%）。总有效率86.08%。①

3. 安雨协等分3型

（1）阴虚内热型　症见视物昏花，五心烦热，心悸不宁，失眠多梦，腰膝酸软，疲乏无力，舌红少苔或无苔，脉象细数。治宜滋阴清热，辅以凉血止血。方用自拟滋阴凉血汤：天花粉30克、丹参30克、玄参15克、生地黄15克、知母15克、赤芍15克、白芍15克、女贞子15克、黄柏12克、当归12克、牡丹皮12克、地骨皮12克、墨旱莲10克、生蒲黄6克。

（2）脾气虚弱型　症见双目视力下降，心悸气短，面色㿠白，头晕，耳鸣，腰膝酸软，疲乏无力，懒言，自汗，舌质淡，苔薄，脉象细弱无力。治宜补气摄血。方用归脾汤加减：黄芪30～45克、白术30克、丹参30克、生地黄30克、茯苓15克、当归15克、黄精15克、炒酸枣仁15克、远志9克、苍术20克、鸡内金12克、木香6克、甘草6克。

（3）瘀血阻络型　症见面色晦暗，皮肤干燥无华，手脚麻木疼痛，心悸气短，舌质紫暗或有瘀斑，舌底静脉迂曲，脉象弦细或细涩。治宜活血通络。方用补阳还五汤加味：当归12克、牡丹皮12克、赤芍15克、白芍15克、川牛膝15克、川芎9克、蒲黄9克、夏枯草9克、黄芪20克、桃仁10克、红花6克、水蛭6克。

临床观察：安雨协等以上方辨证治疗58例糖尿病眼底出血患者，病情较重者用10%胰岛素滴眼液每次1～2滴，每日5～6次滴眼。20日为1个疗程，服药1～4个疗程。结果：痊愈16例（28眼），显效20例（30眼），有效11例（16眼），无效11例（11眼）。总有效率85.3%。②

4. 魏军平分3型

（1）肝郁内热型　症见视力下降，眼底视网膜静脉扩张，黄斑部散在微血管瘤、小出血点，全身表现为口渴多饮，口苦，消谷善饥，小便频数量多，大便干燥，头昏烦躁，夜寐多梦，形体消瘦，舌红少苔，脉弦细数。治宜疏肝理气、清热明目。方用丹栀逍遥散合玉女煎加减：牡丹皮10克、栀子10克、知母10克、白及10克、谷精草10克、杭菊花10克、白蒺藜10克、柴胡12克、白芍15克、生地黄15克、生石膏25克。

（2）肝肾阴虚型　症见视力下降明显，眼睛干涩，眼底微血管瘤，视网膜静脉怒张，视网膜出血斑，黄斑区黄白色硬性渗出，全身表现为尿频量多，小便混浊，耳鸣健忘，腰脊酸痛，腿软无力，男子遗精，女子月经不调，皮肤干燥，舌嫩红少苔，脉细数。治宜滋养肝肾、益精明目。方用六味地黄丸加味：生熟地黄各15克、山茱萸15克、枸杞子15克、五味子15克、草决明15克、山药30克、茯苓12克、石斛12克、泽泻10克、丹皮10克、女贞子20克、墨旱莲20克。

（3）气阴两虚夹血瘀型　症见视力下降严重，眼底微血管瘤，视网膜出血斑，视网膜白色或黄白色软性及硬性渗出物，新生血管或玻璃体出血眼底不能窥见或模糊可见，全身表现为咽干口燥，尿多，五心烦热，消瘦，气短，乏力，皮肤瘙痒，肢体麻木，疼痛，舌质紫暗，舌下静脉青紫，少苔，脉细无力。治宜益气养阴、和血通脉、宁血明目。方用自制降糖通脉片：生黄芪、黄精、天花粉、生地黄、麦冬、太子参、水蛭、泽兰叶、益母草、丹参等。

临床观察：魏军平以上方辨证治疗14例糖尿病视网膜病变患者，经治14～74日，23只病眼中显效6只眼，有效15只眼，无效2只眼。总有效率91.3%。③

5. 姚芳蔚分3型

（1）阴虚燥热型　症见口渴多饮，消谷善饥，舌质红，苔微黄而燥，脉细数。治宜滋阴补肾、清

① 张懿先.辨证治疗糖尿病视网膜病变48例临床观察[J].湖南中医药导报，2003，9(9)：30－31.
② 安雨协，等.辨证论治糖尿病并发眼底出血58例[J].山东中医杂志，1993，12(5)：23－24.
③ 魏军平.辨证分型治疗糖尿病视网膜病变[J].四川中医，1992，10(4)：49.

热润燥。方用玉女煎(生地黄、知母、麦冬、石膏、牛膝)、增液白虎汤(生地黄、玄参、麦冬、知母、石膏、粳米、甘草)等加减。

(2)肺肾阳虚型　症见咽干口燥,烦渴尿频,倦怠乏力,舌红苔白少津,脉细数。治宜滋阴清热、益气生津。方用二冬汤(天冬、麦冬、党参、知母、黄芩、天花粉、甘草),增液汤、生脉饮合芍药甘草汤(生地黄、玄参、麦冬、党参、五味、白芍、甘草)等加减。

(3)肾虚液少型　症见口干,腰酸乏力,尿多,舌红少苔,脉细数。治宜滋阴壮水、润燥生津。方用增液汤合六味地黄汤(生地黄、玄参、麦冬、山药、泽泻、茯苓、山茱萸、牡丹皮)等加减。随症加减:阴虚及阳,则用金匮肾气汤(六味地黄汤加附子、桂枝)等加减。

临床观察:姚芳蔚以上方加减辨证治疗8例糖尿病性视网膜病变患者,有效9只眼,无效7只眼。①

经　验　方

1. 糖网明目汤　生地黄15克、麦门冬15克、山茱萸12克、生黄芪15克、生白术15克、茯苓15克、当归10克、红花10克、丹参30克、生龙骨20克、生牡蛎20克、三七粉3克、白芍15克、葛根15克。清水600毫升文火慢煎约1小时至药汤300毫升,早晚分服。王宇将80例糖尿病性视网膜病变患者随机分为观察组和对照组各40例。两组均给予羟苯磺酸钙片口服,每次0.5克,每日3次。观察组加用糖网明目汤。两组疗程均为4个月。结果:两组FBG、2hPG和HbAlC水平均低于治疗前(均$P<0.05$),且观察组上述指标低于对照组($P<0.05$);治疗后两组血管瘤体积、视野灰度值、黄斑厚度均低于治疗前(均$P<0.05$),视力水平高于治疗前($P<0.05$),且观察组上述指标变化幅度大于对照组($P<0.05$)。②

2. 益肾明目方　黄芪20克、生地黄12克、山茱萸6克、枸杞子9克、天花粉10克、泽泻9克、黄连6克、葛根9克、怀牛膝9克、水蛭6克、三七粉3克、决明子6克。每日1剂,水煎服。1个月为1个疗程。李维娜将62例糖尿病性视网膜病变患者随机分成治疗组32例与对照组30例。所有患者均给予一般治疗,治疗组加用益肾明目方,对照组加用导升明胶囊。疗程均为2个月。结果:治疗组的总有效率68.5%,显效率31.5%,明显高于对照组($P<0.01$)。益肾明目方可治疗单纯型糖尿病性视网膜病变,其机理与改善山梨醇代谢有关。③

3. 糖网方　党参30克、黄芪30克、山药30克、生地黄20克、葛根30克、枸杞子15克、当归15克、茯苓15克、泽泻15克、赤芍15克、丹参30克、郁金15克、牛膝15克、红花10克、甘草5克。每日1剂,水煎服。杨建华等将101例糖尿病视网膜病变患者随机分为治疗组51例和对照组50例。治疗组98只眼,患者服用糖网方。对照组92只眼,患者口服杞菊地黄丸。两组均给予降糖药物治疗。30天为1个疗程,共治疗2个疗程。结果:治疗组疗效明显优于对照组($P<0.05$),且治疗组单纯型疗效优于增殖型。④

4. 糖网明方　黄芪、太子参、白术、黄精、生地黄、丹参等。随症加减:阴虚重者,重用生地黄;气虚重者,重用生黄芪。每日1剂,水煎服。30日为1个疗程。董军等以上方加减治疗19例早期糖尿病性视网膜病变患者共38只眼,配合降糖灵25毫克,优降糖2.5毫克,每日2~3次口服;或加服达美康等。结果:显效12只眼,有效20只眼;血糖治疗前后比较有显著性差异($P<0.001$);全血黏度各项值及纤维蛋白原治疗前后比较均有显著性差异($P<0.001\sim0.05$)。⑤

① 姚芳蔚.糖尿病性视网膜病变证治经验[J].上海中医药杂志,1983(9):5-7.
② 王宇.糖网明目汤结合羟苯磺酸钙片治疗糖尿病性视网膜病变对血糖及视力水平的影响[J].实用中医杂志,2020,36(6):758-759.
③ 李维娜.益肾明目方治疗单纯型糖尿病性视网膜病变的临床观察及对红细胞山梨醇含量的影响[J].北京中医药大学学报(中医临床版),2004,11(4):18-20.
④ 杨建华,等.糖网方治疗糖尿病视网膜病变101例[J].河南中医,2003,23(10):37-38.
⑤ 董军,等.中西医结合治疗早期糖尿病性视网膜病变[J].中国中医眼科杂志,1993,3(4):212-214.

5. 糖眼明 黄芪25克、生地黄15克、玄参15克、丹参15克、葛根15克、桃仁15克、当归15克、菊花15克、青葙子15克、苍术10克、水蛭1克、三七粉(冲服)1克。随症加减:渗出,加昆布、海藻、贝母、夏枯草;水肿,加茯苓、车前子、泽泻、薏苡仁;视网膜前、玻璃体积血,加虎杖、郁金。水煎服。李振中等以上方加减治疗32例糖尿病性视网膜病变眼底出血患者共47只眼,原服的西药降糖药继服或部分减少,停用其他中西药,治疗期间糖尿病饮食。结果:治愈15只眼,显效12只眼,好转11只眼,无效9只眼。总有效率80.9%。①

6. 自拟方1 黄精30克、山药30克、沙参20克、生地黄15克、麦冬12克、枸杞子12克。随症加减:气阴两虚,加黄芪30克、白术12克;阴阳两虚,加巴戟天15克、淫羊藿12克;眼底有新鲜出血或新鲜玻璃体积血者,加生蒲黄30克、墨旱莲30克、丹参15克;眼底出血暗红或伴有渗出物者,加丹参30克、赤芍15克、郁金15克、怀牛膝12克;眼底见机化物、新生血管或陈旧性玻璃体积血者,加丹参30克、怀牛膝15克、甲片10克、浙贝母10克、昆布10克、海藻10克;伴视网膜水肿者,加茯苓20克、薏苡仁30克;黄斑部有渗出物,加山楂15克、鸡内金15克。每日1剂,水煎服。邓亚平等以上方加减治疗23例糖尿病视网膜病变患者共45只眼,配合基础降糖西药。结果:显效16只眼,进步13只眼,未变14只眼,恶化2只眼;治后患者血浆比黏度、胆固醇明显降低($P<0.01$);不同闪光强度的视网膜电图的a、b波峰值时明显提前($P<0.01$或0.05)。说明减低血浆比黏度,降低胆固醇,改变血液理化性质,改善眼部血液循环,加速出血吸收,从而减轻视网膜缺血和血细胞分解产物对视网膜的损害,可能为滋阴补肾活血药治疗本病的机理之一。②

7. 自拟方2 沙参15~30克、麦冬15~30克、枸杞子15~30克、黄精15~30克、葛根15~30克、生地黄15~30克、天花粉15~30克。每日1剂,水煎服。周剑等将30例患者随机分为治疗组18例(36只眼)和对照组12例(22只眼),两组均控制血糖。对照组服上方。治疗组服上方并静脉滴注丹参注射液30克加0.9%生理盐水250毫升,每日1次。结果:治疗组和对照组视力变化分别显效8只眼、2只眼,有效15只眼、6只眼,无效13只眼、14只眼,总有效率分别为63.89%、36.36%。治疗组疗效优于对照组($P<0.05$);糖尿病控制情况、眼底变化治疗组较对照组优但无显著差异($P>0.05$);治疗组全血黏度、血小板聚集率均明显降低($P<0.001$和$P<0.05$),对照组变化不明显。③

中 成 药

化淤灵注射液 用法用量:每日1次静滴,每次20毫升,加入250~300毫升生理盐水中,于2小时滴完。14次为1个疗程,休息1周,继续第2个疗程。对于心肾并发症者,化淤灵加入5%葡萄糖注射液中,并加4单位胰岛素。临床应用:何国芬等以上法治疗30例糖尿病慢性并发症患者,配合糖尿病本身治疗,其中合并视网膜病变22例。结果:显效3例,有效11例,无效8例。有效率63.6%。④

糖尿病疖肿

经 验 方

1. 温清饮加味 焦栀子10克、麦冬15克、生地黄10克、石膏30克、当归10克、川芎10克、白

① 李振中,祝谌予,等.活血化瘀治疗糖尿病性眼底出血32例临床观察[J].河南中医,1993,13(2):54-55.
② 邓亚平,等.滋阴补肾活血药治疗糖尿病视网膜病变的初步观察[J].中国中西医结合杂志,1992,12(5):270-273.
③ 周剑,等.养阴活血法治疗糖尿病视网膜病变的近期疗效观察[J].中国中医眼科杂志,1992,2(2):70-73.
④ 何国芬,等.活血化淤法治疗糖尿病慢性并发症30例临床观察[J].山西医药杂志,1988,17(1):19-21.

芍10克、黄芩10克、黄连10克、黄柏10克、沙参15克、连翘10克、酒大黄5克、乌梅10克、天花粉10克、知母10克、党参15克、姜半夏10克、炙甘草3克。随症加减。水煎服。田雨青以上方加减治疗1例糖尿病合并疖肿患者,半年后随访,病愈。①

2. 清心凉营方　玄参10克、水牛角粉(包煎)15克、麦冬10克、莲子心10克、连翘10克、黄连10克、皂角刺10克、地肤子20克、白鲜皮20克、天花粉15克、蝉蜕10克。随症加减。梁苹茂以上方加减治疗1例糖尿病并发头部疖肿患者,约3周疖肿消散。②

3. 清热解毒降糖汤加减　牡丹皮15克、黄连15克、连翘15克、金银花15克、苍术15克、蒲公英20克、玄参25克、山药25克、生黄芪50克、丹参30克、生地黄30克、天花粉30克。每日1剂,水煎,每隔4小时服1次,连服3次。董巧玲等以上方治疗20例糖尿病并发疖肿患者,同时局部外用红霉素软膏,并酌情应用30%鱼石脂软膏、呋喃西林液、雷夫奴尔液、激素软膏外敷,扑尔敏、维生素C钙剂口服等。结果:显效(自觉症状消失,疖肿全部消退,血糖130毫克%以下,尿糖－～±)13例,有效(自觉症状好转,疖肿基本消退,血糖7.95～9.36毫摩尔/升,尿糖－～±)5例,无效2例。③

4. 李古松经验方　大承气汤:大黄(酒洗后下)15克、枳实15克、芒硝15克、厚朴10克。便通后改用小承气汤:酒大黄12克、厚朴10克、枳实10克。服3剂后疖肿消失过半,改益气养阴、清热解毒法,取三才汤合四妙汤加味:天冬10克、生地黄10克、麦冬10克、玄参10克、生黄芪10克、党参10克、当归10克、苍术10克、金银花40克、甘草5克、石斛15克、天花粉15克、土茯苓15克。李古松以上方治疗1例糖尿病并发疖肿患者,服15剂,治愈。④

糖尿病并发高血压

辨证施治

1. 孙宁军分3型

(1) 肝肾阴虚型　药用葛根20克、石决明20克、桑寄生20克、白芍12克、黄芩12克、天麻12克、生地黄24克、怀牛膝24克、生牡蛎30克、生龙骨30克、菊花14克。随症加减:口干,加天花粉、石斛;便秘,加决明子、玄参。

(2) 阴阳两虚型　药用淫羊藿24克、桑寄生24克、怀牛膝24克、黄精24克、山药12克、山茱萸12克、杜仲20克、熟地黄30克。

(3) 痰浊阻络型　药用党参12克、胆南星12克、天麻12克、陈皮12克、生山楂12克、白术14克、半夏9克、茯苓20克。随症加减:心烦口苦,加黄连、芦根;乏力气短者,加黄芪。

以上各方均每日1剂,水煎服。临床观察:孙宁军将80例糖尿病合并高血压患者随机分为A组、B组各40例。A组予上方辨证加减治疗,B组予常规西医治疗。疗程8周。结果:A组总有效率为92.5%,B组为87.5%,两组比较差异无统计学意义($P>0.05$);A组不良反应明显少于B组,差异具有统计学意义($P<0.05$)。⑤

2. 李兰舫分4型

(1) 肝肾阴虚,肝阳上亢型　症见头昏头痛,眩晕耳鸣,目糊不清,五心烦热,失眠多梦,腰酸肢麻,舌质红,舌苔薄白或浮黄,脉弦细数。治宜育阴潜阳。药用生地黄、熟地黄、玄参、枸杞子、女贞子、墨旱莲、菊花、钩藤、石决明、生牡蛎、代赭石、川牛膝。随症加减:木郁化火生风、风阳上扰,药用夏枯草、牡丹皮、栀子、羚羊角粉、生地黄、石斛、钩藤、生牡蛎、石决明、制大黄、龟甲、代赭石、

① 聂慧,田雨青,等.温清饮验案列举[J].临床医学·医药论坛,2017,9(30):136-137.
② 白君伟.梁苹茂治疗内分泌疾病医案4则[J].上海中医药杂志,2008,42(1):15-16.
③ 董巧玲,等.糖尿病并发疖肿临床观察[J].辽宁中医杂志,1992(3):26.
④ 李古松.糖尿病并发病证治[J].新中医,1990(9):23-24.
⑤ 孙宁军.中医治疗在糖尿病合并高血压中效果观察[J].内蒙古中医药,2016,35(17):22.

川牛膝。

(2) 痰湿中阻，浊阴不降型　症见头目眩晕，头重如蒙，倦怠乏力，胸闷恶心，纳少肢麻；或有下肢浮肿，大便溏薄，时吐痰涎；可见血脂增高，舌质淡，苔浊腻或白厚而润，脉滑或弦滑。治宜健运分消、疏导降浊。药用法半夏、茯苓、橘红、天麻、苍术、白术、厚朴花、薏苡仁、石菖蒲、远志、建曲。随症加减：偏热，加黄芩、黄连、竹茹；偏寒，加砂仁、桂枝、草果仁；脾虚，加生黄芪、太子参；血脂增高，加草决明、制首乌、泽泻、炒山楂。

(3) 气阴两虚，瘀血阻络型　症见眩晕头痛，胸闷不舒，心悸不宁，四肢麻木，或兼见健忘失眠，精神不振，面或唇色紫暗，舌质瘀暗或有瘀斑瘀点，脉弦涩或细涩。治宜益气养阴、活血化瘀。药用生黄芪、太子参、生地黄、北沙参、石斛、刘寄奴、丹参、赤芍、桃仁、红花、益母草、代赭石、川牛膝。

(4) 阴阳并损，虚阳上僭型　症见眩晕、头痛、耳鸣、心悸，面色潮红，腰酸膝软，失眠多梦，筋惕肉瞤，舌淡红，苔薄白，脉弦细。偏阴虚者见口干喜饮，五心烦热，舌质绛红，脉弦细数，重按较弱；偏阳虚者见肢冷畏寒，尿频，性欲减退，舌质淡，脉弦细重按无力；夹湿者见有下肢浮肿，腹胀便溏，胸闷呕恶，苔腻，脉弦细或细濡；夹瘀者见有胸闷气短，肢体麻痛，舌质暗，有瘀斑，脉细涩或结代。治宜调其阴阳偏盛，佐以潜阳降逆。药用当归、生地黄、熟地黄、山茱萸、黄柏、知母、仙茅、淫羊藿、生牡蛎、磁石、代赭石、川牛膝。①

经　验　方

养阴活血汤　三七 5 克、川芎 10 克、龟板 10 克、黄芪 10 克、丹参 10 克、沙参 10 克、太子参 15 克、钩藤 15 克、地黄 15 克。随症加减：五心烦热甚者，加牡丹皮、知母、地骨皮；痰浊上蒙甚者，加胆南星、石菖蒲；肝火旺盛者，加栀子、黄芩、夏枯草。水煎煮，取 200 毫升药液，早晚 2 次温服。木尼热·艾海提等将 144 例糖尿病并发高血压患者随机分为对照组和观察组各 72 例。对照组采用降糖药(二甲双胍片)联合降压药(硝苯地平)治疗。观察组在西药治疗的同时加用上方加减治疗。两组均持续治疗 8 周。结果：两组治疗前血糖、血压水平对比，差异无统计学意义($P>0.05$)；治疗后观察组血糖、血压水平均低于对照组，差异有统计学意义(均 $P<0.05$)。②

糖尿病脑梗死

经　验　方

1. *益气养阴活血方*　黄芪 20 克、葛根 20 克、益母草 20 克、山茱萸 20 克、桑白皮 20 克、熟地黄 10 克、山药 20 克、生地黄 20 克、苍术 20 克、茯苓 20 克、赤芍 8 克、当归 8 克、木香 8 克、党参 15 克、丹参 15 克、川芎 5 克、黄连 3 克。陈春发将 60 例糖尿病合并脑梗死住院患者随机分为观察组和对照组各 30 例。两组均进行 14 天静脉滴注血栓通(300 毫克血栓通加入 250 毫升生理盐水中)，之后对照组患者选择复方血栓通软胶囊进行治疗，每日 3 次，每次 1 粒，观察组患者选择益气养阴活血方进行治疗。治疗时间为 4 周。结果：观察组的治疗有效率(96.66%)高于对照组的治疗有效率(80%)；且观察组患者治疗后的神经功能缺损程度评分显著降低，两组比较差异有统计学意义。③

2. *通窍活血汤加味*　黄芪 20 克、桃仁 12 克、红花 10 克、川芎 12 克、赤芍 10 克、地龙 10 克、远志 12 克、石菖蒲 6 克、鲜姜 15 克、老葱 6 克、大枣 5 枚。每日 1 剂，水煎服。唐春林将 80 例糖尿病并发脑梗死患者随机分为治疗组和对照组各 40 例，两组均在调节饮食基础上使用胰岛素控制血糖。治疗组加用上方。对照组用 0.8 克胞二磷胆碱加入 250 毫升低分子右旋糖酐中静脉滴注，每

---

① 李兰舫.辨证治疗糖尿病并发高血压症[J].江苏中医，1993(9)：41－43.
② 木尼热·艾海提，等.中西药联合治疗糖尿病并发高血压患者的临床研究[J].新疆中医药，2019，37(3)：7－9.
③ 陈春发.益气养阴活血方治疗 2 型糖尿病合并脑梗死的效果观察[J].甘肃医药，2017，36(5)：374－375.

日1次。两组治疗6周后评定疗效，观察期间不服用其他任何药物。结果：治疗组、对照组的总有效率分别为87.5%、70%。①

3. *补阳还五汤合双效降糖汤* 黄芪30克、天花粉30克、赤芍15克、淫羊藿15克、地龙9克、䗪虫9克、桃仁6克、红花10克、苍术12克、水蛭3克。随症加减：言语謇涩，加石菖蒲、郁金；手足肿胀，加茯苓、桂枝；便秘，加枳实、大黄；阴虚口渴，加辽沙参、麦冬；小便灼痛，加地肤子、土茯苓、金银花、连翘；关节、肌肉强痛，加伸筋草、千年健、桑枝、威灵仙；小便频数，加益智仁、山茱萸、桑螵蛸。每日1剂，水煎服。杨建屏以上方加减治疗12例糖尿病脑梗死患者。结果：基本痊愈6例，显著进步4例，进步2例。②

糖尿病并发舌炎

概　述

糖尿病性口腔疾病是糖尿病诸多并发症中不可忽视的一种，而糖尿病并发舌炎是其中一个特殊类型。本病常经年累月反复发作，给患者造成巨大的身心创伤。

本病属中医"口灼""舌痛"等范畴。糖尿病并发舌炎以阴虚为本，燥热为标，病因当责虚、热、瘀，总属虚实夹杂之证。具体治疗时应有层次之分，首以清热，次以养阴，活血化瘀贯穿始终。治疗常用芩连芍药汤合玉女煎加味，联合桃仁、红花、当归、丹参、木瓜等活血化瘀之品。③

经　验　方

自拟方 生黄芪40克、生地黄20克、生山药30克、丹参30克、桑枝30克、威灵仙30克、赤芍30克、桃仁30克、红花10克、地龙6克、肉桂6克、桂枝12克、甲片12克、龟板胶(烊化)15克、鹿胶(烊化)15克。郎毓珑以上方治疗1例糖尿病并发正中菱形舌炎患者，连服上方22剂，复诊舌中心光剥区已有少量薄白苔，舌质暗红，加木瓜10克、川牛膝15克。18剂后，舌诊舌质淡红，苔白腻，舌中心生少量薄苔，药用生黄芪30克、生山药30克、沙苑子30克、枸杞子30克、党参20克、苍术15克、白术15克、藿香15克、茯苓15克、川牛膝15克、龟板胶(烊化)15克、鹿胶(烊化)15克、木瓜10克、丹参40克。12剂后上方加地骨皮30克，同时服消渴丸，数月后舌质淡红，苔薄白，舌中心苔已恢复，剥苔消失。④

---

① 唐春林.通窍活血汤加味治疗糖尿病并发脑梗死40例[J].国医论坛，2009，24(4)：27-28.
② 杨建屏.补阳还五汤合双效降糖汤治疗12例糖尿病脑梗死临床观察[J].中医药研究，1993(6)：25.
③ 陈见纺.浅谈三因并重论治糖尿病相关性舌炎[J].江苏中医药，2017，49(6)：40-41.
④ 郎毓珑.糖尿病并发正中菱形舌炎1例治验[J].陕西中医，1991(2)：77.

高脂血症

概　　述

高脂血症是指血浆脂质中的一种或多种成分的浓度超过正常高限。血脂主要包括胆固醇、甘油酯(以三酰甘油为主)及磷脂。由于血浆脂质为脂溶性,必须与蛋白质结合为水溶性复合物始能运转全身,故高脂血症常表现为高脂蛋白血症。业已确认,高脂血症是引起动脉粥样硬化(AS)的首要因素,与冠心病、脑血管病、肥胖症等有密切关系,调整体内脂质代谢、降低血脂成为防治动脉粥样硬化及心脑血管疾病的重要一环。

高脂血症的发生与年龄、饮食、体质以及遗传等因素有关,属中医“痰湿”“浊阻”“瘀血”“头痛”“眩晕”等范畴。其病因病机一般认为本于肝脾肾之虚损,以正虚为本,痰瘀为标。临床辨证分为9型。(1) 痰浊型:症见头晕或头痛,胸脘痞闷,甚或恶心,心悸气促,自汗,卧不安。体质虚肥,腹大腹胀,便溏,舌苔白腻,脉缓滑或沉小。治法以燥湿祛痰、温胆和胃为主。其中痰浊蒙蔽型症见头脑昏重,咯吐痰涎,肢麻口黏,舌苔浊腻,脉滑;痰涎壅盛型症见久食甘肥史(或无),肥胖、肢体或颜面浮肿,头重如裹,脉濡缓或滑。(2) 血瘀型:症见头晕或头痛,胸胁刺痛或胸闷不适,肩背胀楚,脱发,健忘,心悸气促,失眠或多梦,或四肢麻木,疼痛以至瘫痪不用,舌质紫暗,苔白或黄,脉弦或涩小、结代。治法以活血行瘀、宽胸通络为主。其中气滞血瘀型症见胸胁胀痛或胀闷,或刺痛、头痛、失眠,急躁易怒,胸有异物感,颜面色黑,唇暗,脉弦涩或结代;心虚血瘀型症见头晕,心悸气短,胸闷憋气,夜不安寐,心前区痛,汗出,舌质淡红或暗红,苔薄白,脉弦细;气虚血瘀型症见眩晕,气短乏力,汗出,舌质暗淡,苔薄白,脉沉弦或弦缓无力。(3) 气血亏虚型:症见头晕或头痛,记忆衰退,胸闷,气短,心悸,动则加剧,易出汗,面色少华,纳食呆少,舌质淡红或淡紫,苔薄白,脉细弱。治法以益气养血、健脾强胃为主。(4) 肝阳上亢型:症见眩晕头痛,面红目赤或面部烘热,烦躁易怒,口苦而渴,脉弦。治以平肝潜阳为主。(5) 肝肾阴虚型:症见眩晕肢麻,腰膝酸软,耳鸣盗汗,五心烦热,失眠多梦,舌质红、少苔或花剥苔,脉细数。治法以滋肾养肝为主。其中肝肾阴虚,肝阳上亢型可见肝阳上亢与肝肾阴虚症候俱有,治以滋阴潜阳为主;肝肾阴虚,痰热瘀阻型症见头晕,眼花,形体肥胖,嗜食肥甘,耳鸣,口干,口苦,夜寐较差,伴左臂时发麻木,舌质红,苔腻微黄,脉弦。治以平肝潜阳补肾、清热泻浊化瘀为主。(6) 脾虚痰湿型:症见眩晕,咳吐痰涎,口中黏腻,恶心,腹胀纳呆,乏力懒言,脘闷,下肢浮肿,舌质淡胖,苔白或白腻,脉弦滑或沉弦。(7) 痰瘀相兼型:症见胸中憋闷时痛,气短,伴有腹胀、纳呆、肢重,时有眩晕心悸,晨起易吐白色痰涎,手足心多汗,形体肥胖,舌质暗红,边有齿痕,苔白润,脉弦细。治以化浊活血为主。(8) 肝郁脾虚型:症见精神疲倦,形寒怯冷,纳谷不香,脘腹胀满,伴有胁肋作痛,口苦,面黄不泽,稍有浮肿,舌质不荣,苔白,脉弦缓。治以培土荣木、调肝健脾法为主。(9) 单纯型:症仅见血脂偏高,多见于肥胖体质。治法以理气化湿为主,佐以消脂。

辨证施治

1. 祝石华分3型

(1) 痰浊阻遏型　方用连朴饮加减:厚朴6

克、石菖蒲9克、制半夏9克、黄连4.5克、陈皮9克、茯苓9克、枳实12克、柴胡9克、细辛4.5克、大黄6克、虎杖12克、丹参12克、川芎6克、降香6克、山楂15克。

(2)气滞血瘀型　方用鳖甲煎丸加减：鳖甲6克、射干9克、黄芩12克、干姜6克、桂枝9克、厚朴6克、柴胡9克、白芍9克、芒硝6克、桃仁9克、半夏9克、葶苈子9克、枳实15克、大黄6克、虎杖12克、丹参12克、川芎6克、降香6克、山楂15克。

(3)脾肾阳虚型　方用实脾散加味：厚朴6克、白术9克、木瓜9克、木香6克、草果6克、附子3克、干姜3克、茯苓12克、苍术6克、厚朴6克、大黄6克、虎杖12克、丹参12克、川芎6克、降香6克、山楂15克。

以上各方均每日1剂，水煎，分2次服。临床观察：祝石华将103例高脂血症患者随机分为治疗组72例和对照组31例。治疗组采用以上三方辨证治疗，对照组予吉非罗齐和普拉固治疗。4周为1个疗程，一般治疗2个疗程后统计疗效。结果：治疗组临床控制19例，显效24例，有效25例，无效4例，总有效率94.44%；对照组临床控制7例，显效8例，有效12例，无效4例，总有效率87.09%。治疗组在症状改善方面优于对照组。①

2. 赵鹏等分7型

(1)痰湿内阻型　症见形体肥胖，懒于行动，胸闷气短，眩晕头重，腹胀，肢体沉重，嗜睡，舌苔滑腻，脉弦滑。治宜涤痰化湿、健脾排浊。方用涤痰汤或平胃散加减。药用苍术、白术、清半夏、陈皮、茯苓、胆南星、枳壳、厚朴、石菖蒲、白蔻仁、泽泻、山楂。随症加减：痰湿化热者，加大黄、荷叶；胸闷心悸明显者，加瓜蒌皮、薤白；眩晕头痛者，加天麻、川芎；胁下痞块者，去白术，加香附、延胡索、丹参、鳖甲。

(2)气滞血瘀型　症见体型偏胖，容易疲乏，头晕，胁肋胀痛，烦躁易怒，心悸气短，纳呆，口干，大便不爽，妇女多有月经不调、乳房胀痛或乳腺增生，舌质暗红或有瘀斑，舌苔薄白，脉细涩。治宜祛湿化瘀、行气通络。方用血府逐瘀汤或柴胡疏肝散加味。药用柴胡、香附、枳实、生地黄、当归、赤芍、川芎、丹参、桃仁、红花、牛膝、桔梗、大黄、山楂。随症加减：瘀血明显者，加三七、五灵脂；气滞明显者，加郁金、檀香、姜黄、莪术；痰瘀同病者，加半夏、瓜蒌、橘红、茯苓。

(3)湿热蕴结型　症见肥胖，易疲乏，头晕，面红，烦热口渴，容易上火，出现口舌糜烂，咽喉牙龈肿痛，尿黄，大便干结，舌质红，苔黄腻，脉弦滑。治宜清热化痰、芳香利湿。治宜清热化痰、芳香利湿。方用甘露消毒丹加减。药用滑石、茵陈、黄芩、山栀子、连翘、大黄、石菖蒲、藿香、白豆蔻、茯苓、泽泻、车前子、决明子、白茅根、焦三仙。随症加减：湿郁化热较重，加黄柏、龙胆草；口渴、尿赤、便干较甚，加厚朴、枳实、木通、玄明粉；有脂肪肝，加丹参、桃仁、郁金、当归。

(4)脾虚湿盛型　症见虚胖，少气，身体困重，动则气短，肢软无力，头重头晕，甚则眩晕头痛，食欲不振，胸闷腹胀，大便溏薄等，舌质淡胖有齿痕，苔薄白腻，脉弦细或濡缓。治宜益气健脾、化湿和胃。方用七味白术散加味。药用党参、黄芪、白术、茯苓、山药、薏苡仁、砂仁、葛根、藿香、木香、鸡内金、焦三仙。随症加减：胸闷胸痛、气短，加瓜蒌、薤白、丹参、川芎、石菖蒲等；胸胁胀痛，口苦，脉弦等，加青皮、郁金、川楝子。

(5)脾肾阳虚型　症见面色㿠白，头晕，气短，脘痞，纳少，胸腹胀满，腰膝酸软，下肢浮肿，口不渴，夜尿频多，大便溏薄，手足不温，舌质淡胖，边有齿痕，舌苔薄白，脉沉迟。治宜温阳健脾、化浊降脂。方用实脾散或附子理中汤加减。药用附子、干姜、桂枝、茯苓、厚朴、白术、补骨脂、木瓜、木香、肉苁蓉、鹿角霜、淫羊藿、车前子、泽泻、茯苓皮。随症加减：浮肿甚者，加猪苓、防己、益母草；腹胀者，加厚朴、大腹皮、木香；食欲不振者，加焦三仙、建曲。

(6)肝肾阴虚型　症见形体偏瘦，头晕，耳鸣

---

① 祝石华.辨证治疗高脂血症72例临床观察[J].湖南中医杂志，2008，24(4)：13-15.

耳聋，少寐，心烦易怒，口燥咽干，右胁隐痛，腰膝酸软，阳痿早泄甚至性功能丧失，盗汗遗精，手足心热，指端及口唇有蚁行感，舌质红少苔，脉沉弦细。治宜滋补肝肾、养阴活血。方用杞菊地黄汤加减。药用枸杞子、菊花、生地黄、山药、山茱萸、牡丹皮、茯苓、泽泻、制首乌、草决明、天麻、黄精。随症加减：阴虚内热甚，加鳖甲、青蒿、麦冬、墨旱莲；心神不安者，加珍珠母、酸枣仁；阴虚阳亢，血压偏高，加杜仲、牛膝、钩藤。

（7）无症状型　此型患者无临床症状和体征，仅血生化检查异常，体型可胖可瘦，此型可以用某些单味药治疗。随症加减：总胆固酯高者，用蒲黄、泽泻、人参、灵芝、当归、川芎、沙棘、荷叶、陈皮、怀牛膝、柴胡、漏芦；三酰甘油高者，药用黄连、黄芩、甘草；若两项指标均高者，药用大黄、何首乌、银杏叶、三七、枸杞子、冬虫夏草、桑寄生、水蛭、大蒜、姜黄、虎杖、山楂。①

3. 王权分5型

（1）脾虚痰浊型　症见头晕头痛，胸闷气短，恶心欲吐，肢体沉重，腹胀便溏，舌质多淡胖，苔白腻或白滑，脉弦滑或濡缓；部分患者可无临床症状，形体多偏肥胖，苔白，脉濡多见。治宜健脾祛痰、化瘀降浊。方用半夏白术天麻汤合平胃散化裁：苍术、厚朴、半夏、白术、茯苓、陈皮、泽泻、薏苡仁、砂仁、党参、黄芪等。可配合虫类药僵蚕2克、水蛭2克研末吞服，以化瘀祛痰通络。

（2）气滞血瘀型　症见胸闷心悸、胸胁胀痛如针刺而固定，妇女多有月经不调，舌质紫暗有瘀点，舌底脉络迂曲，脉弦细涩或结代。治宜疏肝理气、化瘀通脉。方用柴胡疏肝散合血府逐瘀汤合瓜蒌薤白半夏汤化裁：瓜蒌、薤白、法半夏、当归、郁金、柴胡、枳壳、川芎、桃仁、红花、赤芍、丹参、蒲黄、山楂等。可配合虫类药水蛭2克、土鳖虫2克研末吞服，以化瘀通脉。

（3）痰滞瘀阻型　症见头昏肢麻，胸痞闷胀，隐隐作痛，心悸气憋，舌质紫暗有瘀斑，苔白腻或黄腻，脉沉缓涩或弦滑。治宜活血化瘀、涤痰通络。方用大黄䗪虫丸合涤痰汤化裁：土鳖虫、大黄、虻虫、水蛭、桃仁、杏仁、生地黄、赤芍、黄芩、土茯苓、胆南星、法半夏、丹参、三棱、莪术等。其中水蛭3克、土鳖虫3克、虻虫2克研末吞服，以峻猛逐瘀、化痰通络。

（4）气虚血瘀型　症见头昏疲乏，心悸气短，动则汗出，手足麻木，肢体偏瘫，腹胀纳少，舌质淡紫，舌底脉络迂曲，舌苔薄白，脉细涩。治宜益气补血、涤痰通络。方用补阳还五汤化裁：党参、黄芪、何首乌、黄精、当归、川芎、桃仁、红花、赤芍、丹参、山楂、鸡血藤等。配合虫类药地龙3克、水蛭2克、蜈蚣2克研末吞服，以活血涤痰、搜风通络。

（5）肝肾阴虚型　症见形体不肥反瘦，头晕耳鸣，口咽干燥，肢体麻木，腰膝酸软，遗精盗汗，记忆力减退，舌红，少苔，脉弦细数。治宜补益肝肾、养阴填精。方用杞菊地黄汤合左归丸化裁：熟地黄、山茱萸、枸杞子、何首乌、葛根、决明子、菊花、泽泻、杜仲、菟丝子、白芍、牛膝、牡丹皮、茯苓、山药、黄精、五味子、女贞子、墨旱莲等。加入龟甲、鳖甲、紫河车等血肉有情之品补肾填精，水煎服。酌加水蛭1克、地龙2克研末吞服，以化瘀通络。②

4. 宋素青等分4型

（1）痰浊中阻型　症见形体肥胖，心悸眩晕，胸脘痞满，腹胀纳呆，乏力倦怠，恶心吐涎，口渴不欲饮水，舌淡体胖边有齿痕，苔腻，脉濡。治宜燥湿化痰、健脾和胃。方用二陈汤加味。随症加减：头晕重，加白术、天麻；胸闷心悸明显，加石菖蒲、远志。

（2）肝郁脾虚型　症见精神抑郁或急躁易怒，健忘失眠，口干不思饮食或纳谷不香，四肢无力，腹胀便秘，舌淡，苔白，脉弦细。治宜疏肝解郁、健脾和营。方用逍遥散加减。随症加减：眩晕者，加菊花、代赭石；腹胀重者，加莱菔子、枳壳；大便干燥者，加生大黄。

---

① 赵鹏，李守朝.试谈高脂血症的中医辨治思路[J].辽宁中医药大学学报，2008，10(2)：74-75.

② 王权.高脂血症的中医辨证分型及临床应用体会[J].中医中药，2006，30(7)：664-665.

(3) 肝肾亏虚型　症见头晕目眩，耳鸣健忘，失眠多梦，咽干口燥，腰膝酸软，胁痛，五心烦热，舌红，少苔，脉细数。方用杞菊地黄丸加味。随症加减：乏力、倦怠、脘腹痞闷，加黄芪、茯苓、炒莱菔子；视物昏花，加茺蔚子、青葙子；肢体麻木、疼痛，加丹参、炒桑枝、桃仁。

(4) 气滞血瘀型　症见胸胁胀闷，走窜疼痛或憋闷不适，性情急躁，胁下痞块刺痛拒按，舌紫暗或见瘀斑，脉沉涩。治宜活血化瘀、行气止痛。方用血府逐瘀汤加减。加山楂增强其降脂作用。随症加减：胸中痛甚，加瓜蒌、薤白；性情急躁，加郁金、黄芩；胁下痞块，加鳖甲、水蛭；大便干燥，加生大黄。

临床观察：宋素青等将98例高脂血症患者随机分为治疗组56例和对照组42例。治疗组予非诺贝特及上述中药辨证施治，对照组仅用非诺贝特。两组均治疗4周。结果：治疗组显效33例，有效18例，无效5例，总有效率91.07%；对照组显效17例，有效10例，无效15例，总有效率64.29%。两组疗效有显著性差异($P<0.05$)。①

5. 丁宇炜等分3型

(1) 痰浊阻遏型　方用连朴饮加减：厚朴6克、石菖蒲9克、制半夏9克、黄连4.5克、陈皮9克、赤茯苓9克、枳实12克、柴胡6克、细辛4.5克。

(2) 气滞血瘀型　方用鳖甲煎丸加减：鳖甲6克、射干9克、黄芩12克、干姜6克、桂枝9克、厚朴6克、柴胡9克、白芍9克、芒硝6克、桃仁9克、半夏9克、葶苈子9克、枳实15克。

(3) 脾肾阳虚型　方用实脾散加味：厚朴6克、白术9克、木瓜9克、木香6克、草果6克、附子3克、干姜3克、茯苓12克、苍术6克、厚朴6克。

临床观察：丁宇炜等将75例高脂血症患者分为治疗组45例和对照组30例。治疗组根据上述辨证施治，并均在处方中加入通腑祛瘀的中药制大黄6克、虎杖12克、丹参12克、川芎6克、降香6克、山楂15克。每日1剂，水煎服。对照组予吉非罗齐、普拉固。4周为1个疗程。结果：治疗组在症状改善方面优于对照组。②

6. 郝孟芳等分4型

(1) 痰浊阻络型　方用降脂粘汤Ⅰ号：丹参20克、瓜蒌20克、当归15克、益母草15克、泽泻10克、半夏10克、延胡索10克、薤白12克、陈皮12克、檀香6克。

(2) 肝肾阴虚型　方用降脂粘汤Ⅱ号：生地黄30克、麦冬15克、天花粉15克、何首乌15克、山茱萸15克、当归15克、钩藤15克、牛膝10克、牡丹皮10克、菊花10克、泽泻10克、枸杞子12克、丹参20克。

(3) 脾肾阳虚型　方用降脂粘汤Ⅲ号：党参12克、白豆蔻12克、黄芪15克、何首乌15克、茯苓15克、当归15克、丹参15克、菟丝子10克、杜仲10克、泽泻10克、吴茱萸3克、薏苡仁30克。

(4) 气滞血瘀型　方用降脂粘汤Ⅳ号：当归20克、丹参20克、益母草20克、生地黄20克、川芎10克、赤芍10克、牛膝10克、香附10克、郁金10克、红花10克、泽泻10克、茵陈15克、金银花30克。

以上各方均每日1剂，水煎服。临床观察：郝孟芳等用上方辨证治疗84例高脂血症患者，用药1个月，痊愈69例，好转9例，无效6例。总有效率92.9%。③

7. 黄爱云等分2型

(1) 肝阳上亢型　症见头晕，头痛，面红目赤，急躁易怒，少寐多梦，舌红或暗红，苔黄，脉弦或数。方用降脂Ⅰ号方：桑椹子30克、黄精30克、草决明30克、何首乌30克、山楂30克、钩藤15克、白芍15克、丹参15克。

(2) 脾虚痰湿型　症见头晕头重，体倦，脘腹痞闷，面容虚浮，舌淡胖，苔白厚腻，脉濡或滑。方用降脂Ⅱ号方：法半夏10克、鸡内金10克、陈皮

① 宋素青，等.中西医结合治疗高脂血症56例临床观察[J].山西中医，2005，21(4)：27-28.
② 丁宇炜，沈丕安，等.中医分型治疗高脂血症45例观察[J].内蒙古中医药，2003(4)：1-4.
③ 郝孟芳，等.中药治疗高脂血症的临床体会[J].实用中西医结合杂志，1995，8(3)：149.

6克、茯苓15克、山楂30克、桑椹子30克、草决明30克、何首乌30克。

上述各药物碾成末状,用袋泡纸分装成3小包,每次1包,每日3次,用开水浸泡当茶饮服,3个月为1个疗程,服药期间停用其他降脂药。临床观察:黄爱云等将60例高脂血症伴肥胖症患者分为治疗组40例和对照组20例。治疗组按上述中药辨证施治,对照组予月见草油胶丸治疗。结果:治疗组、对照组的总有效率分别为92.5%、55%。①

8. 韦湘林分4型

(1) 肝肾亏虚型　症见头晕耳鸣,不耐烦劳,腰膝酸软,脱发,舌质红,脉细或血压升高等。治宜滋养肝肾。方用杞菊地黄丸加女贞子、墨旱莲、何首乌、桑寄生等。

(2) 肝郁脾虚型　症见精神抑郁,情绪不宁,健忘失眠,不思饮食或进食无味,舌淡苔白,脉弦细等。方用逍遥散加合欢花、神曲、郁金等。

(3) 痰浊阻滞型　症见形胖体倦,舌胖苔腻,脉滑等。方用温胆汤加茵陈、山楂、神曲、泽泻等。

(4) 痰瘀互结型　症见面色暗滞,胸闷或痛,纳呆,舌暗滞或胖而有瘀斑,苔白厚或腻。方用丹参饮合瓜蒌薤白半夏汤加水蛭、川芎、赤芍、红花、淫羊藿等。②

9. 陈国华分4型

(1) 阴虚阳亢型　症见头晕头痛,脑响耳鸣,面热口苦,舌偏红苔黄,脉弦数。方用天麻钩藤饮加减:天麻、钩藤、决明子、菊花、牛膝、栀子、枸杞子、生地黄、制首乌。

(2) 气血瘀滞型　症见头闷头痛、胸闷刺痛,舌紫暗或有瘀点瘀斑,脉细涩或结代。方用血府逐瘀汤加减:赤芍、川芎、当归、桃仁、红花、丹参、蒲黄、山楂、枳壳、郁金。

(3) 痰浊蒙蔽型　症见头脑昏重,咯吐痰涎,肢麻口黏,舌苔浊腻,脉滑。方用温胆汤加减:陈皮、法半夏、茯苓、枳实、竹茹、瓜蒌、胆南星、海藻、僵蚕。

(4) 脾虚湿盛型　症见头痛如裹,懒言肢倦,脘闷欲呕,舌淡苔白腻,脉濡缓。方用胃苓汤加减:苍术、厚朴、茯苓、薏苡仁、泽泻、茵陈、白豆蔻、藿香、石菖蒲。

临床观察:陈国华根据上述中药辨证分型治疗34例高脂血症患者,每日1剂,水煎服。结果:痊愈19例,好转13例,无效2例。临床总有效率94.12%。③

10. 夏问心等分4型

(1) 痰浊型　症见头晕或头痛,胸痞脘闷,甚或恶心,心悸气促,自汗,卧不安;体质虚肥,腹大腹胀,便溏,舌苔白腻,脉缓滑或沉小。治宜燥湿祛痰,温胆和胃。方用降脂Ⅰ号(温胆汤加减):姜半夏、陈皮、茯苓、甘草、瓜蒌皮、枳实、酸枣仁、大腹皮、莱菔子、白芥子、神曲。

(2) 血瘀型　症见头晕或头痛,胸胁刺痛或胸闷不适,肩背胀楚,脱发,健忘,心悸气促,失眠或多梦,或四肢麻木、疼痛以至瘫痪不用,舌质紫暗,苔白或黄,脉弦或涩小、结代。治宜活血行瘀、宽胸通络。方用降脂Ⅱ号(丹参饮加味):丹参、绛香、砂仁、山楂炭、三七、何首乌、槟榔、红花、莱菔子。

(3) 气血亏虚型　症见头晕或头痛,记忆衰退,胸闷,气短,心悸,动则加剧,易出汗,面色少华,纳食呆少,舌质淡红或淡紫,苔薄白,脉细弱。治宜益气养血、健脾强胃。方用降脂Ⅲ号(归脾汤加减):党参、黄芪、白术、丹参、当归、枣仁、远志(蜜炙)、三七、制首乌、银耳、山楂炭、甘草、陈皮。

(4) 单纯型　仅血脂偏高,兼见他症,多见于肥胖体质。治宜理气化湿,佐以消脂。方用降脂Ⅳ号(保和丸加味):神曲、山楂炭、姜半夏、茯苓、陈皮、连翘、莱菔子、麦芽、槟榔、紫丹参。

临床观察:夏问心等以上方辨证治疗30例高脂血症患者,显效11例,有效12例,无效7例。其中18例胆固醇升高者,显效10例,有效5例,无效3例;7例三酰甘油升高者,显效5例,有效1例,无效1例;16例β-脂蛋白升高者,显效7例,

① 黄爱云,等.降脂袋泡茶治疗高血脂症伴肥胖症临床观察[J].新中医,1993(6):27-28.

② 韦湘林.高脂血症的中医治法初探[J].四川中医,1993(9):12-13.

③ 陈国华.中医中药治疗高脂血症疗效观察——附34例病案分析[J].云南中医杂志,1991,12(3):20-21.

有效6例，无效3例。疗程最长者92天，最短者12天，平均为31.7天。①

经验方

1. 自拟方1　薏苡仁30克、茯苓15克、山楂15克、党参10克、山药15克、泽泻10克、蒲黄10克、砂仁(后下)10克、炒白术10克、炒白扁豆10克。随症加减：血压高者，加生龙牡(先煎)各30克、钩藤(后下)10克；大便秘结者，加大黄10克；痰盛者，加二陈汤。每日1剂，加水1 000毫升煎煮至药汁浓缩为300毫升，分2次温服。刘铭将110例原发性高脂血症患者随机分为治疗组和对照组各55例。对照组用西药辛伐他汀片，每次20毫克，每晚睡前服用。治疗组在对照组的基础上加用上方加减。两组均以4周为1个疗程，共3个疗程。结果：两组均脱落2例。治疗组临床控制18例，显效22例，有效8例，总有效率为90.57%；对照组临床控制13例，显效18例，有效9例，总有效率为75.47%。治疗后，两组血清TC、TG、低密度脂蛋白胆固醇(LDL-C)均较治疗前显著降低，高密度脂蛋白胆固醇(HDL-C)均较治疗前显著升高($P<0.05$)，且治疗组TC、TG、LDL-C显著低于对照组，HDL-C显著高于对照组，两组差异有统计学意义($P<0.05$)。②

2. 降脂饮　丹参15克、山楂12克、黄芪25克、陈皮12克、何首乌15克、红花10克、荷叶10克、泽泻12克、赤芍12克、决明子15克。每日1剂。王辉等将100例高脂血症患者随机分为治疗组50例和对照组50例，对照组服用辛伐他汀。治疗组在对照组的基础上服用降脂饮。4周为1个疗程，共3个疗程。结果：治疗后两组的TG、CH明显下降，与治疗前差异均有非常显著意义($P<0.01$)；治疗后两组的HDL-C显著升高，与治疗前比较差异也有非常显著意义($P<0.01$)；治疗后中治疗组总有效率84%，对照组总有效率64%。两组总有效率比较，差异有非常显著意义($P<0.05$)。③

3. 自拟方2　生山楂20克、泽泻20克、丹参20克、何首乌15克、草决明15克、菊花15克、豨莶草15克、甘草6克。随症加减：伴头晕耳鸣者，加天麻、钩藤；伴视物昏花者，加石决明、枸杞子；伴口苦心烦者，加黄芩、栀子。每日1剂，水煎服。李慧将220例高脂血症患者随机分为治疗组120例和对照组100例。治疗组服用上述自拟方，同时服用辛伐他汀。对照组单纯服用辛伐他汀。均以30天为1个疗程，2个疗程后统计近期疗效，并在停药3个月后统计远期疗效。结果：治疗组、对照组的总有效率分别为87.5%、61%。④

4. 调脂护脉散　黄芪、枸杞子、泽泻、半夏、茯苓、柴胡、山楂、丹参、红花、甘草、人参、石菖蒲。每次1.5克，每天3次。张鸿婷等将60例高脂血症患者随机分为治疗组和对照组各30例。治疗组予上方，对照组予血脂平胶囊。28天为1个疗程。结果：治疗组临床控制10例，显效12例，有效4例，无效4例，总有效率86.67%；对照组临床控制8例，显效6例，有效11例，无效5例，总有效率83.33%。⑤

5. 瓜蒌薤白半夏汤加味　瓜蒌15克、薤白12克、半夏10克、党参15克、黄芪30克、白术15克、茯苓15克、陈皮15克、泽泻10克、水蛭3克、川芎10克、槐米10克、山楂15克、甘草6克。每日1剂，水煎服。连服6天，休息1天；4周为1个疗程，连用2个疗程评判疗效。赵喜锦以上方治疗60例高脂血症患者，显效34例，有效20例，无效6例。有效率90%。⑥

6. 参乌降脂汤　何首乌20克、太子参15克、草决明10克、大黄5克、三七粉3克、山楂15克、

① 夏问心，等.高脂血症的辨证施治——附30例临床观察[J].湖南中医杂志，1990(5)：2-3.
② 刘铭，等.健脾化湿法联合西药治疗脾虚痰湿型高脂血症的临床观察[J].世界中西医结合杂志，2020，15(4)：589-592，596.
③ 王辉，等.中西医结合治疗高脂血症50例临床观察[J].实用中西医结合临床，2012，12(1)：21-22，26.
④ 李慧.中西医结合治疗高脂血症120例临床观察[J].青岛医药卫生，2010，42(3)：241-242.
⑤ 张鸿婷，等.调脂护脉散治疗高脂血症的临床观察[J].基层医学论坛，2003，7(12)：1180-1181.
⑥ 赵喜锦.瓜蒌薤白半夏汤加味治疗高脂血症60例[J].河南中医，2003，23(7)：8.

路路通15克。每日1剂，水煎服。李小平将108例高脂血症患者随机分为治疗组72例和对照组36例。治疗组予上方，对照组口服绞股蓝总甙胶囊。均以4周为1个疗程。结果：治疗组临床控制11例，显效30例，有效19例，无效12例，总有效率83.33%；对照组临床控制3例，显效9例，有效12例，无效12例。总有效率66.67%。①

7. 化浊降脂汤　苍术10克、法半夏10克、泽泻10克、胆南星5克、何首乌20克、桑椹15克、沙蒺藜10克、蒲黄（冲）6克、草决明15克、茵陈10克、山楂10克、荷叶15克（鲜荷叶可用40克）、虎杖10克、三七（碾粉冲服）6克。每日1剂，水煎服。舒春兰等将160例高脂血症患者随机分为治疗组100例和对照组60例。治疗组予上方，对照组予血脂康。均以1个月为1个疗程。结果：治疗组临床控制13例，显效30例，有效48例，无效9例，总有效率91%；治疗组临床控制5例，显效10例，有效35例，无效10例，总有效率83.3%。②

8. 补肾化湿汤　何首乌12克、菟丝子12克、陈皮6克、茯苓10克、白术10克、决明子15克、莱菔子10克、生山楂10克、泽泻15克、甘草6克。每日1剂，水煎服。贺俭将96例高脂血症患者随机分为治疗组64例和对照组32例。治疗组服上方，对照组服辛伐他汀。均以60天为1个疗程，1个疗程结束后复查血脂情况。结果：治疗后两组患者血脂均有明显改善，治疗组、对照组的总有效率分别为95.31%、96.88%。两组比较临床疗效无显著性差异（$P>0.05$）；治疗组、对照组的复发率分别为9.80%、14.29%。③

9. 柴泽合剂　柴胡、黄芩、半夏、党参、甘草、生姜、大枣、白术、泽泻。每日1剂，水煎服。张秋霞等比较台湾地区20例高脂血症患者和北京地区30例高脂血症患者的治疗情况。台湾地区患者服用小柴胡汤，北京地区服用上方。1个月为1个疗程。结果：1个疗程后，北京地区、台湾地区的总有效率分别为73%、85%；2个疗程后，北京地区、台湾地区的总有效率分别为90%、95%。北京地区、台湾地区的血脂治疗前后比较，TC、TG、LDL差异有显著性，HDL差异无显著性。柴泽合剂具有降低胆固醇和三酰甘油的双重作用。柴泽合剂降低LDL、TC、TG较快，升高HDL较慢，具有改善肝功能的作用。疗程2的效果优于疗程1。柴泽合剂治疗中青年高脂血症临床疗效显著。随着用药时间的延长，疗效越佳。④

10. 益肾调脂汤　绞股蓝30克、何首乌30克、海藻30克、黄精20克、山楂20克、焦大黄（另冲）3克、三七（另冲）3克。随症加减：痰热壅盛，加茵陈15克、全瓜蒌15克、泽泻15克；瘀血阻滞，加蒲黄10克、姜黄10克、丹参30克；肝肾阴虚，加女贞子15克、桑椹15克、墨旱莲15克；脾肾阳虚，加淫羊藿15克、菟丝子15克、肉苁蓉15克。每日1剂，水煎服。15天为1个疗程，连服2～4个疗程。熊上中等以上方加减治疗85例老年高脂血症患者。结果：显效32例，有效45例，无效8例。总有效率90.6%。⑤

11. 三子养亲汤加味　苏子15克、白芥子15克、莱菔子20克、丹参30克、焦三仙各20克。每日1剂，水煎服。连服1个月。朱红霞以上方治疗47例高脂血症患者。结果：临床控制7例，显效11例，有效25例，无效4例。有效率91.5%。⑥

12. 调脂汤1　生首乌30克、黄精15克、桑寄生15克、决明子15克、生山楂30克、泽泻10克、柴胡5克、山茱萸5克、水蛭5克、丹参20克、生大黄（后下）5克。每日1剂，水煎服。鲍荣琦将64例高脂血症患者分为治疗组和对照组各32例。治疗组服用上方。对照组口服辛伐他汀。均以4周为1个疗程。结果：治疗组显效17例，有效10例，无效5例，总有效率84.4%；对照组显效18

① 李小平.参乌降脂汤治疗高脂血症72例总结[J].湖南中医杂志，2003，19(5)：7－8.
② 舒春兰，等.化浊降脂汤治疗高脂血症100例总结[J].湖南中医杂志，2003，19(2)：7－9.
③ 贺俭.补肾化湿汤治疗高脂血症64例[J].山东中医杂志，2003，22(8)：462－463.
④ 张秋霞，等.柴泽合剂治疗高脂血症的临床研究[J].北京中医杂志，2003，22(3)：48－50.
⑤ 熊上中，等.益肾调脂汤治疗老年高脂血症85例[J].陕西中医，2003，24(6)：514.
⑥ 朱红霞.三子养亲汤加味治疗高脂血症47例[J].河南中医，2002，22(6)：28.

例,有效9例,无效5例,总有效率84.4%。经统计学处理,两组间无显著差异,两组疗效相似。①

13. 健脾降脂灵冲剂　生白术30克、生山楂30克、五加皮15克、泽泻30克、柴胡15克、姜黄15克、水蛭15克。每次6克,每日3次。吴立文等将60例高脂血症患者随机分为治疗组和对照组各30例。治疗组口服上方,对照组口服血脂康。两组患者均连服2个月。结果:治疗组显效17例,有效9例,无效4例,总有效率为86.7%;对照组显效15例,有效8例,无效7例,总有效率76.7%。对照组停药1个月后有效率降至36.7%,而治疗组停药1个月后有效率仍然高达66.7%,与对照组比较有显著差异($P<0.05$)。②

14. 延寿降脂饮　半夏、泽泻、郁金、山楂、丹参、人参、白术、黄芪等。每日1剂,水煎服。廖振荣将100例高脂血症患者随机分为治疗组60例和对照组40例。治疗组予上方,对照组予脂必妥片。两组均以6周为1个疗程。结果:治疗组总有效率95.0%,对照组82.5%,两组比较有显著性差异($P<0.05$);治疗组降低TC、TG、载脂蛋白B(ApoB)和升高HDL-C、载脂蛋白A_1($ApoA_1$)的作用显著($P<0.05$或0.001),且优于对照组($P<0.05$或0.001)。③

15. 桃仁红花煎　丹参9克、赤芍12克、桃仁9克、红花9克、制香附9克、延胡索9克、青皮12克、当归12克、川芎9克、生地黄12克。每日1剂,水煎服。陈孝银等将74例高脂血症患者随机分为治疗组和对照组各37例。治疗组服上方,对照组服用洛伐他丁。两组患者均连服4周。结果:治疗组患者血浆TC、TG、LDL、MDA水平明显降低($P<0.05$),而ApoA、HDL、NO水平及SOD活性明显升高($P<0.05$或0.01),ApoB治疗前后无明显变化($P>0.05$);对照组TC、TG、LDL水平明显降低($P<0.05$),ApoA、HDL水平明显升高($P<0.05$),而MDA、NO、ApoB含量及SOD活性无明显变化。④

16. 消脂汤　黄芪20克、白术15克、全瓜蒌15克、法半夏15克、丹参20克、生山楂20克、泽泻15克、葛根15克、决明子15克、甘草6克。每日1剂,水煎服。45天为1个疗程。欧阳沙飞等以上方治疗56例高脂血症患者。结果:显效28例,有效23例,无效5例。总有效率91.07%。⑤

17. 消痰化浊降脂汤　生山楂30克、瓜蒌15克、泽泻12克、赤小豆20克、党参10克、茯苓12克、草决明12克、钩藤10克、柴胡10克、郁金10克、当归15克、丹参12克、何首乌20克等。随症加减:偏痰浊血瘀证者,加胆南星9克、石菖蒲9克;偏气虚血瘀证者,加生黄芪15克、白术15克。李来祥等将160例高脂血症患者随机分为治疗组和对照组各80例。治疗组予上方加减治疗,每日1剂,水煎服。对照组用辛伐他汀。30天为1个疗程。结果:治疗组中痰浊血瘀证48例,显效29例,有效15例,无效4例,恶化0例;气虚血瘀证32例,显效17例,有效12例,无效2例,恶化1例。总有效率91.25%。对照组中痰浊血瘀证45例,显效25例,有效16例,无效4例,恶化0例;气虚血瘀证35例,显效25例,有效6例,无效3例,恶化1例。总有效率90.00%。⑥

18. 双山汤　山楂10克、山药10克、郁金10克、虎杖10克、白术12克、茯苓10克、木香6克、仙茅6克。随症加减:气阴两虚者,加太子参、黄芪、黑料豆、制首乌;脾肾阳虚者,加附子、淫羊藿、山茱萸、泽泻;痰气交阻者,加半夏、陈皮、香附、柴胡;痰瘀阻滞者,加陈皮、胆南星、莪术、姜黄。每日1剂。黄霞萍将140例高脂血症患者随机分为治疗组100例和对照组40例。治疗组服上方加减,对照组服弹性酶片或藻酸双酯钠片。均以1个月为1个疗程。结果:治疗组显效47例,有效

① 鲍荣琦.调脂汤治疗高脂血症32例[J].南京中医药大学学报(自然科学版),2002,18(6):373-374.
② 吴立文,等.健脾降脂灵治疗高脂血症临床观察[J].中国中医药信息杂志,2002,9(12):8-10.
③ 廖振荣.延寿降脂饮治疗高脂血症疗效观察[J].河北中医,2002,24(12):892-894.
④ 陈孝银,等.桃仁红花煎治疗无症状性高脂血症的作用研究[J].中国病理生理杂志,2002,18(12):1529-1531.
⑤ 欧阳沙飞,等.消脂汤治疗高脂血症56例[J].中国民间疗法,2002,10(11):46.
⑥ 李来祥,等.消痰化浊降脂汤治疗高脂血症80例临床研究[J].甘肃中医学院学报,2002,19(4):24-26.

42例，无效11例，总有效率89.0%；对照组显效17例，有效14例，无效9例，总有效率77.5%。①

19. *活血降脂合剂* 生山楂20克、丹参20克、决明子20克、何首乌20克、泽泻20克、水蛭10克、熟大黄10克、赤芍10克、莱菔子10克、法半夏10克、橘红10克。每日3次，每次80毫升。王世宏将82例高脂血症患者随机分为治疗组52例和对照组30例。治疗组用上方，对照组服用多烯康胶丸。疗程均为6周。结果：治疗组有效率94.23%，对照组80.00%。治疗组疗效明显高于对照组($P<0.05$)。②

20. *五味降脂汤* 绞股蓝20克、决明子15克、制首乌15克、丹参10克、山楂10克。每日1剂，水煎服。1个月为1个疗程。向晟等以上方治疗42例高脂血症患者。结果：治疗后TC、TG浓度比治疗前明显降低($P<0.01$)，HDL－C则明显升高($P<0.01$)；停药1个月后，TC、TG浓度较治疗后明显增高($P<0.05$)，但仍较治疗前浓度低。③

21. *降脂Ⅰ号* 翻百草20克、鬼箭羽20克、白术20克、茯苓20克、灵芝20克、银杏叶10克、山楂10克、附子10克、丹参10克、泽泻10克。每次4～5粒，每日3次。左晋桐等将205例高脂血症患者随机分为治疗组124例和对照组81例。治疗组口服上方，对照组口服多烯康。均连服1月。结果：治疗组治疗后TC、TG、LDL－C下降，总有效率86.29%，远期疗效优于对照组。④

22. *降脂方* 金樱子、焦山楂、鸡内金、茯苓、木香、香附、陈皮、酒大黄、枳实、茵陈、郁金、泽泻。每日1剂，水煎服。20天为1个疗程。戴常梅等以上方治疗80例高脂血症患者。结果：治愈39例，好转33例，无效8例。⑤

23. *乌沙桃花汤* 何首乌、沙苑子、桃仁、红花、党参、黄芪、丹参、泽泻等。水煎服。林盛毅以上方治疗38例高脂血症患者，治疗60天后复查对比。结果：治疗显效率79.55%，总有效率100%。⑥

24. *补阳还五汤* 炙黄芪30～120克、当归10～12克、赤芍10～15克、川芎6～10克、桃仁6～12克、红花6～15克、地龙6～15克。随症加减：语言不利，加石菖蒲、远志；面部拘急不舒，口眼歪斜，加白附子、僵蚕、全蝎；痰涎壅盛，加半夏、胆南星；手足麻木，加木瓜、茜草、丝瓜络；气虚甚，加人参或重用黄芪；血瘀甚，加丹参、血藤、水蛭；心烦失眠，加酸枣仁、夜交藤；肝肾不足，加桑寄生、何首乌；便秘，酌加麻子仁、郁李仁。每日1剂，水煎服。石鸿艳以上方加减治疗30例中老年高脂血症患者，20天为1个疗程。结果：治愈6例，显效16例，有效5例，无效3例。总有效率90%。⑦

25. *玉荷汤* 玉竹、荷叶、山楂、泽泻、苍术、决明子。上药各等份，每日30克，煎水代茶不拘时饮服。章伟光将80例高脂血症患者随机分为治疗组60例和对照组20例。治疗组服用玉荷汤，对照组服用多烯康。两组患者均用药4周。结果：治疗组、对照组的血脂指数改善情况，胆固醇总有效率分别为80.6%、70.0%，三酰甘油总有效率分别为77.5%、66.7%，HDL－C总有效率分别为82.6%、75.0%，LDL－C总有效率分别为82.1%、77.8%。治疗组的各项指标总有效率均高于对照组，但两组均无显著差异(均$P>0.05$)；治疗组治疗前后的TC、TG、HDL－C、LDL－C值，自身对照差异显著(均$P<0.05$)。⑧

26. *活血降脂片* 丹参30克、生山楂30克、何首乌30克、枸杞子15克、泽泻10克、水蛭10克、桃仁10克、蒲黄10克、制大黄10克、白术10克、田三七5克。每片含生药0.5克，每次5片，每日3次。刘贞平将96例高脂血症患者随机分为

---

① 黄霞萍.中西医结合治疗高脂血症100例临床观察[J].江苏中医，2001，22(10)：24.
② 王世宏.自制活血降脂合剂治疗高脂血症52例[J].安徽中医临床杂志，2001，13(6)：408－410.
③ 向晟，等.五味降脂汤治疗高脂血症42例[J].山西中医，2001，17(6)：61.
④ 左晋桐，等.降脂Ⅰ号治疗高脂血症124例疗效观察[J].新中医，2001，33(12)：20－21.
⑤ 戴常梅，等.降脂方治疗高脂血症80例[J].现代中西医结合杂志，2001，10(24)：2372.
⑥ 林盛毅.乌沙桃花汤治疗高脂血症[J].实用中医内科杂志，2001，15(4)：43.
⑦ 石鸿艳.补阳还五汤加减治疗高脂血症30例[J].华夏医学，2001，14(6)：945－946.
⑧ 章伟光.玉荷汤治疗高脂血症60例[J].山西中医，2000，16(5)：18－19.

治疗组60例和对照组36例。治疗组服用活血降脂片，对照组予多烯康。均以1个月为1个疗程。结果：治疗组总有效率81.66%，对照组61.11%。①

27. 自拟方3　黄芪30克、瓜蒌30克、生山楂30克、黄精15克、泽泻15克、茵陈15克、丹参15克、半夏12克、郁金12克、人参10克(或党参15克)、三七粉(冲)3克。每日1剂，水煎服。2个月为1个疗程。刘有泉等以上方治疗124例高脂血症患者。结果：70例高胆固醇血症患者临床控制12例，显效28例，有效25例，无效5例，总有效率92.8%；67例高三酰甘油血症患者临床控制3例，显效11例，有效39例，无效14例，总有效率79.1%；15例低高密度脂蛋白-胆固醇血症患者临床控制1例，显效3例，有效7例，无效4例，总有效率73.4%。②

28. 降脂散　茵陈10克、郁金10克、泽泻10克、三七10克、丹参10克、桃仁10克、红花10克、何首乌10克、桑寄生2克、枸杞子12克、山楂15克、莱菔子12克、瓜蒌12克。上药共研细末，每次6克，每日3次。30日为1个疗程。王甲将86例高脂血症患者随机分为治疗组56例和对照组30例。治疗组服用降脂散，对照组服用烟酸肌醇酯。服用2个疗程后进行疗效评定。结果：治疗组的总有效率为89.3%，对照组为60%。③

29. 首乌延寿汤　首乌15克、豨莶草15克、菟丝子10克、杜仲10克、牛膝10克、女贞子15克、墨旱莲10克、桑叶10克、金银花藤10克、生地黄10克、桑椹子10克、金樱子10克、黑芝麻10克。每日1剂，水煎服。1个月为1个疗程。童琦燕以上方治疗39例高脂蛋白血症患者，治疗最短1个疗程，最长6个疗程。结果：显效32例，有效3例，无效4例。④

30. 舒调脂汤　黄芪15克、丹参15克、枸杞子15克、山楂20克、泽泻10克、何首乌15克、槐米40克、决明子1克等。每日1剂，水煎服。张健等将146例高脂血症患者随机分为治疗组71例和对照组45例。治疗组服用上方，对照组服用舒降之。两组均连服8周。结果：治疗组的总有效率90.1%，对照组88.9%。总体疗效无显著性差异。⑤

31. 降脂灵丸　山楂100克、大黄30克、姜黄150克、火麻仁50克、没药80克。每次6克，每日3次。易献春等将165例高脂血症患者分为治疗组89例和对照组76例。治疗组口服降脂灵丸，对照组口服多烯康胶丸。4周为1个疗程。结果：治疗组的总有效率为89%，对照组为63%。⑥

32. 血脂灵　柴胡15克、白芍15克、郁金15克、炒白术15克、茵陈15克、泽泻30克、生山楂30克、决明子30克、黄芪30克、丹参30克、生首乌20克、茯苓15克、半夏10克、鸡内金10克。每日1剂，水煎服。廖化明将160例高脂血症患者随机分为治疗组102例和对照组58例。治疗组予上方，对照组口服脂必妥。4周为1个疗程。结果：治疗组的总有效率为97.06%，对照组为84.48%。⑦

33. 降脂灵　灵芝、何首乌、泽泻、决明子、山楂、女贞子、莱菔子、大黄。上药按一定比例共研细末过筛装胶囊备用，每日3次，每次10～15粒。1个月为1个疗程，1个疗程结束后有效者继续服用第2个疗程，可连服2～3个疗程。秦希恩等以上方治疗264例高脂血症患者。结果：显效217例，有效41例，无效6例。总有效率97.7%。⑧

34. 降脂汤1　决明子25克、荷叶15克、泽泻15克、丹参30克、槐花12克、何首乌12克、茺蔚子12克、石菖蒲10克、菊花10克。随症加减：痰浊内盛者，加竹茹10克、半夏12克；肝肾不足，加

① 刘贞平.活血降脂片治疗高脂血症60例[J].新疆中医药，2000，18(4)：28-29.
② 刘有泉，等.益气化痰活血法治疗高脂血症124例[J].陕西中医，2000，21(12)：554.
③ 王甲.自拟降脂散治疗高脂血症56例[J].河南中医药学刊，2000，15(6)：66-67.
④ 童琦燕.首乌延寿汤治疗高脂血症高脂蛋白血症39例[J].实用中医内科杂志，2000，14(4)：30.
⑤ 张健，等.舒调脂汤治疗原发性高脂血症71例[J].福建中医药，2000，31(6)：9-10.
⑥ 易献春，等.降脂灵丸治高脂血症89例[J].江西中医学院学报，2000，12(3)：19-20.
⑦ 廖化明.血脂灵治疗高脂血症102例疗效观察[J].山西中医，2000，16(6)：12-13.
⑧ 秦希恩，等.降脂灵治高脂血症264例疗效观察[J].江西中医药，2000，31(5)：21.

枸杞子12克、龟甲15克;头晕较甚者,加天麻12克、石决明30克;脾气虚弱者,加生黄芪30克、茯苓12克;痰瘀交阻者,加桃仁12克、瓜蒌皮12克。每日1剂,水煎服。赵永萍以上方加减治疗26例高脂血症患者,45天为1个疗程。结果:显效8例,有效14例,无效4例。①

35. 镇肝熄风汤　生龙骨30克、生牡蛎30克、茵陈30克、龟甲10克、地龙10克、赤芍15克、白芍30克、牛膝10克、川楝子10克、炒麦芽15克、甘草10克、草决明45克、生山楂30克。随症加减:形体肥胖、痰湿内蕴者,加云茯苓10克、福泽泻10克、丹参30克;形体消瘦、肝肾阴虚者,加生地黄30克、女贞子30克、丹参30克。每日1剂,水煎服。李秀忠将120例高脂血症患者随机分为治疗组和对照组各60例。治疗组以上法治疗,对照组口服脂必妥。30天为1个疗程。结果:治疗组、对照组的总有效率分别为88.33%、58.33%,两组比较有显著性差异($P<0.01$)。②

36. 十味降脂饮　黄芪15克、白术10克、枸杞子20克、山楂15克、茵陈15克、火麻仁10克、决明子15克、泽泻10克、全瓜蒌15克、槐花10克。随症加减:脾虚不运,加人参、苍术;肝肾亏虚,加何首乌、黄精;气虚血瘀,加当归、姜黄;痰浊闭阻,加橘皮、半夏;湿热郁阻,加大黄、车前草。每日1剂,水煎服。任汉阳等将76例高脂血症患者随机分为治疗组56例和对照组20例。治疗组以上方加减治疗,对照组口服中成药月见草油胶丸(天津市中药制药二厂生产)。1个月为1个疗程。结果:治疗组、对照组的总有效率分别为94.6%、70.0%,两组经统计学比较有显著性差异($P<0.01$)。③

37. 麻仁丸加味　麻子仁30克、制首乌30克、决明子30克、生黄芪30克、绞股蓝30克、生白芍10克、枳实10克、厚朴10克、杏仁10克、泽泻10克、参三七5克、大黄5克。随症加减:胸闷、心悸,加丹参、郁金;乏力、眩晕,加党参;便干,生大黄;便稀,加制大黄。每日1剂,水煎服。茅国荣将80例高脂血症患者随机分为治疗组50例和对照组30例。治疗组以上方加减治疗,对照组口服烟酸肌醇酯片。4周为1个疗程。结果:治疗组、对照组的总有效率分别为88%、63.3%。两组总有效率有显著性差异($P<0.01$)。④

38. 降脂汤2　何首乌15克、枸杞子15克、黄精15克、丹参10克、生山楂30克、神曲10克、陈皮10克、决明子30克、泽泻10克。随症加减:气虚明显者,加黄芪30克、党参10克;痰盛者,加半夏12克、云茯苓15克、白术15克;血瘀明显者,加红花15克、赤芍15克。每日1剂,水煎服。3个月为1个疗程。任俊荣以上方加减治疗66例高脂血症患者。结果:显效34例,占51.5%;有效26例,占39%;无效6例,占9%。总有效率91%。⑤

39. 参苓白术散　白参10克、白术10克、茯苓10克、陈皮15克、泽泻15克、生山楂15克、桔梗5克、炙甘草5克。随症加减:内热者,加大黄、虎杖、槐花;湿盛者,加苍术;肝阳上亢者,加决明子、野菊花;肝火上炎者,加龙胆草;血瘀者,加丹参、没药;阴虚者,加沙参、玉竹、女贞子。每日1剂。2个月为1个疗程。解冰以上方加减治疗50例高脂血症患者。结果:显效37例,有效11例,无效1例,恶化1例,总有效率96%。⑥

40. 刘氏祛痰降脂饮　瓜蒌24克、黄精24克、法半夏9克、海藻15克、泽泻15克、苍术12克、何首乌30克、生山楂30克、丹参30克、决明子18克、大黄6克。随症加减:眩晕,加菊花、钩藤(后下);耳鸣,加灵磁石(先煎)、蝉蜕;头痛,加延胡索、川芎;失眠,加炒酸枣仁、远志;肢体麻木,加桑枝、牛膝;胃酸过多,减山楂,加海螵蛸;便溏,减大黄量。每日1剂,水煎服。刘昌青等以上方

---

① 赵永萍.降脂汤治疗高脂血症26例[J].新中医,2000(11):47.

② 李秀忠.镇肝熄风汤加减治疗高脂血症60例[J].光明中医,2000(5):50-51.

③ 任汉阳,等.十味降脂饮治疗高脂血症56例疗效观察[J].河南中医,2000,20(6):34-35.

④ 茅国荣.麻仁丸加味治疗高脂血症50例[J].实用中医药杂志,2000,16(12):19.

⑤ 任俊荣.自拟降脂汤治疗高脂血症66例[J].天津中医学院学报,2000,19(4):24.

⑥ 解冰.参苓白术散治疗高脂血症疗效观察[J].江西中医药,2000,31(6):23.

加减治疗92例高血脂症患者。结果：显效(临床症状消失，血脂正常，血液流变学指标明显改善)66例，占71.74%；有效19例，占20.65%；无效7例，占7.61%。总有效率92.39%。①

41. *和血通络汤*　黄芪(清炙)30克、生山楂30克、全当归10克、桂枝10克、赤芍10克、白芍10克、大枣10克、天麻10克、决明子10克、菊花10克、川乌10克、草乌10克、制首乌15～18克。每日1剂，水煎服，服用30日后改用降脂饮：生山楂10克、决明子5克、菊花3克、制首乌5～10克。每日1剂，沸水泡服，用药1～3个月。陆晓东等以上方治疗60例高脂血症患者。结果：患者服用和血通络汤30剂后胆固醇、三酰甘油降至正常范围分别为23例、21例，均升高1例；服用降脂饮后，均降至正常，原发病均有不同程度改善。②

42. *复方降脂饮*　何首乌10克、金樱子10克、白术10克、茵陈30克、茯苓30克、薏苡仁30克、泽泻20克、草决明20克、山楂18克、制大黄6克、海藻12克、萆薢12克、柴胡8～10克、郁金8～10克。随症加减：肝肾阴虚，加桑寄生、女贞子、枸杞子；脾肾阳虚，去大黄、薏苡仁、海藻，加鹿角片、巴戟天、淫羊藿、锁阳；脾胃虚弱，去制首乌、金樱子、大黄，加太子参、山药、扁豆；痰浊内阻，加苍术、瓜蒌皮、胆南星、明矾、皂荚；瘀血阻络，加桃仁、赤芍、三七、丹参；肝气郁结，加香附、姜黄。每日1剂，水煎服。20日为1个疗程，用2～3个疗程。王兴昌以上方加减治疗29例高脂血症患者。结果：近愈7例，显效15例，好转5例，无效2例。③

43. *心脑Ⅰ号方*　黄芪30克、丹参30克、粉葛根20克、桑寄生20克、生山楂20克、生三七10克、川芎10克。每日1剂，水煎服。14日为1个疗程，治疗1～3个疗程。杨秀以上方治疗30例高脂血症患者。结果：显效21例，有效8例，无效1例，总有效率96.7%；胆固醇、三酰甘油、收缩压和舒张压均有明显下降(均$P<0.05$)。④

44. *化痰降脂方*　苍术12克、白术12克、法半夏10克、木香10克、川芎10克、茯苓15克、薏苡仁15克、丹参15克。每日1剂，水煎分3次服。许毓政将142例高脂血症患者分为实验组106例和对照组36例。实验组采用上方治疗，对照组口服烟酸肌醇酯片。均治疗1个月。结果：实验组和对照组分别显效10例、5例，有效86例、16例，无效10例、15例。有效率分别为90.6%、48.3%($P<0.01$)。实验组胆固醇、三酰甘油治疗前后比较均有非常显著性差异(均$P<0.001$)。⑤

45. *降粘疏通合剂*　丹参20克、赤芍20克、川芎15克、红花10克、黄芪30克。每日1剂，水煎服。30日为1个疗程。姚彩仙等以上方治疗500例高黏滞血症患者。结果：显效21.0%，有效63.5%，无效15.5%。总有效率84.5%；治疗前后全血黏度、血浆黏度、血球压积、血沉、纤维蛋白原、红细胞电泳比较均有非常显著性差异(均$P<0.01$)。⑥

46. *活血化瘀通经舒络汤*　丹参30克、葛根30克、络石藤30克、鸡血藤30克、山楂30克、赤芍15克、当归15克、川牛膝15克、桃仁12克、山茱萸12克、麦冬12克、地龙12克、僵蚕12克、山药30克、石菖蒲15克、甘草6克。随症加减：肢体麻木甚者，加蜈蚣2条、全蝎9克；肾阴虚，加桑寄生30克、女贞子15克、枸杞子12克；心脾气虚，加白术15克、茯苓15克、五味子15克；血压偏高，加豨莶草30克、珍珠母30克、龙胆草9克、夏枯草10克；失眠多梦，加夜交藤30克、龙骨(生用)30克、牡蛎30克；痴呆者，加麝香0.5克、胆南星15克。每日1剂，水煎服。10～14天为1个疗程。同时配合静滴脉络宁和口服丹参片、潘生丁、心脑康片、维生素E胶丸、烟酸肌醇酯片。赵天升

① 刘昌青，等.刘氏祛痰降脂饮治疗高脂血症92例[J].中医药研究，1995(1)：20-21.
② 陆晓东，等.和血通络汤治疗高脂血症60例小结[J].浙江中医杂志，1995(1)：13.
③ 王兴昌.复方降脂饮治疗高脂血症29例[J].江苏中医，1994，16(2)：14.
④ 杨秀.心脑Ⅰ号方治疗高脂血症的临床观察[J].云南中医杂志，1994，15(4)：18-19.
⑤ 许毓政.化痰降脂方治疗高脂血症106例临床观察[J].湖南中医杂志，1994，10(3)：32-33.
⑥ 姚彩仙，等."降粘疏通合剂"对500例高粘滞血症的疗效观察[J].中医药研究，1994(3)：18-19.

等以上法治疗100例高脂血症患者，其中92例胆固醇增高者，服药2个疗程后降至230毫克/分升以下者70例，占74.1%，降至250毫克/分升以下者92例，占100%；94例β-脂蛋白增高者，服药后较服药前降低者75例(占80%)，其中降至正常者12例，19例无变化；35例高三酰甘油者服药4周后，有32例降低，占91.4%，其中30例降到正常水平，占85.7%，另3例无明显变化。①

47. *益气健脾活血汤* 黄芪30克、丹参30克、党参15克、白术15克、当归15克、赤芍15克、川芎10克、桃仁10克、红花10克、甘草6克。随症加减：头晕胀痛，加菊花、川牛膝；胸闷、胸痛，加全瓜蒌、薤白、郁金；心悸、失眠，加炒酸枣仁；眩晕、呕吐，加半夏、天麻。每日1剂，水煎服。王有章以上方加减治疗40例高血脂症患者，其中胆固醇增高者8例，三酰甘油增高者10例，双项均增高者22例。结果：平均治疗32日，血脂降至正常22例，血胆固醇或三酰甘油正常6例，明显下降但未至正常7例，无效5例。总有效率87%。②

48. *清脂五味汤* 黄芪30克、山楂30克、泽泻30克、红花10克、桃仁10克。每日1剂，水煎服。15天为1个疗程，连服2个疗程。汤建武等以上方治疗50例高脂血症患者，其中胆固醇单项增高者15例，治疗前平均值7.17毫摩尔/升，治疗30天后血脂均值4.60毫摩尔/升，血脂下降百分率为35%；三酰甘油单项增高者13例，治疗前均值6.8毫摩尔/升，治疗后30天均值毫摩尔/升，血脂下降百分率为41%；胆固醇和三酰甘油均增高者22例，胆固醇治疗前均值6.78毫摩尔/升，治疗30天后均值4.87毫摩尔/升，下降百分率28%，三酰甘油治疗前均值2.9毫摩尔/升，治疗后为2.0毫摩尔/升，下降百分率为31%。③

49. *益寿降脂灵(糖衣片)* 何首乌(制)7.5克、枸杞子7.5克、黄精10克、山楂10克、草决明1.5克。上述剂量为1次量，每日3次口服。2个月为1个疗程，共服药3个疗程。关颖明等以上方治疗130例高脂血症患者。结果：降血清胆固醇显效66例，占50.8%；有效47例，占36.2%；无效17例，占13%。总有效率87%。服药前胆固醇平均为5.87毫摩尔/升，服药后为4.37毫摩尔/升，平均下降1.50毫摩尔/升。降三酰甘油显效63例，占48.5%；有效42例，占32.3%；无效25例，占19.2%。总有效率80.8%。服药前三酰甘油平均值为2.48毫摩尔/升，服药后平均为1.72毫摩尔/升，平均下降0.76毫摩尔/升。治疗前β-脂蛋白超过每升7克者80例，治疗后下降每升1～7克者58例，占72.5%。④

50. *神经Ⅰ号* 桃仁、红花、当归、生地黄、赤芍、牛膝、桔梗、柴胡、枳壳、甘草、三棱。制成合剂，每毫升含原生药1克，每次20毫升，每日3次，口服。黄云瑞等将52例高脂血症患者随机分为治疗组33例和对照组19例。治疗组以上方治疗。对照组服用烟酸肌醇酯每次0.4克，每日3次。两组患者均持续服用3周。结果：治疗组中高胆固醇者15例，平均值(6.49±0.62)毫摩尔/升，治疗后均值为(5.53±0.81)毫摩尔/升，前后比较有显著性差异($P<0.01$)，显效4例，有效7例，无效4例，总有效率73%；高三酰甘油血症者27例，均值(2.68±1.19)毫摩尔/升，治疗后均值(1.78±1.07)毫摩尔/升，前后比较有显著性差异($P<0.01$)，显效8例，有效12例，无效7例，总有效率89%。⑤

51. *防芪抵脂汤* 防己12克、白术12克、黄芪18克、党参18克、泽泻15克、大黄6克、水蛭6克、桃仁9克、生姜3片、大枣6枚、甘草6克。每日1剂，水煎服。陆纪宏等将40例高脂血症患者随机分为Ⅰ组和Ⅱ组。Ⅰ组服用防芪抵脂汤，Ⅱ组服用月见草油胶囊(营口制药生产，每粒含生药500毫克)。连服1～2个月。结果：防

① 赵天升，等.中西医结合疗法治疗高脂血症100例[J].国医论坛，1993(4)：28.
② 王有章.益气健脾活血法治疗高脂血症40例[J].湖北中医杂志，1993(6)：8.
③ 汤建武，等.清脂五味汤治疗高脂血症疗效观察(附50例报告)[J].天津中医，1992(3)：17-18.
④ 关颖明，等.益寿降脂灵片治疗高脂蛋白血症[J].中医杂志，1992，33(7)：39-40.
⑤ 黄云瑞，等.神经Ⅰ号治疗高脂血症临床疗效观察附：52例病例报告[J].成都中医学院学报，1992，15(4)：25-28.

芪抵脂汤具有显著降脂效果，显效率Ⅰ组明显优于Ⅱ组（$P<0.05$），总有效率两组无显著差异（$P>0.05$）。①

52. 脂脉宁胶囊　何首乌、枸杞子、冬虫夏草、红花、大黄（酒制）、泽泻、石菖蒲、皂荚、姜黄。制成胶囊，每日3次，每次口服1克。4周为1个疗程。王顺道等用上方治疗278例高脂血症患者，血清胆固醇、三酰甘油治疗前平均水平分别为（7.76±1.69）毫摩尔/升、（3.31±2.17）毫摩尔/升，治疗后分别为（5.66±1.56）毫摩尔/升、（2.02±1.49）毫摩尔/升，前后比较有显著差异（$P<0.001$）。说明本方能非常显著地降低胆固醇、三酰甘油水平。治疗后胆固醇、三酰甘油下降率分别为27.06%、38.97%，显效率60.43%、33.45%，总有效率89.57%、87.05%。②

53. 降脂冲剂　女贞子、枸杞子、红糖。每次1包，每日2次，饭后30分钟冲服。彭悦等将515例高脂血症患者随机分为治疗组406例和对照组109例。治疗组服降脂冲剂，对照组服安妥明。4～6周为1个疗程。结果：515例高脂血症患者，其中高胆固醇血症者396例，治疗组治疗后平均下降值为（40.45±3.17）毫克%，有效294例，无效102例，有效率74.24%；高三酰甘油者300例，治疗组治疗后平均下降值为（32.56±3.99）毫克%，有效199例，无效10例，有效率66.33%；β-脂蛋白增高者127例，治疗组治疗后平均下降值（179.79±50.53）毫克%，有效86例，无效41例，有效率67.72%。降脂冲剂对各种高脂血症均有极显著疗效（均$P<0.001$）。③

54. 参乌降脂饮　何首乌（生用）30克、泽泻15克、柴胡10克、大黄（后下）3克、红参粉3克（分冲）、水蛭粉（分冲）2克、三七粉（分冲）3克。每日1剂，水煎服。王凤桥等将133例高脂血症患者随机分为治疗组103例和对照组30例。治疗组给予参乌降脂饮，对照组给予月见草油胶丸。疗程为3个月。结果：治疗组的总有效率95.15%，对照组63.33%。治疗组疗效明显优于对照组（$P<0.005$）。④

55. 降脂汤3　山楂20克、决明子20克、泽泻30克、虎杖30克。每日1剂，上、下午各煎服1次，2周为1个疗程。徐义熙等用上方治疗12例高脂血症患者，有效5例，显效6例，无效1例。⑤

56. 侯氏黑散　桂枝、细辛、防风、川芎、干姜、白术、茯苓、桔梗、黄芩、菊花、牡蛎、人参、矾石、当归。按比例制成散剂，每次4～5克，每日3次，连服6个月。结果：王延周等以上方治疗83例高脂血症患者，胆固醇均值由297.5毫克%降至229.7毫克%，三酰甘油均值由163.5毫克%降至126.8毫克%，治疗前后自身对照有显著差异（$P<0.01$）。⑥

57. 血府逐瘀膏　桃仁12克、红花9克、当归9克、生地黄9克、川芎5克、赤芍6克、牛膝9克、桔梗5克、柴胡3克、枳壳6克、甘草3克。上药制成膏剂，用量为生药78克，每日3次，治疗1～3个月。余冬严等用上方治疗高脂血症患者，治疗后血清胆固醇、血清三酰甘油显著下降（$P<0.01$、$P<0.001$）。⑦

58. 降脂煎剂　茵陈、泽泻、山楂、大黄。随症加减。连服1个月。许宏大等以上方治疗30例高胆固醇血症患者，降至正常23例，平均下降71.17毫克%，好转2例，无效5例；治疗高-β脂蛋白血症患者23例，降至正常19例，平均下降220.22毫克%，好转1例，无效3例；治疗高三酰甘油血症患者25例，降至正常20例，平均下降69.84毫克%，无效5例。⑧

59. 降醇消脂汤　芹菜叶50克、山楂30克、何首乌30克、丹参30克、荷叶（生用）20克、党参（生用）15克、绿豆15克、葛根15克、菊花10克、

① 陆纪宏，等.防芪抵脂汤治疗高脂血症的临床观察[J].辽宁中医杂志，1992(12)：16-19.
② 王顺道，等.脂脉宁治疗高脂血症的临床研究[J].北京中医学院学报，1992(6)：32.
③ 彭悦，等.降脂冲剂治疗高脂血症的临床报告[J].中国中药杂志，1991，16(6)：372-373.
④ 王凤桥，等.参乌降脂饮治疗高脂血症103例临床观察[J].河北中医，1991，13(6)：20-21.
⑤ 徐义熙，等.降脂汤治疗高脂血症12例观察[J].浙江中医杂志，1991(8)：350.
⑥～⑧ 张三林.中医治疗高脂血症新进展[J].上海中医药杂志，1991(3)：26-29.

薤白 10 克、厚朴 10 克、枸杞子 10 克、地龙 5 克。随症加减：肝阳上亢、面赤烘热、便秘者，去芹菜叶、党参、薤白，加钩藤、大黄(生用)、白蒺藜；脘腹痞闷、口淡黏腻、大便稀、口苦、尿黄者，去绿豆、何首乌、枸杞子，加泽泻、茵陈、苍术；痰浊内盛者，去何首乌、枸杞子、绿豆，加天南星、萆薢、石菖蒲；血压偏高，去薤白、枸杞子，加钩藤、夏枯草。每日 1 剂，水煎服。12 天为 1 个疗程。陈存才以上方加减治疗 48 例高脂血症患者，其中高胆固醇血症者 23 例，经过 2 个疗程治疗后显效 8 例，有效 12 例，无效 3 例，总有效率 86.9%；三酰甘油增高者 36 例，经过 2 个疗程治疗后显效 13 例，有效 18 例，无效 5 例，总有效率 86.1%。①

60. *活血涤痰方* 丹参 30 克、川芎 15 克、郁金 15 克、柴胡 15 克、茵陈 15 克、草决明 20 克、泽泻 20 克、牡蛎 20 克、山楂 20 克、何首乌 20 克。每日 1 剂，水煎服。活血化瘀，涤痰散结。适用于高脂血症。随症加减：兼气虚，加黄芪、枸杞、党参、桑寄生等；兼阴虚火旺，寐差多梦，加夜交藤、酸枣仁(炒)等；兼食欲不振，加焦三仙、砂仁、广木香、香附等。王保和等以上方加减治疗 47 例高脂血症患者，治疗后血清胆固醇、血清三酰甘油明显降低，治疗前后比较有非常显著性差异($P<0.01$)；其中显效 26 例，有效 9 例，无效 11 例，恶化 1 例。总有效率 74%。②

61. *平肝降压方* 石决明 30 克、夏枯草 15 克、大黄 5～10 克、泽泻 15 克、生地黄 15 克、白芍 15 克、柴胡 10 克。每日 1 剂，水煎服。石林阶等以上方治疗 71 例高脂血症患者，同时服维生素 C 100 毫克及维生素 B_1 10 毫克。总疗程为 4 周。结果：血清胆固醇及三酰甘油治疗后较治疗前均明显降低，尤其是三酰甘油下降幅度更大；临床症状亦有明显改善，症状疗效总有效率为 74.29%。③

62. *双降茶* 钩藤、决明子、山楂、乌龙茶等。上药经加工制成粗末、分装于小塑料袋中，每包 10 克，每日 1～2 包，开水冲泡 10 分钟饮服。张启良等以上方治疗 38 例高胆固醇患者，连服 4 周。结果：治疗前胆固醇平均 270.7 毫克%，治疗后平均 221.8 毫克%，下降 48.9 毫克%。按疗效标准统计，显效 26 例，有效 7 例，无效 5 例。总有效率 86.6%。④

63. *降脂汤 4* 制首乌 30 克、生山楂 30 克、草决明 20 克、姜黄 15 克、茵陈 15 克、大黄 6 克、没药 6 克、泽泻 10 克、黄连 10 克、黄柏 12 克。随症加减：偏于肝肾阴虚、肝阳上亢，症见眩晕明显，加桑寄生 30 克、生赭石 30 克；偏于脾胃失健，症见脘腹痞闷、倦怠乏力，加黄芪 30 克、茯苓 15 克、炒莱菔子 12 克；偏于经脉瘀阻，症见肢体麻木，疼痛，加丹参 12 克、桃仁 12 克；偏于心气不足、心肾不交，症见烦躁、失眠、心慌，加酸枣仁 30 克、远志 12 克。每日 1 剂，用水 600 毫升文火煎至 300 毫升，分 2 次服。黄承财用上方加减治疗 50 例高脂血症患者，并设对照组。结果：降脂汤对高脂血症具有疗效，对各项指标(血清胆固醇、三酰甘油、β-脂蛋白、高密度脂蛋白、血浆纤维蛋白原)均有降低作用($P<0.001$，$P<0.01$)，与对照组相比有显著性差异($P<0.01$，$P<0.05$)；同时能改善临床症状，有降压作用。⑤

64. *调脂汤 2* 甘草 15 克、柴胡 15 克、山楂 15 克、枸杞子 25 克、泽泻 25 克、丹参 30 克、红花 10 克。随症加减：气虚型，加黄芪 30 克、黄精 15 克；肝肾阴虚型，加何首乌 15 克、生地黄 15 克；痰湿内阻型，加石菖蒲 10 克、茵陈 15 克；气滞血瘀型，加薤白 10 克、川芎 15 克；气虚血瘀型，加黄芪 30 克、蒲黄 15 克；肝阳上亢型，加草决明 15 克、钩藤 10 克。每日 1 剂，水煎服。贾宝善等将 68 例高脂血症患者分为观察组和对照组各 34 例。观察组服用调脂汤加减，对照组服用烟酸肌醇酯。4 周为 1 个疗程。结果：服药 4 周后，观察组胆固

---

① 陈存才.降醇消脂汤治疗高脂血症 48 例[J].广西中医药，1991，14(2)：58-59.
② 王保和，等.活血涤痰法治疗高脂血症的临床观察及对血液粘度的影响[J].天津中医，1991(3)：11-13.
③ 石林阶，等.平肝降压方治疗高脂血症 71 例疗效观察[J].湖南中医杂志，1990(1)：5-6.
④ 张启良，等.双降茶对高血压病 123 例及高胆固醇血症 38 例疗效观察[J].福建中医药，1990，21(4)：40.
⑤ 黄承财.降脂汤治疗高脂血症疗效观察[J].山东中医杂志，1990(3)：15.

醇、三酰甘油水平较治疗前明显降低(P 值分别<0.05、0.001),其中胆固醇水平下降15%,三酰甘油下降38%。[①]

65. 首乌降脂汤　何首乌30克、代赭石30克、牛膝15克、泽泻15克、山楂根15克、丹参20克、石决明20克。每日1剂,水煎服。总疗程为4周。随症加减:气虚,加黄芪30克、黄精20克、炙甘草10克;痰湿内阻,加胆南星12克、半夏9克;气虚瘀阻,加黄芪30克、蒲黄(炒)15克;头痛剧烈,加川芎9克、白芷9克;恶心呕吐,加砂仁壳9克、竹茹9克。陈纯一以上方加减治疗45例高脂血症患者,疗程结束后,血清总胆固醇及三酰甘油均比治疗前降低,尤以三酰甘油下降明显,经统计学处理有显著性差异($P<0.01$);治疗后临床症状明显改善,有效41例,无效4例,症状疗效总有效率91.1%。[②]

66. 降脂丸　山楂100克、决明子60克、何首乌60克、丹参60克、泽泻60克、荷叶60克。上药共为细面,炼蜜为丸,每丸10克重。15～30天为1个疗程。徐子珍以上方治疗103例高脂血症患者,服用1个疗程后,总有效92例,总有效率89.22%;血脂恢复正常者51例,治愈率48.54%,显效28例,显效率27.1%,有效12例,有效率11.65%,无效11例,无效率10.67%;其中胆固醇下降者65例,下降指数最多者93毫克%,下降率63.1%;三酰甘油下降者74例,下降指数最多者388毫克%,下降率71.8%;β-脂蛋白下降者71例,下降最多者485毫克%,下降率68.93%。[③]

67. 丹参增液汤加味方　生地黄10克、山楂10克、女贞子10克、丹参10克、麦冬20克、玄参20克、甘草3克。每日1剂,水煎服。30日为1个疗程。叶纯秀等以上方治疗22例高脂血症患者。结果:显效9例,有效9例,无效4例。总有效率81.8%。[④]

68. 健脾降脂汤　党参12克、茯苓12克、茵陈12克、白术10克、苍术10克、僵蚕10克、虎杖10克、生山楂24克、大黄6克。随症加减:伴肝阳上亢,加决明子、菊花;肝肾阴亏,加制首乌、枸杞子;夹有瘀血,加丹参、红花。每日1剂,水煎服,连服1个月。周健以上方加减治疗32例高血脂症患者,三酰甘油增高者平均下降值为(68.72～14.62)毫克%,平均下降率28%;16例兼胆固醇增高者平均下降值为(30.27±6.27)毫克%,平均下降率11.6%;32例高密度脂蛋白者平均上升值为(10.91±2.11)毫克%,平均上升率25.8%。[⑤]

69. 降脂汤5　大黄15～30克、虎杖30克、赤芍30克、泽泻30克、土茯苓30克、郁金10克、茵陈15克、萆薢15克、何首乌15克。每日1剂,水煎服。化瘀浊,利湿浊,补肾益精血。于有山等以上方治疗20例高脂血症患者3～12周后,胆固醇升高13例全部降至临控标准;β-脂蛋白升高20例中,16例达临控标准,有效1例,无效3例;三酰甘油升高20例中,8例达临控标准,显效4例,有效6例,无效2例。[⑥]

70. 泽泻汤　泽泻30克、何首乌(制)30克、决明子30克、白术(炒)15克、大黄(生用)6克。上药共煎成水剂,每日1剂,分3次服。1个半月为1个疗程。柴可夫以上方治疗30例高脂血症患者,其中胆固醇高者21例,有效18例,有效率85.7%,平均下降值为50.13毫克%;三酰甘油高者26例,有效21例,有效率80.8%,平均下降值为49.21毫克%。与治疗前相比,有显著性差异(均$P<0.05$)。说明泽泻汤加味治疗高脂血症有较好的效果。[⑦]

71. 降脂汤6　山楂(生用)30克、何首乌(制)30克、菊花20克、女贞子20克、大黄(生用,后下)

---

① 贾宝善,等.调脂汤对高脂血症患者脂蛋白与载脂蛋白的影响[J].中西医结合杂志,1990,10(1):4,22-24.
② 陈纯一.首乌降脂汤治疗高脂血症[J].四川中医,1990(11):24.
③ 徐子珍.中药降脂丸(自拟)治疗高脂蛋白血症的临床疗效观察(附103例疗效分析)[J].天津中医,1990(4):20-21.
④ 叶纯秀,等.丹参增液汤加味方治疗高脂血症22例[J].新疆中医药,1989(3):35-36.
⑤ 周健.健脾降脂汤治高血脂症32例[J].江西中医药,1989(2):45.
⑥ 于有山,等.中药降脂汤治疗20例高脂血症疗效观察[J].河北中医,1988,10(3):3.
⑦ 柴可夫.泽泻汤加味治疗高血脂症30例[J].中医药研究,1988(4):28.

6克。每日3次，水煎服。30天为1个疗程，连服2个疗程。李书奎以上方治疗60例高脂血症患者，三酰甘油增高者60例平均下降值95.106，平均下降率39.23%($P<0.001$)；兼胆固醇增高者43例，平均下降值59.433，平均下降率22.5%($P<0.001$)；高密度脂蛋白胆固醇增高者40例，平均上升值15.6，平均上升率39.477%。①

72. 软脉降脂方(Ⅰ号) 山楂、姜黄等。生药粉制成醇提取物，醇提取物干粉装胶囊，每丸含药相当生药6克，每人每日服6丸，疗程2个月。邓国刚等将50例高脂血症患者分为治疗组30例和对照组20例。治疗组服上方，对照组服安妥明。服药2个月。结果：治疗组胆固醇比药前平均下降67.6毫克%，下降率23.4%；三酰甘油比药前平均下降66毫克%，下降率32%。两者与用药前比较，均有非常显著差异(均$P<0.01$)。②

73. 降脂合剂1 何首乌、山楂、玉竹、枳壳。制成煎剂500毫升1瓶，每日3次，每次20毫升。疗程为1～2个月。黄克威等以上方治疗109例高脂血症患者。109例高三酰甘油血症显效74例，改善30例，无效5例，总有效率95.41%；77例高胆固醇血症显效43例，改善24例，无效10例，总有效率87%。降脂合剂对三酰甘油和胆固醇的下降率分别为40.31%、18.80%，两者经统计学处理，均有显著性意义。其中36例测定HDL-C，治疗后平均上升15.91毫克%，也有显著性意义。③

74. 降脂汤7 钩藤、茯苓、五味子、桑寄生、山楂、草决明、泽泻、蒲公英。随症加减：气虚，加党参、黄芪；阴虚，加麦冬、玄参、石斛、玉竹；痰浊盛，加瓜蒌、薤白；心悸失眠，加炒酸枣仁、柏子仁、珍珠母；尿少、浮肿，加车前子、木通、商陆、椒目。每日1剂，水煎服。韩淑清以上方加减治疗50例高脂血症患者，疗程1～2个月，平均1.5个月。结果：显效32例，占64%；有效11例，占22%；无效7例，占14%。总有效率86%。无效7例均为未坚持服药而停止治疗者。④

75. 疏肝利胆方 柴胡15克、决明子12克、生山楂12克、生大黄10克。随症加减：兼有脾虚痰湿，加半夏12克、陈皮6克；夹有气滞血瘀，加川芎12克、当归12克；并有肉积食滞，加炒麦芽12克、鸡内金10克。每日1剂，水煎服。4个月为1个疗程。孙界平等以上方加减治疗62例高脂血症患者，其中β-脂蛋白升高者58例，治疗后平均下降值116.84毫克%，下降率21.30%，其中显效19例，改善33例，无效16例，有效率72.4%；高胆固醇血症者60例，治疗后平均下降值86.14毫克%，下降率27.5%，其中显效34例，改善12例，无效14例，有效率76.7%；高三酰甘油血症者61例，治疗后平均下降值119.5毫克%，下降率46.6%，其中显效22例，改善26例，无效13例，有效率78.7%。⑤

76. 天山丹 天竺黄、山楂、丹参、泽泻，按0.5∶1∶2∶2的比例，烘干研成细末压成片，每片含生药0.5克。随症加减：肝肾阴虚者，加服六味地黄片。石梅初等将198例高脂血症患者分为天山丹组132例和安妥明组66例。天山丹组服用上方。安妥明组服用安妥明。30日为1个疗程，共用3个疗程。结果：天山丹组降低血清胆固醇的总有效率90.75%，有效下降百分率65.29%，下降至正常百分数50%，安妥明组分别为100%、67.87%、54.37%。降低血清三酰甘油的总有效率为78.37%，有效下降百分率为63.21%，下降至正常百分数37.53%；安妥明组分别为89.58%、78%、54.67%。⑥

77. 祛脂通脉糖浆 何首乌、桑椹、丹参、葛根、川芎、山楂、酸枣仁。每次40毫升，每日2次。1个月为1个疗程。姚树棠等以上方治疗65例高脂血症患者，伴高血压者加服秦巴杜仲片或天麻

① 李书奎.降脂汤治疗高脂血症60例[J].陕西中医，1988(8)：346.
② 邓国刚，等.软脉降脂方(Ⅰ号)的临床及实验研究[J].中国医药学报，1988，8(4)：23-25.
③ 黄克威，等.降脂合剂治疗高脂血症109例[J].广西中医药，1988(5)：6.
④ 韩淑清.自拟降脂汤治疗高脂血症50例[J].吉林中医药，1988(4)：19.
⑤ 孙界平，等.疏肝利胆法治疗高脂血症62例[J].辽宁中医杂志，1988(7)：21-22.
⑥ 石梅初，等.天山丹治疗高脂血症132例疗效观察[J].云南中医杂志，1988，9(4)：30-31.

丸，血压降至正常时停服降压药，继续服祛脂通脉糖浆。结果：显效 15 例，好转 41 例，无效 9 例。总有效率 86.2%。①

78. 复方明星片　组成：决明子、胆南星(制)、山楂等。用法用量：每日 3 次，每次 4～6 片。临床应用：白洪龙以上方治疗 127 例高脂血症患者，1 个月为 1 个疗程，复查血脂尚未降至正常者，可再服 1～2 个疗程，运用 3 个疗程血脂仍不降者，不再投药。结果：其中三酰甘油增高者 112 例，治疗后下降 99 例，无明显变化 9 例，上升者 4 例，有效率 88.39%；胆固醇增高者 127 例，治疗后下降 113 例，无明显变化者 11 例，上升者 3 例，有效率 88.98%；β-脂蛋白增高者 103 例，治疗后下降者 84 例，无明显变化者 14 例，上升者 5 例，有效率 81.55%。本组病例多数施治 1 个疗程，仅无效者中的 2 例采用过第 3 个疗程。②

79. 降脂灵片　何首乌、泽泻、黄精、金樱子、山楂、草决明、桑寄生、木香。上述药物制成浸膏片剂，每片含生药 1.17 克。口服每日 3 次，每次 8 片。3 个月为 1 个疗程。李伟成以上方治疗 200 例高脂血症患者。其中胆固醇增高者 145 例，治疗后显效 98 例(67.6%)，有效 25 例(17.3%)，无效 22 例(15.1%)，总有效率 84.9%；胆固醇治疗前平均值 267.06 毫克%，治疗后平均值 184.62 毫克%，平均下降值 82.44 毫克%。三酰甘油增高者 55 例，治疗后显效 29 例(52.72%)，有效 16 例(19%)，无效 10 例(18.1%)，总有效率 81.72%；三酰甘油治疗前平均值 352 毫克%，治疗后平均值 201.85 毫克%，平均下降值 150.15 毫克%。③

80. 降脂汤(丸)　党参 20 克、黄精 20 克、泽泻 20 克、决明子 20 克、何首乌 20 克、鸡血藤 20 克、山药 30 克、桑寄生 15 克、金樱子 15 克、虎杖 15 克、白矾 5 克。每日 1 剂，水煎服，或制丸长期服用。随症加减：血压高，加牛膝、石决明；心胸闷痛，加瓜蒌、半夏、薤白、延胡索；血瘀明显，加丹参、赤芍、三七；脾虚湿盛，加白术、茯苓、薏苡仁；肢体麻木，加天麻、地龙、防风。2 周为 1 个疗程。谢秉义以上法治疗 1 例高脂血症患者，疗效满意。④

81. 丹田降脂丸　丹参、三七、川芎、泽泻、人参、当归、何首乌、黄精等。黄震东等将 330 例高脂血症分为中药组 251 例和对照组 79 例。中药组服用丹田降脂丸，每日 4 克，分早晚 2 次服，1 个半月为 1 个疗程；部分患者每日 2 克，清晨 1 次口服，3 个月为 1 个疗程。对照组服用烟酸肌醇酯，每日 3 次，每次 0.4 克，1 个半月为 1 个疗程；部分患者服 3 个月。结果：中药组高胆固醇血症患者 115 例，显效(下降≥20%)38 例(33.0%)，有效(下降 10%～19%)45 例(39.2%)，无效(下降 10%以下)32 例(27.8%)；高三酰甘油血症患者 136 例，显效 97 例(71.3%)，有效 14 例(10.3%)，无效 25 例(18.4%)。对照组高胆固醇血症患者 34 例，显效 11 例(32.4%)，有效 7 例(20.6%)，无效 16 例(47.1%)；高三酰甘油血症患者 45 例，显效 24 例(53.3%)，有效 7 例(15.6%)，无效 14 例(31.1%)。经统计学处理，中药组疗效稍优于西药组，但无统计学差异(均 $P>0.05$)。经观察，中药组服本丸 1 个半月血清总胆固醇和三酰甘油就有明显下降，随着疗程的延长，其下降幅度更为明显，停药 1 个月后仍继续下降。⑤

82. 葛黄汤　葛根 15 克、黄芪 30 克、五加皮 15 克、制首乌 30 克。随症加减：肝肾阴虚，加熟地黄、地骨皮、山药、知母、黄芩等；痰浊湿阻，加白术、赤小豆、泽泻等；气血瘀阻，加丹参、生地黄。傅明章以上方治疗 6 例高脂血症患者，少者 12 剂，多者 65 剂，疗效满意。⑥

83. 三泽汤　泽漆、泽兰、泽泻、莱菔子、明矾。随症加减：阴虚者，加南沙参、生熟地黄、何首乌、

① 姚树棠，等.祛脂通脉糖浆治疗高血脂症 65 例[J].陕西中医，1987(1)：11.
② 白洪龙.复方明星片治疗高脂血症 127 例疗效观察[J].云南中医杂志，1987(1)：36－37.
③ 李伟成.降脂灵片治疗高脂血症——附 200 例临床观察[J].湖南中医杂志，1987(3)：7－9.
④ 谢秉义.降脂汤治疗高脂血症体会[J].中医函授通讯，1987(3)：19.
⑤ 黄震东，等.丹田降脂丸治疗高脂血症的疗效分析[J].中医杂志，1986(12)：39.
⑥ 傅明章.葛黄汤治疗高脂血症[J].四川中医，1986(9)：50－51.

玄参;阳虚,加附子、桂枝;气虚,可加党参、黄芪、黄精、白术等;痰多者,伍白芥子、胆南星;瘀重,入丹参、桃仁、红花。刘春堂等以上方加减治疗36例高血脂症患者,其中高胆固醇患者36例,有效27例,无效9例,有效率75%;高三酰甘油血症患者36例,有效27例,无效9例,有效率75%;β-脂蛋白增高患者33例,有效23例,无效9例,有效率70%。[①]

84. 血脂宁　山楂15克、何首乌15克、决明子9克、陈皮4.5克、猪胆汁粉0.2克。此为1日剂量,制成血脂宁胶囊,分3次服,每次4丸。陈熊等将96例高脂血症患者随机分为血脂宁组76例和安妥明组20例。血脂宁组口服血脂宁胶囊,安妥明组口服安妥明胶囊。3个月为1个疗程。结果:血脂宁组中高胆固醇血症患者52例,治疗后获显效27例(51.9%),改善3例(5.8%),无效22例(42.3%),总有效率57.7%;高三酰甘油血症患者76例,治疗后获显效28例(36.8%),改善20例(26.4%),无效28例(36.8%),总有效率63.2%。安妥明组高胆固醇血症患者13例,治疗后获显效5例(38.5%),改善1例(7.7%),无效7例(53.8%),总有效率46.2%;高三酰甘油血症患者20例,治疗后获显效者4例(20%),改善7例(35%),无效9例(45%),总有效率55%。两组疗效无显著差异。[②]

85. 舒心宁　黄芪、党参、当归、红花、蒲黄等。上药按比例制成96%糖浆。每日2次,每次30毫升。3个月为1个疗程。沈远鸣等以上方治疗74例冠心病患者,16例胆固醇增高者中有15例胆固醇下降,29例三酰甘油增高者中有25例三酰甘油下降,下降率前者为93.75%,后者为86.2%。说明舒心宁对胆固醇及三酰甘油均有不同程度的下降作用。[③]

86. 降脂通脉饮　制首乌30克、金樱子30克、决明子30克、生薏苡仁30克、茵陈24克、泽泻24克、生山楂18克、柴胡12克、郁金12克、大黄(酒制)6克。每日1剂,水煎服。随症加减:偏于肝肾阴虚、肝阳上亢,症见眩晕明显,加桑寄生30克、生赭石30克;偏于脾胃失健,症见脘腹痞闷、倦怠乏力,去金樱子,加黄芪30克、茯苓15克、莱菔子(炒)12克;偏于经脉瘀阻,症见肢体麻木、疼痛,去金樱子,加丹参30克、桑枝(炒)30克、桃仁12克、路路通12克;偏于肝肾不足、目失濡养,症见视物昏花,加茺蔚子12克、青葙子12克、菊花12克。邵念方以上方加减治疗30例高脂血症患者。结果:显效20例,占66.7%;有效9例,占30%;无效1例,占3.3%。总有效率96.7%。[④]

87. 花生壳合剂　花生壳100克、大枣5枚、黄精15克、何首乌15克。每日1剂,水煎服。张秀珍以本方治疗高40例胆固醇患者。结果:治愈21例,显效15例,无效4例;血胆固醇平均下降99.7毫克%,治疗时间最短8天,最长20天,平均13.1天。[⑤]

88. 降脂片　草决明42.5千克、山楂22.5千克、丹参45千克。上药粉碎,水煎3次浓缩成稠膏,放冷至60℃时入草决明细粉5斤,制粒,加滑润剂打片,包糖衣。每片含浸膏0.25克,相当于生药2.9克。每日3次,每次2～4片,口服。4周为1个疗程,3个疗程后判定疗效。马峰等以上方治疗77例高脂血症患者。其中胆固醇增高者64例,治疗后平均下降值88.3毫克%,下降至正常范围48例,下降至正常率75%;三酰甘油增高者43例,治疗后平均下降值68.1毫克%,下降至正常范围25例,下降至正常率58.1%;β-脂蛋白增高者41例,治疗后平均下降值239.9毫克%,下降至正常23例,下降至正常率56.1%。[⑥]

89. 降脂合剂2　决明子100克、何首乌(制)100克、桑寄生100克、泽泻100克、山楂(生用)

---

① 刘春堂,等.痰瘀同治降血脂36例[J].四川中医,1986(9):43.
② 陈熊,等.血脂宁治疗高脂血症的临床与实验观察[J].中医杂志,1985(5):29-31.
③ 沈远鸣,等."舒心宁"降脂作用的临床观察[J].湖北中医杂志,1985(5):11-12.
④ 邵念方.降脂通脉饮治疗高脂血症的临床观察[J].中医杂志,1984(9):44-46.
⑤ 张秀珍.花生壳合剂降胆固醇40例[J].广西中医药,1983,6(1):53-54.
⑥ 马峰,等.降脂片治疗高脂血症77例临床初步分析[J].河南中医,1983(4):44-45.

100 克。将上药制成 500 毫升合剂，制成后加蜂蜜或白糖适量，每日 3 次，每次 50 毫升。4 周为 1 个疗程。施裕高以上方治疗 1 例高脂血症患者，治疗前总胆固醇 206 毫克％，三酰甘油 360 毫克％，β-脂蛋白＞885 毫克％；2 个疗程后，总胆固醇 173 毫克％，三酰甘油 124 毫克％，β-脂蛋白 327 毫克％；停药接近 2 月，总胆固醇 75 毫克％，三酰甘油 150 毫克％，β-脂蛋白 335 毫克％。①

90. *自拟方 4*　三七 3 克、山楂 24 克、泽泻 18 克、草决明 15 克、虎杖 10 克。随症加减：血瘀型中偏气虚，加党参 15 克、黄芪 15 克、麦冬 10 克；偏气滞，加莪术 10 克、降香 10 克；痰热内阻型，加全瓜蒌 24 克、薤白 10 克、陈皮 10 克、枳壳 10 克、茵陈 10 克、大黄 3～6 克；肝肾阴虚型，加制首乌 20 克、楮实子、麦冬 10 克、当归 10 克、白芍 10 克；肝阳上亢型，加用制首乌 24 克、钩藤 10 克、白芍 10 克、珍珠母 30 克。每日 1 剂，水煎服。1 个月为 1 个疗程。欧阳忠兴等以上方加减治疗 67 例高脂血症患者。胆固醇高者 46 例，治疗后平均下降 78.22 毫克％，下降率为 27.5％，治疗前后比较有非常显著性意义（$P<0.01$），其中 34 例下降至正常，10 例下降未达正常范围，1 例无改变，1 例反升高；三酰甘油升高者 56 例，治疗后平均下降 33.94 毫克％，平均下降率为 31.46％，治疗前后比较有非常显著性意义（$P<0.01$），其中 28 例下降至正常，21 例下降未达正常范围，2 例无改变，5 例反升高。②

单　方

1. *制首乌*　组成：制首乌 30 克。制备方法：上药加水 300 毫升，煎 20 分钟左右，取汁 150～200 毫升，分 2 次温服。每日 1 剂。20 天为 1 个疗程。临床应用：徐荷芳用上方治疗 32 例高脂血症患者，显效 19 例，有效 10 例，无效 3 例。有效率 90.93％。③

2. *虎杖片*　组成：虎杖。用法用量：每次 3 片，每日 3 次。临床应用：万连元将 158 例高脂血症患者分为治疗组 90 例和对照组 68 例。治疗组予上方，对照组用亚油酸。两组均服用 6 周。结果：治疗组和对照组分别显效（TC 下降≥20％或 TG 下降≥30％或 HDL 上升≥20％）46 例、16 例，有效（TC 下降≥10％或 TG 下降≥20％或 HDL 上升≥10％）28 例、10 例，无效 16 例、42 例。两组结果比较有显著差异（$P<0.01$）。④

3. *薤白胶丸*　用法用量：每次 1～2 丸，每日 3 次。临床应用：谭可安用上方治疗高脂血症患者，服 4 周为 1 个疗程。结果表明此药有降低血脂作用，治疗前后比较有显著差异（$P<0.001$）。⑤

4. *没药胶囊*　用法用量：每次 2～3 粒，每日 3 次。临床应用：洪允祥等用上方治疗 52 例高脂血症患者，并与 31 例服用淀粉胶囊（淀粉组）比较，连服 2 个月。结果：没药组 TC 下降显著，与淀粉组比较差异明显；降 TG 无明显差异，均较治疗前有所下降；HDL 两组均较治前增高，但无统计学意义。⑥

5. *革薢降脂散*　组成：革薢。用法用量：研末制散，每次 5 克，每日 3 次，连服 90 天。临床应用：方新生以上方治疗 36 例高胆固醇患者，显效 18 例，有效 11 例，改善 4 例，无效 3 例；治疗 56 例高三酰甘油血症患者，显效 23 例，有效 22 例，改善 7 例，无效 4 例。治疗后胆固醇平均下降 107.55 毫克％，三酰甘油平均下降 142.11 毫克％，与治疗前比较有显著差异（$P<0.001$）。⑦

6. *水蛭粉*　组成：水蛭。制备方法：水蛭去除杂质后自然风干，粉碎后过 120 目筛，以细粉装入胶囊内，每粒含水蛭粉 0.25 毫克。用法用量：每次 4 粒（1 毫克），每日 3 次，饭后服用。临床应用：金德山等以上方治疗 150 例高脂血症患者，疗程 1 个月。服药前胆固醇为（207.6±41.7）毫克/

---

① 施裕高.降脂合剂治疗高脂血症[J].江苏中医杂志，1982(6)：28.
② 欧阳忠兴，等.中药治疗 67 例高脂血症的临床观察[J].湖北中医杂志，1981(4)：26－27.
③ 徐荷芳.单味制首乌治疗高脂血症疗效观察：附 64 例对照分析[J].浙江中医杂志，1991(6)：245.
④～⑦ 张三林.中医治疗高脂血症新进展[J].上海中医药杂志，1991(3)：26－29.

分升，服药后血清胆固醇为(190.5±35.5)毫克/分升，服药前后血清胆固醇含量比较，经统计学处理，有显著差异($P<0.01$)；服药前三酰甘油含量(201.3±82.0)毫克/分升，服药后血清三酰甘油为(146.5±54.6)毫克/分升，服药前后血清三酰甘油比较，有显著的统计学差异($P<0.01$)。①

7. 降脂合剂　组成：山楂、草决明。用法用量：100毫升，每日2次。临床应用：王国三等将78例高脂血症患者分为治疗组56例和对照组22例。治疗组服用降脂合剂；对照组采用西药脉通胶囊2粒，每日3次。15日为1个疗程，连续服用2个疗程。结果：降胆固醇疗效，治疗组、对照组的总有效率分别为88.68%、47.62%，两组具有显著差别($P<0.05$)；降三酰甘油疗效，治疗组、对照组的总有效率分别为95.35%、46.67%，两组具有显著差别($P<0.05$)；降β-脂蛋白疗效，治疗组、对照组的总有效率分别为94.34%、66.67%，两组具有显著差别($P<0.05$)②

8. 天花粉胶囊　组成：天花粉。临床应用：周建群等用上方治疗30例老年前期高脂血症患者。结果：服1个半月时，血脂水平明显下降。胆固醇下降值为(89.50±23.50)毫克%，有效率93%，转正常率30%；β-脂蛋白下降值为(159.80±24.48)毫克%，有效率90.91%，转正常率45.45%；三酰甘油下降值为(74.29±20.77)毫克%，有效率80%，转正常率32%。服用3个月时，胆固醇下降值(148.07±23.35)毫克%，有效率100%，转正常率66.67%；三酰甘油下降值(106.54±21.72)毫克%，有效率84%，转正常率52%。③

9. 清宁片　组成：川大黄。制备方法：生大黄炮制后，制成每片含生大黄0.2克的药片。用法用量：每次6片，1日3次，温开水送服。临床应用：任克恭等将72例原发性高脂血症患者分为清宁片组和对照组各36例。清宁片组服用清宁片，对照组服用右旋糖酐硫酸酯钠片。30天为1个疗程，每例患者各服药3个疗程。结果：清宁片组中21例高胆固醇血症患者，显效17例，无效1例，加重3例，有效率80.9%；28例高三酰甘油血症患者，显效12例，改善8例，无效5例，加重3例，有效率71.4%，且无不良反应。对照组有12例高胆固醇血症患者，显效9例，无效2例，加重1例，有效率75%；30例高胆固醇血症患者，显效13例，改善13例，无效1例，加重3例，有效率86.6%。两组降胆固醇和三酰甘油的疗效相比较，经统计学分析均无明显差异(均$P>0.05$)。④

10. 白僵蚕末　组成：白僵蚕。用法用量：每次服白僵蚕末3克，每日3次，2个月为1个疗程。临床应用：罗嗣尧以上方治疗21例高脂血症患者，均有效。其中12例治疗1个疗程，6例治疗2个疗程，3例治疗3个疗程。⑤

11. 生大黄粉　组成：大黄。制备方法：生大黄粉装胶囊，每粒0.5克。用法用量：每日1～2次，每次1粒，饭后即服，疗程1个月。结果：于世家以上方治疗30例高脂血症患者，其中单纯胆固醇升高者9例，单纯三酰甘油升高者8例，两者均升高者3例。治疗1个月后，三酰甘油平均下降88.4毫克/毫升，胆固醇平均下降48.8毫克/毫升。⑥

12. 茵陈　组成：茵陈。制备方法：代茶饮用。用法用量：每日15克，1个月为1个疗程。临床应用：杨松年等以上方治疗82例高胆固醇血症患者，在接受1个疗程的基础上，其中34例又接受了第2个疗程。结果：治疗前血清胆固醇为260～425毫克%，平均为296.9毫克%；治疗后为160～355毫克%，平均为254.5毫克%。平均下降42.4毫克%，平均下降率14.3%。差异非常显

① 金德山，等.水蛭粉治疗高脂血症150例疗效观察[J].北京中医杂志，1989(1)：21-22.
② 王国三，等.降脂合剂治疗高脂血症56例疗效观察[J].河北中医，1990，12(4)：1-2.
③ 周建群，等.天花粉治疗老年前期高脂血症[J].新医学，1987(10)：528.
④ 任克恭，等.清宁片降血脂临床观察[J].中医杂志，1987(2)：41-43.
⑤ 罗嗣尧.白僵蚕末治疗高脂血症21例[J].湖北中医杂志，1987(3)：43.
⑥ 于世家.口服生大黄粉治疗高脂血症30例[J].中西医结合杂志，1986(8)：512.

著($P<0.001$)。[①]

13. 参竹丸　组成：党参1.25克、玉竹1.25克。用法用量：粉碎上药后制成4丸蜜丸，每日2次，每次2丸。连服45天为1个疗程。停10天复查血脂1次后，再进行第2个疗程；服药后再停10天，然后查血脂。临床应用：申德鑫等以上方治疗50例高脂血症患者，服参竹丸坚持满1个疗程者26例，60天到满2个疗程者24例，每人至少进行3次血脂测定；以治疗前的血脂结果与治疗后最后1次(即第3次)血脂结果进行对照分析，胆固醇、三酰甘油、β-脂蛋白均有明显下降。[②]

14. 降脂灵　组成：何首乌9克、决明子30克。临床应用：中国人民解放军二六四医院内二科将上方制成3种剂型，其中煎剂治疗18例高脂血症患者，普通片剂治疗7例患者，浸膏片治疗23例患者。1个月为1个疗程。结果：浸膏片为优，因体积小，胃肠不良反应少，患者愿意接受，并对β-脂蛋白、胆固醇、三酰甘油的疗效都非常显著。[③]

15. 茵陈合剂　组成：茵陈15克、泽泻15克、葛根15克。用法用量：每日1剂，水煎服，或制成糖衣药片分3次口服。临床应用：广东省汕头市第二人民医院冠心病小组以上方治疗104例高脂血症患者，服药时间最短为26天，最长为279天，平均为91.7天。结果：其中高胆固醇患者71例，治疗后显效44例(61.9%)，减轻11例(15.5%)，总有效55例(77.4%)，无效13例(18.3%)，增高3例(4.2%)；三酰甘油增高者72例，治疗后显效49例(68.1%)，减轻3例(4.2%)，总有效52例(72.3%)，无效8例(11.1%)，增高12例(16.7%)；前β-脂蛋白异常51例，治疗后显效10例(19.6%)，减轻17例(33.3%)，总有效27例(52.9%)，无效22例(43.1%)，增高2例(3.9%)；β-脂蛋白增高者73例，治疗后显效2例(2.7%)，减轻41例(56.2%)，总计有效43例(58.9%)，无效29例(39.8%)，增高1例(1.4%)。[④]

中成药

1. 通脉降脂片　组成：笔管草、三七、川芎、荷叶、花椒等(厦门中药厂有限公司生产，批准国药Z35020076)。用法用量：每次4片，每日3次。临床应用：张晓晖等将169例高脂血症患者分为治疗组和对照组。治疗组服用通脉降脂片和阿托伐他汀钙，对照组单纯采用阿托伐他汀钙。疗程均为12周。结果：治疗组的总有效率明显高于对照组($P<0.05$)；两组治疗前血脂水平比较差异无统计学意义($P>0.05$)；两组治疗12周后与治疗前比较TC、TG、LDL-C明显降低，HDL-C明显升高，差异均有统计学意义($P<0.05$)；治疗12周后治疗组的血脂改善明显优于对照组，差异有统计学意义($P<0.05$)。[⑤]

2. 六味能消胶囊　大黄、诃子、藏木香、寒水石、碱花、干姜(西藏自治区藏药厂生产)。用法用量：每次2粒，每日3次，4周为1个疗程。临床应用：张瑜将64例高脂血症患者随机分为治疗组34例和对照组30例。治疗组服用上药，对照组口服烟酸肌醇酯。结果：治疗组、对照组的总有效率分别为91.2%、73.3%。两组总有效率比较，差异有显著性意义($P<0.05$)。[⑥]

3. 血通胶囊　组成：大黄、水蛭、何首乌等(上海市香山中医医院研制)。用法用量：研末，每丸含生药每味0.25克，每日3次，每次3～4丸。60日为1个疗程，连用2个疗程。临床应用：姚克裘等以上方治疗72例老年高脂血症患者，显效(血脂3项指标均达正常范围，症状消失或明显改善)25例，有效35例，无效12例。总有效率83.3%。[⑦]

① 杨松年，等.茵陈降低血清胆固醇82例近期疗效观察[J].中医杂志，1980(1)：39.
② 申德鑫，等.参竹丸治疗高脂血症的疗效观察[J].辽宁中医杂志，1980(1)：6-7.
③ 中国人民解放军二六四医院内二科.降脂灵治疗高脂血症48例疗效观察[J].山西医药杂志，1977(5)：18-21.
④ 广东省汕头市第二人民医院冠心病小组.茵陈合剂治疗高脂血症104例小结[J].新中医，1976(3)：36-39.
⑤ 张晓晖，等.中西医结合治疗高脂血症85例疗效观察[J].当代医学，2010，16(27)：157-158.
⑥ 张瑜.六味能消胶囊治疗高脂血症34例[J].新中医，2000，32(11)：45-46.
⑦ 姚克裘，等.血通胶囊对老年高脂血症影响的临床研究[J].上海中医药杂志，1995(1)：37-38.

4. 大黄䗪虫丸　用法用量：每次1剂，每日2～3次口服。1个月为1个疗程，用1～2个疗程。临床应用：唐丽等以上方治疗30例高黏血症患者，血浆黏度、纤维蛋白原、全血黏度(高、低切)、血球压积、血小板聚集率均明显下降(均$P<0.01$)。[①]

5. 脉净胶囊　组成：薤白(吉林省东方制药厂生产)。用法用量：每次3粒，每日3次。临床应用：李海聪等将100例高脂血症患者随机分为治疗组和对照组各50例。治疗组口服上方，对照组口服月见草油胶丸。均用4周。结果：两组的TC、动脉硬化指数(AI)、临床症状积分治疗前后自身比较均有显著性差异($P<0.05$或0.01)；两组治疗前后积分差值比较有显著性差异($P<0.05$)；TG、HDL－C两组治疗前后自身及两组治疗后各项血脂(TC、TG、HDL－C、AI)指标比较均无显著性差异($P>0.05$)。治疗组未发现不良反应。[②]

6. 逍遥丸　组成：柴胡、当归、白芍、白术、茯苓、甘草、薄荷(山东省济宁市中药厂生产)。用法用量：每日2次，每次9克。临床应用：杨大男等将126例高脂血症患者分为治疗组84例和对照组42例。治疗组口服逍遥丸，对照组口服山楂精降脂片。均15日为1个疗程，连用3个疗程。结果：治疗组、对照组的TC、TG分别下降，总有效率为90.5%、78.5%($P<0.05$)，86.9%、76.2%($P<0.05$)；两组治疗前后自身比较亦有显著性差异($P<0.01$，$P<0.05$)。[③]

7. 通脉宁心冲剂　组成：川芎、丹参、葛根(上海新冈制药厂生产)。用法用量：每次1袋，每日3次冲服，8周为1个疗程。临床应用：吴萍玲等以上方治疗30例高脂血症患者，临床症状均有好转，血清三酰甘油、血浆血栓素B_2(TXB_2)均明显下降($P<0.01$，$P<0.05$)，6－keto－GFα1略有上升，TXB_2/6－keto－PGFα1比值下降。本品有抗血小板聚集、释放，调节血浆血栓素A_2/前列环素平衡的作用。[④]

8. 绞股蓝总甙口服液　组成：绞股蓝提取物(杭州市药物研究所制药厂生产)。用法用量：每日3次，每次2支(40毫克)。临床应用：余国友等将158例原发性高脂血症患者随机分为口服液组106例和片剂组52例。口服液组服用上方。片剂组服用绞股蓝总甙片(陕西安康中药厂生产)，每日3次，每次2片(40毫克)。两组均以2个月为1个疗程。结果：口服液组、片剂组分别显效43例、15例，有效48例、12例，总有效率85.85%、69.23%($P<0.05$)；血脂变化，口服液组、片剂组分别显效(单纯胆固醇下降≥20%，三酰甘油下降≥40%或单纯高密度脂蛋白上升≥10毫克/分升满足1项)53例、26例，有效29例、14例，总有效率77.36%、76.92%($P>0.05$)。[⑤]

9. 活血Ⅰ号胶囊　组成：水蛭4.5克、桃仁10克、泽兰10克、红花5克、益母草15克、丹参30克、党参30克。用法用量：每粒胶囊含量0.5克，每日3次，每次4粒，平均疗程(33.5±11.5)天。临床应用：谢森等用上方治疗48例高脂血症患者，与24例使用安妥明的对照组比较。结果：活血Ⅰ号胶囊降脂效果更优。[⑥]

10. 调脂胶囊　组成：刺五加18克、香薷10克、葛根30克、枸杞子30克、丹参30克、柴胡20克、黄芪20克、泽泻25克、红花15克、山楂15克、甘草15克。用法用量：按此比例加工成胶囊，每粒3克，每次3粒，每日3次。临床应用：朱洪云等以上方治疗284例高脂血症患者。结果：1个月后显效155例，有效78例，无效51例，总有效率82.04%；治疗前后血清胆固醇、三酰甘油比较均有显著性差异($P<0.05$、$P<0.01$)。[⑦]

11. 优降脂胶囊　组成：何首乌、山楂、决明

---

① 唐丽，等.大黄䗪虫丸治疗高粘血征30例临床观察[J].天津中医，1995，12(1)：18－19.
② 李海聪，等.脉净胶囊治疗高脂血症的疗效分析[J].中医杂志，1995，36(3)：161－163.
③ 杨大男，等.逍遥丸治疗高脂血症84例[J].陕西中医，1995，16(3)：109－110.
④ 吴萍玲，等.通脉宁心冲剂治疗高脂血症的临床观察[J].上海中医药杂志，1994(7)：9－10.
⑤ 余国友，等.绞股蓝治疗高脂血症158例临床观察[J].浙江中医杂志，1994(5)：204－205.
⑥ 谢森，等.以“活血Ⅰ号”胶囊为主治疗高粘血症102例临床研究[J].中国中药杂志，1993，18(5)：310－312.
⑦ 朱洪云，等.调脂胶囊治疗高脂血症284例[J].山东中医学院学报，1993，17(3)：23－24.

子、五灵脂等。用法用量：制成胶囊，每粒胶囊含药粉 0.3 克，相当于生药 6.3 克，每次 4 粒，每日 3 次口服。临床应用：周文泉等将 61 例原发性高脂血症患者随机分为治疗组 40 例和对照组 21 例。治疗组服用以上胶囊，对照组服用脉安冲剂。30 天为 1 个疗程，连服 2 个疗程。结果：治疗组、对照组的总有效率分别为 82.5%、42.8%。两组总有效率经统计学分析有显著差异（$P<0.05$）。[①]

12. 轻身调脂片　组成：大黄、泽泻、柴胡。用法用量：每片含生药 2 克，每次 3～6 片，每日 2 次。临床应用：徐放等将 93 例老年高脂血症患者随机分为治疗组 72 例和对照组 21 例。治疗组服用上方，对照组给予月见草油胶囊（长春市宽城制药厂生产）。结果：治疗组、对照组分别显效 57 例、11 例，有效 9 例、4 例，无效各 6 例。总有效率分别为 91.67%、71.43%，治疗组疗效优于对照组（$P<0.05$）；治疗组血清总胆固醇、三酰甘油、低密度脂蛋白、致动脉硬化指数治疗前后比较有显著性差异（$P<0.01$），对照组仅个别指标有差异。[②]

13. 三黄降脂糖浆　组成：大黄、蒲黄、姜黄、决明子、山楂、何首乌。用法用量：上药按一定比例制成糖浆，糖含量 20%，每次 30 毫升，每日 3 次口服。水蛭粉 2 克每晚冲服。临床应用：关启文等将 116 例高脂血症患者随机分为治疗组 60 例和对照组 56 例。治疗组服上方，对照组服烟酸肌醇片。6 周为 1 个疗程。结果：三黄降脂糖浆对降 TC、TG 及提高 HDL-C 均有良好的效果，总有效率 83.3%，显著高于对照组。[③]

14. 复方降脂片　组成：党参、何首乌、泽泻、郁金、生蒲黄等 10 味。用法用量：每日 4～6 片，每日 3 次。30 日为 1 个疗程。临床应用：杨少文等以上方治疗 118 例高脂血症患者。结果：服药 1～3 个疗程后，血清胆固醇、三酰甘油分别由治疗前的（5.94±1.10）毫摩尔/升、（2.69±1.39）毫摩尔/升降为（5.24±0.91）毫摩尔/升、（1.87±0.87）毫摩尔/升，治疗前后比较有显著差异（均 $P<0.01$）；全血高切、低切黏度和红细胞压积降低（$P<0.01$），血浆黏度下降、红细胞电泳时间缩短和纤维蛋白原降低（均 $P<0.05$）。[④]

15. 乌芝降脂片　组成：何首乌、灵芝、大黄、姜黄、泽泻、白矾。用法用量：制成片剂，每片含生药 500 毫克，每次 5 片，每日 3 次，饭前后口服。临床应用：王如侠等将 95 例高脂血症患者分为乌芝降脂片组 67 例和西药对照组 28 例。乌芝降脂片组服用乌芝降脂片，西药对照组服用烟酸肌醇制片。结果：乌芝降脂片组的高脂血症患者治疗前后对比，证实乌芝降脂片可有效降低血脂，尤以 TG 为著，同等条件下疗效优于西药对照组。[⑤]

16. 脂可清胶囊　组成：葶苈子 25 克、黄芩 15 克、泽泻 15 克、茵陈 20 克、山楂 25 克、大黄 10 克、木香 10 克。用法用量：上药按以上比例，采用科学工艺制成胶囊，每粒 0.3 克；每日 3 次，每次 2～3 粒。临床应用：苏瑞君等将 410 例高脂血症患者分为治疗组 306 例和对照组 104 例。治疗组以上方治疗，对照组予外观与脂可清相同的烟酸肌醇酯胶囊。两组均以 1 个月为 1 个疗程。结果：治疗组临床痊愈 132 例，显效 85 例，有效 71 例，无效 18 例，总显效率 70.9%，总有效率 94.1%；对照组临床痊愈 24 例，显效 17 例，有效 37 例，无效 26 例，总显效率 39.4%，总有效率 75%。治疗组优于对照组。降胆固醇疗效，两组无明显差异（$P>0.05$）；降三酰甘油和 β-脂蛋白疗效治疗组优于对照组，经统计学处理，差异显著（$P<0.05$）；治疗组可升高高密度脂蛋白胆固醇，经统计学处理，优于对照组（$P<0.01$）。[⑥]

17. 桑葛降脂丸　组成：桑寄生、葛根、丹参、

① 周文泉，等.优降脂对老年高脂血症影响的临床研究[J].中国中西医结合杂志，1993，13(7)：428-429.
② 徐放，等.轻身调脂片治疗中老年高脂血症临床观察[J].中国中西医结合杂志，1993，13(11)：655-657.
③ 关启文，等.三黄降脂糖浆治疗高脂血症 60 例临床观察[J].实用中医药杂志，1993，9(4)：6-7.
④ 杨少文，等.中药复方降脂片对血脂及血液流变学的影响[J].第四军医大学学报，1992，13(1)：43-45.
⑤ 王如侠，等.乌芝降脂片治疗高脂血症的临床观察[J].江苏中医，1991(6)：7-8.
⑥ 苏瑞君，等.脂可清胶囊治疗高脂血症 306 例观察[J].中西医结合杂志，1991，11(5)：296-297.

红花等(成都中药厂生产)。用法用量：每日12克，分2～3次口服，总疗程为30天。临床应用：阮期铭等以此方治疗51例高脂血症患者。结果：临床治愈者23例，显效5例，有效13例，无效10例，总有效率80.39%；治疗前后三酰甘油、HDL-C差异都非常显著($P<0.001$)；胆固醇治疗前后差异不显著($P>0.05$)。①

18. 大黄醇提片　组成：大黄提取物(上海香山中医院附属药厂生产)。用法用量：每片0.25克。每日晨起空腹口服3片，3周为1个疗程；服药期间停服一切降血脂药物，饮食习惯不变。临床应用：吕兴年等以此药治疗68例高脂血症患者。结果：其中胆固醇增高者64例，服药后较服药前降低者为48例，增高者为16例，64例服药后较服药前降低(31.80±53.55)毫克/分升，有显著性差异($P<0.001$)；血清β-脂蛋白含量增高者62例，服药后较服药前降低者28例(其中降至正常者4例)，17例无变化，17例较前增高；血清三酰甘油增高者24例，服药3周后有22例三酰甘油含量低于服药前，其中20例降到正常水平；有2例服药后增高，但增高幅度很小；24例血清三酰甘油含量较治疗前下降值为(83.00±12.92)毫克/分升，有显著性意义($P<0.001$)。②

19. 大黄糖浆　组成：蒽醌类、儿茶素和没食子酸类及芪类等大黄提取物。制备方法：制成糖浆(糖含量50%)。用法用量：每次6毫升，早晨空腹服用，每日1次。临床应用：焦东海等将56例高脂血症患者随机分为治疗组30例和对照组26例。治疗组服用大黄糖浆。对照组服用烟酸肌醇酯2片(0.4克)，每日3次。两组均持续治疗6周。结果：治疗组服药前胆固醇(280±36.1)毫克%，服药6周后为(234.5±35.8)毫克%，有效率64%；服药前三酰甘油(214±112.3)毫克%，服药后(205±95.3)毫克%，有效率28%；服药前β-脂蛋白(774±122.4)毫克%，服药6周后为(692.1±130)毫克%，有效率52%。大黄糖浆与烟酸肌醇酯对高胆固醇均有明显的治疗作用，有效率相似(54%～56%)，但在治疗6周后大黄糖浆对高β-脂蛋白的作用比烟酸肌醇酯为优。③

20. 消补减肥片　组成：黄芪、蛇床子、白术、大黄、姜黄、香附等。适用于虚实夹杂型高脂血症。用法用量：每片0.5克，每次6～8片，每日3次，饭前半小时服。临床应用：丘万嵩等将51例高脂血症患者随机分为治疗组31例和对照组20例。治疗组服用消补减肥片，对照组服用防风通圣散片。疗程均为1个月。结果：消补减肥片能显著降低血清胆固醇，降胆固醇总有效率87%。④

21. 山楂降脂乐　组成：山楂(郑州化学制药厂生产)。用法用量：每片含生药0.5克，每日3次，每次含化4～6片。临床应用：宁选等将118例中老年高脂血症患者分为治疗组83例和对照组35例。治疗组服山楂降脂乐。对照组服弹性酶。45天为1个疗程。结果：治疗组中胆固醇增高者59例，治疗前平均值为(251.5±39.6)毫克%，治疗后平均值为(205.4±48.3)毫克%，两者比较有显著性差异($P<0.01$)，其中显效9例，好转32例，无效18例，有效率69.49%；三酰甘油增高者71例，治疗前平均值为(198.3±47.5)毫克%，治疗后平均值为(191.1±63.6)毫克%，前后比较有显著性差异($P<0.01$)，其中显效22例，好转35例，无效14例，有效率80.28%。⑤

22. 舒心降脂片　组成：天花粉、山楂、降香、薤白等。用法用量：每次5片，每日3次。20天为1个疗程。临床应用：韩建英等以上方治疗102例高脂血症患者，服用本药60天。结果：高胆固醇血症患者73例，平均下降幅度60.70毫克/分升，有效69例，有效率94.5%；高三酰甘油症患者69例，治疗后平均下降幅度80.85毫克/分升，有效69例，有效率91.3%；高β-脂蛋白血症患者

① 阮期铭，等.桑葛降脂丸治疗高脂血症51例疗效观察[J].四川中医，1991(6)：33.
② 吕兴年，等.大黄醇提片治疗高脂血症68例观察[J].中西医结合杂志，1991(1)：16.
③ 焦东海，等.大黄糖浆降脂作用的临床观察[J].中西医结合杂志，1990，10(2)：110-111.
④ 丘万嵩，等.消补减肥片对高脂血症影响的临床研究[J].中西医结合杂志，1990(9)：516，532-534.
⑤ 宁选，等.山楂降脂乐对中老年人高脂血症的临床观察[J].河南中医，1990(4)：23-24.

89例，治疗后平均下降幅度160.4毫克/分升，有效71例，有效率79.8%。①

23. 乌龙降脂茶　组成：何首乌、桑寄生、草决明、葛根、泽泻、茜草等（泉州制药厂生产）。用法用量：每次1包，每日2～3次，用开水泡饮。30天为1个疗程。临床应用：王耀华等将126例高脂血症患者分为治疗组102例和对照组24例。治疗组服用上方，对照组服用安妥明。结果：治疗组中高胆固醇血症患者79例，治疗后显效20例，有效44例，无效15例，总有效率81.0%；高三酰甘油血症78例，治疗后显效8例，有效35例，无效13例，总有效率83.3%。②

24. 仙饮乌龙茶　组成：乌龙茶与灵芝、黄精等。功效：祛脂，减肥，活血化瘀，强身抗衰老。用法用量：每次3～5克，开水冲服，每日2～3次。30天为1个疗程。临床应用：陈文箫等以上方治疗34例肥胖型高脂血症老年患者。结果：其中高胆固醇血症患者34例，治疗后显效11例，有效12例，无效10例，总有效率70.6%；高三酰甘油血症患者34例，治疗后显效2例，有效18例，无效14例，总有效率58.8%。③

25. 降脂片　组成：何首乌（制）30%、蒲黄20%、泽泻15%、荷叶15%、山楂10%、瓜蒌壳10%（湘潭市第一制药厂生产）。功效：滋阴补肝肾，活血化瘀，健脾利湿。用法用量：口服，每次5片，每日3次。60天为1个疗程。临床应用：湘潭医院中医科科研组以上方治疗44例高脂血症患者。结果：显效22例，占50%；有效16例，占36.34%。总有效率86.34%。其中总胆固醇单项显效6例，有效22例，无效16例，有效率63.6%；β-脂蛋白项显效18例，有效9例，无效17例，有效率61.4%；三酰甘油显效16例，有效7例，无效21例，有效率50.3%。④

26. 复方蒲公英片　组成：蒲公英、山楂、桑寄生、黄芪、五味子，比例是7∶3∶3∶3∶1。制备方法：取山楂量100%、黄芪量40%、五味子量40%，共研粉碎过80目筛得粉。上药少量剩渣与方内其余各药同煎2次，共3个半小时。两次煎液合并浓缩成浸膏，掺上述药粉混匀，烤干后再粉碎，然后拌入75%乙醇（必要时加10%淀粉糊）过16目筛制粒，压片，包衣，每片含生药0.35克。用法用量：每次6片，每日3次。临床应用：叶映明等将64例高脂血症患者分为治疗组37例和对照组27例。患者均告知注意膳食，适当体育锻炼，但无严格规定。治疗组服用上方，对照组服用降脂灵。1个月为1个疗程。除个别病例治疗3个疗程外，一般不超过2个疗程。结果：近期疗效治疗组治愈28例，好转7例，无效2例，有效率为94.59%；对照组治愈16例，好转9例，无效2例。治疗组和对照组的有效率分别为94.59%、92.59%，近期治愈率前者较后者高27.7%，两组降胆固醇和降三酰甘油效力无明显差别。远期治愈率治疗组为63.89%，优于对照组（46.15%）。⑤

27. 降脂灵片　组成：决明子、山楂、荷叶。用法用量：口服，每片重0.3克，每日3次，每次5～8片，1个月为1个疗程进行临床观察。临床应用：于万顺等用上方治疗95例高脂血症患者。结果：近期临床治愈15例，显效和有效70例，无效10例，总有效率为89%。其中胆固醇平均下降值为107.9毫克%，β-脂蛋白平均下降值为96.8%，三酰甘油平均下降值为34.5%。⑥

28. 宁脂片（口服液）　组成：白术、陈皮、半夏、丹参等（上海中药一厂配制）。用法用量：片剂每日3次，每次8片；口服液（每支10毫升），每日2次，每次10毫升。疗程2～4个月。临床应用：张镜人等以上方治疗90例高脂血症患者。结果：其中高胆固醇患者35例，治疗前血清胆固醇（289.4±46.6）毫克%，治疗后（224.8±62.3）毫

① 韩建英，等.舒心降脂片治疗高脂血症102例疗效观察[J].云南中医学院学报，1990，13(1)：5-8.
② 王耀华，等.乌龙降脂茶对高脂血症102例疗效观察[J].福建中医药，1989，20(6)：4.
③ 陈文箫，等.仙饮乌龙茶对34例肥胖型老年高脂、高粘血症疗效观察[J].福建中医药，1989，20(6)：2-3.
④ 湘潭医院中医科科研组."降脂片"治疗高脂血症44例[J].湖南中医杂志，1989(4)：38.
⑤ 叶映明，等.复方蒲公英片降血脂疗效观察[J].新中医，1988(2)：28-30.
⑥ 于万顺，等.热河医药，1988(3)：3.

克%；血清三酰甘油治疗前(307.7±182.8)毫克%，治疗后(227.2±116.2)毫克%，治疗前后比较有显著性差异(均$P<0.01$)。①

29. 降脂胶囊　组成：桑寄生15克、淫羊藿15克、泽泻15克、玉竹15克、茺蔚子15克、山楂15克。用法用量：经制剂室研制成9粒胶囊，为1日量，分3次口服。6周为1个疗程。临床应用：胡晓晨等以上方治疗54例高脂血症患者。结果：血脂降至正常范围，自觉症状消失，显效者19例(35.2%)；血脂有1项或2项降至正常范围，另1项或2项仍高于正常值，自觉症状基本消失，有效者23例(42.6%)；未达到有效标准，无效者12例(22.2%)。近期疗效总有效率为77.8%。②

30. 柔脉冲剂　淫羊藿、草决明、泽泻、山楂、川芎、陕青茶等(西安自力中药厂生产)。用法用量：每日2次，每次1包。临床应用：杜雨茂等将369例高脂血症患者分为观察组304例和对照组65例。观察组服用上方，对照组服用安妥明。结果：观察组中三酰甘油升高患者266例，治疗后显效149例(56.9%)，有效37例(13.9%)，无效80例(30.1%)，总有效率为69.4%；112例胆固醇升高患者治疗后显效66例(58.8%)，有效15例(13.4%)，无效31例(27.7%)，总有效率为72.3%。观察组和对照组临床症状改善率分别为60.4%、54.4%，经统计学处理后无显著性差异。③

31. 降脂灵冲剂　组成：茵陈、栀子、苍术、黄柏等。制备方法：上药喷雾干燥制成冲剂。用法用量：每次2.5克，每日3次口服。临床应用：静文英等将156例高脂血症患者分为降脂灵组100例、烟酸肌醇酯组26例和脉通丸组30例。降脂灵组服用降脂灵冲剂，烟酸肌醇酯组服用烟酸肌醇酯，脉通丸组服用脉通丸。疗程为1个月。结果：降脂灵对各类血脂的降脂疗效非常显著($P<0.001$)；降高胆固醇血症有效例数占66%，降β-脂蛋白有效例数占68%，降高三酰甘油血症的有效例数占74%。降脂灵的疗效优于烟酸肌醇脂及脉通丸。④

32. 月见草油　用法用量：每日2次，每次2克。临床应用：佟铭等将140例高脂血症患者分为治疗组100例和对照组40例。治疗组服用月见草油。对照组服用维生素E，每日100毫克。均服90天。结果：治疗组与对照组于治疗后14、45、90天及停药30天比较，均有显著差异($P<0.05\sim0.001$)。⑤

33. 大蒜精油胶丸　组成：大蒜提取物(杭州胡庆余堂制药厂生产)。用法用量：每日3次，每次2～3丸，每日总量0.12克(相当于原生药50克)。临床应用：大蒜精油胶丸协作组以此方治疗274例高脂血症患者。结果：1个月后，胆固醇、三酰甘油、β-脂蛋白均有明显下降，治疗前后比较，有极显著性差异($P<0.001$)；48例胆固醇、三酰甘油、β-脂蛋白三项同时升高的患者，经治疗后以降三酰甘油作用为优(平均下降率为30.2%)，其次为β-脂蛋白(平均下降率为18.7%)、胆固醇(平均下降率为12.5%)。⑥

34. 天山大黄浸膏片　组成：大黄提取物蒽醌类等。用法用量：每片0.5克，每次4片，每日3次(相当生药15克)，饭后服用。1个月为1个疗程。临床应用：洪秀芳等以上方治疗83例高脂血症患者。结果：血清胆固醇高者44例，治疗后平均下降175.8毫克%，较治疗前下降明显($P<0.001$)，其中降至正常占79.5%(35例)；血清三酰甘油高者59例，治疗后平均下降3.7毫克%，较治疗前无显著差别，其中降至正常占13.5%(8例)。通过观察，降血清胆固醇显效率70.5%，三酰甘油

① 张镜人，等.宁脂的减肥降脂疗效观察[J].中西医结合杂志，1988，8(8)：484.
② 胡晓晨，等.降脂胶囊治疗高脂血症和对血液流变学抗血小板聚集率临床疗效观察[J].中医杂志，1988(12)：38-40.
③ 杜雨茂，等.柔脉冲剂治疗高脂血症304例临床观察[J].陕西中医，1987，8(9)：391-392.
④ 静文英，等.中药降脂灵治疗高脂血症100例临床观察[J].中西医结合杂志，1986，6(1)：3，21-22.
⑤ 佟铭，等.月见草油治疗高脂血症[J].中华内科杂志，1986(12)：738.
⑥ 大蒜精油胶丸协作组.大蒜精油胶丸治疗高脂血症和抗血小板聚集临床疗效观察——附308例资料分析[J].中医杂志，1985(2)：42-44.

为30.5%，说明对血清胆固醇疗效较好。[1]

35. 山何降脂片　组成：山楂15克、何首乌15克、荷叶9克、泽泻9克、茵陈9克、虎杖9克。用法用量：每日1剂。3个月为1个疗程。临床应用：陈素云以上方治疗60例高脂血症患者。结果：胆固醇升高者48例，显效30例，有效8例，无效10例；三酰甘油升高者47例，显效31例，有效3例，无效13例。本片有一定的降脂作用，以降低胆固醇的效果比较明显。[2]

36. 山楂降脂片　组成：山楂（三明制药厂生产）。用法用量：每日3次，每次2片。服药时间最短30天，最长90天。临床应用：陈秋英等以上法治疗19例高脂血症患者，配合服用扩张冠脉及降压药。结果：其中高胆固醇血症患者15例，服药后轻度组12例中显效6例，好转2例，加重4例；中度组3例均显效，有效计11例。高三酰甘油血症患者16例，服药后轻度组6例均显效；中度组5例，4例显效，1例加重；重度组5例，4例显效，1例加重，有效计14例。血胆固醇与血三酰甘油均增高患者11例，治疗后除2例血胆固醇值反而增高外，其余9例均于服药后二者同时下降。均无明显不良反应。[3]

37. 桑决片　组成：桑寄生15克、葛根15克、决明子30克、山楂30克（上海中药一厂研制）。制备方法：上述量为1日剂量，做成18片。用法用量：每日3次，每次6片，饭后口服。临床应用：蔡文仁等以上方治疗30例高胆固醇血症患者，轻度16例，中度11例，重度3例。结果：经1个月疗程后，显效12例（40%），有效10例（33.3%），无效7例（23.3%），加重1例（3.4%），总有效率73.3%；治疗前血清胆固醇平均为256.7毫克%，治疗后平均为211.7毫克%，平均下降45毫克%，下降率为17.5%。统计学处理，疗效非常显著（$P<0.01$）。未见任何不良反应。[4]

预防用药

1. 山楂食品　组成：北山楂。用法用量：代用糖果酱（含北山楂70%）、正常果酱（含北山楂70%）的每日服用量为100克，分2次服；正常金糕（含北山楂50%）、低糖金糕（含北山楂70%）的每日服用量为200克，分2次服。临床应用：杨杰英等将80例高脂血症患者随机分为代用糖果酱组、正常果酱组、低糖金糕组、正常金糕组各20例。3个月为1个疗程。结果：80例中治满1个疗程者79例，79例高脂血症患者中显效27例（34.2%），有效15例（19.0%），无效37例（46.8%），总有效率53.2%；各组的降脂疗效相比较，以代用糖果酱组的疗效为最好，其次为正常金糕组、低糖金糕组和正常果酱组。[5]

2. 复合刺梨汁　用法用量：每次10毫升，每日2次，口服。临床应用：宋圃菊等以此方用于56例高脂血症患者，3个月观察期。结果：观察期间胆固醇下降（32.74±46.72）毫克/分升，自身对照明显下降（$P<0.01$）；β-脂蛋白下降（123.52±101.19）毫克/分升，自身对照下降显著（$P<0.01$）。[6]

---

① 洪秀芳，等.天山大黄治疗高脂血症疗效观察[J].陕西中医，1984(2)：11.
② 陈素云."山何降脂片"治疗高脂血症60例疗效观察[J].第一军医大学学报，1984(3)：209.
③ 陈秋英，等.山楂降脂片治疗高脂血症19例疗效观察[J].福建医药杂志，1983(4)：51.
④ 蔡文仁，等.桑决片治疗高胆固醇症30例[J].上海中医药杂志，1979(1)：34.
⑤ 杨杰英，等.山楂食品治疗高脂血症80例临床观察[J].中医杂志，1990(4)：36-37.
⑥ 宋圃菊，等.复合刺梨汁降血脂效果观察[J].北京医学，1989(2)：72,75.

肝糖原累积病

概　述

肝糖原累积病是一种先天性糖原代谢紊乱性疾病，临床罕见，属隐性遗传疾病。由于缺乏分解糖原的某些酶，患者体内糖原积累于心、肝、肾、肌肉等组织内，引起肝脾肾肿大、血糖过低、肌张力低、肌痉挛疼痛等表现。临床上以步履困难，神疲乏力，多汗，严重偏食，肝脏肿大，有的晨起后抽搐为特征。

本病属中医“气虚”“痞块”等范畴。病理机制：其一，以气虚为主，因而血行不畅，瘀血内阻，久成痞块。治宜益气活血。方用补中益气汤减甘草，加益母草、丹参。其二，脾肾两虚，但以脾虚为主。治宜扶脾益肾。方用补中益气汤加巴戟天、枸杞子、肉桂、附子。随症加减。

经 验 方

1. *王灵台经验方*　党参15克、黄芪15克、当归15克、丹参15克、龙骨15克、牡蛎15克、牡丹皮15克、炙鳖甲9克、鸡内金9克、茯苓9克、白术12克、石斛12克、枸杞子12克、生地黄12克、黄芩12克、白花蛇舌草12克、炙甘草6克、法半夏6克、沙参10克。每日1剂，水煎服。王灵台以上方治疗1例5岁糖原累积症患儿，病情逐渐好转，定期复查肝功能，治疗半年后，肝功能及血糖持续稳定，复查B超示肝脏光点增粗，脾脏不大。患儿服药近2年，偶见感冒外，无明显不适。①

2. *补中益气汤加味*　黄芪15克、党参9克、白术9克、陈皮9克、升麻9克、柴胡9克、当归9克、炙甘草6克、巴戟天9克、枸杞子12克、肉桂3克、附子6克。每日1剂，水煎服。扶脾益肾。适用于脾肾两虚型糖原累积症。马若飞等以上方治疗1例8岁糖原累积症患儿，经治疗1个月后已纠正偏食现象，食欲明显好转。精神好转，体力增强，活动增多。晨起后未再发生抽搐现象。体重18.51千克，身长98.2厘米。心肺(—)。肝在右肋弓下3厘米。守原方之意，略加调整，依前法再进。复诊：体重19千克，身长99.5厘米。心肺(—)。肝在右肋弓下2厘米。苔薄白，脉细弱，唯食欲欠佳。在初诊方的基础上加山楂9克、谷芽9克。再进20剂，自觉症状消失，活动自如，于同年入学，随访3年发育生长尚好。②

---

① 刘光伟，等.慢性肝糖原累积症治验[J].新中医，2005，37(7)：82.

② 马若飞，等.中医中药治疗肝糖原累积病2例近期疗效观察[J].中医杂志，1981(12)：40－41.

单纯性肥胖病

概　述

肥胖是人体脂肪积聚过多而造成体重超重的疾病。临床上一般以超过标准体重 20%者为肥胖。肥胖症是一种具有遗传倾向的代谢病。临床主要表现为体态肥胖，疲倦乏力，腹胀肢沉，身困肢肿，大便稀溏或秘结，舌质淡胖，脉沉细无力等。其病理特点是脾肾两虚，痰湿内阻，瘀血阻络。常见的临床辨证分型与治则如下。(1) 脾湿痰浊型：症见体肥壅肿，胸闷憋气，气短乏力，体重倦怠，头晕心悸，腹胀饮食不多，下肢有时浮肿，舌苔白或白腻，脉细或细滑。治宜健脾利湿、祛痰化浊。(2) 脾胃实热型：症见多食，体肥健壮，消谷善饥，面色红润，口干舌燥，大便秘结(2～3 日一行，甚则 3～5 日一行)，舌红苔薄黄，脉弦有力。治宜清胃通腑、凉血润肠。(3) 气滞血瘀型：症见形体胖，胸痛胁胀，烦躁易怒，食欲亢进，月经不调或闭经，大便偏干，舌质紫暗或有瘀点，瘀斑，脉弦。治宜理气活血。(4) 脾肾两虚型：症见体态肥胖，腰背酸痛，神疲乏力，形寒肢冷，大便溏多，尿少浮肿，性功能减退，舌质淡胖，脉细缓无力。治宜补脾益肾。(5) 食滞中焦型：症见厌食，嗳腐，尿少，腹胀，舌苔厚腻，脉滑。治宜消积利湿。(6) 肝肾阴虚，肝阳上亢型：症见性情急躁易怒，行动不灵活，兼见头目眩晕，口苦，易怒，寐不安，舌红少苔，脉弦数。治宜滋阴潜阳。(7) 痰湿内停型：症见发胖，身重，大小便不利，腹胀纳呆，平时多痰，舌苔白腻，脉沉滑。治宜燥湿祛痰。(8) 肝热夹湿型：症见除肥胖外，尚有头晕头痛，心悸，气促，多梦，疲乏，口苦咽干，尿赤或黄，舌质红，苔黄，脉弦或弦数。治宜疏肝清热利湿。(9) 风湿夹热型：症见除肥胖外，尚有明显关节痛或呈游走性，血沉及抗“O”大致正常，舌质淡红，苔薄黄，脉弦缓。治宜疏风化湿、活血通络。(10) 寒湿气滞型：症见除肥胖外，尚有口淡，咽不干，头痛，嗜睡，腹满，白带清稀，舌质淡，苔白滑，脉缓或迟。治宜温中化湿。(11) 湿热内阻型：症见除肥胖浮肿外，尚有腹胀，口苦，小便短赤，黄白带下黏稠，舌质红，苔黄，脉缓，近数或滑。治宜清热利湿。

辨 证 施 治

1. 潘瑞亮分 4 型

(1) 脾虚痰湿型　症见体胖壅肿，气短倦怠，身疲乏力，头晕心悸，下肢浮肿，或嗜睡自汗，纳差便溏，舌苔薄白或白腻，舌质淡，舌体胖边有齿印，脉象濡细或沉细。治宜健脾理湿化痰。药用薏苡仁 30 克、茯苓 15 克、草决明 15 克、白术 15 克、山楂 15 克、泽泻 12 克、防己 12 克、枳壳 10 克、半夏 10 克。

(2) 脾胃燥热型　症见身体肥胖，消谷善饥，多饮多食，口干舌燥，或头昏胸闷，大便干结，舌苔薄黄，舌质红，脉象弦或弦细。治宜清胃凉血润肠。药用生地黄 20 克、山楂 15 克、草决明 15 克、天花粉 12 克、夏枯草 12 克、郁李仁 12 克、泽泻 12 克、枳实 10 克、番泻叶 10 克、黄连 6 克。

(3) 气滞血瘀型　症见体态肥胖，心烦易怒，胸闷胁痛，时感头痛，口苦咽干，大便燥结，或月经不调，闭经，舌苔薄黄，舌质紫或见瘀点，脉象弦滑。治宜理气活血化瘀。药用丹参 20 克、制香附 9 克、草决明 15 克、生地黄 15 克、山楂 15 克、木瓜 12 克、防己 12 克、泽泻 12 克、郁李仁 12 克、红花 10 克、川芎 10 克。

(4) 脾肾阳虚型　症见体胖虚浮，精神不振，食少便溏，腰背酸痛，膝软畏寒，或头晕脱发，舌苔白或白腻，舌质淡，舌体胖，脉象沉细或沉迟无力。治宜温肾健脾。药用首乌 20 克、黄芪 20 克、山楂 15 克、白术 15 克、草决明 15 克、茯苓 15 克、补骨脂 12 克、仙茅 12 克、淫羊藿 10 克、防己 10 克。

临床观察：潘瑞亮以上方辨证治疗 80 例肥胖度超过 20%的肥胖病患者。结果：体重下降 1～2.5 千克 63 例，下降 1 千克以内 11 例，无变化 6 例。有效率 78.7%。①

2. 陈瑞英分 5 型

(1) 食滞中焦型　症见厌食，嗳腐，尿少，腹胀，舌苔厚腻，脉滑。治宜消积利湿。方用Ⅰ号茶保和丸加减：山楂 7 克、泽泻 7 克、莱菔子 7 克、麦芽 7 克、神曲 7 克、夏枯草 7 克、陈皮 7 克、炒牵牛子 7 克、草决明 7 克、云茯苓 7 克、赤小豆 7 克、藿香 7 克、茶叶 7 克。

(2) 肝肾阴虚，肝阳上亢型　症见性情急躁易怒，常见于男女更年期发胖者，尤其是妇女绝经期前后体重明显上升，行动不灵活，兼见头目眩晕，口苦，易怒，寐不安，舌红少苔，脉弦数。治宜滋阴潜阳。方用Ⅱ号茶：何首乌 10 克、夏枯草 10 克、山楂 10 克、泽泻 10 克、石决明 10 克、莱菔子 10 克、茶叶 10 克。

(3) 脾土虚弱，湿邪内停型　症见肥胖伴有浮肿，倦怠，嗜睡，饮食减少，舌淡，苔白滑，脉虚缓无力。治宜健脾利湿。方用Ⅲ号茶四苓散加味：苍术 10 克、白术 10 克、泽泻 10 克、云茯苓 10 克、车前子 10 克、猪苓 10 克、防己 10 克、茶叶 10 克。

(4) 脾胃积热型　症见青少年形体结实，口臭，唇赤，大便秘结，小便短赤，舌苔黄燥，脉实有力。治宜清热荡积。方用Ⅳ号茶：大黄 20 克、枳实 20 克、厚朴 20 克、甘草 20 克、茶叶 20 克。

(5) 痰湿内停型　症见身重，大小便不利，腹胀纳呆，平时多痰，舌苔白腻，脉沉滑。治宜燥湿祛痰。方用Ⅴ号茶：法半夏 5 克、云茯苓 5 克、陈皮 5 克、川芎 5 克、枳壳 5 克、大腹皮 5 克、冬瓜皮 5 克、制香附 5 克、炒泽泻 5 克、车前草 5 克、炒苍术 5 克、炒白术 5 克、茵陈 5 克、茶叶 5 克。

临床观察：陈瑞英以上方辨证配合耳针疗法治疗 100 例单纯性肥胖症患者。结果：经过 1～3 个疗程，有效(体重下降 1 千克以上)57 例，显效(体重下降 5 千克以上)16 例，治愈(恢复标准体重)4 例，无效(体重下降不足 1 千克)27 例。总有效率 73%，治愈率为 4%。在 73 例体重下降者中，经 9 个月追访，体重无 1 例回升，其中有 7 例体重继续下降。②

3. 翁维良等分 3 型

(1) 脾湿痰浊型　症见体肥壅肿，胸闷憋气，气短乏力，体重倦怠，头晕心悸，腹胀饮食不多，下肢时有浮肿，舌苔白或白腻，脉细或细滑。治宜健脾利湿、祛痰化浊。方用自拟清消饮：荷叶 12 克、白术 12 克、泽泻 15 克、茯苓 15 克、草决明 15 克、薏苡仁 15 克、防己 15 克、陈皮 10 克。

(2) 脾胃实热型　症见多食，体肥健壮，消谷善饥，面色红润，口干舌燥，大便秘结，舌红苔薄黄，脉弦有力。治宜清胃通腑、凉血润肠。方用自拟清通饮：胡黄连 10 克、番泻叶 10 克、生大黄 10 克、生地黄 15 克、夏枯草 12 克、草决明 12 克。

(3) 气滞血瘀型　症见形体肥胖，胸痛胁胀，烦躁易怒，食欲亢进，月经不调或经闭，大便偏干，舌质紫暗或有瘀点瘀斑，脉弦。治宜理气活血。方用自拟清降饮：生大黄 10 克、乳香 10 克、生蒲黄 10 克、川芎 12 克、红花 12 克。

随症加减：兼有乏力、气短症重，加黄芪或党参 15 克；口干舌燥，加麦冬 10 克、黄精 10 克；头晕头痛，加菊花或野菊花 15 克；小便不利，加车前草 15 克、猪苓 12 克；痰湿重，加杏仁 10 克、枇杷叶 10 克；胃满，加玫瑰花 10 克；腰酸腿软，加女贞子 15 克、枸杞子 10 克。临床观察：翁维良等以上方辨证加减治疗 44 例单纯性肥胖患者，每日 1 剂，水煎服，用药 15～45 天。结果：显效(体重下

① 潘瑞亮.谈中药减肥[J].江苏中医，1993(1)：48.
② 陈瑞英.单纯性肥胖症的辨证论治(附 100 例分析)[J].新中医，1989(4)：15－17.

降2 500克以上)11例(25.0%),有效(体重下降1 000克以上,但不足2 500克)24例(54.5%),无效(体重下降不足100克)9例。总有效率79.5%。[①]

4. 张闿珍等分5型

(1) 湿阻气滞型

① 寒湿型　症见肥胖浮肿,口淡、咽不干,头痛,嗜睡,腹满,白带清稀,舌质淡苔白滑,脉缓或迟。治宜温中化湿。方用苓桂术甘汤加味:茯苓15克、化皮15克、海桐皮15克、苍术6克、白术6克、桂枝4.5克、甘草3克、泽泻9克、麻秸60克。随症加减:白带多者,加椿根皮15克。

② 湿热型　症见肥胖浮肿,腹胀,口苦,小便短赤,黄白带下黏稠,舌质红苔黄,脉缓,近数或滑。治宜清热利湿。药用豆蔻仁(后下)4.5克、杏仁4.5克、薏苡仁24克、滑石18克、海金沙15克、茯苓皮15克、海桐皮15克、化皮15克、防己9克、麻秸60克。随症加减:黄带多者,加椿根皮15克。

(2) 脾肾阳虚型　症见肥胖浮肿,纳多善饥,大便次数增多或次数正常而便溏,腰酸,怕冷等,舌质淡或舌胖,苔薄白或白滑,脉缓或迟。治宜补脾固肾、温阳化湿。药用党参15克、仙茅15克、覆盆子15克、白术9克、茯苓9克、枸杞子9克、菟丝子9克、陈皮4.5克、半夏4.5克。

(3) 肝热夹湿型　症见肥胖浮肿,头晕头痛,心悸气促,多梦疲乏,口苦咽干,尿赤或黄,舌质红苔黄,脉弦或弦数。治宜疏肝清热利湿。药用钩藤9克、白芍9克、茯苓皮9克、牡丹皮6克、橘红15克、大腹皮15克、麻秸60克。

(4) 风湿夹热型　症见肥胖,明显关节痛或呈游走性,血沉及抗“O”大致正常,舌质淡红苔薄黄,脉弦缓。治宜疏风化湿、活血通络。药用桑枝24克、独活4.5克、乳香4.5克、海桐皮15克、海风藤15克、金毛狗脊15克、苦刺30克、苍术6克、川续断9克、赤芍9克、麻秸60克。

临床观察:张闿珍等以上方辨证治疗130例单纯性肥胖患者,每日1剂,水煎服,3个月为1个疗程,辅以西药治疗。结果:治愈(体重下降至正常,症状全部消失)2例,明显好转(体重下降超过本人标准体重的10%,其他症状基本消失)26例,好转(体重下降超过本人标准体重的10%,其他症状部分改善)88例,无效(体重未减,症状如旧)14例。总有效率89.2%。[②]

经验方

1. **大柴胡汤**　柴胡20克、黄芩15克、姜半夏15克、芍药15克、枳壳20克、制大黄15克、干姜5克、红枣20克。每日1剂。杨广文以上方治疗30例实性肥胖患者,配合针灸疗法。结果:痊愈15例,有效13例,无效2例。总有效率93.3%。[③]

2. **二陈汤加减**　法半夏10克、橘红15克、茯苓12克、炒白术12克、苍术10克、荷叶10克、生山楂10克、决明子15克、泽泻10克、甘草10克。随症加减:气虚,加黄芪15克;气滞不舒,加柴胡10克、香附10克;胃脘胀闷,加白蔻仁6克等。每日1剂,每剂煎成300毫升,分装2袋,早晚各150毫升。6天为1个疗程,服用6个疗程。付京云以上方加减治疗40例脾虚湿阻型单纯性肥胖患者,配合针刺治疗。结果:显效24例,占60%;有效13例,占32.5%;无效3例,占7.5%。总有效率92.5%。[④]

3. **槟玫散**　槟榔50克、玫瑰花50克、半夏30克、白芥子30克、党参50克、焦白术50克、茯苓40克、枳实40克、莱菔子40克、厚朴30克、泽泻40克、生山楂片40克、当归30克。随症加减:脾虚湿阻型,加生黄芪、大腹皮、薏苡仁;胃热湿阻型,加夏枯草、大黄;肝瘀气滞型,加灵芝、青皮、陈皮;脾肾两虚型,加生山药、杜仲。上方共为1剂,研细末,每次5克,每日2次,早晚分服。1

① 翁维良,等.中医治疗单纯性肥胖44例疗效观察[J].中医杂志,1988(1):40-41.
② 张闿珍,等.中西医结合治疗单纯性肥胖130例临床观察[J].福建中医药,1980(6):1-3.
③ 杨广文.大柴胡汤配合针灸治疗实性肥胖30例的效果观察[J].内蒙古中医药,2017,36(20):14.
④ 付京云.针药并用治疗单纯性肥胖病脾虚湿阻型40例观察[J].实用中医药杂志,2016,32(6):529.

剂服完为1个疗程。刘权等以上方加减治疗34例单纯性肥胖患者，经1个疗程治疗后，临床治愈7例，显效16例，有效10例，无效1例。总有效率97.00%。①

4. *清胃方* 石膏、栀子、黄连、黄芪、防风等10味。每日1剂，水煎服。孙志等将72例单纯性肥胖病患者随机分为治疗组52例和对照组20例。治疗组用上方，对照组不进行任何治疗。1个月为1个疗程。结果：痊愈6例，占11.54%；显效21例，占40.38%；有效22例，占42.31%；无效3例，占5.77%。总有效率94.23%。②

5. *补气化痰方* 生黄芪15～30克、灵芝草10克、枳壳10克、丹参15克、白芥子15～30克、黄芩10克、生大黄(后下)9～15克、生山楂15～30克、荷叶12克。每日1剂，水煎分2次服。宋和平等将60例单纯性肥胖病合并高脂血症患者随机分为治疗组36例和对照组24例。治疗组用上方，对照组用芬氟拉明。结果：治疗组和对照组总有效率分别为83.33%、79.17%，显效率分别为33.33%、37.50%，两组比较差异无统计学意义($P>0.05$)。两组治疗后，总胆固醇、三酰甘油、低密度脂蛋白、高密度脂蛋白比较，差异有统计学意义($P<0.05$)。③

6. *化痰减肥汤* 茯苓5～10克、桂枝5～10克、白术10～15克、生山楂15～30克、大黄6～10克、泽泻6～10克、甘草3～6克。每日1剂，水煎服。3个月为1个疗程。赵莉娟等将119例单纯性肥胖病患者随机分为治疗组90例和对照组29例。治疗组用上方，对照组用芬氟拉明。结果：治疗组中显效25例，有效40例，无效25例，总有效率72.2%；对照组显效7例，有效14例，无效8例，总有效率72.41%。两组经统计学处理，总有效率无显著性差异($P>0.05$)。④

7. *疏肝消肥汤* 柴胡12克、枳实12克、当归12克、香附12克、郁金12克、泽泻12克、丹参30克、生山楂50克、荷叶10克、水蛭6克、大黄6克。随症加减：肝火过盛，加龙胆草、炒栀子；口干欲饮、消谷善饥，去柴胡、生山楂，加麦冬、玄参、石膏；腹胀便干，加白术、柏子仁、莱菔子，大黄加量；气短心悸浮肿，加车前子、滑石、磁石；月经少，加桃仁、红花；闭经，加三棱、炮甲片、莪术。每日1剂，水煎服，或制为散剂服。3个月为1个疗程。张宽智以上方加减治疗158例肥胖症患者。结果：显效81例，有效58例，无效19例。总有效率88%。⑤

8. *减肥合剂* 四逆散18克、茯苓9克、泽泻9克、海桐皮15克、化橘红4.5克、麻秸60克。上药制成500毫升合剂，每日30～60毫升，分2次口服。林哲章等将150例单纯性肥胖症患者随机分为试验组90例和对照组60例。试验组服用减肥合剂，辅以维生素B_1、维生素C。对照组用祛脂利尿综合治疗。两组均治疗3个月。结果：试验组和对照组分别治愈10例、5例，显效34例、15例，有效40例、21例，无效6例、19例，总有效率93.3%、68.3%。两组疗效比较有显著性差异($P<0.01$)。⑥

9. *轻健胶囊* 荷叶、生蒲黄、防己、冬瓜皮、黄芪、生大黄、香附、白芥子、白术、泽泻、黄精。每次2～4粒，每日3次口服，每服1个月间隔3～5日。3个月为1个疗程。钱彦方等以上方治疗40例单纯性肥胖患者。结果：显效11例，有效19例，无效10例，减肥有效率75%，症状改善有效率90%。其中痰湿夹瘀者优于单纯痰湿体重者。⑦

10. *减肥轻身汤* 茉莉花10克、玫瑰花10克、荷叶10克、草决明10克、枳壳10克、泽兰12克、泽泻12克、桑椹15克、补骨脂15克、何首乌15克。随症加减：嗜睡，加乌龙茶10克；便结，加

---

① 刘权，等.槟玫散治疗单纯性肥胖病[J].吉林中医药，2011，31(9)：879.
② 孙志，等.清胃热法治疗单纯性肥胖病的疗效观察[J].中医药学刊，2006，24(6)：998-1000.
③ 宋和平，等.补气化痰法对单纯性肥胖患者血脂水平的影响[J].浙江中西医结合杂志，2003，13(9)：543-544.
④ 赵莉娟，等.化痰减肥汤治疗单纯性肥胖病的临床研究[J].中国医药学报，2002，17(11)：702-703.
⑤ 张宽智.从肝论治肥胖症—附158例疗效观察[J].北京中医杂志，1994(4)：33-34.
⑥ 林哲章，等.疏肝利湿法治疗单纯性肥胖症90例疗效观察[J].福建中医药，1993，24(3)：18-19.
⑦ 钱彦方，等.轻健胶囊改善单纯性肥胖痰湿体质疗效观察[J].中医杂志，1993，34(4)：232-234，237.

生大黄(后下)5克;乏力、气短,加党参15克、黄芪15克。每日1剂,水煎2次,半空腹服。30天为1个疗程。林学意以上方加减治疗33例单纯性肥胖病患者,比原体重下降2千克以下3例,2～3千克19例,4千克7例,5千克3例,5千克以上1例。①

11. 防风通圣丸　防风、川芎、当归、芍药、大黄、薄荷、麻黄、连翘、芒硝、石膏、黄芩、桔梗、滑石、甘草、荆芥、白术、栀子。随症加减:若见腹泻可暂停,泻止继服;便秘者,则增加服药次数为每日4次,甚者可改为汤剂加三棱12克、荷叶18克。每次6克,每日2次。每周服3～5剂,15天为1个疗程。孙庆涪等以上方加减治疗147例单纯性肥胖症患者,辅以耳穴贴压。结果:经4个疗程治疗后,有效(体重下降2～4千克以上)27例(18.37%),平均减重6.57千克;无效(体重下降少于2千克)27例(18.37%),平均减重1.06千克。②

12. 减肥轻身乐　漏芦15克、决明子15克、泽泻15克、荷叶15克、汉防己15克、生地黄30克、黑豆30克、水牛角30克、黄芪30克、红参6克、蜈蚣2条。每日1剂,水煎2次,浓缩至100毫升,分2次服,每次50毫升,体重在90千克以上者量可加至75毫升。张炬等以上方治疗51例单纯性肥胖患者。结果:服药1个星期后,体重减轻0.5千克以上者48例,占服药人数的94%,减轻最多达5千克者3例,平均减轻1.7千克;连续服药2个星期者27例,其中4例体重减轻4千克,平均减轻3.19千克;连续服药3个星期者18例,平均减轻4.92千克,4例减轻达7千克;连续服药4个星期以上者11例,体重平均减轻6.14千克;连续服药6个星期者4例,2例体重减轻达7千克,1例达9千克;连服8个星期者2例,1例达9千克;连续服药10个星期者2例,其中1例达11千克。服药后食欲下降者32例,血压下降者3例,9例水肿患者水肿均有不同程度减轻。多数患者睡眠时间有不同程度减少。1例伴不孕症女患者出院后怀孕。③

13. 自拟方　柴胡6克、白芍10克、乌梅10克、茯苓10克、荷叶10克、泽泻10克。随症加减:肝火旺盛,烦躁易怒者,加牡丹皮10克、炒栀子6克;妇女闭经者,加益母草30克、当归10克、香附6克;白带多者,加苍术10克、黄柏6克。每日1剂,水煎服。待体重下降接近正常标准时,可按上述处方配成蜜丸,每丸重9克,每次2丸,早晚分服。曲竹秋等以上方加减治疗40例单纯性肥胖症患者。结果:体重下降2.5千克以下者13例(其中疗程仅1个月者7例,2个月者6例),3～5千克者9例,5.5～7.5千克者8例,8～10千克者5例,13～17.5千克者2例,24.5千克者1例,体重不减者2例。总有效率95%。④

14. 轻身一号　黄芪15克、防己15克、白术15克、川芎15克、制首乌15克、泽泻30克、生山楂30克、丹参30克、茵陈30克、水牛角30克、淫羊藿10克、生大黄9克。每日1剂,水煎服。超重25%以上者可增至每日1.5剂。余永谱等以上方治疗50例单纯性肥胖症患者。结果:服药4～12周者36例,13～23周者14例,治疗后症状、体征明显好转。体重下降者48例,体重下降幅度自0.5～13千克不等,平均下降3.72千克;治疗后体重降至理想体重者20例,体重超重15%～20%和超重21%～29%者由治疗前的15例和16例分别减为各11例,超重30%以上者由治疗前的19例减为8例;无效2例,体重分别增加0.5千克和1.0千克。⑤

单　方

精制大黄片(大黄醇提片)　组成:大黄有效成分。用法用量:每日1～3次,每次5片,保持每日大便2次左右,据此而调整大黄片服用剂量。临床应用:焦东海等将100例单纯性肥胖症患者

① 林学意.减肥轻身汤治疗单纯性肥胖病33例[J].福建中医药,1990,21(6):30.
② 孙庆涪,等.耳穴贴压加防风通圣丸治疗肥胖症147例[J].四川中医,1988(2):26-27.
③ 张炬,等."减肥轻身乐"治疗51例肥胖症[J].河南中医,1988(2):30-31.
④ 曲竹秋,等.从肝论治单纯性肥胖病40例临床观察[J].北京中医杂志,1987(3):23-24.
⑤ 余永谱,等.中药"轻身一号"治疗单纯性肥胖症50例临床疗效分析[J].中医杂志,1980(10):40-42.

随机分为精制大黄片组和西药组各 50 例。精制大黄片组服用精制大黄片。西药组服用芬氟拉明。3 个月为 1 个疗程。结果：精制大黄片组显效(1 个疗程体重减轻 5 千克以上)21 例(42.0%)，有效(1 个疗程后体重减轻 2～5 千克)26 例(52.0%)，无效(1 个疗程后体重减轻 2 千克以下)3 例(6.0%)，总有效率 94.0%；芬氟拉明组显效 35 例(70.0%)，有效 13 例(26.0%)，无效 2 例(4.0%)，总有效率 96.0%。经统计学处理，两组总有效率基本一致($P>0.05$)。①

中　成　药

1. 滚痰丸　组成：煅礞石、熟大黄、黄芩、沉香(阳泉中药厂生产)。用法用量：每次 6 克，每日 2～3 次，饭前 30 分钟。患者每日保持 2～3 次大便，据此调整药量。临床应用：秦冰亭等将 130 例单纯性肥胖患者随机分为治疗组、对照组各 65 例。治疗组给予上方，对照组服用芬氟拉明。3 个月为 1 个疗程，所有病例观察时间均为 1 个疗程。结果：治疗组显效 26 例，有效 33 例，无效 6 例，总有效率 90.77%；对照组显效 45 例，有效 15 例，无效 5 例，总有效率 92.31%。两组比较无显著差异($P>0.05$)。注意事项：患者在保证营养的前提下，适当减少主食，增食蔬菜水果，不吃零食，禁吃高糖高脂饮食，并适当增加活动量。②

2. 洁士苗条霜　组成：川芎、公丁香、白芷、薄荷脑等(中国科学院上海有机化学研究所研制，上海天姿日用化学品厂生产)。用法用量：配合多功能频谱治疗仪，先暴露患者腹部，清洁皮肤，用 WS-多功能频谱仪距离腹壁 15～20 厘米照射，频率 50～60 赫兹，功率 150～250 瓦，照 5～10 分钟，使腹部皮肤微红自觉有热感后，再将苗条霜涂于肥胖的腹部，每次 5～6 克，然后以脐为中心作顺时针圆周式按摩，或用两手掌分别在左右腹部同时从上腹部向同侧腹股沟方向作来回按摩 15 分钟，按摩后用频谱仪照 30 分钟，每日 1 次。10 天为 1 个疗程。临床应用：张珊琴用上法治疗 120 例单纯性肥胖患者 10 次。结果：特效(在脐平、脐上脐下各 5 厘米处腹围缩小总和 10 厘米以上，或其中 1 处缩小 8 厘米以上)45 例，显效(腹围缩小总和 7 厘米以上，或其中 1 处缩小 5 厘米以上)49 例，有效(腹围缩小总和 4 厘米以上，或其中一处缩小 2 厘米以上)24 例，无效 2 例。总有效率 98.3%。③

3. 中药方　体可轻组成：法半夏、陈皮、白茯苓、川芎、炒苍术、炒白术、车前草、炒泽泻、冬瓜皮、大腹皮、枳壳、制香附、茵陈(中联制药厂生产)。用法用量：每日 3 次，根据体重情况每次服 45～50 粒(约 10 克)。减肥茶组成：生首乌、山楂、石决明、夏枯草、锦鸡儿、莱菔子、茶叶(湖北中医学院制药厂生产)。用法用量：每月 0.5 千克，泡茶饮。临床应用：谢端午等以上法治疗 47 例单纯性肥胖患者，二药均 3 个月为 1 个疗程。结果：体重下降者 43 例，总有效率 91.5%。其中显效 3 例，有效 40 例，无效 4 例，服药后浮肿乏力、肢沉均有不同程度的好转，且血脂也有不同程度下降，其中胆固醇下降者 6 例，三酰甘油下降者 9 例，β-脂蛋白定量下降者 4 例，10 例合并高血压者治疗后有 5 例下降。④

① 焦东海，等.精制大黄片治疗单纯性肥胖症的临床观察[J].中医杂志，1990(5)：25-26.
② 秦冰亭，等.滚痰丸治疗单纯性肥胖病胃热湿阻证 65 例[J].中国中医药科技，2001，8(4)：263-264.
③ 张珊琴.洁士苗条霜配合多功能频谱治疗仪用以腹部减肥 120 例疗效观察[J].上海中医药杂志，1991(11)：28-29.
④ 谢端午，等.中药治疗单纯性肥胖 47 例临床观察[J].江西中医药，1985(4)：35.

痛风及高尿酸血症

概　　述

痛风系嘌呤代谢紊乱而致的疾病，临床以高尿酸血症及其引起的痛风性急性关节炎、痛风石沉积为特点，慢性期关节畸形僵硬，并可累及肾脏。

本病散见于中医“痹证”“淋证”等范畴。或分期施治，或分型施治。一般分为湿热阻络、瘀血阻络、寒热错杂、气阴两虚等型，采用内外合治的方法。

经　验　方

1. 土苓降浊汤　土茯苓 30 克、萆薢 30 克、泽泻 30 克、泽兰 20 克、薏苡仁 24 克、当归 20 克、桃仁 12 克、红花 12 克。随症加减：红肿较重者，加黄柏、苍术、金银花、汉防己、蚕沙、车前子；痹甚痛剧者，加全蝎、蜈蚣、炒延胡索；关节漫肿、结节质软者，加僵蚕、白芥子、陈胆南星；关节僵直畸形、结节质硬者，加炮甲片、蜣螂、僵蚕、露蜂房；病程较久、反复发作者，加祛风通络之品，如豨莶草、威灵仙、乌梢蛇、地龙等；属热者，加寒水石、生地黄、虎杖；属寒者，加制川乌头、制草乌头、细辛等。每日 1 剂，水煎服。张瑞彬以上方加减治疗 58 例痛风患者。结果：经过 1～4 个疗程的治疗，治愈 39 例，好转 18 例，无效 1 例。总有效率 98.3%。①

2. 茵陈五苓散加味　土茯苓 60 克、猪苓 15 克、泽泻 20 克、茵陈 20 克、防己 15 克、黄芪 30 克、川萆薢 30 克、滑石 15 克、白茅根 30 克、牛膝 15 克、延胡索 12 克、白芍 30 克、甘草 6 克。随症加减：热盛者，加忍冬藤、连翘、黄柏；津液耗伤者，加生地黄、玄参、麦冬；肿痛较甚者，加乳香、没药、秦艽、络石藤、海桐皮；关节周围红斑者，加生地黄、牡丹皮、赤芍；下肢痛甚者，加木瓜、独活；上肢痛甚者，加羌活、威灵仙、姜黄。每日 1 剂，水煎服。10 天为 1 个疗程。唐贞力以上方加减治疗 98 例急性痛风性关节炎患者。结果：临床治愈 69 例，有效 25 例，无效 4 例。有效率 95.9%。②

3. 宣痹汤加减　木防己 15 克、杏仁 15 克、赤小豆 15 克、木通 15 克、络石藤 15 克、海桐皮 15 克、栀子 10 克、连翘 10 克、半夏 10 克、蚕沙 10 克、地龙 10 克、薏苡仁 30 克、葛根 30 克。随症加减：病在上肢关节，加桑枝 30 克；病在下肢关节，加川牛膝 15 克；疼痛剧烈，加姜黄 10 克、延胡索 10 克；舌淡苔白无热象者，去栀子、连翘，加制川乌 10 克、制草乌 10 克。每日 1 剂，水煎服。20 天为 1 个疗程。刘华以上方加减治疗 65 例痛风性关节炎患者。结果：痊愈 45 例，有效 17 例，未愈 3 例。总有效率 95.38%。③

4. 上中下通用痛风方加减　黄柏、苍术、南星、桂枝、威灵仙、红花、羌活、防已、桃仁、川芎、龙胆草、白芷、神曲等。随症加减：关节红肿扭痛甚者，加土茯苓、萆薢；痛风明显，加昆布、海藻；发作期后，用金匮肾气丸、人参健脾丸等进行调治。房满庭等以上方加减治疗 30 例痛风性关节炎患者。结果：治愈 27 例，好转 3 例。④

---

① 张瑞彬.土苓降浊汤治疗痛风 58 例临床观察[J].河北中医，2002，24(11)：869.
② 唐贞力.茵陈五苓散治疗急性痛风性关节炎 98 例[J].安徽中医临床杂志，2002，14(6)：464.
③ 刘华.宣痹汤加减治疗痛风性关节炎 65 例[J].江西中医药，2000，31(5)：27.
④ 房满庭，等.上中下通用痛风汤为主治疗痛风性关节炎 30 例[J].邯郸医学高等专科学校学报，2000，13(5)：383-384.

5. 温肾健脾汤　熟地黄15克、杜仲10克、补骨脂30克、桑寄生15克、牛膝10克、桂枝10克、白术10克、党参10克、当归10克、威灵仙20克、伸筋草15克、土茯苓10克、炙甘草6克。随症加减：肢冷畏寒，加制附子、肉桂；湿甚纳呆，加苍术、砂仁。①

6. 萆薢丸　萆薢30克、金钱草15克、虎杖15克、玉米须20克、薏苡仁20克、菟丝子10克、怀牛膝10克、黄柏10克、制大黄10克、桂枝10克、山慈菇10克、三七10克。每日2剂，早晚各1次，症状好转后每日1剂，维持2周后停药。张前德以上方治疗26例痛风性关节炎患者。结果：治愈17例，好转6例，无效3例。总有效率88.45%。起效时间1～3.5天，平均2.4天。②

7. 当归芍药散合四妙散加减　薏苡仁30克、生石膏30克、忍冬藤30克、白术15克、茯苓15克、泽泻15克、威灵仙15克、牛膝15克、独活12克、当归12克、白芍12克、川芎12克、苍术12克、延胡索12克、黄柏12克、知母10克、红花10克。每日1剂，水煎服。杨建宏以上方治疗1例痛风性关节炎患者，服完3剂，红肿热痛明显减轻，舌苔转为薄白腻；上方去生石膏、知母、延胡索，加甲片10克、莪术10克、白芥子10克，又5剂而愈。③

8. 加味玉女煎　生石膏30克、熟地黄30克、金银花30克、赤芍30克、知母10克、麦冬10克、牛膝10克、牡丹皮10克、丝瓜络2克、生甘草6克。随症加减：体强且毒热炽盛，倍生石膏；于关节发病，去牛膝，加桑枝；痛剧，加天龙；便秘，加生大黄(后下)；症状缓解，去熟地黄、麦冬，加苍术、白术。每日1剂，水煎服。黄淑兰等以上方加减治疗33例急性痛风性关节炎患者。结果：显效(3日内体温恢复正常，1周内局部红肿热痛者消失，1个月后复查血尿酸已恢复或接近正常，半年内未复发)15例，好转8例。④

9. 宣痹汤　防己12克、连翘12克、杏仁10克、法半夏10克、蚕沙10克、栀子10克、滑石15克、赤小豆皮15克、忍冬藤15克、薏苡仁20克。随症加减：红肿甚，加丹参、生地黄、赤芍、牡丹皮等；疼痛剧烈，加制乳香、制没药、姜黄、牛膝、延胡索等；多个关节受累，加全蝎、蜈蚣、地龙等。每日1剂，水煎服。清化湿热。崔向军等以上方加减治疗14例痛风患者。结果：显效(1周内症状基本缓解，血尿酸水平正常)8例，有效6例。治疗后血尿酸由(504±100.9)微摩尔/升降至(290.0±112.6)微摩尔/升，与治疗前比较有非常显著性差异($P<0.01$)。复发者再用本方治疗收到同样效果。⑤

10. 痛风煎加减　防己15克、石膏15克、蒲公英15克、苍术10克、知母10克、连翘10克、萆薢10克、金钱草10克、秦艽10克、川芎10克、薏苡仁30克、生甘草6克。随症加减：红肿热痛甚，加炒黄芩、制乳香、制没药；关节肿甚僵硬，加土鳖虫、蜈蚣；上肢关节痛甚，加桑枝、羌活；下肢关节痛，甚加川牛膝。每日1剂，水煎服。方莲芷以上方加减治疗28例痛风性关节炎患者。结果：治愈16例，好转12例。⑥

11. 蠲痹逐瘀汤　黄柏20克、苍术20克、薏苡仁20克、泽泻10克、牛膝10克、萆薢15克、木瓜15克、蜈蚣(研末冲服)1条。随症加减：肝肾阴虚，加生地黄、丹参；痰浊阻滞，加白术、茯苓；痛甚，加延胡索；红肿甚，加地龙。每日1剂，水煎服。15日为1个疗程。并用别嘌呤醇每次0.1克，每日3次口服，3日后停用。用药期间禁高嘌呤食物。王立明等以上法治疗14例痛风性关节炎患者。结果：临床治愈9例，好转5例。⑦

---

① 夏建龙.周福贻教授治疗痛风性关节炎的经验[J].江苏中医，2000，21(12)：9.
② 张前德.萆薢丸加味治疗痛风性关节炎26例[J].新中医，2000(10)：47.
③ 杨建宏.试述活血化瘀药物在痛风治疗中的作用[J].实用中医内科杂志，2000，14(3)：12.
④ 黄淑兰，等.加味玉女煎治疗急性痛风性关节炎33例[J].天津中医学院学报，1995(1)：21.
⑤ 崔向军，等.宣痹汤治疗痛风14例小结[J].湖北中医杂志，1995，17(1)：21，39.
⑥ 方莲芷.痛风煎治疗痛风性关节炎28例[J].山东中医杂志，1995，14(1)：9－10.
⑦ 王立明，等.中西医结合治疗痛风性关节炎14例[J].中医药信息，1995(1)：44.

12. 自拟方1　制附子9克、苍术9克、当归9克、桂枝6克、生甘草6克、萆薢12克、淫羊藿12克、川牛膝12克、土茯苓15克、生黄芪15克、薏苡仁15克、虎杖15克、鸡血藤15克。随症加减：病程长、关节有变形且僵硬，酌加威灵仙、五加皮、海桐皮、僵蚕；痛风结石，加金钱草；脾胃虚甚，加党参、炒白术。每日1剂，水煎服。病情稳定后将上药研末为丸，每次6克，每日2次吞服。禁酒并低嘌呤类饮食。1个月为1个疗程。王繁宏等以上方加减治疗28例原发性痛风患者，用药2～3个疗程。结果：显效15例，有效11例，无效2例。有效率92.86%。①

13. 痛风Ⅰ号合剂　苍术、薏苡仁、姜黄、陈皮等。经水煎、浓缩、提取、灭菌等工艺而成，每次30毫升，每日3次饭前空腹口服，连用2周。彭介寿等以上方治疗70例痛风性关节炎患者。结果：显效（受累关节症状和体征在5日内消失，短期内未复发）61例，占87.14%；有效9例，占12.86%。总有效率100%。②

14. 痛风灵合剂　怀牛膝12克、光菇片12克、莪术12克、海桐皮10克、苏木10克、大腹皮10克、片姜黄9克、牵牛子6克、生甘草3克。随症加减：反复发作，加黄芪、桂枝。每日1剂，水煎服。夏金华以上方加减治疗100例痛风患者，并用镇江膏药1张烤化，上撒药末[四虎散（《医宗金鉴》）加玄明粉5克、樟脑5克、白胡椒3克，上药研细末，过120目筛]，敷于患处，12小时1次。结果：显效（治疗48小时后，临床症状消失，行动自如，1周后查血尿酸明显下降，<420毫摩尔/升，1年内无复发）72例，有效28例。总有效率100%。③

15. 自拟方2　土茯苓30克、金银花藤30克、滑石30克、薏苡仁30克、泽泻15克、苍术15克、半夏10克、牡丹皮10克。随症加减：湿浊热化者，加水牛角30克、赤芍12克、生地黄12克、黄柏12克；湿浊寒化者，加麻黄、桂枝。陈世国等以上方加减治疗31例急性发作期高尿酸血症患者，发作间隙期药用党参20克、当归12克、赤芍12克、泽泻12克、黄柏12克、川芎10克、苍术15克、土茯苓30克、半夏12克组成基础方，获良效。④

16. 加味四妙汤　黄柏15克、苍术15克、牛膝15克、萆薢15克、赤芍15克、地龙15克、生薏苡仁20克、防己10克、泽泻10克、金钱草30克、全蝎5克。随症加减：脾胃虚弱，加黄芪、白术、山药、茯苓等；肝肾不足，加独活、川续断、桑寄生、知母、生地黄等；肿甚，加滑石、土茯苓。王承德等以上方加减治疗15例痛风患者，获良效。⑤

17. 运脾渗湿法复方加减　萆薢20克、白术20克、土茯苓50克、猪苓15克、滑石15克、川牛膝10克、瞿麦10克、萹蓄10克、车前子10克、制大黄10克、桂枝5克、薏苡仁30克。随症加减：急性期关节红肿痛者，加生石膏10克、制苍术10克、生知母15克、黄柏15克；慢性期，关节畸形僵硬，有痛风石者，去车前子、白术，加桃仁15克、红花10克、甲片10克、当归10克、蜣螂6克；体虚加党参20克、黄芪20克；尿路结石，加石韦20克、金钱草20克。20日为1个疗程。陈进义用上方加减治疗35例痛风症患者，用药3个疗程后，治愈30例，有效4例，无效1例。⑥

18. 四妙散加减　黄柏10克、蕲蛇10克、秦艽12克、苍术12克、川木瓜15克、白芍15克、怀牛膝15克、桂枝8克、桑枝30克、薏苡仁30克、甘草6克。随症加减：气虚，去黄柏、薏苡仁，加黄芪25克、党参20克、白术12克；血虚，去黄柏、薏苡仁，加川芎10克、当归10克、鸡血藤30克；关节红肿痛甚，加姜黄10克、乳香10克、没药10克；血瘀，去白芍，加丹参15克、桃仁10克、红花6克；湿重，加川萆薢12克、泽泻12克；热重，加青

---

① 王繁宏，等.中医药治疗原发性痛风28例[J].浙江中医杂志，1994(5)：208-209.
② 彭介寿，等.痛风Ⅰ号合剂治疗痛风性关节炎70例[J].成都中医学院学报，1994，17(2)：28-30.
③ 夏金华.内外并治痛风100例[J].江苏中医，1994，15(12)：13.
④ 陈世国，等.中医治疗痛风高尿酸血症31例临床观察[J].四川中医，1993(4)：22-23.
⑤ 王承德，等.加味四妙汤治疗痛风15例[J].中国中西医结合杂志，1993(10)：628.
⑥ 陈进义.运脾渗湿法降低痛风症血尿酸浓度疗效观察——附35例临床分析[J].浙江中医杂志，1992，27(1)：12.

蒿(后下)6 克、金银花 12 克;大便秘结,加大黄(后下)10 克;上肢关节痛甚,加羌活 10 克、威灵仙 12 克;下肢关节痛甚,加防己 12 克,桂枝加至 12 克。每日 1 剂,水煎服。史志云以上方加减治疗 9 例痛风性关节炎患者,配合外敷用药和口服别嘌呤醇。结果:治愈 4 例,好转 5 例;血尿酸、红细胞沉降率与治疗前比较均有显著性差异($P<0.01$ 和 $P<0.05$)。①

19. 自拟方 3　党参 15 克、茯苓 20 克、威灵仙 20 克、薏苡仁 30 克、苍术 12 克、黄柏 10 克、泽泻 10 克、当归 10 克、独活 15 克、桂枝 9 克。随症加减:痛甚,加延胡索、制川乌、细辛;肾虚,加杜仲、枸杞子;夹瘀,加丹参、赤芍。每日 1 剂,水煎服。钟洪等以上方加减治疗 54 例原发性痛风患者。结果:临床治愈 25 例,好转 27 例,无效 2 例。总有效率 96.3%。②

① 史志云.中西医结合治疗痛风性关节炎 9 例报告[J].中国中西医结合杂志,1992(6):373-374.
② 钟洪,等.中药治疗原发性痛风 54 例疗效分析[J].中医杂志,1992(11):29.

血 色 病

概 述

血色病为罕见的铁代谢紊乱疾病，过去也称细胞色素沉着症、色素性肝硬变、青铜色糖尿病。由于过多的铁质在肝、胰、心、肾、脾、皮肤等组织沉着，引起实质细胞破坏、纤维组织增生及脏器功能受损，以皮肤色素沉着，肝肿大、硬化，糖尿病及心脏病变为主，血色病为慢性进行性疾病。

根据症状，本病属中医“肾风”“肾经”“肾病证候”范畴。本病的病理基础在肾，病机为肾阳虚损，命门火衰，不能温化水湿，导致人体内新陈代谢功能的紊乱。水饮停聚、水气不化，足少阴肾经经气不宣，宗筋痿。这种病理病机的改变，正好说明了血色病的四大症状群，即肝硬化、糖尿病、皮肤色素沉着、性功能减退或阳痿。治宜温补肾阳、利湿行水。

经 验 方

济生肾气丸方加减　方一：附子6克、肉桂1.5克、山药15克、泽泻9克、牡丹皮9克、茯苓9克、牛膝9克、车前子9克、生熟地黄各12克、山茱萸9克、菊花9克、玉米须15克、黄芪15克。水煎服。温肾阳，化水湿。适用于原发性血色病。于连国以上方治疗1例原发性血色病患者，复诊随症加减，连进100余剂，症状明显好转，再做左耳后皮肤活检，皮肤组织未见血色病明显改变。随访1年余症状稳定。方二：山药30克、茯苓24克、生熟地黄各12克、牡丹皮9克、泽泻9克、五味子9克、车前子12克、牛膝15克、丹参12克、当归炭9克、天花粉30克、藕节15克、黄精18克。水煎服。滋肾阴，温肾阳，化水湿，凉血止血。适用于继发性血色病。于连国以上方治疗1例继发性血色病患者，复诊随症加减，服药30余剂，随访1年未见复发。[①]

① 于连国.中西医结合治疗血色病二例[J].新中医，1978(4)：30－32.

类脂蛋白沉着症

概　　述

类脂蛋白沉着症，又称皮肤黏膜类脂沉积症，是一种新陈代谢障碍性病变。主要是由脂肪代谢失常，磷脂沉积于皮肤及黏膜内所致。

中医无此病名。一般认为本病的病因属风、热、湿邪，病机属肺、脾、肾三脏同病，但主要在肾。系风热之邪搏于肌肤，郁热于血分；缠绵难愈，乃湿邪黏腻。肺主皮毛，脾主肌肉，黑乃肾之主色，全身皮肤发黑又与肾机能失调关系密切。

经　验　方

自拟方　蒺藜 12 克、蛇蜕 6 克、蝉蜕 3 克、桑叶 10 克、徐长卿 5 克、制首乌 12 克、生地黄 12 克、牡丹皮 10 克、赤芍 10 克、丹参 12 克、苦参 10 克、胡麻 10 克、甘草 3 克。水煎服。治以祛风利湿、凉血活血为主，兼养肾阴。刘炳凡治疗 1 例类脂蛋白沉着症患者，患者左手臂内侧有一个 4 厘米×3 厘米大小之色素沉着，无痛痒，逐渐向头面部扩散，然后遍及全身，始则皮肤深红，继则变黧黑，无光泽。皮肤科切片检查结果示表皮角化过度，角质栓塞，粒层增生，棘层肥厚；基层部分液化变性，在此病变下方的真皮乳头体内可见团块状的、着淡伊红色的物质沉积，真皮上部毛细血管周围有淋巴细胞和嗜色素细胞浸润。诊断为“类脂蛋白沉着症”。现症见伴有头晕痛，腰酸，乏力，记忆减退，睡眠较差，食纳减少，二便正常，舌质红，舌苔薄白，脉弦缓。乃风、湿、热之邪郁于血分，内伤肾阴，外搏肌肤。用上方治疗先以祛邪为主，养肾辅之。下一阶段，病邪已减，即以养肾为主。2 个月后面部、躯干皮肤基本恢复正常，舌苔薄白，脉弦细。拟原方去蝉蜕、蛇蜕、蒺藜，加女贞子 12 克、墨旱莲 10 克，20 剂。改用滋肾活血为主，佐以祛风利湿，前方加晚蚕沙 12 克、鸡血藤 12 克，服 20 剂后，四肢肤色亦恢复正常。随访至今，未见复发。①

---

① 刘炳凡.类脂蛋白沉着症[J].湖南医药杂志，1980(1)：34.

血 卟 啉 病

概　述

血卟啉病系由先天性和后天性卟啉代谢紊乱所引起的代谢病。过去称血紫质病。主要病理生理为卟啉及(或)卟啉前体的产生和排泄增多,并在体内积聚。根据发病部位分为红细胞生成性和肝性两类,临床表现以急性腹痛或神经精神症状、光感性皮肤损害等为主。

本病属中医"腹痛""郁症""痹症""虚劳""蓄血证""日晒疮""奔豚气痛"等范畴。临床辨证分为五型。(1) 瘀热蓄血型:腹痛持续,阵发绞痛,以脐周及下腹为剧,按之痛剧,烦躁谵妄,面色暗黄或巩膜黄,便秘尿赤,舌质暗,苔黄,脉弦涩。治宜泻下逐瘀。(2) 湿热阻滞型:腹部胀痛,恶心呕吐,胸闷纳呆,面色萎黄,便干或溏,小便短赤,舌暗红,苔黄腻,脉弦细。治宜清热利湿,佐祛瘀止痛。(3) 气血两虚型:腹部隐痛或闷痛,时作时止,面色苍白,神疲乏力,自汗盗汗,便畅尿黄,舌淡苔薄白,脉沉细。治宜调理气血。(4) 肝胃失调,湿热内滞:腹痛发作频繁,脘胀胁满,头昏眼花,精神抑郁,不思饮食,夜寐不安,舌苔厚腻,脉弦细。治宜疏肝理气、清热化湿通利。(5) 肝失条达,湿热内阻:腹痛急暴,烦热口渴,小便色赤,时而带绿,四肢关节不利,尤以手足痛关节痛疼为甚,舌苔薄腻,脉小弦。治宜疏肝理气、止痛通络。

辨 证 施 治

陈乔元分 3 型

(1) 寒凝型　症见腹痛较剧,受寒更甚,畏寒肢冷,舌淡胖苔白有津,脉沉迟。方用附子理中汤加减:制附子、肉桂、炮姜、干姜、炙甘草、炒白术、炒延胡索等。

(2) 湿热型　症见腹痛身热,口苦,便干,或目肤微黄,舌红苔黄腻,脉数。方用大黄黄连泻心汤加减:大黄、黄连、栀子、生甘草、车前子、延胡索等。

(3) 寒热错杂型　症见腹部冷痛,得热则舒,口干苦,或身热,舌红苔黄,脉稍数。方用附子泻心汤加减:附子、炮姜、干姜、黄连、大黄、延胡索、甘草、白芍等。

以上各方均每日 1 剂,水煎服。随症加减。临床观察:陈乔元以上方辨证治疗 30 例肝性血卟啉病患者,均治愈,平均治愈时间 2 周。①

经　验　方

1. 桃核承气汤加味　牡丹皮、白芍、桃仁、桂枝、大黄(后下)、甘草、芒硝(后下)。随症加减:腹痛重者,加延胡索、川楝子;瘀血重者,加土鳖虫、丹参;腹胀甚者,加枳壳、厚朴;大便燥结难解者,加火麻仁、番泻叶;大便通畅后,大黄、芒硝减量;体质虚弱者,加党参、黄芪。每日 1 剂,水煎服。结果:赵桂兰以上方加减治疗 100 例肝性血

---

① 陈乔元.辨证治疗肝性血卟啉病 30 例[J].新中医,1994(5):22-23.

卟啉病患者，服药时间最短6天，最长24天，所有病例全部治愈。①

2. 柴胡疏肝散加延胡索　柴胡10克、陈皮10克、川芎10克、香附10克、枳壳10克、芍药10克、延胡索15克、甘草5克。随症加减。赵晓峰以上方治疗13例肝性血卟啉病患者，均治愈。3～5天显效，12天左右临床症状消失，尿卟胆原阴性，平均疗程2周。8例随访2年以上未复发。②

3. 当归芍药散加味　当归20克、白芍24克、赤芍9克、川芎12克、延胡索15克、香附12克、白术12克、云茯苓15克、泽泻9克、鸡血藤20克、青陈皮各10克、甘草6克。调和肝脾，行气活血止痛。马茂芝以上方治疗1例血卟啉患者，6剂后腹痛明显减轻，先后调理月余，诸症消失，嘱其常服加味逍遥丸以善其后。③

4. 张从正下法　叶玉妹等治疗1例血卟啉病患者，先以生大黄、芒硝冲服，再用大黄粉加温开水灌肠治疗，使大便通畅，随之腹痛亦缓解。后用香砂六君子汤合小承气汤组方徐徐调用，配合10%葡萄糖注射液500毫升加入黄芪注射液30毫升静脉滴注，以补气养血生肌，并配合针灸及理疗等。患者病情好转。④

5. 自拟方1　枳实10克、大黄10克、黄芩10克、丹参10克、川楝子10克、黄连6克、玄明粉(冲)15克。每日1剂，水煎服。杨秀琴等将24例产后腹型血卟啉病患者随机分为中药组14例和西药组10例。中药组用上方，西药组用常规胰岛素极化治疗及50%硫酸镁20毫升通便。结果：中药组和西药组均完全缓解(无阳性体征，尿卟胆原转阴)，疗程分别平均为6.5、8.5天，经统计学处理，有显著差异($P<0.01$)。⑤

6. 黄芪建中汤加味　黄芪20克、炒白芍30克、饴糖30克、桂枝15克、炙甘草10克、生姜10克、大枣5枚。随症加减：腹痛甚，加延胡索；湿重呕吐甚，加砂仁、半夏；腹胀，加枳壳。每日1剂，水煎服。王震权以上方加减治疗28例血卟啉病患者，用药5～18日，均痊愈。随访半年未复发。⑥

7. 桃仁承气汤　桃仁9克、桂枝12克、牡丹皮12克、大黄(后下)6克、甘草6克、芒硝(后下)15克、白芍15克。随症加减：腹痛重，加延胡索、川楝子；瘀血重，加蜜虫、丹参；腹胀，加枳壳、厚朴；便结，加麻仁、番泻叶；体弱，加党参、黄芪。每日1剂，水煎服。刘启明以上方加减治疗100例肝性血卟啉病患者，用药6～24日，均获愈。⑦

8. 半夏泻心汤和黄芪建中汤加味　半夏泻心汤：半夏15克、黄芩10克、枳实10克、陈皮10克、茯苓10克、桂枝10克、干姜6克、党参24克、黄连6克、大枣10枚、生姜5片。水煎服。黄芪建中汤加味：黄芪30克、当归10克、桂枝10克、阿胶(烊化)10克、甘草10克、白芍20克、饴糖(烊化)30克、大枣12枚、生姜5片。杜钊光治疗1例枢机不利、痰热互结、胃失和降、气血虚弱的血卟啉病患者，连服6剂半夏泻心汤，继予黄芪建中汤加味，进服20余剂，治愈。⑧

9. 当归建中汤加味　当归15克、桂枝10克、白芍20克、饴糖(烊化)30克、阿胶(烊化)10克、生姜5片、大枣12枚、甘草5克。杜钊光以上方治疗1例血虚中寒、肝木横逆的血卟啉病患者，复诊随症加减，治愈。⑨

10. 小建中汤　桂枝10克、白芍20克、大枣15克、生姜15克、炙甘草5克、饴糖30克。前5味水煎去渣加入饴糖溶化。吴达昌以上方治疗1例中焦虚寒型血卟啉病患者，服13剂诸症悉除。⑩

11. 黄连汤　黄连10克、党参10克、干姜10

---

① 储全根.近10年来桃核承气汤临床应用研究进展[J].安徽中医学院学报，2005，24(1)：51-54.
② 赵晓峰.疏肝理气法在肝性血卟啉病治疗中的应用[J].浙江中西医结合杂志，2003，13(9)：559.
③ 马茂芝.当归芍药散临床新用[J].光明中医，2003(1)：43-44.
④ 叶玉妹，等.遵张从正下法治疗血卟啉病举隅[J].辽宁中医杂志，2002，29(1)：34.
⑤ 杨秀琴，等.24例产后腹型血卟啉病发作临床分析[J].福建中医药，1995，26(1)：8.
⑥ 王震权.黄芪建中汤加味治疗28例血卟啉病[J].江苏中医，1994，15(11)：8.
⑦ 刘启明，等.经方桃核承气汤治疗肝性血卟啉病100例[J].中医药学报，1993(1)：24-25.
⑧ 杜钊光.血卟啉病两则[J].山东中医杂志，1991，10(1)：43-44.
⑨ 杜钊光.血卟啉病两则[J].山东中医杂志，1991，10(1)：43-44.
⑩ 吴达昌.小建中汤治验二则[J].湖南中医杂志，1991(6)：34-35.

克、桂枝10克、大枣5枚、甘草6克。每日1剂，水煎服。清上温下，和胃降逆。曲崇崑以上方治疗1例上热下寒的血卟啉病患者，复诊随症加减，治愈。①

12. 张志秋经验方　方一：柴胡9克、木香9克、生大黄(后下)9克、赤白芍12克、郁金12克、枳壳12克、川楝子12克、延胡索12克、蒲公英30克。每日1剂，水煎服。疏肝理气，清热化湿通利。方二：柴胡9克、白芍60克、生甘草12克、防风己各15克、威灵仙20克、蜈蚣3条、茯苓30克、木香15克、台乌药12克、桂枝9克、蒲公英30克、生大黄(后下)6克。每日1剂，水煎服。清热利湿，疏肝理气，止痛通络。张志秋以上方治疗2例肝性急性间歇性血卟啉病患者，复诊随症加减，治愈。②

13. 桃核承气汤加减　桃仁10克、桂枝7克、大黄9克、芒硝15克、白芍15克、甘草3克。随症加减：腹痛甚，加延胡索、失笑散；瘀血重，加土鳖虫、丹参；呕吐，加半夏、藿香；腹胀，加枳实、厚朴；黄疸，加茵陈、栀子；血压高，加石决明、夏枯草；烦躁者，加天麻、钩藤；谵妄者，加珍珠母、琥珀；肢麻，加牛膝、地龙；贫血，加当归、川芎。每日1剂，水煎服。游开泓以上方加减治疗35例肝性血卟啉病患者。结果：治愈31例，好转3例，无效1例。总有效率97.1%。③

14. 奔豚汤加减　樗白皮15克、青龙齿15克、徐长卿15克、黄芩10克、姜半夏10克、白芍10克、生姜3片、当归10克、川芎6克、甘草5克。水煎服。徐伟观等以上方治疗1例肝逆犯胃、胃失和降的血卟啉病患者，治愈。④

15. 大黄黄连泻心汤加味　大黄(后下)10克、木香10克、陈皮10克、黄芩10克、法半夏10克、厚朴10克、泽泻10克、黄连6克、竹茹12克。随症加减：湿重呕恶，加佩兰10克；腹痛甚者，加延胡索10克、川楝子10克；腹胀，加枳实10克；腑实者，加玄明粉(冲)10克。水煎服。张红兵以上方加减治疗5例肝性血卟啉病患者，均获满意效果。⑤

16. 自拟方2　柴胡4.5克、赤白芍12克、香附12克、越鞠丸(研冲)12克、川楝子9克、当归9克、枳壳9克、薏苡仁15克、车前子15克、碧玉散(包煎)30克。煎汤鼻饲。西药予醒脑静16毫升，静脉点滴，每日2次。屠伯言用上法治疗1例血卟啉病昏迷患者，1周后清醒。⑥

17. 桃红四物汤合芍药甘草汤加减　当归15克、川芎10克、桃仁10克、红花10克、甘草10克、白芍50克、延胡索30克、干姜7.5克。王树元等以上方治疗1例血卟啉病患者，服药2周，诸症尽除，尿检卟啉复查4次均为阴性。⑦

18. 自拟方3　浮小麦45克、大枣5枚、甘草15克、制香附12克、瓜蒌9克、党参30克、白芍30克、当归15克、地龙12克、生蒲黄9克、五灵脂(炒)12克、延胡索(冲)1.8克。每日1剂，水煎服。张东瀛等以上方治疗1例血卟啉病患者，服药10剂，腹痛明显减轻，余症改善，尿卟啉定性转阴。⑧

19. 膈下逐瘀汤　五灵脂6克、川芎6克、牡丹皮6克、红花6克、枳壳6克、当归9克、桃仁9克、赤芍9克、乌药9克、延胡索9克、香附9克、甘草4.5克。儿童药量酌减。每日1剂，水煎服。广东省湛江市东简卫生院以上方治疗8例血卟啉病患者(腹部症状群患者)，效果良好。⑨

---

① 曲崇崑.血卟啉病临床治验[J].湖南中医杂志，1987(1)：41.
② 曹强.血卟啉病验案二则[J].中医杂志，1987(7)：24－25.
③ 游开泓.桃核承气汤治疗肝性血卟啉病35例报告[J].中医杂志，1987(5)：36－37.
④ 徐伟观，等.奔豚汤治愈血卟啉病一例[J].黑龙江中医药，1984(2)：34，45.
⑤ 张红兵.大黄黄连泻心汤加味治疗肝性血卟啉病报告[J].中医杂志，1984(6)：47－48.
⑥ 屠伯言.血卟啉病昏迷治验例[J].浙江中医杂志，1983(3)：133.
⑦ 王树元，等.中医治疗血卟啉病一例报告[J].辽宁中医杂志，1982(10)：39.
⑧ 张东瀛，等.近期治愈血卟啉病1例[J].新医药学杂志，1977(10)：40.
⑨ 广东省湛江市东简卫生院.应用“膈下逐瘀汤”治疗血卟啉病[J].新中医，1976(4)：35－36.

红细胞生成性原卟啉病

概　　述

红细胞生成性原卟啉病，是一种少见的常染色体显性遗传性疾病。与中医的“日晒疮”类似。治宜益气固表、滋阴透热、解毒除湿。

经 验 方

玉屏风散合青蒿鳖甲散加味　黄芪40克、青蒿40克、白术9克、防风9克、鳖甲9克、知母9克、生姜30克、黄柏9克、金银花30克、乌蛇肉9克、茯苓15克、当归12克、桃仁10克、生甘草9克。每日1剂，水煎服。杨恒裕以上方治疗4例红细胞生成性原卟啉病患者，配合外用药，治疗3～5周，皮肤自觉症状消失。①

① 杨恒裕.四例红细胞生成性原卟啉病中医药治疗的体会[J].空军总医院学报，1988，4(4)：277-278.

汗证

概述

无论外感及内伤疾病汗证都极为常见,特别是在内伤疾病中往往成为患者的主诉症状。历代医家对此论述颇多,常见有以下几种。

自汗,即无时无故濈然汗出之证。辨证分为十型。(1)阳虚:时时汗出,动辄益甚,伴神倦乏力,气短畏寒,面色淡白等。治宜助阳益气、固表止汗。(2)气阴两虚:自汗阵作,汗出前自感心烦懊恼,面部升火烘热,随即汗出,大如豆粒。治宜益气补阴敛汗。(3)阴虚:肝阴不足,肝阳偏亢,兼有少眠易惊,两目多眵,大便干燥,舌红苔少或花剥。治宜益阴柔肝敛汗。(4)营卫不和:汗出不止,头眩心悸,神疲乏力,动辄气促,舌淡尖红。治宜调和营卫、扶正固表。(5)肝气郁滞:汗出同时多伴有精神抑郁,眩晕头胀,睡则汗止,乳房、少腹、两胁胀痛。治宜疏肝解郁。(6)湿郁肌腠:汗出前肌肉酸困,汗后疲乏畏风,脉浮缓。治宜驱腠理之湿,湿去则营卫调和而汗止。(7)湿热郁蒸:面色萎黄,汗出浸衣,头昏,口苦无味,不欲饮食,胸闷不适,舌苔黄腻等。治宜清热利湿。(8)热结阳明:气弱懒言,有时烦躁不宁,口渴欲饮,周身汗出如洗,颜面少华,舌质淡,苔黄厚。治宜解热、益气生津。(9)水气上逆:恶风,怕冷,神疲,乏力,大便如常,小便随汗多而减少,舌质淡红,苔薄白。治宜通利州都,引反逆之汗,从下而泻。(10)湿郁三焦:面青无华,精神委顿,食少,大便溏,小便时清时黄,舌苔白垢浊,脉缓。治宜清胃彻热、除湿苏脾。

睡而汗出,醒来乃止者为盗汗。分为七型。(1)阴虚:盗汗,兼见心悸心烦,失眠多梦,口干喜饮,手足心热,疲乏,舌红,脉细数。治宜养阴固涩敛汗。(2)阳虚:汗出多冷,常伴肢体倦怠,唇淡,动则心悸,脉缓苔白。治宜温通阳气而敛汗。(3)营卫不和:无明显的阴虚或阳虚症状,以发热,脉浮为特点,或盗汗自汗并见。治宜调和营卫。(4)气虚:体倦神疲,面白无华,食少便溏,舌淡苔白,脉缓弱。治宜益气固表。(5)湿阻:口腻,肢体倦怠无力,或见头重如裹,或见脘闷纳呆,舌苔白厚腻或白腻,舌淡润,脉濡缓或濡细。或口苦,烦躁不安,小便黄少,舌红苔黄,脉滑,如湿热所阻。治宜清热除湿。(6)血瘀:肌肤甲错,形体羸瘦,舌暗淡或有紫色瘀点,脉弦细或细涩。治宜活血理气。(7)肺胃蕴热:小便黄,纳谷不馨,身热,舌苔厚腻,脉滑数。治宜清热除湿、消积和胃。

局部汗,是指身体的某一部位出汗而其他部位无汗。(1)头部汗(包括颈部):可分虚实两方面,实证多由实热内郁,上逆于头面,熏蒸津液所致。治宜清散郁热。虚证由阳虚、阴虚或心气虚不能摄液所致。治宜补虚益气。(2)手足汗:多责之于脾胃,同时亦与其他脏腑相关。(3)腋汗:为湿热流注或心阳不足,汗液失固。(4)下半身汗:属肝肾之阴素亏,湿热阻滞下焦,或心脾二虚气虚血瘀而致。(5)阴部汗:多为肝经湿热或肾阳虚衰所致,偶有外感所致。(6)偏沮:指身体一侧或局部一侧汗出的病证。其病机为气血营卫失调,肝失条达和风邪内侵。治疗可调和气血、疏肝解郁、活血化瘀等。

黄汗,指汗出黄色,染衣。一般认为汗出伤湿,湿热交争为黄汗的重要病机。黄汗伴有发热者,治宜解表祛湿;湿热熏蒸肝胆,治宜芳香化湿佐以利胆;阳虚虚弱,水湿内停,治宜温阳祛湿。

血汗(红汗),血液或血液色素混在汗液内通过皮肤排出,染红白色衣物。原因有三:津液耗伤,心血失养;阴虚内热,阴血不足;暑热侵入。治宜补气固表、清热凉血、止血。

其他五种汗证。(1) 狂汗：发热，汗出汹涌，语无伦次，躁烦妄动。治宜益气养阴固摄。(2) 脱汗：亦称绝汗，大汗不止或汗出如油，肢冷脉微，系阴阳将脱之危象。(3) 臭汗：汗出臭气，更衣洗澡臭气不减，身湿热蕴结。治宜燥湿化浊。(4) 漏汗：汗出不止，淋漓涌泄，谓之漏汗。(5) 五更汗：黎明前后四五点时定时出汗，故称五更汗。

无汗症：汗腺闭塞，全身少汗或无汗。辨证分为十一型。(1) 暑湿夹寒束表型：无汗畏热，神疲乏力，胸闷心烦，头身困重，低热，口渴欲饮，食欲不振，舌苔黄腻，脉濡数。(2) 心肺阴虚型：无汗怕热，五心烦热，心悸头晕，口渴欲饮，皮肤干燥，失眠多梦，舌红少津，脉细数。(3) 脾胃阴虚型：无汗怕热，口干咽热，食欲不振，倦怠乏力，干呕便干，胃痛隐隐，舌红无苔或少苔。(4) 脾肾阳虚型：无汗怕热，四肢欠温，口淡不渴，面色㿠白，头晕，腰膝酸软，舌胖质淡，苔薄白，脉沉细。(5) 卫阳不振型：平素畏寒，四肢不温，舌淡苔白，脉细濡。(6) 肝气郁结型：情志抑郁善怒，偏头痛，舌偏红，苔薄黄，脉弦。(7) 肝胆郁热型：心烦，口苦，苔黄腻，脉弦数。(8) 肝气横逆型：汗闭伴气从小腹上冲而咽窒，胸闷如榨疼痛，脉弦。(9) 脾虚疳积型：小儿的面色萎黄，形体瘦弱，腹胀满，脉细滑，舌淡苔腻。(10) 气亏血少，少阳郁热型：口苦咽干，目眩，心烦，舌淡红，脉沉细，苔薄白。(11) 气滞血瘀型：主要表现为舌有瘀象，脉沉细。

自　汗

辨证施治

1. 阳虚

(1) 桂枝加附子汤　症见自汗不止，午后为甚，汗流如雨，稍动即加重，周身困重无力，纳食无味，自觉口渴，但稍润口唇即止，喜热饮，恶风，稍吹空调、风扇即觉不适，小便正常，大便稀溏，舌苔厚腻微黄，脉细紧。方用桂枝加附子汤：附片(先煎)10 克、桂枝 15 克、白芍 15 克、生甘草 5 克、茯苓 20 克、薏苡仁 30 克、干姜 10 克、淡竹叶 15 克、藿香 15 克。每日 1 剂，水煎服。临床观察：卿春等以上方治疗 1 例自汗患者，服药 3 剂，复诊随症加减，又服 3 剂，诸症好转。①

(2) 桂附四君汤　肉桂 6 克、制附片 20 克、党参 15 克、白术 15 克、茯苓 20 克、黄芪 30 克、防风 10 克、麻黄根 10 克、大红枣 10 枚、熟地黄 15 克、山茱萸 10 克、甘草 6 克。随症加减：阴虚寒甚，制附片用至 30～60 克；伴血虚者，斟加补血之品。每日 1 剂，水煎服。1 周为 1 个疗程，服药 1～3 个疗程。②

(3) 桂枝加附子汤加减　症见出汗明显增多，昼夜不停，全身畏寒恶风，夏令仍厚衣裹身，面色少华，神情憔悴，四肢湿润不温，舌质淡胖，边有齿印，苔薄白，脉沉细。治宜调和营卫、温阳固表止汗。方用桂枝加附子汤加减：桂枝 15 克、白芍 15 克、生姜 10 克、大枣 10 克、炙甘草 10 克、制附子(先煎)15 克，黄芪 30 克、五味子 6 克、龙骨 10 克、煅牡蛎 10 克。每日 1 剂，水煎服。临床观察：李国岩以上方治疗 1 例汗证患者，复诊随症加减。疗效满意。③

(4) 芪牡桂枝汤加味　黄芪 30 克、煅牡蛎 15 克、桂枝 9 克、白芍 9 克、制附子 9 克、浮小麦 9 克、麻黄根 6 克、炙甘草 6 克、佩兰 6 克、大秦艽 5 枚、生姜 3 片。临床观察：彭述宪用上方治疗 1 例卫阳虚弱之自汗症患者，4 剂后汗大减。④

(5) 五苓散　猪苓 9 克、茯苓 9 克、白术 9 克、泽泻 15 克、桂枝 6 克。临床观察：赵现朝用上方治疗 1 例阳虚自汗患者，面色淡白，乏力，便清量少，服药 3 剂则显效。⑤

① 卿春，等.由桂枝加附子汤论阳虚自汗证的治疗[J].亚太传统医药，2017，13(4)：90－91.
② 佚名.桂附四君汤治阳虚自汗[J].湖南中医杂志，2014，30(11)：118.
③ 李国岩，等.从古中医学认识调和营卫法治疗阳虚汗证[J].内蒙古中医药，2012，31(6)：131－132.
④ 彭述宪.自汗，盗汗辨治六案[J].河南中医，1990(2)：25.
⑤ 赵现朝.五苓散治疗自汗验案[J].北京中医学院学报，1989(4)：41.

(6) 真武汤　症见汗出不休,稍动则多,心悸头眩,四肢沉重,畏寒肢冷,渴不欲饮,小便清少,大便溏,肢体头面微肿,舌淡苔白,脉沉弦。治宜温阳利水。方用真武汤:茯苓 10 克、白芍 10 克、白术 10 克、附子 10 克、生姜 5 片。临床观察:陶政燮以上方治疗 1 例自汗患者,药服 13 剂,治愈。①

(7) 卓斌经验方　症见汗多,静则肌肤潮湿,动则汗出淋漓,并见腰酸腿软,头昏乏力,气短懒言,食欲不振,便溏溲清,夜尿频繁。治宜补脾益肾、固表止汗。药用白术 10 克、茯苓 10 克、山楂 10 克、怀牛膝 10 克、枸杞子 12 克、何首乌 12 克、制附子 5 克、党参 15 克、黄芪 15 克、浮小麦 15 克、炙甘草 3 克。临床观察:卓斌以上方治疗 1 例脾肾阳虚自汗患者,服 20 剂后,汗出明显减少,随症加减,继服 20 剂即愈。②

(8) 参附汤加味　症见形寒肢冷,虽在炎夏,亦需厚衣重裘,恶风,头晕目眩耳鸣,食少,大便稀溏,小便清长。形体虚浮,面色无华,脉缓无力,苔白,舌边有齿痕。治宜补脾温肾、益气固表。方用参附汤加味:党参 40 克、附子 20 克、黄花 60 克、鸡(500 克左右)1 只。上药混合炖服,每 2 日 1 剂。临床观察:杨德松以上方治疗 1 例脾肾阳虚、腠理不固型自汗患者,复诊随症加减,治愈。③

(9) 生脉散合肾气丸　症见精神萎靡不振,困倦思卧,形寒肢冷,腰膂酸重,渴欲饮水,脉浮虚,两尺沉细,舌质淡白,苔薄少津。治宜益气养阴、温补肾阳。方用生脉散合肾气丸:生地黄 15 克、怀山药 15 克、山茱萸 15 克、党参 15 克、麦冬 15 克、牡丹皮 15 克、茯苓 10 克、泽泻 10 克、肉桂 4 克、附子 9 克、五味子 5 克。临床观察:于庆平以上方治疗 1 例气虚、阳虚兼有之自汗症患者,疗效满意。④

(10) 陈源生经验方　症见自汗怕冷二十余年,并见头晕、心悸,平素苦头痛,走路不稳,自觉如临悬崖。治宜温阳固卫利水。方一:黄芪 30 克、防风 10 克、白术 15 克、炙甘草 10 克、浮小麦 30 克、炙麻黄根 6 克。方二:黄花 30 克、制附子(先煎)25 克、白术 18 克、云茯苓 30 克。方三:向日葵茎内白心 120 克、核桃肉 60 克、牛尾 1 条。同炖作膳食。临床观察:陈源生治疗 1 例自汗患者,先服方一,次服方二,方三则可常服。结果:患者服方一 5 剂,方二 3 剂,方三 3 次即愈。⑤

(11) 甘草附子汤加味 1　症见自汗三年余,腰痛怕凉,头晕身颤,周身乏力,舌苔薄白,脉象弦紧而滑。治宜补阳气以除寒湿。方用甘草附子汤加味:附子 15 克、甘草 20 克、桂枝 50 克、焦白术 35 克、茯苓 50 克、川续断 35 克。临床观察:孙华周以上方治疗 1 例寒湿腰疼、阳虚自汗患者。患者连服上方 2 剂,显效;加何首乌 35 克继服 8 剂,痊愈。⑥

(12) 甘草附子汤加味 2　症见头迷汗出,身疼畏冷,夜间尤重,汗出前恶寒发热,汗出后恶寒战栗,面色苍白,形体虚弱,精神尚好,舌苔薄白,脉象弦滑弱。治宜助阳气以除风湿。方用甘草附子汤加味:炙甘草 25 克、附子 25 克、白术 25 克、桂枝 50 克、茯苓 40 克、白芍 20 克。临床观察:孙华周以上方治疗 1 例阳气虚损、风湿相搏之自汗症患者。患者连服 3 剂,上方加当归 30 克继服 3 剂,痊愈。⑦

2. 阴虚　症见汗出而热,两目干涩,腰膝酸软,心烦易怒,夜寐欠安,眩晕耳鸣,手足心热,舌质瘦红,少苔,脉弦细而小数。阴虚者,方用六味地黄汤;热盛者,方用当归六黄汤;若有阴阳俱虚者,仅仅滋阴无功,可加附子一味温阳,以阴阳同治。⑧

(1) 当归六黄汤加减　症见自汗,或有夜寐

① 陶政燮.自汗治验四例[J].中医药研究,1988(5):40.
② 卓斌.顽固性自汗治验[J].新中医,1988(11):12.
③ 杨德松.恶寒自汗十一年案[J].四川中医,1986(10):18.
④ 于庆平.罕见的自汗症[J].中医药学报,1986(3):48.
⑤ 陈源生.自汗验案(二则)[J].四川中医,1983(1):1-2.
⑥ 孙华周.甘草附子汤止汗三例[J].辽宁中医杂志,1980(5):15-16.
⑦ 孙华周.甘草附子汤止汗三例[J].辽宁中医杂志,1980(5):15-16.
⑧ 朱仕兵,等.自汗临证辨治浅析[J].实用中医内科杂志,2008,22(8):49.

盗汗，五心烦热，或兼午后潮热，伴颜面潮红，口干，心悸，少寐，男子遗精，女子月经不调，舌经少苔或黄苔，脉弦大或细数。方用当归六黄汤加减：当归、生地黄、熟地黄、黄连、黄芩、黄柏、黄芪。随症加减：血压高者，加夏枯草、决明子；心悸者，添酸枣仁、柏子仁；火热不甚者，酌减黄连、黄芩、黄柏；阴虚甚者，可酌加山茱萸、山药等；无效者，酌加麻黄根、浮小麦、五味子、牡蛎等固涩之品，汗止后以天王补心丹、麦味地黄丸等巩固疗效。临床观察：赵睿等以上方加减治疗15例阴虚自汗患者，疗效较好。①

(2) 芩薇泻白散加减　桑白皮9克、地骨皮9克、黄芩9克、白薇9克、瓜蒌皮9克、紫菀9克、沙参9克、山药9克、前胡6克、芦根12克、甘草3克。彭述宪用上方治疗1例肺火太盛日久阴液受灼之自汗患者，6剂后汗止咳平。②

(3) 卓斌经验方　症见汗出，伴失眠多梦，心烦心悸，头昏神倦，消瘦，血压偏高，口干不多饮，舌红苔薄白，脉细数。治宜育阴潜阳、敛汗固表。药用生地黄15克、牡蛎15克、珍珠母15克、知母10克、天麻10克、白芍12克、钩藤12克、黄芪12克、五味子5克、甘草3克。临床观察：卓斌以上方治疗1例阴虚阳亢自汗患者。患者服药7剂明显见效，守原方加夜交藤12克服20剂痊愈。③

(4) 异功散加味　症见面色苍白，气短懒言，神疲乏力，食少便溏，食后欲便，小便清少，舌淡苔薄白，边有齿痕，脉细缓无力。治宜益气健脾。方用异功散加味：党参10克、白术10克、茯苓10克、陈皮10克、甘草6克、黄芪15克、山药15克、扁豆(炒)15克。临床观察：陶政燮以上方治疗1例脾虚及肺、肺卫不固自汗患者，药进10剂，痊愈。④

(5) 刘静庵经验方　症见潮热自汗，自胸背至头汗出如雨，心中顿感烦乱难忍，面青，目苍白，目眶四周发黑，月经提前6～8日，量少色乌，舌质干红无苔，脉细数，沉取乏力，小水清长。治宜滋营阴血、补气阴。药用生地黄15克、麦冬15克、白芍15克、石斛18克、怀山药25克、扁豆25克、百合25克、乌梅12克、龙骨20克、牡蛎20克、童便1小匙。临床观察：刘静庵以上方治疗1例阴虚生内热、火扰其津外泄自汗患者，服药6剂病愈。⑤

3. 气虚或气阴两虚

(1) 白术散加麻黄根、浮小麦　症见全身汗出，动则益甚，气短乏力，倦怠懒言，口干喜饮等。治宜补气固表止汗。方用白术散加麻黄根、浮小麦：黄芪30克、防风10克、麻黄根10克、白术15克、浮小麦15克、煅牡蛎24克。随症加减：体弱、心悸气短者，加红参(党参)、麦冬、五味子；脾虚纳呆、食后腹胀者，加党参、陈皮、大枣。每日1剂，水煎服。临床观察：邓德明以上方加减治疗27例自汗患者，7天为1个疗程，2个疗程为观察期限。结果：服药最少为2剂，最多12剂，全部治愈。⑥

(2) 陈汉阳经验方　症见气短乏力，口干欲饮，夜寐差，舌淡少苔，脉细等。治宜益气养阴、固表止汗。药用黄芪30克、防风10克、白术10克、荞麦15克、浮小麦15克、麻黄根6克、五味子6克。随症加减：阳虚甚，重用黄芪，加桂枝8克、大枣3枚；阴虚甚，加太子参20克、白芍15克；惊悸失眠，加龙骨15克、牡蛎15克、炒酸枣仁15克。每日1剂，水煎服。临床观察：陈汉阳以上方加减治疗32例产后自汗患者，10天为1个疗程。结果：痊愈22例，占68.8%；有效9例，占28.1%；无效1例，占3.1%。总有效率96.9%。治疗最短者10天，最长20天。⑦

(3) 乔连厚经验方　症见醒后汗出如洗，微

---

① 赵睿，等.当归六黄汤治疗阴虚自汗15例[J].包头医学，2001，25(4)：168.
② 彭述宪.自汗，盗汗辨治六案[J].河南中医，1990(2)：26.
③ 卓斌.顽固性自汗治验[J].新中医，1988(11)：12.
④ 陶政燮.自汗治验四例[J].中医药研究，1988(5)：40.
⑤ 刘静庵."自汗"异治数则[J].河南中医，1984(6)：42－44.
⑥ 邓德明.白术散加味治疗药源性自汗症27例[J].四川中医，2002，20(11)：45.
⑦ 陈汉阳.玉屏风散加味治疗产后自汗32例[J].实用中医药杂志，2001，17(7)：19.

恶风，全身乏力，头晕间作，伴恶心，颈项不舒，烦躁口干，善太息，手心发热，二便调，右侧肢体冷麻不适，舌僵体胖边有齿痕，质紫暗苔薄，脉弦细涩，沉取无力。治宜益气固表、养阴息风。药用黄芪24克、白蒺藜24克、地骨皮24克、葛根24克、丹参30克、白术12克、僵蚕12克、柴胡12克、半夏12克、防风10克、菊花15克、当归15克、白芍15克、生地黄20克、甘草7克、生姜3片。水煎服。临床观察：乔连厚以上方治疗1例自汗患者，6剂诸症大减。①

（4）固气填精汤　症见自汗二十年余，通体自汗，头面部更甚，自汗不黏，坐卧睡眠后停止，胃纳佳，二便正常，形体略胖，精神不振，疲倦乏力，舌质淡红胖嫩少苔，津润，脉象虚缓。治宜补气填精敛汗。方用固气填精汤：北沙参20克、牡蛎20克、炙黄芪20克、枸杞子15克、龙骨15克、浮小麦30克。临床观察：王廷富以上方治疗1例气虚精亏之自汗患者，6剂自汗愈。②

（5）甘草大枣汤加味　症见遇风吹大汗不止，伴心悸不安五月余，心悸，恶寒，乏力，头痛，失眠，五心烦热，腰膝酸软，大便结，小便少，腹胀，胃痛，舌质稍红，苔白，脉弦，两寸弱。方用甘草大枣汤加味：浮小麦45克、甘草9克、大枣4枚、糯稻根30克、黄芪12克、茯苓15克、太子参15克、白芍15克。临床观察：邓铁涛以上方治疗1例心气虚自汗患者，服20剂，明显好转；上方加白术6克服7剂，基本愈；又服30剂，痊愈。③

4. 营卫不和

（1）桂枝甘草龙骨牡蛎汤加味　症见自汗多年，每年春季发病，汗珠从头部、颈项部、胸背部流淌而出，动则尤剧，夏日更甚，夜寐欠佳，口渴欲饮，舌质偏暗红，苔薄白，脉弦滑。治宜益气养阴、调和营卫、收敛止汗、安神潜阳。方用桂枝甘草龙骨牡蛎汤加味：桂枝3克、白芍9克、黄芪15克、茯苓15克、龙骨30克、牡蛎30克、麻黄根10克、荞麦20克、五味子8克、夜交藤12克、麦冬9克、沙参10克、生地黄20克、甘草3克。每日1剂，水煎服。临床观察：李超英以上方治疗1例自汗患者，患者服药3剂后，症状好转；再服6剂汗止。④

（2）桂枝汤　症见自汗三年余，稍动或情绪紧张即一身大汗，略感乏力。方用桂枝汤：桂枝12克、白芍12克、生姜9克、红枣5枚。临床观察：杨震明以上方治疗1例自汗患者，服药7剂，痊愈。⑤

（3）桂枝龙骨牡蛎汤加味　症见产后少腹隐痛，恶露未尽，汗出不止，日夜无休，衣被常湿，寒热恶风，头眩心悸，神疲乏力，动辄气促，舌淡尖红，脉浮芤。治宜调和营卫、扶正固表、行瘀生血。方用桂枝龙骨牡蛎汤加味：桂枝6克、白芍10克、甘草10克、当归10克、益母草10克、生山楂10克、煅龙骨15克、煅牡蛎15克、黄芪15克、生姜3片、大枣5枚。临床观察：陶政燮以上方治疗1例产后营卫失调、卫气不固之自汗患者，2剂即愈。⑥

（4）桂枝汤　桂枝15克、白芍15克、炙甘草9克、生姜9克、红枣6枚。高铎用上方治疗营卫不和型自汗1例，6剂获愈。⑦

（5）防己黄芪汤加味　症见自汗四载有余，即使严冬，汗亦不减，稍有活动，则汗出如洗。睡眠时，枕巾常亦被汗水浸透，形体壮实，面色红润，苔薄白，唯脉弦缓无力。治宜调和营卫。方用防己黄芪汤加味：防己12克、黄芪12克、茯苓12克、苍术12克、薏苡仁12克、杏仁12克。临床观察：曲生以上方治疗1例自汗患者，5剂汗减，10剂汗止而愈。⑧

（6）桂枝汤玉屏风散加味　症见产后全身汗

① 乔连厚.瘔汗偶得[J].山西中医，1990，6(5)：35－36.
② 王廷富.汗证治案三例[J].四川中医，1986(7)：17.
③ 邓铁涛.汗证(植物神经功能紊乱)[J].新中医，1977(4)：26－27.
④ 李超英.桂枝甘草龙骨牡蛎汤加味治疗自汗证举隅[J].福建中医药，2005，36(4)：59.
⑤ 杨震明.自汗非必阳虚[J].新疆中医药，1991(2)：40.
⑥ 陶政燮.自汗治验四例[J].中医药研究，1988(5)：40.
⑦ 高铎.自汗非必阳虚[J].浙江中医杂志，1982(7)：316.
⑧ 曲生.桂枝汤加味治疗顽固性自汗[J].吉林中医药，1981(1)：41.

出不止，汗出过多感神疲乏力，头昏，心悸不宁，乳汁少。少衣则恶风，多衣则烦热。恶露由畅而涩渐止，小腹疼痛，腰酸，舌质淡红，苔薄白，脉浮缓而弱。治宜益气固表、调和营卫、祛瘀止汗。方用桂枝汤玉屏风散加味：桂枝 6 克、炙甘草 6 克、白芍 10 克、当归 10 克、蒲黄 10 克、五灵脂 10 克、黄芪 12 克、益母草 12 克、龙骨 12 克、牡蛎 12 克、白术 9 克、防风 4 克、浮小麦 15 克、大枣 3 枚、生姜 3 片。临床观察：肖森茂以上方治疗 1 例产后营卫不和、营血瘀阻之自汗证患者，4 剂汗止，恶露除。①

5. 肝气郁滞

（1）四逆散　症见自汗近三年，形体丰腴，自汗频出，以右侧上下肢为甚，时有冷感，两胁胀痛，胸闷不舒，嗳气呃逆间作，食少便溏，倦怠乏力，苔薄白，脉弦细。治宜疏肝理气。方用四逆散：柴胡 10 克、白芍 10 克、枳壳 10 克、甘草 5 克。临床观察：陶政燮以上方治疗 1 例自汗患者，药服 7 剂，治愈。②

（2）逍遥散加味　症见自汗十余年，加重六年，以头汗为著，进食和活动时加重。伴腰部冷痛，白带量多，小便量少，体倦乏力，经常感冒，睡眠欠佳。形体胖，舌质淡，苔白滑，舌边有齿痕，脉沉细。方用逍遥散加味：柴胡 10 克、当归 10 克、杭白芍 12 克、茯苓 12 克、白术 12 克、薄荷 5 克、干姜 10 克、泽泻 10 克、车前子(包)20 克、甘草 6 克。临床观察：刘素秋以上方治疗 1 例肝郁失于疏泄之自汗患者，服 3 剂，汗出大减，仍感腰痛发凉；上方加菟丝子 12 克，干姜加至 15 克，继 9 剂，诸症悉除。③

（3）刘静庵经验方　症见自汗约二年未愈，每觉热气从腹中腾起时，则通身汗出淋漓不止；每日腾热数次，汗亦随之，即不腾热时亦微汗湿身。同时头昏痛，两胁疼，心累懒言，精神萎顿，四肢乏力，脉弦小而数，舌质微胖，苔腻白而滑，体质丰肥，面色晦黄，尤以眼白黄如橘色。治宜疏肝郁、降心气。药用柴胡 10 克、香橼 10 克、牡丹皮 10 克、淡竹叶 10 克、青皮 8 克、黄连 4 克、栀子 12 克、龙胆草 12 克、泽泻 12 克、滑石 30 克、车前子(包)30 克。临床观察：刘静庵以上法治疗 1 例肝胆怫郁湿热深藏自汗患者，复诊随症加减，痊愈。④

6. 湿热郁蒸

（1）防己黄芪汤加味　症见自汗，汗出则疲倦，畏风，面色黄，舌苔薄白，脉象浮缓。方用防己黄芪汤加味：防己 12 克、黄芪 12 克、茯苓 12 克、苍术 12 克、薏苡仁 12 克、杏仁 12 克。临床观察：杨震明以上方治疗 1 例营卫不和夹湿之自汗。4 剂后汗减，原方继服 4 剂汗止而愈。⑤

（2）三仁汤　滑石 30 克、薏苡仁 30 克、芦根 24 克、杏仁 12 克、厚朴 12 克、半夏 12 克、竹叶 12 克、白豆蔻仁 3 克、黄连 3 克。临床观察：夏绩恩用上方治疗 1 例湿热中阻，熏蒸肌表之自汗患者，服药 5 剂，痊愈。⑥

（3）茵芩苓佩汤加减　茵陈 12 克、紫苏子 12 克、黄芩 9 克、茯苓 9 克、佩兰 9 克、厚朴 9 克、焦三仙各 9 克、枳壳 9 克、通草 4.5 克、沉香 3 克。临床观察：彭述宪用上方治疗 1 例湿热熏蒸，迫津外泄之自汗证患者，服 3 剂汗减，原方去枳壳，加扁豆 9 克、甘草 3 克，继进 4 剂，汗止。⑦

（4）小柴胡汤合三仁汤加减　症见全身汗出淋漓不止一年余，劳动后身体困倦，酒后、房事后全身汗出淋漓不止，神疲体倦，心烦易怒，面色㿠白，苔黄后腻，边有齿痕，舌质带紫气，舌下静脉青紫曲张，脉滑，双关浮而无力。治宜疏肝健脾、清热利湿。方用小柴胡汤合三仁汤加减：柴胡 15 克、蒲公英 15 克、黄芩(炒)10 克、半夏 10 克、紫花

---

① 肖森茂. 活血化淤法在治疗汗证中的体会[J]. 辽宁中医杂志，1981(10)：25－27.
② 陶政燮. 自汗治验四例[J]. 中医药研究，1988(5)：40.
③ 刘素秋. 变法治疗自汗一例[J]. 中医杂志，1986(6)：58.
④ 刘静庵. "自汗"异治数则[J]. 河南中医，1984(6)：42－44.
⑤ 杨震明. 自汗非必阳虚[J]. 新疆中医药，1991(2)：40.
⑥ 夏绩恩. 浙江中医杂志，1991(6)：283.
⑦ 彭述宪. 自汗，盗汗辨治六案[J]. 河南中医，1990(2)：26.

地丁10克、杏仁10克、白豆蔻仁10克、藿香10克、金钱草30克、薏苡仁(炒)30克、厚朴6克、生姜6克、生甘草6克、大枣5枚。水煎服。临床观察：王安以上方治疗1例湿热郁蒸自汗患者，复诊随症加减，获良效。①

(5) 苍术白虎汤加减　症见头痛欲裂，大热汗出如蒸(体温39.5℃)，口渴不思饮，一身尽疼，胸胃痞闷，嗳气不出，舌苔厚腻黏滞，脉洪数。治宜清胃彻热、除湿苏脾。方用苍术白虎汤加减：苍术10克、石膏25克、甘草3克、佩兰12克、芦根30克。临床观察：刘静庵以上法治疗1例胃热脾湿之自汗患者，服药4剂，痊愈。②

(6) 甘草附子汤　症见汗出渗透衬衣及被单，恶寒喜暖，头晕乏力。尿涩，尿道痛。面色晦暗，痛苦病容，舌苔薄白而燥，脉象弦。治宜补气养血、疏风散寒、清热利湿。方用甘草附子汤：桂枝50克、附子15克、白术25克、甘草25克。水煎，分2次服。临床观察：孙华周以上方治疗1例自汗患者，复诊随症加减，治愈。③

7. 热结阳明

(1) 白虎加人参汤　症见自汗不止，气弱懒言，有时烦躁不宁，口渴欲饮，周身汗出如洗，颜面少华，舌质淡苔黄厚，脉洪大。方用白虎加人参汤：生石膏25克、知母10克、粳米10克、甘草6克、人参8克。临床观察：李召泽以上方治疗1例热结阳明之自汗患者，服药3剂，诸症大减；继服9剂，汗止病愈。④

(2) 白虎汤加大黄　症见自汗出，身如水洗，尤以在吃饭、活动、情绪波动时为甚，口干微渴，舌质红，苔薄黄，脉洪滑有力。治宜清透阳明。方用白虎汤加大黄：生石膏60克、知母15克、甘草6克、粳米3克、大黄粉(冲服)6克。临床观察：周宜强以上方治疗1例阳明蕴热迫津外泄之自汗患者，连服6剂，汗止而愈。⑤

8. 水气上逆

(1) 五苓散加味　症见自汗六年余，稍有活动则汗出如洗，头昏乏力，畏寒，口渴不欲饮，饮食欠佳，大便稍干，小便量少，形体肥胖，舌质淡红胖嫩，苔薄白而滑，脉象沉弦。治宜化气利水、健运脾阳。方用五苓散加味：茯苓12克、猪苓9克、泽泻9克、白芍9克、白术9克、桂枝6克、肉桂(后下)3克。临床观察：林家坤以上方治疗1例水气为患、困遏脾阳之自汗患者，服药6剂，显效；继服8剂，痊愈。⑥

(2) 刘济川经验方　症见患感冒后开始自汗，以后汗出渐次增多，甚则身如洗浴，夏秋较春冬为甚，白天较黑夜为重。恶风怕冷，欲盖衣被，神疲乏力，极易感冒，大便如常，小便随汗多而减少，舌质淡红苔薄白，两脉弦而缓。药用白术15克、泽泻15克、茯苓15克、猪苓10克、黄柏10克、知母10克、肉桂3克。水煎服。临床观察：刘济川以上方治疗1例膀胱之气化失司自汗患者，服药5剂，汗出已止大半，再服5剂而愈。⑦

9. 湿郁三焦　症见面青无华，精神萎顿，中之气怫郁，食少便溏。方用清天饮：枇杷叶30克、芦根30克、车前草30克、豆卷30克、滑石末30克、杏仁12克、冬瓜仁20克、佛手10克、香橼10克、通草10克。水煎服。临床观察：刘静庵以上方治疗1例湿郁三焦自汗患者，服5剂汗减；原方加橘红8克、桑枝30克，连服6剂，自汗全收，诸恙消失。⑧

10. 肺卫不固　症见汗出恶风，易患感冒，倦怠乏力，四肢酸痛，面色少华，舌质淡，苔薄白，脉细弱。方用加味玉屏风散：黄芪30克、牡蛎30克、浮小麦30克、防风10克、白术10克、麻黄根10克、党参10克、黄精10克、甘草6克。随症加减：汗出多者，加龙骨、白芍；脉细数者，加五味

---

① 王安，等.顽固性自汗治验[J].青海医药杂志，1990(4)：36.
② 刘静庵."自汗"异治数则[J].河南中医，1984(6)：42-44.
③ 孙华周.甘草附子汤止汗三例[J].辽宁中医杂志，1980(5)：15-16.
④ 李召泽.顽固性自汗[J].四川中医，1987(12)：32.
⑤ 周宜强.白虎汤治疗自汗症[J].四川中医，1986(10)：18.
⑥ 林家坤.五苓散治愈顽固性自汗[J].江苏中医杂志，1986(8)：14.
⑦ 刘济川.通利州都治顽固性自汗[J].中医杂志，1982(2)：11.
⑧ 刘静庵."自汗"异治数则[J].河南中医，1984(6)：42-44.

子、生地黄、麦冬；阳虚者，加附子；潮热者，加地骨皮、白薇；湿热内蕴者，加薏苡仁。每日1剂，水煎服。临床观察：王吉亮以上方加减治疗38例肺卫不固自汗患者。结果：痊愈21例，好转15例，未愈2例。总有效率94.5%。①

11. *膀胱气化失司* 症见患者头面、躯干、四肢汗出如洗，鼻鸣，恶风，口干，起床后即戴口罩，恐其受风汗出更甚，寝室汗酸味甚浓。药用猪苓12克、茯苓20克、泽泻15克、炒白术30克、知母10克、黄柏10克、肉桂2克。每日1剂，水煎服。临床观察：周少华等以上方治疗1例自汗患者，服药3剂，尿量增倍，尤见汗出已减大半；嘱继服5剂后痊愈，随访至今未复发。②

12. *痰瘀阻滞* 瘀热自汗者症见汗出，局部发热，或午后或夜间发热，肌肤甲错，形体羸瘦，舌有瘀点或瘀斑等症状。方可选用血府逐瘀汤加减。痰阻自汗者症见年老体胖之人，或素有咳喘、眩晕之人，汗出以胸背为多，头面四肢较少，兼见胸闷、恶心、呕吐痰涎等痰湿症状。治宜化痰清热。方用温胆汤加减。③

经 验 方

1. *桂龙玉屏汤* 白芍15克、金樱子15克、生黄芪15克、酸枣仁15克、桑螵蛸15克、生姜3片、大枣5枚、煅龙骨30克、煅牡蛎30克、防风6克、白术(炒)10克、石菖蒲10克、远志10克、桂枝10克。每日1剂，水煎服。15天为1个疗程。高向学以上方治疗30例自汗患者，痊愈40例，显效8例，无效2例。总有效率96%。④

2. *彭敏捷经验方* 桂枝汤加生龙骨30克、生牡蛎30克。随症加减：兼肺气虚者，加炙黄芪30克；兼阳虚者，加炮附子10～15克；兼心脾两虚者，加党参18克、白术15克、云茯苓15克。每日1剂，水煎服。彭敏捷以上方加减治疗34例更年期自汗症患者，服药3剂治愈(诸症完全消失)6例，服药6剂治愈18例，7～12剂痊愈10例。总有效率100%。⑤

3. *丹栀逍遥散化裁* 牡丹皮10克、栀子10克、柴胡10克、当归12克、赤芍12克、茯苓10克、白术10克、郁金12克、生地黄15克、桃仁10克、红花10克、川芎10克、甘草6克。每日1剂，水煎服。崔明等以上方治疗1例瘀血自汗患者，服6剂后，自汗减轻；继进6剂，自汗渐止，余症悉除；后改丹栀逍遥丸善后，随访未复发。⑥

4. *猪蹄甲汤* 猪蹄甲15个、黄芪15克、牡蛎15克、浮小麦15克、党参10克、五味子10克、熟地黄10克、山茱萸10克、炙甘草3克。每日1剂，水煎服。陆曦等以上方治疗25例不同疾病之自汗者，痊愈20例，有效5例。⑦

5. *玉屏风散加味* 黄芪24克、白术9克、防风9克、当归9克、党参18克、红枣5粒。刘仁勇以上方治疗16例术后自汗恶风患者，疗效尚好，最多服9剂，最少服3剂，平均5剂症除。⑧

单 方

五郁散 组成：广郁金30克、五倍子9克。制备方法：上药共研细末，贮瓶备用。用法用量：临证取五郁散10～15克，蜂蜜调成药饼两块，贴两乳头上，纱布固定之。每日换药1次。随症加减：血瘀偏盛，加服血府逐瘀汤加减。临床应用：程爵棠以上方治疗45例自汗证患者，痊愈41例，有效4例。⑨

---

① 王吉亮.加味玉屏风散治疗肺卫不固自汗38例[J].吉林中医药，2004，24(8)：28.
② 周少华，等.利小便治愈老年自汗[J].山东中医杂志，2004，23(12)：759-760.
③ 朱仕兵，等.自汗临证辨治浅析[J].实用中医内科杂志，2008，22(8)：49.
④ 高向学.桂龙玉屏汤治疗自汗[J].山西中医，2006，22(5)：58.
⑤ 彭敏捷.桂枝汤治疗更年期自汗症34例[J].新疆中医药，2000，18(3)：28.
⑥ 崔明，等.汗证从瘀治验二则[J].山东中医杂志，2000，19(10)：634-635.
⑦ 陆曦，等.猪蹄甲汤治疗自汗25例疗效观察[J].福建中医药，1989，20(6)：24.
⑧ 刘仁勇."玉屏风散"加味治疗16例术后自汗恶风[J].湖北中医杂志，1981(2)：39.
⑨ 程爵棠.五郁散治疗自汗证45例[J].中医杂志，1983(11)：52.

盗　汗

辨证施治

1. 沈元良分5型

(1) 阴血亏虚型　症见夜寐盗汗，五心烦热，或午后潮热，两颧色红，舌淡、苔薄或少，脉细或细数。方用参脉饮、归脾汤、六味地黄丸等加减。药用太子参、山药、麦冬、五味子、扁豆衣、当归、生白芍、生地黄、熟地黄、茯苓、山茱萸等。

(2) 营卫不和型　症见夜寐汗出，但同时恶风，周身酸楚，表现半身或某一局部汗出，易于感冒等，舌苔薄白，脉细或细弱。方用桂枝汤、桂枝加黄芪汤加减。药用桂枝、白芍、生姜、大枣、生甘草、炙甘草、黄芪等。

(3) 湿热郁阻型　症见夜寐盗汗，口苦胸闷，汗出而黏，或有呕吐，胁肋胀痛，舌苔黄腻，脉弦细或滑数。方用蒿芩清胆汤。药用青蒿、黄芩、枳壳、郁金、柴胡、六一散、碧玉散、姜半夏、茯苓、竹茹、龙胆草、薏苡仁等。

(4) 气虚不固型　症见夜寐盗汗，体倦乏力，气短懒言，面色苍白，舌苔薄白，脉弱或细弱。方用牡蛎散、玉屏风散、参麦饮。药用煅牡蛎、黄芪、白术、防风、浮小麦、太子参、党参、西洋参、五味子、仙鹤草等。

(5) 肝郁脾虚型　症见夜寐盗汗，心情抑郁，神疲纳少，心急烦躁，舌苔薄黄或腻，脉弦细或弦数。方用逍遥散、丹栀逍遥散、甘麦大枣汤。药用白术、茯苓、甘草、大枣、浮小麦、柴胡、白芍、牡丹皮、栀子、郁金、八月札、生麦芽等。①

2. 孙丽霞分3型

(1) 气阴两虚型　治宜滋阴泻火、益气固表止汗。方用当归六黄汤合玉屏风散加味：生黄芪20克、当归10克、生地黄10克、熟地黄10克、黄芩10克、黄柏10克、黄连3克、防风12克、白术10克、仙鹤草30克、大枣10克、浮小麦30克、怀牛膝10克、莱菔子10克、紫苏梗10克。每日1剂，水煎服。

(2) 邪伏阴分型　治宜养阴透热。方用青蒿鳖甲汤加味：青蒿10克、鳖甲10克、知母10克、牡丹皮10克、当归10克、秦艽10克、乌梅10克、煅牡蛎(先煎)30克、煅龙骨(先煎)30克、浮小麦30克、防风15克、黄连3克、怀牛膝15克、仙鹤草30克、大枣10克。每日1剂，水煎服。

(3) 肝胆湿热型　治宜清肝泻火、化湿和营。方用龙胆泻肝汤加减：龙胆草3克、栀子10克、黄芩10克、生地黄10克、当归10克、车前草10克、泽泻30克、茵陈30克、虎杖15克、荷叶10克、生山楂10克、苍术10克、黄柏10克、法半夏6克、知母10克、茯苓15克、仙鹤草30克、大枣10克。每日1剂，水煎服，饭后1小时服。

临床观察：孙丽霞以上方辨证治疗3例盗汗患者，疗效满意。②

3. 冯志鹏分4型

(1) 阴虚火旺型　治宜滋阴泻火、安神止汗。方用当归六黄汤加减：当归9克、生地黄15克、熟地黄15克、黄芩12克、黄连8克、黄柏9克、煅龙骨18克、煅牡蛎18克、女贞子15克、旱莲草15克。

(2) 营卫不和型　治宜活血化瘀，兼以止汗。方用桂枝汤加煅龙骨、煅牡蛎：桂枝9克、生白芍9克、煅龙骨18克、煅牡蛎18克、生姜9克、大枣9克、炙甘草6克。

(3) 湿热型　治宜清肝泄热、渗湿止汗。方用龙胆泻肝汤加减：龙胆草9克、栀子10克、黄芩12克、车前草15克、泽泻12克、桑叶12克、白鲜皮15克、苦参12克、煅龙骨18克、煅牡蛎18克、生甘草6克。

(4) 血瘀型　治宜活血化瘀、安神止汗。方用血府逐瘀汤加减：当归9克、生地黄12克、桃仁8克、红花8克、白芍15克、柴胡9克、枳壳10克、

---

① 吕旭阳，等.沈元良教授辨治盗汗经验[J].新中医，2015，47(3)：14-16.

② 周静汶，等.孙丽霞治疗盗汗验案三则[J].中国中医基础医学杂志，2015，21(12)：1580-1581.

怀牛膝 10 克、桑叶 12 克、炒酸枣仁 15 克、百合 15 克。

以上各方均每日 1 剂，水煎服。临床观察：冯志鹏以上方辨证治疗 4 例盗汗患者，疗效满意。[①]

4. 薛爱芳等分 4 型

(1) 营卫失调，气阴两虚　治宜调和营卫、滋阴敛汗。方用桂枝汤合五屏风散加味：桂枝 6 克、防风 6 克、甘草 6 克、麦冬 10 克、玄参 10 克、白芍 9 克、白术 9 克、麻黄根 9 克、黄芪 15 克、煅牡蛎 20 克、五味子 3 克。

(2) 寒湿因脾，阳气受损　症见常卧则盗汗，脘腹痞满，纳食无味，神倦懒言，肢体困重，便溏溲清，舌淡白胖嫩，边有齿痕，苔白厚腻，脉沉缓。治宜芳香化湿、温脾和胃，佐以敛汗。方用参苓白术散加敛汗药：党参 18 克、黄芪 18 克、炒山药 18 克、茯苓 10 克、藿香 10 克、厚朴 10 克、苍术 8 克、鸡内金 8 克、麻黄根 8 克、干姜 6 克、陈皮 6 克、甘草 6 克、山楂 15 克、炒扁豆 15 克。

(3) 脾肾亏损，腠理不固　症见连续盗汗，腰背酸痛加剧，伴心悸头眩，神倦乏力，纳差舌边尖偏红，苔薄白，脉沉细。治宜滋养脾肾、益气固表。方用独活寄生汤合牡蛎散加减：独活 15 克、党参 15 克、生熟地黄各 15 克、白芍 15 克、桑寄生 15 克、防风 10 克、枸杞子 10 克、龙骨 10 克、黄芪 20 克、煅牡蛎 30 克、当归 6 克、麻黄根 6 克、五味子 6 克。

(4) 心火亢盛，卫气虚弱　症见盗汗心烦，头目眩晕，咽干口苦，便结尿黄，面色潮红，舌尖红，脉滑数。治宜滋阴清热、益气敛汗。方用当归六黄汤加味：当归 4.5 克、黄连 4.5 克、五味子 4.5 克、黄芩 6 克、黄柏 6 克、生熟地黄各 10 克、黄芪 15 克、生牡蛎 30 克。[②]

5. 邹小娟等分 2 型

(1) 虚证盗汗

① 阴虚盗汗　症见盗汗，低热，五心烦热，午后潮热，颧红，口咽干燥，形体消瘦，舌红少津或少苔，脉细数。治宜滋阴降火。方用当归六黄汤加减。

② 阳虚盗汗　症见寐中汗出，惊醒则止，心悸怔忡，腰膝酸冷而痛，夜尿频数，或浮肿，小便不利，畏寒肢冷，神疲乏力，面色淡白，舌淡胖或淡暗，苔白滑，脉沉细无力。治宜温阳益气、固表止汗。心阳虚者，方用桂枝甘草龙牡汤、玉屏风散化裁。病久入肾者，方用右归饮或肾气丸加减。

③ 血虚盗汗　症见心悸，心烦，失眠，多梦，健忘，面白无华，唇淡，气短神疲，舌淡，脉细。治宜补血养心敛汗。方用归脾汤加减。

(2) 实证盗汗

① 风邪袭表盗汗　症见恶寒发热，头身疼痛，舌苔薄白，脉浮数等外邪袭表之象。治宜解肌祛风、调和营卫。方用桂枝汤加减。

② 阳明热盛盗汗　症见发热，不恶寒，反恶热，面赤烘热，烦渴引饮，舌红苔黄而干，脉洪大等阳明热甚之征。治宜清里泄热。方用白虎汤加减。

③ 邪阻半表半里盗汗　症见寐中汗出，寒热往来，胸胁苦满，心烦喜呕，咽干，目眩，苔薄黄，脉弦略数。治宜和解少阳。方用小柴胡汤加减。

④ 湿热蕴结盗汗　症见睡中汗出不爽而黏手，身热起伏，汗出热不解，脘闷纳呆，口中黏滞不爽，渴不多饮，头身困重，倦怠，舌苔黄腻，脉濡数。治宜清热化湿。方用三仁汤或甘露消毒丹加减。

⑤ 血瘀盗汗　症见盗汗，面色黧黑或清灰，唇甲青紫、局部有刺痛、拒按，部位固定，夜间尤甚，口干，肌肤甲错，舌质暗红或有瘀斑瘀点，舌下大络青紫、曲张，脉涩。治宜活血化瘀清热。方用血府逐瘀汤加减。

⑥ 食滞盗汗　脘腹胀满不适，口气秽浊，偏食或纳呆，大便臭秽或夹有不消化食物，且有酸腐气味，舌苔厚，脉滑。治宜消食导滞清热。方用大安丸或保和丸。[③]

6. 官毅分 9 型

(1) 阴虚型　症见潮热盗汗，虚烦少寐，头昏耳鸣，舌红少苔，脉细等。治宜滋阴降火。方用当

① 冯志鹏.盗汗验案四则[J].山东中医杂志，2009，28(2)：136.
② 薛爱芳，等.盗汗非必阴虚治疗体会[J].实用医技杂志，2006，13(13)：2256.
③ 邹小娟，等.试论盗汗虚实辨治[J].湖北中医学院学报，2003，5(3)：37－38.

归六黄汤或保阴煎。药用生地黄、熟地黄、白芍、山药、续断、黄芩、黄柏、甘草。

(2) 阳虚型　症见肢冷畏寒，面色㿠白无华，舌淡苔白等。治宜助阳固表敛汗。方用桂枝附子汤加味：桂枝、白芍、甘草、附子、生姜、大枣、黄芪、五味子、煅牡蛎等。

(3) 血虚型　症见心悸少寐，面色不华，气短神疲，头目眩晕等。治宜补血健脾养心。方用归脾汤加减。

(4) 邪居少阳型　症见寒热往来或寒热不甚，时有口苦，盗汗出于胸膈以上。治宜和解少阳，转枢邪气外出。方用逍遥散加减：白芍、当归、白术、甘草、茯苓、柴胡、薄荷、麻黄根、浮小麦。

(5) 阳明腑实型　症见发热汗出，寝则盗汗，多出于头部，且热气蒸。治宜通腑泻热。方用调胃承气汤。

(6) 脾虚湿胜型　症见纳差，脘闷，四肢沉重，身体懈惰，大便不实，盗汗黏腻，舌淡苔白腻，脉濡细。方用香砂六君子汤加泽泻、薏苡仁。

(7) 肝郁化火型　症见头昏，目赤，吐衄，舌边尖红，苔黄，脉弦数。药用防风 6 克、龙胆草 6 克。水煎服。

(8) 血热妄行型　方用金毛狗脊汤或犀角地黄汤或温清饮(四物汤加黄芩、黄连、栀子、黄柏)。

(9) 辨证不明型　方用《丹溪心法》外治法：五味子末、白矾末津液调封脐中一宿即止，或用牡蛎、麻黄根、面粉、藁本、糯米、防风、白芷等为末周身扑之。《景岳全书》用“五倍子为末，以唾液调填脐中，过宿即止。或用何首乌为末，填脐敷之亦止。”①

7. 白跃林分 4 型

(1) 阴虚型　症见入睡汗出，通身如浴，失眠梦多，颧红，口干咽燥，五心烦热，大便干结，小便短黄，舌红少苔，脉细数。治宜清心火、补肾精、宁心安神。方用四子止汗汤：五味子(朱砂拌)6 克、枸杞子 10 克、女贞子 10 克、山茱萸 10 克、琥珀 10 克、沙苑子 10 克、生地黄 12 克、茯苓(朱砂拌)12 克、炙甘草 5 克。随症加减：心火旺，加黄连 5 克、麦冬 10 克；相火妄动、夜梦遗精，加知母 10 克、黄柏 6 克；心情忧郁、头目眩晕，加白芍 10 克、珍珠母 15 克；干咳无痰或咳血，加知母 10 克、川贝母 6 克、百合 10 克、墨旱莲 12 克。

(2) 气阴两虚型　症见入睡汗出，通身如浴，失眠多梦，面色㿠白，头昏乏力，气短懒言，心慌心跳，舌质淡红，苔少，脉细弱偏数。治宜益气养阴、宁心安神。方用参芪四子止汗汤：党参 12 克、黄芪 12 克、五味子(朱砂拌)6 克、枸杞子 10 克、女贞子 10 克、山茱萸 10 克、琥珀 10 克、沙苑子 10 克、生地黄 12 克、茯苓(朱砂拌)12 克、炙甘草 5 克。随症加减；血虚，加当归 10 克、丹参 6 克。

(3) 阳虚型　症见入睡汗出，通身如浴，面色㿠白，四肢不温，畏寒，纳谷不香，大便溏烂，小便清长，舌质淡胖嫩，脉沉细，尺脉弱。治宜益气温阳、宁心敛汗。方用黄芪建中汤加浮小麦 10 克、附子 6 克。

(4) 伤湿型　症见入睡汗出，通身如浴，肢体困倦，头重如裹，脘闷纳呆，大便溏薄，小便短黄，口黏口腻，脉滑或濡缓或濡细。治宜健脾化湿、芳香淡渗。方用三仁二术汤：杏仁 10 克、薏苡仁(炒)10 克、砂仁(后下)5 克、白术 6 克、苍术 6 克、茵陈 12 克、茯苓 12 克、浮小麦 10 克。

临床观察：白跃林以上方加减辨证治疗 59 例盗汗患者。结果：痊愈 43 例，好转 11 例，无效 5 例。②

8. 叶景华分 2 型

(1) 实证盗汗　症见盗汗出多，多数病例大便秘结，纳呆，口苦，舌苔腻。治宜清化湿热而通腑。方用小承气汤加味：厚朴、枳实(壳)、大黄、栀子、黄芩、藿香、青陈皮、猪苓等。随症加减：恶心泛酸，加左金丸、半夏；大便溏薄者，去大黄，加炒白术、炒山楂肉、炒神曲。

(2) 虚证盗汗

① 阴虚盗汗　症见盗汗频作，低热或潮热，

---

① 官毅.盗汗辨治心得[J].辽宁中医学院学报，2003，5(3)：214－215.

② 白跃林.盗汗的辨证论治——附 59 例临床分析[J].广西中医药，1986，9(6)：19－21.

舌红而光，脉细数等。治宜滋阴敛汗。药用生地黄、麦冬、石斛、地骨皮、白芍、五味子、瘪桃干、浮小麦等。随症加减：低热持续不退者，加青蒿、白薇、银柴胡；兼有乏力、气短等气虚情况者，加孩儿参、黄芪；阴虚火旺而舌苔薄黄、口苦者，加黄柏、知母；纳呆者，加佛手。

② 气虚盗汗　症见自汗，神疲乏力，气短，舌苔薄质淡红，脉虚或细而无力。治宜益气固表。药用党参或孩儿参、黄芪、白术、煅牡蛎、炙甘草等。随症加减：汗出后恶寒者，加桂枝、炒白芍；兼有表症者，加玉屏风散；胸闷，纳呆，舌苔腻者，加厚朴、半夏、陈皮；气阴两虚者，加黄精、白芍。①

经　验　方

1. 敛汗汤　浮小麦 30 克、糯稻根 15～30 克、麻黄根 12 克、五味子 6 克。黄筠涵等以上方为基础方，随症加减，治疗 1 例阴虚盗汗患者和 1 例气虚盗汗患者，疗效满意。②

2. 银翘散合桑菊饮　金银花 15 克、连翘 15 克、炒黄芩 15 克、桑叶 12 克、白术 12 克、菊花 10 克、柴胡 10 克、防风 10 克、黄芪 30 克、鲜芦根 30 克、甘草 10 克、杏仁 10 克、薄荷 5 克。宣透兼以调和三焦。适用于风热外感之盗汗。王坤根以上方治疗 1 例盗汗患者，7 剂药后汗止未复发。③

3. 附子理中汤　附子 3～30 克、红参 3～15 克、白术 6～18 克、干姜 3～12 克、炙甘草 3～9 克。一煎加水 1 000～1 500 毫升，先煎附子 60 分钟，再加入他药武火煎至即将开时调至文火再煎 30 分钟，取汤药 100～200 毫升；二煎加水 300～500 毫升武火煎开调至文火煎 20 分钟，取汤药 100～200 毫升，两煎药汁分上、下午 2 次温服。梁光造以上方治疗 93 例盗汗患者，总有效率 97.8%，治愈率 90.3%。④

4. 当归六黄汤合桃红四物汤加减　当归 15 克、生地黄 10 克、熟地黄 10 克、黄芩 10 克、黄连 10 克、黄柏 10 克、生黄芪 25 克、桃仁 10 克、红花 10 克、川芎 15 克、防风 20 克、五味子 10 克、浮小麦 30 克、煅龙骨 20 克、煅牡蛎 20 克。水煎服。滋阴降火，活血化瘀，固表止汗。适用于阴虚火旺夹瘀之盗汗。杨秀炜等以上方治疗 1 例盗汗患者，疗效满意。⑤

5. 盗汗特效方　黄芩 10 克、黄连 10 克、黄柏 10 克、当归 10 克、黄芪 30 克、生地黄 15 克、熟地黄 10 克、白芍 15 克、麻黄根 10 克、桂枝 6 克、五味子 6 克、甘草 6 克、生姜 3 片、大枣 3 枚。益气固摄，清热利湿。郑伟达以上方治疗 1 例盗汗患者，后复诊，痊愈。⑥

6. 益气敛汗方　黄芪 30 克、生地黄 15 克、熟地黄 15 克、黄芩 12 克、黄连 6 克、黄柏 12 克、知母 15 克、当归 6 克、麻黄根 15 克、浮小麦 30 克、糯稻根 30 克、煅牡蛎 30 克、五味子 10 克、薏苡仁 30 克。每日 1 剂，水煎服。秦丽以上方治疗 23 例盗汗患者，7 天后观察疗效。结果：显效 14 例，有效 7 例，无效 2 例。总有效率 91.3%，疗效满意。⑦

7. 牡蛎散合当归六黄汤加减　煅龙骨 30 克、煅牡蛎 30 克、当归 12 克、黄芪 30 克、黄芩 15 克、黄柏 15 克、生地黄 30 克、麻黄根 10 克、糯稻根须 20 克、浮小麦 30 克、防风 10 克、五味子 10 克、白芍 15 克、甘草 6 克。随症加减：汗出多者，适当加重白芍、麻黄根、糯稻根须用量，或加五倍子；乏力明显属气虚者，加党参(或太子参)30 克、黄精 15 克；潮热甚者，酌加秦艽 10 克、银柴胡 10 克、胡黄连 10 克、白薇 10 克；兼有腰膝酸软者，加怀山药 30 克、山茱萸 15 克、枸杞子 15 克。每日 1 剂，水煎服。7 天为 1 个疗程，治疗 1～4 个疗程。于宏

---

① 叶景华.盗汗的辨证施治与临床体会[J].广西中医药，1983，6(5)：22-23.
② 黄筠涵，等.敛汗汤辨治盗汗验案 2 则[J].环球中医药，2017，10(10)：1157-1158.
③ 苏莹莹，等.王坤根治疗风热盗汗验案举隅[J].浙江中医杂志，2016，51(8)：554.
④ 梁光造.附子理中汤治疗盗汗 93 例临床疗效分析[J].九江学院学报(自然科学版)，2016(4)：86-87.
⑤ 杨秀炜，等.盗汗治验举隅[J].长春中医药大学学报，2014，30(1)：91-92.
⑥ 郑东京，郑伟达，等.郑伟达教授治疗汗证经验探析[J].世界中西医结合杂志，2014，9(4)：341-343.
⑦ 秦丽.自拟益气敛汗方治疗盗汗 23 例临床观察[J].内蒙古中医药，2013，32(32)：15.

波以上方加减治疗57例盗汗患者。结果：临床治愈39例，有效15例，无效3例。总有效率94.74%，疗效满意。①

8. *独活寄生汤加味*　独活15克、桑寄生20克、秦艽10克、防风10克、干姜10克、川芎15克、当归15克、生地黄20克、白芍20克、茯苓18克、肉桂10克、杜仲15克、牛膝30克、党参15克、甘草6克、浮小麦30克、麻黄根30克。随症加减：汗出受风较重者，重用防风，并加桂枝12克；伴气虚者，加黄芪30克。每日1剂，水煎服。6剂为1个疗程，连续服用2～3个疗程。张华荣等以上方加减治疗28例盗汗患者，2个疗程共治愈19例，好转9例；3个疗程又治愈9例。治愈率100%。②

9. *右归饮合桂枝汤加减*　熟地黄25克、山药15克、山茱萸15克、枸杞子15克、巴戟天15克、菟丝子15克、炮附子10克、肉桂10克、桂枝10克、白芍10克、甘草10克、黄芪30克、生龙骨30克、生牡蛎30克。每日1剂，水煎服。王波以上方治疗10余例中老年顽固性盗汗患者，疗效满意。③

10. *益气滋阴汤*　党参15克、茯苓15克、山茱萸15克、黄芪30克、山药30克、煅龙骨30克、煅牡蛎30克、白术10克、麻黄根10克、桑叶10克、熟地黄20克、五味子6克、乌梅6克、甘草6克。随症加减：气虚较甚，心慌气短，无力，党参改为人参10克，加川芎10克、丹参30克；腰痛重，腰酸膝软，加杜仲10克、续断15克；偏肾阳虚，加巴戟天10克、淫羊藿15克；偏肾阴虚，加女贞子15克、枸杞子10克；五心烦热，加银柴胡10克、地骨皮15克、黄柏12克；胃脘痞闷疼痛、不欲饮食，加厚朴10克、麦芽20克、神曲20克、白芍30克；干呕、泛酸，加半夏10克、竹茹6克、海螵蛸20克；口干口渴，加麦冬10克、沙参10克；眠差梦多、头晕，加炒酸枣仁30克、夜交藤20克、夏枯草15克。每日1剂，水煎服。高建民等以上方加减治疗36例盗汗患者，痊愈29例，好转4例，无效3例。总有效率91.67%。④

11. *百合地黄汤加味*　百合20克、生地黄15克、酸枣仁12克、地骨皮9克、煅龙骨18克、莲子心3克、甘草3克。彭巍以上方治疗1例心阴虚损型盗汗患者，服5剂，盗汗明显减少；以原方去莲子心，加山药18克，服5剂，盗汗止。⑤

12. *平胃散加黄芩化裁*　苍术9克、白术9克、浮小麦9克、川厚朴9克、陈皮6克、防风6克、黄芩15克、黄芪30克、牡蛎30克、生甘草3克。每日1剂。黄腾蛟以上方治疗1例中焦湿热型盗汗患者，连服8剂而愈。⑥

13. *当归六黄汤1*　当归9克、生地黄9克、熟地黄9克、黄连3克、黄芩9克、黄柏9克、黄芪12克。随症加减：低热缠绵者，加银柴胡9克、地骨皮9克；心悸少寝者，加生龙骨15克、生牡蛎30克、柏子仁9克。每日1剂，浓煎2汁，其中1汁于临睡前顿服。步培良以上方加减治疗10例盗汗患者，显效7例，有效2例，无效1例。⑦

14. *五味龙牡汤*　五味子10克、龙骨20克、牡蛎20克、浮小麦30克、金雀根30克、麻黄根10克、瘪桃干10克、穞豆衣10克。随症加减：卫表不固者，加炒白术15克、防风10克；兼有湿热者，加赤小豆30克；兼有五心烦热者，加地骨皮10克、青蒿10克。周如明以上方加减治疗120例盗汗患者，总有效率98%，疗效较好。⑧

15. *清心方*　生地黄12克、麦冬12克、木通12克、竹叶6克、栀子6克、甘草梢6克、大黄6克、车前子(包)20克。田麒以上方治疗1例多汗症患者，4剂汗减；原方加灯心草3克，又进4剂；

---

① 于宏波.牡蛎散合当归六黄汤治疗盗汗57例[J].实用中医药杂志，2013，29(10)：828.
② 张华荣，等.独活寄生汤治盗汗28例[J].中国民间疗法，2008(6)：28.
③ 王波.温补肾阳治盗汗[J].山东中医杂志，2002，21(12)：755.
④ 高建民，等.益气滋阴汤治疗盗汗36例[J].实用中医药杂志，2002，18(10)：16-17.
⑤ 彭巍.百合地黄汤治验5则[J].新中医，2001，33(8)：60-61.
⑥ 黄腾蛟.从湿热论治盗汗举要[J].中国民间疗法，2001，9(11)：6-7.
⑦ 步培良.当归六黄汤治疗盗汗[J].河南中医，2000，20(5)：58.
⑧ 周如明.五味龙牡汤治疗盗汗120例[J].中国民间疗法，2000，8(8)：26.

以原方加酸枣仁10克，进4剂，痊愈。①

16. *小柴胡汤* 柴胡20克、黄芩10克、半夏12克、炙甘草3克、生晒参6克、生姜3片、大枣3枚。刘建德以上方治疗1例更年期阵汗患者，3剂后，汗减，又进7剂，痊愈。②

17. *玉屏风散合生脉散* 黄芪20克、党参20克、煅牡蛎(先煎)20克、麦冬15克、白芍15克、浮小麦15克、白术12克、防风12克、山药12克、五味子10克、大枣10克。随症加减：阴虚内热，加生地黄、地骨皮；血虚，加熟地黄、何首乌；阳虚，加制附子。陈亚梅以上方加减治疗50例体虚自汗、盗汗患者，治愈43例，好转7例。③

18. *当归六黄汤2* 当归12克、黄芩12克、黄柏12克、生地黄12克、熟地黄12克、黄连3～6克、黄芪12～24克。随症加减：气血甚虚，加甘草，重用黄芪；气阴甚虚，加麦冬、西洋参；汗多，加煅龙骨、煅牡蛎、五味子。曹在照以上方治疗50例虚实夹杂之自汗盗汗患者，治愈43例，显效5例，有效2例。④

19. *真武汤* 制附子10克、白术10克、茯苓15克、白芍15克、生姜4片。扶阳抑阴。适用于阳虚型盗汁。周亚林以上方治疗1例6年阳气虚衰、阴寒内盛之顽固型盗汗患者，服药4剂，盗汗止，精神佳。⑤

20. *龙胆泻肝汤加减* 龙胆草10克、柴胡10克、生地黄10克、泽泻12克、当归12克、栀子12克、黄芩12克、木通15克、车前仁15克、龙骨18克、牡蛎18克、甘草6克。张素珍以上方治疗1例湿热蕴积、熏蒸肝胆之盗汗患者，6剂后痊愈。⑥

21. *达原饮* 槟榔12克、白芍12克、厚朴9克、草果9克、知母9克、黄芩9克(苔黄用至12克)、甘草5克、柴胡15克。水煎2次，混合后分2次服。唐福洪以上方治疗23例湿郁盗汗患者，痊愈19例，其中服1剂汗止者6例，2剂11例，3剂2例；未愈4例。⑦

22. *黄芪桂枝五物汤加味* 黄芪15克、桂枝10克、白芍10克、白术10克、五味子9克、大枣5枚、生姜4片。每日1剂，水煎服。益气温阳，调和营卫。适用于阳虚型盗汗。张永功以上方治疗8例阳虚型盗汗患者，疗效满意。⑧

23. *彭述宪经验方* (1)加减一贯煎：熟地黄15克、煅龙骨15克、生地黄12克、白芍12克、麦冬12克、朱茯神12克、知母9克、地骨皮9克、黄连5克、炙甘草3克。彭述宪用上方治疗1例肾阴亏损，心火偏盛之汗证患者，服8剂，汗大减，肾阴未复。更方：熟地黄15克、山药15克、煅龙骨15克、酸枣仁15克、丹参15克、白芍6克、地骨皮6克、甘草3克。进6剂而愈。(2)清肝止汗汤加味：川楝子9克、郁金9克、黄芩9克、牡丹皮9克、夏枯草15克、钩藤、生牡蛎15克、碧玉散15克、茯苓6克。彭述宪用上方治疗1例肝火炽盛，兼有湿热之盗汗证患者，服12剂，汗止，诸症随减。头晕体倦、苔黄舌红，原方去碧玉散、郁金，加当归9克、白芍9克，进5剂，痊愈。(3)参芪汤加减：炙黄芪12克、党参12克、煅牡蛎12克、白术9克、朱茯神9克、当归9克、酸枣仁9克、浮小麦9克、六神曲9克、五味子6克、陈皮6克、佩兰6克、炙甘草6克。彭述宪用上方治疗1例心脾不足，汗失固摄患者，进5剂，自汗止，盗汗减，原方去五味子加山药12克，又进5剂，痊愈。⑨

24. *保和丸加味* 神曲10克、山楂10克、茯苓10克、麦芽10克、陈皮8克、莱菔子8克、麻黄根8克、连翘9克、半夏曲6克、胡黄连6克。黄银弟以上方治疗1例小儿食积化热之盗汗患者，

---

① 田麒.清心法治疗多汗症一则[J].天津中医，1991(5)：34.
② 刘建德.更年期阵汗治验[J].四川中医，1991(4)：34.
③ 陈亚梅.玉屏风散合生脉散化裁治疗虚性汗证50例[J].广西中医药，1991，14(2)：59.
④ 曹在照.当归六黄汤治疗汗证50例[J].湖北中医杂志，1991(6)：22.
⑤ 周亚林.真武汤治疗顽固性盗汗[J].四川中医，1991(12)：27.
⑥ 张素珍.龙胆泻肝汤治愈盗汗[J].四川中医，1990(2)：33.
⑦ 唐福洪.达原饮治湿郁盗汗23例[J].山东中医杂志，1990，9(4)：25.
⑧ 张永功.黄芪桂枝五物汤治疗盗汗8例[J].黑龙江中医药，1990(1)：32-33.
⑨ 彭述宪.自汗，盗汗辨治六案[J].河南中医，1990(2)：26.

2剂汗止。①

25. *胡仕华经验方* 制附子10克、桂枝10克、干姜3克、炙甘草6克、五味子6克、黄芪30克、党参30克、丹参30克、当归15克、龙骨15克、牡蛎15克、赤芍15克、白芍15克。胡仕华以上方治疗1例心肾阳虚、肺卫不固，兼血虚夹瘀之汗证患者，服药9剂而愈。②

26. *新加龙萸止汗汤* 生龙骨30～60克、生牡蛎30～60克、山茱萸30～60克、何首乌30克、酸枣仁20克、黄芪20克、金樱子20克、乌梅15克。俞豪民用上方治疗风心病、肺心病、心肌炎、心律不齐引起的全身性大汗证(包括自汗盗汗)患者，疗效显著，一般2～3剂见效。③

27. *王振录经验方* (1)桃仁四物汤加味：黄芪21克、川芎9克、当归10克、生地黄12克、桃仁6克、红花6克、桔梗6克。益气活血，化瘀通络。(2)参附汤合血府逐瘀汤加减：制附子12克、党参15克、当归10克、白芍10克、熟地黄21克、川芎6克、桃仁6克、红花6克、枳壳6克、川牛膝9克、桔梗6克、炙甘草6克。温阳固表，化瘀通络；适用于血虚瘀阻、阳气不能卫外之盗汗。(3)血府逐瘀汤：生地黄20克、黄芩10克、山茱萸10克、黄柏9克、知母10克、赤芍10克、桃仁6克、牡丹皮10克、红花6克、黄芪30克。滋阴活血化瘀；适用于阴虚津耗、血瘀逼液外溢之盗汗。王振录以上方治疗3例血瘀型盗汗患者，疗效满意。④

28. *三仁汤加味* 杏仁12克、茵陈12克、薏苡仁15克、白豆蔻仁6克、半夏6克、厚朴10克、通草3克、滑石20克、竹叶9克。张安富等以上方治疗1例湿热熏蒸之盗汗患者，5剂痊愈。⑤

29. *疏渎固表汤* 杏仁15克、白术15克、茯苓15克、泽泻18克、黄芪18克、防风8克、仙鹤草24克、煅牡蛎30克。随症加减：肾阳虚者，酌加肉桂、淫羊藿；肾阴虚者，加山茱萸、山药；湿热盛者，去白术，增泽泻之量，并加桂枝、滑石。每日1剂，水煎服。聂天义以上方加减治疗1例多汗症患者，3剂后汗少，1周后汗止。⑥

30. *黄芪龙牡汤* 黄芪30克、地骨皮20克、生龙骨20克、生牡蛎20克、浮小麦18克、五味子9克、炒白芍12克。随症加减：气虚重者，加党参或北沙参30克；舌红、热象明显者，加生地黄15克、知母12克、黄芩9克；便秘、舌苔黄腻者，加大黄6克、茯苓12克；肢体麻木者，加鸡血藤30克。陈达中以上方加减治疗60例盗汗，服药最多22剂，最少4剂，痊愈44例，好转16例。⑦

31. *殷明贵经验方* (1)理中汤合牡蛎散加味：党参15克、牡蛎15克、浮小麦15克、谷芽15克、麦芽15克、白术10克、干姜10克、五味子10克、麻黄根10克、黄芪20克、山药20克、炙甘草4克。殷明贵以上方治疗1例脾虚气衰、卫阳不固之气虚型盗汗患者，4剂汗减，继服10剂而愈。(2)四君子汤合牡蛎散加味：党参10克、白术10克、茯苓10克、牡蛎10克、麻黄根10克、白芍10克、浮小麦10克、山药15克、黄芪15克、谷芽15克、麦芽15克、炙甘草3克。殷明贵以上方治疗1例脾胃虚弱、气虚盗汗患者，连服8剂而愈。(3)六君子汤合玉屏风散合牡蛎散：五味子15克、白术15克、茯苓15克、半夏15克、陈皮15克、麻黄根15克、黄芪50克、防风10克、建曲30克、牡蛎30克、甘草3克。殷明贵以上方治疗1例肺脾气虚、痰湿咳嗽、气虚盗汗患者，服药8剂诸症均减，又服7剂而愈。⑧

32. *固气填精汤合百合知母汤加减* 北沙参

---

① 黄银弟.盗汗治验[J].四川中医，1989(4)：26.
② 胡仕华.汗症治验一例[J].江西中医药，1989(5)：4.
③ 俞豪民.新加龙萸止汗汤治疗心脏病大汗症[J].中医杂志，1988(2)：58.
④ 王振录.活血化瘀法治疗汗证举隅[J].北京中医杂志，1988(3)：29-30.
⑤ 张安富，等.三仁汤加味治盗汗[J].四川中医，1988(8)：60.
⑥ 聂天义.疏渎固表汤治疗顽固性多汗症[J].四川中医，1986(7)：19.
⑦ 陈达中."黄芪龙牡汤"治疗盗汗症60例[J].四川中医，1986(10)：19.
⑧ 殷明贵.气虚盗汗治验三例[J].四川中医，1986(10)：18.

15克、生黄芪15克、枸杞子15克、浮小麦30克、牡蛎20克、龙骨15克、百合30克、知母15克。随症加减：眠差，加柏子仁30克、合欢皮或炒酸枣仁15克；口干，加麦冬20克、五味子10克。王廷以上方加减治疗1例气阴两虚之盗汗患者，共服24剂，疗效满意。①

33. *血府逐瘀汤加减1*　方一：当归10克、生地黄10克、红花9克、桃仁12克、枳壳6克、川芎5克、青皮6克、赤芍10克、柴胡5克、川牛膝10克、紫石英30克、桔梗4克、甘草4克。共4剂。方二：当归12克、赤芍10克、生地黄12克、川芎8克、制首乌15克、红花6克、桃仁10克、枳实6克、柴胡6克、黄芪12克、绿萼梅6克、紫石英20克、甘草6克。共8剂。刘时尹等用上方治疗2例更年期多汗症患者，复诊随症加减，痊愈。②

34. *自拟方1*　薏苡仁12克、白豆蔻6克、淡竹叶5克、木通10克、杏仁10克、藿香10克、法半夏10克、防风10克、荆芥10克、滑石20克。刘顺安用上方治疗1例风湿束表、湿热熏蒸之盗汗证患者，2剂即愈。③

35. *甘露消毒饮*　茵陈15克、茯苓15克、藿香10克、石菖蒲10克、黄芩10克、连翘10克、木瓜10克、木通6克、杏仁6克、法半夏9克、青蒿12克、六一散12克、生牡蛎30克。毛永业用上方治1例疗术后体虚、营卫失调、湿热之邪郁蒸之盗汗患者，2剂汗减，上方加减又服5剂，基本康复。④

36. *周一祥经验方*　(1)当归六黄汤加味：当归4.5克、黄连4.5克、五味子4.5克、黄芩6克、黄柏6克、生熟地黄各10克、黄芪15克、生牡蛎30克。周一祥用上方治疗1例阴虚火旺之盗汗患者，3剂汗止。(2)参苓白术散加减：党参18克、怀山药(炒)18克、茯苓10克、藿香10克、厚朴花10克、苍术8克、鸡内金8克、麻黄根8克、干姜6克、陈皮6克、炙甘草6克、山楂15克、稽豆衣15克。周一祥用上方治疗1例寒湿困脾，阳气受损之盗汗患者，3剂后盗汗止，原方去麻黄根，继服3剂而愈。(3)桂枝汤合玉屏风散加味：桂枝6克、防风6克、炙甘草6克、麦冬10克、玄参10克、白芍9克、白术9克、麻黄根9克、黄芪15克、煅牡蛎20克、五味子3克。周一祥用上方治疗1例营卫不调、气阴两虚、盗汗自汗并见的患者，服3剂而愈。⑤

37. *张护龙经验方*　茵陈30克、生薏苡仁15克、青蒿15克、杏仁9克、白豆蔻仁9克、法半夏9克、通草9克、白术9克、碧玉散9克、佩兰9克。张护龙以上方治疗1例湿热郁阻型汗出患者，后复诊换方：杏仁9克、白豆蔻仁9克、法半夏9克、通草9克、碧玉散9克、佩兰9克、生薏苡仁15克、金银花15克。患者痊愈。⑥

38. *参苓白术散加味*　党参15克、山药15克、茯苓12克、炒白术12克、炒扁豆12克、炒莲子肉12克、薏苡仁12克、五味子12克、陈皮6克、砂仁6克、炙黄芪12克、红枣12克、生牡蛎30克、炙甘草10克。蒲孝生用上方治疗1例脾虚伤肺汗多，进食尤甚的患者，服药15剂，汗减。原方去砂仁、薏苡仁，加浮小麦30克。以20剂药量制成蜜丸，每次饭前服15克，服完愈。⑦

39. *血府逐瘀汤加减2*　生地黄10克、当归10克、赤芍10克、川芎8克、桃仁6克、红花6克、柴胡6克、枳壳10克、桔梗10克、牛膝10克、生甘草8克、生龙牡各30克。共3剂。章真如用上方治疗1例瘀血型盗汗患者，复诊随症加减，痊愈。⑧

40. *自拟方2*　白芍15克、生地黄15克、南北沙参各10克、莲子心6克、五味子10克、柏子仁10克、酸枣仁10克、百合20克、夜交藤20克、朱

---

① 王廷富.汗证治案三例[J].四川中医，1986(7)：17.
② 刘时尹，等.以疏肝活血法治疗更年期多汗症两则[J].黑龙江中医药，1985(6)：36.
③ 刘顺安.盗汗决非皆阴虚[J].湖南医药杂志，1984(5)：42.
④ 毛永业.甘露消毒饮治盗汗[J].浙江中医杂志，1984(8)：357.
⑤ 周一祥.盗汗非必阴虚治例[J].浙江中医杂志，1984(1)：13.
⑥ 张护龙.宣化湿热治顽固性汗出[J].新中医，1984(7)：19.
⑦ 蒲孝生.进食大汗治例[J].浙江中医杂志，1984(10)：434.
⑧ 章真如.诊余医话二则[J].黑龙江中医药，1984(1)：46-47.

灯心草3克、煅龙骨(先煎)10克、煅牡蛎(先煎)30克。滋阴降火,清心安神。吴莹桂等以上方治疗1例阴亏火炽、神不守舍、心液外溢之多汗证患者,6剂汗敛,又进3剂以善其后。①

41. 芪牡盗汗汤 黄芪20克、浮小麦20克、五味子10克、炒白芍10克、地骨皮10克、生龙骨15克、生牡蛎15克、生地黄12克。随症加减。惠广喜以上方治疗33例盗汗患者,服药最多18剂,最少3剂,痊愈31例,好转2例。②

42. 血府逐瘀汤加减3 当归10克、酸枣仁10克、赤芍10克、桃仁9克、红花9克、生地黄15克、龙牡各30克、五味子5克、乌梅6克、玉屏风散(包煎)10克。万希文以上方治疗1例久汗瘀阻、营卫失调型盗汗患者,用药40余剂,汗出10年之证全消。③

43. 自拟方3 方一:苍术(炒)12克、茯苓12克、广藿梗12克、制半夏12克、补骨脂12克、陈皮6克、厚朴10克、白豆蔻仁5克、薏苡仁24克、糯稻根30克。方二:炒苍术12克、炒白术12克、陈皮6克、茯苓12克、厚朴3克、广藿梗12克、白蔻仁5克、薏苡仁20克、糯稻根30克。方三:炒苍术12克、陈皮6克、茯苓12克、制半夏10克、杏仁6克、生薏苡仁24克、白蔻仁5克、广藿梗12克、佩兰叶12克、糯稻根30克。蔡德培以上方治疗3例湿阻盗汗患者,复诊随症加减,疗效满意。④

44. 补中益气汤 潞党参15克、炒当归9克、生炙黄芪各12克、薏苡仁15克、炒防风7克、炒白术9克、炒白芍9克、软柴胡3克、煨升麻5克、煅龙牡各20克、炒陈皮6克、浮小麦15克、炙甘草6克。益气升阳、敛营固卫。金守强以上方治疗1例气虚、营卫失和之盗汗患者,服4剂盗汗止,诸症减。⑤

45. 自拟方4 生附子10克、鹿角霜10克、五味子10克、太子参10克、生黄芪15克、浮小麦30克、煅龙骨30克、煅牡蛎30克、陈皮6克、砂仁(杵后入)6克、穞豆衣12克。水煎服。徐炳良用上方治疗1例高血压伴阳虚盗汗患者,7剂盗汗全止。⑥

46. 止汗汤 生黄芪30克、生牡蛎30克、浮小麦30克、生熟地黄各15克、当归9克、黄柏(炒)9克、黄芩(炒)9克、麻黄根9克、胡黄连(炒)6克。陈仕建等用上方治疗161例肺结核盗汗患者。结果:痊愈140例,好转15例,无效6例,有效率96.3%。多数患者6剂则汗止,严重者加白芍12克、牡丹皮9克、五味子6克。10剂左右可止汗。⑦

47. 青蒿鳖甲汤 鳖甲15克、青蒿12克、生地黄12克、知母9克、牡丹皮6克。⑧

48. 茵陈四苓汤加味 茵陈24克、白术12克、泽泻12克、茯苓30克、木通6克、黄柏6克、生大黄(后下)6克。何宏敏等用上方1例治疗湿遏热伏之肝炎后盗汗患者,6剂痊愈。⑨

49. 清营汤加减 水牛角、生地黄、玄参、牡丹皮、麦冬、白茅根、白薇等。王灿晖等以上方治疗1例营阴不足、邪热内伏之盗汗患者,3剂汗量显著减少。⑩

50. 自拟方5 生石膏15克、黑豆皮15克、知母9克、谷芽9克、麦芽9克、炙百部9克、瘪桃仁9克、川贝母6克、红枣3个、浮小麦30克。刘棣用上方治疗1例肺胃蕴热、盗汗、咳嗽的患者,1剂汗止,4剂咳止。⑪

51. 黄芪止汗汤 生黄芪15～30克、防风3～

---

① 吴莹桂,王德元.多汗证治验一则[J].江苏中医杂志,1983(6):61.
② 惠广喜.自拟"芪牡盗汗汤"治疗盗汗症33例[J].湖北中医杂志,1983(1):13.
③ 万希文.活血化瘀法治愈十年盗汗1例[J].上海中医药杂志,1983(9):22-23.
④ 蔡德培.湿阻盗汗3例治验[J].中医杂志,1982(3):38.
⑤ 金守强.伍云泉用补中益气汤治验医案二则[J].中医杂志,1982(5):18-19.
⑥ 徐炳良.阳虚盗汗[J].山东中医学院学报,1981(4):59.
⑦ 陈仕建,等.止汗汤治疗肺结核盗汗161例[J].新医药学杂志,1979(5):32.
⑧ 龙安良.青蒿鳖甲汤治盗汗[J].浙江中医药,1979(5):160.
⑨ 何宏敏,等.茵陈四苓汤加味治疗湿遏热伏盗汗[J].浙江中医药,1979(5):160.
⑩ 王灿晖,等.十二年顽固性盗汗一例治愈报告[J].江苏中医,1965(1):20-22.
⑪ 刘棣.浙江中医杂志,1965(11):22.

9克、炒白术9克、五味子6克、生牡蛎30克、浮小麦30克、炒白芍9克、紫丹参9克。随症加减：偏表阳虚，加桂枝，甚者加炒党参9克、淡附子9克；偏阴虚，加生地黄9克、黄连3克或朱砂安神丸(包煎)9克；湿痰重者，合二陈汤；血虚不寐，合酸枣仁汤；纳呆，合香砂六君子汤；心悸，合归脾汤；脾肾阳虚便溏，合四神丸。王育群等以上方加减治疗44例盗汗患者。结果：痊愈1例(3剂汗止者8例，4剂汗止者23例，8剂4例，10剂以上6例)，好转3例。均服药10剂。①

52. *龙萸止汗汤* 龙骨30克、牡蛎30克、山茱萸30克。随症加减：失眠怔忡者，加龙眼肉、酸枣仁、柏子仁；自觉发热而体温不高者，加生地黄、麦冬；呼吸气短者，加黄芪、人参；喘逆迫促，有将脱之势者，急加参、代赭石、山药。水煎2小时成100～150毫升。俞豪民用上方治疗38例自汗、盗汗或二者兼有的患者，1剂汗止者24例，2剂9例，3剂5例。②

单　方

1. *止汗锭* 组成：何首乌、五倍子、黄芪。制备方法：取何首乌、五倍子、黄芪等量压粉，过120目筛，加入药用基质制成每粒含生药1克的锭剂。用法用量：放1枚药物于脐部，24小时换药1次，连用8次为1个疗程。临床应用：魏振装等以上法治疗168例自汗、盗汗患者。结果：痊愈74例，显效47例，有效37例，无效10例。③

2. *黄石汤* 组成：黄芪30～40克、石韦20～30克。制备方法：上药煎浓取汁100～150毫升。用法用量：每日1剂，分2次口服。临床应用：文武烈以上方治疗35例外科术后汗出患者，全部有效。服1剂汗止者3例，2剂8例，3剂14例，6剂6例；另有外伤4例服药6剂汗减。④

3. *陈孝先经验方* 组成：文蛤20克、何首乌20克。功效：养阴固涩敛汗。用法用量：研细末调醋适量摊于纱布上，晚间敷神厥穴(肚脐眼)，每晚1次。临床应用：陈孝先以上法治疗1例阴虚盗汗患者，用药3次盗汗止；予六君子汤加减调理脾胃1周，1年后随访未复发。⑤

4. *仙枣汤加味* 组成：仙鹤草30克、大枣10枚、丹参15克。用法用量：煎汤食枣。临床应用：梁华庚以上方治疗1例气虚不固、瘀血内阻所致盗汗患者，服3剂，盗汗止。⑥

5. *自拟方1* 组成：五味子60克。用法用量：五味子捣碎如泥，敷贴脐部。临床应用：孙申田等以上法治疗3例因急性脊髓炎、脊髓蛛网膜炎、脊髓外伤所致的重症盗汗患者，均在1～2次痊愈。⑦

6. *五倍子粉* 组成：五倍子。制备方法：五倍子研成细末敷脐，隔1～2日换药1次。临床应用：张谟端用上法治疗6例多汗症、自汗或盗汗患者，5例均在2～4次用药痊愈，1例无效。⑧

7. *自拟方2* 组成：牡蛎15克。制备方法：牡蛎加水500毫升煎至200毫升。用法用量：2次分服，连服3剂，汗止后再服2～3剂。临床应用：曹青冰以上法治疗10例肺结核盗汗患者，一般服药2～3剂后汗止，仅3例初期疗效不显，其中2例加龙骨、酸枣仁继服数剂，效佳，仅1例效果不明显。⑨

中 成 药

金锁固精丸 用法用量：每次15粒，每日3

---

① 王育群，等.44例盗汗症的临床疗效分析[J].上海中医药杂志，1964(11)：9-11.
② 俞豪民.龙萸止汗汤对虚证大汗——盗汗自汗——38例临床疗效观察[J].广东中医，1960(1)：10.
③ 魏振装，等.止汗锭敷贴神阙穴治疗自汗、盗汗168例的临床观察[J].中国人民解放军军医进修学院学报，1991，12(3)：248-250.
④ 文武烈.黄石汤治疗术后汗出35例[J].湖南中医杂志，1991(3)：39.
⑤ 陈孝先.盗汗外敷法治验[J].四川中医，1990(6)：37.
⑥ 梁华庚.自拟仙枣汤治愈顽固性盗汗[J].江西中医药，1989(3)：40.
⑦ 孙申田，等.脐部敷贴五味子治疗重症盗汗[J].中医药学报，1984(4)：37-38.
⑧ 张谟端.五倍子粉敷脐治疗多汗症六例[J].浙江中医杂志，1979(9)：345.
⑨ 曹青冰.中药牡蛎治疗肺结核盗汗10例临床观察[J].江苏中医，1964(2)：39-40.

次。临床应用：严忠以上方治疗 1 例肾阳虚之重症盗汗、举阳不坚患者，服药 2 个月，盗汗全止。[①]

头 部 汗

辨 证 施 治

1. 实证

（1）阳明邪热郁蒸型　症见汗出从不间断，每于进餐时尤为严重，蒸蒸汗出，满头汗水涔涔，直往颈部流；自感肢倦神疲，口渴喜饮，面赤烘热，大便干结，胃纳尚可，夜寐安然；舌红，苔黄薄腻，脉大无力。方用白虎加人参汤味：生石膏 6 克、知母 10 克、麦冬 10 克、太子参 30 克、浮小麦 30 克、冬桑叶 15 克、石斛 15 克、甘草 6 克、粳米一撮。临床观察：向美珍以上方治疗 1 例阳明邪热郁蒸、气阴两伤之头面部汗出 5 年的患者，服药 9 剂汗止。[②]

（2）胃有积热型　方用大黄甘草汤：大黄 12 克、甘草 6 克。每日 1 剂，开水泡服。临床观察：蒲洪春用上方治疗 1 例进食则头额汗出如洗五年的患者，服 3 剂汗大减，减大黄为 6 克，继进 4 剂而愈。[③]

（3）热传于里型　症见汗从头至颈不止，舌苔白润如霜，苔中心黄滑，脉浮数洪大，气粗发喘。治宜略解其表、重在清里。方用葛根芩连汤：葛根 20 克、黄芩 10 克、黄连 3 克、甘草 3 克。临床观察：刘静庵以上方治疗 1 例头汗患者，服 4 剂治愈。[④]

（4）肺热型　方用桂枝汤合桑叶：桂枝 10 克、白芍 12 克、炙甘草 5 克、生姜 3 片、红枣 5 枚、桑叶末 10 克。前 5 味药煎取汁，送吞桑叶末。临床观察：施泽忠用上方治疗 1 例肺热所致头汗患者，连服 3 剂，头汗减，10 天告愈。[⑤]

2. 虚证

（1）心肾阳虚、津失固摄型　症见睡中头汗出，醒则无汗，头汗量多、汗冷，次晨发如水洗；伴心悸、食少、疲乏、浮肿、小便时黄、口干便结，甚则昏倒；脉细弱，舌淡红苔少。治宜益气温阳固脱。方用回阳救急汤加减：制附子 12 克、白术 12 克、茯苓 12 克、白芍 12 克、干姜 9 克、肉桂 9 克、党参 15 克、陈皮 10 克、五味子 10 克、半夏 10 克、胡黄连 3 克、甘草 3 克。临床观察：蓝家顺以上方治疗 1 例头汗患者，6 剂后汗止。[⑥]

（2）肝肾不足、阴虚自汗型　症见头面部时时汗出近十年，逐年加重动辄益甚，寒冬腊月仍头汗溱溱不止，伴眩晕耳鸣，心烦少寐，腰酸肢软，面部升火烘热；形体消瘦，舌红苔少，脉沉细数。治宜滋养肝肾、涩精敛汗。方用左归丸合牡蛎散加减：生地黄 15 克、山茱萸 15 克、白芍 15 克、淮山药 15 克、芡实 15 克、枸杞子 12 克、菟丝子 12 克、黄芪 30 克、浮小麦 30 克、煅龙骨 30 克、煅牡蛎 30 克。临床观察：向美珍以上方治疗 1 例头汗不止伴慢性肾炎患者，加减治疗 1 个月，头汗止，尿蛋白除。[⑦]

（3）阳虚营卫不和型　症见面色㿠白，神疲乏力，恶寒肢冷，头额部汗出濈然，入夜汗出更甚，常以毛巾揩擦，并因此常彻夜难寐；小便正常，大便微溏，舌质淡嫩，脉细虚无力。方用桂枝加附子汤：桂枝 10 克、白芍 15 克、附子 15 克、炙甘草 8 克、生姜 3 片、大枣 4 枚。临床观察：陈淦芳以上方治疗 1 例头汗患者，7 剂汗止。[⑧]

（4）真元欲脱型　症见从少时即有头晕自汗之恙，持续数十年，每次服清凉泻热之药，则汗止头脑清爽；自以为火旺，清热之药每月必数服乃

---

① 严忠.金锁固精丸治愈重症盗汗[J].湖南中医杂志，1987(3)：46－47.
② 向美珍.头汗治验二则[J].新中医，1988(11)：17.
③ 蒲洪春.北京中医杂志，1988(6)：58.
④ 刘静庵."自汗"异治数则[J].河南中医，1984(6)：42－44.
⑤ 施泽忠.桂枝汤合桑叶治疗头汗[J].浙江中医药，1979(5)：16.
⑥ 蓝家顺.局限性多汗症辨治[J].四川中医，1991(7)：24.
⑦ 向美珍.头汗治验二则[J].新中医，1988(11)：17.
⑧ 陈淦芳.桂枝加附子汤治愈汗出[J].新中医，1985(2)：13.

安；秋天，一日头汗大发，其汗出于颠顶，即煎常服药，无效，反眩晕欲倒；按脉坚大挺指，舌质深，红光亮而滑，面黑唇乌，神疲目呆，语言謇涩。治宜扶元气、潜阳固本。药用白术（盐炒）30克、附子（先熬2小时）30克、炮姜20克、九制熟地黄（九制）20克、黄芪25克、龙骨20克、牡蛎20克、红参须18克。临床观察：刘静庵以上方治疗1例势将脱汗之危兆患者，2剂汗止；原方加肉苁蓉20克、上肉桂6克，继服20余剂，头晕自汗愈。①

（5）心肺气衰型　症见汗多时，便觉心里摇晃难受，全身发强，肌肉僵木不和，语言困难，痰壅气喘；脉短小而浮数，稍重取则力不应指，舌苔满白而粗板无津；自诉胸膈痞塞，时欲发吐，大便秘结，小便黄少而淋漓难解，面色青白。方用参麦汤加味：红参须15克、麦冬15克、五味子4克、浮小麦30克、小枣20克。临床观察：刘静庵用上方治疗1例因丧子过度伤心，心气虚不摄液，额汗出的患者，3剂后诸症大减，重用红参20克，再服4剂而愈。②

经验方

1. 张耀经验方　杏仁10克、桔梗10克、白豆蔻8克、藿香15克、茵陈15克、白术15克、苍术15克、法半夏10克、陈皮5克、淡豆豉10克、白芷5克、羌活5克、杜仲15克、川续断15克。每日1剂，水煎服。宣肺除湿健脾，兼顾肾气。适用于脾肾阳虚、湿浊内阻型汗证。张耀以上方治疗1例汗证患者，5剂后汗少，后复诊随症加减，无明显病理性汗出。③

2. 三草汤加味　紫草15克、茜草15克、墨旱莲15克、茯神15克、生地黄15克、何首乌15克、黄芪15克、甘草5克。崔天仁等以上方治疗1例下厨劳作而起，清阳因而郁蒸，血热迫汗外泄，久而气阳两伤，而见、说、听“葱油”均头汗发作的患者，服5剂头汗减，继10剂而愈。④

手足汗

经验方

1. 丹栀逍遥散合知柏地黄丸加减　牡丹皮10克、栀子10克、柴胡10克、白术10克、茯苓10克、当归12克、赤芍20克、白芍20克、知母10克、黄柏10克、生地黄15克、山茱萸15克、山药15克、泽泻10克、浮小麦30克、牡蛎30克、炙甘草6克、五味子15克。每日1剂，水煎服。胡晓婷等以上方治疗1例手足汗患者，6剂后手足汗出渐止。随症加减，6剂后汗止。⑤

2. 蔡淦经验方　柴胡9克、黄芩9克、半夏9克、桂枝9克、白芍药15克、生甘草6克、川黄连3克、黄柏12克、知母15克、连翘12克、蒲公英30克、煅龙骨30克、煅牡蛎30克、泽泻15克、茯苓15克。调和荣卫。适用于营卫不和型汗证。蔡淦以上方治疗1例手足汗患者，服药7剂，手足汗略减；原方加麻黄根9克，继服半个月，诸症消失。随访1年未再复发。⑥

3. 附子理中汤加味　制附片10克、干姜10克、党参30克、茯苓10克、桂枝10克、白芍20克、薏苡仁20克、白术20克、法半夏10克、炙甘草10克。附片与诸药同煎，先泡半小时，小火煮沸后再煎半小时。唐瑛等以上方治疗1例手足汗患者，复诊再以附子理中丸调理2个月，以善其后。⑦

4. 足干洗剂　黄柏30克、煅龙骨30克、白矾10克、槐花（或鲜洋槐花60克），五倍子15克、郁金15克。水煎25分钟，先熏脚至水温，再浸洗15

① 刘静庵.“自汗”异治数则[J].河南中医，1984.(6)：42－44.
② 刘静庵.“自汗”异治数则[J].河南中医，1984.(6)：42－44.
③ 焦丽艳，等.张耀辨证治疗汗证经验[J].湖南中医杂志，2017，33(7)：31－32.
④ 崔天仁，等.大汗辨治摭拾[J].辽宁中医杂志，1990(11)：33－34.
⑤ 胡晓婷，刘国安.对刘国安教授治疗手足汗证临床撷菁[J].甘肃中医，2011，24(4)：61－62.
⑥ 丛军.蔡淦治疗汗证验案4则[J].上海中医药杂志，2007，41(1)：11－12.
⑦ 唐瑛，翟慕东，等.对《伤寒论》手足汗出的证治体会[J].江西中医药，2006，37(1)：39.

分钟，早晚各1次。高晓星以上方治疗湿热下注足汗过多症、脚气病(足癣)等患者，效佳。①

5. 二加龙牡汤　熟附片6克、生龙骨(先煎)24克、煅牡蛎(先煎)24克、白芍12克、白薇12克、炒酸枣仁12克、山茱萸12克、五味子5克、炙甘草5克、生姜3片、大枣10枚。崔天仁等以上方治疗1例30年手足大汗的患者，2剂后汗稍减；增附片为10克，加桂枝6克、炙黄芪20克，继13剂，痊愈。②

6. 奚彩崑经验方　藿香、白芷、苦参、糯稻根、车前子、滑石、甘草、苍术、防风、百部、桂枝。随症加减：脾虚明显，加茯苓、薏苡仁；湿热重，加黄柏。每日1剂，水煎服。10天为1个疗程。奚彩崑以上方加减治疗50例青少年手足汗患者，痊愈41例，好转7例，2例因特殊原因中断治疗。③

7. 刘静庵经验方　百合30克、沙参20克、天冬20克、桑叶12克、白及15克。育肺阴，敛肺气。适用于肺阴之气失敛之手背汗出。刘静庵以上方治疗1例手背汗患者，服5剂，汗止潮热退。④

8. 吕再生经验方　女贞子10克、墨旱莲10克、生地黄10克、生白芍10克、黑芝麻10克、怀牛膝10克、川续断10克、桑枝尖10克、生山药2克、生牡蛎15克。滋阴益肾。吕再生以上方治疗1例视神脊髓炎伴发手足多汗症患者，连服10剂，汗减；上方去牛膝、川续断，加枸杞子10克、生麦芽10克、生龙骨20克，加服六味地黄丸2瓶，七日后，手足多汗基本控制。⑤

9. 当归补血汤合桂枝汤加桑叶　生黄芪30克、当归9克、桂枝9克、白芍9克、生姜9克、大枣4枚、炙甘草6克、桑叶(研细末吞)10克、沙参12克、麦冬12克、浮小麦30克、生牡蛎15克。滋补阴血，调和营卫，固涩止汗。适用于心肝阴血亏虚之手汗。李民听以上方治疗1例顽固手汗患者，服药25剂，汗大减；继服15剂，基本控制；去沙参、麦冬、浮小麦、生牡蛎，再服15剂，痊愈。⑥

10. 袁俭生经验方　党参15克、五味子15克、牡蛎30条、麦冬20克、炙甘草6克、桂枝10克、附子12克、茯神12克、白芍12克、熟地黄12克、黄芪12克、远志12克、柏子仁12克。补气固卫，敛阴调营。适用于阳虚自汗。袁俭生以上方治疗1例手足自汗患者，前后共服30余剂，病愈。⑦

11. 自拟方　生黄芪30克、葛根20克、白矾15克。每日1剂，水煎后趁热熏洗手掌，每日3次，同时内服谷维素片，每次20毫克。钱世勋用上方治疗1例多年手汗证患者，用药5天后，汗出已基本控制。⑧

腋　汗

经验方

1. 导赤散加减　木通、生地黄、甘草、淡竹叶等。张耀认为腋汗常从心经论治，多以导赤散为主方加减，取得良好的临床疗效。⑨

2. 半夏泻心汤加减　半夏15克、黄芩15克、前胡15克、人参10克、黄连9克、厚朴15克、云茯苓15克、扁豆30克、酸枣仁30克、干姜3克、甘草3克。适用于阴阳经不和之腋汗。刘建东以上方治疗1例午时腋汗患者，2剂告愈。随访至今腋汗未再发。⑩

3. 自拟方　党参30克、熟地黄30克、龙骨(研细)30克、牡蛎(研细)各30克、白术15克、茯苓15克、当归15克、白芍15克、麻黄根15克、炙

① 高晓星.足干洗剂治足汗过多症[J].新中医，1990(11)：24.
② 崔天仁，等.大汗辨治摭拾[J].辽宁中医杂志，1990(11)：33-34.
③ 奚彩崑.手足出汗治验50例[J].福建中医药，1985(3)：25.
④ 刘静庵."自汗"异治数则[J].河南中医，1984(6)：42-44.
⑤ 吕再生.视神经脊髓炎伴发手足多汗症一例[J].江苏中医杂志，1983(4)：62.
⑥ 李民听.顽固手汗1例治验[J].中医杂志，1983(3)：7.
⑦ 袁俭生.治愈顽固性手足自汗症1例[J].新医药学杂志，1979(5)：24.
⑧ 钱世勋.熏洗法外治顽固性手汗症[J].浙江中医杂志，1979(4)：143.
⑨ 焦丽艳，等.张耀辨证治疗汗证经验[J].湖南中医杂志，2017，33(7)：31-32.
⑩ 刘建东.半夏泻心汤治愈午时腋汗症1例[J].内蒙古中医药，2003(2)：44.

甘草5克。补益气血兼以固摄。适用于气血两虚型腋汗。周茂林以上方治疗1例气血两虚、津液不固之腋汗患者,5剂而愈。①

4. *右归丸* 制附子(先煎)10克、淫羊藿10克、白芍10克、枸杞子10克、五味子10克、肉桂(后入)1克、菟丝子20克、巴戟天15克、当归6克、熟地黄25克、炙甘草5克。适用于阳虚自汗。杨国柱以上方治疗1例每逢冬季腋汗患者,3剂后汗减,上方加减5剂,汗止。②

下半身汗

经验方

1. *桂枝汤* 桂枝9克、白芍9克、炙甘草6克、生姜3片、大枣12枚。每日1剂,水煎服。刘兰萍等以上方治疗1例半身出汗患者,1剂汗大减,3剂痊愈。③

2. *陈源生经验方* 白茅根30克、金银花藤30克、玉米须30克、薏苡仁30克、泽泻12克、苍术12克、石斛12克。陈源生以上方治疗1例痔核大出血术后血止、突然脐周发下半身汗液大泄的患者,2剂汗大减;原方加红饭豆60克、茵陈18克,2剂汗止。④

3. *三妙散加味* 苍术10克、牛膝10克、当归10克、熟地黄10克、党参10克、茯苓10克、鹿角胶10克、黄柏3克、川芎6克、肉桂8克。张贤辉用上方治疗1例两膝以下自汗肢冷1年余,证属肝肾气血亏虚,湿热留于下焦的患者,6剂汗止肢温。⑤

4. *归脾汤合当归四逆汤加减* 黄芪15克、党参15克、白术10克、茯苓10克、白芍10克、桂枝8克、细辛3克、丹参12克、当归12克、龙骨12克、牡蛎12克、广木香6克、赤芍9克、地龙9克。补益心脾,益气活血。适用于气虚血脉瘀阻型下肢厥汗。肖森茂以上法治疗1例下肢厥汗患者,服药3剂汗减,仍肢麻冷;加附子15克,黄芪加至30克,进5剂,诸症大减;又进5剂,诸症悉除。⑥

5. *桂枝汤加味* 桂枝10克、生姜10克、炙甘草5克、大枣30克、黄芪15克、白芍12克、条参12克。调和营卫。陈春圃以上方治疗1例膝部至脚汗出甚多10余年的患者,6剂汗止。⑦

阴部汗

经验方

1. *还少丹加减* 怀牛膝15克、熟地黄15克、枸杞子15克、菟丝子15克、党参15克、炙黄芪15克、淫羊藿15克、山药15克、茯苓12克、肉苁蓉10克、巴戟天10克、杜仲10克、山茱萸10克。每日1剂,水煎服。温补脾肾,益气培元。适用于脾肾阳虚型阴汗。曾庆琪以上方治疗1例阴汗患者,三诊后述出汗症状基本消失,无明显不适。1年后随访,无复发。⑧

2. *吴茱萸汤合桂枝汤加味* 吴茱萸10克、党参40克、龙骨10克、牡蛎10克、山茱萸10克。水煎服。温阳益气,暖肝散寒,调和营卫。适用于心阳不足型汗症。陈楠以上方治疗1例汗症患者,5剂后患者汗已不出,诸症好转,唯有夜眠难安;以原方加炒枣仁15克,服药10剂,告愈。随访3年,未复发。⑨

3. *蓝家顺经验方* 龙胆草10克、柴胡10克、

---

① 周茂林.腋窝多汗辨治[J].四川中医,1987(12):35.
② 杨国柱.冬季两腋出大汗是怎么治好的?[J].上海中医药杂志,1980(5):34-35.
③ 刘兰萍,等.半身出汗治验一则[J].中国中医急症,2006,15(11):1247.
④ 陈源生.自汗验案(二则)[J].四川中医,1983(1):1-2.
⑤ 张贤辉.三妙散加味治疗下肢自汗症[J].浙江加医杂志,1982(7):316.
⑥ 肖森茂.活血化淤法在治疗汗证中的体会[J].辽宁中医杂志,1981(10):25-27.
⑦ 陈春圃.桂枝汤加味治愈局限性多汗症[J].中医杂志,1980(8):28.
⑧ 杨凯,等.曾庆琪辨治阴汗经验[J].安徽中医学院学报,2013,32(6):55-56.
⑨ 陈楠.吴茱萸汤临床应用3则[J].中医研究,2011,24(7):23-24.

木通12克、栀子(炒)12克、黄芩12克、泽泻15克、车前子30克、白茅根30克、合欢皮30克、甘草3克、滑石20克。清热利湿。适用于湿热熏蒸、热迫津泄型阴部汗。蓝家顺以上方治疗1例阴囊区汗多患者,服药6剂而愈。[①]

4. *苏华林经验方* 肉桂10克、附子(先煨2小时)10克、淮山药20克、茯苓20克、牡蛎20克、川续断20克、金樱子20克、酸枣皮10克、熟地黄10克、五味子10克、巴戟天10克、焦黄柏15克、泽泻15克。温阳敛汗。适用于肾阳虚衰型阴囊汗证。苏华林以上法治疗1例阴囊自汗患者,3剂后诸症均减;又拟方:五味子10克、黄芪20克、牡蛎20克、巴戟天10克、肉桂6克、菟丝子15克、金樱子15克、鳖甲10克、焦黄柏10克、白芍20克。连服5剂病愈。[②]

5. *五苓散加味* 茯苓10克、猪苓10克、泽泻10克、白术10克、桂枝5克、川椒3克、防已10克、萆薢10克、薏苡仁15克、白鲜皮10克、土茯苓12克。化气利水,佐以清热。适用于湿热下注型阴汗。杨振明以上方治疗1例阴汗患者,服药3剂,汗减肿退,仍痒;又拟方:川黄连5克、黄柏10克、黄芩10克、炒栀子10克、白鲜皮10克、苦参10克、蝉蜕3克、土茯苓15克。连服5剂而愈。[③]

6. *刘德麟经验方* 方一:桂枝9克、白芍9克、苍术9克、黄芪9克、黄柏9克、泽泻9克、车前子9克、木防已12克、枳壳6克。调和营卫,祛湿泄热。适用于伤水阴汗。刘德麟以上方治疗1例外感阴汗患者,服药8剂,汗止好转;上方去黄芪、桂枝,加生地黄9克、牡蛎(先下)9克,又进4剂,痊愈。方二:杏仁9克、淡豆豉9克、栀子9克、木防已9克、薏苡仁30克、茯苓15克、六一散(包)15克、枳壳6克。宣肺调卫,清暑化湿。适用于伤暑阴汗。刘德麟以上方治疗1例外感阴汗患者,4剂后睾丸仍胀痛;上方加川楝子9克、桃仁6克、生白芍6克,又进4剂,痊愈。[④]

7. *黄骏经验方* 益气聪明汤减蔓荆子,加牡蛎、五味子或柴胡。随症加减:湿热流滞肝经(汗黏臊臭),重用黄柏,少加五味子、柴胡;阳衰气弱(汗多清冷),重用五味子,减少黄柏剂量,增加益气升阳药量。每日1剂,药渣煎水,熏洗患处。黄骏以上方加减治疗9例阴部多汗证患者,均6~10剂获愈。[⑤]

偏　沮

经　验　方

1. *八珍汤加减* 红参3克、桂枝3克、川芎5克、熟地黄10克、茯苓5克、白术5克、炙甘草3克、黄芪10克、川当归5克、白芍药5克、葛根10克、枣仁5克、远志3克、阿胶(烊化)5克,生姜大枣为引。水煎服。益气养营,助阳固卫。徐爽以上方治疗1例汗出偏沮患者,6剂后诸症已除,改用人参养荣丸,继续服用1个月,以善其治,随访至今仍未复发。[⑥]

2. *蒿芩清胆汤加减* 青蒿10克、竹茹10克、半夏12克、淡黄芩12克、生枳壳10克、广陈皮10克、薄荷6克、柴胡6克、飞滑石(包煎)24克、竹叶3克、桂枝10克、白芍10克、甘草6克、生姜3片。解表透邪,调和营卫。适用于少阳枢机不利型汗症。傅万山以上方治疗1例半身汗出患者,药后寒热未作,汗出已止,其症若失,饮食如常。[⑦]

3. *自拟方* (1)丹栀逍遥散化裁:牡丹皮9克、栀子9克、柴胡12克、白芍12克、当归12克、枳壳12克、茯苓15克、紫苏梗9克、半夏9克、厚

---

① 蓝家顺.局限性多汗症辨治[J].四川中医,1991(7):24.
② 苏华林.阴囊汗证治验[J].辽宁中医杂志,1989(9):41.
③ 杨振明.绿汗、血汗及阴汗医案[J].江苏中医杂志,1986(4):17.
④ 刘德麟.外感阴汗[J].四川中医,1985(9):11-12.
⑤ 黄骏.益气聪明汤加减治疗阴部多汗症[J].湖北中医杂志,1983(4):25.
⑥ 徐爽.汗出偏沮医案分析[J].中国医药指南,2011,9(34):195.
⑦ 傅万山.蒿芩清胆汤加减治疗半身汗1例[J].中国基层医药,2003,10(1):47.

朴9克、炙甘草6克。水煎服。疏肝解郁,和血调经。适用于血虚肝郁之盗汗。孙淑兰等以上方治疗1例上半身盗汗患者,3剂后上半身盗汗明显减少;以上方加减继服6剂以巩固疗效。(2)六味地黄汤合桂枝汤去生姜加枸杞子:熟地黄20克、山药20克、山茱萸10克、茯苓15克、牡丹皮8克、泽泻8克、白芍10克、枸杞子10克、甘草8克、大枣5枚。滋阴求本,调和营卫。适用于肾阴亏虚型下半身盗汗。孙淑兰等以上方治疗1例下半身盗汗患者,服5剂,汗出止而愈。①

4. 蓝家顺经验方 (1)玉屏风散加味:黄芪20克、防风5克、白术10克、白芍10克、柏子仁12克、麻黄根12克、炒酸枣仁15克、龙骨15克、五味子8克、薏苡仁25克。益气固表止汗。适用于肺气虚衰型汗症。蓝家顺以上方治疗1例右侧头额部大汗患者,5剂好转,又加减3剂而愈。(2)生脉散加味:太子参20克、黄芪20克、麦冬10克、五味子8克、炒栀子8克、白芍12克、白术12克、炒酸枣仁12克、煅牡蛎15克、地骨皮15克、甘草3克。益气养阴敛汗。适用于气阴两伤型汗症。蓝家顺以上法治疗1例每日晨头颈部半边汗出的患者,服药3剂汗止。(3)独活寄生汤加:独活12克、白芍12克、防己12克、桑寄生15克、黄芪15克、防风9克、当归9克、牛膝9克、黄柏9克、地骨皮9克、川芎6克、党参18克。祛风除湿。适用于风湿阻络型汗症。蓝家顺以上方治疗1例右侧汗出患者,服药3剂,汗止,热退;去地骨皮、黄柏,加桂枝、红花,诸症消失。②

5. 小续命汤加味 桂枝10克、附子10克、杏仁10克、防风10克、葛根10克、甘草10克、茯苓10克、当归10克、麻黄6克、防己6克、党参15克、黄芪30克、白芍12克。周平以上方治疗1例产后右侧半身汗出患者,服药3剂,汗出均匀;上方去杏仁,加羌独活各10克,增黄芪60克,又服3剂痊愈。③

6. 杨克文经验方 银柴胡15克、地骨皮15克、青蒿15克、当归15克、秦艽15克、赤芍10克、玄参10克、五味子10克、乌梅10克、蝉蜕10克、白僵蚕10克、生龙骨30克、生牡蛎30克、浮小麦60克、牡丹皮6克、甘草6克。清热透邪,凉血养阴,固涩止汗。杨克文以上方治疗1例6年右侧头汗、手足心汗患者,服药5剂,汗减,但虚火仍炽;上方加泽泻20克、木通10克,又5剂,诸症均大减;上方去泽泻、木通、蝉蜕、白僵蚕,又服20余剂,痊愈。④

7. 柴胡桂枝汤加减 柴胡、黄芩、桂枝、白芍、党参、半夏、炙甘草、生姜、大枣。随症加减:伴有心悸,失眠者,加酸枣仁、合欢花;头晕目眩,加天麻、钩藤;情绪易激动者,加生龙骨、生牡蛎、琥珀、玳瑁、朱炒(冲服)。张起玉以上方加减治疗20例汗出偏沮患者,效果满意。⑤

8. 导痰汤加味 茯苓15克、半夏12克、陈皮10克、石菖蒲10克、枳实10克、麻黄6克、制南星6克、薏苡仁30克、甘草3克。燥湿豁痰,除痹通络。适用于痰浊阻络型汗出偏沮。刘卫平以上方治疗1例左侧汗出患者,连服6剂,痊愈。⑥

9. 大承气汤加味 大黄(后下)12克、芒硝(冲服)9克、枳实9克、牡蛎60克、黄芪60克。清泻里热,固表止汗。适用于里热壅盛型汗证。刘学锋以上方治疗1例右半侧头面部汗出患者,服药3剂,头汗而止。⑦

10. 陶昔安经验方 苍术10克、黄柏10克、法半夏10克、陈皮10克、厚朴10克、广藿香10克、茯苓15克、防风15克、升麻6克、甘草6克。祛痰化湿,升阳通络。适用于痰湿停滞中焦、寒湿阻络型汗症。陶昔安以上方治疗1例治疗左侧头、颈自汗的患者,服药4剂痊愈。⑧

---

① 孙淑兰,等.半身自汗盗汗治验两则[J].实用中医内科杂志,2001,15(3):38.
② 蓝家顺.局限性多汗症辨治[J].四川中医,1991(7):24.
③ 周平.小续命汤治半身汗出[J].山东中医杂志,1990(1):46-47.
④ 杨克文.半边头汗1例治验[J].中医杂志,1990(12):37.
⑤ 张起玉.柴胡桂枝汤加减治疗汗出偏沮症[J].张家口医学院学报,1989(4):41.
⑥ 刘卫平.汗出偏沮案[J].四川中医,1987(12):33.
⑦ 刘学锋.半侧头面多汗证治验[J].陕西中医,1985(10):455.
⑧ 陶昔安.奇汗一则[J].四川中医,1985(12):44.

11. *桃红四物汤加味* 当归15克、白芍10克、川芎6克、熟地黄15克、桃仁10克、红花6克、葛根15克、地龙9克、丹参15克、姜黄9克、桂枝6克、木瓜9克。调和气血，祛瘀止汗。适用于气血瘀阻型汗症。肖森茂以上方治疗1例右上肢及肩胛部汗出的患者，连服5剂，诸症减；加黄芪25克，又进5剂诸症除。①

黄　汗

经　验　方

1. *芪芍桂酒汤* 黄芪15克、桂枝10克、白芍10克、醋30毫升。每日1剂，水煎服。张鹏以上方治疗1例黄汗患者，患者服后10分钟觉头昏沉，眼睑沉重，随即睡去，待1小时后醒来，睡衣微潮湿，周身轻松，汗出明显减少。次日继服1剂，黄汗及诸症悉除。②

2. *芪芍桂酒汤加减* 茵陈30克、土茯苓20克、栀子10克、苦参5克、山药30克、黄芪30克、丹参30克、生龙骨25克、生牡蛎25克、五味子10克、甘草6克。李东芳等以上方治疗2例黄汗患者，取得良好疗效。③

3. *茵陈芪芍汤* 茵陈18克、栀子15克、大黄3克、黄芪15克、白芍9克、桂枝9克、醋24毫升。每日1剂，水煎服。清热除湿，温阳通滞。适用于湿热黄汗。王付以上方治疗1例产后黄汗患者，6剂后汗出减轻，复以前方治疗20余剂，黄汗等症痊愈。④

4. *龙胆泻肝汤加味* 龙胆草10克、青蒿10克、栀子12克、黄芩12克、车前子12克、泽泻12克、柴胡8克、当归8克、茵陈30克、滑石30克、生地黄18克、黄连6克、木通9克、甘草3克。每日1剂，水煎服。清肝泻热，利胆退黄，祛暑止汗。王晓娟以上方治疗1例黄汗患者，患者服15剂汗止痊愈。⑤

5. *小柴胡汤合桂枝加黄芪汤加味* 柴胡10克、黄芩10克、黄芪10克、茵陈10克、党参6克、半夏6克、桂枝6克、白芍6克、甘草6克、大枣2枚、生姜3片。和解少阳，清利胆热，调和营卫。巫水云以上方治疗1例营卫失调、少阳胆郁有热之黄汗患者，1周后痊愈。随访2年，未见复发。⑥

6. *张爱萍经验方* 茵陈60克、栀子10克、黄柏10克、陈皮10克、茯苓15克、黄芪15克、白芍15克、煅牡蛎15克、麻黄根6克、浮小麦30克。张爱萍以上方治疗1例湿热风蕴、熏蒸肝胆之黄汗患者，4剂汗减；原方黄芪改为30克，加五味子6克，再进4剂而痊愈。⑦

7. *张东明经验方* （1）桂枝加黄芪汤合五苓散：桂枝12克、泽泻12克、猪苓12克、白芍9克、黄芪10克、苍术10克、茯苓20克、土茯苓30克、甘草3克。外宜调和营卫，实表行阳散邪；内宜清利湿热，使湿热之邪下流。张东明以上方治疗1例脾虚湿热之黄汗患者，连服6剂汗减；原方减桂枝加茵陈，又服3剂而愈。（2）桂枝加黄芪汤合小柴胡汤：黄芪6克、桂枝6克、白芍6克、半夏6克、党参6克、柴胡10克、黄芩10克、茵陈10克、甘草3克、生姜3克、大枣2枚。实表调和营卫，和解清利胆热。张东明以上方治疗1例营卫失调、少阳郁热之黄汗患者，服药3剂，仍恶风，汗出；加重桂枝加黄芪汤用量，黄芪9克、桂枝9克、白芍9克、甘草3克、柴胡6克、黄芩6克、泽泻10克、茵陈10克、土茯苓30克，4剂病愈。⑧

8. *茵陈五苓散加味* 茵陈30克、猪苓9克、茯苓9克、陈皮9克、白术9克、泽泻18克、桂枝3

---

① 肖森茂.活血化淤法在治疗汗证中的体会[J].辽宁中医杂志，1981(10)：25－27.
② 张鹏."汗症"病案3则[J].中国临床研究，2015，7(9)：10－11.
③ 李东芳，等.黄汗的辨证施治[J].中国民间疗法，2010，18(2)：32.
④ 张天玲，王付.茵陈蒿汤化裁辨治杂病札记[J].光明中医，2008，23(12)：1995.
⑤ 王晓娟.龙胆泻肝汤新用3则[J].辽宁中医杂志，2002(4)：238.
⑥ 巫水云.小柴胡汤应用举隅[J].广西中医药，2000(2)：25－26.
⑦ 张爱萍.黄汗治验[J].四川中医，1991(12)：25.
⑧ 张东明.黄汗辨治心得[J].北京中医，1990(2)：56－57.

克、夜交藤20克、煅牡蛎15克、厚朴12克。清利湿热，安神敛汗。贾海骅以上方治疗1例湿热黄汗患者，共服14剂，汗止病除。[①]

9. 三仁汤化裁　茵陈30克、藿香10克、佩兰10克、杏仁10克、白术10克、法半夏10克、郁金10克、川厚朴8克、白豆蔻仁(研，后下)5克、薏苡仁15克、焦楂曲15克、六一散(包)20克。宣气化湿，清热解暑，利胆退黄。张子惠以上方治疗1例暑热与内湿交蒸之上半身黄汗患者，6剂告愈。[②]

10. 芪芍桂酒汤合茯苓渗湿汤加减　生黄花12克、薏苡仁30克、泽泻30克、茵陈30克、刺五加皮20克、茯苓15克。补气利湿，调和营卫。适用于气虚湿滞型黄汗。王廷富以上方治疗1例气虚湿滞、营卫失调之黄汗患者，连服18剂，汗止。[③]

11. 加味桂枝汤　桂枝10克、五味子9克、薏苡仁18克、黄芪12克、乌梅12克、茯苓12克、白茅根30克、生姜6克。每日1剂，水煎服。程润泉以上方治疗20例黄汗患者，服用4剂痊愈6例，服用6剂痊愈12例，服用8剂痊愈2例。[④]

12. 甘露消毒丹加减　藿香10克、茵陈10克、黄芩10克、栀子10克、鸡苏散(包)15克、姜半夏10克、川楝子(炒)12克、车前子(包)15克。清热解暑，芳香化湿，利胆退黄。适用于暑湿外遏肌表、湿热郁阻中焦、熏蒸肝胆之黄汗。卞国本以上方治疗1例黄汗患者，5剂汗止身热退。[⑤]

13. 芪芍桂酒汤加减　黄芪15克、白芍15克、桂枝15克、薏苡仁20克、茯苓10克、潞党参10克、炒苍术10克、泽泻10克、淮山药10克、牡蛎(先煎)30克、车前草2棵。解肌固表，健脾除湿。谢兆丰以上方治疗1例营卫不和、湿热蒸熏之黄汗患者，9剂病除。[⑥]

14. 芪芍桂酒汤加味　黄芪30克、白芍20克、桂枝10克、黄酒(冲)1匙、牡蛎30克、青蒿10克。董汉良以上方治疗1例气阴两亏伴湿热内蕴之黄汗患者，5剂病除。[⑦]

15. 胡希恕经验方　(1) 桂枝加黄芪汤：桂枝10克、白芍10克、炙甘草6克、生姜3片、大枣4枚。胡希恕以上方治疗1例肝硬变并见黄汗、汗出恶风的患者，6剂汗止诸症除。(2) 黄芪芍桂苦酒汤：生黄芪15克、芍药10克、桂枝10克、米醋30克。胡希恕以上方治疗1例黄汗表虚津伤甚者，6剂诸症除。[⑧]

血　　汗

经　验　方

1. 玉屏风散加味　黄芪30克、防风15克、白术30克、白茅根30克、仙鹤草20克、西瓜翠衣30克。每日1剂，水煎服。补益脾肺，益气摄血，清暑生津。适用于脾肺受损，兼夹暑热型血汗。李佳以上方治疗1例血汗患者，复诊随症加减，3诊后患者诸症已失，予归脾汤原方加白茅根健脾养心善后而愈。[⑨]

2. 自拟方　生麻黄6克、生石膏45克、桂枝4.5克、桑叶9克、蝉蜕6克、生龙骨30克、生牡蛎30克、赤芍药12克、白芍药12克、玄参12克、黄连6克、生蒲黄9克、生槐米15克、生甘草9克、生姜9克、大枣30克。宣通玄府气液为主，兼以清泄三焦、坚阴泄浊。适用于玄府闭塞、气液不通、心肝胃火郁结而发所致血汗。夏尤佳等以上方治疗1例血汗患儿，合用紫雪丹，三诊后随访患儿，1个月内血汗2～3次，偶见鼻、眼、手臂部极少量渗血。[⑩]

---

① 贾海骅.黄汗验案一则[J].天津中医，1990(3)：22.
② 张子惠.半身黄汗治验[J].江苏中医，1989(12)：18.
③ 王廷富.汗证治案三例[J].四川中医，1986(7)：17.
④ 程润泉.加味桂枝汤治疗黄汗症20例[J].黑龙江中医药，1985(2)：7，43.
⑤ 卞国本.黄汗治验一例[J].江苏中医杂志，1984(5)：19.
⑥ 谢兆丰.黄汗一例治验[J].黑龙江中医药，1984(4)：40.
⑦ 董汉良.黄汗治验案[J].上海中医药杂志，1984(1)：6.
⑧ 胡希恕.黄汗刍议[J].北京中医，1983(4)：6－8.
⑨ 李佳.玉屏风散加味治疗血汗症2例[J].云南中医中药杂志，2010，31(9)：90－91.
⑩ 夏尤佳，等."玄府闭塞"说与血汗症的治疗——附血汗症1例治验分析[J].上海中医药杂志，2006(12)：44－45，90.

3. *胡美根经验方* 生地黄18克、麦冬10克、玄参10克、金银花18克、黄芩12克、板蓝根12克、白薇15克、射干10克、甘草8克、白芍20克、酸枣仁15克、五味子10克、煅龙骨25克、煅牡蛎25克、乌梅15克。滋阴清热敛汗。适用于阴虚内热型血汗。胡美根以上法治疗1例血汗患者，15剂后诸症悉除。嘱服六味地黄丸巩固疗效。[①]

4. *司在和经验方* 黄连1克、阿胶(烊冲)15克、赤芍10克、白芍10克、玄参10克、墨旱莲10克、鲜生地黄20克、炙甘草5克。滋阴凉血，清退虚火。适用于心肾阴虚、迫血外溢之血汗。司在和以上方治疗1例血汗患者，5剂汗减，上方酌加酸枣仁15克，又进5剂，汗止；予六味地黄丸调治月余，未再复发。[②]

5. *当归六黄汤加味* 当归15克、生熟地黄各20克、黄连6克、黄芩10克、黄柏10克、黄芪30克、龙骨20克、茜草15克。养阴清热，凉血止血，固表止汗。适用于阴虚邪热之血汗。周新明以上方治疗1例血汗患者，12剂汗消，诸症减。[③]

6. *秦发中经验方* 生地黄20克、粉牡丹皮10克、小蓟10克、茜草10克、棕榈炭10克、茯苓15克。秦发中以上方治疗1例药物引起血络受伤之血汗患者，3剂血汗止；继续投补肾健脾剂，痊愈。[④]

7. *泻心汤加味* 川黄连5克、生大黄12克(后下)、炒栀仁10克、黄芩10克、生地黄15克、牡丹皮10克、茜草10克、甘草3克。杨振明以上方治疗1例心火亢盛、迫血妄行之血汗患者，3剂而瘥。[⑤]

8. *归脾汤加味* 党参20克、黄芪40克、炒白术15克、茯神15克、扁豆15克、山药15克、红枣15克、当归15克、阿胶(烊化兑服)15克、炒酸枣仁15克、谷芽15克、柏子仁15克、龙眼肉15克、墨旱莲30克、神曲12克。健脾益气，补血养心，敛汗固表，兼以止血。张开亮以上方治疗1例脾胃素虚、心失新养之血汗患者，连服8剂痊愈。[⑥]

9. *清暑益气汤加减* 黄芪5克、升麻5克、参须5克、泽泻5克、神曲5克、白芍5克、麦冬5克、葛根5克、玄参5克、生地黄5克、牛蒡子5克、陈皮3克、当归3克、五味子3克、大黄3克、甘草3克、滑石10克。上官钧以上方治疗1例夏令伤暑、气阴两伤、热迫血汗的患者，2剂后便通尿量增，余症仍在。拟生脉散合当归补血汤加味：参须10克、麦冬10克、人中白10克、五味子5克、当归5克、黄芪30克。2剂后诸症消失。[⑦]

10. *犀角地黄汤加味* 水牛角(先煎)30克、车前子(包)30克、生地黄15克、赤芍10克、牡丹皮10克、黄芩10克、龙胆草10克、连翘10克、槐花10克、黄连3克、三七粉(冲)3克。曹顺明等以上方治疗1例热蕴营血、迫血妄行之血汗患者，5剂汗减；去槐花，三七粉，加黄柏10克、紫草9克，再进6剂而愈。[⑧]

11. *夏荷松经验方* 黄芪30克、红枣30克、生地黄30克、党参15克、麻黄根15克、仙鹤草15克、牡丹皮12克、白芍12克、墨旱莲12克、陈棕炭12克、黄芩9克、黄柏9克。补气固表，清热止血。夏荷松治疗5例暑邪内犯而阴虚阳亢之血汗患者，皆愈。疗程最长45天，最短30天。[⑨]

狂　汗

经验方

1. *刘新年经验方* 刘新年治疗1例狂汗患

---

① 胡美根.血汗治验1则[J].安徽中医临床杂志,2000(2):144.
② 司在和.红汗症治愈1例[J].江西中医药,1991,22(1):53.
③ 周新明.红汗[J].湖南中医杂志,1988(2):45.
④ 秦发中.中药治疗血汗症一例[J].河北中医,1986(2):22.
⑤ 杨振明.绿汗、血汗及阴汗医案[J].江苏中医杂志,1986(4):17.
⑥ 张开亮.血汗治验[J].四川中医,1985(12):44.
⑦ 上官钧.血汗治疗一得[J].福建中医药,1985(5):35.
⑧ 曹顺明,等.血汗治验一例[J].上海中医药杂志,1985(6):32.
⑨ 夏荷松.红汗症治验[J].上海中医药杂志,1985(6):32.

者，先服阿胶竹沥汁20克，继服当归六黄汤加减：生地黄12克、当归12克、黄芩9克、黄连9克、黄柏9克、黄芪30克、麦冬10克、滑石10克、桂枝8克、牡蛎12克、生姜15克。急煎温服半小时转轻，继服5剂诸症消失。[①]

2. *桂甘龙骨牡蛎汤*　桂枝10克、炙甘草10克、龙骨20克、牡蛎20克。陈培城以上方治疗1例狂汗、深夜狂呼、躁动欲伤人的患者，服药8剂后，病去七八，予养心汤原方，10剂而愈。[②]

脱　汗

经　验　方

1. *王鹏经验方*　黄芪60克、防风15克、炒白术30克、酸枣仁20克、麻黄根20克、浮小麦20克、附子20克、干姜10克、桂枝15克、红参(另煎)20克。每日1剂，水煎服。益气固表，温阳止汗。适用于阳气虚型脱汗。王鹏等以上方治疗1例脱汗患者，复诊随症加减。随访1年未复发。[③]

2. *王明才经验方*　党参100克、黄芪100克、麦冬20克、五味子20克、龙骨20克、牡蛎20克、酸枣仁20克、茯苓20克、白芍20克、制附子(先煎)10克、浮小麦50克、大枣15克、桂枝15克、甘草6克。益气固脱，回阳救逆，温通心阳。王明才以上方治疗1例大汗亡阳重症患者，2剂汗减，然口臭咳痰，后随症加减，水煎频温服，2剂后诸症除。[④]

3. *参附龙牡合生脉*　红参(浓煎炖服)10克、制附子(先煎)10克、麦冬15克、五味子15克、龙骨30克、牡蛎30克。韩锋以上方治疗1例心衰伴脱汗患者，共5诊，随症加减，疗效满意。[⑤]

臭　汗

经　验　方

1. *普济消毒丹*　滑石粉30克、茵陈25克、黄芩20克、石菖蒲15克、白木通15克、白豆蔻(后下)12克、藿香叶(后下)12克、佩兰(后下)7克、赤芍7克、粉牡丹皮10克、柴胡6克、甘草5克。每日1剂，水煎服。清热利湿，芳香化浊，宣畅三焦。适用于暑湿内遏型臭汗。顾国山等以上方治疗1例臭汗患者，2剂其症大减；4剂汗出如常，臭汗已除病告痊愈。[⑥]

2. *桂麻各半汤加薏苡仁*　桂枝5克、白芍3克、麻黄3克、杏仁3克、炙甘草3克、薏苡仁15克、生姜2片、大枣2枚。适用于风湿久稽、营卫不和型臭汗。秦冰亭以上法治疗1例外感后臭汗身痒、头晕的患者，2剂诸症除。[⑦]

3. *九香饮加减*　藿香、佩兰、白芷、檀香、木香、香薷、炒苍术、零陵香、草豆蔻。健脾燥湿，芳香化浊。适用于脾虚胃热型臭汁。刘沛然以上方治疗30余例臭汗患者，服药3～9剂而愈。[⑧]

漏　汗

经　验　方

1. *桂枝加附子汤合栀子豉汤*　桂枝15克、白芍15克、炙甘草10克、炮附子15克、生姜15克、大枣(掰开)4枚、焦栀子15克、淡豆豉30克。王兴杰以上方治疗1例漏汗患者，复诊随症加减，后

---

① 刘新年.狂汗治验[J].山东中医杂志，1990(1)：45.
② 陈培城.心阳浮越治验[J].中医杂志，1983(8)：49.
③ 王鹏，等.中药治疗脱汗验案一则[J].中国民间疗法，2015，23(4)：28.
④ 王明才.大汗亡阳治验[J].四川中医，1991(12)：26.
⑤ 韩锋.脱汗证治体会[J].新疆中医药，1987(2)：16-17.
⑥ 顾国山，等.普济消毒丹加减治愈湿热型臭汗[J].黑龙江中医药，2004(1)：24.
⑦ 秦冰亭.臭汗治验[J].山西中医，1988(1)：43.
⑧ 刘沛然.臭汗症治验[J].辽宁中医杂志，1982(3)：7.

诸症消失。随访未复发。[①]

2. 银翘散合玉屏风散加减　金银花、连翘、竹叶、荆芥、防风、淡豆豉、薄荷、黄芪、白术、牛蒡子、羌活、独活、炒酸枣仁。水煎服。益气清热，解表化湿。李淑焕以上方治疗1例漏汗患者，复诊随症加减，疗效满意。[②]

3. 补中益气汤加味　黄芪30克、白术30克、党参30克、当归20克、柴胡20克、陈皮15克、山药15克、山茱萸15克、升麻10克、甘草10克。补益脾气，强卫固表。适用于脾气虚弱、心气不足型漏汗。马凤友以上方治疗1例漏汗患者，5剂后诸症减，另嘱五倍子粉少许敷脐，不日即愈。[③]

4. 桂枝加葛根汤　桂枝10克、芍药10克、炙甘草6克、大枣15克、防风3克、葛根18克、龙骨30克、牡蛎30克、生姜3片。益气固表，养阴生津。傅万山以上方治疗1例漏汗患者，2剂后诸症大减。[④]

5. 生脉散合桂枝加附子汤化裁　红参(另煎)6克、制附子15克、麦冬15克、白芍15克、煅龙骨15克、麻黄根15克、桂枝9克、炙甘草9克、五味子6克、大枣12枚。胡国泰以上方治疗1例由痢特灵中毒致邪伤营卫、阳虚汗漏患者，3剂而愈。[⑤]

五　更　汗

经　验　方

1. 血府逐瘀汤加减1　当归12克、生地黄15克、赤白芍10克、桃仁10克、红花10克、白芷9克、川芎10克、桔梗10克、葛根10克、甘草6克。活血化瘀，调和营卫。适用于瘀血内阻、营卫失和之五更汗。葛喜贵以上方治疗1例五更汗患者，服5剂后，汗出锐减，口干咽燥也除；上方又加丹参20克，7剂后诸症消除。随访1年，未再复发。[⑥]

2. 四神丸加减　补骨脂15克、五味子10克、白扁豆20克、煨肉豆蔻6克、吴茱萸6克、麻黄根6克、黄芪20克、桂枝9克、干姜6克、生姜3片、大枣6枚。每日1剂，水煎服。温肾暖脾，调和阴阳，收敛止汗。适用于脾肾阳虚、阴阳失调之五更汗。赵武元以上方治疗1例五更汗患者，服用十余剂，诸症消失。随访1年未复发。[⑦]

3. 麻黄细辛附子汤加味　麻黄(蜜炙)9克、甘草9克、附子12克、细辛(后入)3克、葛根15克。扶阳散寒。适用于阳虚之五更汗。蒋利等以上方治疗1例五更汗患者，6剂痊愈。[⑧]

4. 血府逐瘀汤加减2　生地黄30克、当归10克、川芎10克、桃仁10克、红花10克、枳壳10克、桔梗10克、柴胡15克、牛膝15克、赤芍6克、甘草6克。辛学知以上方治疗1例五更汗患者，3剂痊愈。[⑨]

5. 小柴胡汤加味　柴胡24克、炒黄芩12克、西党参12克、法半夏10克、炙甘草10克、生姜3片、红枣12枚、煅牡蛎(先煎)30克、瓜蒌仁15克。适用于邪郁少阳型五更汗。王春生以上方治疗1例五更汗患者，5剂汗减；减柴胡至15克，加黄芪30克，又进5剂汗止。[⑩]

6. 桂枝加附子汤　制附子15克、桂枝9克、白芍12克、炙黄芪12克、生姜6克、炙甘草6克、大枣8枚。温阳益气，调和营卫。适用于阳气虚衰、营卫不和之五更汗。杨福盛以上方治疗1例五更汗患者，3剂后汗出身冷已减七八；上方加党参15克、龙骨18克、茯苓20克，5剂汗止身和。[⑪]

---

① 王兴杰.桂枝加附子汤加味治疗漏汗证1例[J].中国误诊学杂志，2012，12(6)：1475.
② 李淑焕.漏汗不止1例治验[J].中国中医药信息杂志，2004(8)：744.
③ 马凤友.补中益气汤加味治漏汗[J].四川中医，1991(12)：26.
④ 傅万山.桂枝加葛根汤治漏汗[J].四川中医，1989(5)：38－39.
⑤ 胡国泰.痢特灵中毒致阳虚汗漏案[J].四川中医，1989(5)：37.
⑥ 葛喜贵.活血化瘀法治愈五更汗1例报告[J].华北煤炭医学院学报，2010，12(6)：778.
⑦ 赵武元.五更汗治验[J].江苏中医药，2006，27(2)：42.
⑧ 蒋利，等.寅时汗出验案[J].新中医，1991(8)：17.
⑨ 辛学知.黎明汗出治验[J].四川中医，1991(12)：25.
⑩ 王春生.五更汗治验[J].四川中医，1991(11)：34.
⑪ 杨福盛.五更出汗[J].新疆中医药，1990(4)：61.

7. 四神丸加味　补骨脂15克、五味子10克、白扁豆10克、山药10克、煨肉豆蔻5克、吴茱萸5克、麻黄根5克、生姜3片、大枣5枚。每2日1剂，水煎服。温肾暖脾，调和阴阳，收敛止汗。适用于脾肾阳虚、阴阳不调之五更汗。胡献国以上方治疗1例五更汗患者，服药8剂，诸症消失。①

无　汗　症

辨 证 施 治

1. 翟晓翔分3型

(1) 风寒郁肺、腠理闭塞型　治宜发汗解表、宣利肺气。方用麻黄桂枝各半汤：麻黄10克、桂枝10克、白芍10克、杏仁10克、生姜5克、大枣5克、甘草3克。临床观察：翟晓翔以上方治疗1例无汗症患者，四诊后汗出。

(2) 血虚津亏、肺失宣发型　治宜滋阴养血、宣发肺气。方用当归饮子加减：当归20克、白芍10克、川芎10克、熟地黄20克、制何首乌15克、黄芪10克、桑叶10克、杏仁6克、甘草5克。临床观察：翟晓翔以上方治疗1例无汗症患者，三诊后汗出。

(3) 气阴两虚、肺失宣发型　治宜补气养阴、宣发肺气。方用沙参麦冬汤加减：沙参15克、麦冬15克、黄芪30克、生地黄20克、当归10克、玉竹10克、桑叶10克、生白扁豆10克、天花粉10克、生甘草5克。临床观察：翟晓翔以上方治疗1例无汗症患者，四诊后汗出。②

2. 龚文德等分6型

(1) 卫阳不振型　症见以平素畏寒，四肢不温，舌淡苔白，脉细缓。治宜温通卫阳、活血调营。药用桂枝10克、赤芍10克、桃仁10克、红花10克、丹参30克、炙麻黄5克、炮附子5克、香白芷5克、炙细辛3克、炙甘草3克、生姜2片、青葱管5枚、红枣5枚。

(2) 肝气郁结型　症见情志抑郁善怒，偏侧头痛，脉弦，舌偏红苔薄黄。治宜疏肝活血、通调营卫。药用香附5克、薄荷(后下)5克、枳实5克、川芎5克、炙远志5克、柴胡3克、石菖蒲3克、清炙甘草3克、丹参30克、桃仁10克、杜红花10克。

(3) 肝胆郁热型　症见心烦，口苦，苔黄腻。治宜清泄肝胆、开通心气、活血调营。药用淡黄芩5克、黄连5克、枳实5克、竹茹5克、陈皮5克、薄荷(后下)5克、远志5克、柴胡3克、石菖蒲3克、生甘草3克、丹参30克、桃仁10克、杜红花10克、茯苓10克。

(4) 肝气横逆型　症见汗闭伴气从小腹上冲而咽窒，胸闷如榨疼痛，脉弦。药用木香3克、柴胡3克、槟榔5克、乌药5克、枳实5克、薄荷(后下)5克、丹参30克、桃仁10克、杜红花10克、沉香粉(分吞)1.5克。

(5) 脾虚疳积型　症见面色萎黄，形体瘦弱，腹胀膨满，脉细滑，舌淡苔腻。治宜益气健脾、消导积滞。药用黄芪10克、太子参10克、焦白术10克、茯苓10克、莱菔子10克、王谷虫10克、焦楂曲10克、焦谷芽10克、麦芽10克、䗪虫10克、丹参10克、赤芍10克、木香3克、枳实3克、炙甘草3克、槟榔片5克、炒鸡内金5克、红枣7枚、粳米(包煎)30克。

(6) 脾肾阳虚　症见病延二十年以上，形体怯弱，精神萎靡，神倦乏力，形寒蜷缩，面色无华，舌质淡胖嫩或兼边有齿痕，脉沉细弱。治宜温补脾肾、升运通阳、活血调营。药用生黄芪30克、丹参30克、党参10克、白术10克、熟地黄10克、山茱萸10克、巴戟天10克、肉苁蓉10克、桃仁10克、红花10克、桂枝10克、赤白芍各10克、炙升麻3克、柴胡3克、清炙甘草3克、生姜2片、青葱管5枚、红枣7枚。

临床观察：龚文德等以上方辨证治疗85例汗闭症患者。结果：显效51例，有效26例，无效8例。③

---

① 胡献国.五更汗治验一则[J].中医杂志，1987(12)：62.
② 魏娜.翟晓翔主任医师治疗无汗症验案3则[J].福建中医药，2015，46(1)：28.
③ 龚文德，等.85例汗闭症的辨证论治[J].中医杂志，1991(8)：22－24.

3. 刘诚哲分4型

(1) 暑湿夹寒束表型　症见无汗畏热，神疲乏力，胸闷心烦，头身困重，四肢酸楚，微恶风寒，低热，口渴欲饮，食欲不振，舌苔黄腻，脉濡数。方用新加香薷饮合三仁汤化裁，配合民间刮痧疗法，内外合治，待气开湿透，再投以参苓白术散调理善后。

(2) 心肺阳虚型　症见无汗怕热，两颧微红，五心潮热，心悸头晕，失眠多梦，口渴欲饮，皮肤干燥，舌红少津，脉细数。方用清燥救肺汤去石膏加葛根、酸枣仁、柏子仁、蜂蜜。

(3) 脾胃阴虚型　症见无汗怕热，口干咽燥，食欲不振，倦怠乏力，喜酸干呕，大便干结，胃痛隐隐，舌红无苔或少苔，脉细数。方用麦门冬汤合中和理阴汤化裁(中和理阴汤由人参、山药、扁豆、莲子、老米、燕窝组成)。

(4) 肾阳虚型　症见无汗怕热，四肢欠温，口淡不渴，面色皖白，头晕，腰膝酸软，舌胖质淡苔薄白，脉沉细。方用八味地黄丸改汤剂，兼见精血不足，方用阳和汤化裁。

临床观察：刘诚哲以上方辨证治疗43例闭汗症患者。结果：43例均痊愈。①

4. 王惠珠等分4型

(1) 心阴亏虚、汗源不足型　治宜滋阴养心。方用自拟方：太子参30克、生地黄15克、玄参15克、天冬15克、柏子仁15克、麦冬15克、百合20克、丹参20克、当归12克、茯苓25克、桔梗6克、灯心草2克、甘草10克。临床观察：王惠珠等以上方治疗1例无汗症患者，5剂后微有小汗；又7剂，汗如常人，唯心悸时作，原方加何首乌20克、合欢花25克，又5剂，诸症除。

(2) 胃阴不足、肌失濡养型　治宜养阴和胃。方用自拟方：北沙参30克、麦冬25克、石斛25克、玉竹20克、生扁豆12克、桑叶15克、甘草10克。每日1剂，水煎服。临床观察：王惠珠等以上方治疗1例无汗症患者，5剂后症减；上方加陈皮3克、鸡内金6克、炒麦芽12克，又进8剂，汗出痒止，余证悉除。

(3) 胃阳不足、肌失温养型　治宜补肾温阳。方用自拟方：鹿角胶(烊化)18克、熟地黄(砂红拌)12克、山药15克、山茱萸15克、当归15克、党参15克、枸杞子20克、菟丝子25克、炒麦芽25克、附子6克、肉桂6克、炙甘草6克。临床观察：王惠珠等以上方治疗1例无汗症患者，5剂后感觉舒适，小汗出，又进32剂，诸症悉除。

(4) 气血运行不周型　治宜补气、活血、通络。方用补阳还五汤加味：生黄芪45克、当归10克、何首乌20克、赤芍6克、地龙3克、川芎3克、桃仁3克、红花3克。每日1剂，水煎服。临床观察：王惠珠等以上方治疗1例气血运行不周、左半身无汗、手足麻木不温的患者，3剂后手足微温又进6剂，左半身小汗出，手足麻大减；再进10剂，诸症除。②

经　验　方

1. 麻黄汤　麻黄6克、桂枝10克、甘草6克、杏仁10克、大枣15克、生姜10克。解表发汗。适用于表实之无汗。陈卫以上方治疗1例无汗证患者，3剂药后复诊，诉已有轻微汗出，随症加减再服3剂，诉在劳动中已有明显出汗。③

2. 麻桂各半汤　麻黄6克、桂枝10克、杏仁10克、白芍15克、太子参10克、薄荷6克、大枣4枚、生姜3片、甘草6克。疏达肌表，调和营卫。适用于风寒郁表，营卫不和之无汗证。周璐等以上方治疗1例无汗症患者，服3剂后躯干、头面部及上肢略有汗出，但仍感心中懊侬，效不更方，上方再服10剂，服后汗出正常。3个月后随访未复发。④

3. 郑绍周经验方　黄芪30克、葛根30克、赤

---

① 刘诚哲.辨证治验闭汗证43例[J].新疆中医药，1987(4)：28-30.
② 王惠珠，等.无汗证治验[J].中医杂志，1983(9)：46-47.
③ 陈卫.经方辨治汗证验案举隅[J].中国民族民间医药，2016，25(3)：41-42.
④ 周璐，等.无汗证治验一则[J].实用中医药杂志，2014，30(8)：768.

芍25克、党参20克、川芎15克、半夏10克、白芥子15克、麻黄12克、桂枝15克、羌活12克、香薷15克、皂角刺15克、柴胡12克、红花15克。发汗解表，调和营卫。适用于外感风寒，腠理郁闭之无汗证。郑绍周以上方治疗1例无汗症患者，复诊随症加减，随访3个月，未再复发。①

4. *麻黄附子细辛汤合黄芪桂枝五物汤合当归四逆汤化裁* 麻黄5克、制附片6克、细辛4克、炙桂枝10克、赤芍10克、当归10克、炙甘草3克、生黄芪15克、炮甲片9克、生姜3片、大枣4枚。适用于阳虚内寒、气滞血瘀之无汗。周仲瑛以上方治疗1例无汗症患者，复诊随症加减，4诊后汗出正常。②

5. *芪附归丹四君子汤* 黄芪、制附子、当归、紫丹参、党参或太子参、白术、茯苓、甘草等。随症加减：易感冒或有表证者，选加防风、紫苏叶；阳虚明显者，选加淫羊藿、补骨脂；阴虚明显，选加熟地黄、制首乌、麦冬、五味子、玉竹；瘀象明显者，选加川芎、赤芍、牡丹皮、桃仁、红花、益母草；纳少便软者，选加生山楂、谷芽、麦芽。黎济民以上方加减治疗25例汗闭证患者，痊愈17例，显效4例，有效3例，无效1例。服药2～56剂，平均13剂。③

6. *小柴胡汤合当归补血汤加减* 柴胡10克、黄芪10克、党参10克、清半夏10克、生黄芪60克、当归20克、熟地黄30克、枳壳6克、砂仁6克。补气养血，透解郁热。王平等以上方治疗1例无汗症患者，6剂痊愈。④

7. *罗中秋经验方* 赤芍9克、鸡血藤9克、甲片5克、王不留行8克、猪苓12克、茯苓12克、泽泻12克、桂枝18克。化瘀利水，通调水道，下输膀胱，以利气化。罗中秋以上方治疗1例气滞血瘀之汗闭症患者，10剂痊愈。⑤

8. *桂枝汤加黄芪* 桂枝10克、白芍6克、沙参12克、黄芪25克、防风5克、当归10克、生地黄15克、玉竹12克、石斛10克、炙甘草10克、生姜5克、大枣10枚。王嗣安以上方治疗1例暑湿夹寒束表之全身无汗症患者，3剂病除汗出如常人。⑥

9. *刘宝云经验方* 生麻黄30克、光杏仁12克、香薷15克、知母24克、生石膏100克、生甘草5克。宣肺散寒，清热除烦。刘宝云以上方治疗4例无汗症患者，疗效满意。⑦

10. *大青龙汤* 麻黄18克、杏仁15克、石膏50克、桂枝7克、甘草7克、生姜10克、大枣6枚。每日1剂，水煎服。宋远忠以上方治疗300例暑热无汗症患者。结果：治愈273例，好转21例，无效6例。有效率98%。⑧

11. *赵国平经验方* 香薷10克、桂枝10克、知母10克、茯苓12克、生石膏45克、粳米1撮、生甘草5克。祛暑化湿，解表清热。赵国平以上方治疗1例阳明郁热之夏季汗闭症患者，2剂汗出诸症消，再予5剂三仁汤善后。⑨

12. *龚文德经验方* 生黄芪15克、赤芍15克、桂枝10克、炙麻黄10克、炙细辛3克、炒丹参20克、杜红花10克、桃仁10克、香白芷10克、川芎5克、干地龙12克、清炙甘草3克、生姜2片、红枣7枚、青葱管6根。益气调卫，开发腠理，活血和营，以通肤窍。龚文德以上方治疗1例20年心肺阴虚型汗闭症患者，7剂症减，又进7剂，效增；原方去细辛、川芎、清炙甘草、生姜，加北沙参30克、生地黄12克、麦冬10克，又进7剂，基本痊愈。⑩

13. *自拟方* 天花粉20克、玄参20克、地骨皮10克、柴胡10克、竹叶10克、槟榔15克、麦冬15克、葛根15克。张炬用上方治疗1例心肺阴虚

---

① 郭迎树，等.无汗证治验[J].山东中医杂志，2010，29(5)：345.
② 王佳，周仲瑛，等.周仲瑛教授复方辨治无汗症例析[J].实用中医内科杂志，2010，24(3)：8－9.
③ 黎济民.芪附归丹四君子汤治疗常见虚人汗闭证25例[J].新中医，1991(10)：24－25.
④ 王平，等.无汗症治验1例[J].河北中医，1991，13(2)：4.
⑤ 罗中秋.化瘀利水法治疗汗闭[J].新中医，1990(11)：38.
⑥ 王嗣安.无汗症[J].湖南中医杂志，1990(1)：39.
⑦ 刘宝云.无汗证治一得[J].河南中医，1989，9(1)：12.
⑧ 宋远忠.大青龙汤治疗暑热无汗300例[J].天津中医，1988(6)：45.
⑨ 赵国平.夏季汗闭治验[J].四川中医，1986(7)：9.
⑩ 龚文德.运用营卫理论治愈汗闭证1例[J].中医杂志，1985(7)：39.

型无汗症患者，6 剂后腋下似有汗，全身症状依然，上方去地骨皮，槟榔加至 20 克，另加石斛 15 克、知母 15 克，服 10 剂，汗出，诸症减。[①]

14. 桂麻各半汤加味　麻黄(去节)10 克、杏仁 10 克、桂枝 6 克、干浮萍 6 克、白芍 6 克、生甘草 4 克、生姜 3 克、大枣 4 枚、鲜葱白 7 个(每个 2 寸，连根后入)。通阳开表发汗，调和营卫。周石卿以上方治疗 1 例表寒里热、湿热郁蒸之无汗症患者，6 剂痊愈。[②]

15. 桂麻各半汤　桂枝 10 克、麻黄 10 克、白芍 10 克、杏仁 10 克、生姜 3 片、大枣 4 枚、甘草 3 克。周石卿以上方治疗 1 例营卫不和、卫气过度外束而津液未能润泽皮肤而致全身无汗症的患者，6 剂而愈。[③]

---

① 张炬.全身性无汗症一例治验[J].北京中医学院学报，1985(5)：32.

②～③ 周石卿.无汗症治验[J].新中医，1982(11)：19－20.

图书在版编目(CIP)数据

中医良方大典. 内科二卷 / 严世芸总主编；张玮本卷主编. — 上海：上海科学普及出版社，2022.9
ISBN 978-7-5427-8273-1

Ⅰ. ①中… Ⅱ. ①严… ②张… Ⅲ. ①内科-疾病-验方-汇编 Ⅳ. ①R289.5

中国版本图书馆 CIP 数据核字(2022)第 150971 号

策划统筹 蒋惠雍
责任编辑 陈星星 何中辰
柴日奕
特约编辑 王 菲
助理编辑 黄 鑫 郝梓涵
整体设计 姜 明

中医良方大典·内科二卷

总 主 编 严世芸
本卷主编 张 玮
上海科学普及出版社出版发行
(上海中山北路 832 号 邮政编码 200070)
http://www.pspsh.com

各地新华书店经销 苏州市越洋印刷有限公司印刷
开本 889×1194 1/16 印张 36.75 字数 964 000
2022 年 9 月第 1 版 2022 年 9 月第 1 次印刷

ISBN 978-7-5427-8273-1 定价：298.00 元
本书如有缺页、错装或坏损等严重质量问题
请向工厂联系调换
联系电话：0512-68180628

国家出版基金项目
NATIONAL PUBLICATION FOUNDATION

2018 年度国家出版基金资助项目

中国生态工业系统与循环经济发展战略研究

（下卷）

主编 王静康

天津出版传媒集团
TJKJ 天津科学技术出版社

图书在版编目(CIP)数据

中国生态工业系统与循环经济发展战略研究 / 王静康主编. -- 天津 : 天津科学技术出版社, 2018.9
ISBN 978-7-5576-5786-4

Ⅰ. ①中… Ⅱ. ①王… Ⅲ. ①生态工业-循环经济-经济发展战略-研究-中国 Ⅳ. ①F424.1

中国版本图书馆 CIP 数据核字(2018)第 228301 号

中国生态工业系统与循环经济发展战略研究
ZHONGGUO SHENGTAI GONGYE XITONG YU XUNHUAN JINGJI FAZHAN ZHANLÜE YANJIU
策划编辑：蔡　颢　李敢华　孟祥刚
责任编辑：刘　颖　布亚楠　吴　頔　侯　萍　刘　磊
　　　　　张建锋　傅雪莹　王朝闻　韩　瑞
责任印制：兰　毅
出　　版：天津出版传媒集团
　　　　　天津科学技术出版社
地　　址：天津市西康路 35 号
邮　　编：300051
电　　话：(022) 23332372
网　　址：www.tjkjcbs.com.cn
发　　行：新华书店经销
印　　刷：北京盛通印刷股份有限公司

开本 889×1194　1/16　印张 133　插页 6　字数 3 500 000
2018 年 9 月第 1 版第 1 次印刷
定价：800.00 元(共三卷)

周逍雅　天津大学管理与经济学部
贾启君　天津大学材料学院
晏佳莹　三峡大学材料与化工学院
殷可欣　天津大学管理与经济学部
龚俊波　天津大学化工学院
鲁逸人　天津大学环境学院

中　卷

王　侃　天津商业大学管理学院
刘长根　天津大学机械工程学院
袁希钢　天津大学化工学院
袁德奎　天津大学机械工程学院
聂红涛　天津大学海洋科学与技术学院
陶建华　天津大学机械工程学院

下　卷

王　志　天津大学化工学院
王宇新　天津大学化工学院
王纪孝　天津大学化工学院
王海英　南开大学化学学院
毛国柱　天津大学环境科学与工程学院
白宏涛　南开大学环境科学与工程学院
乔志华　天津工业大学化学与化工学院
李正名　南开大学化学学院
李保安　天津大学化工学院
张　文　天津大学化工学院
赵　颂　天津大学化工学院
贾晓强　天津大学化工学院
黄　俊　天津大学环境科学与工程学院
解利昕　天津大学化工学院

编 者 名 单

主　编

王静康　天津大学化工学院

副主编

李正名　南开大学化学学院
王　志　天津大学化工学院
冯亚青　天津大学化工学院
陶建华　天津大学机械工程学院
袁希钢　天津大学化工学院

编　委(按姓氏笔画排列)

上　卷

王国庆　天津大学管理与经济学部
王静康　天津大学化工学院
冯亚青　天津大学化工学院
冯亚凯　天津大学化工学院
司省厂　天津大学管理与经济学部
刘　翔　天津大学环境学院
刘金兰　天津财经大学
闫喜龙　天津大学化工学院
李祥高　天津大学化工学院
张　宝　天津大学化工学院
张时佳　天津大学环境学院
张诺诺　三峡大学材料与化工学院
陈立功　天津大学化工学院
陈志坚　天津大学化工学院
周　艳　天津大学药学院

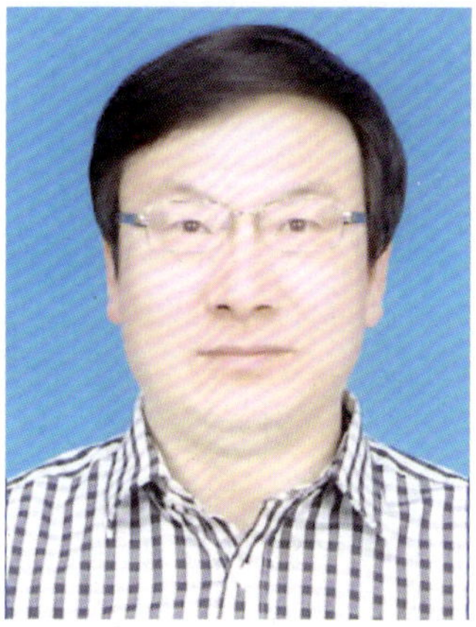

王志，天津大学化工学院教授，天津市膜科学与海水淡化技术重点实验室主任。长期研究用于海水淡化及气体分离的膜与膜过程，主持或作为骨干参加国家自然科学基金、国家海洋公益性行业科研专项、国家“863 计划”、国家“973 计划”、天津市科技支撑计划等重点项目 30 余项，担任国际期刊《膜科学》编委，在《自然材料》《德国应用化学》《先进材料》等国际知名期刊发表论文 170 余篇，被引用 3000 余次。

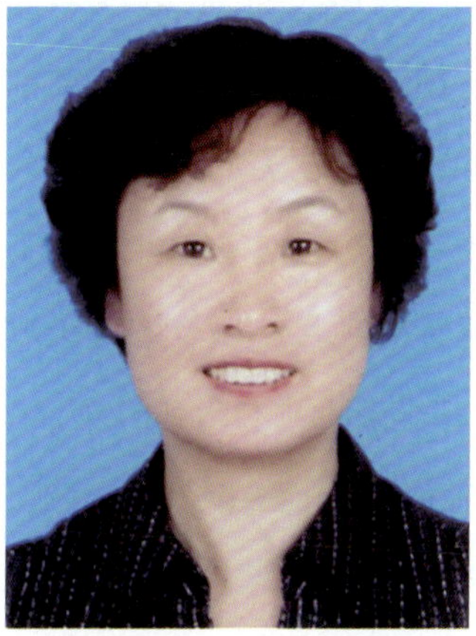

冯亚青，天津大学化工学院教授、博士生导师。1993 年获奥地利维也纳技术大学博士学位，长期从事精细化工领域教学、科研工作。获国家教学成果一等奖 2 项，教育部高等学校科学研究优秀成果科技进步一等奖 1 项、二等奖 1 项。获全国三八红旗手称号、全国女职工建功立业岗位标兵称号、第六届中国十大女杰提名奖、第四届国家教学名师奖。

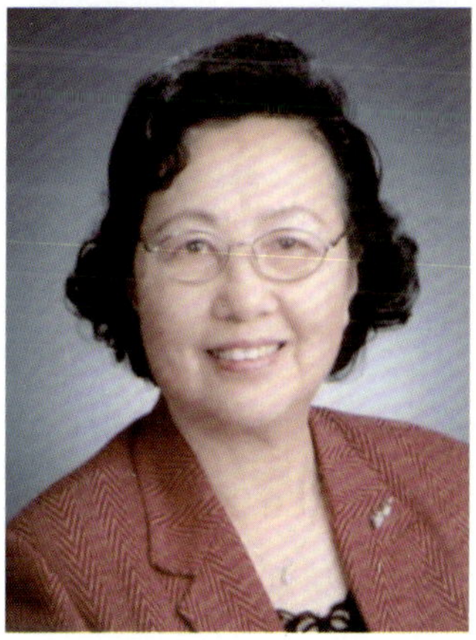

陶建华，天津大学力学系教授、博士生导师，第八、九、十届全国政协委员。1981—1982 年赴荷兰和丹麦留学。在国内最早用数值模拟为 60 余项国内外重大海岸、海洋工程服务。20 世纪 90 年代后承担了以渤海为背景的重大课题研究，如：国家“863 计划”渤海项目、世界银行全球环境基金资助项目“渤海水资源、水环境战略研究”和国家科技支撑计划“天津人工岸线的污染控制”等。1999 年任天津大学环境科学与工程研究院院长。2003 年获原国家环保总局和香港 “地球之友”颁发的“地球奖”，2006 年出版专著《水波的数值模拟》。

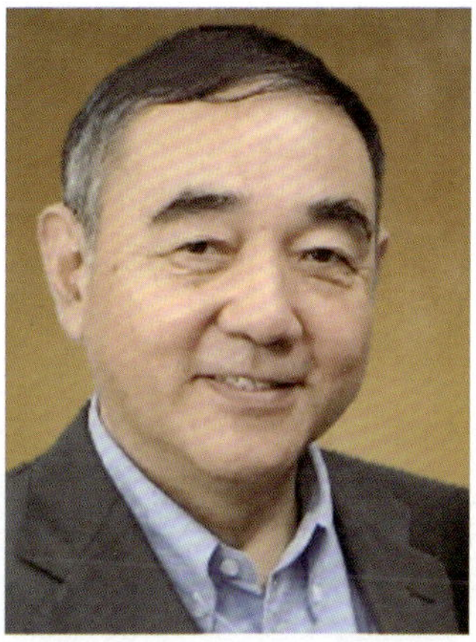

袁希钢，天津大学教授，天津大学化学工程研究所所长，化学工程联合国家重点实验室天津大学分室主任。1982 年毕业于天津大学化工系，获学士学位；1986 年和 1988 年在法国图卢兹国立理工学院(INPT)化学工程学院分别获硕士和博士学位。中国系统工程学会过程系统工程专业委员会副主任委员，英国化学工程师学会会士，欧洲化学工程联合会流体分离委员会委员。在国内外出版学术专著 4 部。专长：化学工程、化工传质与分离工程、化工过程系统工程。

作者简介

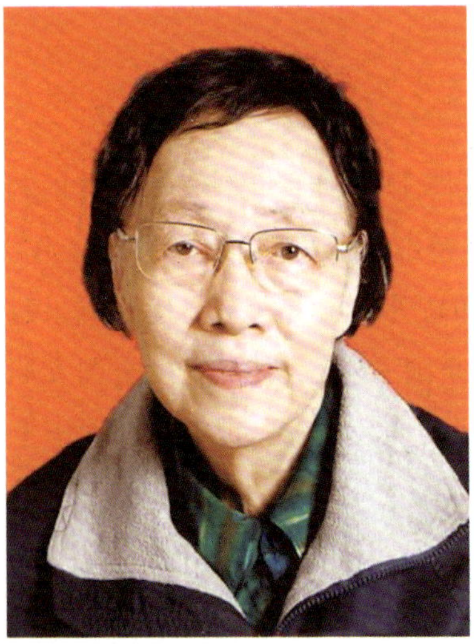

王静康，中国工程院院士，天津市授衔专家，我国化学工业领域著名专家，中国化学工程工业结晶技术的开拓者和奠基人之一，现任国家工业结晶工程技术研究中心名誉主任，国家结晶科学与工程国际联合研究中心主任，国家工业结晶技术研究推广中心主任，天津大学教授、博士生导师。其攻关成果多次被列入国家重大科技成果推广计划。她带领团队连续承担并完成了国家下达的重大科技攻关及科技支撑计划项目，以及省部级攻关和“产学研”合作项目，国家及地方基金资助项目等110项。王静康教授在我国循环经济和绿色化工研究方面有突出的贡献。2015年主持了建设生态城市和绿色工业园区国际研讨会。发表的论文有《可持续发展与现代化工科学》《绿色化学科学与工程及生态工业园区建设进展》《绿色化学化工与和谐社会的发展》等，获国内外相关领域专家高度评价。

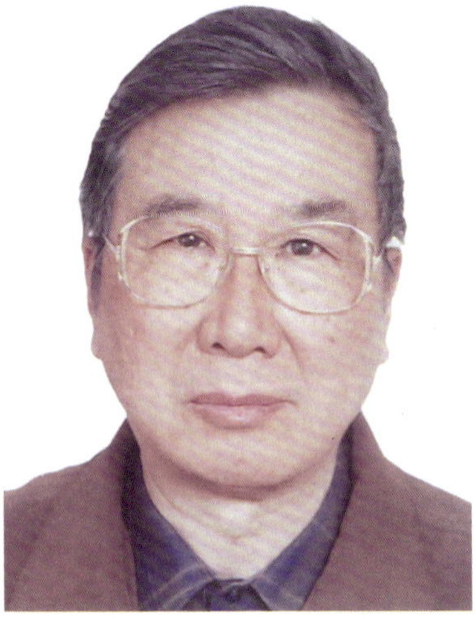

李正名，中国工程院院士，南开大学讲席教授、博士生导师，有机化学与农药化学家。1953年获美国欧斯金大学学士学位，1956年获南开大学化学系硕士学位。曾任南开大学元素有机化学研究所所长、国家重点实验室主任、化学学院副院长、农药国家工程研究中心主任、国家自然科学基金委化学部有机化学组组长、教育部长江学者化学化工评审组组长、中国工程院化工冶金材料学部常委、天津市科学技术协会副主席等职。长期从事有机合成，农药化学、生物活性分子设计及构效规律研究。承担国家“六五”到“十三五”期间国家科技攻关、国家“863计划”、国家“973计划”、国家自然科学重点基金等项目，获得良好成绩，均通过国家验收。曾获全国科技大会奖、国家自然科学二等奖、国家科技进步一等奖、国家技术发明二等奖、化工部科技进步一等奖等20项国家与部级奖项。还获中国农药工业协会杰出成就奖、建国60周年中国农药工业突出贡献奖、日本农药学会外国科学家奖、国家有突出贡献中青年专家、天津市劳动模范等23项个人奖项。

序

生态工业系统是推进传统产业生态转型和结构重组的重要方法，它的完善和发展对帮助我国推进绿色发展、建立健全绿色低碳循环发展的经济体系有重要的促进作用，对我国把握新一轮科技革命和产业变革的机遇，走好新时代新型工业化道路具有十分重要的意义。

作为新中国工业结晶技术的奠基人之一，天津大学王静康院士一直非常关注国家生态工业系统与循环经济发展战略研究，希望通过科学、创新的研究方法，设计出符合中国国情的生态工业系统，进而更好地推进生态文明建设。为此，王静康院士与李正名院士、冯亚青教授、袁希钢教授、王志教授、陶建华教授共同努力，完成了《中国生态工业系统与循环经济发展战略研究》这本著作，并获得了2018年度国家出版基金的支持。著作按照国家“十三五”规划中对工业结构升级与布局优化研究的要求，进一步明确了生态工业系统和循环经济的概念，明晰了现代生态工业园的规划设计方法，聚焦海岸带生态工业系统和沿海城市循环经济发展并开展了相关研究，值得高校师生、科技工作者和产学研合作团队等学习参考。

这本著作凝聚了多位科学家的智慧和心血，希望广大读者在汲取科学知识的同时，学习他们勇立潮头、引领创新的科学精神并发扬光大，为建设富强民主文明和谐美丽的社会主义现代化强国贡献力量。

是为序。

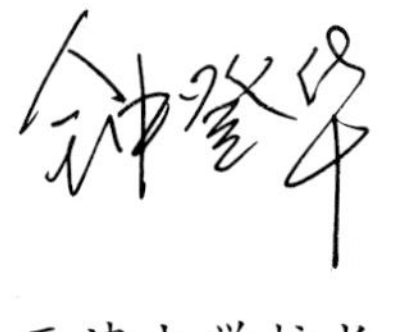

天津大学校长

前　言

国家“十三五”规划指出，绿色是永续发展的必要条件和人民对美好生活追求的重要体现。必须坚持节约资源和保护环境的基本国策，坚持可持续发展。而生态工业系统的建立是绿色发展的重要标志，生态工业园则是实现生态工业体系的重要途径，也是我国可持续发展的必经之路。同时，发展生态工业园是“一带一路”建设的重要组成部分。环境保护部、外交部、国家发展改革委和商务部联合发布了《关于推进绿色“一带一路”建设的指导意见》，意见提出，鼓励环保企业开拓沿线国家市场，引导优势环保产业集群式“走出去”，借鉴我国的国家生态工业示范园区建设标准，探索与沿线国家共建生态环保园区的创新合作模式。生态工业园区“走出去”有利于促进中国与“一带一路”沿线国家之间的政策沟通、设施联通、贸易畅通、资金融通、民心相通，是建设“一带一路”、构建人类命运共同体的重要路径。

生态工业园区以生态工业理论为指导，着力于园区内生态链和生态网的建设，最大限度地提高资源利用率，遵循的是“回收—再利用—设计—生产”的循环经济模式。它仿照自然生态系统物质循环方式，使上游生产过程中产生的废物成为下游生产的原料，达到相互间资源的最优化配置。

我国从1999年开始积极推进绿色低碳发展，全力进行生态工业园区的建设。在中央和各级政府的大力支持下，截至2017年，我国通过验收批准的生态工业园为48家，正在建设的达到了45家。这些生态工业园区中的企业通过各系统之间中间产品、产品和废物的相互交换，使园区内的资源得到最佳配置、废物得到有效利用、环境污染降低到较低水平，改善了生态环境。实践证明，生态工业园区在推进绿色发展、循环发展、低碳发展中取得了明显成效，是未来我国工业发展的必经之路。《中国生态工业系统与循环经济发展战略研究》一书正是在这样的背景下应运而生的，一经提出就得到了广大同道、专家们的大力支持与协助，特别荣幸的是，本书邀请到中国工程院院士，天津大学党委副书记、校长钟登华教授为本书作序。

本书分为上、中、下三卷，分别对生态工业系统的基本概念，生态工业园的规划、建设、设计，中国典型海岸带生态工业系统发展现状、现状评估和压力分析，海岸带工业园区对海洋生态环境的影响，海岸带流域的污染控制、水质改善方法和策略，以及我国工业循环经济发展的总体思路与政策措施，规划环境影响评价等进行了详细深入的阐述。全书由浅入深，包罗万象，其内容既可供生态工业系统的建设者深入学习，又可供生态环境领域学者了解工业园周边环境特别是海岸带生态环境现状，以及控制污染和保护生态环境的方法策略。本书内容充实，涵盖领域广泛，对国内外研究、实践中的经典案例和成果进行了详尽的阐述与点评，为读者进一步学习和研究提供了良好的指引，相信能对每位生态工业和循环经济相关领域的研究者和实践者提供全方位的指导与帮助。

在本书的筹备和编写过程中，我们获得了大量来自各领域专家的建议和指导，正是他们的无私帮助，保证了本书的顺利完成，我向他们表示由衷的感谢。同时，感谢各位副主编、编委的辛勤工作，感谢天津科学技术出版社编辑们的不懈努力，并由衷地感谢为本书出版付出辛勤劳动的每一位参与者！

本书涉及的知识领域广泛，专业性强，为本书的编写工作增加了难度。虽然编者始终谨慎落笔，仔细求证，但由于水平有限，书中难免存在疏漏和错误，望广大读者予以批评和指正。

王静康

2018 年 8 月

目　录

上　卷

中 卷

下 卷

第十三篇

循环经济总论

第一章 循环经济定义

第一节 循环经济产生与发展的背景

一、循环经济的产生背景

(一)经济发展阶段与循环经济

人类发展的历史是不断调节人类与自然关系的历史。人类以自己的聪明才智不断深化对自然界和人类本身规律的认识,并依据这种认识开展改造自然的活动,创造了巨大的生产力,推动了社会的发展。与此相联系,人类历史也经历了一次次社会文明的转型。从经济的发展史来看,可以把经济发展分为四个阶段。

1.原始经济阶段

大约始于5万年前。在这个阶段,人类改造自然的能力比较低,基本上是被迫地接受自然。人类的生命安全得不到保证,主要是依靠较低的生产力和简单的生产工具进行狩猎、捕鱼等改造自然的活动,对自然的影响力也是十分有限的,因此人口数量在这一阶段的增长也是极其缓慢的。

2.农业经济阶段

大约始于公元前4000年,是以农牧业为主的开垦荒地、种植谷物的时期。随着原始农业和畜牧业的产生,人类开始进入农业文明时代。在这一经济阶段,人类改造自然的能力得到了一定提高,对自然规律的认识有所增加,人类寿命延长,人口增长率提高,社会组织水平复杂程度增加。由于自然经济的无序增长,人类肆意砍伐森林,过度放牧,无休止地开垦耕地等,在农业经济阶段已显现出了自然对人类的无情报复。如诞生于尼罗河流域的古埃及文明、发源于美索不达米亚平原的巴比伦文明、我国的楼兰古国的繁荣与消亡,不仅证明了农业革命使自然经济发生了质的飞跃,也让人们领教了大自然的威力。

3.工业经济阶段

18世纪60年代,英国发明了纺织机和蒸汽机,人类由此进入了以线性经济为主的工业文明时代。由机器大生产代替了自然经济的手工劳动,使得劳动效率空前提高,产品也极大丰富,社会经济以空前的规模和速度发展,而自然生态相对稳定的循环链条被一次次强烈地打破,由此造成的对生态平衡的破坏也日益严重。人们在享受生产力大幅度增长、生活水平快速提高的同时,却忽视了生态灾难的隐患。环境污染、自然资源匮乏和生态破坏问题,造成了地球上物种的快速消失、石油危机、20世纪的“八大公害”等一系列的问题,引起了人类的极大关注,人们开始反思自己的行为,污染治理也引起人类的重视。但是,此时政府和企业进行污染治理只是迫于社会和舆论的压力,大多仅考虑污染物的最为经济和安全的排放、处置出路,还没有考虑资源再利用等循环经济的方式。此时的经济发展模式采用的是“先污染、后治理”的方法,即“末端治理”。然而“末端治理”在花费了惊人的巨资后，并未从根本上解决环境污染、生态破坏的问题，人类对自然的掠夺仍然在加速进行。无疑，“末端治理”式的线性经济使工业文明陷入窘迫的境地。

4.循环经济阶段

循环经济阶段以资源循环利用为导向改造传统产业，由此涌现出一批如电子、信息和环保等不以资源消耗线性增加为其发展前提的新兴产业。在这个阶段，人们开始采用资源化的方式处理废弃物。可持续发展的理念被提到各国经济发展的日程上来，源头预防和全过程治理替代了末端治理成为国家环境与发展政策的主流。人们在不断探索和总结的基础上，提出了以资源综合利用最大化和污染排放最小化为主线，逐渐将清洁生产、资源综合利用、生态设计和可持续发展等融为一套系统的循环经济战略。

(二) 环境、资源问题为人类敲响警钟

过去若干年，经济发展显示出了极大的进步，人们的物质生活水平也不断提高，但伴随而来的生态、资源和环境等问题也不得不引起人类的高度重视。

1.生物多样性的减少

地球上动物、植物和微生物彼此之间相互作用以及与其所生存的自然环境间的相互作用，形成了地球丰富的生物多样性。这种多样性是生命支持最重要的组成部分，维持着自然生态系统的平衡，是人类生存和实现可持续发展必不可少的基础。生物资源提供了地球生命的基础，包括人类生存的基础。这些资源的社会、伦理、文化和经济价值，从有记载的历史的最早时期起，就已经在宗教、艺术和文学方面得到认识。可以说没有丰富的生物资源就不存在人类的任何发展。

在地球上 1 000 万~3 000 万的物种中，只有 140 万已经被命名或被简单地描述过。对多数生物类群来说，物种的丰富程度从极地到赤道呈增加趋势。密闭的热带森林几乎包含了世界上一半以上的物种，这儿充满着各种生命：林木、灌木、攀缘植物、藤本植物；附生植物、寄生植物；地衣、苔藓、水藻、真菌等。但是，目前地球上的生物多样性正以非常快的速度在减少，如果生物多样性继续以这样的速度衰减，50%的物种就将消失。生物的衰减几乎源于其栖息地的丧失，而栖息地的丧失又缘于人类活动不断扩大，或者是由于人口的增长，或者是由于人类开发环境和利用自然资源技术能力的增强。这在热带雨林中是最明显的，这些森林占地球陆地表面积的 60%，却含有地球上所有物种的一半。但是它们正以比其他大型生物群落更快的速度毁灭。

除了人口压力之外，技术类型、能量供应、经济体制、贸易关系、政治信念、政策策略以及一系列能缩小或增大人口增长的其他因素也是生物多样性丧失的重要原因。据保守估计，每年大约有 500 种物种不可避免地灭绝，这大约比人类出现之前增长了 1 000 倍。这对于地球生态系统来说是相当严重的问题。由于生物链的作用，地球上每消失一种植物，往往有 30 种依附于这种植物的动物和微生物也随之消失。每一个物种的丧失都减少了自然和人类适应变化的选择余地。生物多样性的减少，必将恶化人类生存环境，限制人类生存发展机会的选择，甚至严重威胁人类的生存与发展。

2.能源的匮乏

随着世界经济规模的不断增大，世界能源消费量持续增长。1990 年全球国内生产总值为 26.5 万亿美元(按 1995 年不变价格计算)，2000 年达到 34.3 万亿美元，年均增长 2.7%。根据《BP世界能源统计年鉴(2004 年版)》，1973 年世界一次能源消费量仅为 57.3 亿 t 油当量，2003 年已达到 97.4 亿 t 油当量。过去 30 年来，世界能源消费量年均增长率为 1.8%左右。根据美国能源信息署(EIA)预测结果，随着世界经济、社会的发展，未来世界能源需求量将继续增加。预计 2020 年达到 128.89 亿 t 油当量，2025 年达到 136.5 亿 t 油当量，年均增长率为 1.2%。亚洲、中东、中南美洲等地区将保持增长态势。

化石燃料能源仍然是当今世界经济发展的基础，没有化石燃料的支撑，世界经济的增长将

不可避免地受阻。但是这些化石燃料能源的产生和形成是不可再生的，其在整个地球上的储藏量是固定的，如果按照目前的发展和开采速度，终究会被消耗殆尽。到那时人类的经济系统不可避免地就要面临崩溃。如果不能很好地解决能源问题，人类的发展只能是暂时的，而不能是可持续的。如何建立新型的能源消耗模式，最大限度地延长能源使用年限，循环利用资源，就是循环经济应该探索的问题。

3.环境污染

科技的发展的确改善了人类的生活环境，提高了人类的生活水平，但科技的发展也给我们赖以生存的地球带来了致命的破坏。环境污染已成为一个全球性问题，如果这一问题得不到妥善解决，人类就将面临毁灭的危险。如今人类面临各式各样的污染，其中最严重的有水源污染、空气污染、噪声污染，这些污染源严重影响到了人们的日常生活。

水是生命的来源，而人类赖以生存的这一小部分水，日益受到污染。目前世界上约有12亿人享受不到卫生、清洁的饮用水。预计到2025年，失去卫生饮用水的人数将增加到23亿。在20世纪的30年代到60年代，震惊世界的环境污染事件频繁发生，使众多人群非正常患病甚至死亡的公害事件不断出现，其中最严重的有8起，人们称之为“八大公害”。其中比利时马斯河谷烟雾事件、美国洛杉矶烟雾事件、美国多诺拉事件、英国伦敦烟雾事件、日本四日市哮喘病事件等5件均是由空气污染所引起的。空气污染问题已经开始严重地影响着人类的生存空间。噪声污染目前也成为威胁人类健康的一大杀手。世界卫生组织发表的一份调查报告中说，美国及发达国家的噪声污染问题越来越严重，在美国，生活在85 dB以上噪声污染环境中的居民人数20年来上升了数倍；在欧盟国家，约40%的居民几乎全天受到交通运输噪声污染的干扰，这些居民相当于每天生活在55 dB的噪声环境中，其中20%的人受到的交通噪声污染超过65 dB。此外，在发展中国家的一些城市，噪声污染问题也已相当严重，有些地区全天24 h的噪声达到75~80 dB。世界卫生组织称，噪声污染不但能够影响人的听力，而且能够导致高血压、心脏病、记忆力衰退、注意力不集中及其他精神疾病综合征。

二、循环经济的发展

(一) 循环经济的兴起

循环经济是随着可持续发展的不断发展而逐渐兴起的。随着传统工业化发展模式的弊端日益显露，人们逐渐意识到传统发展模式的不可持续性，并开始寻求新的发展模式，于是“可持续发展”的思想逐渐产生并日益完善，而且已经成为当今世界发展的主题。循环经济就是人们不断探索如何实现可持续发展的产物。单纯依靠污染的末端治理来解决经济发展与环境之间的矛盾已经不能满足人类发展的需求，要从根本上解决发展与环境之间的矛盾，必须从源头、从生产的全过程控制，于是产生了“循环经济”的思想。循环经济运用生态学规律重构人类社会经济活动，以可持续发展思想为指导，是实现可持续发展的最新模式和重要途径。

(二) 循环经济的发展阶段

循环经济作为人类探索可持续发展道路的必然产物，是目前国际上可持续发展战略的一种新型的发展模式。它的发展大致上经历了以下两个阶段。

1.萌芽阶段

循环经济的思想萌芽可以追溯到环境保护兴起的20世纪60年代。其中，美国经济学家鲍尔丁提出的“宇宙飞船理论”可以作为循环经济的早期代表，他受当时发射的宇宙飞船的启发来分析地球经济的发展。他认为，地球就像在太空中飞行的宇宙飞船，要靠不断消耗和再生自身有限的资源而生存，如果不合理开发资源，破坏环境，就会走向毁灭。只有实现对资源的循环利用，人类才能得以长存。随着环境问题在全球范围内日益突出，人类赖以生存的各种资源从稀缺走向枯竭，这就要求抛弃原有的单向的经济发展模式，代之以循环型的经济发展模式，即应该改变传统的“资源—产品—废物”单向流动的线性经济，转变为“资源—产品—再生资源”的闭路循环型流程，使物质和能源在这种经济环境中得到充分、合理、持久的利用，从而把经济活动对自然环境的影响降低到尽可能小的程度。

2.认识及实践阶段

在20世纪70年代，人们已经认识到了环境污染的危害性，但世界各国开展的环境整治活动仍然是把污染物产生后如何治理以减少其危害作为重点，即采用“先污染，后治理”这种传统环境保护的末端治理方式。到了20世纪80年代，人们认识到末端治理的局限性，开始对废弃物进行资源化处理加以利用，思想上和政策上都有所升华。人们的认识经历了从“排放废物”到“净化废物”再到“利用废物”的过程。但对于污染物的产生是否合理这个根本性问题，是否应该从生产和消费源头上防止污染产生，大多数国家仍然缺少思想上的认识和政策上的举措。总的说来，20世纪七八十年代环境保护运动主要关注的是经济活动造成的生态后果，而问题产生的根源即经济运行机制本身始终没有引起人们的注意。

到了20世纪90年代，特别是随着人类对生态环境保护及可持续发展的理论和认识的深入发展，人们认识到原有的经济发展模式是不可持续的，开始积极探索可持续发展的经济模式，于是源头预防和全过程治理替代了末端治理。人们在不断探索和总结的基础上，提出以资源利用最大化和污染排放最小化为主线，将清洁生产、资源综合利用、生态设计和可持续消费等融为一体的循环经济战略。

20世纪90年代以来，循环经济在发达国家已经成为一种潮流和趋势，有的国家以立法的方式加以推进，许多发达国家正在把发展循环经济，建立循环型社会作为实施可持续发展战略的重要途径和实现方式，循环经济得到了越来越多的重视和快速发展。

(三) 循环经济的国际实践与在我国的发展

1.循环经济在国外的发展情况

(1)循环经济的国际动向

从世界范围看，尤其是在发达国家，发展循环经济、建立循环型社会，已经成为自20世纪90年代确立可持续发展战略以来，实现环境与经济协调发展的重要途径，循环经济已经在一些发达国家中取得了成功的实践。目前，从企业层次污染排放最小化实践，到区域工业生态系统内企业间废弃物的相互交换，再到产品消费过程中和消费过程后物质和能量的循环，都有许多成功的实例，循环经济也已上升到了国家法律层次。

从企业层次来看，最典型的循环经济实例是美国杜邦化学公司采用的3R(减量化、再利用、再循环)制造法。20世纪80年代末，杜邦化学公司的研究人员把工厂当成试验新的循环经济理念的实验室，创造性地把循环经济的3R原则(reduce，减量化原则；reuse，再利用原则；recycle，再循环原则）发展成为与化学工业相结合的3R制造法，以达到少排放甚至零排放的环境保护目标。通过3R制造法的实践，放弃使用某些对环境有害的化学物质，减少某些化学物质的使用量以及开发回收本公司产品的新工艺，杜邦化学公司1994年生产产生的塑料废弃物和排放的大气污染物，相比80年代末分别减少了25%和70%。同时，他们在废塑料如废弃的一次性塑料容器、牛奶盒中回收化学物质，开发出了耐用的乙烯材料“维克”等新产品。从1997年开始，杜邦公司又实施“地毯回收计划”，全美80个杜邦的零售商参与了这一计划，每年回收10 000 t以上的废弃地毯，作为再生资源加以利用，有效减少生态环境污染的同时，大大提高了公司综合经济效益。

从区域层面来看，企业通过工业代谢和共生关系，形成生态工业园区，最为典型的是丹麦卡伦堡生态工业园区。

在该园区内，各种企业按照工业生态学原理建立了一种和谐复杂的互利互惠的合作关系。园区以发电厂、炼油厂、制药厂和石膏板厂4个厂为核心企业，通过贸易的方式利用另一家企业产生的废弃物或副产品，作为自己生产中的原料，或部分替代原料，建立工业共生和代谢生态链关系。这样，不仅降低了治理污染的费用，而且企业也获得了可观的经济效益。

目前，美国、加拿大、日本、德国、奥地利、瑞典、爱尔兰、荷兰、法国、英国、意大利、印度尼西亚、菲律宾、泰国、印度等国家都在积极建设生态工业园。美国自20世纪90年代以来已建立了20多个各具特色的生态工业园，美国总统可持续发展理事会专门成立了生态工业园特别工作组；加拿大建起40多个生态工业园，其中9个被认为具有很强的生态工业性质；日本目前有40多个各种形式的生态工业园正在运行或建设之中。

从国家层次来看，实施循环经济最具代表性的当属德国的双元系统模式，这是一种针对消费后排放的循环经济模式。德国的双元回收系统(DSD)是一个非政府组织，专门针对包装废弃物进行回收利用。它接受企业的委托，组织收运机构对包装废弃物进行回收和分类，送达相应的资源再利用厂家进行循环利用，对其中可以直接回收的包装废弃物则送返原制造商再次规整利用，避免造成不必要的浪费。

(2)循环经济立法的国际实践

德国是世界上发展循环经济的先驱国家，最早为循环经济的发展制定了相关的法律。1972年德国制定了《废物处理法》，1986年将其修改为《废物限制及废物处理法》，强调要通过节省资源的工艺技术和可循环的包装系统，把避免废物产生作为废物管理的首要目标。1991年德国通过的《包装条例》，是德国首次按照“资源—产品—资源”的循环经济理念制定的一部法律。1992年通过的《限制废车条例》规定汽车制造商有义务回收废旧车辆。1996年德国提出了《循环经济与废物管理法》，系统地将资源闭路循环的循环经济思想理念推广到所有的生产部门。该法律规定每年总计产生超过2 000 t以上废物的制造者，必须对避免、利用、消除这些废物制订一个经济方案。德国法律还明确规定，自1995年7月1日起，玻璃、马口铁、铝、纸板和塑料等包装材料的回收率全部达到80%。在德国的影响下，欧盟和北美国家相继制定旨在鼓励二手副产品回收、绿色包装等措施的法律，同时确定了包装废弃物的回收、复用或再生的具体目标。法国规定自2003年应有85%包装废弃物得到循环使用。荷兰规定自2000年，废弃物循环使用率达到60%，奥地利的法规要求必须对80%的包装材料进行再循环处理或再利用。丹麦规定自2000年，所有废弃物至少要有50%须进行再循环处理。为了推动包装废弃物的回收再生和重复使用，欧洲设计了一组包装回收象征性标识，供包装商将其标示在包装上。这些标识包括：可以重复周转再用的包装标识、可以回收再生(再循环)的包装标识、使用再生材料超过50%的包装标识等。

美国于1976年通过了《资源保护回收法》，1990年通过了《污染预防法》，提出了用污染预防政策补充和取代以末端治理为主的污染控制政策，但目前还没有一部全国施行的循环经济法规或再生利用法规。不过自20世纪80年代中期，俄勒冈、新泽西、罗德岛等州先后制定促进资源再生循环法规以来，已有半数以上的州制定了不同形式的再生循环法规。

日本是发达国家中循环经济立法最全面的国家，也是国际上较早建立循环经济法律体系的发达国家之一。其所有相关的法律精神集中体现为“三个要素、一个目标”，即资源再利用、旧物品再利用、减少废弃物，最终实现“资源循环型社会”的目标。日本的循环经济法律体系比较健全，与德国先在个别领域逐渐建立相关法规最后建立整体性循环经济法不同，日本采用了自上而下的办法，即先建立综合性的再生利用法，再在此法指导下建立各具体领域的循环经济法律法规。日本的循环经济法律体系可以分为三个层面：第一个层面是一部基本法，即《推进形成循环型社会基本法》，作为母法，这部法律提出了建立循环型经济社会的根本原则，即“根据相关方面共同发挥作用的原则，通过促进物质的循环，减轻环境负荷，谋求实现经济的健康发展，构筑可持续发展的社会。”可以说，这是世界上第一部循环经济法。第二个层面是两部综合性的法律，分别是《废弃物处理法》和《促进资源有效利用法》。第三个层面是几部具体的法律法规，主要根据各种产品的性质制定，包括《特定家庭用机械再商品化法》《建筑工程资材再资源化法》《容器包装循环法》《化学物质排出管理促进法》《绿色采购法》《食品循环资源再生利用促进法》等，对不同行业的废弃物处理和资源再生利用等做了具体规定。日本的这些法律法规的实施，既控制了垃圾的数量、实现了资源再利用，同时又为建立“循环型社会”奠定了基础。

2.循环经济在我国的发展现状

虽然循环经济在我国发展比较迟缓，但是也有了一定的进展，从2000年我国将发展循环经济、建设生态工业园区作为走新型工业化道路，实现区域可持续发展，经济和环境“双赢”的一个重要举措以来，在全国范围内，从不同的层次、角度和领域，在发展循环经济方面进行了理论的探索和实践的尝试。

辽宁省是我国第一个循环经济建设的试点省，在原国家环保总局的指导下，编制了《辽宁省发展循环经济试点方案》，制定了辽宁省发展循环经济的总体目标和近期具体目标。计划用10年左右时间，形成新型的经济发展模式，建立完善的循环经济发展机制和框架，使辽宁省步入生产发展、生活富裕、生态良好的发展道路。目前辽宁省的循环经济发展规划已经初具成效。

上海历来都走在我国经济发展的前沿。2000年上海市发展计划委员会就组织开展了“上海发展循环经济研究”课题，围绕上海发展循环经济的方向和重点领域开展专题研究，提出了上海发展循环经济的目标、原则和对策思路。目前上海市在其实施的“三年行动计划”中根据课题的研究成果来指导城市管理和环境建设，对企业的生产、管理，工业园区的建设、城市垃圾的回收利用等做出了指导。目前上海市的循环经济发展已经取得了一定的成效，工业企业废弃物的利用率提高；作为我国垃圾分类回收的试点城市，生活垃圾的分类回收、资源化处理以及焚烧发电得到了一定的推广。

除了辽宁和上海，其他许多地方也都采取了一定的措施来发展循环经济。原国家环保总局主持通过论证了6个国家生态工业示范园区建设——广西贵港国家生态工业(制糖)示范园区、广东南海国家生态工业示范园区、石河子国家生态工业(造纸)示范园区、包头国家生态工业(铝业)示范园区、长沙黄兴国家生态工业示范园区、山东鲁北国家生态工业(化工)示范园区，同时正在进行两个循环经济试点——辽宁省循环经济试点、贵阳市循环经济生态城市建设的工作，并在生态工业示范园区建设和循环经济试点的基础上，结合我国国情，初步总结形成循环经济示范区和生态工业园区的评价指标体系和规划指南等，逐步将中国循环经济和生态工业的建设引入科技含量高、规范和高效的轨道。

从1993年起，我国在29家企业开展了清洁生产试点，各级地方政府也先后进行了一批企业的试点。通过实施世界银行技术援助项目，培训了一大批企业生产审计人员和清洁生产教员。2003年1月1日，我国第一部有关循环经济的法律《中华人民共和国清洁生产促进法》正式颁布实施，对我国发展循环经济和建立循环型社会起到了十分重要的作用。

目前我国处于发展循环经济的初始阶段，在发展过程中存在着很多需要解决的问题，主要有：①认识不足。虽然循环经济的理念在我国日益受到重视，但是在理论和实践等方面还处于起步阶段，从上到下都有待进一步提高认识。②有关的法律法规体系尚不完善。与发达国家相比，我国的循环经济发展起步晚，相应的法律法规如促进循环经济发展的基本法、促进废物回收与循环利用的法规或条例等也较缺乏，可操作性不够强。③资源综合利用技术落后。我国企业工艺和技术装备以及资源节约综合利用和环保产业技术水平都是比较落后的。我国环保产品的总体水平相当于国外20世纪80年代的水平，大多数产品落后发达国家20年左右，资源节约综合利用技术装备水平亟待提高。④缺乏一套实施循环经济的制度、指标和规范等。导致我们在发展循环经济和生态工业过程中因缺乏管理依据和明确的努力方向、企业缺乏技术依据和指南而进展缓慢。⑤缺乏鼓励和支持性政策，资金投入不足。⑥公众参与不足。垃圾分放的设施在一些大城市已经出现,但是仍有很多人随意投放垃圾;一些经济较发达的地区,仍有大气污染严重,水体污染严重,固体废弃物乱堆放等问题。这些都说明公众的参与意识较差。

发展循环经济是一个社会系统工程，需要政府引导,企业自主,社会介入。整个社会,不论是工业、农业、服务业,都应强化循环经济观念,按照循环经济的原则和要求,加强技术改进,推行清洁生产,自觉进行废旧物资的回收利用,减少乃至消除环境污染。社会各界和全体居民也应积极参与到循环经济的建设中来，主动地减少废物产生,充分利用废旧物品,自觉进行垃圾分类处理,减少能源和资源消费,成为循环型社会的建设者。

第二节 循环经济的内涵

一、循环经济的概念

在我国,“循环经济”这个概念较早由刘庆山在 1994 年使用,他从资源再生的角度提出废弃物资的资源化,其本质是自然资源的循环经济利用。1997 年,闵毅梅将德国 1996 年生效的法律翻译成中文时使用了“循环经济”。1998 年同济大学诸大建教授在《社会科学》《科技导报》《上海经济东向》等刊物上连续发表文章,介绍循环经济相关内容。时任水利部水资源司司长吴季松撰写的《循环经济——全面建设小康社会的必由之路》中对循环经济的定义是:循环经济就是在人、自然资源和科学技术的大系统内,在资源投入、企业生产、产品消费及其废弃的全过程中,不断提高资源利用效率,把传统的、依赖资源净消耗线性增加的发展,转变为依靠生态型资源循环来发展的经济。国家发展改革委对循环经济的定义是:循环经济是一种以资源的高效利用和循环利用为核心,以减量化、再利用、资源化为原则,以低消耗、低排放、高效率为基本特征,符合可持续发展理念的经济增长模式,是对“大量生产、大量消费、大量废弃”的传统增长模式的根本变革。

目前学术界对循环经济的概念还未达成完全一致。根据对有关循环经济的书籍和文献的总结分类,笔者认为对循环经济的概念有如下几种有代表性的阐述。

1.从资源综合利用的角度界定

循环经济是一种以资源的高效利用和循环利用为核心,以减量化、再利用、资源化为原则,以低消耗、低排放、高效率为特征,符合可持续发展理念的经济增长模式,是对“大量生产、大量消费、大量废弃”的传统增长模式的根本变革。

2.从环境保护的角度界定

循环经济是以物质、能量和闭路循环使用为特征的,在环境方面表现为污染少排放,甚至污染零排放。循环经济把清洁生产、资源综合利用、生态设计和可持续性消费等融为一体,运用生态学规律来指导人类社会的经济活动，因此本质上是一种生态经济。

3.从技术范式的角度界定

循环经济是一次范式革命,倡导的是一种与环境和谐的经济发展模式,遵循“减量化、再使用、再循环”原则,是一个“资源—产品—再生资源”的闭环反馈式循环过程,最终实现“最佳生产、最适消费、最少废弃”。

4.从人与自然的关系界定

循环经济是把清洁生产和废弃物的综合利用融为一体的经济,本质上是一种生态经济,要求运用生态学规律来指导人类社会的经济活动。按照自然生态系统物质循环和能量流动规律重构经济系统,使得经济系统和谐地纳入自然生态系统的物质循环过程中,建立起一种新形态的经济模式。

5.从经济学角度界定

所谓循环经济就是按照自然生态系统物质循环和能量转换的规律重构经济系统，通过资源的循环利用，使资源利用效率最大化和废弃物排放最小化，将经济系统和谐地纳入自然生态系统的物质循环过程，从而实现经济与环境协调发展的经济模式。

广义的循环经济，是指围绕资源高效利用和环境友好进行的社会生产和再生产活动，包括资源节约和综合利用、废旧物资回收利用、环境保护等产业形态。狭义的循环经济是指通过废物的再利用、再循环等社会生产和再生产活动来发展的经济，相当于“垃圾经济”“废物经济”范畴。

综上所述，循环经济仍属于经济的范畴，是一种新的经济形态和经济发展模式。对于循环经济的定义应归纳为:循环经济是以资源的高效和循环利用、环境保护为核心，以减量化、再利用、再循环为原则，以低消耗、低排放、高效率为基本特征的社会生产革新范式，其实质是以尽可能少的资源消耗和尽可能小的环境代价实现最大的发展效益。

二、循环经济的内涵

1.以资源循环利用为客观基础

循环经济归根结底是为了实现资源的循环利用。循环经济产业链的形成也正是建立在资源循环利用的基础之上。如何以科学、有效的方式实现资源的循环利用成为循环经济系统形成的根本。资源循环利用既是循环经济系统存在的基础，也是循环经济发展的内在动力。

2.以法人与政府机构为主要行为主体

循环经济系统的行为主体是指直接参与组织或从事生产要素加工、处理的企业、组织或机构。企业是生产要素加工、处理的主要行为主体，是循环经济的主体，大多数微观循环经济活动都是由企业或公司承担完成的。政府机构在区域经济合作中主要起到方向指导、宏观调控等作用。行业协会等社会经济组织在循环经济合作中发挥中介和服务的作用。在市场经济条件下，循环经济系统的主体主要是企业和政府机构，在市场机制引导下企业和政府机构进行经济合作活动。

3.以资源、环境、生态与经济和谐发展为发展方向

资源循环利用是循环经济存在的基础，资源、环境、生态与经济的和谐发展则是循环经济努力的目标。循环经济发展的目的，就是为了寻求资源可持续利用、环境保护、生态恢复与经济发展的平衡点。人类经济的增长不能建立在对资源的肆意浪费、环境破坏的基础上，但是也不能为了资源、环境、生态的保护不发展经济，如何在它们之间寻求平衡点是循环经济实现的发展方向。

三、循环经济的相关概念

在对循环经济进行研究之前，有必要先对一些与循环经济有关的概念加以熟悉，以了解它们之间的区别和联系。

1.清洁生产

清洁生产是指既可满足人们的需要又可合理使用自然资源和能源，并保护环境的实用生产方法和措施。其实质是一种资源和能量消耗最少的人类生产活动的规划和管理，它将废物减量化、资源化和无害化或消费于生产过程之中。清洁生产技术从源头上控制废物的产生，是一种积极的治理观念，它既是技术上的可行性和经济上的可营利性的综合体现，也是发展循环经济在环境与发展问题上的双重意义的充分体现。清洁生产是推行循环经济的前提条件。

2.废物资源化

废物资源化技术其实是狭义的循环经济，是指废弃物再利用的技术，通过这些技术实现产业废弃物和生活废弃物的资源化处理。这些技术的发明与发展，均对实现整体社会的循环经济模式起着积极的作用。

废物资源化与循环经济有着密切的联系，但不完全等同于循环经济。第一是涵盖范围不同:循环经济不仅包含了废物资源化，将生产与

生活废弃物再利用，同时还包含了生产源头的废弃物控制，即在生产技术的可行性下，尽可能地减少废物的产生。第二是目的不同：废物资源化的目的是实现废弃物的重复利用，节约原材料，减少垃圾排放，保护环境，而循环经济则有着更深层次的目的，实现资源利用最大化和废物排放最小化，同时使经济系统和谐地融入生态系统，实现可持续发展的经济才是循环经济的最终目的。

3.环境保护

循环经济的目的之一就是减少污染物的排放，保护环境。因此，发展循环经济本身就是重要的环境保护措施。保护环境的方式是多种多样的。最初，西方国家采取"末端治理"的方式来处理污染，以达到环境保护的目的。这种做法有一定的现实意义，但付出的代价极高，对经济的发展也没有起到很好的促进作用。实现循环经济，通过清洁生产的手段进行污染处理，则无疑是明智的选择。只有共同努力，实施生产过程和治理污染过程的双控制才能保证环境保护最终目标的实现。

四、循环经济的特征

循环经济作为一种新型的经济发展模式，与传统经济模式有很大的区别。

1.循环经济的物质循环性

物质循环流动是循环经济的主要特征，也是循环经济模式与传统经济模式的主要区别。传统经济的着眼点在于满足人类的物质需求，经济活动的目标往往是追求高产值、高产量，对资源的利用往往是粗放的或一次性的，生产方式主要体现为"高消耗、高排放"的粗放型增长，物质流动是单向的，表现为资源—产品、用品—废物。从根本上说，传统经济是大量生产、大量消费、大量废弃式的经济，从而导致许多自然资源的短缺或枯竭。循环经济是一种生态型经济，是按照自然生态系统物质循环流动方式组织生产的经济模式。在循环经济中，一切的物质、能源可以在不断进行的经济活动中得到梯次利用或最合理使用，整个经济系统不产生或只产生很少的废物、污染，生产、消费过程对环境的影响小。循环经济的物质流动方式是循环式的，表现为资源—产品、用品—再生资源。从根本上说，循环经济是低投入、高产出、低污染的经济，可以消除长期以来环境和发展之间的矛盾。当然，在此提到的物质循环性并不仅指经济系统的物质循环。因为生态经济学的创始人包括肯尼斯·博尔丁、尼古拉斯·乔治斯库、罗根、赫尔曼·戴利以及罗伯特·埃尔斯等人已经通过证据表明，经济系统封闭的物质循环不仅难以实现而且也不符合自然规律。因此在此意义上的物质循环，体现了经济系统对生态系统的依赖关系，是在广义的生态系统上的物质循环。

2.循环经济的综合性

循环经济的研究对象本身就是综合的。循环是指在一定系统内的运动过程，循环经济的系统是由人、自然资源和科学技术等要素构成的大系统。循环经济观要求人在考虑生产和消费时不再置身于这一大系统之外，而是将自己作为这个大系统的一部分来研究符合客观规律的经济原则。在这个庞大的综合系统中，不仅包括环境、资源、生态系统，还包括复杂的经济系统。广义的经济系统不仅包括生产、交换、分配、消费等各个环节和许多产业部门，而且包括结构复杂的技术系统等。不仅如此，循环经济系统还不能脱离社会、政治、国家、意识形态等因素孤立地加以考察。由于循环经济涉及人、社会和自然之间相互关系、相互作用的各个方面，因此循环经济具有很强的综合性。作为一门综合性和交叉性很强的学科，循环经济学把基础理论研究、发展战略研究和应用技术研究融为一体。在基础理论研究中，将生态经济学、环境经济学、资源经济学结合在一起，同时遵循系统论、控制论、信息论等原理；在发展战略上，它以各种类型的经济系统为基础，把环境、资源与生态结合在一起；在应用研究上，它将清洁生产、废物利用结合起来，进行更深层次的研究。

3.循环经济的战略性

战略问题一般是指带有全局和长远性的主

导问题，循环经济学所研究的经济、技术、社会和生态问题，一般来讲都具有这一特征。如人口和资源，经济发展和生态环境，技术进步与人口、资源、环境之间的关系，等等。在几年甚至十几年内都看不出其后果。一旦达到质变的程度，就会对整个社会和人类产生无法挽回的影响。循环经济是在着眼于长远利益的基础上，把眼前利益和长远利益结合起来，重视研究事关长远的重大问题，重视探索一条人与自然和谐共存，当代人与子孙共享资源与环境的持续、稳定、协调发展之路。

第三节 循环经济的理论框架和基本原理

一、循环经济的系统特性

循环经济系统遵循了系统原则，具有整体开放性、动态相关性、层次等级性、系统有序性这些系统的普遍特性；同时还具有多层次性、非线性作用、系统开放、远离平衡态的特性。

耗散结构理论指出，开放是系统有序化的前提，是耗散结构得以形成、维持和发展的首要条件。循环经济的发展是在高度发达的现代社会条件下，充分利用统一开放的市场进行资源配置，从而实现经济与生态、社会的和谐发展。

循环经济系统尽量实现物质的循环再生利用，减少对环境、生态的压力。循环经济系统不是一个封闭的循环系统，“永动机”式的能量循环是不可能实现的。循环经济系统的开放程度如何，直接决定着循环经济发展的快慢。循环经济的发展离不开它赖以生存和发展的资源、环境与生态的发展现状。它要通过充分的开放不断地与外界交换物质、能量和信息，不断吸收先进的经济发展思想、发展方式、发展所必需的资源与人才，以求得自身的生存和发展。循环经济正是在这种开放、交流、竞争和挑战中，获得生存和发展的机会。

在循环经济发展过程中，特别要注意吸收负熵流，排除正熵流。负熵流是指那些对循环经济发展有益的东西，包括产业循环的建立与完善、生产要素的引进与交流等。正熵流指那些对循环经济发展起干扰和破坏作用的东西，例如企业污染增大、资源利用率降低等。负熵流的大量吸收会促使系统向有序发展，而这种负熵流吸收得越多、越快，系统趋向有序化的程度就越高、速度就越快。随着系统的充分开放，必须充分发挥负熵流的积极作用，遏制正熵流的消极影响，以达到促进循环经济发展的效果。

在循环经济中，物质循环的反馈过程具有多层次性。在物质和能量的转化过程中，输入和输出相互作用，形成多层次、多步骤的循环过程。其中，在每一次输出进入新的循环成为输入部分时，又会形成新的步骤和层次。每次的输出对输入都是一个质能的反馈，有其各自在新的循环中要履行的步骤。输入和输出的循环构成循环经济复杂的网络和层次，这是循环经济多层次性的一个显著特征。

循环经济系统通过非线性机制调节获得自我完善。在循环经济系统中，这种非线性作用集中体现在园区产业结构的优化调整。进行产业合作，并非几个产业进行简单的线性叠加，而是在综合考察整体的发展优势和循环经济发展原理的基础之上进行产业结构的动态调整。在此过程中，相干效应使元素间相互制约、耦合而产生整体效应，打破园区企业的独立性，使之融为一体，使系统产生自组织结构。

循环经济系统通过非平衡态达到动态平衡。普利高津在耗散结构论中关于“非平衡是有序之源”的科学论断，为在循环经济系统中处理平衡与非平衡的问题提供了科学的依据和正确的方法。根据这一原理，一个具有内动力和充满活力的区域合作系统是一个有差异的、非均匀的、非平衡的系统。因为在平衡态下,系统内部混乱度最大、无序性最高、组织最简单、信息量最小。这种从表面上看来的平衡,实际上会对循环经济发展起到阻碍和窒息作用, 由此而产生的离心力必然会使循环经济系统趋于瓦解。所以,“活” 的动态平衡是循环经济系统机制完善的根本标志和根本目标。

二、现有生态经济系统的失调

现有生态经济系统已经在很多方面表现出力不从心了。垃圾处理问题、资源浩劫问题、污染严重问题,等等,已经开始影响现代人的生活,对子孙后代的生活更是造成了几乎不可修复的恶劣影响。模拟生态系统时,我们可以将现有的经济系统中的元素归结为以下几类:生产者、资源开采者、加工制造者;消费者——资源、产品和服务的消费群体;分解者——对“废物”和副产品等进行处置、转化、再利用等的研究机构与企业;环境——由自然环境、社会环境、人文环境和经济环境融合而成。生态经济系统平衡失调是指生态系统稳定状态被削弱或消失。这种失调主要表现在有序性削弱,自组织能力降低甚至消失,其实质是生态结构和功能被破坏。因此,生态经济系统失调主要表现在结构、功能和效益方面。

(一) 生态系统的结构失调

一个完整、稳定的生态系统的一级结构应该是由生产者、消费者、环境和分解者所组成。而目前大部分的技术创新生态系统的一级结构都只是由“生产者”“消费者”和“环境”构成,缺少“分解者”这一成分。这使得生态经济系统的平衡被破坏,从而导致整个系统失调。目前从事“分解者”的企业数量很少,包括专业从事废旧物回收利用的企业和自身循环“消化”废旧物的企业。由于“分解者”无论从数量上还是功能上都无法与“生产者”与“消费者”相比较,其分解速度也是远远赶不上“生产者”与“消费者”的排泄速度,因此整个生态经济系统受到的威胁越来越大,问题也就越来越严重。

二级结构失衡是指生态经济系统的某一成分的结构发生变化,如新迁入的经济单元与原有的经济单元类型发生偏离;新的经济单元加入与原有的经济单元退出而使得经济种群增加或减少;经济单元的空间配置发生变化,环境结构发生变化等。同时,“生产者”获得能量的效率低下,尤其是获得煤、石油等储备能源的效率低下,造成大量能源的浪费。从而使“消费者”获得的能量非常少。此外,“消费者”的过度消费,引发不必要的资源浪费,也是生态系统二级结构失调的重要原因。这些变化都有可能引起整个生态经济系统失调。二级结构是随着经济单元的变化而在不断变化的,使整个生态经济系统处于一种动态的平衡中,才是理想状态。

(二) 生态经济系统的功能失调

生态经济系统的基本功能是能量、信息转化,主要表现在生态功能、对环境的调节功能、分解还原功能、对外界压力适应功能等。生态经济系统功能失调主要是因为物质循环中断,能量信息流动受阻,但其根本原因还是结构失调。目前很多企业和部门之间物质供应是一个线性开放系统,它们的“食物”关系呈线性状态,该模式类似于自然生态系统的“二级生态系统”中准循环的物料流动。

二级生态系统模式从长远来看不具有可持续性,因为物质与能量流动的方向是单一的“下流式”的,没有实现物质的封闭循环,其结果必然是资源不断减少和废物不断增加。这种模式没有实现物质与能量的循环利用。因此,在这种生态系统内部,资源和废物的进出量受到资源数量与环境容量的共同制约。同样,目前这种技术创新生态系统物料流动的线性模式将受到资源数量与环境容量的共同制约,当资源数量变得稀少,周围的环境容量超过其一定的阈值时,生态经济系统中物质循环就会中断,能量、信息流动也将受阻,从而导致其功能失调,最终使得整个生态经济系统失调。

(三) 生态经济系统的效益失调

由于生态经济系统是区域生态系统和区域

经济系统的复合体，所以它必然同时受到自然规律和经济规律的制约。如果片面地追求生态经济系统的生态效益，就会使经济效益降低；如果片面地强调生态经济系统的经济效益，就会使生态效益降低。而生态效益降低又将反过来影响经济效益和社会效益。由此可见，任何一种单一目标的抉择均会引起对应目标的负效应，从而不能实现生态效益、经济效益和社会效益相统一的整体效益，导致生态经济系统失调。

由以上分析可得，生态经济系统失调主要是由结构失调引起的，结构的失调引起功能失调，而结构与功能的失调又将导致效益失调。所以，生态经济系统失调主要是因为缺少“分解者”这一成分，致使整个生态经济系统中产业链中断，从而使得物质流、能量流、信息流中断。

三、循环经济的系统调整

循环经济系统就是对现有经济系统的结构重组，是对现有经济系统出现失调现象的纠正。它旨在通过建立全新的生态经济系统，改善现有系统的结构、功能和效益失调问题。循环经济系统遵循了系统原则，具有整体性、层次性、目的性、稳定性等特性，同时，循环经济发展的核心——非均衡系统的实质是非均衡趋于有序的耗散结构，是建立在远离平衡态基础之上的，通过非线性机制进行调节，使非均衡系统趋于有序。

（一）循环经济系统对原有系统的结构性调整

目前经济系统失调的原因是因为“分解者”的缺少、“生产者”的能量利用不足及“消费者”的过度消费，由此引发废旧物无法分解、能源匮乏，从而引发资源和环境危机。从根本上解决生态经济问题，就要根据“生产者”“消费者”和“分解者”的自身特点，对生态经济系统进行调整，实现物质和能量的循环流动。

经济系统结构的调整，主要是指“生产者”“消费者”和“分解者”的数量与结构调整。需要强调的是，“消费者”并不是仅指专业从事废旧物资回收利用的经济单元，同样包括那些在生产过程中对生产、消费废物进行回收利用的经济单元。

发展循环经济应该以物质循环为基础，以提高资源效率为核心，建立一种广泛意义上的循环经济。不仅在资源、废旧物回收方面要建立循环经济，同时还要通过在资源采选、生产、消费的全过程中全面贯彻“减量化、再使用、再循环”的基本原则，最大限度地提高资源效率，减少污染产生。在社会生产的不同阶段，物质循环的重点和实施途径也是不同的。资源采选环节的循环：主要体现在通过改进工艺技术和开展综合利用提高资源的开采效率和利用效率，以及采选部门直接回收在原生资源开采和冶炼过程中产生的废品、废料、废渣等。生产环节的循环主要体现在两个层面，即资源替代和源头减少，以及生产企业内部副产物的再利用和生产企业之间副产物及废弃物的再生利用。消费环节的循环与绿色消费行为密切相关，既包括消费者的绿色采购，也包括通过发展功能经济，利用产品维修、升级和旧物再用等措施延长产品使用寿命，从而最大化产品使用价值，减少物质消费总量。消费后的循环：即社会大系统中的循环，它以静脉产业为依托，实现废旧物资的回收、分拣、加工及再生，其加工后的再生资源绝大多数再提供给生产部门，共同构成再生资源主要组成部分。

（二）循环经济系统对原有系统的功能性调整

人类消费的物质可以分成三种，可再生物质、可循环利用的不可再生物质、不可循环利用的不可再生物质。生物质、太阳能是可再生物质；铁、铜等金属是可循环利用的不可再生物质；而石油、天然气等作为能源使用时被公认为是不可循环利用的不可再生物质。对循环经济的功能性调整就是要科学地大幅度地实现可再生物质的利用，最大限度将可循环利用的不可再生物质循环利用，尽量减少使用直至完全不使用不可循环利用的不可再生物质。

原始生态系统的不可持续是因为物质、能量的单方向流动，没有实现物质的封闭循环。在图 13-1-1 中，有限的废物和副产品可以通过技术手段实现循环利用，重新成为可循环利用的不可再生资源，从而实现了物质和能量的循环流动，实现了可持续发展。不可循环利用的不可再生资源如煤炭、石油等，目前是人类能源的主要获取途径，这种资源一旦消耗完毕，人类将面临极大的能源挑战。因此，减少对不可再生资源的依赖，是我们解决今后经济问题的根本出路。可循环利用的不可再生物质是指该物质在使用之后，通过化学、物理等变化，仍然可以恢复为可被人类所利用的物质。目前，对这些物质的初次开发比较多，但实现其循环利用的并不是很多，其中由于技术、能量等原因，对其循环使用的方式方法仍有待于进一步改进，并逐步代替不可循环的不可再生资源。生物质、太阳能、风能、潮汐能等可再生资源，可以说是取之不尽，用之不竭，同时对环境造成的危害也是十分微小的。无论是“生产者”和“消费者”都应该加强对可再生物质的利用。

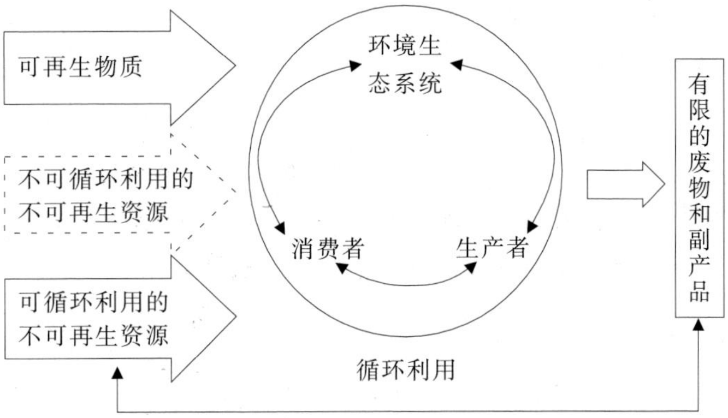

注：虚线箭头表示减少使用不可循环利用的不可再生资源，直至完全不使用。

图 13-1-1 循环经济系统物料流动方式

(三) 循环经济系统对原有系统的效益性调整

原始的经济系统过分追求经济效益，从而对环境、资源造成了极大的威胁。循环经济系统的建立就是要寻找经济效益与生态效益的平衡点，实现经济与生态效益的同时优化。循环经济的目的是以尽可能少的资源消耗和尽可能小的环境代价实现最大的发展效益。如果仅以简单的单一目标考虑，势必会造成生态效益、社会效益、经济效益的整体不平衡，从而影响人类社会的和谐发展。

经济系统的结构与功能优化是解决经济系统效益的根本途径。只有实现经济系统能量与物质的循环流动才能实现。通过引进“分解者”，增加“分解者”数量，提高“生产者”的能量利用效率，减少“消费者”的过度消费，是实现循环经济发展的重要问题。

四、循环经济的运行平台

循环经济的运行平台主要由以下三部分构成：企业平台、生态园区平台和生态城市平台。三个层面的运行平台构成了循环经济从微观层面到中观及宏观层面的整体运营结构。

(一) 循环经济系统的构建基础——企业平台

企业是国民经济的细胞，是社会生产和产品流通的直接承担者，其生产和经营活动的效率与效果直接关系到社会经济发展的速度和方向。因此，企业自然地成为发展循环经济的起点和基本动力元素。循环经济要求企业通过提高资源的利用效率和重新制定新的发展战略，来应对市场的各种挑战和提高自身竞争力，实现企业的可持续发展，同时能够使经济、社会和环境效益协调发展。

企业实现循环经济的方式，可以从清洁生产和绿色经营管理两大方面入手。

1.清洁生产

清洁生产是指不断采取改进设计、使用清洁的能源和原料、采用先进的工艺与装备、改进管理、综合利用等措施，从源头削减污染，提高资源利用率,减少或避免生产、服务和产品使用过程中污染物的产生和排放,以减轻或消除对人类健康和环境的危害。清洁生产要求企业在各个生产环节遵循绿色化原则。

(1)产品设计阶段

在产品设计之初,就注意未来的可修改性,基础设计要容易升级以及可生产多种产品,极大地减少固体废物的污染。在产品设计时还应考虑在生产中使用更少的材料或更多的节能成分,优先选择无毒、低毒、少污染的原辅材料替代原有毒性较大的原辅材料,防止原料及产品对人类和环境的危害。

(2)产品生产过程

在生产过程中要注意:在选择材料时关心材料的再使用与可循环性;实行合理的材料闭环流动,主要包括原材料和产品回收处理过程的材料流动、产品使用过程的材料流动和产品制造过程的材料流动。原材料的加工循环是自然资源到成品材料的流动过程以及开采、加工过程中产生的废弃物的回收利用所组成的一个封闭过程。在生产的各个环节里,都要将废弃物减量化、资源化和无害化,或消灭在生产过程之中,不仅要实现生产过程的无污染或不污染,而且生产出来的产品也不要对环境造成威胁。

2.绿色经营管理

绿色经营管理即循环经济在企业管理中的具体实现。企业在经营管理的过程中,除遵循一般的企业管理原则外,还要遵循绿色经营管理原则。目前企业大多只注重于产品生产过程中产生的环境问题,而对产品在完成使用功能后对环境造成的污染和破坏则缺乏相应的管理。因此,实施以产品为龙头,面向全过程的管理是绿色经营管理的原则之一。同时,在处理环境与经济的冲突时,必须追求既能保护环境,又能促进经济发展的方案,实现经济与环境的双赢,满足可持续发展的要求。有时这一原则表现为在遵守规则前提下经济与环境两者相互做出一定程度的妥协,而不是双方都得到最大限度的利益。这一原则即绿色经营管理的双赢原则。另外,企业不但应该做到自身不破坏环境,而且应该向企业的员工和社会公众积极宣传环境保护的意义,积极参与社会和社区内各种环境整治的活动,在社会公众中树立起绿色企业的良好形象。

(二)循环经济系统的重要构架——生态园区平台

清洁生产等是企业个体对循环经济的实现活动,有着一定的局限性。单个企业元素在资源回收利用、原材料循环使用方面存在着各种不足。因此,建立生态园区平台,连接各企业生产过程,是循环经济的重要实现基础。

生态工业园区是以循环经济理论为指导,以生态工业体系的构建为核心,将区域环境保护和环境污染综合整治充分融入,促进产业结构调整和布局的合理化,以此带动对工业污染的治理,真正实现园区内环境与经济统一协调发展的园区模式。生态工业园区建设的主导思想既非人本主义,也非自然主义。生态工业园区建设应坚持人与自然和谐共存原则。

生态工业园区是一个相对独立的综合体,是包含着相对完整的自然、社会和经济的生态系统,其内部也存在着物质、能量、信息的频繁流动和交换,其空间结构必须有效地保证这些流动和交换的进行。在建设生态工业园区时必须全面考虑到规划对象各个构成部分及其相互关系,同时要考虑到目的系统与相关系统的关系,按照它们的联系进行统一筹划;必须注意系统内部结构各个因素之间的相互作用,相互反馈的因果连锁关系,注意目的系统和其他相关系统之间的外部相互制约的连锁性。生态工业园区要倡导绿色管理,从园区整体环境管理方式到企业的全过程控制,甚至到产品的生态化设计等不同层次、不同环节上的管理都要实施绿色化。

(三)循环经济系统的宏观构架——生态城市平台

生态城市是结构合理、功能高效、关系协调的城市。具体说,生态城市就是指城市空间布局合理,基本设施完善,人为建设与自然的选择相统一,环境清洁优美,生活安全舒适,物质能量高效利用,信息传递流畅快速,经济发展、社会进步与环境保护三者保持高度协调，人与自然互惠共生、和谐发展，生态良性循环的城市复合生态系统。

生态城市的建设主要有以下几个方面。

1.转变思想，提高国民的环保意识和生态意识

要转变生态城市建设的思想基础，提高公众的生态意识，使人们认识到自己在自然中所处的位置和应负的环境责任，规范环境行为，营造社会公德大环境，尊重历史文化，改变传统的消费方式，增强自我调节能力，维持城市生态系统的高质量运行。

2.加快理论研究，制定生态城市指标体系

必须建立一套适用于生态城市建设的科学理论和指标体系。生态城市建设的目标是多元化的。分解为人口、经济、社会、环境、生态目标，结构优化目标以及效率公平目标。这些目标又应该按生态城市建设的阶段(初级、过渡、高级)分解为阶段性的目标，形成评价指标体系。

3.建立生态城市环境保护新机制

环境质量是生态城市建设的基础和条件。环境保护是城市生态建设、生态平衡维持的重要而直接的手段。建立政府主导、市场推进、执法监督、公众参与的环境保护新机制是生态城市建设的保障。

4.把握关键环节——生态城市建设规划

生态城市总体规划应全面地从城市的经济、社会、生态环境各方面进行综合研究。以人为本制定战略性的、能指导和控制生态城市建设与发展的蓝图。它必须具备科学性、综合性、预见性和可操作性。生态城市总体规划应把生态建设、生态恢复、生态平衡作为强制性内容。生态城市建设规划一旦被批准，必须具有权威性，其任何改变都必须严格按照一定的程序进行。

5.重视城市间、区域间的合作

城市和区域是密不可分的。城市是区域的核心，区域是城市的基础。两者相互依存、互相促进。城市间、区域间不断地在进行着物质、能量、信息的交换。城市越发展，这种交换就越频繁，相互作用就越强。生态城市的建设特别要强调城市间、区域间的协作。不仅要注重自身的繁荣，还要确保城市自身的活动不损害其他城市的利益。

五、循环经济的运行机制

(一)企业循环体系的内在机制——盈利

企业的任何经济行为或社会行为都是建立在盈利基础上的，在循环经济中实现企业的盈利是循环经济得以建立和发展的重要内在机制。

1.传统经济下的企业盈利分析

在传统经济条件下，由于生态成本的外部性以及谁污染谁治理的政策，企业要进行生产经营活动，需要进行固定资产投资，购买原材料、燃料、动力等，要支付工人工资，要进行污染治理，等等，所以这时企业的成本核算主要是：

$$C_0=I+D+V+G+W$$

式中，C_0 为生产成本；

I 为企业的固定资产投资；

D 为除工资以外的企业经营费用；

V 为工人工资；

G 为由政府征收的对企业外部不经济性的补偿费；

W 为企业支出的环境治理费。

以销售产品的企业为例，其销售额主要由两部分决定：

$$I_0=P\times Q$$

式中，I_0 为销售额；

P 为企业销售的产品价格；

Q 为企业销售产品的数量。

因此，企业的利润可以表示为：

$$R_0=I_0-C_0=P\times Q-(I+D+V+G+W)$$

企业为了获得最大利润，势必要努力提高销售额 I_0，降低生产成本 C_0。在一般经济条件下，企业的固定资产投资水平与生产水平相一致，不可随意削减；D 主要包括原材料、燃料、动力等，倘若这些商品的市场价格不变，通过提高效率、采用节能措施等，大幅下降 D 的可能性不大；V 是对员工工作行为的肯定，是激励员工和获取

员工忠诚度的有效途径；而理论上 G 和 W 则是相关度为-1 的负相关关系，即企业对污染治理投入减少 X，政府就因此向企业多征收补偿费 X，反之亦然。然而在实际操作过程中，由于当前我国政府对企业造成环境污染的惩罚力度不够，实际多征收为 Y，而 $Y<X$。因此，企业选择不治理或少治理污染来减少成本从而增加利润。

2.循环经济下的企业盈利分析

循环经济要求企业在进行生产经营活动中遵循“减量化、再使用、再循环”的原则。

(1)减量化原则

就是要求用较少的原料和能源投入来达到既定的生产目的或消费目的，进而从经济活动的源头就注意节约资源和减少污染。减量化有几种不同的表现，在生产中常常表现为产品小型化和轻型化，从而在产量不变时，仍能减少原材料的投入，降低生产成本 ΔC_{11}。此外，减量化原则要求产品的包装应该追求简单朴实而不是豪华浪费，从而达到减少废物排放的目的，降低污染治理成本 ΔC_{22}。

(2)再使用原则

要求制造产品和包装容器能够以初始的形式被反复使用。再使用原则要求抵制当今世界一次性用品的泛滥，生产者应该将制品及其包装当成一种日常生活器具来设计，使其像餐具和背包一样可以被反复使用，同时应避免过分包装，从而减少废物排放，降低污染治理成本。再使用原则还要求制造商尽量延长产品的使用期。这样，在一定的时期内在社会需求总量不变的前提下，产品的销售量会减少 ΔQ。

(3)再循环原则

要求生产出来的物品在完成其使用功能后能重新变成可以利用的资源，而不是不可恢复的垃圾。按照循环经济的思想，再循环有两种情况：原级再循环，即废品被循环用来生产同类型的新产品；次级再循环，即将废品资源转化成其他产品的原料。不管何种形式的再循环，都可以降低企业的生产成本 ΔC_2。

要贯彻循环经济的原则，必须首先提高企业自身的技术条件，这就要求企业增加技术研发方面的资金投入，从而增加了企业的研发成本 ΔC_3。

综上所述，在其他条件不变的情况下，企业的成本核算主要是：

$$C=I+D+V+G+W-\Delta C_1-\Delta C_2+\Delta C_3$$

式中，$\Delta C_1=\Delta C_{11}+\Delta C_{12}$，$\Delta C_2=\Delta C_{21}+\Delta C_{22}$

企业的收益则可以表示为：

$$I=P\times(Q-\Delta Q)$$

企业的利润表示为：

$$R^*=I^*-C^*=P\times(Q-\Delta Q)-(I+D+V+G+W-\Delta C_1-\Delta C_2+\Delta C_3)=R_0+\Delta C_1+\Delta C_2-\Delta C_3-P\times\Delta Q$$

式中，R^*、I^*、C^* 分别为循环经济模式下的利润、销售额、成本。

企业增加利润的方式有：企业或者增加 R_0、ΔC_1 或 ΔC_2，或者减少 ΔC_3 或 ΔQ。要想增加 ΔC_1 和 ΔC_2，就必须加强循环经济在企业生产中的应用，由上一部分可知，有的企业为了增加收入而放弃污染治理；减少 ΔC_3 或 ΔQ 同样意味着放弃循环经济而回归到传统经济。因此，是否采取循环经济取决于这两个值的大小，高度的不确定性影响着企业的行为。

企业在竞争的环境中，其最终目标是自身价值的最大化，许多企业仍然是以短期利润最大化作为目的。当企业利益与社会利益发生矛盾时，假如不存在任何惩罚机制，就会有企业放弃社会利益而追求自身利益。因此，企业在进行经济模式选择时，既不会遵循传统经济，也不会遵循循环经济，它选择的唯一准则就是利润最大化，所以当 $R_0>R^*$ 时，即 $\Delta C_1+\Delta C_2-\Delta C_3-P\times\Delta Q<0$ 时，企业污染环境创造的利润要大于循环经济模式下的利润，此时，有的企业就会采取污染环境、缴纳罚款的生产方式。

当 $R_0<R^*$ 时，即 $\Delta C_1+\Delta C_2-\Delta C_3-P\times\Delta Q>0$ 时，企业循环经济模式下创造的利润要高于污染环境创造的利润，此时，企业选择采取循环经济模式经营，在达到企业利润最大化的同时，也实现了社会总福利的增加。

根据以上对企业的盈利分析可知，企业是否采取循环经济的生产方式，取决于循环经济所带来利润的增长与成本增加的差值。如果差值为正，则理性的企业决策人会决定采用循环经济方式生产，如果差值为负，企业则选择破坏环境、缴纳罚款、拒绝循环经济的生产方式。差值的正负与大小，一方面取决于企业运用资源的能力的大小、循环经济技术水平的高低，另一方面则取决于政府对循环经济的引导、支持与监督。

(二)循环经济实现的外在机制——政府推进

"循环经济"是区别于传统经济模式的经济发展方式，需要政府的积极引导才能很好地实现。由于存在"外部性""公共产品""市场垄断"等因素，市场不能使资源配置达到最有效的状态。"看不见的手"不能对市场进行很好的调控，这就为政府调节经济提供了有力依据。对于市场失灵的领域，必须通过政府的干预来保证宏观经济运行的效率稳定和公平。政府要充分运用政府的宏观调控手段来弥补市场手段的缺陷，从而更好地促进循环经济的发展。

1.政府对循环经济发展的引导与激励作用

我国在循环经济的激励方面存在一定问题。在资源利用方面，资源价格和要素价格存在一定扭曲，使原料价格过低，产品价格过高，助长了资源的浪费；排污收费标准过低，在许多行业，甚至远远低于污染治理成本或清洁技术使用成本，致使很多企业宁肯接受罚款或交排污费，也不愿治理污染或推行清洁生产技术；资源核算制度不健全，在国民收入核算中资源利用等经济发展成本不能在核算体系中显示出来，资源耗竭状况得不到反映，使人们无法进行经济发展成本与经济发展收益的比较，造成人为忽视资源的浪费与短缺等。政府对循环经济的发展有着重要的引导与激励作用。

(1)调节资源价格机制，制定资源价值计量

政府要充分发挥价格杠杆的激励作用，促进循环经济的发展。这主要表现在理顺自然资源和环境资源的价格，促进资源的合理利用。长期以来，自然资源的廉价交易及环境资源的无偿使用，减少了企业本应负担的大量成本，严重影响了企业循环利用自然资源的积极性。企业应用循环经济生产方式，需要大量技术投入和设备投入，如果循环利用资源而节约的费用比重新购买新资源的费用低，则企业决策者可能不会采用循环经济方式。资源价格制定普遍较低，是造成我国循环经济发展较慢的一个主要原因。

在自然资源定价方面，相关的政府管理部门应研究和制定实施方案，尽快进行自然资源核算的研究和试验，加强国际合作与交流，分析国内有关资源的价格以及国际上同类资源的可比价格。建立评价程序，提出如何把资源核算纳入国民经济核算体系的方法以及自然资源的定价政策。政府经济政策的重点在于利用市场机制，明晰环境、资源产权，建立完整的环境、资源价格体系，使其价格正确反映它的全部社会价值。

(2)创建企业合作单元，实现循环经济快速发展

循环经济的运行平台包括企业平台、生态园区平台与生态城市平台。可以看出，循环经济不仅仅是一个企业的事情，它需要上下游企业、横向企业之间的联合与配合，共同投入，共同发展。但是，企业的行为多是个体行为，是以自身最大利益为出发点。虽然这种运行方式能有效提高企业的运营效率，但同时也带来了一定的局限性，对企业间的合作带来阻碍。

循环经济的实现，不能仅依靠单个企业的行为，必须通过整个社会集体行动来完成。按照横向或纵向工业生态链建立的生态企业群，不但可以降低生态企业独自处理废弃物的经济成本，而且可以将企业的废弃物变为企业的新价值源泉。实现资源在区域和全国范围内的循环利用，必须借助政府的力量完成。政府需要充分履行规划和协调职能，通过科学规划，提出区域和国家循环经济发展的重大战略，制定与之相适应的相关产业发展指导政策，建立企业合作单元，统筹协调资源互补、循环利用的发展格局，促进区域或国内各产业部门之间形成相互支撑、相互促进的发展关系，各系统之间通过产品、中间产品、废弃物的交易与利用而互相衔接，形成一个比较完整的资源利用链，减少资源无效或低

效率损耗、提高资源利用率、实现废弃物资源化、降低环境成本。

(3)政府加大技术支持,推动技术创新

循环经济的减量化、再利用和再循环,任何一个环节都离不开科学技术的支持,只有依靠科技进步,积极采用新工艺、新技术,才能不断降低原材料和能源的消耗,实现少投入、高产出、低污染、零排放的目标。但是企业对技术创新的热情仅限于提高自身企业资源循环效率的提高,对于全国范围内的技术革新,仍需要政府在中长期科技发展规划中将循环经济作为科技发展战略。

要积极探索节约能耗和物耗、污染轻或无污染的工艺、方法,大力推行节约技术,特别是推广清洁生产技术;研究污染防治技术,研究成本低、效果好的防治方法,通过建设高水平的废弃物净化装置实现有毒有害废弃物的净化处理;积极探索研究资源再生技术,加强对风能、太阳能、潮汐能等可再生资源的利用,对产业废弃物和生活废弃物进行资源化处理,变废为宝。

(4)税收优惠政策的实施

税收政策作为政府宏观调控的重要手段,在鼓励和引导行业发展、促进循环经济的发展中发挥重要的作用。一方面通过制定合理的税收政策,利用税收优惠政策减轻资源再利用企业的税收负担,使这些企业能够扩大企业生产规模,不断开发新技术、新产品,提高这些企业对资源再利用的能力;另一方面通过税收优惠政策,可以吸引和引导社会资本投入到物资回收再利用领域中来。

为了适应形势发展的要求,我们必须在新一轮税制改革中制定促进循环经济发展的税收政策。一是本着区别对待的原则,专门制定适应循环经济发展要求的税收政策。二是以鼓励技术创新为突破口,提高税收政策的科技导向,起到典型示范作用。

(5)引导绿色消费,开展绿色教育

倡导绿色消费政策来推动循环经济发展是构建循环经济的重要环节。绿色消费的含义:倡导消费未被污染或者有助于公众健康的绿色产品;在消费过程中注重对垃圾的处置,不造成环境污染;引导消费者转变消费观念,注重环保,节约资源和能源,改变公众对环境损害的消费方式。在消费引导方面,各级政府应起表率作用,在政府采购中确定购买循环经济产品的法定比例,推动政府绿色采购,从而影响企业和公众消费。

绿色教育政策包括:在义务教育阶段、大学教育、在职培训、社区居民学习当中普及循环经济知识;经常举办环境污染案例听证会,加强环境案件的社会影响;加强舆论宣传,强化环境意识,新闻媒体对绿色产品类的广告予以优惠,政府部门带头使用绿色产品并定期公布环境质量状况;广泛宣传普及生态知识、循环经济知识和相关法律法规,引导社会公众树立科学的价值观,倡导文明生活方式和绿色消费理念;增强公众参与、监督环境保护的自觉性和积极性,营造绿色优先的社会氛围。

2.政府对循环经济发展的监督与管理作用

(1)建立健全循环经济法律体系

构建健全的循环经济法律法规体系,是促进我国经济发展、建设资源节约型和环境友好型社会的一个基本保障,也是确保循环经济健康发展的长效机制。政府要通过完善法律法规,对循环经济加以规范,做到有法可依,有章可循,形成有利于循环经济发展的法律环境,协调经济发展、资源利用和环境保护三者关系,促进经济持续发展,提高资源利用效率,强化环境保护,实现人与自然、人与社会和谐发展。结合我国现实,借鉴发达国家立法经验,我国的循环经济立法应该是由综合法、专项法、基本法、行政法规、地方法规和行政规章相结合构建的循环经济法律体系;既要注重污染和资源浪费的预防,又要注重废弃物排放的末端治理。要使循环经济立法更好地服务于循环经济建设和节约型社会的建立,需要不断地研究和探索。

(2)建立促进循环经济发展的政策制度

从政策角度来看,政府需要制定适合我国国情的循环经济中长期发展规划,循环经济相关理论要将提高资源利用效率、减少资源消耗量和污染产生量纳入国家发展的战略目标。政府还要改革现行的经济核算体系,从企业到国家,建立一套绿色经济核算制度和绿色国民经济核算体系。核算体系改革的核心是改变传统国民生产总值统计为绿色国内生产总值,将自然资源的消耗和环境污染破坏的损失纳入经济核算体系中,引导企业自觉树立循环经济理念,走循环经济发展之路,增强企业自身的竞争力。加强循环经济的各项法规、政策实施的监督管理工作。政府应带头履行好管理者职责,并加强监管。

(3)构建绿色税收体系

除了法制、政策等管制与约束方式以外,政府积极主动构建绿色税收体系也是促进循环经济发展的一个重要方面。要修改整体税收结构和体制,建立新型税收体系,以利于循环经济的管理与监督。目前,我国整体税收体系已有大幅度调整,并不断地做出修正,以适应社会经济的发展。但是,从循环经济的角度来看,现有税收体系还是存在着一些问题。

1)较多地通过征收排污费以抑制污染。这种方法虽然起到了一定的抑制污染的作用,但随着污染的日益严重,排污收费制度日益暴露出其弊端。过低的排污收费标准难以解决环保资金严重不足的问题,并且其实际征收情况非常不理想。同时,排污收费成本过高。排污收费的具体办法可根据污染物浓度或总量等征收控制,有不同的标准可供选择,但都需要对有关指标逐一测定,加重征收成本。

2)有关税种的设计不利于循环经济的实施。资源税以调节级差收入为主要目的,征税范围较窄,计税依据不合理,税率偏低,带来资源开采、使用中的负外部性问题,严重限制了资源税应有的保护环境的作用;消费税范围狭窄,没有将以煤炭能源消费为主体的大气污染纳入征收范围;城市维护建设税的税基不稳定,影响环保资金的来源;车船使用税没有对车船由于性能、耗油、尾气排放量的不同对环境损害程度不同等因素加以考虑,纳税人的税收负担与车船对环境的污染程度没有直接关系等。

由此可见,我国的税收"绿色"程度还应加大,做进一步的调整和修改。其调整方式主要可以从以下几个角度着手。完善现行税收中有关环保的规定,对于资源税而言,扩大征税范围,将一些重要资源列入其中,如水资源、森林资源、草场资源等;改进计税方法,采用定额税率,对使用量差额计征,以提高资源利用率;建立绿色关税体系,对污染环境、影响生态、可能造成环境破坏的进口产品征收进口附加税;完善其他税种中的环保条款,调整消费税、城建税等相关税种,以促进循环经济的发展。开征环境保护税,改变我国以前以收费罚款的方式限制污染、保护环境的做法,将多数环境保护的收费项目纳入环境保护税的范围。采取分步进行、循序渐进的办法,先从重点污染和易于征管的对象入手,然后不断扩大征税范围,逐步完善。

六、循环经济的运行杠杆

(一)建立生态园区平台,加快循环经济利益主体的形成

生态工业园区是依据循环经济理论和工业生态学原理设计而成的一种新型工业组织形态,是生态工业的聚集场所。生态工业园区作为循环经济一个重要的发展形态,通过模拟自然生态系统建立工业系统"生产者—消费者—分解者"的循环途径和食物链网,采用废物交换、清洁生产等手段,使一个企业产生的副产品或废物可以用作另一个工厂的原材料,实现物质闭环循环和能量多级开发利用,从而形成一个相互依存、类似自然生态系统食物链过程的工业生态系统。

生态工业园区克服了在单个企业层面上推行清洁生产,发展循环经济的局限而日益受到重视。利用生态系统整体性原理,将各种原料、产品、副产物乃至所排放的废物,利用其物理、化学成分间的相互联系、相互作用、互为因果的生态产业链,组成一个结构与功能协调的共生网络经济系统。

(二)坚持创新是循环经济的发展动力

(1)创新是推动循环经济系统发展的内在动力

虽然循环经济可以凭借已有产业链以及原

有产业结构的调整和整合实现自我完善,但是循环经济的快速发展和经济增长质量的提高,还需要依靠不断开拓循环经济新的增长点,需要依靠企业创新、产业创新来带动整个社会的循环经济创新。创新是循环经济快速发展的动力,主要表现在:循环经济创新可以优化、整合社会内的创新资源,提高创新能力,形成创新合力;创新可以提高资源利用率,优化产业结构;创新有利于生态环境的保护和改良;提高创新能力可以提高企业自身对先进技术的消化、吸收能力,逐步形成企业的自主创新能力。

(2)科技创新是循环经济发展的关键

科技创新是提高资源利用效率的主要途径。经济学的一个基本假定是资源的稀缺性,但是科技进步可以缓解资源的稀缺程度:一方面,科技进步可以提高资源的利用效率,从而使最大可能的产量组合尽可能向生产可能性边界靠近;另一方面,科技进步可以使几年前还难以想象其利用价值的物质成为今天宝贵的资源,为人类突破资源供给的限制带来了希望,使生产可能性边界向外扩张。科技创新是优化产业结构的主导力量。科技创新有利于生态环境的保护和改良。

(3)制度创新是循环经济发展的保障

循环经济的发展需要改变现有的利益格局,要求把生态环境和基本资源作为生产要素进入市场流通,这就必须从制度创新入手,设计一种新制度框架,明确生态环境和基本资源的产权关系,并制定和实施一系列相互配套、切实有效的政策和举措,从而影响经济社会发展的绩效。进一步深化经济体制改革,建立起完善的社会主义市场经济体制。推进循环经济的发展,建设资源节约型、环境友好型社会需要完善的市场经济体制,需要坚定不移地深化经济体制改革,更大限度地发挥市场在资源配置中的基础作用。

我国循环经济发展目前正处于起步和发展阶段。在这个关键阶段,建立明确深刻的循环经济理论体系框架将有利于循环经济的宏观调控和微观操作机制,有效地将企业活动与循环经济联系起来,从而建立一种持续、快速发展的循环经济系统。

第四节 循环经济相关理论

一、循环经济的自然科学基础

(一)热力学定律

热力学是关于能量的科学。一个“开放”的系统是与其环境有能量和物质交换的系统,而“封闭”系统与其环境存在能量交换但没有物质交换。一个“孤立”系统与其环境既没有物质交换也没有能量交换。

根据热力学第一定律,能量既不会凭空产生也不会凭空消失,只能从一种形式转化为另一种形式,物质和能量是守恒的。这一定律指出,物质和能量既不能被消灭也不能被创造,一度曾被无神论当作宇宙永恒的根据。热力学第二定律是描述热量的传递方向的:分子有规则运动的机械能可以完全转化为分子无规则运动的热能,热能却不能完全转化为机械能。热力学第二定律有多种表述方式,常用的是以下两种。开尔文表述:不可能从单一热源吸取热量,使之完全变为有用的功而不产生其他影响。克劳修斯表述:热量不能自发地从低温物体传到高温物体。这两种表述分别揭示了热功转换过程和热传导过程的不可逆性。第二定律和第一定律不同,第一定律否定了创造能量和消灭能量的可能性,第二定律阐明了过程进行的方向性,否定了以特殊方式利用能量的可能性。在孤立系统内对可逆过程而言,系统的总熵保持不变;对不可逆过程而言,系统的总熵是增加的。这个规律叫作熵增加原理。这也是热力学第二定律的又一种表述。熵的增加表示系统从概率小的状态向概率大的状态演变,也就是从比较有规则、有秩序的状态向更无规则、更无秩序的状态演变。熵体现了系统的统计性质。

热力学定律与循环经济有着密切的关系。经济学家乔治斯库·罗根将热力学定律描述为“经济短缺的主根”。他认为:物质转化需要做功,因此需要能量。因为人类整体系统的能量输入——太阳能辐射地球的速率是一定的,所以人类的经济发展受到了太阳能速率的限制。但是化石燃料是由埋藏在地下的古生物经长期自然演化形成的燃料。而目前我们所能探明的化石燃料是有限的,只能维持人类社会几百年甚至仅有几十年的能量需求。如果缺乏与化石燃料相似质量的燃料,人类社会可能会回到工业革命以前的阶段。

热力学通常认为只要有足够的能量,物质的完全循环在理论上是可行的。这为我们实现循环经济起到了很好的理论支撑,同时也为循环经济的发展指明了道路。但是根据目前人类的科技研究水平,实现物质的百分之百循环是非常困难的,并且需要大量能量的输入。从成本角度考虑,一味追求物质的循环效率,对人类经济发展速度的影响是负面的。因此,一方面我们要将精力投入到提高物质循环效率上,另一方面我们也要在现有经济水平下,实现广义的物质循环。

通常所说的物质循环主要包括两个层面:一是企业内部生产废弃物的回收再加工,二是消费后废旧物资的回收利用。在传统的物质循环模式下,参与循环的主体多为单个生产企业或物资回收公司,较少出现企业间的合作行为,社会上也并未形成具有较高技术水平的回收产业,并未能从根本上解决经济、资源、环境的持续发展问题。因此,实现一种社会层面上的广义的经济循环,由政府、企业、消费者共同合作,寻求各个集团的利益共同点,在物质消费的每一个环节都尽可能实现物质的有效循环,才是实现可持续发展的有效道路。可以肯定的是,将热力学定律和循环经济中物质循环和能量流动理论应用于人类社会经济系统的研究具有非常深远的意义。虽然目前在人类经济系统中,物质的完全循环是无法实现的,但是随着科学技术的进步和人类思想的转变,人们可以尽量提高物质循环的效率,以达到整个经济系统的持续发展。

(二)系统论

系统是由相互作用和相互依赖的若干部分(要素)组成的、具有确定功能的有机整体。系统是普遍存在的。在自然界领域中,大至太阳和八大行星组成的太阳系,小至由原子核和核外电子组成的原子,都可以看成一个系统。同样在社会领域里,整个人类社会是由经济系统、政治系统、文化系统、军事系统等构成的大系统。经济系统又由农业系统、工业系统、商业系统和交通系统等子系统构成。系统具有共同的特点:整体性、层次性、目的性、稳定性、突变性、开放性、自组织性和相似性这8种特性。

运用系统论的方法来研究问题,就必须对循环经济进行系统的分析。在系统的要素方面,循环经济是由经济、资源、环境、企业、科技、社会、人口这7个子系统构成的。这7个子系统之间相互制约、相互依赖,具有各自不同的功能,从而构成了循环经济系统的整体功能。

熵可以描述某个系统的存在状态,而且熵的变化还可以表现出系统演化的方向。地球上各种自然资源不是孤立存在的,而是相互联系、相互制约,共同构成一个有机整体。把一定空间范围内各种自然资源相互联系所构成的同一整体称为自然资源系统,其状态及其变化可以用自然资源系统熵来表示,也就是指某一自然资源系统内部各种自然资源不能被利用程度的综合指标,其熵值低表明该资源系统的开发利用比较合理,无用消耗较少;反之,则说明自然资源的开发利用不合理,无用消耗较多。所以,自然资源系统熵是表征某一地区自然资源开发利用是否科学合理的重要参数,可用于自然资源综合评价及资源决策。

(三)自组织理论

理论物理学家认为,从组织的进化形式来看,可以把组织分为两类:他组织和自组织。如果一个系统靠外部指令而形成组织,就是他组织;如果不存在外部指令,系统按照相互默契的某种规则，各尽其责而又协调地自动形成有序结构，就是自组织。自组织现象无论在自然界还是在人类社会中都普遍存在。一个系统自组织功能愈强，其保持和产生新功能的能力也就愈强。

自组织理论是20世纪60年代末期开始建立并发展起来的一种系统理论。它的研究对象主要是复杂自组织系统(生命系统、社会系统)的形成和发展机制问题，即在一定条件下，系统是如何自动地由无序走向有序，由低级有序走向高级有序的。20世纪六七十年代兴起的耗散结构理论、协同理论、超循环理论、突变理论、混沌理论和分形理论是以系统的发生、发展为重点，探讨系统组织演化问题。

系统自组织理论使我们认识到，充分开放是系统自组织演化的前提条件。非线性相互作用是自组织系统演化的内在动力，涨落成为系统自组织演化的最初诱因，循环是系统自组织演化的组织形式，相变和分叉体现了系统自组织演化方式的多样性，混沌和分形揭示了从简单到复杂的系统自组织演化的图景。

首先，循环经济系统是一个开放的系统，系统中的各元素不断地与外界进行着能量与物质的交换，且受到环境的重大影响。其次，循环经济系统处于远离平衡的非线性区。经济的发展时涨时落，自行协调，是处于非平衡状态的时空有序状态。再次，循环经济系统是具有非线性的动力学过程。即在循环经济系统中，经济与生态、环境和资源具有一种正负反馈机制，相互影响、相互制约。正是这种正负反馈机制，使循环经济系统对环境具有一定的自组织能力，能通过结构、功能、涨落的调节，使循环经济系统不断地形成新的稳定的有序结构。

生命系统、社会经济系统都是耗散结构，具有丰富的层次和结构。这些系统内部不断产生正熵流，使系统朝着混乱的方向发展。为维持自身在空间、时间或功能上的有序状态，系统要不断地从外界引入负熵流，进行新陈代谢过程。耗散系统中局部的微小事件，其效应是通过某些复杂的非线性机制的不断放大，促使系统自组织产生新的有序结构和新的功能。

总之，只有遵循自组织超循环运行规律，将循环经济的物质循环纳入整个生态物质循环系统之内，并通过培育循环经济的“外催化剂”来促进“内催化剂”的形成并强化“内催化剂”对循环经济的驱动力和耦合力，才能加速循环经济和循环型社会的形成，最终实现社会、经济和环境的可持续发展。

(四) 信息论

现代科学研究表明，物质、能量和信息是构成世界的三大基本要素，在系统内部各要素以及系统与环境相互作用过程中不仅存在着物质和能量的交换，而且存在着信息的交换。信息论可以分成两种:狭义信息论与广义信息论。狭义信息论是关于通信技术的理论，它是以数学方法研究通信技术中关于信息的传输和变化规律的一门科学。广义信息论，则超出了通信技术的范围来研究信息问题，它以各种系统、各门学科中的信息为对象，广泛地研究信息的本质和特点，以及信息的取得、计量、传输、储存、处理、控制和利用的一般规律。信息论为控制论、自动化技术和现代化通信技术奠定了理论基础，为研究遗传密码和生命系统开辟了新的途径，为管理科学化和决策科学性提供了思想武器，将进一步提高人类认识与改造自然的能力。最具权威的定义由申农于1948年提出，他认为信息是用来消除不确定性的东西。其概念可以用以下公式表示：

$$I=U_0-U$$

式中，I 为信息接受者所接受的信息；

U_0 为信息接受者在接收信息以前对事物的不确定性；

U 为信息接收者在接收到信息之后对事物的不确定性。

信息具有不可替代性、不可相加性、不可逆性、非磨损性、不可分性、共享性和无限增值性。信息的这些特点决定了信息与一般的生产要素有着本质的区别，当信息成为知识增长的要素后，经济增长方式会发生根本性的变化，经济的高速、持续增长也就有了可能。因此，发挥信息的优势，将信息转化为经济发展的主要生产要素，对实现循环经济有着积极的作用。

二、循环经济的哲学基础

马克思主义是我国当代社会发展的指导性理论,也是当前我国发展循环经济的理论基石。生态文明是马克思主义理论体系的应有之义,面对全球生态危机,对马克思、恩格斯的有关思想进行研究,挖掘马克思主义理论体系中蕴含的哲学思想精华以指导循环经济,对于循环经济的建立和发展有着极其积极的意义。

人类要按自然规律办事,从必然王国走向自由王国。人类只有认识自然规律,遵循自然规律,按客观规律办事,自然才会向着有利于人类社会的方向发展。否则,人类就会受到自然的报复。马克思说:"不以伟大的自然规律为依据的人类计划,只会带来灾难。"恩格斯则指出,我们必须时时记住:我们统治自然界,决不像征服者统治异民族一样,相反地,我们连同我们的肉、血和头脑都是属于自然界,存在于自然界的。我们对自然界的整个统治,是在于我们比其他一切动物强,能够正确认识和运用自然规律。

自然生态系统在长期演化过程中有着内在的生态规律,制约着生态系统的各要素包括人类的活动。传统的工业经济只考虑工业生产过程本身的线性联系,是一种"资源—产品—污染排放"单向流动的线性经济,即把资源不断变成垃圾的运动,通过反向增长的自然代价来实现经济的数量型增长。由于垃圾的增长速度大于自然界的分解能力,违背了自然界的生态规律,所以造成生态环境的急剧恶化。而循环经济遵循自然生态长期演化而来的自组织法则,循环经济是物质闭环流动型经济,它倡导一种与地球和谐的经济发展模式,它要求把经济活动组成一个"资源—产品—再生资源"的反馈式流程,所有的物质和能源都要在这个不断进行的经济循环中得到合理而持久的利用。

联系是指事物之间以及事物内部各要素之间的相互影响、相互制约的关系。事物之间的联系具有普遍性:任何事物的各个部分、要素和环节是相互联系的;任何事物都与周围的其他事物相互联系着;事物的过去、现在、将来也存在着联系;整个世界是一个相互联系的统一整体。循环经济的发展则是遵循普遍联系的理论。在循环经济的观点中,每一个生产环节生产出的废料通过充分的加工利用,都可能成为另一个环节的原料,每一个企业都不是孤立存在的。一个企业生产出的废物通过适当的利用,也可能成为另一个企业价廉质优的原材料。循环经济充分考虑到工业生产整体及其各个环节的关联,考虑到工业生产与自然生态环境的关联,反映了一种普遍联系的哲学观点。

一切事物都是不断地在变化和发展的,必须用发展的观点来对待一切事物。也就是说,要在变化和发展的过程中去考察事物,不仅要看到事物的现状,而且要看到事物的过去和将来,要使自己的思想适应变化了的情况。而要这样做,就必须克服那种否认事物的变化和发展,把事物看成静止不变的思想和做法。

发展并不是对原有事物的简单否定,而是建设性、创造性的发展。发展与继承是统一的,没有继承与积累也就没有发展。新生事物的发展并没有抛弃旧事物中的一切因素,而是保留了旧事物中一切合理的因素,变得更加全面。新生事物的发展是以旧事物的存在为条件,发展的高级阶段是以低级阶段为基础。

循环经济的产生并不是对传统生产模式的全面否定,而是在传统模式的基础上,运用减量化、再利用、资源化原则,不断地创新生产流程工艺,提高资源利用效率,形成一种更为科学、对环境和资源压力最小的生产模式。循环经济为工业化以来的传统经济转向可持续发展的经济提供了战略性的理论范式,从而从根本上消解长期以来环境、资源与发展之间的尖锐冲突。

三、循环经济的经济学基础

(一)经济学

1.古典和新古典经济学对循环经济的关注

1776年,亚当·斯密在《国富论》中提出了国富就是生产力的论断,强调经济首先应当注意生产力发展。新古典经济理论主张建立生产和消费的平衡关系,保持供应和需求的平衡,使资源得到最优的配置即帕累托最优。在马歇尔的《经济学原理》中,包括了较多的环境和资源经济内容。马歇尔除了认同古典经济学家对资源环境的分析之外,深刻阐述了资源环境为生产提供要素投入的功能。经济学家对资源、环境与生产的关注及贡献见表 13-1-1。

表 13-1-1 西方学者对生态经济的贡献

姓名	主要文献
斯密	认为财富的源泉是劳动,在处理个人利益和社会利益上强调市场"无形的手"的作用,提倡自由经济,反对管制
马尔萨斯	首次提出人类自身种群的繁衍和赖以生存的食物数量之间的矛盾,即人口的增长比物质增长更快的矛盾;首次提出了生态学中的种群生存的环境负荷问题
李嘉图	提出了级差地租理论,将物质投入和区域总生产联系起来,阐述了资源状况对经济发展的影响
卡尔	提出了物质—能量之间的一般规律、物质不灭和熵增原理
达尔文	运用物竞天择、适者生存的学说,阐明了自然界物种的形成、变异、适应、竞争进化和协调进化等生物学共有的一般规律
米勒	拓展了亚当·斯密关于个人和社会行为之间的关系,认为所有权的使用和其他一些社会责任是市场经济的基础;同时还阐述了竞争性经济对自由的重要性;把生产要素概括为人口增长、资本积累、技术进步和自然资源,并逐一分析了它们与经济增长的关系;还认为分配规律是人为的、可以改变。其经济理论被认为是西方经济学历史上的第一次综合
海克尔	边际效用价值研究的先驱,首先意识到能源对经济社会发展的重要性。首先对生态学加以定义,并指出生态学是研究有机体与外部世界关系的一般学科,外部世界是广义的生存条件
斯坦利·杰文斯	将生态问题和经济问题纳入一个体系加以考察,揭示了能量流动的非线性动态性质
庇古和科斯	在存在外部性的条件下,可采用税收来弥补私人成本和社会成本之间的差距,以实现资源的优化配置,构成了新古典主义《福利经济学》的基本框架;科斯认为只要产权明晰,私人之间的交易活动不存在交易成本,则私人之间达成的契约可以解决外部效应所引起的问题,实现资源的最优配置
霍泰林	研究了资源稀缺性和租金的动态变化,得出了资源稀缺性租金的动态变化,在最优化的表现方式上,租金率的变化与社会贴现率相等

2.外部性与库兹涅茨曲线理论

(1)外部性理论

由马歇尔提出的所谓外部性是指当一种消费或生产活动不通过价格对其他消费或生产活动产生影响,而这种影响又没有通过市场价格反映出来时,就产生外部性。外部性是市场失灵的一种现象,即市场机制本身无法实现帕累托效率最优。对外部性的解决办法主要是:①征收庇古税。英国经济学家阿瑟·庇古认为,解决外部性的方法是对污染方强行征收与其逃避的成本或未负担的费用相当的税金。②明晰产权。罗纳德·科斯提出无论资源的所有权最初如何分配,在交易成本为零的条件下,只要界定产权,就可解决外部性引发的问题。外部性一类现象可借助市场来"内部化",从而实现资源的最优配置。事实证明,以上两种方法在遏制环境恶化上的确发挥了一定作用,但无法从根本上扭转环境恶化的趋势。征收庇古税可能引发环境污染的进一步恶化,因为如果征税的数额没有超过污染所带来的收益,那么企业一定不会采取环保措施。明确所有物品的产权也是行不通的,因为在现实生活中的交易成本是不可能为零的。产权明晰的成本将是十分巨大的,而且,并不是所有的东西都可以明确产权的,即使产权明晰,在侵权后借助法律来解决问题,其效率也是极其低下的。

(2)库兹涅茨曲线理论

库兹涅茨曲线理论认为,伴随一国人均收入的上升,人均污染排放量呈现先升后降的倒"U"形。其隐含之意是传统经济增长对环境不仅不是威胁,还会带来环境的改善。后来的实证研究文献显示,就二氧化碳排放量而言,确实存在一个由升转降的拐点,但此拐点的人均收入水平比目前任何一个国家的收入水平都要高得多,因此,即使这个拐点存在,对于目前人类的环境保护也无法起到任何积极的作用,一旦盲目地将其应用到社会经济发展的各个阶段(纵向),全球范围的各个国家、各个领域(横向),那么对这一时空域的盲目性、主观性的扩张,势必会造成该理论的失效,最终成为谬误。在传统经济学解决环境污染手足无措的情况下,证明循环经济以资源化、减量化、再利用为原则,从根本上减少对传统能源的依赖,减少对环境污染的压力,实现物质和能量最大限度的循环利用,才是解决环境、资源、生态危机的根本之道。

3.经济学的激励机制

(1)供求理论

需求是指消费者在某一个特定的时期内,在每一价格水平上愿意并且能够购买的商品数量。在消费者的收入一定的情况下，如果价格下降,可以引起消费者对该种商品的需求上涨,如果价格上升,消费者将减少对该种商品的需求。供给是指生产者在某一特定时期内,在每一个价格水平上愿意并且能够供应的商品量,对于生产者而言,在其他条件不变的情况下,价格越高,生产和销售商品的动力就越强,生产和销售的商品也就越多;价格越低,参与生产销售商品的厂家越少,所能供应的商品越少。需求和供给的关系是当供给量与需求量相等时,市场达到均衡状态。

循环经济的实现层次分为三层:企业层次、园区经济层次、社会层次。其中,企业是实现循环经济的最基本单位,也是实现循环经济的基础。在企业的经营过程中,经理层不一定总是以利润最大化为目标,如有时通过追求收入最大化支付红利以满足股东的利益,为避免风险而影响决策等。即便如此,对于经理层来讲,追求利润最大化以外的其他目标的自由度是有限的。因为一味如此,可能会在市场竞争中失败,或者因为不能满足资源所有者的利益而被撤换。因此,经济学上关于追求利润最大化的假说是合理的。在以利润最大化为目标的前提下,假设一个造纸企业 A 不采用任何环保措施，将产生的废水直接排放至下游的河水中，则认为在废水处理中的费用为零，此时生产 1 单位产品成本为 1，市场的平均价格为 1.5，因此该企业愿意以 1.5 的价格出售产品。如果该企业购入先进技术，使生产过程中产生的废水能够得到二次利用，由于设备的投入导致产品成本上升为 1.8，而此时的市场均衡价格仍然为 1.5,则该企业的产品无法出售,或者每出售 1 单位的产品,将面临损失 0.3 的风险。因此,A 企业一定不会主动购买废水处理设备,对环境造成的污染也不愿承担任何责任。

(2)替代效应

资源按是否可更新可以分为不可再生资源和可再生资源。不可再生资源是指资源的储量(存量)一定,随着人们对资源的开发利用,其储量不断减少,最终会耗尽。可再生资源是指资源的储量在自然过程中或在人类参与下可以更新产生或持续地补充。由于人类经济的高速发展,对于能源的利用速率高涨,石油、煤等不可再生资源已经明显不能满足人类的需求。循环经济并不能实现资源 100%的循环利用,也就是说不可再生资源的耗竭还是很有可能出现的。因此,寻求可替代的可再生资源将是解决全世界能源危机的有效方法。循环经济应是在生态极限范围内的循环，而再循环的关键是追求资源利用的合理性和可持续性。资源的利用和资源的必需性有很大的关系。因为不可再生资源的数量是有限的，从长远的目光来看，随着资源的利用,这种资源将会不断地减少,这样一种不可再生资源作为投入若是必需的,则生产和消费将不可能无限维持下去。产出的状况取决于不可再生资源能够被其他资源替代的程度以及这种替代发生时的产出行为。在某种程度上自然资源可以相互代替,这是自然资源的一个特点。

(二)生态经济学

生态经济学是一门边缘学科,是综合不同学科(包括生态学、经济学、生物物理学、伦理学、系统论等)的思想,分析目前人类系统所产生的问题及其对地球生态系统的影响,进而研究整个地球生态系统和人类经济亚系统应该如何运行才能达到可持续发展的科学。

1.生态学理论

(1)生态学的产生和发展

生态学的形成和发展经历了一个漫长的历史过程,其主要思想来源于古希腊的亚里士多德以及18世纪达尔文的进化论等。生态学这个词来源于古希腊语,是住所或栖息地的意思。但是其作为一个科学名词,是由德国动物学家恩斯特·海克尔于1866年在其所著《普通生物形态学》一书中首先提出来的,他认为生态学是研究生物在其生活过程中与环境的关系,尤其是指动物有机体与其他动物、植物之间的互惠或者敌对关系,是一门关于自然的经济学,因此,对于人类来说,经济学就是人类的生态学。人类及其与环境的关系对于生态学而言是一个主要的研究范围。因此,从作为一门科学开始,生态学就已经具有了把人类和社会科学合并到生态学中的思想。但是这些并没有变成现实,社会科学中有一个趋向是,他们认为人类活动从某种意义上说可以游离在其他动物的规则和限制以外,而且生态学家也并不坚持将生态学的思想扩展到人类。

生态学发展到20世纪中叶,工业的高度发展和人口的大量增多带来了许多全球性的问题,这些问题关系到人类的发展,甚至涉及人类的生存和死亡。人类居住环境的污染、自然资源的破坏迅速改变着人类自身的生存环境,造成了对人类未来生活的威胁。这些问题的出现给今天生态学的发展带来了许多新的课题。

(2)生态学理论对于循环经济的指导意义

生态平衡与生态阈限原理是发展循环经济必须遵循的基本生态规律。在生态学中认为,经济体系是生态系统共生的子系统,经济系统的发展必然要遵循基本的生态规律。在经济发展中重视生态平衡和生态阈限,无论是对资源的利用还是对生态的影响,都要给予生态系统自身调整和喘息的机会。一味地向自然界索取人类生存所需的物质资料并向环境中排放废弃物,只能引起生态系统超过其自身调节能力,导致不可恢复的生态系统崩溃。循环经济则要以生态平衡和生态阈限作为发展的基本生态规律,实现可持续发展的目标。

共生共存、协调发展原理是循环经济的根本目的。循环经济的根本目的就是实现人类与经济系统、生态系统协调发展,共生共存。在传统的经济学中,总是将经济发展的地位优先于生态系统的发展,因此形成了以损失生态系统为代价的经济高速发展。但是,事实证明,将经济系统凌驾于生态系统之上的发展模式是错误的。因此,实现经济发展与生态系统和谐共生,将经济系统的发展与生态系统发展相联系,才能解决目前面临的各种生态问题。

循环再生原理是循环经济的本质。循环经济的本质就是要对人类复合生态系统破缺的结构和功能进行重新耦合,再次实现生态系统的物质循环和再生利用。当然,这一工程是十分复杂的,需要人类不断发展新的理念、运用新的技术,以一种全新的价值观对待生态系统。

2.生态经济学的研究对象

就其一般意义来说,生态经济学的研究对象是生态经济系统。它是从生态学和经济学的结合上,以生态学原理为基础、经济学理论为主导,以人类经济活动为中心,围绕着人类经济活动与自然生态之间相互发展的关系这个主题,研究生态系统和经济系统相互作用所形成的生态经济系统。

生态经济学不是一般地研究生态系统和经济系统的相互关系,而是研究作为整体的生态系统和经济系统统一有机体运动发展的规律性。社会物质资料生产和再生产的运动过程,是人类和自然之间进行物质交换的运动过程。因此,社会物质资料再生产运动不断进行,人类不断占有自然物质的有用形态,同时不断将废弃物和排泄物返回自然。人类就是这样不断往复循环地和自然进行物质交换,这是人和自然的最基本的关系，也是经济系统和生态系统最本质的联系。这种相关的联系是以物质循环、能量流动、信息传递和价值增值为纽带，把生态系统和经济系统耦合成为生态经济有机整体的。这一有机整体的运动发展是生态经济系统运动发展的表现。在此基础上构成了生态经济学的研究对象。因此可以说，生态经济学是研究社会物质资料生产和再生产运动过程中经济系统与生态系统之间物质循环、能量流动、信息传递、价值转移和增值以及四者内在联系的一般规律及其应用的科学。

3.生态经济学的基本理论

(1)生态经济系统研究

生态系统是指一定时空范围内，由生物因素与环境因素相互作用、相互影响所构成的综合体，是生命系统与环境系统在特定空间的组合。生态系统是由有生命的生物群落和无生命的无机环境组成，主要包括：无机环境、生产者、消费者和分解者。这四种因素相互影响、相互配合，在生态系统中起着重要的不可替代的作用。经济系统是生产力系统和生产关系系统在一定的地理环境和社会制度下的组合。经济系统一般由三个系统组成：生产资料所有制系统及相应的生产关系系统、生产力系统、经济运行系统，主要包括生产、交换、分配和消费四个环节，这四个环节各具有不同的功能，相互之间存在着内在的必然联系和衔接关系。

生态经济系统是由生态系统和经济系统相互交织、相互作用、相互混合而成的复合系统。在生态系统与经济系统之间有物质、能量和信息的交换，与此同时，还存在着价值循环与转换。因而，生态经济系统是一个具有独立的特征、结构和机能的生态经济复合体；是一个能利用各种自然资源和社会经济、技术条件，形成生态经济合力，产生生态经济功能和效益的单元。生态经济系统是由生态系统和经济系统组成的一个复合系统，所以一般认为生态经济系统的组成包括人口、环境、科技与信息等基本要素。

(2)生态经济系统的物质循环和能量流动

生态经济系统中存在着物质循环和能量流动，并且在系统中这种循环和流动是普遍存在的。物质循环和能量流动是生态经济系统最主要的功能，正因为有物质循环和能量流动才使得生态经济系统可以存在和发展，能量流动推动了物质循环，物质循环带动能量流动，两者相互联系、不可分割。

1)物质循环。人类经济活动从环境中获取各种资源，经过生产和消费，又将其释放到环境中，产生了一个封闭的物质循环。如果人类的经济规模适合，将和自然生态系统以及环境相协调，使这种循环持续地进行下去。在目前的经济发展中忽略了这种循环，并因此引发各种问题，阻碍了经济的发展。

2)能量的流动。生态系统的维持和运行是靠太阳能，人类经济系统的运行和发展同样也是靠太阳能来维持，整个地球系统都是以太阳能作为运行基础，也就是说没有太阳能就没有生态经济系统。首先，绿色植物通过光合作用获取太阳能，把无机物转化为有机物，把太阳能转化为化学能。此后植物被动物逐级消费，能量也随着物质的流动而流动。而后，通过微生物作用，把复杂的有机物分解成可溶性化合物或元素，同时，以热能的形式释放出有机物中贮存的全部能量。

此外，生态经济系统的能量还有一部分来自于地球内部的能量，除了各种绿色植物是直接利用太阳能之外，人类所用的化石燃料也间接地来自于太阳能，这些化石燃料是地质时期的绿色植物经过地质作用而形成的能源，可以说是地质时代太阳能的积累。因为形成化石燃料所需的时间相对于人类生命周期而言是相当长的，可以认为这种储蓄是固定的。所以以化石燃料为主要能量的人类经济系统不是可持续发展的，当没有能量输入的时候，这个系统就将崩溃。所以人类现在要做的，是要尽可能地提高化石燃料的利用效率，同时不断寻找其他的可替代能量，如太阳能、风能、潮汐能等清洁能源。

(3)生态经济系统的平衡

生态经济系统平衡是指生态系统及其物质、能量供给和经济系统对这些物质、能量供给与经济系统对这些物质、能量需求之间的协调状态。生态经济系统平衡，是保持生态平衡条件下的经济平衡，其特点决定了它既是符合自然生态系统进化发展目标的经济平衡，又是符合人类经济社会发展目标的生态平衡，是生态平衡和经济平衡的辩证统一。

(三)环境经济学

环境经济学是在社会经济发展的过程中，以及环境污染和破坏日益严重的情况下，对环境问题的科学研究进入一定阶段后才逐渐形成的一门新学科。

1.环境经济学的形成与发展

大规模工业化在给人类带来丰富的物质生活的同时，也带来了巨大的环境问题。从20世纪70年代开始，一些经济学著作中已把环境问题作为一个主要内容来论述，也开始出现污染经济学或公害经济学的论文与著作。这不但推动了经济学的研究，也推动了环境经济学的产生，为环境科学增添了重要组成部分。

1980年，联合国环境规划署在斯德哥尔摩召开了关于"人口、资源、环境和发展"的讨论会，会议指出这四者之间是紧密联系、相互制约、相互促进的，新的发展战略要正确处理这四者之间的关系。联合国环境规划署经过对人类环境各种变化的观察分析，总结了人类管理地球的经验，决定将"环境经济"列为联合国环境规划署1981年《环境状况报告》中的第一项主题。由此表明，作为环境科学的重要分支，环境经济学已成为一门独立的学科。近年来，环境经济学快速发展、不断完善，达到了一个新的阶段。研究方向涉及宏观和微观的多个领域，在方法上也由定性分析转入定量分析，并且建立了一定的指标体系和计算模式。环境经济学是在20世纪70年代末被介绍到我国的。1978年，我国制定了《环境经济学和环境保护技术经济八年发展规划(1978—1985年)》。1980年，"中国环境管理、经济与法学学会"成立，由此推动了我国环境经济学的研究。从20世纪80年代中期以后，结合我国环境保护和经济发展的实际，借鉴国外有益经验，不少学者在环境经济学的理论体系建设和实际工作应用方面做了许多工作。总体上看，环境经济学在我国的发展可以沿着两条路径来追寻：一是环境经济学作为独立学科的建设和发展，其中包括理论发展和学科教育的完善；二是环境经济学作为经济发展政策、环境保护政策和可持续发展政策的理论基础所起的实际作用和效果。在这两个方面，环境经济学都表现出它鲜明的特点，即把环境问题作为一个经济问题来对待，从而分析环境问题的经济本质并提供有效的政策选择。环境经济学是连通经济发展与环境保护的桥梁。

2.环境经济系统

人类通过各种经济活动方式完成与环境之间的物质和能量的交换，以提供人类社会经济发展的物质条件。在这个过程中，环境与经济同属于一个大系统，一方发生变化，必然影响到另一方。环境系统与经济系统的相互耦合，构成了环境经济这一复合的大系统。

(1)环境系统

自然环境是由大气圈、水圈、岩石圈和生物圈四个子系统组成的复杂系统。在这四个系统中，大气圈、水圈和岩石圈三个子系统是环境系统的基础子系统；生物圈是在此基础上形成的子系统，包括动物、植物、微生物等。生物圈子系统是环境系统中最活跃的子系统，它在环境系统的物质循环、能量循环、信息传递方面有着特殊的重要作用。

(2)经济系统

经济系统是由经济再生产、交换、分配和消费四个环节组成的相互制约的有机整体。环境系统是经济系统的自然物质基础，经济系统是在环境系统的基础上产生和发展起来的。环境系统向经济系统提供各种资源，也要承受经济系统废弃的各种物质，同时经济系统又对环境系统的保障提供资金和技术。

(3)环境经济系统

环境经济系统是由环境系统和经济系统复合而成的大系统。环境系统和经济系统之间存在着复杂的联系。在环境与经济共同发展的过程中，通过物质、能量和信息的双方流通和相互作用,两者耦合为一个整体,即环境经济系统。作为人类生存和发展的环境经济系统,不仅受客观经济规律的制约,同时受到自然的制约。环境经济系统有其层次性和边界性。环境经济系统可从不同的角度划分为一些子系统。不同的划分方法侧重面不同,这是对环境问题从不同角度研究的需要,也是在实际工作中,在不同方面采取相应对策和措施的需要。

3.环境成本

对于环境成本的定义,目前并没有完全一致的概念。联合国统计署(UNSD)1993年发布的"环境与经济综合核算体系"中,把环境成本界定为:因自然资源数量消耗和质量减退而造成的经济损失以及环保方面的实际支出,即为了防止环境污染而发生的各种费用和为了改善环境、恢复自然资源的数量或质量而发生的各种支出。美国环境管理委员会把环境成本定义为环境损耗成本、环境保护成本、环境事务成本和环境污染消除费用。联合国国际会计和报告标准政府间专家工作组对环境成本的定义为:环境成本是指本着对环境负责的原则,为管理企业活动对环境造成的影响采取或被要求采取措施的成本,以及因企业执行环境目标和要求所付出的其他成本。

通过以上定义不难得出,环境成本包括的内容主要有:第一方面,企业活动中与环境相关的支出,这包括企业为获得环境资源的使用权所付出的成本,以及企业为弥补或改善其环境行为所付出的成本。第二方面,企业活动对环境造成的数量和质量的损失。第三方面,人类为改善环境所需要付出的所有成本。

4.环保投资效益

环保投资是为了治理环境污染、维持生态平衡而投入资金,用以转化为实物资产或取得环境效益的行为和过程。简单地说,环保投资就是用于环境保护的资金活动。需要指出的是,环保投资与环境成本是不同的概念。环境成本是指环境污染和破坏造成的经济损失,以及使环境资源得到治理、恢复和保护所需的资金。而环保投资是计划或实际用于环境资源的治理、恢复和保护的资金。

环境效益是指由于人类的活动给环境系统的生物因素和非生物因素以及整个生态系统造成某种影响而产生的效应,也可以说环境效益是指人类活动引起的环境质量变化,从而对人和其他生物产生某种影响的效果。环境效益有正效益和负效益之分。如,植树造林活动会改善生态环境,使得空气清新,气候正常,其环境效益为正值;向环境排放污染物,使得环境质量下降,就是负效益。

环保投资效益是指在环境保护方面投入的资金所带来的效益。环保投资效益可以用实现特定的环境目标所投入的资金与所获得的各种效果的集合体的对比关系来表示。环保投资效益主要体现在环保效益上,但许多环保投资项目同时也产生了很好的经济效益和社会效益。

(四)资源经济学

1.自然资源

资源是指在一定的技术、经济条件下,能为人类利用的一切物质、能量和信息,是创造人类社会财富的源泉。其中既包括现在正为人类所使用的资源,也包括现在虽然还未被人类所利用,但将来可能被人类利用的潜在资源。资源主要有两类:一类是自然资源,主要是指自然界中人类能够开发利用的物质和条件,如光、热、土地、大气、空间、矿产、海洋、森林等;另一类是社会资源,是人类通过自身劳动,在开发利用自然资源的过程中形成的物质与精神财富,诸如人力资本、资金、技术、信息、知识、文化等。自然资源是人类社会赖以生存与发展的物质基础和保障,社会资源则决定着自然资源开发利用的效率和效果。人类社会的发展永远离不开对自然资源的开发利用。自然资源永远是人类生存与发展的物质基础和生产力发展的基本条件。联合国环境规划署(UNEP)对自然资源所下的定义为:"在一定时间、地点、条件下能够产生经济价值,以提高人类当前和将来福利的自然因素和条件。"自然资源主要包括土地、水、矿产、生物、气候(光、热、降水、大气)和海洋六大资源。自然资源有两对基本矛盾:一是来自资源系统的内部,土地、水、矿产、生物、气候和海洋资源的组合与匹配，组成了不同的资源类型与资源结构；另一个是来自系统外部，表现为人类与自然资源的矛盾。在这两类矛盾中，人类与自然资源的矛盾往往起到主要的作用，人类永远占据矛盾的主要方面。自然资源的供应是有限的，而人类的需求是无限的。人类由于不合理地掠夺性滥用资源，从而导致自然资源的流失、破坏、退化甚至枯竭。为了改变这一现象，人类应该在了解自然资源的属性基础上，运用自己的智慧，合理科学地利用资源，不断提高资源的利用率，使自然资源与人类社会可持续发展。

自然资源具有可用性，一定时间和技术、经济条件下，自然资源可以满足人类利用的功效和性能；自然资源具有稀缺性，在一定的时空范围内，能够被人们利用的自然物是有限的，而人类对物质需求的欲望是无限的，两者之间的矛盾构成资源的稀缺性；自然资源具有可更新性，自然资源通过自身繁殖、复原、再生，得以年复一年或代复一代地不断推陈出新，能被持续利用；自然资源具有时效性，反映自然资源形成、数量、质量、存在的状态及利用效益随时间而变化；自然资源具有耗竭性，资源在再利用过程中导致被消耗或改变位置、形态和存在形式。了解自然资源的属性，对于实现循环经济有着十分重要的意义。只有按照自然资源的属性开采、利用、再利用资源，避免资源的耗竭，人类才能更持久地利用资源。

2.资源产权

产权是指由于物的存在及其使用而引起的人与人之间相互认可的行为关系，即在资源稀缺条件下，人们使用资源的适当规则。产权安排确定了每个人相对于物的行为规范。产权又叫财产权，是财产所有权及相关权利的法律关系的总和，是人们在财产占有和运用方面的权利关系。产权不仅反映财产的归属，而且是以财产为基础的一系列权利，包括所有权、使用权、收益权以及转让处置权等。产权具有排他性、分割性、有限性、收益性和可交易性的特点。科斯的产权定理指出，无论资源的所有权最初如何分配，在交易成本为零的条件下，只要界定产权，就可解决外部性引发的问题。虽然科斯的产权定理并不能彻底解决外部性引发的所有资源问题，但某些资源的产权界定，仍然对解决全球环境问题有着积极的意义。对资源产权有广义和狭义的理解。广义的理解是指赋予资源权利主体的一切保护资源价值特征的权利，包括资源债权和资源物权。资源债权是指资源权利主体处置资源使自己或有债务关系的他人受益（或受损）的权利。这里的债不单是一般的借贷关系，而是泛指通过契约、侵权行为所产生的人与人之间的权利和义务关系。资源物权是指资源权利主体对资源占有、享用和处置的权利，又可以分为资源自物权和他物权两类。前者是指资源权利主体对自己所有的资源享有的权利；后者是指资源权利主体对他人所有的资源享有的权利。资源产权的狭义理解是资源债权。

资源产权是一组权利，也可称为一个权利集合，其内容主要包括：

（1）资源所有权

资源所有权是指社会赋予资源所有者对自己所有的资源行使的排他权利。它不是一系列财产权利的集合，而仅仅是一种体现资源价值的权利，一种最完整、充分的自物权。完整的资源所有权包括资源所有者对自己所有资源行使占有、使用、收益和处置等方面的权力。不同的历史时期，对资源所有权界定的权限是不相同的。

（2）资源使用权

资源使用权是指资源使用者在法定范围内和一定的契约关系下，对资源按其性能和用途进行实际利用的权利。在大多数情形下，资源使用权初始是界定给资源所有者的。资源使用权是派生于资源所有权而建立起来的一系列权利，是根据一定契约关系从资源所有者的资源所有权中转移让渡来的一系列权利，是一系列对资源不同用途行使利用权利的总称，并可细分为一系列不同用途的具体使用权。

（3）资源收益权

资源收益权是指所有者和使用者在所拥有或所占有使用着的资源上获得经济利益的权利。

资源收益权对资源所有者而言,其收益是资源所有权的收益,对使用者而言,其收益因使用资源而产生,收益权与使用权紧密联系,是资源使用的结果。由于资源的所有权具有多种不同的产权形式,而资源的使用权又具有国有制下和私有制下的不同使用形式,因此,资源收益权的实现是一个复杂的问题,世界各国通行的做法是通过建立和完善适合本国国情的产权制度和相关的法律法规体系,以保证资源收益权的实现。

(4)资源处分权

资源处分权是指资源所有者在法律规定允许的范围内对所拥有资源进行处置的权利,处分权是拥有所有权的根本标志,它最直接反映了所有者对资源的支配,其重要支配形式为资源所有权的让渡,包括出让、转让、抵押、出租等,资源处分权的行使决定着资源的归属。需要指出两点:其一是资源所有者可以依据法律将处分权转移出去,由使用者享有部分的处置权;其二,对耗竭性资源如矿产资源而言,处分权又可以分事实上的处分权和法律上的处分权,事实上的处分权是指变更或消灭矿产资源。

资源产权制度是自然资源法律制度的核心内容,是关于资源归谁所有和使用,以及资源的所有者、使用者对资源所享有的所有、使用等权利的法律规范的总称,是其他一切资源法律制度的基础。资源产权制度主要包括自然资源所有权制度和自然资源使用权制度,它们分别是自然所有制度和使用制度在法律上的反映和确认。明确产权制度将有利于降低资源交易成本,提供激励约束机制,有利于外部效应内部化。资源产权制度的制定,能够适应经济发展的需要,促进资源的市场配置,使资源产权涉及的各方面有合作的基础,最终实现自然资源有效配置的经济功能。

四、循环经济的社会学基础

(一) 创新论

1.创新的概念

创新成为一种理论是20世纪初的事情。哈佛大学教授约瑟夫·熊彼特在其1912年德文版的《经济发展理论》一书中,运用创新理论解释了发展的概念,此书在1934年被译为英文版。他在1928年的文章《资本主义的非稳定性》中,首次提出了创新是一个过程的概念,在1939年出版的《商业周期》一书中比较全面地提出了创新理论,指出“创新是新技术、新发明在生产中的首次应用,是在生产系中建立新的生产函数或供应函数,是在生产体系中引进一种生产要素和生产条件的新组合”。熊彼特所说的创新包括五种情况:创造一种新产品,也就是消费者还不熟悉的产品,或者已有产品的一种新的特征;采用一种新的生产方法,这种新的方法不一定要建立在科学新发展观的基础之上,是以新的商业方式来处理某种新的产品;开辟一个新的市场,有关国家的某一制造部门以前不曾进入的市场;取得或控制原材料或半成品的一种新的供给来源,不论这种来源是已有的还是首次创造出来的;实现任何一种新的产业组织方式或企业重组。

熊彼特所说的创新,定义过于严格,过分强调经济学上的意义,忽略了商业上的初始创新至少是有同等经济价值的渐进性创新。应把对现行技术和生产系统的改造、产品质量的提高与性能的改进以及企业改革看成是创新。

2.技术创新

实现循环经济的一个重要任务就是实现循环技术的创新,包括资源开采、利用、再利用的技术创新,环境污染处理、治理的技术创新,环境保护的技术创新,等等。通过循环技术的创新,加快循环技术进步和产业升级,是推动循环经济发展的一个重要方面。

几十年来,技术创新定义有许多观点。对几十年来在技术创新概念和定义上的多种主要观点和表述中,缪尔赛在20世纪80年代做了较系统的整理分析,得到比较被学者认可的技术创新的定义:技术创新是以其构思新颖性和成功实现为特征的有意义的非连续性事件。这一定义突出了技术创新在两方面的特殊含义:一是活动的非常规性,包括新颖性和非连续性;二是活动必须获得最终成功。应该说,这一定义是比较简练地反映了技术创新的本质和特征的。

任何技术创新活动均有一定的发生过程和发展规律。一个完整的技术创新过程是从基础研究阶段开始到市场销售阶段结束的动态发展过程。技术创新过程是一个把科学原理和工艺规则相结合的渐进过程。根据创新过程的运动方向和创新动力来源可以把活动分为四类:研究推动模式、需求拉动模式、内在驱动模式和双重驱动模式。双重驱动模式:一个技术创新活动如果既有研究推动的作用,又有需求拉动的作用,就形成了双重驱动模式。双重驱动模式服从从高层长链式向低层短链式创新靠拢的发展趋势,即当一个产业逐步趋于成熟时,它的技术创新模式就会从高层次的长链创新向低层次的短链创新模式改变,并同时从需求拉动向研究推动发展。研究双重驱动模式的运动规律对于准确把握技术创新活动发展趋势、为政府制定有关政策提供依据、指导科研机构和企业的技术企业活动及促进双方的相互合作有着重要的意义。了解技术创新将有助于政府激发技术创新的动力。如正确引导消费者对绿色产品的消费、激发消费者对可循环使用产品的需求以促进技术创新,同时在研究方面,给予循环技术创新较高的奖励措施,加快技术创新的步伐。

3.创新环境

创新环境就是指对创新者产生影响的非创新对象客体,它既包括各种外部条件,也包括主体对外部条件的感应。对特定的创新活动而言,它支持或约束着创新活动中的主体,同时又与主体的诸多因素发生相互作用而形成一个创新的空间。为实现循环经济的创新,营造一个健康的创新环境是十分必要的。宽松的创新环境可以为创新活动带来激励作用,从而实现创新的飞速发展。

(1)社会、制度环境

社会环境中的诸多因素影响和制约着人类的创新活动。研究社会环境中影响创新发展的主要因素,对提高循环经济的创新能力无疑是有意义的。

我国是一个历史悠久的文明古国,我们的中华民族创造了许多的物质文明和精神文明成就,显示了中华民族的聪明才智、创造精神和不屈不挠的顽强意志,对人类文明的发展做出了巨大贡献。但是我们也应该看到,在中华民族的传统文化中,除了有利于创新的因素外,也存在不利于创新的因素:在我们的传统文化中存在着保守的倾向,孔子教导人"乐天知命",在为人处世方面,"知足常乐""安分守己""明哲保身"等保守思想对人们有着深刻的影响,遏制了中华民族的创新精神。

创新活动面对的是一个不确定的世界,这种不确定性分为自然的不确定性和社会的不确定性。人与自然之间的关系是创新系统内部自发形成的一种随机性,这种不确定性既是创新活动存在的根据,也会给创新活动带来障碍。制度环境则具有克服这种障碍的功能。制度会降低社会的不确定性程度,进而为提高技术创新或知识创新的效率提供一种比较稳定的秩序。它在制约机会的同时,也降低了创新的风险性。同时它的存在还降低了创新过程的交易费用,即通过制度来消除交易方式中的部分不确定性,降低交易费用。在给定资源的状况下,恰当的制度安排是创新绩效最大化的重要手段。因此,建立一种对创新活动产生激励作用的制度,对创新的发展具有积极的意义。

(2)教育、科技环境

教育、科技环境作为创新的另一外部环境,对启发创新思维、培养创新人才、提供创新的有利条件都有一定的影响。"国运兴衰,系于教育",教育在科技为第一生产力的当今社会中的重要地位是不言而喻的。在创新环境的诸多因素中,教育对创新活动起着举足轻重的作用。良好的教育环境有助于创新活动的开展。

创新是社会实践的一种形式,是在一定的社会背景和群体氛围下进行的,个人的创新活动和创新能力的发展与发挥必然受到科技、学术群体、工作等方面环境的影响和制约。一个国家的科技环境,会影响创新活动中创新主体的积极性和主动性。科技文化战略规定了整个社会出现创新型人才的性质、规模和方向。科技战略具体化的科技政策则是鼓励人们积极地进行发明创新的具体措施。它们都关系到社会创新的繁荣与发展。由于创新具有探索性,应允许创新者根据自身的专长和爱好选择创新目标,应允许失败,坚持灵活性和民主性原则。由于创新群体的不可忽视性,也必须坚持互补性原则,使群体中的个体有互补效应,这种互补将使得个体的智力和创新能力在集体中得以充分的表现。学术环境中也有诸多因素支持和约束着创新活动,其中主要有科学协作、图书资料、实验技术设备等,它们的发展也影响着人类的创新。实事求是、灵活、诚信的学术环境将对创新活动产生积极的意义。

(3)环境与创新主体

创新精神和创新能力能否正常发挥,社会环境固然有很大的影响作用,但这只是外因,关键还在于创新主体本身,这就要求我们了解利于创新和阻碍创新两种环境的特点,以便在创新实际中发扬优点和摒弃缺点,更好地进行创新实践,更多地发挥主体创新潜能。

(二)可持续发展理论

1.可持续发展

可持续发展是20世纪80年代提出的一个新概念。1987年世界环境与发展委员会在《我们共同的未来》报告中第一次阐述了可持续发展的概念,得到了国际社会的广泛认可。可持续发展是指既满足现代人的需求又不损害满足后代人需求的能力。经济、社会、资源和环境保护协调发展,是一个密不可分的系统,既要达到发展经济的目的,又要保护好人类赖以生存的自然资源和环境,使子孙后代能够永续发展和安居乐业。可持续发展的基本思想是我们不仅要注重经济增长的数量,同时要注重追求经济增长的质量,主要的标志是资源能够永续利用,保持良好的生态环境。可持续发展追求的不仅仅是经济,还有社会进步,人类在教育、健康和自由平等方面的权利。

对于可持续发展概念的理解是在不断深化的,其含义已远远超过了原有的内容。其核心思想是强调经济、社会、人口、资源、环境、科技协调发展,意味着在人与自然的关系和人与人的关系不断优化的前提下实现经济效益、社会效益、生态效益的有机协调,从而使社会的发展获得可持续性。在时间上,它体现了当前利益与未来利益的统一;在空间上,它体现了整体利益与局部利益的统一;在文化上,它体现了理性尺度和价值尺度的统一。可持续发展中的“发展”不仅仅是指“经济增长”,而且是一个广义的发展的概念,从而突破了将经济和技术增长作为社会发展的全部的传统发展观念,把社会发展理解为人的生存质量及自然和人文环境的全面优化。而循环经济的诞生使可持续发展有了实现的途径。

2.循环经济与可持续发展的一致性

可持续发展是人类与自然相协调的必然选择。循环经济是以3R为原则,以实现资源、环境、生态的和谐发展为目标。因此,循环经济的内涵、原则与可持续发展是一致的。循环经济是以资源的高效和循环利用、环境保护为核心,以“减量化、再利用、资源化”为原则,以低消耗、低排放、高效率为基本特征的社会生产革新范式,其实质是以尽可能小的资源消耗和尽可能小的环境代价实现最大的发展效益。其中“减量化”是指用较少的原料和能源投入来达到既定的生产目的和消费目的,从经济活动的源头节约资源和减少污染。“再利用”是指要求生产和消费中尽可能多次或以多种方式使用各种物品,延长产品使用和服务的时间,以此来实现资源消耗的减量。而“资源化”是通过废弃物的循环再利用,把废弃物再次变成资源,以减少环境污染并节约对原生资源的使用量。从对循环经济内涵的深层次理解,可以看出循环经济与可持续发展所追求的目标是一致的,都是为了实现人类和环境的和谐发展。

3.循环经济是实现可持续发展的重要途径

循环经济有助于实现污染的控制和资源的节约。传统经济发展中依靠先污染再治理的方法对于生态环境的改善是极其有限的,花费大量的成本且没有很好的收益。依靠污染控制技术使得末端的所谓的污染物没有被利用,造成了资源的浪费。而循环经济则可以较好地解决这个问题。人类要想实现可持续发展,就要实现资源的可持续利用。通过资源的循环利用,既能保持生产的发展,又能减轻资源的消耗,减少排出,从而把经济活动对自然环境的影响控制到最低的程度。循环经济可以从经济活动的源头节约资源和降低污染,并在产品制造、消费、回收等各个环节系统地最大限度地减少污染物的排放,有助于恢复生态平衡,提高环境的自净能力。循环经济有助于增加就业,发展循环经济能带动整个环保产业的发展。环保产业是循环经济体系的重要组成部分,也是国民经济和就业岗位新的强劲增长点,对于解决就业问题具有重要的作用。根据3R原则,循环经济的核心是资源和能源的少投入,而社会产品产量不减甚至增加。发展循环经济有益于摒弃粗放式经营方式,在企业中推行清洁生产,提高能源和原材料的使用效率,改进生产工艺和流程,对可能产生的污染进行全程控制。

第二章 循环经济发展模式

第一节 企业内部的循环经济模式

循环经济倡导的是社会效益、经济效益和环境效益三者的和谐统一，主张这三者之间的协调发展，循环经济是实施可持续发展战略的重要经济模式。循环经济产业体系体现在生产的不同层次和阶段，以此来实行渐进式循环经济推进战略。按照经济社会活动所涉及的规模和范围，循环经济可分为企业层面的小循环、区域层面的中循环和社会层面的大循环。

循环经济发展模式是指循环经济发展的标准形式，是人类在发展循环经济的长期实践中总结出来的推动循环经济发展的行为规范和运行标准，是一个国家或地区发展循环经济的一切活动的基本方向和着力点，是协调生态系统、经济系统、社会系统内部及系统之间关系的实践途径。

小循环是指以一个企业内部运行为标准，依照经济理念和原则，有效利用所有资源和能源，并配合清洁生产，达到无污染排放和零排放的经济运行模式。企业内部的循环经济模式主体是企业，提倡建设循环型企业，在循环型企业中实现清洁生产，提高生态效率，用清洁生产技术改造落后的工艺技术，最大限度地降低单位产品物耗、能耗、水耗和污染物排放。图 13-2-1 为半导体厂的企业内部的循环经济模式的运作形式。

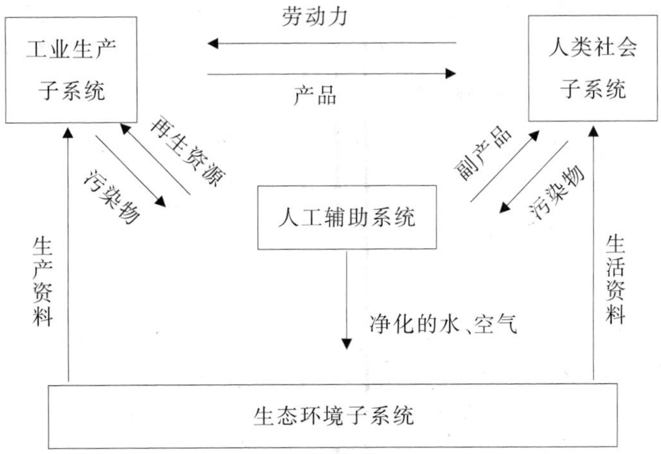

图 13-2-1 企业内部的循环经济模式

一、循环经济原则下企业面临的问题以及企业应重新处理的关系

概括而言,一个企业总有两个目标:一是短期的目标即生存,二是企业长期的目标即发展。这两个目标本应是内在统一的,但实际情形如何,则主要取决于内外两方面的原因。内因是指企业自身的机能,外因是指企业所处的外部环境状况。我们将内因与外因都分解为三个方面:人的因素、物的因素、制度因素。另外,按照传统经济学的理论,企业行为的指导原则或者说行为动机是追求利润最大化,或者是既定产量下的成本最小化,或者是既定成本下的产量最大化,总之要实现投入要素的最优组合。下面我们仍假设企业追求利润最大化,来分析其面临的局限条件的变化。

(一) 内因

外界环境的变化使得企业要想既获得当前的收益又能进一步发展,就必须改善自身的机能。我们从三个方面简单讨论一下企业内部的问题。

1.人的因素

一方面是指企业内部人员包括管理者和普通职工,在观念认识、生产过程等方面还不满足循环经济的要求的问题。另一方面是指企业是否拥有发展循环经济的各方面的人才。

2.物的因素

这主要是指企业要解决资源、环境等问题,发展循环经济所面临的资金、设备以及技术等方面的问题。

要发展循环经济,需要提高资源的利用效率,减少污染的排放,对废弃物进行适当的回收利用,这些都需要有资金、设备和技术的支持。但现实情况是许多企业在这方面很欠缺。

3.制度因素

企业行为的改变要靠一定的制度来保证。这包括企业的生产标准、技术规范、管理制度、企业文化等方面。

(二) 外因

1.人的因素

我们将人的因素分为两方面,一是消费者,二是政府。在消费者方面,由于经济的发展,人们的生活水平普遍提高,消费观念发生改变,更加注重生活质量。与此相应,人们可能更加偏爱绿色食品,更加喜欢优美清洁的环境,这既直接影响到企业产品的生产和销售,又对企业在环保方面提出了更高的要求。在政府方面,由于资源、生态、环境方面的问题日益严重,不仅影响到经济发展,还波及社会、政治的稳定,于是政府不得不在这方面投入更多的注意力,政府的态度必然影响到企业的行为。

2.物的因素

这主要指两方面,即资源(尤指自然资源)稀缺和环境污染(环境污染也可看成环境资源的稀缺)。资源稀缺迫使企业必须节约资源和寻找替代资源,否则当前的生存都成问题,更别说未来的发展了。环境容量有限(比如污染程度超过了环境的自净能力)使得企业必须减少污染物的排放。在这种情况下,循环经济发展模式为企业指出了一条明路。废弃物回收利用(当然,循环经济不仅是废弃物的回收利用,内涵要丰富得多)既可在一定程度上作为替代资源,同时又减少了环境污染。

3.制度因素

制度因素也可以从两个方面来考虑,即“硬制度”(或者叫正式制度)和“软制度”(或者叫非正式制度)。前者主要指正式的政策、法律法规等,后者主要指观念、文化、风俗习惯等。为了解决经济、社会、资源环境的协调发展问题,国家已经出台了一些相关的政策和法规。在大力倡导循环经济的情况下,与之相对应的制度措施必然进一步完善。同时,人们的价值观、消费习惯、生活理念等也将逐渐改变,追求物质文明、精神文明的同时,也更加注重生态文明,从而形成新的社会风气。这些都会影响到企业的生产行为、营销策略以及管理方面的变革。

(三) 循环经济原则下企业要重新处理的关系

由以上所分析的企业所面临的问题,我们

认为企业要想遵循循环经济原则就必须改变行为、调整战略，在这个过程中，企业应该重新认识并解决好以下几方面的关系。

1.企业与自然的关系

在循环经济理念下，企业不再是单纯的经济单位，而是“自然—经济—社会”复杂系统中的一个环节。企业已经不能单纯地作为自然资源的消费者甚至掠夺者，而是与自然资源形成一种互相影响、互相制约、彼此共生的关系。

2.企业与社会的关系

发展循环经济，企业需要承担更多的社会责任。企业作为市场经济的主体，提供物质产品的同时，产生了大量的污染。在新形势下，企业需要在环境问题上付出更多的努力。此外，为了给企业自身的长期发展开辟空间，它必须在改变社会的消费习惯、生活方式等方面投入更多的精力。

3.企业与政府的关系

政府与企业两者的目标并不完全一致，如果考虑生态环境的问题，二者的利益冲突可能会更明显。虽然发展循环经济已经是大势所趋，从政府到企业似乎都达成共识，但在新条件下，二者之间博弈的内容和形式都会发生变化。

4.企业与企业之间的关系

一方面，由于发展循环经济不可能靠一个企业单独运作，所以一些企业可能会组成企业链，形成共生关系。另一方面，资源环境问题的突出，也会使一些企业在资源和产品等方面进行更激烈和多样化的竞争。

5.企业与消费者的关系

发展循环经济，企业在产品上需要有两方面的转变，一是从关注产品的数量到关注产品的功能，二是从生产优先到服务优先。这就决定了发展循环经济要求企业与消费者之间的关系更加紧密。另一方面，如果企业在环境等问题上做得不好，与消费者的冲突可能也更强烈。

6.企业内部的关系

发展循环经济，企业需要在生产、营销、管理、制度、人员、部门等方面做一系列的调整变化，这就要协调好各方面的关系并做好利益的重新分配。企业只有调整好内部各方面的关系，改善自身机能，才能在新的环境中有更强的竞争力，才能在循环经济的理念下，使企业真正地发展。

下面将结合国外、国内循环型企业的典型实例，来说明循环经济的企业发展模式。

二、国外循环经济的企业实践模式

西方许多企业在微观层次上运用循环经济的思想，进行了有益的探索，形成了一些良好的运行模式。其中，美国的杜邦模式是企业内部循环经济模式的典范。

杜邦公司是一家以化学制品、材料和能源为业务重心的全球性企业，公司已经有 200 多年的历史。杜邦公司把环境保护作为公司的一种经营理念，早在 20 世纪 30 年代，杜邦公司就发表了环保责任宣言，20 世纪 40 年代便把环境保护小组纳入公司的架构当中，负责管制公司对水资源和空气质量的影响。20 世纪 80 年代，杜邦公司已经在环境保护和发展循环经济方面成为领跑者，提出了零排放的目标。杜邦公司的环境保护理念为尽量减少经营活动对环境的印记。杜邦公司每年将总投资额的 20%用于环境保护和安全生产，投入比例在全世界各行各业的企业中名列前茅。

杜邦公司循环经济模式的最大特点就是把 3R 原则和化学工业结合在一起，被称为 3R 制造法。减少一些污染化学物质的使用量，重复使用生产过程中的工具和原料，循环使用不同生产流程的副产品，同时发展新工艺，将污染物的排放量减到最少，资源的投入量减到最少。1990—2006 年间《京都议定书》中规定国际标准的温室气体减排指标是 5.2%，杜邦公司的温室气体排放量减少了 72%，其循环经济的实施卓有成效。

企业循环经济的实施应该借鉴杜邦公司在

环境保护方面的态度，将经营目标由短期的利润最大化向企业的长远发展方向转变，将环保理念和循环经济实施融入公司发展过程当中，加大企业在循环经济方面的投入，在合理的周期内计算投入产出比，实现盈利与环保的双赢。企业的循环经济实施过程应借鉴杜邦公司的3R制造法，制定出适合自己企业的循环经济流程，以减量化、再使用、再循环为原则调整原料的使用种类和使用量，改善副产品和废物的处理途径，重复使用某些工具和原料，减少资金和能源的消耗。

三、中国循环经济的企业实践模式

1.河北西柏坡发电有限责任公司

河北西柏坡发电有限责任公司是1999年建成投产的特大型电力企业。由于作为公司主要水源地和受纳水体的黄壁庄水库的功能由名酒水源改为城市饮用水源，该公司被要求减少从黄壁庄水库取水、不向水库二级保护区内排水。为此，公司投资6 000万元实施了废水零排放节污水减污工程。该工程包括循环冷却系统排水弱酸处理净化系统、循环冷却系统排水反渗透处理净化系统、灰场系统大坝渗出水回收设施、生活污水回收利用系统、农洒供水系统等5个系统。其主要措施是：循环冷却系统补水不再直接使用水库新鲜水，而改用辅机冷却排水；循环冷却系统排污水回收净化，重复使用，不排入环境；弱酸处理系统再生废水经中和处理后用于冲灰渣；反渗透处理系统污水用于冲灰渣；灰场大坝渗出水回收后用于冲灰渣；含油废水用于露天煤场防扬尘喷淋；输煤系统冲洗水经沉淀池处理后重复利用；处理后的生活污水用于冲灰渣补水等。工程完成后，2004年公司的发电能力和实际发电量比1997年翻了一番，而实际消耗的新鲜水仅增加了5.75%，同比节约水1 810万t/a，节水率高达47.28%，同时，消除了每年近2 000万t的废水排放量。节水减污产生的经济效益，按现行价格计算可节约资金786万元；按"南水北调"中线水价年可节约资金3 213万元。

西柏坡发电有限责任公司在企业内部将可循环利用的废水尽可能地处理后再回用到生产中去，从而大幅度减少新鲜水的使用量，少量的污水经过污水厂的处理达标后，用于灌溉农田，彻底解决了污水排放没有受纳水体的问题，取得了很好的环境效益和经济效益。他们的做法值得面临水资源短缺和污水无处排放问题的众多企业借鉴和学习。

2.诺维信（中国）生物技术有限公司

诺维信（中国）生物技术有限公司（以下简称诺维信天津公司），位于天津经济技术开发区，是由丹麦投资的生产技术级、食品级、饲料级酶制剂和最先进的洗涤剂工业用酶的企业。公司2000年投产之初，就通过了ISO14001认证。该公司具有独特的环境友好理念，企业定位是运用自然清洁的技术为工业提供最富创新和高效的、有利可图的、环境友好的酶制剂解决方案，承诺在公司取得经济效益的同时，必须有利于中国的环境保护和社会发展。该公司的产品（酶）是源于自然、可生物降解的蛋白质，是环境友好的产品。酶制剂应用于工业，可提高生产效率，降低成本，代替化学制剂，减少化学品需求，减少废弃物产生，减少水、能源、原材料消耗。公司拥有世界最先进的酶制剂生产工艺控制系统，实施GMP和HACCP控制，保证了产品质量，避免了不合理的物料和能源使用与浪费。对环境安全参数的控制，使企业的各项污染排放指数均大大优于国家和地方排放标准。公司对使用的原材料都会按其对人类的毒性、生物持续性、生物积聚度和对环境的毒性4个方面进行环境影响评估，最大限度地使用环境友好的原材料。该公司实行环境友好的废弃物处理方式：使废弃物回归自然。一是工艺废水资源化即绿地灌溉。该公司拥有自己的生物废水处理厂，采用与生产系统一体化的计算机控制，可最优化地处理生产过程废水，污水中的化学需氧量、氨氮、生化需氧量、悬浮物和磷酸盐的减少率分别达到96.1%、91%、

98.6%、96.4%和 66.8%,经处理的废水能够达到灌溉和生活杂用标准。除用于厂区绿化外,每年约 6 万 t 的再生水无偿提供给天津经济技术开发区绿化公司和环卫公司,用于开发区公共绿地的灌溉和环卫清洁。二是发酵渣资源化——有机肥料。该公司将生产过程中产生的发酵渣,用石灰热处理杀灭其中的生物菌株,进行无害化处理,制成有机液体肥料——诺沃肥,无偿提供给天津经济技术开发区绿化公司和塘沽地区农户使用,使公司的固体废弃物综合利用率达到 91.6%。

作为环境友好企业,诺维信天津公司的做法主要是:第一,在原辅材料方面,最大限度地使用环境友好的原材料。第二,在生产过程方面,正常的生产中覆盖了对环境安全参数的控制,使企业的各项污染排放指数均大大优于国家和地方排放标准。第三,在废弃物方面,将生产中产生的工艺废水用于绿地灌溉,将渣制成有机肥,使其资源化回归大自然。他们的做法为广大企业发展循环经济、实行清洁生产提供了很好的启示。

3.鞍钢集团公司

鞍钢集团公司是有一百多年历史的老钢铁企业,设备比较陈旧,工艺比较落后,生产中既存在着资源和能源浪费问题,也存在着向环境中排放二氧化硫、烟尘和废水等污染物的污染环境问题。为解决这些问题,鞍钢开展循环经济和清洁生产实践,走出了一条以废养废、自我完善、良性循环的道路。已建成了钢铁渣开发、瓦斯泥及转炉煤气全回收、余热和水资源回收利用、粉末冶金、建筑材料等“三废”综合利用项目 40 多项,工业“三废”实现资源化。在废弃物减量化和资源化方面:改造选矿工艺,提铁降硅,提高入炉矿品位,减少产渣量;引进德国设备,对钢渣进行选铁处理,选出含铁品位高的钢渣返回原料生产系统;建成微粉工程,将水渣磨成微粉用于建材;利用粉煤灰、石灰筛下料生产水泥熟料等。在二次能源利用方面:将转炉煤气进行回收,与焦炉煤气混合用于中板和中型轧钢工序加热炉。在实现工业废水零排放方面:将厂区大循环改为工艺小循环用水,各工艺用水可用净化水的不使用新水,可用浊环水的不使用净化水;充分发挥污水处理厂的作用,污水处理后回用;将轧钢落地水回收再用。在节约能源资源、减少污染方面:全部淘汰平炉,实现全转炉炼钢,每年减少外排废气 26.5 亿 m^3,减少粉尘排放量 1.8 万 t;淘汰模铸、初轧工艺,实现全部连铸,能耗大幅度降低。在矿山生态恢复治理方面:在尾矿库上种植速生杨树、果树等经济树种,将昔日扬尘的尾矿库变成生态果林场。

鞍钢集团公司作为资源型老企业,通过实施原生矿的复垦、废弃物减量化和资源化、废水零排放等措施,挖掘可能和潜在的资源,使资源得到了充分的利用,为资源型企业发展循环经济,实行清洁生产提供了借鉴。

上述国内外循环型企业发展模式,各有不同的特点,有的从制造过程和工艺角度实践 3R 制造法,有的着重从水循环利用、从废弃物资源化、从资源综合利用角度实践循环经济的 3R 原则。它们的共同特点都是根据本行业、本企业的生产特点和资源利用特点,抓住主要矛盾和核心环节,实现重点突破。

吸取成功模式的经验,运用到自身的生产过程当中,开拓出最适合本企业发展的循环经济模式是企业发展循环经济的首要任务。企业应全盘考虑各个生产环节中可能产生的废弃物和相应的处理方法,加大资金和技术投入,形成切实可行的循环经济模式。建立合理的循环经济模式既能获得经济效益又能获得环境效益,同时实现企业的可持续发展。

第二节 工业园区模式

清洁生产等是企业个体对循环经济的实践活动，有着一定的局限性。单个企业元素在资源回收利用、原材料循环使用方面存在着各种不足。因此，建立循环生态园区平台，连接各企业生产过程，是循环经济的重要实现基础。

一、生态工业园的内涵

(一) 生态工业园的概念

1989 年，美国弗罗施在《加州工业的战略》一文中，首次提出工业生态学概念，即通过将产业链上游的“废物”或副产品，转变为下游的“营养物”或原料，从而形成一个相互依存、类似于自然生态系统的“工业生态系统”，为生态工业园建设和发展奠定了理论基础。

20 世纪 90 年代初期，加拿大达尔豪斯大学和美国康奈尔大学的学者们对工业园的发展进行了构思。1992 年，美国 Indigo 发展研究所首先提出了生态工业园的概念。美国 RPP 公司首席科学家、Indigo 发展研究所主任欧内斯特·洛伊教授对生态工业园下的定义为：一个生态工业园区是一个由制造业企业和服务业企业组成的群落。它通过在管理包括能源、水和材料这些基本要素在内的环境与资源方面的合作来实现生态环境与经济的双重优化和协调发展，最终使该企业群落寻求一种比每个公司优化个体表现就会实现的个体效益的总和还要大得多的群体效益。在生态工业园区内，企业模仿自然生态系统，相互之间存在协同和共生关系，将最大限度地充分利用资源和减少环境污染，达到工业可持续发展的目标。生态工业园的概念被提出以后，立刻得到许多国家的重视，迅速在实践中进行试验和推广，特别是美国、加拿大等国家，取得了非常显著的效果。丹麦的卡伦堡生态工业园区是世界上最早且目前最成功的生态工业园。

(二) 生态工业园的特征

生态工业园区是一个相对独立的综合体，包含着相对完整的自然、社会和经济的生态系统，其内部也存在着物质、能量、信息频繁的流动和交换，其空间结构必须有效地保证这些流动和交换的进行。通过建立生态工业园区，将区域内的企业、工厂和有关部门联系起来，以模拟自然系统建立产业系统中“生产者—消费者—分解者”的循环方式，实现物质闭环循环和能量多级利用。园区内运用废物交换、清洁生产等方式，将一个企业生产过程中产生的废水、废物、废气、废热等转化成为其他企业生产所需的原料和能源，并在企业间形成资源共享和副产品互换的产业共生组合，以达到物质和能量的最大利用以及废物排放的最小化。在建设生态工业园区时必须全面考虑规划对象各个构成部分及其相互关系，同时要考虑目的系统与相关系统的关系，按照它们的必然联系，进行统一筹划；必须注意系统内部结构各个因素之间的相互作用、相互反馈的因果连锁关系，注意目的系统和其他相关系统之间的外部相互制约的连锁性。生态工业园区要倡导绿色管理，从园区整体环境管理方式到企业的全过程控制，甚至到产品的生态化设计等不同层次、不同环节上的管理都要实施绿色化。图 13-2-2 是机械加工生态工业园区的循环经济模式的运作形式。

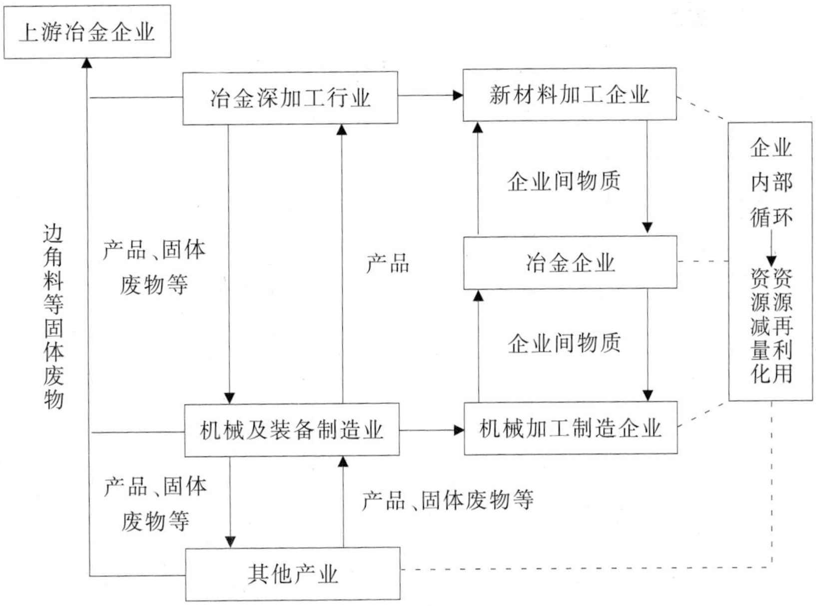

图 13-2-2 生态工业园区模式

(三) 生态工业园的类型

从原有基础看,可以划分为现有改造型和全新规划型;从产业结构看,可以划分为联合企业型与综合园区型;从区域位置看,可以划分为实体型和虚拟型。

现有改造型:是以现有的园区条件为基础,在其现有的工业网络中,对其物质循环利用体系、能量交换体系的链条进行分析,发现其"断点"位置,并优先开发"粘连"技术和方案,使得在园区内形成高度交叉的"产业链"和"产业网"。这样就可以在不进行大规模的投资的条件下完成现有的高新开发区的升级换代。

全新规划型:是在良好规划和设计的基础上从无到有地进行建设,主要吸引那些具有"绿色制造技术"的企业入园,并创建一些基础设施,使得这些企业间可以进行废水、废热等的交换。这一类工业园区投资大,对其成员的要求较高。

联合企业型:通常是以某一大型的联合企业为主体,围绕联合企业所从事的核心行业构造工业生态链和工业生态系统,典型的如美国杜邦模式、我国贵港国家生态工业(制糖)示范园区等。冶金、石油、化工、酿酒、食品等行业的大企业集团,非常适合建设联合企业型的循环产业园区。

综合园区型:生态工业园区内存在各种不同的行业,企业间的工业共生关系更为多样化。与联合企业型园区相比,综合型园区需要更多地考虑不同利益主体间的协调和配合,如丹麦的卡伦堡生态工业园区和我国浙江衢州沈家生态工业园区是综合型循环产业园区的典型。目前大量传统的工业园区适合朝综合型循环产业园区的方向发展。

实体型:生态工业园区内的成员在地理位置上聚集于同一区域,可以通过管道设施进行成员间的物质、能量交换。

虚拟型:生态工业园区内的企业在地理上比较分散,按照生态工业的思想进行组织和运转,通过计算机模型和数据库,在计算机上建立其成员间的物料或者能量的联系,并为入园企业提供信息和指导。虚拟生态工业园可以省去一般建园所需要的昂贵的购地费用,避免进行工厂的迁址工作,具有很大的灵活性。如果相关的企业位于同一地区,距离较近,还可以降低运输成本。

(四) 生态工业园区建设原则

1.人与自然和谐共存原则

园区建设与区域自然系统相结合,充分考虑当地的生态环境容量,尽可能地保持更多的生态功能。以循环经济理念对现有园区内的产业结构进行调整,最大限度地提高资源利用效率,从源头减少污染物的产生,减轻对环境的压力。

2.生态效率原则

按照循环经济的“减量化”原则在园区建设的各个环节中实施清洁生产,实现原料、产品和废物的多重利用和循环再生。通过园区各企业及企业间的清洁生产,减少本企业的资源消耗和废物产生;通过各企业及生产单元间的副产品交换,降低园区内总的物耗、水耗和能耗;通过物料替代、工艺革新,减少有毒有害物质的使用和排放;在建筑材料、能源使用中,尽可能利用可再生资源和可重复利用能源。在园区内形成一套横向共生、纵向耦合的生态链或生态网络。

3.生命周期原则

加强原材料入园及产品和废物出园后的生命周期管理,最大限度地降低产品生命周期对环境的影响。鼓励生产和提供资源、能源消耗低的产品和服务;鼓励生产和提供对环境少害或无害、安全的产品和服务;鼓励生产和提供能够循环使用和安全处置的产品和服务。

4.区域发展原则

尽可能将园区发展与社区发展和地方特色经济相结合,将园区建设与区域环境综合治理相结合。通过宣传和教育计划、工业开发、住房建设、社区建设等加强园区与社区间的联系,将园区纳入当地的区域经济发展计划,并与区域环境保护方案相协调。

5.高科技原则

大力采用现代信息技术、生物技术、新材料技术、新能源和可再生能源技术及管理科学技术等,大大减少物质和能量等自然资源投入,即尽可能以知识投入来替代物质投入。尽可能实现经济效益和环境效益最佳平衡的“双赢”局面。

6.管理绿色化、运作市场化原则

通过采用现代管理科学技术,对园区的物质、能量、信息进行统筹规划,实现从园区整体环境管理方式到企业的全过程控制,以及产品的生态化设计等不同层次、不同环节的管理绿色化。以现有的发展规划、政策、产业导向和地方政府的综合协调、指导作用为基础,在园区建设的全过程始终贯穿以市场化为导向的企业运作机制。以市场利益驱动企业间的联合,保证生态企业的实现和不断发展。

二、生态工业园的发展条件

(一)政府行为

从我国目前的实际情况看,在尚未建立有效的循环经济制度和没有高效的管理模式支撑的情况下,如果单纯依靠企业自身进行各方面的协调和组合多个产业或企业间的产业链,整个生态园的建设就不能高效地进行或者不能维持太久。

1.法规建设

政府通过建立综合决策和协商机制,从决策体制和管理模式上为发展循环经济提供支持保障,制定法律法规,确定循环经济在社会发展中的地位,明确政府、企业、公众在发展循环经济中的权利和义务。

目前,我国已经颁布实施了《中华人民共和国节约能源法》《中华人民共和国清洁生产促进法》,要求企业用“绿色技术”改造传统产业,建立“资源使用最小化、废物产生减量化和生产过程无害化”的循环型工业生态体系,促进企业污染物实现零排放。《中华人民共和国大气污染防治法》《中华人民共和国水污染防治法》和《中华人民共和国固体废物污染环境防治法》等法规也为生态工业园区的建设提供了法律基础。但是这些法律法规普遍比较粗略,绝大多数是从环境的末端治理出发的,没有形成一整套详细的关于再生资源和固体废弃物回收利用、清洁生产审核、重点行业如化工行业的清洁生产评价、强制回收的产品和包装物回收等循环经济法律法规体系。政府应该参考国外实施循环经济比较成功的国家经验,结合我国国情,建立一整套针对不同行业、不同类别产品和服务的循环经济法律法规体系。

2.激励政策

循环经济不是公益经济,没有实际利益,就很难调动市场主体的积极性。循环经济首先是要让企业有利可图,企业才会积极参与。从口号到企业的自觉行为,必须通过制度创新构建新的赢利模式,才能形成循环经济发展的自发机制。我国循环经济在相当一个时期都将是政策性产业,需要适宜的政策培育环境,才能吸引社会资金进入,形成循环经济自身的良性循环。

推动循环经济可以借助法律强制手段和政策手段,在目前我国立法尚不健全的情况下,促进循环经济发展的政策应首先通过国家综合经济部门、财政部门、税收部门制定的产业政策、财税政策、投资政策来体现。在资源综合利用、生态产业、节约能源、技术开发等方面实行按等级减免税收的优惠政策,并充分利用价格、税收和财政等经济激励政策,鼓励企业使用循环再生资源,促进扶持企业内部循环、企业间共享及社会的资源回收利用。通过财政、税收部门的工作,将发展循环经济逐步从投资引导转向税收优惠,使得循环经济从政府投资拉动变为市场经济体制下的市场选择。

3.制度建设

产权制度:生态型工业的环境产权制度是指包括排污许可证、配额许可证、环境股权等的交易制度。资源产权制度是指为明晰土地、水、矿产等资源的产权、使用权、管理权、特许权、开发权等做出的相关制度规定。政府要采用环境和资源产权制度安排的形式,根据使用者付费和污染者负担原则,使环境和资源成本成为其真实成本的一部分。

税收制度:引入各种生态税,重点扶持以减少废弃物和资源再循环再利用为导向的循环技术的开发和应用。对预防和控制污染效果好的企业实行税收优惠;对传统的废弃物处理方法征收填埋和焚烧税等增加企业不使用再生资源的机会成本;对仍然采用粗放型生产方式并对环境造成污染的企业视其程度进行高于社会平均处理成本的经济惩罚;对高能耗产品征收高额出口关税。同时,通过对绿色产品实行税收优惠的方法增加市场需求,引导全社会逐渐向绿色消费靠拢。最后,政府将减少环境治理节省下来的财政支出用于产业生态化改进,增强企业开发和应用循环技术的能力,不断降低绿色产品的生产成本。

财政制度:政府应对从事和循环经济相关的生产技术工艺研究、示范和培训给予一定数量的财政支持,对实施清洁生产和自愿消减污染物的技术改造项目给予资金补助。政府可以依法筹集环境友好项目的绿色投资基金,开展环境友好生产审核以及实施环境友好的中小企业,可以向投资基金机构申请低息或无息贷款。列入重点污染防治和生态保护的项目,由于其公共产品的性质应列入政府的财政投资计划;将城市维护费用于环境保护设施建设;征收的排污费必须用于污染防治;企业用于循环经济技术开发和生产的审核和培训的费用,可以列入企业经营成本,对企业经营过程中使用无污染和可能减少污染的机器设备实行加速折旧制度。未来我国将逐步加大对清洁生产、可再生资源和新能源开发等项目的支持力度,并整合资金用于支持与发展循环经济有关的科技研发、技术推广和重大项目建设示范;运用有关财税政策措施,引导形成有利于节约资源、减少污染的生产和消费模式。

金融制度:循环经济具有很强的异域融资特点,因此需要更加配套的风险监测和信息咨询服务。尤其是资本密集型石油和化学工业产业,开辟多种多样的资金来源渠道十分必要。针对我国目前循环经济发展的融资障碍,政府金融部门应树立正确的发展观,将部门利益与宏观经济效益结合起来。优先支持循环经济项目,在优化自然生态环境的同时改善金融生态环境;战略性地减少对浪费资源、污染环境的落后企业的支持,对发展节能、降耗、减污的高新技术产业优先支持;推出适合循环经济项目资金回收特点的贷款品种,减少企业在项目投建前期的资金集中偿还压力;为园区内资本密集型产业中成熟的项目上市融资开辟绿色通道;逐步摒弃短期化和集中化经营,支持可持续再生资源加工企业。同时应高度注意防止对循环经济项目单一环节固定资产规模的盲目扩张,合理搭配对不同链条、不同环节的资金投放量。政府金融部门率先从战略和行动上支持发展循环经济，形成良好的金融生态，逐步引导商业金融机构向有利于循环经济的方向发展。

环境责任制度：针对环境问题的复杂性和危害性，政府应建立环境责任制度。通过促使生产者对其产品的回收、循环利用和最终处置承担责任，从而降低产品总体的环境影响，通过开发环境责任产品和产品的回收利用达到可持续发展的目的。环境责任制度的实质是污染者付费原则的延伸，生产者承担产品生命周期内全部或部分环境成本。将废物管理责任与生产者挂钩，要求生产商对他们的产品在使用寿命终结之后对环境的负面影响承担经济和社会责任。支持建立、健全生态建设和环境保护政策机制。按照“污染者付费”原则，逐步提高排污收费水平，将环境要素成本化；按照“谁开发谁保护、谁利用谁补偿”的原则，建立健全生态补偿机制。

4.技术体系

指标体系：建立包括清洁生产指标体系，环境管理体系，政策、法规、制度评价指标，生态建设指标等生态工业园区的技术经济评价指标体系，以科学评价生态工业园区及生态示范行业的建设水平。我国生态工业园区依照《综合类生态工业园区标准(试行)》《行业类生态工业园区标准(试行)》和《静脉产业类生态工业园区标准(试行)》等三项标准进行验收。这三项标准依次分别规定了国家级和省级综合类生态工业园区验收的基本条件和21个指标，行业类生态工业园区验收的基本条件和19个指标，静脉产业类生态工业园区验收的基本条件和20个指标。这些试行指标体系的建立是我国生态工业园建设指标体系的雏形，将极大地促进生态园区的发展。

技术支撑体系：建立循环经济的技术支撑体系，包括用于消除污染物的环境工程技术、进行废弃物再利用的资源化技术，以及在生产过程中无废、少废和生产绿色产品的清洁生产技术。在充分利用已开发的技术的基础上继续研发一些关键的资源回收利用技术，以提高技术的经济合理性和可利用性。建立循环经济信息系统，及时向社会各界提供有关部门循环经济的政策、技术、管理等方面的信息，加强信息交流。园区内企业之间可通过信息系统及时共享各种信息，保证园区运作的经济性。

(二)企业行为

在经济日益增长的背景下，企业对经济社会生活的影响越来越大，扮演着前所未有的重要角色。关注自然资源、生态环境、劳动权益和商业伦理，承担对利益相关者和社会的责任，不仅是全球企业发展的共同趋势，而且是建设和谐社会的内在要求。在生态工业园的发展过程中，企业是推动园区经济发展的主体。对于园区内的企业，应该有严格的审核机制以及管理机制，最终通过生态工业园的建设带动整个社会的循环经济发展。

1.准入机制

一般而言，生态工业园创建初期要根据城市规划要求和当地工业的组织结构、区域资源条件、环境容量和环境自净能力有计划地进行总体设计和自觉控制，确定生态工业园的发展规模：一般采取就近的原则选6~8个彼此联系密切的企业作为基础规模，分期实施，同时为生态工业园的发展留出足够的空间。对于入园企业，应该设置相应的准入机制，避免由于不合格的企业入园而造成整个园区经济的发展障碍。入园企业首先要符合国家的产业政策和环保政策，符合园区规划的产业发展方向，能充分利用当地优势能源和资源。

产品要求：运用先进的生态设计手段对即将入园的企业的产品进行生命周期分析。由于生态工业园要求经济效益、社会效益和环境效益有机的统一，因此要使物质循环利用，做到物尽其用。对于企业产品的生产、销售、消费以及回收等过程进行生命周期评价，寻找环境效益、经济效益和社会效益的平衡点。企业的产品，要尽可能少使用或不使用有毒有害的原料，这样做即使产品在使用生命周期结束之后，也易于拆卸和综合利用。在产品设计中，尽量要求采用标准设计，使一些装备可以便捷地升级换代，而不必整机报废。同时,产品的生产过程要尽量不产生或少产生可能对人体健康和环境造成不利影响的有毒有害物质。

工艺要求:入园企业的工艺应该以技术进步为依托,采用低害或无害的新工艺、新技术,实现少投入、高产出、低污染,尽可能在生产过程中消除环境污染物的排放。尤其是化工类的企业,在采用耗能少、效率高、污染小的工艺和设备的同时,搞好生产过程的余热回收和副产品的回收利用,减少化工过程的能耗和物耗;开发用水量小的工艺;进行包装革命,推行绿色包装形式和材料,减轻由此带来的白色污染;在全过程控制的同时,加强末端治理,减少废水、废气、废渣、废热的排放。特别是危险化学品,要加强管理,及时回收处理失效化学品,保证化工产品的使用安全。

系统复杂性的要求:根据生态学的原理,生态工业园的共生系统组成要素越复杂,系统稳定性越高,物质、能量利用越合理。园区内企业形态较少、企业间的联系渠道单一,将会造成园区生态极大的不稳定,任何一个企业生产状况的变化都会干扰其相关联企业的正常运行。适度增加园区内的企业形态会使得系统更趋于复杂化,每个企业之间既有关联又有补充,这样整个园区经济才会相对稳定,不会因为企业形态相对较少而导致园区生态的脆弱性。同时,企业之间的联系渠道越多,就越不会因为企业的上下游生态链上某一个企业因无法预料的偶然因素导致企业原料供应链的断裂或产品及副产物的堆积。一个完整的生态工业园一般包括生产原料的企业、生产生产资料的企业、生产消费资料的企业,构成类似自然生态系统的金字塔形。根据当地资源优势,选择彼此间存在物质、能量传递流动关系或通过一定环节的补充,能够建立多渠道产业链接的清洁生产企业。

匹配的要求:园区内的行业及企业要根据本地区特色和园区定位、规模等,对行业及企业供需关系、供需规模及供需的稳定性,来进行类别、规模、方位的有效匹配。即入园各类企业应该具有产业关联度或潜在的关联度,尤其是具备与核心产业和企业的关联性,符合园区发展对生态链的补充需求。

2.清洁生产

清洁生产是在企业层面发展循环经济的重要措施,以污染的源头和全过程控制为切入点,在设计、生产、服务以及废弃物的资源化利用和合理处置等方面采取措施,通过严格的审核和方案的实施,减少污染物排放,提高资源能源的利用效率,追求经济增长方式的彻底转变。作为生态工业园的基本生产单位,企业是污染的源头,从末端治理到源头控制,企业负有不可推卸的责任。实施清洁生产,企业必须改进生产工艺,对于高消耗、高能耗、高污染的产品和原料应该从战略上逐步减少或替代。多生产低消耗、低能耗、低污染及能够循环使用的产品。对于释放有毒有害物质的中间环节,应采取改进工艺、寻找替代原料或回收利用的方法最大限度地控制污染物的排放。应该在企业内部加强循环经济理念的宣传,使得从基层员工到高层主管都自觉地将清洁生产细化到每一天每一个细节的工作中。企业应该加强管理人员和技术人员的业务培训,有条件的企业可以请各行各业的专家为清洁生产提供技术指导,为企业提供最佳的生产方案和管理措施。

3.绿色管理

园区内企业实施清洁生产必然要有与之配套的绿色管理机制,把经济系统的运行与发展转到严格按照生态经济规律办事的轨道上来,企业的经营管理活动要遵循市场经济规律和生态规律的要求,由效益最大化原则向可持续发展转变。企业的绿色管理首先应从产品层次做起,根据产品生命周期分析、生态设计和环境标志产品要求,开发和生产低能耗、低消耗、低(或无)污染、经久耐用、可再循环和能够进行安全处置的产品。针对清洁生产,企业应建立绿色管理体系,不仅确保在各个环节真正实施清洁生产,同时,企业也可以将清洁生产中循环经济的思想运用到日常管理中,实现管理的集约化。企业通过绿色管理正确处理企业与自然环境、社会环境的关系,以及企业内部人与人、人与物、物与物的各种关系,使工业生产、技术、生态、经济、社会的各个方面都能够协调发展。

4.企业间的整合

单一的企业内部循环经济模式（清洁生产)往往不能从根本上消除环境污染,通过在企业间建立完善的产业生态联系,有助于减少单一企业内部循环经济模式不能消除的环境污染,实现经济效益和环境效益的“双赢”。企业间的整合实行闭环一体化策略,依据循环经济理念在企业间建立产业环。根据产业生态联系建立的闭环一体化整合战略符合循环经济环境效益、经济效益和社会效益“三赢”的基本思想。企业之间建立信息共享、资源共享和能源共享系统,通过规模整合效应实现企业间的低成本耦合。同时,在企业间建立废弃物和副产品的交换网络,使物质流和能量流在企业间实现高效配置和闭环流动,最大限度地降低工业废弃物和副产品的排放。园区内的企业间不仅具有竞争关系,更重要的是企业间形成我中有你、你中有我、互惠互利和共生共存的共生关系。与此同时,生态工业园区内不同产业链的延伸和不同企业之间的互补,通过这种超越门户的整合形式,使得企业相互间资源得到最优化的配置。

(三) 生态产业链

生态产业链一般是指依据生态学的原理,以恢复和扩大自然资源存量为宗旨，为提高资源基本生产率,根据社会需要,对两种以上产业的链接所进行的设计(或改造)并开创为一种新型的产业系统的系统创新活动。生态产业链的开发和设计以技术创新、管理创新、体制创新为基础。

从生态系统的角度看，生态工业园实际上是一个生物群落,由初级材料加工厂、深加工厂或转化厂、制造厂、供应商、废物加工厂、次级材料加工厂、燃料加工厂、废物再循环厂等多种工业形式有机组合成的一个企业群落。生态工业园的生态产业链建设应该依托现有或可能形成的企业集群优势,充分考虑具有支撑产业发展的独特优势。在以优惠政策吸引和扶持高新企业的基础之上,发展具有独特区域优势的企业集群。充分发挥现有产业链上优势环节的作用,并针对产业链必需的中间环节实施“补链”战略,引进与现有产业链急缺的企业或产业，促进园区产业链由“工业链”向“生态链”转变。在生态产业链的建设过程中,应该充分考虑产业链长期运作的弹力特别是抵御外界变化的恢复力,即生态产业链的柔性。生态产业链的建设以价值链为基础,包括信息链、物质循环生态产业链、能量阶梯利用生态产业链、水资源循环利用生态产业链等。

1.价值链

生态工业园区建立生态产业链的同时,也形成了循环经济的价值链。价值链体系是一个以园区内企业为核心的产业协作体,已经跨越了行业的限制,将园区内企业连接在一起,实现资源共享,形成合力。充分利用价值链的资源,优化内部管理,使自己在上下游一体化的大体系中成为不可取代的链条。

2.信息链

信息链是实现园区内外企业间物质、能源和资源充分交换的基础，通过现代信息能对所有的链上和链下的企业进行动态有机的调整和运营。通过信息手段并结合经济手段实现产业链上企业多渠道的原料、产品及副产品的输入、输出链及资金链的迅速良性循环，还可以根据市场供求关系对产业链进行适当的调整。信息链是实现园区物质循环、能源和资源阶梯利用以及水资源循环利用的信息基础。园区只有在充分的信息交流的基础上才能实现生态产业链的有效运作，否则可能会由于信息不对称出现产业链的断裂。

3.物质循环链

物质循环链是利用生态系统整体性原理,将各种原料、产品、副产物及所排放的废物,利用其物理或化学成分间的相互联系、相互作用,在生态工业园区、生态工业网络中的各成员之间进行物质传递、供应、副产品交换建立的生态产业链。物质循环链包括企业内部、上下游企业之间的物质循环利用系统以及废弃物资的回收系统。通过企业内部和上下游企业间的物质循环利用系统实现整个生态产业链的清洁生产，最大限度减少废弃物的产生量。但由于生产技术条件的限制和链内消费者系统不合理的消费使用模式，废弃物的产生不可能被完全消除。生态产业链通过废弃物资回收和处理系统对这些资源进行更新利用，促进废物减量化、无害化及资源化，在节约大量资源的同时还可以实现废弃物的处置低成本化，达到保护环境的目的。园区内的物质循环链有3个环节：企业内部循环、上下游企业间的物质循环、园区内企业靠资源循环利用无法处理的废弃物可设立专门的处理厂进行处理。物质循环链的这3个环节均以循环物质本身的物理化学性质为依据。园区内的物质循环链见图13-2-3，图中省略了企业内部的物质循环。

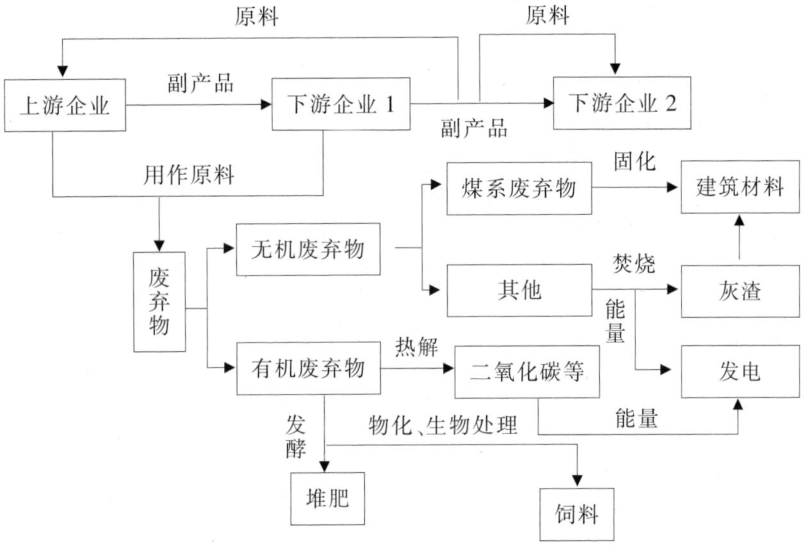

图13-2-3 物质循环链示意图

4.资源梯级利用链

资源梯级利用链是生态工业园区、生态工业网络成员依照资源的品质差异，进行“资源层叠”梯级利用的生态产业链。资源梯级循环利用是提高生态效率的有效手段。园区内构建生态产业链是在充分考虑自然生态系统的承载能力的基础上，尽可能地节约自然资源，循环使用资源，不断提高自然资源的利用效率，减少能源消耗。在资源的开发利用上，要尽可能利用可再生资源，综合开发利用不可再生资源，以达到减少资源消耗和减少污染物排放的目的。在现有资源减量化利用的基础上，加强废弃物的综合回收利用。发展产品电子线路板及废弃物回收、边角废料铸钢、生物发酵残渣加工、有机食品废弃物废水处理等补链产业，逐步形成企业间紧密联系、资源上闭合流动、产品上下游最佳衔接、社会再生资源回收利用网络比较完善的区域型循环经济体系。在资源稀缺的情况下，通过资源阶梯利用可以缓解资源短缺与经济高速增长的矛盾，取得可观的环境、经济和社会效益。

5.水资源循环链

由于水资源本身特殊的性质以及在工业生产中的特殊用途，它是可以循环使用的，不像煤、石油等自然资源只能利用其化学组成，各个单元根据自身需要进行阶梯式的开发利用。水资源循环链是根据水的5个质量等级分类，通过循环利用、分级使用水资源、节约用水，提高水资源利用率的生态产业链。首先，以循环经济理念在园区内推动以节水为目标的清洁生产，推广和采用节水器具和设备，加强管理和配水管网的维修检查与监控。其次，对水基础设施进行高标准的规划，加快污水处理基础设施建设步伐，新建、扩建污水处理工程，雨水收集工程和污泥综合利用工程，使节水、水回用、水处理、雨水利用等设施结合成为一个梯级利用的系统，为实现水资源循环利用奠定基础。对园区内废水进行深度处理并回用，将企业产生的废水通过污水处理厂或企业内部进行初步处理，这些水部分用于工业冷却等，其余可根据下游企业对于水资源的要求进行二次处理产生新的水源循环利用。园区内水资源循环链如图 13-2-4 所示。

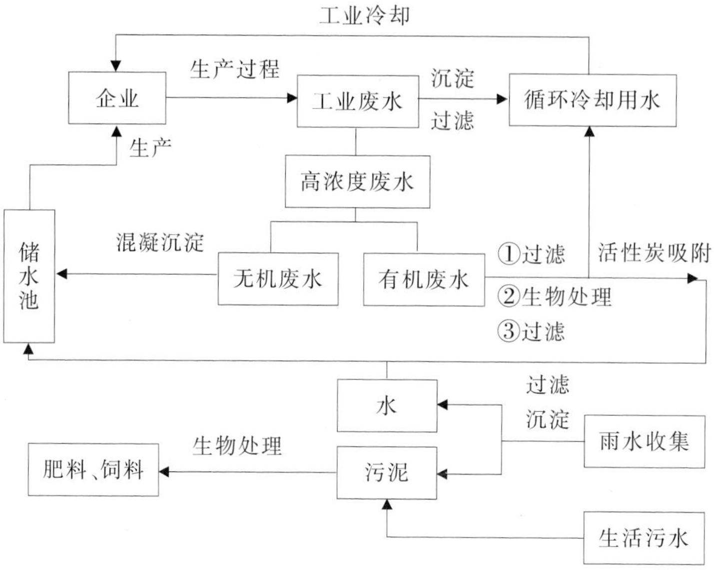

图 13-2-4 水资源循环利用示意图

6.能量集成

我国是一个能源消耗大国，然而煤炭等传统能源却相对比较缺乏。园区集中供热，可降低企业的分散投资费用，也可提高能源利用率，避免能量分散利用所带来的额外的损失。从供热学角度看，小锅炉的效率只能到 60%~70%，而采用集中供热将有效地降低无效损耗，提高燃烧效率，节省能源。另外，园区内上游企业产生的余热除在本企业内部循环利用外，可成为下游企业的热源，也可用于居民供暖或集中热水供应系统。

除采用集中供热外，园区可根据需要引进沼气技术、太阳能光电转化技术等开发利用可再生能源，建设分散式能源供应系统，实现园区基础设施的共享和规模化经营，促进园区内部以及园区之间的能量梯级利用体系建设。生物质资源是一种典型的可再生资源，指利用自然界的植物、粪便以及城乡有机废弃物转化成能源的资源。我国拥有农作物秸秆、能源作物、畜禽粪便和农产品加工业副产品等丰富的农业生物质资源。这些农业生物质具有资源种类多、分布范围广的特点，可转化为电力、燃气和液体燃料等多种高品位能源。生物质能源转化利用将是解决我国未来能源短缺的战略措施，同时，由于生物质能源是一种清洁能源，符合循环经济的发展理念，在能源消费中的比重必将逐渐提高。

(四) 技术支持

科学技术是建设生态工业园的重要支撑，作为一个发展中国家，我国在经济发展中面临很多技术障碍。目前我国虽然也在进行清洁生产技术、环境无害化技术和废物资源化技术的开发和应用，并已取得一些成绩，但是从总体上看，仍然是低水平的资源综合利用，缺乏系统配套的废物资源化利用技术体系。由于技术的开发具有高成本、高风险的特点，提高了企业的开发门槛，政府应该重视和加大废物资源化技术的开发力度，引导企业和科研单位进行具有自主知识产权的循环经济技术的开发，并予以适当的经费支持。同时，需要建立生态经济信息系统和技术咨询服务体系，及时向各行业发布有关生态经济的技术、管理和政策等方面的信息，开展信息咨询、技术推广、宣传培训等。

1.生产技术体系

发展园区循环经济，在建立信息系统实现

信息共享的同时需要建立以清洁生产技术、环境无害化技术以及废弃物资源化利用技术为基础的技术支撑体系。

清洁生产技术：园区循环经济发展是以企业实施清洁生产为基础的，而清洁生产又是建立在清洁生产技术发展的基础上的。清洁生产技术包括资源节约和替代技术、能量梯级利用技术、零排放技术、有毒有害原材料替代技术等。

环境无害化技术：当生产过程不可避免地产生废弃物排放时，企业需要对所排放的废弃物进行分析，判断能否通过新的工艺和技术使之进入原有的生产流程中。当企业本身对废弃物的处理无能为力时，可通过工业园区的其他企业来处理。环境无害化技术是对已产生又无法或暂时尚不能综合利用的废弃物，经过物理、化学或生物学方法，进行对环境无害或低危害的安全处理、处置，达到废弃物的消毒、解毒或稳定化，以防止并减少废弃物的污染危害。环境无害化处理技术包括生物学方法、热处理和固化处理方法，目前主要采用垃圾焚烧、卫生填埋、堆肥、有害废物的热处理和解毒处理等。

废弃物资源化利用技术：当企业产品进入消费领域后，一旦失去使用价值就变成废弃物。社会消费领域的废弃物不像企业的废弃物那么均质和单一，它不仅来源广泛、排放量大，而且种类繁多、性质复杂，是一种极其繁杂的非均质体系。过去通过掩埋和焚烧等最简单方式来处理，不但没有从根本上消除污染，反而带来更大的环境隐患。从循环经济角度看，它需要建立两大体系：废弃物回收网络体系和废弃物再资源化体系。园区通过开发延长产业链和相关产业链接技术实现废物资源化，提高废弃物资源化利用率。

2.产业链技术

生态产业园的运行不仅需要基本生产技术的支持，同样也需要派生出许多新的链接性技术和扩展链接性技术的支持。生态产业链上的企业内部以及企业之间的生产连接需要相应的链接性技术的支持，尤其是企业跟园区内的龙头企业之间的联系。产业园要想实现真正意义上的生态链，必须建立在链接性技术和扩展链技术创新的基础上。一个生态产业链可以通过扩展链接性技术创新带动产业链的规模效益及社会牵动效益。

3.信息技术

生态工业园区的建立和完善是一个长期复杂的过程，在整个过程中需要大量的信息支持。政府循环经济推动机制的紊乱、管理者和实践者对循环经济模式认识不清、企业废弃物的排放的地方保护主义、技术开发与生产脱节、政策保障与法律建设不健全等因素，造成各方面的信息不对称。园区在进一步加强基础设施的同时，要注重构建综合信息系统，并在此基础上建立以清洁生产信息系统、信息决策系统、信息流通系统为支撑的信息平台。综合信息平台主要负责基础信息收集、园区日常运作以及对外的信息发布，是园区其他信息系统的主要信息来源和基础平台。企业利用信息平台，可将自身的生产情况、所需原料、产品、副产品、废弃物以及闲置的设备、库房、多余的原料和积压产品等信息放入平台，互通有无，交换利用以节约能源。信息流通系统负责对园区内链接或耦合的企业进行内部管理和宏观调控，实现园区内实时的环境监测监督、统一的资源调配，优化生产布局，合理地引进和淘汰工业，从而为实现生态工业园区内生产、消费与还原的均衡机制提供从定性到定量的科学分析手段和技术支持。不同信息平台之间通过信息流、物流和资金流的运行，彼此协调融通，通过各单元相互间及时有效的信息交流最终实现园区内资源相互利用的最优化、低成本，整个信息系统如图 13-2-5 所示。

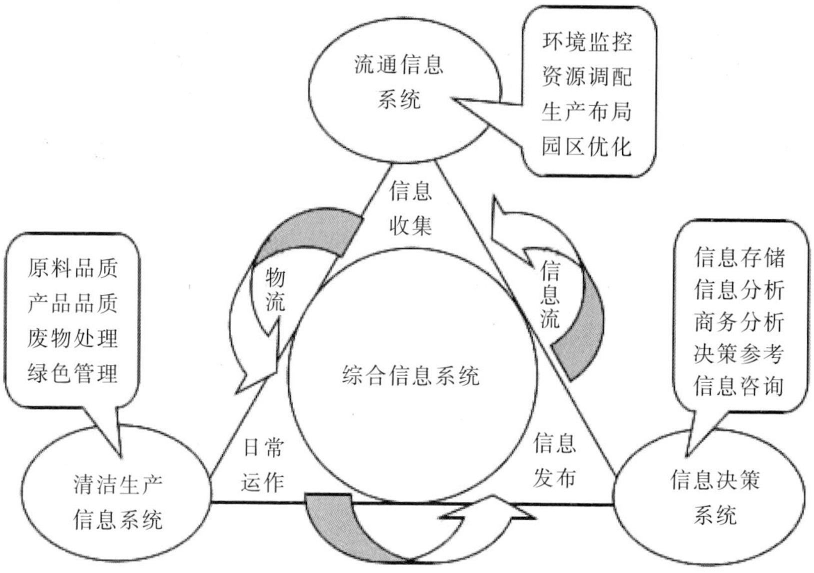

图 13-2-5 园区信息系统简图

(五) 经济分析

循环经济不单单是国家经济政策在资源紧张状况下一个不得已的选择，循环经济更是在经济效益方面具备可行性。作为循环经济的特定形式，生态工业园同样具有经济可行性。生态产业链的核心价值来自于产业链内部整体资源的协同利用，来自于各利益相关者的协同效应，从而实现生态产业链的生态性机理和利益性机制相结合的要求。

生态工业园具有的地域性特点和产业生态链上的资源耦合降低了园区内企业的交易成本。一方面，由于园区具有地理上相对集中的优势，有效地降低了园区内的企业之间的信息成本、搜寻成本、合约谈判和执行成本等。通常在企业布局分散的情况下，这些成本对于企业来说都是一笔不容忽视的开支。另一方面，如果把整个园区看成一个制造型企业，则园区内的每一个企业就如同一个生产工艺流程，而将企业联系在一起的废弃物就如同半成品从一个工艺流程进入另一个工艺流程，如此形成流水线，从而降低了废弃物从一个企业到另一个企业的运输成本和存储成本。同时，在生态园区中，企业产生的废弃物和多余的能量可以用于下游企业的生产。可以廉价获得上游企业产生的废弃物或多余的能量作为资源不仅降低了企业的原料成本和能源成本，而且企业也节省了由于处理本企业产生的废弃物而须支付的巨额费用。此外，国家对生态工业园发展的政策性优惠和法律倾斜也可以降低企业的非生产性成本。

园区内企业形成的长期稳定的共赢关系，可以减少供应链企业的交易成本，提高了供应链的快速反应能力，减少由于选择新的合作伙伴带来的行为风险与合同风险。同时园内企业在产业上的关联性使企业在原料和服务的供应上具有集聚优势，降低企业原料采购成本和运输成本；有利于获得稳定的原料供应，保证产品质量的稳定性；本地供应减少了生产延误，降低企业的经营成本；较少的存货减少资金的占用量，从而可以降低产品储存成本，使产品具有较强的成本优势。

生态产业链上的企业通过以上游企业废弃物作为本企业的原料实现上游企业废弃物的资源化，这样既消除了潜在的有害物质的排放，又减小了废弃物堆放场地并减少废弃物储量。除了环境效益外，废弃物的资源化还可以有效地降低企业生产成本、提高生产效率、降低能耗。以用废铁炼钢为例，炼 1t 钢可节省资源 47%~70%，减少空气污染 85%，减少矿山垃圾 97%，节省 5~6 h，节省能耗 74%。

国家对资源的综合利用实行了一系列的优惠政策，如明确利用“三废”的建设项目和治理污染工程享受的所得税和固定资产投资方向调节税优惠政策，购进废旧物资可按照税务机关批准的收购金额的一定百分比（如10%）计算进项税额。

生态工业园在降低企业交易成本的同时，也相应地提高了其他方面的成本。包括企业开发新技术、新工艺，建立信息系统，上下游企业间的搜寻等带来的费用支出。

(六) 政策导向

在2006年的博鳌亚洲论坛循环经济国际峰会上，时任国家质检总局局长李长江从五个方面说明了质检总局推动循环经济发展的政策导向和具体措施。①发挥标准化的引导作用；②大力发展可再生能源，加快制定我国节能产品认证标准和技术要求；③强化质量监督作用，制定严格的生产许可证实施系统，贯彻实施能效标准；④发挥口岸查验作用，防止不符合我国标准的“洋垃圾”进入国内市场；⑤发展计量的衡量作用，完善计量法规体系和技术保障体系。此次峰会明确了我国未来的循环经济的政策导向：通过建立健全循环经济的法律体系和方针政策，保证在市场经济条件下，发展循环经济产业有法可依，有利可图；与此同时，高度重视新技术、新设备在发展循环经济中的应用和推广，为发展循环经济提供坚实的技术保障。

三、生态工业园区的结构模型

一个生态工业园可以看成一个生物群落。生态工业园中的各种要素、元素可以分为三大类：一类是公共设施类，即支持生态工业园中的企业发展的一些公共设施，包括信息中心、技术中心、环境中心、道路交通、垃圾填埋厂、能源中心等；第二类是生态产业链，是指生态工业园中的各企业，这是园中的主体，它们按照生产者、消费者和分解者的关系分别处于产业链条的不同节点上，并按照生物链的运行规律进行着资源（材料、能源、水）、信息、资金和人才的流动；第三类是支持服务链，包括政府园区管理者、市场和法律、金融制度等，这些因素将从政策、资金和市场的角度来影响园区内的企业。

三类要素内部具有十分密切的关系，同时，它们之间也有很强的依存关系。公共设施类是为了提高生态工业园内企业的资源和生态效率而建立的一些基础设施，由于这些设施的存在，节省了企业大量的本来需要由自己去投资建设的开支，成为吸引企业进驻生态工业园的一个重要因素，同时也是构成企业生物群落的基础；生态产业链是生态工业园中的主体因素，相当于企业生物群落中的生物种群；支持服务链构成了生态工业园区企业生物群落生存与发展的大的环境与条件，对于生态工业园内的各要素都将产生影响。

下面我们将结合国际、国内循环型生态工业园区的典型实例，来说明循环经济的生态工业园区发展模式。

四、国外循环经济的生态工业园区实践模式

丹麦的卡伦堡生态工业园区是目前国际上工业生态系统运行最为典型的代表。卡伦堡是一个小型工业城市，小城内的主要生产企业有发电厂、炼油厂、生物工程公司、石膏厂和市政府以及其他一些小型企业，这几家企业相互之间交换使用能源和副产品，把其他公司的废料作为自己的生产原料，几家企业相互依赖，逐渐形成了一个工业共生体系，如图13-2-6所示。

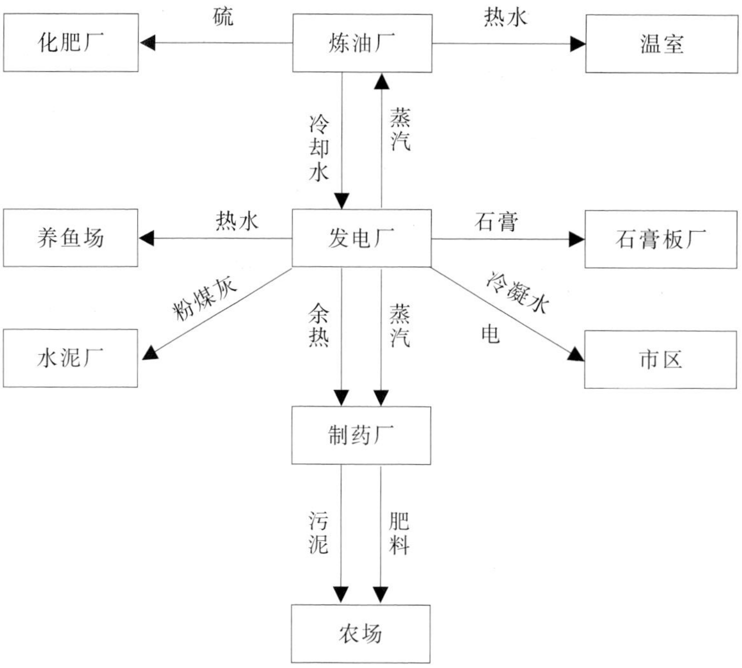

图 13-2-6 卡伦堡生态工业园区共生关系

卡伦堡生态工业园区的主体企业是阿斯内斯火力发电厂、斯塔托伊尔炼油厂、诺沃诺迪斯克制药厂和济普洛克石膏板厂,以这 4 个企业为核心,通过贸易方式利用其他企业生产过程中产生的废弃物或副产品,作为本企业生产中的原料,建立工业横生和代谢生态链关系,最终实现园区的污染零排放。其中火力发电厂位于这个工业生态系统的中心,对热能进行了多级使用,对副产品和废物进行了综合利用。发电厂向炼油厂和制药厂供应发电过程中产生的蒸汽,使它们获得生产所需的热能;通过地下管道向卡伦堡全镇居民供热,由此关闭了镇上 3 500 座燃油锅炉,减少了大量的烟尘排放;将除尘脱硫的副产品——工业石膏,全部供应石膏板厂做原料。同时,还将粉煤灰出售,供铺路和生产水泥之用。炼油厂产生的火焰气通过管道供石膏板厂用于石膏板生产的干燥工序,减少了火焰气的排放;酸气脱硫生产的稀硫酸供附近的硫酸厂,脱硫气则供给电厂。卡伦堡生态工业园区还进行了水资源的循环利用。炼油厂的废水经过生物净化处理, 每年通过管道向发电厂输送 70 万 m^3 的冷却水。整个工业园区由于进行水的循环使用,每年减少 25%的需水量。

五、中国循环经济的生态工业园区实践模式

(一) 广西贵糖模式

1999 年,广西贵港开始建设我国第一个国家级生态工业示范区——国家生态工业(制糖)示范园区。广西贵糖集团的循环经济模式是国内比较成功的循环经济模式,集团内包括不同业务内容的一些子公司和分公司,如制糖厂、酿酒厂、纸浆厂、造纸厂、碳酸钙厂、水泥厂、发电厂。虽然广西贵糖的生产活动与杜邦公司和卡伦堡完全不同,但其子公司内部有类似于杜邦公司的单个企业的循环经济模式,各个子公司之间又建立了类似于卡伦堡模式的相互利用副产品和能源的循环经济实践方式。该园区是对现有工业企业通过适当的技术改造,在区域内企业间建立废物和能量的转换关系,或建立起上下游产业系统,形成产业链,充分发挥企业园的集聚效应,形成互利共生的横向耦合关系,形成稳定的生态工业网状结构,该生态工业园生态链如图 13-2-7 所示。

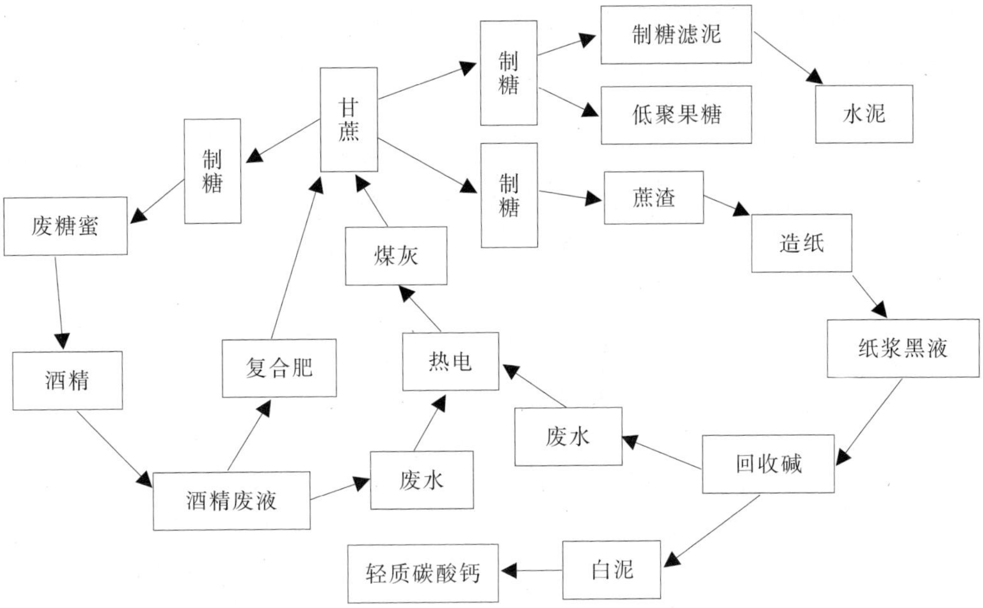

图 13-2-7 广西贵糖生态工业园生态链示意图

广西贵糖的主要生产业务是制糖，围绕制糖的循环经济生产链主要是在制糖厂和酿酒厂之间：甘蔗制糖—废糖蜜制酒精—酒精废液制复合肥—甘蔗，以及制糖厂和造纸厂之间：甘蔗—制糖—蔗渣制浆造纸。同时还有利用制糖滤泥制造水泥等副生产链。通过广西贵糖循环经济的实践，广西贵糖实现了废气的 100%利用，改善了水质，提高了经济效益，节约资源的同时减少了环境污染。

具有多种业务范围的大型集团性企业可以借鉴广西贵糖的循环经济模式，在单个公司内部以及集团的各个公司之间形成交叉的循环经济生产链，减少整个集团的资源投入和污染物排放。广西贵糖是中国制糖业循环经济发展的领军人物，广西贵糖循环经济模式中的生产流程设计、生产链节点的选取等方面都是其他制糖企业应该借鉴的。制糖企业可以借鉴广西贵糖的生产模式实现经济效益和环境效益的双赢。广西贵糖循环经济模式的出现对我国工业中结构性污染比较严重的制糖业、酿酒业、造纸业提供了一种全新的产业结构调整方向，可以为政府提供一个区别于惩罚措施的治理结构性污染企业的思路，政府可以采取经济调控，实现多个污染性企业建立相互利用副产品和原料的生产链。

(二)鲁北化工集团模式

鲁北化工集团主要生产磷复肥和用磷石膏制硫酸，还包括热电厂、煤气厂等其他生产过程，属于结构性污染较为严重的行业，这类生产活动所造成的水污染和大气污染较为严重。

鲁北化工集团在集团内部形成了一个循环经济系统，有效地控制了污染物的排放。鲁北化工有 3 个主要的产业链：热电厂利用海水代替淡水进行冷却，既节约了淡水资源又蒸发了海水；磷石膏制硫酸的生产过程中产生的二氧化硫用于海水产业链的提溴，硫元素转化为硫石膏又用于生产水泥和硫酸；热电厂的煤渣可作为生产水泥的原料，热电厂的蒸汽用于其他产业链过程中，形成了几个交叉的循环经济产业链。鲁北化工在生产过程中所释放的气体种类多，对环境的污染严重，因此鲁北化工在完成其他产业链的同时，加强了对有害气体的循环利用，尽量减少有害气体的排放。磷石膏煅烧过程中产生的二氧化硫被大部分用来制造硫酸，少部分用于海水的提溴。生产过程中产生的氢气用来制作盐酸和合成氨。系统中产生的氯气用于盐酸的制作，也有一部分作为产品销售，排出量为零。

鲁北化工集团的循环经济模式的共生链达 17 个之多，各共生链之间的最优状态需要集团综合协调，实现多个小循环系统的综合共生。生产链多的大型集团可以借鉴鲁北化工集团在17个共生链之间实现的循环经济模式。有害气体排放量比较多的企业可以借鉴鲁北化工集团对多种有害气体的综合利用，减少有害气体的排放量。大气污染检测的难度对政府采取惩罚性措施强制企业减少有害气体排放量有一定的阻碍，像鲁北化工一样多一个简单的废气循环利用生产流程，既能调动企业的积极性，又能从根本上解决大气污染难以控制的局面，因此政府引导企业加强有害气体回收、加大生产设备的投入是控制环境污染的重要途径。

(三) 天津泰达模式

天津泰达模式是以天津经济技术开发区发展循环经济、进行生态化改造的实践为基础，探讨综合园区型循环经济的发展模式。

天津经济技术开发区建立于1984年12月。2004年4月26日由原国家环保总局批复同意其进行国家生态工业示范园区建设。目前，园区内四大主导产业包括以三星、三洋、松下为代表的电子通信产业；以丰田、SEW、艾默生为代表的机械制造产业；以葛兰素史克、田边、诺和诺德为代表的医药化工产业；以顶新、可口可乐、雀巢、大冢为代表的食品饮料产业。

该园区发展模式的主要做法是：

1.成立废物最小化俱乐部，促进废物资源化

“废物最小化俱乐部”是欧盟2003年8月在中国开展的中欧环境管理合作计划的子项目，从天津开发区的支柱产业中选取部分企业参加，邀请专家考察每个成员企业，总计提供了52个节能、节电、节水改进技术方案。俱乐部还为成员企业提供沟通交流的机会，促成一家企业的废物成为其他企业的原料。如拉法基铝酸盐(中国)有限公司需要大量的包装袋，每个50元。公司的高管人员在参加俱乐部活动时，得知同区的博爱(中国)膨化芯材有限公司就有废弃的这种包装袋，两家公司沟通洽谈后，一家公司的废料便成了另一家企业稳定的原料。

2.发展补链项目，建立物质循环产业链

他们在对全区固体废弃物进行调查的基础上，围绕电子信息、生物制药业、汽车制造业和食品饮料业四个支柱产业，根据循环经济理念，发展企业间互利共生的副产品交换关系，形成了一定规模的生态工业雏形。目前，工业固体废物的交换系统内已经包括了废钢铁，废橡胶及橡胶制品，计算机及通信废品，旧、废汽车，塑料废物等15个大类。他们还根据生态工业系统建设需求，有选择地进行主题招商和绿色招商，重点发展补链企业，力争形成多产品多链条的生态工业网状结构。如引进了电子线路板及电子废物回收加工企业、汽车拆解和废钢回收再利用企业、回收和处理铅废料和废铅酸电池企业以及利用与丰田汽车配套的废料铸钢的企业等，形成了区域层面的物质循环的产业链、产品链和废物链。

3.以高新科技，引领静脉产业发展

天津开发区特别关注资源瓶颈问题，利用技术优势，积极抢占对区域发展起决定作用的各种资源，包括废物资源市场。如投资兴建目前国内最大规模的海水淡化综合示范工程，缓解水资源短缺困境，为我国广大沿海缺水地区和西部高浓度苦咸水地区的新型水源开发提供示范；投资兴建双港垃圾发电厂，可消纳天津市1/4的生活垃圾，形成日处理垃圾1 200 t，发电装机容量24 MW，年上网电量1.2亿kW·h的能力，并可实现垃圾无害化、减量化和资源化；基本形成了以泰达自来水公司为主体的供水系统、以泰达污水处理厂为主体的污水处理系统、以新水源公司(连续微滤产水和RO反渗透法产水)为主体的中水回用系统共同构成的区域水循环系统；引进台湾金益鼎企业股份有限公司、天津东邦铅资源再生有限公司、天津虹冈铸钢有限公司和天津丰通资源再生利用有限公司等废物资源化企业，不仅将开发区自身产生的废物进行资源化利用，还能消纳周边地区的废物资源，从而使区域人工生态系统的废物，成为开发区一座蕴藏着丰富矿产资源的巨大矿山。

4.加强信息建设，构筑生态工业信息平台

天津开发区在区政务网首页开设生态工业园专题网页，介绍生态工业、循环经济理念；开

通“中欧合作计划”泰达试点项目专题网——固体资源信息网，开设项目动态、政策法规、成功案例、科学与技术、废物最小化俱乐部、固体废物调查、固废交换等栏目。为产生和回收利用固体废物的企业之间搭建了信息交换平台，为开发区形成良性的物质循环流动奠定了基础。

通过开发区、高新技术产业园区的生态化转型，改造成为生态工业园区的模式可以借鉴天津泰达国家生态工业示范区的循环经济模式。泰达生态工业园区的水资源工业链已比较完善，可供给不同需求的园区企业，但其热能工业链和固体废弃物工业链还需进一步完善。

(四) 广东南海模式

在理论上，企业实行了清洁生产后，并不一定能在企业内部将其所有废物取得社会意义上的最大化再利用，必然会有一部分可以被其他企业以有效的方式利用，并有一部分排向环境。在现实中，也不可能将所有实行清洁生产后的企业的剩余有用废物进行利用，构建连接所有企业的物质能量链。因此，就必须通过建立工业废弃物再利用及资源化产业来消化这部分废物，同时，建立废物无害化产业安全处置那些在现有技术经济条件下无法利用的废物，连接所有企业，形成虚拟生态工业园。

广东南海生态工业园区是我国第一个全新规划型的国家级生态工业园区。该园区位于广东省佛山市南海区丹灶镇，以华南环保科技产业园为核心，根据生态工业的思想对园区进行规划和设计，通过环保科技产业园区（核心区）和虚拟生态工业园区（虚拟区）的林业生态链建设，分步建立资源再生园（RBP）、零排放园（ZIP）和虚拟生态园（VEP），实现园区、企业和产品 3 个层次的生态管理，从而再建立一个生态工业示范园区。园区主导产业定位为高新技术环保产业，包括环境科技咨询服务、环保设备与材料制造、绿色产品生产、资源再生等 4 个主导产业群。虚拟生态工业园区企业主要是南海区现有支柱产业——铝业、陶瓷、塑料加工等远程企业。

全新规划型生态工业园区的构建可以借鉴南海循环经济模式，在园区现有良好规划和设计的基础上，从无到有地进行全面建设，主要吸引那些具有“绿色制造技术”的企业入园，并创建一些基础设施使得这些企业间可以进行废水、废热、废物等的交换。这一类工业园投资大，对其成员要求高。虚拟型生态工业园区的构建也可以借鉴南海循环经济模式。虚拟型园区不严格要求其成员在同一地区，它是利用现代信息技术，通过园区信息系统，首先在计算机上建立成员间的物质能量交换，然后再在现实中加以实施，这样园区内企业可以和园区外企业发生联系。虚拟园区可以省去一般建园所需的昂贵费用，避免建立复杂的园区系统和进行艰难的工厂迁址工作，具有很大的灵活性，其缺点是参与的企业可能要承担较昂贵的运输费用。

第三节 循环型社会模式

循环型社会是循环经济思想的发展和深化，是循环经济体系的重要组成部分。其本质是以可持续发展为基本指导原则，提倡适度生产和适度消费，并适当处置废弃物，通过再利用、再循环，使资源得到持续利用，形成人与自然和谐统一，经济、社会和环境得以持续发展的社会。我国应借鉴国外循环型社会建设的成功经验，按照生态价值观和绿色消费的理念，以 3R 原则为取向，在生产、流通、消费诸环节中，倡导绿色生产、绿色消费和绿色社会生活模式，逐步形成循环型社会。通过强调产品、服务功能的实现，达到再利用或反复利用，从而延长产品、服务的时间和强度，减少输入和有害输出，促进资源减量化、再利用与再循环，提高资源生产率；通过提高全社会资源节约和生态环境保护意识，在全社会形成崇尚节约、节俭，合理消费、适度消费的理念，用节约资源的消费观念引导消费方式的变革，逐步形成文明、节约的行为模式。

一、循环型社会发展规划

(一) 规划目标

以进口再生资源加工基地建设为重点，形成再生资源回收、加工、利用的产业链条；在工业固体废物综合利用率保持100%的基础上，不断提高利用水平和产出效益；通过物流分析，建立环境管理信息系统，培育和发展副产品回收、处理和交换利用企业；在危险废物全部安全处置的基础上，逐步实现资源化。

(二) 规划思路

通过宣传教育，营造资源回收利用的社会氛围；加大政府的政策支持力度，多渠道融资；引进和消化吸收国外先进的再生技术、设备，提高再生资源回收利用技术和管理水平；培育资源回收公司集中分拣并进行副产品交换；利用地区优势，推动再生资源回收、加工、利用的规模经营和一体化进程；建立工业固体废物数据库和信息服务系统，完善产业废物的回收和交换制度。

(三) 规划内容

在对不同行业的工业废物进行分类统计的基础上，分析工业废物再生利用的现状和存在的问题，预测近期和远期各行业的工业废物产生量，制定工业废物的循环利用目标，提出各行业固体废物回收利用方案，建立工业废物数据库和信息服务系统。

创新再生资源转能源模式、大力发展低碳经济是我国建设环保节能型社会的重要保证，对提高资源利用率、缓解资源短缺、减轻环境污染压力将产生显著效果。

在全球气候变化的背景下，"低碳经济""低碳技术"日益受到世界各国的关注。

低碳经济是以低能耗、低污染、低排放、高产出为基础的新型经济模式，是人类社会继农业文明、工业文明之后的又一次重大进步，是工业革命、信息革命之后又一次改变世界经济的创新浪潮。

深圳已将发展循环经济、推进节能减排放在突出的战略地位。深圳已被住房和城乡建设部列为建筑垃圾的综合利用试点城市，其已规划建设的建筑垃圾综合利用项目进展顺利。深圳市环卫部门还出台了发展循环经济的多项措施，构建实施循环经济战略的垃圾管理政策法规体系，以保障全市垃圾处理无害化、资源化，方式从以填埋为主向以焚烧发电为主转变，进一步完善垃圾处理无害化、减量化、资源化的技术结构和优化配置，完善再生资源回收利用系统，提高再生资源回收利用率。深圳环卫系统创新再生能源无害化的发展模式，又一次为全国发展低碳经济探索了一条可行之路，为在全国推动低碳经济的发展起到了重要的示范作用。

二、国外社会循环经济实践模式

(一) 国外循环型社会建设发展模式

1.德国循环型社会建设发展模式

德国循环型社会建设的发展模式主要包括废旧电子电器回收处理模式和废弃物双元回收体系模式。这两种模式为实现德国的可持续发展和循环型社会的建设起到了巨大的作用。

(1)废旧电子电器(WEEE)回收处理模式

德国是欧洲WEEE产出量最大的国家，占欧洲总量的近三分之一。据相关统计，WEEE是增长最快的废物，主要由家用电器、娱乐设备、办公设备、信息设备、通信设备、工业设备、医疗设备、实验室设备等组成。德国WEEE回收处理体系主要是建立在市政系统或制造商联盟基础上，分别建立了市政系统专业回收处理公司、制造商专业回收处理公司、社会专业回收处理公司、专业危险废物回收处理公司等。

德国WEEE回收处理企业需要政府许可，由法定管理部门审核发证。另外还有自愿性的认证活动，提供证书证实该企业的技术能力以获得客户的信任。电气电子供应和回收处理渠道主要是由产品制造商通过销售商把产品卖给消费者，消费者使用后将WEEE回送到市政当局的废物收集站点、销售商、专业收集公司和制造商的收集点等。收集的WEEE如果还有使用价值，经翻修后再使用，主要赠送给地方福利当局、慈善机构、低收入家庭等，剩余的转送到专业公司回收处理。专业公司主要包括制造商专业回收处理公司、社会专业回收处理公司、专业危险废物回收处理公司等。这些公司采用生态设计思想，控制产品在整个生命周期的环境负荷，而且利用回收的物质，大大降低了成本，创造了巨大的价值。

(2)废弃物双元回收体系模式

德国是世界上循环经济实施最早、发展水平最高的国家之一，包装废弃物收集和处理的双元回收系统模式是循环经济实践和运行机制的典型模式。1990年9月，德国95家包装公司和工厂企业以及贸易零售商联合建立了双元回收系统(DSD)，它接受企业的委托，组织回收者对废弃物进行分类，然后分送到相应的资源再利用厂家进行循环利用，能直接回收的则送返制造商，目前共有1.6万家企业加入了DSD系统。德国自1991年开始对包装物进行分类，在需要回收的包装物上打上绿点标识，有此标识的商品，表示它的包装可以回收，也就是要求消费者把它放入盛包装物的分类垃圾箱，然后由DSD委托回收企业进行处理。政府只规定回收利用的任务指标，其他一切均按市场机制运行。该系统的建立大大促进了德国包装废弃物的回收利用，不仅带来了资源的高效利用，产生了积极的生态效应，而且为社会提供了成千上万的就业机会。

DSD是由近100家生产和销售企业组成的非营利的民间回收组织，专门针对包装废弃物进行分类收集和回收利用，将整个消费和生产改造成为统一的循环经济系统。该公司接收企业的委托，组织收运机构对它们的包装废弃物进行回收和分类，送达相应的资源再利用厂家进行循环利用，对其中可以直接回收的包装废弃物送返原制造商再次规整利用，避免造成不必要的浪费。DSD系统的建立极大地促进了德国包装废弃物的回收利用，有效地保护了原材料资源，1997年仅包装废弃物的回收率就高达89%，循环利用率高达86%。

双元系统的运作有两种体系：即街头回收系统和上交式回收系统。街头回收系统是双元系统最基本的模式，直接在人员聚集的地方设置垃圾收集箱，将垃圾箱分为不同颜色，分类收集分散的包装废弃物。另一种模式是上交式回收，即消费者将所有用过的包装直接交到当地回收站。

DSD双向系统的分离及再生主要针对废纸、废复合包装及废塑料包装。废纸的分离及再生通过“送”“取”两系统回收后，采用全自动的废纸分拣线进行分检，在废纸切碎后按重量(比重)分开，这样能保证送到造纸厂后再生纸浆的质量，故德国对分选质量要求很高，规定混杂纸不得超过1.25%。目前对废旧塑料回收再生采用两种方法：一是原料法，又称化学法，即将混杂塑料破碎分离去杂质清洗造粒喷射到高炉内，代替重油、煤粉炼铁的还原剂——一氧化碳。二是材料法，又称物理法，即将废旧塑料膜、瓶、周转箱破碎采用沉浮法、旋涡法、离心法对各类塑料进行分离烘干，再加上部分新塑料挤压成颗粒，生产再生塑料制品。德国和法国已生产出红外线分离设备，用红外线进行分离，可获得纯度很高的再生颗粒。各类包装废弃物可再生的产品如表13-2-1所示。

表13-2-1 各类包装废弃物的再生制品

包装废弃物	再生制品
废玻璃	玻璃，高质量的、在建筑或预制构件中使用的绝热材料等
纸	厨房用卷纸、写字抄纸、信封、包、新闻印刷纸等
铝	再生原料颗粒，制作自行车轮缘，铝盒包装等
马口铁	自动化工业上用钢、罐头盒

续表

包装废弃物	再生制品
复合材料饮料纸板盒	纸的碎片：制作抗撕裂纸；波纹纸板、芯板、厕所或纺织用薄纸，纸背包等；铝的碎片：供铝矾土生产厂作水泥的原材料
塑料	桶、窗、汽车牌架支撑件、周转箱、电缆、交通岛等

对于双元系统来讲，进行包装废弃物的回收和再循环并非最终目标，更重要的是促使包装用材的大规模削减。越来越多的企业在朝着有利于环境的方向改进自己产品的包装。早在1992年已有80%使用绿点标识的企业对其产品包装进行了优化，包装正逐渐变得更薄、更轻和更易于再循环（采用新材料和避免复合材料）。二次包装(多层)已在市场上逐渐消失。更重要的是，顾客从绿点标识上感觉到了自己作为消费者对包装回收所负的责任。

2.日本的循环型社会模式

日本建立循环型社会的实践模式可以概括为：一是环保产业化，即发展“静脉”产业；二是地区经济环保化；三是建立社会化的DSD联盟；四是产业环境化，即发展环境友好型“动脉”产业。

日本是在社会层面上建立循环型社会模式最典型的国家。由于资源有限，日本特别注重资源的再利用。自20世纪90年代实施可持续发展以来，日本正在把发展循环经济、建立循环型社会看作实施可持续发展战略的重要途径与方式。通过构建循环经济法律体系、完善循环经济的政策机制来推动生产与生活方式的转变。日本政府提出的建立循环经济社会的战略方针已经深入人心，得到了广大国民的理解和支持。企业和国民都十分积极地响应，主动配合有关部门做好废弃物的循环利用工作。日本理光、松下电器、索尼、丰田汽车、三洋电机、夏普等公司都采取了有效措施，基本上达到了产业垃圾零排放的标准。

日本把循环型社会建设的总体框架概括为：产业生态化，即发展环境友好型“动脉”产业；环保产业化，即发展废弃物再生利用的“静脉”产业；按照生态学的原理，实现“动脉”系统与“静脉”系统的有机协调、和谐连通，在企业、区域和社会多层面扎实有效地展开3R行动，即废弃物减量化(reduce)、资源再利用(reuse)、废弃物再循环(recycle)，以构筑和谐、协调的循环型社会(图13-2-8)。

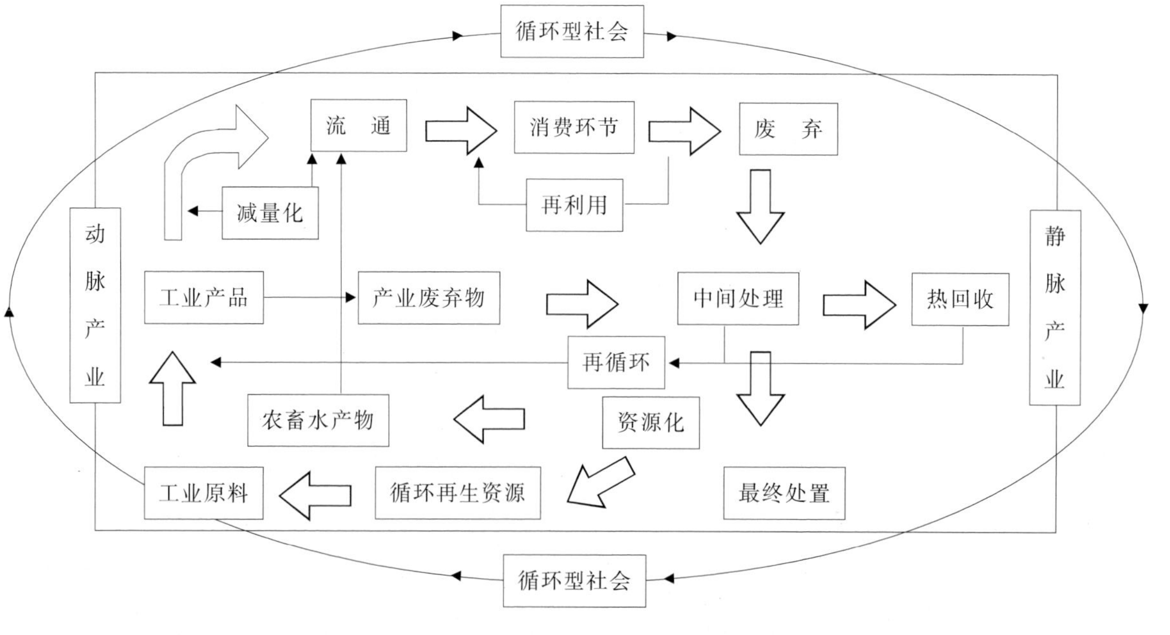

图13-2-8 日本循环型社会推进计划的总体框架示意图

(1)日本的"静脉产业"模式

"静脉产业"是那些将废弃物转换为再生资源的产业的总称，因这些产业能使生活和生产中产生的垃圾变废为宝、循环利用,如同将含有较多二氧化碳的血液送回心脏的静脉而得名。目前日本"静脉产业"已初步形成三个主要发展方向,即分别把生活垃圾转换成家畜饲料、有机肥料和燃料电池用燃料。"静脉产业"不仅将成为日本建设"循环型社会"的主力军,而且能成为扩大就业机会、促进经济发展的新领域,有着广阔的发展前景。

随着"静脉产业"的发展,产业废弃物的处理和利用已不再是消极的、被动的行为,而是开发新技术、创立新产业的动力。在经济上,它也不再只是投入,而是可观的产出。各种环保技术和资源循环利用技术,如环境污染治理技术、废弃物回收利用技术、清洁生产技术等正在成为日本企业的热门研究开发课题,为企业带来新的商机。

(2)地区循环经济模式

地区经济环保化是建设循环型社会的基础。目前,日本已出现了一些环保型地区经济的萌芽。茨城县筑波地区建设以有机资源循环为目标的地区有机农业,不仅推动了当地有机农业的发展,并将当地生产的蔬菜等在地区内流通、推销,形成"地产地销"的地区内资源循环系统,这样可以减少运输的能源消耗,有效利用废弃资源和发展有机农业,提高了环境效率。日本北九州市、札幌市等 7 个地区建设以资源循环为中心的环保城市。根据各自地区特点,建立和完善饮料瓶再利用、废塑料再利用、废汽车再利用和环保水泥制造等技术装备。以再利用为中心的环保产业正在这些地区形成和发展。兵库县推行以有效利用地区资源为中心的零排放计划,对当地的经济可持续发展、生态系统的改善做出了很大贡献。

(3)日本的 DSD 联盟模式

日本的包装物和废弃物回收有其自身的特点。其做法是由制造业和店铺等流通业组成 DSD 联盟,制造业者在每个包装上印刷绿色回收标识并付给 DSD 一定数额的经费,DSD 联盟用这笔钱制作印有绿色标识的黄色集装容器,消费者将印有绿色标识的废弃物投入这种回收容器内,然后这些资源由 DSD 或 DSD 委托的部门回收,回归到包装材料制造厂商或原料公司。据日本环境省的统计资料表明,现在的家庭垃圾有 1/3 可回收再利用。

总之,由于日本产业结构和技术工艺水平已处于先进水平,所以,除了清洁生产外,环境友好型产品和企业环境经营是产业环境化的主要做法。"静脉产业"是日本建立循环型社会的切入点。主要做法是建立废弃物再生利用行业的生态工业园。但由于技术经济成本比较优势和国际贸易市场的原因,一个国家内部可能并不容易建成相对闭合的物质循环体系,废旧资源可能流向处置成本低的国家和地区。因此,日本目前正在研究和推动以东亚国家为主的物质循环利用国际体系。

日本模式意味着发展循环经济往往以企业内部的集约生产与原料、能源良性循环为先导和基础;意味着环境保护技术和产业经济发展进入了新的发展阶段,其社会结构开始从过去"大量生产、大量消费、大量废弃"的传统经济社会,向降低环境负荷、实现经济社会可持续发展的循环型社会转变。循环型社会包括企业循环和企业间组合循环,以及集约消费、绿色消费和社会废物的循环利用等。

(二)国外循环型社会建设的经验与启示

德国和日本在推进循环型社会建设的进程中,理念先进,措施具体,效果明显。其中,完备的立法和严格的执法是根本保障;强化行政管理,制定经济优惠政策是重要条件;建立生态工业园区,以政府绿色采购来启动和引导市场需求是有效手段;加强科学研究,发挥公众和中介组织作用是重要措施。

1.构建完备的循环经济立法体系

日本为建立循环型社会,搭建起了世界上最先进的立法体系,为日本成为资源循环利用率最高、环境保护最好的国家提供了重要保证。首先,在立法体系上具有较强的规划性,采取了基本法统领综合法和专门法的模式。其次,在立法中明确规定了国家、地方政府、企业和公众的责任与义务，特别是规定企业和公众的“排放者责任”原则和“扩大生产者责任”原则，规范了官、产、民在建立循环型社会方面的社会行为。再次，对利用、处置废旧资源的基本顺序法定化，明确了利用再生资源的优先顺序，对在物质生产、流通和消费过程中最大限度地降低污染负荷发挥了重要作用。

2.强化行政管理，制定经济优惠政策

有效的政策是循环经济发展的重要推动力和必要保障。充分发挥市场机制对资源配置的基础作用，利用各种政策，包括建立政府补贴费制度、财政信贷鼓励制度、税收优惠制度等，从而实现符合发展循环经济的要求，形成发展循环经济的激励和约束机制。

3.通过绿色采购，为环境友好型产品创造市场需求

通过法律约束个人行为，使公众做到绿色采购，促使环境产业产品在政府采购中占据优先地位，并对公众的绿色消费起到良好的示范和导向作用。通过优先购买环境友好型产品，为绿色产业的发展创造了巨大的市场需求，极大地调动了企业参与循环型社会建设的积极性。

4.加强科技研究，发挥公众参与和中介组织作用

循环经济的减量化、再利用和再循环，哪一个环节都离不开先进的处理和转化技术，离不开工艺、装备的开发和更新。花大气力进行开发研究，鼓励开发研制有利于发展循环经济的设备和装置。发达国家经济的增长，带动了技术进步，也推动了循环经济关键技术的创新和进步，促进了循环经济的快速发展。发展循环经济需要以建设先进的环境文化为先导，牢固树立全面、协调和可持续发展的思想，在全社会形成热爱自然、参与循环的良好氛围，环境文化既是发展循环经济的先导，也是循环经济成长的基础。

我们应该参照国外的成功经验，结合本国的实际情况，选择一条适合中国可持续发展的道路。首先，循环型社会的发展必须靠法律法规来制约。要做到有法可依，为建立循环型社会提供法律保证。其次，要制定促进循环社会发展的有力政策。有政策的存在，才能为建设低消耗、低污染、资源循环利用的循环型社会建设指明道路。再次，培养全民循环经济意识势在必行。推进循环型社会的形成，还需提高公众的环境保护和资源节约意识。为此，要加大循环经济的宣传力度，倡导生态价值观和绿色消费观，使绿色消费深入人心。

三、中国的区域循环经济实践模式

我国目前已有许多省市在循环经济的某一方面进行了试验示范，或正在积极准备全面推进循环经济工作。江苏省、山东省、辽宁省等省市规划已出台，并正在实践较系统的循环经济模式。

1.江苏的循环型社会模式

结合生态省的建设，江苏省立足当地经济社会发展和资源环境状况，制定了发展循环型工业、循环型农业、循环型服务业和循环型社会的多项规划，并形成了江苏省循环经济发展总体规划，在全省范围内积极开展了循环经济试点，探索出一条东部沿海发达地区自发战略转型的循环经济发展模式，取得了较好进展。

循环型社会是循环经济理念在社会生活中的体现，要求把绿色消费与生活模式融入社会生活中，逐步形成循环型生活方式和消费方式，在日常生活中尽可能使用可循环利用的产品或绿色产品，减少消费过程中废弃物的产生，建立垃圾分类处理与利用体系，实现城市垃圾的资源化和无害化，尽可能回收再利用废旧物资，形成资源节约型社会。

在循环经济总体规划指导下，江苏省确定了108家循环经济试点单位，围绕3R原则和目标，积极推动资源在企业内部、不同企业、不同产业之间的循环，取得明显的经济、环境和社会效益。

2.山东的“点、线、面”和“八创建活动”模式

以《山东省生态环境建设与保护规划纲要》为依托，山东省将循环经济试验示范融入生态省建设之中，初步建立了具有山东特色的“点、线、面”循环经济发展模式。

(1)“点、线、面”模式

所谓“点”是在企业层面建立点上的小循环。做法是推行清洁生产，依据ISO14000环境管理体系认证，采用生态设计和现代技术，将单位产品的各项消耗和污染物排放量限定在标准许可范围之内，实现企业内部的资源综合利用和循环利用。所谓“线”是按行业建立线上的中循环。运用生态经济原理，根据行业间的关联特点，通过物质、能量和信息集成，拉长和扩大生态工业产业链，形成一个及多个行业组成的生态园区，在园区内各主体形成互补互动、共生共利的有机产业链网。所谓“面”是在社会区域层面建立的大循环。以开展系列创建活动为载体，以建设循环型社会为目标，在社会各行业、产业间建立生态产业体系，倡导生态文明，打造环境友好型产业群，建设循环型社会。

(2)“八创建活动”模式

山东省以“八创建活动”为平台，将循环经济发展模式渗透到正在开展的生态环境保护和经济发展活动之中，使“创建活动”成为循环经济试验示范的载体，大大促进了循环经济的发展。

所谓“八创建活动”，包括创建生态示范区、创建环保模范城、创建环境优美乡镇、创建生态村、创建生态工业园区、创建环境友好企业、创建循环经济试点单位、创建生态市(县、区)。在实践中，科学规划是顺利实施融入了循环经济内容的“八创建活动”的重要保障。

3.辽宁的“3+1”循环经济模式

辽宁省是原国家环保总局批准的第一个循环经济试点省。在振兴东北老工业基地的背景下，在循环经济发展试点方案的基础上，辽宁省提出了循环经济“3+1”发展模式，探索出一条具有一定技术、经济基础的资源型地区战略转型的循环经济发展模式。

4.甘肃省循环经济型生态城市建设模式

我国循环型社会建设的总体目标是：用50年左右的时间，全面建成人、自然、社会和谐统一的、资源节约的循环型社会，资源生产率、循环利用率、废弃物的最终处理量等循环经济的主要指标以及生态环境、可持续发展能力等达到当时世界先进水平，极大限度地提高生态环境质量、整体改善生存空间，全面进入可持续发展的良性循环。甘肃省循环型社会模式的设计紧紧围绕这一目标，在生产、流通、消费诸环节中，通过合理生产、高效利用、提倡节约、杜绝浪费等手段，以尽可能少的资源消耗，满足人民不断提高的物质文化需求，转变不可持续的生产模式和消费模式；变革对环境不友好的道德观、价值观和行为方式，树立绿色的生产观和消费观。

5.日照市海滨生态城市建设模式

日照市地处我国沿海中部，是一个新兴港口城市。日照市把建设生态企业作为发展循环经济、建设生态城市的基础工程来抓，加快技术改造步伐，积极推行清洁生产，加强环境管理，使污染防治逐步由末端治理为主向生产全过程控制转变。

在生态工业园建设方面，日照市围绕传统产业的生态化转型，按照循环经济理念改造现有工业园区，规划设计新的可持续发展园区，在推行清洁生产、发展生态企业的基础上，积极引进建设与现有企业配套互补的企业和项目，努力实现企业间资源的循环利用与园区内废物的零排放。

在产业结构方面，日照市按照生态学原理，积极应用新的生态技术，发展生态产业，规划建设了日照市高科技工业园、大学科技园，将高新技术产业、大学经济、旅游经济作为新兴主导产业加以培育。

在生态文化建设方面，日照市坚持通过政府引导、企业兴办、群众参与、社会教育和科学普及等方法，大力加强生态文化建设，引导全社会转变思想观念和生产、生活方式，逐步树立起整体、循环、共有的生态观念和适度消费观念，倡

导与港口城市相适应的文明意识、文化氛围和舆论环境。同时,深入开展“文明在港城、满意在日照”文明城市系列创建活动,并结合发展旅游经济,进一步挖掘城市文化内涵。

日照市坚持在发展中保护环境,在保护环境中促进发展,加快建设现代化海滨生态城市,使全市在经济快速增长、城市迅速扩大、人口不断增加的同时,环境质量基本保持20世纪80年代的良好水平,初步实现了经济社会与环境保护、生态建设的协调发展。

6.铜川市“场”模式循环经济发展模式

铜川市循环经济模式可以概括为一种“场”的模式,构建这一模式包含三个方面的转变。第一个方面是指导思想的改变,改变以往的线性思维,强化集成的思想,通过分层面推进、资源统筹以及标准体系的变化来加以指导。变以往单一的经济效益标准为全方位的标准,以更加科学有效的标准来规范和矫正经济发展;第二个方面是结构的转变,变以往线性的、单一的经济结构为综合性立体化的经济网络,实现从单线到集成的结构优化;第三个方面是要素的转变,通过特色产业的培育、创新能力的增强、引教入市等措施,实现经济要素质的转变,从而增强整个城市的经济发展现状。

煤电铝联产工程、提高城镇化水平、拉动农业产业化水平成为铜川循环经济场的三个支点,其中农业产业化水平的提高是对第一产业的调整;煤电铝联产工程则是传统第二产业的升级和整合;而改善环境、提高城镇化水平则是第三产业发展的重要条件。这种三足鼎立的局面,正是对铜川市经济结构的全面优化和提升。在此基础上,特色产业群的培育、建材产业的发展以及引教入市战略的实施都将成为必要的补充,也是铜川市发展循环经济的必经之路。

从实施主体的角度来看,城镇化水平的提高、标准体系的建立健全、产业结构和布局的调整等宏观层面的问题都是属于政府统筹层面的大循环;煤电铝联产、建材产业群、特色产业群的培育和发展都是属于产业集群、产业链层面的中循环;而增强自主创新能力,通过技术革新和改造实现清洁生产、提高效益则属于企业层面的小循环。这样一来,一个多层次、全方位的铜川循环经济场初现雏形,从长远来看,将大大提高铜川市经济的整体效益和抗风险能力。

铜川市循环经济场将为城市发展带来全方位的好处,具体来说能够减少经济成本。通过经济要素匹配,实现优势互补,可以改善城市环境,实现可持续发展;并且有利于资源共享,获得规模经济效应。最重要的是,通过产业的集群优势,能够增强创新能力,促进自主创新。由此可见,构建循环经济场对于铜川市具有巨大的经济效益。同时,对于铜川市这种具有悠久历史和文化底蕴的城市来说,循环经济场将全面激发城市潜力,改善城市生态,更具有深层和长期的社会效益和文化效益。

7.中国实践模式的特点分析

江苏、山东、辽宁、甘肃、日照、铜川循环经济实践模式较好地体现了循环经济概念的本质,符合当地社会经济和资源环境特点,而且,容易被企业和公众接受,便于操作。尽管各地循环经济实践模式的称谓多样,但具有许多共同的特点,基本覆盖了生产和消费两大领域,涉及4个方面的模式内容。一是发展循环经济的企业模式;二是循环经济的产业模式,涉及工业、农业、服务业、废弃物再生利用产业;三是区域模式,即如何将循环经济与生态省、生态市建设结合起来,或者说解决了循环经济与区域可持续发展的关系和定位问题;四是以循环经济为基础的区域社会经济发展战略转型模式。

四、循环经济中的回收利用

在循环领域,要在企业实施清洁生产,提高生态效率,发展绿色消费的基础上,建立和发展资源回收产业,只有这样才能在整个社会范围内形成完整的“自然资源—产品—再生资源”的循环经济环路,促进循环经济的全面发展。

发达国家经验表明,消费领域废弃物的回收和再利用环节,一方面可以向生产领域源源不断地提供大量的再生资源,减轻末端处理压力,拉长产业链,创造新的就业机会。根据测算,相对于开采矿山产生的废矿,每年多回收利用 1 t 再生资源,相当于减少 4 t 生活垃圾的产生量,节省了因大量填埋垃圾而占用的宝贵的土地资源,减少了对环境的污染。研究表明,再制造业、再循环产业每产生 100 个就业岗位,采矿业和固体废弃物安全处理业将失去 13 个就业岗位,两者相比,可以看出再制造、再循环产业创造的就业机会远大于因其减少的就业机会。另一方面可以通过生产责任者延伸制度使企业强化对资源的减量化、再利用、资源化和无害化。另外,从发展潜力看,消费领域废弃物的再利用和资源化环节在中国比较容易取得突破性进展。所以,废弃物再利用、资源化和无害化处置产业是中国循环经济发展中的一个重点产业,属于“节点”产业,具有特殊的重要意义。

循环经济主要遵循三个经济活动的原则,即减量化原则(reduce)、再利用原则(reuse)和再循环原则(recycle),简称 3R 原则。坚持走新型工业化道路,形成有利于节约资源、保护环境的生产方式和消费方式;积极推进经济结构调整,依靠科技进步和强化管理,提高资源利用效率,减少废弃物的产生和排放;坚持以企业为主体,政府调控、市场引导、公众参与相结合,努力形成促进循环经济发展的政策体系和社会氛围。

可持续发展的内涵十分丰富,主要包括:①共同发展,即每个子系统都和其他子系统相互联系并发生作用。②协调发展,包括经济、社会、环境三大系统的整体协调。③公平发展,一是时间维度上的公平,当代人的发展不能以损害后代人的发展能力为代价;二是空间维度上的公平,一个国家或地区的发展不能以损害其他国家或地区的发展能力为代价。④高效发展,公平和效率是可持续发展的两个轮子。可持续发展的效率既包括经济意义上的效率,也包括自然资源和环境损益的成分。因此,可持续发展思想的高效发展是指经济、社会、资源、环境、人口等协调下的高效率发展。⑤多维度发展,可持续发展是综合性、多样性、多模式的多维度发展。

走可持续发展道路,建设循环经济发展模式,必须要对资源回收再利用,做到减量化、再利用和再循环。对于资源的回收利用,主要包括以下几个方面。

(一) 农业废弃物再利用

人们在 20 世纪 70 年代初就已经认识到“石油农业”是一条死胡同,提出了“生态农业”概念。生态农业应该创建能与自然生态循环相一致的人工生态循环技术体系,既要保持“石油农业”所创造的高效劳动生产率,又要消除“石油农业”存在的弊端。因而除包括种植业、养殖业、农副产品加工业外,还要应用现代技术创建以农副产品废弃物为主要原料的人工生态循环系统,实现农业的可持续发展。

构建农业循环经济发展模式总的指导思想是:充分发挥农业自身优势,科学运用循环经济理论和农业生态学原理,农、林、牧、渔、加工业多业结合,坚持生态效益与经济效益相统一,注重传统实用技术与现代技术相结合、农艺措施与工程措施并用、技术创新与市场手段双轮驱动,合理安排生产结构和产业布局,建立一个生态上自我维持、经济上高效的农业生产系统,促进系统内部物质多层次循环与能量高效转化,推动物质利用最优化,废弃物产生最小化,经济效益、生态效益与社会效益同步发展,实现农业可持续发展。农业循环经济模式构建必须遵循一些基本的标准和要求。构建过程中要遵循以下原则。

模式应遵循农业自身发展规律,发挥农业自身优势;模式应因地制宜,具备良好的区域适宜性;模式应坚持技术驱动,以市场为导向;模式应坚持科学性与实用性相统一;模式应注重整体性、稳定性,实现“三效统一”。

1.农业废弃物利用规划

(1)规划目标

以农业废弃物的产生和利用现状为依据,全面提升农业废弃物利用效率,使农业废弃物得到最大限度的利用,降低农业废弃物随意堆积所造成的环境负面影响。

(2)规划思路

提高农业废弃物的集中处理能力,推进农业

废弃物的回收利用，削减污染负荷；在农村地区推广规模化处理技术，减少农业废弃物污染；在安全的前提下，做到农业废弃物的回收利用。

(3)规划内容

在对农村农业废弃物堆积情况调查的基础上，分析其循环利用现状及存在的问题，制定废弃物再利用的具体目标，从集中回收利用和分散式小规模再生利用两个方面提出农业废弃物循环利用方案，指出回收利用的具体途径，提出循环利用的保障措施。

2.主要农业循环经济模式

经过近10年的农业循环经济实践，在借鉴生态农业模式的基础上，中国农业循环经济正在逐步形成符合中国国情的模式群，形成了若干有价值的成功模式，对我国农业循环经济实践和农业可持续发展起到了重要支撑作用。从全国农业循环经济发展的整体出发，主要农业循环经济模式可归纳为以下几类主要模式。

(1)以沼气发酵为纽带的农业循环经济模式

该类模式是以沼气发酵为纽带，把养殖业和种植业联系起来。微生物是天然的“转换器”。该类模式利用微生物分解有机废弃物，使有机物质在厌氧条件下转化为可以燃烧的甲烷，从而为农村提供清洁的生活能源。该类模式的优点在于：一是原料丰富易得，且成本低廉，多为废弃物。二是转化方便，主要靠微生物在合适的条件下参与反应，不需要复杂的设备，且发酵罐埋于地下，不占庭院空间。三是产出的物质，不仅利用方便，而且对环境无害，有些产出物甚至是下一个生活生产环节的原料。

(2)以食物链组装为核心的农业循环经济模式

该类模式是按照农业系统能量流动和物质循环规律而设计的一种良性循环模式。该模式按照食物链的构成和维系规律，合理组织生产，最大限度地发掘资源潜力，节省资源且减少环境污染。该类模式设计通过模拟生态系统中的食物链结构，在农业生态系统中实行物质和能量的良性循环与多级利用，使系统中一个生产环中的产出与另一个生产环的投入相联系，使得系统中的废弃物多次循环利用，从而提高能量的转换率和资源利用率，获得较大的经济效益，并有效地防止农业废弃物对农业生态环境的污染。

(3)以农林牧复合为特征的农业循环经济模式

该类模式是借助接口技术或资源利用在时空上的互补性所形成的两个或两个以上产业或组分复合的生产模式。农林复合生态系统就是将树木和农作物通过时间和空间的合理搭配，在同一土地单元上同时经营，不但可以增加农作区的产品效益，同时也可以起到防风固沙、涵养水源、改善局地小气候、减少自然灾害发生、保护农田的作用。该类模式可以进一步挖掘农林、农牧、林牧不同产业之间相互促进、协调发展的能力，可以充分利用自然资源和农牧业的产物，对于改善生态环境，减轻自然灾害有重要作用，是充分利用区域水热资源，提高农作区资源利用率的较好经营形式。这种模式可以充分利用空间和地力提高产量，还可以调剂用工、用水和用肥等矛盾，增强抗击自然灾害的能力。

(4)以生态立体开发利用为重点的农业循环经济模式

该类模式利用生态系统中不同海拔地带、不同空间环境组分的差异和不同生物种群适应性的特点，在空间立体结构上进行合理布局，发挥生态系统整合效应。立体种植、立体养殖或立体种养是在半人工或人工环境下模拟自然生态系统原理进行生产的方式。它巧妙地组成农业生态系统的时空结构，建立立体种植和养殖业的格局，组成各种生物间共生互利的关系，合理利用空间资源，并采用物质和能量多层次转化手段，促使物质循环再生和能量的充分利用，同时进行生物综合防治，少用农药，避免重金属污染物或有害物质进入生态系统。

(二)城市生活垃圾再利用

从生态角度看，废物和垃圾是污染源，但从资源角度看，废物和垃圾是一种放错地方的资源。再生资源回收和再利用业(即垃圾产业)是21世纪人类最主要的效率革命，是通过市场机制发展起来的、以减量化和资源化为中心、以再生资源回收利用为主要目的的新兴产业。发展垃圾产业,体现了循环经济再循环(资源化)原则的基本要求,是解决城市生活垃圾问题的根本出路,也是有效开发利用再生资源、培育新经济增长点的重要途径。

1.城市生活垃圾利用规划

(1)规划目标

通过实施生活垃圾减量及循环利用方案,形成生活垃圾分类收集的社会氛围,生活垃圾分类收集率近期达到30%,远期达到50%,生活垃圾无害化处置率近期和远期均须达到100%,实现生活垃圾的减量化、资源化、无害化。

(2)规划思路

建立和逐步完善生活垃圾"减量化—废旧物质回收—安全填埋"的垃圾资源综合开发与利用系统。挖掘生活垃圾资源化潜力,减少区域经济社会发展的资源需求量,开发利用新型能源;利用宣传教育等多种方式改变城镇居民传统的消费方式,提高生活垃圾的分类收集率,按照危险废物、可回收利用的一般性固体废物、有机垃圾和剩余生活垃圾分别处置,实现减量及循环回用目标。

(3)规划内容

在对生活垃圾产生量以及组成分析的基础上,对生活垃圾产生量进行科学预测,制定出垃圾减量化和循环利用的近期和远期目标,提出生活垃圾资源化方案及最终处置方式,制定相应的保障措施。

2.固体废物的回收利用

固体废物在全面分类以后,应该尽快加以回收利用,对可回收废物、可燃废物、有机废物、危险废物和一般废物应该分别采取不同的措施,通过设计系统的处理方案,实现固体废物回收利用率的提升。可回收废物是资源化的重点对象,在回收时要进一步细分,可以根据细化的产品类别、不同组分或可利用程度进行归类。可燃废物可以用于焚烧发电,对于具有较高热值的废物可以直接高温焚烧,将热能转化为高温蒸汽,推动涡轮机转动带动发电机产生电能。另外,对于不能直接燃烧的有机废物,经过发酵、厌氧处理、干燥脱硫以后可以产生沼气,沼气也可以用于燃烧发电。有机废物可以用于堆肥,主要利用有机物与泥土和矿物质混合堆积,在高温、多湿的条件下,经过发酵腐熟、微生物分解来形成有机肥料,堆肥营养物质丰富,肥效期长而且稳定。

一般废物在粉碎以后,可以用来生产建筑材料,生产时要尽可能剔除或转化其中的有害成分,避免影响人类健康,建材使用时可以以公共基础设施为主,特别是用于公路路基建设。对剩余的一般废物进行填埋,填埋时需要严格防范环境风险。

3.固体废物的循环经济发展模式

区域固体废物的循环经济发展模式如图13-2-9所示。

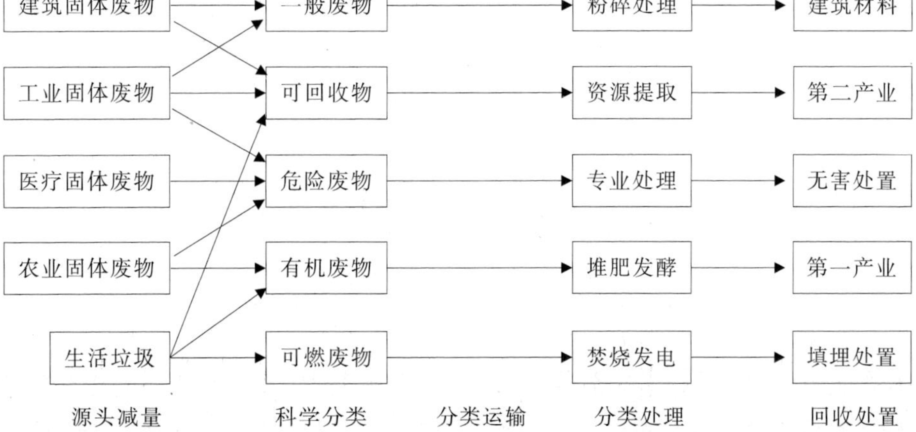

图 13-2-9 固体废物的循环经济发展模式

图 13-2-9 表明,固体废物的循环经济发展模式是以源头减量为起点,以废物精细化分类为核心,以多种方式利用为途径,以提高资源回收率、减少末端最终处置量为目标的综合治理模式。

(三) 城市污水再利用

根据我国的城市污水总的特点，应做到以下几点:首先,建立城市用水的综合规划,在城市范围内对水源、供水、污水处理、水回收利用、工业用水等进行统筹规划，制定城市可持续发展的用水规划,并设立城市水规划审批制度。其次,发展循环用水、一水多用、废水回收再利用等节水技术。提高钢铁、电力、煤炭、石油等工业领域的工业水回用,发展化工、草浆造纸、酿造、电镀、皮革、纺织印染等企业废液中有用化学物质的回收利用技术,提高废液回收利用率,减少污染。最后,促进工业清洁生产,从源头减少废水量,通过清洁生产达到节水、减污的目的,以保障污水回收利用的安全性。

1.再生水利用规划

(1)规划目标

以水资源状况和水资源开发利用现状为依据,全面提升再生水利用效率,再生水回收利用率近期达到 30%,远期达到 50%,最大限度减轻废水排放造成的环境负面影响,保护水资源,改善区域水环境质量,保证水资源的可持续利用。

(2)规划思路

提高城区生活污水的集中处理能力，推进生活居住区再生水回收利用,削减水污染负荷;农村地区推广小规模生活污水的零排放处理技术,减轻面源污染;在保证生活质量和产品质量的前提下,提高水的过程使用效率,减少水的使用量,开展废水的循环利用。

(3)规划内容

在对城镇生活污水和工业废水排放情况调查的基础上,分析再生水的循环利用现状及存在的问题，制定再生水循环利用的具体目标，从再生水集中回用和分散式小规模再生利用两个方面提出再生水循环利用方案,指出再生水回用的具体途径,提出再生水循环利用的保障措施。

2.水资源的循环经济发展模式

水资源的循环经济发展模式是以水资源的源头增量为起点，以水体保护和水资源节约利用为核心，并以污水处理和再生水利用为回归的一种模式。

区域水资源的循环经济发展模式如图 13-2-10 所示。

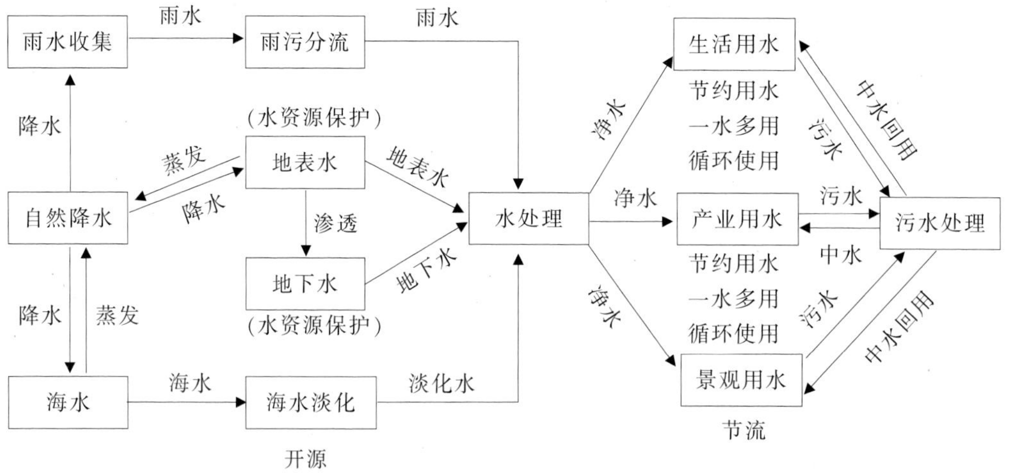

图 13-2-10 水资源的循环经济发展模式

(四) 可再生能源再利用

能源问题已经成为现今社会的一个重要问题,开发新能源就成为一个重要课题。但是,对于能源问题,我们不仅要开发新能源,更重要的是能源的再利用。不同品位的能源可按需求进行回收利用。

1.可再生能源利用规划

(1)规划目标

优化能源结构，加速开发利用可再生新能源，逐步增加其在能源消费总量中的比重，近期达到5%，远期达到15%；进一步完善节能和可再生能源技术服务市场，达到技术现代化、产品标准化、企业规模化、市场规范化的目标，确立一定的产业竞争优势；建立健全可再生新能源管理体系和保障体系，实现可再生新能源开发利用的商业化发展。

(2)规划思路

加快太阳能、生物能源和生物质能等可再生能源的开发利用，引进国外知名企业和技术，依托高校和科研机构，利用国内外资金和技术，开发太阳能发电、地热供热供冷系统、废热发电等高新技术；开发利用生物质能，农村地区重点发展大中型秸秆汽化和沼气示范工程，改善农村生活，提高农业效益。

(3)规划内容

分析能源消耗情况及可再生新能源的开发利用现状，分析尚未开发的新能源及潜力，制定近期和远期的可再生新能源开发利用目标，规划可再生新能源开发的重点领域和重点项目，制定相应的技术方案。

2.再生资源利用模式

随着我国电力、电线电缆、机电设备、电子设备、通信设备、交通运输设备、建筑和装修材料等产业的迅速发展和更新，我国金属的社会保有量和再生资源迅速增加。全国有各类回收企业5 000~6 000家，回收网点15万个左右，从业人员1 500万~3 000万人，其中约有2 000万人从事个体回收，承担再生资源社会回收量的80%，我国每年约50万t废铝、40万t废铜、近30万t废铅(均为金属量)经由这支队伍回收，使各种再生资源得到充分回收。宁波金田再生金属公司从废电缆、废杂铜中回收再生铜已超过40万t，与全国最大的铜生产企业江西铜业年产量相当(当地矿山铜储量仅占7%)，被称作“城市矿山”。原生铅企业大举进入再生领域，积极从事废铅酸蓄电池的回收利用。一些公司加大投入研发综合利用新技术，如湖南水口山有色金属集团公司利用自主研发的SKS炼铅法处理废铅酸蓄电池，创造了国内金属企业发展特色循环经济、走可持续发展道路的模式。根据中国有色金属工业协会统计，通过2003年坑采、露采、冶炼过程的能耗计算出生产每吨原生铜、铝、铅、锌与生产每吨再生金属平均能耗，比较后发现，再生金属每吨平均节能分别为3.328 t标准煤、8.199 t标准煤、1.360 t标准煤和2.632 t标准煤，经济效益巨大。

五、城市和农村循环经济发展模式

循环型社会发展模式按照区域可划分为城市循环经济发展模式和农村循环经济发展模式。所谓区域即地域，指地理上的某一范围的地区，区域划分以地理和经济特征为基础。经济区域是人的经济活动所造就的、围绕经济中心而客观存在的、具有特定地域构成要素并且不可无限分割的经济社会综合体。区域可以大到全球范围、洲际范围、国家等；小到省、市、地、县，甚至乡、村、开发区等。以地理、人口、经济特征为基础，区域通常可以划分为城市和农村。

(一)城市循环经济发展模式

“城市”的提法本身就包含了两方面的含义：“城”为行政地域的概念，即人口的集聚地；“市”为商业的概念，即商品交换的场所。而最早的“城市”就是因商品交换集聚人群后而形成的。城市的出现，也同商业的变革有着直接的渊源。最初城市中的工业集聚，也是为了使商品交换变得更为容易(可就地加工、就地销售)而形成的。一般而言，人口较稠密的地区称为城市，主要包括住宅区、工业区和商业区，并且具备行政管辖功能。

21世纪是城市的世纪和生态文明时代。面对城市化，以及人口、环境资源的巨大压力和严峻的挑战，未来城市发展也必将体现生态文明这一时代特征，走城市生态化发展道路。建设生态城市是生态回归所追求的城市发展目标，是城市发展变革的系统工程，也是走出“人类困境”，实现城市可持续发展的必然要求。

城市发展循环经济的目标模式须通过循环型生产、循环型流通服务、循环型消费、基础设施、生态循环、循环型社会等6个子系统的发展得到实现，因此，其实现模式可以分解为各个子系统的发展模式(图 13-2-11)。

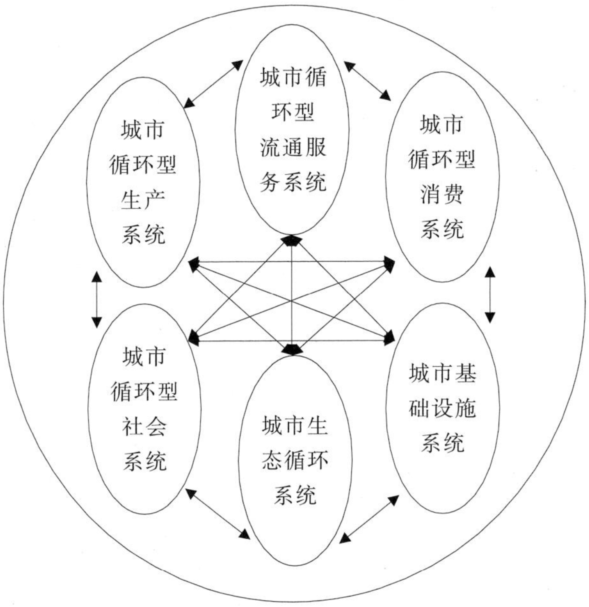

图 13-2-11 城市循环经济系统模式

1.城市循环型生产系统的实现模式

生产系统一方面是现代社会经济系统的核心，是社会发展不可缺少的动力，它提供的产品和服务构成了现代文明生活的物质基础；另一方面是人类社会与自然生态系统相互作用最为激烈的一个子系统，它快速、大量地从自然资源库中提取、消耗各种可再生和不可再生的资源，在生产过程中大量地排放各种废弃物。因此，构建与自然生态系统协调发展的循环型生产系统，是城市发展循环经济、实现人类社会可持续发展的核心环节。

城市循环型生产系统的实现模式是：通过推广清洁生产，发展特色工业园和生态工业园，在企业之间和园区之间，按照自然生态系统的模式，构筑生态工业链，建立物质交换关系，使系统中的物质和能源都得到充分的利用，形成企业、产业、特色工业园和生态工业园之间的共生组合，实现整个城市生产系统的循环化和生态化转向。

2.城市循环型流通服务系统的实现模式

流通服务业具有“节点”产业的性质，连接并影响生产、消费等其他经济系统和社会系统，因此，发展循环型流通服务业能有效地促进循环型生产、消费等经济系统和循环型社会系统的共生发展。

城市循环型流通服务业的发展模式是：重点突破、全面推进，将减量化、再使用、再循环的原则落实到服务产业内各行业各部门，特别是城市重点发展的服务业部门，与此同时，大力发展废旧物资回收产业。

重点突破就是在重点发展的服务业部门中，选择物质流量较大的部门，率先构建物质循环系统。一是循环型商贸服务业。可先从创建绿色宾馆、绿色餐饮、绿色商场抓起，做到绿色使用、绿色消费。二是循环型物流业。主要是提高物流资源的重复使用率；控制物流各个环节相关资源消耗，使物流过程中的资源投入减量化；加强对物流系统污染源的控制，减少物品(特别是化学物品)的损坏率，减少污染。

城市循环型流通服务业既要尽量减少流通服务业本身的物质消耗，还要将生产和生活中产生的废弃物回收上来，返还到相关企业再循环、再利用。因此,要大力发展废旧物资回收产业和为实现资源回收再利用而进行的逆向物流业等,加快再生资源分类收集的基础设施建设,尽快建立和完善多渠道的可利用的废旧物资分类收集、分类运输、分类处置的产业化和社会化服务体系,在社会范围内形成循环经济环路。同时,培育再生资源集散交易市场。把过去的分散回收集中到规范的市场中来,为资源调控和优化配置提供更多选择。

3.城市循环型消费系统的实现模式

消费领域是发展循环经济的“助推器”,是重要的战略环节。人类生产活动的目的是为了满足人的消费需求,而消费就必然产生废弃物,对于这些废弃物的资源化和再利用,构筑循环型消费系统,是实现城市可持续发展的重要内容。

城市循环型消费系统的实现模式应该是积极倡导绿色消费,逐步推进城市生活垃圾分类收集、处理与利用。

积极倡导绿色消费,就是要在消费领域逐步形成循环型生活方式和消费方式,在日常生活中尽可能使用可循环利用的产品或绿色产品,减少消费过程中废弃物的产生。逐步推进城市生活垃圾分类收集、处理与利用体系建设,就是要实现城市生活垃圾的资源化和无害化。构建城市垃圾循环利用体系,首先要确定城市垃圾分类收集的分步骤推行办法;其次,大力宣传垃圾分类的重要意义以及每个居民在垃圾分类中应履行的义务,使其主动对垃圾分类给予支持配合;再次,政府应增加垃圾分类的物质设施投入;最后,结合文明社区建设,开展小区生活垃圾分类收集试点,在试点基础上,向整个城市推广。

4.城市基础设施系统的建设模式

城市基础设施是构成城市循环经济体系的基础,基础设施不健全就无法对城市内产生的排放物和废弃物进行资源化、无害化处理,实现循环利用。

城市基础设施系统的建设模式应该是:按照循环经济理念建设和改造公共基础设施系统。以构建城市水资源循环利用体系为例,首先,要将城市污水再生利用纳入城市水资源合理分配与开发利用计划,针对城市实际情况进行总体规划。其次,结合城市新建和改造,统筹安排好城市雨水、肥源管网与污水、肥源处理厂的位置、线路、规模、标准和能力,预埋管网,预留建设用地和发展空间,避免重复建设和决策失误。再次,结合楼宇的新建与改造,将城市居民、工厂企业、机关单位、公共设施(除医院)的厨房和洗浴间下水与厕所马桶的下水管道分设,分别通过城市污水和肥源排放输送管网,输送到污水处理厂和肥源处理厂。由此实现城市污水由集中综合处理向集中分类处理的转变。

5.城市生态循环系统的实现模式

城市生态循环系统的发展模式应该是:在城市这个人工系统中建立起像自然生态系统那样的自我平衡机制,扭转城市发展中缺少对生态因素关注的局面。

城市生态循环系统包括许多除上述种种循环系统以外的其他的循环系统,此外,城市中有些废弃物不能完全在城市内部实现循环,还可以在更大的范围内与乡村结合起来形成更大的循环链。如城市中的生活污水、有机垃圾、粪便等,可以经过处理后用于农林牧渔业生产等。

6.城市循环型社会系统的实现模式

循环型社会是循环经济理念在社会生活中的体现,它涉及除经济领域之外的其他所有领域,如政府机关、事业单位、医院、学校、社区等。

城市循环型社会系统的发展模式是重点推进,即重点推进环境标识、有机食品和节能产品的认证;重点推进政府机关、事业单位的绿色采购;重点推进绿色社区的创建;重点推进建设生态节能建筑等。通过宣传、引导和利用财政、税收等经济手段,鼓励公众绿色消费。

(二) 农村循环经济发展模式

所谓农村,指的是具有特定的自然景观、生态环境,以传统农业、农产品加工为主要生产方式的、与城市相对应的地区。所谓农村经济,指的是人们在一定社会发展阶段从事农村生产、交换、分配、消费的内容和方式的总和。

农村循环经济中的小城镇发展模式,可参考

城市循环经济发展模式,因地制宜地加以改进。建设农村循环经济发展模式,必须建设生态经济,所以要建立以生态经济为核心的生态家园。

所谓生态家园,是指以农户为生产经营单位,挖掘以居家为中心的庭院之生产经营潜力,改土建园,把居住环境和生态环境有机地结合起来,发展庭院生态经济,促进农民增收的生态经济模式。建设生态家园,对充分利用每寸土地资源和农村闲散劳动力,保护农村生态环境,提高农民生产水平和生活质量都具有十分重要的意义。

近年来,各地在生态家园建设中,按照循环经济的原理,经过实践,总结、探索出了一些较成功的生态家园建设的典型模式。主要有南方的“猪—沼—果”、北方的“四位一体”和西北的“五配套”等以沼气为纽带的生态家园建设模式。这些模式将农村沼气、庭院经济与生态农业紧密结合起来,改变了农村传统的生产、生活方式和思想观念,实现了农业废弃物资源化、农业生产高效化、农村环境清洁化和农民生活文明化,取得了显著的经济、生态和社会效益,正朝着社会主义新农村目标迈进。

六、小结

建设生态城市为发展循环经济创造了空间、舞台、机遇和条件,而发展循环经济为实现城市生态回归、建设生态城市找到了有效的实现途径和形式。而且发展农村循环经济是建设社会主义新农村的必由之路。所以我们要坚定不移地走发展循环经济的道路。

第三章 循环经济与工业生态

第一节 工业生态的内涵与特点

一、工业生态系统的由来

工业革命为人类创造了巨大的物质财富和精神财富，人类的生活水平得到了极大的提高，然而它带给人类的问题是触目惊心的环境恶化和资源耗竭。面对日益突出的资源、环境约束以及地球承载力的有限性，我们必须走可持续发展之路。传统的“过程末端治理”是将污染进行时间和空间的转移，并不能从根本上解决问题，取而代之的是最早由罗伯特·弗罗施和尼古拉斯·加劳布劳斯于20世纪70年代末提出的工业生态学理念，主张从系统水平上消除环境污染，并最大限度地利用资源。

在传统的工业体系中，每一道制造工序都独立于其他工序，消耗原料，产出待销售的产品和堆积起来的废料。我们完全可以运用一种更为一体化的生产方式来代替这种过于简单化的传统生产方式，那就是工业生态系统，它是工业生态学在实践中的载体。自20世纪90年代以来，随着工业生态学理论的不断发展和完善，世界各地纷纷建立起生态工业园(Ecological Industrial Parks，简称EIP)，掀起了工业生态化的热潮。

20世纪50年代以来，为破解经济社会发展与资源、环境之间的矛盾，实现经济社会可持续发展，各国企业家、学者进行了深入探索，提出了工业生态学、循环经济学等基础理论，并进行了清洁生产、生态工业园、区域副产品交换网络等方式的积极实践。围绕可持续发展产生的基础理论、基本概念和实践方式有很多，其中，工业生态学的提出，为可持续发展提供了坚实的理论基础，工业生态系统的理念，改变了经济社会的运作模式，生态工业园则为工业生态学的应用、工业生态系统的实践提供了合适的载体。

1989年9月，美国通用汽车公司研究部副总裁罗伯特·弗罗施和负责发动机研究的尼古拉斯·加劳布劳斯在《科学美国人》杂志上发表了《可持续工业发展战略》一文，提出了工业生态学的概念，“一个工业生态系统完全可以像一个生物生态系统那样循环运行：植物吸收养分，合成枝叶，供食草动物享用，食草动物本身又被食肉动物所捕食，而它们的排泄物和尸体又成为其他动物的食物。当然，也许人们永远也达不到一个完美的工业生态体系的境界，但是企业家与消费者完全可以改变他们的习惯，既保持或提高生活水准又不破坏环境。”

随后，工业生态学的概念受到各国学者普遍关注，但工业生态学不存在标准的定义。1995年，加拿大的雷蒙·柯特做了一番统计，关于工业生态学的概念有20种之多，但三大基本要素是有共识的：工业生态学是一种关于工业体系的所有组成部分及其同生物圈关系问题的全面的、一体化的分析视角；工业体系的生物物理基础，亦即与人类活动相关的物质和能量流动与储存的总体，是工业生态学研究的范围；科技动力，亦即关键技术种类的长期发展进化，是工业体系的一个决定性（但不是唯一的）因素，有利于从生物系统的循环中获得知识，把现有的工业系统转换为可持续发展的体系。1997 年，斯坦福大学和耶鲁大学联合创办了《工业生态学》杂志（*Journal of Industrial Ecology*），探讨工业生态学理论与实践；2000 年 1 月，国际工业生态学学会（International Society for Industrial Ecology，ISIE）在纽约成立，工业生态学的研究迅速普及开来。

二、工业生态的内涵

工业生态经济在可持续发展的社会里，创造出可持续发展的产业。布莱恩·罗伯茨提出了工业生态系统的 8 个基本原则：一是战略性企业寻求废料、能量、副产品能够被其他相关企业最大化运用；二是促进建立真实可靠的伙伴关系及政府和社区一起致力于培育工业发展实践；三是由于废料和能量回收利用运用到具体实践工业系统中，创造和获得增加价值的机会；四是提供一个催化剂产生协同作用，创造一个管理废料、培育清洁生产和工业可持续发展的技术先进的环境；五是具有从废物、副产品贸易中获得经济利益的共处一地的企业；六是提供有价值的基础设施，保证生态工业可持续发展，确保生态工业增长推动创新，维持高水平竞争力；七是支持工业政策、新商业主义和鼓励创新合作的动机，改善水、原料、能源的使用和生产；八是兑现对可持续发展工业利益的承诺。

三、工业生态系统的基本特征

（一）一般生态工业系统的基本特征

一个完备的生态工业系统应该具备下列基本特征。

1.系统整合性

生态工业系统通常依据一定的空间范围，以工业产业为主体，将不同功能、不同规模的产业整合在有限的区域内，使一个系统在产业种类、生产工艺、运行机制、产品模式等方面呈现复杂多样的形式，而各产业之间稳定的网状连接保证了系统的整体性。

2.系统开放性

一个生态工业系统的开放性体现在该系统与外界之间各种要素的流动。从经济学意义上考虑，一个开放的生态工业系统，其进出的障碍很少，系统的产业能够自由进出该系统。与此同时，系统与外界环境之间存在着连续不断的交换。

3.复杂、有序的层级特征

生态工业系统由于自身所拥有的要素很多、产业种类极为复杂、维持系统的稳定所面临的各种变动因素很多，因此为了维持系统必需的稳定性，从系统论的角度考察，一个生态工业系统应具备十分科学、合理的层级结构。通过层级结构的编排，形成大小不一的各类子系统，形成控制与被控制的关系。

4.系统自我调整能力

生态工业系统中的产业与周边环境的适应是经过长期进化、不断调整实现的。生态工业系统的自我调整能力主要表现在 3 个方面：一是同一类型产业在数量、规模上的自我调整，以适应更大系统的整体规范；二是不同种类产业之间通过工业食物链（网）调整产业规模和数量；三是生态工业系统自我形成的复杂的网状物质流动结构。系统的自我调整能力意味着生态工业系统整体上具有一定可塑性、弹性和变动性。

5.系统具有成长、发育的生命特性

如同生物生态系统一样，生态工业系统也有产生、形成和发展的过程。生态工业系统同样具有生命周期，在生命周期的不同阶段表现出不同的特征。

6.生态工业系统的双重性

生态工业系统的双重性是指工业生态系统不仅受到生态学规律的约束，同时还要受到市场经济规律的制约。一个生态学上合理而经济学上不合理的工业生态系统是无法生存的，市场调节对生态工业系统中的企业的荣衰与成败以及整个系统的稳定性起着决定性的作用。所以，一个稳定运行的生态工业系统必然具有经济学原理和生态学原理相结合的完美性。我们应当在追求经济利益的同时充分考虑到系统的整体利益，而不应当只为追求经济利益而损害系统的整体利益。

(二) 各类型生态工业系统的基本特征

依据系统产业之间的相互关系，生态工业系统形态框架有以下 3 种类型。不同类型的生态工业系统具备不同的特征。

1.共生型生态工业系统

共生型生态工业系统中的产业多为主动产业。由主动产业和被动产业构成的共生关系很少。在这类生态工业系统中，主动产业本着"平等互利、互通有无、优势互补"的基本原则达到经济、生态的协同进化，两者共存于一个环境之中，实现经济和环境等各方面的共生或双赢。

一个共生型生态工业系统呈现的基本特征主要有：

1)系统中没有明显的主动、被动之分。

2)产业地位平等，共同生存，缺一不可。

3)产业间的链接稳定。

4)物质在这种共生关系中形成近似封闭的循环系统。

2.寄生型生态工业系统

与共生型生态工业系统相比，寄生型生态工业系统中有明显的主动产业和被动产业(寄生产业)之分。寄生产业通常从主动产业(被寄生产业/寄主)处获取自身生产所需的各种原材料，并且以此减轻被寄生产业的环境污染压力。但在工业上，这种寄生关系由于不存在对工业寄主生存上的威胁，不会像自然生态系统中的寄生关系一样最终造成寄主的死亡。由于现代工业生产技术水平所限，在生产中所形成的工业废物非常大，因此寄生型生态工业系统将成为一种极为普遍的模式。这一模式具有如下基本特征。

1)产业具有明显的主动、被动之分，由此造成这类生态工业系统中的产业地位不平等。

2)核心主动产业在资源使用、生产工艺、流程设计、产品设计等方面具有十分明显的优势，而且必须拥有一定数量规模的剩余物。

3)产业间对应关系复杂，一个主动产业可以带动多个被动产业。

4)系统中由于主动产业提供稳定的"工业食物"，从而使产业之间的寄生关系比较稳定。

3.异生型生态工业系统

通过一连串前后关联的产业构成的一个连续"链状"的多个厂商生态协同的生态工业系统稳定模式。异生型生态工业系统的基本特征有：

1)系统形状多样，有直线、环状、放射状等。

2)系统较脆弱，当某一关键环节出现断裂时，整个生态系统面临崩溃。

3)系统中产业关系相对不稳定。

现实中，生态工业系统没有明显的结构种类划分，而是由以上 3 种最基本的结构形态组合而成的复杂的生态系统。

第二节 工业生态系统分析技术

一、基于循环经济的生态工业代谢分析方法

(一) 工业代谢分析方法

工业代谢分析方法是认识生态工业代谢和物质流动的一种行之有效的分析方法，其依据是质量守恒定律，通过建立物质结算表，估算物质流动与储存的数量，描述其行进的路线和复杂的动力学机制，同时也指出，它们的物理和化学状态可反映工业活动物质利用情况。它是基于模拟生物和自然界新陈代谢功能的一种系统分

析方法。与自然生态系统相似,生态工业系统同样包括4个基本组分,即生产者、消费者、再生者和外部环境。工业代谢分析通过分析系统结构、进行功能模拟和输入输出信息流分析来研究生态工业系统的代谢机制。与以往的系统分析方法的不同之处在于它以环境为最终的考察目标,追踪资源从提炼到经过工业生产和消费体系后变成废物的整个过程中物质和能量的流向,给出系统造成污染的总体评价,并力求找出造成污染的主要原因。

工业代谢方法可以适用于不同层次的分析,既可以是全球性、国家性或是地区性的工业生产分析,也可以是对某一个具体行业、公司或是特定场所的调查分析。这种分析可以为公众或是企业的决策者提供一幅详细的物流图,从中可以看出某一地区或企业所具有的可持续发展的潜力。经济部门对原料与能量流动的研究通常关注的是原料与能量的投入与产出之间的关系。而把这些引入对环境影响的研究,则是在20世纪80年代以后。艾尔斯等人对经济运行中原料与能量对环境的影响进行了开拓性的研究,提出了工业代谢的概念。

工业代谢研究有很多种形式:

1)可以在有限的区域内追踪某些污染物,江河流域特别适合这种研究。江河流域地区往往工业集中,人口密度也高。莱茵河、多瑙河、恒河、湄公河以及我国的长江、黄河等大江大河都可使用这种分析方法。

2)可以分析研究一组物质,特别是某些重金属物质。由于其潜在的毒性,重金属应列入首选研究对象。分析环境中的重金属相对比较容易。有些合成的有机物,如多氯联苯,其毒性与重金属相当,甚至超过重金属。但是实际上,极难在工业体系的加工过程中以及环境中被跟踪研究。

3)可以仅限于追踪某种物质成分,以确定某种物质不同形态的特征及与自然生物化学循环的相互影响。比如硫、碳等的工业代谢分析。

4)可以研究与不同的产品相联系物质与能量流。比如橙汁或电子芯片的工业代谢分析。

可见,根据不同的具体需要,工业代谢可以发挥其特有的功能。对大至世界范围、国家范围的宏观层次,小到区域范围和企业范围的微观层次,都可运用该分析方法。通过对上述不同的特定层次的工业生产的分析,可以提供一幅详细的物流图,通过对该图的分析可以对不同层次的可持续发展能力有系统的了解,为不同层次的发展提供决策依据。

(二) 工业代谢的度量

工业代谢分析是根据质量守恒定理而进行的。一定数量的物质在人类活动过程中从生物圈中消失,这类物质不再存在,但根据质量守恒定理,它们并没有从地球上消失。工业代谢研究的目的在于揭示经济活动纯物质的数量与质量的规模,展示构成工业活动的全部物质(不仅仅是能量)的流动与储存。因此,工业代谢的研究方法就在于建立物质结算表,估算物质流动与储存的数量,描绘其行进的路线和复杂的动力学机制,同时也指出它们的物理和化学状态。在工业代谢分析中,常用两个指标来度量:再循环和再利用率、原料生产力。

1.再循环和再利用率

在工业系统中物质处于运动状态,在运动过程中和最终阶段,物质以废弃物的形态返回自然环境。废弃物最终有两个归宿,即再循环和再利用、耗散损失掉,两者均符合质量守恒定理。再循环的物质越多,耗散到环境中的就越少。工业代谢理论认为,可持续的一个好的度量是有无消耗性地使用资源,这有别于资源的有用性,物质的再循环和再利用率是工业体系是否为一个持续稳定体系的度量。

物质原料的再循环和再利用对工业的可持续发展有重要意义。一方面减少了原材料的消耗,另一方面又降低了工业生产对环境造成的危害和影响,充分体现了生态工业发展中的生态的概念。

2.原料生产力

原料生产力即每单位原料输入的经济输

出。单纯的原料的消耗量并不能表示出原料的被利用程度，只有在与目的产物的产出结合在一起时，原料才能显示出其生态价值。

3.工业代谢分析的基本内容

工业系统的物质与元素代谢作为工业代谢比较重要的一个环节，主要分析原材料在提取、使用、再循环、处置整个生命周期与经济和环境的关系，寻找这些过程中每一步减少废物、减缓自然资源消耗和减少对环境影响的机会。其基本内容包括：

1)工业系统是全球生态系统的子系统，应以生物科学家处理生态系统的同样的方法来观察和分析工业系统的物质和元素的流动。工业活动中的物质和元素的流动是全球物质和元素流动的一个组成部分，在考虑物质流动时，应考虑物质的天然流动和工业流动，对于某些物质，其天然流动一定压倒人类活动产生的流动。在另外一些情况中，某些物质的工业流动活动将占支配地位。

2)着重考虑经济活动对氮、碳、硫、磷等营养元素的生物化学循环的影响以及对各种重金属元素全球流动的影响。

3)采用整体与系统的方法表征与量化元素与物质的流动，研究可以涉及的国家、区域和部门。工业系统中，在原料从提取、制造、消费者使用，到回用、再循环和处理的整个生命周期中，有物质和能量的输入和输出，应对这些过程的元素、物质和能量的输入和输出损失进行跟踪与评估，以便了解原料流动循环的完整过程。这样的核算可为经济和环境的分析提供数据，为环境管理提供崭新的模式。

4)由元素与物质流动分析获得的结果鼓励人们创造性地解决原料使用效率和消除废物等方面的问题。例如，把单个企业接入工业生态系统，平衡自然生态系统容量的输入与输出，重新设计能量与原料的工业使用，用工业系统进化的观点来调整政策，等等。

5)研究减少原料使用强度的策略与方法。在该领域的研究主要有：可供选择的原料来源、有毒与有害废物的减少、源头的减量与替换、再循环、再制造、绿色设计、延伸生产者责任。

原料与能量流动分析的研究对象可以不同，可以从不同的空间角度对元素、能量进行分析；可以从区域或国家的角度研究人类活动对物质循环的影响；可以从部门的角度研究元素与能量在部门内和部门之间的流动；可以从某一产品的视角，分析原料与能量在产品的整个生命周期的流动。这样的分析可以使人们了解处于自然生态系统之中的工业系统对原料与能量流动的影响，从而找出解决的办法。因而，工业代谢和原料与能量的流动分析只是不同的说法，其研究的实质是相同的。

二、生态工业能量分析方法

(一) 量质分析

1.焓利用分析

在我国鲁北生态工业系统中，磷铵、硫酸、水泥(简称 PSC)产业链是整个系统的核心，大部分物质和能量在此产业链中得到了充分的利用。因此，将 PSC 产业链作为重点来分析鲁北的能量利用情况。

对 PSC 产业链的能量利用情况分两个层次进行分析：一是量的层次。即焓分析，是建立在热力学第一定律基础上的能量数量分析法。分析可以揭示能量在数量上转换和利用的情况，从而确定系统能量利用率或能效率。二是质的层次。因为只从量的角度衡量是较为片面的，它缺乏对能量流匹配、能量利用合理度的考察。因此需要从能量利用的质的层次去分析鲁北工业园微观的能量利用情况，去评价目前能量利用的程度，更深层次地挖掘能量利用的潜力。这部分分析的重点是 PSC 产业链的热交换网络的能质分析。

但是仅仅从焓分析并不能得出整个系统能量利用情况的综合评价，缺乏对能量利用深层次的分析。以下通过引入分析方法来对整个系统在能量质的方面的情况进行分析。

2.有效能分析

依据热力学第一定律分析可知能量在量的方面的损失，而实际上能量的利用是以热和功两种形式在不同水平上的利用。对于不同水平的能量仅以量表示往往不能反映能量利用的实质。衡量能量质的标准就是有效能。

有效能是指在一定的环境条件下,系统总能量中可以最大限度地转化为有用功的那部分能量。通过对过程系统和设备中能量变化和损失的分析,可以更全面地衡量系统能量利用程度。根据有效能的定义,对不同系统和不同的能量形式,存在不同的有效能计算方法。

(二)余热利用情况分析

余热回收利用是节约能源的一个重要方面。余热是指在各种热能转化和利用过程中,未被利用而排弃的能量。由于科学技术的发展和能源价格的上涨,过去认为在技术上无法回收或经济上不值得回收的这部分能量,现在重新予以回收利用,称为余热。余热的类型主要有高温排气余热、高温产品和炉渣余热、冷却介质余热、化学反应余热、可燃废物余热和废气、废水余热等。对于排出高温烟气的各种热设备,其余热应优先在本设备或本系统加以利用;在余热余能无法回收用于加热设备本身,或利用后仍有部分可回收时,应用来生产蒸气或热水,以及产生动力等;根据余热的种类、排出情况、介质温度、数量和利用的可能性,进行企业内部综合热效率及经济可行性分析,决定设置余热回收设备的类型及规模;对必须回收余热的冷凝水,高低温液体,固态高温物体,可燃性和具有余压的气体、液体等的温度、数量和范围制定具体管理标准。

(三)清洁能源利用情况分析

生态工业所追求的理想的能量利用模式是与自然界的能量流动模式一致的,即一个完善的生态系统只有极少量的外来能量输入,所有能量和物质在体系内部实现循环,实现能量的自给自足。但目前的生态工业系统还远未达到此目标,目前应用的大部分还是以不可再生的矿物能源为主,因此对于能量集成的分析除了优化能量利用网络、合理利用余热等方面外,还应该大力倡导尽可能地使用包括太阳能和生物质能在内的清洁能源。

三、生态工业系统的共生分析

(一)工业共生的内涵

在生物学上,共生是指不同物种以不同的相互获益关系生活在一起,形成对双方或一方有利的生存方式。在生物界,共生是一种普遍存在的现象,存在着各种各样不同或相同种群生物之间的共生;在人类社会,存在着各个不同的社会群体之间的共生。工业共生是指不同企业之间的合作,通过这种合作,合作共同提高企业的生存及获利能力,同时,通过这种共生实现对资源的节约和对环境的保护。工业共生着重用来说明相互利用副产品的工业合作关系。

在生物学上,种群之间的相互关系(种间关系),有的是互助关系,有的是对抗关系,在这两种极端之间,还有各种形式。一般地,种间关系的作用可以分为:中性作用,竞争、偏害作用,捕食或寄生作用,偏利作用和互利共生作用。对工业共生而言,共生双方一般是正相互作用。根据共生物种的利益关系,共生关系可分为寄生、偏利共生和互利共生。其中寄生是对一些物种有利而对另一些物种不利的情况;偏利共生(也叫共栖)是指对一些物种有利,对另一些物种无关紧要的情况;互利共生则表现为对所有的物种均有利的情况。

根据共生参与企业的所有权关系划分,工业共生可分为自主实体共生和复合实体共生。所谓自主实体共生,是指参与企业都具有独立的法人资格,企业间不具有所有权上的隶属关系,均是独立的。它们的合作关系不是依靠上级公司的行政命令来约束,完全是受利益机制驱动。复合实体共生是指所有参与共生的企业同属于一家大型公司,它们是该大型公司的分公司或某一生产部门。这种共生模式的合或散完全取决于总公司的战略意图,参与实体往往没有自主权。在生物学上,共生指不同物种以不同的相互获益关系生活在一起,形成对双方或一方有利的生存方式。

(二)工业共生分析的主要内容

1.基本分析

对于工业共生系统,首先要分析该系统是如何构成的。通常,共生系统被看作系统内所有共生单元及共生关系的集合。共生单元指构成共生关系系统的基体物质能量生产和交换单位,它是形成共生体的基本物质条件。共生体是指其共生单元相互作用或相互结合的形式。它既反映共生单元之间作用的方式,也反映作用的强度;既反映共生单元之间的物质信息交流关系,也反映共生单元之间的能量交换的关系。对于工业共生系统,共生单元主要是构成该系统的各个企业。

共生关系是指参与工业共生各个企业之间的合作关系。共生关系能否成立,首先取决于共生单元性质之间的联系,即要建立共生关系,在共生单元之间就必须存在质参量的兼容。质参量是指决定共生单元内的性质及变化的因素。对于共生单元而言,其质参量往往不是唯一的,多数情况下是一组质参量,这一组质参量共同决定共生单元的内部性质。质参量的兼容就是指不同共生单元上的质参量具有某种对应关系。对于工业共生系统,单元模块的原料、产品及副产品排放都是共生单元重要的质参量。那么这时共生单元质参量的兼容就表现为某一企业提供的物质、能量或信息恰好为另一企业所需要。特别需要指出的是,如果某一企业的副产品恰好是另一企业所需要的某种原料,那么这种质参量的兼容最有利于共生关系的建立。

若共生单元之间存在质参量的兼容,则表明共生关系的建立已经具有一定的可能性。这时就需要另外一个重要条件——共生界面的建立。共生界面是共生单元相互作用相互沟通的媒介或接触介质。共生单元之间的物质、信息和能量交流只有通过共生界面才能进行。在工业共生系统,共生界面指各个单元之间传输物流、能量及信息的各种管道、运输工具以及输送线路等。此外,共生界面还可以扩展为一个更为广泛的定义。除了共生关系所需的传输物流、能量和信息的这些实体以外,为建立共生关系所需要或已经突破的技术难关,也是共生界面的一个重要方面。当共生界面建立起来,物质能量信息等要素开始在各个单元之间流动时,共生关系就建立了。

其次,对于共生系统,其所处的共生环境也是一个不能忽略的要素。共生环境指共生单元外所有因素的总和。对于工业共生系统,其共生环境一方面包括所处的地理、气候等自然环境,另一方面也包括国家政策及经济状况等社会环境。共生环境与共生关系之间具有相互作用的关系。共生关系对共生环境的影响有 3 种类型:正向作用、反向作用及中性作用。与之对应,共生环境对共生关系的影响也有积极作用、消极作用和中性作用 3 种。

2.共生效益分析

当共生关系形成时,就会有共生效益产生。共生效益是一个抽象的概念,总的来讲,是指与没有共生相比,共生后整个系统增加的利益。不同的领域共生效益具有不同的表现。对自然生态系统,共生效益主要表现为共生带来的动物或植物生存能力的提高;在人类社会,共生效益表现在该群体生存能力及生存状态的提高;在经济领域,共生效益表现为企业之间的共生带来的经济效益的提高。对工业共生系统,经济效益是共生效益的一个方面,同时,资源消耗以及废物排放等环境方面的效益,也是工业共生系统共生效益的一个重要方面。

通过共生效益分析,可判断共生关系的类型或共生关系对共生单元的影响。

例如,鲁北的 PSC 产业链的物流主要有 4个组成部分,分别是磷铵厂、硫酸厂、合成氨厂、水泥厂。每一个组成部分都是共生单元,这样 PSC 产业链就存在 4 个主要的共生单元。PSC 产业链中,磷矿与硫酸制取得到的磷酸与合成氨反应制得磷铵,副产品磷石膏送往水泥厂生产水泥。富含二氧化硫的水泥窑气送往硫酸厂生产硫酸和液体二氧化硫,液体二氧化硫去生产溴素。硫酸送往磷铵厂用于磷铵的生产,合成氨厂与热电厂的炉渣送水泥厂生产水泥。因此 PSC 产业链共存在5个共生关系：①合成氨厂—磷铵厂；②硫酸厂—磷铵厂；③磷铵厂—水泥厂；④合成氨厂—水泥厂；⑤水泥厂—硫酸厂。

鲁北PSC产业链工业共生关系是这样建立的：在PSC产业链中，技术的关键是有效地解决了磷铵生产废渣（磷石膏）所造成的环境问题，开辟了磷石膏制硫酸联产水泥的新路线。所以在PSC产业链中，重要的质参量为磷石膏的量、磷石膏分解的二氧化硫及生产硫酸的量、合成氨的产量及其产生的炉渣量。在各个共生关系中，前一共生单元产生的量也是下一共生单元所需要考虑的，表现了PSC产业链中各共生关系质参量的兼容。在PSC产业链中，共生界面为各共生单元间的传输管道及鲁北公司独有的PSC联产技术。通过传输管道，不同的质参量在传输管道中流动，将各个共生单元联系起来，从而形成PSC工业共生关系。此外，PSC联产技术也是共生能够成立的一个重要因素，因此此项技术也是共生界面的一个重要方面。鲁北PSC产业链工业共生所处的环境也有利于这种共生关系的建立。鲁北企业集团在地理位置和自然资源方面均有独特的优势，这样的共生环境对于PSC工业共生系统有着积极的作用，为PSC产业链的发展奠定了物质基础。同时，国家对环境保护日益重视，政策上鼓励对资源充分利用，对PSC产业链的形成也起到积极的作用。

由于PSC产业链内各企业节点紧密关联，减少了对环境的污染，因此这种共生关系的存在对共生环境的作用是正向的。同时，共生关系的存在带来的巨大经济效益则会鼓励企业完善这种共生关系，实现环境友好，从而改善所处的共生环境。

作为生态工业系统，其共生效益主要来自于一个单元的废物作为另一个单元的原料加以再利用这种共生关系，因此计算时应重点考虑这方面的共生效益。在定性分析基础上，根据物料的流量、产品产出比例以及物料的价格或处理费用，逐项进行定量计算。作为输出副产物一方，共生效益为节省的处理废料费用；作为再利用副产物的一方，共生效益为节省的相应原料费用。

四、生态工业系统的柔性分析

（一）柔性分析的必要性

在绝大多数系统中，都存在许多不确定的因素，生态工业系统也不例外。例如，在系统内部，有工艺参数改变、设备故障以及工厂检修等意外情况；在系统外部，则有经济方面的不确定因素，如市场需求和价格，以及环境方面的不确定因素，如天气等。生产系统必须采取一定的措施来应对这些不确定因素。这样该系统就是一个带有柔性的系统。柔性是指一个系统灵活适应不确定因素的能力。柔性分析就是计算柔性的大小，考察柔性是如何获得的，以及如何改进才能增大系统的柔性。

对生态工业系统来说，这些不确定因素不仅会直接影响某些成员，而且会由于成员之间物质、能量、信息的交换而影响到其他的成员。例如，一个生产企业的生产状况发生了变化，其产生的废物组成也会发生变化。如果废物在另一个企业被当成原料加以使用，就很有可能使该企业生产的产品不符合要求，这样生态工业系统就有瓦解的危险。从这个角度来讲，生态工业系统不确定因素的影响有一个放大的效应。同时，从另一个角度来讲，企业间彼此的连接，使得企业在调整自身的操作时必须同其他企业互相协调。这样，企业调整的余地反而有减少的趋势。综上所述，在生态工业系统中，柔性问题已经成为制约系统发展的一个瓶颈。必须采取必要的措施来解决这一问题。

（二）仓储柔性

在生产过程中，为了应对可能出现的各种意外情况，生态工业产业链在连接物流的上下游之间修建仓储设施，以此来增大系统的柔性。这样，当某一个企业因出现设备故障等意外情况而停产时，其上游或下游的企业仍然可以正常工作。以鲁北PSC产业链为例，在该产业链系统中，建有磷石膏堆放场地和硫酸储罐。当磷铵生产工段出现故障停产时，水泥工段可利用堆放在场地内的磷石膏来继续维持正常生产，而硫酸工段生产的硫酸也可以先储存在储罐中，等待磷铵工段恢复正常后再来使用。当水泥联产硫酸工段出现故障时，同样也可以利用储罐使磷铵工段正常生产。仓储设施，不仅可以用于设备故障等意外情况的应急，而且可以在设备检修时发挥作用。当磷铵厂检修时，由于磷石膏堆放场地和硫酸储罐的存在，使水泥硫酸工段仍然可以正常生产；同样，硫酸水泥工段检修时，磷铵厂也可正常工作。但是这些仓储柔性都是需要成本的。磷石膏堆放场地需要占用土地资源，同时还要付出维护费用。硫酸储罐，同样需要设备制造或购买费用。因此，应该尽可能减少系统所需的存储量，以减小仓储设施的规模，达到降低费用的目的。由于设备故障这类事先无法预知的意外情况，无法通过安排使所需要的柔性降低，因此只能针对设备检修这类可以人为安排的情况，通过统一安排使达到所需柔性的费用降低。这一优势可以表现在以下两个方面。

1)对于相互连接的企业安排相同检修时间使达到所需柔性的费用降低。在企业运行当中，需要定期进行必要的检查维修工作，以利于企业设备的及时更新与修理，避免事故。因此安排企业全年生产时一个很重要的任务就是明确企业检修的时间。影响企业检修时间的因素很多，如当地的风俗以及气候，等等。其中一个非常重要的因素就是产品需求在一年中的变化情况。其他条件不变时，企业必然愿意在需求比较少的时候进行检修，而在需求较多的时候维持正常生产，这样可以获取最大的经济效益。然而对于生态工业系统，一个企业的变化会影响到系统中的其他企业。当一个企业进行检修时，另一个企业就必须利用仓储设施中的备用原料来维持正常生产，同时产出的副产物也要暂时存放在这类仓储设施中。由于仓储设施具有成本，需要尽量减少所需要的存储量，因此对于相互连接比较紧密的企业，一般要将检修安排在同一时间进行。

2)对生产同一产品的工段安排不同检修时间，使达到柔性要求的费用减少。当两个工段生产同一种产品时，可以通过将这两个工段的检修时间错开，来减少达到柔性所需的费用。

(三) 价格柔性

在市场经济条件下，有很多不确定的因素。其中一个重要因素就是产品的市场价格。而对这些不确定的市场变化，企业必须采取措施增强自己适应变化的能力，即要增加自身的柔性。只有这样才能在竞争中取得优势地位，才不会被市场所淘汰。

生态工业系统中，不同企业通过物质、能量和信息交换彼此关联。这些企业之间的关联，使得原本只影响某一个企业的不确定性因素有可能对整个系统的运行都产生影响。例如，企业 A 以企业 B 的某个产品或副产品为原料，当企业 B 因产品价格过低而出现亏损并停产时，由于两个企业之间的关联，企业 A 也无法正常生产。这样一个企业的不确定因素就影响到了其他企业，从而使这一影响的后果得到了放大。

(四) 其他方面的柔性

除了前文所述的几个方面以外，生态工业系统的柔性还包括统一工艺管理带来的工艺改进的柔性。当今社会是知识经济的社会。各方面的高新科技随时可能出现。企业时刻存在着技术改造的要求。但是对于工业生态系统，由于成员之间的相互连接，一个企业进行某些技术改造必然也会影响到系统其他企业的运作。在这种情况下，这类技术改造就只有整个产业链统一安排才能进行。一方面，一个企业进行技术改造时，其他企业的生产只有进行相应的调整才能适应条件的变化。另一方面，一个企业技术改造之后引起的工艺条件变化可能使其他企业的技术改造失去作用，因此各个企业的改造都应该协调安排。

第三节 循环经济理论与工业生态技术研究

一、研究现状与发展趋势

国内外发展循环经济的实践已有很多,纵观国内外循环经济发展的现状,开展循环经济建设的国家以及城市都有一个相同点——为自己制定了循环经济发展目标及指标。日本、德国、美国等是倡导和实践循环经济较早的国家,它们在法律的框架下,分别制定了循环经济的目标和指标。

工业生态作为一个新的理念,在国内外被广泛深入地研究。根据文献检索结果,还没有针对工业生态园区的系统评价指标体系。在工业生态评价方法上,国外的研究主要集中在国家层面和企业层面,对于生态工业园区的评价还没有见到报道。在国家层面上,国外与环境评价相关的研究主要集中在可持续发展方面,在企业层面上,相关的研究集中在环境管理体系和企业内部的环境管理。在企业层面上,典型的企业环境指标主要针对材料、生产过程的资源消耗、残留物和污染排放、产品使用几个方面,细化的指标有单位销售额的材料用量,再生材料和再使用材料的比例,单位销售额能耗,单位销售额水耗,单位销售额产生的废物量,单位销售额向大气、水体和土壤排放的污染物,单位产品产生的包装废物量,单位产品使用所产生的废物量,单位产品使用的能耗等。

人类工业化历程表明,工业系统是人类社会与自然生态系统相互作用最为强烈的一个子系统。在人类各种经济活动中,工业活动对自然环境作用最大,由此造成对自然环境的影响和损害也最为严重。工业对自然环境的影响主要表现为:

1)随着工业技术进步,人类工业生产活动的规模、范围越来越大。大规模的自然资源和能源开发活动导致自然资源耗竭,客观上冲击和影响了自然生态平衡。

2)工业生产过程需要消耗资源、能源,特别是对不可再生资源和能源的大量消耗,显著降低了自然环境系统的可持续性。制造和产生了大量自然环境系统中本不存在的物质,阻滞和破坏了自然界物质循环和生态代谢过程。

3)受技术经济水平的限制,工业生产过程产生的大量"三废"物质,以及产品消费后变成的废物,当其通过不同途径、以不同方式排向环境时,就会对环境和人体造成直接或间接损害。

工业对环境的影响本质上是工业技术生态负效应的表现,生态环境危机是技术在逆生态模式下不断增长的不可避免的结果。康芒纳认为,人类发展对资源和环境等自然资本的影响主要受到人口增长、富裕程度和技术能力的约束,而人口和富裕这两个因素的增长不足以解释环境污染的高速增长,显然,生态环境危机与技术变革紧密相关。传统工业技术体系是依据物理和化学原理建构的,其物质转化过程是线性的而非网状的,开放的而非闭环的。工业技术进步主要通过劳动生产率单一指标衡量,基本忽视了技术使用对生态环境的影响。日益加深的传统工业技术所产生的生态负效应成为人类经济和社会可持续发展的强大制约因素,迫使人们开始关注工业技术的生态化问题。

为了彻底解决工业活动带来的环境污染问题,欧美等发达国家率先提出以末端治理为主导的工业污染控制技术体系,这一技术体系在许多国家得到了推广应用。不可否认,末端治理技术在控制工业污染方面曾起到过积极作用,可能还将长期主宰环境问题的治理环节。然而,由于其种种缺陷和不足,它不能从根本上解决环境污染问题,还可能产生恶性经济效益。在这种情况下,探索新的更有效的环境污染预防与控制技术成为工业界和学术界的紧迫课题。自20世纪70年代以来,无废工艺、废物最小化、清洁生产等概念先后被提出,极大地拓展了污染末端治理的思维框架。随着人们对技术与环境关系认识的不断深化,生态工程(或生态技术)、绿色化学、绿色制造等概念也应运而生。

从技术角度看,末端治理不能从根本上解决工业污染问题,清洁生产虽然可通过持续改进生产工艺、设备及产品设计、原材料,从源头预防污染和减少废物产生,但由于仅限于单个企业内部, 因此不能解决区域性的工业污染问题。工业生态学为人们深刻认识技术与环境的关系,重新审视和评价传统工业技术的建构理论、性能特点、使用方式合理性等问题提供了一个全新视角,同时也为从根本上解决工业活动对环境的影响提供了一个一体化方案。工业生态是基于工业生态学理论的具体实践模式,它从企业群落、区域层面入手,仿照自然生态系统中物质和能量流动方式规划和设计工业生产系统,形成一种全新的、生态化的工业生产系统或工业生产组织形式。一个企业的产品或废物成为另一个企业的原材料,两个或两个以上生产体系或环节通过中间产品或副产物的交换形成了有序的工业食物链、网,显著提高了资源、能源利用效率,减少了污染排放和对环境的影响。

实际上,工业生态系统组成成员之间形成的共生关系是借助一类具有“链接”功能的技术的支持,这类技术就是工业生态技术。

综上所述:

1)传统工业技术体系及其支持下的工业化过程是造成全球资源耗竭和环境污染的技术根源。传统工业技术的生态创新是新型工业化过程中的必然选择。

2)环境污染控制与治理技术的发展经历了“末端治理—清洁生产—工业生态技术”的历程。工业生态技术是随着人们对传统工业技术与环境关系认识的不断深化而逐步产生的,本质上体现了环境友好性。

3)工业生态学为重新审视和评价传统工业技术的建构、性能特点、使用方式合理性等问题提供了全新视角,它与系统科学一并成为工业生态技术建构的理论基础。

4)工业生态技术是工业生态这一新型工业组织形式系统形成和发展的基本条件。

二、基于循环经济的工业生态原则

(一)基本原则(3R原则)的内容

基于循环经济的工业生态的发展模式是一种善待地球的经济发展新模式,它要求人们在生产和消费活动中倡导新的行为规范和准则,3R原则就是实施循环经济战略思想的基本指导原则。

1.减量化原则(reduce)

减量化原则是针对输入端的原则,旨在减少进入生产和消费过程的物质的量。要求用较少的原料和能源(特别是有害于环境的资源)投入来达到既定的生产目的或消费目的,即在经济活动的源头就注意节约资源和减少污染。在生产中,制造厂可以通过减少每个产品的原料使用量、通过重新设计制造工艺和流程来节约资源和减少废弃物排放。在消费中,人们以选择包装物较少的物品, 购买耐用的可循环使用的物品而不是一次性物品,来减少垃圾的产生。

2.再利用原则(reuse)

再利用原则属于过程性原则,目的是延长产品和服务的利用效率。要求产品和包装容器能够以初始的形式被多次使用和反复使用,避免物品过早地成为垃圾,充分注意物质的循环利用,而不是用过一次就废弃。在生产中,尽量采用标准设计, 使一些装备便捷地升级换代,而不必整机报废。在消费中,产品在使用生命周期结束后,要易于拆卸和综合利用,以便于返回市场体系供别人使用或捐献给需要此物品的人。

3.再循环原则(recycle)

要求生产出来的物品在完成其使用功能后能重新变成可再利用的资源,而不是不可恢复的垃圾。再循环主要是输出端方法,通过把废物再次变成资源来减少末端处理的负荷。再循环既能够减少垃圾的产生,又可变废为宝,实现废物的综合再利用。与此相适应,消费者也应增强消费再生物品的观念,以促进循环经济的良性发展。再循环有两种情况,一种是原级再循环,即废品被循环用来产生同种类型的新产品。例如,纸张再生纸张,塑料再生塑料,等等。另一种是次级再循环,即将废物资源化成为其他类型的产品原料。原级再循环在减少原料消耗上达到的效率比次级再循环高得多,是循环经济追求的理想境界。

(二) 3R 原则之间的相互关系

1.3R 原则的层次性

根据 3R 原则的要求,应先从源头加以控制,即按照减量化原则,首先针对输入端,减少进入生产和消费过程的物质的量,这是最为重要和基本的一步。如果不能在这一环节上加以很好的控制,就会给后续的控制带来较大的难度。而再利用主要属于过程性方法,目的是提高产品和服务的利用效率,相对再循环而言,其作用也较大。再循环主要是输出端方法,即把废物再次变成资源以减少末端处理的负荷。

2.3R 原则的综合性

人类在对于环境与发展的问题上的思想历程直接在循环经济"三原则"的排列顺序上得以充分和直接的反映。在以破坏环境为代价的经济增长模式被抛弃后,人类的思想上升到了要对排放物进行处理的高度,即从传统的经济方式上升为末端治理,在对待环境和发展问题上前行了一步。接着,人们又认识到排放物实际上也是一种资源,可以被重新加以利用。于是,从末端治理又向前迈进一步,进行再利用。到如今,随着思想的进步,人们逐步认识到,对废物的再利用只不过是种手段而已,只有通过废物资源化,再循环才能真正实现经济的循环。虽然只有第三种再循环的方式才是循环经济内涵的最终体现,但循环经济的实现仅仅只依靠某一环节还是不能完全实现的,只有在不同的层次上综合应用 3R 原则,才能实现资源的最优化利用。

三、基于循环经济的工业生态环境与条件

(一) 实现工业生态化的条件

1.观念创新

环境资源从无限到有限是观念创新的核心内容。伴随着经济发展与自然环境之间矛盾的加剧,自然资源耗竭、生态破坏与环境污染等现象所代表的环境资源与环境容量的有限性逐渐凸现出来。面对有限的环境资源,粗放型与浪费型的资源使用与消费模式将不可持续,人类必须采用绿色的生产与消费方式降低资源的使用强度。同时,我们必须充分认识到单纯依靠自然生态系统的物质循环已不能满足经济发展的需求,需要将物质循环内生于现行的经济系统中。废物是相对于某一生产单元、工艺流程或消费主体而言的,它对于其他利益主体可能存在着使用价值。对废物进行再循环处置,一方面相当于人为增加了环境资源的供给数量,另一方面则减少了废物的排放量。

2.制度创新

环境资源从无价到有价是制度创新的核心。加大废物再循环力度对人类社会的可持续发展进程影响巨大。从人与自然的关系看,进入工业文明以后,随着人类社会经济活动规模与范围的扩张,整个地球系统从"空的世界"(empty world),变为"实的世界"(full world),为维持人类社会的可持续发展,它要求经济系统中的物质从"开放的循环"(open cycle)转向"封闭的循环"(closed cycle)。将废物转变成资源的废物资源化过程,在某种程度上人为地增加了自然环境的源与汇的能力,成为现阶段实现可持续发展的基本途径,尤其是在人口数量与物质消费水平难以在短时间内有所改变的现实背景下。随着可持续发展战略的逐步实施,废物再循环已成为社会经济系统中不可或缺的组成部分。

3.技术创新

技术创新是观念创新与制度创新落到实处与发挥作用的重要保障。传统的技术创新是以

满足人类生产与生活需要为目标的，而可持续发展则要求技术创新的方向转向以实现人与环境的和谐为目标。这就要求一方面技术的发展方向应向低消耗型与少污染型方向转变，另一方面则应积极探索将现有废物转变为有用资源的技术。废物再循环产业不仅需要研究废热、残料、废渣的利用技术，而且需要其他产业从产品设计阶段就考虑到后来的再循环过程，例如“为拆卸而设计”与“为再循环而设计”，等等。

(二) 提供适宜发展的环境

1.法律环境

建立促进循环经济的法规制度。国家虽然制定了一些鼓励开展资源综合利用的政策措施，但截至本书出版还没有一部这方面的法律。我国要实现生产方式由粗放型向集约型的转变，提高经济发展的质量和效益，不是一朝一夕所能完成的。受发展阶段所限，国家的很多宏观政策的实效在不知不觉中被一个个浪费资源和污染环境的微观行为抵消了。因此，根据国外发展循环经济的经验，我国必须加快制定必要的循环经济法规，通过法规对循环经济加以引导和规范，坚决杜绝不利于循环经济发展的急功近利的现象出现。2002 年 6 月 29 日，全国人大通过了《中华人民共和国清洁生产促进法》，并于 2003 年 1 月 1 日起开始实施。这是从法律上促进我国循环经济发展的良好开端，但还不够，还应有更多的法律法规。在《中华人民共和国固体废物污染环境防治法》总则中虽已提到“充分合理利用固体废物”，但仅为原则表述，并无可操作性的内容，所以应加快立法步伐，形成我国循环经济发展的法律框架体系。

2.政策环境

通过政策引导循环经济的发展。投资和消费是拉动循环经济发展的火车头。产业政策应强调资源利用效率的提高和环境保护，提高经济的竞争力；促进经济结构的战略性调整，以有利于循环经济体系的形成和发展。在投资政策和项目选择上，以及在对投资方向的鼓励和限制上，应向产业结构调整和升级的方向倾斜。例如，投资天然气工程建设可以改变城市能源的供应结构，减少燃煤产生的二氧化硫和烟尘排放。通过对环境友好宣传教育，引导公众消费绿色产品，以需求拉动循环经济的发展。各级政府应起表率作用，通过采购计划拉动循环经济的需求，并影响社会公众。如优先采购经过生态设计或通过环境标志认证的产品，优先采购经过清洁生产审计或通过 ISO14001 认证企业的产品。要强化宏观管理，建立工业环境保护管理新机制。关于如何建立社会主义市场经济体制下的工业环境管理体制，我国年轻的环境工程学学者王金南在总结国内外经验的基础上，曾提出过一个比较完整的思路。他认为，在市场经济条件下，一个完整的宏观工业环境管理体制应该包括以下几个方面的内容：第一，建立权威的、职责明朗的环境管理体制；第二，建立健全工业环境污染防治政策和法规体系；第三，对环境实行直接管制，包括建立统一的环境标准，实施环境影响评价和排污许可证制度；第四，更多地利用经济手段防止工业污染。联合国专门从事环境保护工作的官员也认为，应该更多地使用经济方法治理工业污染，但他们更强调用经济方法鼓励企业家保护工业环境，而不是对企业家进行惩罚。从我国的实际情况出发，工业环境管理体制的建立应在建立政府的工业环境宏观管理体制的同时，致力于建立起企业新的工业环境保护体系，把宏观管理和微观管理结合起来，因为在市场经济体制下，企业是市场竞争的主体，只有把环境的宏观管理和微观管理有机地结合起来，才能更好地适应市场经济的变化，有效地防治工业环境的污染。

3.经济环境

利用经济手段，形成循环经济发展的激励机制。用经济手段促进循环经济的发展，是经济合作与发展组织(简称经合组织)成员国采用激励机制保护环境的有机延伸。由于经合组织成员国实施了严格的“污染者付费”政策，因此废旧物资回收和综合利用企业可以得到废物产生者的资金补助。我国的情况则完全不同，主要差距在于：一是虽然我国的“谁污染谁治理”政策类似于“污染者付费”政策，但实施的效果并不好；

二是我国企业一旦使用其他企业的废弃物，如工业废渣、粉煤灰等，原来的废物产生者不仅不付费，而且还要向使用者收费，使综合利用企业无利可图，严重挫伤了资源综合利用企业的积极性。因此，政府有关部门需要进行认真的调查研究，利用经济手段形成有效的激励政策，推动循环经济的发展。要充分利用市场经济机制，促进工业生态的可持续发展。《中国21世纪议程》一书指出：随着中国向社会主义市场经济体制转变，在政府的宏观调控下，市场价格机制在规范对环境的态度和行为方面将起到越来越重要的作用。这正确地阐明了建立社会主义市场经济体制在我国工业环境保护中的地位和作用。

建立现代市场经济体制，至少从以下几个方面对我国工业环境的保护是有利的。第一，市场经济崇尚效率，建立社会主义市场经济体制有利于加强我国经济的综合实力，增强政府和企业治理工业环境污染的能力。第二，市场经济有利于企业的技术进步，减少污染物的排放。在市场经济条件下，价格机制与竞争机制迫使企业必须按照少投入、低消耗、多产出的原则组织生产，这就要求企业必须大力采用先进技术，推进技术进步，降低原材料消耗。第三，建立社会主义市场经济体制，有利于政府部门加强工业环境的保护，因为在市场经济条件下，政府不用再直接管理企业，这就使政府有更多的精力去从事工业环境的保护和治理。第四，建立社会主义市场经济体制还有利于促使企业与国际社会接轨，因为当前国际市场的一个重要趋势是，人们在购买物品时，对那些污染环境的产品加以抵制，在这种情况下，企业只有致力于绿色产品的开发，才能在国际市场立于不败之地。当然，市场经济不是万能的。在早期的市场经济条件下，企业作为市场竞争的主体，在竞争中总是希望以较少的投入获得较大的经济效益，环保投入不同程度地会增强企业的生产成本，必然减少企业的效益，有的企业为了单纯追求经济效益而不愿增加对环保的投入。但是，应该看到，市场经济发展到今天已经经过两个发展阶段：第一个阶段是早期的市场经济。这个时期，政府主要实行自由放任的政策，不干预企业的经济活动。第二个阶段，是现代市场经济阶段。这一时期，政府通过财政、货币政策对经济进行宏观调控和行政干预，市场经济已演变为由市场进行有效调节的现代市场经济。也就是说，在现代市场经济中，由于政府的干预，以及经济运行机制的转变，早期市场经济对环境的破坏作用已大大缩小。因此，建立现代市场经济对加强工业环境的保护是有益的。我们必须充分认识建立现代市场经济体制对促进工业可持续发展的重大作用，加快工业经济体制的改革，实现经济增长方式的根本转变。

4.技术环境

开发形成技术支撑体系。运用循环经济的思路，通过对经济系统的物质流和能量流分析，设计我国的工业化城市化路径，建设工业生态共生体系，降低生产和消费过程的资源、能源消耗及污染物的产生和排放。循环经济的发展，最终要靠技术进步。研究开发那些循环经济发展所必需的技术，诸如信息技术、能源综合利用技术、回收和再循环技术、重复利用和替代技术等。积极推进清洁生产，采用无害或低害的新工艺、新技术，实现少投入、高产出、低污染，把对环境污染物的排放消除在生产过程之中，并且把着眼点从单个企业扩大到工业生态园，通过试验示范，建立一批工业生态示范园，形成新的发展模式，实现可持续发展。循环经济下的工业体系主要有三个层次，即单个企业的清洁生产，企业间共生形态的工业生态共生体以及产品消费后的资源再生回收。

(1)清洁生产

清洁生产是将整体预防的环境战略特性用于生产过程、产品和服务中，以增加生产效率和减少人类及环境的风险。对生产过程，要求节约原材料和能源，淘汰有毒原材料，减少废弃物的数量和毒性；对产品，要求减少从原材料到产品最终处置的全生命周期的不利影响；对服务，要求将环境因素纳入设计和所提供的服务中。清洁生产是从全方位、多角度的途径去实现企业的清洁生产过程，与末端治理相比，具有十分丰富的内涵,主要表现在:用无污染、少污染的产品代替毒性大、污染重的产品;用无污染、少污染的能源和原材料替代毒性大、污染重的能源和原材料;用消耗少、效率高、无污染、少污染的工艺和设备替代消耗高、效率低、污染量大、污染重的工艺和设备;最大限度地利用能源和原材料,实现物料最大限度的厂内循环;强化企业管理,减少跑、冒、滴、漏和物料流失;对必须排放的污染物,采用低费用、高效能的净化处理设备和"三废"综合利用的措施进行最终的处理或处置。

(2)工业生态共生体的建设

工业生态共生体是三个层次中发展循环经济的重要发展形态,正在成为许多国家工业园区改造的方向,同时也正在成为我国第三代工业园区的主要发展形态。工业生态共生体是依据循环经济理念和工业生态学原理而设计建立的一种新型工业组织形态。工业生态共生体的目标是尽量减少废物,将系统内的一个工厂或企业产生的副产品用作另一个工厂的投入或原材料,通过废物交换、循环利用、清洁生产等手段,最终实现园区的零排放。

建设工业生态共生体必须在设计上体现循环经济和工业生态学思想,根据生态园区的要求选择进入共生体的企业。同时,要真正实现工业共生体的生态化,还必须有工业生态共生体的特定技术。这些技术包括信息技术、水重复利用技术、能源综合利用技术、回收和再循环技术、环境监测技术以及网络运输技术等。

(3)建立废弃物资源化产业体系

资源的循环利用,使废弃物资源化、减量化和无害化,把危害环境的废弃物减少到最低限度,这是循环经济的一个重要标志。废弃物的循环利用有两种方式:一是原级资源化,把废弃物变成与原来相同的产品,如将废纸生成再生纸、废玻璃生成新玻璃、废钢铁生成再生钢铁等,这种利用方式可以减少原生材料量的20%~90%。二是次级资源化,即把废弃物变成与原来不同的新产品,可减少原生材料量的25%。据不完全统计,世界上主要发达国家再生资源回收总值已达到每年2 500亿美元,并且以每年15%~20%的速度增长。而且,利用再生资源进行生产,要比用原料进行生产能耗低、污染物排放少。例如,利用1 t废纸,可造纸800 kg,节约木材3 m^3、烧碱300 kg、电300 kW·h,还可以少排大量造纸废水。

四、循环经济理论与工业生态化之间的关系

(一)工业生态化体现了循环经济理念

工业生态化以兼顾经济效益和生态效益为目标,在生态经济系统的共生原理、长链利用原理、价值增值原理、耐受性原理等生态学原理以及循环经济和可持续发展理论的指导下,对资源进行合理开采,使各种工矿企业相互依存,形成共生的网状工业生态链,达到资源的集约利用和循环使用,从战略上重视环境保护和资源的集约、循环利用。这充分体现了循环经济"按照自然生态系统的能量转化和物质循环规律重构经济系统,使得经济系统和谐地纳入到自然生态系统的物质循环过程中,通过废弃物的再生资源化减轻经济系统对自然资源的需求压力,使得自然资源可持续利用,同时减少了废弃物向自然环境的排放量,降低环境污染程度,从而建立起一种新形态的能持续发展的工业经济系统的理念。

工业生态化不仅从环保的角度遵循生态系统的耐受性原理,尽量减少废弃物的排放,而且还充分利用共生原理和长链利用原理,改过去的"原料—产品—废料"生产模式为"原料—产品—废料—原料"模式,通过生态工艺关系,尽量延伸资源的加工链,最大限度地开发和利用资源,既获得价值增值,又保护环境,实现工业产品的"从摇篮到坟墓"的全过程控制和利用。这充分体现了循环经济所倡导的"资源—产品—再生资源"反馈式生产模式,要求工业经济活动从生产、流通、消费过程中产生的废弃物,一部分经废物利用等技术加工分解形成新的资源返回到经济活动中,另一部分经环境无害化处理后形成无污染或低度污染物质返回自然环境

中,由自然环境对其进行净化处理,所有的物质和能源要在这个不断进行的经济循环中得到合理和持久的利用,以把经济活动对自然环境的影响降低到尽可能小的程度,践行物尽其用、废物资源化的环境与经济和谐发展的理念。

(二)工业生态化是实现循环经济的重要形式

工业生态园区是工业生态化思想的具体体现,工业生态园区就是要在较大范围内实施循环经济的法则,把不同的企业连接起来形成共享资源和互换副产品的产业共生组织。循环经济下的工业体系,主要从单个企业的清洁生产、企业间共生形成的工业生态园区来实践 3R 原则,其中,工业生态园区已经成为循环经济的一个重要发展形态,因为工业生态园区建设是实现循环经济的最有效途径。工业生态园区的建设,不仅使区域工业层次的循环经济成为现实,还可以引导国家层次循环经济的实现和循环型社会的建立。

工业生态园区是依据循环经济理念和工业生态学原理设计建立的一种新型工业组织形态。它的目标是尽量减少废物,将园区内一个工厂或企业产生的副产品用作另一个工厂的投入或原材料,通过废物交换、循环利用、清洁生产等手段,最终实现园区的污染零排放。工业生态园区采用的环境管理模式是一种直接运用工业生态学的生态管理模式。工业生态园区的工业生产,把经济视为一种类似于自然生态系统的封闭体系。在这个体系中,一个企业产生的“废物”或副产品是另一个企业的“营养物”,这样,区域内彼此靠近的工业企业或公司就可以相互依存,形成类似于自然生态系统食物链的“工业生态系统”。

参考文献

[1] 吴春梅. 循环经济发展模式研究及评价体系探讨[D].青岛:山东科技大学,2005.

[2] 李伟. 我国循环经济的发展模式研究[D]. 西安:西北大学,2009.

[3] 刘旌. 循环经济发展研究[D]. 天津:天津大学,2012.

[4] 牛桂敏. 循环经济发展模式与预测[M]. 天津:天津社会科学院出版社,2008.

[5] 刘庆广. 甘肃省循环经济发展模式研究[D]. 兰州:兰州大学,2007.

[6] 刘淼. 铜川市循环经济发展模式研究[D]. 北京:中国地质大学,2006.

[7] 任勇,周国梅,等. 中国循环经济发展的模式与政策[M]. 北京:中国环境科学出版社,2009.

[8] 耿详雨. 中国家电行业资源回收循环利用问题研究[D].青岛:中国海洋大学,2008.

[9] 杨文. 宁夏农业循环经济发展模式研究[D]. 西安:西北农林科技大学,2008.

[10] 王鲁明. 区域循环经济发展模式研究[D]. 青岛:中国海洋大学,2005.

[11] 张庆文. 云南省金属产业循环经济发展模式研究[D]. 昆明:昆明理工大学,2010.

第十四篇

世界典型国家循环经济发展状况

第一章　北美洲循环经济发展状况

第一节　美国循环经济发展状况

一、美国循环经济概况

循环经济是进入21世纪以来风靡世界的经济发展模式,发展循环经济是新型工业化的最高形式,也是消除经济增长泡沫的必由之路。美国是生产大国,也是资源消耗大国。美国人口不到全世界的5%,但自然资源消耗量超过了全世界的1/4。美国人均每天产生垃圾2.3 kg,比发展中国家高出5倍。在一般人的印象中,美国人大手大脚,不重视节约。其实不然,美国人个人生活很节俭,国家则一向重视发展循环经济。作为最先提出发展循环经济的国家之一,美国政府早在20世纪70年代末,就制定了一系列以循环为目标的能源政策。此后虽不断调整,但其核心内容一直围绕3点:一是促进可再生能源的开发利用,二是充分合理利用现有资源,三是鼓励节能。纵观世界各国循环经济的发展历程,美国不仅是提出和推行循环经济概念较早的国家,而且是发展循环经济较早的国家,并取得了巨大的成效。美国在循环经济发展过程中,无论是制度创新,还是循环经济模式的构建以及采取的措施,都较好地保证了循环经济的有效发展,有许多经验可供借鉴。

二、美国——循环经济思想的起源

现代意义上的循环经济是对“大规模生产、大规模消费”经济发展模式深刻反思的结果,其思想源于美国,行动始于德国而兴于日本。

在国内循环经济的大讨论中,美国并没有作为一个正面的形象出现。石油消耗全球第一和二氧化碳排放全球第一,美国着实是“大规模生产和大规模消费”模式的典范。布什政府拒绝签署《京都议定书》更是招致了诸多非议。

然而,翻看现代可持续发展史,美国在每次的浪潮中几乎都出现了里程碑式的人物或事件。20世纪60年代,美国经济学家鲍尔丁提出了“循环经济”一词,主要指在人、自然资源和科学技术的大系统内,在资源投入、企业生产、产品消费及其废弃的全过程中,把传统的依赖资源消耗的线形增长经济,转变为依靠生态型资源循环来发展的经济。其“宇宙飞船经济理论”可以作为循环经济的早期代表。大致内容是:地球就像在太空中飞行的宇宙飞船,要靠不断消耗自身有限的资源而生存,如果不合理开发资源而是破坏环境,就会像宇宙飞船那样走向毁灭。因此,“宇宙飞船经济”要求一种新的发展观：第一，必须改变过去那种“增长型”经济为“储备型”经济；第二，要改变传统的“消耗型经济”，而代之以休养生息的经济；第三，实行福利量的经济，摒弃只看重生产量的经济；第四，建立既不会使资源枯竭，又不会造成环境污染和生态破坏，能循环使用各种物资的“循环式”经济，以代替过去的“单程式”经济。之后发生于20世纪70年代的两次世界性能源危机所造成的经济发展与资源短缺之间的矛盾，引发了人们对经济增长方式的深刻反思。随后于1962年，美国生态学家蕾切尔·卡逊面对日益被破坏的自然环境和由于生产和生活中的严重浪费而日益减少的资源，发表了具有重大影响的惊世之作——《寂静的春天》，她在文中指出了生物界以及人类所面临的化学品危险，对农业科学领域的实践活动和政府的某些政策提出了质疑和挑战，号召人们改变自己对自然界的漠视，理性地与自然界和平相处，爱护自己的生存环境。1972年，美国麻省理工学院教授米尔斯等人发表《增长的极限》，系统地分析了经济增长与人口、生态环境、自然资源以及科技进步之间的关系，警告人口、粮食生产、工业产出、资源消耗以及环境污染的增长都存在极限，超过极限人类会崩溃；1989年，美国通用汽车研究实验室的弗罗施和加劳布劳斯发表文章指出，未来的产业应该全方位地对资源开展循环使用而非一次性使用，该文被普遍认为是工业生态学领域的第一篇论文。

三、美国循环经济立法情况

随着美国经济的迅速发展，高能源、高消耗的生产方式和消费方式导致资源供给的日渐短缺和环境恶化。为此，美国政府相继出台了一系列措施改变这一局面，而立法是其中最重要的手段。美国通过制定一系列促进经济社会可持续发展的法律和环境法规，通过制定完备的保护生态环境的法律体系，形成了一个严格的全方位的资源保护与合理利用以及防治污染法规体系，为循环型经济发展提供制度保障。

1965年，美国颁布了《固体废物处理法》，之后又多次对其修改，并重新定名为《资源保护和回收法》，这对美国废物再循环和综合利用工作起到了很大的促进作用。1969年制定的《国家环境政策法》是综合性的环境成文法，《资源保护和回收法》是对危险废物实施全过程监控的综合性环境基本法。20世纪70年代后的单行立法有《清洁空气法》《清洁水法》《环境教育法》《职业安全和健康法》《噪声控制法》《宁静社区法》《综合环境反应、补偿和责任法》等。1986年，美国国会公布了有毒物排放清单(TRI)。1990年，美国出台了《污染预防法》，对污染预防的实施和贯彻做出了明确的规定，并宣布“对污染应该尽可能地实行预防或源削减是美国的国策”。1992年颁布的《能源法》，规定开发和利用太阳能、风能、生物能及沼气等新能源享受税收优惠，立法鼓励使用新能源、推广新技术和淘汰落后工艺等。2000年，美国出台了《有机农业法》，该法律的实施对美国农业循环经济的发展产生了深远的影响。2002年，美国出台了《2002年农场安全与农村投资法案》，进一步加大了对农业生态环境的保护力度。除此之外，在促进农业可再生资源的开发利用方面，美国联邦政府还出台了《多重利用、持续产出法》《森林、牧场可更新资源规划法》《联邦土地利用和管理法》《濒危物种法》等，所有这些法规虽没有以循环经济命名，但都体现了循环经济的思想和原则。

上述政府和民间的努力极大地促进了生产领域中资源能源效率的提高以及污染排放的减少。仅以TRI的实施为例，在TRI实施之前，关于有毒物质排放量的估计争议很大。工业部门的代表常常批评环保学家与国会提出的数据是“夸大”的，而1988年第一年度的报告显示总排放量远远高于工业部门或环保署的估计。在随后的12年里，包含在最初清单中的有毒物质直接排入空气中的数量降低了63.5万t(63.3%)，排入地表水体的数量降低了65.1%。

美国虽然还没有一部全国性的循环经济法规，但现有的《资源保护和回收法》和《污染预防法》一定程度上体现了发展循环经济的要求。除